实用男科学

Practice Andrology

第 3 版

主　编　陈在贤

主　审　郑畏三

河南科学技术出版社

·郑州·

内容提要

本书由男科和泌尿外科专家共同编写,在第 2 版的基础上修订而成。全书共 3 篇 42 章。第一篇为男科学基础,包括男性生殖器、男性性功能和男性生殖系统疾病的诊断;第二篇为男科常见疾病,包括前列腺疾病、不育症、性功能障碍、性传播疾病、感染性疾病、内分泌疾病、性心理疾病,以及生殖系统肿瘤、损伤、先天性畸形等,详述其病因病理、临床表现、检查诊断和治疗方法;第三篇为男科学手术,包括阴茎、阴囊、前列腺、尿道、睾丸、附睾等伤病的手术方法和操作技术。作者以总结自己的临床经验为主,同时参考了国内外最新文献,内容新颖,实用性强,较全面地反映了男科学的最新进展。本书可供男科医师、临床相关学科医师及医学院校师生阅读参考。

图书在版编目(CIP)数据

实用男科学/陈在贤主编. —3 版. —郑州:河南科学技术出版社,2021.2
ISBN 978-7-5725-0269-9

Ⅰ.①实… Ⅱ.①陈… Ⅲ.①男科学 Ⅳ.①R697

中国版本图书馆 CIP 数据核字(2021)第 010721 号

出版发行:河南科学技术出版社
　　　　　北京名医世纪文化传媒有限公司
　　　　　地址:北京市丰台区万丰路 316 号万开基地 B 座 1-115　　邮编:100161
　　　　　电话:010-63863186　010-63863168
策划编辑:杨磊石
文字编辑:王　璐　刘　佳
责任审读:周晓洲
责任校对:龚利霞
封面设计:吴朝洪
版式设计:崔刚工作室
责任印制:苟小红
印　　刷:北京盛通印刷股份有限公司
经　　销:全国新华书店、医学书店、网店
开　　本:889 mm×1194 mm　1/16　　印张:56·彩图 34 面　　字数:1605 千字
版　　次:2021 年 2 月第 3 版　　2021 年 2 月第 1 次印刷
定　　价:269.00 元

主编简介

陈在贤 1969 年毕业于重庆医科大学医学系。重庆医科大学附属第一医院泌尿男科主任医师、教授、研究生导师。

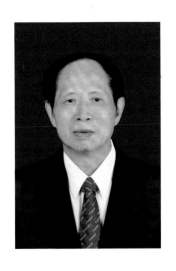

先后任重庆医科大学计划生育系男计教研室主任、重庆医科大学附属第一医院泌尿男科主任、重庆市男科诊疗中心主任、四川省计划生育科技专家委员会委员、四川省计划生育技术鉴定委员会委员、中华医学会重庆市泌尿外科专委会委员、重庆市器官移植专委会委员、重庆市计划生育科技专家委员会委员、重庆市计划生育技术鉴定委员会委员、重庆市性病艾滋病防治专家委员会委员、重庆市预防医学会艾滋病性病控制专委会委员、中华医学会重庆市男科学专委会副主任委员、重庆市抗癌协会副主任委员、国家医师资格考试命审题专家委员会及中华医学会男科学分会委员等。

从事医疗、教学及科研工作 50 多年。在男科学领域内对良性前列腺增生、前列腺炎、男性性功能障碍、男性不育症、男性性传染性疾病、男性先天性畸形、泌尿男性生殖系统肿瘤、男性生育调节、精液冻贮及胚胎冻贮等方面有较深入的研究。创新技术：后尿道狭窄或闭塞弯钩针吻合术、尿道下裂一期尿道成形术、阴茎阴囊转位畸形矫正术、经膀胱荷包悬吊法前列腺切除术、胃代膀胱术、胃扩大膀胱术、输精管结扎术、输精管吻合术、阴茎背动脉指压法治疗阴茎异常勃起等，解决了泌尿男科学领域内多项疑难问题。发表科研学术论著 100 余篇，获得 5 项科研成果奖。主编中西医诊疗丛书《泌尿男科分册》《实用男科学》(第 1、2、3 版)、《男科手术技巧与并发症防治》及《实用男科手术学》等，副主编《男科手术学》，参编《外科症状鉴别诊断》等。

第 1 版序

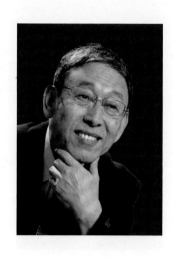

男科学是一门古老而又新兴的学科，说古老是因为我国传统医学早已有针对"男科"的诊断方法，虽然未发现独成一科的初步考证，但其一套系统的诊治理论及药物，则有章可循。西方医学将男科学作为一门独立学科还不到 50 年，国际男科学会成立于 20 世纪 70 年代末。80 年代初，我国男科学会是由泌尿外科等学会男科学组发展而来，自 1995 年独立成为中华医学会男科学分会，至今已有 11 年历史。

男科学是研究男性生殖系统解剖、生理、疾病（功能性和器质性）的诊断及防治、性生理及男性生育调控等基础与临证相结合、多学科相互渗透的新兴学科。

随着我国社会经济发展、科技进步，男科学专业技术队伍逐渐壮大。为了进一步推动我国男科学专业技术的发展，由陈在贤教授组织国内外 60 余位长期从事男科学的专家、教授及中青年学者共同参与编写了这部《实用男科学》。本书集中反映了他们在该领域的临床经验和体会，同时也反映了当代国际先进科技成果和最新动态。全书共 3 篇 23 章，内容丰富，图文并茂，实用性强，可作为从事男科学专业医师以及临床相关学科医师及医学生的参考书。

本书的出版体现了国际男科学医师团结协作与学习创新精神，反映了国际男科学当前的先进水平。

感谢陈在贤教授及全体参与编写该书的同仁为国际男科学事业所做的贡献。

北京大学人民医院泌尿外科主任医师、教授
中华医学会男科学分会第二、三、四届主任委员

朱积川

2006 年 1 月于北京

编著者名单

主　编　陈在贤

主　审　郑畏三

副主编　（以姓氏笔画为序）

肖明朝　吴小候　张思孝　苟　欣　郑伏甫

贺占举　郭　军　唐　伟

编著者　（以姓氏笔画为序）

王　平　浙江大学医学院附属第一医院泌尿外科

王　进　华中科技大学同济医学院协和医院泌尿外科

王　郁　重庆医科大学附属第一医院门诊部

王　瑞　河南医科大学附属第一医院泌尿外科

王　福　中国中医科学院西苑医院男科

王德林　重庆医科大学附属第一医院泌尿男科

韦安阳　南方医科大学附属南方医院泌尿男科

方针强　陆军军医大学附属二医院泌尿外科

尹志康　重庆医科大学附属第一医院泌尿男科

邓华聪　重庆医科大学附属第一医院内分泌科

邓庶民　卫生部北京医院泌尿外科

石　涛　西安交通大学西安医学院附属第二医院泌尿外科

龙　健　重庆医科大学附属第一医院内分泌科

平　萍　上海第二医科大学附属仁济医院泌尿男科

田斌群　武汉大学中南医院泌尿外科

丘　彦　重庆医科大学附属第一医院生殖健康与不孕症专科

兰天培　福建省龙岩市人民医院男科

冯正平　重庆医科大学附属第一医院内分泌科

吕伯东　浙江中医药大学附属第二医院泌尿外科

朱　军　天津医科大学附属总医院泌尿外科

朱积川　北京大学人民医院泌尿外科

朱朝辉　华中科技大学同济医学院协和医院泌尿外科

刘　川　重庆医科大学附属第二医院泌尿外科

刘　航　重庆医科大学附属第一医院泌尿男科

刘继红　华中科技大学同济医学院附属同济医院泌尿外科

刘朝东　重庆医科大学附属第一医院泌尿男科

汤召兵　重庆医科大学附属第一医院泌尿男科

孙自学　河南省中医院中西医结合生殖中心男科

杜　虎　中国科学院重庆医院重庆市人民医院泌尿外科

李　响　四川大学华西医院泌尿外科

李　铮　上海第二医科大学附属仁济医院泌尿男科

李旭良　重庆医科大学附属儿童医院泌尿外科

李江源　解放军总医院（301 医院）内分泌科

李宏军　北京协和医院泌尿男科

杨光永　重庆医科大学附属第二医院泌尿外科

杨国胜　广东省第二人民医院泌尿外科

杨春亭　四川大学华西医院泌尿外科

肖明朝　重庆医科大学附属第一医院泌尿男科

肖新民　四川大学华西医院泌尿外科

吴小候　重庆医科大学附属第一医院泌尿男科

何大维　重庆医科大学附属儿童医院泌尿外科

何卫阳　重庆医科大学附属第一医院泌尿男科

何云锋　重庆医科大学附属第一医院泌尿男科

张　尧　重庆医科大学附属第一医院泌尿男科

张　旭　成都中医药大学

张　滨　中山大学附属第三医院泌尿外科

张光银　北京同仁医院泌尿外科

张艮甫　陆军军医大学附属二医院泌尿外科

张春影　哈尔滨医科大学附属第二医院男科

张思孝　四川大学华西医院泌尿外科

张唯力　重庆医科大学附属第二医院泌尿外科

张朝德　成都铁路中心医院泌尿外科

张敏建　福建省人民医院男科

张蜀武　成都中医药大学附属医院男科

张继伟　中国中医科学院西苑医院男科

陈　刚　重庆医科大学附属第一医院泌尿男科

陈　磊　上海中医药大学附属龙华医院泌尿外科

陈在贤　重庆医科大学附属第一医院泌尿男科

陈宏星　山东省寿阳人民医院男科

奉友刚　四川省遂宁市中心医院泌尿外科

苟　欣　重庆医科大学附属第一医院泌尿男科

林艳君　重庆医科大学附属第二医院泌尿外科

郑伏甫　中山大学附属第一医院泌尿外科

郑畏三　新加坡中央医院泌尿外科

赵　栩　成都医学院附属医院泌尿外科

胡强达　新加坡中央医院泌尿外科

俞旭君　成都中医药大学第二附属医院男科

姜　辉　北京大学附属第三医院泌尿外科

贺占举　北京大学附属第一医院泌尿外科

耿　强　天津中医药大学附属一院男科

贾维胜　陆军军医大学附属二医院泌尿外科

高　飞　重庆医科大学附属第一医院泌尿男科

高　洁　苏州大学附属第二医院泌尿外科

高　坪　四川大学华西医院泌尿外科

高庆和　中国中医科学院西苑医院男科

郭　军　中国中医科学院西苑医院男科

唐　伟　重庆医科大学附属第一医院泌尿男科

黄　捷　重庆市第九人民医院泌尿外科

黄明孔　四川省生殖卫生学院泌尿男科

黄群联　皖南医学院第一附属医院泌尿外科

常德贵　成都中医药大学附属医院男科

商学军　南京军区总医院男科

梁思敏　重庆医科大学附属第一医院泌尿男科

葛　倩　重庆医科大学附属第一医院内分泌科

鲁栋梁　南方医科大学深圳医院泌尿外科

曾甫清　华中科技大学同济医学院附属协和医院泌尿外科

蒲　军　重庆医科大学附属第一医院泌尿男科

蔡明强　成都市第三人民医院泌尿外科

戴宇平　中山大学附属第一医院泌尿外科

魏倩萍　重庆医科大学附属第一医院内分泌科

秘　书　王德林　蒲　军

第3版前言

　　《实用男科学》自 2006 年初版,2013 年 4 月修改后出了第 2 版。本书在第 2 版的基础上,根据编者长期丰富的临床经验,结合近几年来国内外最新的文献资料,做了全面、系统、深入的修改,删去了不适用的部分内容,补充了新进展、新观念、新技术、新方法。本书内容做了大量扩充,由第 2 版的 23 章扩充为 42 章。编著者由 74 位增加到 90 位。男科学临床部分增加了阴茎原发恶性黑色素瘤、阴茎阴囊血管瘤、前列腺肉瘤、性爱与健康及婚姻等。男科学手术部分增加了前列腺穿刺活检术、转移左侧腹带蒂皮瓣阴茎皮肤缺失修复术、阴茎离断再植术、前列腺肉瘤手术、全盆腔脏器切除术、输尿管皮肤造口术、肾造口术、结肠造口术、无精子症手术、输精管道造影术、经尿道精囊镜检术、经尿道射精管切开术、附睾取精术、睾丸取精术等。修改后的内容,男科学基础包括男性生殖器、男性性功能、男性生殖系统疾病的诊断等。男科常见疾病包括前列腺炎、良性前列腺增生、男性不育症、男性性功能障碍、男性性传染性疾病、男性生殖系统非特异性感染、男性生殖系统损伤、男性性腺先天性发育异常、精索静脉曲张和鞘膜积液及精液囊肿、包茎和隐匿阴茎、尿道上裂和尿道下裂及阴茎阴囊转位、阴茎阴囊象皮肿和阴茎硬结症、睾丸和睾丸附件扭转、睾丸和附睾肿瘤、阴茎和阴囊肿瘤、前列腺和精囊肿瘤、男性内分泌疾病、性爱与健康及婚姻、男性性心理疾病及男科临床疾病中医诊治等。男科学手术包括男性性功能障碍手术、性别畸形和男女易性症与性别重塑手术、包皮畸形手术、精索静脉曲张和隐睾手术、阴茎畸形手术、阴囊内疾病手术、男性尿道下裂手术、阴茎阴囊转位矫正术、男性尿道上裂手术、阴茎和阴囊损伤手术、男性尿道损伤手术、男性尿道狭窄手术、前列腺增生手术、阴茎硬结症和阴茎阴囊象皮肿手术、阴茎和阴囊肿瘤手术、睾丸肿瘤手术、前列腺和精囊肿瘤手术、男性生育调节手术及无精子症手术等。

　　本书增加了各种疾病相关的原创彩色图片,图文并茂,一目了然,使内容更加丰富多彩。修改后本书内容更新、更充实、更全面、更系统、更实用。本书可作为从事泌尿男科学专业医师、临床相关学科医师及医学生的参考书,有些内容也可作为普通民众养生保健有益的参考。

　　本书如有错误与疏漏之处,敬请读者指正。

陈在贤

2020 年 3 月于重庆

第1版前言

　　男科学是一门研究男性生育调节、男性生殖系统疾病发生、发展及防治的基础与临床密切结合的、多学科相互渗透的、以促进男性身心健康、提高生活质量为目的的新兴学科。

　　男科学由泌尿外科发展而来，现男科学专业技术队伍正迅速发展壮大。为防治男科疾病，促进男性身心健康，我们特组织国内外在男科学领域卓有成就的知名专家教授及中青年学者共同编写了这部集系统性、科学性及实用性为一体的实用男科学专著。

　　本书内容涵盖了男科学基础、临床疾病及手术三部分。男科学临床疾病包括前列腺炎、良性前列腺增生、男性不育症、男性性功能障碍、男性性传染性疾病、男性生殖系统非特异性感染、男性生殖系统肿瘤、男性生殖系统损伤、男性生殖系统先天性畸形、男性生殖系统其他疾病、男性内分泌疾病、男性性心理疾病、男性生育调节及男科临床疾病中医诊治等。男科学手术包括男性性功能障碍手术、前列腺及尿道手术、阴茎手术、附睾睾丸手术、男性生殖系统先天性畸形矫正术及机器人经腹腔镜行前列腺根治性切除术等最新技术在男科领域的应用。

　　本书是在搜集国内外最新文献资料，结合编者临床经验的基础上编写而成的。其特点是涵盖男科学各种疾病诊治的最新进展、新观念、新技术、新方法，实用性强，对解决当前男科临床上所遇到的疑难病症的诊治提供了有效的帮助，特别是治疗部分介绍得非常详细具体，包括疗法、效果、副作用、并发症防治、评论治疗要点及经验。一方面融合了国内外老一辈医学专家的丰富经验；另一方面也反映了中青年学者的业绩、贡献和国际上男科学研究的最新进展及动态。其中特别感谢新加坡中央医院泌尿外科主任、亚太地区泌尿肿瘤学会主席、亚洲泌尿外科学会科学委员会主任郑畏三教授，为本书撰写了国际上最先进的机器人手术技术。希望本书对男科学工作者、研究人员及攻读硕士、博士学位的男科学研究生有所帮助，为广大相关临床专业医师提供参考。

　　本书如有错误与疏漏之处，敬请读者指正，以便再版时更正。

陈在贤

2006年1月于重庆

目 录

第二篇　男科常见疾病

第三篇　男科学手术

第一篇

男科学基础

第 1 章　男性生殖器
(male genital organ)

男性生殖器官按其在躯体上的位置可以分为内生殖器官和外生殖器官。外生殖器官包括阴茎和阴囊,内生殖器官包括生殖腺体(睾丸)、输精管道(附睾、输精管、射精管和尿道)和附属腺体(精囊腺、前列腺及尿道球腺)。

第一节　男性生殖器的解剖与功能
(anatomy and function of male genital organs)

一、阴茎(penis)

阴茎为外生殖器官的主要部分之一,分为阴茎根、阴茎干及阴茎头。

(一)阴茎的解剖结构

1. 阴茎海绵体　阴茎由平行的两根阴茎海绵体及一根尿道海绵体构成,均呈圆柱状。两个阴茎海绵体位于阴茎背侧,左右各一,对称,其两端较尖锐,阴茎后端为阴茎海绵体脚,附着于耻骨弓前侧面的耻骨下支、坐骨支及泌生殖膈下筋膜,成为固定阴茎的阴茎根。尿道海绵体位于阴茎腹侧,位于阴茎海绵体的下方,有尿道贯穿其全长,其前后端均膨大,前端膨大为阴茎头,其尖端有尿道外口,后端膨大为尿道球部,位于阴茎海绵体脚中间,有球海绵体肌覆盖,球海绵体肌收缩压迫尿道球部,参与排尿和射精。

2. 阴茎皮肤和筋膜

(1)皮肤:呈棕褐色,薄而柔软,无毛,富有神经末梢,是全身最薄的皮肤,其厚度不到1mm,阴茎皮肤无皮下脂肪因而富于伸缩性。皮肤与阴茎筋膜之间借阴茎浅筋膜疏松相连,活动度大,阴茎皮肤在冠状沟处褶成双层形成包皮,包绕阴茎头的全部或大部分,内层皮肤薄似黏膜,富有皮脂腺,经冠状沟移行于阴茎头,在尿道外口移行于尿道黏膜,内外层相移行的游离缘围成包皮口,包皮内层与阴茎头之间的狭窄裂隙名包皮腔,在阴茎头尿道外口的下方,包皮形成纵行的皮肤皱襞,称包皮系带,包皮系带为男性的性敏感部位。阴茎头表面的皮肤薄似黏膜,其颜色由浅红色至紫色。

(2)筋膜:阴茎的筋膜由浅入深,依次为会阴浅筋膜、阴茎筋膜和白膜。

①阴茎浅筋膜:即Colles筋膜,直接位于皮下,它是由一层极为疏松、富含小空隙的结缔组织构成,内含少量平滑肌纤维,缺乏脂肪组织,并含有阴茎浅层的血管和神经。此筋膜在根部向周围分别移行于阴囊肉膜、会阴浅筋膜及下腹前壁浅筋膜的深层(Scarpa筋膜)。

②阴茎筋膜:又称Buck筋膜,此层筋膜薄而致密,由弹性纤维组成,其伸展性很强。该筋膜起自耻坐骨支,并与阴茎悬韧带相连,向前延续至阴茎颈部,逐渐变薄固着于阴茎头的基底,向后与泌生殖膈后缘相连。阴茎筋膜包绕3条海绵体,在这层筋膜的近端,它发出许多纤维插入坐骨海绵体肌和球海绵体肌的纤维,在阴茎根部则紧紧地连结和附着在耻骨联合或悬韧带上。

③白膜:白膜厚1～2mm,呈白色,由致密的胶原纤维和弹力纤维组成,分别包绕三条海绵体,在阴茎海绵体部较厚,胶原纤维和弹性纤维呈内

环外纵排列,尿道海绵体部较薄,仅含有少量平滑肌纤维。白膜在两个海绵体间形成中隔,即阴茎中隔,隔内有裂隙使两个阴茎海绵体相通,便于阴茎勃起时,两侧海绵体间的血液流通以达到平衡。

3. 阴茎的血管与淋巴

(1)动脉系统:阴茎的动脉主要来自阴部外浅动脉的阴茎背浅动脉及阴部内动脉的阴茎背动脉和阴茎深动脉(又名海绵体动脉)。阴茎背浅动脉自阴茎根附近入阴茎背面的阴茎浅筋膜内,沿阴茎背浅静脉两侧前行达阴茎头,分布于阴茎皮肤;阴茎背动脉从海绵体脚前方进入阴茎背侧,在阴茎背深静脉两侧向阴茎头部行走,并有细小分支进入阴茎海绵体,主要营养阴茎头。阴茎深动脉是阴茎的主要营养动脉,经阴茎脚汇合处进入阴茎海绵体的中央,又名中央动脉,其分支营养阴茎海绵体,两侧海绵体动脉可有穿过中隔的交通支。尿道海绵体由阴部内动脉分出的尿道球动脉和尿道动脉分布,尿道动脉、阴茎背动脉和阴茎深动脉互相吻合,尤其在阴茎头部三者形成致密的吻合网,因此阴茎头的血液供应十分丰富。

(2)静脉系统:阴茎的静脉回流多与动脉伴行,阴茎的血液回流有3条途径。即背浅静脉,由位于皮下组织的大量静脉网汇合而成,收集来自皮肤、皮下组织的表浅层回流的血液,经两侧阴部外静脉注入大隐静脉,最终经股静脉回流入髂外静脉;背深静脉位于白膜表面、两阴茎海绵体之间的凹缝中,两侧有阴茎背动脉、阴茎背神经伴行,收集来自阴茎头、尿道海绵体和阴茎海绵体远端2/3的回流血液,进入骨盆后分为左右两支,进入阴部静脉丛或前列腺静脉丛,最终汇入阴部内静脉或膀胱下静脉至髂内静脉;阴茎海绵体静脉和阴茎脚静脉由阴茎海绵体近端和阴茎脚的静脉汇合而成,引流阴茎海绵体近端1/3的回流血液,在尿生殖膈前汇入阴茎背深静脉,或与尿道静脉合并,分别汇入两侧的阴部内静脉或前列腺静脉丛至髂内静脉。

(3)阴茎的淋巴:阴茎的淋巴分深浅两组。浅组淋巴管与阴茎背浅静脉伴行注入腹股沟浅淋巴结,收集包皮、阴茎皮肤、皮下组织及阴茎筋膜的淋巴。深组淋巴管与阴茎背深静脉伴行,负责收集阴茎头、海绵体的淋巴,流入腹股沟深淋巴结和髂外淋巴结。

4. 阴茎的神经 阴茎受自主神经(交感和副交感神经)和躯体神经(感觉和运动神经)支配,主要来自骶2-4神经。阴茎的躯体神经主要为阴茎背神经和会阴神经的分支,主要支配阴茎皮肤、包皮和阴茎头的感觉及球海绵体肌、坐骨海绵体肌收缩。当坐骨海绵体肌收缩时,可压迫增粗的阴茎海绵体,使海绵体内压增高达到坚硬勃起;球海绵体肌收缩,使精液通过尿道排出体外。

阴茎的自主神经来自盆丛,在前列腺后侧沿血管神经束内下行,穿过尿生殖膈后,沿血管分布于阴茎海绵体。交感神经包括阴茎海绵体大小神经,分布于阴茎,并形成阴茎海绵体丛;副交感神经主要来自盆内脏神经,是阴茎勃起的主要神经,故名勃起神经。阴茎海绵体既含有胆碱能神经和肾上腺素能神经,又有血管活性肠多肽能神经。

(二)阴茎的功能

阴茎是具有勃起功能的性器官,是男性性交的器官,同时兼有排尿功能。阴茎勃起能力受副交感神经控制,副交感神经的作用是使阴茎动脉血管扩张,以及阴茎静脉回流受阻,引起阴茎海绵体和尿道海绵体的扩大而勃起。尿液通过尿道排出体外。

二、阴囊(scrotum)

阴囊是位于阴茎根部下方、由腹壁膨出所形成的一皮肤囊袋状结构,内有睾丸、附睾和精索下部,在胚胎发育过程中,阴囊是腹壁的延续部。

(一)阴囊的解剖结构

阴囊由多层组织所构成,自外向内分别为皮肤、肉膜(会阴浅筋膜)、精索外筋膜、提睾肌(筋膜)、精索内筋膜及睾丸固有鞘膜。阴囊皮肤薄而柔软,富有汗腺、皮脂腺,色素沉着明显,呈暗褐色。阴囊皮下组织为肉膜,厚1~2mm,主要为平滑肌组成,并含有致密的结缔组织和弹性纤维,由于弹性纤维的收缩可使阴囊的皮肤聚成小皱襞。肉膜下有一层横纹肌和结缔组织(提睾肌筋膜),它是腹内斜肌伸入阴囊延续而成,此膜形成围绕精索的鞘。精索内筋膜又称睾丸鞘膜,为睾丸被膜中最坚韧的部分,内含少量平滑肌纤维。睾丸固有鞘膜来源于腹膜鞘突,为腹膜的延续,分为脏层和壁层,脏层紧贴睾丸白膜,壁层位于精索内筋膜内面,脏层与壁层之间为鞘膜腔,内有少量浆液,通常在出生后 1～2 个月鞘突闭锁,使鞘膜腔与腹膜腔的联系被阻断,若出生后腹膜鞘突仍与腹膜腔相通,则形成鞘膜积液。

阴囊的血供很丰富,动脉主要来自股动脉的分支(阴部外动脉)、会阴动脉的分支(阴囊后动脉)和腹壁下动脉的分支(精索外动脉)。阴囊的动脉与静脉平行,流入阴部内静脉和阴茎背静脉。阴囊的血管走行大都是纵行和斜行,阴囊淋巴引流至腹股沟淋巴结。阴囊神经为腰丛和会阴神经的分支。

(二)阴囊的功能

阴囊有易收缩和伸展的特点,借以调节睾丸保持局部温度低于体温 2～3℃(精子发生的最适温度)。阴囊皮肤富于温度感受器,以调节睾丸温度。受到冷刺激时,平滑肌发生收缩,阴囊皮肤发生皱褶,阴囊体积缩小,减少散热;受到热刺激时,平滑肌放松,阴囊皮肤平滑伸长,有利于散热。阴囊的血液供应丰富,并可随温度增加,血流量明显增加。

三、睾丸(testis)

睾丸是男性生殖系统的主要器官,具有产生精子和分泌男性激素两种功能。

(一)睾丸的形态结构

睾丸左右各一,呈卵圆形。成人的睾丸长约 4cm,宽约 3.5cm,厚约 3cm,重约 12g,容量 30ml。

(二)生精小管

生精小管是十分盘曲的上皮性管道,成人两侧睾丸的生精小管总长度约 500m。生精小管由界膜围绕,管壁上皮为特殊的生精上皮细胞:一类是生精细胞,包括精原细胞、初级精母细胞、次级精母细胞、精子细胞及精子;另一类是支持细胞。

1. 生精细胞　生精细胞包括精原细胞、初级精母细胞、次级精母细胞、精子细胞和精子。实质上这是一个连续的分化发育过程,称为精子发生(spermatogenesis)。

2. 支持细胞的形态结构

(1)支持细胞的形态结构:支持细胞(Sertoli cell),又名支柱细胞。在生精小管上皮中占有相当比例,人的生精小管每个横断面有 8～11 个支持细胞,细胞呈不规则的长锥形,核呈三角形或不规则形,染色浅,核仁明显,电镜下观察,细胞质内有大量的滑面内质网和粗面内质网,高尔基复合体发达,线粒体和溶酶体也较多,并有大量的脂滴、糖原、微管和微丝。成熟的支持细胞不再分裂,数量恒定。

(2)支持细胞的功能:一是为各级生精细胞提供营养和支持作用,二是为生精细胞的分化发育提供合适的微环境,当位于支持细胞凹陷内的生精细胞成熟时,支持细胞的细胞质和细胞核变长,通过其顶端的微丝和微管的收缩将精子排至管腔。支持细胞在卵泡刺激素和雄激素的作用下可产生雄激素结合蛋白,雄激素结合蛋白与雄激素结合,提高雄激素在曲细精管和附睾头部的含量,从而促进精子的成熟。此外,支持细胞还具有吞噬残余小体和退化的生精细胞的作用,且参与形成血睾屏障(血生精小管屏障),阻止自身免疫的抗原物质进入血流,避免机体产生对精子的自身免疫反应。

(三)间质和间质细胞

1. 间质　在生精小管间填充着疏松结缔组织,称间质。在间质中,除有结缔组织细胞、未分化间充质细胞、淋巴细胞、肥大细胞、胶原纤维、弹性纤维外,还有丰富的毛细血管和毛细淋巴管。

2. 间质细胞　间质细胞又称 Leydig 细胞,是一种内分泌细胞,呈椭圆形或多边形,单个或成群分布,胞体较大,直径为 15～20μm,胞质嗜酸性,附有小脂滴及色素颗粒。核大,呈圆形或卵圆形,中央位或偏位,通常为 1 个,核仁明显。间质细胞在脑垂体分泌的黄体生成素的作用下合成雄激素,即睾酮。

3. 精直小管(直细精管)和睾丸网　直细精管很短,一端通生精小管,一端通睾丸网。直细精管管径较细,管壁的生精细胞消失,由单层柱状或单层立方上皮组成。睾丸网是网状管腔,位于睾丸纵隔中,由互相吻合的不规则的腔隙或管道组成,内衬单层立方上皮,管道周围是睾丸的纵隔组织。睾丸网能分泌睾网液,与睾丸生精小管内支持细胞分泌的睾丸液一起将精子输送到附睾管,并为精子存活提供了一个合适的基质,其中的肽类能直接抑制顶体蛋白酶,睾丸液内含大量的雄激素结合蛋白(ABP),有助于雄激素的运输。直细精管和睾丸网上皮还有很强的吞噬精子的作用。

(四)睾丸的血管

睾丸动脉血液供应主要来自精索内动脉和输精管动脉。睾丸动脉从睾丸后缘进入后反复分支，有的通过睾丸纵隔进入小叶间隔，有的通过白膜和血管膜进入小叶间隔。然后进入睾丸小叶并形成毛细血管网，分布到生精小管周围，继而先后汇合成管间静脉、睾丸静脉和白膜静脉丛，最后形成蔓状静脉丛。睾丸静脉表浅，直接位于阴囊皮下，因此返回的静脉血温度很接近阴囊表面的温度。

四、附睾(epididymidis)

附睾由输出小管及附睾管构成，具有重吸收和分泌作用，将流入的睾丸液进行重吸收，并分泌甘油磷酸胆碱、糖蛋白、固醇与唾液酸等，为精子成熟、储存和处理等提供适宜的内环境。

(一)附睾的形态结构

附睾为一对细长扁平的器官，与睾丸一起系于精索下端，附睾位于睾丸的后上方，睾丸后缘的外侧部，两者借睾丸输出小管相通连。附睾主要由附睾管构成，附睾管为不规则的纤曲小管，长约6cm，直径约为0.5cm。附睾上端膨大而钝圆，名附睾头，盖于睾丸上端，主要由睾丸网发出的10～15条输出小管盘曲而成，再由输出小管汇合为一条附睾管。下端尖细，名附睾尾。头、尾之间的部分为附睾体，呈圆柱形，与睾丸后缘借疏松结缔组织相连。附睾体的外侧面与睾丸之间的纵行浆膜腔隙，名附睾窦。

1. 输出小管　输出小管是与睾丸网连接的8～12根弯曲小管，位于睾丸后上方，上皮由高柱状纤毛细胞及低柱状细胞相间排列构成，故管腔不规则。高柱状细胞表面有纤毛，纤毛摆动可促使精子向附睾管运行，胞质深染，核长形，位于细胞近腔面。低柱状细胞表面没有纤毛，细胞核靠近基部，核上区胞质中含大量的溶酶体及大小不等的吞饮小泡。高柱状细胞有分泌功能，低柱状细胞有吸收和消化管腔内容物的作用。

2. 附睾管　为一条长4～6m并极度盘曲的管道，远端与输精管相连，其管腔规则，充满精子和分泌物。附睾管上皮为假复层纤毛柱状，由主细胞和基细胞组成。主细胞数目较多，呈高柱状，上皮顶部有连接复合体，但无缝隙连接，主细胞表

面有成簇排列的粗而长的静纤毛，胞质线粒体丰富，其横嵴分散在胞质内，细胞核上方有多个高尔基复合体，还可见较多致密颗粒及泡样结构，泡内含有类脂或脂褐素。主细胞有分泌和吸收功能。基细胞矮小，呈锥形，位于上皮深层，核卵圆形，染色质呈细颗粒状，基细胞内细胞器很少，有粗面内质网、高尔基体、线粒体及少量空泡。

3. 附睾的血管和淋巴　附睾的血液由发自睾丸动脉的附睾上、下动脉和输精管动脉的末梢共同供应，附睾近端由睾丸动脉的上下分支供应，附睾远端由输精管动脉来的血液供应，附睾头部的静脉汇入蔓状静脉丛，附睾体部和尾部的静脉首先互相连结成附睾边缘静脉，然后通过输精管静脉和提睾肌静脉汇入蔓状静脉丛，睾丸和附睾的淋巴管形成浅、深两丛，浅淋巴管丛位于睾丸固有鞘膜脏层内面，深淋巴管丛位于睾丸和附睾实质内，集成4～8条淋巴管，在精索内伴睾丸血管上升，入腰淋巴结。

4. 神经支配　主要来源于肾丛，附睾的神经支配具有一定的规律性，在附睾头部及体部的近端，交感神经纤维较少，只是形成疏松的管周丛，附睾体部远端主要为肾上腺素能神经支配，接近输精管时，交感神经支配逐渐增加，在输精管末端有胆碱能神经。

(二)附睾的功能

附睾的主要生理功能是运送、储存精子，另外，附睾对精子的成熟具有重要作用。精子从睾丸的输出小管向附睾方向移动的过程中，除了支持细胞的作用及输出小管上皮细胞纤毛的摆动外，附睾上皮对睾丸液的吸收所造成的压力差及附睾管壁的节律性收缩也是促使精子运动的主要因素。刚进入附睾内的精子尚未成熟，必须在附睾内停留一段时间且经过一系列的成熟变化才能获得运动能力和受精能力，精子运动能力的获得主要与附睾上皮分泌的前向运动蛋白和转运肉毒碱有关，前向运动蛋白可与精子表面的前向运动蛋白受体结合，从而使精子鞭毛变硬且变直，通过控制精子鞭毛的摆动来诱导精子向前运动，但是由于附睾液中制动蛋白的存在，使已经获得运动能力的精子在附睾内处于静止状态。肉毒碱与精子的能量代谢有关，肉毒碱可驱使脂肪酸进入精子线粒体内，再通过一系列的氧化过程将脂肪酸

氧化产生 ATP,为精子运动提供能量。大量的动物实验证实,精子主要在附睾内获得受精能力,其受精能力的获得可能与精子表面的糖基改变有关。精子在附睾头部和体部成熟后,逐渐移向附睾尾部,并在附睾尾部进行储存。

五、精索(spermatic cord)

双精索由腹股沟内环处起,向内下斜行,经腹股沟管和皮下环,进入到阴囊内,终于睾丸后缘。精索由输精管、提睾肌、精索内动脉、精索外动脉、输精管动脉、精索蔓状静脉丛、精索神经、精索淋巴、筋膜等组成。精索是睾丸、附睾和输精管静脉血和淋巴回流的必经之路。

六、输精管(vas deferens)

(一)输精管的结构

输精管是附睾管的连续部分,起自附睾尾部,终止于射精管,长 40~60cm,直径约 0.3cm。分3 部分:①睾丸段,为睾丸后段;②精索段,从睾丸段至腹股沟管直至内环处;③盆段,从腹股沟内环起,沿小骨盆外侧壁进入盆腔,到射精管。末端在精囊内侧呈梭形膨大,称输精管壶腹,壶腹段长2.0~4.0cm,然后向下逐渐变细,两侧输精管末端也互相靠近,在相当于前列腺上缘处与精囊的排泄管汇合而成射精管。输精管的管壁从内向外分为黏膜、肌层和纤维膜。黏膜上皮为假复层柱状上皮,上皮表面有纤毛。肌层由内纵行、中环行、外纵行 3 层平滑肌组成,内层较薄,外层较厚。外膜为一层富含血管和神经的结缔组织,输精管能进行自主节律的收缩,认为是去甲肾上腺素能神经的调控。

(二)输精管的功能

输精管是把精子从附睾输送到前列腺尿道的通道,精子从睾丸产生,借助生精小管收缩,进入睾丸输出小管,此处受输出小管上皮纤毛运动,将精子输入附睾部位,使精子进行功能上的成熟过程。附睾尾部及输精管部位的管壁具有较厚的肌纤维组织,当射精时,通过管壁内神经末梢释放的去甲肾上腺素使输精管协调收缩,使精子通过输精管进入前列腺部尿道。

七、射精管(ejaculatory duct)

射精管左右成对,是由输精管壶腹在前列腺的后上方与精囊腺的排泄管汇合而成,射精管的管壁很薄,肌层为平滑肌,管腔内衬柱状上皮细胞。射精管长 1.5~2.0cm,近端管腔直径约1.0mm,开口处仅有 0.3mm,末端仅 0.5mm,是排精管道中最短最细的一段。它贯穿前列腺,开口于尿道前列腺部后壁的精阜两侧。

八、前列腺(prostate)

(一)前列腺的解剖

1. 前列腺的结构　前列腺是男性生殖系统中最大的附属性腺,位于盆腔内,它是由腺组织和肌组织构成的一个实质性器官,质地坚实,富有弹性。前列腺形似扁平的栗子,在青壮年,直径为3~4cm,重约 20g,老年时则逐渐退化。前列腺上端宽大,名为前列腺底,邻接于膀胱颈,此面最大,略凹陷;下端尖细,名前列腺尖,尖与底之间为前列腺体。在靠近前列腺底的中央有尿道穿入,贯穿前列腺实质后,再由腺尖穿出,左右射精管则在底的后部穿入,开口在尿道。前列腺有前、后两面,前面凸隆,与耻骨联合相对,后面平坦,与直肠壶腹相邻,在此面正中线有一浅纵沟,叫前列腺沟。前列腺分为五叶:即前叶、中叶、后叶及左右两侧叶。前叶很小,位于尿道前方,临床上无重要性。中叶又名前列腺峡,呈上宽下尖的楔形,位于尿道后面,即两射精管及尿道之间的腺体组织。后叶位于射精管、中叶和两侧叶的后方。

2. 前列腺的血管与神经

(1)动脉:前列腺的动脉来自膀胱下动脉的前列腺支及阴部内动脉、直肠下动脉和膀胱上动脉等,其中主要来自膀胱下动脉的前列腺支,其由膀胱下动脉发出后走行于膀胱两侧,在膀胱和前列腺交界处发出包膜支和尿道支,包膜支分支供应前列腺被膜及边缘部的实质,尿道支在 4~5 点钟和 7~8 点钟位置进入前列腺体,分支供应膀胱颈、深部前列腺和尿道周围的前列腺组织。

(2)静脉:主要位于被膜内,是膀胱前列腺静脉丛的一部分,经膀胱下静脉入髂内静脉。

(3)淋巴管:前列腺各小叶均有毛细淋巴管,各淋巴管互相汇合,集合成较大的淋巴管,在前列腺囊内吻合成淋巴管丛,由丛发出集合淋巴管,大多数终止于髂外淋巴结或髂内淋巴结。

(4)神经:前列腺由副交感神经(S_{2-4})和交感

神经(T_{11}-L_2)组成的盆腔神经丛所发出的前列腺丛支配,同时还分出分支分布于输精管盆部、射精管、尿道前列腺部、尿道海绵体和阴茎海绵体等。

(二)前列腺的组织结构

前列腺的周围被一层由结缔组织与平滑肌所构成的被膜所包绕。前列腺的被膜分为3层:外层为血管层,中层为纤维层,内层为肌层。被膜中的结缔组织和平滑肌与前列腺内部的结缔组织和平滑肌相连接,这两者组成基质,占前列腺重量的1/3。平滑肌的收缩可促进分泌物的排出。

1. **腺组织**　腺组织由30～50个管泡腺组成,最后汇成15～30条导管,直接开口于尿道前列腺部精阜两侧。腺组织在前列腺中的排列有一定的规律性。腺组织以尿道为中心,排成内、中、外3个环形区带。内带位于尿道周围,称为黏膜腺;中间带位于尿道周围的外周部,称为黏膜下腺;外带居最外侧,是前列腺的主要组成部分,叫主腺,主腺最大,其分泌量占首位,受雄激素的控制。黏膜腺和黏膜下腺较小,受雌激素的影响。

2. **基质**　前列腺的基质由3种成分组成:结缔组织、平滑肌细胞与弹性纤维。各种成分的比例随年龄而不同。

(三)前列腺的功能

前列腺分泌前列腺液参与精液的组成,约占精液总量的30%。前列腺液为精子提供适宜的环境,让精子能自由地在精液中游动,为精子进入女性的子宫并与卵子结合创造必要的条件。前列腺可分泌多种酶,如淀粉酶、葡萄糖醛酸酶、蛋白水解酶、酸性磷酸酶、碱性磷酸酶等,此外,还分泌胆碱、胆固醇、氨基酸、镁、锌、钙及多种调节肽等。

九、精囊腺(seminal vesicle)

(一)精囊腺的解剖

精囊腺是一对呈长椭圆形的囊状器官,位于输精管壶腹的外侧,前列腺底的上方,紧贴膀胱后壁并于输尿管下段交叉,其后为直肠前壁,其间隔以膀胱直肠筋膜,外侧有前列腺静脉丛。精囊底伸向外上方,排泄管向内下方,与输精管壶腹末端合成射精管,开口于精阜上,精囊长3～5cm,宽1～2cm,厚约1cm,主要由纡曲的小管组成,因而表面不平。新生儿精囊腺较小,呈短棒状,表面光滑,至性成熟期即迅速增大形成囊状。老年人则随性功能减退逐渐缩小,囊壁变薄。

精囊腺的血供来自输精管动脉、膀胱下动脉、直肠下动脉等的分支,它们彼此有吻合。静脉构成精囊静脉丛,入膀胱下丛,最后汇入髂内静脉。精囊的淋巴管很丰富,汇成数条淋巴集合管,入髂外淋巴结与髂内淋巴结。精囊腺的神经是由输精管神经丛发生的分支所支配,并构成精囊神经丛。

(二)精囊腺的组织结构

精囊腺壁由黏膜、肌层和外膜组成。

(三)精囊腺的分泌物

精囊腺分泌物是一种白色或淡黄色的具有黏性的碱性液体。在人射出的精液中,50%～80%来自精囊腺。精囊腺分泌物内含有果糖、前列腺素、枸橼酸、山梨醇、胆碱酶、抗坏血酸、无机磷、尿酸等,此外,精囊腺还能分泌蛋白酶、去能因子、电解质等。

十、尿道球腺(urethral ball gland)

(一)尿道球腺的解剖

尿道球腺又称考伯腺(Cowper腺),左右成对,形似豌豆大小,呈黄褐色,于尿道球后上方,尿道膜部后外侧,包埋在会阴深横肌的肌束间。每个腺体有一根排泄管,在成人长30～40mm,它向前下方穿过尿道球,斜行至黏膜下,开口于尿道壶腹的后壁。

(二)尿道球腺的组织结构

尿道球腺为小型复管泡状腺,腺体被结缔组织分成许多小叶,小叶间的结缔组织内含有相当数量的横纹肌和平滑肌。上皮为单层立方或单层柱状,腺泡很像黏液性腺泡,其导管也有分泌功能。

(三)尿道球腺的分泌与功能

尿道球腺的分泌物清亮而黏稠,内含半乳糖、半乳糖胺、半乳糖醛酸、唾液酸、甲基戊糖,还有含有ATP酶和5′-核苷酸酶。

尿道球腺分泌物是精液的组成成分,最初射出的精液主要是尿道球腺的分泌物,其功能是润滑尿道且有刺激精子活动的作用。

(蒲　军　鲁栋梁　陈在贤)

第二节 男性生殖细胞(male germ cells)

一、精子的发生与成熟(spermatogenesis and mature)

精子是在睾丸的曲细精管内产生。曲细精管是一条细长的管道,一般长 20～80cm,最长可达到 150cm。每个睾丸内的曲细精管总长度相加可达到 250m 以上。其管壁结构由内向外依次是生精上皮、基膜及固有膜。生精上皮由生精细胞和支持细胞构成,生精细胞包括精原细胞、初级精母细胞、次级精母细胞、精子细胞和精子等。支持细胞起支持和营养各级生精细胞的作用。基膜及固有膜不仅是血睾屏障的重要组成成分,而且对睾丸所产生精子的排出也有重要作用。

(一)精子发生

精子发生是指精原细胞经过一系列分裂分化演变为精子的过程。精原细胞发育为精子,一般要经过精原细胞、初级精母细胞、次级精母细胞、精子细胞和精子 5 个发育阶段,它们按发育顺序依次由曲细精管的基底膜向腔面分布,处于支持细胞侧面环抱的特异性微环境中。

1. 生精细胞的类型

(1)精原细胞:位于曲细精管的基底膜侧,呈圆形或椭圆形,胞质内核糖体较多,其他细胞器不发达,根据细胞的形态,又可将精原细胞分为 A、B 两型,A 型精原细胞是生精细胞中的干细胞,根据细胞核染色深浅不同,又可分为深染 A 型精原细胞(Ad 型)和浅染 A 型精原细胞(Ap 型)。Ad型精原细胞相当于储备干细胞,通常处于休眠状态,仅当各种有害因素作用下,其他类型精原细胞被破坏耗尽时,才进入有丝分裂以补充精原细胞的数量。Ap 型精原细胞相当于更新干细胞,具有不断更新和分化的能力,可进一步分化成 B 型精原细胞。一旦精原细胞分化成 B 型精原细胞,实际上就进入了不可逆的形成精子的分化之路。B 型精原细胞较大,圆形,染色较浅,经过 3～5 次的有丝分裂才发育为初级精母细胞。一个精原细胞可产生上百个精母细胞,体积是五类生精细胞中最大的一类。染色体的数目和 DNA 的量在初级精母细胞成熟分裂前的间期复制一次,复制后的每一染色体均含有 2 条染色单体,所以染色体总数仍为 23 对即 2N,而 DNA 的量则经复制后成为四细胞量即 4C。然后开始第一次减数分裂(成熟分裂),经同源染色体配对,相邻两个染色单体进行部分基因交叉互换,同源染色体分开等过程,最终产生两个较小的次级精母细胞。人类精子发生中成熟分裂的时间约为 23d,其中仅初级精母细胞成熟分裂的前期即可长达 22d,而且染色体变化非常复杂,有细线期、偶线期、初线期、双线期及终变期之分,形象特殊,结构明显,所以在曲细精管的切面上常可见到处于不同阶段的初级精母细胞。

(2)次级精母细胞:它更靠近管腔,体积较小。其染色体核型为 23,X 或 23,Y。次级精母细胞经过简短的分裂间期(无 DNA 的复制)即进入第二次成熟分裂,与一般有丝分裂相同,每条染色体的两条染色单体分离,移向细胞的两极形成两个精子细胞,而染色体数目不变。次级精母细胞存在的时间很短,故在曲细精管的切面上很少见到。

(3)精子细胞:位置更靠近管腔,体积最小,胞质少。其染色体核型为 23,X 或 23,Y。精子细胞不再分裂,经过复杂的变态过程由圆形的细胞逐渐分化转变为蝌蚪形的精子,这个过程称为精子的形成。精子形成的主要变化为:①细胞核染色质极度浓缩,核变长并移向细胞的一侧,构成精子的头部。②高尔基复合体形成顶体泡,逐渐增大,凹陷为双层帽状覆盖在核的头端,成为顶体。③中心粒迁移到细胞核的尾侧,发出轴丝,随着轴丝逐渐增长,精子细胞变长形成尾部(或称鞭毛)。④线粒体从细胞周边汇聚于轴丝近端的周围,盘绕成螺旋形的线粒体鞘。⑤在细胞核、顶体和轴丝的表面仅覆有细胞膜和薄层的细胞质,多余的细胞质逐渐汇聚于尾侧,形成残余胞质,最后脱落。

(4)精子:形似蝌蚪,位于生精上皮的游离面支持细胞的顶部,形态成熟后即释放入管腔,这是一个被动释放的过程。整个精子发生的过程是在 Sertoli 细胞围成的微环境中进行的,发生中的各级生精细胞嵌入在 Sertoli 细胞质的深处并与 Sertoli 细胞膜形成独特的半连接接触。精子头内主要有一个染色质高度浓缩的细胞核,核的前 2/3 有顶体覆盖。尾部是精子的运动装置。

2. 支持细胞　各级生精细胞存在于支持细胞构成的支撑网架中,支持细胞对精子的发生具有支持、营养、保护、代谢等作用。①构成血睾屏障:是支持细胞的主要功能。血睾屏障形成后,使曲细精管分隔为内、外两个功能不同的隔离区,以维持生精细胞分化发育时最佳状态的内环境。②能合成一种特异性的糖蛋白,即雄激素结合蛋白(ABP)。该蛋白既可与睾酮及双氢睾酮高度结合,又可迅速离解。ABP 是睾丸内携带和储存雄激素的特异性载体蛋白。通过 ABP 的作用,使生精细胞在具有较高浓度的雄激素环境中发育和成熟。③分泌肽类物质抑制素。释放入血后,达到下丘脑和垂体,对 FSH 的分泌起抑制调节作用,同时还可在曲细精管的局部起作用,以减少精原细胞的有丝分裂。④向曲细精管管腔内分泌少量高钾的液体,参与构成睾丸网液,并有助于精子的输送。⑤与精子的排放有关。支持细胞中的微丝、微管的收缩,可促使生精上皮中生精细胞位置的移动和精子的释放。⑥营养作用:自血液中吸收营养物质后,迅速转运给生精细胞,起到营养和支持的作用。⑦吞噬作用:支持细胞可吞噬、清除退化的生精细胞及精子排放时遗留的残余胞质。⑧通过与生精细胞间的缝隙连接,完成两者间物质和信息的交换。可见,支持细胞对精子的发生具有重要作用。

(二)生精过程中的同源细胞群及生精上皮周期

精子发生要经历多次细胞分裂过程。与体细胞分裂过程不同,精子发生过程中细胞质分裂不完全,相邻细胞间一直保留胞质桥彼此沟通。除早期的几次精原细胞分裂完全,形成分别独立的子细胞外,其余的多次分裂,包括从精原细胞后期,直到最终分裂为精子细胞的各期,每次分裂的子细胞均未完全分开,像联体畸形一样,中间留有胞质桥彼此沟通。胞质桥遂将来源于同一个细胞的同源细胞系相互连成一个个同代细胞群,各个同源细胞间可通过胞质桥沟通信息,保证同代体系完成同步发育。生精过程中出现的同源细胞相连、同步发育、同步迁移、同步成熟释放的现象,称为生精过程的同源群现象或克隆现象。

生精上皮内在一组同源群向管腔方向推移时,下一代同源群也开始了发育。各代同源群细胞的发育顺序和持续时间都有相同的规律性。故每一局部不同世代的生精细胞同源群间,由基膜向管腔构成特定的组合。这种组合图像随着生精过程规律性的不断推移变化,通常称这种细胞组合为期相或时相,简称为期。人的生精上皮有六种期相。沿曲细精管的纵轴断面分析,就会看到按一定顺序依次出现的这种细胞组合图像,具有明显的周期规律性。从某一期相到下次再次出现该期相的这一阶段,称为一个生精上皮周期。一个生精上皮周期所经历的时间则为周期时长。通过研究发现,人的生精上皮周期时长约为 16d。精子发生全程需经历 4～4.5 个周期,故人的精子发生时长平均为 70d(64～72d)。

(三)精子发生的影响因素

影响精子发生的因素很多,常见的有核基因、激素、温度、药物及放射线等。

1. 精子发生的核基因控制　通过大量的研究发现,Y 染色体不仅与男性分化有关,而且与精子发生密切相关。近年来,对人类 Y 染色体的基因研究表明,尽管 Y 染色体的 1-6 区间皆与男性的生育有关,但控制精子发生的基因主要位于 Y 染色体的 6 区间,即 Y_{q11}。研究发现,该区域基因的缺失常导致患者表现为无精子症,故将其称为无精子因子(Azoospermia factor,AZF)。进一步的研究发现,在 Y_{q11} 上存在 3 个精子发生位点,各位点在男性生殖细胞发育的不同时期起作用。由于每一位点缺失所致最严重变型为无精子症,故将其命名为 AZFa、AZFb、AZFc。其中,AZFa精子发生阻滞在青春期前阶段,表现为单纯塞尔托利细胞综合征(SCOS)和小睾丸;AZFb 精子发生阻滞在青春期减数分裂前或减数分裂期间,表现为具有减数分裂前生精细胞;AZFc组织学表现较为分散,有 SCOS、单个精母细胞或单个成熟精子。表明 AZF 的缺失不仅可致无精子症,还可以引起严重的少精子症。

2. 精子发生的激素控制　维持精子的正常发生也依赖于 FSH、LH 及睾酮的三者协同作用。FSH 启动并维持精子的发生。青春期时,

FSH不仅可促进睾丸重量的增加和曲细精管直径的增大,而且能促进A型精原细胞的分裂和分化及粗线期精母细胞数目的增加。尽管FSH作用于生精上皮细胞,但它是通过支持细胞发挥作用的。支持细胞在FSH和睾酮的影响下分泌ABP。ABP与来自间质细胞的睾酮结合后而将雄激素转运至生精上皮细胞,雄激素与特异的受体结合后可促进精母细胞转化为精子细胞。LH不仅促使间质细胞合成和分泌睾酮,而且可将睾酮直接散布入曲细精管,或经位于间质细胞周围并与曲细精管紧密相邻的淋巴管将睾酮弥散入曲细精管。睾酮可直接作用于生精上皮细胞,也可通过支持细胞间接作用于生精上皮细胞。

3. 影响精子发生的理化因素

(1)温度:阴囊内的温度比腹腔低3℃左右,这样的温度适宜于精子的发生。

(2)放射性、微波、营养不良、抗癌药物等因素均能抑制生精过程,使精子的发生出现障碍。这些因素对精子发生的影响多为可逆的。

(3)年龄对精子发生的影响:幼年时生精上皮不发育,曲细精管还未形成管腔。青春期开始,在垂体分泌的促性腺激素的作用下,使睾丸间质细胞增多,曲细精管出现管腔,支持细胞体积增大,精原细胞开始分裂增殖,发育形成各级生精细胞和成熟的精子。一般在50岁以后,生精过程开始减弱。

(四)精子的成熟

睾丸曲细精管内产生的精子不成熟,既无受精能力,亦无运动能力,需要运输到附睾,经过一系列变化以后才逐渐成熟。精子在附睾成熟过程所需约14d。附睾内雄激素的存在及附睾上皮分泌的肉毒碱、GPC及SA等使精子成熟获能。附睾结构及功能的异常,可引起精子的成熟障碍,导致不育。

总之,精子在睾丸产生,在附睾内进一步成熟,并暂时储存于附睾内,射精时随精浆排出体外。

二、精子的形态结构(sperm morphology and structure)

人的精子正常形态为蝌蚪状,分头、尾两部分,全长约60μm。头部由高度浓缩的细胞核和核前的顶体组成,核内含有遗传物质,为遗传信息的携带者。顶体内含有多种酶,与精子穿越放射冠、透明带和卵细胞膜有关。尾部呈鞭毛状,含有轴丝和线粒体鞘等结构,与精子运动有关。在普通光学显微镜下,仅能够对精子的形态进行大体的观察,而在电子显微镜下,可以对精子的形态进行超微结构的观察。

(一)精子头

精子头正面观为卵圆形,侧面观为梨形。主要由细胞核和顶体构成,外被质膜,细胞质含量极少,无其他细胞器。①细胞核含单倍染色体,染色质为浓密的团块,一般呈均质性,看不到核仁。研究发现,染色质的高度浓缩可以保护基因免受外界有害因素的干扰。核膜紧包核质。外核膜层与内顶体膜间的距离范围小。在精子头部的后半部分可见核孔,排列整齐。细胞核与精子尾连接部位有一浅窝称为植入窝。②精子的顶体是精子头部的重要组成部分。顶体覆盖在核的前3/4,是由高尔基复合体形成的溶酶体转化而成,呈内凹的囊帽状,囊的内、外层分别称为顶体内膜和顶体外膜。顶体可分为顶尖段、主体段和赤道段。顶体的顶尖段为弧形窄小区,与核的顶端隔以狭小的顶体下间隙。主体段是顶体的主要部分,是顶体最宽的部分,内含有与顶体功能密切相关的各种酶,如透明质酸酶、酸性磷酸酶、唾液酸苷酶、顶替素(中性蛋白酶)等。这些酶在精子穿越次级卵母细胞的放射冠、透明带和卵细胞膜时具有强大的活性,尤其是顶体素的功能更引人注意,而且上述酶素能降低宫颈黏液的黏度,促进精子在宫腔和输卵管内的运行。顶体的赤道段,靠近精子的尾部,范围狭小,内外顶体膜较靠近,内容物也较浓缩。在精子的顶体反应时,具有辅助性的作用。③精子头部的胞质含量很少,所以各个结构彼此间贴附都较紧密。精子表面的质膜与一般细胞膜相似,也是类脂和蛋白质的复合物。其生物膜大分子组装同样符合液态镶嵌膜分子结构模型,含唾液酸丰富,带负电荷,膜蛋白颗粒是精子膜抗原、膜受体、膜酶及各种载体等存在的部位。精子质膜的不同部位具有不同的作用。尽管X和Y染色体的形态大小和质量不同,但迄今为止,还不能仅仅从成熟精子头部的形态将两型精子区分开来。④ 研究发现,顶体尾侧处细胞质局部浓缩,特化成一薄层环状增厚的致密带,紧贴于细胞膜下,称为顶替后环。受精时,覆盖于此处的细胞膜首先与卵膜融合,因此,此处为精卵识别部位,顶体后环的缺乏可导致不育。

精子头部特别是顶体的形态与精子的受精能力密切相关,已发现缺乏顶体的圆头精子无受精能力,透明带与精子的结合也对精子形态有很大的选择性。顶体前区较大,两侧对称性好和颈部没有畸形的精子容易与透明带结合。

(二)精子尾

精子尾为细长的鞭状结构,所以也称为鞭毛,全长约 $55\mu m$,是精子的运动装置,可分为颈部、中段、主段和末段。构成精子尾部全长的核心结构是轴丝,轴丝的基本组成是与纤毛结构相同的所谓"$9\times2+2$"微管模式,即周围有 9 条二联维管和中央 2 条单维管构成。环绕轴丝的其他结构,在四段各不相同。尾部最外层全长包有细胞膜,与头部细胞膜相连。

(三)精子颈部

精子颈部是精子尾部与头部相连的中间体,故又称连接段,由前端的小头、后端的节柱和中央的中心粒组成。此段的细胞质含量稍多于其他段。颈部的前端有浅弧形的隆起,称为小头,其弧度与头部的植入窝完全一致,与植入窝刚好吻合,所以小头代表精子尾与精子头连接处的关节面。中段是精子尾部的主要部分,位于颈段和主段之间,长 $5\sim7\mu m$,由内到外,主要由轴丝、外周的致密纤维、线粒体鞘和细胞膜组成。中段的外周致密纤维外包有线粒体鞘,由线粒体首尾相续、螺旋环绕 $10\sim15$ 圈而成,可为精子的运动提供能量,此段质膜的膜蛋白颗粒多呈串珠状排列。主段是精子尾部最长的一段,前与中段相连,后与末段相续,最外层为质膜,中轴为轴丝复合体,轴丝复合体外质膜的下方无线粒体鞘,而是纤维鞘。纤维鞘由背腹两条纵轴及连于背腹纵轴间的肋状纤维共同构成,纵轴纵贯主段的全长,而纤维肋较早消失。主段的纵轴与纤维肋的生理功能与精子尾部左右摆动的形成有关。主段质膜的膜蛋白颗粒多呈散在性分布。末段最外层为质膜,只含轴丝,且轴丝的二联微管均分离,故成 20 个单维管,几乎无膜蛋白分布。

可见,精子的头部是遗传物质的携带者,而精子的尾部是一个运动的器官,它保证受精时精子通过强大的运动能力,将遗传物质传给后代,以供后代的生长发育。

三、精子获能与顶体反应(capacitation and acrosomal reaction)

精子最终的目的是与卵结合而受精,而在完成受精功能以前,精子必须经过精子的获能及精子的顶体反应。精子在睾丸内发生,在附睾内形态成熟,获得前向运动能力,顶体及顶体酶发育成熟,具有受精能力。但是附睾和精囊均能分泌一种去能因子附着于精子的表面,暂时抑制了精子的受精能力。精子进入女性生殖道以后,去能因子的作用被解除,精子才真正具有了受精能力,称为精子的获能。

(一)精子的获能

1. 去能因子与获能因子

(1)去能因子:在射精后的精浆中,存在一种含唾液酸的糖蛋白物质,覆盖在精子细胞膜的表面,阻止顶体酶的释放,使精子膜识别卵的能力被掩盖,抑制了精子的受精能力,这称为精子的去能。包裹在精子外面的糖蛋白分子被称为去能因子。去能因子主要在精囊腺中产生。

(2)获能因子:它的作用就是使精子获能。获能因子一般来源于子宫内膜和输卵管的分泌物。

2. 精子获能的部位 精子获能的部位始于宫颈,主要在子宫腔内和输卵管中进行。一般情况下,精子进入阴道时,不会获能。在通过宫颈时,精浆内的大量去能因子被阻挡。精子进入子宫后,在子宫内膜分泌的获能因子的作用下,精子获能。输卵管分泌物虽然也参与了精子的获能,但作用不及子宫。此外,用人工方法还可使精子在体外获能。研究发现,一种含有多种成分的底物,如葡萄糖、果糖、HCO_{3-}、Ca^{2+} 及血清蛋白等的液体就是一种获能液。另外,将精子洗涤多次除去精浆成分,也可使其获能。

3. 精子获能时的变化

(1)出现更活跃的尾部鞭击运动方式。精子一旦获能,其运动类型发生显著改变,精子头部侧摆幅度和频率明显增加,尾部振幅加大,频率加快,呈现一种特殊的超激活运动(hyperactivated motility，HAM)或鞭打样运动。一般认为，精子获能时产生的超激活运动，主要有利于精子通过输卵管黏稠介质和穿越放射冠的黏弹性基质，此外，还认为精子的超激活运动是受精时精子穿越放射冠和透明带的力学基础。

(2)精子膜对 Ca^{2+} 的通透性增加，使大量的 Ca^{2+} 内流，细胞内的 Ca^{2+} 浓度升高，可激活腺苷酸环化酶，使精子内的 cAMP 浓度上升，最终可使精子的运动增强。

(3)精子膜表面的糖蛋白构象及位置发生改变，暴露出精子膜表面与卵子相识别的位点。

(4)精子膜表面的嵌入蛋白、活性基团、四环素受体的改变，可使精子膜表面负电荷降低，ATP 酶激活、离子通道的开放及精子膜表面特异性受体暴露。

(5)精子膜流动性明显增加，其中以顶体后区膜的流动性最大，这可能与获能后精子膜将与卵子膜融合有关。

(6)精子膜的某些特殊受体，如精子膜表面的雌激素受体，可改变精子膜的结构；精子膜表面的 cAMP 受体，可增加精子的代谢活力；精子膜表面的活性肽受体，可增加精子的活力等。可见，精子获能所发生的这些变化为精子与卵子的受精做好了充分的准备。精子获能以后，很快就会发生顶体反应。

(二)顶体反应

精子在获能以后，穿卵前，顶体将出现顶体反应，即精子膜与顶体外膜发生间断融合，出现许多小孔，使顶体内的顶体酶系释放，为受精做准备。顶体位于精子的最前端，内含有许多水解酶，如透明质酸酶、顶体素、蛋白酶及磷酸酶等。卵泡细胞和透明带可诱发产生顶体反应。离子(如 Ca^{2+}、Na^+、K^+ 等)、pH 及温度等都必须达到一定程度才能发生顶体反应。Ca^{2+} 是激发哺乳类动物精子顶体反应的必需因子。温度 $23\sim40^\circ C$，pH $7.2\sim7.8$，渗透压 $230\sim343mOsm/kg$ 是顶体反应的适宜条件。加入血清白蛋白可加速 Ca^{2+} 内流而促进顶体反应。所以，顶体反应通常在卵的附近或与卵泡细胞相接触时才发生。但在体外的

研究发现，精子有时在比较简单的溶液中也可诱发顶体反应，其机制还不清楚。顶体反应所释放的透明质酸酶可消化卵子透明带外面的细胞外基质并由精子携带的顶体酶促使精子穿过透明带。而且经过顶体反应的精子才能通过透明带，并与卵膜融合。因此，顶体反应至少具有双重功能：①使精子得以穿过透明带；②使精子质膜与卵子质膜融合。

四、受精(fertilization)

受精的过程是一个相当复杂的过程，有许多环节的机制目前都还不是十分清楚。精子具有运动能力及获能是精子自然受精的两个先决条件。受精是严格有序的生理过程，包括精卵识别、顶体反应、精卵融合及两性原核的形成与融合。从分子水平来看，精卵质膜相互作用的基本过程包括精子附着、精卵结合、精卵质膜结合及细胞内含物混合，精卵随之合为一体。研究发现，与受精有关的主要酶类有透明质酸酶、放射冠分散酶、顶体蛋白酶(也称顶体素)、精神经氨酸苷酶等。一般将受精过程分为以下几个步骤：精子与卵子的识别和接触、精子穿越放射冠和透明带、次级卵母细胞完成第 2 次减数分裂及两性原核融合形成合子。当精子发生顶体反应后，它们就能解离放射冠，使精子穿过透明带到达卵黄间隙。精子头侧面的细胞膜与卵细胞膜融合，随即精子的细胞核和细胞质进入卵内。此时，卵细胞近表面胞质内的皮质颗粒立即释放，使透明带的结构发生变化，即透明带反应，从而阻止其他精子穿越透明带，防止多精受精。精子进入卵细胞后，卵子迅速完成第 2 次成熟分裂，此时，精子和卵子的细胞核分别称为雄原核和雌原核。两个原核逐渐在细胞中部靠拢，接着核膜消失，染色体相互混合，形成二倍体的合子，其中一半来自父亲，另一半来自母亲，形成了新的染色体组合，保持了物种的延续性。再通过受精卵的分裂与分化，逐渐发育成新的个体。

(蒲　军　吴小候)

第三节 精液的生物化学（semen biochemistry）

一、精液的组成（composition of semen）

精液是由精子和精浆组成。精浆主要由睾丸液、附睾液、输精管壶腹液、前列腺液、精囊腺液及尿道球腺液等组成。精子悬浮于精浆内，而精浆在精子的输送、营养、活力等方面具有重要的作用。精浆约占95%，精子约占5%。

精液的质量是衡量男性生育能力的重要指标。精液是一种半流体状的液体，有一定的黏度，呈灰白色或灰黄色，有特殊的刺激性腥味，其pH为7.2～8.0，每次射出的精液量为2～6ml，平均3.5ml。射出的精液中精子的密度应>20×10^9/L。

二、精浆的成分（composition of seminal plasma）

精浆除了含有血浆具有的许多成分外，还含有高浓度的有机物质、无机离子及酶等。精浆主要来源于精囊腺和前列腺的分泌物，其中精囊腺液约占60%，前列腺液约占20%，附睾液和输精管液约占10%，睾丸液、尿道球腺液和尿道腺体液约仅占剩下的10%。

（一）睾丸分泌液

睾丸分泌液（testicular secretions）主要由曲细精管和输出小管上皮分泌，主要含有水分、谷氨酸、尿素、雄激素结合蛋白（ABP）、睾酮、卵泡刺激素（FSH）、间质细胞刺激素（ICSH）、去能因子及无机离子，如钠、钾、氯化物等。当睾丸液进入附睾时，绝大部分被重吸收，余下的构成精液成分。

（二）附睾液

附睾液（epididymal secretions）除了附睾自身分泌的液体外，还有部分睾丸液。通过研究发现，附睾上皮具有吸收和分泌的双重功能，其中附睾头以重吸收为主，附睾体以下表现为强大的分泌功能。附睾液中甘油磷酸胆碱和肉毒碱的含量较高。甘油磷酸胆碱是在雄激素的控制下，由上皮细胞合成和分泌的，有助于调节附睾内环境的渗透压。肉毒碱是由外周血液中吸收的，是保证精子生理功能的重要营养物质。此外，附睾内的唾液酸也是精子存活和成熟的必需物质之一。附

睾液中还含有多种活性酶，如睾丸特有的乳酸脱氢酶C$_4$。附睾液的pH偏低，渗透压偏高，不适合精子的活动，所以精子的活力及代谢均下降，为精子的储存创造了条件。

（三）精囊腺液

精囊腺液（seminal vesicle secretions）是一种黏稠的碱性液体，含有果糖、前列腺素、凝固酶和维生素C等。果糖大部分是由精囊腺分泌的，小部分来自输精管壶腹，为精子的活动提供能量，分解率越高，精子的活力越强。果糖的合成和分泌受脱氢睾酮的控制。精液果糖含量的测定也是鉴别无精子症的主要手段，如无精子症因先天性输精管精囊腺缺如所致，则果糖的含量极低，如因原发性睾丸生精功能障碍者，精浆果糖的含量仍保持正常。所以，检测精液中果糖的含量，不但可以了解精子的受精能力，而且可以了解雄激素的水平和精囊腺的功能、诊断精囊腺的疾病。凝固酶与精液的凝固有关。前列腺素也是精囊液的主要组成成分之一，但生殖道的其他部位也可分泌前列腺素。研究发现，前列腺素在射精时促进尿道平滑肌的收缩，缩短精子穿透宫颈黏液的时间，有助于精子在女性生殖道的运送，在刺激精子的活动等方面有重要的作用。

（四）前列腺液

前列腺液（prostatic secretions）为稀薄无色的弱酸性液体，含有几种高浓度的蛋白分解酶及有关的离子和低分子量的物质，含有纤维蛋白溶解酶（纤溶酶）及纤维蛋白溶酶激活因子，与精液的液化密切相关。慢性前列腺炎时易出现分泌异常，继而引起精液的不液化，影响精子的运动和受精能力。精液中的锌的含量相当高，锌具有抗微生物的作用，并与生育功能密不可分。精液中的枸橼酸全部是由前列腺分泌的，它的功能是维持精液的渗透平衡，缓冲精液的pH变化，因此，通过检测精液中枸橼酸的含量，可了解前列腺的功能。前列腺液中酸性磷酸酶的含量较高，与精子的活动和代谢有关。前列腺液中含有较高浓度的钙离子，大部分钙以结合状态形式存在，钙可通过精子膜上的钙泵泵入精子内，参与精子运动的调

节,与精子的获能及顶体反应相关。精液中的多胺含量也较高,精液的特殊气味就是精胺在二胺氧化酶的作用下氧化成可挥发的醛类引起的。此外,前列腺液也含有蛋白分解酶,如淀粉酶、乳酸脱氢酶、碳酸酐酶等多种。它们与精液的生化特性及精子的功能有关。

(五)尿道球腺液

尿道球腺液(urethral ball gland secretions)是一种清亮而有黏性的液体,也称尿道黏液。将其涂于玻片上干燥后,可见与女性宫颈黏液结晶相似的羊齿植物叶状结晶,其主要成分是蛋白质而非盐类。有典型结晶者,提示生育力正常,含有唾液酸、氨基糖类及类糜蛋白酶等。尿道球腺液常常是射出精液的第一部分。性兴奋开始时排出,以润滑尿道而有利于射精。

(六)尿道腺体液

尿道腺体广泛分布于前尿道。尿道腺上皮分泌无色水样液体即尿道腺体液(urethral gland secretions),内含黏蛋白,它是射精时的前导分泌物,可能也是尿道黏液的组成成分。

三、精浆的生物化学(biochemistry of seminal plasma)

研究发现,精浆中还含有大量的细胞因子。细胞因子是一些分泌性蛋白质,具有调节和决定免疫应答的功能,与人类生殖有关,正是当前研究的热点。凡能调节睾丸、附睾精子发育、成熟的细胞因子同样也能调节精子的活力、获能、产生顶体反应。对现有的细胞因子分析结果表明,干扰素α、γ和肿瘤坏死因子α对精子活力和人精子穿透仓鼠卵透明带有损害作用。白细胞介素-6和胸腺素α能增强精子受精能力,其具体机制尚不清楚。白细胞介素-8是一种中性粒细胞趋化因子。不育症患者精浆中白细胞介素-8的水平较正常男性高可能是精液中中性粒细胞数目增加所致。

目前对锌、铜、硒等微量元素与男性生殖的关系研究较多。锌在体内主要起 3 种作用:酶的催化剂、酶的调控剂、作为酶的结构离子。人体内锌的含量以精液中为最高,精液中锌元素由前列腺分泌,为前列腺的特征性产物,可间接反映前列腺的功能。锌元素缺乏首先是损害血管紧张素转化酶的活性,从而可削弱睾酮的作用及阻止精子的发生。此外,锌能通过 ATP 系统控制精子的活动力,即控制精子在精浆内收缩过程中能量的合理利用,锌还能通过精子的磷脂代谢进一步调节精子的能量储备。锌缺乏还可以导致促性腺激素释放明显减少,引起性腺发育不良。锌能够延缓精子膜的脂质氧化,维持细胞膜结构的通透性和稳定性,从而使精子保持良好的活动力。已经有研究表明,锌可以促进精子数量的增多,精子密度的增高伴有锌含量的升高。锌元素缺乏可引起睾丸萎缩,从而导致少精、弱精和死精,说明缺锌是男性不育的重要病因之一。

铜元素参与细胞色素 C 的氧化作用,是人体必需的金属元素。研究发现,铜能减少精子氧化即葡萄糖利用的能量代谢,使精子活动力下降,抑制精子的活力,使精子穿透宫颈黏液的能力显著降低,并可能影响受精卵着床。高浓度铜离子的抗生育作用已经得到肯定。

硒元素是人体的必需微量元素。硒在体内的重要生理功能是通过谷胱甘肽过氧化酶来保护机体免受氧化损害。硒为体内抗氧化剂,参与消除体内产生的各种自由基。精浆硒主要来源于前列腺。硒的含量一方面决定于精浆中前列腺分泌物的状态,也决定于精子的数量。研究发现,硒通过与精子的线粒体结合从而影响精子的行为和功能。保持精浆中一定浓度的硒,是维持男性生育能力正常的必备条件之一。

(蒲　军　吴小候)

第四节　精液凝固与液化
(semen coagulation and liquefaction)

正常情况下,刚射出的精液呈黏稠的胶冻状,在前列腺分泌的蛋白酶的作用下,射精后 5min 开始,精液便从凝固状态转变为液体状态,30min 左右精液液化完全。阴道内的精液液化速度要比在外界环境的液化速度快。精液的凝固(coagulate)和液化(liquefaction)与精浆中所含的蛋白凝固酶和蛋白分解酶有关。当精液液化后，精子可恢复自由的运动。引起精浆凝固的蛋白凝固酶产生于精囊腺，而引起精液液化的蛋白分解酶，则是由前列腺、尿道球腺和尿道的终末端分泌。其中，绝大多数是由前列腺分泌的。这些部位的分泌物中具有激活纤溶蛋白酶原的纤溶酶原激活因子，最终激活纤溶蛋白酶，引起凝固精液中的纤维蛋白降解而出现精液的液化。

当按顺序分段收集精液进行检查时，可发现各段精液凝固与液化的性质并不相同。最初一部分精液一般不凝固，即使发生凝固也会立即液化，此段含精子少，含枸橼酸和酸性磷酸酶丰富，为尿道球腺、尿道腺和一部分前列腺液的混合物，常称为前精排出物。射精的最后部分为后精排出物。

排出后可形成牢固的凝块，液化慢，常需要20～30min，主要为精囊腺液和壶腹分泌物，该部分精液中主要含有果糖和少量精子。射精的中间部分则称为富精排出物，是由附睾排出，精子的密度大，还含有少量的前列腺、精囊腺和壶腹的混合分泌物，排出后最初是凝固的，然后逐渐液化。

病理情况下，精液的凝固与液化过程出现异常。一种情况是精液射出体外后不凝固，可能是先天性的精囊腺或射精管缺陷所致。另一种情况是，精液在室温25℃，1h不液化，这可能是前列腺分泌的液化因子功能低下，导致蛋白水解酶缺乏。在进行精液检查时，应仔细检查精液的凝固与液化特性，为临床上疾病的诊断及治疗提供依据。

（蒲　军　吴小候）

第五节　精子抗原（semen antigen）

精子和精浆都存在抗原性，因此，精液的抗原包括精子抗原和精浆抗原两个不同的系统。目前，已知的精浆含有数十种抗原，其中大多数可以在血清中测出，如前白蛋白、白蛋白、α-球蛋白、转铁蛋白、乳铁蛋白等，这些抗原可能来源于生殖道腺体的分泌物。对精液抗原的研究涉及临床上不育症的诊断治疗、优生优育和生育控制，具有重要的意义。其中，精子的抗原更是研究的重点。

一、精子抗原（sperm antigen）

精子抗体的研究最先开始于19世纪后期。人们发现将异种动物的精子注入机体后可产生抗体，同时发现注射自体的精子后，血液中也有抗精子抗体的存在。精子的抗原可以分为两类，一种是全身共有的抗原，即非特异性抗原，另一种则是精子本身的特异性抗原。①精子非特异性抗原的种类很多，主要有血型抗原和组织相容性抗原，前者如 ABO 血型抗原，后者如 HLA 抗原等。其中，ABO 血型抗原涉及血型不相容夫妇间可能因精子抗原而导致不育的问题。此外，其他非特异性抗原还有肌酸磷酸激酶、甘露糖配体受体等。②精子的特异性抗原实际上是精子的固有抗原或称为内抗原。精子是机体中唯一的一种单倍体细胞，对机体免疫系统来说，这是一种"异物"。一旦与机体接触，难免产生抗精子抗体。但是从免疫

机制角度认识，这是一种自身抗原。这种大分子抗原是精子在生精小管内环境中自身合成的，而且在完整的免疫屏障系统中输送，与免疫系统隔断接触，所以一般不会发生自身抗原免疫反应。精子的特异性抗原种类极多，位于细胞膜、顶体、核、线粒体等部位，实质上任何一种精子特异性蛋白都可成为抗原，即所谓的膜抗原、结构抗原和酶系抗原等。精子的膜抗原有膜内抗原和膜外抗原两种。膜外抗原实际上是精子表面的吸附物，源自附属性腺或其他组织产物（主要来自精囊腺），是精子通过精道时所获得的外加抗原成分，因此称为精子包裹抗原（SCA）。膜内抗原则是精子质膜的自身抗原，为镶嵌的膜内微粒，是精子的固有成分，如受精抗原-1（FA-1）、受精抗原-2（FA-2）等。精子的顶体抗原，如透明质酸酶、顶体蛋白酶及顶体素原等，尤以顶体素原更为重要。精子的胞质抗原，如乳酸脱氢酶（LDH）、山梨醇脱氢酶及己糖激酶等，其中以 LDH 的同工酶 LDH-C_4 的作用最为重要。研究发现，LDH-C_4 主要分布在胞质中，线粒体中也有，它是精子的一种典型特异性抗原，既具有自体抗原性，也具有同种抗原性，目前在生育控制方面深受重视。精子线粒体的特异性抗原主要为肉毒碱乙酰转移酶等，定位于精子中段的线粒体内膜上。精子的核抗原主要有 DNA 聚合酶、精蛋白1和精蛋白2等。精蛋

白 1 和精蛋白 2 为精子所特有。此外,还有许多的精子抗原正处于研究之中。

人类精浆中含有 30 多种抗原,其中大部分具有很强的免疫原性。目前证明,精浆中有一部分抗原系来自血清,如白蛋白、转铁蛋白、IgA、IgG 等,它们作为"异物"进入女性的生殖道后,通常并不引起全身的或局部的细胞与体液免疫反应,主要是由于精浆中同时又含有大量的精浆免疫抑制物。精浆免疫抑制物的种类很多,重要的是男性抑制物质(MIM)的作用。MIM 随精子进入女性的生殖道,抑制机体对精子及胚胎的免疫反应,保护受精卵免受排异反应,使得正常的生殖生理过程能顺利进行。研究发现,MIM 对补体有显著的抑制作用,经精浆作用的正常人的血清,总补体活性下降 50%,其机制为抑制 C3 和 B 因子活化。MIM 对补体的这种抑制作用,有助于保护精子免遭受抗体参与的补体介导的溶细胞反应。MIM 对 T、B、NK、巨噬细胞和多形核白细胞都有抑制作用。大量的临床试验表明,MIM 活性含量降低与不育、习惯性流产的发生密切相关,其配偶也常表现对精液过敏,性交后手脚奇痒,面色潮红,血清中抗精子抗体检出率高达 50%。

当精浆中有抗精子抗体存在时,就可导致精子凝集。研究发现,精子凝集时,涉及精子的固有抗原和包裹抗原两类表面抗原。由于精子凝集时有头对头、头对尾、尾对尾等不同的形式,所以也表明精子至少有三种不同的抗原,即顶体抗原、顶体后抗原和鞭毛抗原。对精浆中抗原成分的分析,是目前研究的热点问题之一。

二、机体防止发生抗精子免疫反应的机制(the body to prevent the occurrence of antisperm immune response mechanism)

男性精子具有抗原性,对于男性易引起抗精子的自身免疫反应,对于女性可引起抗精子的同种免疫反应,造成免疫性不育或免疫性不孕。然而在正常情况下,机体并不会对精子产生免疫应答反应,这是由于机体具有防止发生抗精子反应的机制,这涉及男性和女性两个防止抗精子自身免疫反应的机制。

男性防止抗精子自身免疫反应的机制包括免疫隔离理论和免疫抑制理论。免疫隔离理论认为男性生殖系统存在"血-睾屏障",它是由相邻的支持细胞基部的牢固而紧密的连接而构成,它还包括血管内皮基膜、结缔组织和曲细精管基膜。血-睾屏障可防止精子与免疫系统接触,以致淋巴细胞不能识别精子抗原。因此,尽管在精子发生中有一些新抗原形成,但在正常情况下,精子被阻挡在男性生殖道内,与免疫系统隔绝,成为隐蔽抗原,不引起自身免疫反应。免疫抑制理论认为,精浆中存在一些具有免疫抑制活性的物质,能抑制生殖道内的免疫反应,使具有抗原性的精细胞不受免疫系统的清除、杀灭作用,顺利完成生殖生理过程。精浆免疫抑制活性物质的确切性质和特点尚不完全清楚,目前认为其主要来源于前列腺、精囊等生殖道附属腺体,而非精子细胞。精浆的免疫抑制作用机制不甚清楚,可能是精浆组分改变了精子表面抗原或精浆组分直接干扰免疫系统。

女性防止抗精子同种免疫反应的机制包括:①精浆中含有多种免疫抑制活性物质,可包裹于精子的表面,使女性免疫系统不能识别。另外,精浆中的酶可干扰精子表面抗原的表达。②精子进入阴道后其表面很快被一层来自女性生殖道内的蛋白质包裹,对精子有保护作用。③进入女性宫腔精子数少,故其致敏作用较弱。

正常情况下,精液的抗原对机体的免疫系统来说,是处于免疫豁免的地位。当血-睾屏障破坏,如男性生殖道的损伤、手术或感染时,将导致机体的抗精子免疫反应。通常包括体液免疫和细胞免疫两种类型,目前认为体液免疫起主要作用。机体的 B 细胞受精子抗原的刺激转化为浆细胞,产生抗精子抗体(antisperm antibody, AsAb),AsAb 在体内发挥一系列生物学作用而影响生殖过程,包括妨碍精子正常发生、干扰精子获能和顶体反应、影响精子的运动、细胞毒作用、影响精卵结合及干扰胚胎着床及影响胚胎存活等。正是由于精子具有独特的抗原,并能引起男性自身免疫和女性同种异体免疫反应,因而引起了计划生育工作者的广泛注意,正积极研究利用精子特异性抗原生产抗生育疫苗用于免疫避孕,尤其是 LDH-C$_4$ 研究较多,有望成为抗精子疫苗。

(蒲　军　吴小候)

参 考 文 献

［1］ 陈大元.受精生物学.北京:科学出版社,2000

［2］ 梅骅,苏泽轩,郑克立.泌尿外科临床解剖学.济南:山东科学技术出版社,2001

［3］ 熊承良,吴明章,刘继红,等.人类精子学.武汉:湖北科学技术出版社,2002

［4］ 刘明.看看男人的"看家宝贝".科学养生,2010,3:60

［5］ 傅广波.男性自身抗精子抗体的临床研究.国外医学:计划生育分册,2005,6:317-321

［6］ 刘喜军.免疫性不育相关精子抗原研究进展.生殖与避孕,2005,10:613-616

［7］ 谢琦,白玲,余尚扬,等.以精子抗原肽为抗原的抗精子抗体 ELISA 检测方法的建立.中国生化药物杂志,2010,5:310-312

［8］ Bonde JP,Hjollund HI,Henriksen TB,et al. Epidemiologic evidence on biological and environmental male factors in embryonic loss. Adv Exp Med Biol,2003,518:25-35

［9］ Carrell DT,Liu L,Peterson CM,et al. Sperm DNA fragmentation is increased in couples with unexplained recurrent pregnancy loss. Arch Androl,2003,49:49-55

［10］ Fernández JL,Muriel L,Rivero MT,et al. The sperm chromatin dispersion test:a simple method for the determination of sperm DNA fragmentation. J Androl,2003,24:59-66

［11］ Hammadeh ME,Greiner S,Rosenbaum P,et al. Comparison between human sperm preservation medium and TEST-yolk buffer on protecting chromatin and morphology integrity of human spermatozoa in fertile and subfertile men after freeze-thawing procedure. J Androl,2001,22:1012-1018

［12］ Hansen M,Kurinczuk JJ,Bower C,et al. The risk of major birth defects after intracytoplasmic sperm injection and in vitro fertilization. N Engl J Med,2002,346:725-730

［13］ Henkel R,Hajimohammad M,Stalf T,et al. Influence of deoxyribonucleic acid damage on fertilization and pregnancy. Fertil Steril,2004,81:965-972

［14］ Henkel R,Kierspel E,Hajimohammad M,et al. DNA fragmentation of spermatozoa and assisted reproduction technology. Reprod Biomed Online,2003,7:477-484

［15］ Larson-Cook KL,Brannian JD,Hansen KA,et al. Relationship between the outcomes of assisted reproductive techniques and sperm DNA fragmentation as measured by the sperm chromatin structure assay. Fertil Steril,2003,80:895-902

［16］ Moustafa MH,Sharma RK,Thornton J,et al. Relationship between ROS production,apoptosis and DNA denaturation in spermatozoa from patients examined for infertility. Hum Reprod,2004,19:129-138

［17］ Saleh RA,Agarwal A,Nada EA,et al. Negative effects of increased sperm DNA damage in relation to seminal oxidative stress in men with idiopathic and male factor infertility. Fertil Steril,2003,79(suppl 3):1597-1605

［18］ Seli E,Gardner DK,Schoolcraft WB,et al. Extent of nuclear DNA damage in ejaculated spermatozoa impacts on blastocyst development after in vitro fertilization. Fertil Steril,2004,82:378-383

［19］ Virant-Klun I,Tomazevic T,Meden-Vrtovec H. Sperm single-stranded DNA,detected by acridine orange staining,reduces fertilization and quality of ICSI-derived embryos. J Assist Reprod Genet,2002,19:319-328

［20］ Virro MR,Larson-Cook KL,Evenson DP. Sperm chromatin structure assay(SCSA)parameters are related to fertilization,blastocyst development,and ongoing pregnancy in vitro fertilization and intracytoplasmic sperm injection cycles. Fertil Steril,2004,81:1289-1295

［21］ Wang X,Sharma RK,Sikka SC,et al. Oxidative stress is associated with increased apoptosis leading to spermatozoa DNA damage in patients with male factor infertility. Fertil Steril,2003,80:531-535

［22］ Zhu Y,Hu HL,Li P,et al. Generation of male germ cells from induced pluripotent stem cells(iPS cells):an in vitro and in vivo study. Asian J Androl,2012,14(4):574-579

［23］ Cheng X,Liang J,Teng Y,et al. Nemo-like kinase promotes etoposide-induced apoptosis of male germ cell-derived GC-1 cells in vitro. FEBS Lett,2012,586(10):1497-1503

［24］ Lwaleed BA,Greenfield RS,Birch BR,et al. Does human semen contain a functional haemostatic sys-

tem? A possible role for Tissue Factor Pathway In-
hibitor in fertility through semen liquefaction.
Thromb Haemost,2005,93(5):847-852

[25] Lwaleed BA,Goyal A,Delves G,et al. eminal factor
Ⅶ and factor Ⅶa:supporting evidence for the pres-
ence of an active tissue factor-dependent coagulation
pathway in human semen. Int J Androl,2007,30
(6):543-549

[26] Dalton JC,Deragon L,Vasconcelos JL,et al. Fertili-
ty-associated antigen on Nelore bull sperm and re-
productive outcomes following first-service fixed-
time AI of Nelore cows and heifers. Theriogenolo-
gy,2012,77(2):389-394

第 **2** 章　男性性功能
(male sexual function)

第一节　雄激素（androgens）

雄激素是一类甾体激素,男性体内的雄激素在精子发生和成熟过程中发挥着十分重要的作用,对于男性副性征的维持是不可缺的。

一、雄激素的生物化学（androgen biochemistry）

1. 雄激素的化学结构　天然雄激素是一类由 19 个碳原子组成的甾体激素,体内具有生物活性的雄激素有睾酮（testosterone,T）、双氢睾酮（dihydrotestosterone,DHT）、脱氢表雄酮（dehydroepiandrosterone,DHEA）、雄烯二酮（androstenedione）和雄酮（androsterone）。分子中 C_{17} 位上的 β-OH 基与 C_3 位上的酮基决定了它的生物活性。天然雄激素中活性比为睾酮：脱氢表雄酮：雄烯二酮：雄酮＝100：16：12：10,以睾酮的活性为最强,雄酮的活性较低。睾酮在组织内可转变为活性更强的双氢睾酮。

2. 生物合成　睾丸间质细胞合成雄激素的原料是胆固醇。胆固醇可来自血液,也可由醋酸盐合成。

二、雄激素的体内代谢（androgen metabolism in human body）

睾酮主要在靶器官组织中降解,也可在肝中被代谢成 17-酮类固醇。睾酮被前列腺和附睾等靶器官摄取后,在细胞内的 5α-还原酶作用下转变为双氢睾酮,它与细胞内受体结合而发挥作用。在细胞内双氢睾酮进一步转化为雄烷二醇而失活。在一些组织,如骨骼和肌肉等,睾酮并不需要转化为双氢睾酮,而是睾酮直接与其受体结合而发挥作用。睾酮可在脂肪组织中转化为雌二醇与雌酮,在一般情况下,这一转变可能没有重要的意义,但妇女绝经后,由雄激素转变为雌激素有助于维持低水平的雌激素。

睾酮在肝经还原、氧化及侧链裂解形成 17-酮类固醇,包括雄酮、异雄酮及原胆烷醇酮等,这些代谢产物再与葡萄糖醛酸或硫酸结合,随尿排出体外。

三、雄激素的生理作用（physiological action of the androgen）

雄激素具有广泛的生理效应,除在男性生殖系统中发挥重要的生理作用外,对于人体的免疫系统、造血系统、骨骼系统和蛋白质同化产生一定的影响。

1. 对胚胎性分化发育的影响　在妊娠早期,男性胎儿血中睾酮浓度逐渐上升,至妊娠 12－18 周时达高峰,而在妊娠晚期降低。胚胎期胎儿血中睾酮水平的升降与睾丸间质细胞的分化和绒毛膜促性腺激素（hCG）的分泌动态密切相关。未分性别的生殖腺分化为睾丸或卵巢,决定于生殖腺细胞的膜上有无 H-Y 抗原,而生殖管道和外生殖器的性分化不是受 H-Y 抗原的控制,而是受睾丸产生的雄激素的影响。雄激素作用于中肾小管及中肾管,使之演变为输出小管、附睾管和输精管;作用于尿生殖结节,使其发育为男性的外生殖器。

此外,睾酮对睾丸的下降也起重要作用,神经系统分化的性差异也与雄激素作用有关。

2. 维持生精作用 睾酮自间质细胞分泌后,可经支持细胞进入曲细精管,在支持细胞中,它可以转变成活性更强的双氢睾酮。支持细胞在FSH的作用下,可产生对睾酮和双氢睾酮亲和性很强的雄激素结合蛋白(androgen-binding protein,ABP),它与睾酮或双氢睾酮结合后,转运至曲细精管,提高局部雄激素的浓度,有利于维持生精过程。故现在认为,FSH与睾酮对睾丸的生精过程具有协同作用,FSH起始动作用,睾酮则起维持作用。动物实验表明,将成年大鼠的垂体切除,导致睾丸缩小,间质细胞萎缩,睾酮分泌减少,精子发生停止在初级精母细胞阶段,如及时注射睾酮可使生精过程恢复。在未成年大鼠的睾丸局部植入睾酮,可在植入部位附近的曲细精管发生生精过程。患有间质细胞瘤的患儿,也可看到肿瘤附近曲细精管早发的生精过程,提示曲细精管高浓度的雄激素对维持生精过程是重要的。

3. 刺激生殖器官的生长发育 促进男性副性征出现并维持其正常状态。在青春发育期,附性器官对睾酮的刺激特别敏感。随着睾酮分泌的增加,阴茎长大并逐渐增强勃起功能,阴囊增大,前列腺、精囊和尿道球腺增大并分泌液体,出现阴毛、腋毛和胡须,喉头隆起,声音低沉,骨骼和肌肉生长加速,呈现男性体型。动物实验证明,切除睾丸后,前列腺、精囊和阴茎等附性器官发生萎缩,分泌上皮退化,分泌液减少,适时注射睾酮后则可恢复。在人类,如在青春期前切除睾丸,成年时体态体貌近似女性,音调较高,生殖器呈幼稚状态,不出现男性副性征;若成年后切除睾丸,副性器官和副性征将逐渐退化,性欲显著降低。

4. 对性欲的影响 临床观察表明,睾丸功能低下患者,血中雄激素水平降低,常出现阳痿和性欲减低,用雄激素治疗后,可明显提高性欲和增强夜间阴茎的自发性勃起。

5. 促进同化作用 雄激素可促使氨基酸合成蛋白质,且抑制氨基酸分解为尿素,从而促进蛋白质的合成代谢,抑制其分解代谢。其结果是使肌肉发达,体重增加,促进正氮平衡。对于久病卧床和创伤后引起的负氮平衡,可以用雄激素类制剂进行治疗。

6. 增强免疫功能 人体内注入雄激素类制剂后,可加速机体形成抗体,以增强对麻疹病毒、白喉毒素、伤寒沙门菌的免疫力。雄激素的这一作用与其促进免疫球蛋白的合成有关。雄激素还能增强机体对外毒素和内毒素的耐受能力。

7. 促进红细胞生成 许多哺乳动物注射雄激素后,其网织红细胞的计数、血红蛋白及骨髓红细胞生成均明显增加,可见雄激素具有刺激红细胞生成的作用。雄激素对于红细胞生成的刺激作用可以部分地说明男性的红细胞计数为何稍高于女性。

四、雄激素的作用原理(action mechanism of the androgen)

(一)雄激素结合蛋白

如前所述,雄激素被分泌后,一部分进入曲细精管,大部分进入血浆。在血浆中,雄激素与它的运载工具——甾体结合球蛋白(SBG)结合为复合体,被运送到各组织中的靶细胞,发挥其生理效应。在曲细精管中,雄激素则与另一种特异的运载工具——雄激素结合蛋白(ABP)组成复合物,被运往生殖细胞,从而促进精子的发生与成熟,故雄激素结合蛋白(androgen binding protein)在男性生殖过程有其重要的作用。

1. 雄激素结合蛋白的理化特性 雄激素结合蛋白是一种含有少量唾液酸的糖蛋白,分子量为87 000,沉降系数为4.6S。在50℃的条件下,它具有相对的热稳定性。雄激素结合蛋白能与睾酮和双氢睾酮强效地结合,它与双氢睾酮的结合力要比与睾酮的结合力强2~3倍。

2. 雄激素结合蛋白的合成与分泌 雄激素结合蛋白是由曲细精管的支持细胞所产生的,而支持细胞的合成与分泌功能则受垂体促性腺激素FSH的调节和控制。切除雄性动物的垂体后,因缺乏促性腺激素FSH,使雄激素结合蛋白的分泌量减少,此时,如及时注入外源性睾酮,又使雄激素结合蛋白的分泌量增加。然而,如在切除垂体很久后再注入外源性睾酮,则不能使雄激素结合蛋白的分泌恢复,而如果给予FSH,又使得雄激素结合蛋白分泌如常。这说明,睾酮结合球蛋白(testosterone binding globulin,TeBG)与雄激素结合蛋白极为相似,一些抑制雄激素与雄激素结合蛋白结合的化合物,同样也能抑制雄激素与睾酮结合球蛋白的结合。至于睾酮结合球蛋白是否即是人睾丸中的雄激素结合蛋白,则尚待深入研究。

3. 雄激素结合蛋白的生理作用　鉴于睾酮对精子的发生与成熟有极重要的作用,而睾酮要到达生殖细胞又必须经过雄激素结合蛋白的运载,因此,雄激素结合蛋白对精子的发生与成熟同样具有调节作用。据测试结果表明,雄激素结合蛋白的分泌量与精子的发生及睾丸的重量始终保持着平行关系。雄激素结合蛋白分泌以后,便沿两条途径运行。一条是与曲细精管中的雄激素结合,将雄激素运送到精原细胞与精母细胞,然后它又与雄激素解离,并使雄激素与生殖细胞中胞质受体相结合,形成激素-受体复合物,该复合物又移至细胞核内同染色质上的受体部分结合,发动细胞代谢,促进精子生成。另一条途径则是随同睾丸液流入附睾,在附睾中,雄激素结合蛋白转运、储存与浓缩雄激素,从而维持附睾中高浓度的雄激素,以保证精子在此的成熟。概而言之,雄激素结合蛋白既是曲细精管中雄激素特异性的载体,又是一种浓缩因子,它能把低浓度的雄激素聚集起来,再转运到附睾中,以增强雄激素的作用。

(二)雄激素受体

在曲细精管和血浆中的雄激素分别与雄激素结合蛋白和性甾体激素结合球蛋白形成复合物后,被运送到各靶细胞,然后雄激素结合蛋白与性甾体结合球蛋白分别释放出雄激素,游离出来的雄激素通过弥散作用,顺浓度梯度而进入到靶组织中。这里,前列腺细胞是个例外,因为进入前列腺细胞的主要是双氢睾酮,由于血浆中双氢睾酮的浓度很低,故必须逆浓度梯度而进入细胞,此即称为"主动摄入"机制。

雄激素进入靶细胞后,即与细胞质内的某种生物大分子进行非共价特异性结合,这种结合既不能被 DNA 酶与 RNA 酶所破坏,也不能被磷脂酶 A 所破坏,唯独蛋白酶可以破坏它,因此,可以肯定这种生物大分子是一种蛋白质,称为"雄激素受体"(androgen receptor)。雄激素受体与双氢睾酮有高度特异的亲和力,且可被抗雄激素的环甲氯孕酮所阻断,因而可以认为雄激素受体是 β-蛋白,现已了解,其分子量大于 200 000,沉降系数为 $8 \sim 10S$。雄激素受体的质与量是决定雄激素效应的重要因素,某些激素与神经的刺激,可以改变受体的特异性与受体的数量,从而调节与控制雄激素的效应。

鉴于雄激素具有较为广泛的生理作用,因而其靶细胞也有多种。在男性生殖系统的曲细精管与附睾中,在中枢神经系统、皮肤与其他脏器的细胞中都存在着雄激素的受体。值得一提的是,不同类型靶细胞中的受体对不同种类的雄激素有着不同的亲和力和敏感性。例如,睾丸内的雄激素受体与睾酮的亲和力大,肌肉细胞中的雄激素受体也只对睾酮有特异性,但附睾与前列腺细胞中的雄激素受体却对双氢睾酮敏感。双氢睾酮是睾酮在 5α-还原酶作用下转化而成的,其生理活性比睾酮强,是在附睾和前列腺细胞中发挥主要作用的活性雄激素。然而,外周血中双氢睾酮的含量仅为睾酮含量的 $1/10$,其产率为 $300 \sim 400\mu g/d$。

(三)核受体与雄激素受体-复合物的相互作用

雄激素与受体在细胞质内形成复合体后,便移入细胞核中并与核内的核受体结合,这种核受体在染色质的特定部位,受体可以穿梭般地将雄激素运入核内,由 ATP 提供能量,激活复合体移位。核受体与雄激素-受体复合物有高度的特异亲和力,它们之间的结合又具有配位特异性。鉴于特异性核受体是一种非组蛋白,雄激素-受体复合物与其相互作用,可发生构型变化,从而影响生理调节功能,使靶细胞产生特异反应。此外,雄激素还能诱导前列腺与副性腺的多种酶,如 RNA 聚合酶、细胞色素氧化酶、β-葡萄糖苷酶、ATP 酶等,这种诱导作用是通过促进对酶的多肽链特异性编码的 mRNA 的合成而实现的。

(奉友刚 蒲 军 陈在贤)

第二节　男性性生理(male sexual physiology)

男性性生理是男性由一系列条件和非条件反射,引起的神经、内分泌、血管及肌肉等协调的复杂的性生理活动,可使阴茎勃起、性交、性欲高潮及射精,以满足性欲。

一、阴茎勃起的血流动力学及机制(hemodynamics and mechanism of penis erection)

(一)阴茎海绵体

阴茎海绵体(cavernous body of penis)是一个勃起器官,是由海绵状勃起组织或外包裹的白膜组成,有丰富的动静脉血管分布,在中枢和局部因素调节下产生复杂的血管反应。阴茎疲软状态时在副交感神经支配下,大多数阻力血管平滑肌收缩,仅少量的动脉血流供应阴茎海绵体的营养。性刺激引起海绵体神经末梢释放神经递质引起以下反应:使大多数阻力血管平滑肌松弛,动脉血管延伸并扩张,增加阴茎海绵体血液灌流入量而海绵体内压(intracavernosal press,ICP)增高;海绵体平滑肌松弛而流入动脉增加,海绵体膨胀。随着海绵体内压增加,位于白膜与海绵窦之间的静脉丛受压闭塞,流出血液减少;阴茎白膜延伸,使连接白膜内外循环的导静脉受压闭塞,进一步减少静脉回流,阴茎海绵体内压增高。阴茎疲软是阴茎勃起的逆过程,首先短暂的 ICP 增加,表明平滑肌开始收缩以克服静脉关闭压。接着是缓慢的压力降低过程,此时静脉通道重新开放,动脉流降至最低水平。第三阶段为静脉充分回流,ICP迅速下降。

(二)尿道海绵体和阴茎头

尿道海绵体和阴茎头(cavernous body of urethra and glans penis)的血液变化与阴茎海绵体有些区别。勃起过程中动脉血流以同样方式增加,但是由于尿道海绵体处的白膜薄及阴茎头缺乏白膜,使静脉闭塞减轻,因此球海绵体和阴茎头的压力仅为阴茎 1/3～1/2。在完全勃起期尿道海绵体和阴茎头处有较大的动静脉分流,但由于在 Buck 筋膜和膨胀的阴茎海绵体之间的阴茎背深静脉和旋静脉受压使阴茎头肿胀勃起。在强制期,由于耻骨海绵体肌和球海绵体肌对阴茎静脉和尿道海绵体的挤压,使尿道海绵体和阴茎头进一步充血和内压增高。

二、阴茎勃起时相(phases of penis erection)

阴茎勃起和疲软过程可分为几个不同阶段时相分期,在不同的时相中阴茎血流动力学表现出不同的变化。

1. 0 期时相　为疲软期(flaccid phase),阴茎疲软状态主要通过交感-肾上腺素能神经调控,使阴茎海绵体平滑肌和螺旋动脉紧张性收缩,阴茎血流量明显减少,仅供营养血液。此时白膜下静脉丛和导静脉的血液自由回流。

2. 1 期时相　为充盈期(latent phase),当任何性刺激而启动阴茎勃起机制,副交感神经兴奋,促使螺旋动脉扩张和阴茎海绵体平滑肌松弛,而增加阴茎血液灌流量。此时阴茎增长,由于螺旋动脉和海绵体动脉扩张外周阻力下降,但海绵体内压力保持不变。

3. 2 期时相　为肿胀期(tumescence phase),阴茎血液灌流量迅速增加,为疲软期的 20～60 倍;海绵体内压力迅速增高。此期阴茎海绵体平滑肌松弛,海绵窦顺应性大大增加,阴茎显著肿大并勃起。此期末动脉血流逐渐减少。

4. 3 期时相　为完全勃起期(full erection phase),由于阴茎海绵体静脉闭塞功能完全启动,阴茎海绵体内压进一步增高,被伸张延伸到最大容积。此时静脉回流阻力显著增加,静脉回流量略高于疲软期。阴部内动脉血流量比充盈期有减少,但仍高于疲软期。

5. 4 期时相　为强直期(rigid erection phase),此期持续时间很短,由于随意性或反射性的耻骨和球海绵体肌的收缩,使海绵体内压明显超过周围动脉血压,此时动脉血灌流停止,白膜下静脉完全闭塞,阴茎海绵体处于完全闭合的状态。随着骨骼肌的疲劳,海绵体内压迅速下降到完全勃起期,海绵体动脉血流重新开始。彩色多功能超声波检查检测不到阴茎血流速度和舒张末期血流速度。此期常伴有射精(ejaculation)和性高潮

(orgasm)。

6. 5期时相 为过渡期(transition phase)，由于交感-肾上腺素能神经的兴奋性增高，阴茎动脉和海绵体平滑肌收缩，阴茎血流量减少。此期阴茎海绵体静脉闭塞功能仍起作用。

7. 6期时相 为开始消退期(initial detumescence phase)，此期海绵体内压轻度下降，静脉回流重新开放，动脉血流进一步减少。

8. 7期时相 为迅速消退期(fast detumescence phase)，此期海绵体内压迅速下降，阴茎海绵体静脉闭塞功能不再起作用，阴茎动脉血流量降至受刺激前的水平，阴茎恢复疲软状态。

三、阴茎勃起的神经调节(neural modulation of penis erection)

(一)周围神经调节

1. 感觉神经通路 阴茎感觉神经通路起始于阴茎皮肤、阴茎头、尿道及阴茎海绵体内的感受器，发出神经纤维汇合形成阴茎背神经束，加入其他神经纤维成为阴部神经，而后经 S_{2-4} 神经的背根上升到脊髓。感受器激活后，通过阴茎背神经、阴部神经、脊髓、脊髓丘脑束，将痛、温、触觉信息传送至下丘脑和皮质进行感知。分布在阴茎头的感觉神经末梢的 $80\% \sim 90\%$ 为无髓鞘神经末梢，只有少数有髓鞘的神经末梢，这些神经纤维属于 C 神经纤维或 $A\delta$ 神经纤维。阴茎皮肤和阴茎头的神经冲动通过阴茎背神经传入，对始动和维持反射性阴茎勃起发挥作用，老年人或糖尿病患者可能影响这些神经功能而引起勃起功能障碍。

2. 运动神经通路 S_{2-4} 节段前角的 Onuf 核是阴茎躯体运动神经中枢，神经纤维由骶神经走行至阴部神经，支配球海绵体肌、坐骨海绵体肌和其他盆腔与阴部的骨骼肌。坐骨海绵体肌收缩压迫已经膨胀的阴茎海绵体，使海绵体内压超过收缩压，形成坚硬勃起相。在性高潮时，球海绵体肌节律性收缩，促使精液排入尿道，引起射精。

(二)中枢神经系统调节

临床观察骶髓损伤者发现，即使反射性勃起消失，仍保留心理性勃起能力。Root 和 Bard 通过动物实验证实，破坏了骶副交感神经的猫，在动情的雌猫面前仍能勃起。这些发现使研究者相信心理性勃起是由腹下神经和胸腰段通路传导的。对一组截瘫病人的研究显示，心理性刺激引起的勃起不坚。经触摸刺激后引起的神经调节过程可能是通过刺激下丘脑视前区(preoptic hypothalalmic area)，再通过内侧前脑束(median forebrain bundle)，腹侧脑桥(ventrolateral pons)，黑质(substantia nigra)，下传到脊髓外侧柱(lateral column)下行。下丘脑后部的刺激下传到胸腰髓(T_{12}-L_3)的交感神经中枢，而下丘脑前部的刺激下传到 S_{2-4} 的副交感神经中枢。大脑皮质及其他皮质下构造均有广范围的神经联系，有可能通过影响调节雄性激素(testosterone)的脑垂体来调节性功能，通过对灵长类和啮齿动物实验研究发现，可产生良好的勃起反应。这种研究进一步证实，阴茎勃起与两种不同的调控机制有关，触摸性刺激诱发的反射性勃起受脊髓的调节，视、听、味、嗅觉心理性刺激诱发的勃起受高级中枢神经系统的调节。

调节性功能的高级中枢神经系统包括大脑皮质和皮质下中枢。大脑皮质中枢主要位于大脑边缘系(limbic system)，其基本功能是感受视、听、味、嗅觉性性刺激而诱发性冲动，经过思维分辨来调节性冲动诱发本能性性欲和情感。而下丘脑内侧视觉区(MPOA)是性冲动和勃起的重要综合中枢。电刺激动物的 MPOA 可诱发勃起，损害该区域则性能力降低。MPOA 传入传出通路均经过内侧前脑束和中脑被盖区，这些区域的病理改变，如帕金森病、脑卒中等常常合并勃起功能障碍。已在 MPOA 发现多种神经递质，包括多巴胺、去甲基肾上腺素、5-羟色胺。最近研究提示，多巴胺受体和肾上腺素受体可能促进性冲动，而5-羟色胺受体则抑制性冲动。

(三)阴茎勃起的种类

来自大脑各种刺激的冲动，通过胸腰部中枢产生的勃起称为心源性勃起。受副交感神经通路刺激的冲动通过阴茎背神经、阴部神经、脊髓中枢产生的勃起称为反射性勃起。两种刺激可相互影响，也可独立发生作用。胸腰椎以上的脊髓损伤只可诱发反射性勃起，而脊髓损伤仅可发生心源性勃起。

1. 反射性勃起 是指用手直接刺激阴茎或

其他周围组织引起阴茎的勃起。如果脊髓骶段、脊神经根、盆神经、阴部神经或海绵体神经损伤时,这一反射将消失,表明反射性勃起是通过神经反射来完成的,其反射弧的输入神经纤维为阴茎背神经和阴部神经,输出神经纤维为骶部的副交感神经。正常男性的这种反射可以通过色情想象等刺激引起,这就提示中枢神经对骶神经反射有调节作用。当男性存在完全性胸髓损伤时,仍可以出现反射性勃起。当然与脊髓损伤的部位有明显关系,一般以脊髓胸段水平为界,如果脊髓胸段以上损伤,反射性勃起的发生频率影响不大,而脊髓胸段以下损伤,会对勃起反射有严重的影响,甚至勃起反射消失。

2. 夜间勃起 是指睡眠时阴茎的勃起,健康男性都会有阴茎夜间勃起。大多数阴茎夜间勃起伴有快速动眼睡眠期。性能力好的男性每晚可有 3 次以上的夜间性勃起,每次持续 20～40min,这是临床上鉴别是否有严重器质性 ED 手段之一。但临床上存在正常的阴茎夜间勃起便可推测其 ED 是心理性的,这种假设未必正确。夜间勃起的机制目前尚不清楚,但一般认为是中枢神经系统将信息传递骶部副交感神经,从而引起勃起。夜间勃起也是阴茎长时间处于低血流量后的一种条件反射,以保持阴茎海绵体有充足的血液营养。

3. 心理性勃起 是指视觉、嗅觉或幻觉等对大脑的刺激,引起阴茎的勃起。这种刺激信号是由脊髓神经传递给阴茎神经,从而引起勃起。这种勃起多见于年轻人,随年龄的增长,心理性勃起会逐渐减少。具有完全性腰骶髓和马尾损伤的男性仍然可以发生心理性勃起,切除交感神经也不一定导致心理性勃起的消失。在反射性勃起和心理性勃起之间似乎存在一种相互协同作用,心理性勃起可以加强反射性勃起,这就是说色情的视觉或想象的刺激可以增加阴茎的勃起反应。反之,在视觉或幻想刺激时,若辅以其他刺激,也会增强对视觉或幻想刺激的性反应。

四、阴茎勃起的生化调节(biochemical modulation of penis erection)

阴茎勃起不仅受神经调控,而且阴茎勃起组织中的内皮、平滑肌成分在局部释放的生化物质在阴茎勃起过程中也起协同作用。在正常血管中,内皮具有维持血管的张力和通透性作用。血管的张力受到许多内皮来源物质的影响,如 NO、内皮素、前列腺素类物质等。

(一)一氧化氮

Saenz(1988)等证明剥脱内皮细胞后的离体海绵体组织可完全丧失对乙酰胆碱的松弛效应。这种研究结果说明乙酰胆碱并非是阴茎勃起的唯一的神经传递物质,而且乙酰胆碱对人类阴茎海绵体平滑肌松弛作用依赖于内皮衍生舒张因子(endothelium-derived relaxation factors, EDRF),目前认为一氧化氮(nitric oxide,NO)是主要内皮衍生舒张因子。在性冲动时,副交感神经和非肾上腺素能非乙酰胆碱能(NANC)神经末梢和血管内皮细胞在 NO 合成酶(NO synthase, NOS)的作用下,将 L-精氨酸合成 NO,NOS 存在于人类、家兔和白鼠的阴茎海绵体中,而且 NOS 抑制药能阻止电刺激诱发的阴茎勃起。NO 进入细胞后,激活鸟苷酸环化酶(guanylate cyclase),使海绵体平滑肌细胞内 GTP 转变为环单磷酸鸟苷(cyclic guanylate monophosphate, cGMP),cGMP 生成增加导致细胞胞质内钙离子浓度降低而平滑肌松弛。海绵体内注射血管松弛药硝酸甘油(nitroglycerine)可诱发阴茎勃起。环磷酸鸟苷抑制药亚甲蓝(methylene blue)用于治疗阴茎异常勃起就是通过这种机制。磷酸二酯酶 5 型选择性抑制药万艾可(sidenafil)通过阻止 cGMP 灭活,增加其浓度来治疗阴茎勃起功能障碍。

(二)前列腺素

Klinge 和 Sjostrand 首先提出前列腺素(PGs)在阴茎勃起与疲软过程中起作用。他们发现 $PGF_{2\alpha}$ 诱导离体海绵体收缩。后来动物和人体海绵体产生一系列的 PGs,包括 $PGF_{2\alpha}$、PGE_2、PGI_2 和血栓素 A_2(thromboxane A_2,TXA_2)。毒蕈碱刺激动物和人类阴茎组织导致 PGI_2 的释放,PGI_2 是血管扩张介质,因此认为 PGI_2 与勃起过程中血管扩张现象有关。由于具有血液黏附和聚集的作用,PGI_2 的释放在阴茎充血过程中可避免血液栓塞。

对离体人阴茎组织的研究表明,PGs 对阴茎海绵体、球海绵体、海绵体动脉产生不同的作用。$PGF_{2\alpha}$、PGI_2 和 TXA_2 类似物收缩阴茎海绵体和球海绵体,但 PGE_1 和 PGE_2 松弛因去甲肾上腺

素和 $PGF_{2\alpha}$。而收缩的阴茎海绵体和球海绵体,说明 PGI_2 在阴茎勃起中不是主要的松弛介质。在猴和大鼠实验中,阴茎内注射 PGE_1 引起海绵体动脉和平滑肌松弛。PGI_2 和 PGE_1 在其他组织都具有抑制血小板聚集和血管松弛的特点,而在阴茎组织中产生不同的作用是令人吃惊的。最近研究表明内源 PGE_1 受体在阴茎勃起和阴茎勃起功能障碍中有重要作用,PGE_1 也能抑制阴茎神经释放去甲肾上腺素。

(三)内皮素

内皮素-1(ET-1)含 21 个氨基酸,属血管收缩肽家族,目前 ETA、ETB 两种主要的 ET 受体已被克隆。内皮素是 NO 的生理抑制物,实验表明 ET-1 结合其受体引起细胞内 Ca^{2+} 浓度增加,有调节海绵体平滑肌张力的作用。ED 病人的阴茎海绵体组织细胞培养研究中,ET-1 能引起短暂浓度依赖性细胞质和核内 Ca^{2+} 浓度增加。正常人的阴茎海绵体组织细胞培养研究中也发现同样现象,但 ED 病人的细胞核内 Ca^{2+} 浓度增加比正常人更明显。尽管细胞内 Ca^{2+} 浓度升高是短暂的,但 ET-1 能引起血管和海绵体平滑肌持久的、可维持的收缩反应,这可能与钙敏感机制有关。钙敏感机制可在低乃至静止的胞质 Ca^{2+} 浓度下维持张力的产生,因此有理由认为阴茎海绵体平滑肌存在钙敏感对 $\alpha1$ 肾上腺素和 ET-1 引起的收缩反应的维持提供了有效的机制。

研究发现,培养人的阴茎海绵体组织的内皮细胞能表达 ETmRNA,且 ET-1 在人海绵体平滑肌细胞的特异识别位点也被确定。ET-1 对细胞内 Ca^{2+} 浓度的影响,特别是对人海绵体平滑肌产生持久、有力的收缩作用,表明 ET-1 可能在阴茎张力调节中起关键作用。

(四)神经肽 Y

电刺激阴茎海绵体神经和离体海绵体肌条可诱发双重收缩反应。第二次的收缩反应可被肾上腺素能神经拮抗药所抑制,但保留第一次的收缩反应。这种结果提示神经末梢释放的平滑肌收缩性神经传递物质并不仅仅是去甲基肾上腺素,神经肽也可能参与神经传递过程,与去甲基肾上腺素起着协同作用而始动血管的收缩反应。这种物质被认为是神经肽 Y(neuropeptide Y,NPY),而且 NPY 已在人类海绵体组织去甲基肾上腺素能神经相邻部位中被发现。NPY 对阴茎海绵体平滑肌具有较弱的收缩作用,但作用并不持久。

(五)血管活性肠肽

血管活性肠肽(VIP)节后神经纤维存在于动物和人阴茎海绵体组织中,当阴茎勃起时 VIP 被释放。体外观察发现 VIP 对血管和海绵体平滑肌具有松弛效应。临床观察人阴茎海绵体内注射 VIP 可增加阴茎的长度和周径,与酚妥拉明联合应用,可加强勃起效应,并与乙酰胆碱有协同作用。这种作用可能是通过增加平滑肌细胞内 cAMP(cyclic adenosinemonophosphate)生成,降低细胞胞质内钙离子浓度而诱发平滑肌松弛。VIP 也可能有助于胆碱能神经的传递过程,在副交感神经节后纤维中发现 VIP 与乙酰胆碱有协同作用,免疫组织学研究发现人类和动物的海绵体组织中 VIP 纤维和胆碱能神经纤维分布相邻。这种研究说明在阴茎勃起和勃起的维持过程中两者可能起着协同作用。在糖尿病引起的勃起功能障碍的患者阴茎海绵体组织中 VIP 含量减少,但是阴茎海绵体内注射 VIP 并不能诱发勃起,这说明在阴茎勃起过程中 NO 起着主要作用,而 VIP 并不是主要 NANC 神经介导物质。无论如何,在阴茎勃起过程中通过两种独立的途径的调节,即 cGMP(NO)和 cAMP(VIP)途径。

(六)三磷腺苷和腺苷

有实验表明,人和兔的海绵体平滑肌中 ATP 是一种 NO 非依赖性的松弛药。同样,腺苷通过 $A2\alpha$ 受体对海绵体平滑肌产生 NO 非依赖性的松弛。但也有研究发现 ATP 通过刺激 P2Y 嘌呤受体引起 NO 释放而松弛人海绵体平滑肌肌条,认为这是一种 ET 依赖性机制。犬海绵体内注射 ATP 可使 ICP 增高并造成勃起,犬海绵体内注射腺苷则产生完全勃起。尽管如此,ATP 和腺苷在阴茎勃起的生理机制中的作用尚不清楚。

五、性激素对阴茎勃起的影响(hormonal effect onpenis erection)

(一)性激素的中枢作用

雄激素,特别是睾酮,对男性性欲产生是必要的。但正常男性,血中睾酮浓度与性欲、性活动和勃起功能无相关性。各种原因的血睾酮浓度降低可引起性欲下降,有时也影响勃起和射精功能,补充睾酮后可恢复性欲和性活动。正常男性阉割后可出现介于性欲丧失至保持性活动之间的各种情况。雄激素在勃起功能的调节中的作用较复杂，去除雄激素不一定引起勃起功能障碍。但是自发的夜间勃起依赖于体内雄激素水平，这种勃起功能在雄激素缺乏时被削弱，补充雄激素后恢复。视觉刺激引起的勃起不依赖雄激素，性腺功能低下的人受视觉刺激仍能勃起，补充雄激素后这种勃起没有变化。大脑也许存在一个支配性唤醒和性欲的雄激素依赖系统和一个对移动性视觉刺激产生反应的雄激素非依赖系统。正常男性补充睾酮后可增加夜间勃起的硬度，但不影响勃起的频率，可能由于睾酮影响阴茎勃起的骨骼肌的运动神经元有作用。阉割的大鼠皮下注射阿扑吗啡不能诱导勃起，但给予外源睾酮则明显增强勃起反应，认为这是性激素介导的中枢作用。

(二)性激素的外周作用

性激素对阴茎平滑肌的外周调节作用尚不清楚。对运用雌激素治疗后行变性手术的患者的阴茎勃起组织进行研究，结果雄激素处理后勃起组织对药物和电阈刺激诱导的反应没有显著改变。但阉割后的狗由于雄激素缺乏影响勃起组织的功能引起海绵体小梁平滑肌不能完全松弛。人离体的海绵体组织用睾酮处理 30min 后未发现睾酮对收缩和舒张有影响。另一实验，去势的兔却增强了海绵体组织对 NANC 神经介导的松弛，因此去势引起性激素失衡可能刺激 NO 的合成与释放。阉割或药物去势的狗未发现因睾酮影响外周神经和海绵体而改变阴茎勃起能力；阉割的大鼠可削弱勃起反应，补充睾酮后恢复。这些实验表明，睾酮增强了对海绵体神经刺激而引起的勃起反应，节后的副交感神经元可能是睾酮作用的靶点。

（奉友刚　蒲　军　陈在贤）

第三节　射精生理(physiology of ejaculation)

射精标志男性在性活动过程中高潮期的来临。青少年男性开始出现射精现象，也标志该个体进入青春发育期。在人类性生活过程中，男性通过射精，使精液排入女性生殖道，进而使女性受孕，以繁衍下一代。所以，无论是人类自身的繁衍、个体的发育抑或是通过性活动而获取性快感，射精都占有极其重要的地位。正常男性的射精过程包括两个方面，即精液的产生和精液的排泄。

一、精液组成(spermatic component)

正常男性每次性活动排出的精液量一般为 2～8ml。精液量的多少与节欲时间和精液中精浆所占比例有关，一般情况下，节欲 3d 时，精液量最大。正常的新鲜精液呈乳白色或灰白色，节欲时间长者可略呈浅黄色，有一定黏稠度，离体后的精液呈胶冻状，在 15～30min 内逐渐液化。

精液是精子和精浆的混合物。精子由睾丸内的曲细精管产生，以睾丸液为介质，通过精直小管（直细精管）和睾丸网进入附睾并储存。射精时，精子由附睾通过输精管进入后尿道并与精浆混合，精子悬浮于精浆中，含量为精液总量的 5%～10%。正常男性精液中的精子密度为（40～250）×10^9/L。精浆主要由副性腺的分泌物、睾丸液、附睾液、输精管壶腹液及尿道腺液组成。精浆既是输送精子所必需的载体，又能激发精子活力，且含有维持精子生命所必需的物质，其组成成分较为复杂。睾丸液主要帮助精子向睾丸网方向输送；来源于附睾液的甘油磷酸胆碱可在女性生殖管道内生成乙酰基作为精子的能源；精浆中主要有精囊腺分泌的果糖，可营养精子，作为精子运动的能量，PG 可促进平滑肌的收缩，既有利于射精，又有利于精子进入子宫，其分泌的还原酶可以起到使精液凝固的作用；来源于前列腺液的纤维蛋白酶和蛋白水解酶尚有液化精液的作用。由于精浆中含有精胺和亚精胺，所以精浆具有特殊气味，这两种物质的氧化物可抑制精浆内细菌的生长，另有报道，精浆中还有一些免疫抑制物质，可明显抑制淋巴细胞和自然杀伤细胞等免疫活性细胞的功能，可防止异体或自体针对精子所发生的免疫排斥反应，对人类的繁衍有重要意义。此外，精浆中还含有多种无机离子，主要有钠和氯。另有钾、铜、钙、锌、铁等离子，其中锌离子含量较血清高出 100 倍，锌离子缺乏可严重影响睾丸功能。

总之,精液由来源于生殖系统的多个组织器官的分泌物组成,并受内分泌和神经系统的调控,其组成成分较为复杂。至今精液中有许多物质及其功能尚未完全清楚,有待进一步深入研究。

二、射精的神经调控(neural modulation of ejaculation)

射精受中枢神经系统的反射调节,尤其是下丘脑在射精中有着重要作用。其接受的冲动部分来自阴茎感觉神经、阴部神经、骶神经根和脊髓传入。部分阴茎感觉冲动激活大脑皮质。当大脑皮质完全兴奋时,发放冲动至脑干和上段脊髓前外侧索,在 T_9-T_{10} 节段间穿出后加入交感神经链,支配射精前的活动。电刺激骶前神经,尿道镜可以观察膀胱颈收缩,射精管射精。该神经完全断离,膀胱颈松弛。作用于射精活动的交感神经绝大多数为髓神经纤维。膀胱颈部的神经大多作用于 α 受体,引起膀胱和前列腺收缩。

总之,交感神经的兴奋使输精管道的平滑肌收缩,精液排入后尿道,同时关闭尿道内口,副交感神经则使尿道外括约肌松弛,并与会阴神经协同作用使坐骨海绵体肌和球海绵体肌产生节律性收缩,将后尿道的精液射出体外。

性高潮的体验是会阴部收缩和射精中枢冲动释放引起的一种感受,少数脊髓完全损伤,对性高潮的体验仅仅是射精中枢的急速减退。

三、精液的汇聚和排泄(secretion and erection of the sperm)

整个射精过程可分为两步。首先是精液的汇聚过程,正常男性个体在其生殖器特别是阴茎受到有效而持续的性刺激条件下,其性兴奋达到性高潮阈值时,通过阴部感觉神经传至脊髓射精中枢,再经传出神经纤维使附睾尾、输精管、射精管、精囊腺和前列腺的平滑肌相继出现节律性收缩,以此将上述组织器官的分泌物驱入后尿道,完成精液的汇聚。此时,男性个体体验到性高潮来临的欣快感,也即是对上述组织器官平滑肌的收缩,大量精液汇聚对后尿道压迫所产生的自我感受,射精已不可避免。第二步,是精液从后尿道被压迫通过尿道射出尿道外口的过程。后尿道在精液量激增的情况下,由于大量精液汇聚于该部位,产生对该部位的压力,并刺激脊髓中枢,导致膀胱内括约肌关闭,既能防止精液经膀胱颈逆流,又能防止膀胱内尿液外泄。同时,骶部中枢反射性的传出冲动,兴奋阴部内神经,传至阴茎基部坐骨海绵体肌和球海绵体肌骨骼肌纤维,引发上述肌群强烈的节律性收缩,间隔时间约为 0.8s,因这种节律性收缩产生的强大压力,迫使汇聚于该部位的精液经尿道射向体外,完成整个射精过程。

(奉友刚　蒲　军　陈在贤)

第四节　男性性反应周期(male sexual response cycle)

正常男性的性反应是在神经、内分泌等综合调控下产生的,以阴茎充血勃起、射精并同时伴随性紧张度的积聚和释放为特征的全身性反应过程。男性性反应周期是从性欲的被唤起直至性欲高潮后再恢复到平静状态这样一个复杂、连续而完整的生理过程。为了有助于理解这一以性器官为主体的周期性变化,通常将这一生理过程分为4个时期,即兴奋期、持续期、性高潮期和消退期。

一、兴奋期(excitation phase)

兴奋期是性欲被唤起,开始出现性紧张的阶段。此期可由单纯的肉体或精神的性刺激引发,也可由这两种因素共同作用于个体之后引发。主要特征为阴茎充血勃起和性紧张度的急剧升高。阴茎充血勃起是正常男性对有效性刺激的第一个生理反应,而性紧张度则差异较大,有的个体呈短促性的提高,有的则呈缓慢升高,主要受多种因素的影响,如性刺激的强度、心理、情绪、体质、性伴侣等。此期生殖器官的表现有阴茎海绵体平滑肌松弛、海绵体窦血液灌注,围绕海绵体的白膜容量可达到 80～200ml,血流量可达 120ml/min 左右,提睾肌产生不随意收缩,使精索缩短并使睾丸微微提升向会阴部方向移动,睾丸因充血而开始肿大,阴囊皮肤变薄变平,肉膜增厚,致使阴囊内外径缩小,阴囊变硬并固定。此外,生殖器外的反应有腹壁及肋间肌张力增加、心率呼吸增快和血压增高。上述变化幅度与性紧张度一致，并可重复出现。

二、持续期(persistence phase)

持续期又称为平台期，是在连续有效的性刺激下，性紧张度不断被积聚并逐渐强化的一个阶段，也是性紧张度不断增加并相对维持在一较高水平上的较为短暂的平缓阶段，但仍处于性高潮值以下的水平。本期的生理反应是兴奋期的延续和进一步加剧。因此，并没有特殊的生理变化作为区分这两者的标志，本期持续时间的长短个体差异较大，早泄的男性此期较短。主要表现有阴茎勃起更为坚挺，由绷紧的白膜压迫静脉使静脉淤血加剧，导致阴茎头进一步膨胀并使之色泽加深呈紫红色或出现紫红色斑点，尿道阴茎部进一步增长增粗，其腔横径可增倍，且尿道球部的迅速扩张常是性高潮即将来临的重要标志；此期，尿道口可有少量溢液，为尿道球腺分泌物；睾丸充血肿大更明显，体积可增大 0.5～1 倍，并进一步提长且旋前 30°～35°，使睾丸后壁贴于会阴部。其他表现有面部、腹部及肋间肌张力进一步增加，甚者出现部分肌群轻度痉挛性收缩，呼吸频率加快，心率可增至 110～170/min，血压也进一步升高，收缩压升高 20～80mmHg，舒张压升高 10～40mmHg。

三、高潮期(spasm phase)

性高潮是整个性反应过程中最为短暂的一个阶段，是在持续期的基础上，精神神经逐渐达到高度的性兴奋状态，并激发出性紧张的极点。本期的特征主要为阴茎的高度勃起，节律性收缩和射精。整个过程可分为两步，第一步为附睾、输精管、精囊腺和前列腺等器官的节律性收缩。研究表明，这种节律性收缩一旦发生，性高潮的到来将成为不可避免，并无法控制和阻断，直到精液被完全排出。第二步当精液大量被积聚至尿道前列腺部时，其压力冲动可引起射精中枢的兴奋，通过传出反射使球海绵体肌等相关肌群产生节律性的强力收缩，与此同时，膀胱内括约肌收缩，尿道膜部括约肌弛缓，这一系列过程产生强大的节律性压力，使精液从尿道口射向体外，即出现射精。此期

的其他表现还有呼吸频率可至 40/min，心率可达 110～180/min，收缩压升高 40～100mmHg，舒张压升高 20～50mmHg。全身反应也较显著，如面部、躯干、四肢肌肉可出现痉挛，喉颈部肌肉痉挛可造成不自主的呻吟呼叫；此期也常伴轻度意识模糊。

四、消退期(relaxation phase)

消退期是性高潮后性兴奋的消退过程，其过程正好与兴奋期相反，随后，进入不应期。此期主要表现为阴茎充血减弱，阴茎海绵体平滑肌收缩，海绵体窦内血液排离，阴茎肿胀逐渐消退，体积缩小并很快疲软，直到恢复至原来的松弛状态；阴囊充血增厚现象消退，并迅速恢复至皱褶状态，睾丸充血肿胀消失，体积复原，其位置也随阴囊的松弛而复原。其他如呼吸、心率、血压等也随之恢复至正常。此外，不应期是存在于本期中的一个特殊生理阶段。其实质为机体自身的一种本能保护机制，有利于个体的体力恢复和精液蓄积，以保证下一次性反应周期的顺利进行。

五、不应期(refractory phase)

不应期主要表现为对任何性刺激均不发生反应，阴茎不能勃起，更不能射精，并可能对阴茎的各种刺激产生不适感，甚至产生疼痛。不应期持续的时间个体差异大，一般青壮年男性较短，仅数分钟甚至更短，而中老年人可能延至数小时至数天时间；若短时间多次射精，则每次射精后的不应期将越来越长。只有当不应期消失后机体才能在有效的性刺激下再次进入一个新的性反应周期。

总之，整个性反应周期的持续时间有较大的个体差异。正常情况下，绝大多数男性从阴茎插入阴道后 2～6min 即射精，少数可持续 10～30min。性反应的强度则与性刺激的强度、个体对性刺激的敏感度和个体自身性反应的强弱有关。值得注意的是，在性反应周期中，任何外界环境的刺激、性伴侣的反应及个体自身心理或肉体上的因素，都能正面或负面地影响这一过程的正常进行。

(奉友刚 蒲 军 陈在贤)

参 考 文 献

［1］ 中华男科学编委会.中华男科学.北京:军事医学科学出版社,1999

［2］ 郭应禄,辛钟成.勃起功能障碍的外科治疗学.北京:北京医科大学出版社,2000

［3］ 郭军,王瑞.男性性功能障碍的诊断与治疗.2版.北京:人民军医出版社,2009

［4］ 黄美凤.高雄激素血症检测项目与雄激素测定方法.国际妇产科学杂志,2012,2:115-118

［5］ 宋益挺,焦东平,刘凯歌,等.雌雄激素受体在良性前列腺增生组织中的表达.山西医科大学学报,2012,4:260-262

［6］ 黄涛,万苗坚,董佳辉,等.男性型脱发患者头皮雄激素受体表达的研究.中国美容医学,2012,5:778-781

［7］ 庞晓娜,胡予.雄激素与阿尔茨海默病的研究进展.中华老年多器官疾病杂志,2012,4:252-255

［8］ 王家奇,包平.男性性生理心理周期与性健康的个案研究.国际中华神经精神医学杂志,2008,3:215-216

［9］ 何江,高晓康,余伍忠,等.4300m高原男性性生理、性心理和性行为调查.西南国防医学,2010,10:1119-1121

［10］ Andersson KE,Wagner G. Physiology of penile erection. Physiol Rew,1995,75(1):191-236

［11］ Khan MA,Morgan RJ,Mikhailidis DP. The molecular basis of penile erection. Curr Med Res Opin,2000,Suppl. 1:s21-s30

［12］ Giuliano F,Rampin O. Central neural regulation of penile erection. Neurosci Biobehav Rev,2000,24:517-533

［13］ Walsh PC,et al. Campell's urology. 7ed. Philadelphia:Saunders Co,2002

［14］ Walter LM. Androgen biosynthesis from cholesterol to DHEA. Mol Cel Endocrinol,2002,198:7-14

［15］ Christ GJ,Lue T. Physiology and biochemistry of e-rections. Endocrine,2004,23:93-100

［16］ Kruger TH,Schiffer B,Eikermann M,et al. Serial neurochemical measurement of cerebrospinal fluid during the human sexual response cycle. Eur J Neurosci,2006,24(12):3445-3452

［17］ Charilat S,Reuter M,Dyson EA,et al. Male-killing bacteria trigger a cycle of increasing male fatigue and female promiscuity. Curr Biol, 2007, 17(3):273-277

［18］ Ginsberg TB. Male sexuality. Clin Geriatr Med,2010,26(2):185-195

第3章 男性生殖系统疾病的诊断
(male reproductive system disease diagnosis)

第一节 男性生殖系统疾病的常见症状
(common symptoms)

男性生殖系统疾病的常见症状包含与泌尿外科疾病有关的排尿异常、脓尿、尿道异常分泌物、疼痛、肿块、性功能障碍及男性不育症等。

一、排尿异常(paruria)

与泌尿外科疾病有关的症状,如尿频、尿急、尿痛、排尿困难、尿潴留及尿失禁等。

1. 尿频(frequency) 尿频是排尿次数明显增多,每次尿量不减少(总尿量增多)或每次尿量减少(膀胱容量减少),前列腺增生症最早出现的症状是尿频。

2. 尿急(urgency) 尿急是有尿意迫不及待要排尿而难以自控。常见病因有膀胱尿道炎等。

3. 尿痛(odynuria) 尿痛是排尿时或排尿后出现尿道疼痛。多因膀胱尿道炎所致。

4. 排尿困难(dysuria) 排尿困难是患者不能顺畅地排尿,可有排尿等待、尿线变细、费力、射程变短、排尿时间延长、尿滴沥等。多由膀胱颈以下的尿路梗阻所致,常见于前列腺增生症等。

5. 尿潴留(uroschesis) 尿潴留是尿液滞留在膀胱内不能排出。常由排尿困难发展而来。

6. 尿失禁(incontinence) 尿失禁是尿液不自主控制从尿道口流出。可分为以下4种类型。

(1)真性尿失禁:真性尿失禁常见于尿道括约肌或神经损伤者,如前列腺手术损伤尿道括约肌或脊髓损伤后。

(2)充盈性尿失禁:充盈性尿失禁常见于前列腺增生所致慢性尿潴留者。

(3)急迫性尿失禁:急迫性尿失禁是严重尿频尿急不能控制尿液者。

(4)压力性尿失禁:压力性尿失禁是患者在咳嗽、大笑等腹内压增高的情况下出现尿失禁者。常见于盆底肌肉组织松弛,尿道括约肌张力降低,多产的中老女性。

二、脓尿(pyuria)

脓尿是尿中带脓细胞,尿离心检查正常情况下每高倍视野的白细胞数不超过5个。多见于急、慢性膀胱尿道炎。

三、尿道异常分泌物(urethral secretions)

尿道异常分泌物可分为黏液性、脓性及血性。

1. 尿道黏液性分泌物 尿道黏液分泌物是尿道内分泌的液体呈黏液状,为乳白色黏稠状,多见于性兴奋时及慢性前列腺炎的尿道溢出的尿道分泌物。

2. 尿道脓性分泌物 尿道脓性分泌物呈黄色黏稠状,常见于急性尿道炎。

3. 尿道血性分泌物 尿道血性分泌物是尿道分泌物中含有大量的红细胞,多见于尿道感染或尿道肿瘤。

四、疼痛（pain）

1. 尿道痛（urethral pain）　尿道痛在排尿或排尿后发生，呈烧灼或刀割样疼痛，常见于急性尿道炎。

2. 前列腺痛（prostatic pain）　前列腺痛为下腹、会阴、肛门、腰骶部、耻骨区、腹股沟及睾丸等多处疼痛。多呈隐痛、胀痛。多见于前列腺炎等。

3. 阴囊及会阴部疼痛（scrotal and perineal pain）　阴囊及会阴部疼痛常伴肛门坠胀、腰骶部疼痛，因病变部位病因不一，疼痛可呈胀痛、灼痛、剧痛等。如睾丸扭转或外伤性破裂，可产生剧痛，并放射至下腹及腹股沟；急性附睾炎可表现为持续胀痛；前列腺炎表现为隐痛或胀痛。

4. 膀胱痛（cystalgia）　膀胱痛常位于耻骨区，多为膀胱病变所致。

五、肿块（lump）

男性生殖系统常见的肿块如下。

1. 阴茎肿块（penile lump）

（1）阴茎头肿块

①阴茎癌：呈菜花状、易出血、合并感染时常有恶臭味，多有包茎病史，多见于中老年人。

②冠状沟处尖锐湿疣：呈菜花状，多有不洁性交史，多见于青壮年人。

③包皮垢：阴茎头包皮内扁形硬块，多见于小男孩包茎者。

（2）阴茎海绵体硬块：阴茎海绵体硬性肿块最常见的是阴茎硬结症，导致阴茎弯曲，影响性生活。

（3）尿道肿块：尿道处扪及肿块应该考虑尿道结石、尿道肿瘤、尿道息肉、尿道狭窄瘢痕等病变。

2. 腹股沟肿块（groin lump）

（1）腹股沟可复性肿块：腹股沟疝或交通性鞘膜积液可能，表现为站立位肿块出现，平卧后消失。

（2）腹股沟实性肿块

①隐睾：腹股沟扪及实性柔软肿块，同侧阴囊内无睾丸者。

②淋巴结肿大：恶性肿瘤腹股沟淋巴结转移，如阴茎癌腹股沟转移；淋巴结炎，如梅毒腹股沟肿大。

3. 阴囊内肿块（scrotal lump）

（1）阴囊内囊性肿块：鞘膜积液（睾丸鞘膜积液、睾丸精索鞘膜积液及交通性鞘膜积液）或精液囊肿（位于附睾头部）。

（2）阴囊内实性肿块。①附睾肿块：非特异性急性或慢性附睾炎，附睾结核，附睾肿瘤等；②睾丸肿块：睾丸肿瘤或病毒性睾丸炎（腮腺炎继发睾丸炎）。

4. 精索肿块　精索静脉曲张。

5. 前列腺肿块（prostatic lump）　前列腺肿块最大可能是前列腺肿瘤，经直肠指诊可扪及前列腺肿块者，可行前列腺肿块穿刺活检确诊。

六、性功能障碍（sexual disturbance）

性功能障碍包括性欲低下、性欲亢进、早泄、性交不射精、逆行射精、勃起障碍等。

1. 性欲减退（hyposexuality）　性欲减退是成年人性欲减退，表现为无主动的性要求，主要由于心理因素和年龄因素所致，如夫妻感情不融洽、工作生活压力大、年龄老化性欲逐渐减低等。其次为内分泌因素，即各种原因所致原发或继发性性腺功能低下、高泌乳素血症、垂体肿瘤等，使体内雄性激素紊乱或中枢兴奋性降低。另外，全身慢性消耗性疾病、精神抑郁、某些药物影响也可导致性欲降低。

2. 性欲亢进（hypersexuality）　性欲亢进是性欲一直保持旺盛，不分场合和时间均有性交要求，否则即感到性欲不能满足者。主要原因是由于某些垂体肿瘤引起内分泌失调和某些精神、心理因素引起。

3. 早泄（prospermia）　早泄是在性交过程中过早射精，可发生在阴茎进入阴道前，或正在进入或刚进入阴道不久就射精。其病因多为心理性的，患者从性兴奋期快速进入高潮期，对射精反射异常敏感。

4. 遗精（emission）　遗精是指非性交状态下发生的射精，最常见于夜间睡眠中发生，在梦中遗精称梦遗，或在清醒状态下遗精。正常次数的遗精症属心理现象，如过多过频并伴随性功能改变及神经精神症状者，多属病理现象。

5. 不射精（ejaculatory incompetence）　指经常性交中不能达到高潮射精，或精液自尿流出而不是有力射出,其原因有功能性与器质性,前者多与心理精神因素有关,后者与神经系统病变有关。

6. 逆行射精(retrograde ejaculation)　患者性高潮后有射精感,但尿道外口无精液射出,检查高潮后尿液,有精子及果糖,即精液逆流入膀胱内,主要是由于膀胱颈不能关闭或膜部尿道阻力过大所致。

7. 勃起障碍(erection disorder)　是指在性交时,阴茎不能勃起或勃起不坚,不足以插入阴道,或阴茎进入阴道不能维持性交的足够时间,不能获得满意的性生活,发病时间至少在 6 个月以上者。多由心理性和器质性因素所致。

8. 阴茎异常勃起(priapism)　是在无性欲、无性刺激时出现的长时间痛性阴茎勃起,持续勃起超过 6h 以上者,属于阴茎异常勃起,是一种较少见的外科急症之一。

七、男性不育症(male infertility)

世界卫生组织(WHO)推荐,夫妻婚后同居 1 年以上,未采取避孕措施,由于男方原因造成女方不孕者,称为男性不育症(male infertility)。世界发达国家 5%～8%的育龄夫妇存在不育问题,而发展中国家某些地区可高达 30%。美国约 10%的夫妇婚后不育,其中 20%～25%是由夫妇双方所致,20%～25%是由于男方所致,其余 50%～60%是女方原因引起。而在我国有 10%～15%夫妇不能生育,其中男性因素占 40%～50%。由于环境污染、滥用药物、性病泛滥、不良生活习惯等影响,近年来男性不育症逐渐增多,精子数量减少、活力低下、死精子过多引起的不育甚为常见。

(刘　航　陈在贤)

第二节　男性生殖系统疾病的诊断方法
(diagnosis method)

男性生殖系统疾病在详细询问病史及体格检查的基础上,选择相应的实验室检查、影像学检查、尿流动力学检查、活组织学检查等可得出相应的诊断。

一、病史(medical history)

(一)婚姻生育史

婚姻生育史包括婚姻是自由恋爱,还是包办婚姻;是否近亲结婚,或是第几代近亲婚姻;结婚年龄及时间;本人及妻子从前是否结过婚;夫妇感情和同居情况;是否受过孕或生育过子女;妻子健康状况做过何种妇科检查;有无不育症史。

(二)性生活史

性生活史包括对性生活的态度,性欲高低,性交情况与频度,性生活是否协调,有无性高潮及满意度,能否射精及精液射入阴道内;有无遗精、阳痿、早泄等,有无性创伤史;婚前有无手淫习惯;夫妻感情如何,妻子的健康情况等;有无外遇及冶游史,有无同性变及其他性倒错行为等。

(三)既往史

1. 急性病史　如流行性腮腺炎并发睾丸炎,骨髓灰质炎、肝炎等。

2. 性传播病史　如淋病、梅毒、尖锐湿疣、艾滋病等。

3. 男生殖系统感染史　如附睾炎、前列腺炎等。

4. 先天性疾病史　如隐睾、Kartagener 综合征、尿道下裂、两性畸形、遗传病-囊性纤维化及 Kleinfelter 综合征等。

5. 排尿异常　如排尿困难病史。

6. 手术史　有无隐睾睾丸固定术,疝修补术,睾丸创伤及扭转,盆腔、膀胱或腹膜后手术史,经尿道前列腺切除术等。

7. 外伤史　如尿道损伤、睾丸附睾损伤、脊髓损伤等。

8. 结核病史　如肾结核、附睾结核等。

9. 不良生活习惯史　如酗酒、吸烟、长期食用棉籽油习惯、吸毒史等。

10. 药物史　如长期服用降压药、呋喃妥因、西咪替丁、水杨酸偶氮磺吡啶、螺内酯(安体舒通)及 α 受体阻滞药及类固醇激素等药物史。

11. 疾病史　如糖尿病、甲状腺功能减退、癌症等病史。

12. **遗传病史**　如显性与隐性遗传病。

(四)职业史

有无接触毒物(铅、汞、磷)、放射线;是否在高温环境工作(桑拿浴等);有无接触苯胺类染料如杀虫剂等,接触时间及有无防护措施;营养状况;有无放射性物质或有毒化学物质接触史。

(五)家庭史

父母是否近亲婚配;有无先天性和遗传性疾病;父母和兄弟姐妹的健康和生育情况。

二、体格检查(physical examination)

(一)一般体格检查

包括身高体重、体态、肥胖程度、体位及面容、精神与意识、血压。第二性征包括声音、喉结、体毛多少、乳房发育等。

(二)生殖系统检查

1. **阴茎**　应注意阴毛分布,阴茎大小、形态、位置,尿道口的位置,有无尿道下裂、阴茎严重弯曲等畸形。

2. **阴囊**　了解阴囊发育,形态有无异常,有无病变。骑跨伤疑及尿道损伤时,常发现阴囊会阴部瘀斑、血肿。

3. **阴囊内容物**　直立位仔细触诊阴囊内容,了解睾丸、附睾及精索的情况。

(1)睾丸:注意睾丸的形态、大小、硬度,有无触痛。正常成年男性睾丸长径为 4.6cm(3.6~5.5cm),宽度为 2.6cm(2.1~3.2cm),容积为 18.6ml(±4.6ml)。睾丸的硬度可以通过触诊发现睾丸质地硬(正常)或质地软(异常)。睾丸体积的测量,可用国际通用的睾丸体积量具模型。睾丸模型编号为 1—20 号,将测得的模型号置入盛有水溶液的量杯中即可测出睾丸容积的大小,我国正常成人睾丸大小为 15~25ml,大多数为 20ml。若睾丸容积小于 11ml,则往往预示睾丸功能不佳。睾丸的大小和硬度是相互关联的。睾丸组织的 98% 为曲细精管组织,睾丸缩小就意味着睾丸组织的萎缩。如阴囊内未扪及睾丸,应扪摩腹股沟处有无实质性包块。

(2)附睾:正常的附睾包括附睾头、体、尾 3 部分,表面光滑,质中等。附睾异常包括附睾的硬结、压痛和囊性感。附睾结核破溃可有阴囊窦道。

(3)输精管:有无输精管缺如、增粗、结节或触痛等。

(4)精索:取站立位检查,有无精索静脉曲张,当增加腹压屏住呼吸进行 Valsalva 法检查时就能触诊到精索静脉增粗和纡曲改变。精索静脉曲张最常见于左侧,也可有双侧,可伴有睾丸萎缩。

(5)阴囊内肿块:阴囊内有无囊性或实质性肿块或可复性肿块。常见肿块为鞘膜积液与疝。应注意睾丸鞘膜积液、精索鞘膜积液及交通性鞘膜积液与疝之间鉴别。

4. **腹股沟**　注意双腹股沟有无肿块及肿大淋巴结,有无皮肤溃疡及其他病变等。

5. **肛门直肠检查**　肛门直肠检查正常肛门括约肌有一定张力。当有神经源性膀胱病变时,肛门括约肌松弛。同时应注意直肠内有无肿块或肛门内外痔。直肠指诊检查前列腺和精囊形态有无异常。

(1)前列腺:肛门指检了解前列腺的大小、硬度、活动度,表面是否光滑,有无结节或压痛。

(2)精囊:精囊一般不被触及。如有急性炎症时,则两侧精囊肿大,有压痛。精囊结核常与前列腺结核同时发生,精囊可有结核浸润或结节等。

(3)尿道球腺:正常不能触及尿道球腺。会阴部中线两侧扪及球形、质软、表面光滑的肿物,即为肿大的尿道球腺,应注意有无触痛,并可按摩收集分泌物送检。

三、实验室检查(laboratory examination)

(一)尿常规检查

尿常规检查包括酸碱度(pH)、尿比重(SG)、尿胆原(URO)、隐血(BLO)、白细胞(WBC)、尿蛋白(PRO)、尿糖(GLU)、胆红素(BIL)、酮体(KET)、尿红细胞(RBC)、尿液颜色(GOL)。一旦发现尿异常,常是肾或尿路疾病的第一个指征。

(二)尿道分泌物细菌学检查

尿道分泌物可经直接涂片镜检,了解有无各种病原菌,如淋球菌及其他病变。尿道分泌物培养可了解有无各种致病菌存在。

(三)前列腺液检查

1. **前列腺液常规检查**　前列腺液常规检查用于列腺炎的诊断。

(1)标本采集:取胸膝卧位,也可采取右侧卧位。排尿后经肛门前列腺按摩,取前列腺液于洁净玻片上送检。

(2)临床意义

①颜色:正常呈淡乳白色,量为 0.5～2ml。炎症时变黄或呈淡红色,浑浊有黏丝。

②卵磷脂小体:正常前列腺内卵磷脂小体几乎布满视野,圆球状,与脂滴相似,发亮。炎症时卵磷脂小体减少,且有成堆的倾向。

③细胞:正常红、白细胞数每个高倍视野一般不超过 5 个,如超过 10 个以上或成堆的白细胞,提示有炎症的可能,红细胞常在精囊炎时出现,但因按摩过重也可人为引起,此时镜检可见多数红细胞,脱落细胞可用于诊断前列腺肿瘤。

④前列腺颗粒细胞:前列腺液中有许多大细胞,有的内含多量磷脂状颗粒,部分系吞噬细胞,炎症时或老年人较多见。

⑤寄生虫:患前列腺滴虫症时,可能找到滴虫。

⑥细菌:炎症时可发现葡萄球菌或链球菌。前列腺、精囊结核时,在涂片中可能找到结核菌,必要时做细菌培养。

2. 前列腺液细菌检查

(1)标本采集:外阴及尿道口消毒后,按摩前列腺,收集前列腺液于消毒容器内,并立即送细胞计数及培养,如培养阳性可进一步做定量菌落计数和抗生素药物敏感试验。培养用的前列腺液也可经尿道镜直接收取,先用 5ml 消毒水冲入按摩后的前列腺管内,然后再取出做培养。如两次培养的细菌种类相同,则有诊断意义。

(2)临床意义:最常见的致病菌包括大肠埃希菌、肠链球菌和金黄色葡萄球菌,临床表现并无特异性。如为腐物寄生细菌(如表皮葡萄球菌、类白喉杆菌和腐物寄生链球菌)以非细菌性前列腺炎较多,其意义不明。结核菌感染时,培养结果可受抗结核药物影响,但前列腺结核菌涂片不受影响。由于前列腺液本身的制菌作用及有的病人因排菌呈间歇性,或因感染局部,按摩时未触及病变区域,或因感染隐退等原因而找不到细菌时,应反复检查与培养。

3. 前列腺液免疫学检查(immunologic test of prostatic secretion)　近年发现前列腺具有产生多种免疫球蛋白,特别是分泌型 IgA(SIgA),

保护生殖系统免遭细菌和其他病原微生物侵袭的局部防御功能。

(1)标本采集:经按摩法采集标本后,离心,弃去沉渣,取上清液测试,若发现混有红细胞时应弃去标本,以免影响测定。

(2)临床意义:IgG 代表整体免疫水平,而 SIgA 代表局部免疫水平。急性炎症时,因免疫功能正常,在病菌侵袭时 SIgA 迅速升高,故病程短,症状体征消失快,但局部免疫不能长期保持高滴度抗体水平,故易反复发作。慢性炎症时,因局部免疫功能低下,则导致病程迁移,长期感染,引起纤维组织增生,而致前列腺质地变硬,液体分泌减少。

(四)精液检查

1. 精液常规检测　精液常规检测了解精液是否正常是衡量男性生育能力的必需而重要的检查项目。精液常规检测可了解睾丸的生精功能,对精子的质量做多参数评估,是男性不育症的诊断和疗效的评价指标。

(1)精液收集:精液收集为做常规精液检查,在收集精液时应严格遵守如下事项。

①禁欲时间:在收集精液前应禁欲 3～7d,每天精液量将增加 0.4ml,精子的浓度将增加(10～15)×10^6 个/ml,当禁欲超过 7d,精子的活力将趋于下降,因此,收集精液前应禁欲 3～7d。

②标本的采集:最好在实验室附近的取精室内,最好用手淫法取精,将全部精液收集在无毒性的广口玻璃或塑料容器中送检。如要做病原微生物学检查,病人应先排尿并洗净双手和阴茎,用无菌容器收集精液。如手淫取精困难,可用特制的避孕套进行精液采集,因日常用的乳胶避孕套会影响精子的存活。

③标本保温:标本温度应保持在 20℃ 以上,但不能超过 40℃,以避免降低精子活力,并应在采集后 1h 内送检。

(2)精液分析

①精液常规:精液分析结果受性生活频度、年龄、健康情况、环境、温度、实验室条件、检验人员的技术等多种因素的影响。不育夫妇初诊时,男方至少要按标准程序做两次精液分析,如果两次的结果有明显的差异,应再取标本进行第三次分析。两次精液采集的间隔应大于 7d,但不能超过

3周。如果初次精液分析结果正常,那么一次检查就足够了。

②计算机辅助精液分析(computer-assisted semen anlysis,CASA):CASA系统可以报告精子的浓度、活力及速度(曲线的及直线的速度),通过检测精子核的形态特征可用于分析精子的形态,可克服人工精液分析所固有的主观因素造成的差异。尽管这个技术非常有前景,但研究发现CASA分析的结果中精子的浓度比人工分析的结果高30%,主要是把较多的形态类似的细胞,如不成熟的精子细胞及白细胞包括在内;当精子浓度较高时,CASA分析的结果对精子的活力的检测值偏低。

③正常精液标准(WHO1999年制定):精液量$\geqslant 2.0$ml,pH $7.2 \sim 8.0$,精子密度$\geqslant 20 \times 10^6$/ml,精子总数$\geqslant 40 \times 10^6$/一次射精,活力射精60min后快速前向运动精子$\geqslant 25\%$,前向运动精子$\geqslant 50\%$,严格标准下正常形态的精子$\geqslant 30\%$(普通镜检畸形率$< 30\%$),$\geqslant 50\%$的精子存活,白细胞$< 1 \times 10^6$/ml,免疫珠实验(IBT)$< 50\%$精子有凝集,混合抗球蛋白反应(MAR)$< 50\%$精子有凝集(根据Kruger和Menkfeld标准)。

④我国正常精液标准:精液量$2 \sim 6$ml/次,液化时间< 30min,pH $7.2 \sim 8.0$,精子密度正常值为$> 20 \times 10^6$/ml,精子活动率$\geqslant 60\%$,活力a级$> 25\%$,或活力(a+b)$> 50\%$,精子畸形$< 40\%$。

(3)精浆果糖和α-糖苷酶检测

①指征:患者射出的精液量过少及无精子存在时应进行精浆果糖和α-糖苷酶测定。

②意义:精浆是由睾丸、附睾、精囊、前列腺及尿道球腺等的分泌物组成,是精子发育、成熟的内环境和运输载体,并在其中吸取营养和能量,而获得运动、受精的能力。精液中的果糖由精囊分泌产生,为精子代谢提供营养和能量,维持精子活动力。果糖的分泌受雄激素的控制,它与雄激素相平行,因此可间接反映睾酮水平。精囊腺发育不全或存在精囊腺梗阻,则精液中果糖浓度减低或缺乏,将使精子活动力减弱,影响受精率。精浆中的α-糖苷酶来源于附睾,是附睾的特异性酶和标志酶,当附睾后的输精管道梗阻时,精浆α-糖苷酶会显著降低或消失。因此,精浆果糖和α-糖苷酶检测是梗阻性和非梗阻性无精子症的鉴别诊断和输精管道梗阻的定位的依据。

③注意:精液标本的完整性非常重要,由于果糖及α-糖苷酶检测的是一次射精的总含量,因此除需排除逆行射精及标本遗漏外,环境的影响及患者的心理作用,可能导致患者取精时性兴奋性不高而导致射精不完全。

④正常值:正常参考值均采用WHO推荐标准或国际认可标准,即精浆α-葡萄糖苷酶正常参考值为(42.7 ± 20.9)U/L,精浆果糖正常参考值为(17.46 ± 1.11)mmol/L。

(4)精液化学分析:如精液量少于2ml,精子活动力显著下降时,需对精液内的某些化学成分进行分析,以了解副性腺的功能,同时可进行精子形态学检查。精液化学分析和精子形态学检查结果的临床意义见表3-1。

表3-1　精液化学分析和精子形态检查结果的意义

项目	正常	可疑	不正常
酸性磷酸酶	> 6.9	$4.2 \sim 6.9$	< 4.2
锌	$1.2 \sim 3.8$	$0.8 \sim 1.1$	< 0.8
镁	$2.9 \sim 10.3$	$2.1 \sim 2.8$	< 2.1
果糖	$6.7 \sim 8.3$	$4.4 \sim 6.6$	< 4.4
精子形态			
正常	> 0.40	$0.3 \sim 0.4$	< 0.30
精子头不定形	< 0.4	$0.40 \sim 0.50$	> 0.50
精子中段缺失	< 0.20	$0.20 \sim 0.25$	> 0.25
精子尾缺失	< 0.20	$0.20 \sim 0.25$	> 0.25

精浆酸性磷酸酶是前列腺炎可靠判断指标,与精浆锌、精浆弹性蛋白酶一道可作为生殖道感染及精液质量变化的检测指标。

(5)精液白细胞分析:怀疑精道感染者。

正常情况下,精液中都存在白细胞,它们在免疫监视和清除异常的精子细胞方面扮演着重要的角色。白细胞精液症或称脓精症是指精液中白细胞数目增多,$> 1 \times 10^6$个/ml,是男性生育力低下的重要原因。男性不育患者中脓精症的发病率为$2.8\% \sim 23\%$。精液中的白细胞最常见的是中性粒细胞,其次是T淋巴细胞,B淋巴细胞及单核细胞最少。精液中的白细胞能够用各种方法观测。用常规的显微镜观察,白细胞与未成熟的精子(如精母细胞)形态相似,不易进行鉴别。特殊染色

（如 Papanicolaou 染色）能够将白细胞与不成熟的精子区分开。免疫细胞学方法是现在鉴别这些细胞的"金标准"方法，它应用针对白细胞表面抗原的特异性单克隆抗体来进行鉴别。脓精症患者的精液中为什么有大量白细胞存在现在还不清楚。有学者推测可能是感染以后的炎症反应，或精子抗原激活了机体的免疫反应，或机体对长期吸烟或饮酒这些低度毒性刺激的反应，具体原因有待进一步研究。大量的白细胞能够对精子产生过氧化损伤，导致不育。

2. 精液生化检测　副性腺分泌功能的生化标志有许多，如枸橼酸、锌、γ-谷氨酰转肽酶和酸性磷酸酶的含量可用来估计前列腺的功能，果糖和前列腺素是精囊功能的标志，游离 L-肉毒碱和 α-糖苷酶则可反映附睾的功能。

（1）果糖测定：果糖主要由精囊产生，是精子能量代谢的主要来源，与精子运动率相关，但与精子浓度不一定相关。

（2）酸性磷酸酶：主要来自前列腺。慢性前列腺炎时含量降低。

（3）枸橼酸：枸橼酸主要来自前列腺。前列腺

炎时，枸橼酸含量显著减少。

（4）蛋白质：主要来自精囊、前列腺。

（5）微量元素：锌、铜、铁、锌主要集中于睾丸、附睾和前列腺，与精液质量有关。铜影响精子存活率及活动度。铁与精液中精子密度有明显关系。

（6）乳酸脱氢酶（LDH_2）：LDH_2 与精子数量和酶的活性有关。

评析：①如无精子症患者精浆 α-糖苷酶阴性、体检双侧输精管未扪及，即可初步诊断双侧输精管缺如。②如果同时出现果糖阴性及精液常规检查精液量少（少于 1ml）、黏稠度低、pH 低（6.5 左右），则高度提示精囊缺如。③如在睾丸网水平梗阻的无精子症患者，其精浆 α-糖苷酶可在正常范围。④因此进一步的外周血性激素测定、染色体核型分析、经直肠 B 超等非创伤性检查是必不可少的，亦不能完全放弃输精管造影、睾丸活检等有创检查。

3. 精子毛细管穿透试验（capillary penetration test）　毛细管穿透试验以穿透深度、密度和活动力为评价指标，并累计计分（表 3-2）。

表 3-2　精子穿透毛细管评分

	0 分	1 分	2 分	3 分
穿透深度（mm）	0	0～2	2～5	＞5
穿透密度（精子数%）	0	1～10	11～50	＞50
毛细管中上 1/3 段精子活力（级）	0	Ⅰ	Ⅱ	Ⅲ

注：7～9 分为优良；4～6 分为良好；1～3 分为差；0 分，试验结果阴性。

4. 精子穿卵试验（egg penetration test）　是评价男性生育力的重要试验，大体上分为两个步骤：精子的获能和去除金黄地鼠卵透明带。通常每一个获能滴内注入鼠卵 15～20 个，37℃含 5% CO_2 空气孵箱中孵育 2～3h，吸出卵子用 BWW 培养液洗 3 次，除去表面未穿透卵的精子。将受精卵放在载片上，四周涂抹少许凡士林，轻轻将盖片盖在受精卵上，用相差显微镜检测。已受精的卵胞质中有肿大的精子头，并附有精子尾。

5. 抗精子抗体检测（test of antisperm antibody）

（1）实验步骤：在一个微玻片上分别滴一滴新鲜精液，1 滴未稀释的特异的抗 IgG 抗血清和 1

滴致敏的 R_1R_2 红细胞混悬液，然后将 3 滴液体充分混匀，盖上盖片，立刻在显微镜下观察反应。

（2）结果判断：阳性结果为可见活动混合的凝集团。当 40% 或更多运动精子黏附在这种凝集团上时可以诊断为免疫性不育。10%～40% 运动精子液被黏附时，为可疑。为进一步诊断，需做血清精子抗体测定。

（五）血液检查

1. 激素测定（hormone assessment）　测患者血液中睾酮（T）、促黄体生成素（LH）、促卵泡激素（FSH）和泌乳素（PRL）的水平。

（1）FSH、LH、T、E_2 基础值均正常，基本可以除外生殖内分泌系统疾病，但不能完全排除曲

细精管及附属性腺病变。

（2）FSH、LH、T 均低，一般为下丘脑、垂体功能减低，继发睾丸功能减低。

（3）FSH、LH 升高，T 和 T/LH 比值降低，这种高促性腺激素型性功能减低提示原发性睾丸功能衰竭，如 Klinefelter 综合征，严重精索静脉曲张、放射线和药物损伤等引起的无精子症。

2. 血酶检查

（1）碱性磷酸酶（AKP）：AKP 由成骨细胞制造，小部分来自肾和小肠等，正常人血清 AKP 为 1.5～4.5 布氏单位。当泌尿生殖系肿瘤累及骨骼时，血清 AKP 活性可明显升高。

（2）前列腺酸性磷酸酶（PAP）：PAP 主要来自前列腺上皮细胞，正常人血清 PAP<2.8U/L。在前列腺癌有骨转移的患者中，血清 PAP 活性升高可达 2.8U/L 以上。

3. 生殖系统癌标检查

（1）前列腺癌瘤标

① 前列腺特异性抗原（PSA）：定量检测 PSA，因其敏感性高，是前列腺癌早期诊断的一个很好参考指标。PSA 是正常或癌变前列腺上皮细胞内浆小泡产生的糖蛋白。血清正常上限，RIA 法为 10ng/ml，酶免疫法为 4ng/ml。病情越进展，数值越高。

② 前列腺特异酸性磷酸酶（PAP）：由前列腺上皮细胞溶酶体产生，器官特异性高于酸性磷酸酶。同时测定 PAP 和 PSA，可提高前列腺癌的检出率及准确性。

（2）睾丸肿瘤瘤标

① 甲胎蛋白（AFP）：甲胎球蛋白正常情况下仅存在于胎儿血清中，于出生后几周内消失。其正常值的上限在 $10～20\mu g/L$。进展的非精原细胞瘤病人血中 AFP 阳性率达 80%～90%。

② 绒毛膜促性腺激素（hCG）：hCG 是一种糖蛋白激素，是由合体滋养层细胞合成。睾丸肿瘤中绒毛膜上皮癌患者血中 hCG100% 阳性，非精原细胞瘤阳性率 66.6%～90.9%。

4. 分子生物学检查

（1）DNA 探针（DNA probe）

① 原理：DNA 探针系指将提纯的已知基因 DNA 标上同位素或酶，做探针与待测的基因 DNA 进行分子杂交，以检测基因的同源性或相似性。

② 临床应用：遗传性疾病、恶性肿瘤及传染病。

（2）聚合酶链式反应（polymerase chain reaction，PCR）

① 原理：PCR 是利用两个具有 3′ 端羟基特定顺序脱氧寡核苷酸片段作为引物，分别与目的（靶）基因片段两端双链 DNA 的 3′ 端互补。这些引物在 45～53℃ 温度下与经 90℃ 变性的模板基因 DNA 链结合在一起（杂交）后，在 65～70℃，耐热的 DAN 聚合酶从一端开始延伸合成一条与模板 DNA 链互补的新链，使目的基因序列加倍。在此高温下，双链 DNA 变性，新旧链解开，各种都能作为模板，进入下一轮变性、杂交、延伸循环，使 DNA 顺序按几何级数扩增。

② 临床应用：基因诊断，如遗传性疾病；感染性疾病的诊断，可检测各类病毒，如艾滋病病毒、人乳头瘤病毒、乙型肝炎病毒等 DNA，达到确诊目的；研究疾病病因与机制；对疾病可进行回顾性调查。

5. 遗传学检查

（1）性染色质检查：性染色质检测是染色体检查前一种粗筛方法，在男性不育症或两性畸形等病症中是有一定诊断价值的检测指标。

（2）染色体显带技术：应用染色体显带技术则能提高对染色体异常的鉴别率，常用的有 G 普通显带，可辨认染色体异位、缺失及倒位等结构异常。

（3）精子染色体检查：较为实用的检查为精子染色体直接分析法。对不育原因分析更为深刻。

四、影像学检查（radiographic inspection）

（一）超声波检查

1. 经阴囊超声　应进行阴囊的超声波检查，以确认睾丸、附睾及阴囊内其他内容物是否正常。阴囊彩色多普勒超声波检查可诊断是否有精索静脉曲张。通过检查血流信号与静脉粗细，可以判断损害的程度，并且可以获得有关的生理及解剖学信息。

2. 经直肠超声波检查（transrectal ultrasound，TRUS）　检测前列腺、精囊腺及射精管结构有无异常。高频率（5～7MHz）的 TRUS 能提供清晰的有关前列腺、精囊腺及射精管的图像。

在诊断梗阻性不育症时,现 TRUS 已取代了输精管造影术。如 TRUS 见精囊腺扩张(宽度＞1.5cm)或射精管扩张(＞2.3mm),并且射精管内伴有钙化及结石改变或呈囊性改变,则高度怀疑射精管梗阻。TRUS 可以发现前列腺的病变,输精管、精囊腺或射精管的畸形。

(二)精道造影

对于怀疑有精道梗阻或畸形者,可行精道精囊造影。造影途径有经射精管逆行插管造影及经输精管穿刺造影两种途径。常由阴囊部的输精管向近端输精管注入造影剂或对比剂。在骨盆 X 线平片上,通过对比作用就能显示近端的输精管、精囊腺及射精管的解剖形态,并且判断有无梗阻存在。穿刺的同时抽吸输精管内的液体在显微镜下检查,也能明确阴囊段的输精管内是否有精子存在。如果有精子存在,则证明睾丸或附睾没有梗阻存在。通过这些检查手段,就能准确判断梗阻的部位。

(三)尿道造影

可以了解尿道的形态,有无狭窄梗阻等。

(四)阴茎海绵体造影

勃起功能障碍(ED)患者,怀疑有阴茎海绵体动静脉漏存在时,可行阴茎海绵体造影加以证实或者排除。

(五)CT 或 MRI

计算机 X 线体层扫描(CT)和磁共振成像(MRI)在泌尿男性生殖系疾病诊断方面受到广泛重视,由于 CT 扫描能获得连续断面影像,可以提供病变及其邻近器官近于完整的立体形态的概念。与 CT 相比,磁共振还可直接做出横断面、矢状面、冠状面和各种斜面、各个方位的图像,对男性生殖系的各种良恶性疾病,如 BPH、前列腺癌、睾丸发育不良、睾丸癌等的诊断和分期等有很大的帮助,寻找隐睾的位置等。Kallmann 综合征嗅觉器官的形态学异常通过 MRI 检测是最好的方法。

五、尿流动力学检查(urodynamic examination)

(一)尿流率测定

尿流率是单位时间内排出的尿量,通常以"ml/s"作为单位,在尿流动力学检查中最简单,也是一种无损伤测定逼尿肌和尿道功能的方法,在临床上多用作排尿障碍的筛选性检查。在尿流率测定诸参数中,一般认为最大尿流率(MFR)最有意义,正常青壮年男性的 MFR 应≥20～25ml/s。

(二)尿道内压测定

尿道内压测定是在膀胱无收缩情况下,以曲线形式记录沿尿道全长各个部位的静止压力。主要用来了解尿道括约肌功能。一般正常男性尿道压力闭合压为 50～130cmH$_2$O。尿道压升高,常见于尿道梗阻、狭窄及膀胱逼尿肌和外括约肌收缩不协调。括约肌损害或神经系统病变时,出现尿道内压下降。

(三)括约肌肌电图

括约肌肌电图测定一般少单独使用,常与某些其他尿流动力学检查联合使用,主要用以了解尿道外括约肌功能,诊断下尿路神经性病变和鉴别膀胱尿道功能性障碍。由于肛门外括约肌与尿道外括约肌同受阴部神经支配,故肛门外括约肌肌电图一般可反映尿道外括约肌的活动情况。

六、活组织学检查(biopsy)

(一)睾丸活组织学检查

睾丸活组织学检查适用于诊断男性不育症。睾丸活检可在局部麻醉下采取穿刺或阴囊切开法取活组织,提供更加精确的诊断,鉴别无精症的原因。睾丸大小相等者单侧睾丸活检即可达到目的,如两侧的睾丸不对称,则需要进行双侧的睾丸活检。少精症患者是否应进行睾丸活检现在还有争论,如有则可利用这些精子做体外受精(IVF)及胞质内精子注射(ICSI)技术使患者生育。约有30%的睾丸萎缩及血液中 FSH 水平升高的无精症患者,睾丸活检可以发现精子存在,有助于鉴别输精管道阻塞引起的无精子症或其他原因引起的无精子症,并且可以诊断和估计内分泌紊乱的程度,对提供治疗方案和预后有一定的参考价值。

(二)前列腺活组织学检查

老年男性 PSA 值升高者,怀疑是否是前列腺癌,可做前列腺穿刺活组织检查来确诊,对前列腺癌的诊断具有重要意义。

(三)淋巴结活组织检查

阴茎癌患者,如存在一侧或两则腹股沟淋巴结肿大,要确定是否有癌肿腹股沟淋巴结转移,可进行腹股沟淋巴结活检来确诊。

(四)精索静脉造影术

精索静脉造影术被认为是诊断精索静脉曲张最准确的诊断方法,也被认为是诊断精索静脉曲张的金标准。通过触诊能发现 30%～40% 的精索静脉曲张,而通过精索静脉造影术能发现约 70% 的精索静脉曲张。一般是采用经皮颈内静脉或股静脉置入套管,肾静脉及精索静脉造影术。在施行精索静脉造影术时,如果发现 Valsalva 试验能够使造影对比剂由肾静脉逆流入阴囊的精索静脉丛,则可诊断为精索静脉曲张。

(刘 航 陈在贤)

参 考 文 献

[1] 吴在德,吴肇汉.外科学.6 版.北京:人民卫生出版社,2003:650-653

[2] 吴阶平.泌尿外科学.济南:山东科学出版社,1993:102-105

[3] 陈在贤.男科手术技巧与并发症防治.北京:人民军医出版社,2010

[4] 梁沛杨,郭志勤,郭溉宗.1000 例前列腺液相关检验结果分析.实用医技杂志,2006,6:896-897

[5] 鄢盛恺.男性激素测定有何意义?解放军健康,2006,4:36

[6] 马海玲,黄金英,沈淑波,等.精子自动检测分析仪的使用评价分析.黑龙江医药,2012,3:435

[7] 王飞翔,戴继灿,朱广友.男性性功能障碍的临床神经功能检测进展.中国男科学杂志,2012,4:65-67

[8] 梅延辉,迟玉友,刘少青,等.良性前列腺增生伴脑梗死患者的尿流动力学检查.滨州医学院学报,2012,2:117-119

[9] Charles B Brendler. Evaluation of the Urologic Patient: History, PhysicalExamination, and Urinalysis // Patrick C Walsh, Alan B Retik, E Darracott Vaughan, et al. Campbell's urology. Seventh edition. Beijing:Science Press,2001:131-156

[10] Jack W McAninch. Symptoms of Disorders of the Genitourinary Tract // Emil A Tanagho, Jack W McAninch. Smith's general urology. Fourteenth edition. Appleton&Lange,1995:31-41

[11] Madeleine Debuse. Examination of the Patient//Madeleine Debuse. Endocrine and reproductive systems. Beijing:Science Press,2002:125-134

[12] Muluk NB,Basar MM,Oguzturk O,et al. Does subjective tinnitus cause sexual disturbance? J Otolaryngol,2007,36(2):77-82

[13] Watanabe T,Inoue M,Sasaki K,et al. Nerve growth factor level in the prostatic fluid of patients with chronic prostatitis/chronic pelvic pain syndrome is correlated with symptom severity and response to treatment. BJUInt,2011,108(2):248-251

[14] Zhang XM,Hu WL,He HX,et al. Diagnosis of male posterior urethral stricture:comparison of 64-MDCT urethrography vs. standard urethrography. Abdom Imaging,2011,36(6):771-775

[15] Fourtassi M,Jacquin-Courtois S,Scheiber-Nogueira MC,et al. Bladder dysfunction in hereditary spastic paraplegia:a clinical and urodynamic evaluation. Spinal Cord,2012,50(7):558-562

[16] Christopher LR Barratt,Lars Blorndahl,Christopher J De Jonge,et al. The diagnosis of male infertility:an analysis of the evidence to support the development of global WHO guidance—challenges and future research opportunities. Hum Reprod Update,2017,23(6):660-680

[17] Ozlem Okutman,Maroua Ben Rhouma,Moncef Benkhalifa,et al. Genetic evaluation of patients with non-syndromic male infertility. J Assist Reprod Genet,2018,35(11):1939-1951

[18] Maryam Eghbali,Mohammad Reza Sadeghi,Niknam Lakpour,et al. Molecular analysis of testis biopsy and semen pellet as complementary methods with histopathological analysis of testis in non-obstructive azoospermia. J Assist Reprod Reprod Genet,2014,31(6):707-715

[19] Osman Ergun,Erdem Capar,Yunus Emre Goget,et al. Can expressed prostatic secretions affect prostate biopsy decision of urologist? Int Braz J Urol,2019,45(2):246-252

第二篇

男科常见疾病

第 *4* 章　前列腺炎
(prostatitis)

前列腺炎是指由多种复杂原因引起的,以尿道刺激症状和慢性盆腔疼痛为主要临床表现的前列腺疾病。前列腺炎是泌尿男科常见病之一,发病率约 5.8%,约占泌尿外科门诊的 25%,而且有逐年增高趋势。多见于 20—40 岁患者,以直肠症状及尿潴留较为多见。其病因较为复杂,尤其是非细菌性前列腺炎,临床表现多样化,主要表现有:①排尿异常,主要为尿频、尿急、尿不尽感,尿痛感常不明显,或有尿后尿道不适、灼热感等;②局部不适,常表现为小腹、会阴、睾丸、精索、阴茎、腰骶部等酸、胀、坠痛等感觉异常。临床上许多医生在诊治前列腺炎的过程中感到棘手;多数患者对治疗效果不满意。尽管前列腺炎不会对患者的生命造成直接威胁,但它严重地影响了患者的生活质量,尤其是患者的身心健康。

第一节　概述(summarize)

一、前列腺炎的分类(classification of prostatitis)

1. 最早的分类方法　1968 年 Meares 和 Stamey 根据临床症状时间长短、严重程度、不同段尿及前列腺液的细菌培养有无细菌生长和前列腺液镜检情况(每高倍视野白细胞数>10 个为阳性),分为急性细菌性前列腺炎(acute bacterial prostatitis,ABP)、慢性细菌性前列腺炎(chronic bactedal prostatitis,CBP)、慢性非细菌性前列腺炎(chronic bactedal prostatitis,CAP)和前列腺痛(prostatodynia,PD)4 类。

2. 新的分类方法　1995 年美国国立卫生研究院(National Institutes of Health,NIH)在 Meares-Stamey 法的基础上,把前列腺炎分为 I 急性细菌性前列腺炎(ABP),II 慢性细菌性前列腺炎(CBP),III 慢性非细菌性前列腺炎(CAP)或慢性骨盆疼痛综合征(chronic pelvic pain syndromes,CPPS),包括 IIIA 炎症性 CAP、IIIB 非症性 CAP,IV 无症状性前列腺炎(asymptomatic idammatory prostatitis,AIP)。I 和 II 类同 Meares 和 Stamey 法的急性、慢性细菌性前列腺炎,前列腺液细菌培养阳性;III 类 CAP 有前列腺炎的盆底部位疼痛症状但前列腺液细菌培养阴性;IIIA 炎症性 CAP,前列腺液镜检白细胞阳性;IIIB 非炎症性 CAP,前列腺液镜检白细胞阴性;IV 型无症状性前列腺炎(AIP),前列腺液镜检白细胞阳性,但临床上没有前列腺炎的症状(如良性前列腺增生时活检有炎症表现)。

细菌性前列腺炎占 5%～15%,对抗生素治疗反应尚可;非细菌性前列腺炎和前列腺痛占绝大多数,占 68%～85%,治愈较为困难且易复。

二、流行病学(epidemiology)

Nickel 等(2001)应用美国国立卫生研究院前列腺炎症状评分(NIH-CPSI)调查发现,2987 名社区成年男居民中,29% 具有前列腺炎样症状。有资料显示,30%～50% 的男性在一生中的某个时期曾患过前列腺炎,部分前列腺炎可能严重地影响患者的生活质量,并对公共卫生事业造成巨大的经济负担,发病率为 3%～16%。

在我国,前列腺炎约占泌尿科门诊患者总数的 33%,发病年龄多在 20－50 岁。国内夏同礼等调查了 447 例急性猝死成人尸检前列腺标本,诊断为前列腺炎的 116 例(24.3%),其中 50－59 岁占 25.4%,60－69 岁占 36.4%,70 岁以上者有 13.8%。Liang 等(2004)做过一次 3000 名慢性前列腺炎患者的问卷调查,患者来自安徽省内各级医院泌尿外科,年龄在 20－59 岁。结果收回 2498 份有效问卷(应答率 83.3%),其中年龄＜40 岁占 78.2%,盆腔不适或疼痛占 52.3%,性生活不适占 21.8%,排尿不畅占 74.4%,尿频占 65.8% 及尿痛占 23%,表明慢性前列腺炎发病与年龄增长没有相关性,症状以排尿改变为主,绝大多数患者都接受过抗生素治疗,但只有 34.9% 患者对过去的治疗效果表示满意。近年来研究发现,良性前列腺增生的穿刺或手术标本中组织学炎症的检出率达 49.5%～100%。根据尸检报告,前列腺炎的患病率为 24.3%～44.0%。前列腺炎可以影响各个年龄段的成年男性,50 岁以下的成年男性患病率较高。

三、前列腺炎与不育(prostatitis and infertility)

正常的前列腺液内含有大量的枸橼酸、磷酸酶、氨基酸、转谷氨酰胺酶、子宫球蛋白、Fc 受体结合蛋白、5α-还原酶及前列腺磷脂小体等,还含有许多微量元素,如锌、硒等,这些均是营养精子、增强精子活力、促进受孕必不可少的物质,使精液偏碱性,以中和阴道内的酸性分泌物,促进精液液化,有利于精子与卵子的结合。不育症患者大多数都合并有慢性前列腺炎。慢性前列腺炎使精浆中上述物质浓度降低,所分泌的前列腺液的质也会出现许多改变,其中许多对精子有营养作用、增强精子活力的物质减少或被破坏,尤其是对精子生存不可缺少的微量元素缺少了就会使精子失去活力。改变了精液的成分和理化性质,可能会从精液的液化、降低精子的活力,以及免疫方面对生育造成影响,其可能机制如下。

1. 枸橼酸降低　枸橼酸几乎完全来自于前列腺,而枸橼酸的功能主要参与并维持精液的渗透压,激活前列腺液中的酸性磷酸酶,通过维持精子玻璃酸酶的活性而影响精子的活力,通过与钙离子的结合而影响精液液化。临床上可以根据精浆中枸橼酸的含量来判断前列腺的功能状态。前列腺炎患者精浆中枸橼酸含量显著降低。

2. 锌含量降低　精液中的锌主要来自前列腺。锌是人体所必需的微量元素,是人体中 100 多种酶的得力助手,没有它的参与,这些酶就无法发挥其应有的作用。锌在人体的总量只有 2～3g,但它的含量是人体内必需微量元素中最多的一种。当锌元素过多或过少时都有可能发生疾病,甚至是严重的疾病。正常男性每毫升精液中锌的含量约为 $140\mu g$,这一含量比血浆中的锌含量高出 100 倍以上,国内报道正常精液浓度为 1.2～3.8mmol/L。精浆中的锌可延续精子细胞膜的脂质氧化,以维持胞膜结构的稳定和通透性,从而使精子有良好的活动力;精子在射精过程中吸收锌与胞核染色质的巯基结合,使染色质免于过早解聚,从而有利于受精;锌还有一定抑菌作用;此外,锌与精子头部功能,特别是顶体部位功能有关。锌含量低下时,精子密度低下、活力减弱,精子受精的能力下降,影响生育。

3. 硒含量降低　精浆硒主要来自前列腺,慢性前列腺炎患者精浆硒降低。硒为谷胱甘肽过氧化物酶的重要活性成分,每个酶分子含 4 个硒原子,可阻止精子膜上过氧化脂质形成,使精子具有良好的形态结构和功能。硒是精子线粒体外膜硒蛋白的成分之一,对维持精子线粒体螺旋状排列结构起重要作用。硒还参与生精上皮的合成及精子早期发生过程。另外,硒还能中和镉、铅、铜、汞等的毒性,且可防止有害元素对生殖系统的损害作用。硒升高和降低都可致不育。硒降低可致精子尾部缺陷,精子活力降低;硒升高(中毒)时,可致睾丸急性充血,重量减轻。精浆硒水平在 0.63～0.81mmol/L 时精子活力最佳、活率最高,故精浆硒可反映男性生育状况。

4. 酸性磷酸酶降低　酸性磷酸酶(acid phosphatase,ACP)主要来自前列腺,是前列腺分泌功能的标记物,精液液化主要受前列腺分泌功能状态影响。精浆 ACP 具有强烈而广泛的免疫抑制效应,精浆中酸性磷酸酶水平下降和白细胞增多均可导致精子密度和精子活力降低,慢性前列腺炎时锌和酸性磷酸酶水平降低是导致男性少精不育的重要原因之一。

5. 94kDa 的 Fc 受体结合蛋白降低　94kDa 的 Fc 受体结合蛋白推测来自于前列腺。该蛋白能影响抗体介导的杀伤作用和巨细胞的吞噬活性。另外,该蛋白可抑制抗体与精子结合,因而很可能是调节女性生殖道免疫应答、保护精子免遭破坏的保护性因子。

6. 转谷氨酰胺酶和子宫球蛋白降低　两者均来自前列腺,参与了对精子抗原的抑制作用,且高浓度转谷氨酰胺酶与机体免疫缺陷有关。

7. 卵磷脂小体减少　卵磷脂小体来源于前列腺,是前列腺液中的一种黄褐色的油脂性混合物质,能抑制巨噬细胞的摄取、吞噬功能,是营养精子的。前列腺炎症时,巨噬细胞吞噬大量脂类,故卵磷脂小体明显减少。卵磷脂小体少了,精子的质量和活动度都会下降,其主要成分包括磷酸、胆碱、脂肪酸、甘油、糖脂、甘油三酯。卵磷脂小体在前列腺液中均匀分布,为圆球形的小体,折光性强,正常前列腺液内总含脂 280mg/dl,磷脂占 65%,而以卵磷脂为主。正常情况下卵磷脂小体布满整个视野,满视野为"4+";占 3/4(75%)视野者为"3+",占 1/2(50%)视野者为"2+",占 1/4(25%)视野者为"1+",仅有 1/4 视野以下,含量极少者为"少许"。

8. 酸碱度变化　正常前列腺液的酸碱度为 6.5,而正常精液的 pH 7.2~8.9,是偏碱性的,对精子的活动有利。精液对 pH 的要求,最低要在 6.5 以上,患前列腺炎时,就产生一些酸性物质,加之前列腺液增多,使精液的酸碱度下降,从而使精液偏酸性,超过精子最低要求,造成精子活力降低,以致死亡,引发不孕。

9. 微生物毒素　慢性前列腺炎患者前列腺液中常有现还未检测的病原微生物及由其产生的内、外毒素,还有炎性分泌物等,引起精子中毒,抑制精子的活力,使其凝集、死亡,从而使男性的生育能力大幅降低。

10. 液化因子被破坏　前列腺液中的液化因子是调节精液黏稠度的物质。前列腺有炎症时,前列腺液中一些酶的活性下降,液化因子被破坏,促进精液凝固的因子活性相对增高,使射出体外的精液就呈现胶冻状,精液的黏稠度增加,精液长时间不液化,精子活动能力受阻,妨碍精子在女性

生殖道中的正常活动,无法与卵子结合,从而造成不育。

11. 5α-还原酶减少　5α-还原酶可使睾酮转变为生理活性更强的双氢睾酮,促进睾丸的生精功能。当患有前列腺炎时,5α-还原酶减少,使睾酮转变为双氢睾酮减少,精液的质量也严重下降,从而使男性的生育能力大幅降低。

12. 并发精囊炎　前列腺炎常并发或合并精囊炎,精液中 90% 为精囊分泌物,精囊发生炎症时精囊黏膜充血和水肿,腺腔可因炎症闭塞而形成脓肿,精囊脓肿还会向邻近组织扩散穿破精囊后侵入周围组织。精囊慢性炎症可影响生育的原因主要有以下方面。

(1)黏稠度增加:男性患有精囊炎时精浆中会有细菌,还会有大量的白细胞,甚至还会夹杂一定的脓液。这样就会导致精浆的黏稠度骤然增加,使精子不易液化,精子活力、活率下降,从而影响患者的生育能力。

(2)精浆量减少:患有精囊炎时,精浆的分泌量会减少,这对于精子的生存是很不利的,也会使男性的生育能力降低。

(3)果糖降低:精浆中果糖来自精囊,果糖是精子动力的来源。长期慢性精囊炎可引起果糖含量降低,或壶腹部狭窄排空延迟,或射精管闭锁甚至阴性。精囊炎症时这些分泌物减少,可以影响精子的活力;精液量不足,不能充盈阴道后穹的精液池也可以引起不育。

四、前列腺炎与性功能障碍(prostatitis and sexual dysfunction)

前列腺炎可导致性功能障碍,如性欲减退、阳痿、早泄、遗精、不射精等症状。Tubaro 等调查了意大利 877 例前列腺疾病患者,有 58.12% 的患者存在 ED。说明前列腺炎对勃起功能确实存在一定的影响。引起性功能障碍的可能原因如下。

1. 不适因素

(1)前列腺炎的综合症状,如腰骶部、下腹、睾丸、阴囊、会阴及肛门胀痛不适,以及尿道刺激征等,长期上述不适等症状,使性欲减退,影响性生活,导致性功能障碍。

(2)前列腺炎引起精阜周围炎,部分患者出现射精痛,影响性生活或不敢过性生活。

2. 神经因素

(1)神经兴奋改变:前列腺与阴茎勃起、射精相关的血管及神经在解剖学上有紧密的毗邻关系,且前列腺的精阜部位分布着丰富的神经,是发生高度性兴奋性感应区。前列腺炎的大量炎症细胞的浸润,累及前列腺管及其周围的间质组织,造成充血、水肿、前列腺小管膨胀形成许多小型脓肿,可以改变局部神经的兴奋性,导致其敏感度增加出现早泄或遗精,也可能使其兴奋性降低出现射精延缓或不射精。

(2)大脑皮质功能紊乱:前列腺炎长期存在时反射性地引起大脑皮质功能的紊乱,临床表现为性功能障碍症候群,如不射精、ED等。

3. 内分泌因素 前列腺可调节多种激素分泌,如促甲状腺释放激素、促肾上腺皮质激素、松弛素、内啡肽、泌乳素(PRL)与抑制素等,长期的紧张状态导致神经和内分泌功能的紊乱,使睾酮、肾上腺皮质激素、多巴胺等动情物质减少而导致性功能障碍。

4. 心理因素

(1)前列腺炎病本身的症状、不适、尿道口滴白等引发患者的心理障碍。

(2)前列腺炎引起的某些并发症(如前列腺脓肿、精囊炎、附睾炎、不育症等)导致了患者的生理和心理障碍。

(3)前列腺炎患者往往因紧张、焦虑而产生严重的心理问题,在妻子长期不能怀孕的情况下,心理压力加重。长时间的这种心理障碍往往会引起精神性 ED。

(郑伏甫 陈在贤)

第二节 急性细菌性前列腺炎(acute bacterial prostatitis)

急性细菌性前列腺炎(ABP)是一种定位于前列腺的急性感染性疾病,起病急,临床症状重,有明显的下尿路感染症状及畏寒、发热和肌痛等全身症状,尿液、前列腺液中白细胞数量升高,甚至出现脓细胞,细菌培养阳性。

一、病因和发病机制(etiopathogenesis and pathogenesy)

(一)病因

急性细菌性前列腺炎的病原体感染为主要致病因素。由于机体抵抗力低下,毒力较强的细菌或其他病原体感染前列腺并迅速大量生长繁殖而引起。病原体主要为大肠埃希菌,其次为金黄色葡萄球菌、肺炎克雷伯菌、变形杆菌、假单胞菌属等,以及厌氧的脆性类杆菌和产气荚膜梭状芽胞杆菌常常成为医源性的致病菌种,绝大多数为单一病原菌感染。主要感染途径如下。

1. 直接蔓延 是最常见的感染途径,多为经尿道逆行感染,导尿及在无抗生素保护下经直肠或经会阴的前列腺穿刺活检,均可导致急性细菌性前列腺炎。含有致病菌的尿反流入前列腺导管逆行至腺体,致病菌株与泌尿系感染的常见菌株相似。

2. 血源性感染 致病菌由机体其他部位的感染灶播散入血,随血流进入前列腺,也是常见的感染途径。

3. 淋巴感染 直肠细菌通过淋巴管蔓延侵入前列腺。

(二)发病机制

病原体随尿液侵入前列腺,导致感染。病理解剖证实,前列腺炎病变一般局限于外周带,此处腺管与尿流垂直线逆向开口于后尿道,易致尿液反流,而中央带及移行带腺管走向与尿流方向一致,不易发生感染。前列腺有多达 15~30 条导管开口于精阜两侧,前列腺上皮又有很强的分泌功能,腺体较小而分泌功能较强,以及管道狭窄,使前列腺在多种因素影响下产生导管受压和闭塞,很容易引起充血和分泌物淤积,从而为感染的发生创造了条件,这也是导致前列腺炎容易复发的组织学基础。酗酒、过食辛辣、感冒受凉等都可以成为其诱发因素。病原体感染为主要致病因素,由于机体抵抗力低下,毒力较强的细菌或其他病原体感染前列腺并迅速大量生长繁殖而引起。

二、临床表现(clinical manifestations)

(一)诱因

疲劳、感冒、前列腺活检、过度饮酒、糖尿病、会阴损伤及痔内注射药物均能诱发急性细菌性前列腺炎。

（二）症状

1. 全身症状　突然畏寒发热、乏力、虚弱、厌食、恶心、呕吐，突然发病时全身症状可掩盖局部症状。急性前列腺炎患者如上述症状迁延 7～10d，体温持续升高。

2. 淋巴结肿大　精索淋巴结肿大或有触痛，前列腺与精索淋巴在骨盆中有交通支，前列腺急性炎症时波及精索，引起精索淋巴结肿大且伴有触痛。

3. 局部症状　会阴或耻骨上区域重压感，久坐或排便时加重，且向腰部、下腹部、背部、大腿等处放射。

4. 尿路症状　尿频、尿急、尿道灼痛、尿滴沥和脓性尿道分泌物，膀胱颈部水肿可致排尿不畅，尿线变细或中断，严重时有尿潴留。

5. 直肠症状　直肠胀满，便急和排便痛，排便时尿道滴白。

6. 性功能症状　性欲减退，性交痛，勃起功能障碍，血精。

（三）并发症

1. 急性尿潴留　急性前列腺炎引起局部充血，肿胀，压迫尿道，以致排尿困难，或导致急性尿潴留。脓肿多见于 20—40 岁患者，以直肠症状及尿潴留较为多见。

2. 急性精囊炎　急性前列腺炎易扩散至精囊，引起急性精囊炎，出现血精。

3. 急性附睾炎　细菌可逆行至输精管导致附睾炎，局部肿痛明显。

4. 前列腺炎综合征　有膀胱刺激症状，尿道溢液，排尿困难，下腹、会阴及下腰疼痛等表现。

5. 性功能障碍　急性炎症期，前列腺充血、水肿或有小脓肿形成，可有射精痛、疼痛性勃起、性欲减退、性交痛、勃起功能障碍等。

三、诊断（diagnosis）

1. 病史及临床表现　有局部医源性操作史及不卫生性生活史，有反复尿路感染史，前列腺液中持续有致病的细菌存在。常突然发病，寒战、发热、疲乏无力，伴有会阴部和耻骨上疼痛、尿路刺激症状和排尿困难，甚至急性尿潴留者。

2. 体格检查　可发现耻骨上压痛不适感，有尿潴留者可触及耻骨上膨隆的膀胱。

3. 尿常规检查　较多白细胞及红细胞。尿培养常能发现致病菌。

4. 直肠指检　直肠指检可发现前列腺肿胀饱满、触痛明显、整个或部分腺体坚韧不规则，可有结节。如出现前列腺脓肿可触及波动感。急性期禁忌进行前列腺按摩，以免引起菌血症或脓毒血症。

5. 尿液及血培养　培养可发现致病菌，并需做药物敏感试验。有条件者可做进一步免疫学测定。

6. B超检查　可正常或轻度增大，形态尚对称。包膜增厚但无中断，内部回声多呈分布不均匀的低回声。当出现脓肿时，脓肿区呈边缘不齐的厚壁的无回声区或低回声区，无回声区内可有分隔。

四、治疗（treatment）

急性细菌性前列腺炎的治疗主要是广谱抗生素、对症治疗和支持治疗。

1. 一般治疗　应卧床休息 3～4d，大量饮水，禁忌饮酒和食用刺激性食物，保持排便通畅，禁忌性生活。

2. 抗生素治疗　急性细菌性前列腺炎的抗生素治疗是必要而紧迫的。一旦得到临床诊断或血、尿培养结果后，应立即应用抗生素。应选用能够弥散进入前列腺内且快速有效的抗感染药物，开始时可经静脉应用抗生素，如广谱青霉素、三代头孢菌素、氨基糖苷类或氟喹诺酮等。待患者的发热等症状改善后，可改用口服药物（如氟喹诺酮），疗程至少 4 周。不能满足体温正常、炎症消失，用药要持续一段时间，以防转为慢性前列腺炎。

3. 引流尿液　急性细菌性前列腺炎若伴急性尿潴留，最好做耻骨上膀胱穿刺造瘘引流尿液，尽量避免经尿道留置导尿，因易发生其他并发症，如尿道炎、急性附睾炎等。或采用细管导尿，但留置尿管时间不宜超过 12h。

4. 穿刺引流脓液　如并发前列腺脓肿者可穿刺引流脓液。可采取经直肠超声引导下穿刺引流，或经尿道切开前列腺脓肿引流，或经会阴穿刺引流。

五、疗效判断标准（efficacy criteria）

1. 治愈　症状消失，局部肿胀消退，无触痛，连续 3 次以上前列腺液检查均为正常者。

2. 有效　症状改善，但前列腺液常规检查仍达不到正常标准。

3. 无效　治疗 1 周后,症状体征仍无改善者。急性前列腺炎的预后较好,大部分患者能完全治愈,但也有少数的患者转为慢性。

(郑伏甫　陈在贤)

第三节　慢性细菌性前列腺炎(chronic bacterial prostatitis)

慢性细菌性前列腺炎(CBP)起病较慢,出现临床症状,前列腺液镜检白细胞阳性,细菌培养阳性,在慢性前列腺炎中 CBP 约占 5%。

一、病因和病理(etiology and pathology)

慢性细菌性前列腺炎由于机体抵抗力减弱导致前列腺病原体感染,以逆行感染为主,前列腺结石和尿液反流可能是病原体持续存在和感染复发的重要原因。大多数 CBP 是由单一的病原体引起的,但偶有两种或两种以上病原体感染的前列腺炎。

(一)致病菌

1. 细菌　以大肠埃希菌、克雷伯菌、变形杆菌及铜绿假单胞菌为主,粪肠球菌、金黄色葡萄球菌次之,其他链球菌、腐生葡萄球菌、表皮葡萄球菌及细球菌则认为是共生菌而非致病菌。

2. 非细菌性病原体　沙眼衣原体在近年来研究中也发现与前列腺炎的发病有关,而解脲支原体(ureaplasma urealyticum)、真菌、病毒与前列腺炎的发病尚有争议。

3. HIV 病毒　值得注意的是,近年来发现 HIV 病毒与前列腺炎的关系,由于艾滋病患者的免疫力低下,很多平时极为罕见的病原体甚至非致病微生物都可以引起前列腺感染。

4. 专性厌氧菌(obligate anaerobe)　很少引起前列腺炎。

(二)尿液反流

1. 逆行感染　主要经尿路逆行感染,前列腺包绕整个的前列腺尿道部,前列腺的外周部腺管是水平进入尿道或斜行顺着尿流的方向,尿液易反流入前列腺,如尿液已有感染,尿液反流就导致前列腺炎。如留置导尿管感染尿液可引起前列腺细菌感染。另外有血性感染和直肠细菌经直接扩散或淋巴途径引起前列腺感染,但较为少见。

2. 前列腺结石　慢性细菌性前列腺炎患者中常伴有前列腺结石,并被认为其可能是细菌持续存在和尿路感染反复发作的原因;但亦有解释前列腺细菌的感染与结石形成系感染尿液反流所致,更有学者提出由于来自细菌性前列腺炎的致病菌不断进入膀胱,导致尿路感染的反复发作,三者间互为因果;尿液和前列腺液的致病菌基本类似。

3. 尿道内括约肌痉挛　发现最大尿道压力明显增高,可能与慢性前列腺炎导致盆底及尿道外括约肌交感神经兴奋性增高,尿道外括约肌及盆底肌痉挛有关。膀胱颈压力增高可能为尿道内括约肌 α 受体兴奋性增高,导致尿道内括约肌痉挛。尿道内、外括约肌及盆底肌痉挛进而导致功能性尿流梗阻。功能性尿道梗阻又可使尿液或病原体反流入前列腺内,形成化学性前列腺炎,进一步加重临床症状。慢性前列腺炎患者膀胱稳定性、顺应性及收缩性均有改变,逼尿肌不稳定的发生率也较高。还进一步证明了慢性前列腺炎患者的膀胱出口梗阻、尿道外括约肌痉挛及逼尿肌-尿道外括约肌协同失调,属功能性尿道梗阻而非神经源性。尿流动力学录像检查时,可见在排尿时膀胱颈呈不完全漏斗形变化伴随尿道外括约肌水平尿道狭窄。

二、临床表现(clinical manifestations)

慢性细菌性前列腺炎的临床表现各不相同,有约 1/3 病例无明显症状,其主要表现如下。

1. 疼痛症状　患者几乎均有如下其中部分症状,如下腹、腰骶部、腹股沟区、耻骨处、睾丸及会阴等处疼痛,肛门会阴区坠胀不适,极少数伴有射精后痛等。

2. 性功能障碍　部分患者伴有性欲减退、性功能减退、勃起功能障碍、早泄等,可能与前列腺受到炎症刺激有关。慢性前列腺炎并不直接损害阴茎勃起的神经-血管功能,可能是长期的不适感在患者心理上产生压力,使他们产生抑郁和担心,特别是不了解本病的患者常会认为自己的性功能有问题,久而久之可能产生精神性勃起功能障碍。

3. 尿路症状　少数患者伴有尿频、尿急、尿痛、夜尿多等。前列腺炎并发精囊炎时可以出现血精。

4. 不育　部分患者以不育症就诊。精液的主要成分是前列腺液,感染的前列腺液必然影响精子的营养及活力及与卵子结合的能力。慢性前列腺炎导致精子的活力降低,死精子率增高,导致不育。

5. 精神症状　患者情绪紧张,精神压力大,全身乏力、失眠、多梦,容易疲劳、疑病和焦虑等。

三、诊断(diagnosis)

(一)病史

1. 询问疼痛性质、特点、部位、程度和有无排尿异常等情况。

2. 了解既往病史、婚姻史、生育史、性生活史及有无性功能障碍。

3. 了解过去诊治情况。

(二)慢性前列腺炎症状指数评分

由于诊断慢性前列腺炎的客观指标相对缺乏并存在诸多争议,因此,推荐应用美国国立卫生研究院慢性前列腺炎症状指数(National Institutes of Health-chronic prostatitis symptom index, NIH-CPSI)进行症状评估。NIH-CPSI 主要包括 3 部分内容,有 9 个问题(0~43 分)。第一部分评估疼痛部位、频率和严重程度,由问题 1~4 组成(0~21 分);第二部分为排尿症状,评估排尿不尽感和尿频的严重程度,由问题 5~6 组成(0~10 分);第三部分评估对生活质量的影响,由问题 7~9 组成(0~12 分)(表 4-1)。

表 4-1　美国国立卫生研究院慢性前列腺炎症状指数(NIH-CPSI)

疼痛或不适	
1. 在过去 1 周,下述部位有过疼痛或不适吗?	
a.直肠(肛门)和睾丸(阴囊)之间即会阴部	是(　)1 否(　)0
b.睾丸	是(　)1 否(　)0
c.阴茎的头部(与排尿无相关性)	是(　)1 否(　)0
d. 腰部以下,膀胱或耻骨区	是(　)1 否(　)0
2. 在过去 1 周,你是否经历过以下事件?	
a. 排尿时有尿道烧灼感或疼痛	是(　)1 否(　)0
b. 在性高潮后(射精)或性交期间有疼痛或不适	是(　)1 否(　)0

3. 在过去 1 周是否总是感觉到这些部位疼痛或不适?

(　)0 a. 从不

(　)1 b. 少数几次

(　)2 c. 有时

(　)3 d. 多数时候

(　)4 e. 几乎总是

(　)5 f. 总是

4. 下列哪一个数字是可以描述你过去 1 周发生疼痛或不适时的"平均程度"?

(　)　(　)　(　)　(　)　(　)　(　)　(　)　(　)　(　)　(　)

　1　　2　　3　　4　　5　　6　　7　　8　　9　　10

"0"表示无疼痛,2~9 依次增加,"10"表示可以想象到最严重疼痛

排尿

5. 在过去 1 周,排尿结束后,是否经常有排尿不尽感?

(　)0 a. 根本没有

(　)1 b. 5 次中少于 1 次

(　)2 c. 少于一半时间

(　)3 d. 大约一半时间

（续　表）

（　）4 e. 超过一半时间

（　）5 f. 几乎总是

6. 在过去 1 周,是否在排尿后少于 2 小时内经常感到又要排尿?

（　）0 a. 根本没有

（　）1 b. 5 次中少于 1 次

（　）2 c. 少于一半时间

（　）3 d. 大约一半时间

（　）4 e. 超过一半时间

（　）5. f. 几乎总是

症状的影响

7. 在过去的 1 周里,你的症状是否总是影响你的日常生活?

（　）0 a. 没有

（　）1 b. 几乎不

（　）2 c. 有时

（　）3 d. 许多时候

8. 在过去的 1 周里,你是否总是想到你的症状?

（　）0 a. 没有

（　）1 b. 几乎不

（　）2 c. 有时

（　）3 d. 许多时候

生活质量

9. 如果在你以后的日常生活中,过去 1 周出现的症状总是伴随着你,你的感觉怎么样?

（　）0 a. 快乐

（　）1 b. 高兴

（　）2 c. 大多数时候满意

（　）3 d. 满意和不满意各占一半

（　）4 e. 大多数时候不满意

（　）5 f. 不高兴

（　）6 g. 难受

积分评定

疼痛 1a＋1b＋1c＋1d＋2a＋2b＋3＋4

尿路症状 5＋6

对生活质量影响 7＋8＋9

合计：

(三)必需检查项目

1. 体格检查

(1)一般体格检查:除全面体格检查外,应重点检查患者下腹部、腰骶部、会阴部、阴茎和尿道外口等有无异常。检查睾丸、附睾及精索,以排除睾丸炎、附睾炎、附睾结核、精索静脉曲张等。

(2)直肠指检:除急性期前列腺炎之外,应做前列腺直肠指检。检查肛门括约肌张力,前列腺质地、大小,表面是否光滑,有无结节,中央沟是否存在,有无波动感及压痛,盆壁触痛等。了解有无前列腺增生、前列腺癌、前列腺脓肿等。

2. 尿液检查　尿常规及尿细菌学检查,了解有无尿路感染。

3. 前列腺液镜检(EPS)　前列腺按摩取前列腺液镜检。前列腺液正常值:白细胞 $0 \sim 10/$ HP,卵磷脂小体 $>2+$;如白细胞 $>10/$HP,卵磷脂小体减少者为阳性。

（四）选择检查项目

1. 四杯法　依次收集患者初始尿液（VB1）、中段尿液（VB2）、前列腺按摩液（EPS）、前列腺按摩后尿液（VB3）标本进行检测＋培养及药物敏感试验，来区分男性膀胱、尿道、前列腺的感染。结果如 WBCVB1（－）、VB2（＋／－）、EPS（＋）、VB3（－）；细菌培养 VB1（－）、VB2（＋／－）、EPS（＋）、VB3（＋）。

2. 两杯法　在实际临床工作中通常推荐"两杯法"。"两杯法"是通过获取前列腺按摩前、后的尿液，进行显微镜检查和细菌培养及药物敏感试验。结果如尿液 WBC 在前列腺按摩前为（＋／－）及按摩后为（＋）；细菌培养在前列腺按摩前为（＋／－）及按摩后为（＋）者，即为 CBP。

3. 前列腺液培养　当前列腺液镜检为阳性者，做前列腺液培养加药物敏感试验可了解有无病原菌存在。

4. 精液检查　当前列腺液镜检为阳性，而有血精症者，或伴不育症者，可做精液常规检查。因前列腺炎患者可能出现精液质量异常，如精液不液化、白细胞增多、血精和精子质量下降等改变。

5. 衣原体支原体检查　当前列腺液镜检为阳性者，而有衣原体支原体感染症状，如尿道痒伴有少许分泌物者，可做衣原体、支原体培养检查。因衣原体、支原体是 CBP 的病因之一。

6. 前列腺液 pH 检查　必要时检测前列腺液 pH 改变，慢性前列腺炎患者的前列腺液 pH 为 7.4～8.0（正常值 6.4～7.0）明显增高，如 pH＞7.5 时，要怀疑到细菌感染的可能性。随着慢性前列腺炎症状的改善及治愈，前列腺液 pH 也随之降低，因此治疗期间，前列腺液 pH 下降，可作为判定临床疗效的一项参考指标。

7. PSA 检查　在部分慢性前列腺炎患者也会出现 PSA 升高的情况。急性附睾炎存在或慢性感染急性发作时，外周血检查白细胞计数不升高，前列腺特异性抗原可升高。

8. 免疫学检查　正常前列腺中 IgG、IgA 和 IgM 都大大低于血清水平，而在前列腺炎时，这三种球蛋白在 EPS 中的含量均升高，其中 CBP 的升高比 CNBP 明显。目前免疫学检查主要是通过检测 EPS 中抗沙眼衣原体或支原体的特异抗体水平来确定有无衣原体、支原体的感染，从而取代衣原体、支原体的分离和培养。然而由于不同病原体有不同的特异抗原，制备极为困难，故抗原的检测进展不大。

9. 尿流动力学检查　前列腺炎患者尿流动力学检查可见最大尿道压力明显增高，膀胱颈压力增高。

10. B 超　典型的慢性前列腺炎表现为前列腺轮廓和包膜回声清晰，可有轻度起伏不平，内部回声不规则，分布不均匀，常伴有钙化，但不能区分 CBP、CAP 及前列腺癌。对于鉴别前列腺、精囊和射精管等病变有一定价值。

11. 尿道膀胱镜检　此为有创检查，只在某些情况下，如患者有血尿，其他检查提示有膀胱尿道病变时可选择膀胱尿道镜检查，以观察尿道有无狭窄，精阜有无肥大，膀胱颈有无抬高，前列腺有无增生，后尿道有无特异性的充血、滤泡、溃疡等。

12. 前列腺穿刺活检　当怀疑前列腺癌时才做前列腺穿刺活检。

13. CT 和 MRI　仅在怀疑有前列腺恶性肿瘤、精囊、盆腔器官病变时才应用。

四、鉴别诊断（differential diagnosis）

需要鉴别的疾病包括良性前列腺增生、睾丸附睾和精索疾病、膀胱过度活动症、神经源性膀胱、腺性膀胱炎、性传播疾病、前列腺癌、中枢和外周神经病变等。

五、治疗（treatment）

（一）抗生素治疗

最好根据前列腺液病原微生物培养及药物敏感试验结果选择敏感的抗生素。一般多选用广谱抗生素口服，可选择氟喹诺酮类（如环丙沙星、左氧氟沙星、洛美沙星和莫西沙星等）、四环素类（如米诺环素等）和磺胺类（如复方新诺明）等药物。不主张长期经肌内及静脉内使用抗生素治疗。因这会导致一些并发症及不良后果。在治疗期间应对患者进行阶段性的疗效评价，疗效不满意者，可改用其他敏感抗生素。持续治疗至少 1 个月以上，待病原微生物（细菌、衣原体和支原体）消失，EPS 结果 WBC＜10/HP 后持续 3 周以上均正常才停药。

(二)中成药抗前列腺炎治疗

1. 丹益片　主要成分为丹参、益母草、马鞭草、牛膝、黄柏、白头翁、王不留行,具有活血化瘀、清热利湿的功效。用于慢性非细菌性前列腺炎,淤血阻滞湿热下注证,症见尿痛、尿频、尿急、尿道灼热、尿后滴沥,舌红苔黄或黄腻或舌质黯或有瘀点瘀斑,脉弦或涩或滑等。每片5.7g,口服,一次4片,一日3次,3个月为1个疗程,有较好的疗效,不良反应:个别患者出现轻度肝功能异常,少数患者出现轻度胃痛、腹泻等消化道不适症状。

2. 前列腺解毒胶囊　前列腺解毒胶囊有解毒利湿、通淋化瘀的功效。用于慢性前列腺炎属湿热挟瘀证。症见小便频急,尿后余沥,尿后滴白,尿道涩痛,少腹疼痛,会阴不适,腰骶疼痛,阴囊潮湿,睾丸疼痛等。每粒0.4g,每次4粒,每日2次。

3. 泽桂癃爽胶囊　泽桂癃爽胶囊有行瘀散结、化气利水的功效,用于膀胱瘀阻型前列腺增生及慢性前列腺炎。症见夜尿频多,排尿困难,小腹胀满,或小便频急,排尿不尽,少腹、会阴或腰骶疼痛或不适、睾丸坠胀不适、尿后滴白等。每粒0.44g,每次2粒,每日3次,3个月为1个疗程。

(三)纠正性功能障碍

性功能障碍是前列腺炎的主要症状之一,纠正性功能障碍是治疗前列腺炎的主要措施之一。

1. 龙鹿胶囊　龙鹿胶囊有温肾壮阳、益气滋肾的功效。用于元气亏虚,精神萎靡,食欲缺乏;男子阳衰,精寒无子,遗精阳痿,举而不坚。每粒0.2g,口服,一次3～5粒,一日3次。3个月为1个疗程。不良反应尚不明确。

2. 杞蓉胶囊　杞蓉胶囊主要成分有枸杞子、肉苁蓉、锁阳、蛇床子、女贞子、五味子、金樱子、淫羊藿、菟丝子,主治神经衰弱、肾虚、性功能障碍、失眠等。每粒0.35g,口服,一次4～6粒,一日3次,3个月为1个疗程。不良反应尚不明确。

3. 伊木萨克片　伊木萨克片有补肾壮阳、益精固涩的功效。用于阳痿,早泄,滑精,遗尿及神经衰弱。每片0.5g,一次2～3片,一日1次,晚饭后服用,3个月为1个疗程。不良反应尚不明确。

(四)选择性治疗

1. 改善排尿功能紊乱　伴有尿频、夜尿多,尿流动力学检测亦提示膀胱颈梗阻的慢性前列腺炎患者,可用α受体阻滞药,主要有多沙唑嗪(Doxazosin)、坦索罗辛(Tamsulosin)和特拉唑嗪(Teramsin)等。α受体阻滞药能使紧张的膀胱颈和前列腺松弛,改善排尿功能紊乱,消除前列腺导管系统内尿液反流,进而改善或消除此类患者症状。一般治疗时间至少6个月,以减少症状复发。

2. 会阴部隐痛不适者　独一味胶囊:每粒0.3g每次3粒,每日3次;保泰松:每片0.1g,一次1片,一日3次(饭后服);吲哚美辛(消炎痛):每片25mg,每次1片,一日2次;布洛芬缓释胶囊(芬必得):每粒0.3g,每次1粒,一日2次(早、晚各一次);非普拉宗:每片100mg,每次2片,一日2～3次;萘普生缓释片:每片0.5g,每次1片,一日1次,整片吞服;萘丁美酮:每片0.5g,每次2片,一日1次。该类药物有抗炎、镇痛作用,可减轻症状。

3. 膀胱过度活动症者　对伴有膀胱过度活动症(overactive bladder,OAB)表现,如尿急、尿频和夜尿,但无尿路梗阻的前列腺炎患者,可以使用M受体阻滞药治疗,如酒石酸托特罗定(宁通片),每片2mg,每次1片,每日2次,可缓解症状。

4. 抗抑郁药及抗焦虑药　对合并抑郁、焦虑的慢性前列腺炎患者,在治疗前列腺炎的同时,可选择使用抗抑郁药及抗焦虑药物治疗。

(五)配合治疗

1. 生活习惯　患者应戒酒忌烟,忌辛辣刺激食物,坚持正常的性生活,适当进行体育锻炼,增强体质,提高抗病能力。

2. 前列腺按摩　前列腺按摩可使前列腺内脓性分泌物排出,增加局部药物浓度,缓解CBP患者的症状,促进其恢复。

3. 热疗　已有生育的患者可选择热疗:①常用热水坐浴,加强前列腺及周围组织的血液循环,促进炎症的消退。方法是将热水置于盆内,温度控制在40～42℃,将会阴部浸入水中,时间15～20min,每天1次,长期坚持,对改善症状、促进康复有良好效果。②微波、射频、激光等热疗,短期内有一定的缓解症状作用。不推荐使用侵入性热疗。

(六)反对治疗

1. 前列腺注射治疗、经尿道前列腺灌注治疗等,尚缺乏循证医学证据证实其疗效与安全性,可能产生一些并发症及不良后果。

2. 长期使用抗生素,无治疗效果,并会导致一些并发症及不良后果。

3. 手术治疗。经尿道膀胱颈切开术、经尿道前列腺切除术等手术对于慢性前列腺炎很难起到治疗作用,并会导致一些并发症及不良后果。

(郑伏甫 陈在贤)

第四节 慢性非细菌性前列腺炎(chronic abacterial prostatitis)

慢性非细菌性前列腺炎(CAP)是男性最常见的一种前列腺疾病,多发于 20－50 岁青壮年人,约占前列腺炎患者的 90％。其病因及发病机制十分复杂,容易误诊,治疗十分困难,疗效不佳。

一、病因和发病机制(etiopathogenesis and pathogenesy)

CAP 的病因及发病机制十分复杂,至今仍未明确。多数学者认为其主要病因可能是病原体感染、排尿功能障碍、精神心理因素、神经内分泌因素、免疫反应异常、氧化应激学说等。至今有如下几种学说。

1. 病原体感染 有部分学者认为 CAP 很可能还是病原体所引起的,患者虽然常规细菌检查未能分离出病原体,但仍可能是由病原微生物所致。有如下 3 种可能:①可能和以前曾经有过抗菌药物治疗有关;②可能由某些特殊类型的病原体感染引起,如厌氧菌、L 型变形菌、纳米细菌(nanobactem)、沙眼衣原体、支原体等,以及其他病原体,如寄生虫、真菌、病毒、滴虫、结核分枝杆菌等,这些病原体用一般常规培养方法均为阴性;③可能还有一些用现代检测手段还不能检测的病原体等,需进一步研究才能肯定。

2. 尿液反流 有部分学者认为在 CAP 的发病与尿液反流有关,不过反流尿液可能不含致病菌,而是其他物质,如尿酸或某些抗原、微生物残留等。当排尿功能障碍时,导致尿道内、外括约肌同时关闭,前列腺部尿道内压力增高,使少量残留前列腺尿道内的余尿液流入前列腺腺管内,直接刺激前列腺,诱发无菌性"化学性前列腺炎"。尿液反流可能是 CNBP 的一个重要病因,20 世纪初人们已观察到尿石症与前列腺结石之间的相关性,提出尿液反流可能是前列腺结石的病因,更可能是引起 CAP 的原因。

3. 免疫反应异常 CAP 早被认为可能是一种自身免疫疾病,前列腺炎的前列腺组织、血清和按摩液中都存在着免疫球蛋白 IgA 和 IgG,IgA 被认为是由前列腺上皮分泌的。在慢性非细菌性前列腺炎患者的前列腺按摩液中,总 IgA 和 IgG 含量比正常人明显升高,但不如细菌性前列腺炎患者那样高,而且也测不到抗原特异性抗体。细菌性前列腺炎患者的抗原特异性(如肠杆菌属)IgA 含量高,而且在有效治疗后持续存在达 1 年之久,甚至在精液中可测到免疫球蛋白包裹的致病菌。要确定前列腺炎的发生是一种免疫机制,采用过继转移技术(adoptive transfer technique)发现细胞免疫机制起了作用,也可能有体液免疫。因此认为,前列腺炎可能是一种过敏性炎症反应或自身免疫性疾病。

4. 氧化应激(自由基学说) 自由基(free radical,FR),化学上也称为"游离基",是含有一个不成对电子的原子团,在化学中,这种现象称为"氧化"。氧原子上有未配对电子的自由基称为氧自由基。外界环境中的阳光辐射、空气污染、吸烟、农药等都会使人体产生更多活性氧自由基,使核酸突变,这是人类衰老和患病的根源。若氧自由基产生过多,或机体的清除机制及其损伤修复功能下降时,就可对细胞有杀伤作用,如破坏细胞膜,使血清抗蛋白酶失去活性,损伤基因导致细胞变异的出现和蓄积。近年研究发现,慢性前列腺炎患者氧自由基的产生过多和(或)自由基的清除体系作用相对降低,从而使机体抗氧化应激作用的反应能力降低,氧化应激作用产物和(或)副产物增加,也可能为慢性前列腺炎发病机制之一。

5. 精神心理因素 研究表明,经久不愈的前列腺炎患者中一半以上存在明显的精神心理因素和人格特征改变,如焦虑、压抑、疑病症等,甚至有自杀倾向。这些精神、心理因素的变化可引起自主神经功能紊乱,造成后尿道神经肌肉功能失调,导致骨盆区域疼痛及排尿功能失调,或引起下丘脑垂体进一步加重症状,消除精神紧张可使症状缓解或痊愈。其精神心理改变可能是继发原因。

总之,CAP的病因及发病机制仍不完全明确,各种假说众多,应认识到CAP并不是单纯的一个疾病,而是一个综合征,其病因可能是多元化的,多种因素单独或合并作用引起CAP。

二、病理(pathology)

CAP的病理改变与CBP相比并无特异性,同样表现为腺泡周围的炎性反应,伴单核细胞及淋巴细胞浸润。后期则出现腺泡周围组织增生、纤维化、腺泡皱缩、腺管狭窄等,因而依靠组织活检病理检查并不能区分CBP与CAP。

三、临床表现(clinical manifestations)

CAP的临床表现和CBP和前列腺痛相比并无太多特异性,主要有以下方面。

1. 排尿症状　如尿频、尿急、尿痛、排尿烧灼感,或有排尿困难、尿线细、排尿踌躇、尿不尽等。

2. 疼痛症状　表现为定位不明确的胀痛、隐痛、坠痛、或似痛非痛,位置广泛,可表现在会阴部、耻骨上、肛周、腰部、阴囊、大腿根部内侧、阴茎等部位。

3. 性功能障碍　主要表现为性欲减退、性功能减退,不少病例有性交痛、勃起功能障碍、早泄等,可能与前列腺受到炎症刺激有关。慢性前列腺炎并不直接损害阴茎勃起的神经-血管功能,可能是长期的不适感对患者心理产生压力,使他们产生抑郁和担心,特别是不了解本病的患者常会认为自己的性功能有问题,久而久之可能产生精神性勃起功能障碍。

4. 不育　部分患者以不育症就诊。精液的主要成分是前列腺液,感染的前列腺液必然影响精子的营养及活力及与卵子结合的能力。慢性前列腺炎导致精子的活力降低,死精子率增高,导致不育。

5. 精神症状　部分患者还可出现头晕、乏力、记忆力减退、性功能异常、射精不适或疼痛及精神郁抑等症状。

四、诊断(diagnosis)

(一)病史

1. 询问疼痛性质、特点、部位、程度和有无排尿异常等情况。

2. 了解既往病史、婚姻史、生育史、性生活史及有无性功能障碍。

3. 了解过去诊治情况。

(二)慢性前列腺炎症状指数评分

参见本章第三节慢性细菌性前列腺炎的诊断中慢性前列腺炎症状评分。

(三)必需检查项目

1. 体格检查

(1)一般体格检查:除全面体格检查外,应重点检查患者下腹部、腰骶部、会阴部、阴茎和尿道外口等有无异常。检查睾丸、附睾及精索,以排除睾丸炎、附睾炎、附睾结核、精索静脉曲张等。

(2)直肠指检:除急性期前列腺炎之外,应做前列腺直肠指诊。检查肛门括约肌张力,前列腺质地、大小,表面是否光滑,有无结节,中央沟是否存在,有无波动感及压痛、盆壁触痛等。了解有无前列腺增生、前列腺癌、前列腺脓肿等。

2. 尿液检查　尿常规及尿细菌学检查,是了解有无尿路感染,排除尿路感染、诊断前列腺炎的辅助方法。

3. 前列腺液镜检(EPS)　前列腺按摩取前列腺液镜检正常值:白细胞0～10/HP,卵磷脂小体＞2＋;如白细胞＞10/HP,红细胞和上皮细胞不存在或偶见,卵磷脂小体减少者为阳性,有诊断意义。

(四)选择检查项目

1. 两杯法或四杯法检查　参见本章第三节慢性细菌性前列腺炎的诊断中的两杯法或四杯法检查。四杯法,如结果仅EPS(＋)则支持为CAP。两杯法,如结果仅EPS(＋)则支持为CAP。

2. 前列腺液培养　当前列腺液镜检为阳性者,做前列腺液培养加药物敏感试验可了解有无病原菌存在。

3. 精液检查　当前列腺液镜检为阳性,而有血精症者,或伴不育症者,可做精液常规检查。因前列腺炎患者可能出现精液质量异常,如精液不液化、白细胞增多和精子质量下降等改变。

4. 衣原体、支原体检查 参见本章第三节慢性细菌性前列腺炎的诊断中的衣原体、支原体检查,如结果是阴性则支持为 CAP。

5. 免疫学检查 参见本章第三节慢性细菌性前列腺炎的诊断中的免疫学检查。

6. 前列腺液 pH 检测 参见本章第三节慢性细菌性前列腺炎的诊断中的前列腺液 pH 检测,如 pH<7.0 时细菌感染的可能性小。

7. 尿流动力学检查 ①尿流率检查可以大致了解患者排尿状况,有助于前列腺炎与排尿障碍相关疾病进行鉴别;②尿流动力学检查可以发现膀胱尿道功能障碍。

8. B 超 慢性前列腺炎表现为前列腺轮廓和包膜回声清晰,可有轻度起伏不平,内部回声不规则,分布不均匀,常伴有钙化,但不能区分 CBP、CAP 及前列腺癌。经直肠 B 超对于鉴别前列腺、精囊和射精管等病变有一定价值。

9. 尿道膀胱镜检 此为有创检查,只在某些情况下,如患者有血尿,其他检查提示有膀胱尿道病变时可选择尿道膀胱镜检查,以观察尿道有无狭窄,精阜有无肥大,膀胱颈有无抬高,前列腺有无增生,后尿道有无特异性的充血、滤泡、溃疡等。

10. PSA 检查 在部分慢性前列腺炎患者也会出现 PSA 升高的情况。

11. 前列腺穿刺活检 当怀疑前列腺癌时才做前列腺穿刺活检。

12. CT 和 MRI 仅在怀疑有前列腺恶性肿瘤、精囊、盆腔器官病变时才应用,对鉴别精囊、射精管等盆腔器官病变有潜在应用价值,但于前列腺炎本身的诊断价值仍不清楚。

五、鉴别诊断(differential diagnosis)

慢性非细菌性前列腺炎缺乏客观的、特异性的诊断依据,临床诊断时应与可能导致骨盆区域疼痛和排尿异常的疾病,如良性前列腺增生、睾丸附睾和精索疾病、膀胱过度活动症、间质性膀胱炎、膀胱肿瘤、前列腺癌、肛门直肠疾病、腰椎疾病、中枢和外周神经病变等进行鉴别诊断。

六、治疗(treatment)

慢性非细菌性前列腺炎的治疗非常困难,主要是综合口服药治疗,以中成药为主,配合其他药物,治疗显效慢,服药时间较长,1 个疗程至少 3 个月。

(一)抗前列腺炎药物

参见本章第三节慢性细菌性前列腺炎的治疗中的中成药抗前列腺炎治疗。

(二)纠正性功能障碍

参见本章第三节慢性细菌性前列腺炎的治疗中的纠正性功能障碍。

(三)对症治疗

1. 改善排尿功能紊乱 伴有尿频、夜尿多,尿流动力学检测亦提示膀胱颈梗阻的慢性前列腺炎患者,可用 α 受体阻滞药,主要有坦洛新缓释片(Danluoxin sustained release tablets)、坦索罗辛(Tamsulosin)等。α 受体阻滞药能使紧张的膀胱颈和前列腺松弛,改善排尿功能紊乱,消除前列腺导管系统内尿液反流,进而改善或消除此类患者症状。一般治疗时间至少 6 个月,以减少症状复发。

2. 会阴部隐痛不适者 独一味胶囊:每粒 0.3g,每次 3 粒,每日 3 次;吲哚美辛(消炎痛):每片 25mg,每次 1 片,一日 2 次。该类药物有抗炎、镇痛作用,可减轻症状。

3. 膀胱过度活动症者 对伴有膀胱过度活动症(overactive bladder,OAB)表现,如尿急、尿频和夜尿,但无尿路梗阻的前列腺炎患者,可以使用 M 受体阻滞药治疗,如索利那新(卫喜康),5mg/d,可缓解症状。

4. 抗抑郁药及抗焦虑药 对合并抑郁、焦虑的慢性前列腺炎患者,在治疗前列腺炎的同时,可选择使用抗抑郁药及抗焦虑药物治疗。

(四)配合治疗

参见本章第三节慢性细菌性前列腺炎的治疗中的配合治疗。

(五)反对治疗

参见本章第三节慢性细菌性前列腺炎的治疗中的反对治疗。

(郑伏甫 陈在贤 张敏建)

第五节　前列腺痛（prostatodynia）

前列腺痛即慢性骨盆疼痛综合征（chronic pelvic pain syndromes，CPPS），是尿道、前列腺或会阴及骨盆底等部位的肌肉痉挛性疼痛引起的类似于慢性前列腺炎的不适，常伴有情绪不稳定、精神紧张、焦虑和偏执妄想等表现，客观检查结果阳性率低；前列腺液镜检白细胞<10/HP，培养无细菌生长等称为前列腺痛。本类型在前列腺炎各类型中所占比例远低于慢性非细菌性前列腺炎，其病因不甚清楚，治疗比较困难。

一、病因病理（etiopathogenesis and pathogenesy）

前列腺痛的病因和发病机制不清，可能与神经精神因素有关，但有争议。

膀胱内括约肌和前列腺前括约肌（preprostatic sphincter）含有很多肾上腺素能神经末梢，而且在前列腺被膜、肌肉、腺泡平滑肌、腺管周围的肌肉，以及精囊、输尿管、射精管，肾上腺素能神经纤维也很丰富。尿道外括约肌虽然主要由体神经支配，但是其非随意肌部分也含有肾上腺素能神经纤维，因此也受交感神经的影响。在这种情况下，血循环糖皮质激素浓度增高，全身和局部的儿茶酚胺也随之增加，肾上腺素能神经活动增强，引起尿道内括约肌和盆底横向肌痉挛，称为膀胱颈和尿道痉挛综合征（bladder neck/urethral spasm syndrome）或焦虑膀胱（anxious bladder）；前列腺内自主神经系统兴奋，使前列腺液分泌过多、前列腺肌肉收缩，称为应激性前列腺炎（stress prostatitis）。但是前列腺痛的神经系统检查往往是正常的，提示膀胱颈和前列腺尿道部的痉挛性改变的确是一种后天的功能性失调。大多数在尿流动力学检查时显示膀胱颈和前列腺部尿道"痉挛"，即松弛不彻底，而外括约肌却完全松弛。最大静止尿道闭合压特别高，尿流率下降，导致尿液反流至前列腺腺管，引起化学性前列腺炎（非细菌性前列腺炎）。

前列腺痛患者比正常人对身体的不适和疼痛有更多的关注、焦虑和紧张，与非细菌性前列腺炎患者都有过高的精神压力，因此被称为压力性前列腺炎。前列腺痛的主要症状是会阴、耻骨上等部位疼痛（慢性盆腔疼痛综合征），以及显著的精神症状，如忧郁、焦虑、恐惧等表现。多数学者认为，应激性反应是前列腺痛的原始原因。许多前列腺痛患者承认有应激和情绪紧张。即便说应激反应不是前列腺痛的原因，也是一种影响因素；但应激反应作为前列腺痛的病因，其机制尚不够明确。药物治疗失败对某些前列腺痛患者来说无疑是一种情绪干扰，提示精神心理因素在前列腺痛的发病机制中起重要作用。

二、临床表现（clinical manifestations）

前列腺痛的好发人群是青壮年男性，具有非特异性的前列腺炎的症状，但一般无泌尿系统感染的病史。主要的症状如下。

1. 盆腔疼痛　盆腔疼痛是最主要的顽固性症状，如会阴、阴茎、耻骨上、阴囊、尿道等部位的疼痛。

2. 排尿症状　极少数患者伴有尿频、尿急和夜尿增多、排尿踌躇、排尿中断（脉冲样排尿），尿线细、尿线无力及尿后滴沥等。

3. 性功能障碍　主要表现为性欲减退、性功能减退，不少病例有性交痛、勃起功能障碍、早泄等，可能是长期的不适感在患者心理上产生压力，使他们产生抑郁和担心，特别是不了解本病的患者常会认为自己的性功能有问题，久而久之可能产生精神性勃起功能障碍。

4. 精神症状　患者情绪紧张，精神压力大，全身乏力、失眠、多梦，容易疲劳、疑病和焦虑等。

三、诊断（diagnosis）

前列腺痛具有与其他慢性前列腺炎相似的症状，但缺乏客观性的体征，其诊断实际上是一个鉴别诊断的过程。逐个排除与前列腺痛相混淆的细菌性前列腺炎和非细菌性前列腺炎，以及其他一些较少见的疾病，如间质性膀胱炎、膀胱原位癌、耻骨骨髓炎等。怀疑有相关疑难病症者，需进一步做相关项目的检查。

（一）病史

应详细询问病史，了解发病原因或诱因；询问疼痛性质、特点、部位、程度和排尿异常等症状；了解治疗经过和疗效，评价疾病对生活质量的影响；了解既往史、个人史和性生活情况。

(二)慢性前列腺炎症状指数评分

参见本章第三节慢性细菌性前列腺炎的诊断中慢性前列腺炎症状评分。

(三)必需检查项目

1. 体格检查　参见本章第三节慢性细菌性前列腺炎的诊断中的体格检查。不局限于前列腺和外生殖器的检查，应仔细地检查腹部、会阴和直肠，排除引起前列腺痛症状的原发疾病。给这类患者做肛门指检时，前列腺触诊无异常及压痛，而肛门两侧的肛提肌等处却有较明显的压痛。

2. 尿常规检查　前列腺痛者尿常规及尿培养多无异常发现。

3. 前列腺液镜检(EPS)＋培养　前列腺痛者 EPS 白细胞如＜10/HP，卵磷脂小体正常，前列腺液培养无细菌生长，支持为前列腺痛可能。

(四)推荐检查项目

衣原体、支原体检查前列腺痛者结果应为阴性。

(五)选择检查项目

1. 前列腺液 pH 检测　必要时检测前列腺液 pH 改变，慢性前列腺炎患者的前列腺液 pH 为 7.4～8.0(正常值 6.4～7.0)明显增高，如 pH＞7.5 时，要怀疑到细菌感染的可能性。而前列腺痛患者前列腺液 pH 多在正常范围内(6.4～7.0)。

2. 尿流动力学检查　尿流动力学检查不论对功能性还是对器质性的下尿路病变，均能明确诊断，因此有助前列腺痛与排尿障碍相关疾病进行鉴别。①尿流率测定：尿流率检查可以大致了解患者排尿状况；②尿流动力学检查：前列腺痛患者尿流动力学检查可见最大尿道压力明显增高，膀胱颈压力增高，提示尿道功能性梗阻、膀胱逼尿肌收缩力减退或逼尿肌无反射和逼尿肌不稳定等膀胱尿道功能障碍。

3. B 超　经腹 B 超可了解前列腺痛患者双肾、膀胱及残余尿；经直肠 B 超对于鉴别前列腺、精囊和射精管等病变有一定价值。

4. 尿道膀胱镜检　尿道膀胱镜为有创检查，不推荐前列腺痛患者常规进行此项检查。在某些情况下，如患者有血尿、尿液分析明显异常，其他检查提示有膀胱尿道病变时可选尿道膀胱镜检查以明确诊断。前列腺痛患者一般多无异常。尿道膀胱镜检可以观察尿道有无狭窄，后尿道有无特异性的充血、滤泡、溃疡，有无精阜肥大、膀胱颈挛缩、前列腺增生，膀胱内有无新生物等病变。

5. CT 和 MRI　CT 及 MRI 很少用于前列腺炎的诊断，除非是为了鉴别排除前列腺恶性肿瘤，精囊、射精管等盆腔器官病变有潜在应用价值。对前列腺痛进行盆腔血管的 MRI 可以发现前列腺包囊的静脉扩张淤血，盆腔侧壁和膀胱后静脉丛也可有扩张瘀血，阴部内静脉可有狭窄或中断。

6. 前列腺穿刺活检　是一种创伤性检查，在前列腺痛的诊断中不推荐此检查。除非 PSA 明显升高，怀疑前列腺癌者才做前列腺穿刺活检。

7. 免疫学检查　目前免疫学检查主要是通过检测 EPS 中抗沙眼衣原体或支原体的特异抗体水平来确定有无衣原体、支原体的感染，从而取代衣原体、支原体的分离和培养。然而由于不同病原体有不同的特异抗原，制备极为困难，故抗原的检测进展不大。

8. 尿细胞学检查　尿细胞学检查在与膀胱原位癌等鉴别方面具有一定价值。

四、鉴别诊断(differential diagnosis)

前列腺痛的主观感觉明显，以疼痛为主，常伴有情绪不稳定和精神紧张、压抑；有的患者经心理测试表明伴有性心理障碍、严重焦虑、偏执妄想等。而客观检查结果阳性率低，如前列腺按摩液内白细胞＜10/HP，培养无细菌生长等。前列腺痛缺乏客观的、特异性的诊断依据，临床诊断时应与可能导致骨盆区域疼痛和排尿异常的疾病进行鉴别诊断。

1. PD 与 CBP 及 CAP 鉴别　这三者的症状非常相似，许多主诉排尿困难和排尿疼痛、白天尿频和夜尿增多等刺激性症状，这些症状的严重程度可随时间而变化。①CBP 及 CAP 的 EPS 镜检白细胞均≥10 个/HP。②CBP 则因为可能有菌尿，故常规镜检时白细胞异常增高，尿沉渣镜检可能有细菌，前列腺液及尿培养可能有细菌生长。③PD 的 EPS 中白细胞＜10 个/HP，EPS 及尿沉渣镜检无细菌,尿细菌及前列腺液培养为阴性。④ABP的症状较为典型,不易与前列腺痛及CAP相混淆。

2. PD与其他疾病鉴别 PD及CAP的症状不典型,以排尿异常为主的患者应明确有无膀胱出口梗阻和膀胱功能异常。需要鉴别的疾病包括:良性前列腺增生、睾丸、附睾和精索疾病、膀胱过度活动症、神经源性膀胱、间质性膀胱炎、腺性膀胱炎、精阜肥大、性传播疾病、膀胱肿瘤(膀胱原位癌)、前列腺癌、肛门直肠疾病、腰椎疾病、中枢和外周神经病变等。如果不能排除上述疾病可考虑做相应的检查以协助鉴别。

五、治疗(treatment)

由于前列腺痛的病因和机制都很复杂,未完全弄清楚,因此至今没有特效的根治方法。一般认为治疗原则是:避免诱发因素,减轻患者痛苦,心身兼顾治疗,预防病情复发。

(一)对症治疗

参见本章第四节慢性非细菌性前列腺炎的治疗中的对症治疗。

(二)纠正性功能障碍

参见本章第三节慢性细菌性前列腺炎的治疗中的纠正性功能障碍。

(三)配合治疗

1. 生活习惯 患者应戒酒及烟,忌辛辣刺激食物;坚持正常的性生活,适当进行体育锻炼,增强体质,提高抗病能力。

2. 热疗 已有生育的患者可选择热疗。①常用热水坐浴,加强前列腺及周围组织的血液循环,促进炎症的消退。方法是将热水置于盆内,温度控制在40～42℃,将会阴部浸入水中,时间15～20min,每天1次,长期坚持,对改善症状、促进康复有良好效果。②微波、射频、激光等热疗,短期内有一定的缓解症状作用。不推荐使用侵入性热疗。

(四)反对治疗

参见本章第三节慢性细菌性前列腺炎的治疗中的反对治疗。

(郑伏甫 陈在贤 张 滨)

参 考 文 献

[1] 高坤.经会阴前列腺包膜下注射治疗慢性细菌性前列腺炎120例报告.内蒙古中医药,2010,29(4):80

[2] 谢国祥.前列舒通胶囊联合司帕沙星治疗慢性细菌性前列腺炎240例体会.贵州医药,2010,1:40-41

[3] 王晖.中西医结合治疗前列腺痛的疗效观察.中国医学创新,2010,7(9):94-95

[4] 张凯,白文俊,等.前列腺炎诊断治疗指南//那彦群,等.中国泌尿外科疾病诊断治疗指南,2011:132-146

[5] 那彦群,叶章群,孙光.中国泌尿外科疾病诊断治疗指南.北京:人民卫生出版社,2011

[6] 吕天虎,施秀英.综合治疗措施对慢性前列腺炎患者生活质量的影响研究.临床合理用药杂志,2012,9:31-32

[7] 覃吉高.克拉霉素前列舒通联合治疗慢性非淋菌性前列腺炎、精囊炎89例临床疗效观察.中国性科学,2012,4:28-30

[8] 沈进,王妍,姜心,等.三金片、坦索罗辛及环丙沙星治疗慢性前列腺炎的疗效观察.中国现代医生,2012,9:71-72

[9] 葛平玉,常青,许灌成.盐酸坦索罗辛治疗慢性前列腺炎80例分析.贵州医药,2011,12:1094-1095

[10] 秦轶,潘建刚,周兴.药物三联治疗慢性前列腺炎的临床观察.中国中医药咨讯,2012,3:35-36

[11] 陆基宗.前列腺炎的药物疗法.健康博览,2012,4:15

[12] 刘杰.左氧氟沙星与前列舒通胶囊合用治疗慢性前列腺炎临床研究.河北医学,2012,3:378-379

[13] 田明涛,吴金峰.中药复方治疗老年慢性前列腺炎的效果及机制探讨.老年医学与保健,2012,1:52-54

[14] 杜兆金.复方玄驹胶囊联合左氧氟沙星对肾阳虚型CP的临床观察.中国现代医生,2011,34:59-60

[15] 张耘,林文耀,宋旭,等.中西医结合治疗急性细菌性前列腺炎临床分析.重庆医学,2017(A02):158-159

[16] 卢喜伟,曾小明,余明主,等.前列腺脓肿合并脓毒血症1例报告及诊疗.医学信息,2018,14:190

[17] 苏诗雨,郑入文,胡慧,等.慢性前列腺炎知多少.家庭医药,2017,11:30-31

[18] 李波男,何清湖,周兴,等.谭新华治疗前列腺痛临证经验.中医药导报,2019,11:83-84

[19] Motrich RD, van Etten E, Baeke F, et al. Crucial role of interferon-gamma in experimental autoimmune prostatitis. J Urol,2010,183(3):1213-1220

[20] Shen X, Ming A, Li X, et al. Nanobacteria: a possible etiology for type Ⅲ prostatitis. J Urol, 2010, 184 (1): 364-369

[21] Lipsky BA, Byren I, Hoey CT. Treatment of bacterial prostatitis. Clin Infect Dis, 2010, 50 (12): 1641-1652

[22] Joshi N, Bissada NF, Bodner D, et al. Association between periodontal disease and prostate-specific antigen levels in chronic prostatitis patients. J Periodontol, 2010, 81(6): 864-869

[23] Long Z, He L, Zhong K, et al. Clinical analysis of benign prostate hyperplasia with prostatitis. Zhong Nan Da Xue Xue Bao Yi Xue Ban, 2010, 35(4): 381-385

[24] Mclntyre M, Fisch H. Ejaculatory duct dysfunction and lower urinary tract symptoms: chronic prostatitis. Curr Urol Rep, 2010, 11(4): 271-275

[25] Murphy AB, Nadler RB. Pharmacotherapy strategies in chronic prostatitis/chronic pelvic pain syndrome management. Expert Opin Pharmacother, 2010, 11 (8): 1255-1261

[26] Paqlia M, Peterson J, Fisher AC, et al. Safety and efficacy of levofloxacin 750 mg for 2 weeks or 3 weeks compared with levofloxacin 500 mg for 4 weeks in treating chronic bacterial prostatitis. Cure Med Res Opin, 2010, 26(6): 1433-1441

[27] Xu JC, Lu QM, Fu LJ, et al. Qianlie Jiedu capsule combined with rufloxacin for chronic prostatitis: a randomized double-blind controlled clinical trial. Zhonghua Nan Ke Xue, 2010, 16(2): 183-186

[28] Chen Z, Zhou XC, Chen ZQ, et al. Enoxacin for type Ⅲ A prostatitis: a clinical observation. Zhonghua Nan Ke Xue, 2010, 16(3): 258-260

[29] Khalili M, Mutton LN, Gurel B, et al. Loss of Nkx3. 1 expression in bacterial prostatitis: a potential link between inflammation and neoplasia. Am J Pathol, 2010, 176(5): 2259-2268

[30] Zhou Q, He QH, Tian XF, Et al. Musk and carterii birdw enhance the effect of polygonum extract on chronic non-bacterial prostatitis: an animal experimental study. Zhonghua Nan Ke Xue, 2012, 18(5): 460-465

[31] Liu LF, Wang L, Lu TF, et al. UPOINT: a novel phenotypic classification system for chronic prostatitis/chronic pelvic pain syndrome. Zhonghua Nan Ke Xue, 2012, 18(5): 441-445

[32] Lee JJ, Moon HS, Lee TY, et al. PCR for Diagnosis of Male Trichomonas vaginalis Infection with Chronic Prostatitis and Urethritis. Korean J Parasitol, 2012, 50(2): 157-159

[33] Chen QZ, Feng Y, Li W, et al. Verumontanum hypertrophy in chronic prostatitis. Zhonghua Nan Ke Xue, 2012, 18(5): 425-427

[34] Joaquim A, Codio S, Pimentel FL, et al. Bacillary prostatitis after intravesical immunotherapy: a rare adverse effect. Case Rep Oncol, 2012, 5(1): 80-83

[35] Xie WJ, Sun T, Yang XR, et al. Expressions of BNP and NPR-A in rat models of chronic nonbacterial prostatitis and their significance. Zhonghua Nan Ke Xue, 2012, 18(3): 204-207

[36] Liu SM, Xi JB, Chen XJ, et al. Clinical observation of acupoint sticking therapy with Xiongbai Qianlie powder in the treatment of type Ⅲ prostatitis syndrome. Zhongguo Zhen Jiu, 2012, 32(3): 201-204

[37] Cui D, Han G, Shang Y, et al. The effect of chronic prostatitis on zinc concentration of prostatic fluid and seminal plasma: a systematic review and meta-analysis. Curr Med Res Opin, 2015, 31(9): 1763-1769

[38] Kim JW, Oh MM, Bae JH, et al. Clinical and microbiological characteristics of spontaneous acute prostatitis and transrectal prostate biopsy-related acute prostatitis: Is transrectal prostate biopsy-related acute prostatitis a distinct acute prostatitis category? J Infect Chemother, 2015, 21(6): 434-437

[39] Neimark AI, Maksimova SS. Effect of hypercapnic hypoxia on chronic abacterial prostatitis. Urologiia, 2016(3): 80-84

[40] Coker TJ, Dierfeldt DM. Acute Bacterial Prostatitis: Diagnosis and Management. Am Fam Physician, 2016, 93(2): 114-120

[41] Halki Yuksel O, Urkmez A, Verit A. The role of Cajal cells in chronic prostatitis. Arch Ital Urol Androl, 2016, 88(2): 133-135

[42] Zhang TH, Hu CH, Chen JX, et al. Differentiation Diagnosis of Hypo-Intense T2 Area in Unilateral Peripheral Zone of Prostate Using Magnetic Resonance Spectroscopy(MRS): Prostate Carcinoma versus Prostatitis. Med Soi Monit, 2017, 23: 3837-3843

[43] Coker TJ, Dierfeldt CM. Acute Bacterial Prostatitis: Diagnosis and Management. Am Fam Physician, 2016, 93(2): 114-120

[44] Wang Y, Li J, Zhang L, et al. Elevated Adiponectin

in Expressed Prostatic Secretion is a Novel Indicator of Inflammatory Prostatitis. Clin Lab,2018,64(5): 735-741

[45] Cui D,Han G,Shang Y,et al. The effect of chronic prostatitis on zinc concentration of prostatic fluid and seminal plasma:a systematic review and meta-analysis. Curr Med Res Opin,2015,31(9):1763-1769

[46] Rybicki BA,Kryvenko ON,Wang Y,et al. Racial differences in the relationship between clinical prostatitis,presence of inflammation in benign prostate and subsequent risk of prostate cancer. Prostate Cancr Prostatic Dis,2016,19(2):145-150

[47] Sun C,Xie G,Huang F,et al. Effects of Calcium Oxalate on Expression of Clusterin and Lower Urinary Tract Symptoms in Prostatitis and Benign Prostatic Hyperplasia Patients with Calculi. Med Sci Monit, 2018,24:9196-9203

[48] Okamoto K,Kurita M,Yamaguchi H,et al. Effect of tadalafil on chronic pelvic pain and prostatic inflammation in a rat model of experimental autoimmune prostatitis. Prostate,2018,78(10):707-713

第5章　良性前列腺增生
(benign prostatic hyperplasia)

良性前列腺增生(BPH)是前列腺间质和腺体成分的增生,细胞增多,使前列腺体积增大(benign prostatic enlargement,BPE),压迫尿道,使尿道狭窄,出现下尿路症状(lower urinary tract symptoms,LUTS),即膀胱出口梗阻(bladder outlet obstruction,BOO)的中老年男性最为常见的良性疾病;梗阻症状随年龄增加而进行性加重,排尿困难,严重者尿潴留,如梗阻时间过长,可导致肾功能损害,以致尿毒症危及生命。如能及时诊断,得到及时有效的治疗,可完全治愈。男性自35岁以后前列腺就有不同程度的增生,50岁以后出现临床症状。其患病率逐年增加,一般50～60岁男性,有50%患病理前列腺增生,到80岁时可高达80%～89%。

第一节　病因学(etiology)

BPH发生的具体机制尚不明确,目前有关BPH的发病机制主要有激素、上皮-间质细胞相互作用、程序性细胞死亡的调控、生长因子、炎症细胞、代谢综合征等学说。然而,以上任何一种学说都不可能独立解释BPH的发病机制。研究诸多因素中与老年男性性激素平衡失调,特别是双氢睾酮增高有密切关系,加上上述多因素的相互作用及遗传等因素有关。

一、雄激素的作用(role of androgen)

BPH与老年男性性激素平衡失调,特别是双氢睾酮增高有密切关系,前列腺内雄激素(androgen)90%来自睾丸,10%来自肾上腺。前列腺是依赖雄激素的器官,雄激素可以维持前列腺的生长、结构和功能的完整。青少年时期切除睾丸者,前列腺即不发育。国内学者调查了26名清朝太监老人,发现21人的前列腺已经完全不能触及,或明显萎缩。老龄和功能性睾丸是前列腺增生发病的基础,老年男子虽然体内睾酮水平下降,但前列腺内双氢睾酮(dihydrotestosterone,DHT)和雄激素受体(androgen receptors,AR)依然保持高水平,雄激素也是前列腺细胞有丝分裂的促进物质。虽然雄激素可以使前列腺增生,但将前列腺上皮细胞在体外培养,雄激素却不能刺激上皮细胞有丝分裂,只有将上皮细胞和前列腺间质细胞同时培养,雄激素通过调控间质细胞产生各种生长因子才能促进上皮细胞的生长。

在前列腺内,睾酮经5α-还原酶转化为DHT。DHT的生物活性为睾酮的2～4倍,是前列腺内雄激素活性物质。在细胞内,DHT较睾酮与AR有较强的亲和力,且结合后有较强的稳定性。与DHT或睾酮结合后AR与核内特殊的DNA位点相结合,导致雄激素依赖基因转录加速,刺激蛋白合成。相反,如撤除雄激素前列腺组织萎缩、细胞凋亡。5α还原酶根据基因编码分为Ⅰ型和Ⅱ型同工酶,Ⅰ型主要位于皮肤和肝脏。Ⅱ型主要存在于前列腺、精囊、附睾及肝脏。Ⅱ型同工酶对前列腺的正常发育起了关键的作用,如其缺乏,则会出现男性假两性畸形。免疫组化分析发现5α-还原酶Ⅱ型主要定位在前列腺间质细胞核膜上,一部分基底细胞中也有表达,而腺上皮细胞中不存在,这表明在BPH的形成过程中5α-还原酶Ⅱ

起了关键的作用,并且是通过间质-上皮细胞相互作用以旁分泌的形式实现的,而由皮肤或肝中 5α-还原酶 I 转化的 DHT 也可以通过内分泌的形式对前列腺发挥作用。

二、雌激素的作用(role of estrogen)

雌激素(estrogen)由睾丸 Sertoli 细胞产生,外源性雌激素可使雄性鼠睾丸萎缩,其组织超微结构变化和去势后的变化相似。雌激素通过直接和间接作用对前列腺细胞水平发挥作用,间接作用主要通过下丘脑和垂体,影响生长刺激素的分泌来实现的。雌激素在前列腺上皮细胞有抗雄激素的作用,它可以使上皮细胞高度减低,细胞数目、细胞器和分泌颗粒减少。在正常和增生的前列腺组织中存在高浓度的孕激素受体,但孕激素受体在正常和增生前列腺的生理有待进一步研究。

三、基质-上皮相互作用(stromal-epithelial interaction)

现在人们认识到前列腺的基质成分在调控前列腺的生长方面起着非常重要的作用。基质细胞分泌蛋白参与调节上皮细胞的分化,而 BPH 的形成可能为抑制细胞增殖的基质成分缺乏所致。

生长因子与产生它们的细胞均参与了前列腺的基质-上皮相互作用,其中以表皮生长因子(EGF)、成纤维生长因子 7(FGF-7)、成纤维生长因子 2(FGF-2)和转化生长因子 β(TGF-β)的作用比较明确。前列腺的间质和上皮都能合成和分泌某些生长因子,并通过这些生长因子以旁分泌的形式相互影响与调节着上皮和间质的分化与生长。

四、程序性细胞死亡的调控(regulation of programmed cell death)

程序性(规范名编程性)细胞死亡(programmed cell death)亦称为凋亡(apoptosis),是维持腺体正常内环境的重要生理机制。男性在青春期,由于雄激素的影响,前列腺细胞生长超过细胞凋亡,因此前列腺逐渐增大,功能也逐渐完善。成年期,前列腺细胞生长与凋亡处于相对平衡状态,故前列腺的大小、形态、功能也维持在一个相对的稳定状态。老年期,由于各种因素的影响,调控失衡,前列腺细胞凋亡减少,则出现前列腺增生。

生长因子在细胞凋亡的过程中具有重要作用。Tenniswood(1992)认为,由于雄激素提供对不同部位局部产生的不同生长调节因子的调节影响,前列腺内存在对雄激素作用和上皮反应的区域控制。目前已发现 TGF-β、胰岛素样生长因子结合蛋白-3,5 等有促进前列腺细胞凋亡的作用。正常腺体的体内平衡需要生长抑制因子和有丝分裂原保持平衡,它们分别诱导和抑制细胞增殖、阻止和调节细胞凋亡。BPH 可能是局部生长因子或生长因子受体异常所诱导,导致增殖增加或程序性细胞死亡减少所致。

五、生长因子(growth factors)

在前列腺诸多生长因子中,生长活性因子和生长抑制因子的平衡与否,影响到前列腺的生长发育与功能。它们通过自分泌、旁分泌或内分泌刺激细胞生长,抑制细胞增殖或促进细胞分化或死亡。在 BPH 有关的生长因子中,成纤维细胞生长因子(FGF)家族中的碱性成纤维细胞(bFGF)和角化生长因子(KGF),表皮生长因子(EGF)和胰岛素样生长因子(IGF)等能刺激前列腺细胞增殖,TGF-β 则对前列腺上皮增殖具有抑制作用。

六、炎症细胞(inflammatory cell)

研究显示慢性炎症在 BPH 的发生与进展中起着重要的作用。慢性炎症会引起氧化应激,导致渗透部位的组织损伤;典型 BPH 伴有慢性炎症渗透,BPH 结节主要由慢性激活 T 细胞和巨噬细胞组成。这些渗透细胞应答因子,白介素-2(IL-2)和干扰素-γ(IFN-γ)的产物促进 BPH 中肌纤维生长。一旦开始此过程将导致 T 细胞不断地向前炎症因子增多的组织迁移,这些因子包括 IL-6、IL-8 和 IL-15。当局部 T 细胞积累到一定数量,周围细胞就被当成靶,通过特异反应或旁路反应杀死,留下的空间通过一种 Th_0/Th_3 式的特异免疫反应被肌纤维结节填充替代。炎症过程涉及多种炎性细胞因子和抗炎性细胞因子的相互作用。细胞因子代表一组由免疫细胞产生的重要的调节蛋白,通过信号传导调节局部和系统的免疫反应,起控制炎症和组织修复功能的作用。IL-2、IL-6、IL-8

及 TNF-α 均为具有广泛生物学功能的细胞因子，主要介导和调节免疫应答及炎症反应。根据它们在感染和炎症中的作用，可分成 3 类，即前炎症细胞因子、抗炎症细胞因子和其他相关的细胞因子。流行病学、组织病理与治疗学方面研究均提示前列腺中组织炎症的发生与 BPH 的进展相关，而针对前列腺中炎症的治疗也有一定的效果。

七、代谢综合征(metabolic syndrome)

近年来研究提示，BPH 的发生、发展及 BPH 所致下尿路症状(LUTS)(尿频、尿急及排尿困难等)的严重程度与代谢综合征(MS)有密切关系。代谢综合征包括高血压、糖尿病、肥胖症、高脂血症和胰岛素抵抗等。由其引发的 LUTS 与 MS 有关，并得到流行病学的支持。MS 的核心是胰岛素抵抗指数(IR)和代偿性高胰岛素血症，而 IR 和继发性高胰岛素血症是 MS 增加 BPH 危险的重要的病理生理因素。MS 是胰岛素介导不足的血糖、血压、血脂升高的病理过程；有 MS 的 BPH 患者与无 MS 者相比较，平均体重、体重指数(BMI)、血糖、血脂和 PSA 水平均升高，高密度脂蛋白蛋固醇(HDL-C)降低，平均每年前列腺总生长率(1.0ml/年)及前列腺移行带生长率(12.5ml/年)的中值明显升高。

研究显示，与单纯 BPH 比较，BPH 合并 MS 患者中空腹血糖(FBG)、血清胆固醇(TC)、高三酰甘油(TG)、低密度脂蛋白胆固醇(LDL-C)、空腹胰岛素(FINS)、HOMA(homeostasis model assessment，HOMA 稳态模型)-IR 均高于单纯组。并随着 MS 组成成分的增多而升高，空腹高密度脂蛋白蛋固醇(HDL-C)随 MS 组成分增多而下降。进一步研究显示，BPH 合并 MS 中能促进 BPH 进展的血脂成分主要是 HDL-C 降低。高 TG/低 HDL-C 和血清 PSA 的升高密切相关。此外，反映 IR 程度的 HOMA-IR 值与前列腺体积相关。

Nandeasha 等(2006)关于 MS 中高胰岛素血症与 BPH 的关系表明，胰岛素通过调节交感神经活性、性激素和胰岛素样生长因子(IGF)轴对 BPH 的发生起作用。Burke 等(2006)也持同样的观点，胰岛素也可以经过 IGF 轴引起 BPH，因为胰岛受体与 IGF 受体似同源的，胰岛素与之结合就会激活 IGF 轴讯号通道并刺激前列腺生长，说明在 MS 的 BPH 患者中，高胰岛素血症与 BPH 及前列腺体积之间存在相关性。BPH 及代谢异常可引起 PSA 升高，而 PSA 增高又可加重 BPH 的下尿路症状及代谢紊乱的发生发展。BPH 发病受遗传、营养、内分泌等多因素影响，MS 与 BPH 之间存在着相同的代谢异常和遗传背景，在多种机制上互相影响，互为因果。中华医学会泌尿外科分会制定的 BPH 临床诊治指南也指出，高血压、糖尿病、高脂血症等可能成为判断 BPH 临床进展的危险因素之一。

(杨国胜　王　平　陈在贤)

第二节　病理学(pathology)

前列腺增生主要是由于老年人性激素代谢障碍导致不同程度的腺体和(或)纤维、肌组织增生而造成前列腺体积增大，导致膀胱颈口的机械和动力性梗阻，继发尿路一系列的病理变化。

一、解剖学特点(anatomic features)

前列腺分为外周带、中央带、移行带和尿道周围腺体区。以尿道精阜周围的腺体为移行带(约占 5%)，是前列腺增生的起始部位，以围绕射精管的腺体为中央带(约占 25%)。背侧及两侧部为外周带(约占 70%)，是前列腺癌多发部位。前列腺增生使体积增大，压迫尿道引起尿道狭窄，导致膀胱出口处梗阻，出现排尿困难；压迫周围中央带及外周带前列腺增腺体组织，最终使其被压缩成由平滑肌、胶原纤维及腺体组织富有弹性的膜，形成所谓的"假包膜"或"外科包膜"。与增生腺体间有明显的分界线，这为手术摘除增生的前列腺组织创造了条件。在膀胱颈、前列腺包膜及腺体平滑肌中，α-肾上腺素能受体含量很高，如交感神经兴奋可使前列腺包膜、腺体平滑肌收缩，使尿路梗阻加重。使用 α 受体阻滞药可使尿道内压力降低 40% 左右。因此 BPH 导致尿路梗阻由两方面的因素构成，一是动力因素，即前列腺平滑肌收缩对尿道产生的压力；二是静力因素，即前列腺移行区和尿道周围区增生结节对尿道产生的压力。

两侧叶增生的腺体突向尿道使后尿道延长、弯曲、变窄。中叶增生腺体凸向膀胱似活瓣，产生对膀胱颈或后尿道的机械性梗阻，出现排尿困难，使膀胱内压增高，为了排出膀胱内尿液，就得增加膀胱逼尿肌的收缩力，长期下去膀胱壁网状肌束形成而代偿性肥厚，形成纵横交错的小梁结构，此时残余尿少。随着病程的进展和膀胱颈部梗阻的加重，残余尿量逐渐增多，膀胱逼尿肌代偿功能渐渐减退，膀胱壁形成小房和憩室。如梗阻长期未能解除，逼尿肌退变萎缩失去代偿，呈现无张力性膀胱，加重排尿困难，残余尿更多，使膀胱有效容量减少，膀胱顺应性降低，出现尿频、尿急、急迫性或充溢性尿失禁，或发生急、慢性尿潴留。壁层变薄，输尿管膀胱壁段延长，导致双输尿管梗阻；另外由于膀胱内残余尿量多，内压升高，导致尿液反流，导致双输尿管及肾积水。长期肾积水，肾盂压力增加使肾皮质变薄，双肾功能损害，甚至尿毒症。膀胱颈梗阻并可并发尿路感染、膀胱结石、腹壁疝及痔等。

二、组织学特点（histologic features）

BPH 的组织学变化是前列腺细胞数目明显

增多，而不是细胞肥大，细胞数目增加导致体积增大。细胞数目增多分腺细胞增生和间质增生，可以是弥漫性或局灶性的。腺细胞增生分类为分泌性增生结节、非分泌性增生结节、腺泡导管增生结节、筛状增生结节、乳头状增生结节、萎缩性增生结节、梗死性增生结节、基底细胞增生结节、移行细胞增生、内分泌-旁分泌细胞增生等。间质增生为纤维组织、纤维-肌组织或肌组织的增生。Frank 将增生的腺体根据组织成分分为基质增生、纤维肌肉增生、肌肉增生、纤维瘤增生、纤维肌肉腺瘤增生 5 种类型。其中以与平滑肌交错的基质成分和胶原组织的纤维肌肉腺瘤增生最为常见。近年来观察到，近 25% 增生腺体有梗死现象。腺管感染引起蜂窝织炎、腺泡扩张，导管梗阻引起分泌物潴留，局灶型非典型增生，上皮化生，均是前列腺增生有意义的病理特征。

在切除的前列腺的样本中，基质-上皮比例存在明显的多态性。小的腺体切除后研究发现以纤维肌性间质为主，而大的腺体则以上皮结节占主导。然而，基质-上皮比例的上升并不意味着为"基质性病变"，基质增生可能为"上皮性病变"的结果。

（杨国胜　王　平）

第三节　临床表现（clinical manifestations）

前列腺增生患者一般在 50 岁以后逐渐出现排尿不畅（或排尿困难）的临床症状，60 岁以上更加明显。临床表现随膀胱出口梗阻程度增加而加重。BPH 最早出现的症状是尿频，随后出现进行性加重的排尿困难，进一步发展为尿潴留以致尿失禁，并出现一系列并发症。

一、尿频（frequency）

尿频是前列腺增生患者最早出现的最常见的症状，以夜尿次数增多更明显。夜尿（nocturia）1 次以上（正常者 0～1 次），白天 6 次以上（正常 4～6 次），而每次尿量减少于 300ml（正常者 300～400ml）；部分患者可出现膀胱过度活动症（overactive bladder，OAB），是一种以尿急症状为特征的综合征，常伴有尿频尿意症状，可伴有急迫性尿失禁，是因前列腺增生的腺体充血刺激、残余

尿增多致膀胱有效容量减少、梗阻致膀胱顺性降低或不稳定性膀胱所致尿频。随着膀胱颈梗阻加重，残余尿量增多，尿频更加重。

二、排尿困难（difficulty of urination）

排尿困难是 BPH 最主要的临床症状。排尿困难的程度与增生的前列腺体积大小不成正相关，而与梗阻的程度成正比。早期表现为排尿等待、尿线变细、无力、尿流中断、射程变短、排尿时间延长等，随着梗阻加重而排尿困难进行性加重，需增加腹内压协助排尿，出现尿不尽和尿后滴沥。

三、尿潴留（urinary retention）

尿潴留为 BPH 的常见症状之一，BPH 可出现急性尿潴留或慢性尿潴留。急性尿潴留多发生在梗阻进一步加重，饮酒后、感冒受凉后、劳累后、

便秘或气候变化等因素使前列腺充血水肿,突然发生排不出尿,膀胱内充满尿液,胀痛难忍,辗转不安。慢性尿潴留多在梗阻加重到一定程度,过多的尿液使膀胱逼尿肌受损、乏力,逐步发展到完全排不出尿。

四、尿失禁(incontinence)

BPH 患者有 50%～80% 伴有尿急或急迫性尿失禁,可为膀胱逼尿肌不稳定及低顺应性膀胱的表现。随着膀胱出口梗阻(bladder outlet obstruction,BOO)加重,逼尿肌张力减低导致残余尿量增加,使膀胱内压增高超过尿道阻力时会出现充溢性尿失禁。特别时夜间熟睡时,盆底肌肉松弛,尿液自行溢出,出现类"遗尿症"的临床表现。

五、并发症(complication)

1. 血尿(hematuria)　前列腺表面黏膜的毛细血管及小静脉充血、扩张,当膀胱收缩时,增生腺体牵拉可使血管破裂出血,可引起镜下或肉眼血尿,少数严重者可出现血块,甚至引起尿路梗阻而出现急性尿潴留。急性尿潴留导尿而使膀胱内压骤减,膀胱黏膜可广泛出血而引起较严重的血尿。

2. 泌尿系感染(infections of urinary tract)　BPH 均有不同程度的残余尿量,残余尿液是细菌良好的培养基,因此常并发尿路感染。一旦发生感染,最常见的是膀胱炎,即出现尿频、尿急、尿痛,使排尿困难进一步加重;当继发上尿路感染(如急性肾盂肾炎)时还可出现腰痛、畏寒、发热和全身中毒症状。

3. 膀胱结石(vesical calculus)　BPH 常并发膀胱结石,是因膀胱内残余尿所致,一旦发生膀胱结石,即可出现会阴痛、尿流中断、血尿等表现。

4. 膀胱憩室(diverticulum of bladder)　随着梗阻的加重,膀胱内压力长期增高,膀胱壁自分离的逼尿肌束之间突出而成憩室。多发生于肌层较薄弱的输尿管口外侧和膀胱后壁。憩室壁只有一层覆盖的移行上皮。一些患者可出现膀胱憩室,特别是大的膀胱憩室,更加重膀胱排空不全,继发尿路感染不易控制。

5. 肾功能损害　由于尿路长期梗阻不能解除,出现双肾输尿管肾积水,最终可致肾功能受损,甚至出现尿毒症。

6. 其他并发症　BPH 患者因尿路梗阻长期排尿困难,需要依靠增加腹压来排尿,久之可并发痔、脱肛和腹壁疝等,出现相应的临床症状。

(杨国胜　王 平)

第四节　诊断与鉴别诊断(diagnosis and differential diagnosis)

50 岁以上男性出现进行性排尿困难等一系列临床表现者,应怀疑有 BPH 的可能,根据病史、症状评估、体格检查、实验室检查及特殊检查等可确定诊断。诊断相关项目介绍如下。

推荐项目:①病史、I-PSS、QOL 评分;②体格检查(直肠指检);③尿常规;④血清 PSA;⑤残余尿量测定(超声检查);⑥尿流率测定。

选择性项目:①膀胱过度活动症评分、排尿日记;②尿道膀胱镜检查;③尿流动力学检查;④尿道造影静脉;⑤尿路造影。

不推荐项目:①计算机断层扫描;②磁共振成像。

一、病史(推荐)(medical history)

1. 尿路梗阻症状的特点、持续时间及其伴随症状。

2. 手术史、外伤史,尤其是盆腔手术史。

3. 糖尿病、神经系统疾病、性传播疾病史。

4. 药物史,了解患者目前或近期是否服用了影响膀胱出口功能的药物。

二、症状评估(symptom assessment)

1. 国际前列腺症状评分(international prostate symptom score,I-PSS)(推荐)　I-PSS 评分标准是目前国际公认的诊断 BPH 患者症状严重程度的最佳手段。I-PSS 评分是 BPH 患者下尿路症状严重程度的主观反映,它与最大尿流率、残余尿量及前列腺体积无明显相关性。以下尿路症状为主诉就诊的 50 岁以上男性患者,首先应该考虑 BPH 的可能。为明确诊断,需做以下临床评估(表 5-1)。

表 5-1   国际前列腺症状(I-PSS)评分表

在最近一个月内,您是否有以下症状?	无	在五次中					症状评分
		少于一次	少于半数	大约半数	多于半数	几乎每次	
(1)是否经常有尿不尽感?	0	1	2	3	4	5	
(2)两次排尿间隔是否经常小于2小时?	0	1	2	3	4	5	
(3)是否曾经有间断性排尿?	0	1	2	3	4	5	
(4)是否有排尿不能等待现象?	0	1	2	3	4	5	
(5)是否有尿线变细现象?	0	1	2	3	4	5	
(6)是否需要用力及使劲才能开始排尿?	0	1	2	3	4	5	
(7)从入睡到早起一般需要起来排尿几次?	没有	1次	2次	3次	4次	5次	
	0	1	2	3	4	5	
症状总评分=							

将表格中7个问题答案的分数累加得到IPSS总分,为0～35分。

BPH患者下尿路症状严重程度的定量标准为:0～7分,轻度;8～19分,中度;20～35,重度。

2. 生活质量评分(quality of life,QOL)(推荐)   QOL是国际协调委员会推荐对BPH患者下尿路症状对生活质量影响感受的评估。QOL是了解BPH患者目前下尿路症状伴随其一生的主观感受,对生活质量困扰的程度及是否能够忍受,因此,又叫困扰评分(bother of score)(见表5-2)。

3. 膀胱过度活动症评分(overactive bladder symptom score,OABSS)(选择)   BPH梗阻引起的OAB,做OABSS,目前已在亚洲和欧洲得到广泛应用,日本泌尿器科学会(JUA)2009年《膀胱过度活动症诊疗指南》中推荐OABSS作为OAB的定量诊断工具(表5-3)。

表 5-2   生活质量指数(QOL)评分表

	高兴	满意	大致满意	还可以	不太满意	苦恼	很糟
如果在您今后的生活中始终伴有现在的排尿症状,您认为如何?	0	1	2	3	4	5	6
生活质量评分(QOL)=							

前列腺增生症患者常因排尿症状出现,如尿频、尿急、排尿困难、排尿滴沥,甚至尿失禁等而影响生活质量,上题即"如果在您今后的生活中始终伴有现在的排尿症状,您认为如何?"患者根据自己的评估,做出适当的回答,答案从0"高兴"、1"满意"、2"大致满意"、3"还可以"、4"不太满意"、5"苦恼"、6"很糟"7个等级,相应评分0～6分。尽管这一问题不能完全反映前列腺增生症状的轻重程度,尤其是排尿症状对生活质量的影响,但可以作为描述症状轻重程度和疗效观察的一种客观指标。

表 5-3   膀胱过度活动症评分(OABSS)问卷表
(请选择最近1周内最接近您排尿状态的得分;OABSS总得分就是这4个问题评分的总和)

问题	症状	频率次数	得分(请打√)
(1)白天排尿次数	从早晨起床到晚上入睡的时间内,小便的次数是多少?	≤7	0
		8～14	1
		≥15	2

（续　表）

问题	症状	频率次数	得分（请打√）
（2） 夜间排尿次数	从晚上入睡到早晨起床的时间内,因为小便起床的次数是多少?	0	0
		1	1
		2	2
		≥3	3
（3） 尿急	是否有突然想要小便、同时难以忍受的现象发生?	无	0
		每周≤1	1
		每周≥1	2
		每日＝1	3
		每日 2～4	4
		每日≥5	5
（4） 急迫性尿失禁	是否有突然想要小便、同时无法忍受并出现尿失禁现象?	无	0
		每周≤1	1
		每周≥1	2
		每日＝1	3
		每日 2～4	4
		每日≥5	5

总分 0～15 分,当问题 3(尿急)的得分在 2 分以上,且整个得分在 3 分以上,就可诊断为 OAB。OABSS 对 OAB 严重程度的定量标准:轻度 OAB,得分≤5;中度 OAB,6≤得分≤11;重度 OAB,得分≥12

需要特别注意的是,尿急是 OAB 的核心症状,无尿急这一主诉不能确诊 OAB。OAB 必须是 BPH 梗阻引起的 OAB,故应排除如下因素引起的 OAB:①根据有无神经系统疾病和损伤,排除或诊断神经源性 OAB;②根据尿液/前列腺液的检查,排除炎症刺激引起的 OAB;③根据 KUB＋IVU 和膀胱镜检查,排除因膀胱容量小引起的 OAB;④根据有无焦虑症或心理疾病,排除精神因素引起的 OAB;⑤经过各项检查仍无明显病因的特发性 OAB。

4. 排尿日记(miding charts)(选择)　排尿日记是记录患者 24h 的排尿信息,包括每次排尿的时间、排尿量、饮水量等(表 5-4),用来评估下尿路症状,如尿流缓慢、尿液中断、排尿踌躇、日间尿频、夜尿增多、尿急或尿失禁等的严重程度。尤其对于以夜尿为主的病人来说,排尿日记很有价值,有助于鉴别夜间多尿和饮水过量。

表 5-4　24 小时排尿日记

时间	液体摄入(ml)	排尿量(ml)	排尿前/后感觉
6:00—7:00			
7:00—8:00			
8:00—9:00			
9:00—10:00			
10:00—11:00			
11:00—12:00			

（续　表）

时间	液体摄入(ml)	排尿量(ml)	排尿前/后感觉
12:00—13:00			
13:00—14:00			
14:00—15:00			
15:00—16:00			
16:00—17:00			
17:00—18:00			
18:00—19:00			
19:00—20:00			
20:00—21:00			
21:00—22:00			
22:00—23:00			
23:00—24:00			
24:00—0:00			
次日 0:00—1:00			
次日 1:00—2:00			
次日 2:00—3:00			
次日 3:00—4:00			
次日 4:00—5:00			
次日 5:00—6:00			
总计			

注:①如果存在尿失禁,则在相应的表格中打×。②如果1h内多次排尿,请分别记录。③排尿前症状包括正常、感觉减退、感觉缺失、膀胱感觉增强、膀胱疼痛、尿道痛、急迫感、担心漏尿、不能排出、不知道。尿后症状包括正常、腹部持续感觉、会阴部持续感觉、未完全排空感、不能排尿、不知道。

远程无线排尿日记:过去,这些信息由患者自己测量填写在一张纸质表格上,由于很多患者不知道如何记录,常常出现错记、漏记、记录模糊不清、记录时间不准确等,会影响医生的诊断和药效的判断。关志忱(2010)报道的"远程无线排尿日记":病人每次排尿后将盛有尿液的容器放在采集器上,采集器的芯片就可自动记录排尿量和排尿时间,并通过无线蓝牙技术自动发送和储存到智能手机中;患者饮水、睡觉、起床前只要用手指点一下手机上的相关键,喝水后输入饮水量,信息就都存储起来。所有的信息会每天通过互联网发送到远程医生工作站,系统会根据各种数据自动计算分析出结果,有异常的会马上预警,患者的智能手机上就会收到提醒去医院就诊的短信,还可以通过智能手机与医生在线交流。

三、体格检查(推荐)(physical examination)

1. 系统体格检查　BPH 为老年男性疾病,常合并有其他系统疾病,如高血压、糖尿病,心、肺、肝、肾及神经系统疾病等,因此不能忽略全身各系统检查。

2. 外生殖器检查　除外尿道外口狭窄或畸形所致的排尿障碍。

3. 直肠指检(digital rectum examination,DRE)　是诊断 BPH 简单而有价值的方法。需

在膀胱排空后进行。DRE 时要注意前列腺的形状大小、质地、对称性、中央沟是否变浅或消失、表面光滑程度、是否有结节或压痛及腺体边界等。还应了解肛门括约肌张力、精囊能否触及、直肠内是否有其他肿块。正常前列腺约为 20g，横径约 4cm，纵径约 3cm，前后径约 2cm 大小。BPH 时腺体增大，边界清楚，表面光滑，中间沟变浅或消失，质地韧而有弹性。如前列腺不对称性增大，质地坚硬或有局限性结节，应考虑到前列腺癌的可能。DRE 还可以发现其他一些较少见的前列腺疾病，如前列腺化脓感染、前列腺结核、前列腺结石等。DRE 的缺点是缺乏与临床症状的相关性，不能精确量化前列腺大小，不能触及突向膀胱部分，不能判断前列腺中叶增生情况，因此即使 DRE 前列腺不大也不能除外前列腺增生。

4. 局部神经系统检查 包括运动和感觉。用于了解神经系统运动和感觉有无异常。

四、实验室检查(laboratory examination)

1. 尿常规(推荐) 尿常规可了解有无血尿、蛋白尿、脓尿及尿糖等。

2. 血液检查

(1)一般检查：血常规、血糖、血生化、肝肾功能等。了解有无糖尿病、肝肾功能损害、电解质紊乱、血液系统疾病等。

(2)前列腺特异抗原(prostate specific antigen,PSA)检测：除外前列腺癌。具体可参见第 19 章前列腺癌的"PSA 检测"。

五、特殊检查(special examination)

1. 超声诊断(推荐) B 超检查是诊断前列腺增生症最常用的方法，可以测量前列腺的形态、大小及残余尿量。还可了解双肾、输尿管及膀胱有无病变。

前列腺的超声检查有经腹壁、经直肠、经会阴、经尿道 4 种探测途径。经会阴图像欠清晰，很少应用；经尿道操作复杂且无明显优点，实用性更少。目前最常用的是前两种探测途径。目前经腹超声或经直肠超声检查可以更精确描述前列腺的形态和体积，可测定前列腺前后、左右、上下 3 条径线长度，可按以下方法计算前列腺体积：前列腺体积＝0.52×(三径线之乘积)。

2. 残余尿量测定(推荐) 残余尿量是反映膀胱颈梗阻和膀胱逼尿肌功能的重要指标，也是决定患者有否手术治疗适应证的重要依据之一，一般认为残余尿量超过 50ml 应争取早日手术治疗。残余尿量测定常用超声测定和导尿两种方法，超声测定简单方便，无创，可重复检查，但是不够精确。排尿后导尿测定残余尿最为精确，但有一定痛苦。

3. 尿流率测定(推荐) 尿流率测定对 BPH 诊断意义最大。当尿量＞200ml 时，正常最大尿流率，男性＞15～25ml/s，女性＞20～30ml/s。最大尿流率≤15ml/s 为排尿异常；≤10ml/s 为显著排尿异常；检查时最佳尿量在 250～400ml，少于 200ml 或多于 500ml 影响检查的准确性。老年男性出现排尿困难，尿流率＜15ml/s，首先考虑前列腺增生引起膀胱颈口梗阻，但并不能排除逼尿肌收缩功能损害、各种原因引起的膀胱无力、逼尿肌括约肌协同失调等因素。故必须在测定尿流率基础上做尿流动力学检查(urodynamics)，了解充盈性，膀胱测压、尿道压力图、压力/流率同步测定来进一步鉴别。国际尿控将尿频、尿急、急迫性尿失禁症候群统称为膀胱过度活动症(overactive bladder,OAB)没有明确的病因，尿流动力学表现上主要是逼尿肌过度活动(detrusor instability,or detrusor overactivity)，也可为其他形式的尿道-膀胱功能障碍。

4. 尿道膀胱镜检查(选择) 尿道膀胱镜检查为 BPH 的临床确诊性检查项目。通过尿道膀胱镜检查可了解有无以下情况。

(1)前列腺中叶增大者以 6 点为中心像小山丘样向上凸起，从尿道凸向膀胱内，两侧叶增大者，增大的两侧叶腺体挤压尿道成纵行缝隙状，三叶增大者，膀胱颈成三角形缝隙状，后尿道延长，前列腺体积增大越大，三角形缝隙越窄，以致完全紧贴在一起，后尿道长度越长；前列腺质软或质中；膀胱内可见不同程度的小梁、小室(见彩图 5-1)，以致憩室结构者为良性前列腺增生。

(2)如发现膀胱小梁形成常是判断膀胱出口梗阻的依据。

(3)如前列腺体积增大不明显或轻度增大，而膀胱内可见不同程度的小梁、小室，以致憩室结构者，往往膀胱颈口偏小，并伴有握镜感，为前列腺增生合并膀胱颈挛缩。

5. 静脉尿路造影(选择) 如果下尿路症状患者同时伴有反复泌尿系感染、镜下或肉眼血尿、怀疑肾积水或输尿管扩张反流、泌尿系结石应行静脉尿路造影检查。应该注意,当患者造影剂过敏或肾功能不全时禁止行静脉尿路造影检查。

6. 尿道造影(选择) 尿道狭窄时建议行此项检查。

7. CT、MRI(不推荐) 计算机断层扫描(computed tomography,CT)和磁共振成像(magnetic resonance imaging,MRI)由于检查费用高,一般情况下不建议行该项检查。

六、鉴别诊断(differential diagnosis)

良性前列腺增生最主要的临床表现是进行性排尿困难,应与以下疾病相鉴别诊断。

1. 前列腺癌(carcinoma of prostate) 前列腺癌也有排尿困难,但肛门指检前列腺有结节样变,质地坚硬如石,血清 PSA 明显升高。前列腺穿刺活组织检查可确诊。

2. 尿道狭窄(urethrostenosis) 尿道狭窄多在尿道损伤及感染病后出现排尿困难,尿道膀胱造影与尿道镜检查可确诊。

3. 膀胱颈挛缩(bladder neck contracture) 膀胱颈挛缩发病年龄偏轻,多在 50 岁左右出现排尿困难,检查见前列腺体积增大不明显,膀胱镜检查前列腺轻度增大,膀胱颈偏小,有紧握感。

4. 神经源性膀胱功能障碍(neurogenic bladder dysfunction) 神经源性膀胱功能障碍也有排尿困难,并有较多残余尿量,双肾积水致肾功能损害,但前列腺增大不明显。病史有中枢或周围神经系统损害的表现和体征:下肢感觉和运动障碍,会阴皮肤感觉消失,肛门括约肌松弛。尿路造影膀胱成"圣诞树"形。尿流动力学检查可明确诊断。

5. 膀胱癌(carcinoma of bladder) 靠近膀胱颈的膀胱癌可出现排尿困难,血尿伴血块为其主要临床表现,多在 50 岁以上发病。膀胱镜检等可鉴别诊断。

(杨国胜 王 平 陈在贤)

第五节 治疗(treatment)

BPH 治疗应根据临床症状、梗阻程度轻重、残余尿量多少、全身状况、并发症等来选择最恰当的治疗方案。现对前列腺增生的治疗,一般可分为等待观察、药物治疗、非手术治疗、热疗及手术治疗等。

一、等待观测(watchful waiting)

因为 BPH 是前列腺组织学一种进行性的良性增生过程,其发展过程较难预测,经过长时间的随访,BPH 患者中只有少数可能出现尿潴留、肾功能不全、膀胱结石等并发症。因此,对于大多数 BPH 患者来说,观察等待可以是一种合适的处理方式。良性前列腺增生,未引起明显梗阻者一般无需治疗。

1. 适应证 ①BPH 轻度中度下尿路症状(I-PSS 评分＜7)的患者;②中度以上症状(I-PSS 评分＞8)同时生活质量尚未受到明显影响的患者;③无残余尿,尿流率在正常范围内者;④除外 BPH 相关合并症者。

2. 注意事项 向接受观察等待的患者提供 BPH 疾病相关知识,同时还应该提供检测前列腺癌的相关知识。

3. 定期的随访 推荐随访内容如下:①I-PSS 评分;②尿流率检查和残余尿测定;②每半年到一年随诊一次,选择直肠指检及血清 PSA 测定;③如果发生上述症状加重,就需及时改变治疗方案。

二、药物治疗(drug therapy)

BPH 的药物治疗近几年取得了长足的进步,一些治疗 BPH 有效且不良反应小的新药不断面市。使用手术治疗 BPH 病人的比例明显下降。治疗 BPH 的药物很多,常用的药物有 α 受体阻滞药、5α-还原酶抑制药、植物类药物及雄激素抑制药等。

(一)α 受体阻滞药(推荐)

α 受体中 α_1 受体对排尿影响较大,研究发现 98% 的 α_1-AR(受体)存在于膀胱颈及前列腺基质平滑肌中,各种受体在前列腺内的比例为 α_{1A} 85%、α_{1B} 1%、α_{1D} 14%。1997 年又确定在男性

尿道存在 α_{1L} 受体亚型。目前认为,刺激兴奋 α_1 受体使膀胱颈及前列腺的平滑肌张力增高,增加尿道阻力,加重排尿困难。α_1 受体阻滞药能有效地降低膀胱颈及前列腺的平滑肌张力,减少尿道阻力,改善排尿困难。现在临床应用的 α 受体阻滞药分 3 类。

1. **非选择性 α 受体阻滞药**　如酚苄明(Phenoxybenzamine),商品名竹林胺,对血压等不良反应较大,目前已较少应用。

2. **选择性 α_1 受体阻滞药**　有盐酸坦洛新缓释片(Tamsulosin Hydrochloride Sustained Release Tablets)、阿夫唑嗪(Alfuzosin,商品名桑塔)、哌唑嗪(Prazosin)、特拉唑嗪(Terazosin,商品名高特灵)、多沙唑嗪(Doxazosin)等,也可以引起血压变化;现盐酸坦洛新缓释片已应用较多。

3. **高选择性 α_{1A} 受体亚型阻滞药**　坦索罗辛(Tamsulosin,哈乐)、盐酸坦洛新缓释片(Tamsulosin Hydrochloride Sustained Release Tablets)、萘哌地尔(Naftopidil)及多沙唑嗪控释片(可多华)等,对 BPH 合并高血压患者服药后可使血压下降,但是对正常血压者影响很小。

各种 α-受体阻滞药的临床疗效相近,不良反应不同。不良反应最小的是高选择性 α_{1A} 受体亚型阻滞药,治疗及后 48h 即可出现症状改善,对前列腺体积较大的 BPH 者效果较好;坦索罗辛等引起心血管系统不良反应的发生率较低,但是逆行射精的发生率较高;如持续使用 1 个月无明显症状改善则不应使用。常见的不良反应多较轻微,主要有头晕、鼻塞、直立性低血压等。

对于表现为膀胱过度活动症(OAB)症状的 BPH 患者,在使用 α 受体阻滞药的基础上加用 M 受体阻滞药(如酒石酸托特罗定)可以显著改善患者的 OAB 症状及生活质量,同时不增加急性尿潴留的风险。

(二)5α-还原酶抑制药(推荐)

人体内有两类 5α-还原酶,即 5α-还原酶 I,位于皮肤和肝;而 5α-还原酶 II 存在于附睾、前列腺、精囊和肝。前列腺内含有丰富的 5α-还原酶 II,可将血循环进入前列腺的睾酮转化为 DHT,DHT 促进前列腺增生。使用 5α-还原酶抑制药是激素类药物,在前列腺内阻止睾酮转化为 DHT,阻止前列腺增生,延长治疗时间不能使前列腺进一步

缩小,改善排尿困难。

现临床应用非那雄胺(Finasteride,品名保列治)为 5α-还原酶 II 抑制药,5mg/d,能抑制血浆中的 DHT 而不影响睾酮,用药后 3~6 个月起效,停药后症状易复发,需长期服药。多项大规模随机用保列治治疗 BPH 的临床试验结果显示:缩小前列腺体积达 20%~30%,改善患者的症状评分约 15%,提高尿流率 1.3~1.9ml/s,急性尿潴留的发生率减少了 57%,需要手术率减少 55%。目前认为前列腺体积>40ml 者临床效果较好。非那雄胺还可抑制血管内皮生长因子和碱性成纤维细胞生长因子的活性,可使血管减少而控制 BPH 出血。

由于非那雄胺治疗 BPH 起效慢,推荐非那雄胺与 α_1 受体阻滞药联合应用,比单用效果要好。由于非那雄胺能降低血清 PSA 水平,采用非那雄胺治疗 BPH 达 12 个月者,血清 PSA 浓度下降能降低 50%;故这类患者做 PSA 检测时,PSA 值应乘以 2。

非那雄胺最常见的不良反应包括勃起功能障碍、射精异常、性欲低下和其他,如男性乳房女性化、乳腺痛等。

(三)植物类药物治疗(选择)

植物类药物治疗 BPH 已有很久的历史,它能减轻患者下尿路症状。虽然其作用机制还未完全明确,但其低毒性、耐受性好、可长期应用。

1. **舍尼通(Prostat,普适泰)**　舍尼通是由瑞典科学家对花粉破壳提取的有效成分,其主要成分为水溶性 P5 和脂溶性 EA10。其主要的作用机制是抑制前列腺上皮增生、舒张膀胱逼尿肌和尿道平滑肌、阻断雄激素受体、抗炎抗水肿等作用。连续服用舍尼通 3 个月,临床症状改善率达 65%~75%,安全,可长期服同。

2. **伯泌松(Permixon)**　是从矮小的美洲棕榈的果实中提取的 n-乙烷类固醇。其 80% 为游离酸,主要脂肪酸是油酸和月桂酸;少量为植物类固醇。其主要的作用机制是有抗雄激素和雌激素作用;拮抗 α_{1L} 受体,与 DHT 竞争雄激素受体;抑制 5α-还原酶作用;抗炎抗水肿作用;抑制细胞因子所致细胞增生。国内临床应用证明,伯泌松服用 3 个月后,患者症状评分、生活质量评分及最大尿流率均有改善,膀胱残余尿量减少 43.5%,前列腺体积缩小 9.1%。

3. 泽桂癃爽胶囊　处方:泽兰、肉桂、皂角刺等。适用于前列腺增生及无菌性前列腺炎。0.44g/粒,每次 0.88g,每天 3 次,1 个月为 1 疗程。个别患者可有恶心、胃部不适、腹泻等。

(四)雄激素抑制药(选择)

在没有 α 受体阻滞药和 5α-还原酶抑制药等有效治疗 BPH 的新药以前,曾用雄激素抑制药(androgen inhibitors),如雌性素、雄性素和雌性素合用及促黄体释放激素类似物等治疗 BPH,均因疗效不确切,且不良反应多而严重,现已极少应用。

三、非手术治疗(nonsurgical management)

1. 经尿道球囊高压扩张术(transurethral balloon dilatation of prostate)　该法已被证实治疗 BPH 效果不明显。

2. 前列腺支架植入(intraprostatic stents) 1980 年 Fabian 首先介绍了金属螺旋支架植入前列腺尿道治疗下尿路梗阻。经过二十几年的研究,目前支架的结构、材料及植入技术日趋成熟。根据支架功能分为暂时性支架和永久性支架。现永久性支架编织成网状,尿路上皮可以透过网眼,支架表面尿路上皮覆盖,形成上皮化,不和尿液接触,避免了支架的感染和结壳,支架也不易移位。目前临床上常用的支架是镍钛记忆合金网状永久性支架,具有形状记忆功能,也被称为"智能材料"。它编织成网状,在高温下塑形后,在 4℃ 以下温度时可随意铸形;在 30℃ 以上温度时很快恢复记忆形状。此材料组织相容性好,耐腐蚀性强,具有较强弹性,是理想的体内置入材料。我国由北京大学泌尿外科研究所与北京高忆公司联合研制生产的治疗 BPH 的镍钛记忆合金网状支架,规格为 42P,直径 1.4cm,长度分别为 30、35、40、45、50mm 5 种,可根据病人情况进行选择。仅适用于伴反复尿潴留有严重全身合并症不能耐受手术,药物治疗无效的高龄体弱患者,作为导尿的一种替代治疗方法;可以缓解 BPH 所致下尿路症状。支架植入不适于前列腺中叶增生、前列腺尿道<2cm、合并尿道狭窄、尿路感染、膀胱结石、膀胱肿瘤者。此支架生产时安装在特制支架置入器鞘内,用前消毒。多在硬膜外麻醉下,置入器内插入零度膀胱镜,经尿道置入膀胱颈前列腺部尿道内,将支架准确放置在前列腺部尿道内是治疗成功的关键。放置成功后立即可自行排尿。但准确放置支架仍有一定难度,放置不准确影响疗效。多数患者术后可出现尿频、尿急、血尿,一般在 8 周内症状逐渐消失。4 周时支架已有上皮覆盖,12 个月时大部分支架被尿路上皮完全覆盖。常见并发症有支架移位、钙化、支架闭塞、感染、慢性疼痛等。由于支点放置有难度及并发症,已很极少应用。

3. 高能聚焦超声(high intensity focused ultrasound,HIFU)　高能聚焦超声能量对组织产生损伤主要为热作用和空化效应。高强度聚焦超声治疗机治疗前列腺增生患者,治疗部位的温度为 80~120℃,使组织发生凝固、坏死而到达治疗目的。治疗后尿流率增加和残余尿减少,排尿困难症状减轻。但 HIFU 治疗 BPH 只能使梗阻症状减轻,极少应用。

四、手术治疗(surgical management)

BPH 是一种进展性疾病,如下尿路梗阻症状已明显影响患者生活质量,药物治疗效果不佳,可以考虑手术去除导致膀胱颈梗阻增生的前列腺组织。手术分为经尿道的前列腺手术和开放性前列腺切除术两大类。过去以开放性前列腺切除术为主,多年来国内、外经尿道前列腺切除术的广泛开展与应用,开放性前列腺切除术已逐年减少。对各种手术方法的选择,应以方法简便易行、安全、有效、痛苦小、并发症少、经济、易被患者接受为准。

(一)适应证

1. 反复尿潴留或充溢性尿失禁者。

2. 残余尿量>60ml、尿流率<10ml/s,药物治疗效果不好者。

3. 并发膀胱结石、膀胱大憩室、腹壁疝、痔、直肠脱垂者。

4. 反复发作尿路感染不易控制者。

5. 严重影响生活及工作,国际前列腺症状评分(I-PSS)>20 分者;生活质量指数(QOL)评分>4 者。

6. 并发出血,反复血尿者。

7. 继发性上尿路积水(肾功能损害)者。

8. 一般情况尚好,无明显心、肺、肝、肾功能异常,能耐受手术者。

(二)禁忌证

1. 合并严重高血压及或心力衰竭未控制者、急性心肌梗死者,近期因脑血管意外发生偏瘫者。

2. 合并严重支气管哮喘、肺气肿、肺部感染及肺功能显著减退者。

3. 合并肝功能明显异常和严重功能不全者。

4. 合并全身出血性疾病者。

5. 合并严重糖尿病未能控制者。

6. 合并精神障碍不能配合手术者。

7. 合并急性泌尿生殖系统感染、尿道炎未控制者。

8. 合并尿道狭窄者。对不能耐受手术者,可创造条件,争取使其能耐受手术时手术。

(三)手术方法

现有如下几种供选择的手术方法。

1. 经尿道柱(棒)状水囊前列腺扩开术　我国北大医院名誉院长,中国工程院院士,我国著名泌尿外科专家郭应禄院士团队,从 2006 年开始致力于研究"经尿道柱状水囊前列腺扩开术",是用柱状高压气囊有效的钝性扩张开前列腺体、膜部尿道、膀胱颈部,扩开外科包膜,腺体移向两侧,包膜扩开后降低了尿道压力和阻力,从而达到排尿通畅的目的,成为一种安全、有效、简便、微创治疗良性前列腺增生症的新方法,获得国家发明专利,是具有我国自主知识产权的新技术。2015 年开始正式在国内推广,目前开展超过千例。操作简单,手术耗时短,创伤轻,出血量少,术后恢复快,近期效果较好,远期效有待进一步研究。其主要并发症是出血、尿失禁及排尿不畅等。该法适用于因身体虚弱或合并心脑血管等疾病,手术麻醉风险较高,不能耐受前列腺电切的前列腺增生症患者。

2. 经尿道前列腺激光手术　经尿道的前列腺手术是去除增生的前列腺体,分汽化(如绿激光)、逐块切除(如 $2\mu m$ 激光及电切)及剜除＋切除术(激光及电切)等方法。

(1)绿激光 PVP(选择性光前列腺汽化术)(green light photoselective vaporization of the prostate,PVP):1998 年美国梅奥医院 Malek、Kuntzman 等首创绿激光 PVP,认为是一种安全、有效、操作简单、并发症少的微创治疗方法。特别是高危、高龄前列腺增生患者。但此法无法收集标本做病检,组织去除不够彻底,再手术率高。价格较昂贵,已极少应用。

(2)$2\mu m$ 激光汽化切割术:$2\mu m$ 激光是一种最新的医用激光,波长约 $2.013\ \mu m$,这与组织中水分对激光的吸收峰 $1.94\mu m$ 接近,激光能量可以充分地被组织吸收,形成局部高峰值能量,组织可瞬间被汽化、切割,从而加快了切除前列腺组织的速度。$2\mu m$ 激光汽化切除术治疗良性前列腺增生(BPH),与经尿道钬激光、绿激光治疗 BPH 的效果相似。术中出血量较少,手术视野较清晰,无经尿道电切综合征发生。术后留置尿管时间及住院时间短,手术并发症发生率较低,效果尚可,在各种激光治疗 BPH 中,相对来说是较好的一种,但手术时间较长,创面不光滑平整,应用较少。

3. 经尿道前列腺电切术(transurethral resection of the prostate,TURP)　1834 年 Guthde 等开始研究,1932 年 McCarthy 开始应用于临床,成为前列腺手术的金标准(gold standard surgery)。1995 年 Kaplan 等在 TURP 基础上,改进并创建了经尿道前列腺汽化切割术(transurethral vaporization of the prostatie,TVP)。但该法损伤较重,并发症偏多,现已极少被应用。经尿道前列腺切除术属微创手术,有损伤轻、止血效果较好、出血少、安全性大、恢复快、并发症少的优点,现仍广泛应用于临床。

4. 经尿道双极等离子前列腺电切术(TUKRP)　1998 年英国 Gyrus 公司将一种全新的等离子技术用于前列腺切除术,由于它由一工作电极和一回路电极组成,用生理盐水做灌洗液为工作介质,故又称为经尿道双极汽气化等离子切割术(transurethral bipolar vaporisation of prostate,TBVP),电极为双极双环,由于止血效果不满意,影响了其临床应用。以后经不断改进与创新,到 2000 年,等离子切割电极由双极双环改变成双极单环,工作极位于电极的前端,回路极也是电极结构中的一部分,位于电极的后端,工作极和回路极之间有绝缘的陶瓷体隔开,单极最大输出功率:纯切 300W、混切 200W、电凝 200W,通过周围导电的生理盐水形成一个精简的局部回路,应用高度集中在电极工作端的等离子动态能量对组织进行汽化,产生 $40\sim70℃$ 的低温切割,边切边凝,明显提高了电切及止血的效果,达到与 TURP 同样的效果,现已逐步在推广应用。

5. 经尿道前列腺剜除术（TUERP） 开放性前列腺切除术能在外科包膜内将增生腺体完全摘除，效果好，但止血较困难。近 10 年来，国内、外学者探索了经尿道前列腺剜除术（tansurethral plasma kinetic enucleation of prostate, TUERP），以达到既能将增生腺体完全切除，又能直接止血的微创两大优点。至今有经尿·道用钬激光、2μm 激光、电切镜及等离子体等行前列腺剜除术。常用的有如下 3 种术式：经尿道电切镜前列腺剜除切除术、经尿道等离子体前列腺剜除切除术、经尿道钬激光前列腺剜除术（详见第 36 章第二节）。

6. 开放性前列腺切除术（open prostatectomy） 开放性前列腺切除术是采取开放式手术方法将引起尿道梗阻的增生的前列腺体从外科包膜内完整摘除，以解除因前列腺增生体积增大导致的后尿道梗阻，达到排尿完全通畅的目的，效果最好。但损伤较重，止血较困难，出血较多，术后恢复较慢，住院时间较长。随着经尿道前列腺切除的多种微创手术，如 TURP 及 TBVP 的不断改进和创新，具有组织损伤轻、出血较少、术后恢复快、住院时间短等优点。因此，开放性前列腺切除术现已大幅度减少，已逐步被经尿道前列腺切除微创手术所替代。现无上述条件的医院仍做开放性前列腺切除术，对开展经尿道前列腺切除术有禁忌证或出现并发症时，需用开放性前列腺切除术来补救，因此开放性前列腺切除术是经尿道前列腺切除术的后盾。

有代表性的开放性前列腺切除术有经耻骨上经膀胱前列腺切除术、经膀胱荷包悬吊法前列腺切除术、经耻骨后前列腺切除术、保留尿道前列腺切除术（Madigan 前列腺切除术）及前列腺联合部切开术等。

（杨国胜　胡强达　陈在贤）

参 考 文 献

[1] 刘颖,屈晓冰,孟宪琴,等.代谢综合征对老年人良性前列腺增生病程的影响.中华老年医学杂志, 2011,30(11):909-913

[2] 黄上明.经尿道前列腺电切术治疗良性前列腺增生症的临床体会.吉林医学,2010,31(9):1173-1174

[3] 文卫军,石宇强,邵海斌,等.经尿道前列腺电切术和电汽化术以及联合治疗良性前列腺增生症的对照分析.吉林医学,2010,31(10):1369-1371

[4] 张丽华,龙志芳,王振显,等.BPH 患者前列腺体积与膀胱残余尿的相关性研究.河北医药,2010,32(5):607

[5] 徐初样,徐五书,钟学文.两种经尿道手术治疗小体积良性前列腺增生的临床效果比较.咸宁学院学报:医学版,2010,24(2):136-138

[6] 苏忠,谭立中.等离子电切治疗前列腺增生症临床观察.中国现代医生,2010,10:137,146

[7] 王伟,李翠,李辉,等.选择性绿激光前列腺汽化术治疗高龄高危良性前列腺增生症 90 例.中国老年学杂志,2010,30(5):682-683

[8] 王志强,吴文元,金铁雄.42 例良性前列腺增生术后排尿异常原因的尿动力学分析.延边大学医学学报,2010,33(1):58-60

[9] 柳荣强,高鑫.经尿道前列腺电切术与经尿道前列腺剜除术联合治疗前列腺增生症的临床体会.现代中西医结合杂志,2010,19(6):719-720

[10] 周利敏,沈昊,张玲,等.高能聚焦超声治疗 152 例良性前列腺增生的临床疗效.中华中西医学杂志, 2010,6:26-28

[11] 张祥华,王行环,等.良性前列腺增生诊断治疗指南//那彦群,孙光.中国泌尿外科疾病诊断治疗指南, 2011:116-131

[12] 陈在贤.前列腺增生症手术//陈在贤.男科手术技巧与并发症防治.北京:人民军医出版社,2010: 307-347

[13] 王进恩,马春清,祝存海.选择性绿激光治疗良性前列腺增生症患者.中国医药导报,2012,10:188-189

[14] 刘臻伟.雌雄激素与良性前列腺增生关系.中西医结合研究,2012,2:105-106

[15] 马锦成.良性前列腺增生的药物治疗对疗效的影响对比研究.当代医学,2012,12:13-14

[16] 那彦群,叶章群,孙光.2011 版中国泌尿外科疾病诊断治疗指南.北京:人民卫生出版社,2011

[17] 肖伟,杨科,高智勇,等.经尿道前列腺电切术与经尿道双极等离子电切术治疗良性前列腺增生比较分析及安全性评价.重庆医科大学学报,2014,1: 76-79

[18] 甘露,曾静,黄桂晓,等.经尿道前列腺等离子双极电切术与耻骨上经膀胱前列腺切除术治疗良性前

列腺增生的疗效和安全性比较. 医学综述,2014,5:
959-960

[19] 曾杨军,胡万里,程龙,等. 经尿道前列腺等离子双
极电切术和电切术治疗良性前列腺增生对性功能
影响的 Meta 分析. 临床外科杂志,2016,5:386-389

[20] 梁学清,于兵,李丹丹,等. 经尿道前列腺汽化电切
术联合钬激光碎石术同期治疗良性前列腺增生症
合并膀胱结石的临床疗效. 中国老年学杂志,2016,
1:146-148

[21] Zabkowski T. Finasteride in the treatment of benign
prostatic hyperplasia. Urologe A, 2012, 51 (7):
982-986

[22] Biolchi V,Silva Neto B,Koff W,et al. Androgen re-
ceptor CAG polymorphism and the risk of benign
prostatic hyperplasia in a Brazilian population. Int
Braz J Urol,2012,38(3):373-379

[23] Zang YC,Shan YX,Xue BX,et al. Evaluation of 80-
W and 120-W GreenLight laser vaporization for be-
nign prostatic hyperplasia in high-risk patients.
Zhonghua Nan Ke Xue,2012,18(5):436-440

[24] Park YJ,Bae KH,Jin BS,et al. Is increased prostatic
urethral angle related to lower urinary tract symp-
toms in males with benign prostatic hyperplasia/
lower urinary tract symptoms? Korean J Urol,
2012,53(6):410-413

[25] Mosli HA,Abdel-Meguid TA,Abdulwahhab MH,et
al. Photoselective vaporization of the prostate using
GreenLight 120-W lithium triborate laser to treat
symptomatic benign prostatic hyperplasia:A single-
centre prospective study. Can Urol Assoc J, 2012,
15:1-4

[26] Seitz M,Bader M,Tilki D,et al. Interventional ther-
apies for lower urinary tract symptoms(LUTS)sug-
gestive of benign prostatic hyperplasia(BPH). Mi-
nerva Urol Nefrol,2012,64(2):123-133

[27] Romeo S,Napoli G,Melloni G,et al. Relationship
between PTH and PSA values in patients with path-
ological finding of benign prostatic hyperplasia. Uro-
logia,2012,79(2):152-155

[28] De Stefano G,Fusco F,Arcaniolo D,et al. Impact of
preoperative therapy with 5-a-reductase inhibitors in
the treatment of benign prostatic hyperplasia. Urolo-
gia,2012,79(2):149-151

[29] Strope SA,Wei JT,Smith A,et al. Evaluative Care
Guideline Compliance Is Associated With Provision

of Benign Prostatic Hyperplasia Surgery. Urology,
2012,80(1):84-89

[30] Al-Maghrebi M,Kehinde EO,Al-Mulla F,et al. The
effect of prostate tissue inflammation in benign
prostatic hyperplasia on enhancer of zeste homolog 2
ribonucleic acid expression. Ann Saudi Med,2012,32
(3):262-268

[31] Thangasamy IA,Chalasani V,Bachmann A,et al.
Photoselective vaporisation of the prostate using 80-
w and 120-w laser versus transurethral resection of
the prostate for benign prostatic hyperplasia:a sys-
tematic review with meta-analysis from 2002 to
2012. Eur Urol,2012,62(2):315-323

[32] Faruque MS,Alam MK,Ullah MA,et al. Evaluation
of transurethral ethanol ablation of prostate for
symptomatic benign prostatic hyperplasia. My-
mensingh Med J,2012,21(2):265-269

[33] Mobley D,Feibus A,Baum N. Benign prostatic hy-
perplasia and urinary symptoms:Evaluation and
treatment. Postgead Med,2015,127(3):301-307

[34] Egan KB. The Epidemiology of Benign Prostatic
Hyperplasia Associated with Lower Urinary Tract
Symptoms:Prevalence and Incident Rates. Urol Clin
North AM,2016 Aug,43(3):289-297

[35] Kim EH,Larson JA,Andriole GL. Management of
Benign Prostatic Hyperplasia. Annu Rev Med,2016,
67:137-151

[36] Kang D,Hu C,Fu Y,et al. Combination of α-blocker
and 5α-reductase inhibitor for treatment of benign
prostatic hyperplasia. Clin Invest Med,2017,40(5):
E200-E210

[37] Robert G,De La Taille A,Descazeaud A. Epidemiol-
ogy of benign prostatic hyperplasia. Prog Urol,
2018,28(15):803-812

[38] Borcheert A,Leavitt DA. A Review of Male Sexual
Health and Dysfunction Following Surgical Treat-
ment for Benign Prostatic Hyperplasia and Lower
Urinary Tract Symptoms. Curr Urol Rep, 2018, 19
(8):66

[39] Langan RC. Benign Prostatic Hyperplasia. Prim
Care,2019,46(2):223-232

[40] Schoeb DS,Wullich B,Durschmid D,et al. Treat-
ment of benign prostatic hyperplasia in geriatric pa-
tients-use and limitations of existing guidelines. Ur-
ologe A,2019,58(9):1029-1038

第 **6** 章　男性不育症
(male infertility)

　　世界卫生组织(WHO)推荐,夫妻婚后同居1年以上,未采取避孕措施,由于男方原因造成女方不孕者,称为男性不育(male infertility)。万焕忠等报道婚后3个月受孕率74%,半年内为86%,1年内为93%,2年内为97.2%,因此,建议时限定为1年。世界发达国家5%～8%的育龄夫妇存在不育问题,而发展中国家某些地区可高达30%。美国婚后约10%的夫妇不育,其中20%～25%是由夫妇双方所致,20%～25%是由于男方所致,其余50%～60%是女方原因引起。而在我国有10%～15%夫妇不能生育,其中男性因素占40%～50%。由于环境污染、滥用药物、性病泛滥、不良生活习惯等影响,近年来男性不育症逐渐增多,精子数量减少、活力低下、死精子过多引起的不育甚为常见。

第一节　病因及病理(etiology and pathogenesis)

　　男性生殖环节很多,主要的有男性生殖系统的神经内分泌调节、睾丸的精子发生、精子在附睾中成熟、精子排出过程中与精囊和前列腺分泌的精浆混合而成精液、精子从男性生殖道排出体外并输入到女性生殖道内、精子在女性输卵管内与卵子受精等,在这些环节中受到疾病或某种因素的干扰和影响,都可发生生育障碍,因此,男性不育症不是一种独立的疾病,而是由某一种或很多疾病与因素造成的结果。

　　精子生成障碍的主要原因:①遗传性疾病:常染色体或性染色体异常影响睾丸生成精子。②先天性睾丸异常:睾丸发育异常或睾丸位置异常均能使精子生成障碍。③睾丸本身病变:如睾丸外伤、炎症、扭转及睾丸血管病变。④内分泌疾病、垂体功能亢进或低下、垂体肿瘤、肾上腺功能亢进或低下、甲亢或甲减均可影响精子生成而造成无精子症。⑤严重全身性疾病和营养不良可致无精子症。⑥放射损伤及药物,特别是细胞毒性药物等因素,使睾丸生精细胞损害,严重时可致无精子症。

　　WHO推荐的男性不育症的病因分类方法将其分为16类,即性功能障碍性不育、免疫性不育、不明原因、单纯精浆异常、医源性病因、全身性病因、先天性异常、后天性睾丸损伤、精索静脉曲张、男性附属性腺感染、内分泌病因、特发性少精子症、特发性弱精子症、特发性畸形精子症、梗阻性无精子症、特发性的无精子症等。一组7057例男性不育患者病因统计:性功能障碍1.7%、泌尿生殖道感染6.6%、先天性畸形2.1%、获得性疾病2.6%、精索静脉曲张12.3%、内分泌紊乱0.6%、免疫性因素3.1%、其他异常3.0%、特发性精液异常(OAT综合征)或不明原因75.1%。临床常见男性不育症:少精子症、弱精子症、畸形精子症、OAT综合征、无精子症、精液不液化、抗精子抗体阳性、不明原因不育等。

　　通常,根据生育能力分为绝对性不育(无法自然怀孕)和相对性不育(自然怀孕机会小)。

　　绝对性不育的男方因素:无精子症,梗阻性无精子症、特发性无精子症;性功能障碍,不射精、逆行射精、空射精、完全性ED;女方因素:卵巢功能早衰（AFC＝0）、双侧输卵管不通或切除/结扎等。

相对性不育的男方因素：O/A/T 或 OAT 综合征、抗精子抗体阳性、精液不液化、少数染色体异常（包括 Roberson 易位、Klinefelter 综合征等）；女方因素：感染、输卵管通而不畅、卵巢功能早衰、不排卵、子宫内膜薄、子宫内膜异位症、多囊卵巢综合征、免疫异常等。

根据不育症的发病过程又可分为原发不育和继发不育，前者指夫妇双方婚后从未受孕者，后者是指男方或女方有过生育史（包括怀孕和流产史），但以后由于疾病或某种因素干扰了生殖的某环节而致连续 3 年以上未用避孕措施而不孕者。

根据器官病变部位可分为睾丸前性、睾丸性和睾丸后性不育。男性不育症的病因按器官病变部位简述如下。

一、睾丸前性病因（pretesticular etiological factor of male infertility）

（一）下丘脑病变

男性性器官的发育和功能依赖于雄激素的作用，而雄激素的分泌又受下丘脑-垂体性腺轴的调节和控制。因此凡影响下丘脑、垂体和性腺正常激素分泌的各种因素都将影响性器官的发育和功能。男性性腺功能减退症（male hypogonadism）是男性患者血循环中睾酮浓度下降所致的低雄激素状态，常伴男性不育症。由于睾丸疾病所致的男性性腺功能异常称为原发性性腺功能减退症；由于下丘脑或垂体疾病引起者则称为继发性性腺功能减退。

1. 促性腺激素缺乏症（gonadotropin deficiency）又称 Kallmann 综合征，为促性腺激素分泌不足的性腺功能减退伴嗅觉丧失症，是一种先天性的遗传疾病。最早由 Kallmann 于 1944 年报道 9 例家族性男子性功能减退合并嗅觉丧失或减退而得名。本病呈家族性或散发性，男女均可发病，男性患病率约为 1/10 000，女性约为 1/50 000。本病可呈①典型的 Kallmann 综合征；②无嗅觉障碍的特发性低促性腺激素性性腺功能减退症（idiopathic hypogonadotropic hypogonadism，IHH）。临床表现与发病年龄、促性腺激素释放激素（GnRH）缺乏严重程度有关，有如下 3 种。

（1）先天性 GnRH 不足

①表现：早至胚胎期和新生儿期，表现睾丸下降不全（隐睾症）、外生殖器发育不良（小阴茎）；男性成年后表现为不育伴嗅觉丧失或减退，红、绿色盲，神经性耳聋。女性表现为原发性闭经。

②体征

生殖系统：睾丸下降不全或隐睾症、阴茎短小、睾丸小而软（或硬），长径<2.5cm，无精子发生；无青春期性成熟发育。女性内外生殖器均呈幼稚型。

嗅觉异常：一部分患者有嗅觉缺失或减退。

生长发育：体型呈去睾状态（类宦官体型），无胡须、喉结，骨龄延迟；手指细长，身材正常或高于同龄男性；膝内翻，掌骨短，肢距超过身高，下半身超过上半身。

中线畸形：少数可伴有面部中线缺陷或肢体畸形，如唇裂、腭裂、腭弓高尖、舌系带短、眼距宽、额骨畸形、蝶鞍扩大、眼球运动障碍。

其他异常：一侧肾发育不全等、肾下垂、双输尿管、肾憩室、先天性心脏病、主动脉弓右位、肠道旋转不良、近端肌病、智商低、判别能力差、连带运动、小脑共济失调、肥胖等。

③激素：促性腺激素和性激素均低下。男性血清睾酮（T）水平低下，男、女性黄体生成素（LH）和卵泡刺激素（FSH）均低下，对 GnRH 兴奋试验表现为反应良好或延迟。女性雌二醇（E2）水平低下。

④染色体：性染色体均呈正常男性核型（46XY）。Kallmann 综合征有关的基因为 KALIG-1，位于 X 染色体的短臂，约有 200 000 碱基对，与此基因的缺失或突变有关。

⑤病理：睾丸活检提示生殖细胞处于停滞状态且 Leydig 细胞为低度增生。

⑥机制：Kallmann 综合征的有关基因为 KALIG-1，位于第 8 号染色体的短臂上，发生缺失或突变；引起促性腺激素释放激素基因突变，使下丘脑丧失合成、分泌 GnRH（LHRH）的能力，导致促性腺激素缺乏症。在胚胎发育的过程中，鼻腔内嗅神经的 GnRH 细胞在胚胎发育的过程中沿着嗅神经上行到下丘脑，停止于下丘脑的弓形核。在那里 GnRH 神经元分泌 GnRH，刺激垂体分泌 LH 和 FSH。后二者刺激性腺产生睾酮（或

雄激素)和精子(卵子)生成,因此影响了生殖生理功能。这便解释了 Kallmann 综合征患者生殖生理障碍常与嗅觉失灵并存的原因。

(2)成人发病的 GnRH 不足:患者青春期发育正常,因而身材、睾丸和外生殖器均正常,但到成年后出现性欲下降、生育力低下、性激素和促性腺激素测定符合 IHH,下丘脑-垂体区域无器质性病变证据,仅表现为孤立性 GnRH 脉冲式分泌消失。

(3)部分性 GnRH 不足:1950 年 Pasqualin 和 Bur 描述 1 例去睾体型、缺乏第二性征的男性,但睾丸大小正常,精子计数也"正常",称为"有生育能力的去睾状态"。这是一种 GnRH 部分不足,类似于青春中期,提示患者血清睾酮浓度足以支持精子生成和睾丸生长,但尚不足以达到全身男性化需要。

2. 选择性 LH 缺乏症(isolated LH deficiency)(生育型无睾) 该病又称生殖性无睾症,较罕见。主要原因是患者部分促性腺激素缺乏,体内没有足够的 LH 以刺激睾丸产生睾酮,血浆中 FSH 浓度正常,而血清中 LH 及睾酮浓度均低于正常。所以患者表现为不同程度的男子第二性征缺乏,常有男性乳房女性化的类无睾体征。其临床特征是睾丸体积无明显异常,精液量少,偶见少许精子;睾丸活检显示可见成熟的生精上皮,间质细胞(Leydig cell)少见而不育。经 hCG 治疗后血清睾酮水平会上升,表明这类患者睾丸间质细胞功能正常。

3. 选择性 FSH 缺乏症(isolated FSH deficiency) 选择性 FSH 缺乏症是一种罕见的男性不育症。主要是垂体产生 FSH 不足,使 FSH 浓度低下,对 GnRH 的刺激无反应,精子计数范围可从严重少精到无精而不育。其特点是患者具有正常的男性性征,睾丸大小正常,血清 LH 和 T 水平无明显异常,但 FSH 水平低。经 GnRH 刺激后,LH 值迅速升高,但 FSH 无反应。表现为无精子或精子数少,活动减弱、不成熟型增加。睾丸组织检查见生精细胞不发育,精子产生少和成熟受阻,Leydig 细胞均正常。

4. 先天性低促性腺激素综合征(congenital hypogonadotropic syndromes) 是一些罕见的多种多样的临床综合征,患病率在男性约为 1/万

例,女性约为 1/5 万例,男女比例为 5:1。

机制:主要是下丘脑产生的 GnRH 缺乏,其共同特点是性腺功能低减。低促性腺激素性性腺功能减退(HH)包括一大组疾病,先天性 GnRH 神经元缺陷、垂体促性腺激素缺乏或分子结构异常、慢性全身性疾病、精神应激、严重体重丢失或长期剧烈运动都可引起促性腺激素缺乏。此外,促性腺激素缺乏也是一些先天性综合征(如 Prader-Willi 综合征,Laurence-Moon-Biedl 综合征等)的一个组成成分。促性腺激素缺乏的程度也具有不均一性,一个极端是完全无青春期性成熟,另一个极端是青春期延迟,中间是不同程度的过渡类型。外源性的 FSH 及 LH 能够诱导精子产生。

染色体:研究发现其 15 号染色体上的某一基因缺失。

激素:血清性激素水平低于正常,LH 和 FSH 水平正常低限或低于正常。GnRH 兴奋试验无论是男性或女性患者,LH 的分泌反应一般是减低的,少数患者完全无反应或反应正常。同一患者的 LH 反应可以和 FSH 反应不一致。

表现:约 90% 的患者的喉结小,阴毛和腋毛缺如,少数患者可有少量阴毛生长(Tanner 阴毛 II 期),80% 的患者骨龄落后于实际年龄,40% 有嗅觉缺失或嗅觉减退,20% 有男子乳腺增生,可有小阴茎、隐睾和输精管缺如,还可伴发其他躯体或器官异常,如面颅中线畸形:兔唇、腭裂、腭弓高尖和舌系带短。神经系统异常:神经性耳聋、眼球运动或视力异常、红绿色盲、小脑共济失调、手足连带运动和癫痫。临床上有如下几类。

(1)Prader-Willi 综合征:主要见于男孩,女孩偶见。为多种先天性缺陷:多食,性腺功能低下(hypogonadism),肌张力低下(hypotonia)和过度肥胖(obesity),常伴有身体矮小、智力低下、发育迟缓、肢端畸小、小颌畸形、鱼嘴口、手指弯斜和耳软骨缺失等,成年时出现糖尿病。本病是由于第 15 号染色体长臂基因(15q11~13)缺失所致,约 70% 病人的父亲有 15q11~13 缺失,20%~25% 病人的母亲有单亲二体(disomy,即两条 15 号染色体均来源于母亲)。多数为低促性腺激素性腺功能减退,偶见 FSH 和 LH 高的睾丸功能减退。外源性的 FSH 及 LH 能够诱导产生精子。

（2）Laurence-Moon-Biedl 综合征：是少见的常染色体隐性遗传病，其临床表现主要有色素性视网膜炎、肥胖、智力低下和多指（趾）畸形。

（3）多发性雀斑（褐斑）病：病因不清，临床特点主要是性腺功能减低、多发性雀斑、先天性心脏畸形、身体矮小、耳聋、生殖道或泌尿系统先天性畸形。

（4）Rud 综合征：表现为性腺功能减低，智力障碍，遗传性皮肤鳞癣（皮肤过度角化等）。

（5）性腺功能低减/共济失调综合征：主要表现是小脑共济失调和性腺功能低减，可能合并足弓空凹和脊柱裂。

5. 先天性肾上腺增生（congenital adrenal gland hyperplasia）　先天性肾上腺增生较罕见，常因青春期早熟而就诊，其 21 羟化酶缺乏，皮质醇的产量不足，过多的雄激素反馈抑制促性腺激素的分泌，引起睾丸不能成熟而不育。

（二）垂体病变

垂体病变（pituitary disease）如垂体性侏儒症、弗勒赫利希综合征（肥胖生殖无能综合征）、腺垂体功能减退症、先天性性腺不发育症、先天性生精不能综合征、高催乳素症、垂体瘤或颅内感染等。

1. 垂体功能不全（pituitary insufficiency）　可由垂体肿瘤、梗死、医源性（手术、放疗）等因素引起。主要表现为生长延迟、生殖器官发育不良、第二性征消失并伴有肾上腺和甲状腺功能不全等。血清睾酮、促性腺激素值低下。全垂体功能障碍者，血浆皮质类固醇将下降，而且血浆 FSH 和生长素水平也下降。

2. 雄激素作用缺陷（defective androgen activity）　由于激素异常引起不育占不育患者的 5%～10%。高泌乳素、卵泡刺激素、黄体生成素都会导致睾丸发育异常，影响精子活动甚至引起阳痿。另外，有一些患者发生脑垂体瘤，其分泌垂体激素引起男性激素异常也会引起男性不育。垂体瘤是常见的颅内肿瘤，近年患病率呈现持续上升趋势。患者因为脑垂体功能异常、激素分泌紊乱会引起男性不育。

3. 高泌乳素血症（hyperprolactinemia）　是最常见的腺垂体疾病，该病以性腺功能减退为突出表现。某些分泌泌乳素的垂体肿瘤，使血清泌乳素（PRL）过高，通过负反馈抑制，降低 GnRH 的脉冲式释放，继而引起血清睾酮降低、LH 和 FSH 分泌减少，引起男性乳腺增生、溢乳（20%）、性欲丧失、勃起功能障碍，严重者可出现体毛脱落、睾丸萎缩、精子减少，甚至无精症。

4. 外源性和（或）内源性激素水平异常（exogenous or endogenous hormones）　某些激素水平异常，可影响垂体分泌促性腺激素的功能，进而引起男性不育。如雌激素/雄激素过多，通过负反馈抑制垂体促性腺激素的分泌，造成继发性睾丸功能衰竭；糖皮质激素过多，使精子生成减少及抑制 LH 的分泌引起继发性睾丸功能衰竭；甲状腺功能亢进或减退，引起血清甲状腺素水平增高或降低，甲状腺激素在血液中的水平无论是高还是低都可影响到精子的发生。不育症中约有 0.5% 的患者是由甲状腺功能减退所致。垂体分泌生长激素水平异常，通过分布在睾丸上的受体，对精子的发生产生负面影响。

5. 镰状细胞病（sickle cell disease，SCD）　镰状细胞病是一种遗传性血红蛋白分子功能紊乱疾病，当血红蛋白分子暴露在各种环境中，红细胞血红蛋白发生聚合，扭曲变形成镰状。这种变形允许红细胞从细胞间通过，导致下游组织营养受损，能够造成垂体功能障碍，可能是红细胞沉积引起器官内的微梗死造成的。除了垂体病变引起的继发性性腺功能减退外，该病类似的发病机制也可能在睾丸组织内发生作用从而引起原发性性腺功能减退，精子的生成能力下降，并且血清中睾酮的水平下降。

6. 甲状腺功能减退症（hypothyroidism）　是由多种原因导致的甲状腺激素合成分泌或生物效应不足所致的内分泌疾病。①96% 由甲状腺本身的病变引起，如炎症、放疗、切除、药物或遗传等原因致甲状腺素分泌不足。②少数由垂体疾病（继发性）使 TSH 分泌减少引起，如垂体肿瘤、希恩（Sheehan）综合征、非肿瘤性选择性 TSH 缺乏、卒中、垂体手术、垂体放疗等。③极少数由于下丘脑产生促甲状腺激素释放激素（TRH）的减少，使得垂体 TSH 分泌减少而引起，如鞍上肿瘤及先天性 TRH 缺乏等。表现男性乳房发育、泌乳，除精曲小管管壁基底部生精细胞外其余各级生精细胞均于成熟前就从生精上皮中分离脱落至管腔，可见生精上皮排列紊乱。

7. 甲状腺功能亢进症(hyperthyroidism) 又称 Graves 病(Graves disease)：甲状腺功能亢进症是一种常见的内分泌疾病。甲状腺激素的合成、分泌也受到下丘脑、垂体的控制，并对下丘脑和垂体有反馈抑制作用。甲状腺功能亢进 T3 和 T4 分泌过多，可导致人体组织的氧化作用加速，导致一系列糖、蛋白质、脂肪、水、电解质中的钙、锌及碘和维生素的代谢紊乱，导致人体包含生殖系统在内的各脏器功能改变，导致 PRL 及雌激素的水平增高，可发生性欲减退、阳痿、睾丸生精功能障碍、精液中精子数目少、精子活力低、男性不育。部分病例可伴有男子乳房发育。

8. 5α-还原酶缺乏(5α-reductase deficiency)症　5α-还原酶催化睾酮(T)转化为更具生物活性的双氢睾酮(DHT)。DHT 与阴囊和前列腺发育有关，因为外阴的受体结构对 DHT 能成最有效结合及产生雄激素效应。只有 T 而无 DHT 时外生殖器呈女性倾向。先天性 5α-还原酶缺乏症患者因睾酮不能转化为双氢睾酮，产生男性假两性畸形，外生殖器颇似女性，小阴茎似阴蒂，尿道下裂和盲端阴道，阴囊对裂形似阴唇伴隐睾。青春期，血浆 T 升至成年男性范围，患者有不同程度男性化，无男子乳房发育，声音低沉，肌肉体积增加，阴茎长度增大至 4～8cm，也有性欲，偶有勃起。睾丸增大降至阴唇阴囊内。无子宫与输卵管，睾丸、附睾、输精管正常，前列腺小而扪不到，染色体核型为 46,XY，一般认为是常染色体隐性遗传。在下降的睾丸内有精子的产生，不育很可能是外生殖器功能异常引起的。

本病的确诊常需测定血浆 T/DHT 比值，基础状态男婴为 1.7～17，但因 T 和 DHT 均低，需做 hCG 兴奋试验后证实。青春期后 T/DHT，正常人为(12±3.1)，本病患者可达 35～84。比较少用但直接可靠的方法是培养生殖器皮肤成纤维细胞转化 T 至 DHT 的能力，测定血液中的 DHT 的产生率。

9. 雄激素受体缺陷(androgen receptor deficiency)　雄激素受体是一种核蛋白，雄激素受体缺陷是一种 X 染色体连锁遗传病，一旦缺乏或发生功能改变，则睾酮或双氢睾酮不能与其结合并最终不能激活细胞内的目标基因。由于雄激素不能通过受体对靶器官、组织发挥作用，所以患者的内外生殖器都将受到影响。生育能力大小取决于受体异常的程度。一些男性患者的染色体核型是 46,XY，但其终末靶器官对雄激素完全不敏感，他们往往有女性的外生殖器而腹腔内也有睾丸存在。睾丸组织内的曲细精管及 Sertoli 细胞发育均不成熟，10%～30% 的患者可能发展为睾丸癌。这些患者往往不能生育。那些雄激素受体缺陷程度较轻的患者与一般男性不育患者的临床表现相似，他们都有精子产生但较正常人弱。

10. 肌紧张性营养不良(myotonia atrophica) 亦称肌紧张性营养不良综合征(muscle tension dystrophy syndrome)、Steiner 综合征、肌强直性营养障碍、萎缩性肌强直症、营养不良性肌强直症。系患者具有无力，肌肉紧张强直、部分肌群进行性萎缩，性欲丧失，阳痿，睾丸萎缩，眼、骨骼异常等症状的一组综合征。病因不明，可能与发生于肌肉组织内肌纤维膜对钾产生过敏有关，具有家族性，为常染色体显性遗传病，有高度外显率。不育患者的激素测定 FSH 和 LH 升高，睾酮降低或正常。75% 的患者睾丸活检结果有曲细精管损害。由于青春期发育是正常的，所以睾丸的损害可能发生在青春期后。

可采用对症处理。奎宁可减轻肌强直症状，普鲁卡因胺亦有效，苯妥英钠也有助于治疗，应用激素可纠正内分泌缺乏症，白内障可手术矫治。本症进展缓慢，如能加强护理对症治疗，可活至老年。

(三)全身性疾病

严重全身性疾病和营养不良可致无精子症。

1. 严重的营养不良，维生素 A、维生素 E 缺乏症　微量元素，如锌、锰缺乏，钙、磷代谢紊乱，汞、砷、铅、乙醇、尼古丁、化疗药物治疗等。肝或肾衰竭患者血清中睾酮的水平及其代谢清除率降低。

2. 肥胖症　肥胖症是不育的原因之一。肥胖症者生育能力低下，是因肥胖症者内分泌失调，激素水平不正常，阴囊内温度高，精子质量差，性功能障碍等。

3. 全身慢性疾病　肾病、慢性肾衰竭致尿毒症、肝病及镰状细胞性贫血，这些都会在不同程度上造成不育。

二、睾丸性病因（testicular etiological factor of male infertility）

正常男性进入青春期后在雄激素的作用下睾丸精曲小管上皮中的干细胞经数次分裂,经过精原细胞－初级精母细胞－次级精母细胞－精子细胞最后发育成精子。精子在附睾管内成熟而储存于附睾管、输精管和精囊内。在性交时,储存的精子与精囊及前列腺的分泌物混合成精液,经输精管道射入女性阴道内,然后精子在女性生殖道内获能后与成熟的卵子结合受精。凡引起生精功能障碍的疾病均可导致不育。其主要病因如下。

(一)睾丸先天性异常

1. 塞托利细胞仅存综合征(sertoli cell only syndrome,SCOS)　SCOS 是一种少见的男性不育症,表现为:①患者呈正常男性发育,性功能正常;②婚后不育,表现为少精症或无精症;③睾丸体积缩小,睾丸活检曲细精管直径缩小,管内无生殖细胞,仅有支持细胞;④促卵泡激素(FSH)通常升高,黄体生成素(LH)和睾酮(T)正常;⑤是一种先天异常,染色体细胞核型为 46,XY。Foresta等认为 Y 染色体的缺失突变是 SCOS 的重要遗传学原因,主要是在胚胎发育过程中卵黄囊的原始生殖细胞未能转移至性腺嵴所致。但最近的研究证实,除先天异常外,后天作用于睾丸的各种有害因素,均可使生精细胞受损,导致生精细胞脱落,而仅剩下支持细胞,这就是继发性或获得性支持细胞综合征。无治疗指征。

2. 睾丸消失综合征(vanishing testis syndrome)　也叫双侧无睾症,真正的无睾症极罕见,其患病率为 1/20 000,病因不清。当在胎儿发育到 14～16 周时,睾丸扭转、创伤、血管损伤或感染就可能导致睾丸的消失。无青春发育期、无第二性征的发育,双侧不能触到睾丸,但没有男性乳房发育的表现。其染色体核型正常。激素测定血清 FSH 和 LH 升高,而血清睾酮值极低。该病引起不育,需终身接受睾酮治疗以维持男性性征及性功能。

3. 选择性 Sertoli 细胞综合征(selective Sertoli cell syndrome)　也称生精细胞发育不全。表现为无精症,睾丸稍小但硬度正常,男性化正常,没有男性乳房发育。睾酮及 LH 正常,但

90％的患者 FSH 常升高。睾丸活检显示除了生精上皮外其他的细胞类型均存在。推测可能与遗传缺陷、先天性生精细胞缺乏及雄激素耐受等因素有关。已知性腺毒素,如离子放射,化疗及流行性腮腺炎性睾丸炎,能够导致睾丸的生精细胞发育不全。

4. 先天性曲细精管发育不全(congenital agenesis of seminiferous tubules)　这也是发育方面的原因,虽然睾丸的位置没有问题,但精子生产同样存在问题。该病如果发现及时,病情不是非常严重,还有治疗的希望。

5. 双侧隐睾(cryptorchidism)　睾丸没有下降到应该到的阴囊内,而停留在下降途中的某一部位,甚至停留在腹腔内。还包括睾丸下降不全、睾丸异位等。隐睾先天性畸形发育不良加上体内温度比阴囊高,精子根本没有办法生成,也会发生无精子。这种情况应在 2 岁以前做睾丸下降固定术,否则无效。隐睾发生恶性肿瘤的机会大大增加,是正常人的 40 倍左右。

6. 退行性性腺功能低下症(regressive hypogonadism)　精曲小管非常小,无生精细胞和间质细胞,与 7 个月胎儿睾丸活检标本相似。

7. 先天性两性畸形(congenital hermaphroditism)　真性两性畸形患者发育呈男女中间型,生殖器显著异常,体内既有男性性腺又有女性性腺,细胞遗传学检查染色质和染色体组型异常,男性假两性畸形相对多见。患者本质是男性,体内的生殖腺是睾丸但外生殖器却像女性,呈男性体型,尿道裂未连合像阴道前庭,阴茎未发育像阴蒂,同时伴有隐睾。外生殖器近似女性但能检查到未降的睾丸,X 性染色质阴性,染色体组型为 46,XY,即为假两性畸形。

(二)染色体异常

常染色体或性染色体异常影响睾丸生成精子,是男性不育的重要原因之一。性染色体异常可使睾丸等性器官分化不良,造成真性两性畸形和先天性睾丸发育不全等。染色体结构异常研究发现,不育夫妇中染色体畸形率为 6.2％;精子计数＜10×10⁶/ml 者上升到 11％;无精症者则为 21％。

1. Klinefelter 综合征(Klinefelter syndrome,KS)　Klinefelter 综合征约占男性不育症

的 14%。这是 1942 年 Klinefelter 首先描述的由于男性多余 X 染色体所致综合征,是最常见的性染色体异常疾病。估计男婴中本病的发生率为 1/400~1/1000。本病的基本特征如下。

(1)表现:不育,无精子症(偶尔 47,XXY/46,XY 嵌合型可有少量精子),有不同程度的性成熟障碍;可伴有学习和行为异常,智力正常或稍低。

(2)体征:身材高而呈类无睾(类宦官)体型,睾丸小(容积<4ml)而硬(或软),有时为隐睾症。85%男子乳房发育(雌激素/雄激素比例上升所致)。

(3)病理:睾丸活检提示曲细精管发生硬化改变及玻璃样变,而 Leydig 细胞数量正常但有不同程度的功能损害。

(4)激素:促性腺激素 LH 和 FSH 升高,血清雌激素常升高,青春期血清睾酮(T)浓度一般在正常低界。为了维持男性性征及性功能,这些患者需要终身使用雄激素替代治疗。

(5)染色体:性染色体异常,核型 90%为 47,XXY;10% 为 46,XY/47,XXY 的嵌合体、48,XXYY、48,XXXY 等。

2. 46,XX 男性综合征(XX male syndrome)

46,XX 男性综合征是 Klinefelter 综合征的变型。患病率为 1/(20 000~30 000)。本病与 KS 的不同之处在于患者平均身高低于正常,智力无明显异常。

(1)表现:本病表现类似于 Klinefelter 综合征。

(2)体征:睾丸小而硬(或软),睾丸容积<2ml,阴茎阴囊小,可伴有尿道下裂,常有男子乳腺发育,缺乏女性内生殖器官。

(3)激素:血浆睾酮浓度低于正常,雌二醇和促性腺激素浓度升高。

(4)病理:睾丸活检显示曲细精管缺乏精子发生,Leydig 细胞呈团状丛生,曲细精管呈玻璃样变及纤维样变。

(5)机制:本病产生机制可能有:①46,XX 男性伴 SRY 基因;②46,XX 男性没有 SRY 基因;③46,XX/XY 嵌合。他们中多数患者 Y 短臂染色体 SRY 基因转移到两个 X 染色体上的一个,提示 X-Y 配对相互交换。

3. 47,XYY 综合征(47,XYY syndrome)

该病的患病率与 Klinefelter 综合征相似,但是临床表现呈更加多样性。典型患者的染色体核型为 47,XYY。

(1)表现:身材高大,其中 2%的患者表现出侵略性,反社会性,且常有犯罪行为。精液分析为少精或无精症。

(2)激素:激素测定结果 FSH 升高,睾酮和 LH 水平正常。

(3)病理:睾丸活检结果差异较大,常表现为精子成熟受阻型或呈选择性 Sertoli 细胞综合征的表现。

4. Noonan 综合征(Noonan syndrome)　即假性 Turner 综合征,Ullrich 综合征。本征发病可呈散发性,也有家族性聚集现象。女性 Noonan 综合征可以有青春期延迟,但最终还有女性第二性征出现,可有正常的卵巢功能。

(1)表现:青春期延迟,有隐睾者成年时不育。如隐睾在 2 岁以前已完全下降者,则有生育可能。

(2)体征:①本征有类似 Turner 综合征的表现:颈蹼、向下歪斜眼裂、低耳、身材矮小、淋巴性水肿等表现,因而称为“假性 Turner 综合征”。②本征尚有特殊表现:三角形面容、漏斗胸、右侧心脏病(肺动脉狭窄、房间隔缺损)、肥厚性心脏病、发育延迟等。③75%的患者出生时即患有隐睾、睾丸发育不良、生精功能不全。

(3)激素:雄激素不足等,所以成年时对其生育产生影响。

(4)激素:FSH 和 LH 的水平依赖睾丸功能的成熟程度。

(5)染色体:本征的染色体与外生殖器外观一致,可能是常染色体显性遗传,定位于 12 号常染色体长臂($12q^{22-qter}$)突变所致。

5. Y 染色体微缺失(Y chromosome microdeletions)　约 7%的少精症和 13%的无精症患者 Y 染色体长臂发生了结构的改变。Y 染色体微缺失的类型主要有以下几个方面。

(1)Y 染色体短臂微缺失:临床表现为无精症,小睾丸,由于睾丸发育不良,生精功能异常,从而导致不育。

(2)Y 染色体长臂微缺失:临床表现为无精症或少精症,部分患者性功能基本正常,有时有早泄。

（3）Y染色体微缺失嵌合型：临床表现均为少精症，性功能障碍程度不同，妻子未孕，或者妊娠早期胚胎停止发育而自然流产。

（4）X和Y染色体微缺失结合型：即X染色体长臂和Y染色体长臂都有微缺失，临床表现原发不育，小睾丸，无精症，第二性征发育不良；可能两种微缺失有累加遗传效应或协同基因效应，而影响睾丸发育不良，精子生成障碍。

（5）Y染色体微缺失易位型：易位都涉及Y染色体微缺失，临床表现均为精子生成障碍、少精症。

（6）Y染色体臂间倒位：由于Y染色体长臂明显变小，也可将其列入Y染色体微缺失，患者为Y染色体臂间倒位携带者，表型正常，临床表现为少精症，其妻妊娠1次因胚胎发育停滞而流产，以后再未孕。

（7）机制：这假定为无精子基因（AZF）。目前，正在研究的AZF的3个候选基因AZFa、AZFb、AZFc的位置。最有希望定位的是AZFc，它包含DAZ基因区。不育的男性患者已被观察到DAZ基因发生了丢失。DAZ基因区内至少有7个复制基因，它编码一个RNA结合蛋白，而该蛋白质与减数分裂生殖细胞的产生有关。一种定量的多聚酶链反应为基础的检测方法已被用来筛查患者血液标本中这种缺失。将来，精子的DNA检测也许要成为精液分析的一部分。由于具有这些微缺失的男子能够产生精子，如辅助生育技术利用这些精子使其成功生育，那么通过这些精子将会把微缺失基因遗传给后代。

6. 雄激素抵抗综合征（androgen resistance syndrome）（雄激素不敏感综合征、睾丸女性化）

雄激素抵抗综合征，又称"男性假两性畸形"，是因为睾丸分泌的睾酮异常导致雄激素作用缺陷，由此引起的一系列临床表现。这也往往是造成男性不育的原因。患病率在男性中估计为1：20 000。雄激素抵抗综合征有两种主要类型，完全型和不完全型。完全型又称睾丸女性化，不完全型又称Reifenstein综合征。

（1）表现：有睾丸的男性，但外观呈女性。出生后往往当女孩抚养，社会性别为女性。但呈原发性闭经。

（2）体征：出生时外阴呈女性型，阴囊对裂似阴唇，阴茎短小似阴蒂，尿道下裂，睾丸定位于阴唇、腹股沟或腹部，阴道呈盲袋。到青春期有女性第二性征发育，有明显的乳房发育，女性体型和习惯，阴毛和腋毛稀疏或缺如，身材较高，高于平均女性，胡须稀少、无腋毛、阴毛稀少等。由于Sertoli细胞仍分泌苗勒管抑制物，因此无苗勒管衍生物，如子宫、输卵管等存在。

（3）染色体：X染色质试验阴性，核型为46，XY，生殖器皮肤成纤维细胞培养，测定雄激素受体活性有异常或通过hCG试验观察T/DHT比值，排除5α-还原酶缺乏。核型为46，XY的无Müllerian管衍生物。

（4）激素：青春期后血浆LH和T浓度升高，E_2升高（男性），FSH正常或稍高。

（5）机制：雄激素抵抗综合征是由于男性生殖系统靶器官对男性激素无反应，病理基础是雄激素受体缺陷。完全型可以是受体缺乏，受体质量异常，受体雄激素复合物不稳定，很容易分离；或受体后异常。不完全型是双氢睾酮受体数减少，以及受体在和染色质结合后出现转录或翻译的不正常，因此男性激素不能引起反应。

（6）病因：Reifenstein综合征的病因和睾丸女性化相同，是AR基因的点突变所致。突变主要发生在DNA结合区和雄激素结合区，多为碱性氨基酸的相互替代，如组氨酸取代了精氨酸或甲硫氨酸取代了缬氨酸等。

（三）睾丸继发性损害

1. 睾丸外伤（testis injury）　如果伤及睾丸主要动脉则睾丸萎缩，严重者睾丸坏死。

2. 隐睾（cryptorchidism）　由于隐睾所处体内温度，比在阴囊温度高2℃左右，影响睾丸发育，阻碍精子的发生，这种睾丸的病理损害与睾丸的环境有关，位置越高睾丸上皮改变越严重。Hadzisdimovie（1981）报道在出生后2岁时，隐睾丸的曲细精管超微结构上已开始出现变化，可看到线粒体的退化，胞质内核糖核酸的消失和精原细胞和支持细胞内胶原纤维增多，生殖细胞内开始出现空泡，3年时更为明显，并有大量黏多糖的沉积，更加重了曲细精管内的病理变化。1979年Job报道单侧隐睾从生后第二年起，对侧正常位置的睾丸有损害作用，即所谓"交感性睾丸病"，并以为可能是单侧隐睾患者，其对侧降至阴囊的睾丸,同样有受损情况。睾丸活检可见生精小管萎缩,生精细胞减少,严重者可有生精细胞消失,生精小管发生透明样变和闭锁,造成不育。双侧睾丸不育者为 90% 以上,单侧隐睾不育者为 60%～85%。主要表现为少精症及睾丸萎缩。因此认为,合理的手术时机应在 2 周岁之前,最佳时机为出生后 16～18 个月。

本病应早期诊治。治疗隐睾症,隐睾下降固定术是首选。其次是睾丸已萎缩且无法下降固定者应做睾丸切除术,以防隐睾恶变,因隐睾的恶变率是正常下降睾丸的 40 倍。必要时可做睾丸移植术。

3. 精索静脉曲张(varicocele)　1880 年英国外科医生巴菲尔德首先指出,精索静脉曲张可导致男性不育。1929 年梅康伯和桑德报道施行双侧精索静脉结扎术后可恢复生育力。1952 年塔洛克肯定了对患有精索静脉曲张的无精症者,术后恢复生育后,引起人们重视。在男性不育患者中可高达 39%。协和医院研究 1310 例男性不育症中,精索静脉曲张者为 466 例,占 35.57%。精索静脉曲张患病率为 8%～20%,78%～93% 发生于左侧。静脉曲张引起血液滞留,导致睾丸局部温度增高而影响精子发生;静脉曲张后,血液逆流,将肾和肾上腺分泌的类固醇、5-羟色胺与儿茶酚胺类物质倒流入睾丸血流中,这些物质均可抑制精子发生。血液滞留也影响睾丸的血液循环,使睾丸缺少必要的营养和供氧而影响精子生成,导致精子畸形、活动力下降,严重的情况可致使精子数量下降,降低生育能力以致不育。

4. 睾丸扭转后睾丸萎缩(torsion of the testis after testicular atrophy)　有的胎儿在发育时就会产生一侧或两侧睾丸系膜过长,出生后,睾丸与精索的活动度就很大,万一遇上突然用力或猛烈震荡等情况,睾丸与精索就会发生 360° 以上的扭转。扭转造成睾丸循环障碍、静脉闭塞,导致睾丸充血、肿胀,如果拖延下去,静脉血栓形成,最后动脉栓塞而组织坏死。睾丸受损害的程度与两个因素有关,即扭转的程度和持续的时间。

1961 年 Sonde 和 Lapides 进行动物实验证明,精索完全旋转 2h 即可产生睾丸组织的不可逆改变。临床病例证据证实,在扭转持续 4h 后可以看到后期的睾丸萎缩。如果扭转后 12h 没有救治,多数睾丸将发生萎缩。近年来研究发现,坏死的睾丸可以通过体内的血睾屏障,形成抗精子抗体,容易影响另外一侧睾丸的功能。一侧发病,另一侧或早或晚也会发病。

5. 睾丸炎(orchitis)　睾丸炎是由各种致病因素引起的睾丸炎性病变,可分为非特异性、病毒性、真菌性、螺旋体性、寄生虫性、损伤性、化学性等类型。特异性睾丸炎多由附睾结核侵犯睾丸所致,睾丸梅毒十分少见。临床上常见的是非特异性睾丸炎及腮腺炎性睾丸炎。据统计,流行性腮腺炎引起的睾丸炎约有 30% 病人的精子发生不可逆的破坏,受累睾丸高度萎缩,均可影响睾丸生精功能,如双侧睾丸炎,引起精子生成障碍不育症,但雄激素功能一般是正常的。

6. 辐射(radiation)　长期接触放射线者或从事放射线工作者,睾丸会受到辐射的损害。在 20 世纪 60 年代,Clifton 和 Bremner 研究了粒子辐射对精液质量及精子形成的影响,志愿者被暴露在 7.5～600 cGy 不同放射剂量下,在放射剂量为 400 cGy 时,约 4.5% 呈无精症,并将持续至少 40 周。通过对辐射后的睾丸组织病检结果推断,精原细胞是所有生精细胞中对辐射最敏感的细胞,它对各种放射剂量均敏感。超量辐射对精子可以产生不良影响。而辐射后的男性所出生的后代中的先天性出生缺陷并未比一般人增加。电磁波、核辐射、X 线照射都是人类精子的杀手,可使精细胞异常、孕妇流产及胎儿发育不良,更为严重的是造成不育。

7. 全身化疗(systemic chemotherapy)　抗肿瘤化疗药物对性腺有细胞毒作用,分化中的精原细胞是对化疗的抗癌药物细胞毒性最敏感的细胞。各种烷基化合物,如环磷酰胺、苯丁酸氮芥、氮芥被认为细胞毒性最强,常可影响 Leydig 细胞功能及干扰精子发生,严重的会直接导致不育发生。肿瘤化学治疗药物对睾丸的细胞毒性影响的大小取决于化疗药物治疗的剂量及时间、患者的年龄和健康状况,以及开始化疗以前睾丸的功能情况。

8. 长期食用棉籽油(long-term edible cottonseed oil)　长期食用棉籽油可影响精子发生。从棉籽油中提炼出抗生育的有效成分——棉酚,棉酚对男性生精功能有明显的抑制作用,首先引起少精和死精,继之使精子细胞、次级精母细胞受累,引起无精子,最后可影响到初级精母细胞、精原细胞,甚至睾丸支持细胞和间质细胞,导致生育能力丧失和性功能衰退,造成终身不育。棉酚对女性可破坏子宫内膜,使内膜萎缩,血液循环减少,子宫变小、变硬,引起闭经,使孕卵不能着床,或即使着床也会因营养缺乏而死亡。

9. **性腺毒性物质**(gonadal toxicity of substances) 对睾丸有毒物质,干扰睾丸功能常常通过以下4种途径:阻止雄激素的外周作用、直接抑制精子发生、增加雌激素水平或抑制T合成。

(1)医药类:某些药物具有多种作用,如胍乙啶能损伤脑垂体-睾丸轴正常功能。酮康唑、螺内酯及乙醇等抑制睾酮的合成,而西咪替丁是雄激素的拮抗药。大麻、海洛因及美沙酮可引起患者血清睾酮值低但不伴有LH的升高,暗示着某种中枢性的作用机制在发挥作用。钙通道阻滞药、别嘌醇、α受体阻滞药、水杨酸偶氮磺胺嘧啶、呋喃妥因、丙戊酸、锂、螺内酯、三环类抗抑郁药、秋水仙碱、抗精神病药等,可通过各种机制引起不育。

(2)农药类(杀虫剂):如对硫磷(1605)、敌敌畏、马拉硫磷、亚甲蓝、靛青红等,有机氯衍生物(如DDT、狄氏剂、松油烃等)、二溴氯丙烷(DB-CP)、氨基甲酸酯、杀螨剂、杀真菌剂、除莠剂等,对人体剧毒,人体长期接触这些杀虫剂可直接损害睾丸,引起生精功能障碍,致不育。

(3)有机物质:许多有机物质对精子具有毒性,如苯、甲醛、食品添加剂(如亚硝基化合物)有致癌作用,其代谢产物通过血睾屏障作用睾丸,影响睾丸生精及间质细胞功能,甚至导致睾丸萎缩等,均可导致不育。

(4)有毒金属:有毒金属有汞、铅、铜、镉等,都有明显损害生殖功能的作用,长期接触这些重金属可以导致精子数量下降、精子密度减少、精子活力降低、一次排精量减少和畸形精子比例增加。

(5)高温对睾丸的影响:经常洗桑拿浴、泡浴缸及长期穿紧身内裤等使睾丸的温度升高,可导致男性不育。睾丸只有低于体温2℃左右才有利于睾酮的分泌及生精功能达到最佳状态。现在流行紧身的男士内裤,一般前面设计都是双层的,将阴囊和阴茎包裹在一起,睾丸的高温导致男性不育。

(6)成瘾物:长期吸烟,烟叶中的尼古丁有降低性激素分泌和杀伤精子的作用。酒精能影响精子活动。过度饮酒、慢性酒精中毒者,70%的精子发育不良或丧失活动能力。可卡因、大麻等也可导致不育。

(7)食物着色剂:着色剂按来源可分为人工合成着色剂和天然着色剂。按结构,人工合成着色剂又可分类偶氮类、氧蒽类和二苯甲烷类等;天然着色剂又可分为吡咯类、多烯类、酮类、醌类和多酚类等,可引起睾丸生精细胞变性。

三、睾丸后性病因(posttesticular etiological factormale infertility)

男性生殖系统睾丸后包括附睾、输精管、精囊腺、射精管及尿道等的病变都将导致不育。

(一)影响精子活力

男性生殖系统感染影响精子活力,是造成男性不育的一项重要的原因,因为感染导致男性不育占不育患者的50%。男性生殖系统感染包括睾丸炎、附睾炎、前列腺炎、精囊炎、尿道炎等。引起生殖系统感染的病原体有淋球菌、沙眼衣原体、阴道毛滴虫、解脲支原体、大肠埃希菌(其他革兰阴性杆菌)、人型支原体、巨细胞病毒、单纯疱疹病毒Ⅱ型、人类乳头状瘤病毒、Epstein-Barr病毒、乙型肝炎病毒、厌氧细菌、结核杆菌及艾滋病病毒等。在感染的精液中可见大量激活的白细胞,白细胞与精液中超氧阴离子、过氧化氢、氢氧根这些活性氧簇都可以损害精子的细胞膜,损害精子的运动及受精能力。组织炎性造成管壁增厚,管腔纤维化狭窄,造成精道梗阻,可导致少精或无精子症。

1. **附睾炎与不育** 附睾是精子成熟的部位,又是精子储存的场所,具有与精子成熟、获能相应的多种生理功能。附睾的炎症可影响附睾功能,改变附睾内环境,从而影响精子成熟,使其受精能力下降;炎症也可致附睾管堵塞,组织切片上可以看到瘢痕形成及附睾管闭塞,影响精子的输出,双侧附睾炎可致无精症,造成不育。

2. **前列腺炎与不育** 正常的前列腺液内含有大量的枸橼酸、磷酸酶、氨基酸、转谷氨酰胺酶、子宫球蛋白、Fc受体结合蛋白、5α-还原酶及前列腺磷脂小体等,还含有许多微量元素,如锌、硒等,这些均是营养精子、增强精子活力、促进受孕的必不可少的物质,使精液偏碱性,以中和阴道内的酸性分泌物,促进精液液化,有利于精子与卵子的结合。不育症患者大多数都合并有慢性前列腺炎。慢性前列腺炎使精浆中上述物质浓度降低,所分泌的前列腺液也会出现许多改变,其中许多对精子有营养作用、增强精子活力的物质减少或被破坏,尤其是对精子生存不可缺少的微量元素缺少了就会使精子失去活力。改变了精液的成分和理化性质,可能会从精液的液化、降低精子的活力,以及免疫方面对生育造成影响。其可能机制如下。

(1)枸橼酸降低:枸橼酸几乎完全来自于前列腺,功能主要是参与并维持精液的渗透压,激活前列腺液中的酸性磷酸酶,通过维持精子玻璃酸酶的活性而影响精子的活力,通过与钙离子的结合而影响精液液化。临床上可以以精浆中枸橼酸的含量来判断前列腺的功能状态。前列腺炎患者精浆中枸橼酸含量显著降低。

(2)锌含量降低:精液中的锌主要来自前列腺。锌是人体所必需的微量元素,锌是人体中100多种酶的得力助手,没有它的参与,这些酶就无法发挥其应有的作用。锌在人体的总量只有2～3g,但它的含量还是人体内必需微量元素最多的一种。当锌元素过多或过少时都有可能发生疾病,甚至是严重的疾病。正常男性每毫升精液中锌的含量约为$140\mu g$,这一含量比血浆中的锌含量高出100倍以上,国内报道,正常精液锌浓度为$1.2\sim3.8mmol/L$。精浆中的锌可延续精子细胞膜的脂质氧化,以维持胞膜结构的稳定和通透性,从而使精子有良好的活动力;精子在射精过程中吸收锌与胞核染色质的巯基结合,使染色质免于过早解聚,从而有利于授精;锌还有一定抑菌作用;此外,锌与精子头部功能,特别是顶体部位功能有关。锌含量低下时,精子密度低下、活力减弱,精子受精的能力下降,影响生育。

(3)硒含量降低:精浆硒主要来自前列腺,慢性前列腺炎患者精浆硒降低。硒为谷胱甘肽过氧化物酶的重要活性成分,每个酶分子含4个硒原子,可阻止精子膜上过氧化脂质形成,使精子具有良好的形态结构和功能。硒是精子线粒体外膜硒蛋白的成分之一,对维持精子线粒体螺旋状排列结构起重要作用。硒还参与生精上皮的合成及精子早期发生过程。另外,硒还能中和镉、铅、铜、汞等的毒性,且可防止有害元素对生殖系统的损害作用。硒升高和降低都可致不育。硒降低可致精子尾部缺陷,精子活力降低;硒升高(中毒)时,可致睾丸急性充血,重量减轻。精浆硒水平在$0.63\sim0.81pmol/L$时精子活力最佳、活率最高。精浆硒水平过高或过低均会影响生殖功能。故精浆硒可反映男性生育状况。

(4)酸性磷酸酶降低:酸性磷酸酶(acid phos-phatase,ACP)主要来自前列腺,是前列腺分泌功能的标记物,精液液化主要受前列腺分泌功能状态影响。精浆 ACP 具有强烈而广泛的免疫抑制效应,精浆中酸性磷酸酶水平下降和白细胞增多均可导致精子密度和精子活力降低。慢性前列腺炎时,锌和酸性磷酸酶水平降低是导致男性少精不育的重要原因之一。

(5)94kDa 的 Fc 受体结合蛋白降低:94kDa的 Fc 受体结合蛋白推测来于前列腺。该蛋白能影响抗体介导的杀伤作用和巨细胞的吞噬活性。另外,该蛋白可抑制抗体与精子结合,因而很可能是调节女性生殖系统免疫应答、保护精子免遭破坏的保护性因子。

(6)转谷氨酰胺酶和子宫球蛋白降低:均来自前列腺。两者参与了对精子抗原的抑制作用,且高浓度转谷氨酰胺酶与机体免疫缺陷有关。

(7)卵磷脂小体减少:卵磷脂小体来源于前列腺,是前列腺液中的一种黄褐色的油脂性混合物质,能抑制巨噬细胞的摄取、吞噬功能,是营养精子的。前列腺炎症时,巨噬细胞吞噬大量脂类,故卵磷脂小体明显减少。卵磷脂小体少了,精子的质量和活动度都会下降。其主要成分包括磷酸、胆碱、脂肪酸、甘油、糖脂、甘油三酯。而卵磷脂小体在前列腺液中均匀分布,为圆球形的小体,折光性强,正常前列腺液内总含脂 280mg/dl,磷脂占65%,而以卵磷脂为主。正常情况下卵磷脂小体布满整个视野,满视野为"4+";占 3/4(75%)视野者为"3+",占 1/2(50%)视野者为"2+",占1/4(25%)视野者为"1+",仅有 1/4 视野以下,含量极少者为"少许"。

(8)酸碱度变化:正常前列腺液的酸碱度为

6.5,而正常精液的 pH 7.2～8.9,是偏碱性的,这才对精子的活动有利。精液对 pH 的要求,最低要在 6.5 的范围内,患前列腺炎时,就产生一些酸性物质,加之前列腺液增多,使精液的酸碱度下降,从而使精液偏酸性,超过精子最低要求,就是造成精子活力降低,以致死亡,影响生育,引发不育。

(9)微生物毒素:慢性前列腺炎患者前列腺液中常有现在还未检测的病原微生物,以及由其产生的内、外毒素,还有炎性分泌物等,引起精子中毒、抑制精子的活力,使其凝集、死亡,从而使男性的生育能力大幅降低。

(10)液化因子被破坏:前列腺液中的液化因子是调节精液黏稠度的物质。前列腺有炎症时,前列腺液中一些酶的活性下降,液化因子被破坏,促进精液凝固的因子活性相对增高,使射出体外的精液呈现胶冻状,精液的黏稠度增加,精液长时间不液化,精子活动能力受阻,妨碍精子在女性生殖系统中的正常活动,无法与卵子结合,从而造成不育。

(11)5α-还原酶减少:5α-还原酶可使睾酮转变为生理活性更强的双氢睾酮,促进睾丸的生精功能。当患有前列腺炎时,5α-还原酶减少,使睾酮转变为双氢睾酮减少,精液的质量也严重下降,从而使男性的生育能力大幅降低。

3. 精囊炎与不育　精液中 90% 为精囊分泌物,精囊发炎时精囊黏膜充血和水肿,腺腔可因炎症闭塞而形成脓肿,精囊脓肿还会向邻近组织扩散穿破精囊后侵入周围组织。精囊的慢性炎症可影响生育的原因主要有以下方面。

(1)黏稠度增加:男性患有精囊炎时精浆中会有细菌,还会有大量的白细胞,甚至还会夹杂一定的脓液。这样就会导致精浆的黏稠度骤然增加,使精子不易液化,精子活力及存活率下降,从而影响到患者的生育能力。

(2)精浆量减少:患有精囊炎时,精浆的分泌量会减少,这对于精子的生存是很不利的,也会使男性的生育能力降低。

(3)果糖降低:精浆中果糖来自精囊,果糖是精子动力的来源。长期慢性精囊炎可引起果糖含量降低,或壶腹部狭窄排空延迟,或射精管闭锁甚至阴性。精囊炎时这些分泌物减少,可以影响精子的活力;精液量不足,不能充盈阴道后穹的精液池也可以引起不育。

(4)酸碱度降低:正常的精浆酸碱度是 7.2～8.9,精子可以在这种环境下活动自如。精囊炎果酸性物质增加,导致精浆酸碱度降低,会导致精子夭折,而引发男性不育。

(二)精子功能或运动障碍

1. 纤毛不动综合征(immobile cilia syndrome) 也称男性鞭毛异常症(flageller mutantsin-man)。纤毛不动综合征是一种由纤毛结构发育缺陷引起的具有多种异常的常染色体隐性遗传性疾病,此种不育症特点是患者在幼年时即有慢性咳嗽、多痰、咯血、反复发热等症状,至儿童期和青春期表现最为突出的慢性呼吸道疾病。患者的第二性征及性器官发育正常,精液量及精子数量在正常范围,精液染色显示精子是存活的,但精子活力低下,主要由于精子尾部纤毛运动失常所致。电镜下可见精子尾部纤毛结构异常,同时呼吸道的纤毛细胞结构也有异常,故认为是电子纤毛运动障碍导致的不育症。在男性中的患病率约为 1/20 000,Kartagener 综合征就是这类功能障碍的一种,男性中的患病率约为 1/40 000。50% 患者伴有内脏移位,且在近亲婚配者发生率高。此病应以预防为主,促进黏液分泌物的排出,抗感染及对症治疗。本病预后良好,虽有慢性呼吸系统疾病,但对寿命并无影响。

2. 囊性纤维化(cystic fibrosis,CF) 囊性纤维化基因突变研究(cystic fibrosis mutation testing)表明,不能触到输精管者中约 80% 的患者都存在囊性纤维化基因的突变。研究发现,先天性的输精管缺乏与囊性纤维化有相同的基因突变。最近的研究也显示,特发性梗阻性无精症患者及临床上有慢性鼻窦炎、支气管扩张、梗阻性无精症三联征(Young 综合征)的患者,其发生囊性纤维化基因突变的风险很高。囊性纤维化是由于位于第 7 对染色体 CF 基因突变引起的常染色体隐性遗传病,主要发生在白种人,北欧及美国患病率较高,亚洲人则较少。在新生儿中的患病率为 1:1500～1:2000,死亡率较高。30% 的患者是成人。主要表现为外分泌腺的功能紊乱,黏液腺增生,分泌液黏稠,汗液氯化钠含量增高。临床上有肺、气道、胰腺、肠道、胆道、输精管、子宫颈等的腺管被黏稠分泌物堵塞所引起一系列症状,而以呼吸系统损害最为突出。98%的成年男性患者由于输精管发育不良或其他形式的阻塞性无精,造成不育;成年女性患者由于子宫颈分泌物黏稠,生育力降低,但许多患囊性纤维化的妇女仍能妊娠到分娩期,然而母亲并发症的发生率很高。

3. 成熟缺陷(maturation defects)　在输精管切除术后进行复通的一些病例,可见到精子数量正常但精子的活力降低。这种现象被认为是由于输精管切除术后长时间的梗阻引起的附睾管内压力升高及附睾功能障碍造成的。

4. 免疫性不育(immunologic infertility)　免疫性不孕是精液常规检查在正常范围,女性排卵及生殖系统功能正常,无致病因素发现,但有抗生育免疫证据存在,从而造成不育。多是由于生殖系统抗原的自身免疫或同种免疫引起。精子、精浆、透明带和卵巢这些生殖系统抗原在特定的情况下均可产生自身免疫或同种免疫,产生相应的抗体,阻碍精子与卵子的结合导致不育。

抗精子抗体(AsAb)是体内的同种异体抗体,是造成免疫性不育主要原因之一。约15%的育龄夫妻不能生育,免疫性不育占男性不育症的2.7%~4%,男性不育的患者中发现3%~12%存在抗精子抗体的现象。免疫反应的种类如下。

(1)自身免疫:是男性精子、精浆或女性卵子、生殖道分泌物、激素等溢出生殖道进入自身的周围组织,造成自己身体的免疫反应,在体内产生相应的抗体物质,影响精子的活力或卵泡成熟和排卵。

睾丸是一个较特殊的器官,其内的精子具有极强的抗原性,但是在正常情况下这些精子与机体共存。可能是由于血睾屏障的存在,使得睾丸是一个免疫豁免器官。在这些未受到血睾屏障保护的区域,将存在的细胞免疫下调以保护精子。这个理论被称为主动免疫抑制,用这个理论可以解释自身免疫性不育是如何发生的。当男性生殖系统出现炎症,如前列腺炎、精囊炎、附睾炎、输精管炎或睾丸受病毒感染,或睾丸受到外伤、高温、化学药物的损害时,血睾屏障遭到破坏,精子漏出或巨噬细胞进入生殖系统吞噬消化精子细胞,其携带的精子抗原激活免疫系统,就会引起精子的自身免疫反应,检查时抗体的精子滴度很高,精子

表面包裹上一层抗精子抗体,引起精子间聚集成团或相互凝聚。带抗精子抗体的精子进入了女性的生殖道后,就会妨碍精子与卵子的结合,因为抗精子抗体可使精子黏附在宫颈黏液中而难于通过子宫颈,也可抑制精子整体的活性,使精子不易穿透各种屏障,阻碍了精子与卵细胞的融合。这样的精子即使与卵子结合,也很难巩固,其结果会影响发育中的胚胎,甚至导致胚胎死亡和流产。女性抗精子抗体的形成与男性不同,尽管精子对女性来说是异己的,但由于精液中含有免疫抑制作用的因子,对淋巴细胞具有免疫抑制作用,可以抑制女性机体对精子的免疫反应,所以一般情况下女性并不产生抗精子抗体。当生殖系统感染特别是患有性传播疾病时,生殖系渗出增加,局部的非特异性免疫反应加强,生殖系统黏膜渗透性改变也增强了精子抗原的吸收,同时精子表面抗原与抗微生物抗体也有交叉反应的可能,这些因素均可使女性产生抗精子抗体。另外,生殖系统黏膜破损时性生活可使精子抗原通过女性生殖道破损的黏膜上皮屏障进入上皮下的 B 淋巴细胞,产生抗精子抗体。

(2)同种免疫:指男方的精子、精浆作为抗原,在女方体内产生抗体,使精子凝集或使精子失去活动力。在一般情况下,女性并不产生免疫反应,只有 15%~18%的不孕妇女体内有抗精子抗体存在。

(3)局部免疫:指有些不孕妇女的子宫颈黏膜及子宫内膜含有产生免疫球蛋白 g 和 a 的淋巴样细胞,子宫颈黏液内含有抗精子的免疫球蛋白 g、a 和 m。故子宫颈及女性生殖道对精子具有局部免疫作用。

(三)精卵结合障碍

男子勃起功能障碍、逆行射精或不射精,精子不能进入阴道子宫颈。

1. 勃起功能障碍(ED)　是指在有性欲要求时,阴茎不能勃起或勃起不坚,或者虽然有勃起且有一定程度的硬度,但不能保持性交的足够时间,因而妨碍性交或不能完成性交,导致不育。

2. 不射精症　又称射精不能,是指具有正常的性欲,阴茎勃起正常,能在阴道内维持勃起及性交一段时间,甚至很长时间,但无性高潮出现,且不能射精,导致不育。

3. **外生殖器异常**　严重尿道上裂或尿道下裂、男性假两性畸形，如先天性阴茎缺如、阴茎过小、后天性阴茎炎症或损伤、阴囊水肿、巨大睾丸鞘膜积液等，导致不育。

4. **逆行射精（retrograding ejaculation）**　射精时尿道无精液射出，而在射精后膀胱内尿液中发现精子，称逆行射精。如膀胱颈部曾做过手术，如 TURP 术后、尿道损伤或手术后严重尿道狭窄、精阜囊肿肥大、双侧腰交感神经切除术后或直肠癌腹会阴手术后、糖尿病引起的阴部神经损害；某些药物，如肾上腺素阻滞药利舍平等可引起支配膀胱的交感神经功能改变，以上因素均可引起逆行射精，从而导致不育。

(四)生殖道梗阻

精道梗阻，如先天性输精管道的缺如、闭锁等畸形，手术结扎输精管，精道及其周围组织的慢性炎症、肿瘤等引起卵子结合障碍。

1. **先天性阻塞（congenital blockages）**　囊性纤维化是常见的常染色体隐性遗传病，常引起患者机体的体液及电解质紊乱，98％的男性表现为附睾部分缺乏，输精管、精囊腺及射精管萎缩纤维化，或完全缺乏，造成生殖道的梗阻。睾丸精子的产生常是正常的。先天性的输精管缺乏占所有男性不育的 1％～2％。这些患者在进行体格检查时常不能触诊到一侧或双侧的输精管。15％的男性患者伴有双侧肾发育不良。

2. **杨氏综合征（Young's syndrome）**　1970年 Young 首次对该综合征进行了描述。其在男性不育中约占 3.3％，在男性梗阻性不育中占 21％～67％，多数报道认为占 50％左右。

(1)表现：幼年反复发作的鼻窦炎及肺部感染，后出现双侧附睾渐进性梗阻性无精子不育症，性功能正常。Handelsman 报道的病人中有些以往曾证实具备生育力，这提示附睾管的梗阻可能是渐进性的。

(2)X 线胸片：胸部 X 线片约 41％的患者中发现肺部慢性炎症征象。

(3)体检：生长发育及第二性征均正常，双睾丸形态大小、双侧附睾体尾部及输精管均无异常。附睾头增大或呈囊性感，大小为 1～1.5cm，无变硬及压痛。

(4)精液检查：无精子症。

(5)激素：血中性激素测定 FSH、LH 及睾酮均正常。

(6)睾丸活检：睾丸生精功能基本正常。

(7)精道造影：只是在附睾部位发现病变外，其余精道无异常。

(8)附睾头病变：病变穿刺或切开可取出黄色黏稠液体，其中充满精子及碎片状物。该综合征附睾管的梗阻可能是由于浓缩的分泌物在附睾管中存留造成。精道逆行造影后患者射出的精液中出现了精子，提示造影起到了冲洗管道的作用。可能与纤毛的运动功能或黏液性质的异常有关，但应与纤毛不动综合征及囊性纤维化相鉴别(见囊性纤维化)。

(9)遗传：根据杨氏综合征病变涉及范围广，症状出现早，其呈垂直遗传（vertical inheritance）的表现，目前认为常染色体隐性遗传的可能性大。

(10)治疗：虽然睾丸仍产生精子，但是通过外科手术解除梗阻的成功率远低于其他原因引起梗阻的成功率。逆行精道造影及注射 hCG 后射出的精液中有精子，提示精道灌洗对该综合征的治疗可能有一定作用。发作时应用抗生素及对症治疗后便可缓解。

3. **特发性附睾梗阻（idiopathic epididymal obstruction）**　最近有证据表明，特发性附睾梗阻与囊性纤维化有联系，其中 1/3 的患者体内隐藏有囊性纤维化基因的变异。

4. **射精管堵塞（blockage of ejaculatory ducts）**　约 5％的无精症男性不育患者是由射精管堵塞引起。射精管的堵塞可由先天性苗勒管的囊肿、Wolffian 管囊肿或先天性闭锁，也可能是后天性的，如精囊腺的结石，或前列腺囊肿、巨大前列腺小囊压迫射精管口。前列腺炎症或前列腺的外科手术所引起的瘢痕组织可以造成射精管堵塞。

5. **获得性阻塞（acquired blockage）**　①为了避孕行输精管结扎术，术后约有 5％的人通常由于再婚而施行输精管再通术。②腹股沟及疝的手术：约 1％的腹股沟疝修补术可以导致输精管阻塞。最近已注意到聚乙烯纤维网架用于疝的修补可以引起输精管周围的炎症和增加输精管阻塞的可能性。③细菌感染：细菌感染或沙眼衣原体感染可以导致附睾发生炎症改变，瘢痕形成致阻塞。④功能性梗阻:控制精囊腺或输精管的神经损伤或某些药物削弱了精囊腺或输精管的肌肉收缩,可引起功能性梗阻。如腹膜后淋巴结清扫术后逆行射精或不射精。多发性硬化及糖尿病也可引起射精功能紊乱。抗高血压药 α-肾上腺能阻滞药(哌唑嗪、酚妥拉明)及噻嗪类利尿药,安定类药硫达利嗪、氟哌啶醇、利眠宁,抗抑郁药如丙咪嗪、阿米替林等,可以引起精囊腺的功能障碍,导致射精功能减弱。

6. 输精管缺如(absence of vas deferens) 约 2% 的男性不育患者可能存在先天性的输精管缺如(CAVD)。因先天性精道畸形,如附睾发育不全,盲端输精管、输精管缺如或输精管闭塞等,患者体型、性征和性生活均正常,触诊可触及附睾-睾丸不连接和输精管缺如的体征。

可进行精液检查,如精液量少无精子,果糖测定阴性提示有输精道梗阻,可做输精管造影以显示梗阻的形态学改变。

四、特发性不育(idiopathic infertility)

特发性不育也称不明原因性不育,它是指应用现有的诊断手段不能找出不育病因的一种类型。据估计,至少有 25%～75% 的男性不育患者是不明原因的。实际上,这种比例随着科学技术的进步在不断地改变,随着时间的推移,特发性不育的比例肯定会越来越低。就我们目前的知识水平而言,这些男性不育患者的病因很可能与遗传学和环境因素有关。随着男性生殖生理的研究进展,相信不久的将来会查明更多的病因。

(蒲 军 陈在贤)

第二节 诊断(diagnosis)

男性不育症的诊断首先应明确是男性不育还是女性不孕或双方都患有不育疾病;如果是男性不育,应弄清是绝对不育还是相对不育,是原发不育还是继发不育;在确认为男性不育后,还需要进一步检查找出造成男性不育的病因,以便采取有效的治疗措施。男性不育症的诊断,应在详细询问病史和体格检查结果的基础上,选择必要的实验室检查及影像检查,以协助病因诊断。

一、病史(medical history)

询问病史是诊断男性不育的重要环节,应特别注意采集与不育相关的病史。

1. 婚姻生育史 结婚年龄及时间;本人及妻子从前是否结过婚;是否受过孕或生育过子女及其具体时间;妻子健康状况,做过何种妇科检查;夫妇感情和同居情况;是否采取过避孕措施;男方精液检查结果、采集时间与方法;曾否治疗,效果如何。

2. 性生活史 包括对性生活的态度,性欲高低,性交情况与频度,有无性高潮;能否射精及精液能否射入阴道内;有无遗精、阳痿、早泄等,婚前有无手淫习惯;夫妻感情如何,妻子的健康情况,性生活是否协调等。

3. 既往病史 幼年时有无患过流行性腮腺炎并发睾丸炎;是否患过男性生殖系结核(特别是附睾结核)及其他非特异性慢性炎症;是否患过淋病、附睾炎、前列腺炎、脊髓损伤,有无排尿困难,有无糖尿病或甲状腺功能减退、癌症等。有无隐睾、Kartagener 综合征、尿道下裂、两性畸形、遗传病-囊性纤维化及 Kleinfelter 综合征,有无过量吸烟饮酒、长期食用棉籽油习惯;有无长期服用降压药等情况。是否服用过呋喃妥因、西咪替丁、水杨酸偶氮磺吡啶、螺内酯及 α 受体阻滞药等。是否长期使用类固醇激素。

4. 职业史 有无接触毒物(铅、汞、磷)、放射线,是否在高温环境工作(桑拿浴等),是否接触苯胺类染料如杀虫剂等,接触时间及有无防护措施;营养状况。

5. 家庭史 父母是否近亲婚配;有无先天性和遗传性疾病;父母和兄弟姐妹的健康和生育情况。

6. 社会生活史 是否酗酒、吸烟、吸毒。

7. 家族史 有无不育症。

8. 外科手术史 有无隐睾睾丸固定术,疝修补术,睾丸创伤及扭转,盆腔、膀胱或腹膜后手术史,经尿道前列腺切除术等。

二、体格检查(physical examination)

体检时应注意可能影响生育的全身性疾病和泌尿生殖器官的检查。

(一)一般体检

包括身高、体重、体态、外形肥胖程度、体毛分布是否稀疏,皮肤是否干而粗糙,两臂平伸指距,喉结及乳房发育情况等,如身体发育呈类无睾型(上肢平伸时指尖距大于身高)则暗示着机体雄激素缺乏。

(二)生殖系统检查

1. 外生殖器　外生殖器检查应注意阴茎的发育,尿道口的位置,有无尿道下裂、阴茎严重弯曲。

2. 阴囊内容物　直立仔细触诊阴囊内容,了解睾丸、附睾及精索的情况。

(1)睾丸:注意睾丸的形态、大小、硬度。正常成年男性睾丸长径为 4.6cm(3.6~5.5cm),宽度为 2.6cm(2.1~3.2cm),容积为 18.6ml(±4.6ml)。睾丸的硬度可以通过触诊发现睾丸质地硬(正常)或质地软(异常)。睾丸体积的测量,可用国际通用的睾丸体积量具模型。睾丸模型编号为 1-20 号,将测得的模型号置入盛有水溶液的量杯中即可测出睾丸容积的大小,我国正常成人睾丸大小为 15~25ml,大多数为 20ml。若睾丸容积小于 11ml,则往往预示睾丸功能不佳。睾丸的大小和硬度是相互关联的。睾丸组织的98%为曲细精管组织,睾丸缩小就意味着睾丸组织的萎缩。如阴囊内未扪及睾丸,应扪摩股沟处有无实质性包块。

(2)附睾:正常的附睾包括头、体、尾 3 部分,表面光滑,附睾异常包括附睾的硬结、压痛和囊性感。有无输精管缺如。

(3)精索:精索静脉曲张应在温暖的房间内取站立位检查。当增加腹压屏住呼吸进行 Valsalva 法检查时就能触诊到精索静脉增粗和纤曲改变。精索静脉曲张最常见于左侧,常常伴有左侧睾丸的萎缩。

3. 前列腺和精囊　通过直肠指检检查前列腺和精囊,经直肠指检可以发现前列腺有无波动感及压痛。当经直肠指检发现前列腺质地硬,表面不光滑,或前列腺内扪及结节则应高度怀疑前列腺癌的可能,应进一步检查。经直肠指检也可以扪及扩张增大的精囊腺,它往往提示射精管梗阻。

三、实验室检查(laboratory examination)

实验室检查应根据病史、体检结果等具体病情选择必要的实验室检查项目。

(一)推荐首选检查项目

根据不育症最常见的病因,首先推荐尿常规、精液检查、前列腺液检查,在此检查的基础上再选择其他相应的检查,以协助诊断。

1. 尿常规检查　了解有否尿路感染及糖尿病。

2. 精液检查　了解精液是否正常,是衡量男性生育能力的必需而重要的检查项目。

(1)精液收集:精液检查在收集精液时应严格遵守如下事项。

①禁欲时间:在禁欲 1 周内,每天精液量将增加 0.4ml,精子的浓度将增加(10~15)×10^6 个/ml,当禁欲超过 7d,精子的活力将趋于下降,因此,收集精液前应禁欲 3~7d。

②标本的采集:最好在实验室附近的取精室内,最好用手淫法取精,将全部精液收集无毒性的广口玻璃或塑料容器中送检。如要做病原微生物学检查,病人应先排尿并洗净双手和阴茎,用无菌容器收集精液。如手淫取精困难,可用特制的避孕套进行精液采集,因日常用的乳胶避孕套会影响精子的存活。

③标本保温:标本温度应保持在 20℃以上,但不能超过 40℃,以避免降低精子活力,并应在采集后 1h 内送检。

(2)精液分析

①精液常规:精液分析结果受性生活频度、年龄、健康情况、环境、温度、实验室条件、检验人员的技术等多种因素的影响。不育夫妇初诊时,男方至少要按标准程序做两次精液分析,如果两次的结果有明显的差异,应再取标本进行第三次分析。两次精液采集的间隔应大于 7d,但不能超过 3 周。如果初次精液分析结果正常,那么一次检查就足够了。

②计算机辅助精液分析(computer-assisted semen anlysis,CASA):CASA 系统可以报告精

子的浓度、活力及速度(曲线的及直线的速度),通过检测精子核的形态特征可用于分析精子的形态,可克服人工精液分析所固有的主观因素造成的差异。尽管这个技术非常有前景,但研究发现,CASA分析的结果中精子的浓度比人工分析的结果高30%,主要是把较多的形态类似的细胞如不成熟的精子细胞及白细胞包括在内;当精子浓度较高时,CASA分析的结果对精子的活力的检测值偏低。

③正常精液标准(WHO1999年制定):精液量≥2.0ml、pH 7.2~8.0、精子密度≥20×10^6/ml、精子总数≥40×10^6/一次射精、活力射精60min后,快速前向运动精子≥25%;前向运动精子≥50%、精子形态严格标准下正常形态的精子≥30%(普通镜检畸形率<30%)、精子活率≥50%的精子存活、白细胞<1×10^6/ml、免疫珠实验(IBT)<50%精子有凝集、混合抗球蛋白反应(MAR)<50%精子有凝集(根据Kruger和Menkfeld标准)。

④我国正常精液标准:精液量2~6ml/次,液化时间<30min,pH 7.2~8.0,精子密度正常值为>20×10^6/ml,精子活动率≥60%,活力a级>25%,或活力(a+b)>50%,精子畸形<40%。

(3)精浆果糖和α-糖苷酶检测

①指征:患者射出的精液量过少及无精子存在时应进行精浆果糖和α-糖苷酶测定。

②意义:精浆是由睾丸、附睾、精囊、前列腺及尿道球腺等的分泌物组成,是精子发育、成熟的内环境和运输载体,并在其中吸取营养和能量,而获得运动、受精的能力。精液中的果糖由精囊分泌产生,为精子代谢提供营养和能量,维持精子活动力。果糖的分泌受雄激素的控制,它与雄激素相平行,因此可间接反映睾酮水平。精囊腺发育不全或存在精囊腺梗阻,则精液中果糖浓度减低或缺乏,将使精子活动力减弱,影响受精率。精浆中的α-糖苷酶来源于附睾,是附睾的特异性酶和标志酶,当附睾后的输精管道梗阻时,精浆α-糖苷酶会显著降低或消失。因此,精浆果糖和α-糖苷酶检测是梗阻性和非梗阻性无精子症的鉴别诊断和输精管道梗阻的定位依据。

③注意:精液标本的完整性非常重要,由于果糖及α-糖苷酶检测的是一次射精的总含量,因此

除需排除逆行射精及标本遗漏外,环境的影响及患者的心理作用,可能使患者取精时性兴奋性不高而导致射精不完全。

④正常值:正常参考值均采用WHO推荐标准或国际认可标准:精浆α-糖苷酶正常参考值为≥20mU/一次射精,精浆果糖正常参考值为≥13μmol。

⑤评析:如无精子症患者精浆α-糖苷酶阴性、体检双侧输精管未扪及,即可初步诊断双侧输精管缺如。如果同时出现果糖阴性及精液常规检查精液量少(少于1ml)、黏稠度低、pH低(6.5左右),则高度提示精囊缺如。如在睾丸网水平梗阻的无精子症患者,其精浆α-糖苷酶可在正常范围。因此,进一步的外周血性激素测定、染色体核型分析、经直肠B超等非创伤性检查是必不可少的,亦不能完全放弃输精管造影、睾丸活检等有创检查。

(4)精液化学分析:如精液量少于2ml精子活动率显著下降时,需对精液内的某些化学成分进行分析,以了解副性腺的功能,同时可进行精子形态学检查。有资料提供精液化学分析和精子形态学检查结果的临床意义见表6-1。

表6-1 精液化学分析和精子形态检查结果的意义

项目	正常	可疑	不正常
酸性磷酸酶	>6.9	4.2~6.9	<4.2
锌	1.2~3.8	0.8~1.1	<0.8
镁	2.9~10.3	2.1~2.8	<2.1
果糖	6.7~8.3	4.4~6.6	<4.4
精子形态			
正常	>0.40	0.30~0.40	<0.30
精子头不定形	<0.40	0.40~0.50	>0.50
精子中段缺失	<0.20	0.20~0.25	>0.25
精子尾缺失	<0.20	0.20~0.25	>0.25

精浆酸性磷酸酶是前列腺炎可靠判断指标,与精浆锌、精浆弹性蛋白酶一道可作为生殖道感染及精液质量变化的检测指标。

(5)精液异常评论

①射精后尿液分析:射精后在排出的尿液中发现精子,则即可诊断为逆行射精。

②无精子或精子过少:精液中精子密度低于2亿/ml时,女方受孕机会减少;低于0.2亿/ml

时,则可造成不育,这种不育可分为永久性和暂时性。前者见于先天性睾丸发育障碍或睾丸、精道严重病变者;后者多见于性生活过频导致生精功能一度衰竭,一般为精子减少而不是全无精子。无精子症是男性不育症中较为严重的一种,约占男性不育的10%,近年有不断上升的趋势。梗阻性无精子症的病因主要有先天性双侧输精管缺如、双侧附睾尾梗阻、双侧射精管梗阻及输精管医源性损伤等,少见病因还有输精管发育不良、附睾发育不良等。先天性双侧输精管缺如在梗阻性无精子症病例中占6%以上,在男子不育中占1%~2%。

③精子质量差:精液中无活力的或死精子过多,超过20%~25%男性或精子活动能力很差或畸形精子超过30%,常可造成不育。

④精液理化性状异常:正常精液射出后很快凝成胶冻状,在以后的15~30min又全部液化。如果精液射出后不凝固,或液化不全常提示精囊或前列腺有病变。细菌、病毒感染生殖道也可造成精液成分的改变以致引起不育。精液中致病菌大于10^3/ml,非致病菌大于10^4/ml均可引起不育。

3. 前列腺液镜检　前列腺液检查对前列腺炎的诊断非常重要。前列腺炎是男性不育的影响因素,了解不育症患者是否合并前列腺炎,因此应做EPS。正常的前列腺液为淡乳白色,较为稀薄,常规镜检可见少量白细胞(WBC<10个/HP)和卵磷脂小体均匀分布于整个视野;pH 6.3~6.5,红细胞和上皮细胞不存在或偶见。当白细胞>10个/HP,卵磷脂小体数量减少,<2+,可诊断为前列腺炎,当前列腺液培养见有细菌、真菌等病原体时,可诊断为细菌性前列腺炎。还可做尿两杯或三杯试验,以诊断是否存在前列腺炎。必要时做前列腺液培养。

4. 前列腺液及精液培养

(1)指征:①既往有生殖道感染的病史;②前列腺炎者;③每毫升精液致病菌超过1000个者;④每毫升精液白细胞数>$1×10^6$者。

(2)目的:确诊生殖道感染及药敏,以便治疗。

(3)意义:由于尿道常常寄生着大量的细菌,因此,前列腺液及精液在排出的过程中经过尿道后必然带有细菌,故培养结果的临床意义不大,仅供参考。

(二)选择性检查项目

根据首选检查结果,不能确诊者,可根据指征选择如下其中相应的检查项目检查,以协助诊断。

1. 精子宫颈黏液穿透试验　精子宫颈黏液相互作用(sperm-cervical mucus interaction)检测精子与宫颈黏液的相互作用,是检测精子在女性生殖道运动能力的有效方法。精子在女性生殖道运动能力减弱是导致男性不育的原因之一。为使卵细胞受精,精子必须具备良好的运动功能和穿透宫颈黏液、卵放射冠、透明带及卵细胞膜的能力(简称穿透力)。精子的穿透力是评价精子功能的重要参数。检查精子对宫颈黏液穿透能力的方法,主要分体内试验(性交后试验)和体外试验,提供患者精子在女性生殖道的运动能力的信息。

(1)性交后试验(PCT):1869年Sires首先创立性交后试验。直至1913年,此试验才由Htlhner推广和普及。因此,PCT又称Sires-Htlhner试验,是通过测定性交后若干小时每高倍视野宫颈黏液中活动精子的数目,来评价精子的穿透能力的一种试验。其结果受宫颈黏液的性状、女性内分泌状况等许多因素的影响,且操作较复杂。

①指征:不能用手淫或性交中断体外排精采集精液标本的不育症患者,可用性交后试验代替精子活力的检查。

②原理:精子欲达到输卵管壶腹部使卵子受精,必须穿过充盈有宫颈黏液的宫颈管。宫颈黏液由宫颈管腺细胞分泌,能保护精子免招阴道酸性环境的破坏和巨噬细胞的吞噬,并可给精子补充能量。正常情况下,射精后数秒钟,精子即穿入宫颈黏液,而后依其自身的运动游向宫腔,同时有一部分精子储存在宫颈腺上皮的隐窝内,不断游出,增加了卵子受精的概率。精子在宫颈黏液中的运动及其存活时间受许多因素的影响。黏液中如有抗精子抗体存在,或精子表面结合有抗精子抗体,精子将失去其运动能力,出现凝集及摇摆现象。由于巨噬细胞的吞噬和补体介导的细胞毒作用,精子将被破坏;精子本身如有遗传或代谢障碍,也不能穿透宫颈黏液。

③分类:根据从性交至采集宫颈黏液镜检的时间,可将PCT分为标准试验(6~10h)、延迟试验(18~24h)和早期试验(2~3 h)。通常射精后

150min宫颈管内精子密度最大。但PCT不仅检查精子穿透宫颈黏液的能力,而且也需反映精子在黏液中的寿命。因此,一般在性交后6～10h检查。标准试验异常,应进行早期试验,以检查精子的穿透力。相反,当延迟试验时PCT仍正常,则可排除宫颈因素。

④操作:试验应尽可能紧靠排卵期进行,试验前3d禁性生活。性交后应仰卧30min,最好在性交后2～10h进行,也可延迟到性交后18～24h。

用不涂有润滑剂的窥器徐徐扩开阴道,暴露宫颈与阴道后穹。用不带针头的注射器或吸管先吸取阴道后穹阴道池的黏液置于载玻片上,显微镜下检查有无精子。如无精子,表示性交失败,精子未射入阴道。如有精子,则换注射器分别抽吸子宫颈外口、子宫颈管中部、子宫颈内口及子宫腔等部位的黏液。分别涂片后,用高倍显微镜观察宫颈黏液中精子存在的情况。同时注意精子有无凝集,有无脓细胞、滴虫、真菌及其他微生物。

⑤检查结果:结果分成3级。一级,每高倍视野可见有5个轻度活动的精子;或涂片伊红染色,10个视野40个目标仅2～3个精子是无色(说明是活精子);二级,10个活动精子或无着色精子;三级,20个活动力较强的精子或无着色精子。一级认为是弱阳性,三级为肯定阳性。

⑥结果分析:在月经中期,雌激素使宫颈黏液变得易为精子穿透时,精子才可在这一有限的时间内穿透宫颈黏液。PCT结果取决于精子与宫颈黏液的相互作用,任何一方的异常均可影响PCT结果。性交后6～10h进行试验是评估精子寿命和存活情况的最适宜时间。此时如宫颈内有适量活动精子,就可排除宫颈因素作为不育原因的可能。由于这个试验的操作还没有标准化,因此该试验存在许多干扰因素,包括排卵的时间、标本的采集,使结果差异较大。对试验阴性或不正常者,性交后试验的时间应提前。反复性交试验示宫颈黏液内无精子或仅出现死精子,与下列因素有关:如男女双方性功能障碍,精液液化不全或不液化,或少精症,宫颈黏液pH<6.5或>8.5,宫颈分泌物脓性或细菌、或念珠菌族(monilia)、或滴虫(trichomonas)、或支原体、或衣原体等感染,宫颈黏液中糖含量低,宫颈黏液中抗精子抗体存在等。PCT异常时务必复查。上述因素经

过适当治疗后,可再次变成阳性。故性交后试验阴性者仍可有正常妊娠。

(2)体外试验:为排除女性因素影响,将宫颈黏液标准化,分装于毛细管中或滴加于玻片上,于体外观察精子对宫颈黏液的穿透力。影响因素少,可成批检验,比性交后试验更便于实际应用。体外试验有玻片法与毛细管法两种。体外试验必须用射精后1h内的新鲜精液。

①指征:不能用性交后试验检测精子活力者。

②目的:评价不育症患者精液中的精子在宫颈黏液中的活力。

③分类

a.玻片试验:精子宫颈黏液玻片穿透试验最初由Miller和Kurzrock于1932年建立,后经Moghissi改进。原理和作用类似毛细管穿透试验。区别在于本法在载玻片上观察精子对宫颈黏液的穿透,比毛细管法更为简单。

操作:取洁净玻片1张,相距4mm分别滴加1滴排卵期宫颈黏液或宫颈黏液代用品和1滴液化精液。用盖玻片轻轻盖上,使两液滴互相接触,但不可相互重叠,否则影响结果。将同一精液标本再滴一滴于玻片的另一端用盖玻片覆盖,作为精子活力的对照。37℃温育30min后,在高倍显微镜(放大400倍)下计算摆动迅速的活动精子百分率。以紧邻界面的第一个高倍视野为F1,紧邻F1的第二个高倍视野为F2。计数F1和F1中活动的精子数。试验结果的解释如下。

优:即F1≥25个精子/HPF,F2≥25个精子/HPF。

良:即F1为15个精子/HPF,F2为10个精子/HPF。

差:即F1为5个精子/HPF,F2为0～1个精子/HPF。

阴性:即F1或F2中均无精子穿透。

b.毛细管测试(Kremer test):精子毛细管穿透试验于1965年由Kremer创立。通过在体外观察精子是否穿透毛细管内的宫颈黏液,以评价精子的穿透力。现已有多种改良的毛细管试验,操作简便,实验条件易控制,影响因素少。特别是可使用供者的宫颈黏液或宫颈黏液代用品,可极为方便地鉴定大批患者的精子穿透力,并可鉴定导致PCT异常的因素,是在男方还是在女方。因

此,临床实用价值大。

设备:已使用过各种不同类型的毛细管,建议使用 5 cm 长,3mm 宽,横切面为 0.3mm 厚的扁平毛细管。Kremer 精子穿透仪的制作过程如下:首先将横断面为半圆形(直径约 3.5 mm)的 3 个储液囊粘在一个玻片上,将第二个载玻片粘在第一个上,第二张玻片应该比第一个短 1.5cm,并固定在离储液囊 5 mm 的位置。这种构造可以防止精液侵入毛细管和玻璃片之间的缝隙。注意,应使用附有厘米刻度的玻片。

步骤:取射精 1h 内的约 100μl 液化精液,将宫颈黏液吸入每个毛细管。用毛细管密封胶,塑形黏土或类似的材料,密封每支管的一个末端。毛细管的开口端置于玻片上,使它深入含有精液标本的储液囊内 0.5cm。放在 37℃ 的恒温箱中孵化。2h 以后,在放大 ×100 的显微镜下观察精子运动的情况,评估迁移距离、穿透密度、迁移所导致的精子减少数目和前向运动精子的数目。24h 后,观察前向运动的精子的表现。

结果解释:阴性,精子穿透的最远距离 1cm,穿透密度 0。差,精子穿透的最远距离 <3cm,穿透密度 <10/LPF,前向运动的持续时间 >2h。好,精子穿透的最远距离 4.5cm,穿透密度 >50/LPF,前向运动的持续时间 >24h。

影响因素:影响结果的因素主要有精子的质量、宫颈黏液的性状及试验时的温度。精液必须新鲜。精液液化后,宜于 1 h 内进行穿透试验。冬天送检,应特别注意保温。宫颈黏液务必为排卵期的黏液,吸入毛细管内时,不可存留气泡,因气泡能阻止精子的前向运动。

2. 精子穿透试验(SPA)

(1)指征:需要进一步了解精子功能时就需要进行精子-去透明带仓鼠卵穿透试验(sperm zona-free hamster egg penetration assay)。

(2)目的:提供有关精子获能及穿卵和使卵受精能力的重要信息。

评价精子功能的方法主要有精液分析和生物试验。而生物试验用人新鲜精子与人卵子一起孵育,通过人精子穿入透明带的能力测定精子功能,此法因取材困难,难以实现。异种体外受精,在自然状态下,这一过程不可能发生,精卵的种族专一性识别及结合发生在透明带表面的受体上,即透明带表面的特异性受体能对精子进行专一性的识别的结合,当用实验手段去除透明带后,卵的这一种族专一性消失了,表现出对异种精子的接受能力。1976 年 Yanagimachi 等首先发现用酶除去仓鼠卵的透明带,人精子能够使去透明带仓鼠卵受精,形成雄性原核,这样就可用仓鼠卵替代人卵可用来估计人体精子的受精能力。后由 Barros 等用于男性不育症的实验诊断。用去透明带仓鼠卵穿透试验来检测精子受精力被认为是一种评价精子功能较为准确且可靠的方法,但此项技术操作复杂,难度大,尚未成为一种常规的分析方法。

(3)操作

①人类精子制备:以手淫法采集被测人员的精液标本室温下静置 30min,精液完全液化后用无菌双层擦镜纸过滤,以除去胶状物质并做精液常规分析,再以 1:3 加入 BWW 培养液(1 份精液,3 份培养液)离心,洗涤 3 次,最后以含 0.5% 人血清白蛋白的 BWW 培养液调节精子浓度为 1×10^7/ml,置于 CO_2 培养箱孵育 6h,使其充分获能。

②仓鼠卵制备:仓鼠卵制备一般采用超排卵(superovulaion)方法。取 8~12 周龄雌性仓鼠,于动情期第 1 天上午(可见阴道白色分泌物,拉丝长),经肌内注射孕马血清促性腺激素 30U,55h 后再注射人绒毛膜促性腺激素(hCG)30~40U,17h 后,处死仓鼠,取出两侧输卵管于塑料培养皿内(内盛 BWW 培养液)在解剖显微镜下将输卵管壶腹部(管壁薄处)撕破,包裹着卵子的卵丘细胞团流入培养液内,用 0.1% 透明质酸酶分散卵丘细胞,再用 0.1% 胰酶去除透明带,BWW 培养液洗 2~3 次后备用。

③体外受精:无菌塑料培养皿内加入精子悬液 0.05ml,同时加上述去透明带的仓鼠卵 20~25 个,用液状石蜡覆盖后,放入培养箱内孵育 3h。

④受精检查:孵育结束后,取出卵子,BWW 洗 2 次,将卵子置于载玻片上,压片,相差显微镜下观察,以卵细胞浆内见到膨大的精子头部和尾存在或雌雄原核形成作为体外受精成功的指标,用下列公式计算受精率:

受精率=被精子穿入的卵/卵子总数×100%

正常生育男性 SPA 时卵子受精率各家报道不一,目前一般认为正常生育男性 SPA 值应为 ≥

10%或≥15%(SPA 阳性),而不育男性或生育力低下男性 SPA 值为＜10%或＜15%(SPA 阴性)。各实验室可根据自身实验条件及人群特征,经统计学处理后对标准做相应的调整。

(4)评价:SPA 可检测人精子的授精能力、获能及顶体反应,对不育症较精液常规更有价值。生育男性 SPA 正常的概率为 82%,不育者 SPA 正常的概率仅 2%。提示虽然生育男性精子穿透率也可能低下,但不育男性精子穿透率很少正常。SPA 虽优于精液常规,但与精子活力及形态有关联。SPA 是一种极为严格的生物学试验,影响因素多,若能严格控制实验条件,可获得大量有关精子受精能力的可靠资料。

3. 抗精子抗体实验

(1)指征:①精液分析显示精子凝集或凝结成团者。②有睾丸损伤或外科手术史且精子活力低下者。③确认精液中的白细胞增多者。④不明原因不育者。

(2)目的:测不育症夫妇血清和分泌物是否存在抗精子抗体,并测出这些抗体能否与精子结合,以及区分出何种抗体与精子哪一区域结合。

正常情况下,由于有血睾屏障的存在,睾丸是一个免疫豁免器官。当血睾屏障被破坏,精子的抗原暴露给机体的免疫系统时,就会引起自身免疫性不育。一旦精子抗原暴露,机体就会产生抗精子抗体(antisperm antibody, ASA)。抗精子抗体的存在可以抑制精子在生殖道的运输或减弱精子的受精能力。抗精子抗体存在于 3 个部位:血清、精浆及与精子结合。血清 ASA 与精子结合的 ASA 比较,后者更有临床意义。临床上与精子结合的 ASA 可以分为两类,即 IgG 和 IgA。IgG 抗体是局部产生的和从血流中漏出的(约 1%)。IgA 抗体被认为是完全由局部产生的。用许多实验方法可以检测 ASA。抗精子抗体有 3 个实验,WHO 推荐混合抗球蛋白反应试验(MAR 法)和免疫株试验。

(3)分类

①混合抗球蛋白反应试验(MAR 法):MAR 法检测抗精子抗体(AsAb)系 WHO 推荐用于免疫性不育症诊断的首选项目。本试剂以经典 Coombs 试验为理论基础,采用 MAR 法检测 IgG 类抗精子抗体(IgA 几乎全部与 IgG 类同时存在),简便、快速。

试剂:购买商品试剂盒。包括:A 液——敏化绵羊红细胞;B 液——羊抗人 IgG 血清;C 液(20×)——精液洗涤液;载玻片等。

操作:直接法(37℃,30min 液化后的新鲜精液)。取液化(37℃孵育 30min)后新鲜精液 20μl 于载玻片上,加 20μl A 液,混匀后置室温 15s。加入 20μl B 液,混匀,加盖玻片,3min 后在光学显微镜(40×10)或相差显微镜下镜检。10min 后重新计数 1 次。间接法:取出 C 液,预温至 37℃后充分混匀,用 37℃预温蒸馏水将 C 液稀释成应用液。取经直接 MAR 法检测阴性精液标本 200μl 于离心管中,加入 C 液应用液 1∶4 稀释的待测体液标本(血清或宫颈黏液)200μl,轻轻混匀,37℃孵育 30min。取出,加 5ml C 液应用液,轻轻混匀,1500r/min 离心 5～10min。吸去上清液,将沉淀轻轻摇匀后,取 20μl 加到载玻片上。余按直接 MAR 法操作。

结果判定:精子表面无 AsAb,可见精子在黏附的 sRBC 间自由泳动,敏化 sRBC 间的凝集说明试剂本身的可靠性;精子表面有 AsAb 存在,则敏化 sRBC 黏附于精子,并一同扭动,在强阳性情况下,形成极为巨大的凝块,精子只在标记 sRBC 形成的凝块中扭动。计数 100 个活动精子,计算黏附有 sRBC 的活动精子在总活动精子中所占的百分比。阳性率(R)＝(黏附 sRBC 的活动精子数/计数总活动精子数)×100%。R≤10%,判为阴性;R＞10%,判为阳性;R≥40%,判为强阳性,重点考虑为 AsAb 引起的免疫性不育。

注意事项:用前应仔细阅读说明书;精液应新鲜送检;使用前 A 液应充分摇匀;所有试剂使用前应平衡至室温,C 液的结晶应完全溶解;混匀可用取样器来回轻涂 2 次,面积以 1～2cm² 为宜;如精液液化不良,可经 C 液应用液洗涤后检测。在抗球蛋白混合反应试验中微乳滴和活动精子结合的百分比应该小于 10%。

②免疫珠结合试验:其原理和方法同混合细胞凝集试验。免疫珠试验是 WHO 推荐的用于检测精子表面 IgG、IgA、IgM 类抗精子抗体(直接免疫珠试验)或检测待测血清(精浆、宫颈黏液)中抗精子抗体(间接免疫珠试验)的一种方法。直接法是将待测精子悬液与包被有兔抗人 Ig(总免疫球

蛋白)或包被有抗人 IgG、抗人 IgA、抗人 IgM 的聚丙烯酰胺微珠悬液混合,如精子表面存在抗精子抗体,则可黏附相应的免疫珠。包被有兔抗人 Ig 多价抗体的免疫珠可用于筛查试验,而包被有抗 Ig 不同类别抗体的免疫珠则可用于精子表面抗体的分类。间接法是将待测血清与正常精子悬液和免疫珠悬液混合,如待测血清中有抗精子抗体,可与精子结合,精子即可黏附于免疫珠。用包被的抗人总 Ig 或包被抗人 IgG/抗人 IgA/抗人 IgM 抗体的免疫珠试验,可达到待测血清中抗精子抗体筛查和分类的目的。

试剂:购买 WHO 推荐的专用商品试剂盒。

参考区间:正常男性与女性 AsAb 均为阴性。

注意事项:每次试验均包括由试剂盒提供的阳性对照、阴性对照,间接免疫珠试验用的阳性对照可用已进行过间接免疫珠试验并具有高滴度抗精子抗体的志愿捐献者血清。本法也可用于检测患者精浆或宫颈黏液中的 AsAb。

临床意义:检测 AsAb 因采用方法不同,结果也不尽相同。通常不育患者血清中阳性率 AsAb 检出率为 20%~30%,而在梗阻性无精症患者,AsAb 阳性率则高达 60%;不育症患者血清与精浆中 AsAb 的 Ig 种类有所不同,血清中通常以 IgG、IgM 类 AsAb 为主,而精浆中则以 IgG、IgA 类 AsAb 出现较多;AsAb 阳性也可见于其他原因,如输精管阻塞及睾丸和附睾的损伤和炎症。鉴于 AsAb 的异常性及其中很多 AsAb 针对的靶抗原与生育并不相关,因此,对 AsAb 的阳性结果必须结合临床表现综合考虑。免疫珠如果和超过 50% 的活动精子结合就可认为结果阳性,在结果阳性的病例,75% 的精子常显示含有 IgA 或 IgG。这些抗体试验结果的解释应十分小心,因为有些患者含有抗体但并不影响其生育能力。

③间接免疫荧光法:将正常人精子充分洗涤后,包被于载玻片上,依次加待测血清和异硫氰酸荧光素标记的抗人 IgG、IgA、IgM 多价或单价抗体,反应后洗涤,置荧光显微镜下观察。

试剂:购买专用商品试剂盒。

操作:按试剂盒说明书操作。将试剂盒从冰箱中取出置室温下平衡 30min;取生育力正常的男性精液,液化后用 PBS 洗 3 次,使精子浓度为 5×10⁶/ml,涂于载玻片上,每片涂膜两个,室温自然干燥,甲醇固定 10min;涂膜上分别加夫妇血清(1:16~1:64),37℃湿盒 30min,于 PBS 中浸洗 5 次,每片 3min;加入羊抗人 IgG-FITC,37℃湿盒 30min,自来水冲洗,晾干;取出细胞膜片,滴加甘油/PBS,盖上盖玻片,于荧光显微镜下观察。

结果:荧光显微镜下观察,精子头部、中段出现荧光为抗精子抗体阳性。根据所用荧光抗体抗人 Ig 的类别,可判断 Ig 的类型。目前认为抗精子头部的 AsAb 对生育造成的影响最大。正常生育夫妇效价≤1:16,故以≥1:32 为阳性。

4. 人精子低渗膨胀试验

(1)指征:当精子完全不运动时,就有进行低渗肿胀试验的指征。

(2)目的:通过低渗肿胀试验观测检测精子细胞的生理活性。

临床上衡量精子是否具有生理功能的指标是精子的运动,但精子不运动并不代表精子已死亡,如纤毛不动综合征的精子是不运动的。利用生理状态下的细胞处于低渗环境中细胞将发生肿胀改变的原理可检测细胞的生理活性。也就是说具有生理活性的细胞具备有完整而有生理功能的质膜,当其处于低渗环境(25mmol/L 枸橼酸和 75mmol/L 果糖)时,细胞将发生肿胀改变。由于精子有细长的尾部,所以精子在低渗的环境中发生肿胀改变时,除了精子头部的肿胀,还伴随有精子尾部肿胀成圈。

(3)精子尾部低渗肿胀试验(hypo-osmotic swelling test,HOST):测定精子膜的功能完整性,从而判定精子潜在的授精能力。因为精子膜在精子的新陈代谢、精子获能、顶体反应、精子与卵融合方面具有重要意义。本试验系基于精子在低渗溶液中为保持其内外液体间的平衡,让水分通过精子膜而使其体积增大的原理,是一种简便的、有价值的评价精子功能的方法。

受试者禁欲 3~7d,用手淫法采集一次全部精液置于 37℃温箱中液化后,取一部分精液做常规分析,取另一部分精液做本试验。取 0.1ml、离子浓度 0.15mol/L、150mOsm/L 低渗溶液(配制方法:果糖 13.51g,枸橼酸钠 7.35g 加水至 1000ral)于试管中,37℃孵箱 5min,取出加 0.1ml 精液,再入 37℃孵箱 30min,用加样器取 20μl 置载玻片上,加盖玻片,在 400 倍相差显微镜下观察精子尾部肿胀情况,至少计数 100 个精子,算出尾部肿胀率。尾部肿胀可表现为尾全部肿胀、粗短肿胀、弯曲肿胀、尾尖变曲或伴肿胀等类型。同时表明,精子尾部低渗肿胀率与常规精液分析结果中的精子活动率、精子存活率和正常形态精子百分率等成显著相关性。

目前采用的临界值多为 60%,但还存在生育与不育的测定值有交叉和一定的假阳性、假阴性。HOST 对不育症的诊断价值是肯定的,已在男性生殖避孕基础研究中得到广泛应用,成为评价精子膜完整性的一个重要手段。

5. 精子爬高试验 精子爬高试验是测定精子活动速度运动能力的强弱的一项试验。

(1)指征:精子活动力及活动率低者。

(2)目的:以判断男性的精子是否适合生育。

(3)方法:取内径 1.2mm、长约 12cm 的一段塑料管,管内充满含果糖的人工精子营养液,塑料管上端扎紧,下端垂直插在含有精液的器皿中,37℃恒温。8h 后,分别检查塑料管中不同高度处的精子数(用快速冰冻分段检查法),以判断精子

的活动能力。

(4)对照试验:有生育力男子约 50% 的人精子爬高可达 8cm,至少精子爬高能达 5cm 高度,而不育组男子精子只有 37% 能爬至 5cm,63% 爬高均在 3cm 之内。从爬高精子的数量比较,能爬至 5cm 及其以上者,在生育组平均为 20 个精子,而在不育组仅为 3 个。此项检查能客观地反映精子的活动力,对判断男性生育能力很有帮助,方法亦较简单,但操作时需有对照试验,以便相互比较。

6. 激素测定 测患者血液中睾酮(T)、促黄体生成素(LH)、促卵泡激素(FSH)和泌乳素(PRL)的水平。

(1)指征:①精子浓度<$10×10^6$/ml;②有性功能减退的证据(性欲低下,勃起功能障碍);③发现有某些特殊的内分泌疾病的表现(如甲状腺等);④身材肥胖者。

(2)目的:以了解有否引起不育的内分泌疾病。

常见的男性不育患者的激素检测结果见表 6-2。

表 6-2　男性不育患者激素检测结果

	T	FSH	LH	PRL
正常	正常	正常	正常	正常
原发性睾丸功能衰竭	低	高	正常/高	正常
低促性腺素性性腺功能减退症	低	低	低	正常
高催乳素血症	低	低/正常	低	高
选择性生精上皮功能不全	正常	高	正常	正常
雄激素耐受综合征	高	高	高	正常

(3)评析

①如 T、LH、FSH 均低,可诊断继发性性腺功能减退症;单纯 T 下降,LH 正常或偏高、FSH 增高则可诊断为原发性性腺功能衰竭;T、LH 正常,FSH 升高诊断为选择性生精上皮功能不全;T、LH、FSH 均增高,诊断为雄激素耐受综合征。

②研究发现,约有 20% 的男性不育患者在初筛试验中存在激素水平的异常,但在重复试验中仅有 9.6% 的患者确实存在内分泌功能的紊乱。如果除外 FSH 水平的升高,临床上有显著意义的内分泌功能障碍在男性不育患者中的患病率约为 1.7%。

③对低促性腺激素性性腺功能减退症患者,除了检测血液中的 FSH 和 LH 的水平,其他一些垂体激素也应该被检测,如促肾上腺皮质激素、促甲状腺激素及生长激素。

④ 如患者血液中 LH 和 FSH 的水平低而精子的产生是相对正常的,或仅有单一的 LH 水平低而血液中睾酮的水平是正常的,这两者都没有临床意义。如果患者表现为男性性征不足或有男性乳房发育,无论睾酮的水平是正常还是低下或升高,都应该检测患者血液中的雌激素水平。

⑤由于没有控制的某些系统性疾病能够影响精子的产生,因此临床上有证据表明某些疾病处

于活动期时,就应该检测如甲状腺激素、肝功能及其他一些器官特异性的实验指标。这将有助于疾病的诊断。

7. 染色体分析

(1)指征:血FSH水平升高、少精症、无精症、小而萎缩的睾丸患者、两性畸形者。

(2)目的:了解有无染色体畸形或基因微缺失疾病。

微小的遗传学变异就可能导致男性不育。据估计,有2%～15%的无精症或严重的少精症男性不育患者都存在染色体的畸形。这种畸形可能位于性染色体也可能位于常染色体。通过细胞遗传学(核型)分析就能检测是否存在遗传学的变异。如果患者存在睾丸小或萎缩,血FSH水平升高,无精症,则存在遗传学变异的风险就很大。Klinefelter综合征(XYY)是男性不育患者中最常见的性染色体畸形。

(3)Y染色体微缺失的分析:研究发现,约7%的少精症男性患者和15%的无精症伴睾丸功能衰竭的男性患者,在Y染色体长臂(Yq)的一个或多个基因区域都存在微小的不明显的基因缺失。Y染色体的某几个基因区域与精子产生障碍有关,分别命名为AZFa、AZFb、AZFc。其中,AZFc区的DAZ基因(无精子基因)的缺失是男性不育患者中最常见的微缺失。有报道利用体外受精及精子的显微注射操作法,可使该基因发生缺失的患者实现生育。一种外周血液白细胞的聚合酶链反应能够检测Y染色体的基因缺失。

8. 影像学检查 可选B超、CT或MRI。

(1)指征:①阴囊内未扪及睾丸者;②阴囊囊性肿块;③睾丸、附睾及精索形态异常者;④前列腺及精囊异常者;⑤射出的精液量少、无精症或严重的少精症及精子活力低下者。

(2)目的:了解睾丸、附睾、精索、前列腺及精囊有无异常。

(3)方法

①阴囊超声波检查:应进行阴囊的超声波检查,以确认睾丸、附睾及阴囊内其他内容物是否正常。阴囊彩色多普勒超声波检查可诊断是否有精索静脉曲张。通过检查血流信号与静脉粗细,可以判断损害的程度,并且可以获得有关的生理及解剖学信息。

②经直肠超声波检查(TRUS):检测前列腺、精囊腺及射精管结构有无异常。高频率(5～7MHz)的TRUS能提供清晰的有关前列腺、精囊腺及射精管的图像。在诊断梗阻性不育症时,现TRUS已取代了输精管造影术。如TRUS见精囊腺扩张(宽度＞1.5cm)或射精管扩张(＞2.3mm),并且射精管内伴有钙化及结石改变或呈囊性改变,则高度怀疑射精管梗阻。TRUS可以发现前列腺的病变、输精管、精囊腺或射精管的畸形。

③输精管造影:对于怀疑有精道梗阻或畸形者可通过输精管精囊造影。造影途径有经射精管逆行插管造影及经输精管穿刺造影两种途径。常由阴囊部的输精管向近端输精管注入造影剂或对比剂。在骨盆X线片上,通过对比作用就能显示近端的输精管、精囊腺及射精管的解剖形态,并且判断有无梗阻存在。穿刺的同时抽吸输精管内的液体在显微镜下检查,也能明确阴囊段的输精管内是否有精子存在。如果有精子存在,则证明睾丸或附睾没有梗阻存在。通过这些检查手段,就能准确判断梗阻的部位。

④CT或MRI:寻找隐睾的位置等。Kallmann综合征嗅觉器官的形态学异常通过MRI检测是最好的方法。

9. 睾丸活组织检查

(1)指征:①精子计数低于2500万/ml者,可鉴别无精子症或少精子症的原因是睾丸生精能力丧失还是精道阻塞。②睾丸萎缩及睾丸功能衰竭且血液FSH水平升高的患者,以决定曲细精管内是否存在成熟的精子。

(2)目的:了解睾丸有无生精功能障碍。睾丸活检可在局部麻醉下采取穿刺或阴囊切开法取活组织,提供更加精确的诊断、鉴别无精症的原因。睾丸大小相等者单侧睾丸活检即可达到目的,如两侧的睾丸不对称,则需要进行双侧的睾丸活检。少精症患者是否应进行睾丸活检现在还有争论。如有则可利用这些精子作体外受精(IVF)及胞质内精子注射(ICSI)技术使患者生育。约有30%的睾丸萎缩及血液中FSH水平升高的无精症患者,睾丸活检可以发现精子存在。生精功能障碍有以下几种情况。

(3)分类

①支持细胞综合征(生精上皮发育不良)：几乎所有的精曲小管见不到生精上皮而仅有支持细胞，管径轻度缩小，其他大部分正常，是先天异常所致，无治疗指征。

②精子成熟障碍：精子发育停滞在初级精母细胞、次级精母细胞或精子细胞阶段，不能发育成精子。

③生精功能低下型：精曲小管中存在各阶段正常的生殖细胞但其数量减少，生精上皮的组织结构紊乱，未成熟精子细胞脱落在小管腔中，个别细胞出现核异常改变。

④克氏综合征(Klinefelter syndrome)：精曲小管直径变小，无生殖细胞仅有支持细胞，精曲小管基底膜增厚或呈玻璃样变，间质细胞过度增生，染色体多为 47,XXY。

⑤退行性性腺功能低下症：精曲小管非常小，无生精细胞和间质细胞，与 7 个月胎儿睾丸活检标本相似。

⑥生育型精子细胞：生精正常但间质细胞数量减少。

⑦甲状腺功能减退症：除精曲小管管壁基底部生精细胞外，其余各级生精细胞均在成熟前就从生精上皮中分离脱落至管腔，可见生精上皮排列紊乱。

⑧精索静脉曲张所致不育症：精曲小管的上皮不全成熟，有透明样变，界膜纤维增生，生精上皮脱落或排列紊乱。

(三)参考检查项目

1. 精索静脉造影术　精索静脉造影术被认为是诊断精索静脉曲张最准确的诊断方法，也被认为是诊断精索静脉曲张的金标准。通过触诊能发现 30%～40% 的精索静脉曲张，而通过精索静脉造影术能发现约 70% 的精索静脉曲张。一般是采用经皮颈内静脉或股静脉置入套管，肾静脉及精索静脉造影术。在施行精索静脉造影术时，如果发现 Valsalva 试验能够使造影对比剂由肾静脉逆流入阴囊的精索静脉丛，则可诊断为精索静脉曲张。

2. 精液白细胞分析

(1)指征：怀疑精道感染者。正常情况下，精液中都存在白细胞，它们在免疫监视和清除异常的精子细胞方面扮演着重要的角色。白细胞精液

症或称脓精症是指精液中白细胞数目增多，$>1\times10^6$ 个/ml，它是男性生育力低下的重要原因。男性不育患者中脓精症的患病率为 2.8%～23%。精液中的白细胞最常见的是中性粒细胞，其次是 T 淋巴细胞、B 淋巴细胞，单核细胞最少。精液中的白细胞能够用各种方法观测。用常规的显微镜观察，白细胞与未成熟的精子(如精母细胞)形态相似，不易进行鉴别。特殊染色(如 Papanicolaou 染色)能够将白细胞与不成熟的精子区分开。免疫细胞学方法是现在鉴别这些细胞的"金标准"方法，它应用针对白细胞表面抗原的特异性单克隆抗体来进行鉴别。脓精症患者的精液中为什么有大量白细胞存在现在还不清楚。有学者推测可能是感染以后的炎症反应，或精子抗原激活了机体的免疫反应，或机体对长期吸烟或饮酒这些低度毒性刺激的反应。具体原因有待进一步研究。大量的白细胞能够对精子产生过氧化损伤，导致不育。

男性不育症分绝对不育(无精子症)和相对不育(少精子症、弱精子症、精子无力症和精子数正常性不育等)。

男性不育症多为精液异常：①无精子或精子过少，精液中精子密度低于 2 亿/ml 时女方受孕机会减少，低于 0.2 亿/ml 时造成男性不育。②精子质量差，精液中无活力的或死精子过多(超过 20%～25% 或精子活动能力很差或畸形精子超过 30% 者)。③精液理化性状异常，如果精液射出后不凝固，或液化不全常提示精囊或前列腺有细菌、病毒感染。

(2)分析诊断

①射精管梗阻：约 5% 的无精症者是由射精管梗阻引起。当患者的精液量 <2.0 ml，离心后精液未见精子，附睾穿刺发现精子，精浆中果糖阴性时，一般可确诊射精管梗阻。

②先天性睾丸畸形和发育不良

隐睾症：睾丸在下降途中滞留在某一处，未降入阴囊或睾丸异位。检查时可见阴囊发育不良，一侧或两侧无睾丸，大多可在外环、腹股沟管、内环处触及未降入阴囊的睾丸。单侧隐睾一般仅影响生育能力，双侧隐睾才能导致不育。

③先天性两性畸形：真性两性畸形患者发育呈男女中间型，生殖器显著异常，体内既有男性性

腺又有女性性腺,细胞遗传学检查染色质和染色体组型异常。男性假两性畸形相对多见,患者本质是男性,体内的生殖腺是睾丸,但外生殖器却像女性,呈男性体型,尿道裂未连合像阴道前庭,阴茎未发育像阴蒂,同时伴有隐睾。外生殖器近似女性,但能检查到未降的睾丸,X 性染色质阴性,染色体组型为 46,XY,即为假两性畸形。

④无睾症:真正的无睾症非常少见,主要表现是无青春发育期、无第二性征的发育,呈"天阉"形外貌与性格,化验检查,性激素水平异常,是绝对不育。

3. 精卵子结合障碍

(1)精道梗阻:如先天性输精管道的缺如、闭锁等畸形,手术结扎输精管,精道及其周围组织的慢性炎症、肿瘤等。

(2)逆行射精:如膀胱颈部曾做过手术或受到损伤或手术后瘢痕挛缩使尿道畸形;双侧腰交感神经切除术后或直肠癌腹会阴手术后;糖尿病引起的阴部神经损害;精阜囊肿肥大,以及严重尿道狭窄;某些药物如肾上腺素阻滞药利舍平等可引起支配膀胱的交感神经功能改变。

(3)外生殖器异常:如先天性阴茎缺如、阴茎过小、男性假两性畸形、尿道上裂或下裂、后天性阴茎炎症或损伤、阴囊水肿、巨大睾丸鞘膜积液等。

(4)男性性功能障碍:阳痿、早泄、不射精等。

4. 全身性因素

(1)精神和环境因素:生活环境突然改变导致长期精神紧张;进行高空、高温、超强度劳作及从事放射线工作。

(2)营养因素:严重的营养不良,维生素 A、维生素 E 缺乏症,微量元素如锌、锰缺乏,钙、磷代谢紊乱,汞、砷、铅、乙醇、尼古丁、棉籽油等毒性物质慢性中毒,化疗药物治疗等。

(3)内分泌疾病:如垂体性侏儒症、肥胖生殖无能综合征、腺垂体功能减退症、先天性性腺不发育症、先天性生精不能综合征、高催乳素症、垂体瘤或颅内感染、产伤、肿瘤等。

(蒲　军　陈在贤)

第三节　治疗(treatment)

男子不育症的治疗目的是使女方妊娠并正常分娩,因此,不能仅仅关注实验指标的改善。精液分析不是判断不育及其治疗的绝对指征。前向运动精子的绝对值意义更大。

对相对性不育、继发不育和原因不明者应采用药物治疗。对绝对性不育应采用手术治疗及辅助生殖技术。辨清男女双方病因分别治疗,并应严格掌握治疗指征或适应证,做到恰到好处。

首先,应从病因入手。男性不育是由多种致病因素共同作用的结果,因此治疗不育应从病因入手,尽量做到个体化的综合治疗。

其次,要关注配偶年龄。关注女方年龄与生育状况,尽可能采用生活方式和习惯的调整、药物或手术等方法治疗来等待自然妊娠。

再次,要先行经验治疗。男性不育症大多原因不明。O/A/T 系相对性不育,多采用经验治疗,尽管缺乏循证医学的验证,但几乎所有患者都愿意采用这些仅有的且非特异性的方法治疗。首先尝试简单、方便、无创或微创的方法进行治疗。使用雄激素来提高精液参数和生育能力是可行

的。中西医结合治疗,补肾活血是改善精子状况较合理的中药配方。龙鹿胶囊可改善精子状况,并可提高辅助生殖技术着床率及临床妊娠率。

反复流产患者,最重要的是明确病因,并针对病因制订方案;而不是考虑如何使其再次尽快妊娠。

男性不育症的治疗分药物治疗、手术治疗及辅助生殖技术。

一、药物治疗(medication)

药物种类很多,机制不同,总的目的是通过提高精子能量、参与精子的代谢过程、提高精子或精液内某些酶的活性,以增强精子活力。

(一)指征

1. 精液异常者　精液量少,精子畸形较多,少精子症、弱精子症及液化不良引起的不育者。

2. 生殖道感染者　生殖道感染较为常见,如前列腺炎、附睾炎、睾丸炎、尿道炎等,影响男性的生育能力。

3. 免疫原因者　男性自身产生的抗精子免

疫和女性产生的抗精子同种免疫均可引起男性不育。

4. 染色体异常者　常见的有男性假两性畸形、Klinefelter 综合征和 XYY 综合征。

5. 内分泌异常者　内分泌疾病,常见的有选择性促性腺功能低下型性功能减退,即 Kallmann 综合征;选择性黄体生成素(LH)缺陷症和卵泡刺激素(FSH)缺陷症;肾上腺皮质增生症;高泌乳素血症等。

6. 特发性不育者　男性不育症大多原因不明或病因复杂,多采用经验治疗,尽管缺乏循证医学的验证,但几乎所有患者都愿意采用这些仅有的且非特异性的方法治疗。纠正已知的一些病理生理因素的影响,改善患者的生育能力。

7. 其他　如全身性疾病者、勃起功能障碍者、不射精者及继发不育者。

（二）疗程

由于人的生精周期为 74d,因此改善生精功能的药物治疗至少应维持 3 个月以上,首次复查精液时间为用药后的 90d,如果此时出现精液参数恶化,则调整治疗方案;如果精液无变化或仅轻度得到改善,则继续原方案治疗,以后每隔 2 个月复查 1 次精液。一般来说,精液质量要在持续治疗后的 7～9 个月才有明显改善。

（三）抗感染治疗

1. 指征　因生殖系统感染影响,如不育症伴尿道炎、前列腺炎、附睾炎、精囊炎等不育者。

2. 目的　选择敏感的抗生素控制感染。消除病原菌对精子的伤害,提高精子质量、活力及受孕能力。

3. 用药原则　根据病原菌选择敏感的抗生素控制感染。

（四）激素治疗

1. 雄激素(androgen)　十一酸睾酮(安特尔)、丙酸睾酮及睾酮皮肤贴剂。

(1)适应证:①原发性或继发性男性性腺功能低下,如无睾症、垂体功能低下者,睾酮低下引起的性欲减退、性器官发育不良、勃起功能障碍、男女性别转换等;②对少弱精症患者和(或)特发性男性不育症患者。

(2)制剂和方法:目前可供选择的睾酮制剂包括口服剂、肌内注射剂和皮肤贴剂。

①十一酸睾酮(TU),安特尔(Andriol):又名安雄胶囊,40mg/粒,口服 80～160mg/d。一般剂量应根据每个病人对药物的反应情况而加以适当的调整。起始剂量每天 80～160 mg,连服 2～3 周,通常这一剂量是比较合适的。然后服用维持剂量,每天 40～120mg。连续服用后,血浆睾酮水平逐渐升高,在 2～3 周后达到高峰,并长期保持稳定。十一酸睾酮注射剂(Testosterone Undecanoate Injection)单剂肌内注射后血浆睾酮达峰时间约在第 7 天,第 21 天后恢复到注射前水平。替代治疗开始剂量为口服剂 40mg/d,肌内注射剂每 4 周 50～100mg,9～12 个月后逐渐增加剂量至 120～160mg/d,分 2 次口服或 200mg,每 2～3 周肌内注射 1 次。持续 3～4 年。此后可适当减少剂量,以维持第二性征和性功能达到或接近正常为原则。

②丙酸睾酮(Testosterone propionate):通常为 25～50mg,肌内注射,每周 2 次。

③庚酸睾酮(Testosterone enanthate):只有肌内注射剂,肌内注射后的吸收、分布和降解代谢与十一酸睾酮注射剂相似。替代治疗剂量开始每 4 周肌内注射 50～100mg,9～12 个月后增量到 200mg,每 2～3 周肌内注射 1 次,连续 3～4 年。

④睾酮皮肤贴剂:每帖每天释出睾酮 4～6mg,每天一帖,贴于阴囊或其他部位皮肤,可以获得比肌内注射剂更符合正常生理的血浆睾酮浓度,但费用较高。

(3)评析:①多种睾酮制剂,治疗男性性腺功能低下常能取得满意疗效,但要治疗精子生成不足或无精子,只有继发性性腺功能减退症才有可能性。②对少弱精症患者、特发性男性不育症,目前小剂量雄激素治疗及睾酮反跳治疗,结果显示雄激素治疗后精子参数无明显改善,治疗组与对照组怀孕率相似。加之雄激素可能发生持续无精子症、胆汁淤积等风险,因此,一般不推荐雄激素用于少弱精症和(或)特发性男性不育症的治疗。③男孩的睾酮替代治疗一般在 14 岁开始。④使用较多的是安特尔和丙酸睾酮,前者口服较方便。⑤长期大剂量雄激素可引起红细胞增多、肝脏损害、前列腺增生及血脂代谢异常。红细胞增多症和前列腺癌患者禁用雄激素。

2. 促性腺激素类(gonadotropins)　LHRH、

hCG 和 HMG。

(1)适应证:①Kallmann 综合征、无嗅觉障碍的特发性低促性腺激素性性腺功能减退症(IHH)及垂体性性腺功能低下症、FSH 及 LH 减少导致精子发生障碍者。②少弱精症患者和(或)特发性男性不育症。

(2)制剂和用法

①黄体生成素释放激素(LHRH):LHRH 10μg 皮下注射脉冲,每 90min 1 次,治疗 3～6 个月以上。

②人绒毛膜促性腺激素(hCG):hCG 1500～2000U 肌内注射,每周 2～3 次;hCG 1500～2000U＋HMG 75～150U 肌内注射,每周 2～3 次。以上治疗 3～6 个月。LHRH 脉冲式治疗或 hCG＋HMG 联合治疗,剂量应个别化,有些患者可能需要较大剂量,而另一些患者,每次肌内注射常规量的 1/3～1/2 即能有效地促进睾丸生长和诱导精子发生。达到最佳精子发生的程度约需 1 年的治疗,此时即有使妻子受孕的可能。如果精子密度较低,则需要借助辅助生殖技术帮助完成受精过程。

(3)评析:hCG/HMG 治疗因其不能模拟 LH/FSH 生理性脉冲,故不能发挥最佳效应。近代人工下丘脑(artificial hypothalamus)的新技术,可以模拟 GnRH 脉冲释放,用一个便携式微量输液泵,可定时、定量地向体内注入黄体生成素释放激素(LHRH)类似物。Kallmann 综合征及 IHH 的发病机制是下丘脑不能形成 GnRH 脉冲,因而用该法治疗最理想。应用 LHRH 类似物剂量要小,一次脉冲量为 25ng/kg,频率为每 2 小时 1 次。治疗后血 LH 和 FSH 水平逐渐进行性升高,血清睾酮水平升高,促进男性化,促进睾丸曲细精管发育,促进生精功能。一般疗程 3～6 个月有效。若治疗 3 个月后患者睾丸体积或精子情况未改善,HMG 和 hCG 的量可加倍。若患者治疗反应差,尤其是初诊时睾丸体积小,无青春期表现的患者,联合治疗可持续 1～2 年。但长期或过量使用 hCG 或 HMG 会造成睾丸 LH 和 FSH 受体数减少而可导致对促性腺激素的敏感度降低。最近研究,上述方法治疗少弱精症患者的精子参数及怀孕率与对照组无统计学意义,因此效果还难肯定,有待进一步研究。

有生育能力的去睾状态与成人发现的 IHH 区别在于它有精子生成,单用睾酮或 hCG 治疗可获得生育能力。

3. GnRH 脉冲治疗

(1)适应证:低促性腺激素性功能低下症(hypogonadotropic hypogonadism,HH)、特发性低促性腺激素性性腺功能减退症(IHH)。

(2)用法:脉冲式 GnRH 治疗——"人工下丘脑",应用便携式蠕动泵设定间歇时间周期性皮下注射 GnRH 间隔时间,一般设定为 90～120min,每次皮下注射的剂量为 GnRH(10 肽)5～25μg 或 25ng/kg。男性患者连续应用,一般 3 个月后会出现青春期的变化,血清 LH、FSH 和睾酮水平升高至正常成年男子范围,精液中出现成熟的精子。连续治疗约 1 年具有使妻子受孕的能力。少数患者可能是因为皮下吸收不良,治疗反应差,需要较大剂量,文献报道最大剂量为 200ng/kg。

(3)评析:临床上用 GnRH 脉冲法治疗低促性腺激素性功能低下症既能刺激雄激素生成,也能促进生精功能。一般 3 个月后会出现青春期的变化,血清 LH、FSH 和睾酮水平升高至正常成年男子范围,精液中出现成熟的精子,连续治疗约 1 年具有使妻子受孕的能力。通过鼻腔给药治疗特发性不育,发现血 FSH 升高 1.5 倍精子活力明显提高。但有两个随机对照试验报道 GnRH 对特发性不育症的治疗,结果用药后既无促性腺激素增加,也无精液质量改善等报道。但想通过 GnRH 来提高 FSH 水平,进而影响精子生成的效果并不能证实。由于 GnRH 花费高、作用有限,临床并不推荐作为特发性不育的常规治疗。

4. 抗雌激素药物　氯米芬(克罗米芬)和他莫西芬。

(1)适应证:黄体功能不足及精子过少的男性不育。

(2)制剂和用法

①枸橼酸克罗米芬(Clomiphene citrate):有效剂量为 50mg,每日 1 次,或 100mg,隔日 1 次,连服 3 个月。

②他莫西芬(Tamoxifen):应用剂量为 20mg/d,5 个月后精子数量可增加。

(3)评析:非甾体类雌激素拮抗药枸橼酸氯米芬和他莫西芬,通过占据下丘脑胞质内的雌激素受体,消除血循环中雌二醇的负反馈抑制,增加下丘脑 GnRH 的脉冲释放,使 LH 和 FSH 分泌增加,从而增加睾酮降低雌二醇水平,用于改善精液质量。这是最早和最常用于治疗少弱精特发性不育的药物之一。其疗效仍有争议,近期有 10 组 700 多例随机对照 3～9 个月研究结果表明,未能够提高受孕率。不过分析认为此类药物可轻度提高精子密度和活力。

5. 芳香酶抑制药　睾内酯和阿那曲唑。

(1)适应证:特发性少精子症患者。血清睾酮与雌激素比例低下的不育患者。

(2)制剂和用法

①睾内酯(Testolactone):本品是睾酮的衍生物,白色或类白色结晶性粉末。

②阿那曲唑(Anastrozole):每日口服一次,每次 1 片(1mg)。对轻度肝功能或轻至中度肾功能损害患者一般可无须调整剂量。

(3)评析:临床上应用的芳香酶抑制药主要有睾内酯和阿那曲唑,是芳香化酶的竞争性抑制药,可阻断雄激素向雌激素的转化过程,使雌激素的水平降低,从而减少雌二醇而增加睾酮,最终增加精子产生,机制与抗雌激素药相似。有报道用芳香酶抑制药治疗血清睾酮与雌激素比例低下的不育患者,可显著提高睾酮与雌激素的比例并改善其精液质量,睾内酯与阿那曲唑疗效无差异。但一项随机的安慰剂对照研究报道,特发性少精子症患者,使用睾内酯后睾酮和雌激素水平无变化,既不能改变精子的数目,也不能使受孕率提高。

6. 抗泌乳素　溴隐亭。

(1)适应证:①高催乳素血症引起的男性不育症;②男性阳痿或性欲减退;③垂体腺瘤等。

(2)制剂和方法:溴隐亭治疗男性不育,1.25～2.5mg,每日 2 次或 3 次;治疗女性不孕,开始每日每次 2.5mg,1 周内增至 2.5mg,每日 2～3 次。

(3)评析:溴隐亭(Bromocriptine)是麦角酸的衍生物,为多巴胺受体激动药,与多巴胺受体有很高的亲和力,能直接抑制垂体 PRL 的分泌。但只有当血清 PRL 水平显著高于正常值时才有效。因为催乳素是一种“应激”激素,一般静脉穿刺就可使其水平上升。用这种方法不仅能使血清 PRL 水平降至正常,血清雄激素水平升高,继而改善性功能和生精作用,而且还可以使分泌 PRL 的垂体腺瘤缩小或消失。

7. 生长激素(growth hormone,GH)　重组人生长激素。

(1)适应证:男性少弱精症,成人生长激素缺乏症。

(2)制剂和方法:重组人生长激素(recombinant human growth hormone),每次 4U,隔日晚上皮下注射,疗程 3 个月。成人生长激素缺乏,每周 0.25U/kg,用药 2～6 个月。

(3)评析:基因重组人生长激素又称青春素。人类生长素含有丰富的蛋白质、卵磷脂、脑磷脂、氨基酸、维生素、微量元素等,重组人生长激素被认为具有合成代谢的作用,可诱导胰岛素样生长因子-1(insulin-like growth factor-1,IGF-1)使睾丸产生精子,能提高精子密度和精子总数,对特发性弱精子症有辅助治疗效果。一些小规模的非对照试验报道用 GH 可提高男性生育力。有 5 组有效研究结果并不能证明 GH 对特发性不育,尤其是 GnRH 和 GH 功能正常的不育患者有作用。

8. 可乐定(Clonidine)　可乐定是一种 α-肾上腺素能激动药,可以刺激 GH 分泌。Terada 等对通过可乐定激发试验证明有 GH 减少的 41 例少精子或无精子患者服用可乐定,34 例(82.9%)精子计数有改善,10 对夫妇获得生育(24.4%)。提示可乐定可提高对可乐定负荷试验应答较好的不育患者的精子计数。

9. 甲状腺片(Thyroid tablets)　甲状腺片主要成分甲状腺激素包括甲状腺素(T$_4$)和三碘甲状腺原氨酸(T$_3$)。有促进分解代谢(升热作用)和合成代谢的作用,对人体正常代谢及生长发育有重要影响,对婴幼儿中枢神经的发育甚为重要。

(1)适应证:甲状腺功能减退导致的男性不育患者。

(2)用法用量:口服,开始为每日 10～20mg,逐渐增加,维持量一般为每日 40～120mg,少数病人需每日 160mg。

(3)不良反应:甲状腺片如用量适当无任何不良反应。使用过量则引起心动过速、心悸、心绞痛、心律失常、头痛、神经质、兴奋、不安、失眠、骨骼肌痉挛、肌无力、震颤、出汗、潮红、怕热、腹泻、呕吐、体重减轻等类似甲状腺功能亢进症的症状。

减量或停药可使所有症状消失。

（4）禁忌证：心绞痛、冠心病和快速型心律失常者禁用。

（五）非激素治疗

1. 抗氧化剂治疗 维生素A、维生素C、维生素E、谷胱甘肽、番茄红素、辅酶Q、复合蛋白锌和锌硒宝等。

（1）适应证：少弱精症、精液不液化、慢性前列腺炎、脓精症等。

（2）制剂和用法

①维生素A、维生素C、维生素E：均具有抗氧化作用。缺少维生素A会使精子受损，导致不育。精子细胞中遗传基因DNA通过维生素C的抗氧化功能得到保护，免受氧化损伤；如果遗传基因被破坏，可导致精子受精能力减弱以致不育。补充维生素C可以降低精液的黏性，减少精子凝集，增强精子活动力，延长精子寿命。维生素E又称生育酚。因此，补充维生素A、维生素C、维生素E可保护精子免受过氧化损害。

推荐每日口服维生素A 2.5万～5万U、维生素E（右旋-α-生育酚）300mg、维生素C 300～600mg。3个月为1疗程。

②谷胱甘肽（Glutathione，GSH）：能帮助保持正常的免疫系统的功能，发挥较高浓度的抗氧化剂重要作用，保护精子免受过氧化损害。谷胱甘肽600mg/d，治疗3～6个月。

③番茄红素：印度新德里的全印医学科学研究所发现，番茄红素（lycopene）有助提高男性的生育力。番茄红素是一种天然的抗氧化剂，存在于西瓜、葡萄、西红柿及一些贝类动物中。口服番茄红素3个月以后精子状况有了显著改善。精子活动更加活跃，受孕的概率提高。番茄红素胶囊，500mg/粒，每次1～3粒，每日3次，3个月为1疗程。

④辅酶Q：辅酶Q是生物体内广泛存在的脂溶性醌类化合物，是重要的抗氧化剂和非特异性免疫增强剂，具有提高人体免疫力、增强抗氧化保护生物膜结构完整性。保护精子免受过氧化损害。每片10mg，一次1片，一日3次，饭后服用。

⑤复合蛋白锌：复合蛋白锌是锌、硒、钙等微量元素与蛋白质形成的复合物，还含有碘、铁、铜、锰、铬、钴、钙和镁等微量元素，这些生命必需的元素都是以蛋白质络合物的形式存在的。另外，该品含有18种氨基酸，其中包括人体必需的8种氨基酸，具有祛除精液中的过氧化物的能力。复合蛋白锌适用于男性生殖健康水平低下的人群，特别适用于精子少、精子质量差及因此而引起的男性不育症患者。复合蛋白锌片每片0.25g，每片中含锌250μg、硒1.5μg、钙30mg，每日2次，每次2片，嚼食，疗程3个月。

希维力复合蛋白固体饮料：希维力复合蛋白固体饮料是复合蛋白固体饮料原料，包括左旋肉碱、富锌富硒全蛋粉、刺梨果粉、维生素C、牛磺酸、甘氨酸锌、叶酸、枸橼酸、低聚果糖、阿斯巴甜（L-苯丙氨酸）、麦芽糊精等，是适合于男性少精、弱精、性功能低的复合营养素。

⑥锌硒宝片：锌硒宝富含锌、硒、碘等多种微量元素，可增强人体免疫功能，提高人体血清锌、硒的浓度，具有促进食欲、提高抗感染能力、促进体弱多病者康复的保健食品，可明显改善少弱精子症患者的精子质量和数量。少精、弱精子症患者服用锌硒宝片每次4～5片，每日3次，饭前嚼服，疗程3个月。

（3）评析：研究发现，约40%的男性不育患者生殖道内存在过氧化物（如OH）水平超标，这些过氧化物可造成精子膜脂超氧化损害。使用过氧化物清除剂治疗，可保护精子免受过氧化损害。但临床上述抗氧化剂治疗男性不育症的确切效果未见报道，有待进一步研究。

2. 肉毒碱（Carnitine） 又名左卡尼汀（Levocarnitine）、东维力。

（1）适应证：特发性少精、弱精、畸形精子症。

（2）制剂和用法：左卡尼汀口服液（Levocarnitine Oral Solution），每支10ml:1g，每日2～3次，每日服用不得超过3支，疗程3个月。

（3）评析：在男性生殖道中，肉毒碱高浓度地集中于附睾，主要以游离态和乙酰化形式存在。肉毒碱在精子附睾运送精子过程中增加精子能量并提高精子活力，有抗氧化能力，防止氧化损伤以保护精子。精液异常患者精液肉毒碱水平低，精子活力明显下降。目前国内外多个服用左卡尼汀治疗少弱精患者的多中心、随机、对照临床研究，有的报道精液总氧自由基清除能力（TOSC）提高，精液中前向运动精子总数、运动精子总数、肉毒碱浓度和总量均有显著改善,并且提高了患者配偶的临床妊娠率。而另有报道治疗后精液肉毒碱水平没有提高,精子活力和总的活动精子数增加并没有临床和统计学意义。还有待进一步研究。

3. 己酮可可碱(Pentoxifylline,PF)　又名舒安灵。

(1)适应证:原发性精子减少症、精子活力和活动度减低的不育症。

(2)用法用量:己酮可可碱缓释片 400mg,饭后口服,每日 2 次,疗程 3 个月。

(3)不良反应:可有头痛、头晕、腹胀、腹泻、恶心、呕吐、过敏等症状,严重者应停药,一些人可能出现震颤、失眠等现象。

(4)禁忌证:急性心肌梗死、严重冠状动脉硬化、脑出血和视网膜出血患者、对本品过敏者禁用。

(5)注意事项:低血压、血压不稳或肾功能严重失调者慎用。

(6)评析:己酮可可碱血管扩张药,是甲基黄嘌呤衍生物,是一种非选择性磷酸二酯酶抑制药,能阻断环磷酸腺苷(cyclic adenosine monophosphate,cAMP)转变为磷酸腺苷(adenosine monophosphate,AMP)。由于其舒张血管平滑肌,可改善特发性男性不育的睾丸微循环,促进精子代谢及其他功能活动而增强受精力。体外实验已经证明,PF 可改善人精液中精子存活率、活力及生存时间。临床上将精子与 PF 混合孵育,以提高男性不育者精子的活力,增加精子受精能力,从而提高人工助孕技术的成功率,但很少报道体内用药的有效性。

4. 血管舒缓素(kallidinogenase)

(1)适应证:原发性精子减少症、精子活力和活动度减低的不育症。

(2)用法用量:每次 1 片(含 10U),本品口服安全,目前临床使用过程中尚未见不良反应。肿瘤病人、颅内压增高、心力衰竭者忌用。

(3)评析:血管舒缓素是一种激肽释放酶,可以将精浆中的激肽原裂解为两种有活性的激肽缓激肽。精浆中的活性激肽影响精子活力和代谢作用。体外实验的精液中添加血管舒缓素显示对精子活力、精子速率、精子的宫颈黏液穿透力、仓鼠

卵的穿透力和冷冻精子溶解后精子的活力及存活率有积极影响。尽管临床上采用增加激肽水平来治疗男性特发性不育症,但其影响精子发生的机制仍不明确。目前该药物对特发男性不育的治疗作用,研究结果显示对照组与用药组的妊娠率并无统计学差异。其疗效有待更多的临床应用研究。

5. 胰激肽释放酶片(Pancreatic Kinionogenase Enteric-coated Tab)　又名胰激肽原酶肠溶片,是血管扩张药,有激活纤溶酶、降低血黏度、抑制磷脂酶 A_2,改善微循环作用。

(1)适应证:改善性功能、少弱精不育症。

(2)用法用量:口服,每次 120～240U,每日360～720U,每日 3 次,空腹服用。

(3)不良反应:偶有皮疹、皮肤瘙痒等过敏现象及胃部不适和倦怠等感觉,停药后消失。

(4)禁忌证:脑出血及其他出血性疾病的急性期禁用。

(5)评析:将激肽释放酶与活力减退的新鲜精子在体外作用反应。①增加精子平均运动速度。②增加有活力精子的比例。③明显改变活力很低精子的前向运动速度。④轻度增加精子存活率。⑤刺激新鲜或冷冻精子的活力。⑥促进精子的新陈代谢。⑦显著改善精子穿透宫颈的能力。有报道该药可使 65% 病人的精子活力增加,怀孕率达 31%。

(六)其他异常的治疗

1. 不射精的治疗　①解除心理障碍。②电动按摩治疗。③麻黄碱 50mg,性交前 1h 口服。④音频或超短波理疗,每天 1 次。

2. 逆行射精的治疗　①有尿道狭窄者定期尿道扩张。②口服交感神经兴奋药物:假麻黄碱60mg,每天 4 次,共 2 周。③严重者需手术重建膀胱颈。

3. 精液不液化的治疗　可采用淀粉酶性交前阴道冲洗,以液化精液或以 α-淀粉酶阴道栓剂,性交前放入阴道亦可使精液液化。此外,可服用具有滋肾阴、清热利湿作用的中药。

4. 精液量过少或过多的治疗　精液量过少可试用人绒毛膜促性腺激素(human chorionic gonadotropin,hCG)2000～3000U,每周 2 次,肌内注射,共 8 周,如无效,需进行人工授精;精液量

过多无特效药物治疗,可采集精液经离心使精子浓集后行人工授精。

(七)中成药治疗

目前用西药治疗男性不育症的效果仍不十分确定。现已研究开发了多种治疗男性不育症及性功能障碍的中成药,有一定疗效,且副作用较少,可供选择应用。

1. 适应证 对于 1 度的精索静脉曲张、精液感染(含前列腺炎、精囊炎、附睾输精管炎)、免疫性男性不育症、性功能障碍等。

2. 制剂和用法

(1)麒麟丸:成分包括制何首乌、墨旱莲、淫羊藿、菟丝子、锁阳、党参、郁金、枸杞子、覆盆子、山药、丹参、黄芪、白芍、青皮、桑椹。用法:口服,每次 6g,每日 3 次,疗程 3 个月。

(2)龙鹿胶囊:成分包括人参、鹿茸、淫羊藿、狗鞭、驴鞭、熟地黄、山茱萸、五味子(酒蒸)、海龙、附子(制)、补骨脂(盐水炙)、肉苁蓉、锁阳、巴戟天、枸杞子、麦冬、山药(麸炒)、当归、黄芪、白术(土炒)、茯苓、菟丝子、覆盆子、牡丹皮、杜仲、续断。用法:口服。每次 3～5 粒,每日 3 次,疗程 3 个月。

(3)复方玄驹胶囊:成分包括黑蚂蚁、淫羊藿、枸杞子、蛇床子。治疗功能性阳痿、前列腺炎。用法:每次 1.68g,每日 3 次,连续服用 12 周;治疗组的精子密度、精子活动力、活动率、精子的正常形态都有显著的提高。疗程 3 个月。

(4)还少胶囊:成分包含熟地黄、山茱萸、山药(炒)、枸杞子、杜仲(盐制)、巴戟天(炒)、肉苁蓉、五味子、小茴香(盐制)、楮实子、牛膝、茯苓等 15 味。用法:口服,每次 5 粒,每日 2～3 次。疗程 3 个月。

(5)强肾片:成分包含鹿茸、人参茎叶总皂苷、山茱萸、枸杞子、补骨脂、熟地黄、桑椹子、杜仲(炙)、牡丹皮、丹参、益母草、茯苓等 14 味。用法:口服,每次 4～6 片(规格为每素片重 0.30 克,每片重 0.31g)或每次 2～3 片(规格为每片重 0.63g),每日 3 次。疗程 3 个月。

(6)其他药物:叶酸锌制剂、α 受体阻滞药、甲状腺片、吲哚美辛(消炎痛)等。

3. 评析 不育夫妇未接受治疗者中仍然有每个月 1%、3 年累积 26% 的自发性妊娠率发生。

显然,治疗效果要高于这个结果才认为有效。单纯依靠精液质量改善来评价治疗效果并不充分,评价药物治疗效果金标准是配偶妊娠和生育率高低。

二、免疫不育的治疗(treatment of immumologic infertility)

精子抗体实验抗精子抗体阳性的不育症患者即为免疫不育。

精液或宫颈黏液中存在 AsAb,都会使精子的运动能力下降,阻止精子穿过宫颈黏液,影响精子的运行,并影响精子获能。研究发现,凝集抗体或制动抗体存在时,宫颈黏液穿透试验显示精子穿透值随着抗体滴度的升高而下降。免疫球蛋白的分泌及免疫反应除了发生在女性生殖道的阴道和宫颈之外,输卵管也含有免疫物质,并能发生局部免疫反应,使受精几乎不可能发生。精子在获能的过程中顶体膜必须发生变化,而 AsAb 可与参与顶体反应的位点结合,阻碍或延迟精子获能。在男性不育患者中抗精子抗体的治疗是一个很棘手的问题。治疗方法如下。

1. 病因治疗 保护血睾屏障功能,降低自身免疫反应。睾丸、附睾及副性腺炎症的抗炎治疗,可使抗体滴度下降;手术切除单侧病变的睾丸、附睾或疏通梗阻的管道。

2. 隔绝疗法 每次性生活时使用避孕套可避免精子抗原对女方的进一步刺激。经 6～18 个月,可去除避孕套行性生活,40%～60% 妇女的抗体滴度有所下降,排卵期性交可望受孕;或行人工授精。但此法并不能改善妊娠率,可作为辅助治疗。男子可以应用睾酮抑制精子产生,以降低抗体滴度,但只能有暂时的作用,应争取在停药后生精功能恢复而抗体尚处于低水平时受孕。

3. 免疫抑制疗法 肾上腺皮质激素类药物具有抗炎、干扰巨噬细胞对抗原的加工及降低补体对精子的细胞毒作用。常用方法有低剂量持续疗法、高剂量间歇疗法及阴道局部用药 3 种。常用药物有泼尼松 5～10 mg,每日 3 次,治疗 3 个月,口服甲泼尼龙 32mg,每日 3 次,共 10d;或地塞米松和甲泼尼龙。还可用硫唑嘌呤、泼尼松等。一些学者报道泼尼松,可降低血清抗精子抗体的水平,增加妊娠机会。但有学者行随机、双盲的前瞻性研究表明,免疫治疗并未改善生育力。大剂量用药,不良反应较大,不孕夫妇不易接受。

4. 精子洗涤疗法　用洗涤精子的疗法去除精子表面的抗体并不成功,因为抗体-抗原有高度的亲和力。将精子置于低 pH 或高锌离子溶液中以分离抗体将引起不可逆的精子活力丧失。将精子置入高血清浓度溶液中可减少可检测的抗精子抗体(MAR 法),在将精子重悬于无血清培养液中,抗体重新出现。这种精液处理并不能改善妊娠率。将结合抗精子抗体的精子与未结合抗精子抗体的冻融膜片断孵育,以吸收抗精子抗体。但这种方法导致回收的活精子减少。

5. 宫腔内人工授精　当不孕妇女宫颈黏液中存在抗精子抗体干扰生育时,可将其丈夫的精液在体外进行处理,分离出高质量精子行宫腔内人工授精。避开了宫颈黏液中抗精子抗体对精子通过的限制作用。据报道行多周期 IUI 后,约 15％患者妊娠。

6. 试管婴儿(IVF-ET)和输卵管内配子转移技术(gamete intrafallopian transfer,GIFT)　Clarke 等证实当精子表面结合 IgA、IgG 抗精子抗体的活精子数超过 80％时,IVF-ET 的受精率明显减低,尤其是结合在精子头部的抗精子抗体损害体外卵受精,结合于尾部的抗体则不然。其他研究也证实,用含抗精子抗体的血清的培养液孵育精卵时,使受精力损害,而用不含抗精子抗体的血清培养时,可改善受精力并达到无抗精子抗体的水平。用 GIFT 治疗男性免疫不孕,IgG 或 IgA 类抗精子抗体结合于精子表面＞70％,16 对夫妇周期妊娠率为 24％。

三、不育症的防治(prevention and treatment of infertility)

要掌握一定的性知识,了解男性生理特征和保健知识,如果发现睾丸有不同于平时的变化,如肿大、变硬、凹凸不平、疼痛等,应怀疑流行性腮腺炎、性传播疾病、前列腺炎、精索静脉曲张、精囊炎等引起男性不育症的疾病。

(一)婚配禁忌

应避免近亲婚配,避免一方或双方先天性或遗传性缺陷者婚配,以免后代发生不育性疾病。

(二)睾丸保健

在日常生活及工作中,注意避免对睾丸有损害的事件发生,以免影响生育。

1. 防止生殖系统感染　避免尿路感染,一经尿路感染应及时有效治愈,以防止逆行生殖系统感染,如附睾炎、睾丸炎、精囊炎、前列腺炎等,因生殖系统感染,可导致输精管道梗阻及影响精子功能,导致男性不育。

2. 避免接触高温　阴囊的温度比体内温度低 2～3℃,这是睾丸生长发育最适宜的温度,应保持阴囊内较低温度,如果温度升高,就会影响精子的产生,所以任何能够使睾丸温度升高的因素都要避免,如泡热水澡、穿牛仔裤等。

3. 避免接触放射线　对经常接触放射性物质,要严格按照操作规定和防护章程作业,如果近期想要孩子,最好能够脱离此类工作半年后再生育。

4. 避免接触有毒物品　要注意避免接触生活当中的有毒物品,尽量减少接触如镉、铅、锌、银、钴等金属元素,因这些有毒物品会影响男性生育功能。

5. 戒烟戒酒　香烟的烟雾浓缩物中含有诱发细胞畸变和阻碍淋巴细胞合成 DNA 的物质,会损害精子,让精子的数量和质量会下降。酒精通过毒害睾丸等生殖器官,导致人体多种激素功能紊乱,影响促性腺素、睾酮等合成和分泌,引起血清睾酮水平降低,引起性欲减退、精子生成发生障碍,会直接导致少精及畸形精子症。因此,长期饮酒过量及吸烟会造成阳痿、射精功能异常,甚至使精子质量异常而致不育或怀孕畸胎。

6. 避免服用杀精子的食品药物

(1)棉花籽:从棉花籽中提取的棉酚是有效的杀精药物,目前专家们正利用棉酚作为男性避孕药。

(2)雷公藤:成人每天服用本品 10～20g,连用 14d,即可导致精子减少,连用 60d 则可杀死大部分精子,停药 3 个月后精子数明显增多或恢复正常。

(3)七叶一枝花:其提取物及粗皂苷,均有较强的体外杀精作用。

(4)蚯蚓(地龙干):蚯蚓水煎剂的乙醇提取物(蚯蚓粉)及其成分之一琥珀酸,可使小白鼠精子在 1min 内全部失去活动力,而蚯蚓粉使人精子瞬间失活的最低含量为 5%,琥珀酸为 0.5%。

(5)苦参:具有较强而迅速的体外杀精作用。苦参使人体精子瞬间失活的最低含量为 15%,其杀精子作用主要为碎解精子。

(6)油茶籽:油茶籽皂苷可在 20s 内抑制鼠和人精子,最低有效含量分别为 0.1mg/L 和 0.6mg/L。

(7)大蒜:大蒜杀精的有效成分是大蒜素,0.75%含量能使人和大鼠的精子在 20s 内全部失活。

(8)猪胆、山慈姑、土贝母、满天星、肥皂草等的提取物或皂苷都有不同程度的杀精作用。

(9)咖啡因:对于生精细胞来说是一种有害物质,每天喝咖啡超过 4 杯就会影响生育,故应避免。同样,也不要饮含有咖啡因的可乐和浓茶等饮料。

(10)其他:香菜、芹菜具有杀精子作用。

(三)远离宠物

目前已知有两百多种动物传染病和寄生虫病可以传染给人。家养猫、狗等宠物同样可传播多种人畜共患的传染病。这些疾病包括狂犬病、炭疽、结核病、出血热、钩端螺旋体病、猫抓病、弓形虫病、疥癣等。通过与人的皮肤接触使人得病,这类疾病包括鼠疫、淋巴球性脉络丛脑膜炎、华支睾吸虫病、巴贝西焦虫病等。这类疾病包括过敏性皮炎、过敏性哮喘、鹦鹉热及肠道疾病等。鸽子可传播隐球菌性脑膜炎。弓形体是细胞内寄生虫,传播途径可通过母体胎盘使胎儿感染,还可通过胃、肠道、破损的皮肤或黏膜、输血或动物接触而感染,妊娠 3 个月内母体感染会引起胎儿的发育障碍或畸形。风疹病毒可通过胎盘传给胎儿,妊娠早期感染有致畸影响。所以,为了安全着想,还是尽量要远离宠物。

(四)流行性腮腺炎并发睾丸炎

流行性腮腺炎(epidemic parotitis,简称腮腺炎)是最常见的睾丸炎发病原因,约 20%腮腺炎患者并发睾丸炎,多见于青春期后期。由于病毒的毒性作用,肉眼可见睾丸高度肿大并呈紫蓝色。切开睾丸时,由于间质的反应和水肿,睾丸小管不能挤出,组织学观察见水肿与血管扩张,大量炎细胞浸润,生精小管有不同程度的变性。如不及时

有效的治疗,睾丸组织受到破坏,特别是曲细精管炎变后萎缩,愈合后睾丸变小萎缩。如双侧睾丸均发炎萎缩,就可能失去生育能力。但保存睾丸间质细胞,故睾酮的分泌不受影响。因此流行性腮腺炎并发睾丸炎时应及时治疗,应用激素及抗病毒等治疗,疗程 1~2 周可治愈。

(五)隐睾

Hadzisdimovie(1981)报道在出生后 2 岁时隐睾睾丸的曲细精管超微结构上已开始出现变化,可看到线粒体的退化,胞质内核糖核酸的消失和精原细胞、支持细胞内胶原纤维增多,生殖细胞内开始出现空泡,3 年时更为明显,并有大量黏多糖的沉积,更加重了曲细精管内的病理变化。2 岁以后隐睾将随年龄增加而产生不可逆性损害,并可产生扭转、恶性变和不育等并发症,因此隐睾及睾丸下降不全,应在 2 岁前施行睾丸下降固定术(cryptorchidopexy),最佳时机为出生后 16~18 个月,以促进其睾丸发育。不育时隐睾的睾丸已萎缩,生精功能的损害已不能恢复,此时做睾丸下降固定术已达不到生育的目的,只是为减少及便于及时观察隐睾癌变。此时对已萎缩无法下降固定的睾丸可做睾丸切除术,以防隐睾恶变,因隐睾的恶变率是正常下降的睾丸的 40 倍。必要时可做睾丸移植术。

(六)睾丸扭转

又称精索扭转,是指精索沿其纵轴旋转,使睾丸血供受阻而造成睾丸缺血坏死。本病青少年多见,左侧多于右侧,常夜间发病,以睾丸突发疼痛为首要症状,常被误诊为附睾睾丸炎。研究发现,睾丸扭转发生后 6h 内手术复位,100%能挽救扭转的睾丸;持续 6~12h 复位者,睾丸存活率约为 70%,12~24h 者存活率为 20%,24h 以上多无存活可能。因此应在睾丸扭转发生后 6h 内进行睾丸扭转复位固定术(operation of testicular torsion),此挽救患者睾丸,否则扭转的睾丸会因缺血坏死而萎缩,同时做对侧睾丸固定术,以防对侧睾丸扭转。大量的动物研究资料,一侧睾丸扭转,另一侧未扭转的睾丸也可发生睾丸动脉痉挛,导致缺血萎缩,生精功能也受到影响,被称作交感性睾丸损伤,引起不育。

(七)尿道下裂

是尿道开口于阴茎头下至会阴之间的异常部

位,是小儿最常见畸形之一,按尿道开口所在部位不同将尿道下裂分为冠状沟型、阴茎型、阴茎阴囊型、阴囊型及会阴型等五型。尿道口越向会阴,畸形越严重,处理越困难,预后也越差。尿道下裂常合并其他畸形,几乎均合并阴茎下曲。尿道下裂及其合并畸形影响性生活及生育,因此应进行矫正达到站立排尿、成年后能进行正常性生活。手术时机过去主张到青春期后做矫正术,理由是此时阴茎发育较好便于手术。现趋向于出生后3～18个月,3个月婴儿阴茎大小已足够做尿道成形术;至少应在学龄前完成所有的矫正手术,达到较满意的效果,以减小患儿的心理影响。

(八)精索静脉曲张

精索静脉曲张是青年男性的泌尿科常见疾病,患病率为10%～15%。1880年,英国外科医生 Barfield 首先提出,精索静脉曲张可造成男性不育。1952年 Tulloch 报道,对患有精索静脉曲张的无精症患者,通过手术治疗可以使部分病人恢复生育力,表明 VC 与男性不育关系密切。精索静脉曲张由于精索静脉内血液淤滞引起。

1. 阴囊内睾丸温度增高1～2℃,温度持续长期增高,可影响睾丸精子生成,导致无精子症和少精子症;附睾也不利于使精子成熟。

2. 精索静脉内压力增高,氧和营养物质缺乏,影响代谢产物的清除,从而影响精子发生和成熟。

3. 精索静脉曲张时血液反流,将肾上腺和肾产生的物质,如类固醇、儿茶酚胺、5-羟色胺、前列腺素等带到睾丸。5-羟色胺是毒素之一,对睾丸产生毒性作用,前列腺素使睾丸血液循环减少,增加附睾收缩,不利于精子成熟,并影响精子的活动力。

4. 损害睾丸的间质细胞,减少了睾酮分泌,外周血睾酮含量也减少,而血促卵胞生成激素(FSH)及间质细胞刺激素(ICSH)增高,内分泌紊乱,以至干扰了精子的发生和成熟。在临床上,精索静脉曲张可伴有睾丸萎缩进而导致死精、少精、弱精等精子精液异常疾病,是男性不育症中患病率较高的疾病。因此,精索静脉曲张有严重症状,经非手术治疗无效者,有睾丸生精功能障碍,伴有睾丸萎缩,引起不育者应行手术治疗。及时手术治疗以免长期精索静脉曲张导致睾丸功能不全。

(九)鞘膜积液

是指鞘膜腔内液体积聚超过正常量而形成囊肿。积液所致张力增加及增厚的鞘膜可能影响睾丸的血供,从而导致睾丸的发育障碍或萎缩,并因此影响生育力。因此应及时做睾丸鞘膜翻转或切除,消除积液对睾丸的影响。精索静脉曲张应明确是原发性还是继发性。原发性精索静脉曲张平卧后曲张静脉可消失;继发性则平卧后曲张静脉不消失或消失极慢。如为继发性应做相应检查,寻找病因,对原发疾病进行处理。对于原发性精索静脉曲张的处理如下。

1. 轻度的无症状的精索静脉曲张无需治疗。

2. 年纪较轻而症状不严重者可行非手术治疗,如托起阴囊、冷敷、减少性刺激和静脉内应用硬化剂等。

3. 较重的精索静脉曲张而症状有严重者,或经非手术治疗症状未见缓解者,有睾丸生精功能障碍,伴有睾丸萎缩,引起不育者,可行手术治疗。

(十)夫妻性生活指导

给患者宣教有关性交时机、性交频率(性生活次数保持在每周2～3次)及避免生殖腺毒性物质接触等知识指导,利用测配偶的基础体温及测尿中 LH 值波动的家用工具包以帮助检测排卵期。推荐在排卵期进行性交,以增加受精的机会。有统计表明,如果性生活在排卵之前的6d或排卵当天进行,女方较易受孕,而排卵之后进行的性生活则几乎不会受孕。性生活之后,鼓励伴侣保持臀部抬高仰卧10～30min。子宫后倾妇女可在性交后俯卧保持臀部抬高10～30min。有25%～35%的夫妇不经治疗,在最初的2年内即会受孕。要规律的不要过于频繁的性生活。

不能过分焦急和忧虑,对待不育症要有耐心,坚持治疗。因为睾丸制造精子需要1个过程,一般从精原细胞演变成精子约需要74d,精子从睾丸排出后又要在附睾中经过18d左右的成熟过程,才能排出体外。所以即使药物有效,也要在3个月后才能显效。因此治疗不育症常以3个月为1个疗程,频繁换药对治疗是不利的。

四、手术治疗(surgical treatment)

手术治疗主要针对的是后天性不育症,临床颇见成效的手术方法主要如下。

(一)输精管复通术

1. 适应证　先天性输精管部分缺如者,输精管绝育术后,要求复通术后生育者。

2. 评析　一般情况下,显微外科技术比肉眼下输精管吻合术的复通率、受孕率高。输精管吻合方法、外科医师的熟练技术、输精管梗阻的时间、精道是否合并其他病变、睾丸的功能等是影响输精管吻合成功的重要因素。输精管吻合术后的附睾炎症,或绝育时间过长都将使手术成功率降低。睾丸距输精管切除部位的输精管距离较长(>2.7 cm),输精管吻合术时发现睾丸端的输精管内有清亮的液体,并且含有精子,将使手术成功的机会增大。有资料显示,95%或更多的患者在输精管吻合术后将恢复产生精子。如果输精管的液体内没有精子,问题可能出在纤细的附睾管梗阻。输精管手术的时间越长,切除后睾丸端输精管由于梗阻承受的压力就越大。由于附睾管是这部分生殖道中最薄弱的部位,故将导致附睾管的某些部位发生炎症梗阻。在这种情况下,就需要行输精管附睾吻合术。经过输精管附睾吻合术后,60%~65%的患者精液中可以发现精子。近年来,随着新的外科技术及器械的发展,显微外科手术的成功率已经显著提高。

影响输精管复通术失败的因素有进行输精管绝育术前,精液的质量即不正常;约30%输精管绝育术的患者产生抗精子抗体,而影响精子的发生与成熟;吻合术后的瘢痕组织重新造成梗阻;输精管梗阻时间过长,对附睾产生了不利影响,导致精子的成熟功能障碍。

(二)经尿道射精管切开术

1. 适应证　射精管梗阻者。

2. 评析　约5%的无精症者是由射精管梗阻引起。其病因有淋病、非特异性尿道炎等炎性粘连或前列腺囊肿、巨大前列腺小囊压迫射精管口。当患者的精液量<2.0 ml,离心后精液未见精子,精浆中果糖阴性时应该高度怀疑有射精管梗阻。射精管梗阻者可经尿道切开射精管。通过 TRUS 发现精囊腺扩张或射精管扩张,附睾穿刺发现精子,一般可确诊射精管梗阻。手术采用尿道镜下后尿道纵行切开或精阜切除,术中看到经输精管注入的靛胭脂在手术野中出现证明手术已较彻底,同时应注意避免直肠和尿道括约肌损伤。术

后45%~60%患者精液质量改善,妊娠率为29%~35%。

经尿道射精管切除术,可用前列腺电切镜直视下操作,在中线将精阜切除。由于所切除的区域位于前列腺的尖端,距尿道外括约肌及直肠的距离均很近,所以应该随时小心不要损伤周围的组织。TURED 后可留置 18F 双腔气囊导尿管24~48h。临床研究发现,在 TURED 后有65%~70%的患者精液质量显著改善,有20%~30%的患者实现生育。TURED 并发症的发生率约为20%,包括血精、血尿、尿路感染、附睾炎等。罕见的并发症如逆行射精、直肠穿孔及尿失禁等。但有的学者报道效果不佳。

(三)睾丸异质精液囊肿术

1. 适应证　睾丸和附睾正常,而输精管精囊缺如或精囊部位梗阻导致的不育者。

2. 评析　对于这些患者可采用由硅胶制成的储精囊种植于皮下,将其连接于附睾管,然后穿刺人工储精囊内的精液进行人工授精。

(四)垂体肿瘤切除术

1. 适应证　垂体腺瘤引起的血清催乳素升高,影响睾丸曲细精管的精子发生者。

2. 评析　若垂体腺瘤较大者,可手术切除。微腺瘤则可使用药物(溴隐亭)治疗。

(五)睾丸移植术

1. 适应证

(1)自体睾丸移植术:双侧高位隐睾不能行睾丸下降固定术者;精索血管损伤无法行血管修补者。

(2)同种异体睾丸移植术:先天性或外伤性无睾症、双侧睾丸严重萎缩(外伤或炎症)、先天性双侧睾丸发育不良、双侧高位隐睾行睾丸固定或自体睾丸移植术后睾丸萎缩,不能维持正常雄性激素水平者。

2. 评析

(1)自体睾丸移植术:高位隐睾自体睾丸移植术的研究已有30年的历史,国内统计6-28岁87例高位隐睾患者自体睾丸移植资料,术后84例睾丸获移植成功,术后4个月见有精子细胞,3例睾丸萎缩。因此,对于高位隐睾患者,采用常规手术无法使睾丸下降入阴囊内者,选用自体睾丸移植术,可取得较好的效果。

(2)同种异体睾丸移植术:从 Attaran(1966)首先在动物体内做了同种异体睾丸移植术以来,先后采用孪生兄弟间行同种睾丸移植术,术后精液中出现活动的精子,血清睾酮(T)、FSH 和 LH 值均正常。患者的妻子受孕生育健康小孩。采用父亲睾丸行同种睾丸移植术,获移植睾丸存活,术后 T、FSH 和 LH 值均正常。采用同种异体睾丸移植术,术后 90%患者血清 T、FSH 和 LH 达正常值,29.4%患者精液中出现活动精子,5%获得生育。对于无睾症、双侧小睾症或双侧睾丸严重萎缩者,同种睾丸移植术是治疗低血睾症的较为理想的方法,但术后生精功能不高,一旦出现排异反应,均可导致移植睾丸无功能,待进一步研究。

目前睾丸移植术的运用让不少男性不育者圆了父亲梦,另据国外报道有双侧隐睾患者在 20 岁后行自体睾丸移植术后均致妻子生育,提示隐睾有潜在的生育能力。对于同种异体的睾丸移植术需由供需双方签订协议后才可进行手术治疗。

(蒲　军　陈在贤　李　铮)

第四节　辅助生殖技术(assisted reproductive technologies)

辅助生殖技术(ART)是指采用医疗辅助手段使不育夫妇妊娠的技术,包括人工授精(artificial insemination,AI)和体外受精-胚胎移植(in vitro fertilization and embryo transfer,IVF-ET)、赠卵 IVF-ET 及代孕等。试管婴儿就是使用该技术的体外受精-胚胎移植方法生育的婴儿。世界首例试管婴儿的诞生被誉为继心脏移植成功后 20 世纪医学界的又一奇迹。

虽然辅助生殖技术的迅速发展,为男子不育症的治疗提供了更有效与便捷的方法,但明确病因,采取针对性治疗仍然是治疗男子不育症的首要原则。

一、人工授精(artificial insemination)

人工授精(AI)是指采用非性交的方式将精子递送到女性生殖道中以达到使女子受孕目的的一种辅助生殖技术(ART)。AI 的目的是治疗男性不育症,其妻子的生殖功能正常,输卵管通畅,卵巢有正常的排卵功能。

人类最早一例成功的 AI 治疗是 John Hunter 于 1790 年为严重尿道下裂患者辅助生殖技术的妻子进行的配偶间人工授精。至今虽已 200 多年,但仍是常用的有效助孕技术。

人工授精技术真正成功地应用于临床始于 20 世纪 50 年代。1953 年美国首先应用低温储藏的精子进行人工授精成功。1980 年,洛杉矶一位 41 岁未婚女性心理学家用一诺贝尔奖获得者贡献的精液妊娠,产下一男婴,被称为"诺贝尔婴儿"。我国湖南医学院于 1983 年用冷藏精液人工授精成功。1984 年上海第二医学院应用精子洗涤方法人工授精成功。国内北京、青岛、广州等地也均先后开始了人工授精工作。据估计,美国每年有 5000～10 000 名人工授精的婴儿诞生。欧美的人工授精已引发了一些社会问题:英国有"缺德医生、生子三千"的案例;美国也有类似案例:一医生用自己的精液给数百人授精,被判入狱二百余年。中国卫生部明确规定:医务人员不得向单身妇女实施辅助生殖技术,包括利用精子库。各地的精子库都必须经过严格的检查,由国家卫生部统一审批并且定期复查。

供精者人工授精涉及法律、道德、伦理等社会问题及遗传病、传染病发生等一系列问题,因此必须严格掌握,切莫滥用。

实施过程要依照卫生部颁布的《人类辅助生殖技术管理办法》(2001 年卫生部 14 号部长令)、《卫生部关于修订人类辅助生殖技术与人类精子库相关规范、基本标准和伦理原则的通知》(卫科教发[2003]176 号)和《卫生部人类辅助生殖技术与人类精子库校验实施细则》(卫科教发[2006]44 号)等系列法规。

(一)人工授精分类

1. 根据精子来源分为

(1)丈夫精液人工授精(AIH):即应用丈夫的精液进行人工授精。

适用于:①少精子症、弱精子症和精液不液化所引起的男性不育症者。②性交障碍者。③精子在女性生殖道内运行障碍者。④原因不明的功能性不育症者。

(2)供精人工授精(AID):应用志愿供精者提

供的精液进行人工授精者。

适用于：①男性绝对不育者。②患有遗传病的男性不育者。③男性生殖道先天畸形，性功能异常者。④免疫不相容及 Rh 因子不相容者，需履行严格的法律手续。

（3）混精人工授精：将供精者的精液与丈夫精液混合后进行人工授精，以减轻心理负担者。

2. 根据授精部位分类（见彩图 6-1）

（1）阴道内人工授精（IVI）。

（2）宫颈内人工授精（ICI）。

（3）宫腔内人工授精（IUI）。

（4）输卵管内人工授精（ITI）。

3. 按照精液保存方法不同分类

（1）新鲜精液人工授精：是指精液离体后尽快进行处理，并进行人工授精。优点是较简便，成功率较高，缺点是有传染疾病的可能。主要用于夫精人工授精。男方弱精症可以宫腔内人工授精（IUI）的精液条件是精子密度≥1500 万/ml，前向运动精子（a+b）≥15%；精液处理后可以 IUI 的条件：上游后 a 级精子≥70%，精子≥20 个/HPF，至少有一侧输卵管通畅。

（2）冷冻精液人工授精：是指精液离体后采用一种特殊的办法进行超低温冷冻保存（一般保存在−170℃ 液氮罐中），当需要时将冷冻精液复温后进行人工授精。缺点是成功率较低，需要较复杂的仪器设备；优点是安全。

（二）适应证

1. 丈夫精液人工授精　相对不育症药物治疗无效者。

（1）精液异常：少精、弱精、精子活力低下、液化异常等。精液量多，可先做分步射精检查，并收集精子质量较好的一部分做人工授精。对丈夫精液中精子数量少者，可多次收集精液，冷冻保藏，累积到相当数量后一次注入妻子的生殖道。对于"逆行射精"的患者，用特殊的方法收集精液，给妻子做人工授精，也有生育可能。

（2）宫颈黏液分泌异常：精子在女性生殖道内运行障碍，如精子-宫颈黏液间不相容，可将精子进行体外处理后做宫腔内人工授精。

（3）免疫性不育：丈夫精液中含有抗精子抗体或宫颈黏液中存在抗精子抗体（性交后试验阴性）等。采用精子洗涤后去除覆盖精子表面的免疫复合物再做 IUI。

（4）逆行射精：逆行射精者收集膀胱内精子做宫腔内人工授精（IUI）。

（5）性交障碍：性功能障碍、不射精、生殖器畸形、生殖道畸形等，精液不能进入阴道，导致不育等，如勃起功能障碍者病人，在非性交情况下可以排精者，可收集精液做人工授精。

（6）夫妻双方年龄偏大自然受孕很困难者。

（7）原因不明的不育者。

2. 供精人工授精　绝对不育症患者。

（1）无精子症者。

（2）输精管绝育术后期望生育而复通术失败者及射精障碍者等。

（3）男方和（或）家族有不宜生育的严重遗传性疾病者。

（4）夫妻间特殊性血型或免疫不相容。母儿血型不合不能得到存活新生儿者。

（5）原因不明的不育者。

（三）禁忌证

1. 女方无排卵者。

2. 女方因输卵管因素造成的精子和卵子结合障碍者。

3. 女方有严重的生殖器官发育不良、畸形或宫颈疾病者。

4. 女方患有生殖泌尿系统急性感染或性传播疾病者。

5. 女方患有遗传病、严重躯体疾病、精神心理障碍者。

6. 有先天缺陷婴儿出生史并证实为女方因素所致者。

7. 女方接触致畸量的射线、毒物、药品并处于作用期者。

8. 女方具有酗酒、吸毒等不良嗜好者。

9. 急慢性全身性疾病及生殖道炎症。

（四）人工授精的要求

1. 供精人工授精（AID）者　供精者须选择身体健康、智力发育好、无遗传病家族史的青壮年。还须排除染色体变异、乙肝、丙肝、淋病、梅毒，尤其是艾滋病（HIV）。血型要与受者丈夫相同。供精精子应冷冻 6 个月，复查 HIV 阴性方可使用。因 HIV 的感染有 6 个月左右的潜伏期，此时诊断不易确定，所以供精精子一般应从精子库获取。按照原卫生部技术规范的要求,解冻后精液用于宫腔内人工授精治疗时,要求复苏后精液前向运动精子总数不得低于 $10 \times 10^6/ml$,前向运动的百分率不得低于 35%。

2. 精子诱导获能处理　不论实施丈夫精液人工授精(AIH)还是供精人工授精(AID)治疗,授精前精子都须进行优选诱导获能处理,这对宫腔内授精或体外授精,更是一项重要的常规技术。其作用是去除含有抑制与影响授精成分的精浆,激活诱导精子获能。自然授精中,精子是在穿过宫颈黏液及在输卵管内停留等候卵子的过程中实现上述变化的。临床处理则采用离子洗涤与用成分相似于输卵管液的授精培养液培养相结合的方法完成,具体有精子上游法和 Percoll 梯度离心法。前法较简单,但精子回收率低,少、弱精者宜用后法。

(五)人工授精流程

1. 女方准备

(1)自然周期 IUI:月经规律者可用自然周期 IUI。于月经周期第 8～10 天开始监测卵泡的生长。

(2)促排卵周期 IUI:对于有排卵障碍者,需进行促排卵。于月经周期第 2～3 天返诊,排除妊娠,B 超检查除外卵巢囊肿,可以给予促排卵药物。

(3)当主导卵泡达 1.4cm 时,建立 IUI B 超监测表,完整填写监测表,明确写清楚 IUI 指征。审核"三证"。告诉患者本周期 B 超时不用提取病历。

(4)IUI 时机:在 LH 峰出现后的一天进行 IUI;排卵日 IUI;当至少有一个卵泡直径达 18～20mm 时注射 hCG,注射 hCG 后 24～36h 行 IUI。

(5)当促排卵周期有＞3 个优势卵泡,则放弃本周期 IUI。

(6)黄体支持:排卵后第 3 天开始可给予口服黄体酮 14d,术后 16d 查尿、血 hCG 确认是否怀孕。

2. 男方准备　女方月经周期第 8 天男方手淫排精一次。IUI 当日男方手淫取精,丈夫精液人工授精中注入的前向运动的精子数以 100 万以上为好。

(六)人工授精采集顺序

1. 排卵日当天,女性保持清洁身体,前往医院。丈夫的精液可以在家中采集带往医院,若没有事先采集,丈夫也要一同前往医院。

2. 丈夫的精液未采集时,就要在医院采集。如果丈夫存在少、弱精的情况,需要将活力低、畸形的精子过滤除去,将优质精子保留,与妻子卵子结合。

3. 采集了丈夫的精液后,妻子和接受妊娠时的定期检查一样,仰躺在内诊台上。

4. 医生使用扩阴器具扩大阴道。然后用人工授精注射器吸取精液,由子宫颈管慢慢将精液注入子宫内(目前医院在进行人工授精时,会先采取一系列方法,再注入子宫,以减少感染及子宫疼痛的不良反应,很少有人直接将精液注入子宫)。

以上就是人工授精的顺序,精液注入子宫内(见彩图 6-2),只需 2～3min,不会感觉痛苦。

(七)人工授精注意事项

1. 隐私安全　实施供精人工授精技术的机构应建立严格的保密措施,确保患者的个人隐私安全。

2. 随访机制　建立切实可行的随访机制,保证及时准确地向精子库反馈妊娠及子代情况;建立可靠的运行机制,配合计算机辅助管理系统。

3. 控制供精者精液使用　严格控制每一位供精者的冷冻精液最多只能使 5 名妇女受孕。

4. 患者在接受了人工授精之后要避免让精液流出来　通常情况下,人工授精的时间只需要 3min 就可以完成,但是患者不能立马起床走动,而是要紧闭双腿,并稍稍提高,这样才能避免精液的流出。精子优选获能处理:授精时间应根据术前对女方的排卵监测、选在排卵前 48h 至排卵后 12h 之间进行。授精部位目前常用的是将精子注入宫颈,或在严格无菌措施下注入宫腔。

(八)并发症

1. 会增加早期自发流产率。

2. 由于宫颈管杀菌屏障被越过去了,增加了感染机会,有报道能引起附件炎和盆腔炎。虽然在整个精液处理、冷冻及人工授精过程中均严格按照无菌操作,但采集到精液本身并非绝对无菌。

3. 若注入精液时压力过高,速度过快,可引起子宫痉挛性收缩,表现为女方下腹痛。

4. 可引起妇女对精子敏感性增加危险性。

5. 可能会引起出血和损伤。

（九）人工授精成功因素

日常生活中，人工授精的成功率与个人的体质是有一定关系的。一般情况下，用精液人工授精可以根据精子数及其中活动率是有不同差异的，通常情况下，如果精液正常，成功率可达50%～70%，因此，日常生活中，更应该根据自身的特征到正规的医院进行检查和治疗。人工授精的成功率取决于以下几个因素。

1. 不育的原因是非常重要的，有良好的精子计数和活动力但不能性交的男性，其人工授精成功的机会明显高于精子有异常的男性。

2. 女方的年龄因素也起着重要作用。如果女方超过35岁，其怀孕机会会显著降低。

3. 排卵的可预见性也很重要。月经越规律，怀孕的成功率越高。

4. 子宫内膜异位或盆腔感染史或输卵管疾病减少成功率，但既往曾怀孕者成功率较高。

总而言之，在每月进行的人工授精中，每一周期的怀孕成功率为10%～15%。

二、体外受精胚胎移植（in vitro fertilization and embryo transfer）

体外受精胚胎移植（IVF-ET）称为第一代试管婴儿。1970年，英国胚胎学家 EdGwards 与妇产科医生 Steptoe 合作，开始了人类的体外受精与胚胎移植研究。1977年，他们取出因输卵管阻塞不育的患者 Lesley 的卵子与丈夫的精子行体外受精后，将发育的胚胎移植回 Lesley 的子宫内。1978年7月25日，Lesley 终于分娩了世界上第一例试管婴儿 Louise Brown。至此人类IVF-ET 技术正式建立。1985年4月和1986年12月，我国台湾、香港先后诞生了两地的首例试管婴儿。1988年3月10日，大陆的首例试管婴儿也在北京医科大学第三医院张丽珠教授领导的生殖中心诞生。当今国际上采用的助孕新技术多数是从 IVF-ET 衍生出来的。该技术是经过用促排卵药，待卵子成熟时在 B 超引导下经阴道将卵子取出，置于培养皿内，加入经优选诱导获能处理的精子，使精卵在体外受精，培养皿里受精发育成胚胎，然后置入女方的子宫里，经妊娠后分娩婴儿。由于胚胎最初 2d 在试管内发育，所以又称试管婴儿技术。随着不孕不育夫妇数量的逐年增加，由试管"生产"出来的婴儿数量也在攀升。10年前，每年为 200～300 对不孕不育夫妻做试管婴儿，10年后，这个数字变为 2000～3000 对。据统计，2005年美国全国至少有 422 个人工授精的诊所，共为 134 242 名妇女进行人工授精，在 38 910次分娩中，共有 52 041 名试管婴儿出生。

（一）适应证

体外受精-胚胎移植（IVF-ET，俗称第一代试管婴儿），主要针对女性因素不孕。

1. 女方因各种因素导致精子和卵子结合障碍者，如炎症引起的输卵管阻塞或通而不畅，输卵管发育不全，输卵管结扎术后，宫外孕等双侧输卵管切除等。

2. 女方排卵障碍者。

3. 子宫内膜异位症。子宫内膜异位伴盆腔内粘连或输卵管异常，使精子在盆腔内被巨噬细胞吞噬者。

4. 男方少、弱精子症者。

5. 女性免疫性不孕者，如存在抗精子抗体、抗子宫内膜抗体等。

6. 不明原因不育者。

（二）禁忌证

1. 提供卵子及精子的任何一方患生殖、泌尿系统急性感染和性传播疾病或具有酗酒、吸毒等不良嗜好者。接触致畸量的射线、毒物、药品并处于作用期者。

2. 接受胚胎赠送/卵子赠送的夫妇女方生殖、泌尿系统急性感染和性传播疾病，或具有酗酒、吸毒等不良嗜好者。

3. 女方子宫不具备妊娠功能或严重躯体疾病不能承受妊娠者。

（三）方法

1. 控制性超排卵与卵泡监测 按自然周期取卵，一次周期只能得到一个卵。为了提高妊娠率，目前在 IVF-ET 技术中，多采用控制性超排卵法，即选用促性腺激素，增强与改善卵巢功能，使一次周期能有多个卵泡发育，回收多个卵供受精，以获得较多供移植的胚胎。但促超排卵法有时会有卵泡早熟、质量差的情况。用下丘脑促性腺激素激动药（GnRH-a）的喷鼻剂 Buserelin 进行调节,联合应用促性腺激素,使优势卵泡数明显增加。

目前一般使用促性腺激素释放激素激动药(GnRHa)联合促性腺激素(HMG,FSH)促排卵方案,一般在排卵后1周或月经周期第1～2d开始使用GnRHa(那法瑞林,达菲林,Buserelin等)。用GnRHa前做阴道超声扫描确认卵巢状态,合适时方可用药。用药1周后复查阴道超声若发现卵泡激活,即应做相应处理(囊肿穿刺)。用药2周或月经周期第3～5d复查阴道超声扫描监测卵泡发育数目、大小;同时监测尿LH及血内激素变化,以便适时调整用药、正确估算取卵时间。若卵巢状态合适,即可开始注射人绝经后促性腺激素(HMG)或促卵泡生成素(FSH)刺激多卵泡发育,当卵泡发育成熟时注射绒毛膜促性腺激素(hCG),注射hCG后36h左右经阴道超声取卵。一般注射hCG当日停用GnRHa及促性腺激素。

2. 取卵　经阴道超声取卵,在阴道超声指导下将穿刺针经阴道穿刺入卵泡中抽吸卵泡液的过程称为经阴道超声取卵术。卵泡液中含有所需的卵子。阴道超声取卵是一个简单的手术,如果使用局部麻醉一般无疼痛或仅有轻微的酸胀感,女方取卵后休息1h可以离开医院,如果有腹痛或肛门坠胀等不适感觉,应及时到医院就诊。取出的卵子经清洗后放培养箱内培养等待授精。

3. 体外受精　将取到的卵泡液注入培养皿,肉眼快速辨认含卵细胞及其外周的透明带、放射冠的卵冠丘复合物。在解剖镜下确认有卵细胞存在后,置入37℃、5%CO_2培养箱培养4～8h,再根据复合物的形态变化判断选择成熟卵细胞,按每卵配10万～20万个精子的比例,投入经过洗涤优选已诱导获能的精子,精子将依靠自身的运动进入到卵细胞中,两性遗传物质结合形成受精卵,移入培养试管/皿内培养。一般授精后12～18h就可看到受精卵形成,进一步培养受精卵就会形成2细胞、4细胞、8细胞的胚胎。

4. 胚胎移植　在取卵后48h,受精卵发育至2～8个细胞时,或在取卵后72h胚胎发育至8～12细胞的胚胎时移植入子宫内。此时较符合自然受精胚胎进入宫腔的时间。在传统体外培养条件下,只有最健康的胚胎才能活到3d,故移植成功率高,妊娠率高达50%。一次移植的胚胎数以2～3枚为宜,妊娠率相对较高,为了降低多胎妊娠率,一些中心选择单胚胎移植,或最多移植2个胚胎。而多胎率相对较低。胚胎移植术后静卧1h,适当休息,避免紧张及重体力活动,防止感冒、便秘及腹泻等疾病。半个月内避免性生活。

5. 黄体支持　由于应用了GnRH激动药/拮抗药和促排卵药物,以及取卵导致的卵泡颗粒细胞的丢失,妇女在取卵周期通常存在黄体功能不足,需要应用黄体酮和(或)绒毛膜促性腺激素进行黄体补充/支持。如果妊娠了,则继续应用黄体酮,通常B超看到胎心后3周。移植后14d妊娠试验,确定是否妊娠,若怀孕继续黄体支持至妊娠3个月。

6. 妊娠的确定　胚胎移植后监测,移植后14d验晨尿hCG阳性为生化妊娠,显示胚胎植入和发育正常。移植4～6周腹部B超查到胎囊、胚胎和心管搏动为临床妊娠。

7. 妊娠率　试管婴儿技术成功率,不同的IVF中心成功率有差异,多数中心每移植周期的成功率可达30%～50%,部分中心报道每移植周期的成功率为60%～70%。临床治疗成功率受多种因素的影响,如患者的选择、临床治疗方法、实验室技术等,目前一般为25%～35%。

(四)影响成功率的因素

影响IVF成功率的因素有很多,女性年龄、不孕的病因、IVF中心实验室质量等都是影响成功率的因素。

1. 年龄是影响IVF成功率的重要因素　随年龄增长,卵子数量减少,质量下降,受精率下降,妊娠率明显降低,流产率增加。41－42岁妇女IVF的妊娠率为12%,42岁以上的妇女每移植胚胎的活产率仅为5.9%,43岁以上妇女的流产率达50%。

2. 输卵管积水　显著降低胚胎着床率和妊娠率,使妊娠率下降50%。因此,有输卵管积水的妇女在进行IVF前应切除积水的输卵管。

3. 子宫异常　如子宫内膜息肉、子宫内膜炎、既往手术或炎症(结核最常见)导致子宫内膜损伤,都可以影响胚胎着床。

(五)并发症

胚胎移植合并症主要有流产、宫外孕、多胎妊娠、卵巢过度刺激综合征(OHSS)。

1. 卵巢过度刺激综合征(OHSS)　少数患者使用促排卵药物后,卵巢发生过度反应导致体内一些因子发生改变,使得血管内液体漏到腹腔,甚至胸腔内,引起胸腔积液、腹水、血液浓缩、少尿等症状,称为重度卵巢过度刺激综合征,发生率为3%～10%,多数人症状较轻,表现为腹胀、腹部不适、轻度恶心,可以不予处理;但少数人会出现严重腹胀、少尿、腹痛、纳差,甚至出现胸闷、气短等症状,此时需要给予静脉补液,甚至收入院治疗。不足1%的人可能发生血栓或肾衰竭。各个中心发生率有一定差别,目前尚不能完全防止重度OHSS的发生,但OHSS为自限性疾病,一般经7～30d自行缓解,妊娠者病程长、病情重。促排卵过程中严密的监测能有效减少重度OHSS的发生,但不能完全杜绝重度OHSS。OHSS不是IVF-ET所特有的并发症,各种促排卵治疗均有发生OHSS可能。

2. 取卵造成的副损伤　①膀胱损伤,患者可以出现血尿,通常通过留置尿管,进行膀胱冲洗,可以达到止血的目的。②偶尔会穿刺到肠管或盆腔内血管。③卵巢出血:少数情况下被穿刺的卵巢会持续出血,有时甚至需要开腹止血。④盆腔感染。

3. 卵巢扭转　由于促排卵治疗导致多个卵泡生长,或取卵后形成多个黄体囊肿,使卵巢明显增大,此时当妇女活动过度或改变姿势过于迅速时,会导致卵巢扭转。患者会出现突发的剧烈腹痛,可伴有恶心、呕吐,如果扭转的卵巢不能及时复位,可能需要手术治疗,严重时需手术切除坏死的卵巢。

4. 异位妊娠(宫外孕)　一般人群宫外孕的发生率为1%～2.5%。虽然IVF是将胚胎移植到子宫内,但由于输卵管趋化因子对胚胎的影响,胚胎会游走到输卵管内,在输卵管内着床、发育,造成宫外孕。有时胚胎还会种植在宫颈等部位。因此,接受IVF治疗并不能防止宫外孕的发生,相反,接受IVF治疗的妇女宫外孕的发生率高于一般人群,为2%～4%。一般认为,子宫的异常运动为宫外孕的原因之一,此外,输卵管积水也是宫外孕的诱因之一。由于IVF-ET周期中往往移植多个胚胎,偶尔也会发生宫内外混合妊娠,但手术切除宫外孕囊一般不影响宫内胚胎发育。目前宫外孕的治疗方式很多,早期宫外孕可以通过药物治疗。

5. 感染、出血　取卵是一个手术过程,可能发生卵巢或腹腔内出血,但一般来讲,取卵手术很安全。取卵或胚胎移植过程中可能将细菌带入腹腔,而诱发盆腔感染,从临床经验看发生盆腔感染的概率很小。

6. 多胎妊娠　由于移植多个胚胎到子宫,因此IVF技术导致的多胎妊娠率显著高于自然妊娠,为25%～30%。多胎妊娠晚期流产和早产的风险显著高于单胎妊娠,母亲患妊娠糖尿病、妊娠高血压综合征、发生难产和产后出血的风险显著增加。因此,多胎妊娠对母儿都不利。目前降低多胎妊娠率的主要措施是提高胚胎选择的准确性以减少移植胚胎的数量,或进行单胚胎移植,而将多余胚胎进行冷冻保存,待以后再用。对于三胎或三胎以上妊娠者,必须进行减胎,而对于双胎妊娠者,建议患者减胎。应该注意的是胚胎发育潜能与胚胎形态及病人年龄、不孕症病史有关。

7. 妊娠并发症　如流产、早产、胎膜早破等,从总体上讲,IVF-ET妊娠者妊娠并发症高于自然妊娠者,可能与妊娠年龄、不孕症病因有关。

8. 胎儿畸形等先天缺陷　目前大量的统计资料表明,经IVF-ET出生的孩子与自然妊娠出生的孩子无异,即IVF-ET不增加先天缺陷的发生。

三、单精子卵细胞浆内注射胚胎移植(embryo transfer by intracytoplasmic injection of single sperm, ICSI-ET)

单精子卵细胞浆内注射胚胎移植是使用显微操作技术将精子注射到卵细胞胞质内(见彩图6-3),使卵子受精,体外培养到早期胚胎,再移植到母体子宫内发育着床,称第二代试管婴儿。1992年Palerme等报道了用该技术授精的首例试管婴儿诞生。对难治性男性不育治疗取得突破性进展;对严重少精症或梗阻性无精子症抽取睾丸或附睾精子行ICSI技术都可达到70%左右成功受精。妊娠成功率达45%～50%。有研究表明,睾丸或附睾取精与手淫射精后的精子做ICSI所得到的冷冻胚胎受孕率无明显区别,而且与常规

IVF-ET 技术冷冻胚胎亦无明显区别。另外,从附睾或睾丸得到的精子可以冷冻保存。从成功怀孕的 1160 例体外受精婴儿分析,用 ICSI 技术成功分娩的婴儿中,有畸形婴儿 18 例,与自然分娩的畸形婴儿发生率相似。

(一)适应证

1. 严重的少、弱、畸精子症。

2. 梗阻性无精子症:先天性双侧输精管缺如、睾丸内梗阻、附睾梗阻、输精管梗阻、射精管梗阻和精道远端梗阻,以及输精管结扎后子女伤亡,吻合输精管失败或无法吻合者。

3. 生精功能障碍(排除遗传缺陷疾病所致)。

4. 男性免疫性不育。

5. 体外受精-胚胎移植(IVF-ET)受精失败。

6. 精子无顶体或顶体功能异常。

7. 夫妻双方年龄偏大,经药物治疗无效,自然受孕很困难者,人工授精(AI)、体外受精-胚胎移植(IVF-ET)失败。

8. 连锁性疾病、染色体平衡易位、珠蛋白生成障碍性贫血的患者在进行种植前诊断技术上要求 ICSI 者。

9. 对于一些不明原因不孕的夫妇也可以考虑采用 ICSI 的方式进行受精。

(二)治疗前检查

1. 同体外受精及培养移植。

2. 男方应行内分泌检查 FSH、LH、T 染色体核型检查;无精症者行睾丸或附睾丸穿刺抽吸检查。

3. 疑有遗传性因素引起的男性不育,应进行有关遗传检查。

(三)方法

1. 取卵　同体外受精-胚胎移植(IVF-ET)。

2. 外科获取精子术　近年的研究发现,约有一半的原发性睾丸功能衰竭的无精子症患者,其睾丸组织内也可能找到精子,因为精子的发生为局灶性发生,大部分曲细精管内无精子发生,不代表所有的曲细精管内无精子发生。有研究发现,睾丸较小的 Klinefelter 综合征患者也可以采取外科取精术找到精子,进行 ICSI。

(1)输精管精子吸取术:输精管的精子吸取术一般在局部麻醉下将阴囊切开施行。利用手术显微镜的帮助,将输精管切断,渗漏出的精子被吸取装入特制的培养基。一旦吸取的精子数足够[>(10~20)×10^6],即可使用显微缝线将切断的输精管封闭。与其他几种精子吸取术比较,输精管精子吸取术所获得的经附睾成熟的精子受精能力最强。但由于损伤较大,现已逐渐临床少用。

(2)显微附睾精子吸取术(MESA):附睾精子吸取术适用于输精管缺如或输精管大量的瘢痕组织形成,不能用于输精管吸取精子。切开附睾直接从附睾管内收集精子。当吸取的精子数足够[>(10~20)×10^6],将所吸取的精子经过处理,经 ICSI 进行显微受精。临床研究发现,附睾精子与卵子的受精率约为 65%,妊娠率约为 50%。国内目前采用附睾细针穿刺术也取得了较好的疗效。

3. 睾丸精子取出术(TESE)　1993 年 TESE 获得精子进行 ICSI,用于治疗梗阻性无精子症获得成功。之后发现,非梗阻性无精子有时也可经 TESE 获得精子。TESE 现一般采取开放活检,经皮睾丸活检取精术(PESE)和细针睾丸取精术(testicular fine-needle aspiration)。

(1)经皮睾丸活检取精术:一般在两侧睾丸同时进行,在每侧睾丸的不同位置做 2~3 个白膜小切口,轻轻挤压后将组织切下,放入 2ml 培养液的皿中送 IVF 试验室。

(2)细针睾丸取精术:用 21G 的蝶形穿刺针连接一个 20ml 的注射器(负压吸引)。用示指和拇指固定睾丸,将蝶形穿刺针直接刺入睾丸的不同位置,从睾丸拔针前用蚊式钳夹住蝶形穿刺针的微管,注入内装培养液的四孔培养皿的一孔中。每次穿刺都用新的蝶形穿刺针。

如果在睾丸活检中找到精子,采取冷冻或新鲜的精子结合 ICSI 技术可治疗这些不孕不育夫妇。

目前认为,根据病因、年龄、血 FSH、睾丸体积和病理组织类型均不可能预测睾丸是否有精子存在。开放活检和细针抽吸是从睾丸获取精子的两种主要手术方法,细针抽吸术能获取更大范围不同部位的组织,而开放活检则能获取更多的组织和精子。在非梗阻性无精子症中,多次睾丸穿刺可造成局部炎症、血肿及睾丸血供的损伤。在小睾丸中,是否存在间隙性血睾酮水平下降尚有争议。长期的结局目前尚不清楚。

4. 操作方法　不用进行精子的诱导获能处理,在显微镜下先将视野调至含有精子的液面,选择一条活动的形态正常的精子,将精子制动,用注射针挤压精子尾部,稍微擦破细胞质膜,诱导精子从擦破点释放精子细胞质体因子激活卵细胞,卵细胞的激活对 ICSI 的正常受精至关重要,被制动的精子先尾后头被吸入注射器内,然后将注射器转至有卵子的液滴。用显微固定针固定卵子。将精子推至注射针尖端,注射针于 3 点位置垂直穿过透明带及卵子胞浆膜进入胞浆。将回吸的少许胞浆同精子及尽量少的聚乙烯吡咯烷酮(PVP)一起小心注入胞质,撤出穿刺针,精子留在胞浆内,即完成受精。受精后 16~19h 观察原核并更换培养液。

5. 注意事项

(1)存在严重的染色体异常、严重的先天畸形、严重的遗传性疾病等情况不宜行 ICSI。

(2)二次睾丸或附睾穿刺术应在首次活检术 4~6 个月后进行。

(3)ICSI 是侵入性治疗,仅限于有必要者。

(4)已经证实一些遗传性疾病可导致少精症、弱精症。本来在自然受精过程中被淘汰的遗传性疾病可能会通过 ICSI 传入下一代。

(5)穿刺可导致卵母细胞的未知损伤。因此,对 ICSI 后的妊娠应加强妊娠和产后的随诊。

四、胚胎植入前遗传学诊断(preimplantation genetic diagnosis)

胚胎植入前遗传学诊断(PGD)即胚胎植入前遗传学筛查(preimplantation genetic screening,PGS),是胚胎筛选预防遗传病,将有遗传病的夫妇通过体外受精发育成的胚胎进行筛选,将没有遗传病基因的胚胎移植到女方的子宫里,称第三代试管婴儿。虽然 ICSI 可使严重男子不育者生育子代,但由于缺少自然选择的过程,可将父代的遗传缺陷垂直传播给子代。目前研究揭示,严重少、弱精症是由染色体镶嵌型异常引起,先天性双侧输精管缺如则常与囊性纤维膜传导基因突变有关,两者都是遗传病,患有无精子因子(AZF)微缺失的男子不育者,经 ICSI 所生男婴也遗传 AZF 的微缺失,故一般也将导致生精障碍,也面临不育症的可能及其他遗传性疾病等。1964 年 Edwards 提出了 PGD。1989 年 Handyside AH 首先将 PGD 成功应用于临床,用 PCR 技术行 Y 染色体特异基因体外扩增,将诊断为女性的胚胎移植入子宫获妊娠成功。正常怀孕的妇女体内只有一个胚胎,可是通过试管婴儿技术,能一次产生多个胚胎。在胚胎发育的第 3 天,医务人员会从每个胚胎中都挑出一个细胞来进行检测,选出健康的那个胚胎,再移植到女性的体内。因此,IVF-ET 的胚胎移植前遗传学诊断也称第三代试管婴儿,是取胚胎的遗传物质进行分析,诊断是否有异常,筛选健康胚胎移植,防止遗传病传递的方法。

(一)PGD 的进展及意义

PGD 的进展较慢,PGD 比最初设想的更为复杂,因为荧光原位杂交技术(FISH)的应用使人们逐渐发现在人类的胚胎中存在高比例的染色体嵌合型,因此单个卵裂是否能代表整个胚胎已开始令人质疑。由于染色体嵌合型的等位基因脱扣等问题,诊断的准确率难以达到 100%。

1990 年,英国 Handyside 成功地用聚合酶链反应(PCR)技术分析卵裂球对性连锁性疾病携带者进行胚胎性别筛选后的妊娠分娩,完成了世界上第一例 PGS,开创了产前筛查的新纪元。进入 20 世纪 90 年代,植入前筛查技术有了飞速发展。

1994 年,Monne 用荧光原位杂交(fluorescent in situ hybridization,FISH)技术,在植入前筛查染色体非整倍体及胚胎性别获得成功。此后,多重 PCR、荧光 PCR、多色 FISH 等技术陆续发展。

1998 年,FISH 开始应用于染色体平衡易位的 PGS。通过选择正常和平衡配子或胚胎,PGS 可显著降低染色体易位导致的反复自然流产率。同年,商业化供应的能同时筛查 13,18,21,X 和 Y5 条染色体的五色探针也开始用于 PGS 中进行高龄妇女卵子和胚胎的非整倍体筛选。

1999 年以来陆续开展的间期核转换(interphase nucler conversion)技术、比较基因组杂交(comparative genomic hybridization,CGH)、全基因组扩增(whole genome amplification,WGA)技术相继用于 PGS,进一步促进了该技术的研究和应用。

2010 年以来,高通量测序技术(high-throughput sequencing)开始飞速发展,一次对几十万到几百万条DNA分子进行序列测定,对一个胚胎的基因组进行细致全貌的分析成为可能,将PGS带入全新的领域。

PGS可选择健康胚胎,提高试管婴儿成功率,降低流产率,与传统依赖显微镜技术,挑选形态学等级高的胚胎进行移植的胚胎形态学相比,PGS可直接对胚胎的遗传物质进行分析,准确判断胚胎是否存在染色体异常,筛选出真正健康的胚胎。

有临床试验数据显示,PGS可将接受辅助生殖治疗的反复流产人群的流产率从33.5%降低至6.9%(Hodes-WertzB,2012),同时将临床妊娠率从依赖形态学的45.8%提高至70.9%(Yang,2012)。PGS可以显著改善第一、第二代"试管婴儿"的各项指标,可以从根本上提高第一、第二代"试管婴儿"的妊娠成功率,降低自然流产率,提高妊娠质量。

(二)胚胎植入前遗传学筛查现状和方法

国内外对PGS技术的研究热情一直没有停止过,目前PGS技术层面面临的挑战主要有以下两点。

1. 如何安全有效地获得胚胎的遗传物质以供检测　PGS可活检的遗传物质有:①配子,如精子或卵子;②卵裂期胚胎的卵裂球;③囊胚滋养外胚层细胞。每种遗传物质的活检都有其优缺点。

(1)配子:受精前取配子进行筛查的用法,目前尚不多。这种方法的问题关键在于如何完成精子或卵子的遗传分析,同时又不影响其受精能力。目前较多用卵子进行PGS,主要是利用第一极体或第二极体的遗传学分析,间接推断卵子正常与否。但是,用极体分析来推断卵子的基因组或其染色体结构和数目,并不能完全反映卵子遗传组成的真实情况。而且极体仅能反映母方的遗传规律,而不能反映来自父方的遗传规律。

(2)卵裂球:卵裂球活检是现在PGS取材的主要途径。一般选培养到第3天,6~10细胞期的卵裂球,此期的细胞具有全能分化的潜能,取出1~2个细胞,不会影响胚胎的发育。卵裂球带有父母遗传给胚胎的全套基因组,可以进行比较全面的检查。

(3)囊胚细胞:囊胚期活检是PGS筛查的另一途径。这种方法是在体外将受精卵培养到第5天,用显微操作法从囊胚期胚胎滋养外胚层吸取5~10个细胞做遗传学筛查。用囊胚期胚胎细胞的优点是无碎片和降解细胞,而卵裂期胚胎常有碎片和降解细胞。因为不影响内细胞团,故不会累及胚胎发育。但是受培养技术的限制,40%以上胚胎不能在体外很好地发育到囊胚期。因此,无法获取囊胚期细胞进行PGS。虽然取一定数量的囊胚期细胞不会影响胚胎的正常发育,但内细胞团和滋养外胚层细胞的遗传构成并非完全相同,故用滋养外胚层细胞进行PGS有可能造成误诊。筛查时分别用几个细胞分析比用单个细胞筛查的方法更好,可以降低误诊率。

2. 如何克服极低样本量对筛查的准确性及有效性的影响　因为只能取到极少量的细胞(最低只有1、2个),取到细胞之后如何在低样本量进行准确检测是急需解决的问题。目前的方法有以下几种。

(1)荧光原位杂交FISH技术:染色体分析普遍采用荧光原位杂交。将DNA探针用不同颜色的荧光染料标记,与固定在玻片上的细胞不同染色体杂交后,在荧光显微镜下被杂交的部分呈现不同颜色的荧光。从而对染色体异常进行筛查。FISH仍是目前筛查染色体病的主要方法。主要用来筛查染色体非整倍体,特别是13、18、21、X和Y染色体的数目异常。

但是FISH技术目前存在的问题,在于无法一次性检测所有染色体,一般每个卵裂球细胞只能标记5条染色体,需5h以上。最多只能用三轮FISH检测13条染色体,而且随着核变性次数的增多,探针的杂交效率也降低。因此,在对胚胎进行非整倍体筛查的PGS中无法同时筛查全套23条染色体,不能做到真正意义的核型分析。有报道应用FISH技术至少有约20%的非整倍体漏诊。

(2)芯片技术:比较基因组杂交技术(CGH)曾经是唯一能在单细胞水平提供整套染色体遗传信息的方法。其原理是将检测DNA和参照DNA用不同荧光色标记,然后逆向竞争杂交,通过双色荧光强度比分析,可检测全基因组DNA的缺失和增加,从而对全套染色体进行遗传学分析。近年来,随着芯片CGH技术的发展,筛查的时间缩短至 48h 内。

单核苷酸多态性（SNP）芯片的原理与 CGH 芯片不同。SNP 芯片筛查中通过与父母 SNP 位点的对比，可以判断胚胎染色体的单倍型，而荧光强度也可用于判断染色体的数目。SNP 芯片目前价格昂贵。

（3）全基因组扩增技术：全基因组扩增（whole genome amplification，WGA）是最近出现的一组对全部基因组序列进行非选择性扩增的技术，其目的是在没有序列倾向性的前提下大幅度增加 DNA 的总量。

用 WGA 法能够无选择偏见地扩增整个基因组。从理论上讲，任何基因都能从 WGA 的产物中检测出来。同时也可将信息保存起来。无论其起始标本量如何，每 $100\mu l$ 体系 DNA 量均为 $80\mu g$，DNA 产物的平均长度为 12kb，最长可以达到 100kb。通过一些方法分析这些 DNA 产物，可以得到更多全面的染色体信息。利用高通量测序技术，每张测序芯片可以轻易地同时测定超过 15 亿条 DNA 序列，产出 300Gb 的原始数据，相当于 1 个人类基因组的 100 倍，这样一种灵敏度极高的检测技术，有望能够快速、准确检测早期胚胎的染色体数目和结构异常，应该具有广阔的前景。

（三）适应证

胚胎植入前遗传学筛查 PGS 适用人群。

1. 高龄孕妇（年龄≥35 岁）。

2. 反复自然流产史的孕妇（自然流产≥3 次）。

3. 反复胚胎种植失败的孕妇（失败≥3 次）。

4. 生育过染色体异常疾病患儿的夫妇。

5. 染色体数目及结构异常的夫妇。

6. 染色体病者：染色体数目、结构异常，非整倍体、平衡易位、罗伯逊易位。

7. 单基因遗传病者：常染色体隐性遗传，如 β-珠蛋白生成障碍性贫血、纤维囊性变；常染色体显性遗传病者，如 α-珠蛋白生成障碍性贫血；X-染色体伴性遗传者，如血友病。

8. 三联体重复序列异常：如脆性 X 染色体综合征。

（四）方法

从体外受精第 3 天的卵裂球取 1~2 个细胞或第 5、第 6 天的囊胚取 3~10 个外滋养层细胞，进行遗传学分析。从中选择遗传正常的胚胎用于移植，得到健康下一代。遗传学诊断包括 PGD 的适应证与 PGD 的临床应用。

检测物质取 4~8 个细胞期胚胎的 1 个细胞或受精前后的卵第一、二极体。取样不影响胚胎发育。检测用单细胞 DNA 分析法，一是聚合酶链反应（PCR），检测男女性别和单基因遗传病；另一种是荧光原位杂交（FISH），检测性别和染色体病。中途停止发育的胚胎，其染色体异常率达 70%，所以选择染色体正常的胚胎移植，还能提高 IVF-ET 的成功率。

对于男方无精子的可通过附睾抽吸或睾丸活检技术采集精子，借助显微技术得到属于自己的孩子，但男方必须先取血检查有无染色体模型异常，以避免遗传病传给子代。即使这样，一些小的基因缺失仍不能检出，因而显微注射技术在助孕同时有可能子代有遗传病的发生。但对于每一男性不育个体选择治疗时，仍应关注传统治疗方法。对男性生殖相关的遗传学研究和干细胞工程研究受到重视。

这一技术是在针对男性精子数量不足、功能异常导致受精障碍所采取的体外受精的微滴法、透明带部分切除法及透明带下授精等方法基础上发展起来的。

但目前认为这些患者应做核型和 Y 微缺失检测，如有异常，应考虑 PGD 技术。有学者报道，616 例 TESE 周期，373 例用于 ICSI 周期（60.5%），平均受精率 52.5%（38.6%~69%），平均妊娠率 29.2%（11.3%~31%）。

（五）胚胎植入前遗传学筛查主要过程

1. 药物刺激卵巢超排卵 女性自然月经周期一次仅排出一个成熟的卵子，受精后只能形成一个胚胎，而移植一个胚胎的妊娠率是很低的。为了获得多个可用于检测和移植的胚胎，需要利用激素类药物刺激卵巢超排卵。

2. 采集卵巢中的卵子 超排卵药物使用后，超声和激素水平变化监测卵子的成熟度。当卵子成熟后，采集卵子。同时采集精子。

3. 两种方式完成受精 体外受精（IVF）：将卵子与精子放置在同一个培养皿中，共同培养，使其自然受精。卵胞浆内单精子显微注射（ICSI）：当精子质量差时，无法自然受精，需利用 ICSI 完成受精。

4. 受精卵体外培养 受精完成后,需监测每个受精卵是否受精成功,并将受精后的受精卵体外培养。

5. 胚胎活检 从体外培养 3d 的卵裂球中选取一个卵裂球细胞,或从培养 5d 的囊胚中选取若干个囊胚滋养层细胞于培养皿中。

6. PGS 检测胚胎细胞 对上述选取的胚胎细胞进行 PGS 检测。

7. 胚胎移植 挑选 1~2 个 PGS 检测正常的胚胎移植至女方子宫内,冷冻剩余的正常胚胎,若首次胚胎移植失败可用于后续的移植。

8. 确认是否怀孕 胚胎移植后两周,通过尿检或验血确认是否怀孕。IVF 受孕孕妇的妊娠期监护,与自然受孕的孕妇相同。

(六)胚胎冷冻与冻融胚胎移植

胚胎移植至女方子宫内后,多余的胚胎进行冷冻,以备以后移植,可以增加 IVF 的累积妊娠率,并可大大节省费用。有时当有严重 OHSS 风险,或因其他原因不宜进行胚胎移植时,会冻存所有的胚胎。因此,胚胎冷冻及融胚胎移植已经成为 IVF 治疗中不可或缺的方法。

(七)着床失败的原因

胚胎反复着床失败的原因很多,有些原因并不清楚,可能有帮助的处理包括以下方面。

1. 查夫妇双方的染色体核型。

2. 行宫腔镜检查,除外宫腔异常,如存在子宫内膜息肉;内膜活检,检查有无子宫内膜炎。

3. 宫内膜血流测定:一些文献报道,内膜血流缺失者妊娠率下降,但也有研究没有得到这样的结果。

4. 如果存在输卵管积水,一定切除积水的输卵管。

5. 在某些患者,胚胎辅助孵化有可能增加胚胎着床的机会。

6. 囊胚移植:囊胚移植的妊娠率高于卵裂期胚胎移植。

(八)胚胎辅助孵化术

人类的受精卵早期是包在透明带中的,胚胎在着床之前必须先从透明带中孵出。当透明带太硬、太厚,或其他原因导致透明带溶解障碍,都可使胚胎无法孵出,从而导致着床失败。胚胎辅助孵化术的具体方法包括:①透明带切割法;②酸性液体腐蚀法;③激光打孔法:应用激光在透明带上打个孔或削薄透明带。

高龄妇女容易出现透明带变硬的现象。对于年龄≥38 岁、透明带太厚、反复 IVF 失败的妇女,可以考虑应用胚胎辅助孵化术提高胚胎的着床率。

(九)囊胚培养技术

在 IVF 中,囊胚是胚胎体外培养的终末阶段,它通常形成于卵子受精后的第 5~7 天。自然状态下,人类胚胎以囊胚的形式植入母体。因此,不难理解,进行囊胚移植,能获得较高的胚胎植入率。

评析:选择了 PGS,常规产前检查仍不可忽视。因为全世界各种遗传性疾病有 4000 余种,而目前 PGS 只能检查胚胎 23 对染色体结构和数目的异常,无法覆盖所有疾病。因为 PGS 取材有限,只是取一定数量的卵裂球或囊胚期细胞,虽然不会影响胚胎的正常发育,但取材细胞和留下继续发育的细胞团遗传构成并非完全相同,故对于某些染色体嵌合型疾病可能出现筛查结果不符。另外,染色体疾病的发病原因至今不明,目前也没有预防的办法。虽然挑选了健康的胚胎,但是胚胎移植后,生命发育任何一个阶段胎儿由于母体原因、环境等因素,染色体都有可能出现异常变化。所以选择 PGS 成功受孕后,孕妇仍然需要进行常规的产前检查。

PGS 不可替代产前筛查。若常规产前检查发现胎儿异常,或孕妇本人具有进行产前筛查的指征,强烈建议孕妇选择羊水穿刺等产前筛查方式进行确认。

五、生殖保险(reproductive insurance)

冷冻精子、卵子和胚胎为患者提供生殖保险服务,所谓生殖保险。

(一)精液冻储

目前精子的冷冻技术已经比较成熟。精子本身作为一种细胞,由于含水量少,用冷冻保存剂,通过程序化的降温过程,冻储于 −196℃ 液氮中,只要保存方法得当,精子可以储存几十年而不会发生变化。当申请保存者在未来需要生育时,再将精子解冻复温,进行人工授精或试管婴儿,达到再生育的目的。英国德比郡布顿市的约翰 14 岁时患上睾丸癌,他化疗前冷冻了一部分精子,36 岁时,妻子用他冷冻了 22 年的精子竟奇迹般怀了孕,并生下了一名健康的"超时空宝宝"。我国现在上海、长沙、南京和广州已建立人类精子库并对外供精,并开展生殖保险服务。其适应证包括以下 3 种。

1. **准备接受辅助生殖**　为预防取卵当日无法顺利取精,或取精困难和少、弱精症者。

2. **生殖保险**　①肿瘤化疗前或应用有碍精子发生药物、放射等治疗之前。②从事高危工作的人群,如警察、上前线作战的官兵、宇航员、从事科学考察或探险工作的人员等。③男性绝育手术之前。④夫妻长期两地分居等。⑤男性近期无生育计划,出于规避未来精液质量下降风险行精液冻存。

3. **遗传学筛选检测(preimplantation genetic diagnosis,PGD)**　受精前进行遗传学筛选检测及性传染性疾病的检测,避免遗传性疾病及性传染性疾病,保证优生优育。

(二)卵子冻储

卵子冻储供今后行试管婴儿。从 1986 年第一名靠冷冻卵子出生的婴儿以来,目前全球已有 1000 余名孩子是用该方法出生的,目前看来,这些孩子是健康的。其适应证包括以下 3 种。

1. **试管婴儿**　目前用得比较多的是试管婴儿,在男方取精失败后,女方的卵子就会被冷冻起来,等待男方精子能顺利取出,然后再培育成受精卵。这对于许多做试管婴儿的夫妻来说,是减少痛苦的一个好方法。因为取卵是件非常痛苦的事。

2. **卵巢功能受损前**　年轻未婚女性在有可能损伤卵巢功能之前需要保留生育功能者可考虑冷冻卵子。①患恶性肿瘤,由于手术、化疗或放疗有可能损伤卵巢功能;②有可能长期大量接触某些放射线和放射线物质可能损伤卵巢功能等;③由于某种特殊原因,如染色体、自身免疫疾病等,暂时不能生育等;④需在卵巢功能损伤或衰退之前将卵子冷冻,以保留卵巢功能,待其有可能生育时再将冷冻卵子解冻受精后移植。

3. **未婚大龄女性**　女性的"卵子库存"平均可达 30 万,但女人一生中只能排出 300～500 个成熟的卵泡,其余的卵泡可能由于种种原因而被闭锁。"卵子库存"随年龄增长而迅速减少,到 30 岁时"卵子库存"就已经消耗约 90%,平均减少到 10% 左右,到 40 岁时已减少到 3%。女性越年轻、越健康的卵子受孕成功率高。女性在 35 岁时的生育力仅约 25 岁时的 50%,在 38 岁时下降到 25%,而超过 40 岁时下降到 5% 以下。在辅助生殖中,女性的年龄是影响受孕成功率的最为主要的因素。

现代社会,越来越多的成年女性,由于奋斗创业,担心到 30 岁时,还找不到合适的对象,错过了最佳的生育年龄,对此,想将自己年轻时的卵子冻储起来,给今后可能不孕"上保险",在未来需要时接受人工授精生育。

取年轻健康时的卵子冻储,阻止卵子随人体衰老,待想生育时取出冷冻的卵子使用,从而保住最强时期的生育能力。虽然冷冻卵子的技术目前已不是问题,如果要取卵,必须服用促排卵药,然后产生多个卵子,此后,医生用专用的医学器械,进入女性体内提取卵子。对女性身体或多或少都会产生一定损伤及并发症及风险。卵子经过冷冻之后会受到一定损害,这自然会造成受孕成功率降低。

(三)胚胎冻储

冷冻保存胚胎的意义就在于保存生育能力,万一中老年时孩子发生意外,还可以使用,保存冷冻胚胎是一种生育保险。1972 年 Whittingham 等冷冻保存小鼠胚胎,解冻移植后成功诞生小鼠。1983 年 Trounson 等首先将冷冻移植用于人胚胎,并成功妊娠。此后世界上普遍开展了胚胎的冷冻解冻移植技术。现胚胎冻储技术早已成熟,胚胎在 $-196℃$ 的温度下被冷冻,停止发育,可长期保存。解冻后的胚胎存活率可达 60%～70%,该技术的妊娠率在 20% 以上。马来西亚吉隆坡一不孕患者在 45 岁时,使用储藏了 10 年 1 个月 7 天的冷冻胚胎移植,于 2008 年 12 月 30 日成功诞生试管婴儿。英国一位妇女使用冷冻了 16 年的胚胎,顺利诞生下健康的宝宝,这是全球冷冻胚胎时间最长的试管婴儿。现国内外一些辅助生殖中心的冷冻胚胎移植成功率与新鲜胚胎移植的成功率很接近,出生后的冷冻胚胎试管婴儿是健康的,与新鲜胚胎没有明显差异。但冷冻胚胎的妊娠率仍低于新鲜胚胎的妊娠率。其适应证包括以下几种。

1. 试管婴儿时　现在试管婴儿的治疗中由于促排卵药物的使用,可以采集到多个卵子,在体外受精后可以得到多个胚胎。为了减少多胎妊娠的风险,国家卫生部规定了移植胚胎的数目最多不超过3个,所以一般每次试管婴儿术后,大部分人都有剩余良好的胚胎以冷冻保存。如果一次移植不能成功,可以在下一个周期进行冷冻胚胎再移植,这样提高了胚胎的利用率和妊娠率。若在治疗的周期幸运地怀孕了,以防万一将来孩子发生意外,可以获得再次冷冻胚胎移植妊娠的机会。同时也减少因促排卵和采卵手术等可能引起的并发症、风险及费用。这给那些胚胎移植的患者提供了生殖保险。

2. 晚育　青春期女性怀孕越早越好,而怀孕的黄金时期是25-35岁,女人在25岁后的生育能力逐渐下降,在35岁过后下降得更快。待事业有成生活没有负担以前,趁年轻时将胚胎冷冻起来,想要孩子时再将冷冻胚胎移植生育。

3. 丧失生育功能前　对于有可能丧失生育功能的患者,可选择冷冻胚胎来保存其生育能力,这提供了一种心理保障及生殖保险。

4. 特殊情况　母体因子宫环境不适合怀孕(如卵巢过度刺激或子宫内膜不佳),也可先将胚胎冷冻保存,待适当的时机进行冷冻胚胎移植生育。

目前国内外各辅助生殖中心累积的冷冻胚胎已多达万计。限于伦理道德,医院极少对冷冻胚胎实行处理,而成功生育后的父母,往往又疏于管理自己当初费尽千辛万苦得来的"小生命",是弃是留医院着实两难。国家卫生部的管理办法或许可以出台相应的规定。

六、赠卵 IVF-ET

赠卵试管婴儿最早由 Trounson 等于1983年报道首例妊娠成功。1984年 Lutjen 等报道世界第一例卵巢早衰(premature ovarian failure, POF)患者采用激素替代和赠卵治疗,并获得妊娠分娩。中山医科大学附属第一医院生殖医学中心于1994年首次报道,POF 患者的赠卵治疗足月分娩正常新生儿。

解决卵巢早衰、去势及遗传性疾病的女性患者生育问题,则可采用把别人的卵子与自己丈夫的精子在体外受精发育成胚泡,或者直接利用别人的胚泡移植入患者的子宫腔内而致妊娠。其原理与"试管婴儿"相同,仅是胚泡或卵子的来源不同而已。由于捐卵技术是利用非夫妻间的精子和卵子进行的,对于提供卵子的个体应进行严格选择,并应有必要的协议和保证书,避免产生不必要的麻烦。

卵子需求旺过精子:也许由于传统文化和伦理观念上的一些固有看法,在中国许多地区主动愿意捐卵的女性寥寥无几,而医疗机构也很少提供这方面的帮助,结果,对卵子的需求量甚至比精子还供不应求。求子心切的病人通常都是"自找出路",以往赠卵的女士多数是病人的姐妹或亲戚朋友,在双方私下商定条件、做好法律文件后,医院方为其做手术。

(一)适应证

1. 丧失产生卵子的能力者。

2. 女方是严重的遗传性疾病携带者或患者。

3. 具有明显的影响卵子数量和质量的因素者。

(二)赠卵人选择

1. 一般要求捐卵的对象必须是结过婚的、育有一名健康孩子、身体健康、34岁以下的妇女。同时必须进行健康检查和严格筛选。捐献者绝大部分有不错的收入,是出于帮人献上一份爱心,当然也不排除有人是看中报酬而来的。一般说来,捐卵一次可以得到几千元的补贴。

2. 捐卵者无家族遗传病史、精神病,排除乙肝、丙肝及性传播疾病,特别是 HIV 阳性者。

3. 捐卵者智力、外貌良好。

4. 捐卵者血型与受者相符。

不孕夫妇在接受捐卵时都愿意挑一个与自己长得像的人,这样将来生的孩子也会像自己。比如妻子是单眼皮,就希望捐卵人是个单眼皮,以免"露馅"。也有人要求挑貌美年轻的,还有人要求捐卵者是外省人,省得日后"节外生枝"。

(三)取卵冻储

捐卵者一般是通过在一定时间内注射小剂量的激素,刺激卵巢一次排出多个卵子时,经阴道通过卵泡穿刺手术提取,卵子取出后冻储,待供选择代孕。

这些激素一般在体内停留 1~2d 便被人体分解,不会遗留,更不可能给身体留下什么后遗症。

(四)体外受精发育成胚胎

赠卵与患者丈夫的精子在体外受精后,培养发育成胚胎待移植。

(五)胚胎移植

1. 受卵者月经周期调整　对无卵巢功能的患者,于供者预计月经来潮前 3~5d 先进行类固醇激素替代治疗(HRT),促进患者子宫内膜产生周期变化,具备接受胚胎着床能力,并诱导内源性 LH 峰和子宫内膜雌激素受体的产生、改善机体内分泌环境。对有卵巢功能的患者,先用促性腺激素释放激素类似物或增强剂 GnRH-A 降调节后再用 HRT 治疗。在 HRT 治疗周期中,须进行血清激素测定、子宫内膜活检、B 超多普勒监测,了解子宫内膜容受性,以调整给药量,使子宫内膜具有良好容受性。

2. 胚胎移植　将赠卵体外受精发育成胚胎后,将胚胎移植到代孕者子宫内着床妊娠。

3. 维持妊娠　须渐增 HRT 给药,以维持妊娠,直至受者自身胎盘功能建立为止。赠卵 IVF-ET 妊娠率较高,有的资料报道达 44.9%。除了治疗适应证患者外,还能为研究胚胎、子宫内膜、类固醇激素的相互作用提供人类模型,临床应用前景广阔。

4. 单精子卵细胞浆内注射胚胎移植　将丈夫的精子与供卵做单精子卵细胞浆内注射,受精后发育成胚胎,然后将胚胎移植到妻子宫内妊娠到分娩。

5. 胚胎植入前遗传学诊断　将丈夫的精子与供卵做单精子卵细胞浆内注射,体外受精发育成的胚胎进行筛选,将没有遗传病基因的胚胎移植到女方的子宫里,妊娠到分娩。

(六)保密

所有捐卵者的档案绝对保密,如果捐卵者与受卵者间相熟,从长远来看,惹麻烦的可能性很大。因此,捐卵者及受卵者根本不应知道对方是谁。不过中心会向受卵者提供一些捐卵者的资料,比如,体格特征、个子多高、单眼皮还是双眼皮、头发是偏黄还是偏黑,还有职业、教育情况、遗传背景等。

七、代孕

代孕是指在需求女方完全丧失生育能力的前提下,将其卵子(或代孕志愿方卵子)与丈夫的精子结合受精发育成胚胎,在代孕志愿方子宫内完成整个孕育过程并顺利生产的行为。代孕不涉及性关系,因而它是属于人工生殖技术的一种。在法律没有明文禁止的情况下,该行为应视为合法行为。它帮助了不孕者,使其实现了生育子女的愿望,解除了精神上的痛苦。即育龄健康女性,代替已婚家庭有生育障碍的妻子孕产的过程。代孕是为需求孩子家庭和代孕志愿者搭建的一个充满爱心的互助平台,代孕是一种新的观念,新的趋势。20 世纪 70 年代以来,欧美各国陆续开始有人委托代孕妈妈怀孕生子,为女方完全丧失生育能力的家庭完成生儿育女的愿望。代孕在国外已经成为了解决不孕症的一种临床选择。美国至今至少已有 200 名以上的小孩是借由这种方式出生的。代孕可以解决收养制度的某些缺陷,如婴儿不健康,年龄大对父母的亲情不足,可以繁衍自己的后代,可以从头体会作为父母的感觉。代孕成为不孕夫妻的一个选项,就可以在卵巢功能正常的情况下,拥有自己的后代。

我国有关法律对"人类辅助生殖技术"的实施做了严格的规定。这项技术只能在卫生行政部门批准的医疗机构中实施,只能以医疗为目的,并符合国家计划生育政策、伦理原则和有关法律规定。国家卫生计生委等 12 个部门联合制定方案,2015 年 12 月 27 日,全国人大常委会表决通过了人口与计划生育法修正案,代孕问题成为一个世界性的难题,卫生行政部门将严肃查处任何非法实施代孕技术的医疗机构和医务人员。当今社会不育夫妇渴望进行人工授精的人数已越来越多,但是应注意适应证,还应具有社会和法律方面的保障。

(一)适应证

女方完全丧失生育能力,如子宫畸形、宫颈黏液异常、排卵障碍、子宫切除术后或子宫破裂及子宫严重粘连患者。

(二)代孕分类

1. 不涉及性关系的代孕,属于人工生殖技术的一种。代孕一般分为 4 类。

(1)完全代孕:精子、卵子均来自夫妻双方,用试管婴儿的方式,借用代孕妈妈的子宫。

(2)局部代孕:精子来自丈夫,卵子由第三方捐卵,志愿者提供(或由代孕者提供),用试管婴儿的方式,由代理孕母怀孕生育。

(3)局部代孕:卵子由妻子提供,精子由第三方志愿者提供,用试管婴儿的方式,由代理孕母怀孕生育。

(4)局部代孕:精子、卵子均由第三方志愿者提供,用人工授精或试管婴儿的方式,由该代理孕母怀孕生育。

2. 涉及性关系的代孕:涉及性关系的有自然代孕及同居代孕,因涉及的问题及纠纷较多,已禁止。

3. 根据不孕不育家庭夫妇的生理情况,代孕可分为人工授精代孕和试管婴儿代孕。

(1)人工授精代孕:因不孕不育家庭妻子的卵巢和子宫有严重的生理缺陷或病变,即通过人工授精技术(非身体接触),采用丈夫精子、代孕志愿者的卵子及子宫,从怀孕到孩子出生全部由代孕志愿者代替完成的方式。这种方式的孩子是和代孕者有遗传关系。成功率只有 15%～20%。虽然人工授精为不育夫妇带来了生育希望,但是不可以乱用。由于人工授精代孕的主要适应对象是需求方妻子的子宫畸形、丈夫精液正常,有性交障碍、精子具有抗体和精子轻度稀少或精液液化时间过长及不液化的人。

(2)试管婴儿代孕:试管婴儿代孕是试管婴儿技术的延伸。其做法是使用需求方的卵子和精子,做成试管胚胎,植入代孕志愿者的子宫内完成怀孕的全过程。卵胞浆内单精子注射-胚胎移植,用显微注射技术将精子注入卵母细胞胞质内帮助授精。但男方必须先取血检查有无染色体模型异常,胚胎进行筛选,将没有遗传病基因的胚胎移植到代孕女方的子宫里,以避免遗传病传给子代。

即使这样,一些小的基因缺失仍不能检出,因而显微注射技术在助孕同时有可能子代有遗传病的发生。此项技术的成功率为 45%～50%。

(三)代孕成功概率

代孕的成功率取决于很多方面,比如病人的年龄、子宫和卵巢的条件及有没有其他疾病、实验室的条件、技术人员的水平等。

1. 女方的年龄 女方的年龄是影响代孕成功概率最大的因素,因为年龄意味着相应水平的卵巢功能。

2. 吸烟 研究人员还发现,吸烟能影响试管婴儿的成功率。如果妇女连续一年每天吸烟一支以上,其接受代孕的成功率就会降低 28%。

3. 体重指数 体重指数也会影响"试管婴儿"成功率,当它超过 27 时,成功率要比平均成功率低 30%。

4. 患者情绪 患者的情绪对代孕的成功率也有一定的影响。一般乐观的患者代孕成功率会比悲观的患者成功率高。

(四)代孕法规

代孕是指将受精卵子植入代孕妈妈子宫,由孕母替他人完成"十月怀胎一朝分娩"的过程。妇女代孕时需植入他人的受精卵,精子与卵子在人体外的结合,必须实施"人类辅助生殖技术"。我国有关法律对"人类辅助生殖技术"的实施做了严格的规定。

代孕这项技术只能在卫生行政部门批准的医疗机构中实施,只能以医疗为目的,并符合国家计划生育政策、伦理原则和有关法律规定。国家卫生计生委等 12 个部门联合制定方案,将于 2015 年 4 月起至 12 月底在全国范围内开展打击代孕专项行动。

(陈在贤 丘 彦 蒲 军)

参 考 文 献

[1] 幸贵邦,陈在贤,丘彦,等.EDS-40 玻璃化液冻贮人 2-8 细胞胚胎效果的研究.内分泌外科杂志,2007,1 (2):92-94

[2] 康小龙,高坪.中西医结合治疗男性不育(无精子症)诊疗进展.按摩与康复医学,2012,11:34-35

[3] 张勤勤,李娜.生殖道支原体、沙眼衣原体、加德纳菌感染与男性不育的关系.放射免疫学杂志,2012, 2:221-223

[4] 梁廷宇,徐计秀,杨向峰.男性不育症患者微量元素含量与精液质量的相关性.中国中医药现代远程教

育,2011,22:78-79

[5] 饶利强,廖锦先,叶向阳,等.精液白细胞与不育症之间的关系研究.中国医药导报,2011,35:43-45

[6] 郑哲明,郁兆存,黄志宏,等.慢性前列腺炎并不育患者血清抗精子抗体定量测定分析.中国医药导报,2011,35:49-50

[7] 王鸿祥,陈斌.特发性男性不育症的药物治疗进展.医药导报,2011,12:1625-1628

[8] 王紫娟,马乐.肉碱与男性不育症.中国生育健康杂志,2011,5:319-320

[9] 唐百灵,李旎.供精人工授精随访管理经验.中国计划生育学杂志,2011,11:689-691

[10] 谢军.79 例男性不育症患者的精液质量与解脲脲原体感染的关系.中国当代医药,2011,28:79-80

[11] 郭桂林,张影.男性不育症常见原因分析.中国当代医药,2011,28:82-83

[12] 朱静,关佩.浅析不孕不育的诊治.中国健康月刊:学术版,2011,9:124-125

[13] 杨险峰,郭良慧,王祖龙,等.男性不育症患者精浆酸性磷酸酶与精浆生化指标的相关性研究.临床泌尿外科杂志,2011,9:694-696

[14] 冯贵雪,张波,周红,等.冻融周期行单囊胚移植的可行性探讨.中华妇产科杂志,2011,12:943-945

[15] 张蕾,陈菲,徐阳,等.IVF-ET 周期中控制性超促排卵对阴道微生态的影响.中国性科学,2012,2:8-11

[16] 徐安然,刘海萍,李玥,等.三胎妊娠中的单卵双胎减胎术临床观察(附 5 例报告).山东医药,2012,2:91-92

[17] 贾蓓,宋兰林,钟梅,等.1532 例拟行辅助生殖技术夫妇细胞遗传学分析.中国优生与遗传杂志,2011,12:41-42

[18] 唐志霞,严春,洪名云,等.夫精人工授精中不同促排卵方案妊娠结局的临床观察.中国计划生育学杂志,2012,4:263-266

[19] 刘效仁.莫让"八胞胎"代孕游走法律边缘.法律与生活,2012,4:4

[20] 于荷,李巨.八胞胎好险！好悬.家庭科学,2012,2:12-13

[21] 东振彩,康倩,陈蕾伊,等.代孕技术的伦理争议与合理规范.医学与社会,2012,4:18-20

[22] 张敏建,郭军,陈磊,等.男性不育症中西医结合诊疗指南(试行版).中国中西医结合杂志,2015,9:1034-1038

[23] 欧阳斌,赵玉,耿强.欧洲泌尿外科学会男性不育症诊疗指南(2013 年版)解读.生殖与避孕,2015,1:9-14

[24] 刘风华,杨业洲,张松英,等.辅助生殖技术并发症诊断及处理共识.生殖与避孕,2015,7:431-439

[25] 马黔红.辅助生殖技术的新进展.中国计划生育和妇产科,2017,1:4-7

[26] 乔杰,杨蕊.高龄辅助生殖技术临床结局.中国实用妇科与产科杂志,2017,1:64-67

[27] 史轶超,沈丽燕,程洪波,等.精子形态与体外受精胚胎移植临床妊娠结局的关系.中华男科学杂志,2014,8:690-696

[28] 刘羽,陈磊,姚丽.体外受精胚胎移植助孕后双胎妊娠临床结果分析.安徽医学,2015,9:1086-1088

[29] 江雅薇,彭芳,徐望明.体外受精胚胎移植术中单卵双胎的形成因素.兰州大学学报:医学版,2019,4:1-4

[30] 叶芳,吴怡凯.体外受精胚胎移植助孕后双胎妊娠临床结果分析.实用妇科内分泌电子杂志,2019,9:96-97

[31] 孔慧娟,卜志勤,王芳,等.25 岁及以下女性体外受精胚胎移植助孕特征及结局分析.郑州大学学报:医学版,2019,5:775-779

[32] 梁琦,崔薇,李静,等.左卡尼汀对梗阻性无精子症患者肿瘤坏死因子-α 和活性氧及单精子显微注射妊娠结局的影响.医药导报,2016,35(6):615-619

[33] 余颜,阳方,董良,等.左卡尼汀对梗阻性无精子症患者睾丸内精子质量的影响.中国性科学,2017,26(2):94-96

[34] 饶冬东,林典梁,章涛,等.卵丘颗粒细胞 SIRT1 表达对卵浆内单精子显微注射助孕结局的影响.福建医药杂志,2016,38(6):105-108

[35] 林典梁,余松,康跃凡,等.卵丘颗粒细胞 GOLPH3 表达对单精子卵胞浆内注射助孕结局的影响.南方医科大学学报,2017,37(10):1351-1357

[36] 刘作强,吴日然,王惠池,等.使用不同来源精子对卵胞浆内单精子注射结局的影响.中国优生与遗传杂志,2017(8):105-106

[37] Sandro C. Esteves, Ricardo Miyaoka, et al. Surgical treatment of male infertility in the era of intracytoplasmic sperm injection- new insights. Clinics(Sao Paulo),2011,66(8):1463-1477

[38] Sun-Hee Lee, Suman Lee. Genetic association study of a single nucleotide polymorphism of kallikrein-related peptidase 2 with male infertility. Clin Exp Reprod Med,2011,38(1):6-9

[39] Gemma Lewis,Frances Rice,Gordon T,et al. Investigating Environmental Links Between Parent Depression and Child Depressive/Anxiety Symptoms Using an Assisted Conception Design. J Am Acad Child Adolesc Psychiatry,2011,50(5):451-459,e1

［40］ Li Ch，Zheng L，Sun Y，et al. No association between the G196A and C270T polymorphism of the brain-derived neurotrophic factor gene and male infertility. Genetika，2012，48(3)：405-407

［41］ Coutton C，Satre V，Amoult C，et al. Genetics of male infertility：the new players. Med Sci(Paris)，2012，28(5)：497-502

［42］ Escalier D，Toure A. Morphological defects of sperm flagellum implicated in human male infertility. Med Sci(Paris)，2012，28(5)：503-511

［43］ Lewis C，Ford AT. Infertility in male aquatic invertebrates：A review. Aquat Toxicol，2012，15：79-89

［44］ Jungwirth A，Giwercman A，Tournye，et al. European association of urology guidelines on male infertility：the 2012 update. Eur Urol，2012，62(2)：324-332

［45］ Harnisch B，Oates R. Genetic disorders related to male factor infertility and their adverse consequences. Sermin Reprod Med，2012，30(2)：105-115

［46］ Jungwirth A，Giwerman A，Tournaye H，et al. European association of urology guidelines on male infertility：the 2012 update. Eur Urol，2012，62(2)：324-332

［47］ Pande A. Transnational commercial surrogacy in India：gifts for global sisters? Reprod Biomed Online，2011，23(5)：618-625

［48］ Ashok Agarwal，Neel Parekh，Manesh Kumar Panner Selvam，et al. Male Oxidative Stress Infertility (MOSI)：Proposed Terminology and Clinical Practice Guidelines for Management of Idiopathic Male Infertility. World J Mens Health，2019，37(3)：296-312

［49］ Eisa Tahmasbpour，Dheepa Balasubraman，Ashok Agarwml. A multi-faceted approach to understanding male infertility：gene mutations，molecular defects and assisted reproductive techniques(ART). J Assist Reprod Genet，2014，31(9)：1115-1137

［50］ Manon S Oud，Ludmila Volozonoka，Roos M Smits，et al. A systematic review and standardized clinical validity assessment of male infertility genes. Hum Reprod，2019，34(5)：932-941

［51］ Emad Babakhanzadeh，Majid Narari，Sina Ghasemifar，et al. Some of the Factors Involved in Male Infertility：A Prospective Review. Int J Med，2020，13：29-41

［52］ Yasushi Yumura，Akira Tsujimura，Takashi Imemoto，et al. Nationwide survey of urological specialists regarding male infertility：results from a 2015 questionnaire in Japan. Reprod Med Biol，2018，17(1)：44-51

［53］ Chun-Yan Hu，MD Dong-Liang Lu，MD Tao Wu MD，et al. Glutathione-S-transferases M1/T1 gene polymorphisms and male infertility risk in Chinese populations. Medicine (Baltimore)，2019，98(6)：e14166

［54］ Boris Novakovic，Sharon Lewis，Jane Halliday，et al. Assisted reproductive technologies are associated with limited epigenetic variation at birth that largely resolves by adulthood. Nat Commun，2019，10：3922

［55］ Fernando Zegeres-Hochschild，Juan Enrique Schwarze，Javier Crosby，et al. Assisted Reproductive Techniques in Latin America：The Latin American Registry，2015. JBRA Assist Reprod，2019，23(2)：143-153

［56］ Fernando Zegers-Hochschild，Juan Enrique Schwarze，Javier Crosby，et al. Assisted reproductive techniques in Latin America：The Latin American registry，2016. JBRA Assist Reprod，2019，23(3)：255-267

［57］ Xue Wang，Huan Wu，Xiaojin He，et al. Retrospective Study to Compare Frozen-Thawed Embryo Transfer with Fresh Embryo Transfer on Pregnancy Outcome Following Intracytoplasmic Sperm Injection for Male Infertility. Med Sci Monit，2018，24：2668-2674

［58］ Chun-Huao，Ming-Yuh Chang，Gwo-Chin Ma，et al. Preimplantation Genetic Diagnosis of Neurodegenerative Diseases：Review of Methodologies and Report of Our Experience as a Regional Reference Laboratory. Miagnostics(Basel)，2019，9(2)：44

［59］ Giovanni Monni，Crstina Peddes，Ambra Iuculano，et al. From Prenatal to Preimplantation Genetic Diagnosis of β-Thalassemia. Prevention Model in 8748 Cases：40 Years of Single Center Experience. J Clin Med，2018，7(2)：35

［60］ Signe Altmse，Raquel MendozA-Tesarik，Carmen Mondoza，et al. Effect of Growth Hormone on Uterine Receptivity in Women With Repeated Implantation Failure in an Oocyte Donation Program：A Randomized Controlled Trial. J Endocr Soc，2018，2(1)：96-105

第 7 章 男性性功能障碍

(male sexual dysfunction)

性欲随年龄增长而降低,40岁以后常感性欲、性频度、阴茎勃起坚硬程度与以前相比略减低,到50—60岁更趋明显,这种随年龄增加而性欲逐步减退的现象,不能认为是病态,而是男性性反应的生理变化。性欲异常(parasexuality)是指在一定的刺激下产生性兴奋和性交的欲望发生异常。性欲异常包括性欲低下(hyposexuality)、性欲亢进(hypersexuality)、性厌恶(sexual aversion)、性欲倒错(paraphilias)。临床上常见的性欲异常是性欲低下,而性欲亢进及性厌恶少见,性欲倒错属于精神科疾病范畴。

随着男科学的发展,人们对阴茎勃起的生理和病理的研究不断深入,勃起功能障碍(erectile dysfunction)的治疗也得到了迅速的发展,各种治疗手段不断创新、改进和完善。一线非侵袭性治疗有心理行为治疗、口服药物、真空负压缩窄装置(vacuum contract device,VCD)等;二线治疗如尿道内给药、海绵体内药物注射(intracavernosal injection,ICI)等则具有一定的侵袭性;三线外科手术治疗,适用于少数对一、二线治疗效果不佳的患者。

第一节 性欲低下(hyposexuality)

性欲低下多指与年龄不相适应和不和谐的性欲,是持续地或反复地对性生活的欲望不足或完全缺乏,表现为一种以性生活接受能力和初始性行为水平很低为特征的一种抑制状态。性欲低下可分为完全性和境遇性性欲低下。大多数完全性性欲低下者每月仅性生活一次或不足一次,但在配偶要求性生活时可被动服从;境遇性性欲低下只是在某一特定环境或某一特定性伴侣的情况下发生。性欲低下并不排除女性在被动接受性生活时达到性唤起和获得性快感的可能性。

一、病因(etiology)

性功能是在神经与内分泌系统调节下,在一系列的条件反射与非条件反射支配下,由神经系统、内分泌系统、生殖系统、运动系统、呼吸系统和循环系统等多个系统参与下完成。因此,引起男子性欲低下的病因可以是精神心理性因素,也可

以是器质性疾病,或两种因素混合并存。

(一)心理精神因素

各种各样的心理精神因素均可能引起性欲低下。

1. 受到传统观念、宗教因素影响,认为性生活是肮脏、不道德的行为。

2. 对性生活没有正确的认识,对自己的外貌或体形不满意,感到自卑、内疚或羞愧,缺乏自信心。

3. 受到"性"创伤经历,如曾有过被性骚扰、强奸、乱伦等创伤性经历。

4. 恐惧心情,怕性生活会传染上性病,如艾滋病,性生活影响身体健康和意外妊娠。

5. 离婚、丧偶后及独身。

6. 情绪压力,生活和工作紧张,脑力劳动过度,影响性欲。

7. 人际关系紧张,经济窘迫,居室环境差等

因素造成心理精神紧张。

8. 对配偶感情冷淡,夫妻性生活不协调等因素干扰了性生活的意境,导致性欲低下。

(二)生殖系统疾病

男性生殖系统疾病或损伤,如睾丸发育不良、隐睾、尿道下裂、阴茎弯曲畸形、小阴茎、包茎、阴茎硬结症、阴茎纤维海绵体炎、巨大腹股沟疝、巨大的鞘膜积液、包皮炎、慢性前列腺炎、附睾炎或结核、前列腺增生症、前列腺癌、阴茎尿道损伤等,以及疾病及损伤手术后等,常因机械性、心理性或生理性因素,使性交困难或无法性交,日久也引起性欲低下。

(三)神经系统疾病

某些神经系统疾病,如额叶性痴呆(frontal lobe dementia,FLD)、阿尔茨海默病(Alzheimer's disease,AD)、癫痫(epilepsy),都可以有性欲低下症状。在额叶性痴呆者中约有54%主诉性欲低下,其发病机制与额叶及大脑皮质的5-羟色胺(Serotonin,5-HT)缺乏和前颞叶的功能障碍有关。而在癫痫中,有$20\%\sim46.7\%$的患者存在性欲低下,这可能与这些患者体内雌二醇(estradiol,E_2)水平增高,游离睾酮(free testosterone,fT)水平降低,导致睾酮(testosteone,T)与雌二醇比例(T/E_2)及fT/E_2比例失衡,以及血清中黄体生成素(luteinizing hormone,LH)或促卵泡激素(follicle stimulating hormone,FSH)水平降低有关。

(四)性腺功能低下

睾丸间质细胞分泌的睾酮(T)对促进性腺及附属结构的发育,维持第二性征处于正常状态,维持正常的性欲及生精具有重要作用。各种原因引起睾丸功能降低致 T 的合成及分泌减少或丧失,可以导致性欲低下。包括 Kallman 综合征(促性腺激素低下伴嗅觉减退综合征),无睾症(anorchism),克兰费尔特综合征(Klinefelter syndrome,为性染色体病,以睾丸萎缩、乳房女性化、无精子等为特征),男性特纳综合征(Turner syndrome,以睾丸萎缩、生精障碍、雄激素减少为特征),单纯性促黄体生成素缺乏症(isolated LH deficiency),单纯性促卵泡激素缺乏症(isolated FSH deficiency),肌强直性营养不良等。

(五)内分泌疾病

多种内分泌腺的疾病可以通过下丘脑-垂体-睾丸轴影响到睾酮的分泌,使睾酮减少,从而使性欲低下,甚至丧失。

1. 甲状腺功能低下时,约80%患者可以有性欲低下的表现。

2. 甲状腺功能亢进患者,$30\%\sim40\%$性欲低下,但也有部分轻度患者可以出现性欲亢进。其性欲低下机制目前不清楚,可能与甲状腺功能亢进时体内 E_2 含量增加有关。

3. Klinefelter 综合征、无睾症(anorchism)、男性 Turner 综合征、库欣综合征(Cushing syndrome)的患者几乎都有典型的性欲低下表现和(或)勃起功能障碍症状。这是因为血清皮质醇水平增加抑制了垂体前叶分泌 LH 和 FSH,进而使睾丸间质细胞分泌睾酮减少,血清睾酮水平降低。继发性肾上腺皮质功能不全引起性欲低下的原因是垂体前叶分泌的 FSH 和 LH 减少,导致睾酮分泌减少,血清睾酮水平低下。

4. 下丘脑及垂体的各种病变,如肿瘤、感染、血管病变、自身变态反应,各种原因引起的该部位的组织增生、萎缩、变性后坏死,以及手术或放射性损伤均可以诱发下丘脑和垂体功能减退时,其分泌的促性腺激素释放激素(GnRH)和泌乳素抑制激素(PIH)均减少,从而导致 FSH 和 LH 分泌减少;进一步作用于睾丸间质细胞,使睾酮合成和分泌减少,所以导致性欲低下。

5. 垂体功能低下、蝶鞍上肿瘤等,它们可直接作用于睾丸水平,也可作用于下丘脑、垂体水平,而间接影响睾丸的功能,使睾酮的合成减少而致性欲低下。垂体功能亢进时,患者可以有短暂的性欲亢进,不久即发生性欲低下,其产生原因是垂体功能亢进,分泌的 FSH、LH 明显增多,造成睾酮一过性增高,产生性欲亢进,进而由于 FSH、LH 分泌失调可以引起继发性性腺功能减退及 PRL 分泌增高,因此造成性欲低下。

(六)全身慢性疾病

几乎所有严重的全身性慢性疾病都可以引起男子性欲低下,如肝硬化、慢性肾衰竭、充血性心力衰竭、慢性活动性肝炎、慢性阻塞性肺病、糖尿病等,可破坏正常的激素代谢过程,导致患者生理和心理上的衰竭状态而致性欲低下,以致勃起功能障碍；遗传性疾病、某些营养代谢性疾病，如营养不良、低钾血症、低血糖症导致身体虚弱，性欲也冷淡；脑损伤、脑卒中、瘫痪等神经系统病变，也会使患者产生性欲低下。

(七)药物因素

研究证实下列药物可以导致男子性欲低下。

1. 神经系统的药物　较大剂量镇静安眠药物，如地西泮(安定)、硝西泮(硝基安定)、利眠宁、抗癫痫药物苯妥英钠，抗精神病药物氯丙嗪、氯丙唑嗪、氟哌啶醇及三环类抑制药三唑氯安定(艾司唑仑)等均可以导致性欲低下。其作用机制目前不清楚，可能与上述药物使下丘脑 PIH 分泌减少，而 PRL 分泌增加，且有阻断多巴胺受体、激活 5-羟色胺系统功能有关。

2. 心血管系统的药物　几乎所有的降压药，如甲基多巴、利舍平可使血中 PRL 水平增高；普萘洛尔、胍乙啶、可乐定、氯贝丁酯、肼苯达嗪、哌唑嗪等均可以导致性欲低下；地高辛和洋地黄可使血清 E_2 水平增高；利尿药如双氢氯噻嗪、呋塞米可诱发低钾血症而产生性欲低下；螺内酯近年来发现有抗雄激素作用，从而导致性欲低下。

3. 激素类药物　糖皮质激素类药物可明显抑制下丘脑-垂体系统，使垂体分泌 FSH、LH 减少，血清中 T 水平降低而产生性欲低下。E_2 具有明显抗雄激素作用，应用于男性后可迅速导致性欲低下或丧失。

4. 毒品　毒品如大麻、海洛因、美沙酮等均可以损害性功能，造成性欲低下、延迟射精或不射精等性功能障碍。

5. 其他药物　α-甲基多巴、抗组胺类药、单胺氧化酶抑制药、吩噻嗪类及口服抗雄激素、雌激素药等、螺内酯、西咪替丁(H_2 受体阻滞药)可以通过血-脑屏障从而抑制性兴奋中枢；各种抗抑郁药、利尿药、降胆固醇药物和消炎药，都会影响人的性欲；此外还具有抗雄激素作用，从而导致性欲低下。另外某些抗肿瘤药物，如氮芥、长春新碱及神经肌肉阻断药，地高辛、炔雌醇、6-2-17 羟孕酮等。抗组胺药等均可以产生不同程度的性欲低下。抗精神病药与抗高血压药物相似。

(八)其他因素

1. 年龄因素　青壮年时期是性欲的高潮期，进入中、老年期以后随着年龄的增加而人体各器官功能都随年龄增长而逐渐衰退，睾丸功能逐渐降低、睾丸分泌的性激素逐渐减少，性能力也随之减退；在性反应上表现为完全勃起时间延长，射精量减少，射精时性器官的节律性收缩明显减弱，射精后不应期延长，性交频率逐渐减少。由于家庭对老年人性问题的偏见世俗，迫使他们有意识压抑自己的性需求，从而久之可产生性欲低下。

2. 酗酒及吸烟　长期酗酒、吸烟过多等，可能诱发性欲低下。

二、诊断(diagnosis)

临床上对性欲低下的诊断比较困难，这是由于性欲的概念本身难以把握，且不同个体间正常性欲差异十分大，缺乏一个精确测定性欲的量化指标，同时性欲本身也缺少如勃起、射精等生理过程所具有的数量反应及量化的正常值范围。因此，有时对性欲低下的判断可能是不确切的。目前较通行的方法是采用量表(用数字或等级对人的心理和行为进行客观、标准化描述的技术)的形式，其考核主要指标是信度(validity)和效度(reliability)两项，其中信度表示该调查的可靠性和稳定性，效度则表达准确性和真实性。现量表已被广泛地用于男性性功能障碍的诊断中，其中多包含有性欲量表以了解性欲有无改变，在临床诊断性欲低下的过程中可以考虑结合该部分内容。可供选择的量表有《性功能问卷》(DSFI, derogatic sexual function inventory)及《性满意量表》(GRISS, the Golombok-Rust inventory of sexual satisfactions)、Hurbert Index 等。性欲正常是指夫妻双方都能认可的通常性欲水平，只有在一个较长时间内性欲水平发生明显降低，才考虑性欲低下的诊断，临床从以下几个方面可以初步诊断性欲低下。

1. 病史　包括全身情况及性生活史。全身情况包括有无全身性疾病及诊治情况，有无长期服用药物、吸毒、吸烟、酗酒史等；过去患病及诊治的情况，与性欲低下有关的病史，以及有无影响性欲的不利因素，包括职业、受教育程度、环境、家庭、婚姻状况。性生活史包括性欲变化的情况、持续时间、有无诱发因素、勃起状况、性交频率及其持续时间、有无性高潮、妻子的健康状况、其对性生活的态度、夫妻关系、性生活习惯等也应了解。

了解并确认有无导致性欲低下的原发或继发病因。

2. 体格检查 全面系统的体格检查可提供有关影响性欲的全身性疾病的资料,包括患者语言、记忆力和判断力的观察,是否存在病理性反射,运动感觉有无共济失调等。泌尿生殖系统包括第二性征发育情况,阴茎发育状况,有无畸形,有无阴茎海绵体纤维化、硬结,睾丸的大小、质地,有无睾丸缺失、附睾及精索有无硬结,鞘膜积液等,前列腺及精囊有无异常。

3. 实验室检查 检查血尿常规、血糖、血电解质、肝、肾功能及心电图(ECG)等。检测性激素和性染色体。性激素包括 T、E_2、FSH、LH、PRL 的血清含量测定。如病史、体格检查提示可能有甲状腺疾病,检查血甲状腺素(T_3、T_4)水平及促甲状腺素水平。如怀疑 Cushing 综合征,则应检查血皮质醇及有无昼夜节律的变化。如怀疑神经系统疾病应做脑脊液、脑电图、CT 等相应检查。

三、鉴别诊断(differential diagnosis)

1. 正常性欲变化 男性在不同的生理年龄及心理精神因素等影响下,可以在不同阶段表现出正常的性欲改变,男性表现在性交频率的变化上。不能简单地从某段时间及性交频率的减少就得出性欲低下的诊断,而应做全面的、对照性的、反复的研究。另外,由于夫妻生活中的性要求可能不一致,特别是妻子性需求表现突出时,此时丈夫的性欲相对来讲不能满足妻子的性需求,但就此并不能诊断性欲低下。

2. 境遇性性欲减退 境遇性性欲减退是指由于多种非器质性疾病的因素引起男性暂时性、处境性的性欲减退。如男性因为生活居住环境、或妻子的某些原因而不能满足丈夫性需求,如时间长久可以造成性欲减退或缺失,但当改变居住条件、性交地点或变换性交对象时,则不表现出性欲减退或消失。

3. 性厌恶 性欲低下是由于性欲本身降低而致性行为减少,性厌恶是对性活动存在厌恶反应而回避性关系,两者之间存在一定差别,是不同类型的疾病,但又关系密切。由于长期的性厌恶可以造成性欲低下。临床上男性性厌恶较女性少见。

四、治疗(treatment)

(一)针对病因治疗

1. 停用有关药物 停用上述引起性欲低下的有关药物,如神经系统药物、心血管系统药物、激素类药物、毒品及其他有关药物,停用后性欲低下会得到改善。

2. 应针对原发疾病进行治疗 由器质性疾病、药物因素引起的性欲低下,随着原发疾病的好转,或治疗原发疾病的过程中应尽可能地避免应用对性功能有影响的药物。

3. 治疗生殖系统疾病 男性生殖系统疾病或损伤,如睾丸发育不良、隐睾、尿道下裂、阴茎弯曲畸形、小阴茎、包茎、阴茎硬结症、阴茎纤维海绵体炎、巨大腹股沟疝、巨大的鞘膜积液、包皮炎、慢性前列腺炎、附睾炎或结核、前列腺增生症、前列腺癌、阴茎尿道损伤等进行有效治疗,疾病治愈后性欲低下会得到改善。

4. 心理治疗 对精神心理因素所致性欲低下者,向患者传授性知识,解除传统观念或封建思想、宗教意识的束缚,对疾病有正确的认识,增强信心。自己主动积极地配合治疗是成功的关键。消除引起性欲低下的精神心理因素后性欲低下会得到改善。

5. 治疗全身慢性疾病 严重的全身性慢性疾病都可以引起男子性欲低下,如肝硬化、慢性肾衰竭、充血性心力衰竭、慢性活动性肝炎、慢性阻塞性肺病、糖尿病等,有关全身性慢性疾病好转后,性欲低下会得到改善。

(二)药物治疗

1. 雄激素替代治疗

(1)原发性性腺功能低下疾病引起的性欲低下:睾酮对此类疾病有直接治疗作用。安特儿(十一酸睾酮)120mg/d,口服;或丙酸睾酮 200mg,两周 1 次,肌内注射。应用后会出现性欲增加与自发性勃起增加。

(2)继发性性腺功能低下疾病引起的性欲低下:下丘脑-垂体的病变造成的继发性性腺功能低下者,可用绒毛膜促性腺激素(hCG),1000～1500U,每周 2～3 次,肌内注射,一般以 2 万 U 为 1 个疗程,可间歇使用,对多数患者有一定效果,且可以配合安特儿治疗,用法及用量同上。

（3）非性腺功能低下疾病引起的性欲低下：对此类性欲低下者，雄激素替代治疗并无直接疗效，但可有心理暗示性治疗效果，也可以短期应用。

2. 其他药物　麻黄碱 50mg，睡前口服；左旋多巴（L-dopa）每次 250mg，每日 2～3 次，口服，有一定疗效。

（三）综合治疗

1. 保持充足的睡眠　多项研究都证实，良好、充分的睡眠是提高性能力的一个主要方法。此外，睡得好了，人体各系统的反应功能也会更加灵敏。当大脑接收到性刺激后，会积极作出反馈。

2. 饮食平衡　健康的饮食习惯会改善血管状况，从而提高向生殖器官供血的能力。此外，均衡的营养能降低男性胆固醇水平，减缓动脉硬化，改善性欲低下的问题。

3. 坚持运动　良好的身体状态是性生活的重要保证，但在选择运动项目时也颇有讲究，比如骑自行车就不值得推荐。无论男女，长时间骑自行车都会严重压迫会阴部。对男性来说，可能诱发勃起功能障碍（ED）；对女性来说，可能出现会阴部麻木，对性爱的感受也会大幅下降。而像慢跑、散步等，都是不错的选择，适合大多数人。

4. 戒烟戒酒　嗜烟嗜酒都可能麻木大脑中枢神经，对各种外界刺激的反应会明显减缓。表现在性生活上，就是对性刺激反应迟钝，或是出现其他性功能障碍，如男性的早泄、女性的性高潮推迟等。

5. 改善夫妻关系　当男性性欲低下，妻子的正常性需求不能得到满足，性生活就会不协调。这时妻子不应冷言责怪，而应给予体贴和鼓励，并配合坚持治疗。性交前加强对性敏感区的刺激，以唤起丈夫的性兴奋。在夫妻性生活中，其内容并非一成不变，应注意不断协调，增加新的内容和兴趣。同时，性活动的方式是多样性的，性活动也未必一定要引起性交和性高潮出现。通过丰富多彩的性生活方式，常可以促使丈夫的性欲发生积极的变化。

（梁思敏　陈在贤）

第二节　性欲亢进（hypersexuality）

性欲亢进是指性欲持续地处于特别旺盛、饥渴状态，正常的性交频次不能满足性的需求，迫切要求增加性交频度、延长性交时间者。性欲亢进期多发生于青春期或成年初期，其发生率约为 1%；由于个人的认知及隐私问题，仅有极少数患者到医院就诊。由于性欲强弱在正常人之间存在明显差异，而且在不同年龄段、甚至在不同环境下都可有很大变化，因而很难为性欲亢进作出一明确具体的标准。

一、病因（etiology）

1. 精神因素　青少年时代的环境影响在发病中有一定作用，如患者双亲或朋友的性放纵，患者自身过早的性活动或涉猎过多的色情小说、淫秽录像，反复经常接收大量性刺激，以致沉溺于色香肉艳，纵欲过度而表现为性兴奋过多、过快、过剧。

2. 内分泌失调　内分泌失调是性欲亢进的主要原因。人类性行为和性功能的保持与下丘脑-垂体-性腺轴的正常运转密切相关，只要其中某一环节出现病变，就可以导致性功能障碍；同样，人类性行为和性功能也受到大脑皮质的影响，若大脑或下丘脑中枢发生病变，或对性激素敏感，增强了存在于下丘脑的性欲中枢过分活动，都会导致性欲亢进。

（1）神经系统疾病：下丘脑的病变如克莱恩-莱文综合征（Kleine-Levin syndrome），常见于 10—20 岁男性青年，其临床表现为嗜睡、贪食、性欲亢进、易怒或冷漠等。颞叶病变克-布西综合征（Klüver-Bucy syndrome，KBS）、颞叶性癫痫，造成性中枢兴奋性增强，导致性欲亢进。

（2）垂体生长激素分泌瘤早期，可反射性引起腺体分泌过多生长激素，出现性欲亢进。垂体 LH 分泌瘤、睾丸间质细胞瘤或增生，促使垂体前叶促性腺激素或雄激素分泌过多，导致性欲亢进。

（3）垂体功能亢进、肾上腺皮质功能亢进、甲状腺功能亢进时，虽然大部分表现为性欲低下，但在疾病的某个阶段可以表现为性欲亢进，甲状腺功能亢进症患者中 10%～20% 早期有性欲亢进。其原因是体内 FSH 和 LH 分泌过多，造成睾酮水平增高。部分睾丸间质细胞肿瘤患者,由于过多分泌睾酮,也可能产生性欲亢进。

（4）卵泡膜细胞瘤可使体内性激素的分泌增加,继而引起性欲亢进和思维混乱等精神症状。

3. 精神疾病　躁狂症、色情狂、精神分裂症、癫痫、妄想症、强迫性神经症等,由于大脑内在的控制性兴奋的能力下降,从而可以出现过多、过快、过剧的性兴奋。

（1）躁狂症:大脑病变使大脑皮质性欲中枢处于持续兴奋状态,或大脑皮质对脊髓低级性反射中枢的兴奋作用增强,对性兴奋抑制能力下降,在一些诱因影响下,患者可能发展为更年期精神病或躁狂症等精神病;这些病人多有情绪高涨、动作过多、思维奔逸、冲动行为等;不论男女60％以上有性欲亢进倾向。

（2）色情狂:色情狂分为体因性和心因性两类。体因性色情狂可见于颞叶病变、脑梅毒、过量使用大麻叶或可卡因及大量使用睾酮者,以及女性患肾上腺肿瘤或卵巢肿瘤者,均可出现色情狂。心因性色情狂可见于某些强迫症、躁狂症、精神分裂症及偏执性精神病患者,也可见于并无精神疾病,但具有潜意识心理变态者。

4. 其他因素(other factors)　引起性欲亢进的其他原因有部分脑卒中患者可表现出性欲亢进和阴茎异常勃起;某些慢性疾病,如结核病时,由于病变的原因导致性中枢神经功能紊乱,患者可以表现为不同程度的性欲亢进;某些药物,如吗氯贝胺(Moclobemide,抗躁狂症药)、氟奋乃静癸酸酯(Fluphenazine decanoate)、治疗帕金森病(Parkinson disease,PD)的药物左旋多巴(L-dopa)等也有报道称可能导致性欲亢进。

二、临床表现(clinical manifestation)

性欲亢进的表现是成天沉湎于性欲冲动之中,严重者成为色情狂,无休止地要求性交,如所求不能满足,则情绪不稳定、焦虑、烦躁、手淫,常伴有性关系紊乱,性交频率过高,甚至卖淫、嫖娼、强奸等。有不少患者会因得不到性满足而精神恍惚,性欲产生时完全不能自制。

三、诊断(diagnosis)

性欲亢进诊断缺乏精确的量化判断标准,因此诊断比较困难。正常男性青春期后,体内男性激素(睾丸素)大量分泌,性欲亢进,这个时期性欲达到最高峰值,而控制力却处于低谷;30岁以后,睾丸素分泌开始下降,性欲呈现递减趋势;当进入50－60岁时,睾丸素大量减少,性欲递减。一般认为我国男性的性交频率是:20－29岁每周4～5次、30－39岁每周2～4次、40－49岁每周1～2次、50－59岁每周1次、60－65岁每月2次、65岁以上每月1～2次。大约有2/3的人在60岁以后和1/2超过70岁的人仍然保留着性生活。

1. 病史　临床工作中,真正的性欲亢进是极少见的,当病史中出现以下情况时,应考虑到性欲亢进。

（1）性欲特别旺盛:典型的性欲亢进者表现为十分强烈的性交欲望,整天沉醉于性冲动之中,要求每天过性生活,甚至一天多次性交,一旦性交长时间不易抑制,使妻子不胜其烦,家人亦忧心忡忡,即使如此也仍不能得到充分的性满足。为了获得性满足,不论白天及夜晚,不管在什么地方,均要寻找一切可能的性交对象和一切可能性交的机会,甚至发生性犯罪;如达不到这种强烈性交的要求,就浑身难受、头昏、失眠、四肢无力、发呆。由于过度性交,常出现头晕、头痛、心悸、少尿、恶心、呕吐、食欲减少、疲乏无力、工作效率降低、精神痛苦等症状。当这种欲望如无处发泄时,便出现焦虑、激惹、心悸、失眠等症状,甚至可因痛苦不堪或极度羞愧而自杀。

（2）色情狂:性欲极度亢进者称为色情狂,其表现是成天沉醉于性欲冲动之中,无休止地要求性交,为了满足性欲,可以同一切可能的性交对象发生性关系,如仍不能满足,则情绪不稳定、焦虑、烦躁、手淫,常伴有性关系紊乱,性交频率过高,甚至卖淫、嫖娼、强奸、乱伦等。男性者称男性色情狂(satyriasis),女性者称为女性色情狂(nymphomania)。

（3）其他:有原发性器质性疾病史。

2. 体格检查　应进行全面系统的体格检查,注意有无下丘脑、垂体、甲状腺等神经、内分泌系统疾病,注意相应的体征。精神系统检查应注意自身的判断力、认识力及情绪、控制力有无变化。

3. 实验室检查　主要是与原发性器质性疾病相关的检查及性激素水平测定。对突然出现的性欲亢进、性行为异常，首先应考虑到脑部疾病，可做颅脑 CT 检查，有时可以发现脑肿瘤或其他疾病。这时既可以发现性欲亢进的原因，又能及早发现脑部原发疾病，以便早期合理治疗。部分性欲亢进患者血清中的 T 水平升高。

四、鉴别诊断(differential diagnosis)

1. **生理性性欲旺盛**　性欲亢进要与精神性或个体差异的性交频率增多的性欲增强相区别，这类性欲增强为生理性或性知识不足，并非病态的性欲亢进，主要包括以下一些情况。

（1）处于青春期发育旺盛时期的未婚青年，由于性激素水平较高，本身如果缺乏正确的性知识，受外界因素如色情小说、色情录像等刺激很容易引起性中枢兴奋，但受客观或主观条件的制约，性欲得不到满足，因而可出现较频繁和较长时间的阴茎勃起，或手淫频率较多时，自认为性欲亢进而就诊。

（2）新婚夫妻由于性生活经验的缺乏，性生活不协调，每天性交次数可能较多，或由于女方因为害怕疼痛，或其他原因使其对性产生抵触情绪，使男方被误认为是性欲亢进。

（3）夫妻双方性生理或性心理的不同步性，妻子性需求减弱，使男方被误认为是性欲亢进。

（4）一段时间内受多种的心理精神因素的影响，表现为性交频率有所增加，而男性自认是性欲亢进而就诊。

2. **阴茎异常勃起**　阴茎异常勃起是指不伴有性兴奋的阴茎长时间持续痛性勃起，常见于阴茎损伤、罂粟碱海绵体注射后、白血病、镰状细胞病等，性交后阴茎仍不痿软；而性欲亢进是指要求性活动，性交的次数明显增多，为一种强迫的性要求，但性交后阴茎痿软，通过病史详细询问及体格检查可以作出鉴别。

五、治疗(treatment)

1. **病因治疗**　性欲亢进为器质性病变者，针对原发器质性疾病进行治疗，当原发疾病得以控制后，性欲亢进的问题就比较容易解决。如卵泡膜细胞瘤行肿瘤切除后，病症消失恢复正常。

2. **性教育和心理辅导**　主要是针对心理精神因素或个体差异性的性欲增强的男性有一定的效果，而对病态的性欲亢进疗效不明显。传授科学的性知识、性卫生，纠正错误的认识，解决思想负担，消除心理障碍；帮助患者进行意志控制，暂时与伴侣分居一段时间，控制手淫，减少性刺激；鼓励患者参加文娱、体育活动，转移其注意力，使性神经有适当的休息机会；并配合使用镇静药或抗焦虑药，消除心理应激因素和紧张、恐惧、焦虑等情绪。

3. **药物治疗**

（1）镇静抗焦虑药物：内分泌失调者可用艾司唑仑每次 10mg，每日 3 次，或甲丙氨酯 0.2g，每日 3 次，或氯丙嗪 25mg，每日 3 次。舒必利（Sulpiride，止吐灵），口服比氯丙嗪强 166 倍，比皮下注射时强 142 倍，比甲氧氯普胺强 5 倍；抗精神病作用：抗木僵、退缩、幻觉、妄想及精神错乱的作用较强，并有一定的抗抑郁作用，无催眠作用。舒必利开始每日口服 300～600mg，1 周内增至 600～1200mg，肌内注射或静脉滴注，每日 400～600mg，一般以口服为主，对拒绝服药者，治疗开始 1～2 周内可用注射给药，以后改为口服，除精神分裂症外，其他疾病可减量 1/2～1/3，维持量每日 200～400mg，效果良好。

（2）抗雄激素药物：可采用大剂量激素以抑制性欲，对于男性色情狂可给予较大剂量的雌激素，但容易引起男性乳房发育，常用有己烯雌酚每次 2～3mg，每日 3 次，酯酸甲羟孕酮（安宫黄体酮，Medroxyprogesterone acetate，MPA）每次 5～10mg，每日 1 次，口服。醋酸环丙孕酮（Cyproterone acetate，CA）每次 50～100mg，每日 2 次，口服。对于女性色情狂可给予大剂量的黄体酮，利舍平也有一定疗效。近年来多采用环丙氯孕酮，一般剂量为每日 100mg，也可每日或隔日服用 1/4～1/2 粒含雌激素及黄体酮的避孕药丸。

（3）其他药物：LHRH 类似物（可以 T 分泌衰竭，明显降低 T 水平均数），如诺雷德（Zoladex），3.6mg，每 28 天 1 次，皮下注射。

（梁思敏　吴小侯　陈在贤）

第三节　性厌恶（sexual aversion）

性厌恶是指对性生活具有持续性的憎恶反应,男女皆可发病,以女性为多。患者心理上厌恶性行为,表现为对性的畏惧和焦虑,产生厌烦情绪;在性交时无反应,没有性高潮,感觉冷淡、恐惧、憎恶,从而尽力避免任何形式的性接触。但一般性欲及性反应正常,且勃起功能和射精功能也正常。

一、分级（grading）

Ⅰ级:只发生在特定境遇下,性厌恶只是针对特定的人或特定的性活动方式。

Ⅱ级:对性持强烈反感态度;无主动性要求,但尚能被动接受。

Ⅲ级:不仅从态度上,而且在行为上也极力排斥,回避任何性活动。

Ⅳ级:不仅从态度上与行为上排斥,而且还会出现病态性躯体反应,如恶心、呕吐、心悸、气短及周身冷汗等。

二、病因（etiology）

性厌恶主要原因为精神因素所致,也可由器质性疾病所致。

（一）性创伤经历

童年和青少年时期的性创伤经历,对性厌恶的发生起重要作用。

1. 性创伤史　往昔甚至童年时曾有过性创伤史(强奸、乱伦、性骚扰等),这种凌辱对其心灵造成很大创伤,便产生了性厌恶。

2. 青春期在性活动中曾遭受挫折,对性行为信心不足,产生恐惧或忧虑。

3. 曾有过乱伦的经历,认为性爱是罪恶,性生活是一种下流淫荡的行为,因此产生性厌恶。

4. 在性行为中曾遭到耻笑,使性心理负担过重,把性与被污辱联系起来,产生性厌恶。

5. 女性遭到强奸后,对其心灵造成巨大创伤,产生性厌恶。

（二）性恐惧和忧虑

1. 害怕妊娠　每次性交都是提心吊胆,担心受孕,影响了性交快感,并带来心理畏惧。

2. 伤害身体　性伴侣在性交活动中有任何性欲倒错行为,如虐待狂,使男性在性生活中反复受到精神或身体方面的伤害,从而对性行为可以产生厌恶。

3. 畏惧性病　对性病或艾滋病的恐惧,久之产生厌恶性活动的心理,可能带来的痛苦,从而避免性接触。某些女性存在自身阴部不洁感,怕污损配偶。

4. 畏惧性交失败　有少数人新婚后,多次性交失败者,非常紧张,认为自身性功能障碍,畏惧接触女性,畏惧再性交,把性生活看得十分可怕。或女方性交痛或不适使之害怕性生活,因此厌恶性生活。

5. 自卑感　青春发育期身体形态的某些异常,如有的女性身上多毛或乳房不发育,害怕被异性发现,产生自卑感,便极力回避性生活。

6. 性交无快感　男性性功能障碍,阳痿早泄,进入阴道即射精,女方无感就结束,无性交快感,觉得性交无乐趣,每次性生活都失望,由此造成男性在性生活中过重的心理负担,逐渐对性生活产生讨厌情绪,不愿过性生活。

7. 夫妻关系紧张　夫妻关系紧张或恶劣,妻子将拒绝性交作为一种报复或诱逼手段。

8. 思想压力　工作紧张、劳累、嗜酒或因某事造成的思想压力太大而导致性欲淡漠。

（三）器质性因素

1. 配偶不满意　对配偶期望过高,婚后发现妻子不漂亮,与婚前自己理想中的配偶相差甚远,无性感,无吸引力,因此厌恶过性生活。

2. 体态变化　生孩子后体态发生变化,自以为失去对异性的吸引力,或将对丈夫的注意力过多转移到孩子身上,或因家务烦琐而失却往日的性爱热情。

3. 患病中　部分急重病、慢性病及其治疗药物的不良反应,可以降低性兴趣,或因忧虑性生活可能加重疾病、损害身体而抑制性欲。

4. 精神疾病　如强迫神经症、神经衰弱、癔症性神经症、恐惧症等,偶有癫痫患者可以表现性厌恶。

三、临床表现（clinical manifestation）

典型的性厌恶者在和他人的性接触中各方面都充满着对性的厌恶反应。有些表现为处境性的，仅在与配偶或异性接触时发病。有些憎恶反应为生理性的，表现为周身出汗、恶心、呕吐、腹泻、心悸等，有些仅有厌恶情绪。某些患者可以仅表现为性活动次数减少或缺乏性活动兴趣。多数性厌恶者的性唤起正常，男性可有正常性交和射精活动，女性可有性高潮。少数患者合并阳痿、阴道痉挛或性高潮功能障碍等。

四、诊断（diagnosis）

性厌恶的诊断比较困难，特别是对心理精神因素所致的性厌恶的诊断。在诊断过程中，可以考虑应用量表，如《性厌恶评分表》（sexual aversion scale），其评分内容包括 30 个问题。临床上常常从以下方面入手诊断性厌恶。

1. 病史　性厌恶通常是对性行为或性活动思想上产生的一种持续性厌恶反应，这种反应既可局限于心理方面，其表现是对性行为或性活动思想的恐惧或忧虑，也可同时表现为心理或生理两方面，生理反应如头晕、心悸、胸闷、恶心、呕吐、腹泻、大汗、失眠等症状。性厌恶患者对性想象的忧虑常比实际性行为引起的忧虑更为强烈，对性产生联系的一些活动如拥抱、接吻、抚摸等都会使患者产生强烈的恐惧和忧虑情绪。但患者其他性功能如性欲、勃起、射精功能多表现正常，其性行为接受力差，主动性丧失。为了减少厌恶反应，尽量逃避性生活，表现为性生活次数明显减少和对性交丧失兴趣，偶尔性交往往也属迫不得已。性厌恶患者在生活的其他方面多表现正常，能胜任工作。临床上存在下列情况，并对性生活缺乏兴趣，有恐怖和忧虑时，应考虑性厌恶：①有性创伤经历；②性恐惧和性忧虑；③性生活不协调；④对某些疾病，如性病、艾滋病的恐惧情绪；⑤原发性器质性疾病。

2. 体格检查　应进行全面系统的体格检查，注意有无其他性功能障碍的体征，有无原发性器质性疾病的体征。

3. 实验室检查　主要是针对引起性厌恶的器质性疾病做相应的实验室检查及测定性激素水平。

五、鉴别诊断（differential diagnosis）

1. 性欲低下　性厌恶和性欲低下之间存在相互联系，持续发展的性厌恶，久之可能导致性欲低下，但多数性厌恶患者性欲一般没有改变。性厌恶是因为对性活动存在厌恶反应而回避性关系；性欲低下是性欲本身降低（即对性交的欲望降低）而致性活动、性行为减少。

2. 性欲倒错　性欲倒错是一种不正常的性欲，是一种持续性的、反复发作性幻觉，没有这种幻觉就不能激发起性欲和达到性高潮，性兴趣主要集中在替代的活动或物体上。有时性欲倒错的某些类型如恋物癖等有类似的性厌恶的表现，但是通过仔细了解病史和厌恶情况，一般可作出鉴别。

3. 正常的厌恶心理　性厌恶是对性行为和性生活从思想的厌恶，而不是对某一具体性行为方式厌恶，如对口交、鸡奸、奸尸等的极端反感属正常的心理反应，不应诊断为性厌恶。

4. 忧虑性精神病　本病不仅存在对性行为或性活动思想的恐惧和忧虑情绪，而且这种情绪表现在日常生活的各个方面上，而性厌恶在日常生活工作上表现无异常。

六、治疗（treatment）

1. 病因治疗　治疗引起性厌恶的原发性器质性疾病，性厌恶情绪随原发病的纠正而好转。

2. 心理辅导和性教育　对儿童进行科学的性教育，给有性创伤史的青少年提供保密环境，并尽量去除存在于其内心的性阴影。治疗效果与患者要求治疗的主观愿望和配偶的配合程度也相关，应给予必要的性技术指导和心理辅助治疗，治疗目的是消除性厌恶的后果和改善性生活方式，帮助其克服恐惧及忧虑心理，树立信心，可以采用性感集中训练法（sensate-focus-oriented therapy），提高与其触摸或被触摸有关的身体感觉能力，提高对触摸和裸露的耐受力和控制力，减少忧虑和恐惧以获得舒适感。治疗过程中配偶应避免对患者性体象、性自尊力和性幻想的不良刺激，避免有害的性引诱活动。

3. 药物治疗　部分性厌恶症状严重者，要以采用镇静药如地西泮治疗,另外,抗抑郁药物盐酸安非他酮(Bupropion Hydrochloride)每日 200～450mg,分次口服也有一定疗效。

（梁思敏　吴小候）

第四节　早泄(prospermia)

早泄是指性交时间很短即射精,有的患者阴茎尚未与女性接触,或刚接触女性的外阴或阴道口,或刚插入阴道后不到 2min,女性还未能感受到性快感就射精,射精后阴茎随之疲软,不能完成性交,不能维持正常性生活的一种病症。

国际性医学会 (International Society for Sexual Medicine,ISSM)从循证医学的角度上指出早泄的定义应包括以下 3 点。

1. 射精总是或几乎总是发生在阴茎插入阴道 1min 以内。

2. 不能全部或几乎全部进入阴道后延迟射精。

3. 消极的个人精神心理因素,如苦恼、忧虑、挫折感和(或)逃避性活动等。须包括以下 3 个要素。

(1)射精的潜伏期短。

(2)控制射精能力差。

(3)性满足程度低。

早泄是一种常见的男子性功能障碍,患病率在 14％ ～ 75％,国外有学者认为患病率在 35％～50％。

轻重程度:早泄分为 3 种程度。

轻度:阴茎插入阴道内时间 1～3min,能抽动 15 次以上,但不能控制性高潮。

中度:阴茎插入阴道时间少于 1min,能抽动 15 次以下,不能控制射精。

重度:阴茎不能插入阴道内,或能插入但不抽动即射精。

一、分类(classification)

(一)原发性早泄

1. 第一次性交出现。

2. 对性伴侣没有选择性。

3. 每次性交都发生过早射精。

原发性早泄少见,难以诊断。

(二)继发性早泄

1. 过早射精发生在一个明确的时间。

2. 发生过早射精前射精时间正常。

3. 可能是逐渐出现或突然出现。

4. 可能继发于泌尿外科疾病、甲状腺疾病或心理疾病等。

继发性早泄是后天获得的早泄,有明确的生理或心理病因。

(三)境遇性早泄

1. 过早射精不是持续发生,发生时间没有规律。

2. 在将要射精时,控制射精的能力降低,但有时正常。

境遇性早泄或称为自然变异性早泄。此类患者的射精时间有长有短,过早射精时而出现。这种早泄不一定都是病理过程。

(四)早泄样射精功能障碍

1. 主观认为持续或非持续射精过快。

2. 患者自己想象中的过早射精或不能控制射精焦虑。

3. 实际插入阴道射精潜伏时间正常甚至很长。

4. 在将要射精时,控制射精的能力变低。

5. 用其他精神障碍不能解释患者的焦虑。

此类患者射精潜伏时间往往在正常范围,患者主观上认为自己早泄,此类早泄不能算是真正的病理过程,通常隐藏着心理障碍或与性伴侣的关系问题。

二、病因(etiology)

早泄的病因分心理性和器质性两种类型,多数为精神心理性和对性爱知识的误解所致。

(一)精神心理因素

早泄有 80％～85％是由精神心理因素所致,如对偶尔一两次早泄过分忧虑,加重心理负担,以后性生活时形成紧张、早泄、更紧张、继续早泄的恶性循环等。

1. 久别重逢时性交　性交射精快与慢,与性交间隔时间成反比。性生活间隔时间短,性交时射精出现较慢。如长久无性生活,性处于"性饥饿"状态,一旦性交,性兴奋骤增,就会发生早泄。

2. 新婚初次性交　未婚男性对性生活充满憧憬与向往,因未婚阶段器官中精液积蓄,产生饱胀性刺激,新婚期初次性交时常迫不及待,过分兴奋与紧张常发生早泄。

3. 疲倦时性交　繁重工作劳累后,或过多饮酒后,或大病初愈后,身体虚弱,疲倦乏力时性交常发生早泄。当身体状况恢复后可恢复。

4. 夫妻感情不融洽时性交　夫妻感情不融洽,对配偶厌恶,夫妻不善于默契配合;性交时过分紧张与兴奋而射精过快;或女方患有生殖道炎症,性交时疼痛不适,女方要求尽早结束性交而引发早泄。

5. 长期性纵欲过度　长期看色情小说、电影、录像等性刺激,引起皮质中枢性兴奋,脊髓射精中枢兴奋性增高,性交过分兴奋而发生习惯性早泄。

6. 自卑时性交　怀疑自己的阴茎短小、体质虚弱、性能力低下,自卑,性交时提心吊胆,唯恐射精太早而早泄。

7. 畏惧疾病　畏惧引发疾病发作,如冠心病患者可能因为害怕过度性刺激会造成心肌梗死发作而发生早泄。

(二)器质性因素

1. 生殖器官疾病　如外生殖器先天畸形、包皮过长、包茎、阴茎头或包皮炎症、阴茎包皮系带过短、尿道炎、阴茎炎、附睾炎、慢性前列腺炎、精囊炎、精阜炎等可造成的早泄。

2. 脑部疾病　如多发性硬化症、脊髓肿瘤、脑血管意外等都可反射性地影响脊髓中枢,易引起习惯性早泄。

3. 全身疾病　如体质衰弱也可以使性功能失调,出现早泄。

4. 其他因素　阴茎头高度敏感、阴部神经在大脑皮质的定位、中枢5-羟色胺能使神经递质紊乱、勃起困难、前列腺炎、某些药物因素、慢性盆腔疼痛综合征、甲状腺功能异常均可能是 PE 的发生原因。

三、病理生理学(pathophysiology)

早泄患者的阴茎头的感觉比正常人更灵敏,

阴茎背神经,特别是阴茎头的感觉神经兴奋性比正常人高,以致在性交时对刺激的感受性过高而诱发早泄。近年研究证据显示,早泄与神经递质降低、5-HT$_{2C}$ 或 5-HT$_{1A}$ 受体的干扰有关,动物和人类研究证实 PE 与中枢系统特定区域 5-羟色胺能系统神经递质减少及 5-HT$_{2C}$ 受体低敏、5-HT$_{1A}$ 受体高敏有关。以前认为 PE 可能是心理和人际因素所致,近年研究表明 PE 也许是躯体疾病或神经生理紊乱所致,而心理/环境因素可能维持或强化 PE 的发生。

四、临床表现(clinicial manifestation)

患者在性交过程中,过于兴奋,女方还未能感到性交快感时即射精,阴茎疲软,不能满足女方的性交欲望,夫妻双方性生活均不满意,男方心情紧张、恐惧,影响性生活的快感与和谐。

五、诊断(diagnosis)

早泄主要表现是射精过快,通过询问病史及做相应的检查容易诊断。

(一)病史

1. 性生活史　早泄的诱因、频率、出现及持续的时间,控制射精能力,阴道内射精潜伏期,出现早泄的环境因素、性刺激强度及性伴侣情况,性行为双方感情情况,性交的特性和频率,射精及性高潮情况,女方满意程度,早泄的进展及演变情况,早泄对性行为双方心理因素和生活质量的影响,是否合并其他性功能障碍疾病,有无因为害怕过度性刺激会造成心肌梗死发作而发生早泄。

2. 一般病史　健康状况,教育背景,心血管疾病史,内分泌疾病史,神经系统疾病史,泌尿生殖系疾病史,外伤史,手术史,药物应用史,心理疾病及治疗史,性心理状况,其他全身疾病史;对于原发性早泄,应注意家族或遗传史,成长及生活史,精神创伤史,性心理及性取向等。

(二)体格检查

除系统检查外,重点是男生殖系统及神经系统检查。

1. 体格检查　①生殖系统检查:阴茎,睾丸,附睾,前列腺,男性第二性征。②神经系统检查:提睾反射,球海绵体反射,肛门括约肌紧张度。

2. 特殊辅助检查　①神经生理学检查:背神

经感觉诱发电位,神经肌电图检查。②自主神经功能检查。③阴茎血管检查。④膀胱镜检查。⑤经直肠超声检查。⑥尿流率检查。⑦勃起功能检查。⑧阴茎震动刺激实验。

3. 心理疾病评估　患者及配偶性心理及相关心理疾病评估。

(三)实验室检查

不复杂的早泄一般不做实验室检查。进行泌尿外科常规检查和必要的实验室检查来判定有无外生殖器及前列腺疾病等诱发原因,如有无包皮阴茎头炎、前列腺炎、精囊尿道炎等其他诱发原因。必要时可进行睾酮、泌乳素等性激素水平检测。

(四)阴茎震感阈测定

对于复杂性早泄可以采用阴茎震感阈测定法,以了解阴茎感觉度和感觉神经的功能,来评价阴茎背神经向心性传导功能和脑神经中枢的兴奋性。通过阴茎震感阈测定器记录阴茎体部两侧、阴茎头、阴囊的震感阈值来分析早泄。

(五)阴道内射精潜伏期

阴道内射精潜伏期是一个可以测定的评价早泄的重要指标,广泛地应用于早泄的诊断和临床研究中。但由于早泄和非早泄男性中阴道内射精潜伏期的时间重叠性太大,单独应用其诊断早泄是不够的,另一方面人为测定阴道内射精潜伏期会对射精的自我控制感产生显著的直接影响,而对射精相关的心理行为不产生显著的影响。在临床实践中,单用阴道内射精潜伏期诊断早泄有80%的特异性和80%的敏感性,如果同时加上控制射精的情况、对性行为满意度和由此导致的心理困扰和人际交往障碍中的某一条,其特异性就可以达到96%。

(六)早泄评估问卷调查表

应用基于患者报告结果的问卷来评价早泄,并据此鉴别出早泄患者并作出诊断。这些问卷表主要包括早泄诊断工具、阿拉伯早泄指数及中国早泄问卷调查表等。

1. 早泄诊断工具　评价射精控制力、早泄频率、心理苦恼和人际交往困难。

2. 阿拉伯早泄指数　评价性欲、完成充分性交的坚硬勃起、射精时间、射精控制力、患者及伴侣满意度、焦虑或抑郁。

3. 中国早泄问卷调查表及其他量表　表述早泄特征及确定疗效的量表还包括早泄谱、早泄指数等。

六、治疗(treatment)

早泄的治疗是为了延长射精潜伏期,提高射精的刺激阈、患者及性伴侣的满意度。早泄的治疗应根据不同的病因选择相应的治疗方案。目前早泄的治疗包括药物、心理及行为等疗法,首选药物治疗。在开始治疗 PE 前,应充分评估患者的阴道内射精潜伏期(IELT)、PE 的持续时间及其类型,这对于早泄的个体化治疗特别重要,同时还要明确是否伴有 ED 或其他性功能障碍,对合并ED、慢性前列腺炎、生殖道感染、包皮过长、甲状腺功能亢进等相关疾病,需要先进行或同时进行治疗;如果手淫或因心理压力引起早泄,也可通过渐进式延时训练法来治疗。

(一)药物治疗

药物治疗是早泄治疗的推荐首选治疗方法。

1. 抗焦虑抑郁药物　早泄与大脑皮质的过度兴奋有关,镇静安神抗焦虑药可调节大脑皮质的神经活动,整合在大脑皮质中形成的病理性优势兴奋点,有提高情绪、抗焦虑、延长射精时间的作用,但镇静药、抗焦虑药、激素及所谓壮阳固精药物对早泄的疗效仍有争议。目前选择性 5-羟色胺再摄取抑制药(selective serotonin reuptake inhibitors,SSRIs)、三环类抗抑郁药(tricyclic antidepressants,TCAs)和局部麻醉药物(topical anaesthetic)治疗原发或继发性 PE 均有不同疗效。对于难治性或特别严重的 PE 患者(IELT<30~60s 或插入阴道前即射精),口服 SSRIs 联合行为治疗或局部麻醉药物可取得较好的疗效,明显优于单一治疗。

通过对自主神经系统有作用的药物,可起到控制射精的作用,这些药物大部分为选择性的 SSRIs,如舍曲林(Sertraline)25mg/d,3 周,50mg/d,3 周;帕罗西汀(Paroxetine)第 1 周 20mg/d,50mg/d,共 5 周;优克 20mg/d,疗程 8 周或 3 个月;氯米帕明 25~50mg/d,性交前 50mg,共 8 周;苯氧苄胺 20~30mg/d;此外,还有氟西汀(Fluxetine)等。这类药的不良反应为不同程度的食欲减退、恶心、呕吐、腹泻、失眠、疲劳、知觉障碍、皮疹、头痛、耳鸣等。用药期间可根据其疗效及不良反应适当调整。

2.枸橼酸西地那非　用于治疗 ED 的药物在小范围研究中证实可以提高早泄患者的射精潜伏期。最近一个 80 例非 ED 男性的研究显示,西地那非与 Paroxidine 共用顿服较 Paroxidine 单用提高了射精潜伏期,尽管增加了头痛、脸红等不良反应。如此用药基于药物维持坚硬的勃起延缓了患者快速达到高潮的假说。对于心理咨询和行为辅导失败的早泄患者可用 Paroxidine＋西地那非治疗。

3.α 受体拮抗药　由于射精与交感神经系统相关,α 肾上腺素能受体拮抗药可降低交感神经兴奋性,被用来延迟或阻止射精,如苯氧苄胺,药物治疗疗效为 50％左右。有试验报道表明,阿夫唑嗪(Alfuzosin)和特拉唑嗪(Terazosin)对早泄有中等疗效。对酚苄明(Phenoxybenzamine)和普萘洛尔也有研究,但现有证据不足以推荐它们用于临床。

4.中成药　治疗早泄有一定疗效,且不良反应少。

(1)麒麟丸:制何首乌、墨旱莲、淫羊藿、菟丝子、锁阳、党参、郁金、枸杞子、覆盆子、山药、丹参、黄芪、白芍、青皮、桑椹。主治阳痿早泄,女子月经不调,或男子不育症,女子不孕症。一次 6g,一日 3 次,疗程 3 个月。

(2)还少胶囊:熟地黄、山茱萸、山药(炒)、枸杞子、杜仲(盐制)、巴戟天(炒)、肉苁蓉、五味子、小茴香(盐制)、楮实子、牛膝、茯苓等 15 味。主治阳痿、遗精、早泄;男性少精、弱精、无精引起的不孕。一次 5 粒,一日 2～3 次,疗程 3 个月。

(3)强肾片:鹿茸、人参茎叶总皂苷、山茱萸、枸杞子、补骨脂、熟地黄、桑椹、杜仲(炙)、牡丹皮、丹参、益母草、茯苓等 14 味。主治遗精、阳痿、早泄。每片 0.63g,一次 4～6 片,一日 3 次,疗程 3 个月。

(4)伊木萨克片:乳香、牛鞭、肉豆蔻、高良姜、丁香、欧白及、马钱子、罂粟壳、麝香、龙涎香、西红花。主治早泄、阳痿、滑精、遗尿及神经衰弱。每片 0.5g,一次 2 片,一日 1 次,晚饭后服用,疗程 3 个月。

5.局部用药　性交前局部麻醉药应用于阴茎可延迟射精。用 1‰丁卡因或 2‰利多卡因等表面麻醉药在性交前 10min 涂于阴茎头,以降低阴茎头的敏感性、延长射精潜伏期。应用局部麻醉药后,用不用避孕套均可,没有明显不良反应。延长麻醉时间(30～45min)可导致勃起消失,原因在于相当一部分人阴茎感觉麻木,阴茎感觉减退限制了部分患者对这种疗法的接受。阴茎局部麻醉残余物的扩散也可导致性伴侣阴道壁麻木。自身或性伴侣对局部麻醉过敏体质的患者不适用。

(二)心理治疗

此为推荐治疗方案。不少成年男性受射精过快困扰,其中不少情况是由于心理因素引起,因此其治疗应仅限于性生活指导和心理干预,如减轻操作焦虑、提高自信心等。早泄绝大多数是心理性的,向病人传授有关性生活的知识,如男女之间性反应存在生理性差异等,从而帮助病人解除顾虑,减少对早泄的恐惧、焦虑与紧张心理,掌握性生活的技巧。

1.传授早泄知识　当新婚期初次性交或久别重逢性交时发生早泄,这属于正常的生理现象,因正常成年男性不断生产精液并储存在附睾、精囊及前列腺内,如较长时间没有遗精或性交排精,精液积聚,当性交刺激时,会迫不及待地过早射精。当繁重工作后疲倦乏力,或大病初愈后身体虚弱,或过多饮酒之后软弱无力时进行性生活,性兴奋和反射性射精活动都会降低,均可导致一过性过早射精,待身体情况好转后可逐步恢复正常。这些均属正常的生理现象,不必紧张与焦虑。异性之间的性交时间一般为 3～13min,3～7min 为可接受的时间,理想的时间为 7～13min。正常男性偶尔出现这种现象,不足为怪,但经常早泄,不能完成性交全过程,就是病态的,可诊断为早泄。新婚初次性交或夫妻久别重逢所出现的早泄现象,大多是因为男子精满则溢、心情激动所致,不能作为病态对待。待性生活正常后,早泄现象就会消失。男女性交有"男快女慢"的特点,男性表现为勃起迅速,很快进入性高潮而射精;而女性性兴奋出现较慢,一般要经过十几分钟,甚至更长时间才到来。早泄是指性交时阴茎插入阴道后,不能控制足够的时间(<3min)就射精,之后阴茎立即软缩,由于女性尚未达到性高潮,致使性功能正

常的女性在性交中得不到满足,影响性生活的快感与和谐,这就可以判定为早泄。

2. 女方配合　早泄的治疗,妻子的配合很重要,因为女方的误解、埋怨、不耐烦与不满情绪,会使男方更紧张与更焦虑,从而心理负担加重。女方的体谅、关怀、安慰与配合,可逐步缓解男方的紧张与焦虑,树立起治愈的自信心。多次频繁性交后,会延长射精潜伏期,逐渐达到双方的性高潮和性满足,进而恢复到正常。

(三)行为疗法

此为选择性治疗方案。行为疗法在治疗 PE 时有效,但费时,需要性伴侣的配合和帮助,实施有一定难度,且远期疗效尚不明确。因此在原发性 PE 中,行为疗法不推荐作为一线治疗,而当患者拒绝药物治疗或难以耐受药物引起的不良反应可考虑使用。早泄多为高级性中枢兴奋性过高,对脊髓初级射精中枢的抑制过程减弱,导致骶髓射精中枢兴奋性过高,射精所需要的刺激阈太低所致,因此,早泄的治疗是提高射精刺激阈。苏联性心理学家柯拉多赫维尔根据其治疗原则制订了一套家庭作业疗法,要求患者按质按量完成,共分 7 套,即相互触摸性敏感区、建立女性器官的兴奋感、激发阴茎的感受、延长阴茎兴奋时间、性器官接触时的感受、阴茎进入阴道后对阴蒂刺激的感受及性兴奋感受等。

1. 西曼斯(Semans)法　即捏挤法。此法通过手捏挤阴茎来提高阴茎的感觉阈值,提高阴茎对刺激的耐受能力和延缓并控制射精的能力来治疗早泄,适用于阴茎感觉敏感的早泄。捏挤法男女双方都可进行,但由女方进行比由男方单独进行效果更好。女方用手刺激男方阴茎,开始时单纯捏挤,不进行性交,女方用拇指放在阴茎系带部位,示指和中指放在阴茎冠状沟缘的上下方,轻轻捏挤 15～20s,然后突然放松,如此进行 4～5 次。然后进行性交,阴茎插入阴道后暂不提插,静止不动,稍后拔出阴茎,再行捏挤 4～5 次,后再插入阴道,开始缓慢提插,待至快射精时,再次拔出阴茎进行捏挤,后再插入阴道静止 4～5min,提插速度可加快直至射精。经过半个月或 1 个月的捏挤法治疗后,多数患者射精时间可延长,这样可捏挤阴茎根部,效

果也佳,而减少阴茎拔出的麻烦。捏挤法一般需进行 3～6 个月才能巩固疗效,据调查报道有效率可达 95.1%。但目前对这种疗效存在争论,有报道其成功率低于 35%。

2. 性工具疗法　提高性刺激阈,一是夫妻双方的手法配合训练,二是现代的性工具疗法。所谓性工具是指能够帮助男女克服他们性困难而像正常人那样完成性反应的一些器具,假阴道对男子阳痿、早泄的治疗有一定帮助。由于假阴道内含振荡器装置,对阴茎有一定按摩、刺激作用,反复训练,有助于早泄的恢复。

3. 性交前自慰　在性交前可先自慰,自慰时应该延长时间,在快要高潮时,立刻停止,反复多次,可提高自慰的时间,从而训练如何控制性交的时间。

(四)间断式性交法

此为推荐治疗方案。性交初期,男方尽量保持平静,动作从容缓慢,充分利用女方性感觉缓慢的特点,辅以抚爱动作,使女方将性感逐渐集中到性器官上,并促进其高潮早些到来,当男方感到有强烈的射精欲望而难以克制时,立即停止阴茎的提插,休息片刻,可降低阴茎头的刺激而降低性兴奋,从而抑制射精的发生。待射精预感完全消失后再行性交活动,如此反复间断式性交,可延长性交时间,避免习惯性早泄。

(五)避孕套法

此为推荐治疗方案。戴避孕套进行性交,可减轻阴茎与阴道摩擦的刺激,降低阴茎头的敏感度,使男性性兴奋的敏感性降低,从而延长性欲达到高潮的时间,延长性交时间,这样可避免早泄。男性也可在性交前半小时将麻醉药涂于阴茎头上,然后戴上避孕套性交,这种方法也有效。

(六)原发病治疗

此为选择性治疗方案。积极治疗可能引起早泄的各种器质性疾病,从根本上避免早泄的发生。对于器质性原因引起的早泄,要积极治疗原发病,原发病治愈后,早泄也会好转。另外,局部封闭疗法、针灸治疗及中药治疗均曾广泛采用,但真实疗效尚难以确定。

(陈在贤　张唯力　陈宏星　蔡明强)

第五节　遗精(spermatorrhea)

遗精是在无性交活动的情况下发生的一种射精活动。青春期后的男子均会出现不同程度的遗精。青春期男性体内雄激素水平明显增高,睾丸、精囊、前列腺、尿道旁腺等组织器官迅速发育成熟,不断产生精液,当精液量超过附睾和精囊的储存限度时,就会出现"精满自溢"的现象,反射性地引起射精,使精液从尿道溢出体外,这种遗精属正常的生理现象。

遗精发生在睡梦中者称为梦遗;发生在无梦清醒状态时则称为滑精。梦遗及滑精是遗精轻重不同的两种症候。遗精的频度个体之间差异极大,可以每周 1 次或数周 1 次,平均为每月 2~3 次,在正常范围内就不算病理状态;滑精则不然,不论次数多少都应视为异常。在有规则的性生活时,经常出现遗精或遗精过于频繁,或在非性活动时想象及接触性活动就出现遗精则为病理现象。

未婚男性 1~2d 遗精 1 次或一夜数次,就称为频发性遗精。这种过分频繁的遗精常是大脑皮质兴奋作用增强的一种表现,往往会引起早泄,进而由于过分的兴奋而产生抑制,又会表现为阳痿。频发性遗精属于病态,需要重视和进行合理的治疗。

一、病因(etiology)

可能诱发遗精的因素如下。

1. 性刺激因素　看色情书刊、录像或电影等中的性刺激镜头刺激大脑,使大脑皮质持续存在性兴奋,从而诱发遗精。

2. 精神因素　由于性的要求过分强烈不能克制,特别是在睡眠前思淫引起性兴奋,长时间使性活动中枢神经受到刺激,因而极易诱发遗精。如思想过分注意在性的问题,对性刺激极敏感,与异性过于密切的接触,看了色情书刊或电影中的性刺激镜头等。

3. 纵欲手淫　房事纵欲或手淫频繁,射精中枢呈病理性兴奋而诱发遗精。

4. 过度疲劳　过度体力或脑力劳动,使身体疲倦,在睡眠中大脑皮质下中枢活动加强而致遗精。

5. 体质虚弱　长期慢性病或腰脊髓损害刺激、严重的神经衰弱或精神紧张等,均可引起遗精。

6. 炎症刺激　外生殖器及附属性腺炎症,如包皮阴茎头炎、前列腺炎、精囊炎、附睾炎及精阜炎等的刺激而诱发遗精。

7. 物理因素　仰卧入睡,被褥温暖沉重,压迫外生殖器,或穿紧身衣裤,压迫促使阴茎勃起而诱发遗精。

8. 精满则溢　睾丸不断产生精子,精囊腺和前列腺也不断地产生分泌物。在体内储存到一定量时,稍加刺激精液就会自动排出。

二、临床表现(clinical manifestation)

患者多为青壮年人,多在睡眠状态下遗精,轻者则每周 1 次,重者每夜 1~3 次或每周 2 次以上,或在清醒时滑精。患者多认为遗精可严重损害健康,从而形成很大的精神负担和思想压力,常出现精神萎靡、头晕耳鸣、神经衰弱、极易疲乏、虚弱无力、腰酸腿软、失眠多梦、健忘等一系列精神症状,严重者出现性欲减退、早泄、阳痿等性功能障碍。

三、诊断(diagnosis)

根据病史,青壮年发生每周 1 次或每周数次遗精者,了解患者年龄、婚姻状况、性生活情况、对性知识的认识及有无手淫习惯等进行诊断。但应鉴别是生理性还是病理性遗精。

1. 生理性遗精(physiological spermatorrhea)　多见于青壮年,未婚或婚后分居;身体健康,精力充沛,或遇事易激动,或劳累紧张的健康人;一般 2 周 1 次或更长时间,遗精量多而精液黏稠,遗精时阴茎勃起功能正常。

2. 病理性遗精(pathological spermatorrhea)多见于中老年或身体先天不足者;多见于面色无华,身体疲倦,大量吸烟,饮酒无度,过食肥胖,体形虚胖或疲弱之躯,常有手淫、房事过度、色欲不遂等经过;遗精频繁发生,有的入夜即遗或清醒时精液自出,遗精量少而清稀,遗精时阴茎勃起不坚或根本不能勃起,遗精后出现精神疲惫、腰膝酸软、耳鸣头晕、身体乏力等症。

四、治疗(treatment)

对频繁遗精者应根据发生的诱因进行治疗,治疗时要注意以下几点。

1. 心理治疗　由于患者认为有损健康,对遗精怀有恐惧心理,应解释遗精本身是一种生理现象,如次数不多,不会影响身体健康、工作和生活,不必为此焦虑,解除患者不必要的思想负担,消除恐惧、紧张、焦虑的心理状态,遗精可逐步缓解。

2. 遗精疾病的治疗　积极治疗引起遗精的疾病,如包皮过长应行包皮环切术,对炎症性疾病,如包皮阴茎头炎、前列腺炎、精囊炎、附睾炎及精阜炎等应及时治疗。原发疾病治好了,遗精也会逐步缓解。

3. 节制性欲　婚后保持正常的性生活频率,不迷恋色情淫秽书刊和影视音像制品,逐渐戒除手淫,减轻思想负担,使心理逐渐康复。

4. 注意生活起居　建立正常且有规律的生活习惯,不吃刺激性食物,睡前不要剧烈运动,睡时不要手淫等,养成侧卧睡的习惯,衣裤应稍宽松,被褥不宜过重过暖。

(张唯力　陈在贤　林艳君)

第六节　不射精症(anejaculation)

不射精症是指阴茎能正常勃起和性交,能在阴道内维持勃起及性交一段时间,甚至很长时间,不能射出精液,或是在其他情况下可射出精液,而在阴道内不射精,因此无法达到性高潮和获得性快感。据统计不射精,占一般人群中的 0.14%,占男性性功能障碍患者中的 8%,占男性不育症患者中的 0.39%~32.39%。

射精是神经、内分泌和生殖系统共同参与的复杂的生理反射过程,其中交感神经的兴奋性起着主导作用,多数健康男人从阴茎插入阴道到射精需 4~15min。先天性即原发性不射精罕见。不射精由于在性交中无性高潮,可使性兴趣大减,致性欲减退,影响夫妻感情,不射精影响生殖健康,可引起男性不育。

一、分类(classification)

不射精症分原发性和继发性两类。

1. 原发性不射精　原发性即先天性或生理性不射精,罕见。其特点是无论在清醒状态还是在睡梦之中,从未有射精,多为先天器质性疾病所引起。

2. 继发性不射精　较为多见,通常有两种情况:其一是曾有在阴道内射精经历,由于某些原因而目前在阴道内不能射精;其二是在阴道内不能射精,而以手淫或其他方式可以射精。但通常是意识清醒不射精,尽管缺乏性高潮,夜间可以发生遗精。

二、病因(etiology)

射精是由中枢神经系统和周围神经系统、内分泌系统及生殖系统共同参与的复杂性生理反射过程,如果该过程的任一个环节发生功能或器质性障碍,均可导致不射精症。引起不射精的原因很多,主要分为功能性和器质性两大类,多为功能性。

(一)性功能因素

1. 性知识缺乏　对性交及全过程缺乏了解;这些人当中有 70% 以上是因为性知识缺乏及房事方法不正确所引起的。

(1)把性生活看成肮脏、淫秽,怀有畏惧犯罪的心理等性交;会对射精起抑制作用。

(2)对伴侣双方缺乏交流和抚摸等调情活动,所感受到的性兴奋较低。

(3)不懂得性交时阴茎应抽动,只是停留在阴道中,不久即变软。

(4)阴茎进入阴道后抽动的频率、强度及时间不够,使射精中枢性兴奋不足,不能达到性高潮,导致不射精。

2. 女方因素　女方体质差,害怕性交疼痛,限制男方抽动;女方担心怀孕,对性活动厌烦,使男方性冲动受挫。

3. 环境因素　如住房窄小,多人同住一房间,怕别人知道,性交受到抑制,影响性活动。

4. 精神心理因素　为常见原因。如对配偶不满意、夫妻关系不协调、思想压力大、性生活环境不佳等,均可使男方对性生活采取克制态度,长此以往会导致不射精症。

5. 长期手淫　阴茎长期受到手淫的强刺激,使射精中枢的兴奋阈值过高所致。

6. 精神创伤　性冲动受抑制,射精中枢兴奋阈值过高。

7. 药物影响　如精神性药、抗高血压药、镇静药、抗雄激素药、肾上腺能阻滞药等都可以造成不射精。如治疗高血压的胍乙啶和利舍平,治疗神经衰弱的利眠宁、硫利达嗪等。

8. 毒物影响　长期酗酒或吸食毒品,如可卡因、尼古丁等慢性中毒,以及吗啡瘾等都会抑制射精,诱发不射精。

9. 其他因素　性交过频,工作过于劳累。

(二)器质性因素

1. 神经系统病变　中枢神经支配人的射精活动,大脑功能异常或外界性刺激传入的障碍,如脊髓损伤、某些颅脑病变、脊髓空洞症、帕金森病等。病变造成鞍区骶脊髓内射精中枢及 T_{12}-L_1、S_4-S_5 的功能紊乱或损伤,也会延迟射精至完全不能射精。当盆神经、马尾、脊髓下段受损伤时,向射精中枢传递的兴奋将显著减少或完全消失而不能射精。外周神经病变或损伤,如腰交感神经切除术、腹膜后淋巴结清扫术、盆腔手术等。

2. 内分泌功能紊乱　如糖尿病、垂体功能低下、甲状腺功能亢进、肢端肥大症、黏液性水肿等。

3. 生殖器病变　如包皮过长、包茎、膀胱颈松弛,严重尿道下裂、尿道上裂、阴茎外伤、阴茎硬结、阴茎纤维化、严重阴茎弯曲、精阜肥大、前列腺炎、精囊炎等。

三、临床表现(clinical manifestation)

患者性交时,维持较长时间没有射精动作,而平时手淫时可射精或非性生活时遗精,如梦遗。

四、诊断(diagnosis)

有下列条件者即可诊断为不射精。

1. 在正常性刺激下不能射精。

2. 性交时无性欲高潮及射精动作。

3. 功能性不射精有遗精、器质性不射精无遗精。

五、鉴别诊断(differential diagnosis)

1. 逆行射精　与不射精的相同之处是,性交时没有精液从尿道口射出。但逆行射精者性交时间正常,性交中有性高潮,也有射精动作,在性交后的第一次尿液中有白色絮状物,镜检可见大量精子和果糖。

2. 无精子症　性交、射精及性高潮正常,有精液排出,化验无精子。

3. 阴茎异常勃起　阴茎持续勃起达 6h 以上,甚至长达数日,即使射精后也不变软,伴有阴茎疼痛。

六、治疗(treatment)

不射精的治疗,应找出其发生的原因,针对病因进行治疗。

1. 性知识教育和心理治疗　纠正错误的性观念,解除心理压力,克服焦虑情绪对不射精症的影响;改善居室环境,营造良好的性爱环境;女方要配合男方,帮助男方消除性焦虑,使男方在充分放松和充满激情的心理状态下性交,加强刺激强度,使阴茎能接受更多的性刺激,使男方体验到性高潮。

2. 药物治疗　避免服用可能诱发不射精的药物。常用麻黄碱和左旋多巴,麻黄碱 50mg,在性交前半小时口服,可使肌肉张力增强,中枢神经系统的兴奋性增高,有助于射精功能的恢复,但高血压或冠心病者禁用。左旋多巴 0.25g,口服每日 3 次,能抑制泌乳素水平并增加血循环中的生长激素和肾上腺素水平,增加肾上腺素能神经末梢的儿茶酚胺分泌,从而达到兴奋大脑皮质、交感神经和体神经的作用。士的宁 2mg、维生素 B_{12} 500mg、麻黄碱 30mg、生理盐水 5～10ml、2％利多卡因 5ml,在第 2 骶孔封闭注射,每周 2 次。有报道其配合性指导治疗总有效率达 80％。内分泌失调或药物所致的射精障碍应适量补充激素,丙酸睾酮用于年龄较大或精神抑郁性性功能减退者。射精管梗阻可用内腔镜切开射精管口。

3. 按摩器理疗　用按摩治疗器刺激阴茎头、尿道口、冠状沟处,靠其振动的机械刺激产生的性交的快感,可激发射精。

4.电刺激疗法　用电刺激前列腺、精囊的神经而诱导射精。经直肠插入探子,电刺激强度为0~30V,0~75mA,逐渐增加强度,密切观察精液射出,每次治疗平均刺激为15.6V,315mA。通常开始15次的刺激强度为5~15V,后期15次的刺激强度为5~20V。治疗时注意观察直肠温度变化,如高于40℃即停止操作,同时观察血压和有无直肠损伤,以便及时处理。约50%功能性患者一次治愈,绝大部分患者多次重复治疗可恢复正常。Francois和Brandley以电振动治疗脊髓损伤患者,颈椎损伤患者成功率90.9%,胸椎为67.5%,而胸腰椎损伤者仅为22.2%。直肠插入电刺激治疗不射精成功率为60.9%。

5.手术治疗　包皮过长者行包皮环切术。

（张唯力　陈在贤）

第七节　逆行射精（retrograde ejaculation）

逆行射精是指男性在性交过程中,有性高潮也有射精动作,但精液未从尿道射出体外,而从后尿道反流进入膀胱,称逆行射精。逆行射精,会导致女性无法受孕等后果,本病是男性不育的原因之一。

正常成年男子在性交达到性欲高潮射精时,膀胱颈部在交感神经支配下关闭,而使精液经尿道射出体外。逆行射出是指正常男性在射精前的膀胱都处于关闭状态的,但是逆行射精的患者却刚好相反,因为他们在射精时膀胱没有关闭所以很容易将浆液逆行射入膀胱内。如膀胱颈的正常解剖完整性受到破坏,或其神经紧张度出现紊乱,性交达到性欲高潮射精时,膀胱颈不能关闭或膜部尿道阻力过大所致（见彩图7-1）,精液向后即反流进入膀胱内,则出现逆行射精;性交后第一次排尿,尿内有黏液或白色絮状物。尿常规检查,尿液中镜下可见大量精子和果糖。

一、病因（etiology）

任何使尿道内括约肌和尿道外括约肌松弛,协调功能发生障碍,都可以使精液反流入膀胱。

1.先天性因素　先天性宽膀胱颈、尿道瓣膜、尿道憩室、脊柱裂等,使得膀胱颈关闭不全及尿道膜部阻力增加,造成逆行射精。

2.动力性因素

(1)神经损伤所致:如腹膜后广泛淋巴结清除术后、胸腰部交感神经切除术后,直肠癌经腹会阴联合切除术后、腹主动脉瘤切除术后等,导致了神经根切除或损伤,使膀胱颈部关闭不全,发生逆行射精。

(2)糖尿病伴随的神经病变:可使周围神经末梢脱髓鞘样改变,当这些改变发生于交感神经时,尿道内、外括约肌功能发生共济失调;当累及膀胱颈神经时,膀胱内括约肌不能有效关闭,使得在性高潮时尿道壁压增高,导致膀胱颈部压力相对较尿道远端低,于是精液会逆向进入膀胱。

(3)药物影响:α-肾上腺素能受体阻滞药,如利舍平、胍乙啶、苯甲胍、盐酸甲硫达嗪、溴苄胺等,使射精生理反射中生殖道部位的协调性遭到破坏,都可引起平滑肌收缩无力导致逆行射精。

3.机械性因素

(1)膀胱颈部敞开:膀胱颈手术,如老年男性前列腺摘除手术、经尿道前列腺电切术、经尿道膀胱颈阻塞切开术等,损伤了膀胱颈部的肌肉和弹性纤维,膀胱颈部敞开松弛,可造成局部神经功能失调,可致逆行射精。

(2)尿道梗阻:如外伤性及炎症性严重尿道狭窄、精阜炎症、精阜明显增生等,长期排尿困难使膀胱颈部张力下降,关闭无力,射精时尿道阻力大于膀胱颈的张力,导致精液反流入膀胱。

二、诊断（diagnosis）

夫妇性生活中有正常的性高潮及射精,但没有或几乎没有精液射出,或结婚后妻子长时间没有怀孕,就有逆行射精的可能。根据上述引起逆行射精的原因及病史,只要检查性交或手淫射精后第一次尿液沉渣中发现精子及果糖者,就可诊断为逆行射精。

三、治疗（treatment）

针对不同病因可行药物及手术治疗,还可收集尿中精子做人工授精。

(一)药物治疗

药物治疗的主要适用于以下几种情况。

1. 对膀胱颈结构完整,轻度交感神经损伤者,可采取 α-肾上腺素能交感神经兴奋药,如麻黄碱、盐酸脱羟肾上腺素、溴苯吡胺、苯丙醇胺、苯氧苄胺、辛内弗林等,均可通过刺激 α 受体,增加膀胱张力,使部分或全部特发性逆行性射精转变为顺行性射精。常用麻黄碱 50～70mg,性交前 30～60min 口服;甲氧胺福林(米多君)20～30mg,性交前静脉滴注。丙咪嗪口服亦有效。也可根据具体情况使用抗胆碱能药物。

2. 对腹膜后淋巴结切除、交感神经切除等所致的逆行射精者,药物治疗也有较好疗效。其他药物包括丙咪嗪、左旋多巴、顺烯丁二酸对治疗逆行射精也有一定疗效。

3. 对于糖尿病患者,应积极治疗原发病,病愈后逆行射精就会自然得到改善。

4. 对于高血压病患者,可更换其他药品或其他疗法降低血压,尽可能避免使用有影响的药物。

5. 对精阜有炎症者,因慢性感染导致的逆行射精,应行抗炎治疗,可用抗生素类如诺氟沙星、甲硝唑等药。

(二)手术治疗

1. 对膀胱颈手术后,膀胱颈不完整,需要生育者,通过膀胱内括约肌成形术恢复膀胱颈的完整性,以增加膀胱颈的阻力,以阻止精液在射精时反流。

2. 对严重尿道狭窄者,应行尿道狭窄手术,解除尿道狭窄。

3. 精阜增生明显者可经尿道做精阜增生电切术。

4. 至于脊柱裂所致的逆行射精者手术恐难纠正。

(三)不育症的治疗

当上述治疗无效或无法进行这类治疗时,为了解决生育问题可收集尿内精液行人工授精。用碳酸氢钠碱化尿液,防止酸性尿液影响精子活力,或在性交后将膀胱排出的精液与缓冲液混合后行人工授精。

(张唯力　陈在贤)

第八节　勃起功能障碍(erectile dysfunction)

勃起功能障碍(ED)是指在性交时,阴茎不能勃起或勃起不坚,不足以插入阴道,或阴茎进入阴道不能维持性交的足够时间,不能获得满意的性生活,发病时间至少在 6 个月以上者。

一、流行病学(epidemiology)

1948 年美国 Kinsey 调查 15 781 名美国男子 ED 发生情况,并按年龄、受教育程度、职业等加以比较,发现 20 岁组 ED 的发病率为 0.1%,80 岁组为 75%。1987－1989 年在马萨诸塞州波士顿地区的 11 个随机选取的市镇中随机抽取 1290 名 40－70 岁男性回答问卷(IIEF),内容包括性交或性活动频率、完全勃起频率、晨间勃起频率、6 个月内是否在性交前和性交中出现勃起问题、对性生活和性关系的满意度等 9 个问题。40－70 岁男性的勃起功能障碍发病率是 52%,轻、中、重度(完全)勃起障碍的发病率分别是 17.2%、25.2% 和 9.6%。美国曾在普通人群中调查,其发病率在成年男性中占 8% 左右,我国曾估计约占 10%,并估计全世界有 1 亿以上的男性受此病困扰。

二、病因(etiology)

勃起功能障碍主要分为心理性和器质性两大类。一组 628 例勃起功能障碍患者病因分类研究发现心理性占 39%,器质性占 15.8%,混合性占 45.2%。以往认为 86%～90% 是心理障碍所致,近年来研究检测发现器质性勃起功能障碍者约占 49.3%。

(一)精神心理因素

1. 缺乏性知识　错误的性经验,如对手淫、遗精的自责与恐惧所致精神紧张等。

2. 不良言语影响　性交女方不满意,怨男方性无能,缺乏男性阳刚之气,导致男方性交紧张、恐惧。

3. 不良性经历　如幼年时受性骚扰的精神创伤。

4. 初始性交失败　初始性交失败后,精神紧张、自卑、恐惧性交再次失败。

5. 夫妻关系不融洽　心情不好,抑制兴奋性降低性欲,性交紧张,性交配偶不配合,导致性活动反应的中断,引起性功能障碍。

6. 精神压力　社会人际关系过度紧张,工作压力大,精神紧张、抑郁、焦虑,性欲低下,而出现勃起功能障碍。

7. 心理疾病　如精神分裂症、抑郁症,50%～90%抑郁症患者性欲淡漠。

8. 器质性勃起功能障碍的心理反应

(二)器质性勃起障碍

包括阴茎疾病、血管性、神经性及全身疾病等。

1. 男生殖系统疾病

(1)阴茎疾病:包括阴茎畸形、阴茎硬结症(Peyronie disease)、阴茎弯曲畸形、严重的包茎和包皮阴茎头炎症等。

(2)前列腺炎精囊炎:出现的症候群引起勃起功能障碍的可能性在40%以上。

2. 神经性原因

(1)中枢及外周神经损伤:盆腔或腹膜后手术或创伤,损伤阴茎神经和血管,如脊髓损伤或手术、腰椎压缩性骨折、骨盆骨折合并尿道外伤、前列腺癌根治术、直肠癌根治术、腹膜后淋巴结清扫术、主动脉重建术、尿道修复手术等,均可以引起阴茎的血管和神经损伤导致勃起功能障碍,都可能导致勃起功能障碍。

(2)中枢外周神经疾病:如脑卒中、脑肿瘤、帕金森病、脊髓病变、腰椎间盘疾病、多发性硬化、多发性萎缩、多发性神经病变、脱髓鞘疾病、阿尔茨海默病等。

3. 内分泌疾病　周围神经病变,如糖尿病、酒精中毒、尿毒症、多发性神经病变等。

(1)垂体功能减退:性腺功能减退、高泌乳素血症、肾上腺疾病、甲状腺功能亢进、甲状腺功能低下等可导致血睾酮水平降低致勃起功能障碍。

(2)糖尿病患者勃起功能障碍患病率为23%～75%。患糖尿病10年以上者发生勃起功能障碍的可能性较5年以下者高1倍。

4. 心血管疾病

(1)心脏病、高血压者:伴发勃起功能障碍的比例分别为15%～39%,有能导致高血压的危险因素,如吸烟、高脂血症、肥胖等均能增加ED的发病率。

(2)血管性病变:如动脉粥样硬化、动脉损伤、动脉狭窄、阴部动脉分流及心功能异常等,可能导致阴茎海绵体动脉血流减少,或有碍静脉回流闭合机制的阴茎白膜、阴茎海绵窦内平滑肌减少所致的阴茎静脉漏,是ED的主要原因,占ED病例的近50%。

5. 呼吸系统疾病　如肺气肿、肺功能不全,慢性阻塞性肺病等可导致勃起功能障碍。

6. 消化系统疾病　肝功能不全、溃疡病、酒精性肝硬化、高脂血症等。血清总胆固醇越高、高密度脂蛋白越低,发生勃起功能障碍的可能性就越大。伴发勃起功能障碍的比例在18%～40%。高脂血症,血清总胆固醇越高、高密度脂蛋白越低,发生勃起功能障碍的可能性就越大。

7. 泌尿系统疾病　慢性肾功能不全伴发勃起功能障碍的比例在40%以上,慢性肾衰竭、肾功能严重受损透析病人中的75%伴发勃起功能障碍。

8. 其他

(1)药物影响:如抗高血压药(利尿药和β受体阻滞药)、抗抑郁药、抗精神病药、抗雄激素药、抗组胺药、毒品(海洛因、可卡因及美沙酮等)均可以引起勃起功能障碍。过多地应用安眠药和抗肿瘤药物或麻醉药品等者,均可导致不同程度的勃起功能障碍。

(2)吸烟:吸烟和不吸烟的心脏病患者完全勃起功能障碍的患病率分别为56%和21%;吸烟和不吸烟的高血压患者完全勃起功能障碍的患病率分别为20%和8.5%。

(3)酗酒:酒精有“提高性欲,降低性力”之说。国外研究表明,酗酒和不酗酒的肝病患者勃起功能障碍患病率分别为70%和25%,而且有一半人在戒酒多年后仍未能恢复勃起功能。

(4)吸毒:有研究表明,吸食海洛因者勃起功能障碍的患病率为32.2%。

(5)年龄:1992年,美国国家卫生研究所得出结论,年龄是与勃起功能障碍关系密切的间接高危因素,随年龄增长,发生勃起功能障碍的可能性增大。国外报道,20-30岁男性勃起功能障碍的患病率为7%,70-79岁勃起功能障碍患病率为57%。尽管发生勃起功能障碍的可能性随年龄增长而提高,但勃起功能障碍并不是老龄化过程中不可避免的。

三、临床表现(clinical manifestation)

勃起功能障碍临床表现有如下 3 种。

1. 轻度　性欲要求基本正常,阴茎勃起反应尚可,但勃起持续时间短,勃起硬度不坚,入阴道困难,或进入阴道后未射精即疲软。

2. 中度　性欲要求减弱,勃起反应减慢,经常出现不能持续地勃起,勃起硬度经常不足以插入阴道,性快感消退。

3. 重度　性欲要求消失,勃起反应全无。完全不能置入阴道,不能性交。

四、诊断(diagnosis)

在病史、体格检查的基础上选择相应的检查以协助诊断。

(一)病史

病史是诊断疾病的重要依据,对 ED 的诊断尤为重要。病史应包括:①勃起功能障碍发生的诱因、病程长短、严重程度;②夜间、晨醒、自慰及视觉性刺激时阴茎能否勃起;③性交体位变动对勃起硬度有无影响;④性欲与射精有无改变;⑤婚姻史,有无社会及家庭中发生的精神创伤;⑥有无慢性疾病、药物服用及手术创伤史;⑦吸烟、酗酒及吸毒史。

(二)常规体格检查

一般情况,发育、营养、健康及第二性征等。生殖系统检查包括阴茎大小、外形及包皮有无异常;睾丸的大小、质地、有无鞘膜积液、精索静脉曲张等。心血管、神经系统检查,如足背动脉触不清或球海绵体肌反射消失、会阴感觉迟钝、肛门括约肌张力降低,表明有血管或神经性勃起功能障碍的可能。生殖系统与第二性征发育异常,多提示有原发性或继发性性腺功能低下及垂体病变所致的内分泌性勃起功能障碍的可能。

(三)选择性实验室检查

1. 怀疑泌尿生殖系统感染者　尿常规,前列腺液检查。

2. 全身情况不良者　血常规、肝肾功能、血糖、血脂等测定;了解患者有无糖尿病、高脂血症、肾功能不全等。

3. 性欲异常者　血清睾酮、黄体激素(LH)、卵泡刺激素(FSH)和催乳激素(prolactin,PRL)、甲状腺素等。

4. 第二性征异常者　做染色体检查。

(四)选择性特殊检查

1. 怀疑血管性 ED 者

(1)阴茎肱动脉血压指数(penile brachial index,PBI):用多普勒超声(Doppler ultrasound)探头测定并计算阴茎动脉和肱动脉之间的比值(PBI= 阴茎动脉血压/肱动脉血压)来推断阴茎的血流情况。PBI$>$0.75,表明阴茎血流正常,若PBI$<$0.6 提示阴茎动脉供血障碍,介于 0.6 ～ 0.75 提示阴茎动脉可能存在供血不足。两个收缩压绝对值相差不应超过 30mmHg。

(2)彩色双功能超声检查(colour duplex ultrasonography,CDU):CDU 是筛选血管性勃起功能障碍最有价值的无损伤性检查方法之一。4.5MHz 脉冲测距探头可探测海绵体结构、血管内径、血流速度及血管舒缩功能。结合 ICI 观察注射前后阴茎血流情况,可动态探测勃起过程中阴茎动脉、静脉的血流动力学变化、海绵体阻力指数等。

①动脉收缩期最大血流流率(PSV)$>$25cm/s 为阴茎动脉血供正常、舒张末期血流率(EDV)$<$5cm/s 为阴茎背静脉闭合功能正常、阻力指数(resistant index,RI)正常人的平均值为 0.99。

②阴茎血流指数(penile flow index,PFI),即测量桡动脉、阴茎背动脉及海绵体动脉加速度计算阴茎血流指数。PFI$<$6 提示阴茎血供正常。

③阴茎动脉血流脉冲容量。正常阴茎血流脉冲容量波形呈快速上升至尖峰顶再缓慢下降出现双波脉切迹。圆形峰顶或下降过缓且双波脉切迹消失,提示有血管病变。

④海绵体灌流试验及海绵体造影(dynamic infusion cavernosometry and cavernosography,DICC)。通常监测诱导勃起灌流率(induction flow,IF)、维持勃起最低流率(maintenance flow,MF)、停止灌注 30s 内海绵体压力下落梯度(pressureloss,PL)。MF 和 PL 值越大表明有静脉瘘性勃起功能障碍功能。正常 PL 在 30s 内应$<$25mmHg,MF 应$<20 ～ 40$ml/min,IF 应为

80～120ml/min。

⑤阴茎海绵体测压（cavernometry，CM）是诊断静脉性勃起功能障碍的有效方法，其中维持勃起的灌注流率（MF）与静脉瘘直接相关。MF＞10ml/min 可考虑静脉闭合。

（3）阴茎海绵体内注射血管活性药物试验（intracavernous injection，ICI）：血管活性药物诱发勃起试验，目前多采用罂粟碱 30～60mg，酚妥拉明有 1～2mg 或前列腺素 E_1 20μg，单独或联合应用。将上述药物注入单侧阴茎海绵体，由于血管扩张，动脉流入量增加，海绵体内压即上升而勃起，注射后 7～10min 开始测量阴茎的长度、周径及站立位时阴茎与下肢的角度，若勃起角度＞90°，持续 30min 以上则为阳性反应，提示无显著血管病变，勃起功能障碍为神经性或心理性原因所致，注射后辅以性刺激，其可靠性更高，若勃起角度＜60°提示血管病变，60°～90°为可疑，需做其他检查，但仍有假阴性可能。该检查可能会出现瘀斑、血肿及阴茎异常勃起等并发症。

（4）阴茎海绵体造影（cavernosography）：阴茎海绵体造影适用于疑有阴茎静脉瘘者及阴茎海绵体有病变者。其方法是患者仰卧位，阴茎根部绷一弹力带或弹力环，先注入血管活性药物诱发阴茎勃起，然后迅速向海绵体内注射 30% 泛影葡胺 30～100ml，3～5min 后去除弹力带，立即摄阴茎正、侧位 X 线片，有静脉瘘者可有明显改变。通过监视器观察阴茎海绵体的形态，血液回流及阴部、盆腔内血管显示的范围。正常情况下，注射造影剂后，两侧阴茎海绵体均显影，阴茎的大小可有增加，若海绵体被破坏，则海绵体就不能均匀充盈，故纤维性海绵体炎病变部分勃起组织可不显影，而且两侧不对称。静脉瘘性 ED 患者可见背深静脉和前列腺周围静脉丛显示，背浅静脉、阴部内静脉系统显影，尿道海绵体显影，甚至会阴丛显影。

（5）选择性阴茎动脉阴部内动脉造影（selective penile artery pudendal arteriography）：一般对骨盆骨折后出现勃起障碍、青年人原发性 ED 疑为阴部内动脉畸形，主动脉或髂动脉有狭窄、阻塞，以及经其他方法检查证实有阴茎血供不足，用药物治疗无效而拟行血管重建术者。行经股动脉双侧阴部内动脉造影，观察两侧阴茎背动脉、海绵体动脉病变，是评估阴茎血供异常的定位和定性的主要方法。本方法是一种有创检查，对患有严重高血压病、糖尿病、心肌梗死及脉管炎者禁忌使用。

2. 鉴别心理性或器质性 ED 者

（1）夜间阴茎胀大试验（nocturnal penile tumescence，NPT）：1970 年 Karacan 首先利用夜间阴茎自然勃起的生理现象鉴别心理性和器质性 ED。该试验较少受心理因素影响，能较客观反映阴茎勃起功能。正常人在睡眠状态时，每晚阴茎勃起 4～6 次，持续 25～40min。目前用于监测阴茎夜间勃起的 NPT 方法有：①纸带或 Snap-Gauge 试验；②硬度测试仪（Rigiscan）；③Viser 勃起功能障碍分析仪。以硬度计（Rigiscan）监测硬度达 65%～70%，然而此检测仍有 15%～20% 假阴性。

（2）视听及振动性刺激试验（audio-visual and vibratory sexual stimulation test）：该试验需要在特定的实验室内进行，采用视觉及振动刺激诱发阴茎勃起，检测其反应性和夜间勃起情况。但由于存在个体差异，视听觉刺激没有好的反映也不能说明病人为器质性勃起障碍，需要结合其他检查来综合判定。

3. 怀疑神经性 ED 者　躯体神经检测（Comments）包括阴茎生物阈值测量试验、球海绵体反射潜伏期、背神经传导速度试验、肛门尿道括约肌肌电图等。

（1）阴茎生物阈值测量试验：是用固定频率而振幅可调的电磁震动装置，刺激阴茎干两侧和阴茎头，检测患者对特定震动频率和不同振幅震动产生的知觉敏感阈值，其目的是检测阴茎背神经传入通路有无异常，但由于阴茎头只有游离神经末梢，而几乎没有震动感受器，因而其生物阈值测定有一定的局限性。

（2）球海绵体反射潜伏期（bulbocavernosus reflex latency，BCRL）：坐骨海绵体肌反射（idchiocavernosus reflux，ICR）试验是将两个环形刺激电极置于阴茎上，一个放冠状沟附近，另一个置于距冠状沟 3cm 阴茎处，同心针式电极分别插入双侧的球海绵体肌和坐骨海绵体肌上，由直流刺激器产生方波脉冲，记录从每一个刺激开始到海绵体肌反射（BCR）和坐骨海绵体肌反射（ICR）开始的潜伏期。一般认为 BCR 潜伏期高于平均值（30～40ms）3 个标准差则为异常，提示有神经病变。

（3）背神经传导速度试验（dorsal conduction velocity test）：该试验能较好地反映阴茎背神经传入通路的完整性，在阴茎根部和阴茎头部安放两个电极，测定阴茎头及阴茎根部两个球海绵体肌的反射潜伏时间，用两个电极之间的距离除以根部和阴茎头部潜伏期的差值，即可得出阴茎背神经的传导速率，正常情况下平均速率是 23.8m/s，波动范围为 21.4～29.1m/s。

（4）肛门尿道括约肌肌电图（anal or urethral sphincter EMG）：肛门和尿道括约肌肌电图也可用于评估骶髓、马尾神经或盆腔神经丛功能，当发生病变后尿道和（或）肛门括约肌肌电图异常，括约肌肌电图也可用于诊断盆腔手术后阴部神经损伤导致的勃起功能障碍和排尿功能障碍。

4. 怀疑自主神经病变者　可选择自主神经检测来评价自主神经的功能是否正常，结果仅供参考。

（1）心血管反射试验（cardiovascular reflex tests）：通过检测心率、血压、深呼吸及站立位等活动的反应来评估自主神经的完整性，如果不能产生相应的反应则提示有自主神经病变。心率变化主要反映副交感神经功能，其正常参数是：①平静呼吸，平均 RGR 间期变化率在 40 岁以下成人＜2.52，41－60 岁＜1.88。②连续 3 次完整的呼吸周期中，最慢的吸气心率和最快的呼气心率平均差异最大值在青年组和老年组应分别高于每分钟 15 次和每分钟 9 次。③ 心率慢时的最长 RGR 间期与心率快时的最短 RGR 间期之比应＞1.11。血压的变化主要反映交感神经的功能，站立时收缩期血压降低应＜13mmHg。由于心率和血压受许多外部因素的影响，因此这些检测必须在标准条件下进行。

（2）交感皮肤反应（sympathetic skin response，SSR）：通过微神经冲动记录仪来记录各种刺激诱发的皮肤电位，如电刺激正中神经，用神经冲动记录仪记录对侧手、足或阴茎的诱发电位。三次试验均缺少 SSR 或 SSR 幅度在同侧和对侧肢体差异＞50％时认为是异常的。

（3）海绵体肌电图（corpus cavernosum elec-tromyogram，cc-EMG）：采用针式电极直接记录松弛及视觉性刺激时的海绵体电活动。松弛状态的阴茎其同步电位由交感神经活动所引发，表现为振幅高，持续时间长、勃起时幅度减少。最终电位完全消失，即副交感神经活动占优势，表现为电位活动处于静息状态。当阴茎由勃起转化为松弛状态时，电位活动又逐渐恢复。因此，正常情况下，可以看到一个比较稳定的收缩和舒张状态。自主神经有病变者，则在阴茎松弛状态检测不到一个同步电位，而代之以非正常电位。

（4）尿路肛门反射（urethro-anal reflx，UAR）：尿路肛门反射提供了一个测量自主神经和躯体神经反射弧结合关系的方法，包括由膀胱颈来的传入自主神经纤维和球海绵体、坐骨海绵体及肛门外括约肌的躯体传出神经。电流刺激由在膀胱内导管所引发，肛门外括约肌针电极可记录到反应，由于自主神经和躯体神经是联合作用于反射弧的，因此不能单纯以 UAR 来诊断自主神经病变，异常的 UAR 结合正常的球海绵体反射可更好地提示自主神经病变。

5. 海绵体活体组织检查（不推荐）　有些学者认为平滑肌结构的萎缩与消失导致功能减退是造成勃起功能障碍的重要因素，然而 Mealeman 及 Jevtich 认为年龄差异其结构亦有区别，正常者与病人无明显差异。

6. 精神心理测试　明尼苏达多项个性调查表（MMPI）、Derogatis 性功能调查表、加利福尼亚个性调查表等对鉴别心理性和器质性勃起功能障碍具有参考价值，但不能作为重要依据。

五、治疗（treatment）

阴茎勃起功能障碍致病因素较为复杂，治疗方法很多，应针对病因选择最佳治疗方案，在心理治疗的基础上，首选药物治疗，非侵入性为主，然后再选择性感集中训练、真空勃起仪，在所有治疗无效时，才最后选择手术治疗。

（一）心理治疗

此为推荐治疗方案，多数勃起功能障碍患者都有不同程度的心理性因素。人的大脑既可传送强化性刺激冲动至脊髓勃起中枢进行性生活，大脑产生的焦虑、紧张等情绪又可发出抑制信息阻止勃起中枢的兴奋，导致勃起功能障碍。由于 ED

患者对性知识缺乏或错误的性教育,如对自慰、遗精的自责与恐惧,视性行为是肮脏、下流行为等,幼年时受性骚扰的精神创伤、初始性交失败经历、夫妻双方关系不协调、社会人际关系过度紧张、性交场合不适当、惧怕妊娠及染病等,对性交失败的回忆,配偶对性生活得不到满足的责备等,给患者造成了很大的心理压力,产生对性生活的紧张、恐惧、害怕及焦虑等情绪加重 ED。20 世纪 60 年代 Masters 和 Johnson 及 20 世纪 70 年代 Kaplan 等在性心理治疗方面,取得了显著成绩。通过对性生理知识与行为方法的指导,进行性感集中训练缓解病人紧张心理,消除焦虑及恐惧情绪,增强恢复勃起能力信心,使无选择的勃起功能障碍患者改善率达 30%～55%。

(二)药物治疗

此为推荐首选一线治疗方案。

1. 作用于周围神经的药物(推荐用药)　是目前治疗 ED 最常用而有效的药物,口服、有效、安全、不良反应较少。

(1)西地那非(Sildemfil,商品名 Viagra,万艾可):阴茎勃起由阴茎组织中的 cGMP 介导,cGMP 活性的增高可导致阴茎平滑肌松弛和勃起。正常男子在性刺激时副交感神经兴奋,刺激非肾上腺素能非胆碱能神经元释放一氧化氮(NO),后者激活鸟苷酸环化酶使环磷酸鸟苷合成增加。勃起功能障碍的病人由于器质性(神经或血管损害)或心理性的原因导致产生 cGMP 的能力降低。Sildemfil 是一种对环磷酸鸟苷(cGMP)特异的 5 型磷酸二酯酶(PDE5)选择性抑制药,其作用机制是阴茎勃起的生理机制涉及性刺激过程中阴茎海绵体内一氧化氮(NO)的释放。NO 激活鸟苷酸环化酶导致环磷酸鸟苷(cGMP)水平增高,使海绵体内平滑肌松弛,血液充盈。有效剂量为 50～100mg,一般在性交前30min 左右服用,每天最多只服 1 次,其改善勃起功能障碍功能达 78%。不良反应有血管扩张(潮红)、头晕、视觉异常、鼻炎(鼻塞)及头痛。绝大多数不良反应均为轻度和短暂的,且不需任何处理即恢复,表明该药有良好的安全性和可接受性。

(2)伐地那非(Vardenafil,商品名艾力达):伐地那非是最新上市的一种高选择性 5 型磷酸二酯酶抑制药,可以增加性刺激过程中阴茎内的血流。性刺激过程中,末梢神经或阴茎海绵体内皮细胞释放神经递质和一氧化氮(NO),NO 激活鸟苷酸环化酶而促进第二信使环磷酸鸟苷(cGMP)的合成,cGMP 水平升高可引起平滑肌舒张,阴茎小梁间隙的血流增加,从而产生阴茎勃起。PDE5 将cGMP 降解为无活性的鸟嘌呤核苷酸(GMP),使阴茎恢复松弛状态。伐地那非通过选择性抑制PDE5,减少 cGMP 的水解,从而改善阴茎的勃起,效果肯定,其使阴茎勃起速度快而持久。常用剂量起始量为 10mg,有效剂量为 5～20mg,主要不良反应有头痛、颜面潮红、鼻炎、鼻窦炎等。

2. 中成药(推荐用药)　中药治疗 ED 有悠久的历史,是以壮阳补肾达到治疗的目的,服用方便,有较好的效果且不良反应极少。

(1)麒麟丸:制何首乌、墨旱莲、淫羊藿、菟丝子、锁阳、党参、郁金、枸杞子、覆盆子、山药、丹参、黄芪、白芍、青皮、桑椹。主治阳痿早泄,女子月经不调,或男子不育症、女子不孕症。一次 6g,一日 3 次,疗程 3 个月。

(2)龙鹿胶囊:人参、鹿茸、淫羊藿、狗鞭、驴鞭、熟地黄、山茱萸、五味子、海龙、附子、补骨脂、肉苁蓉等 26 味中药组成。主治遗精阳痿,举而不坚。每粒 0.2g,每次 3～5 粒,一日 3 次,1 个疗程3 个月。

(3)伊木萨克片:乳香、牛鞭、肉豆蔻、高良姜、丁香、欧白及、马钱子、罂粟壳、麝香、龙涎香、西红花。主治早泄、阳痿、滑精、遗尿及神经衰弱。每片 0.5g,一次 2～3 片,一日 1 次,晚饭后服用,疗程 3 个月。

(4)复方玄驹胶囊:黑蚂蚁、淫羊藿、枸杞子、蛇床子。治疗性欲低下,功能性勃起功能障碍等。每粒 0.42g,每次 3 粒,一日 3 次,疗程 4 周。

(5)还少胶囊:熟地黄、山茱萸、山药(炒)、枸杞子、杜仲(盐制)、巴戟天(炒)、肉苁蓉、五味子、小茴香(盐制)、楮实子、牛膝、茯苓等 15 味。主治阳痿、遗精、早泄,男性少精、弱精、无精引起的不孕。每粒 0.42g,每次 5 粒,一日 2～3 次,1 个疗程3 个月。

(6)健阳片:蜈蚣粉、淫羊藿提取物、甘草提取物、蜂王浆。补肾益精,助阳兴痿,用于肾虚阳衰引起的阳痿、早泄等性功能低下症。每片 0.64g,一次 4 片,一日 3 次,1 个疗程 3 个月。

(7)强肾片：鹿茸、人参茎叶总皂苷、山茱萸、枸杞子、补骨脂、熟地黄、桑椹、杜仲(炙)、牡丹皮、丹参、益母草、茯苓等 14 味。主治遗精、阳痿、早泄。每片 0.63g，一次 4～6 片，一日 3 次，疗程 3 个月。

(8)其他：如五子衍宗丸、金匮补肾丸、男宝、龟甲养阳片等。

3. 激素类药(选择用药)　主要用于内分泌性勃起功能障碍的治疗，包括原发性和继发性性腺功能低下所引起的勃起功能障碍，临床上应用的有睾酮制剂及 hCG 等。

(1)十一酸睾酮(安特尔)：安特尔口服剂从小肠淋巴系统吸收，经胸导管进入体循环，避免了烷基化睾酮的不良反应。每粒 40mg(含睾酮 25mg)，溶于油酸中。单剂口服后达峰时间平均 4h，峰浓度 17～36nmol/L，10h 后恢复服药前水平。改进型的安特尔(Andriol Testocaps)的溶剂改为蓖麻油和月桂酸丙烯丙二醇混合液，在室温下更加稳定，保存期可达 3 年，治疗剂量为 120～200mg/d，维持量 40～120mg/d，分次餐时或餐后口服，空腹服用基本不吸收，口服方便，应用较多。

(2)睾酮酯类：常用有安特尔注射剂、庚酸睾酮和环戊丙酸睾酮。较常用者庚酸睾酮。单剂 250mg，肌内注射后，在 1～2d 达峰，峰浓度约为 40nmol/L，在 2～3 周回复至注射前水平。因此推荐的治疗剂量是 100～200mg，每 2～3 周肌内注射 1 次。长效油剂睾酮酯(内含十一酸睾酮)250mg，肌内注射，每 3～4 周 1 次。使用不方便，较少应用。

(3)睾酮皮肤贴剂：阴囊睾酮贴剂，每帖面积 40cm^2(含睾酮 10mg)或 60cm^2(含睾酮 15mg)，前者每天释放出睾酮 4mg，后者 6mg，相当于正常成年男子每天睾酮的产量。每天 1 次，于早晨贴于阴囊(预先剃毛)上，2～4h 后血药浓度达峰。不良反应有局部瘙痒(7%)、不适感(4%)。现较少应用。

(4)hCG：继发性性腺功能低下继发于下丘脑及垂体病变，由于缺乏促性腺激素造成性腺发育停滞，体内睾酮、FSH 和 LH 水平均降低。可用 1000～2000U，皮下注射，每周 3 次，经过一段治疗后，可出现睾丸增大、精子产生、性欲提高及勃起功能改善。也可用 GnRH 皮下微量泵治疗，可

使体内产生大量 LHRH，并促使 LH 和 FSH 分泌水平增高，进一步出现睾丸间质细胞和生精上皮发育，从而提高性欲，改善勃起，该种治疗效果好但价格昂贵。雄激素替代疗法的不良反应包括血红蛋白升高、水钠潴留、氯离子水平降低、肝损害，对老年人还可造成 BPH 症状加重、PSA 水平增高等。故对于年龄＞50 岁者需定期肛门指检和 PSA 检测。

4. 作用于中枢神经系统的药物(选择用药)

(1)育亨宾(Yohimbine)：为非激素类药物，一种 α_2-肾上腺素能受体拮抗药，可作用于中枢与周围神经系统，可扩张阴茎动脉，增加阴茎血流量，同时还可增加性欲。育亨宾治疗心理性勃起功能障碍有效率为 46%，而对器质性勃起功能障碍无效，这是因为人阴茎海绵体组织中所含 α_2 受体甚少。常用剂量为 10mg，每日 3 次，持续 4～8 周，不良反应包括恶心、头痛、消化不良等。

(2)曲唑酮(Trazodone)：即氯哌三唑酮，是一种三环类抗抑郁药物，既可以作用于中枢 5-羟色胺受体，抑制 5-羟色胺的重吸收，同时又有抗胆碱活性和肾上腺受体阻断作用，引起阴茎勃起，许多临床观察发现该药与育亨宾联合应用可提高疗效，主要不良反应是异常勃起和显著性镇静作用。

(3)脱水吗啡(Apomorphine)：是多巴胺能受体激动药，口服或皮下注射均可增强男子的勃起效应。此药的作用机制是刺激中枢神经系统与性有关的多巴胺受体，也可通过骶副交感神经丛扩张阴茎海绵体血管。其治疗效果与不良反应均与剂量有关，常见的不良反应有打哈欠、低血压、恶心等。

5. 局部用药　药物经皮肤或经尿道黏膜途径吸收，进入血液或海绵体，使平滑肌松弛和血管扩张，达到阴茎勃起的目的。一般好的霜剂和膏剂可达上述两个目的，达到阴茎勃起的效应。

(1)硝酸甘油：为一氧化氮(NO)供体，膏剂为 2% 浓度，贴片一般 24h 可释放 5～10mg 硝酸甘油。该药可产生阴茎充盈，但很少出现完全勃起，不良反应有头痛、头晕和低血压。由于该药不良反应存在，且效果不佳，故应用不多。

(2)前列腺素 E_1 乳膏：由美国尼克美制药公司(NexMed)研制开发的 PGE$_1$ 乳膏(商品名：必发)是一种经特殊研制能够经皮快速吸收的药物，

它可涂抹于阴茎头,约30min起效。研究表明必发的总有效率为67%左右,不良事件发生率为25%左右。该药使用简便、无侵袭性,有一定效果。

(3)前列地尔(Alprostadil):1996年开始采用人工合成的前列腺素$E_1$125～1000μg的半固体状的前列地尔(Alprostadil)尿道栓,经尿道给药治疗勃起功能障碍,一次性成功率为65%。可有阴茎、尿道及睾丸疼痛、头晕等不良反应。如有效就开始出现阴茎勃起,可持续30～60min。PGE_1规格有125μg、250μg、500μg及1000μg,可依个体差异加以选择。尿道给药的主要不良反应有阴茎疼痛、尿道损伤、眩晕等。

(三)阴茎海绵体内注射血管活性药物(ICI)为选择性治疗方案

血管活性药物可松弛阴茎海绵窦平滑肌和(或)阴茎动脉平滑肌而达到阴茎勃起的目的。当然这些血管活性药物也可对全身平滑肌产生药理作用,但由于应用海绵体注射时剂量小,局部药物浓度较高,而只有极少量药物进入全身血液循环,故无明显全身血管扩张不良反应。ICI对多数ED有效,但因其为有创性治疗,操作不便,可引起阴茎持续勃起、阴茎注射部位疼痛和海绵体纤维化,因此只作为二线选择性治疗方法。

1. 前列腺素E_1(Prostaglandin E_1)　近年来广泛采用前列腺素$E_1$20～60μg阴茎海绵体内注射,其改善勃起功能效果最佳,不良反应最少,是目前单独应用于海绵体注射治疗最多的药物。其作用机制是前列腺素E_1与海绵体平滑肌上的受体结合,激活腺苷酸环化酶,促进ATP转化为cAMP,使胞内钙离子浓度下降,导致平滑肌松弛。通过平滑肌细胞表面受体刺激产生腺苷酸环化酶,该酶使ATP转化为cAMP,从而使细胞内钙离子浓度下降,导致平滑肌松弛。

2. 罂粟碱　是最早的ICI药物,罂粟碱30～60mg阴茎海绵体内注射,其效果不如PGE_1,而其延长勃起、海绵体纤维化等发生率比其他新药高,目前已很少单独应用。罂粟碱是非特异性磷酸二酯酶抑制药,通过阻断cGMP和cAMP的分解,使细胞内钙离子浓度下降,导致海绵体平滑肌松弛。上海报道1500例患者,注射罂粟碱与酚妥拉明,86%能完成性交,而异常勃起、局部疼痛、皮肤淤血、包皮水肿、海绵体纤维化均各占2%,并有药物递增现象。

3. 酚妥拉明(Phentolamine)　酚妥拉明1～2mg阴茎海绵体内注射,其有效率为36%～50%,对轻中度勃起功能障碍有效,单独应用无明显改善阴茎勃起功能的效果。由于它是α受体拮抗药,故与罂粟碱或VIP合用,或与罂粟碱加PGE_1三联用药,可降低引起平滑肌收缩的交感神经张力,使阴茎动脉平滑肌松弛,增加阴茎动脉血流,有利于勃起。

4. 血管活性肠肽(VIP)　海绵体单独注射VIP只引起阴茎膨胀而不能产生勃起,但若与酚妥拉明联合应用能产生很好的阴茎勃起,其作用机制类同PGE_1。将PGE_1和VIP两种药物混合后制成的商品成药InVicorp,将在英国上市。

5. OxisFlyte　是一种选择性α受体拮抗药,最早在法国应用,目前已在英国上市,由于其不良反应小,很受病人欢迎。

6. 韦明　非选择性α受体拮抗药,是Bhidley医生最早用于海绵体注射治疗勃起功能障碍的血管活性药物,由于其半衰期长,超过24h易产生延长勃起和异常勃起,加之疼痛和纤维化等不良反应,目前已很少应用。

7. Itroprusside和Limidamine　两者均是NO供体,众所周知NO是引起阴茎平滑肌松弛的重要神经递质。上述两种药物进入体内可代谢为NO,从而起到促进阴茎勃起的作用。Porst总结了各种药物治疗4000例ED,发现各种药物的有效率为罂粟碱39%、罂粟碱＋酚妥拉明61%、$PGE_1$72%。

(四)性感集中训练

此为选择性治疗方案,适用于几乎所有性功能障碍者的治疗。

1. 性感训练　双方裸体,相互触摸、爱抚、亲吻,但不要触及生殖器官,尽量做到放松,消除紧张与恐惧心理,双方多交流,特别是非语言的交流,让对方了解自己躯体的性敏感区,力求通过相互爱抚激发性感,逐渐过渡到激发性欲。训练一般持续20～30min,最后夫妻双方搂抱再结束。如此反复训练,每周2～3次。

2. 生殖器官性感训练　经过1～2周的非生殖器官性感训练,病人可以开始生殖器官性感训练,此时以触摸和爱抚性器官为主,但不要急于插入阴道,如在每次训练中出现阴茎勃起,则立即停止刺激,待勃起消退后再次爱抚和按摩性器官,如此 1～2 周训练可使患者进一步消除恐惧感唤起性反应,最终树立正常勃起的信心。

3. 阴茎插入训练　当阴茎持续勃起插入阴道后,夫妻双方不做任何抽动,保持阴茎勃起状态,尽量感受插入的快感,待阴茎疲软时可稍微活动,如此训练至有满意勃起,最后过渡到阴道内抽动阶段,直至射精达到性高潮。这样往往经过 1～2 次性交成功后,心理性勃起功能障碍即可获得痊愈。

(五)真空勃起仪

此为选择性治疗方案,适用于各种原因引起的勃起功能障碍,对假体失败取出者也可应用,但是对海绵体纤维化患者效果不好。1917 年由 Lederer 设计,20 世纪 70 年代由 Osben 改良并推广应用。采用负压使阴茎胀大,用弹性环置于阴茎根阻止静脉血回流,达到维持勃起状态。真空勃起仪有多种,有 3 个基本部件,即透明的塑料或玻璃圆柱筒、泵、缩窄环。具体使用方法是用透明圆柱筒套住阴茎并紧抵耻骨,末端接泵后按动真空泵产生负压吸引,将血液吸入阴茎,阴茎勃起后将缩窄环套入阴茎根部,阻断静脉回流维持勃起,撤走圆筒后即可进行性交。其缺点是不能达到正常勃起时的锐角状态,性交缺乏自然性。另外,缩窄环压迫尿道,妨碍射精。Nadig 观察 196 例 ED 患者,75% 有阴茎麻木感,28% 性高潮能力下降,2.5% 不能达到性高潮,12% 出现射精困难,3%～11% 有性高潮疼痛感。

(六)手术治疗

此为选择性治疗方案,一般不推荐,适用于各种治疗方法无效的严重勃起功能障碍者。

1. 血管外科手术　对血管性病变引起的 ED 可行血管重建手术,手术方式根据病变的性质、部位、范围等确定。血管重建的并发症包括阴茎头水肿、坏死、伤口感染、尿潴留、阴茎头感觉改变等。手术效果差异较大,近期有效率为 40%～80%,目前尚缺乏术前和术后客观指标的变化情况,如彩色双功能超声血流等,以及与勃起改善之间的关系。

(1)动脉重建术:阴茎动脉手术多采用腹壁下动脉与阴茎背动脉端侧或端端吻合;阴茎背动脉条件差者可采用阴茎背深静脉动脉化 Virag Ⅰ 式(不结扎吻合口上方的阴茎背深静脉)、Virag Ⅱ 式(结扎吻合口上方的阴茎背深静脉),以及阴茎背动脉和背深静脉与腹壁下动脉三叉式吻合(Hauri 法)。阴茎动脉重建术成功率 50%～80%,平均为 71.5%。

(2)静脉阻断术:对白膜和海绵体正常的静脉瘘性 ED 可采用手术增加静脉回流的阻力,从而维持勃起状态,主要的手术有背深静脉结扎或切除术、坐骨海绵体肌折叠术、海绵体静脉结扎和松解术、阴茎静脉动脉化手术、髂内静脉结扎术、阴茎背深静脉包埋术等。

据统计各种静脉手术效果成功率为 0～47.4%,因此静脉手术并非理想治疗方法。病人往往非单纯静脉问题,常常与其他因素如心理、动脉、神经及阴茎组织结构等病变有关。

2. 阴茎假体植入术　阴茎假体植入适用于经其他方法治疗无效的器质性及严重心理性勃起功能障碍者。

(1)阴茎假体类型

①半硬性棒状阴茎假体(small-carrion、flexi-rod、硅银假体)是由硅胶制成的棒状假体,既有适当的硬度,又有充分的柔软和可屈性,内含硅胶海绵芯柱,远端钝圆,近端稍尖而成角,以适合阴茎海绵体脚。长 12～22cm,直径 9mm、11mm、13mm 等不同型号,该假体构造简单,便于植入,不发生机械故障,并发症少,费用相对较低。缺点是阴茎硬度不变,始终处于勃起状态,不便隐蔽。

②可膨胀式三部件假体(AMS 700CX)、可膨胀式双部件假体(mentor GFS、uni-flate 1000)、可膨胀式单部件假体(AMS hydroflex、flexi-flate Ⅱ)。可膨胀式三部件假体由 3 个重要部件组成,即两根柱状硅囊、一个按动式输液泵和一个储液囊,由硅管加以连接。柱状硅囊植入阴茎海绵体内,输液泵植入阴囊中,储液囊则植入耻骨上腹壁下膀胱间隙。使用时按动输液泵,可将储液囊中的液体泵入硅囊,硅囊即充盈扩张而呈勃起状态;推动泵底面的释放阀,即可将液体回流至储液囊中,阴茎恢复松弛状态,比较接近生理状态。现在大多采用该假体,其缺点是可能会发生机械故障而需取出,且价格昂贵。

（2）术式包括：①冠状沟下路径（只适合半硬性假体）；②阴茎阴囊路径（适用于可膨胀性假体）；③耻骨下路径。

（3）并发症：①感染率 1%～8%，是阴茎假体植入最严重的并发症，脊髓损伤、糖尿病、尿道感染患者是发生感染的高危人群，发生感染后假体都必须取出。②穿孔率 1.6%～6.7%，手术、感染或缺血均可造成假体周围组织损伤而使假体侵蚀，形成脓肿，最终破出皮肤外。③机械故障率 7%～25%，充水式假体机械故障率较高。④纤维化，假体植入可使海绵体内形成纤维化，曾经感染或曾经接受假体植入手术者会更明显，使再次手术更困难。⑤自发膨胀。通常发生在手术后 3 个月内直至组织愈合以后。⑥部分阴茎假体移位。最常发生的是阴囊泵的移位、圆柱体交叉移位、储水槽突出到腹股沟。⑦疼痛率 0.4%～5.7%。

⑧假体大小不适占 0.7%～2%。

（4）评析：阴茎假体植入术效果尚好，但并发症多而严重，一经失败难以处治，预后不良，因此应严格掌握手术适应证，不要轻易选择此种治疗方案。

（七）评析

勃起功能障碍发病率较高，病因十分复杂，治疗较困难。现治疗措施较多，各有其优缺点。对每个 ED 患者应针对其具体病因采取相应的治疗方案。一般应先应用非侵入性治疗方法，如心理治疗、药物治疗。现有效的新药不断开发应用于临床，如西地那非、伐地那非及安特尔及中成药等，对大多数 ED 患者均可获得改善或较满意的效果。在这些疗法无效的情况下，才考虑采用综合性治疗措施或其他侵入性治疗方案。

（鲁栋梁　陈在贤　姜　辉）

第九节　阴茎异常勃起（priapism）

阴茎异常勃起（PP）是指在无性欲、无性刺激时阴茎发生持续勃起或性高潮后也不疲软，超过 6h 以上者属于阴茎异常勃起（见彩图 7-2）。是一种较少见的外科急症之一。但由于缺血性 PP 会导致海绵体组织纤维化和勃起功能障碍，因此 PP 患者均应及时就诊以便尽早治疗。

一、分类（classification）

1. 原发性和继发性阴茎异常勃起　阴茎异常勃起分为原发性（特异性）和继发性，多为继发性。

（1）原发性阴茎异常勃起：一般都发生在成年男性。

（2）继发性阴茎异常勃起：大多发生在小儿身上，继发性阴茎异常勃起的主要原因是血液病，占全部病例的 20% 左右，其中以镰状细胞血症占大部分，其他原因还有炎症、神经源性、创伤、感染、化学药品、毒素、癌、先天缺陷等。

2. 低血流量型和高血流量型阴茎异常勃起（abnormal erections of penis with low and high blood flow）　按血流动力学分为低血流量型和高血流量型两类。阴茎异常勃起大多数为低血流量型，少数为高血流量型。

（1）低血流量型（缺血性）：静脉异常勃起所

致，又称静脉型阴茎异常勃起，是海绵体静脉阻塞，妨碍动脉输入，导致动脉血供减少，组织缺氧和酸中毒，引起海绵体和小动脉平滑肌麻痹及腔内血栓形成，发展成为缺血状态。

（2）高血流量型（非缺血性）：动脉性异常勃起所致，是撕裂的动脉使动脉血流输入失控，异常动脉血注入（动脉性），又称动脉型阴茎异常勃起。

3. 急性、间断性和慢性型阴茎异常勃起　阴茎异常勃起还分为急性、间断性（复发或间歇，如镰状细胞贫血）和慢性（通常为高血流量型）。阴茎异常勃起初期，均为生理性阴茎勃起，以后发展为高血流量型。

二、病因（etiology）

原发性阴茎异常勃起占阴茎异常勃起的 30%～40%，大部分病因不明。继发性阴茎异常勃起较常见，病因与下列因素有关。

1. 血液疾病　见于镰状红细胞性贫血、白血病、红细胞增多症、血栓性静脉炎、磷酸葡萄糖异构酶缺乏症等。其机制是引起血黏度增加，甚至血栓形成，导致阴茎静脉回流障碍，引起阴茎异常勃起，为低血流型。

镰状细胞贫血：8% 的美国黑人患有镰状细胞

贫血病。在对 321 名幼儿患者的文献综述中,发生异常勃起的占 6.4%。由于异常内皮黏附、勃起时相对的酸性状态、睡眠时低通气状态造成的轻度酸中毒、手淫或性交时的轻度创伤,致镰状红细胞海绵体内淤积。当睡眠阴茎勃起静脉通道最大程度受压时,淤积的红细胞阻塞白膜下微静脉,引起广泛静脉阻塞。在 1 组成人纯合性镰状红细胞病的研究中,42% 的患者有间歇性持续 2～6h 的睡眠异常勃起。尽管几乎所有的病例是低流型异常勃起,但最近有 2 例高流型异常勃起的报道。

2. 药物　抗高血压药物,如肼屈嗪(肼苯达嗪)、胍乙啶,酚噻嗪类精神抑制药特别是氯丙嗪,抗抑郁药,如曲唑酮,与异常勃起有关。在动物实验中,给狗海绵体注射曲唑酮及氯丙嗪,可致动脉血流增加、静脉阻力增大,引起勃起。给大鼠注射一种曲唑酮代谢物 m-氯苯哌嗪,海绵体神经放电增加。这些药物引起异常勃起的机制可能与 α 肾上腺素能阻滞或刺激 5-羟色胺能 1C 或 1D 受体有关。不过,服用这些药物发生异常勃起的患者仅占少数,而且非剂量特异性,提示自主系统功能失调可能是主要原因。万艾可(Viagra)也可引起阴茎异常勃起,为低血流型。

3. 海绵体内注射　海绵体内血管活性药物注射是诊断及治疗勃起功能障碍(ED)的一种常用方法,是通过平滑肌松弛来实现的。平滑肌松弛是暂时的,药物作用后平滑肌重新恢复收缩能力。在药物过量或对药物过度敏感的患者,平滑肌不能恢复收缩能力,导致异常勃起。文献综述,海绵体注射罂粟碱诊断及治疗勃起功能障碍(erectile dysfunction,ED),首次诊断试验异常勃起的发生率为 5.3%,家庭治疗为 0.4%。多数异常勃起发生于神经性或心理性 ED 患者。

4. 恶性肿瘤　尽管肿瘤细胞浸润本身不会引起异常勃起,但静脉回流受阻或海绵窦受侵犯可引起淤滞及血栓形成。已报道转移至阴茎并引起异常勃起的肿瘤有白血病、前列腺癌、肾癌及黑色素瘤。

5. 机械性病变　如盆腔的晚期肿瘤压迫阴茎根部,影响血液回流;阴茎转移癌,如前列腺癌、直肠癌、黑色素瘤等肿瘤压迫血管,阻断阴茎静脉回流引起阴茎异常勃起。外力(如金属环)持续压迫阴茎根部、阴茎局部外伤等。

6. 神经失调　异常勃起可见于椎管狭窄、脊髓损伤及椎间盘突出的患者,其机制可能是副交感神经诱导勃起神经递质释放增加,或干扰交感神经的抑制作用。脊髓或全身麻醉状态下,消毒刺激生殖器可出现异常勃起,并可能影响经尿道手术。这种夸大的反射性勃起可能是麻醉对中枢抑制冲动阻滞的结果,麻醉后大多可消失。

7. 创伤　会阴部或生殖器创伤致血栓或阴茎根部严重出血、组织水肿,使阴茎静脉回流受阻,引起异常勃起(低流型)。创伤或海绵体内注射引起海绵体动脉破裂,导致无调节性海绵体窦血液淤积,引起异常勃起(高流型)。典型的创伤后高流型异常勃起一般发生在睡眠勃起时,血管扩张使受损的动脉破裂,导致无调节的高速血流进入海绵体。但由于静脉回流的部分代偿,勃起的硬度较低,无缺血或疼痛。

8. 全胃肠外营养　全胃肠外营养可引起异常勃起,特别是静脉应用 20% 脂肪乳剂时。这种类型的异常勃起为低流型,类似于镰形细胞病的患者。其机制可能为:①血液凝固力增高;②对血液细胞成分的不良反应;③脂肪栓塞。推荐使用 10% 的脂肪乳剂、缓慢滴注及与氨基酸-右旋糖酐溶液混合延长滴注速度,以预防异常勃起。

三、发病机制(pathogenesis)

阴茎异常勃起的发生是一个恶性循环过程,最初是各种因素引起海绵体的回流减少或灌注增加,破坏了勃起的正常消退过程而使勃起时间延长,海绵体内出现血液淤滞、血黏度增加、氧饱和度下降,导致组织缺氧和间质水肿。阴茎异常勃起病理变化分低血流量型和高血流量型。

1. 低血流量型(缺血性)　低血流量型阴茎异常勃起是多种原因损害了阴茎勃起消退机制,初次发作之后,控制阴茎勃起消退的肾上腺素能或内皮介导机制发生功能性改变,其中包括神经介质过度分泌,小静脉回流受阻,海绵体内平滑肌长时间松弛,其结果是海绵体内压力持续保持在 80～120mmHg,并逐渐恶化,发展为缺血状态,6～8h 后出现疼痛。缺血程度和受累的静脉数目与静脉闭塞时间长短有关。在缺血缺氧状态下,海绵体平滑肌自主收缩力和张力均降低,对 α-肾上腺素能激动药不能产生正常的收缩反应;如不及时治疗会很快导致海绵体小梁结构坏死和纤维化,发生永久性勃起功能障碍。

阴茎异常勃起数日后,阴茎血流不易形成栓塞(即使低血流量型),因为海绵体内纤维蛋白溶解酶的活性是外周血的 3 倍。

2. 高血流量型(非缺血性)　阴茎海绵体动脉撕裂伤引起高流量型阴茎异常勃起,其机制是撕裂的动脉使动脉血流输入失控,窦状隙部分扩张,因小梁平滑肌未处于松弛状态,窦状隙的血液直接经未受累及的白膜下静脉丛流出,因此静脉输出受阻不明显,持续保持高输入、高输出的延长勃起,海绵体静脉回流通畅,不存在窦状隙内血液淤滞、缺血,血氧合作用充分,因此一般不伴疼痛。勃起的阴茎可压缩,勃起硬度由轻至中度,性刺激可增加阴茎硬度。有时勃起持续几天治愈后仍可保持性功能。所有阴茎异常勃起初始发病均是非缺血性高血流量型,但多数病例 6h 后出现静脉栓塞、酸中毒、缺氧,最后发展为典型的低血流量型。

一位叫 Witt 的医学家提出海绵体动脉撕裂伤引起高流量型阴茎异常勃起,其机制是撕裂的动脉使动脉血流输入失控,窦状隙部分扩张,因小梁平滑肌未处于松弛状态,窦状隙的血液直接经未受累及的白膜下静脉丛流出,因此静脉输入受阻不明显,不存在窦状隙内血液淤滞、缺血,因此一般不伴疼痛。由于这是一种高流入、高输出的延长勃起,又称动脉型阴茎异常勃起。然而大多数为低流量型,又称静脉型阴茎异常勃起,是一种低流入、低输出类型,基础是海绵体静脉阻塞,静脉输出的梗阻妨碍动脉流入,动脉血供减少,组织缺氧和酸中毒发展快,极易引起海绵体和小动脉平滑肌麻痹及腔内血栓形成。

四、临床表现(clinical manifestation)

阴茎异常勃起常见 5－10 岁和 20－50 岁。一般仅涉及阴茎海绵体,多数病例于夜间阴茎充血时发病。低血流量型阴茎异常勃起若持续数小时则因组织缺血而疼痛,阴茎勃起坚硬。高血流量型则阴茎很少疼痛,阴茎不能达到完全勃起硬度。通常有会阴或阴茎外伤史。复发性阴茎异常勃起发作的频度由每日数次至数月 1 次。

异常勃起和性欲亢进不同,前者与性欲无关,排精之后阴茎持续勃起,而后者阴茎勃起受性欲支配,性高潮期射精后,阴茎逐渐松软而恢复常态。阴茎异常勃起的危害如下。

1. 影响男性的生育能力　只有将男性的精子送入女性的阴道内,和卵子成功结合才能形成受精卵,如果阴茎勃起异常,精子的输送就会受到严重的影响,会导致男性不育症的发生。

2. 引发慢性疾病的发生　很多阴茎异常勃起的男性患者都是因为身体体质下降,如果患有糖尿病、高血压等疾病,都会引起阴茎勃起异常。

3. 夫妻感情受到影响　阴茎异常勃起会严重损害夫妻之间的感情和性生活的和谐,对男性的自信心和自尊心也会造成严重的打击。

4. 阴茎异常勃起最严重的迟发并发症是纤维化和勃起功能障碍

五、诊断(diagnosis)

(一)病史

1. 病程　阴茎勃起持续时间,治疗经过。

2. 用药史　毒品、酒精、治疗 ED 药物;阴茎海绵体内药物注射等病史。

3. 外伤史　泌尿道损伤、腰椎损伤、暴力性交史。

4. 类似发作史　以前也曾有类似情况发生史。

5. 其他疾病史　血液病、肿瘤、抗凝治疗史。

(二)临床表现

阴茎持续勃起多发生于 5－10 岁和 20－50 岁男性。在非刺激条件下引起的阴茎持续勃起,或性高潮后也不疲软,这种状态持续时间超过 6h 以上者。

1. 低血流量型异常勃起　多在夜间阴茎充血时发病,一般仅涉及阴茎海绵体,阴茎异常勃起若持续数小时,阴茎勃起坚硬而阴茎疼痛。

2. 高血流量型异常勃起　常由会阴损伤或阴茎直接损伤引起,阴茎完全勃起不如低血流量型异常勃起坚硬,阴茎很少疼痛。

(三)体格检查

1. 在低流量阴茎异常勃起的患者阴茎海绵体坚硬如木,阴茎皮肤色暗红,同时有剧烈疼痛和行走不便。

2. 高流量型阴茎异常勃起表现为阴茎部分勃起至完全勃起,阴茎皮肤色泽和弹性尚好。体格检查还应包括肛检、腹部和神经检查。

(四)实验室检查

1. 尿常规　可排除尿路感染。

2. 血常规　血红蛋白、白细胞、血小板、网织细胞计数;对发现白血病、镰刀状红细胞血症的诊断有帮助。

3. 出凝血系统　应对出凝血系统进行检查。

4. 阴茎血气分析　略。

(五)阴茎海绵体血的血气分析

可区分高血流量型和低血流量型。

1. 与静脉血相似表明低流型阴茎异常勃起。

2. 与动脉血相似表明是高流型阴茎异常勃起。

值得注意的是,早期阴茎异常勃起均为高血流量型,此时血气值测定无法鉴别。阴茎海绵体血气分析结果若为 $PO_2 < 30mmHg$, $PCO_2 > 60mmHg$, $pH < 7.5$,可考虑为缺血性或低流量阴茎异常勃起。

(六)选择辅助检查

1. 彩色 Doppler 超声检查　阴茎彩色 Doppler 超声检查,可了解阴部内动脉、静脉血流情况、动脉破裂位置、漏的位置。

(1)在低血流量型异常勃起可见到动脉血流极少及扩张膨胀的海绵体。

(2)高血流量型在血管损伤区可显示动脉破裂和异常血池血液无调节性淤积。

2. 阴茎海绵体测压　40mmHg。

3. 海绵体造影　低血流量型异常勃起海绵体造影静脉回流延迟至 15min,动脉造影仅有背动脉及球动脉显影。高血流量型异常勃起海绵体造影及动脉造影显示静脉回流加快、破裂的海绵体动脉使海绵体血液淤积。可鉴别两型,静脉阻塞时,血流停滞;动脉型则海绵体血液回流迅速。

4. 阴茎动脉造影　对高血流量阴茎异常勃起的患者可施行阴茎动脉造影术以助于诊断。

5. ^{99m}Tc 扫描　可作为鉴别两种类型的手段,动脉型异常勃起摄入高,静脉闭塞型异常勃起摄入低。

6. 心电图　EKG(>55 岁)。

7. 盆腔阴部血管造影　可作为鉴别诊断及栓塞治疗。

8. 胸片　胸片有无肿瘤转移灶。

六、治疗(treatment)

(一)治疗原则

阴茎异常勃起是男科的急症之一,治疗阴茎异常勃起的目的是使勃起的阴茎血循环通畅、阴茎变软,力争恢复正常性功能。应尽早治疗,如延迟了治疗时间,会增加海绵体纤维化和发生勃起障碍的机会。

1. 低血流量型　低血流量型阴茎异常勃起和高血流量型阴茎异常勃起治疗方法不同。

2. 治疗时间　宜早在 <36h 内,最迟在 <48h 内治疗。治疗的关键在于尽早改善阴茎海绵体的静脉回流,减少海绵体内压,改善缺氧状态,避免长时间静脉淤滞引起阴茎海绵体不可逆损害,导致永久性勃起障碍。如果在发病 12h 内,治疗几乎 100%有效。

(二)非手术治疗

1. 低血流量型　如果在 12～24h 用药物治愈,几乎均可恢复阴茎勃起功能。Kulmala 和 Tamella(1995)观察到多数病例在 36h 内应用抽吸和 α-肾上腺素能激素药治疗,海绵体可不发生纤维化,如超过 36h,则 α-肾上腺素能药物无效,海绵体内会形成不同程度的纤维化。低血流量型的阳痿发生率高达 50%。

治疗方法:放血灌洗为一线治疗,阴茎海绵体放血、灌洗、注射 α-肾上腺素类药物。

选择药物:α-肾上腺素激动药,收缩动脉血管。去氧肾上腺素(新福林)10mg/ml,稀释成 1mg/100ml;间羟胺(阿拉明)1mg/ml,稀释成 1mg/60ml;肾上腺素 1mg/1ml,稀释成 100μg/100ml。或用 1:1000 肝素生理盐水溶液反复冲洗。

灌洗方法:先用 21 号针头抽吸海绵体内积血 20～60ml,然后选择上述稀释浓度 α-肾上腺素类药物,向海绵体内注射 20ml 稀释液,2min 后再抽吸积血,反复冲洗数次,直到阴茎肿胀消退、疼痛解除。若在发病 12h 以内进行治疗,均可达到 100%满意效果。

并发症:包括 α-肾上腺素能药物治疗引发的急性高血压、头痛、心悸和心律不齐,抽吸引起的感染、出血和尿疲乏损伤等。尤其老年患者要严防意外。

辅助用药:予静脉输液及输注低分子右旋糖酐,阴茎冰敷,镇静,艾司唑仑,镇痛用消炎痛栓一粒肛门内,促性腺素释放激素用抗雄激素药,对无性功能患者,可用抗雄激素或促性腺释放激素激动药,其作用为抑制夜间勃起,并能防止复发。

2. 高血流量型茎异常勃起

(1)早期局部冰袋冷敷,使血管收缩,破坏的血管可能自发形成血栓。多数海绵体动脉破裂不能自行愈合,常需要阴部内动脉造影和栓塞。有报道,动脉内注射亚甲蓝脉腔注入自体血凝块栓塞治疗,近年有成功的报道。高血流量型预后较好,阳痿发生率为20%。

(2)药物治疗:口服镇静药,安定5～10mg,或利眠宁10～20mg 一日3次;也可服用扩张血管药物,妥拉唑啉25mg,一日3次;亦可采用抗凝血药物,肝素、尿素酶、双香豆素、低分子右旋糖酐等;辅助服用雌性激素,己烯雌酚5mg,一日3次,以降低对性刺激的反应性。

(3)阴茎背动脉指压法:此法是陈在贤等(2010)设计用于治疗对高血流量型阴茎异常勃起的非手术新方法。

①原理:压迫阻断阴茎背动脉,临时阻断阴茎血供,阴茎回流后阴茎逐渐变软,达到治疗高流量型阴茎异常勃起的目的。

②优点:此法为无创性,不需麻醉,无禁忌证,方法简便易行,无并发症,效果良好,是治疗高血流量型阴茎异常勃起有效的新方法。避免了阴茎动脉栓塞及结扎术的痛苦及并发症。

③缺点:禁止用于低血流量型阴茎异常勃起患者。

④方法:对高流量型阴茎异常勃起者,用手指深压于耻骨联合下方,阴茎根部阴茎背动脉,阻止阴茎背动脉血流,压到阴茎慢慢变软为止,一般压迫30min 左右有效。以后如又勃起,可再次压迫,反复多次,可达到满意的效果。

(三)手术治疗

1. 低血流量型阴茎异常勃起手术　低血流量型阴茎异常勃起手术治疗的目的是分流海绵窦内的血液,提高海绵体动脉-海绵窦间的压力梯度,恢复正常的海绵体动脉血液灌注,防止海绵体组织进一步的缺血性损害。常用分流手术包括阴茎海绵体-尿道海绵体分流术、阴茎头-阴茎海绵体分流术、大隐静脉-阴茎海绵体分流术及阴茎背静脉-阴茎海绵体分流术4大类。尿道有炎症者、全身凝血功能障碍等为相对禁忌证。

2. 高血流量型阴茎异常勃起手术　高血流量型阴茎异常勃起主要是短期阻断阴茎动脉的血供来达到治疗目的。如及时有效治疗,预后较好,如延误治疗可转变低血流量型阴茎异常勃起,阴茎勃起障碍发生率高达20%左右。高流量型阴茎异常勃起,阴茎静脉回流不受阻,降低动脉流量,来达到治疗目的。采用阴部内动脉结扎或栓塞术阻断阴茎动脉血供。现有阴部内动脉栓塞术和超选择性海绵体动脉栓塞术及阴部内动脉结扎术等2种治疗方法。此型的多数病例在动脉栓塞或手术结扎血管之后,阴茎仍能恢复完全勃起,但一般需要数周至数月。

(陈在贤　鲁栋梁　贺占举)

参 考 文 献

[1] 张兴华,崔嘉陵,牛俊杰,等.化学假体检测勃起功能障碍的体会.中国健康月刊:学术版,2010,29(4):50-51

[2] 树英.健康性生活的夫妻责任.中外妇儿健康,2010,3:46-47

[3] 马培奇.磷酸二酯酶-5 抑制剂及其比较.中国制药信息,2010,26(3):8-12

[4] 赵秀珍,刘林锡,刘煜德.原发性高血压和勃起功能障碍的相关性研究进展.亚太传统医药,2010,6(3):132-134

[5] 高漓,张天禹,蒋雷鸣,等.低流量型阴茎异常勃起9例.山东医药,2010,50(6):64

[6] 沈家贤.男子性功能障碍的药物选择.健康博览,2011,12:14

[7] 马胜利 李智刚.舍曲林或他达拉非结合行为疗法治疗早泄的疗效比较.中华男科学杂志,2011,2:189-191

[8] 张国惠.性欲低下是何因.保健与生活,2017,8:68-69

[9] 李鸿浩.治疗性欲低下的新药物是否已经成功研制.心血管病防治知识,2016,3:48-49

[10] 王荣华.老来性欲亢进要警惕.金秋,2012,14:52-53

[11] 马晓年.如何治疗性厌恶或性恐怖状态? 健康人生,2018,8:53-54

[12] 侯继开,曲海明,李一竹,等.早泄的诊疗进展.现代生物医学进展,2014,7:1392-1397

[13] 夏佳东,戴玉田.早泄神经生物学发病机制的研究进展.中华男科学杂志,2014,12:1131-1135

[14] 王福,高庆和,韩强,等.《EAU(2015年版)早泄诊治指南》解读.中国性科学,2016,2:9-11

[15] 姜辉,刘德风,邓春华,等.早泄诊断量表的汉化研究和信效度评价.中华男科学杂志,2015,7:598-603

[16] 张永利,黄晓朋,李广森,等.常德贵教授巧用封髓丹加减治疗遗精症经验.亚太传统医药,2017,23:115-116

[17] 韩文均,孙建明,刘鹏,等.清心莲子饮治疗气阴两虚型功能性不射精症临床疗效.河北中医,2019,1:65-68

[18] 代恒恒,宫儓浩,王继升,等.李曰庆基于精窍开阖论治功能性不射精症经验.北京中医药,2019,6:559-561

[19] 高戈,丁攀,王荣,等.不同来源精子行ICSI治疗不射精症患者的临床疗效.重庆医学,2019,6:945-948

[20] 欧阳海,谢胜,谭艳.偏头痛患者长期服用散利痛导致不射精症1例报告.与文献复习.中国性生科学,2019,2:41-43

[21] 吴秀全,王福,郭军.郭军治疗功能性不射精症的经验.国医论坛,2017,4:16-17

[22] 王万荣,谭艳,谢子平,等.远端输精管冲洗取精术联合ICSI治疗功能性不射精症6例报告.中国性科学,2018,2:112-114

[23] 代恒恒,王继升,李海松.不射精症知多少.家庭中医药,2017,5:40-41

[24] 王家雄,余怡,杨慎敏.不完全逆行射精1例.临床泌尿外科杂志,2019,5:415-416

[25] 姜彦飞.经尿道前列腺电切术与经尿道双极等离子电切术治疗前列腺增生的效果及对患者逆行射精的影响.现代医学,2019,9:117-119

[26] 张敏建,常德贵,贺占举,等.功能障碍中西医结合诊疗指南(试行版).中华男科学杂志,2016,8:751-757

[27] 周岩,程静,王瑾,等.前列腺增生症与勃起功能障碍的流行病学及治疗方案研究进展.中国新药杂志,2015,21:2437-2447

[28] 洪锴,刘德风,姜辉,等.性生活质量影响因素及PDE5抑制剂治疗勃起功能障碍后性生活质量改善的多中心临床研究.中国性科学,2015,3:3-6

[29] 白文俊,胡海兵.关于阴茎异常勃起的思考.中华男科学杂志,2018,8:675-680

[30] 谢敏凯,郑大超,刘冲,等.选择性动脉栓塞治疗动脉性阴茎异常勃起(5例报告).中华男科学杂志,2018(1):59-61

[31] 冯庆兴,李倩,曾琴,等.海绵体冲洗联合手术分流治疗低流量性阴茎异常勃起.局部手术学杂志,2018,10:746-749

[32] 周伟丽,莫伟栋,王康儿,等.泌尿外科手术中阴茎异常勃起阶梯式处理的疗效研究.健康研究,2018,6:679-682

[33] 洪佘德,梁蔚波,赖彩永,等.异常勃起诊治进展.国际医药卫生导报,2015,5:732-735

[34] Porst H. An overview of pharmacotherapy in premature ejaculation. J Sex Med,2011,8(4):335-341

[35] Oyekanmi AK,Adlufosi AO,Abayomi O,et al. Demographic and clinical correlates of sexual dysfunction among Nigerian male outpatients on conventional antipsychotic medications. BMC Res Notes,2012,5(1):267

[36] Cuceloglu EA,Hosrik ME,AK M Bozkurt A. The effects of age at circumcision on premature ejaculation. Turk Psikiyatri Derg,2012,23(2):99-107

[37] Idung AU,Abasiubong F,Udoh SB,et al. Quality of life in patients with erectile dysfunction in the Niger Delta region,Nigeria. J Ment Health,2012,21(3):236-243

[38] Zhou RY,Wang GM,Zhang YH,Shi GW,et al. Clinical trial of sexual dysfunctions in male patients with pituitary adenomas. Zhonghua Yi Xue Za Zhi,2012,92(2):110-113

[39] Leuilet P,Cour F,Droupy S. Male sexual dysfunctions and homosexuality. Prog Urol,2013,23(9):727-733

[40] Ciocca G,Limoncin E,Di Tommaso S,et al. Attachment styles and sexual dysfunctions:a case-control study of female and male sexuality. Int J Impot Res,2015,27(3):81-85

[41] Brandon M,Morgentaler A. Male and Female Sexual Dysfunction in a Rapidly Changing Cultural Environment:Addressing Gender Equality versus Equivalence in the Bedroom. Sex Med Rev,2016,4(2):96-102

[42] Morton L. Sexuality in the Older Adult. Prim Care,2017,44(3):429-438

[43] Sgro P,Di Luigi L. Sport and male sexuality. J Endocrinol Ihvest,2017,40(9):911-923

［44］ Walton MT，Cantor JM，Bhullar N，et al. Hypersexuality：A Critical Review and Introduction to the "Sexhavior Cycle". Arch Sex Behav，2017，46（8）：2231-2251

［45］ Kuhn S，Gallinat J. Neurobiological Basis of Hypersexuality. Int Rev Neurobiol，2016，129：67-83

［46］ Asiff M，Sidi H，Masiran R，Kumar J，et al. Hypersexuality As a Neuropsychiatric Disorder：The Neurobiology and Treatment Options. Curr Drug Targets，2018，19（12）：1391-1401

［47］ Reddy B，Ali M，Guruprasad S，et al. Hypersexuality induced by Aripiprazole：Two case reports and review of the literature. Asian J Psychiatr，2018，38：57-59

［48］ Kingston DA. Hypersexuality：Fact or Fiction？ J Sex Med，2018，15（5）：613-615

［49］ Borg C，De Jong PJ，Elgersma H. Sexual aversion and the DSM-5：an excluded disorder with unabated relevance as a trans-diagnostic symptom. Srch Sex Behav，2014，43（7）：1219-1223

［50］ Loewit K，Ahlers CJ. Sexual dysfunctions. MMW Fortschr Med，2013，155 Spec No 1（1）：96-98

［51］ Chung E，Gilbert B，Perera M，et al. Premature ejaculation：A clinical review for the general physician. Aust Fam Physician，2015，44（10）：737-743.

［52］ Puppo V，Sharif H. Premature ejaculation is not a disease. Int J Urol，2017，24（8）：641

［53］ Canat L，Erbin A，Canat M，et al. Assessment of hormonal activity in patients with premature ejaculation. Int Nraz J Urol，2017，43（2）：311-316

［54］ Waldinger MD. Drug treatment options for premature ejaculation. Expert Opin Pharmacother，2018，19（10）：1077-1085

［55］ Yang Y，Wang X，Bai Y，et al. Circumcision does not have effect on premature ejaculation：A systematic review and meta-analysis. Andrologia，2018，50（2）

［56］ Dai H，Li H，Waang J，et al. Effectiveness comparisons of acupuncture for premature ejaculation：Protocol for a network meta-analysisMedicine（Baltimore），2019，98（5）：e14147

［57］ Li T，Wu L，Wang Y，et al. The association between digit ratio（2D：4D）and the first spermatorrhea among Chinese boys. Early Hum Dev，2018，118：48-52

［58］ Qi XJ，Chen TY，Chang ZP，et al. Famous veteran traditional Chinese medicine doctors' medication rules in treating spermatorrhea. Zhongguo Zhong Yao Za Zhi，2019，44（6）：1266-1272

［59］ Ece I，Yilmaz H. An overlooked complication of the inguinal hernia repair：Dysejaculation. Turk J Surg，2018，34（1）：1-4

［60］ Lakovlev V，Koch A，Petersen K，et al. A Pathology of Mesh and Time：Dysejaculation，Sexual Pain，and Orchialgia Resulting From Polypropylene Mesh Erosion Into the Spermatic Cord. Ann Surg，2018，267（3）：569-575

［61］ Bolu A，Akgun A，Oznur T，et al. Low-dose clozapine-induced retrograde ejaculation. Psychiatry Clin Neurosci，2018，72（7）：541-542

［62］ Salvarci A，Karabakan M，Bozkurt A. et al. Impact of overactive bladder on retrograde ejaculation. Int Braz J Urol，2018，44（5）：972-980

［63］ Liao J，Zhang X，Chen M，et al. Transurethral resection of the prostate with preservation of the bladder neck decreases postoperative retrograde ejaculation. Wdeochir Inne Tech Maloinwazvine，2019，14（1）：96-101

［64］ Lrwin GM. Erectile Dysfunction. Prim Care，2019，46（2）：249-255

［65］ Matz EL，Terlecki R，Zhang Y，et al. Stem Cell Therapy for Erectile Dysfunction. Sex Med Rev，2019，7（2）：321-328

［66］ Centeno Alvarez C，Ascaso Til H，Argiles Mattes N，et al. Nonischemic priapism：Diagnostic and therapeutic options. Arch Esch Urol，2017，70（8）：746-747.

［67］ Carnicelli D，Akakpo W. Priapism：Diagnosis and management. Prog Urol，2018，28（14）：772-776

［68］ Yucel OB，Pazir Y，Kadioglu A. Penile Prosthesis Implantation in Priapism. Sex Med Rev，2018，6（2）：310-318

［69］ Scherzer ND，Reddy AG，Le TV，et al. Unintended Consequences：A Review of Pharmacologically-Induced Priapism. Sex Med Rev，2019，7（2）：283-292

第 **8** 章　男性性传染性疾病
(male sexual transmitted diseases)

性传播疾病在我国 20 世纪 60 年代已基本消灭,20 世纪 80 年代起又死灰复燃,且呈逐年增多之势。据国内报道梅毒 1996—1999 年迅速增长,1999—2002 年呈快速下降趋势,2002—2005 年呈低速下降,2005—2007 年开始小幅回升。男性淋病发病显著多于女性梅毒,约 54.5% 合并其他性传播疾病感染,女性合并感染率明显高于男性,HIV 感染占 1.7%、生殖器疱疹占 16.4%、沙眼衣原体占 18.7%、解脲脲原体占 40.8%～52.5%、人型支原体占 4.0%、淋球菌占 7.2%、念珠菌占 11.1%,其中合并 1 种病原体占 42.8%,合并 2 种病原体占 10%,合并 3 种及 3 种以上病原体占 1.7%。

第一节　淋病(gonorrhea)

淋病是我国乃至全球最常见的性传播疾病之一。全世界每年报告的病例数在 6000 万以上,在我国性病中居首位,病原体是淋病双球菌(简称淋球菌、淋菌),又称奈瑟双球菌(Neisseria gonorrhoeae),仅感染人类,主要是尿路的上皮细胞和子宫颈,但可波及多种组织器官进而产生一系列临床症状和并发症。该病原体对多种抗生素具有不同程度的耐药性,使得临床治疗成为疾病的关键问题,而安全有效的疫苗尚未问世。

一、病原学(aetiology)

1. 淋球菌的结构　淋病的病原体即淋病奈瑟菌,1879 年由 Neisseria 首次分离出。属奈瑟球菌科,奈瑟球菌属。淋球菌呈肾形,两面相对,成双排列,无鞭毛,不活动,不形成芽胞。但有菌毛,是革兰阴性菌,直径 0.6～0.8μm。

2. 淋球菌生理与代谢　淋球菌是一种嗜二氧化碳的需氧菌,在含 2.5%～5% 的二氧化碳环境中生长,具有氧化酶和过氧化氢酶,吲哚试验呈阳性。淋球菌营养要求较高,在普通的培养基上不能生长,在巧克力琼脂上 37℃ 培养 18～24h 后形成 0.5～1mm 的圆形、中心稍凸起、灰褐色、半透明、光滑的菌落。淋球菌非常娇嫩,对外界环境抵抗力较低,离体后的细菌在完全干燥环境中 1～2h 即可死亡,湿热 55℃ 存活 5min,水浴 42℃ 存活 20min,在被褥、毛巾、内裤中可存活 18～24h。淋球菌对化学消毒剂敏感,一般消毒剂容易将其杀灭,在 1:4000 的硝酸银中 2min、1% 的苯酚中 1～3min 死亡,对磺胺类及青霉素敏感,但由于近年来抗生素滥用严重导致耐药菌株不断产生。

3. 淋球菌的分型　淋球菌的分型对于其感染的致病性和淋病流行病学的研究有重要意义。

(1)血清学分型是根据淋球菌的抗原结构进行的。淋球菌的抗原结构非常复杂,外膜蛋白、脂多糖和菌毛均可作为血清学分型的基础。外膜蛋白中的蛋白Ⅰ暴露在细胞最外层,且具有特定的抗原决定簇,是血清学分型的基础。用抗原蛋白Ⅰ制备的单克隆抗体可将淋球菌分为ⅠA型和ⅠB型两种血清型。

(2)营养分型是根据淋球菌在生长时对各种氨基酸和核酸等营养成分的需求对淋球菌进行分

型,需要在含有脯氨酸(Proline)的培养基中生长的菌株即为 Pro,需要在含有精氨酸(Arginine)的培养基中生长的菌株即为 Arg,需要用次黄嘌呤来培养的为 Hyx 型,需要尿嘧啶来培养的为 Ura 型。

近年来,随着现代生物学技术的发展,开始应用限制性核酸内切酶来分型,即以淋球菌的遗传物质 DNA 作为分类的物质基础,采用限制性核酸内切酶将淋球菌的 DNA 水解,然后经聚丙烯酰胺凝胶电泳分析,最后根据 DNA 片段电泳带不同分型。

二、流行病学(epidemiology)

1. 传染源 淋病的传染源主要是淋病病人和隐性感染者。淋菌性尿道炎、阴道炎及眼炎病人的分泌物中含有大量的淋球菌,在淋病的潜伏期或发病早期,尤其是女性病人早期症状不明显,是重要的传染源。

2. 传染途径 淋病主要是通过性接触直接传播,个别也可通过其他媒介传播。

(1)性交直接接触传播:是淋病得以传播的主要方式,淋球菌对人泌尿生殖道黏膜上皮具有很强的亲和力,可直接黏附在黏膜上生长繁殖,无论性伴侣的任何一方带有病原体,当发生性接触时,另一方均易感染上淋病,绝大多数淋菌性尿道炎是通过阴道性交感染,但也可发生于男性同性恋患者,若性伴侣患有淋菌性咽炎,也可通过口交发生感染。

(2)间接接触传播:主要是通过接触被淋球菌污染的毛巾、内裤、被褥、便盆、手指等而被感染,但是这些传染途径比较少见。

(3)母婴传播:母体患淋菌性宫颈炎、阴道炎时,在分娩过程时,因新生儿通过产道而感染新生儿,引起淋菌性眼炎、淋菌性口腔炎及淋菌性外阴炎等。

3. 流行因素与趋势 淋病是在世界范围内流行最广的一种常见性传播疾病。我国在 20 世纪 60 年代宣布基本消灭性病,但在 20 世纪 80 年代,由于旅游业的发展、性观念的开放、卖淫嫖娼等活动的出现,使性病在我国再度流行,目前,淋病的发病率在我国性传播疾病中占首位,并有大幅上升的趋势。另外,淋球菌耐药菌株的出现也是淋病蔓延的原因之一。

4. 淋球菌的致病性与免疫性 淋球菌对人类的致病性来源于两个方面,一是吸附,二是侵入。正常情况下,由于尿液不断冲洗尿道,使侵入的微生物难以在尿道内繁殖,但是淋球菌依靠菌毛可吸附在尿道黏膜上并进行繁殖,淋球菌的菌毛对子宫颈及尿道上皮的单层柱状上皮和移行上皮具有很强的亲和性,容易黏附于上皮细胞,菌毛和宿主细胞相互作用的本质使菌毛能识别上皮细胞表面特异性受体。除了菌毛的作用外,宿主细胞和淋球菌表面所带的电荷也会促进淋球菌的黏附,当尿道内的 pH 5.0～7.5 时,淋球菌带负电荷,宿主表面带正电荷,通过正负电荷的相互吸引使淋球菌易于黏附在宿主细胞表面,同时当机体抵抗力下降时,淋球菌也易黏附,如女性的月经期、机体合并其他尿路感染等。淋球菌吸附在宿主细胞表面后,必须进入细胞内才能繁殖,尿道内的正常菌群对淋球菌的繁殖有一定的抑制作用,机体的吞噬细胞也对其有吞噬杀灭作用,淋球菌的生长繁殖必须克服这些干扰因素,通过产生杀白细胞素,来损伤吞噬细胞,抵抗其吞噬,淋球菌借助菌毛、外膜蛋白Ⅱ和 IgA 分解酶与尿道上皮结合,外膜蛋白Ⅰ转至上皮细胞膜后,淋球菌即被上皮细胞吞饮入细胞内,然后再转入细胞外黏膜下,通过释放内毒素、脂多糖、补体及 IgM,引起炎症反应,黏膜发生水肿、溃烂,黏膜上皮脱落形成淋病特有的脓性分泌物。急性炎症反应后,症状轻者可能恢复正常,重者可形成溃疡,随着黏膜及周围尿道组织的修复,结缔组织纤维化可使尿道变窄,发生尿道狭窄。机体对淋球菌无先天性免疫,几乎所有的人都表现有基本相同的易感性,患者经过治疗痊愈或自然恢复后获得性免疫力也很低。

三、临床表现(clinical manifestations)

淋球菌易于传染和重复感染,易于合并衣原体、支原体等的感染,因此临床表现比较复杂,淋病可分为无并发症性与有并发症性淋病、无症状性与有症状性淋病、播散性淋病、急性与慢性淋病等多种临床类型。

(一)潜伏期

淋球菌感染后潜伏期长短不一,男性感染潜

伏期较短，一般为 2～5d，女性为 3～10d。患者感染淋球菌前曾服用抗生素者，其潜伏期延长、症状较轻或不典型。体质差、机体抵抗力降低、性生活过度、饮酒等因素可缩短潜伏期。

(二)临床症状

1. 泌尿生殖系统淋病　男性泌尿生殖系统淋球菌感染常引起尿道炎、前列腺炎及睾丸附睾炎。

(1)急性淋菌性尿道炎(acute gonococcus urethritis)：不洁性交 2～4d 后，出现尿道口红肿、充血、发热、灼烧感及尿道口流出白色或微黄色黏稠样脓液(见彩图 8-1)，有恶臭，严重者毛细血管被破坏，脓液中带有血丝，重症病人出现排尿困难，患者不敢排尿，少数病人有微发热反应及两侧腹股沟淋巴结肿大，会阴部有坠胀感，阴茎可有痛性勃起。发病 2 周后，大部分患者淋球菌进入后尿道，出现尿意窘迫、尿频甚至尿潴留，当累及附睾和精囊时可出现血精。若症状持续 2 个月以上迁延不愈者称为慢性淋菌性尿道炎。由于治疗不彻底，淋球菌则潜伏于尿道体、尿道旁腺、尿道隐窝等处，病程转为慢性。若患者体质较差，则一开始即表现为慢性病程，临床表现为尿道刺痒感、排尿时有灼热感或轻微刺痛、尿线变细、排尿无力、尿后淋沥等症状。

近年来，儿童淋病的发病率不断增高，主要因生活密切接触而感染，主要传染源为患儿的父母(80.7%)，女童更容易感染，与其生殖器的解剖特点有关。

(2)淋菌性附睾炎及精囊炎(gonococcal epididymitis and spermatocystitis)：淋菌性附睾炎多发于急性尿道炎后，单侧居多，是淋球菌感染后最常见的并发症，其主要症状是低热、附睾肿大压痛、尿液浑浊，初起触诊时睾丸附睾界限清楚，之后逐渐不清。合并精囊炎时出现血精，急性期有发热、尿频、尿痛、精囊肿大等症状，慢性期一般无自觉症状。

(3)淋菌性前列腺炎(gonococcal prostatitis)：淋菌性前列腺炎是淋球菌进入前列腺的排泄管及腺体引起的，是男性淋球菌感染的并发症之一。急性期病人有发热、尿频、尿急、尿痛、会阴部疼痛及排尿困难等症状。直肠指检发现前列腺肿胀、压痛，可触及小结节，前列腺按摩液可有脓

细胞及卵磷脂小体减少，涂片或培养可找到淋球菌。慢性病人尿道口早晨有"糊口"现象，尿中带有黏液丝状物。

2. 非泌尿生殖系统淋球菌感染

(1)淋菌性咽炎(gonococcal pharyngitis)：见于口交者，多数淋菌性咽炎患者无症状，表现为咽喉部红斑，可有炎症分泌物，轻度的咽痛、吞咽时痛、偶可表现为急性咽炎的症状，颈部淋巴结可肿大，新生儿吸入含淋球菌的产道分泌物可发生咽炎。

(2)淋菌性直肠炎(gonococcal proctitis)：淋菌性直肠炎多见于男性同性恋或女性患者，因宫颈感染扩散到肛门直肠所致。患者的临床症状差异较大，可以为无症状带菌，或可有肛门轻度瘙痒、烧灼感、排便时疼痛，重者可有里急后重，粪便上可有黏液，为脓血性分泌物。有报道 18%～34%的男性患者无症状，容易造成漏诊。

(3)淋菌性结膜炎(gonococcal conjunctivitis)：多发生于新生儿，也可发生于成人和儿童。新生儿淋菌性结膜炎主要是在分娩过程中经淋球菌感染的母亲产道时被传染，一般于出生后 2～5d 发病，初起时眼睑及球结膜充血肿胀，分泌物为浆液性或血性，3～5d 后出现大量脓性分泌物，若延误治疗可出现角膜溃疡，甚至角膜穿孔、虹膜脱出、眼内炎，最终导致失明。成人淋菌性眼结膜炎少见，多为自体接种或眼睛接触被分泌物污染的物品所致，多为单侧感染，其症状为眼结膜充血、水肿、眼睑红肿，有脓性分泌物，严重者导致视力下降或失明。

(4)淋菌性关节炎(gonococcal arthritis)：淋球菌性关节炎常由血行播散引起，多发生于腕、肘、膝、踝等关节，多不对称，偶可累及髋、肩和脊柱关节，患淋球菌性关节炎后出现化脓性炎症，一般在 3d 左右发病，部分病人可并发化脓性滑膜炎、化脓性关节周围炎。患者关节发红且因充满积液而肿大，出现骨关节强直，有明显的滑膜积液，血沉加快。淋菌性关节炎往往和腱鞘炎同时发生，腱鞘炎起病急，不对称，最易发生的部位是臂和腿的远端伸肌及屈肌肌腱的鞘膜，腕关节和踝关节较易受累，表现为肿胀、触痛、发红、关节活动受限，一般无积液。

(5)淋菌性心内膜炎(gonococcal endocarditis）：是一种少见的并发症，主要累及主动脉瓣及二尖瓣，进展迅速，病情凶险，死亡率较高，其临床表现和其他心内膜炎的表现相似，诊断时需加以鉴别。

（6）淋菌性脑膜炎（gonococcal meningitis）：不常见，多伴有关节炎和典型的皮疹，其临床表现与脑膜炎球菌引起的非暴发性脑膜炎相似，有脑膜刺激症状，脑脊液培养可找到淋球菌。

（7）淋菌性皮炎（gonococcal dermatitis）：淋菌侵入血液随血液流动扩散至皮肤可出现皮肤病变，初时多形成红斑，呈圆形或卵圆形，之后在红斑上出现丘疹，再进一步发展为脓疱，脓疱破溃后形成溃疡，四周绕以鲜红色晕，在皮损处可查到淋球菌。

四、诊断（diagnosis）

根据性接触史、临床表现和实验室检查一般可确诊。

（一）涂片染色

取患者尿道或宫颈分泌物直接涂片，进行革兰染色，一般可在多形核白细胞内发现革兰阴性双球菌，呈双排列，即可诊断，是最常用的检测方法。但由于女性患者宫颈分泌物中杂菌较多，因此易出现假阳性，其特异性和敏感性较差；由于直肠内的细菌繁殖较多，直接涂片染色镜检结果不能作为诊断依据，需根据淋球菌培养阳性结果作出诊断；在咽部涂片中即使找到革兰阴性双球菌也不能诊断为淋病，因为在咽部的正常菌群中也有奈瑟菌属。

（二）分离培养

对于症状轻或无症状者，分离培养淋球菌是诊断淋病的可靠方法，只要培养找到革兰阴性双球菌即可确诊。分离培养的另一优点是可以继续做药敏试验，用于指导临床用药。

（三）抗原检测

1. 酶联免疫实验（ELISA） 本实验是直接取患者的分泌物来检测标本中的淋球菌抗原，方法快速、简便，敏感性及特异性均高。另外，当淋球菌在入侵尿道上皮细胞及吞噬细胞在吞噬淋球菌的过程中可产生特异性的酶类，并随尿液排出体外，因此通过检测尿液中的酶类，也可诊断有无淋球菌感染。

2. 直接免疫荧光实验法 此方法是检测标本中淋球菌外膜蛋白Ⅰ的单克隆抗体，利用荧光素标记的抗淋球菌特异性抗体，与淋球菌结合，可见发荧光的淋球菌。此法可直接进行淋球菌的形态学观察。

（四）DNA 探针法

此方法是从基因水平来诊断，DNA 探针法能直接检测标本中的淋球菌，可采用菌落原位杂交、印迹杂交及临床病人分泌物杂交，使淋球菌的诊断技术提高到了分子水平。DNA 探针检测淋球菌无论从方法学还是其他方面都优于直接涂片和培养法。

（五）聚合酶链反应（PCR）

利用 PCR 技术检测淋球菌，具有快速、敏感、特异性高等优点，现已逐渐被推广应用，但此法对已治愈的淋病患者易出现假阳性结果，主要是由于患者分泌物内含有淋球菌残余物所致，故在临床工作中需加以鉴别。

五、治疗（treatment）

（一）治疗原则

确诊后尽早治疗，最好是根据药物敏感试验选择敏感的抗菌药物、足量、规范用药；如性伴侣有感染应同时治疗，如合并有无衣原体、支原体及其他性传染性疾病感染也应同时治疗。

1. 一般处理治疗 期间禁烟酒及刺激性食物，暂禁止性生活，注意局部卫生。污染物，如内裤、毛巾及其他衣物要及时消毒处理，防止重复感染。分开使用洗浴用具，禁止与婴儿、儿童同床共浴，不但要对患者自身进行治疗，同时应强调夫妻双方同查同治。

2. 抗生素的敏感性与耐药性 近年来，我国多个地区的调查结果显示，淋球菌已对大多数抗生素耐药且逐渐增多，并开始出现对第三代头孢菌素产生敏感性下降。近期研究报道，耐青霉素、四环素、环丙沙星等的淋病双球菌菌株分别占 96.77%、94.62%、77.41%，同时耐 2 种及 2 种以上抗菌药物的多重耐药率为 97.84%。淋球菌对红霉素耐药的概率也很高。但对阿奇霉素较敏感，不过近年来其耐药的概率也逐渐增多，大观霉素耐药的概率较低，近年来发现耐喹诺酮类药物的菌株增长迅速且严重，尽管敏感性也在逐渐下降,但淋球菌对第三代头孢菌素敏感性较高。淋病双球菌对青霉素产生耐药的机制是产生 β-内酰胺酶,目前已经分离出质粒介导的产青霉素酶的淋球菌菌株(PPNG)和染色体介导的耐青霉素菌株(CMRNG);对四环素耐药是由于细胞膜对药物的通透性降低;染色体和质粒介导的耐四环素淋球菌菌株,主要是抑制细菌细胞膜的转运功能;对大环内酯类、大观霉素耐药是由于作用靶位的改变;对氟喹诺酮类耐药是由于 gyrA 及 parC 的突变;对第三代头孢菌素类敏感性降低或耐药的机制尚未明确。目前,淋球菌耐药菌株 DNA 削减文库已经成功构建,为进一步筛选、克隆淋球菌耐药的新基因奠定了基础;快速检测淋球菌记忆内突变的 DNA 芯片已经应用于临床耐药性的检测,具有快速、高特异性和高灵敏度的特点。目前淋病双球菌对青霉素、四环素、环丙沙星等耐药性严重,这些药物已经不再作为治疗淋病的首选药物,对阿奇霉素、头孢曲松钠、大观霉素等较敏感,可作为治疗淋病的首选药物。

3. 抗菌药物的选择　在淋病治疗过程中,抗生素的不正规使用和微生物对外界环境的适应性变异,给淋病的治疗及控制带来了极大的困难,为了提高对淋病的治疗效果,淋病的治疗最好根据药物敏感试验选择敏感的抗菌药物。

(二)治疗方案

1. 淋菌性尿道炎、宫颈炎的治疗

(1)如当地为产青霉素酶的淋球菌菌株(PPNG)流行,当地分离的淋球菌对青霉素耐药,可选用。

①头孢曲松钠(头孢三嗪或菌必治)250mg,肌内注射或静脉滴注,单次使用,对头孢菌素类抗生素过敏者禁用。

②大观霉素(壮观霉素或淋必治)2.0g(女性4.0g)单剂量肌内注射,对本品过敏和肾衰竭患者禁用,孕妇、新生儿慎用。

③氧氟沙星(氟嗪酸)400mg(女性 600mg)单次口服,肝肾功能障碍者、孕妇、儿童及 18 岁以下少年禁用。

④头孢噻肟钠 1.0g,1 次肌内注射,婴幼儿不宜做肌内注射。对多数耐青霉素菌株有较高的稳定性和敏感性,安全剂量大,一次性静脉滴注治疗,男性无并发症,淋病治愈率达 92.6%,有效率

98.4%,与大观霉素疗效相当。

(2)当地无产青霉素酶的淋球菌菌株流行者,分离的淋球菌对青霉素敏感,可用青霉素类药,如:①普鲁卡因青霉素 480 万 U,1 次分臀部两侧肌内注射;②阿莫西林 3.0g,1 次口服;③氨苄西林 3.5g,1 次口服(或针剂)。为延缓药物排泄,增加有效血浓度及游离药量,在应用青霉素类药物时,均应同时顿服丙磺舒 1.0g。

(3)为预防合并存在的衣原体感染,用上述药物治疗后,宜用多西环素 100g 口服,每日 2 次,连服 7d,或用 NGU 治疗方案中的其他药物。

(4)对上述药物过敏者,可选用多西环素 100mg,口服,每日 2 次,连服 7d;或四环素 500mg,口服,每日 4 次,连服 7d(孕妇及 8 岁以下儿童禁用);或红霉素 500mg,口服,每日 4 次,连服 7d。

2. 儿童淋球菌感染的治疗

(1)可用头孢曲松钠 20~50mg/kg,125mg,一次肌内注射或静脉滴注,总量不超过 1258mg,若婴儿胆红素水平高,特别是早产儿应慎用头孢曲松钠;或头孢噻肟钠 50mg/kg,1 次静脉滴注,婴幼儿不宜做肌内注射;或大观霉素 40mg/kg,1 次肌内注射。也可用水剂结晶青霉素 2 万~5 万 U,一次剂量肌内注射,同时给予红霉素(0.5%)眼药膏或 1% 的四环素眼膏滴眼,预防淋菌性眼炎。

(2)如分离的淋球菌对青霉素敏感,可用:①普鲁卡因青霉素 10 万 U/kg,1 次肌内注射;②阿莫西林 50mg/kg,1 次口服。均应同时顿服丙磺舒 25mg/kg(最大量 1.0g)。

3. 淋菌性眼炎

(1)成人淋菌性眼炎:①头孢曲松 1.0g,肌内注射,每日 1 次,连续 5d;或头孢噻肟 1.0g,肌内注射,每日 2 次,连续 5d;或大观霉素 2.0g,肌内注射,每日 2 次,连续 5d。②如分离的淋球菌对青霉素敏感者,可用水剂青霉素 1000 万 U,静脉滴注,每日 1 次,连续 5d。③用 0.5% 的红霉素液滴眼。

(2)新生儿淋菌性眼炎:局部滴眼药水或局部滴眼药水结合全身应用抗生素是治疗淋病性结膜炎最有效的方法。①头孢曲松 25~50mg/kg(单剂量不超过 125mg),静脉滴注,或肌内注射,每日

1次,连续7d。高胆红素血症婴儿,尤其未成熟儿慎用;或头孢噻肟25mg/kg,静脉滴注或肌内注射,每日1次,连续7d;或大观霉素40mg/kg,肌内注射,每日1次,连续7d。②如分离的淋球菌对青霉素敏感,可用水剂青霉素每日10万U/kg,分2次静脉注射或肌内注射,连续7d。③眼部白天用0.5%红霉素眼液滴眼,夜间涂0.5%红霉素眼膏。

4. 淋菌性咽炎及直肠炎的治疗 淋菌性咽炎在治疗方面比其他部位困难,可用头孢曲松钠250mg,1次肌内注射,或氧氟沙星400mg,1次口服;或环丙沙星500mg,1次口服。直肠炎用头孢曲松钠3.0g静脉滴注;或头孢噻肟3.0g静脉滴注。氨苄西林、阿莫西林及大观霉素对本病无效。

5. 淋菌性附睾炎和前列腺炎的治疗 本病多由于淋病的急性期延误治疗、选择抗生素耐药或不敏感、疗程不充分(过早停止治疗)、患者的机体免疫功能低下等因素所致,也可合并其他细菌感染。治疗可用头孢曲松钠250~500mg,肌内注射,每日1次,连续10d;或大观霉素2.0g,肌内注射,每日1次,连续10d。对于顽固难治的淋菌性前列腺炎患者,可采用前列腺内直接注射敏感抗生素,以达到彻底根除病灶的目的,一般需要每周注射2次,连续4~8次为1个疗程。

6. 妊娠期淋病 头孢曲松250mg,1次肌内注射;或头孢噻肟1.0g,1次肌内注射;或大观霉素4.0g,1次肌内注射。

7. 播散性淋病 ①头孢曲松1.0g,每12h静脉注射1次,5d后改为250mg,每日肌内注射1次,连续7d;或头孢噻肟1.0g,静脉注射,每8h1次,5d后改为1.0g,每日肌内注射1次,连续7d。②淋菌性脑膜炎或心内膜炎用头孢曲松1~2g,静脉滴注,每12h1次。前者疗程约2周,后者疗程至少4周。

(三)治愈标准与预后

治疗结束后1~2周复查,治愈标准为临床症状和体征消失,尿液清澈,尿常规检查正常,在治疗结束后4~7d,尿道分泌物、前列腺按摩液、宫颈分泌物涂片和培养检查球菌连续2次阴性。急性期淋病经及时有效的治疗可完全治愈,淋病治愈后,如果没有合并感染,一般不会留后遗症。若治疗不及时或不彻底,则可产生并发症,导致不育、宫外孕、盆腔炎、尿道狭窄或失明等后果;播散性淋病如延误治疗,严重者甚至可危及生命。

(四)预防

由于淋球菌特别容易适应人体的不同微环境,并易发生抗原性改变,人体感染后获得性免疫力也很低,因此阻碍了淋病疫苗的成功研制。所以,洁身自好、戒除不良的性接触成为预防淋病的根本措施。预防和减少儿童淋病的发病率,根本措施就是要加强控制成年人的性病,切断传播途径。

(鲁栋梁 陈在贤 李宏军)

第二节 非淋菌性尿道炎(nongonococcal urethritis)

非淋菌性尿道炎(NGU)是指由性接触传播的一种尿道炎,在临床上有尿道炎的表现,但在尿道分泌物中查不到淋球菌。由于女性在患本病时不仅有尿道的炎症,而且有宫颈炎等生殖道炎症。因此,仅称为尿道炎显得不够确切,而将其称为非特异性生殖道感染(non specific genital infection,NSGI)。病人在一次性接触中,可同时感染上淋球菌和沙眼衣原体,由于淋菌性尿道炎的潜伏期较短,平均在3~5d后即发病,而衣原体感染潜伏期较长,常为1~3周。因此,当淋病治愈后,NGU的潜伏期到了,开始发病,这种在淋病后出现的尿道炎,称为"淋病后尿道炎"(post-gonorrhea urethritis,PGU),实际上是NGU的表现。

一、流行病学(epidemiology)

自20世纪60年代中期以来,衣原体感染病人例数不断增加,在国外尤其是西方发达国家已成为发病人数最多的性病。据世界卫生组织估计,全世界每年新发生可以治愈的性病病例2.5亿例,其中衣原体感染6700万例,另据WHO西太区办公室资料,1993—1996年性病低危人群中衣原体感染率为5.6%(菲律宾)和2.5%(越南),而在高危人群(妓女、暗娼)中,感染率可达

17.3%（菲律宾）。在英格兰和威尔士,1960－1986 年上报的 NGU 病例已从 2.2 万上升到 11 万例。在美国,衣原体感染的发病率已从 1987 年的 91.4/10 万上升到 1991 年的 197.5/10 万,达 2 倍以上。在我国,NGU 的发病率也呈逐年上升趋势,根据 26 个性病监测点资料,1993 年 NGU 的报告例数为 1404 例,发病率为 4/10 万,占性病的第三位;1998 年 NGU 的报告例数为 121 564 例,发病率为 9.74/10 万,5 年间发病率翻了一番,但仍居性病的第三位;2000 年 NGU 的报告例数为 241 016 例,发病率为 19.33/10 万,2 年间 NGU 的发病率接近翻了一番,所居性病位置越过尖锐湿疣居第二位。女性患者多于男性患者。据美国 1987－1991 年 35 个州的统计,衣原体感染病例中女性与男性之比为 5.9∶3.3。1991 年女性人群发病率为 281.2/10 万,而男性为 47.7/10 万。目前国内研究 NGU 患者支原体感染率增高,解脲支原体(Uu)占 58.1%,人形支原体(Mh)占 2.3%,混合感染(Uu＋Mh)占 10.8%。

二、病原学(aetiology)

本病 40%～50% 由沙眼衣原体(chlamydia trachomatis)引起,20%～30% 由解脲支原体(ureaplasma urealyticum)引起,尚有 10%～20% 由阴道毛滴虫(trichomonas vaginalis)、白色念珠菌(candida albicans)、单纯疱疹病毒(herpes simplex virus)、生殖支原体(mycoplasma genitalium)、腺病毒(adenovirus)和类杆菌等微生物引起。

1. 衣原体 衣原体是介于细菌和病毒之间的一大属微生物。它寄生于人体细胞内,含脱氧核糖核酸和核糖核酸。在它的生活周期中,有原体和始体两种形态。原体体积较小(直径为 200～300nm),细胞质致密,具有高度传染性。它进入敏感细胞后,体积变大(直径可达 800～1200nm),成为始体,细胞质变得疏松或呈网状,因而始体又称网状体,没有传染性但具有新陈代谢活性,在宿主细胞内行二分裂增殖。衣原体有 15 个血清型,其中 A、B、B_a 和 C 型引起沙眼,D、E、F、G、H、I、J 及 K 型引起尿道炎、附睾炎、前列腺炎、直肠炎、宫颈炎、输卵管炎、盆腔炎、肝周炎和 Reiter 病,L_1、L_2 和 L_3 型引起性病性淋巴肉芽

肿。衣原体对热敏感,56～60℃仅能存活 5～10min,但能耐低温,在冷冻条件下存活数年。0.1%甲醛、0.5%苯酚可将其迅速杀死,75%乙醇杀灭力很强,30s 有效。

2. 支原体 属于柔膜体类原核微生物,能在人工培养基上生长。由于没有细胞壁,因而形态上呈多样性,常见的有圆形、椭圆形、球杆形和不规则形,能通过细胞滤器。支原体在固体或半固体培养基上培养形成"油煎蛋样"特殊形态的集落,这对支原体的鉴定具有重要参考价值。引起 NGU 的支原体主要是解脲支原体,是一种特殊型别的支原体,集落较小,在生长密处仅 10nm,常寄生于尿道上皮内,能将尿素分解成氨。

支原体对外环境的抵抗力都较弱,45℃加热 15～30min 或 55℃加热 5～15min 即可将其杀死,实验室的常用消毒剂如甲醛溶液、苯酚、来苏儿等极易将其灭活。

三、发病机制(pathogenesis)

1. 沙眼衣原体的致病机制 宿主细胞受沙眼衣原体感染后,糖代谢及蛋白代谢不受明显影响,但核酸合成被严重抑制,这种抑制作用的可能原因之一是沙眼衣原体在胞质中产生一种抑制性物质,阻断宿主细胞合成 DNA。另一种可能原因是宿主细胞核与胞质中包涵体内的沙眼衣原体原体竞争胞质中的能源及合成 DNA 所必需的前体,而沙眼衣原体占优势;这样沙眼衣原体在宿主细胞内利用能源及营养物质,由原体发育成始体,再以二分裂方式繁殖,产生原体;如此循环反复,产生大量的原体,并生成有害的代谢产物,最终常导致包涵体膜破裂、宿主细胞死亡。大量子代沙眼衣原体的原体随之释放出来,感染新的易感细胞。在沙眼衣原体感染的过程中,宿主会出现体液免疫和细胞免疫反应。这些反应具有双重作用,一方面具有免疫防御和保护作用,另一方面也会造成免疫损伤。体液免疫有全身和局部抗体参与,针对沙眼衣原体的保护性免疫是血清型特异性,可以中和沙眼衣原体的感染性,对再次感染具有有限的保护作用,但这种作用为期较短,较长时间间隔后再感染沙眼衣原体则不起保护作用。细胞免疫是多方面的,一方面在沙眼衣原体外膜的热休克蛋白(HSP60)刺激

下,会产生特异性细胞毒 T 淋巴细胞,这种细胞可以溶解多种血清型沙眼衣原体感染的细胞。另一方面会激活 CD4$^+$ 和 CD8$^+$ T 细胞;CD4$^+$ T 细胞分泌细胞因子,激活非特异性效应细胞和抗原特异性效应细胞如 B 细胞和 CD8$^+$ T 细胞;CD8$^+$ T 细胞的功能主要是溶解靶细胞,对抵御病毒感染和胞内寄生菌感染具有重要作用。再一方面,最近发现一种存在于周围组织如表皮和上皮部位携带 γδT 细胞受体的 T 细胞,这种细胞在 HSP60 刺激下,能诱导产生 Th$_1$ 细胞的防御反应,这种反应可能是通过产生 γ-干扰素而起中等强度保护作用的。沙眼衣原体感染导致宿主的主要病理改变是慢性炎症,造成组织损伤和瘢痕形成。这些改变的具体机制尚未弄清,但已知宿主免疫系统介导的反应在促使慢性损伤性后遗症的发生方面起很大作用。

2. 解脲支原体的致病机制 解脲支原体能通过受体黏附在泌尿生殖道上皮细胞、红细胞、巨噬细胞及精子表面。当解脲支原体黏附在宿主细胞表面之后,立即从宿主细胞表面摄取营养物质,利用膜内的胆固醇,耗竭宿主细胞膜的主要成分,引起宿主细胞损伤。解脲支原体黏附在精子表面之后,除了阻碍精子运动外,所产生的神经氨酸酶样物质还可干扰精子与卵子的结合,引起不育和不孕。解脲支原体中的尿素酶分解尿素所产生大量的氨,可毒害细胞。

四、感染途径(pathway of infection)

1. 性接触感染 NGU 患者或携带者性接触而致传染。成年男性以尿道、女性以宫颈为感染部位。泌尿生殖道支原体的感染率随着性伴侣数目的增加而增加,男子有超过 6 个性伴侣,48% 有解脲支原体感染;而性生活混乱的女性,其阴道分泌物中支原体的检出率很高。

2. 产道感染 新生儿可在分娩过程中由母亲产道感染,生后 3～13d 可发生眼结膜炎,眼部有黏液脓性分泌物,也可无分泌物,但多不侵犯角膜。出生后 2～3 周可发生肺炎。症状不断加重,呼吸急促为其特点,但不发热。其中半数患儿有眼结膜炎。

3. 间接感染 通过患者的衣物、用具或未经严格消毒的妇产科器械间接接触感染。

4. 自体感染 通过手或污染物可使病原体从生殖器接触感染眼睛或咽喉等处。

五、临床表现(clinical manifestations)

NGU 好发于青年,25 岁以上约占 60%,潜伏期比淋病长,平均为 1～3 周,男性和女性 NGU 的症状有所不同,以下仅介绍男性的主要临床表现。

1. 症状 有 30%～40% 的病人无任何症状,也有不少病人症状不典型,约有 50% 的病人初诊时易被误诊.典型的症状是尿道瘙痒伴不同程度的尿频、尿急、尿痛及排尿困难。较长时间不排尿或晨起首次排尿前,尿道外口可溢出少许黏液性分泌物,严重者可有黏液脓性分泌物(见彩图 8-2)。10% 的病例症状持续存在或反复发作。这类病人常与治疗不彻底或不适当、尿道结构异常、饮酒过度、性行为频繁及心理障碍有关。在反复发作的病例中,每次发作的病情一般都比上一次轻,但病人的心情却一次比一次沉重,有的甚至坐卧不安,唯恐自己得了不治之症。在一些频繁发作的病例中,即使在发作间期,尿道不适感仍持续存在;另一些病例症状不明显,尿道分泌物涂片中却有较多的脓细胞。

NGU 常与淋病同时感染,前者先出现淋病症状,经抗淋病治疗后,淋球菌被青霉素杀死,而衣原体、支原体依然存在。在感染 10～20d 后发病。临床上很易被误认为淋病未治愈或复发。

2. 体征 常见尿道口红肿及尿道分泌物。反复发作衣原体感染的顽固性病例,尿道口周围一圈隆起,常呈唇样红肿,带有光泽,不易消退;念珠菌感染的顽固性病例尿道口可呈漏斗状扩张,暗红色,带有少许鳞屑,多伴有阴茎头包皮炎;支原体及滴虫感染的尿道口红肿不明显。尿道分泌物常为浆液性或黏液脓性,其中支原体、白色念珠菌及单纯疱疹病毒感染者分泌物呈浆液性居多,衣原体或杂菌感染者,分泌物呈黏液脓性居多。单纯疱疹病毒感染者可发生腹股沟淋巴结肿大,并有压痛。

六、并发症(complication)

男性非淋菌性尿道炎的并发症如下。

1. 前列腺炎 急性期排尿有较剧烈的疼痛

感,并向尿道、阴囊和臀部方向放射,直肠有坠胀,也可合并排尿困难和阴茎痛性勃起,少数伴发热或全身不适,直肠指检有前列腺肿大和压痛,尿中可出现透明丝状物或灰白色块状物。多数患者开始时即为慢性表现,表现为排尿不适,有会阴部、腹股沟、耻骨联合上部、腰背部的轻微疼痛或酸胀感。检查时前列腺呈不对称肿大、变硬或硬结。

2. 附睾炎　可分急性和慢性。急性非淋菌性附睾炎较少见,发生率为1%,常与尿道炎症同时存在,多为单侧性。表现为附睾肿大、变硬,输精管增粗、触痛,也可有阴囊水肿。慢性期时,附睾尾部可有硬结和精索增粗。常可因性生活过度和酗酒等诱因引起急性发作。附睾炎时血清抗体有明显增高,因此,血清学试验对附睾炎的诊断有较大意义。

3. 精囊精索炎　常与前列腺炎同时存在。其临床表现与前列腺炎相似,同时有精液带血、射精痛和遗精次数增多等症状。直肠指检可发现前列腺上界两侧压痛、肿胀或有条索状物。

4. Reiter病　患者同时有尿道炎、眼结膜炎和多发性对称性关节炎。部分患者有阴茎头和包皮内的浅表糜烂,边缘稍高,融合成多环状,称为环状阴茎头炎。受累的关节以膝、踝和肘为多见。关节病变可长达数月,偶尔并发心肌炎、胸膜炎和多发性神经炎,抽取关节渗出液有时可查出衣原体。血清中抗衣原体抗体滴度亦有所升高。但Reiter综合征可能由多种原因引起,衣原体感染仅可能是其中之一。

七、实验室检查(laboratory examination)

NGU的实验室检查主要是指沙眼衣原体和解脲支原体的病原学和血清学检查。

1. 直接免疫荧光法　是将特异的衣原体单克隆抗体用荧光素标记后来检查标本中衣原体,如标本中有衣原体抗原(包涵体或原体),则与抗体结合,在荧光显微镜下可见苹果绿色的荧光。一张涂片中衣原体原体数在10个以上时,结果判断为阳性。本试验的敏感性和特异性可分别达到80%~95%。

2. 酶联免疫测定法　检测病人泌尿生殖道标本中的衣原体抗原,判断结果比较客观。本试验的敏感性为60%~90%,特异性为92%~97%。

3. 衣原体培养　衣原体是专性细胞内寄生物,只有在活细胞中才能生长和增殖。目前实验室常用的细胞为McCoy细胞及Heh229细胞,所取标本中必须含有活细胞,因此,取材的棉拭子一定要插在柱状上皮部位,旋转且放置20s,以便拭子吸附更多的细胞。细胞培养是诊断和鉴定沙眼衣原体的金标准方法,敏感性和特异性均高。但需一定的条件,且操作比较复杂。

4. 解脲支原体的分离培养　解脲支原体可在含有尿素的人工培养基中生长,分解尿素产生氨,使培养基变为碱性,培养基中的指示剂酚红由黄变红。因此,如将标本接种于液体培养基中,液体培养基由黄变红而液体仍澄清时,则可能有支原体生长。此时吸出培养物少许,经稀释后接种于固体或半固体培养基中,经3~5d培养。检查时,先用Giemsa染液染色,再用低倍镜观察,如见到呈"油煎蛋"样集落,则标本为阳性。

5. 聚合酶链反应(PCR)与连接酶链反应(LCR)　由于其敏感性及特异性均高,因此不但可用尿道或宫颈拭子取标本做检查,还可用清晨第一次尿或长时间(4h以上)不排尿的首次尿(first void urine,FVU)标本,离心后用沉渣做检查,但需在有条件的单位才能进行,以免发生假阳性与假阴性。

八、诊断和鉴别诊断(diagnosis and differentiation)

对NGU的诊断,根据婚外性接触史、潜伏期及临床表现、病人分泌物涂片和培养应排除淋球菌,但作为临床诊断,一般仅要求在革兰染色的涂片中,用油镜检查平均每视野有4个以上多形核白细胞即有诊断意义。若病人无明显的分泌物时,可取10~15ml清晨首次尿或间隔长时间(4h以上后)的尿液做离心,取沉渣进行检查,在高倍镜(400倍)视野下每视野平均有多于15个多形核白细胞有诊断意义。在NGU的鉴别诊断中,首先应和淋菌性尿道炎区别(表8-1)。

表 8-1　淋病和非淋菌性尿道炎的鉴别

	淋病	非淋菌性尿道炎
潜伏期	3~5d	1~3周
尿痛和排尿困难	多见	轻或无
全身症状	偶见	无
尿道分泌物	量多,脓性	量少或无,多为浆液性较稀薄
分泌物片检查	常可见多形核白细胞内革兰阴性双球菌	可见多形核白细胞,无革兰阴性细胞内双球菌
病原体培养	淋球菌	沙眼衣原体和解脲支原体等

九、治疗(treatment)

由衣原体和支原体引起的 NGU 如不积极治疗,症状可持续数月之久,并有发生并发症的可能。因此,该病一旦确诊,宜立即进行治疗。临床分离支原体大多具有多重耐药性和高耐药性,临床治疗需根据药敏结果加以选择。目前常用的治疗方案有以下几种。

1. 美国疾病防治中心(CDC)的治疗方案

(1)支原体感染:①推荐治疗方案,多环素(多西环素)100mg,口服,2 次/d,共 7d。②替代治疗方案,红霉素 500mg,口服,4 次/d,共 7d;或红霉素琥珀酸乙酯 800mg,口服,4 次/d,共 7d。如果患者不能耐受大剂量红霉素连续口服,可使用下列方案的其中之一:红霉素 250mg,口服,4 次/d,共 14d;或红霉素琥珀乙酯 400mg,口服,4 次/d,共 14d。

(2)衣原体感染:①推荐治疗方案,多西环素(强力霉素)100mg,口服,2 次/d,共 7d;或阿奇霉素 1g,单剂量口服。②替代治疗方案,氧氟沙星 300mg,口服,2 次/d,共 7d;或红霉素 500mg,口服,4 次/d,共 7d;或红霉素琥珀酸乙酯 800mg,口服,4 次/d,共 7d;或磺胺异噁唑 500mg,口服,4 次/d,共 10d(疗效次于其他方案)。③合并妊娠时考虑推荐使用红霉素 500mg,口服,4 次/d,共 7d。替代治疗方案包括红霉素 250mg,口服,4 次/d,共 14d;或红霉素琥珀酸乙酯 800mg,口服,4 次/d,共 7d;或红霉素琥珀酸乙酯 400mg,口服,4 次/d,共 14d。如果红霉素不能耐受,可用阿莫西林 500mg,口服,3 次/d,共 7~10d。

2. 中华人民共和国卫生部卫生防疫司《性病防治手册》推荐方案

(1)治疗由衣原体或支原体引起的成人无并发症性尿道炎和宫颈炎的推荐方案:多西环素 100mg,口服,2 次/d,连续 7d;或盐酸四环素 500mg,口服,4 次/d,至少连服 7d,一般为 2~3周。也可在 7d 后改为 250mg,4 次/d,直至 21d;或米诺环素 100mg,口服,2 次/d,连服 10d;或土霉素 250mg,口服,4 次/d,连服 7d。孕妇由于不宜用四环素,可改用肝损害较小的红霉素治疗,红霉素治疗剂量为 500mg,口服,4 次/d,连服 7d。

(2)对于患者的性伴侣也应进行性传播疾病的检查和治疗。

(3)由于目前耐青霉素淋球菌菌株的流行,及多达 45% 的淋病患者在感染淋球菌的同时也感染衣原体,加上目前尚缺乏快速、可靠的检测衣原体的方法,因而可采用头孢曲松钠(250mg,1 次肌内注射)和多西环素(100mg,口服,2 次/d,连续 7d)来联合治疗淋病和 NGU。

3. 新生儿患衣原体眼结膜炎　可用红霉素干糖浆粉剂,剂量每日为 50mg/kg,分 4 次口服,连服 2 周。用 0.5% 红霉素眼膏或 1% 四环素眼膏,出生后立即滴入眼中有一定的预防衣原体感染的作用。

4. 其他情况　如果病人虽经治疗但症状持续存在,或症状消失后又出现,最可能的原因是其性伴侣未经治疗,发生再感染,或者是由于引起尿道炎的不常见的原因的存在。应劝告病人复诊以查明原因。

5. 随访　随访是治疗的重要组成部分。开始治疗后 2 周应进行随访,其目的在于了解性伴侣的情况,加强卫生教育,增强患者信心、加强对治疗依从性和疗效的评估,尽早发现复发尿道炎。治愈的标准是病人的自觉症状消失,无尿道分泌物,尿沉渣无白细胞。在判愈时,一般可不做病原体检查。NGU 经治疗后预后良好,症状消失,无任何后遗症。

十、预防(prevention)

NGU 是性传播性疾病之一,预防原则及措施同其他性传染性疾病。①广泛开展性病的防治宣传。②及时发现病人,对高危人群进行筛查,对性活跃的年轻妇女通过妇科检查和计划生育门诊等发现无症状的感染者。③对病人坚持正规治疗,及时控制传染源和防止出现并发症。在完成治疗后应去医院复查。④对性伴侣也应做检查和治疗,在病人和性伴侣彻底治愈之前避免发生性接触。⑤如症状持续存在或症状消失后又复发,应立即去医院检查。⑥推广使用避孕套等隔膜性工具。

（奉友刚　陈在贤　曾甫清）

第三节　尖锐湿疣(condyloma acuminatum)

尖锐湿疣(CA)是由人乳头瘤病毒(human papilloma virus,HPV)感染所致的生殖器、会阴、肛门等部位的表皮瘤样增生性性传播疾病。多发于性活跃的人群中,主要通过性接触途径传播。本病易复发,近年在世界范围内发病率有增高的趋势,尖锐湿疣在各种文献中又名尖圭湿疣(来自日文)、生殖器疣(genital warts)、性病疣(sexual warts)或阴肛疣,中医学称为臊瘊或尿瘊,以尖锐湿疣最通用且合理。

一、病原学(aetiology)

尖锐湿疣(CA)的病原体是人类乳头瘤病毒(HPV),属于 DNA 病毒。人类是它的唯一自然宿主。HPV 呈 20 面立体外形,由 72 个壳微粒组成外壳,直径 $43\sim53$nm,内含双链、环形螺旋结构 DNA,约有 8000 对碱基。病毒的分子量为 5×10^6 Da。PCR 方法已分离出的 HPV 病毒有 100 多型,其中 30 多型可感染生殖器官。根据感染细胞可否转变成癌将 HPV 分成高危、低危型两组。高危型 HPV16、18、31、33、35、39、45、51、52 等与癌及癌前损害相关。99.8% 的宫颈癌患者存在 HPV 感染,HPV 感染使宫颈癌相对危险性增加 250 倍。低危型 HPV6、11、42、43、44 等在临床上主要表现为低度鳞状上皮损伤,感染生殖器的皮肤和表层黏膜,引起人类良性的肿瘤和疣,即尖锐湿疣。

二、传播方式(method of propagation)

尖锐湿疣是现在很常见的一种性传播疾病,它的传播性很强,传播的方式也很广泛,它给患者无论从心理还是身体上都造成了巨大危害。至今传播方式有以下几种。

1. **性接触传播**　为最主要的传播途径。故本病在性关系紊乱的人群中易发生。

2. **直接接触传播**　主要是接触病变组织及分泌物,分泌物内也有大量的 HPV,当皮肤有微细破损时,被 HPV 侵入而感染。

3. **间接接触传播**　少部分患者可因接触病人使用过的物品传播而发病,如内衣、内裤、浴巾、澡盆、马桶圈等。尤其是被病人生殖器上病变或分泌物污染的内裤更容易被感染。

4. **母婴传播**

(1)产道感染:经阴道分娩的婴儿,经过被 HPV 感染的产道接触感染 HPV 病毒,而发生婴儿的喉乳头瘤病。

(2)垂直传播:妊娠期间 HPV 可能通过病毒血症经胎盘垂直传播。数以万计的先天性尖锐湿疣患儿发病的事实支持这一观点。

(3)宫内感染:胎儿通过吞饮含 HPV 的羊水而导致出生后儿童尖锐湿疣的发生。似乎这一途径与儿童喉乳头瘤病关系更密切,特别是女性尖锐湿疣患者子女中出现声嘶、哮鸣等表现,更高度怀疑喉部乳头状瘤。

5. **自体种植**　从患者自身其他部位向生殖器、肛周区域的自身种植,即"手-生殖器传播"。在儿童患者可能更为明显。一项研究中,在 10% 的尖锐湿疣患儿皮肤部位检测到 HPV1、2 型,说明生殖器、肛周区域的皮肤、黏膜对于这些通常认为只引起寻常疣的 HPV 类型也同样可以感染,支持"手-生殖器传播"的另一证据是,同一研究中发现,有 5 名儿童在生殖器以外的手足等部位发现了往往只感染生殖器部位的 HPV6、11 型尖锐湿疣。如病人用手触摩破坏自己的病变组织,而手及其附近皮肤均有被感染的可能,彩图 8-4 已被证实。

6. **医源性感染** 医护人员为在病人进行体检、手术、穿刺、换药、导管置换、翻身等操作过程中,由于防护不当,消毒不彻底,将带有 HPV 的用具直接接触病人损伤了的皮肤黏膜,从而造成尖锐湿疣感染。临床上见到包皮环切术后出现的整个创面环状尖锐湿疣,就是一个典型的例子。

三、流行病学(epidemiology)

尖锐湿疣是全球流行的高发的性传播疾病,近年来,本病在我国的发病率显著增加,居我国性传播性疾病的第二位。尖锐湿疣主要是由性接触传播,其次是间接接触传播。人群中多见于性活跃的中、青年男女,发病的高峰年龄在 20—40 岁,占 80%。其潜伏期为半个月至 20 个月,平均为 3 个月。HPV 适于生长繁殖在人体表面潮湿的皮肤黏膜部位,尤其好发于皮肤黏膜相界处。女性白带较多、男性包皮过长或细胞免疫功能低下等都是 HPV 的易感因素。

四、发病机制(pathogenesis)

1. **HPV 感染过程** 皮肤黏膜对 HPV 感染敏感。病毒经接触部位的微小皮损感染人体,潜伏在基底细胞层的角质形成细胞内,当基底细胞分化和发展为上皮层表层细胞时,其内的 HPV DNA 在此演化过程中进行复制、转录和整合于细胞核中形成临床所见的疣性皮损。病毒的 DNA 位于被感染细胞核的染色体外,常引起良性病变。病毒的 DNA 与细胞染色体融为一体时,常引起重度不典型增生和癌变的发生。一些受感染的细胞转变为特征性的空泡细胞。这是病理诊断的特征之一。经过治疗也可以残留 HPV DNA,这是导致疾病复发的主要原因。

2. **对 HPV 的免疫性** 尖锐湿疣的发生和消退与机体免疫功能,尤其与细胞免疫功能有关。本病常发生于罹患原发或继发性免疫缺陷的患者中,如霍奇金病、恶性淋巴瘤及糖尿病患者等免疫功能低下者,发病率高于正常人,某些药物如免疫抑制药的应用、口服避孕药,亦可促使该病的发生,且不易治愈。

五、类型(type)

尖锐湿疣分为三种类型,即临床型、亚临床型、潜伏型。有典型的临床表现者为临床型。亚临床型指肉眼不能辨认的病变,但组织病理上有尖锐湿疣的改变,醋酸白试验阳性者;潜伏型则为 HPV 潜伏性感染,外观正常,可通过多种实验室检查发现存在 HPV 感染,醋酸白试验也呈阴性,可能是患者发病及复发的原因之一。

六、临床表现(clinical manifestations)

(一)潜伏期

本病潜伏期长短不一,短者 2 周,长者可达 20 个月,平均为 3 个月。潜伏期长短与机体免疫状况及受感染部位状况(如包皮过长、白带多、合并其他感染等)有密切关系。

(二)临床类型

1. **菜花型尖锐湿疣**

(1)最为常见:在 574 例中有 496 例次,占 86.4%。菜花型,开始为顶端稍尖的淡红色丘疹,有的呈发芽状,丘疹发生后迅速增长。损害增大后常呈多数小的指状突起,表面凹凸不平,融合成乳头状、菜花状或鸡冠状增生,根部有蒂,其分泌物浸润呈白色,污灰色或红色,可有痒感、灼痛和恶臭。

(2)好发部位:尖锐湿疣的好发部位与性行为所接触的部位有关。男性常见于冠状沟、包皮、系带、阴茎、阴茎头、尿道口、尿道内、阴囊及周围皮肤(见彩图 8-3);同性恋者可发生于肛门、直肠。女性好发于大小阴唇、阴蒂、阴道口、阴道内、肛门、会阴、宫颈等处;偶可见于咽喉、气管、口腔、乳房和趾间等部位。

重医大附一院泌尿外男科收治了 1 例巨大外阴生殖器尖锐湿疣病例,尖锐湿疣侵及全阴茎、阴囊、会阴、肛周及肛门、耻骨处、下腹壁、臀部、大腿、双前臂、手背及手指等部位(见彩图 8-4)。

2. **丘疹状尖锐湿疣** 在临床上也比较常见,在 574 例中有 186 例次,占 32.4%。开始为针尖大小丘疹(见彩图 8-5),逐渐增长呈粟粒、绿豆、黄豆或蚕豆大小不等。这种丘疹隆起于皮肤黏膜表面,顶端扁平或呈半圆形。皮损为圆形或半圆形丘疹状突起,非菜花状,直径 1~4mm,见于完全角化的上皮部位。

3. **扁平湿疣**　扁平湿疣的皮损稍高出皮面，或呈斑丘疹状，表面可呈玛瑙纹蜡样光泽，有时可见微刺。可见于生殖器任何部位（见彩图 8-6）。一般分单纯性、溃疡性和肥大性 3 种。①单纯性：起初损害为集簇性红色柔软、扁平的丘疹。由于某些刺激后，扁平丘疹可呈灰褐色。有时类似疣体呈扁平斑块状的尖锐湿疣可融合成斑片状，无蒂，呈扁平匐行性扩展。②肥厚性：可增殖融合成肥厚性斑块，高低不平，触之坚实，比较平滑肥厚。③溃疡性：可因局部潮湿、摩擦等使表面有分泌物、糜烂，甚至形成溃疡。

七、诊断（diagnosis）

1. **病理变化**　尖锐湿疣的确诊依靠病理检查。本病的病理学特征主要表现在 3 个方面。

（1）空泡细胞（koilocytotic cell：又称凹空细胞。CA 特征性的变化是表皮的颗粒层和棘层出现灶性分布的空泡细胞。典型的空泡细胞镜下特征为细胞体积大，呈圆形、类圆形或多边形，胞界清楚，胞质空虚，呈气球样肿胀；核膜厚，核染色体纤细淡染或稀少，使核呈空泡状，可见到 1～2 个核仁。

（2）表皮发育不良：整个表皮过度角化或角化不良，棘层肥厚，表皮突延长、增宽或分支，形成乳头瘤样或假上皮瘤样增生，棘细胞和基底细胞层内，可见到相当数量的核分裂象，如同癌变，但是细胞排列规则，增生上皮与真皮之间边界清楚。

（3）真皮炎性细胞浸润：真皮常有水肿、血管扩张，管周有不同程度的慢性炎性细胞浸润。

2. **醋酸白试验**　又称发白试验。其方法是将 3%～5% 醋酸液涂抹或敷贴于疣体上及可疑的受损皮肤黏膜上面，根据不同部位经 1～15min 后观察，病变部位变白，用放大镜观察更佳。发白的机制尚未明了，可能是 HPV 感染使细胞中异常的蛋白质和角蛋白被凝固的结果。

本试验需排除慢性炎症引起的黏膜及表皮增厚出现的假阳性反应，此时发白反应的界限多不清楚。这对于 HPV 的亚临床感染的诊断和治疗有帮助，可确定病损位置。醋酸白的特异性和敏感性不很高，宜结合临床表现和其他检查结果综合判断。

3. **细胞学检查**　男性患者的性伴侣应做妇科检查，如阴道及宫颈上皮细胞学检查，为妇科防癌工作的常规检查。刮取宫颈或阴道组织涂片，行巴氏（Papaniclaoll）染色，在光镜下观察，被 HPV 感染而形成病变者，镜下可见到角化不良细胞及空泡细胞，是诊断尖锐湿疣的依据之一。

4. **免疫组化检查**（细胞化学染色法及抗原检测）　主要是运用特异的抗原抗体反应来检查 HPV 抗原的存在。所用抗体是 HPV 免疫动物后产生的多克隆抗体。常用的方法有生物素-亲和素 G 过氧化物复合物方法（即 ABC 法）和过氧化物酶-抗过氧化物酶方法（即 PAP 法），对组织中没形成空泡细胞和形态不够典型的早期病例具有诊断价值。

5. **核酸杂交法**　包括 Southern 杂交、原位杂交和夹心杂交等方法，其原理是制备特异性和敏感性高的标记探针与待测标本进行杂交，然后检测标本中有无标记物。核酸杂交法对尖锐湿疣的诊断和 HPV 分型等研究有重要的意义，为高技术检查项目。

6. **聚合酶链反应（PCR）**　聚合酶链反应是一种特异性强、灵敏性高、使用简便的分子生物学技术，它能使 DNA 复制、扩增。PCR 对尖锐湿疣的早期诊断及发现 HPV 携带者提供了一项可靠的技术。由于这项技术的特异性非常高，在取材条件与操作条件上要求非常严格，极微量的污染，便可导致出现假阳性结果。

八、鉴别诊断

肛周二期梅毒呈扁平湿疣状，是二期梅毒的一种特殊表现，其形态与尖锐湿疣的扁平状尖锐湿疣相似（见彩图 8-7A）。尖锐湿疣（见彩图 8-7B）是由苍白螺旋体感染引起的经典性性传播疾病，好发于外阴、肛周、乳房下等易摩擦浸渍部位，湿性丘疹形如扁豆，表面湿烂，有少量渗液，含大量梅毒螺旋体，传染性强。可融合成斑块，有时呈疣状或乳头瘤状，分泌物有臭味。常易误诊为尖锐湿疣等。二期梅毒的扁平湿疣皮疹内发现大量梅毒螺旋体，USR、VDRL、TPL 等化验呈阳性；而扁平状尖锐湿疣为阴性。

九、治疗(treatment)

尖锐湿疣,疗法颇多。局部治疗有手术、冷冻、高频电刀、激光汽化、电灼、化学腐蚀、细胞毒素治疗等。全身疗法的免疫治疗、中草药内服一般作为辅助治疗。

(一)局部治疗

1. 局部药物治疗　对于病灶较小或早期病灶或亚临床型可以采用局部药物涂搽。常用药物有33.3%三氯乙酸(Trichloroacetic acid)、5%氟尿嘧啶软膏(Fluorouracil,5-FU)、20%~25%鬼臼树脂(Podophyllin resin)酊、酞丁安(Phthiobuzone)霜剂或软膏、LK植物液(LK plantextract)及5%咪喹莫特(Imiquimod)乳膏等。这些药物对疣体常具有化学腐蚀、细胞毒及抗病毒作用。但局部使用鬼臼树脂、氟尿嘧啶等具有抗癌作用的药物,可引起局部灼痛、糜烂,用量大时可吸收诱发全身中毒症状,孕妇阴道内禁用,患者宜在医师指导下使用。

2. 局部物理治疗　采用 CO_2 激光(carbon dioxide laser)、高频电刀、液态氮或二氧化碳进行烧灼或冷冻去除疣体。高频电刀、激光治疗使用便捷,较为普遍。但复发率较高,高达67.30%。局部不良反应主要为轻微糜烂。

3. 5-氨基酮戊酸光动力疗法(5-aminolevulinic acid photodynamic therapy,ALA-PDT)是治疗外生殖器尖锐湿疣,明显降低其复发率的新疗法。

ALA-PDT是应用光敏剂及相应光源,通过光动力学反应选择性破坏病变组织的全新治疗技术。光动力治疗的基本原理是将光敏剂输入人体,在一定时间后,以特定波长的光照射病变部位,通过一系列光化学和光生物学反应,在分子氧的参与下,产生单态氧和(或)氧自由基,氧化破坏组织和细胞中的各种生物大分子,使病变细胞发生不可逆的损伤,最终死亡,达到治疗目的。

5-氨基酮戊酸(5-aminolevulinic acid,ALA)是近年开发的新一代光敏剂,是一种体内血红蛋白合成过程的前身物。正常情况下,ALA在细胞内的量很小,本身不产生光敏性。外源性ALA进入体内后,可被增生活跃的细胞选择性吸收和积累,并在细胞内转化为原卟啉Ⅸ(PPⅨ)等卟啉类物质。细胞内的PPⅨ是一种很强的光敏物质,经过特定波长的红光照射后即发生光动力反应,产生活性氧,如单线态氧等杀死增生活跃的细胞,而邻近正常组织则不受任何影响。ALA进入体内后很快被代谢,不在体内产生蓄积,病人治疗后不需要避光,不产生光敏反应。

近年来研究发现,ALA-PDT不但可选择性杀伤肿瘤细胞,对增生旺盛的细胞也有选择性杀伤作用,而对周围正常细胞无明显影响。已成功地用于:①各种皮肤病,如光化性角化病、鲍恩病、鲍恩样丘疹病、外生殖器尖锐湿疣等,获得了较满意的治疗效果。②各种类型的恶性肿瘤,如膀胱癌、Barrett食管癌、早期肺癌、宫颈癌、鼻咽癌、部分基底细胞癌、鳞状细胞癌等。早期癌可获得根治,中晚期癌可获得明显的姑息效果,且安全性高、痛苦小、不良反应少而轻、无耐药性,可重复使用,有助于清除隐性癌灶,保护容貌和保存重要器官与功能,特别适合于颜面、生殖器部位的病变的治疗及传统激光、手术治疗受限的患者。

采用ALA-PDT治疗外生殖器尖锐湿疣常用的有如下两种方法:①单纯ALA-PDT疗法,适用于较小的湿疣。用5%或10%5-氨基酮戊酸(ALA)霜剂,将5%ALA霜涂于病变处及其周围5mm范围皮肤黏膜上,间隔2h,第2次涂ALA霜后2h,以功率300mW、光斑直径15~20mm、时间20min、能量密度 $100J/cm^2$、波长635nm半导体激光照射病损区,包括周围1.0~2.0cm皮损区,每次20~40min,每周1次,共治疗1~6次。②ALA-PDT联合 CO_2 激光疗法,适用于各种大小湿疣,是经 CO_2 激光去除疣体,在原疣体部位局部外敷5%或10%5-氨基酮戊酸(ALA)霜剂,包括皮损周围1.0~2.0cm,并用薄膜封包3h,再用光动力治疗仪照射,每个光斑时间为20min,光斑直径2.0cm,每周1次,连续2次。

单纯ALA-PDT疗法、ALA-PDT联合 CO_2 激光疗法与单纯 CO_2 激光治疗湿疣的效果比较湿疣清除率分别为98.42%、99.43%和100%,总复发率为10.77%、7.27%、33.33%~67.30%。34.55%左右在1~3周内复发;ALA-PDT疗法局部不良反应发生率为7.67%,主要为轻微糜烂。 CO_2 激光局部不良反应发生率为53.57%,

主要为溃疡、疼痛、瘢痕等。外用 ALA-PDT 疗法治疗尖锐湿疣治愈率高，复发率低，安全性高。特别适用于男性尿道口尖锐湿疣的治疗，是一种治疗尿道尖锐湿疣的简单、高效、低复发率、并发症少的新疗法。

(二)手术治疗

对于较大的疣体常需要手术切除。(刮)切除联合包皮环切治疗男性外生殖器巨大尖锐湿疣，疗效确切；治愈率及复发率与(刮)切除彻底程度有关。

(三)全身治疗

尖锐湿疣疣体去除后，为减少复发，应进行全身治疗。

1. 全身免疫治疗　病毒进入机体后能否致病取决于病毒与宿主的相互作用。宿主的免疫状态是影响尖锐湿疣发生转归的主要基础之一。提高患者对 HPV 病毒的免疫力是根治本病的重要途径。常用免疫增强剂有干扰素(interferon)、白介素 2、转移因子(transfer factor)、聚肌胞，肌内注射或皮下注射。免疫治疗常用于术后，是预防复发的疗法之一。干扰素常用剂量 100 万～300 万 U/d，10～14d，用药后可发生发热、肌痛等症状。

2. 抗病毒治疗　没有一种直接抑制或杀灭 HPV 病毒的药物，所谓"抗病毒"只是起辅助治疗作用，单用抗病毒药物是不够的，应与其他方法联合使用。常用阿昔洛韦类药物，该药属核苷类抗病毒药物，药理作用为在细胞内磷酸化，破坏 DNA 链合成常用阿昔洛韦、万乃洛韦(丽珠威)，其作用主要针对疱疹病毒，对 HPV 仅是辅助性治疗。阿昔洛韦注射效果最佳，静脉滴注必须 1h 缓慢注入，高浓度快速滴注会析出结晶，造成肾衰竭。大剂量或超过 10～14d 会出现中枢神经系统毒性。口服吸收差、利用低，要多次(每日 4～5次)服用以维持血药浓度，且血药浓度不随口服剂量增加而增加。万乃洛韦吸收快，活性强，抗病毒谱广，生物利用度比阿昔洛韦高 3 倍，且服用次数少。

(四)注意的问题

1. 复发　尖锐湿疣的判愈标准是疣体消失，一般在治疗后 3 个月内治疗部位无再生疣即为基本治愈。在治疗前对所有尖锐湿疣患者均应先做醋酸白试验，以辨认出病变范围，尤其是处于亚临床感染的病损，以减少复发。

2. 再感染　对患者的配偶或性伴侣应做检查，如患有尖锐湿疣，同时进行治疗。否则，可造成患者再感染。

3. 男性尿道口尖锐湿疣治疗　建议以二氧化碳激光或光动力学治疗(PDT)破坏疣体，数日后待创面愈合，外用氟尿嘧啶溶液(250mg/10ml 注射液)滴于尿道口内，每天 1～2 次。

4. 女性尖锐湿疣患者治疗　应以窥器配合醋酸白试验以检查宫颈上皮有否受到感染。由于 HPV16 及 18 型的慢性感染可导致宫颈上皮的非典型增生，乃至宫颈癌的发生，因此需对宫颈尖锐湿疣，包括亚临床感染的损害予以及时治疗。

(五)跟踪治疗

1. 对已经基本治愈的患者，建议外用干扰素软膏、5%咪喹莫特霜等局部刺激作用小、无明显不良反应的药物。以上外用药可每天一次或隔日一次，连续应用 2～3 个月。

2. 尖锐湿疣患者治愈后应定期随访，一般 2～4 周 1 次，持续 3 个月，每次随访均应行醋酸白试验。在完全治愈前，应嘱患者避免性生活。

(六)预防

1. 洁身自爱、避免婚外性行为。

2. 提倡使用避孕套。

3. 有了尖锐湿疣应及时治疗，性伴或配偶应同时去医院检查。

4. 患者的内裤、浴巾等应单独使用，并应注意消毒。

(尹志康　陈在贤　石　涛)

第四节　生殖器疱疹(genital herpes)

生殖器疱疹(GH)是由单纯疱疹病毒(HSV)感染引起的性传播疾病。单纯疱疹病毒有两个血清型，即单纯疱疹病毒-1(herpes simplex virus-1，HSV-1)及单纯疱疹病毒-2(herpes simplex virus-2，HSV-2)；生殖器疱疹 90% 由 HSV-2 引起，约 10% 由 HSV-1 引起；几乎所有的 HSV-2 为性接触感染,多见于肛周和生殖器官感染,HSV-1 除见于肛周、生殖器官外,还见于口唇感染,也可由 HSV-1 和 HSV-2 两型混合感染;两者在生理学、自然史及人类对它的免疫反应方面存在着不同,但其感染的病理生理却相同。生殖器疱疹常合并其他病毒感染,查出单纯疱疹病毒(HSV)者占 58.5%~59.29%;人乳头瘤状病毒(HPV)者约占 15.93%;梅毒螺旋体(TP)者约占 9.29%,人类免疫缺陷病毒(HIV)者约占 0.88%。本病的传染源是患者和无症状的病毒携带者。病毒侵入人体后部分被机体免疫系统清除,部分进入神经节而潜伏,因此,是本病难以根治、反复复发的主要原因。

一、病原学(aetiology)

1. 生物学特性　HSV 与水痘-带状疱疹病毒、巨细胞病毒、EB 病毒同属疱疹病毒科,完整的病毒呈球形。直径 180~200nm,由四层结构组成。最里面是病毒 DNA 构成的核心。核心外是 20 面体壳体。第二层为外被,最外层是双层的包膜,表面上有些蛋白纤突。HSV 对热敏感,要长期保持感染性,需置-70℃冻存。同其他有包膜病毒一样,HSV 易被脂溶性溶剂(如乙醚、氯仿和乙醇)灭活。病毒对各种放射线和许多蛋白分解酶也很敏感。

2. 分型　由于生物学和免疫学特性的不同,HSV 有两个主要的血清型,即 1 型(HSV-1)和 2 型(HSV-2),两型病毒抗原性的差异是不完全的,它们具有共同抗原。HSV 有 5 种糖蛋白,糖蛋白 A 和糖蛋白 B 基因位点在 DNA 的 0.2~0.4 部分,此为 HSV-1 与 HSV-2 有交叉反应的所在。HSV-1 糖蛋白 C 与 HSV-2 糖蛋白 C 不同,由此可区分 HSV-1 与 HSV-2,并可提纯为特异性抗原。某些病毒特异酶,在 HSV-1 和 HSV-2 也有不同,如胸腺核苷激酶即具有特异性。

3. 免疫性　人体感染 HSV 后,可产生中和抗体和补体结合抗体。它们在 14d 内达到最高滴度。中和抗体主要作用于病毒的糖蛋白,补体结合抗体能与整个病毒颗粒起反应。这些抗体对消除病毒血症,防止病毒向全身扩散和限制病程起一定作用,但血清中出现的高滴度抗体,不能进入细胞,不能消除细胞内潜伏性病毒的感染和阻止

复发,因而人们认为机体在对 HSV 抗感染免疫中,细胞免疫较体液免疫起更重要的作用。

4. 抵抗力　疱疹病毒的囊膜(由脂质和糖蛋白组成)含有相当多的脂类,对一些脂溶性溶剂,如乙醚、去氧胆酸钠、氯仿等敏感;某些酶类,如胰蛋白酶、酸性和碱性磷酸酶、磷脂酶 C 和链酶蛋白酶能使病毒的囊膜变性而灭活病毒,阻止其吸附和进入敏感细胞。病毒的增殖很容易被 DNA 抑制药(如 5-溴-2-脱氧尿嘧啶)所抑制。射线(如 X 线、紫外线)对病毒有灭活作用,中性红、亚甲蓝和甲基胺蓝对其有光敏感的灭活作用。病毒对温度较敏感,4℃ 保存数周,-20℃ 保存 2 个月,-70℃ 可保存数月。

二、流行病学(epidemiology)

生殖器疱疹的发病率在过去的 40 年中有明显增加趋势,在我国近 20 年内增加更加明显,主要感染源是生殖器疱疹患者及无症状的病毒携带者。生殖器 HSV-2 感染者比 HSV-1 感染者更常出现无症状性排毒。原发性生殖器 HSV-2 感染的平均排毒时间约为 12d,而从水疱出现至结痂其开始的平均时间为 10d。原发感染主要通过皮肤黏膜直接接触,约 95% 的原发感染发生在性接触之后。生殖器分泌物中含有 HSV-2,病毒可在毛巾、马桶坐圈或柜台表面上存活达 30min,但接触这些物品并不发生 HSV 感染,病毒也可在水中或潮湿的表面短期存活,但水中的卤化物能使其迅速丧失传染力。

三、病理(pathology)

病损活检或涂片,疱疹液中或疱疹边缘部细胞核呈磨玻璃样,疱疹液中还有多核巨细胞、炎症细胞和细胞碎片。用 Giemsa 染色或 Papanicolaou 染色,见在多核巨细胞的胞核内有嗜伊红核内包涵体,是特征性疱疹包涵体,又称 Cowdry A 型疱疹包涵体。疱疹周围有急性炎症反应。疱疹破溃时看不到上述典型变化。

四、临床表现(clinical manifestations)

生殖器疱疹临床表现分原发性及复发性两种类型。

(一)原发性生殖器疱疹

原发性生殖器疱疹指血清学阴性者,首次感染了单纯疱疹病毒,一般在与具有活动性生殖器疱疹的性伴接触后 3~14d 发病。症状较复发性严重,女性患者的症状比男性明显,两型病毒原发性感染的表现相似,但 HSV-1 感染复发率较低、间歇较长。病程长 18~21d,平均排毒时间约为 12d。

1. 全身症状　约 40% 男性及 70% 女性在潜伏期(长达 26 周)可出现全身症状,如发热、头痛、不适、肌痛等。疼痛如不治疗可持续 2~3 周。

2. 体征　皮损主要发生在阴茎部位,开始表现为红斑、红色丘疹、迅速变为孤立或成簇水疱、脓疱,继之破溃形成表浅溃疡,小溃疡逐渐扩展,发展成糜烂溃疡,其后水疱糜烂、干枯、结痂或再上皮化(见彩图 8-8)。局部有疼痛、瘙痒。无继发细菌感染时,愈后不留瘢痕。局部症状有疼痛、瘙痒、排尿困难,有时有尿道分泌物和腹股沟淋巴结肿大。

3. 分泌物检测　分泌物革兰染色,通常在油镜视野下可见 5~15 个多形核白细胞。用棉拭子取尿道分泌物或初尿培养,可分离出 HSV 病毒。

4. 病程　疼痛如不治疗可持续 2~3 周。

(二)复发性生殖器疱疹

1. 复发性生殖器疱疹　原发性生殖器疱疹消退后,有些病毒被宿主的免疫反应过程所清除,有些残存的病毒经周围神经轴索传入骶神经节潜伏。由于神经细胞缺乏病毒繁殖所需的特异性转录酶,因而病毒的基因组在神经细胞内保持静止不动。只有当外伤、感染、月经和受冷刺激时,神经细胞出现此酶,病毒才再活动,并沿受累神经根下行返回至经常受累部位的皮肤和黏膜,临床表现为复发。HSV-2 感染者复发率达到 80%,而 HSV-1 感染为 55%,平均复发次数为每年 3~4 次,但 15% 左右的患者复发次数每年达 8 次或以上。其症状体征较之原发性生殖器疱疹为轻。病程常仅持续 1 周,半数患者有前驱症状,表现为皮损出现前 48h 局部有轻度刺痛感觉。

2. 症状体征　其症状体征较之原发性生殖器疱疹为轻。病程常仅持续 1 周,半数患者有前驱症状,表现为皮损出现前 48h 局部有轻度刺痛感觉。1~5d 前臀部、髋部或小腿可有轻度射击

痛。水疱往往局限于外生殖器的一侧,其范围亦较原发性感染为细小。

3. 病程　损害处病毒释出平均为 4d,损害发生后,4~5d 结痂,10d 便能完全上皮化而痊愈。

五、诊断(diagnosis)

生殖器疱疹诊断一般凭病史和典型临床表现即可做出诊断。必要时应结合实验室检查结果,综合判断,做出诊断。

1. 病毒培养　病毒培养是确诊生殖器疱疹的重要方法,培养法适于早期检测,用于生殖器疱疹诊断特异性高;PCR 操作具有简便、快速、敏感性及特异性高等特点,可用于不同皮损的检测。从水疱底部取材做人类单纯疱疹病毒(HSV)分离培养,检查阳性率为 60%~90%。HSV 可以在人、猴、兔、豚鼠的若干种细胞内复制,常用人胚肺纤维细胞与原代兔肾细胞快速测定。一般在接种后 5d 可以出现典型的细胞病理变化。

2. 抗原测定　可用 DIA(直接免疫法)、IIP(间接免疫过氧化物酶法)或 ELISA 法检测 HSV 病毒抗原。这些方法对早期损害有较高的敏感性和特异性。其优点是快速,可于 20min 至 4h 出结果,其敏感性达到培养法的 80%。

3. DNA 检测　PCR(聚合酶链反应)可以用于检测皮损 HSV 的 DNA。操作具有简便、快速、敏感性和特异性高,能大大提高确诊生殖器溃疡病人中的 HSV 的能力,但费用较昂贵,目前只限于实验室研究。

4. 抗体检测　目前最广泛的是 HSV-2 抗体检测,如蛋白印迹法。也可用 gD$_2$ 做抗原检测 HSV-2 抗体,具有敏感性高,且能区分 HSV-1 和 HSV-2 的优点。

5. 细胞学检查(Tzanck 涂片)　以玻片在疱底做 Papanicolaou 或 Tzanck 涂片,Wright 染色或 Giemsa 染色,显微镜下可见到具特征性的多核巨细胞或核内病毒包涵体。此法简便、快速,可广泛应用,但敏感性只有培养法的 40%~50%,所以阴性结果不能排除 HSV 感染。

六、并发症(complications)

1. 心理负担　一般情况下,该疾病的发生和复发会造成患者思想负担过重,从而出现心理障

碍害怕致癌、害怕传染给性伴侣、回避与性伴侣的性生活、不愿与异性交往、导致性功能障碍，影响家庭和睦，甚至发生抑郁症。

2. 诱发宫颈癌可能　HSV-2 与宫颈癌的关系。近年研究发现 HSV-2 与子宫颈癌发生有密切关系，其依据为：①有生殖器疱疹的妇女，宫颈癌发病率高；②宫颈癌患者的 HSV-2 抗体阳性率较高；③宫颈癌脱落细胞中可检出 HSV-2 抗原；④组织培养中 HSV-2DNA 可使地鼠细胞转化成为癌细胞。

3. 能激活 HIV 复制　在免疫缺陷病人中，HSV 常与 HIV-1 同时感染，并能促进病情发展，引起严重的局部和播散性感染。目前认为 HSV 是一种调节因素，能激活 HIV 复制。

4. 其他并发症　在病情严重的时候，生殖器疱疹往往还会引起播散性疱疹、疱疹性脑膜炎、前列腺炎、直肠炎、盆腔炎、脊髓神经根疾病等一系列并发症。如过机体受到创伤、高热、过敏等原因引起感染和复发时，会并发腰骶部神经炎、脊髓炎，出现臀部及下肢放射性疼痛、膀胱麻痹等症。

七、治疗（treatment）

生殖器疱疹（GH）病有自限性，1～2 周即可自愈。治疗的目的是防止下次复发。本病尚无特效药物，治疗原则为缩短病程，防止继发感染，减少复发。发病期间适当休息，禁烟酒，暂时禁止性交活动。

1. 局部治疗　保持局部干燥、清洁，试用 0.1%碘苷溶液、德维可（喷病变处）、3%酞丁安霜、5%阿昔洛韦软膏或 0.3%～1%膦甲酸霜，连续 7～10d。

2. 消炎镇痛　局部继发感染者，适当服用抗生素。局部疼痛明显者，可外用 5%盐酸利多卡因软膏或口服吲哚美辛 25mg，每日 3 次镇痛。

3. 切除疱疹皮肤　生殖器疱疹是由单纯疱疹病毒（HSV）引起的生殖器部位皮肤黏膜炎性水疱疾病，常因反复发作治疗困难。如病变在包皮，可采用切除病变的包皮，可获得较好的效果。

4. 抗病毒治疗　阿昔洛韦（Acyclovir，无环鸟苷）及其衍生物治疗首次或复发感染，可缓解症状、缩短病程但不能清除潜伏的病毒，停药后亦不

能阻止复发频率及严重程度。对原发性和初发性感染可采用 200mg，每日 5 次，连续 7～10d；对复发性感染可采用 400mg，每日 3 次，连续 5d；对频繁复发者（每年 6 次或以上）采用抑制性方案，即 40mg，每日 2 次。对急性 HSV-2 感染有全身症状者，可用阿糖腺苷（Vidarabine）15mg/（kg·d）静脉滴注，连续 10～14d；或阿昔洛韦 5～10mg/kg 静脉注射，每 8 小时 1 次，连续 5～7d 或至临床表现消失。

5. 免疫治疗（选择）　生殖器疱疹容易复发的原因是病毒潜伏于神经节，待机而发。外用剂及抗病毒治疗均不能根治，只有提高人体免疫力，才有望达到控制复发。目前研究有如下几种较有效的治疗常用方法。

（1）阿昔洛韦联合卡介苗多糖核酸疗法（acyclovir combined with BCG-PSN in treatment of frequent relapse genital herpes）：卡介苗多糖核酸肌内注射联合口服阿昔洛韦缓释片，疗程均为 3 个月，对预防生殖器疱疹复发有较好疗效。

（2）转移因子联合阿昔洛韦治疗（transfer factor combined acyclovir in treatment of frequent relapse genital herpes）：转移因子口服液 10ml，每日 2 次，阿昔洛韦缓释片 0.4g，每日 3 次，疗程 3 个月，至 HSV-2IgC、IgM 抗体阴性为止，最长不超过 6 个月，可提高频发性生殖器疱疹的疗效。

（3）伐昔洛韦联合重组人干扰素 α-2b 凝胶治疗（combination of valacyclovir hydrochloride and recombinant human interferon α-2b gelin treatment of recurrent genital herpes）：在口服伐昔洛韦片的同时外用重组人干扰素 α-2b 凝胶，治疗复发性生殖器疱疹能提高疗效，减少复发。

（4）阿昔洛韦联合左旋咪唑（Acyclovir combined with levamisole treatment）：左旋咪唑（Levamisole）为免疫增强药，可刺激吞噬细胞吞噬功能，促进 T 细胞产生 IL-2 等细胞因子，增强 NK 细胞活性等，其对免疫功能低下的机体具有较好免疫增强作用。应用阿昔洛韦联合左旋咪唑治疗频繁复发性生殖器疱疹，能很好地预防生殖器疱疹的复发。

（尹志康　陈在贤）

第五节　梅毒（syphilis）

梅毒是由密螺旋体（treponema）中的苍白螺旋体（treponem apallidum，TP）引起的一种慢性性传播病，临床表现极为复杂，可侵及全身各系统器官，造成多器官的损害。根据梅毒感染途径分为后天梅毒与先天梅毒；根据感染时间，以 2 年为界，分为早期梅毒和晚期梅毒；此外，尚有潜伏梅毒。早期梅毒有传染性，晚期梅毒传染性弱或无传染性。1943 年，Mahoney、Arnold 等把青霉素用于治疗梅毒，是梅毒研究史上划时代的贡献。

一、病原学（aetiology）

1. 梅毒的起源和传播　1493 年哥伦布发现新大陆时其水手在西印度群岛上感染了梅毒，回到欧洲后引起广泛流行。1498 年本病传到印度，随后传入日本。1905 年德国学者 Schaudinn 和 Hoffmann 首先发现了梅毒螺旋体。

2. 形态与染色性　梅毒螺旋体又称苍白螺旋体（TP），螺旋体本身透明，一般染色不易着色，暗视野显微镜下观察，折光性强。在 4500 倍以上或电子显微镜下（6000～15 000 倍）呈粗细不等、着色不均匀的小蛇状。

3. 结构与运动　主要有 3 种运动方式：①旋转式，依靠自己的长轴旋转，这是侵入人体的主要方式。②蛇行式，像蛇一样的弯曲爬行。③伸缩式，伸缩旋距移动。

4. 繁殖与培养　繁殖方式有两种：① 横断分裂，分裂时将躯干分裂成两段，是主要的繁殖方式。②分芽子繁殖，螺旋体在体旁产生芽子，再发育成螺旋体。

培养：梅毒螺旋体为厌氧微生物，其有毒株（Nichols 株）能够通过接种在家兔睾丸中或眼前房内繁殖；25℃厌氧环境下的特殊培养基中使螺旋体保持运动能力 4～7d，能生长繁殖，但已丧失致病力，这种菌株称为 Reiter 株，Nichols 株和 Reiter 株已广泛用于多种梅毒血清学的诊断抗原。

5. 抵抗力和致病性　在人体内虽可长期生存，但在体外则易于死亡，尤其在干燥的环境下很快死亡，在潮湿的器具或毛巾上可生活数小时，肥皂水和一般的化学消毒药物（如 1∶1000 苯酚、稀乙醇、1∶1000 苯扎溴铵溶液）均可在短时间内将其杀灭。梅毒对温度也敏感，39℃可活 4h，41℃可活 1h，48℃半小时失去感染力，100℃立即死亡，0℃可活 48h；在血液中 4℃经 3d 可死亡。在－78℃中可存活数年。梅毒螺旋体从完整的黏膜和擦伤的皮肤进入人体后，数小时即侵入附近淋巴结，2～3d 经血液循环播散全身，因此，早在硬下疳出现之前就已发生全身感染及转移性病灶，故潜伏期的病人或早期梅毒病人血液都具有传染性。

二、流行病学（epidemiology）

梅毒在全世界广泛流行，据 WHO 估计，全球每年约有 1200 万新发病例。主要集中在南亚、东南亚和次撒哈拉非洲。在我国 20 世纪 60 年代已基本消灭，20 世纪 80 年代起又死灰复燃，近年来梅毒在我国增长迅速，已成为报告病例数最多的性病之一。男性明显高于女性，以一、二期梅毒和潜伏梅毒为主，20—39 岁年龄组最高。职业分布以无业和个体为主，文化程度以中学者居多；首诊夫妻同患梅毒者约占 58.76%。而梅毒合并 HIV 感染者发病率也增加。周惠娜等（2010）从 16 119 例产妇及新生儿梅毒流行病学调查，梅毒检出率产妇为 5.15‰、新生儿为 1.8‰。梅毒产妇新生儿梅毒检出率为 18.96‰；胎传梅毒感染率为 34.94‰。梅毒约 54.5% 合并其他性传播疾病感染，合并 HIV 感染 1.7%、生殖器疱疹 16.4%、沙眼衣原体 18.7%、解脲脲原体 40%～52.5%、人型支原体 4.0%、淋球菌 7.2%、念珠菌 11.1%；其中合并一种病原体占 42.8%，合并两种病原体占 10%，合并 3 种及 3 种以上病原体占 1.7%。梅毒患者中男女比例为 0.63∶1，初中和小学毕业占 62.0%，其他占 38.0%。年龄分布主要在青壮年，服务业和打工者占 76.0%，其他占 24.0%，已婚者占 65.0%。

三、传染源与传播途径（source of infection and route of transmission）

梅毒病人是唯一的传染源，一期梅毒硬下疳、二期梅毒皮疹及分泌物中均有螺旋体。

1. 性接触传染　性接触传染占 95% 以上,主要通过性交由阴部黏膜和皮肤的破损处传染,黏膜无角质层,即使无损伤也可感染。未经治疗的病人在感染 1 年内最具传染性,随病程延长,传染性越来越小,病期>4 年的,传染性极小。

2. 胎盘传染　梅毒孕妇在妊娠 4 个月后可通过胎盘感染胎儿,最早可在妊娠 7 周,梅毒螺旋体即可通过绒毛进入胎儿体内,未经治疗的妇女在感染 4 年后尽管通过性接触已无传染性,但仍可传给胎儿,病期越长对胎儿的传染性越小。

3. 产道感染　梅毒孕妇分娩时,新生儿通过产道时发生感染,常在头部、肩部擦伤处发生硬下疳,是胎传梅毒的标志。

4. 输血感染　早期梅毒病人的血液内含有梅毒螺旋体,其血液输给健康者而受感染,这类病人不发生硬下疳而发生二期梅毒疹,故称其为“突发性梅毒”。

5. 其他途径传染　极少数梅毒可通过接吻、握手、妇科检查、哺乳、接触带有梅毒螺旋体的内衣、被褥、毛巾、剃刀、文具、医疗器械等而被间接感染。

四、免疫与病理(immunity and pathology)

1906 年,Wassermann、Neisser 及 Bruck 开创了以血清试验方法诊断梅毒的新纪元,Wassermann 补体结合试验,简称“瓦氏试验”,1922 年 Kahn 改进了检测方法,即“康氏反应”。1949 年 Nelson 和 Mayer 发现了使活螺旋体停止运动的梅毒螺旋体制动试验(treponema pallidum immobilization test),随后又发现了梅毒螺旋体血凝试验和荧光梅毒螺旋体抗体吸附试验。

1. 梅毒的免疫　人类对苍白螺旋体(TP)无先天或自然免疫,感染机体后逐渐产生免疫力。硬下疳发生后 2~3 周机体产生免疫,至二期梅毒时,免疫力达到高峰,以后逐渐减退。TP 的免疫仅仅是不全免疫,大多数病人不能完全消除 TP,已感染 TP 后对再次感染有一定的抵抗力。梅毒早期出现的体液免疫和细胞免疫对 TP 的消除起重要作用,而在晚期出现的细胞免疫则引起组织损害;在感染的所有阶段,宿主均可产生针对多种 TP 多肽抗原及某些自身抗原的抗体,有时形成免疫复合物。梅毒感染时还可出现不同程度的免疫抑制现象。

2. 梅毒的病理　梅毒的病程较长,感染后两年内的损害及传染性较强,梅毒血清反应阳性,病变中浆细胞浸润明显。晚期梅毒传染性较低,常可引起组织坏死,病理改变为肉芽肿。这显然反映机体在不同时期对螺旋体的反应不同。梅毒的基本病变主要有:①血管内膜炎;②血管周围炎;③晚期梅毒除血管内膜和血管周围炎的组织病理学特征外,还有上皮样细胞和巨噬细胞肉芽肿性浸润,有时可见坏死组织。各期梅毒主要的组织病理改变如下。

(1)硬下疳:呈血管周围浸润性病变,主要见淋巴细胞包括 CD8[+] 和 CD4[+] 细胞、浆细胞和组织细胞,伴有毛细血管内增生,随后出现小血管闭塞。此外,梅毒螺旋体见于下疳中的上皮细胞间隙中、毛细血管及淋巴管周围和局部淋巴结中。

(2)二期梅毒斑丘疹:为表皮角化过度,有中性多形核白细胞侵入真皮乳头,真皮深层血管周围有单核细胞、浆细胞和淋巴细胞浸润。

(3)扁平湿疣:早期为表皮疣状增生,晚期中央有组织坏死,乳头延长,真皮有炎性浸润,血管周围有明显的浆细胞浸润,呈袖口状排列,毛细血管增生,伴表皮细胞内外水肿。用银染色法在扁平湿疣中约有 1/3 的病例找到梅毒螺旋体,主要位于表皮内,少数位于浅血管丛周围。

(4)三期梅毒:主要为肉芽肿性损害,血管变化较二期轻微,为上皮样细胞及巨噬细胞组成的肉芽肿,中间可有干酪样坏死,周围大量的淋巴细胞与浆细胞浸润,并有一些成纤维细胞和组织细胞,血管内皮细胞常有增生肿胀,甚至管腔堵塞。结节性梅毒疹肉芽肿局限于真皮内,干酪样坏死轻微或缺如,大血管不受累;树胶肿的病变广泛,可累及皮下,干酪样坏死明显,大血管亦常受累。

五、临床表现(clinical manifestations)

梅毒分为后天性梅毒(获得性梅毒)和先天性梅毒(胎传梅毒)两类。后天性梅毒又分后天显性梅毒及后天隐性梅毒。后天性梅毒分三期,即一期梅毒、二期梅毒、三期梅毒。一期及二期梅毒为早期梅毒,三期梅毒为晚期梅毒。临床表现如下。

（一）后天性显性梅毒

1. **一期梅毒** 标志性临床特征是硬下疳。好发部位为阴茎、阴茎头、冠状沟、包皮、尿道口、大小阴唇、阴蒂、宫颈、肛门、肛管等，也可见于唇、舌、乳房等处。

（1）硬下疳（chancre）：是梅毒螺旋体（treponema pallidum，TP）侵入部位发生的无痛性炎症反应，无全身症状和发热。潜伏期1～8周，平均2～4周。硬下疳好发部位90％在外生殖器。男性多见于阴茎、包皮、冠状沟、阴茎头；女性好发于大小阴唇、阴蒂、子宫颈；生殖器外的有肛门、肛管、直肠、唇舌、面部、乳房、手指等处。形态初起为一小红斑，触之有软骨样感觉，典型硬下疳为一圆形或椭圆形边缘清楚、周边隆起、基底平坦、肉红色、表面有少量浆液分泌物、内含大量梅毒螺旋体、周围有炎性红晕、直径1～2cm的无痛性溃疡（见彩图8-9A，B）。

（2）横痃（近卫淋巴结肿大）：出现硬下疳后1～2周，部分病人出现腹股沟或近卫淋巴结肿大（见彩图8-9C），可单个也可多个，肿大的淋巴结大小不等、质硬、不粘连、不破溃、无痛。穿刺淋巴结检查有大量的梅毒螺旋体。肿大的淋巴结消退较硬下疳愈合晚，为1～2月。一期梅毒除硬下疳和肿大的淋巴结外无全身症状。

2. **二期梅毒** 一期梅毒未经治疗或治疗不彻底，螺旋体由淋巴系统进入血液循环系统形成螺旋体菌血症，引起皮肤、黏膜、骨骼、内脏、心血管及神经损害，称为二期梅毒。常发生于硬下疳消退后3～4周，偶可与硬下疳同时存在。二期皮损出现以前，由于发生螺旋体菌血症，可出现轻重不等的前驱症状，如发热、头痛、头晕、全身关节痛、食欲缺乏、全身淋巴结肿大等。梅毒进入二期时，梅毒血清学试验几乎100％阳性。系统损害如下。

（1）皮肤损害：分为早发梅毒疹和复发梅毒疹两类。皮疹的共同特征为皮疹广泛对称（除扁平湿疣），多呈古铜色，好发于掌跖。皮损和分泌物中有大量的梅毒螺旋体，传染性强，皮疹一般无任何自觉症状，唯扁平湿疣可有痒感，皮疹破坏性弱，不经治疗持续数周后可自行消退。皮疹种类多，最常见的是斑疹和丘疹，常为一种或多种类型同时存在。

①梅毒性斑疹（macular syphilid）：最早出现的二期梅毒疹，圆形或椭圆形，直径1～2cm，玫瑰色或褐红色，压之褪色，互不融合。数目多，分布对称，好发于躯干及四肢。

②丘疹性梅毒疹（papular syphilid）：较斑疹出现稍晚，直径2～5cm或稍大，为肉红色或铜红色、稍高出皮面坚实的丘疹，表面光滑或被覆有粘连性鳞屑，皮疹好发于颜面（见彩图8-10）、躯干、四肢屈侧，尤其是掌跖部位。

③掌跖梅毒疹（palmaris et plantaris syphilid）：常见，为质硬、污黄色、中央角质剥脱，边缘被覆有粘连性鳞屑，似项圈样皮损，散在，对称而不融合。

④脓疱性梅毒疹（pustular syphilid）：罕见，多见于身体衰弱者。脓疱基底潮红浸润，表面有浅表或深在的溃疡，有痤疮样、痘疮样、脓疱疮样及蛎壳样等不同类型，愈后留有瘢痕。

⑤扁平湿疣（condyloma latum）：是特殊的丘疹性梅毒疹，好发于肛周、生殖器、腋窝、腹股沟、指（趾）间等皱褶多汗部位，初起为表面湿润的扁平丘疹，随后扩大或融合成扁平或分叶状的疣状损害，直径1～3cm，基底宽而无蒂，呈暗红色炎性浸润，表面糜烂、渗液，内含大量螺旋体，传染性强（见彩图8-11）。

⑥梅毒性秃发（syphilitic alopecia）：由于梅毒螺旋体入侵毛囊漏斗下部至峡部稍上方的外毛根鞘处，不侵入毛乳头，因此呈不完全性脱发。弥漫性脱发呈虫蛀状，面积较大，头发稀疏，长短不齐，非永久性，及时治疗有的甚至未经治疗也可再生。梅毒性脱发不仅累及头发，还可累及眉毛、睫毛、胡须。阴毛梅毒性白斑（syphilitic leukoderma），少见，为圆形或椭圆形色素减退斑，好发于颈部，女性多见。原发性白斑为梅毒螺旋体所致色素脱失斑，女性病人多见，好发于颈侧，边缘清楚，圆形，可见腰背及大腿内侧。治疗后色素可恢复，继发性白斑是二期梅毒疹消退后留下白斑，此色素脱失斑可恢复色素。

⑦色素性梅毒疹（syphilitic pigmentation）：黄豆大小不甚规则的灰黑色色素沉着斑，常分布于额部，常见玫瑰疹、丘疹性梅毒疹消退后的继发色素沉着。

⑧梅毒性甲病（syphilitic nail disease）：可分甲床炎、甲沟炎。甲床炎表现为甲床内细胞浸润性炎症，指（趾）端红肿，甲板下肿胀，呈红色或红铜色，晚期甲变厚、浑浊、纵沟、破碎、变形、脱甲。

甲床炎可自行消退,新生正常甲板;甲沟炎表现为甲沟和甲根充血肿胀,疼痛不甚明显,晚期可糜烂或小溃疡,厚甲及甲变形。

(2)黏膜损害:多见于口腔、舌、咽、喉或生殖器黏膜,表现为黏膜炎及黏膜斑。梅毒性咽炎:喉部充血,弥漫性潮红,可伴发扁桃体炎或喉炎,扁桃体红肿、糜烂、溃疡,常伴有咽痛,声音嘶哑。梅毒性舌炎:舌部出现剥脱性斑片,常位于舌背中缝区,一个或数个大小不等境界清楚的光滑区,区内舌乳头缺失,黏膜平滑肥厚。梅毒性唇黏膜斑:为特征性黏膜损害,呈圆形或椭圆形糜烂面,边缘清楚,表面湿润,灰白色,含有大量的梅毒螺旋体。红斑糜烂性梅毒疹:黏膜出现指甲盖大小,境界清楚的潮红糜烂。

(3)骨关节损害:二期梅毒时,梅毒螺旋体播散到全身,侵入骨骼或关节腔,引起骨与关节损害,以骨膜炎为最常见,关节炎次之,常发生于长骨。

①骨膜炎:常为多发,常发生于长骨,如胫、尺、肱、腓骨,扁骨中颅、跟骨及肩胛骨嵴等。患处的骨膜可呈轻度增厚、隆起,局部有明显压痛,疼痛夜间较重。占二期梅毒的骨系统损害中的75%。

②骨炎:很少见,约占4%,好发于长骨,是梅毒侵犯哈佛管(Haversian canal)骨内板所致,可使骨皮质的骨质增生。患部钝痛难忍,轻叩疼痛加重。

③关节炎:仅次于骨膜炎,约占20%。常见于肩、肘、膝、髋及踝关节处,常为对称性,关节腔积液,关节肿胀,压痛、酸痛,夜间较重,运动后逐渐减轻。

④滑囊炎及腱鞘炎:较少见,膝滑囊炎可致滑囊肿胀,积液,触有波动,轻度酸痛。腱鞘炎好发于指(趾)背面腱鞘,可有积液及轻度疼痛。

(4)眼损害:常见病变如下。

①虹膜炎:常为双侧,亦可见单侧,在二期梅毒中占3%,发作较急,有搏动性眼痛及视物不清,虹膜充血、肿胀、组织纹理消失呈泥褐色,前房有渗出物可使瞳孔与晶状体粘连,使瞳孔呈不规则状及缩小,或因灰白色纤维渗出物而严重损害视力。

②虹膜睫状体炎:常伴发于虹膜炎,疼痛较虹膜炎为重,有睫状体充血及视力障碍。

③脉络膜炎:发生率仅次于虹膜睫状体炎,梅毒螺旋体经血行或虹膜睫状体炎蔓延发病,视网膜水肿,并将视网膜向前推移,发生视物不清,视物变形或大小改变,可因视网膜被刺激而有闪光感觉,久之视野缩小,或视野中发生盲点。

④视神经视网膜炎:常为单侧,视网膜肿胀,黄斑部水肿,灰色斑点,视力急剧减退,局限性视神经视网膜炎可见视盘及附近水肿,视盘呈橘红色,边缘不清,血管旁有渗出物患者于较暗光线下视力减退,视物变形,视野缩小,或有中心盲点。

⑤视神经炎:分颅内视神经炎、颅外视神经炎,视神经盘红肿及渗出物,动脉细小,静脉充血,视盘及视网膜有扇形出血,陈旧者可发生视神经萎缩,视力减退,视野缩小,盲点扩大,瞳孔扩大,对光反应迟钝,治疗可发生吉海反应,视力更加恶化。

⑥其他:尚有角膜炎、间质性角膜炎。已报道二期梅毒中5%～10%发生葡萄膜炎,并从眼房水中找到梅毒螺旋体。

(5)神经损害:二期梅毒神经病变主要有无症状神经梅毒、梅毒性脑膜炎、脑血管梅毒3种。35%有脑脊液检查不正常。30%脑脊液中可发现梅毒螺旋体。

①无症状神经梅毒仅有脑脊液异常。

②梅毒性脑膜炎发病率最高,占早期梅毒病人的12.8%。可分为局限性脑膜炎和弥漫性脑膜炎,临床上可有头痛、恶心、呕吐、颈项强直、脑神经麻痹、惊厥、偏瘫、失语。

③脑血管梅毒可一直延续至晚期梅毒,并在晚期梅毒症状明显。常与梅毒性脑膜炎并存,主要侵犯脑动脉,管壁增厚、狭窄、供血不足,初起有头痛、头晕、眩晕、眼花,继而偏瘫,本体感觉障碍、失语等。

(6)梅毒性多发性硬化性淋巴结炎(polysclerloymphadenitis syphilitica):二期梅毒则引起全身淋巴结肿大,发生率为50%～85%。一般先从颌下、颈后头部发生,继之肘、腋窝、乳房附近淋巴结被侵袭。淋巴结大小如同花生、指头大小,质硬、孤立,不与皮肤粘连,不化脓,不破溃。多发性硬性淋巴结炎发生时,相当于二期梅毒前驱症状出现期,平均6～8周消退。

（7）内脏梅毒（visceral syphilis）：属二期梅毒少见病变。

①肝炎、胆管周围炎，与病毒性肝炎不同的是梅毒性肝炎的血清碱性磷酸酶甚高，组织学变化呈非特异性，部分肝细胞受损，不伴胆汁潴留。

②肾病、急性肾病综合征及罕见的出血性肾小球肾炎，其特征性为上皮下的电子致密沉淀物和肾小球免疫复合物，表示该并发症是一种免疫复合物肾小球肾炎。

③胃肠道疾病，如肥厚性胃炎、肥厚性直肠炎、溃疡性直肠或直肠、乙状结肠的肿块。

（8）二期复发梅毒（secondary relapse syphilis）：第一批出现的皮疹为二期早发梅毒。未经治疗或治疗不当，此皮疹经2～3个月后可自行消退，在1～2年内又复发者称二期复发梅毒，发生率约为20％，以血清复发为最多，皮肤黏膜、眼、骨骼、内脏损害亦可复发。二期早发梅毒疹一般数目较多，皮损较小，分布对称，好发于躯干和四肢；二期复发梅毒疹与二期早发梅毒疹相似，但数目较少，皮疹较大，形状奇异，常呈环状、半月形、蛇行形、花朵形，分布不对称，好发于前额、口角、颈部、外阴、掌跖等处。

3. 三期梅毒或晚期梅毒 早期梅毒未经治疗或治疗不充分，经过一定的潜伏期，一般为3～4年，最长可达20年，有40％梅毒患者发生三期梅毒。三期梅毒的共同特点：①损害数目少，分布不对称，破坏性大，愈后留有萎缩性瘢痕，面部皮损毁容。②自觉症状很轻，但客观症状很重。③损害区内梅毒螺旋体少，传染性弱或无传染性。④梅毒血清实验阳性低。三期梅毒又可分：①晚期良性梅毒约占15％，通常指皮肤黏膜、骨骼、眼、鼻、喉等病损；②心血管梅毒，约占10％；③神经梅毒约占10％。对机体组织破坏，如重要器官系统受累，则可造成残废和死亡。

（1）三期梅毒皮肤黏膜损害：约占28.4％，多在感染后3～10年内发生。临床上分结节性梅毒疹、树胶肿、近关节结节。皮损特点是数目少，不对称，自觉症状缺如或轻微，主要为结节性梅毒疹和树胶肿。

①结节性梅毒疹（nodular syphilid）：好发于头面部、背部及四肢伸侧，直径为0.2～1.0cm、簇集、坚硬的铜红色小结节。无自觉症状，有的表面

被覆粘连性鳞屑或痂皮，有的顶端坏死、软化形成糜烂或溃疡。愈后留下浅表萎缩性瘢痕和色素沉着或减色斑，边缘可出现新的损害，新旧皮疹此起彼伏。

②树胶肿（gumma）：又称梅毒性树胶肿，是破坏性最大的一种损害。初起为皮下深在结节，逐渐增大与皮肤粘连，表面呈暗红色的浸润斑块，中央逐渐软化、破溃呈穿凿性，溃疡为肾形或马蹄形，境界清楚，边缘锐利，基底暗红，有黏稠树胶状脓汁流出，外观酷似阿拉伯树胶（见彩图8-12），故名树胶肿，直径2～10cm。损害迁延数月或数年，愈后留下萎缩性瘢痕，可发生于全身各处，以小腿多见，常单发，无明显自觉症状。上腭部发生树胶肿，局部坏死，穿孔，使口腔与鼻腔相通，致发音及进食困难。鼻中隔树胶肿可侵犯骨膜及骨质，形成鞍鼻，严重者鼻毁损，面部中央只留下一个三角形空洞。舌部发生树胶肿可致舌溃疡、舌缺损。少数发生喉树胶肿，引起呼吸困难，声音嘶哑。树胶肿病变可与许多其他慢性肉芽肿情况相似，如皮肤结核、结节病、麻风及深部真菌感染。

③近关节结节：又称梅毒性纤维瘤，为无痛性、生长缓慢的皮下纤维结节。此型少见，表现为豌豆至胡豆大小，圆形、椭圆形硬结节，对称分布，无明显自觉症状。

（2）晚期骨梅毒：发病率仅次于皮肤黏膜损害，最常见的是长骨的骨膜炎，其次为骨髓炎、骨树胶肿、关节炎等。骨骼疼痛，夜间加重，损害呈增生性，病程缓慢，可致病理性骨折、骨穿孔、关节畸形或强直等严重病变。

（3）晚期眼梅毒：与二期梅毒眼损害相似，出现间质性角膜炎、虹膜睫状体炎、视网膜脉络膜炎、视神经炎、视神经萎缩等，但眼部树胶肿是晚期眼梅毒的特有病变，病情严重者会出现眼痛、视力障碍、阿-罗瞳孔脊髓结核（即瞳孔缩小，不圆，对光反射消失，调节功能正常，散瞳药不能完全扩张，患者常伴有膝腱反射消失及其他脊髓结核症状，发生率80％，常为双侧，严重者甚至失明）。

（4）心血管梅毒：晚期梅毒可使任何一个内脏受损，但以心血管梅毒最常见，多发生在感染后10～20年，甚至30年。螺旋体进入血流至主动脉壁，由于升主动脉淋巴组织多，因此病变多数位于该部，螺旋体罕有侵入心肌或心内膜者。临床

上有单纯性梅毒性主动脉炎、梅毒性主动脉瓣关闭不全、梅毒性冠状动脉狭窄或阻塞、梅毒性主动脉瘤及心肌梅毒树胶肿5种类型。

①单纯性梅毒性主动脉炎：未经治疗的梅毒病人70%～80%发生梅毒性主动脉炎。初期损害为滋养血管的阻塞性动脉内膜炎，这是梅毒螺旋体侵袭的炎性反应，随着螺旋体破坏主动脉的中膜、胶原组织和弹性纤维，导致主动脉扩张、瘢痕形成及钙化。主动脉炎通常影响升主动脉，特别是主动脉根部，导致主动脉扩张和动脉瘤形成。梅毒性主动脉炎也常累及主动脉弓和降主动脉。这类动脉瘤为囊性或梭状，通常无症状，或压迫或侵蚀邻近的组织而产生相应症状，也可出现动脉破裂；梅毒性主动脉炎也可致冠状动脉口狭窄。主动脉炎早期很难发现，典型病例可在梅毒感染15～30年后经X线检查时偶然发现。部分病人有胸骨不适感或钝痛。体征可示主动脉瓣区第二心音增强，可伴有轻度收缩期杂音；X线检查示升主动脉局部增宽，升主动脉和主动脉弓的曲张不能合成一线。主动脉的收缩搏动增快，而舒张搏动减慢，升主动脉有线条状钙化，此点与主动脉粥样硬化者表现不同，后者常在降主动脉部示块状钙化。心电图大都无特殊变化。

②梅毒性主动脉瓣关闭不全：此型患者较多，约占87%，大多数患者伴有症状。由于梅毒性主动脉炎波及主动脉根部，主动脉瓣环扩张，主动脉瓣叶连合处分离，导致动脉瓣关闭不全。临床表现：早期无明显症状，或仅有轻度心悸，后期可出现左心衰竭乃至左心室扩大，伴有冠状动脉口病变的患者，可有阵发性或劳力性气急症状，可伴有心绞痛，多数在心力衰竭出现后1～3年很快进展成反复发作的肺水肿或右心衰竭。叩诊心脏向左下扩大，叩诊心尖搏动增强，听诊胸骨右缘第2、3肋骨间出现收缩期及舒张期吹风样杂音，向颈或心尖区传导，在明显的主动脉瓣关闭不全患者中，吹风样舒张期杂音可向左下腋传导，收缩期杂音除向颈部传导外，有时可在颈总动脉或锁骨上窝扪到收缩期震颤。收缩期杂音呈喷射性，在收缩早期出现增强，持续时间较短。在心尖部除可听到由主动脉瓣传来的杂音外，可听到较轻的滚筒样舒张期杂音。心力衰竭时，心尖区可出现室性奔马律，心率增快，但如伴有冠状动脉关闭不全，则在心力衰竭时，可伴有心率减慢，表示不良转归。主动脉瓣关闭不全有一系列周围血管征；如水冲脉、指端甲床毛细血管搏动、股动脉枪击音、杜氏双重音。X线检查心脏呈靴型，升主动脉呈局限性扩大，心电图示电轴左偏及左心室肥厚，标准导联及左侧胸前导联中，ST段下降和T波倒置。

③梅毒性冠状动脉狭窄或阻塞：梅毒性主动脉炎常波及冠状动脉口，使之逐渐缩小，血供减少，引起心绞痛，甚至心肌梗死发生。由于冠状动脉口狭窄形成缓慢，侧支循环逐渐形成，因此一些患者没有明显症状。但大多数有明显心绞痛症状的患者发作时间较冠状动脉硬化引起的心绞痛为长，且常在夜间发作。极少数可因心肌梗死或心肌纤维化，呈持续性心力衰竭，可在症状出现后短期内突然死亡。

④梅毒性主动脉瘤：梅毒性主动脉瘤是梅毒性主动脉炎的第二常见并发症。主动脉瘤可呈囊形、梭形或夹层，以囊形最多见。现按各部位血管动脉瘤分述如下。

a. 主动脉窦动脉瘤：主动脉窦动脉瘤破裂以前很难诊断，或有心绞痛发作，当破入右心系统，在胸骨左缘第2～3肋间产生一连续性机器转动样杂音及震颤，并可引起右心衰竭。少数破入左心房，导致左心衰竭。

b. 升部及弓部主动脉动脉瘤：升主动脉瘤常称为体征性动脉瘤，多数情况瘤向上、右及前面长大，可在右侧第1及第2肋间局部隆起与搏动，如向左生长，则压于上腔静脉或无名静脉、右肺或气管，产生面部水肿、发绀及胸壁静脉怒张；如压在右支气管或右肺，常可引起气急及铜音样咳嗽；少数情况下，可压迫肺总动脉而产生右心衰竭。主动脉弓的主动脉瘤，则出现症状较多，体征不明显。依据压迫不同部位可出现不同症状，如胸痛、咳嗽、哮喘、吞咽困难、声音嘶哑、膈神经瘫痪、呃逆。压迫交感神经区时，一侧瞳孔缩小，面部无汗。

c. 降主动脉瘤：降主动脉瘤较大，但不产生症状，有时可因压迫支气管及食管而有症状，如动脉瘤接近胸壁，则有胸壁搏动。

d. 腹主动脉瘤：少见，因压迫脊柱或其他器官而有持续性或阵发性剧烈上腹部疼痛。

⑤心肌梅毒树胶肿:局限性心肌梅毒常不产生任何症状,由于其常位于左心室的间隔部位,可在心电图上示左束支传导阻滞。如树胶肿增大,可压迫二尖瓣而发生功能性狭窄。弥散型常发生原因不明的顽固性心力衰竭。

(5)晚期神经梅毒:又称三期神经梅毒,是早期梅毒侵犯的继续,占梅毒患者的 10%,多在感染后 3～20 年发病。主要有脑膜血管型梅毒、脊髓结核、麻痹性痴呆、视神经萎缩等严重神经梅毒。

①脑膜血管型梅毒:起病隐袭,头痛常严重,情感淡漠、记忆力障碍或焦虑不安,智力低下甚至痴呆;神经系统症状表现为颈抵抗、括约肌功能失调、失语;病变位于大脑半球者,可偏瘫、癫痫;病变位于脑基底时,则致视交叉损害而出现视野改变和视力障碍,而视神经、三叉神经、动眼神经、展神经、听神经也可有不同程度损害;病变主要在颅后窝,可有后组脑神经麻痹;有时病变侵犯丘脑,可发生尿崩、肥胖、糖尿病、嗜睡等。脑血管梅毒可侵犯任何脑动脉,有缺血、血栓形成,表现受累动脉供血不足,神经功能缺失,临床上以偏瘫最常见,可伴有意识障碍,头痛等。脑膜树胶肿,如树胶肿巨大,可有占位性症状,通常累及一侧大脑半球。

②脊膜血管型梅毒:发生横贯性脊髓损害,起病呈急性或亚急性,临床表现多样,如脊髓偏侧损害、亚急性合并硬化、脊髓空洞症、横贯性脊髓病等综合征。临床表现为神经根性痛和传导束型感觉障碍、瘫痪、下肢无力、膀胱功能障碍。肌萎缩发生在上肢远端、肩和胸部。

③脊髓结核:常于感染梅毒后 5～30 年发病,起病隐袭,常先出现受损神经根支配区,主要为下肢,表现为短促、反复阵发性、撕裂样、电击样疼痛,多发生在双下肢、背、胸、腹,上肢和面部亦可发生。可有束带感和蚁走感,疼痛消失后,该区可有感觉过敏。深感觉障碍,共济失调,行走时步态蹒跚;踏步时有踩棉花样感觉,如有视神经萎缩可出现视力障碍。骶段脊髓后根受损时,有膀胱功能障碍、阳痿,可有内脏危象,以胃危象最多见,为阵发性上腹部剧痛;喉危象有喉部疼痛及呼吸困难,膀胱危象为下腹疼痛及尿频,直肠危象时下腹部疼痛坠胀并有排便感。此外,尚有双下肢深感

觉减退或消失,膝腱及跟腱反射减弱或消失,肌张力低下,阿-罗瞳孔及原发性视神经萎缩的征象。可见 Charcot 关节,多见于膝关节,关节无痛性肿大、积液、骨质破坏和过度伸屈,活动时有骨擦音,足部可有营养性溃疡。

④麻痹性痴呆:又称全身性麻痹,梅毒性脑膜炎,感染后 10～20 年发病。因梅毒螺旋体侵入大脑皮质造成弥散的实质损害而导致进行性精神衰退症,终致痴呆。多数发病隐袭,症状表现有智力减退,丧失工作,判断力下降,记忆力障碍,不能做过去熟悉的工作,不注意衣着,随地便溺,情绪异常,不承认有病,兴奋、躁狂或忧郁,各种妄想,定向力障碍,大小便失禁,最终卧床不起,成为植物人生存状况。神经症状有癫痫,手、唇、舌的震颤,语言缓慢不清,共济失调。精神和神经症状两者交替发展,故称麻痹性痴呆。亦可与脊髓结核并存发展称为脊髓结核-麻痹性痴呆,此型病人亦有锥体束征,常见阿-罗瞳孔。

⑤视神经萎缩:罕见,常并发于脊髓结核伴发视神经萎缩。

(二)后天性隐性梅毒

患者苍白螺旋体(treponema pallidum,TP)感染后,无临床症状或临床症状已消失,除梅毒血清学阳性外,无任何阳性体征,又称为潜伏梅毒;感染时间在 2 年以内者称为早期隐性梅毒;感染在 2 年以上者称为晚期隐性梅毒;感染时间不确切,称为病期不明隐性梅毒。隐性梅毒不出现症状是因为机体免疫力强或因治疗而使梅毒螺旋体暂被控制,在潜伏梅毒期间梅毒螺旋体仍可出现在血液中,可由供血者传给输血者或通过胎盘传给胎儿。过去认为,未治疗的晚期潜伏梅毒可持续终身或终止于晚期梅毒,或可自愈,并伴有血清学转阴。然而,现代更敏感的抗螺旋体抗体试验发现阴转很少见,自然痊愈的可能性仍属疑问。如上所述,潜伏梅毒的诊断不能仅凭血清反应,要结合病史、体检,同时除外血清假阳性。

(三)先天性梅毒

先天性梅毒又称胎传梅毒,是母体内梅毒螺旋体通过胎盘使胎儿受感染。一般认为,在胎儿 4 个月前出现的极少,如孕妇感染梅毒 5 年以上,胎儿在子宫内传染可能性较小。胎传梅毒的特点:①因是胚胎期血行感染,自出生后即已进入二

期感染阶段；②心血管系统受侵犯者少，而眼、耳、鼻等感官系统被累及者多见；③影响营养发育者多，骨骼损害亦较多见。根据胎儿发病的时间不同，先天梅毒分为早期先天梅毒、晚期先天梅毒和先天潜伏梅毒。2岁以内发病者为早期先天性梅毒，婴儿通常早产，有营养障碍、消瘦、烦躁；超过2岁为晚期先天梅毒，特点是不发生硬下疳，早期病变较后天梅毒为重，晚期较轻，心血管受累少，骨骼、感官系统（如眼、鼻）受累多见。

1. 早期先天梅毒　出生后3周才出现临床症状。

(1)营养障碍：新生儿常早产，消瘦，发育差，失水，躁动不安，表情痛苦，皮肤松弛，貌似老人。

(2)皮肤黏膜损害：与成人二期梅毒疹相似，有水疱及大疱性皮损，称为梅毒性天疱疮(pemphigus syphiliticus)，扁平湿疣，口角与肛周放射性皲裂或瘢痕。

(3)梅毒性鼻炎(syphilitic rhinitis)：流涕、鼻孔被排出的带血色黏液所堵塞，响亮呼吸及吮乳困难，可损及鼻骨，最后发生鼻中隔穿孔或形成鞍鼻。

(4)早期先天骨梅毒(early congenital bone syphilis)：骨损害在早期先天梅毒最常发生，梅毒性指炎造成弥漫性梭形肿胀，累及一指或数指，偶伴有溃疡。骨髓炎常见，多发于尺骨，疼痛，四肢不能活动，似肢体麻痹，故称梅毒性假瘫(syphilitic pseu doparealysis)。

(5)早期先天内脏梅毒(early congenital visceral syphilis)：全身淋巴结大、肝大、脾大。

(6)早期先天神经梅毒(early congenitalneuro syphilis)：在出生后3～6个月出现明显的临床症状，以脑膜炎多见，1/3患者可有不同程度的脑水肿，症状与二期获得性梅毒相似。此外，可见贫血、血小板减少、甲周炎、秃发等。

2. 晚期先天梅毒　一般在5—8岁开始发病，到13—14岁才有多种症状相继出现，晚发症状可于20岁左右才发生。晚期先天性梅毒主要侵犯眼、牙、骨骼、神经及皮肤等。

(1)皮肤黏膜损害：可发生树胶肿，可引起上腭、鼻中隔穿孔、鞍鼻(鼻梁塌陷，鼻头肥大翘起如同马鞍)。鞍鼻患者同时可见双眼间距离增宽，鼻孔外翻。鞍鼻一般在7—8岁出现，15—16岁时

明显。

(2)骨骼：骨膜炎、骨炎、骨痛，夜间尤重。骨膜炎常累及胫骨，并常限于此骨，可引起骨前面肥厚隆起呈弓形，故称佩刀胫(胫骨中部肥厚，向前凸出)，关节积液(Clutton 关节肿)或称 Clutton 关节，通常为两膝关节积液，轻度强直，不痛，具有特征性，前额圆凸。

(3)哈饮森(Hutchinson)齿(即门齿下缘呈半月形缺损)、神经性聋、间质性角膜炎：合称哈饮森三征，有诊断意义。

(4)间质性角膜炎：常见，初起有强烈的角膜周围炎症，继而弥漫性角膜混浊，可导致永久性部分或全部角膜混浊，通常引起失明。

(5)先天性梅毒的中枢神经系统病变与成人相同，但没有成人具有的特征性脑膜血管炎的形成，常表现为单肢或多肢麻痹，或某一脑神经的麻痹，其中第Ⅷ对脑神经受累，引起耳聋。实质损害以视神经萎缩为常见，偶有共济失调、感觉障碍、麻痹性痴呆、智力低下或丧失。

3. 先天潜伏梅毒　家族史，如其母患梅毒；无临床症状，梅毒血清反应阳性；从鼻分泌物或胎盘脐带取材查到梅毒螺旋体。

六、并发症(complications)

1. 梅毒孕妇可传染胎儿，引起死产、流产、早产，导致婴儿的先天梅毒等，严重危害妇女儿童的健康。

2. 梅毒螺旋体侵犯中枢神经系统，可引发脑膜血管病变、脊髓结核、麻痹性痴呆。侵犯心血管系统，可导致主动脉炎、主动脉瓣闭锁不全、主动脉瘤等，严重者可致死。

3. 梅毒螺旋体损害骨骼、眼、呼吸道、消化道等系统，引起组织和器官破坏，功能丧失，严重者导致残疾或其他不良后果。梅毒的流行严重影响社会风气，因患病导致劳动力丧失，社会负担加重，梅毒还可影响家庭的稳定。

4. 梅毒合并 HIV 感染(syphilis combining HIV infection)：近年来，出现了大量梅毒合并HIV感染的患者，改变了梅毒临床病程。Ratz 和 Berger 报道了 1.5% 的艾滋病病人患有神经梅毒，其中44%合并有艾滋病，美国调查发现，神经梅毒的发生已不同于30年前的情况。梅毒和其

他生殖器溃疡是获得及传播 HIV 感染的重要危险因素。

七、诊断(diagnosis)

梅毒临床表现复杂,且病程长,潜伏期长,诊断须结合病史、体格检查及化验结果进行综合分析。

(一)病史

有无不洁性交史及时间,肛门有硬下疳者应询问有无肛交史,有无阴部生疮、皮肤红斑、丘疹、湿疣史,有否发生硬下疳史,梅毒血清反应素检测情况,有否涉外婚姻,结婚次数,配偶有无性病,应详细询问有无先兆流产、早产和死产的病史,曾否分娩胎传梅毒儿史,如为先天梅毒,应询问父母的梅毒史,兄弟姐妹受染情况,本人的早期和晚期先天梅毒的症状和体征。如为潜伏梅毒,询问传染史及有无致血清试验生物学假阳性反应的疾病,是否做过梅毒治疗,用药剂量和疗程。

(二)检查

1. 一般检查　仔细检查全身皮肤黏膜、淋巴结、毛发、生殖器官、肛门、口腔、眼、骨骼、心血管及神经系统的情况。

2. 实验室检查　可分为梅毒螺旋体检查、梅毒血清试验和脑脊液检查。

(1)梅毒螺旋体检查:在皮损处,用玻片刮取组织渗出液或淋巴结穿刺液,在暗视野显微镜下见可到活动的梅毒螺旋体。如在荧光显微镜下可见绿色的梅毒螺旋体。如用银染色法(Warthin-Starry 法或 Levoaditis 法)或荧光抗体染色,可查见梅毒螺旋体呈褐色,有螺旋结构。银染色阳性结果需谨慎解释,因为类似梅毒螺旋体的其他物质易混淆,而特异性荧光检查则更为可靠。

(2)梅毒血清试验:根据所用抗原不同,梅毒血清试验分为以下两大类。

① 非梅毒螺旋体抗原血清试验:用心磷脂作抗原,测定血清中抗心磷脂抗体,亦称反应素。本试验敏感性高而特异性较低,且易发生生物学假阳性。一般作为筛选和定量试验,观察疗效、复发及再感染。性病研究实验室试验(venereal disease research laboratory test,VDRL):以心磷脂、卵磷脂为抗原,做定量及定性试验,试制及对照血清已标准化,费用低。此法常用,操作简单,需用显微镜读取结果,缺点是一期梅毒敏感性不高。

快速血浆反应素试验(rapid plasma reagin test,RPR):是 VDRL 抗原的改良,敏感性及特点与 VDRL 相似,优点是肉眼即可读出结果。

不加热血清反应素玻片试验(unheated serum reagin test,USR):也是 VDRL 抗原的改良,敏感性及特异性与 VDRL 相似。

②梅毒螺旋体抗原血清试验:用活的或死的梅毒螺旋体或其成分作为抗原测定抗螺旋体抗体。这种试验敏感和特异性均高,一般用于证实试验。这种试验是检测血清中抗梅毒螺旋体 IgG 抗体,即使患者经过足够治疗,仍能长期存在,甚至终身不消失,血清反应仍持续阳性,因此,不能用于观察疗效。

荧光梅毒螺旋体抗体吸收试验(FTA-ABS test):此法是最敏感和最特异的螺旋体试验。

梅毒螺旋体血凝试验(TPHA):敏感性和特异性均高,操作简便,但对一期梅毒不如 FTA-ABS 试验敏感。

梅毒螺旋体制动试验(treponema pallidum immobilization,TPI):用 Nichol 株螺旋体(活的)加病人血清(含抗体)后,在补体的参与下可抑制螺旋体的活动,则为阳性。此试验特异性、敏感性均高,但设备要求高,操作难,仅供研究用。

非梅毒螺旋体和梅毒螺旋体血清学定性试验的总体符合率分别为 95.5% 和 95.0%,两者的假阴性率和假阳性率分别只有 4.7% 和 4.0%、7.2% 和 0.4%,非梅毒螺旋体和梅毒螺旋体血清学定量试验总体符合率分别为 82.1% 和 81.1%。

(3)分子生物学技术检测梅毒螺旋体:应用聚合酶链反应(PCR)从选择的材料扩增选择的螺旋体 DNA 序列,从而使经选择的螺旋体拷贝数量增加,能够用特异探针来进行检测。PCR 诊断先天梅毒和神经梅毒具有一定的敏感性和特异性。

(4)脑脊液检查:用于诊断神经梅毒,包括细胞计数、蛋白量、VDRL 试验、PCR 检测、胶体金试验等。为除外无症状神经梅毒,所有病人凡病期超过 1 年者均应做脑脊液检查,所有早期胎传梅毒婴儿也应检查脑脊液以除外中枢神经系统受累的可能。脑脊液细胞计数和总蛋白量的增加属非特异性变化,只有脑脊液 VDRL 试验才是神经梅毒的可靠诊断依据。但是,当有活动的神经梅毒存在时,脑脊液白细胞计数常增高(>5/μl),因此,脑脊液白细胞计数也常常是判断疗效的指标。有些专家建议做脑脊液 FTA-ABS 试验。至于脑脊液发现螺旋体的临床意义尚待确定。

(5)HIV 检测:所有梅毒患者均须接受 HIV 检测。在 HIV 感染率较高的地区,应在 3 个月后对一期梅毒患者重复进行 HIV 检测。

(三)晚期梅毒的诊断

依据 2 年前有一期或二期梅毒感染史。三期梅毒的临床表现为心血管系统受累、梅毒性脑膜炎、脊髓结核和麻痹性痴呆。实验室检查:①梅毒血清试验非梅毒螺旋体抗原实验大多阳性,亦可阴性,梅毒螺旋体抗原实验阳性;②组织病理检查;③脑脊液检查神经梅毒脑脊液中淋巴细胞 $\geq 10 \times 10^6$/L,蛋白量>50mg/dl,VDRL 试验阳性者。

八、鉴别诊断(differential diagnosis)

1. 一期梅毒

(1)一期梅毒硬下疳:应与软下疳、固定性药疹、生殖器疱疹鉴别。

(2)一期梅毒近卫淋巴结肿大(横痃):应与软下疳、性病性淋巴肉芽肿引起的淋巴结肿大相鉴别。

2. 二期梅毒　皮疹多种多样,其中玫瑰疹应与玫瑰糠疹、多形红斑、银屑病、体癣等鉴别。其他尚须与扁平苔藓、毛囊炎、脓疱疮、鹅口疮鉴别。

3. 三期梅毒　结节性梅毒疹应与寻常狼疮、瘤型麻风鉴别;树胶肿应与寻常狼疮瘤型麻风、硬结性结斑、溃疡、癌肿鉴别。

九、治疗(treatment)

(一)早期梅毒

包括一期、二期及早期潜伏梅毒。目前理想的药物首选苄星青霉素和普鲁卡因青霉素,并肌内注射给药。四环素、红霉素类也属于治疗标准推荐,但一般只在患者对青霉素过敏并对其进行脱敏治疗无效的情况下使用,而且该类药物治疗梅毒的疗效不如青霉素。现已有文献报道四环素、红霉素类等治疗梅毒后的效果与青霉素类相当。

1. 青霉素类　苄星青霉素(长效西林)240 万

U,分两侧肌内注射,每周 1 次,连续 3 次;或肌内注射普鲁卡因青霉素混悬液,80 万 U,每日 1 次,连续 10～15d,总量 800 万～1200 万 U。

2. 青霉素过敏者　口服阿奇霉素 0.5g,每日 4 次,连服 15d。或红霉素或四环素,服法及疗程同阿奇霉素。阿奇霉素治疗妊娠梅毒、预防先天性梅毒的效果与苄星青霉素相同,对于青霉素皮试阳性的妊娠妇女可以作为青霉素的替代治疗药物。

(二)晚期梅毒

包括三期皮肤、黏膜、骨骼梅毒,晚期潜伏梅毒或病期不明确的潜伏梅毒及二期复发梅毒。

1. 青霉素类　苄星青霉素肌内注射,每侧臀部各 120 万 U,每周 1 次,连续 3 周;或肌内注射普鲁卡因青霉素混悬液,80 万 U。每日 1 次,连续 18～20d 为 1 个疗程。2 周后进行第 2 个疗程。

2. 青霉素过敏者　口服多西环素,每日 2 次,每次 0.1g,连服 30d。或红霉素,用法同多西环素。

(三)血管梅毒

应住院治疗,如有心力衰竭,应予控制后再行抗梅毒治疗。为避免吉海反应,青霉素注射前一日口服泼尼松,每次 10mg,每日 2 次,连续 3d。水剂青霉素应从小剂量开始,逐渐增加剂量,首日 10 万 U,肌内注射,每日 1 次;次日 10 万 U,肌内注射,每日 2 次;第 3 日 20 万 U,肌内注射,每日 2 次;自第 4 天用普鲁卡因青霉素,80 万 U,肌内注射,每日 1 次,连续 15d 为 1 个疗程,总量 1200 万 U,共 2 个疗程,疗程间停药 2 周。必要时可给予多个疗程。对青霉素过敏者,选用多西环素或红霉素。

(四)神经梅毒

应住院治疗,对有听力病变患者,不管脑脊液检查是否正常,也均应按神经梅毒方案治疗。为避免吉海反应,可在青霉素注射前一日口服泼尼松,每次 10mg,每日 2 次,连续 3d。水剂青霉素,每日 1200 万～2400 万 U,静脉滴注,即每次 200 万～400 万 U,每 4 小时 1 次,连续 10～14d,继以苄星青霉素 240 万 U,肌内注射,每周 1 次,连续 3 次。或普鲁卡因青霉素 240 万 U,肌内注射,每日 1 次,同时口服丙磺舒每次 0.5g,每日 4 次,共

10～14d。继以苄星青霉素 240 万 U,肌内注射,每周 1 次,连续 3 次。对青霉素过敏者,选用多西环素或红霉素。90％的神经梅毒病人可获得满意的效果,但如单用标准剂量的苄星青霉素或每天用少于 240 万 U 的普鲁卡因青霉素,皆达不到杀灭脑脊液中的梅毒螺旋体的水平。青霉素治疗神经梅毒可使病灶吸收,但神经功能很难恢复,对神经梅毒的阿-罗瞳孔等体征改变不大。神经梅毒的随访若发现脑脊液中细胞数增多,则每 6 个月应做一次脑脊液检查,直至细胞数恢复正常。但如果到 6 个月时,脑脊液中增加的细胞数仍不降低,或到 2 年时脑脊液仍未完全恢复正常,则应对患者进行再次治疗。

(五)妊娠梅毒

妊娠梅毒是危害围生儿的严重并发症,妊娠期梅毒螺旋体可通过胎盘引起胎儿宫内感染,引起流产、死胎、早产或胎传梅毒。妊娠期合并梅毒的发病率为 3.7‰～6.2‰。在梅毒高流行区或高危人群,尚需在孕 28 周和分娩时做 2 次血清学检查,一旦确诊,应尽早、足量、正规给予青霉素治疗,孕期有效的青霉素治疗,将降低围生儿死亡率及先天梅毒的发生。治疗组与非治疗组围生儿死亡率分别为 11.1％及 83.3％,先天梅毒分别为 17.6％及 72.1％。规范驱梅治疗后 RPR 持续阳性梅毒孕妇,可不终止妊娠,低滴度血清固定孕妇可以在密切监测的情况下不进行妊娠期内驱梅治疗。

妊娠梅毒患者在妊娠后期接受青霉素治疗时,若突然发生吉海反应,则有早产和胎儿宫内窒息的危险,此时若发现异常的胎动或宫缩,即应给予必要的监护和治疗。青霉素治疗的并发症中死产非常罕见,但即使死产有可能发生,也不应因此延误治疗,这是因为青霉素治疗可以防止胎儿进一步受损。尚未发现能代替青霉素治疗妊娠梅毒的药物,有青霉素过敏史的妊娠梅毒患者,必要时,在经过脱敏后,仍应接受青霉素治疗。妊娠期间忌用多西环素和四环素,由于红霉素不能有效治愈胎儿梅毒,所以不应使用。孕妇梅毒应在治疗后,分娩前每月做一次梅毒血清试验,产后按一般梅毒患者观察。经过充分治疗的梅毒孕妇分娩的婴儿,要观察到血清试验阴转为止;可在出生后 1～3 个月做血清反应 2～3 次。对未经充分治疗

或不是用青霉素治疗的梅毒孕妇,尤其要对婴儿进行临床及血清试验随访。如果孕妇感染梅毒在妊娠晚期,受感染的婴儿在出生时经常是无症状的,而且血清学反应可能阴性,或母亲治疗不当,或没有用青霉素治疗,或无法保证适当随访,这些婴儿应立即接受驱梅治疗。为了发现妊娠梅毒,所有妊娠妇女产前检查均应做梅毒血清试验(如 VDRL 试验),如阳性再做螺旋体抗原试验,如为阴性,又无临床表现则考虑梅毒血清试验假阳性暂不治疗。4 周后梅毒血清试验复查,如有梅毒的临床及血清学依据,或梅毒不能排除则进行驱梅治疗。

(六)先天梅毒

新生儿用青霉素驱梅以后,有近 100％的临床治愈,出生后 6 个月内的新生儿梅毒血清试验可阴转,出生 6 个月后采用青霉素驱梅治疗其梅毒血清试验阴转率明显减低。先天梅毒晚期出现间质角膜炎时,用青霉素治疗疗效不明显,可用皮质类固醇口服或滴眼或球后注射都有显著效果,对内耳性聋、Clutton 关节采用皮质类固醇口服可减轻症状。在治疗过程中,患儿漏过治疗 1d 以上,则应重新开始整个疗程。婴儿应在治疗后第 1 个月和第 2 个月、第 3 个月、第 6 个月及第 12 个月分别随访,若患儿血清中抗体仅是由母体血液被动转移所致,而并非自身感染,则到第 3 个月时,患儿血清中的非螺旋体滴度应有所下降,而到第 6 个月时,患儿血清中的抗体滴度应为阴性,但若抗体滴度保持不变或增加,则应对患儿进行包括脑脊液在内的检查,并进行彻底治疗。患儿经过治疗后应每隔 2～3 个月随访 1 次,以观察非螺旋体抗体滴度是否下降。到第 6 个月时,患儿的血清学试验应转阴,但在新生儿期后才接受治疗的患儿可能需要更长的时间才能转阴。对脑脊液内细胞增多的患儿,应每隔 6 个月检查 1 次,直到细胞数正常。若 2 年后细胞数仍未正常,或连续检查并非呈下降趋势,则应对患儿再次治疗。

(七)潜伏梅毒

潜伏梅毒的推荐治疗方案可能不是无症状神经梅毒的最佳治疗方案,因此梅毒患者只要符合下列任一条件就须在治疗前进行脑脊液检查:①有神经或眼受累的症状和体征;②有梅毒活动表现,如主动脉炎、树胶肿及虹膜炎;③梅毒治疗

失败；④血清非螺旋体抗体滴度≥1∶32,且梅毒病程在 1 年以上；⑤曾以非青霉素药物治疗的梅毒患者,且病程在 1 年以上者。如脑脊液检查发现异常,且高度提示中枢神经系统梅毒,则应按神经梅毒治疗。潜伏梅毒患者对青霉素过敏者,应在排除神经梅毒的情况下,才考虑使用非青霉素疗法。潜伏梅毒的随访,应分别在治疗后的半年和 1 年,复查血清非螺旋体的定量试验。如果其滴度增加 4 倍,或在 1～2 年内,从最初较高的抗体滴度(≥1∶32)未能降低至 25％以下,或出现梅毒的表现,并再次给予适当的治疗。

(八)吉海反应

此反应为梅毒治疗时大量螺旋体被杀死,放出异性蛋白所致。于投药后数小时发生,表现有高热、头痛、寒战、肌痛、心动过速、嗜中性粒细胞增加、血管扩张伴有轻度低血压。皮损加重,偶尔亚临床或早期的皮损可在反应期首次明显出现。骨膜炎疼痛加重,一般 24h 缓解,心血管梅毒患者可发生心绞痛、主动脉破裂,神经梅毒显著恶化。吉海反应只出现于第一次注射强有力的驱梅药物时,如由小剂量开始逐渐增加到正常量或用碘-铋作准备治疗 4～6 周,就能避免发生吉海反应。为此世界卫生组织(WHO)主张治疗前一天口服泼尼松 5mg,每日 4 次,连续 4d,心血管梅毒,可先从小剂量开始,水剂青霉素,第 1 日 10 万 U,1 次肌内注射；第 2 日 10 万 U,每日 2 次,肌内注射；第 3 日 20 万 U,每日 2 次,肌内注射；自第 4 日起按正常方案治疗。虽然吉海反应可使妊娠妇女发生早产及胎儿宫内窒息,但切不可因此而延误治疗。

(九)梅毒治疗后观察及治愈判断

根治梅毒是很不容易的,梅毒的治愈标准有临床治愈,血清治愈。疗后观察就是判断治愈与否,是一项长期复杂的工作,现将其要点归纳如下。

1. 疗后观察时间　一般为 2～3 年,第一年每 3 个月复查 1 次(隐性梅毒则每半年检查 1 次),第二年每半年复查一次,第三年末最后复查 1 次,如一切正常则停止观察。每次复查包括临床和血清(反应素)复查,严密观察其临床变化和血清反应素滴度变化。临床方面要全身详细检查,包括神经系统及心脏透视和梅毒血清试验,必

要时要做脑脊液检查,早期梅毒治疗后症状可以消退,血清阴转,晚期可达到症状治愈,血清反应不一定阴转。

2. 有血清复发(sero-relapse)或症状复发应加倍量治疗。血清复发,指血清由阴转阳,或滴度升高 4 倍,如 VDRL 试验阴转后滴度又超过 1∶8 者。还应考虑做 CSF 检查,以除外无症状性神经梅毒。没有临床症状,只有血清阳转,可称血清复发,血清复发者 65％以上有临床复发,原因是不足量和未能规则的治疗,往往患者在症状消失之后 6 个月至 1 年再发生皮疹,以二期复发梅毒多见,皮肤、黏膜症状为主,亦可有骨痛症状。血清复发和临床复发都视为活动性梅毒,应再做驱梅治疗。

3. 早期梅毒治疗后　按规定时间随访如血清仍不转阴,称为血清固定(sero-resistance)。如无临床复发征象者,也应根据情况考虑检查 CSF,以除外无症状神经梅毒的可能。血清固定发生原因可能与机体的免疫功能抑制有关,可能体内仍有潜在活动性病变,或早期病人治疗量不足、治疗不规则或有神经系统梅毒。如果螺旋体残留也可使血清发生迁延阳性反应,血清固定的病人约有 35％出现梅毒复发,早期梅毒易出现血清固定,发现血清固定可再做一次抗梅毒治疗。

4. 晚期梅毒　12 个月血清仍不转阴者,亦为血清固定。对于晚期梅毒及晚期潜伏梅毒患者,仍血清固定,已经足够量复治仍血清固定,即使再无限制治疗也不能使血清阴转,因此只需详细检查除外神经、心血管与其他内脏梅毒,并对血清固定者定期复查血清滴度外,需随访 3 年以判断是否终止观察。

5. 心血管梅毒与神经梅毒　应由有关专科随访终身。

(十)梅毒血清固定

1. 血清固定(sero-fixation)　梅毒感染经治疗后,有少数患者 2 年以上血清反应不阴转,这种现象称为血清固定(sero-fixation)或血清抵抗(sero-resistance)。梅毒经规范化治疗后,约 80％的患者梅毒血清反应素抗体在 2 年内可转阴,其中大多数在 1 年内 RPR 试验阴转。一期梅毒治疗后 RPR 试验阴转比二期梅毒快,梅毒治疗越早越易转阴。潜伏梅毒形成血清固定的时间较显性

梅毒晚,且固定滴度较高。有学者认为早期梅毒的患者经规范化驱梅治疗后 6 个月,部分患者的血清反应素试验虽然尚未阴转,但抗体滴度仍有下降趋势,此时不宜过早判定为血清固定,血清反应素抗体滴度至某个水平不再降低持续超过 3 个月,可视为血清固定。

2. 梅毒血清固定的发生率　采用苄星青霉素 240 万 U(每周 1 次,连续 3 次)肌内注射治疗,2 年内 RPR 试验阴转率为 82.5%,血清固定发生率为 26.4%;一期梅毒血清固定发生率为 3.8%～8.7%,二期梅毒为 17.5%,潜伏梅毒为 40.5%～42.2%;而大环内酯类治疗后为 76.9%。血清固定的患者约 35% 可出现梅毒复发。

3. 梅毒血清固定的原因　目前尚未完全明了,可能与下述因素有关:①早期梅毒未能及时规范化治疗,或用药量不足,未痊愈。②潜伏梅毒患者不知道自己的感染时间,很可能属于晚期梅毒,在病程早期未得到及时规范化治疗。③梅毒治疗不彻底致复发或再感染。④无症状神经系统梅毒,中枢神经系统残存梅毒螺旋体。⑤机体内细胞免疫受到抑制,Shetsiruli 等研究血清固定型患者的体液和细胞免疫时,发现 T 淋巴细胞总水平是降低的,而 B 淋巴细胞和抗原反应细胞的总水平却是升高的。梅毒血清固定者存在明显的细胞免疫不平衡和免疫抑制。⑥梅毒合并其他疾病,如梅毒合并麻风、系统性红斑狼疮、类风湿关节炎、干燥综合征、桥本甲状腺炎、结节性多动脉炎、风湿性心脏病、HIV 及静脉吸毒等,这些疾病可引起梅毒血清反应素试验阳性,称为生物学假阳性(biological false positive,BFP)。这种生物学假阳性持续时间可长达数年或终身。病期不明的潜伏梅毒增多是后 5 年潜伏梅毒患者血清固定发生率显著增高的主要原因,加强对潜伏梅毒的筛查和及时治疗是减少梅毒血清固定形成的关键。

4. 梅毒血清固定的治疗　由于梅毒血清固定原因不明,成为梅毒治疗的难点。治疗梅毒血清固定,大剂量青霉素钠、头孢曲松优于阿奇霉素,头孢曲松优于苄星青霉素。以头孢曲松 1.0g 静脉滴注,每天 1 次,共 15d 复治,痊愈率为 95.65%;以苄星青霉素 240 万 U,肌内注射,每周 1 次,连续 3 次复治,痊愈率为 68.18%。无症状

神经梅毒血清固定患者,应进行脑脊液检查,有报道用水剂青霉素加用碘化钾和头孢曲松治疗,头孢曲松 1.0g,静脉滴注,每天 1 次,共 15d 治疗;或加用泼尼松、雷公藤总苷治疗后,梅毒患者的 RPR、梅毒螺旋体乳胶凝集素试验(TPPA)滴度的下降。

十、预后(prognosis)

梅毒经过治疗后,如何判断是否痊愈,通常是用梅毒血清学的检测来加以判断,各大医院比较常用的是快速血浆反应素环状卡片试验(the rapid plasma reagin,RPR)和梅毒螺旋体颗粒凝集试验(treponema pallidum particle agglutination,TPPA)。RPR 是非特异性梅毒血清学试验,常用于疗效的判断。TPPA 检测血清中特异性梅毒螺旋体抗体,有较高的敏感性和特异性。本法检测一旦阳性,无论治疗与否或疾病是否活动,通常终身保持阳性不变,其滴度变化与梅毒是否活动无关,故不能作为评价疗效或判定复发与再感染的指标,只能够作为梅毒的确认试验。

凡确诊为梅毒者,治疗前最好做 RPR 定量试验。两次定量试验滴度变化相差 2 个稀释度以上时,才可判定滴度下降。梅毒患者在经过正规治疗以后,每 3 个月复查一次 RPR,半年后每半年复查一次 RPR,随访 2～3 年,观察比较当前与前几次的 RPR 滴度变化的情况。在治疗后 3～6 个月,滴度有 4 倍以上的下降,说明治疗有效。滴度可持续下降乃至转为阴性。如果连续 3～4 次检测的结果都是阴性,则可以认为该患者的梅毒已临床治愈。

梅毒患者在抗梅治疗后,其血清反应一般有 3 种变化的可能:①血清阴转。②血清滴度降低不阴转,或血清抵抗。③转阴后又变为阳性,或持续下降过程中又有上升,表明有复发或再感染。

各期梅毒接受不同药物的治疗,血清反应阴转率可有差别。一、二期梅毒接受任何抗梅药物治疗,血清阴转率皆高,通常在 1～2 年内可达 70%～95% 不等。当一期梅毒正规抗梅治疗后 12 个月,二期梅毒 24 个月后,血清反应仍然维持阳性,在临床上称为血清抵抗或血清固定,发生原因可能与体内仍有潜在的活动性病变、患者免疫力下降、抗梅治疗剂量不足或有耐药等因素有关,

也有查不到原因。对这类患者,应该做包括脑脊液检查、艾滋病检查在内的全面体检,以发现可能存在的原因并给予相应的处理。如果没有特殊异常发现,可以定期随访观察,不要盲目给予抗生素过度治疗。

（郑伏甫　陈在贤）

第六节　腹股沟肉芽肿(granuloma inguinale)

腹股沟肉芽肿又称杜诺凡病(Donovanosis)、性病性肉芽肿。是一种由肉芽肿荚膜杆菌引起的侵犯肛门、生殖器和腹股沟处皮肤及黏膜的慢性性传播性疾病。

一、病原学(etiology)

1905 年英国内科医生 Donovan 首先报道了本病的病原体——肉芽肿荚膜杆菌,后来一些学者称为杜诺凡小体(Donovan body),或称为肉芽肿杜诺凡菌。肉芽肿荚膜杆菌属革兰染色阴性的球性杆菌属,不产生孢子,具有荚膜,无鞭毛,不能活动,0.5～1.5μm 大小。在组织涂片中此菌被包在大组织细胞的空泡中,有时在多形核白细胞或浆细胞中。该病既可通过性交亦可通过肛门生殖器区域的密切接触而传播。此菌在人工培养液上不生长,在鸡胚卵黄囊内生长。最适宜的温度为 37℃。肉芽肿荚膜杆菌仅对人类有致病性。病原体在入侵部位首先形成一个进展缓慢的丘疹或皮下结节,以后形成溃疡,累及周围组织,病理基础为大量炎症细胞浸润。

二、流行病学(epidemiology)

该病主要流行于热带及亚热带国家,如印度、巴西、巴布亚新几内亚、南非、澳大利亚、加勒比海地区等。在美国,黑种人发病率高于白种人。好发于 20－40 岁性活动频繁的人群。过去报道女性多于男性,目前报道以男性居多。本病在发达国家较少见。我国尚未见本病报道。本病好发于性活跃人群,最主要的传播方式为性接触,亦可通过其他形式的密切接触及自我接种而感染。

三、组织病理学(histopathology)

从病变组织中可见表皮缺失和溃疡形成,边缘显示角化不全、颗粒层消失、棘层肥厚、海绵形成和假性上皮瘤增生。真皮内的细胞浸润以组织细胞和浆细胞为主,在整个浸润中可发现由中性粒细胞构成的灶性小脓肿,淋巴样细胞的数量显著减少。较有特征性的组织学变化为真皮乳头和真皮上部弥漫性和高密度的细胞浸润、水肿、丰富的脉管和血管内皮增生。Giemsa 染色后,可以见到增大的组织细胞内有多个分隔空间,每个空间有 1～20 个 Donovan 小体,1～2μm 大小,呈黑色,似别针状,慢性损害中,可有不同程度的纤维化和上皮超常增生。

四、传播途径(route of transmission)

腹股沟肉芽肿主要通过性交传染,反复接触可引起传播,此外该病也能借阴虱传播。胃肠道是此病菌的自然栖息所,因此,同性恋男性更易感染。

五、临床表现(clinical manifestation)

1. 发病　多见于男性,男女之比 2～3：1。以 20－45 岁性活跃年龄多见。

2. 潜伏期　潜伏期不定,为 8～80d。多数于性接触后 30d 左右发生。

3. 好发部位　80％在生殖器,男性多见于包皮、冠状沟、系带、阴茎头及阴茎等部。女性多见于大阴唇、小阴唇、系带、会阴、子宫颈向上蔓延至宫内等部位,10％～15％男女患者可累及肛周(尤其是同性恋者)、腹股沟。

4. 病变情况

(1)皮损形态变化:初发损害是在外生殖器部位出现无痛性、暗红色湿润小丘疹,逐渐发展为约 0.5cm 直径的皮下结节,结节可破溃形成溃疡,溃疡继续发展,基底可形成增殖性牛肉红色天鹅绒状的肉芽组织,质较硬,边缘隆起,呈疣赘状,触之易出血,表面覆盖浆液脓性分泌物,继发感染可引起生殖器广泛破坏,流出难闻的分泌物,有恶臭,可有触痛,类似软下疳。最后由于纤维组织增生,形成肥厚性瘢痕疙瘩样隆起(见彩图 8-13),但并未愈合,伴色素脱失。溃疡、肉芽组织及瘢痕组织内均可查见病原菌。

（2）假性横痃：损害可波及腹股沟皮下，常被误认为淋巴结受累，实际为皮下肉芽肿，因此称为假性横痃（pseudobubo），约 10% 病例可出现这种皮损。也可发展为肉芽肿性溃疡，经久不愈。假性横痃愈后可有增生性瘢痕或硬化。

（3）组织破坏：由于自身播散该溃疡沿皮肤皱襞扩大；由于自身接种，损害周围可出现散在卫星状小溃疡，甚至达到深部组织，多为混合感染，重症者阴茎、阴唇等可遭破坏，日久溃疡增大、变深，可累及尿道、肛门等处。组织严重破坏可形成瘘管，经久不愈。在女性由于广泛的纤维组织形成而发生带状瘢痕，可使生殖器阴部发生畸形。可因肉芽肿组织纤维组织增生瘢痕及粘连引起尿道、阴道、肛门等处狭窄。

（4）假性象皮病：可因淋巴管堵塞发生外生殖器，如阴唇、阴蒂、阴茎、阴囊等呈假性象皮病样改变。

（5）病程：本病经过缓慢，可迁延数年甚至十数年，不能自愈。

（6）本病常伴有其他性病，如软下疳、淋病、性病性淋巴肉芽肿；还可并发阴茎癌，在流行区，可促进 HIV 的性传播。

六、诊断（diagnosis）

1. 有不洁性交史
2. 临床表现
3. 镜检

（1）光镜检查：取溃疡边缘肉芽组织做涂片，姬姆萨染色，可见增大的组织细胞（20μm 以上），内有多个囊性空间，每个空间内有 1～20 个杜诺凡小体，蓝黑色，大小为 1～2μm。

（2）电镜检查：在巨噬细胞的吞噬体内可见病原体有明显的荚膜，但无鞭毛。

4. 病原体培养　在鸡胚卵黄囊或人工培养基上观察有无生长，培养阳性有诊断意义。

5. 病理检查　镀银染色可在组织切片中找到 Donovan 小体。但最好是采用组织涂片来找 Donovan 小体，即在病变边缘部穿刺活检，或行深部切开取一小块组织，用两块玻片将标本压碎，自然干燥、甲醛固定，再用 Wright 或 Giemsa 染色镜检。在大单核细胞质的囊性间隙区内可见 Do-

novan 小体，呈圆形或卵圆形，大小为 1～2μm，其荚膜被染成围绕于细菌的一嗜酸性致密区带，因染色质浓集于两极，故看上去像一个闭合别针。特征性的单核细胞直径为 25～90μm，内有许多含 Donovan 小体的囊性区。

七、鉴别诊断（differential diagnosis）

1. 性病性淋巴肉芽肿　原发损害为浅而小的溃疡，愈合较快。腹股沟淋巴结肿大、破溃形成瘘管。衣原体补体试验 1:64 有诊断意义。

2. 扁平湿疣　是二期梅毒，皮损呈扁平或分叶状的疣状损害，分泌物中有大量梅毒螺旋体，梅毒血清反应强阳性。

八、治疗（teatment）

1. 全身药物疗法

（1）磺胺甲噁唑/甲氧苄啶（复方新诺明）1.0g，口服，2 次/d，连用 3～4 周。

（2）四环素 0.5g，口服，4 次/d，连用 3～4 周；或多西环素（强力霉素）0.1g，口服，2 次/d，连用 3～4 周；或米诺环素（美满霉素）0.1g，口服，2 次/d，连用 3～4 周。

（3）红霉素 0.5g，口服，4 次/d，连用 3 周；或罗红霉素 0.15g，口服，2 次/d，连用 3 周；或克拉霉素 0.5g，口服，2 次/d，连用 7～10d；或阿奇霉素 0.25g，口服，1 次/d，连用 7～10d，首量 1.0g。

（4）链霉素 1.0g，肌内注射，2 次/d，连用 10d；或庆大霉素 8 万 U，肌内注射，2 次/d，连用 3 周。

（5）氨苄西林（氨苄青霉素）也可应用。对青霉素过敏者可用林可霉素治疗。

（6）也有使用诺氟沙星（氟哌酸）、环丙沙星（环丙氟哌酸）、阿奇霉素、头孢曲松（头孢三嗪）治疗本病的报道。

以上用药应持续到损害完全消退，一般疗程要 3～4 周或以上，否则容易复发。

2. 局部疗法　溃疡可用高锰酸钾溶液、生理盐水或过氧化氢溶液冲洗，再用抗生素软膏，应每天换药，保持引流通畅和创面清洁。溃疡周围可外用保护性泥膏，以免发生自身接种。

3. 手术疗法　晚期已形成组织破坏、瘢痕及畸形者，可行外科手术治疗。

4. 性伴侣的处理　对近 3 个月内与患者有过性接触的性伴侣要进行预防性治疗。

5. 疗效观察　疗效可通过临床表现是否改善或 Donovan 小体是否持续存在而判断。

（鲁栋梁　陈在贤）

第七节　软下疳（chancroid）

软下疳是由杜克雷嗜血杆菌（Hemophilus Ducreyi）引起的一种性传播疾病，其特点是生殖器软而疼痛性溃疡和腹股沟淋巴结肿大病变，对软下疳的临床诊断尚无可靠方法，且软下疳临床诊断的准确率也只有 80%。

一、病原学（aetiology）

1889 年 Ducreyi 在意大利将志愿者生殖器溃疡中的化脓成分反复接种到其前臂皮肤获得成功，发现溃疡分泌物中有一种短链杆菌，证明了此病的病原体。1900 年将此病原体命名为杜克雷嗜血杆菌（H. ducreyi），是一种多形性没有细胞外荚膜的革兰阴性球杆菌，呈链杆形状，长 $1.2\sim1.5\mu m$，宽约 $0.5\mu m$，两端呈圆形，标本革兰染色时，见沿着黏液丝呈平行排列成细菌链，称为"铁轨"细菌培养后，革兰染色时呈现更复杂的细菌排列，称为"鱼群状"或"指纹状"。杜克雷嗜血杆菌是一个微量需氧的微生物，原始菌的分离生长依赖 pH、湿度、CO_2 浓度和培养基依附物，最合适的培养条件为 pH $6.5\sim7.0$、含饱和水的空气、CO_2 富集和 $28\sim35℃$ 的温度。

二、流行病学（epidemiology）

在 20 世纪 40 年代，软下疳在美国军队中成为一种重要的性传播疾病，其发病率高达 6.4/100 000。1990 年，纽约、得克萨斯、佐治亚和路易斯安那占发病例数的 92%，达拉斯、休斯敦、新奥尔良、纽约 4 个城市的发病率占全美国的 62%。至 1994 年又下降为 0.3/100 000。软下疳多在性传播疾病的人群中传播，还与吸毒品及卖淫相关。据世界卫生组织估计，目前全世界每年 700 万例软下疳患者，主要见于热带及亚热带地区的部分人群。在我国 20 世纪 40-50 年代，软下疳较为常见，约占性病病例数的 1.6%，1998 年我国报道软下疳 826 例，但无可靠的实验室证实的报道。在美国，其发病比例男女为（3～25）∶1，可能是部分无症状的软下疳性"工作"者未被发现。

三、感染途径（pathway of infection）

本病主要是通过与有疼痛或无症状性生殖器溃疡者性接触而传播。包皮过长或包茎，延长了与已感染性伴侣分泌物的接触时间，使发病的危险性增高。缺乏腺体上皮和缺乏包皮角化者，细菌更易侵入性"工作"者可能是软下疳持续传播的根源。生殖器溃疡性疾病与 HIV-1 感染有密切关系。HIV 感染与非 HIV 感染的男性相比，前者生殖器溃疡的发病更高。软下疳的溃疡创面与 HIV-1 感染性分泌物接触，增加了 HIV-1 进入人体的机会。流行病学统计证实，非溃疡性的性病（如滴虫、沙眼衣原体、念珠菌）也会增加 HIV 感染的危险性。

四、临床表现（clinical manifestations）

男性多于女性。潜伏期一般为 3～7d（1～35d），发病前一般无前驱症状，皮损多见于男性的阴茎包皮、包皮系带、冠状沟、阴茎头及阴茎体部。女性多见于大小阴唇、阴道前庭及阴蒂，少数患者可发生于宫颈及会阴部。发病初期常为小而疼痛性红色丘疹或脓疱，1～2d 后皮损破溃形成溃疡，单个溃疡大小数毫米至 2cm，界限清楚，基底凹凸不平，表面坏死呈灰色，触之质地柔软无浸润，挤压易变形。由于自身接种，原发性溃疡周围可见数个卫星溃疡，彼此散在孤立存在或发展相互融合形成匐行性巨大溃疡。软下疳的溃疡通常伴有明显的疼痛和压痛，但在女性部分人可无自觉症状而易被忽视。

临床上软下疳除上述典型损害外，还可表现为如类似单纯疱疹的多发性表浅溃疡，继发厌氧菌感染形成坏疽性溃疡，小而浅的类似于毛囊或化脓性感染的软下疳等。软下疳也可数日内自行消退而在 1～2 周后出现典型的腹股沟淋巴结肿大,称为一过性软下疳。

未经治疗的软下疳,约 50％患者可在原发损害出现后 1 周,继发腹股沟淋巴结肿大,典型者常表现单侧,肿大淋巴结形如球状,表面皮肤发红,触压局部有疼痛和波动感,可化脓形成一个腔、破溃形成瘘道和鱼口状溃疡(横痃)、脓液较黏稠。一般女性发生淋巴结炎和横痃者较少。

1. 男多于女。潜伏期 1～35d,一般为 3～7d。

2. 好发部位:皮损多见于男性的阴茎包皮、包皮系带、冠状沟、阴茎头及阴茎体部女性多见于大小阴唇、阴蒂、阴道前庭及阴道内,少数患者可发生于宫颈及会阴部。

3. 临床症状

(1)一过性软下疳(transient chancroid):发病前一般无前驱症状。发病初期在阴茎上为一小而疼痛性红色丘疹或脓疱,1～2d 后皮损破溃形成溃疡,单个溃疡大小数毫米至 2cm,界限清楚,基底凹凸不平,表面坏死呈灰色,触之质地柔软无浸润,挤压易变形的软下疳(见彩图 8-14)。由于自身接种,原发性溃疡周围可见数个卫星溃疡,彼此散在孤立存在或发展相互融合形成匍行性巨大溃疡,疼痛和压痛加重,一般软下疳在 4～6d 消失。女性部分病人常无自觉症状,而被忽视。

(2)坏死出血:侵蚀性软下疳的溃疡进行速度较快,并向深部发展,在数日内阴茎或阴唇有大片坏死和脱落,从而常引起大出血。此种下疳多由并发其他细菌混合感染所致。

(3)腹股沟淋巴结病:发病 2 周左右,腹股沟淋巴结肿大,典型者常表现单侧肿大球状淋巴结,表面皮肤发红,触压局部有疼痛和波动感,可化脓形成一个腔、破溃形成瘘道和鱼口状溃疡、脓液较黏稠。

(4)可同时合并其他性病感染,如梅毒、生殖器疱疹、淋病、衣原体感染、艾滋病等,使临床表现复杂。

五、并发症(complications)

软下疳患者如不及时发现和治疗可发生各种并发症,常见的有下列几种。

1. 软下疳性淋巴结炎　又称软下疳性横痃或痛性横痃,50％～60％患者可以发生,多在软下疳溃疡出现后数天到 3 周内发生。以腹股沟多见,常为单侧性,开始为局部淋巴结肿大,有轻微压痛,然后可逐步累及邻近多个淋巴结,并产生淋巴结周围炎,彼此可融合成较大的团块。局部皮肤可红肿,触之有波动感,最后可破溃而形成溃疡。此时患者可有明显的疼痛,还可伴有发热,常需 2～4 周才逐步愈合形成瘢痕。

2. 包皮炎和嵌顿包茎　当患者在包皮内发生软下疳时,可因炎症水肿而造成包皮炎性包茎,包皮内脓汁潴积可引起阴茎头炎。如果包皮高度水肿不能翻转时则可引起嵌顿包,愈后遗留包皮瘢痕狭窄。

3. 尿道瘘　由于阴茎部软下疳可造成阴茎毁坏性溃疡而侵犯及尿道,可引起排尿剧痛,最后可导致尿道狭窄,排尿困难。

六、诊断(diagnosis)

1. 病史　不洁性交后,出现于男性阴茎包皮、包皮系带、冠状沟、阴茎头、阴茎体及会阴等处,女性多见于大小阴唇、阴道前庭及阴蒂,少数患者可发生于宫颈及会阴部,出现软而疼痛性溃疡和腹股沟淋巴结病变者。

2. 体格检查　生殖器或其周围有一个或几个质软、疼痛性生殖器溃疡,合并触痛性腹股沟淋巴结炎,可提示软下疳的诊断。当伴有化脓性腹股沟淋巴结炎时,就几乎可做出确定性诊断。

3. 实验室检查　对溃疡渗出物或腹股沟淋巴结炎的脓性分泌物进行革兰染色来确定杜克雷嗜血杆菌(Haemophilus Ducreyi),这种方法对诊断是有帮助的。但这种检查方法敏感性也只有 50％,甚至更低,故特异性不高,因为在自然情况下,溃疡渗出面含有多种微生物,用革兰染色方法鉴定渗出物也很困难,而采用培养的方法其敏感性可达 35％～80％。软下疳的确诊以培养 HD 为金标准,但这种生物的生长需特定条件,且对外界环境抵抗力弱,使其培养难度大又费时,培养结果的敏感性在世界各地实验室为 0～81％。其他一些方法,如检测血清抗体、免疫荧光抗体、DNA 探针、聚合酶链反应(PCR)等都处在研究阶段,均未在临床推广使用。

(1)杜克雷嗜血杆菌的培养:对溃疡分泌物进行涂片镜检,依靠形态学特征检测杜克雷嗜血杆菌的准确率只有 30%～50%。涂片有可能为阴性,尤其见于被多种病原微生物同时污染的病例。HD 的培养被认为是确诊的金标准,杜克雷嗜血杆菌的培养:在获得标本 2h 内将其接种到选择培养基上,标本生长所需的相对湿度为 80% 并含 5%～10% 的 CO_2。一般最适温度范围为 33～35℃,pH 6.5～7.0。孵育 48～72h 后进行检测,软下疳菌落大小不同,典型菌落呈灰黄色,隆起呈颗粒状,每一菌落本身紧密结合在一起,用金属环在琼脂上推动能保持完整性。

(2)非培养方法:虽然软下疳的培养被认为是确诊的金标准,但要鉴定所有的软下疳病例,其敏感性还不能满足临床要求。最近对一些非培养方法的研究和发展使软下疳的诊断率得到提高。

血清抗 IgA、IgG、IgM 的检测研究表明:①溃疡病程少于 8d 的患者血清抗体多为阴性;②溃疡病程 7～14d 时,血清抗体水平达高峰;③血清抗体水平最高的年龄组是 25－29 岁;④同时有 HIV 感染的患者血清抗体水平明显升高。这表明当有大量样本需筛选时,血清学方法是有效的。

(3)分子生物学方法聚合酶链反应(PCR)用于软下疳的诊断,其优点是能检测由皮损采集的标本,同时可增加敏感性,是一种敏感、方便、迅速的检测方法。

4. 组织病理改变 病理表现为中央为溃疡,溃疡边缘表皮增生,溃疡下方可见 3 个炎症带,垂直排列,分别为溃疡基底层,多形核白细胞为主,混有红细胞、纤维素及坏死组织。中层有许多新生的血管,组织水肿明显,有嗜中性白细胞、淋巴细胞及组织细胞浸润,可见较多的成纤维细胞。深层为淋巴细胞、浆细胞弥漫性浸润,血管周围明显。用 Giemsa 及 Gram 染色,有时可在浅层或深层中查见杜克雷嗜血杆菌。

七、鉴别诊断(differential diagnosis)

软下疳需与梅毒的硬下疳、生殖器疱疹、性病性淋巴肉芽肿及腹股沟肉芽肿等引起的生殖器病变加以区别。

1. 硬下疳 见于梅毒早期,潜伏期较长(2～4 周),溃疡质地较硬,挤压溃疡不变形,腹股沟淋巴结肿无疼痛及压痛,不化脓,溃疡表面渗出液暗视野显微镜检查梅毒螺旋体阳性,梅毒血清试验可能阳性。

2. 性病性肉芽肿 是由 L_1、L_2、L_3 3 种血清型的沙眼衣原体感染所引起的性传播疾病,该病主要发生于热带和亚热带,如东南亚、非洲、美洲等,性接触为其主要传播途径,临床表现为外生殖器溃疡、腹股沟淋巴结化脓、穿孔和晚期外生殖器象皮肿及直肠狭窄症状,损害局部采用细胞培养方法可鉴定出沙眼衣原体、补体固定试验或微量免疫荧光试验检查沙眼衣原体抗体阳性。

3. 腹股沟肉芽肿 为肉芽肿杜诺凡菌感染引起,发生于热带和亚热带地区,亚洲的印度较常见,潜伏期 10～40d,临床表现为生殖器溃疡,单发或多发,溃疡基底由红色污秽,边缘高起及乳头瘤样增生,一般无疼痛、病程慢性达数月至数年,组织碎片 Giemsa 染色或病理切片 HE 染色可找到 Donovan 小体。

4. 生殖器疱疹 临床表现为生殖器部位的水疱,浅表糜烂或溃疡,伴有疼痛或摩擦痛,有时与软下疳相似,但生殖器疱疹常在同一部位反复发作,Tzanck 涂片阳性,病毒培养或直接免疫荧光检查阳性可以与软下疳鉴别。

八、治疗(treatment)

1. 全身治疗 可选择的方案为:阿奇霉素 1.0g,一次口服;头孢曲松 250mg,一次肌内注射;红霉素 500mg,每天 4 次,7～10d;甲砜霉素(Thiamphenicol)1.5～3g/d,分 3～4 次,10～14d;环丙沙星 500mg 每天 2 次,3d(禁用于孕妇或哺乳妇女、儿童及小于 17 岁的青少年)。病人首次治疗后的 3～7d,应做复查。成功的治疗能使溃疡临床症状 3d 内就有好转,7d 后溃疡呈现明显改善。生殖器溃疡彻底治愈所需时间,取决于溃疡的大小。大溃疡需要 2 周才能治愈。即使是在治疗效果很好时,腹股沟淋巴结炎的临床吸收也要延迟到溃疡愈合之后。

2. 局部治疗 口用盐水湿敷,以减轻症状,清除坏死组织,促进溃疡愈合。淋巴脓肿:穿刺应在远处正常皮肤刺入脓腔,抽吸脓液或根据病情注射药物。

3. 合并 HIV 感染者 溃疡愈合更慢,疗程要更长,短程治疗往往失败。

4. 手术治疗　晚期已形成组织破坏、瘢痕及畸形者,可行外科手术治疗。对包茎病人应先用以上药液浸泡或湿敷,治愈后应行包皮切除术。

（张唯力　林艳君　陈在贤）

第八节　性病性淋巴肉芽肿(lymphogranuloma venereum)

性病性淋巴肉芽肿(LGV)又称腹股沟淋巴肉芽肿,是由沙眼衣原体引起的一种性传播疾病,是一种慢性病,具有多种多样的临床表现。

一、病原学(aetiology)

其病原体为沙眼衣原体,引起性病性淋巴芽肿的 3 种血清变型(血清型为 L_1、L_2 和 L_3),是第 3 种生物型沙眼衣原体,即 LGV 型。沙眼衣原体结构复杂,具有细胞壁和细胞膜,在构造上与革兰阴性细菌极为相似,含有 DNA 和 RNA,化学组分中蛋白约为 35%、脂类 40%～50%,为专性细胞内寄生物,不能自己合成高能化合物,必须由宿主细胞提供 ATP 和所需营养素。它有两大特点可区别于其他 3 种衣原体,一是用碘为受染细胞染色,以确定包涵体是否含有糖原,沙眼衣原体包涵体有,而其他 3 种衣原体则无;二是检测对磺胺的敏感性,沙眼衣原体株敏感,其他衣原体一般抗药。由于其为专性细胞内寄生物,只有通过复制周期才能存活,而受染宿主细胞则将死亡,因而不能认为是男子或女子生殖道正常菌群的一部分。

二、传播途径(route of transmission)

1. 性接触传染　主要通过性接触传播,性活动时接触一、二期损害者而被感染得病。

2. 自体接种　手指沾染病原体,黏附于健康皮肤,可引起新病灶,此种自体接种,在女性中多见。

3. 间接接触　偶尔触摸患者的衣物、日常用品,或医护人员接触病人损害的生殖器官皮肤、黏膜的脓疱、溃疡时,可能被传染。

三、流行病学(epidemiology)

性病性淋巴肉芽肿在整个北美、欧洲、澳大利亚及亚洲、南美洲的大部分地区为散发性疾病;在非洲、东南亚部分地区、南美及加勒比地区呈地方性流行。性病性淋巴肉芽肿在城市比农村常见,在性生活混乱者、男性同性恋者及社会经济地位较低的人群中较为常见,并在 HIV-1 患者中流行。急性性病性淋巴肉芽肿在男性发病率较高,男女之间的比率达到 5:1 甚至更高,可能是因为妇女中有症状的感染比较少见,感染的妇女通常只有出现急性直肠结肠炎时才能得到早期诊断。

四、病理(patholog)

沙眼衣原体感染的发病机制还未完全搞清楚,但它不能穿过完整无损的皮肤和黏膜,可能是通过微小的裂伤或擦伤进入人体。性病性淋巴芽肿是累及淋巴系统的感染。其基本的病理过程是血栓性淋巴管炎和淋巴管周围炎,同时炎症过程从淋巴结向周围组织播散。以淋巴管内壁的内皮细胞及淋巴结内的淋巴隙增生为淋巴管炎为特点,而原发感染部位,引流淋巴结迅速增大,形成许多范围不大、相互独立的坏死区,周围环绕密集的上皮细胞。大量多形核白细胞聚集在坏死区周围,融合增大形成特征性的三角形或四角形的"卫星"脓肿。随病程的进展,多个脓肿融合连成一片并破溃,形成具有隔室的脓肿、瘘管或窦道。炎症过程一般持续数周乃至数月,随后出现纤维化愈合,破坏了淋巴结的正常结构,阻塞淋巴管,引起慢性水肿及硬化性纤维变性,导致病损部位的硬结和膨大。在病损部位周围皮肤或黏膜,受纤维变性的影响血液供应减少出现溃疡。这种病理变化在直肠导致黏膜的破坏和溃疡,肠壁出现透壁性炎症,淋巴引流受阻,纤维性的炎症性狭窄形成。此外,还可形成肠粘连,将乙状结肠和直肠固定到骨盆壁和邻近器官上。

尽管性病性淋巴肉芽肿的原发病理过程可能局限于一两组淋巴结,但病原体会随血流播散至全身,甚至进入中枢神经系统。但同时寄主免疫力会限制病原体播散和蔓延。感染后 1～2 周可检测到性病性淋巴肉芽肿特异性的衣原体抗体和通过阳性者的皮肤试验测到迟发性超敏反应,在组织吞噬细胞内也可查到衣原体的细胞质包涵体。而全身感染可能是性病性淋巴肉芽肿病变在组织中持续存在,或者沙眼衣原体的相同血清型或有关血清型重复感染。而晚期并发症,如生殖器增生、溃疡形成和肥大(性病性淋巴肉芽肿蚀疮)及直肠狭窄等在女性比男性更常见。在肛交的男性中,急性直肠结肠炎比腹股沟横痃多见,也可能出现直肠狭窄。性病性淋巴肉芽肿的临床表现中,最具感染性的形式可能是原发性疱疹样病损、尿道炎、宫颈炎、直肠结肠炎及慢性溃疡。但子宫颈内膜似乎是女性急性感染最常发生的部位。宫颈可能在数周乃至数月的时期内保持感染状态。先天性传播并不存在,但新生儿通过已感染的产道时也可能受感染。

五、临床表现(clinical manifestations)

患了性病淋巴肉芽肿后,主要表现为腹股沟淋巴结肿胀、化脓,发展至晚期,可以产生许多严重的并发症。本病的潜伏期为 3～35d,平均为 1 周,其临床经过大致可以分为如下 3 期。

1. 早期　即外生殖器原发病损期。病损大致发生在性接触感染后 3d 至 3 周,甚至 3 个月。好发部位在男性最常见于冠状沟,其次是包皮系带、包皮、阴茎体及尿道口周围;女性则最常见于前庭、阴唇系带、小阴唇、子宫颈、阴道口及尿道口周围。轻者感染部位出现针头大小丘疹、疱疹或丘疱疹,常为单个,偶为数个,快则 1d,慢则 3 周自然消退痊愈,不留瘢痕易被忽视,重者形成直径 6mm 左右、边界清楚、无痛、无浸润的糜烂面。如果病损位于尿道内,溃疡或糜烂伴有稀薄的黏液脓性分泌物。在男性,原发病损可伴有阴茎背侧的淋巴管炎,并形成一个大型、有触痛的淋巴小结,小结破溃,导致尿道的窦道和瘘管及阴茎基部的纤维性瘢痕。淋巴管炎还常伴有局部性水肿;在女性原发性病损以宫颈炎和尿道炎更常见,尿道炎通常无症状,病情较轻。同性恋者早期直肠结肠炎表现为发热、直肠疼痛、里急后重,或便秘、腹痛等。肛门脓性分泌物和直肠出血,检查可见直肠黏膜发炎、充血、局限性剥脱或肉芽组织,可导致直肠周围脓肿。实际上为腹股沟淋巴结炎。

2. 中期

(1)腹股沟横痃期:该期主要表现为腹股沟横痃,在淋巴结病变时可有发热、盗汗、周身不适、食欲缺乏、睡眠欠佳、体重减轻、头痛、游走性关节痛、多关节炎、肌痛、肝大、脾大、假性脑膜炎和结膜炎等表现。皮肤有多形红斑、结节性红斑、猩红热样皮疹、丘疹脓疱性损害和光过敏等,可能与衣原体的全身播散有关。发病 1～4 周后,腹股沟处酸痛而僵硬,淋巴结开始肿痛,常互相连接成块状,1～2 周内约 1/3 的腹股沟横痃变得有波动感,横痃上方的皮肤变成特征性的乌青色(见彩图 8-15),这预示横痃将破溃,一旦横痃处的皮肤破溃,疼痛和发热通常得以缓解,形成无数窦道,数日至数周内有黄色黏稠性的脓液从窦道中流出,缓慢愈合后在腹股沟区留下皱缩的胼胝状的瘢痕。腹股沟横痃的消失通常标志着疾病已成过去,大部分患者不会出现严重的后遗症。未破溃的消退缓慢,在腹股沟部形成坚硬的团块。

(2)股淋巴结受累:约 20% 的患者股淋巴结受累,Poupart 韧带将股淋巴结与肿大的腹股沟淋巴结隔开,形成性病性淋巴肉芽肿特有的"沟槽征"体征。约 75% 的患者,深部的髂淋巴结同时受累,可导致巨大盆腔团块的形成,晚期可形成盆腔器官粘连。20%～30% 的女性患者表现腹股沟横痃;约 1/3 无直肠炎的女性患者出现下腹痛和腰痛,仰卧时疼痛加剧,这可能是深部盆腔淋巴结和腰淋巴结受累的特征性症状,常误诊为急性阑尾炎。在症状和病理方面,这些生殖器外横痃与腹股沟横痃并无区别。口腔生殖器性交者可发生溃疡性舌炎和淋巴结病。

3. 晚期　发病 1～2 年甚至若干年,主要表现为外生殖器象皮肿和肛门直肠综合征。

(1)外生殖器象皮肿:由于淋巴管长期炎症导致淋巴管堵塞,而形成阴茎、阴囊、阴唇象皮肿;其皮肤表面成疣状增生及息肉样生长。

(2)肛门直肠综合征:女性和男性同性恋行肛门性交者可发生肛门直肠综合征。衣原体通过肛交直接侵入直肠黏膜;在男性,经后尿道通过淋巴蔓延侵入直肠黏膜;在女性,具传染性的阴道分泌物流到肛门等,导致直肠衣原体感染;数周后在肛门-皮肤交界处以上 2～5cm 处(此处直肠周围淋巴组织最为丰富)的直肠黏膜变得充血而脆弱,黏膜破溃形成相互分离、边缘不规则的溃疡,随后肉芽组织逐渐形成、纤维化,导致直肠部分性或全部狭窄,出现不同程度的便秘、"铅笔样"粪便、肠梗阻(较少见)等表现。晚期在直肠狭窄下方的直肠黏膜和肛门周围的皮肤形成直肠周围脓肿,破溃后可形成肛瘘或阴道直肠瘘。其中以直肠狭窄最为多见,尤其是女性;如病变发生在尿道,可伴发尿道狭窄;若发生在阴道,可造成阴道狭窄,还可发生阴道直肠瘘及外阴毁损等严重破坏性损害。缺损的生殖器还可发生癌变。

六、实验室检查(laboratory examination)

1. Frei 试验　衣原体感染 2~8 周,横痃出现后 Frei 皮肤试验变成阳性。将 0.1ml 的性病性淋巴肉芽肿皮肤试验原注射到一侧前臂的皮下,再将同量的卵黄囊物质用作对照注射入另一侧前臂的皮内,48h 后读结果,如果出现一个直径至少为 6mm×6mm 的丘疹,而对照液所致的丘疹直径在 5mm×5mm 以下,则为 Frei 试验阳性,如果患者的临床表现与典型的性病性淋巴肉芽肿相同,则表明该人现患或曾经患过性病性淋巴肉芽肿。据文献报道约 95% 的横痃性性病性淋巴肉芽肿患者 Frei 试验阳性,而溃疡性生殖器象皮病的患者中约 90% 为 Frei 试验阳性。其缺点是早期缺乏敏感性,其特异性不强。

2. 补体结合血清试验　补体结合试验较 Frei 试验更敏感,出现阳性结果比 Frei 试验早。补体结合抗体的滴度与 Frei 试验的强度无关。在由其他衣原体导致的感染中,补体结合试验也可引起交叉反应,低滴度或高滴度的抗体也可以存留许多年。一般说,补体结合试验抗体滴度大于 1:64,结合临床有诊断价值,约 90% 的患者抗体滴度大于 1:128,但偶尔在患其他衣原体感染或无症状的患者中,也可见到很高的补体结合滴度。

3. 中和抗体　将试验血清与有毒力的小鼠脑乳剂混合,就可以测量性病性淋巴肉芽肿中和抗体,如果该试验血清含有抗体,则混合物接种到小鼠脑中后,不会导致脑膜脑炎。

4. 微免疫荧光(Micro-IF)抗体　微免疫荧光抗体试验与补体结合试验相比,敏感性和特异性都要大得多,能检测出高滴度的免疫球蛋白(IgG 和 IgM)。虽然微免疫荧光抗体与多个其他沙眼衣原体株都能产生反应,但是通过不同的反应形式,就能确认感染性株抗原的类型。但至今

仍缺乏商品试剂供应,还不能推广使用。

5. 性病性淋巴肉芽肿衣原体的分离　将腹股沟横痃的脓液、受染组织或分泌物接种到小鼠的脑、卵黄囊或组织培养物中,就可能分离出致病的衣原体。但衣原体的发现率取决于所用的方法和接种物的来源,据报道从 85% 的患者组织中可培养出衣原体,接种于小鼠时的阳性率比接种于卵黄囊时高。

6. 其他诊断方法　性病性淋巴肉芽肿早期经常伴有轻度的白细胞增多(单核细胞及嗜酸性粒细胞增多)。淋巴系统造影能显示淋巴结受累的程度,钡剂灌肠检查可发现性病性淋巴肉芽肿所致的直肠狭窄。

七、诊断(diagnosis)

(一)病史

不洁性行为后 3~35d,出现上述临床表现。

(二)体格检查

可发现左下腹部压痛,触诊可见盆部结肠肥厚,可触及肠壁下有可移动的肿大淋巴结,直肠指检可感到直肠黏膜表面呈颗粒状。乙状结肠镜检查无特征性的征象,炎症过程可仅局限于一个肠段,亦可同时见于几个不同的肠段,但通常只出现于腹膜反褶部位以下。其直肠结肠炎的临床表现和组织学变化与炎症性肠道疾病的临床表现和组织学变化相同。

(三)实验室检查

1. 免疫球蛋白　早期免疫球蛋白升高,特别是 IgA,红细胞沉降率增快,白细胞增多。

2. 补体结合试验　常在感染 4 周,腹股沟横痃出现后为阳性,滴度大于 1:64 者有临床诊断价值。

3. 组织培养　可从临床标本中分离出 L_1、L_2 或 L_3 血清型沙眼衣原体,或从腹股沟横痃抽取物的白细胞用免疫荧光法显示包涵体。

4. 病原体培养　抽取有波动的淋巴结内的脓液接种于小鼠的脑组织或鸡胚卵黄囊或 McCoy 细胞,可分离出病原体但敏感性不高。阳性者有诊断价值,另需做细菌培养和涂片革兰染色,以除外葡萄球菌或其他细菌所致的淋巴结炎症。

5. PCR 检测　衣原体 DNA 阳性。

6. 微量免疫荧光试验　能检测不同血清型

衣原体特异性抗体,比补体结合试验更为敏感和特异,但因试验条件的限制,目前尚难以广泛应用。

(四)病理检查

显示为淋巴结的卫星状脓肿,由上皮样细胞岛组成,其间可见中等量朗格汉斯多核巨细胞,中心可见坏死。

八、鉴别诊断(differential diagnosis)

性病性淋巴肉芽肿发展至不同阶段,常与某些疾病易混淆。早期应与初期梅毒、生殖器疱疹、软下疳、腹股沟肉芽肿及其他原发性或继发性感染等相鉴别;晚期则应与恶性肿瘤(淋巴瘤、转移癌)和其他感染性疾病,如猫抓病、结核病、单核细胞增多症、土拉菌病等相鉴别。晚期肛门直肠病变应与腹股沟肉芽肿、痔、尖锐湿疣、化脓性汗腺炎、溃疡性和炎症性结肠疾病、丝虫病及肛门和直肠癌等相鉴别。

九、治疗与预防(treatment and prevention)

性病性淋巴肉芽肿的治疗越早越好,初期病人用药后,全身性症状可迅速消失但局部淋巴结肿大的愈合有限,晚期出现严重并发症后治疗困难,往往需行手术治疗。

(一)抗生素应用

1. 多西环素　每次 0.1g,每天 2 次,连服 21d。近年来欧美国家该药应用较多。

2. 四环素　500mg,每天 4 次,连服 21～28d。四环素对急性期有效,可使其停止发展,或数周后痊愈。

3. 红霉素　500mg,每天 4 次,连服 14～21d。孕妇和儿童可选用红霉素。

4. 复方磺胺甲噁唑　开始每天 2 次,每次 2g,以后每次 1g,连服 3 周。替代疗法为多西环素。

5. 磺胺噻唑　首剂 4.0g,以后每 6h,1.0g,连用 3 周。

6. 米诺环素　100mg,每天 2 次,共 15d,首剂加倍。

7. 阿奇霉素　25～50mg,每天 2 次,共 7d。晚期患者可采用磺胺类或抗生素与皮质激素(泼尼松)联合疗法,能减轻下腹痛、减少直肠分泌物和减轻纤维化。

(二)病灶治疗

1. 局部治疗　可外用高锰酸钾水清洗外阴,对未化脓者可贴 10% 鱼石脂软膏或用红霉素、磺胺类软膏。

2. 穿刺吸脓　淋巴结软化有波动(脓肿)形成者可在损害上方穿刺吸引脓液,并在脓腔内注入抗生素液,不可切开引流,以免瘘管形成,经久不愈。

3. 手术治疗　①对溃疡较深者,可切除坏死的淋巴结。②对晚期出现阴道或直肠狭窄者,须定期做扩张术;直肠狭窄严重者需做直肠切除术。③生殖器象皮病时,可能需要对女阴、阴茎、阴囊实行整形手术,但手术前数月必须抗生素治疗。

4. 物理治疗　局部病灶还可以用超声波、紫外线、红外线、X 线等物理疗法。

(三)预防

性病性淋巴肉芽肿主要经过性交传染,远离性病性淋巴肉芽肿病人,特别是 HIV 感染的病人。洁身自好是最好的手段。此外,不用公洗浴盆、坐便器、盆具等;不穿他人内裤、泳装;配偶患病后及治疗期间不进行性生活。

(赵　栩　陈在贤　张唯力)

第九节　获得性免疫缺陷综合征(艾滋病)
(aquired immunodeficiency syndrome)

获得性免疫缺陷综合征(AIDS)是由人类免疫缺陷病毒(human immunodeficiency virus,HIV)感染引起的以免疫功能缺陷为主的性传播疾病,即艾滋病。HIV 是一种能生存于人的血液中并攻击人体免疫系统的病毒,是只有一个单链、带有包膜的反转录病毒,侵犯的是人类免疫系统的指挥中枢 T_4 淋巴细胞,导致人体免疫功能缺陷,从而使人体出现各种机会性感染或肿瘤,直至最后死亡。长期以来,医学界一直认为,艾滋病病人 T_4 淋巴细胞功能的丧失是不可逆的。

一、病原学(aetiotogy)

1. HIV 的发现 1983 年 5 月法国巴斯德研究所从 1 例患淋巴结病综合征的男性同性恋病人的血清中分离出一种新的反转录病毒,称为淋巴结病相关病毒(lymphadenopathy associated virus,LAV),次年美国癌症研究中心 Gallo 等从艾滋病病人的活体组织中分离出一种新的人类反转录病毒,称为人类 T 细胞白血病病毒 3 型(human T lymphatropic virus-3,HTLV-3)。后证明两者是同一种病毒的不同变异株,并肯定其为引起艾滋病的病原微生物。国际病毒分类委员会会议决定,将艾滋病病毒改称为人类免疫缺陷病毒(HIV),现又称为人类免疫缺陷 1 型(HIV-1)病毒。1986 年,法国巴斯德研究所又从两名具有艾滋病症状的患者中分离出一种与 HIV-1 不尽相同的新的病毒,称为 HIV-2。HIV-1 具有不同的亚型,现已确定至少可以分为 M、O、N 3 个不同的组。M 组包括 A、B、C、D、E、F、G、H、I 和 J 等 10 个亚型,加上 O、N 两型共有 12 个亚型,HIV-2 型至少有 A、B、C、D、E 和 F 共 6 种亚型。亚型也不是一成不变的,在全球分布极不一致,随着传播的扩散,出现了亚型重组现象。全球 AIDS 的广泛流行主要由 HIV-1 型引起;HIV-2 型虽首先见于西非,但目前在西欧、美国、南美、印度及亚洲一些国家也被检测到,我国福建、上海也已发现,但在我国仍以 HIV-1 型的流行为主。

2. HIV 生物学性状 HIV 是 RNA 反转录病毒,属慢性病毒亚科,呈球形或椭圆形,成熟病毒颗粒直径 100~140nm,病毒核心含有 RNA 和反转录酶及组成衣壳的结构蛋白。HIV 有 9213 个核苷酸结构,呈高度多形性。不同来源的病毒株间约 10% 碱基序列不同。病毒基因组的 5′端和 3′端是长末端重复段基因,其作用是调节病毒的复制。病毒含有 3 个结构基因:①gag 基因,编码病毒核心蛋白;②pol 基因,编码反转录酶、蛋白酶、内切核苷酸酶,促使病毒在宿主细胞内进行复制;③env 基因,编码两种外膜蛋白。HIV 抗原至少有 3 个不同的血清群,即主要群特异抗原、外膜蛋白抗原及来源不明蛋白质抗原。HIV 感染后可刺激机体产生抗病毒抗体与中和抗体。抗病毒抗体可用一般血清学试验检测,自然感染所产生的中和抗体的保护作用很小,是人体感染 HIV 的指标之一。血清中存在的中和抗体,并不能防止无症状 HIV 携带者的病情进展。

HIV 感染具有 CD4$^+$ 受体的 T_4 细胞,在反转录酶的作用下,以病毒 RNA 为模板,反录为 cDNA,构成 RNA-DNA 重组体;然而整合于宿主细胞 DNA 中;细胞酶系在病毒 LTR 指导下将整合的 DNA 转录成病毒子代 RNA 和病毒 mRNA,mRNA 在细胞核蛋白体上转录成病毒蛋白质。病毒 RNA 与病毒蛋白质装配后以出芽方式释放到细胞外,HIV 感染一旦发生将是永久性的,但艾滋病发病早晚则主要取决于病毒及细胞的遗传调控。HIV 对热敏感,560℃ 30min 或巴氏消毒法可将其灭活,但在室温下较稳定,4~7d 虽部分被灭活,但仍能复制。0.22% 次氯酸钠、0.1% 漂白粉、25% 乙醇、50% 乙醚、0.3% 过氧化氢、0.5% 来苏儿处理 5min 对 HIV 即有灭活作用,但对电离辐射和紫外线抵抗力较强。0.1% 丙内酯、Trion X-100 和乙醚处理后 HIV 被完全灭活,仍保存抗原性。

二、流行病学(epidemiology)

1981 年在美国发现首例艾滋病病人以来,艾滋病已在全球五大洲 210 多个国家,以惊人的速度传播。联合国艾滋病规划署和世界卫生组织联合发布的 2009 年全球艾滋病流行趋势报告显示,全球约有 3340 万艾滋病感染者,200 万人死于与艾滋病相关的疾病。2001 年,联合国大会艾滋病问题特别会议通过了《关于艾滋病问题的承诺宣言》,为 2010 年设定了艾滋病感染率下降 25% 的目标。现撒哈拉以南非洲地区的新增感染者人数已经下降了约 15%,东亚地区下降近 25%,南亚和东南亚地区则下降 10%,在全球降低了 147%。通过治疗,已有 290 万艾滋病病人被挽救。

三、传染源(spread agent)

艾滋病的传染源是艾滋病病人及 HIV 携带者。HIV 感染者及艾滋病病人为唯一的传染源,目前尚未发现人类以外的传染源。HIV 进入人体主要侵入 CD4$^+$ 细胞,将病毒 DNA 整合到细胞 DNA 分子上,并产生新的病毒颗粒,现有资料表明从体液或组织中可分离到 HIV,如血液、精液、宫颈阴道分泌物、羊水、母乳、唾液、泪液、尿液、脑脊液、脑组织、淋巴细胞、单核细胞、肝、骨髓、胰腺、心、肾等。临床上无症状而血清抗体阳性HIV感染者传染性强。

四、传播途径(mode of transmission)

在我国 2007 年成人现存活的 HIV 感染者中,经注射吸毒感染的占 50.3%,经性途径感染的占 48.4%。

(一)性行为传播

艾滋病患者的血液、精液及阴道分泌物中HIV 含量最高,其中精液的含量最多。1990 年,美国 63% 的艾滋病患者是由性接触传播,58% 的艾滋病患者是由同性恋或双性恋的男性中性接触传播,由于肛门细胞黏膜为单层细胞,较阴道黏膜薄,肛交时常造成直肠黏膜充血和轻度损伤,HIV通过破损的黏膜进入血液循环或淋巴系统,把HIV 传染给性伙伴。新的数据表明 32% 的新感染者为男性性行为者,40% 是来自于异性的性行为,这就表明通过性行为的传播占 70% 以上。

(二)体液途径传播

1. 静脉吸毒 静脉吸毒者常是多名药瘾者用同一不消毒的注射器,如其中一人是艾滋病患者即可造成 HIV 在吸毒者中传播。

2. 输血及血液制品 艾滋病患者的血液中含有高浓度的 HIV,一旦接受已被 HIV 感染的血液,很容易感染上 HIV,包括静脉输注被感染HIV 的全血、血细胞成分、血浆和凝血因子,以及接受感染了 HIV 的人的器官移植等。

3. 母婴传播 已证实感染了 HIV 的妇女有1/3 可通过妊娠、分娩和哺乳把艾滋病病毒传染给婴幼儿。HIV 可经胎盘、分娩及母乳传播。在东部和西部非洲一些国家和地区孕妇中 HIV 的携带率为 2%~4%,现已证实母婴传播可发生在宫内期,HIV-1 感染细胞或病毒经胎盘致使胎儿感染。HIV 还可以通过母乳传播给婴儿,故不主张 HIV 阳性母亲哺乳。

4. 人工授精 精液中的 HIV 有感染细胞内的病毒和与细胞无关的游离病毒,精浆内游离HIV 可在无精液细胞感染下单独出现。美国生育学会 1986 年对人工授精中使用的供者精液做出新规定,禁止使用新鲜精液,冷冻精液必须储存180d,确实检得结果为 HIV 阴性的冷冻精液方可用于人工授精。因供精者在最初感染 HIV 时,血清可能呈阴性,而在感染后 3 个月或更长时间才出现血清 HIV 阳转。

5. 医源性传播 在一些国家曾经发现公用被污染的针头、针筒或某些反复使用的医疗器械而引起的医源性 HIV 感染。

(三)不会传播的途径

1. 日常生活接触 HIV 在人体以外环境中的生存能力相当弱,如果暴露在空气中则很快死亡。因此 HIV 传播途径是十分有限的。日常生活接触,如握手、拥抱、同桌吃饭、共用餐具(碗筷)、咳嗽、打喷嚏,使用公用交通工具、劳动工具、办公用品,使用公用厕所,在公共游泳池里游泳等,都不会传播 HIV。

2. 蚊虫叮咬 研究表明,到目前为止还没有发现经蚊子或其他昆虫叮咬而感染 HIV 的病例。蚊子等昆虫吸血时并不将自己的或刚从一个人身上吸来的血注入被叮咬者,而只是注入其唾液作为润滑剂以便更好地吸血;HIV 在昆虫体内只能存活很短时间,也不能在昆虫体内复制,因而,即使病毒进入蚊虫体内也不能感染昆虫或传播给他人。

五、发病机制(pathogenesis)

HIV 感染致病的主要特点是辅助性 T 细胞(T_4、$CD4^+$)亚群在数量上和功能上的缺损,特别是细胞免疫功能缺陷,导致一系列机会感染和恶性肿瘤的发生。所以免疫学改变是艾滋病的发病病理基础。近年来有关趋化因子受体、细胞凋亡和细胞毒性 T 细胞的成果极大推动了我们对艾滋病发病机制的认识,尽管还存在很多争论和疑问,在这三个问题上一些基本理论已渐渐确立。趋化因子受体是 HIV 入侵靶细胞的共同受体,其配体可阻断 HIV 感染细胞,此种受体基因变异能够影响人群对 HIV 的易感性;细胞凋亡是 HIV感染过程中机体与病毒相互作用的结果,HIV 在早期遏制单核巨噬细胞凋亡以获得庇护,后期则可能促进 T 细胞凋亡以削弱机体免疫力;多数研究认为细胞毒性 T 细胞在 AIDS 免疫应答中扮演主要角色,但不能完全抑制 HIV 增殖。

(一)病毒受体和易感细胞

现认为 HIV-1 的靶细胞是 $CD4^+$ 细胞,细胞上 $CD4^+$ 的抗原是 HIV 的受体,$CD4^+$ 抗原与 HIV 的 gp120 特异性结合造成 HIV 感染。病毒表面的包膜糖蛋白 gp120 为其天然配体。当病毒表面的 gp120 与细胞的 $CD4^+$ 分子结合后,gp41 便暴露出来,由于后者疏水性大,其一端进入细胞膜,病毒与细胞发生融合,病毒核心进入靶细胞,由此完成病毒自吸附至脱壳的感染初始阶段。近年来的研究表明,单有 $CD4^+$ 受体,HIV 还不足以完成其感染过程,感染的最终建立尚需要辅助受体的协助。辅助受体主要有两大类,即 CXC 类受体和 CC 类受体,前者为 CXCR4,又称融合素(fusion),表达于辅助 T 淋巴细胞,后者有 CCR1、CCR2b、CCRK、CCR5,但主要是 CCR5 表达于巨噬细胞和单核细胞。HIV-1 毒株根据其嗜细胞特性的不同,可分为合体细胞形成诱导株(SI)和非合体细胞形成诱导株(NSI)。前者的靶细胞为 CD4T 淋巴细胞,后者的靶细胞为巨噬细胞和单核细胞,HIV-1 的嗜细胞特性与第二受体的类型密切相关,SI 株主要使用 CXCR4,NSI 主要使用 CCR5。

(二)HIV 对靶细胞的致病作用

HIV 的膜蛋白与 $CD4^+$ 细胞膜上 $CD4^+$ 特异性结合,通过胞膜或膜融合进入细胞内,在反转录酶的作用下,将病毒 RNA 转录为 DNA,当细胞分裂时病毒 DNA 整合到宿主细胞基因组中。但 HIV 的 DNA 大部分仍存留于胞质中未整合,HIV 并不复制,当细胞被 CMV、HBV、HSV 感染或精液、血液、异体移植的同种异体基因刺激活化后,HIV 便开始转录,合成病毒蛋白质,并与 RNA 基因在细胞表面装配,以芽生方式释放出成熟的 HIV。随着 HIV 增殖,$CD4^+$ 细胞死亡。最近研究较热的细胞凋亡(apoptosis),也称程序性细胞死亡(pogrammed cell death),在 AIDS 发病过程中起重要作用。以往认为 HIV-1 引起的细胞凋亡增强是淋巴细胞减少的主要原因之一。然而,近年来的研究表明,细胞凋亡可能是机体为清除受感染细胞而采用的抗病毒策略;它可快速有效地清除受感染细胞,多种病毒成分均能触发凋亡。而病毒利用特殊的蛋白质抑制凋亡,为病毒增殖提供必要条件。病毒遏制细胞凋亡的意义在于包膜病毒以出芽方式出胞时,必须利用细胞质膜形成病毒包膜,因此细胞的完整无疑有利于病毒扩增和感染扩散。目前研究的蛋白酶抑制药疗法能显著增加循环中 $CD4^+$ T 细胞数量,部分原因与细胞凋亡受阻断有关。

(三)HIV 感染免疫致病机制

1. HIV 特异性免疫　抗 HIV 膜蛋白抗体与 $CD4^+$ 细胞表面抗原结合后,介导 ADCC 效应,从而杀伤表面有病毒膜蛋白的 HIV 感染细胞,使 $CD4^+$ 细胞被清除,同时,游离 gp120 附着到未感染 $CD4^+$ 细胞表面使之成为抗 gp120 介导的 AD-CC 的靶细胞。近年来的成果表明,细胞毒性 T 淋巴细胞(CTL)在 HIV-1 感染免疫中起着极为重要的作用,HIV-1 特异性 CTLs 可以在很大程度上控制病毒血症和复制水平,CTLs 识别细胞表面与 HLA- I 类抗原及 β2 微球蛋白结合的病毒多肽,并能在子代病毒释放以前融解受感染细胞。在体外培养中,克隆的 CTLs 可显著抑制 HIV 复制,甚至完全清除病毒。而 CD4T 细胞介导的免疫反应和病毒数量之间的相关性也提示 Th 细胞不可缺少。Gp120 特异性 CTL 能杀伤未感染的 $CD4^+$ 细胞,从而导致免疫系统进行性损伤。

2. 自身免疫　组织相容性复合物(MHC)尤其是 HLA-DR 和 HLA-DQ 的非多形性决定簇与 HIV-1 的 gp120 和 gp41 具有某种程度的同源性。因此,针对 HIV 蛋白的抗体可与 MHC-Ⅱ分子发生交叉反应。在 HIV 感染者的血清中检出有 HLA-Ⅱ抗体,该抗体可阻止 $CD4^+$ 分子与抗原呈递细胞上的 HLA-Ⅱ分子间的相互反应,损伤有效抗原提呈所必需的分子间相互作用,抑制辅助性 T 细胞所介导的抗原特异功能。因此,HIV 感染的免疫病理损伤可能是由自身免疫反应诱导的。

3. 超抗原　一种由反转录病毒编码或与 HIV 无关的超抗原,可能在 HIV 感染的免疫发病机制中起着重要作用。超抗原为微生物或病毒抗原,它们具有与细胞抗原受体 β 链上有特异可变区的几乎所有 T 细胞结合的能力,使大量有特异可变区的 T 细胞活化、增殖,导致 $CD4^+$ 细胞无反应性或缺失。已发现 HIV 感染病人出现带有一定特异 β 可变区的 T 细胞亚群功能失常。

4. 细胞活化后死亡 活化后死亡是机体清除自身免疫反应 T 细胞克隆的机制,最近研究提示 HIV 感染病人的 CD4$^+$ 细胞质与量的缺失可能与活化后死亡有关。

5. 淋巴器官的作用 HIV 侵入机体后引起的原发感染导致严重病毒血症使 HIV 播散至多个淋巴结,出现最初的特异性免疫反应。同时 CD4$^+$ 细胞结节样聚集于淋巴结内,或为原位增殖或为迁移入淋巴结,为急性 HIV 综合征循环 CD4$^+$ T 细胞迅速降低的原因。HIV 感染这些被活化细胞,进而在细胞内增殖。这样,淋巴器官的微环境就成为 HIV 感染建立和病毒复制、扩散的场所。

(四)细胞因子在 HIV 致病中的作用

从感染到艾滋病发病的潜伏期平均为 8~9 年,在此期间 HIV 的感染能诱导产生多种细胞因子,一种细胞因子又能调节其他细胞因子的表达,而且还能选择性杀伤 HIV 感染的 T 细胞。许多细胞因子对 HIV 的复制有激活作用。在艾滋病发病中细胞因子起着重要的作用。常见的细胞因子有肿瘤坏死因子(TNF)、克隆刺激因子(CSF)、白细胞介素(IL),其中以肿瘤坏死因子的作用最为重要。新生病毒再感染正常 CD4$^+$ 细胞,从而大量消灭 CD4$^+$ 细胞,导致免疫功能缺陷。引起机会性感染,微生物感染又可刺激 TNF-α 和 TNF-β 的大量产生,导致恶性循环。

(五)HIV 持续感染

HIV 的变异和潜伏是导致 HIV 持续感染的主要机制。HIV 感染后 DNA 转录并整合于宿主基因中,在感染者体内很少发现游离的病毒,循环淋巴细胞中难以找到 HIV 的 mRNA,病毒处于潜伏或受限制状态,不易被免疫清除。单核细胞和巨噬细胞对 HIV 的细胞致死作用有相对的抵抗力,且受感染细胞在中枢神经系统中不易受到免疫细胞的作用,而成为 HIV 的储存场所,少数被感染并活化了的 CD4$^+$ 细胞也可能幸免而使病毒持续存在。

六、临床表现(clinical manifestations)

由于艾滋病是 HIV 破坏机体免疫系统,造成不可逆的免疫缺陷,是一种累及人体各组织器官的全身性疾病,因此,艾滋病的临床表现十分复杂,但最本质是导致各种机会性感染和恶性肿瘤的发生。

(一)潜伏期

潜伏期一般为 2~10 年。其长短与传染途径有关,也因人而异。经性传播者的潜伏期为 10 年左右,潜伏期的病人没有临床症状,但不是静止期、安全期,因为 HIV 在体液及分泌物中持续繁殖,具有强烈的破坏作用,这是重要的传染源。

(二)急性感染期

新感染的病人一般无症状,部分急性感染病人短时间(3~21d)可发生单核细胞增多症样症状,如发热、乏力、出汗、恶心、呕吐、咽炎、腹泻、皮疹、淋巴结肿大等。个别病人可以出现无菌性脑膜炎症状,如头痛、神经症状和脑膜刺激征。实验室检查:血小板轻度降低,白细胞总数轻度升高,淋巴细胞所占比例轻度降低,CD4/CD8 比例正常或暂时降低,血沉增快。输血感染后 2~8 周,性交感染后 2~3 个月,血清 HIV 抗体阳性。急性感染期时,症状常较轻微,容易被忽略。

(三)艾滋病前期

此期指潜伏期后出现明显的与艾滋病有关的症状和体征,至发展为典型艾滋病时期,也称艾滋病相关综合征(AIDS-related complex,ARC)。最主要的表现为至少有两个淋巴结区淋巴结肿大,持续 3 个月以上,对一般治疗无反应。开始肿大的部分为头颈部淋巴结,最多见的是胸锁乳突肌后缘淋巴结。组织学检查淋巴结病变无特异性,早期为增殖亢进,后期为淋巴细胞和滤泡减少及生发中心呈玻璃样退行性变。常伴有全身症状有发热、腹泻,持续 1 个月以上或出现特发性血小板减少性紫癜,约 1/3 的病人体重减轻 10% 以上。有的病人头痛、抑郁、焦虑。HIV 侵犯神经系统后,可出现感觉神经末梢病变。消化系统出现肝大、脾大和肛周皮疹等。除此之外,经常出现各种特殊性或复发性感染,如口咽部的念珠菌病(鹅口疮),持续、经常或治疗反应差的外阴阴道念珠菌病,口腔毛状白斑病,至少二次明显的突发或一处以上皮区的带状疱疹,李斯特菌病,骨盆腔的炎症性疾病特别是并发输卵管卵巢脓肿;杆菌引起的血管瘤病,也可表现为宫颈发育异常(轻度/重度)或宫颈原位癌。CD4 细胞数目下降和 CD4/CD8 比例倒置。

(四)艾滋病期

艾滋病期具有 3 个基本特点:①严重的细胞免疫缺陷,特别是 CD4$^+$细胞的严重缺损;②发生各种致命的机会性感染,特别是卡氏肺囊虫肺炎(PCP);③发生各种恶性肿瘤,特别是卡波西肉瘤(Kaposi sarcoma)。

1. 全身症状 病人最明显的自觉症状是体重减轻或消瘦超过 10%。持续低热腹泻数个月,常伴全身不适、肌肉疼痛、疲倦无力、夜间盗汗;淋巴结肿大,多见于头颈部、腋窝、腹股沟、颈后、耳前、耳后、股淋巴结、颌下淋巴结等。继发感染或恶性肿瘤时,发热可达 30～40℃。可发生恶病质器官功能衰竭。

2. 机会性感染 又称条件致病菌感染,对正常人无明显致病作用的微生物,当 HIV 感染导致人体免疫功能损伤,出现各种机会性感染是艾滋病的一个重要特征。

(1)卡氏肺囊虫肺炎(PCP):卡氏肺囊虫又称卡氏肺孢子虫。对正常人无致病性,只有在人体免疫力下降时引起感染,主要通过飞沫传播。据美国 CDC 统计,53% 的艾滋病病人发生卡氏肺囊虫肺炎,占艾滋病肺部感染的 80%,是艾滋病致死的主要原因。该病发病急,表现为胸闷、胸痛、呼吸困难、咳嗽。初期为白色黏液样痰,之后为混有血液的泡沫样痰。体征不明显,但病情进展迅速,常在 12～34d 内加重并死亡。肺部 X 线检查可发现炎性阴影;肺组织活检和痰沉淀物涂片可查出肺囊虫的包囊。卡氏肺囊虫肺炎常合并念珠菌、隐球菌、分枝杆菌等病原体感染。

(2)弓浆虫病(toxoplasmosis):由弓浆虫引起的系统性感染,是艾滋病病人另一种最常见的寄生虫感染。食入被弓浆虫寄生的肉或蔬菜可造成感染,但正常人不发病。弓浆虫虫体穿凿引起的机械性损伤,代谢产物的化学刺激、吞噬细胞和淋巴细胞引起的炎性浸润是弓浆虫致病的主要机制。表现为淋巴结肿大,中枢神经系统疾病可能以亚急性脑膜炎、弥漫性脑病或占位性病变出现。弓浆虫还可侵及肺部、骨骼、皮肤、胃肠道、肝心脏、视网膜、脉络膜等,引起相应的症状。病人脑脊液、痰或脑、肺活检标本中可检出弓浆虫。血清弓浆虫抗体阳性等有助于诊断。

(3)肠道寄生虫感染:艾滋病病人肠道寄生虫感染很普遍,主要有贝氏等孢子球虫(isospora belli)和隐孢子球虫(cryptosporidia)。两者感染艾滋病病人均可引起严重水样腹泻;常伴有发热、乏力、腹痛、体重减轻。腹泻严重,治疗不及时可很快造成病人死亡。因此,顽固性腹泻是艾滋病的一个显著临床特点。病人粪标本涂片,抗酸染色在高倍镜下可查见病原体。

(4)念珠菌感染:艾滋病常常合并念珠菌感染。白色念珠菌感染口腔、咽部引起鹅口疮,初发为散在的红色丘疹,逐渐发展为边缘不清的红斑,表面有不规则的糜烂面,并盖以白色乳酪样块状分泌物凝块。口腔念珠菌感染蔓延至食管时,引起念珠菌性食管炎,病人有吞咽困难或胸骨后烧灼感。病变分泌物涂片可以检出白色念珠菌假菌丝和酵母样孢子,培养法可以分离出白色念珠菌。在排除原发性免疫缺陷和其他免疫抑制原因外,该病对艾滋病的诊断有较大价值。

(5)隐球菌感染:艾滋病病人的隐球菌感染主要为新型隐球菌(cryptococcus neoformans,CN)。感染多为全身性,可引起脑膜、肺、肾、前列腺、骨骼、肝、皮肤病变。最常见的 CN 感染是脑膜炎,表现为亚急性至慢性肉芽肿脑膜炎及头痛、昏睡和认识缺陷等非特异性症状。通常脑脊液蛋白升高,伴脑脊液淋巴细胞增多和葡萄糖浓度降低。脑脊液培养、墨汁染色和隐球菌抗原测定等均有助于诊断,但这些测定也可能是阴性结果。肺部隐球菌感染表现为低热、胸闷、胸痛、咳嗽、咳血痰,重症有呼吸困难。

(6)分枝杆菌感染:主要是鸟型分枝杆菌感染,偶尔可从艾滋病病人身上分离出其他分枝杆菌。鸟型分枝杆菌感染已成为艾滋病病人最常见的细菌性感染之一,且常合并卡氏肺囊虫肺炎、隐球菌性脑膜炎、巨细胞病毒等机会性感染。鸟型分枝杆菌感染现于艾滋病晚期,患者细胞免疫功能极度低下曾是造成艾滋病病人死亡的重要原因之一。

(7)巨细胞病毒(CMV)感染:艾滋病患者 50%～90% 有 CMV 感染。15%～46% 是视网膜炎,可出现胃肠道症状,表现为间断性、痉挛性腹痛和腹泻。肺部感染出现胸痛、咳嗽等症状,可引起皮疹、粒细胞减少症、淋巴细胞减少症、血小板减少性紫癜、单核细胞增多症等。

（8）单纯疱疹病毒（HSV）感染：艾滋病病人 HSV 感染相当常见。早期常见的是疱疹性口腔炎，还可发生广泛而严重的面部疱疹。疱疹为圆形或椭圆形，突出皮肤或黏膜表面，水疱液为无色或淡黄色。艾滋病病人 HSV 特征性感染是坏死性肛周疱疹。病变开始为疱疹性损害，迅速发展成溃疡，迁延数周不愈，易复发，且对一般治疗反应差。

（9）带状疱疹病毒的感染：病毒潜伏于后根神经节中，在机体抵抗力降低时发病。艾滋病病人的带状疱疹多为局限性，于一侧胸部出现沿肋间神经走向的带状皮损，损害以灼痛性米粒大小丘疱疹为特点，伴有明显神经痛。

3. 恶性肿瘤

（1）多发性特发性肉瘤：又称卡波西肉瘤（Kaposi sarcoma，KS），KS 是艾滋病患者最常发生的恶性肿瘤。多见于男性青壮年艾滋病病人，特别是男性同性恋病人。在非洲男女之比为 12：1。KS 分为 4 个临床亚型。①结节型，局限于皮肤局部的紫蓝色或棕色结节或斑块；②浸润型，局部出现鲜红色浸润性皮损，可直接侵入深部组织和骨髓；③淋巴腺型，皮肤及淋巴腺受累；④播散型，出现内脏损害。KS 起病慢，初期皮损为红色、褐色红色斑疹、丘疹或结节，压之不退色。常为多发性皮损，继之肿瘤迅速扩大，并突出于皮肤表面，颜色加深，变成黑褐色或黑色。皮损一般分散存在，但在疾病进展期常融合成斑块。局部无自觉症状，无触痛。皮损多呈圆形，但背部、颈部、口周围的皮损可呈线形。发生在面部损害时，由于淋巴回流受阻，可出现眼眶周围水肿，类似上腔静脉综合征。

（2）艾滋病相关淋巴瘤：目前，高度恶性非霍奇金淋巴瘤伴有血清学或病毒学 HIV 感染阳性已是诊断艾滋病的一条独立标准。艾滋病患者淋巴瘤的发病率、发病部位、形态学、自然史和治疗反应与一般人群相比显著不同。非艾滋病患者的淋巴瘤常累及淋巴结，而艾滋病相关淋巴瘤主要侵犯淋巴外组织，可形成多器官性损害。组织学上多 B 细胞源性，恶性程度高。非霍奇金淋巴瘤可以是 HIV 感染的最早表现。但大部分患者，在恶性淋巴瘤诊断之前已有 HIV 感染的病史。70% 以上患者有盗汗、发热、体重减轻等。

4. 泌尿生殖系统表现　在艾滋病病人约有 16% 的病人有泌尿生殖系统症状。主要为尿频、尿流无力、蹰躇、排尿困难、尿潴留、肉眼血尿及尿道分泌物增多，而尿路感染比较常见。其最常见的致病菌为假单胞菌和大肠埃希菌。镜下血尿发生率为 15%～22%。血尿的出现可能与肾小球病变有关。肾受累者较多，肾常见病变为局灶性或节段性肾小球硬化，多见于有吸毒史的艾滋病患者。此外，还有结核性肉芽肿、隐球菌感染、增殖性肾小球肾炎及原因不明的急性或亚急性肾梗死。膀胱有急慢性炎症、黏膜充血、水肿、尿道溃疡形成。睾丸病变的突出特点是生精缺乏和降低。尸检发现睾丸缩小，睾丸实质多处局灶性坏死，并发现有弓浆虫感染。有学者提出，睾丸肿瘤是艾滋病在泌尿系统的第一表现。

5. 神经性疾病　神经系统紊乱已被公认为儿童与成人艾滋病患者发病与致死的常见病因。在尸检中有中枢神经系统（CNS）疾病的患者高达 70%～80%。有 10% 左右的艾滋病患者初始症状为神经性疾病。艾滋病患者的机会性感染和恶性肿瘤往往产生神经性疾病。也有许多神经性疾病可能是由 HIV 直接引起的中枢神经系统感染所致。

（1）中枢神经系统（CNS）感染：在艾滋病患者中，弓形体病、隐球菌病及进行性病灶脑白质炎较常见。此外，还有其他病菌感染，如曲霉病、球孢子菌病、组织胞浆菌和念珠菌病、人型分枝杆菌。病毒感染包括巨细胞病毒、单纯疱疹病毒、带状疱疹病毒和 EB 病毒。

（2）与艾滋病有关的痴呆症：一种与常见的各种机会性感染无关的进行性痴呆综合征，逐渐被认为是引起艾滋病患者 CNS 功能障碍的主要原因。该疾病可能出现在艾滋病的其他症状之前，与艾滋病有关的唯一症状就是痴呆症。初始时常因轻微的认识改变、昏睡乏力而被误认为抑郁症。但经数周或数月出现一般无病灶的痴呆症，卧床不起终至死亡，是 HIV 对 CNS 的直接感染的结果。脑单核细胞、巨噬细胞是受感染的主要细胞。

（3）空泡性脊髓病：主要的病理特征为空泡形成，髓鞘磷脂变薄及脊髓白质内的巨噬细胞充满脂质。从患有空泡性脊髓病的艾滋病患者的脊髓分离出 HIV 说明可能是艾滋病病毒对 CNS 感染的另一种表现。

（4）无菌性脑炎：艾滋病病人的一种无菌性脑炎综合征与有免疫力的宿主所患的病毒性脑膜炎相似。多数病例表现有急性进展的头痛、发热与脑膜炎体征。

（5）末梢神经系统病变：临床最常见的类型有急性多发性神经根炎、亚急性进行性多发性单神经炎、慢性远侧对称感觉性轴索多发性神经病及慢性炎性脱髓鞘多发性神经病等。

七、诊断（diagnosis）

1982 年，美国 CDC 对艾滋病定义为在无引起免疫不全的重要因素且未满 60 岁年龄组中，伴有 CD4 细胞明显减少和细胞免疫功能不全，由原虫、真菌、病毒、细菌等导致的机会性感染，发生 KS，称为艾滋病。由于艾滋病的基础是免疫功能缺陷，而临床发病主要是以各种机会性感染症的形式出现，因而很难定出一种明确统一的诊断标准。对有下列临床情况之一者：① 持续不规则低热>1 个月，且近 3 个月内体重下降 10% 以上；②慢性腹泻（每日 3～5 次）持续 1 个月以上；③难治性肺部感染或进展迅速的活动性结核；④神经系统受损或中、青年痴呆症；⑤原因不明的全身淋巴结肿大者；⑥卡波西（Kaposi）肉瘤或伯基特（Burkitt）淋巴瘤；⑦明显的真菌感染或其他条件致病菌感染。应警惕有感染的可能，依靠实验室检查确诊。

HIV 感染可分为病毒标志、免疫标志和相关标志 3 类。病毒标志是指病毒培养或用现代分子生物学方法直接从感染者体内分离出 HIV 或检出 HIV 的基因物质；免疫标志是指 HIV 抗原及抗体等免疫物质；相关标志是指与艾滋病病情发展或与 HIV 感染密切相关而存在于体内的某些生化或化学物质，例如 $CD4^+$ 细胞、β_2 微球蛋白、新喋呤（Neopterin）和白细胞介素等。实验室检查为临床提供了极重要的诊断、治疗和预后的佐证。目前 HIV 感染检测技术主要分为两类：一是依据 HIV 本身（核酸序列或 P24 抗原）的直接指标而发展的 PCR 法与抗原检测技术；二是依据机体免疫应答所产生的抗 HIV（非中和抗体）的间接指标而发展的血清学检测技术。

（一）抗原检测

测 HIV 抗原，一般指测 $CD4^+$ 抗原，常用间接 ELISA 方法，其检出率远较 HIV 抗体为低，因为 HIV 抗原出现不久即产生抗体，在循环内 HIV 抗原就以复合物的形式存在，而游离抗原很少；HIVP24 抗原常用于早期 HIV 感染的测定。近年来发展的重要方法包括有免疫复合物解离（ICD）P24 测定法、超敏感 EIA 法及免疫吸附电镜（ISEM）法等。检测出 HIV 抗原，特别是 HIV 核心抗原亦即 P24 抗原，可以早期诊断 HIV 感染。一般认为，抗 HIV 抗体的产生，是在急性感染期之后，在 HIV 感染人群中高达 3/4 的病例在感染后 2 周可检测到 HIV 抗体，检出时间为临床症状出现的第一天至感染后 16 周（即血清抗体转阳之前）不等。总的来讲，抗原滴度在 3～6 个月逐渐下降；如果急性感染后的 P24 抗原滴度再度升高，常提示疾病的进展。P24 抗原可从脑脊液中测到，脑脊液中 P24 抗原的持续存在常预示着中枢神经系统的 HIV 感染。

（二）抗体检测

HIV 抗体的检测是最常用的实验室诊断方法，自 1981 年第 1 例艾滋病被确诊后，因临床和血库筛选的需要，HIV 感染的特异性诊断试剂在 HIV 得以分离后才研制成功。抗体检测现有 ELISA、凝集试验、颗粒吸附试验、斑点试验、免疫印迹法（western blot，WB）、间接免疫荧光法（IFA）、免疫沉淀试验（PIPA）、线状免疫试验（LIA）、间接血凝试验等多种方法。目前最常用的是 ELISA 法。

（三）病毒学检测

主要用聚合酶链式反应（PCR）法检测 DNA 及 RNA。PCR 法测定核酸的敏感性极高，具有快速、高效、灵敏和特异等优点，可检出极微量的病毒基因，但易因污染产生假阳性。不过在血清中未能检出抗体而临床又非常可疑的情况下，PCR 法无疑是一种有效辅助诊断 HIV 感染的措施。目前主要采用反转录（RT）PCR、bDNA（分支 DNA）检测法及转录式的核酸序列扩增（nucleic acid sequence based amplification，NASBA）3 种 PCR 法。病毒分离培养是诊断艾滋病的重要依据，由于 HIV 感染人体后很快就从急性转入慢性期，病毒的 RNA 也被反转录成 DNA。其中部分 DNA 嵌入 T 淋巴细胞(CD4$^+$细胞),以原病毒(provirus)的形式与细胞共存。此期间若需检测病毒存在与否,除用以上介绍的血清学及特异性核酸检测方法外,同时应用淋巴细胞培养至今认为仍是确诊 HIV 感染的必需手段。

(四)相关标志的检测

相关标志亦称替代标志(surrogate markers),其中包括 CD4$^+$/CD8、β$_2$ 微球蛋白、新嘌呤(neopterin)、90kD 蛋白和白细胞介素等,这些标志的测定有助于对 HIV 感染者预后的判断。

八、治疗(treatment)

HIV 病毒核酸与宿主染色体 DNA 整合,利用宿主细胞进行复制,给药物治疗带来了困难。至今仍无治愈艾滋病的特效疗法,亦未能研制出预防艾滋病病毒感染的疫苗,目前所有疗法均只能缓解病情,延长生命,不能治愈。针对其病情,目前可采用如下 4 种疗法:①对艾滋病病毒本身起作用;②对感染艾滋病的患者的 T 淋巴细胞发挥作用;③防止艾滋病患者的免疫功能下降并使其恢复;④对因免疫功能下降而引起的各种感染及恶性肿瘤的治疗。一般多采用综合治疗,包括抗病毒治疗、恢复或改善免疫功能的治疗、机会性感染治疗及恶性肿瘤的治疗等。

(一)抗 HIV 治疗

现已研制合成作用于 HIV 入侵宿主细胞的极早阶段及抑制病毒吸附宿主细胞的药物及阻止其渗入、脱壳、反转录、整合、转录、翻译组装与释放等阶段与环节的药物,其中以抑制吸附与反转录者较为有效。

1. 抑制 HIV 与宿主细胞结合吸附 通过抑制 HIV 的 gp120 膜糖蛋白抗原与靶细胞(T 淋巴细胞与单核细胞等)膜上 CD4$^+$ 受体的结合而切断 HIV 对细胞感染。常用抗 HIV 膜蛋白受体的抗体、重组人可溶性 CD4(rsCD4)及免疫球蛋白(Rcd. Ig,商品名 chemera)。前者属被动免疫制药,主要来自高滴度抗 HIV 抗体的 HIV 患者,Ⅰ期临床显示,具有缓解艾滋病与艾滋病相关综合征及延长其生存期,且无不良反应。后两者可吸附 HIV-1 外膜蛋白 gp120 以竞争阻滞后者对细胞 CD4$^+$ 受体的作用。趋化因子受体 CCR5 和 CXCR4 作为 HIV 进入细胞的协同受体的观点,

为开发新的抗病毒药物提供了新的目标。通过研究发现并成功提取出可望应用于临床的该受体拮抗药或称趋化因子受体激动药,如小分子膜抑制药,其重要作用在于抑制了有 R5 和 X4 辅助受体的 HIV-1 毒株,并有助于进一步开发它们的抗病毒作用。重组人可溶性 CD4(rsCD4)能与 HIV 结合占据 CD4 结合部位,使 HIVgp120 不能与 CD4T 淋巴细胞上的 CD4 结合,不能穿入感染 CD4T 淋巴细胞。临床试验剂量:rsCD4 30mg/d,肌内注射或静脉注射,连续 28d。

2. 抑制反转录酶 治疗 HIV 感染主要困难在于:① 感染 HIV 后的 DNA 便结合到宿主细胞的基因内,病毒的 DNA 与人体细胞的 DNA 整合在一起,成为细胞的一部分,故只有杀灭全部感染的细胞,才能消灭所有侵入的 HIV,这显然是很困难的。②HIV 同时也是嗜神经细胞的反转录病毒,能直接侵袭中枢神经系统,故只有既能杀灭病毒,又能通过血脑屏障的药物才能奏效,但一般药物难以满足这两个条件。目前采用的高效抗反转录病毒疗法(high active antiretroviral therapy,HAART)为联合疗法,可显著抑制 HIV 病毒复制,部分恢复机体的免疫功能,减轻症状,延缓病人死亡。相对有效药物有 3 类,即核苷类反转录酶抑制药(NRTIs)、非核苷类反转录酶抑制药(NNRTIs)及蛋白酶抑制药(PIs)。现已被批准使用的 NRTIs 包括齐多夫定(Zidovudine,AZT,ZDV)、双脱氧肌苷(Didanosine,ddI)、双脱氧胞苷(Zalcitobine,ddC)、双脱氧胸苷(Stovudine,d4T)和拉米夫定(Lamivudine,3TC)。新开发的这类药有 Combivir(包含 300mg AZT 和 150mg 3TC),其合并的目的是减少患者服药数量。NNRTIs 主要包括 NVP、地尔维啶(Delaviradine)、Atevirdine。新近由默沙东公司生产的施多宁(Socrin,Efavirenz,EFV)是一种强选择性的高效 NNRTIs,半衰期较长,且能进入脑脊液,每日只需服用 1 次。Calanolidea 是一种新发现的天然 NNRTIs,体外实验证明,当与其他抗反转录病毒药物联合应用时具有抗反转录病毒活性。PIs 有 Hoffmalarache 制药公司生产的沙喹那韦,Abbott 实验室(Abbott Laboratory)、Merck 及 Agouron 等制药公司生产的利多那韦、茚地那韦及尼非那韦,经临床证实均具有相当好的抗 HIV

作用。这类药物使用后不仅体内病毒数量明显下降,同时淋巴细胞中 CD4$^+$ 细胞还有所增加。各种 NRTIs、NNRTIs 和 PIs 在人体内的生物利用度各有不同,各自的不良反应也不同。其中 NRTIs 的不良反应主要与抑制细胞线粒体 DNA 酶活性有关,所有 PIs 均有抑制细胞色素 P$_{450}$ 的作用。

治疗 HIV 感染原则上不可单独使用一种抗HIV 药物,最好使用两种不同的核苷类反转录酶的抑制药,加上一种(或两种)蛋白酶抑制药,配伍组成复方让病人服用。此外,最好经常变换药物组方,以免病人产生耐药性。常用的高效抗反转录病毒治疗方案:①NRTIs＋NNRTIs,如齐多夫定＋拉米夫定、双脱氧胸苷＋拉米夫定、双脱氧胸苷＋双脱氧肌苷、齐多夫定＋双脱氧胸苷或齐多夫定＋双脱氧肌苷;②将来还可选择 Abacavir (Ziagen)＋PIs,如茚地那韦、尼非那韦、沙喹那韦软凝胶胶囊,或 NRTIs,如齐多夫定、双脱氧胸苷,还可应用齐多夫定或拉米夫定＋双脱氧胸苷,以及第三代 NRTIs＋PIs,如茚地那韦、尼非那韦,或 NNRTIs,如尼维那平,将来还可选择 Efavirem(EFV)。病人是否坚持用药在很大程度上影响治疗方案的疗效。

3. 鸡尾酒疗法　鸡尾酒疗法是目前治疗艾滋病通常使用的高效抗反转录病毒疗法(HAART),是 1996 年美裔华人科学家何大一发明的,像西方调鸡尾酒一样,把 3～4 种抗病毒药物联合调制,用以治疗艾滋病,以达到恢复艾滋病患者免疫功能,像健康人一样长期生存的目的。该疗法把蛋白酶抑制药与多种抗病毒的药物混合使用,从而使艾滋病得到有效的控制。其原理是,假使艾滋病病人只服用一种治疗药物,艾滋病病毒终究会发展出抵抗药效的能力,如果病人服用两种药物,即使病毒发展出对其中一种药物的抵抗能力,也无法同时兼具对另一种药物的防御能力。接受这种疗法的病人如果在感染的最初几个月同时服用 3 种药物,最能有效地抑制病毒的复制扩散。如接受 AZT、3TC 和蛋白酶抑制药 3 种药物混合疗法,其中 AZT 和 3TC 两种药物能够初步中断病毒的繁衍,而蛋白酶抑制药能完全阻断病毒的复制扩散。此疗法曾轰动一时,但现在研究发现鸡尾酒疗法效果并不理想,且巨额治疗费用难以承担;也不能完全清除人体内的艾滋病病毒,相反,在体内潜伏一段时间后,病毒数量还可能大规模上升。虽然这种疗法对 85％ 艾滋病病人产生显著的疗效,仍有 15％ 的病人情况丝毫没有改善,此外,接受这种疗法的病人,初期会出现许多药物不良反应引发的症状,如严重腹泻、腹部痉挛和贫血等现象,因为某些药物必须要在饭后服用,而其他的又应空腹时服用。

目前,约有 15％ 的艾滋病病毒感染者由于抗药性等因素,对鸡尾酒疗法无效。英国帝国理工学院的研究人员把一种名为 D-1mT 的氨基酸药物与鸡尾酒疗法结合使用,显著降低了猕猴体内的猿类免疫缺陷病毒 SIV 的水平。SIV 是迄今已知与人类艾滋病病毒最接近的病毒,目前,一些研究小组正在进行初步临床试验验证 D-1mT 治疗癌症的安全性和功效。研究人员指出,如果试验证明 D-1mT 能安全运用于人体,预计他们最早将于 5 年内开始实施 D-1mT 治疗艾滋病的临床试验。

Nevirapine 是美国科研人员最近研制出一种新的艾滋病治疗药物,能大大降低患有艾滋病孕妇将艾滋病病毒传染给子女的可能性,这种药物价格便宜,治疗过程简单,只要孕妇在分娩前服用一粒,婴儿出生后再服用一粒,就可以将新生儿感染艾滋病病毒的比例降低 47％,是一种新型抑制HIV 病毒的药物,称为非核杀菌素型逆向转录酶抑制药,美国食品药品管理局已批准其用于儿童患者,在市场上出售时商品名称为 Viramune。

(二)免疫疗法

HIV 感染的显著特点是免疫功能的缺陷,因此,在治疗上,如何重建被 HIV 破坏的机体免疫系统,恢复病人的免疫功能,是治疗艾滋病的中心环节。免疫治疗药物有免疫增强剂,如异丙肌苷,该药可促进 γ-干扰素及白细胞介素-2 形成,增加 T$_4$ 活性。尚有香菇多糖、干扰素等免疫调节药物,可酌情选用。另外,骨髓移植、胸腺移植及淋巴细胞注入等免疫重建疗法,在艾滋病的治疗中均有积极作用。胸腺素、转移因子或白细胞介素-2 可用,但其治疗疗效均是暂时性的。

1. 免疫制剂的应用　最新研究发现,人体内细胞介导的细胞免疫在防御病毒感染起着重要的作用。当 HIV 感染后,HIV 的 gp120 和 gp41 肽分子促使 Th1 细胞免疫(IL-2、IFN-γ 为主)转变为 Th$_2$ 细胞免疫(IL-4 和 IL-10 为主),且 IL-10 可反馈抑制 Th$_1$ 细胞免疫。HIV 的 gp41 肽分子还抑制淋巴细胞增殖、封闭钙离子通道及蛋白质激酶 C 的活性,损伤淋巴细胞应答。基于这种情况,免疫治疗药物应该既能抵消 HIV 所引起的免疫抑制,又能促进免疫功能。用白细胞介素-2(IL-2),可提高机体对 HIV 感染细胞的主要组织相容性复合体(major histocompatibility complex,MHC)限制的细胞毒性作用,亦提高非 MHC 限制的自然杀伤细胞(NK)及淋巴因子激活的杀伤细胞(LAK)的活性。目前已应用于 Ⅲ 期临床的有 H$_2$ 受体拮抗药(cimetidine、ranitidine)、含肌苷化合物(isoprinsine)及胸腺喷丁(thymopentin)等,应用于 Ⅱ 期临床的有 ampligen(多肌苷酸及多胞苷酸的多核苷酸衍生物为干扰素的诱导剂)、imReg(白细胞提取物转移因子酪氨酸及甘氨酸组成的肽类)及 bropirimine(6-芳基嘧啶)等。

2. 干扰素(IFN) 干扰素是一种广谱抗病毒药,并不直接杀伤或抑制病毒,而主要是通过细胞表面受体作用使细胞产生抗病毒蛋白,从而抑制病毒的复制;同时还可增强自然杀伤细胞(NK 细胞)、巨噬细胞和 T 淋巴细胞的活力,从而起到免疫调节作用,并增强抗病毒能力。干扰素是一组具有多种功能的活性蛋白质(主要是糖蛋白),是一种由单核细胞和淋巴细胞产生的细胞因子。它们在同种细胞上具有广谱的抗病毒、影响细胞生长,以及分化、调节免疫功能等多种生物活性。①干扰素-α(IFN-α),对部分病人可略提高 CD4$^+$ T 细胞,40% Kaposis 肉瘤患者有瘤体消退;②干扰素-β(IFN-β),静脉给药效果与 IFN-α 类似,但皮下注射,抗 Kaposis 肉瘤作用较弱;③干扰素-γ(IFN-γ),提高单核细胞-巨噬细胞活性,抗弓形体等机会性感染可能有一定效果。

3. 细胞因子的应用 细胞因子是对 HAART 的辅助治疗,目前已应用于临床的有干扰素-α(IFN-α)、白细胞介素-3(IL-3)和促红细胞生成素(erythropoietin,EPO)等。IFN-α 是美国 FDA 正式批准的治疗卡波西肉瘤的药物,治疗无症状的 HIV-1 早期感染。IL-3 能增加中性及嗜酸性粒细胞数目。EPO 广泛应用于 HIV 患者,改善血象,减少输血。病毒长期潜伏于已感染的静止期细胞是根除 HIV 的主要障碍,最近人们试图应用细胞因子使已感染的细胞活化,同时加以积极的 HAART,以增强对 HIV 的清除。粒细胞集落刺激因子(G-CSF)及粒细胞-巨噬细胞集落刺激因子(GM-CSF),可增加循环中性粒细胞,提高机体的抗感染能力。

4. 自身血液疗法 这种治疗方法为免疫疗法。英国科学家从感染者(但无症状)身上抽取血液,并除去血液中的 AIDS 病毒,但仍保留对艾滋病病毒的抗体,把经过这样处理的血液每日输给艾滋病患者一次。这种新疗法能杀死 HIV,而不引起严重的不良反应。这已在多位艾滋病患者身上进行过试验。

5. 治疗性疫苗 研究发现,人体免疫系统有能力承受 HIV 感染,一种疫苗不能达到"无病毒免疫",但能延迟或阻止艾滋病的发生,这种疫苗称为治疗性疫苗。治疗性疫苗与预防性疫苗要求不同。预防性疫苗的保护性免疫反应有可能完全阻止感染,但发生感染后可能无此作用,治疗性疫苗可对感染者起到保护作用,降低血中病毒含量。目前经过较完善对照观察的治疗性疫苗较少,主要有 Remune、VaxSyn、P24VLP。这些疫苗单独或联合单种抗病毒药物,用在未用过药物的病人或单种抗病毒药物无效的病人,可诱发 HIV-1 特异的 CD4 淋巴细胞增殖和 CTL 反应。

(三)基因治疗

近几年随着对 HIV 生活周期在分子水平上的了解相对完善,人们提出了一套全新的、以现代分子生物学为基础的防止 HIV 感染或清除体内 HIV 的方法即基因治疗(gene therapy)。基因治疗的原理是采用基因工程的方法,将治疗性基因导入细胞内并使之表达,从而纠正特定的错误遗传信息或增加不足的特定遗传信息表达,以达到治疗疾病的效果。基因治疗有 3 个要素:①基于 HIV 生活周期而决定治疗策略及靶细胞;②选择适合载体用以有效、准确地将治疗基因导入靶细胞;③选择适当的治疗基因。

1. 增强机体免疫力 利用基因转移技术,将表达病毒某种抗原的基因导入体内使之表达,通过病毒抗原转基因刺激机体产生抗病毒免疫反应。此外,从病人体内分离出抗病毒特异性细胞毒 T 细胞（CTL），体外再将自杀基因（suicide gene），如胸腺嘧啶激酶基因转导入 CTL 中，经细胞培养扩增后回输至基因 CTL，发挥 CTL 特异性抗病毒免疫作用。

2. 促进体内抗病毒蛋白产生　把抗病毒蛋白基因导入病人末梢血淋巴细胞，再将转基因细胞回输至病人体内，通过细胞表达和分泌的抗病毒蛋白进行抗病毒治疗。如将可溶性 CIM 蛋白和 IgG 蛋白的嵌合基因，或 IFN-α2 等细胞因子基因导入细胞中表达的抗病毒基因治疗等。

3. 细胞内免疫　细胞内免疫是在感染或非感染细胞内表达某种能够抑制病毒复制和表达的分子，通过表达的分子进行抗病毒治疗和预防。细胞内免疫主要有两种方式，一是将自杀基因或细胞毒基因，如白喉毒素基因导入感染细胞内，通过毒素基因转移表达，使感染细胞与病毒"同归于尽"。另一种是把能够干扰、抑制病毒复制和表达的基因导入靶细胞，通过基因转移表达，特异抑制病毒复制和病毒颗粒成熟，如 RNA 俘获（RNA decoy）、反义核酸、核酶、病毒负显性变异蛋白和细胞内抗体等。

（1）反义核酸：反义核酸是能够与基因组 DNA 有意义链（sense sequence）或有意义链的转录体互补结合的核苷酸序列，包括反义 RNA（as-RNA）、反义寡聚核苷酸（asON）、反义 DNA（as-DNA）和具有核酸特异切割活性的核酶等。DNA 病毒和 RNA 病毒在复制和表达过程中都必须经过 RNA 生物合成阶段，这是用反义 RNA 或核酶进行抗病毒基因治疗的主要理论依据。

（2）RNA 俘获（RNA decoy）：RNA 俘获利用了 HIV 复制过程的调节网络，其原理是通过引入外源性核酸序列，高表达与病毒调节蛋白结合的核酸序列的共轭 RNA 分子，与病毒基因组中天然存在的序列竞争性地结合 tat 或 rev 蛋白，使 tat 和 rev 分子俘获在这些人为的外源 RNA 序列上，与反义 RNA 或核酶不同，RNA 俘获不受 HIV 毒株变异的影响，对于许多病毒株来说都应有效。

（3）负显性变异蛋白：病毒的调节蛋白如 rev、tat 和结构蛋白 env、gag 常有负显性的变异型，它可以抑制复制。这些变异的蛋白，不只是缺少野生型的活力，而且能够抑制与它同类的野生型蛋白的功能。一个原因可能是这些变异型会跟野生型竞争底物或辅因子，另一原因是变异型与野生型形成多体聚合物而使野生型失活。最典型的负显性变异蛋白是 rev，负显性蛋白 M10。到目前为止多种抗 HIV 基因治疗的方案已在实验室进行试验，有的已被 FDA 批准进入临床试验阶段，如负显性变异 rev 蛋白、核酶、HIV 表面蛋白疫苗、HIV 免疫治疗，体外增殖病人抗 HIV 的 CTL 等。估计在不久的将来这些方法将逐渐用于临床。

（四）中药治疗

国内很早就开始采用中药治疗艾滋病的研究并取得了一定的成果，如香菇多糖、丹参、黄芪、紫花地丁、人参、熟地黄和甘草甜素等亦有调整免疫功能的作用。某些中药或其成分在体外实验过程中能抑制 HIV 且价格便宜，预计会有很好的应用前景。

1. 脑灵素　脑灵素是一种中药制剂，主要成分是人参、鹿茸、五味子、枸杞子、刺杜、龟甲、熟地黄等 16 味中药。激活脑下垂体-肾上腺皮质系统，调整机体内部环境与功能，增强机体对外界环境变化的适应能力，刺激机体产生体液抗体，使白细胞总数增加，吞噬功能加强，激活机体防御系统抵御病原微生物及病毒的侵袭。口服，每次 2～3 片，每日 2～3 次，饭前半小时温开水送服。高血压病病人禁用。

2. 蜂胶　蜂胶是一种蜂产品，近来研究报道蜂胶治疗淋病、梅毒及艾滋病有疗效。蜂胶有使免疫系统活化的能力，特别对严重瘦弱的艾滋病患者效果较好。用法：50 滴，每日 3 次，为了容易入口可加入蜂蜜，这样能使效果更好，可长期服用。

近日，美国研究人员在《生物化学杂志》（*Journal of Biological Chemistry*）上发表文章称，香蕉凝集素能与艾滋病病毒表面的糖类化合物粘连，"封住"病毒遗传物质，从而阻断病毒进入人体的路径。香蕉凝集素可单独使用，也可与其他抗艾滋病药物同时使用。

（五）艾滋病病毒潜伏地的研究

至今让人激动不已的鸡尾酒疗法能够杀死体内循环各处的病毒，但仍无法触及那些潜伏的病毒，也没有任何一种抗反转录病毒疗法能真正触及关键部位,如病毒潜伏地。近年来科学家研究认为,艾滋病之所以难以治愈,是因为有艾滋病病毒潜伏地的存在。当一个人被艾滋病毒感染时,HIV 会附着在 CD4 细胞上,再进入 CD4 细胞并感染它,病毒便在感染者体内免疫系统内制造更多的病毒细胞,把它变成制造病毒的工厂,HIV 会不断复制,CD4 细胞则被破坏殆尽,免疫系统会再生成新的免疫细胞替代死亡的免疫细胞,但是新生成出的免疫细胞仍免除不了被 HIV 感染。CD4 是最重要的免疫细胞,感染者一旦失去了大量 CD4 细胞,整个免疫系统就会遭到致命的打击,对各种疾病的感染都失去抵抗力。近年来科学家找到了 HIV"潜伏地"。治愈艾滋病的关键在于找到艾滋病病毒"潜伏地"。这一"潜伏地"即记忆 T 细胞。这是一种人体免疫细胞,在免疫系统中扮演很重要的角色。人体内主要有 2 种 T 细胞,其中一种即为 CD4 细胞。这些 CD4 细胞又称免疫系统的"辅助手",能指挥身体对抗病毒,这是近年来研究治疗艾滋病的重大突破。一旦病毒潜伏到记忆 T 细胞里,并生成潜在的"病毒库",之后细胞活病毒则活,细胞死病毒则死。因此,消灭这些免疫细胞就能够杀灭这些隐藏其中的病毒。病毒的增殖完全依赖细胞的分裂,这种依赖性给了科学家很大的启发,可以通过化疗等方式来治疗艾滋病。只要杀死免疫细胞,就可以杀死适应性强或潜伏能力大的艾滋病病毒。治疗策略和治疗白血病的方法有部分相似,都是用针对性化学疗法,连带同时进行针对性免疫系统治疗。这将有可能摧毁带病毒的细胞,同时给免疫系统足够的时间再生健康的细胞。

(六)条件性致病菌感染的治疗

目前有以下几种针对各种机会性感染和合并感染用药,包括抗病毒类、抗细菌类、抗真菌类、抗原虫类抗生素等。

1. 卡氏肺囊虫肺炎　可选复方磺胺甲噁唑和戊双脒,单用或两者合用,均有一定疗效,但条件性感染即使被控制,免疫缺陷也依然存在,可再次被感染,因而预后较差。

2. 新型隐球菌感染　不论脑、肺感染还是全身性感染,均可用两性霉素 B 和氟胞嘧啶,前者不良反应较大,必须由小剂量开始。

3. 细菌感染　根据不同细菌及其药敏反应来选用不同的抗生素。对非典型鸟型分枝杆菌感染的治疗与抗结核治疗相同,但时间稍长。

4. 病毒性感染　利巴韦林(病毒唑)作为广谱抗病毒药物,对 HIV 有一定疗效,可选用。异构多聚阴离子-23 连续静脉滴注数月,可杀灭HIV,干扰素-α 也可作为辅助抗病毒药物选用。主要为对症支持治疗,无特效药物。

(七)抗肿瘤治疗

根据不同肿瘤类型选择化疗、放疗及免疫疗法方案。放疗对症状缓解作用较好,可配合化疗应用。

九、预后(prognosis)

人感染 HIV 后有 3 个临床病程:①HIV 抗体阳性无症状携带者;②艾滋病相关综合征;③艾滋病。感染者病情发展过程中,病毒载量和CD4$^+$细胞计数是两项有效的预后指标(发病或死亡),CD4$^+$细胞计数的下降,反映了 HIV 病毒对CD4$^+$细胞直接作用的活力,以及 CD4$^+$细胞产生能力的下降,CD4$^+$细胞数的急剧下降和较高的病毒载量预示着病情进展的加速。但 CD4$^+$细胞计数价格昂贵且需要特殊实验条件。研究发现,从感染到发生艾滋病的病程发展期间,存在某些生化上的改变,可作为感染病程发展的早期监视和预测指标。

1. 新嘌呤　是核苷酸活化的代谢产物,来源于二氢新嘌呤三磷酸,是三磷酸鸟苷生物合成四氢生物嘌呤的首级中间产物。人体巨噬细胞在干扰素-γ 刺激下产生和释放大量新嘌呤,病毒细胞内细菌和寄生虫感染某些肿瘤等细胞介导免疫异常者的新嘌呤浓度增高。故认为新嘌呤是细胞介导免疫反应中 T 细胞活性的一种新指标,是非特异性免疫系统活化的一种标记。前瞻性和回顾性分析表明,尿和血清中新嘌呤浓度是预测 HIV 阳性者发生艾滋病危险性很好的指标,测量尿和血清的价值相等,并且新嘌呤的浓度能准确反映患者的病毒清除率和 HIVG1 的反转录活性。

2. β$_2$ 微球蛋白(β$_2$M)　是一种相对分子量为 12 800 的蛋白质,是一类主要组织相容复合物抗原的轻链,存在于所有正常有核细胞的表面(淋巴细胞含量高)。细胞增殖和分化过程中 β$_2$

M 脱落增强。健康人血清与尿的 β_2M 含量相对稳定分别为 1.5mg 和 8mg。研究证明，β_2M 含量增加与病程发展成正相关，并可预示 CD4$^+$ 细胞的减少。

3. 寡克隆免疫球蛋白(OIB) 系指少数几种细胞增生，使血清免疫电泳出现不连续现象，所出现的这种不连续电泳区带称为 OIB，经研究证实 HIV 阳性血清出现的 OIB 是宿主对感染 HIV 的特异性免疫应答。故认为连续定期检测患者蛋白电泳 OIB 的出现持续与消失，可作为 HIV 感染病程中随访的预测指标。

4. 血浆脱氢表雄酮 许多疾病死亡的原因都和血浆脱氢表雄酮水平的减低有关。有试验表明，艾滋病患者预后差可能涉及 HIV 感染后血浆脱氢表雄酮水平的降低，在儿童和老年人血浆脱氢表雄酮含量最低，该年龄组艾滋病预后也最差，感染可导致血浆脱氢表雄酮水平下降，促成病程的发展和预后不良。

5. 免疫球蛋白(Ig) 艾滋病患者可出现异常浓度的 Ig，其中以 IgA 浓度增高多见。高浓度 IgA 将预示病毒对细胞侵袭程度严重，发病时 IgA 平均浓度 7.11g/L，最高者可达 8.0g/LIgA 浓度增高可作为发生艾滋病的先兆。

十、预防(prevention)

1. 宣传教育 向群众广泛宣传什么是艾滋病及其严重后果，怎样传播及预防。HIV-1 性传播主要是通过性行为和生物学途径传播，限制同性恋性行为，禁止淫乱，取缔娼妓。教育人们过健康的性生活。避免性乱交与嫖娼及吸毒等方式的传播。

2. 自身预防 艾滋病虽然是一种极其危险的传染病，但对个人来讲是可以预防的，主要预防措施有：①洁身自爱、遵守性道德；②确保性行为的安全性；③不以任何方式吸毒；④不轻易接受输血和血制品(如必须使用，要求医院提供经艾滋病病毒检测合格的血液和血制品)；⑤不与他人共用针头、针管、纱布、药棉等用具；⑥不去消毒不严格的医疗机构或其他场所打针、拔牙、穿耳朵眼、文身、文眉、针灸或手术；⑦避免在日常救护时接触艾滋病受伤者的血液；⑧不与他人共用有可能刺破皮肤的用具，如牙刷、刮脸刀和电动剃须刀等。

3. 艾滋病监测 加强对高危人群、海关入境可疑患者及带病毒者、在华外籍人员进行艾滋病监测及观察，采取针对性预防措施，防止艾滋病传播。

4. 防止血源传播 严禁高危人群作供血者，对血制品做灭活处理，严禁吸毒，尤其要防止共用注射器与针头等，提倡使用一次性注射器与针头，严格掌握输血适应证，禁止进口和使用进口血液及血制品。

5. 防止垂直传播 未经抗反转录病毒药物治疗的 HIV-1 感染孕妇，其产下的婴儿 15%～35% 被证明有 HIV-1 感染。无论是否接受抗 HIV-1 药物的治疗，母体血中含有高水平 HIV-1RNA 的孕妇，垂直传播 HIV 的危险性要显著高于血中 HIV-1 水平较低的孕妇，艾滋病或感染 HIV 的妇女应避免妊娠和哺乳，如小孩已出生，处方喂养是一种安全的替代母乳喂养的方法。对血清阳性的已孕妇女，建议在妊娠早期做人工流产手术。

6. 医务人员的防护 随着艾滋病感染者人数的逐年增加，医护人员接触艾滋病感染者的机会也随之增加。医务人员被感染最主要的途径是被 HIV 污染的针头或锐器刺破手指所致，或因破损的皮肤或非消化道黏膜，如眼结膜、鼻黏膜、口腔黏膜接触艾滋病患者的血液和体液所致。医务人员要注重预防 HIV 的意外感染，除了 CDC 规定的对医务人员的基本防护要求外，建议临床医生做好以下几方面工作：① 被 HIV 污染针头意外刺伤者应在数小时内尽早进行药物处理；②前 3d 每小时使用 200mgAZT，随后 25d 每 4h 使用 100～200mg；③可选择使用污染源病人从未使用过的 2 种核苷类药物联合化疗等。至于被 HIV-1 感染者咬伤、强暴的受害者及实验室工作人员意外感染的预防尚无经验，可参照上述方案进行。

(陈在贤 赵 栩 张春影)

第十节　传染性软疣（molluscum contagiosum）

传染性软疣是由痘病毒科中的传染性软疣病毒引起的一种皮肤损害性疾病，一般为直接接触传染，也可通过媒介物间接传染。因为能通过性接触传播，故近年来被列入性传播疾病。

一、病原学（aetiology）

引起本病的病原体系痘病毒科中的一种DNA病毒，是人体最大的病原性病毒之一，大小约为 $300\mu m \times 200\mu m \times 100\mu m$，具有一层砌砖样外壳和哑铃状DNA内核。人和猿是其唯一的天然宿主。在人体皮肤的表皮内，软疣病毒的发育和成熟有一定限度。应用免疫学方法偶尔可在恢复期患者血清内找到抗体。

二、传染途径（routes of infection）

传染性软疣的传染途径主要是直接接触传染，也可自体接种。往往在公共浴池宾馆饭店、或游泳池传染。幼儿园的公用毛巾、浴具等。成人多通过性交接触传播。

三、流行病学（epidemiology）

传染性软疣病毒只在人和猿中传播，一般通过直接接触传染，如母亲传染给婴儿。性伴侣之间的性接触是一种更直接的传播形式，皮损往往发生在生殖器和肛门周围。通过媒介物的间接接触传播也是一种重要的途径，通常发生于喜欢去公共浴室洗澡、桑拿的人群或去游泳池游泳的人群。据报道，公用尼龙擦澡巾是一种重要的媒介物，若其带有病毒，加之其较硬的纤维损伤表皮，病毒由此侵入，容易引发软疣。

四、病理学（pathology）

病毒侵入后主要引起表皮细胞变化，一般不累及基层细胞，皮损向表皮下、真皮内扩展，形成囊状腔洞，其内充满变性的表皮细胞。起初于棘细胞胞质内显现微小的嗜碱性或双染性包涵体。随着感染细胞向表面推移，包涵体亦迅速增大，超过受侵细胞原有大小，并呈嗜酸性，胞核被挤压到边缘。这种具有特征性的胞质内包涵体系由成熟

的、不成熟的和不完全的病毒及细胞碎片组成，称为软疣小体。受侵细胞的特征是桥粒破坏并缺乏透明角质颗粒，胞质空泡增大，细胞器残留痕迹，胞核移向细胞壁，核内凝聚物明显。

五、临床表现（clinical manifestations）

1. 潜伏期　多见于儿童及青年人，潜伏期为数日至2个月。

2. 好发部位　可发生于身体任何部位，但最常见于下腹部、耻骨部、外生殖器、阴囊、会阴、肛门周围、躯干、颈部、四肢、眼睑等处。有时可发生于唇、舌及颊黏膜。以性传播者发病初期多局限于会阴、小腹、肛门、腹股沟、乳房等处，然后全身播散。

3. 皮肤病变形态　皮损初起为正常肤色或淡红色，呈粟粒大到豌豆大的半球形丘疹，逐渐增大至 $10 \sim 15mm$，此种巨大的损害多为单发，常常继发细菌感染发生炎症反应。但大多数损害为珍珠样灰白色，表面有蜡样光泽，中央微凹如脐窝，挑破顶端后，可挤出白色乳酪样物质，称为软疣小体。散在，或簇集，一般互不融合。损害数目不定，或为单发性，或为多发性，通常为 $2 \sim 20$ 个，有报道多达500个者（见彩图8-16），愈后不留瘢痕。

少数患者其损害偶尔可角化，为"角化性传染性软疣"。多发性角化棘皮瘤：青年男性多见，有家族史，质坚硬，消退后留轻度萎缩性瘢痕。有的病人在发病几个月以后，在某些皮损四周出现斑片状湿疹样损害。

4. 病程　一般经过 $6 \sim 9$ 个月即可消退，但也可持续 $3 \sim 4$ 年，甚至个别皮损可持续5年以上。

5. 合并症　眼睑或其附近有皮损时，可引起慢性结膜炎。因瘙痒、搔抓而致继发性感染，出现脓疱疮样损害，甚至引起更严重的疾病如肾炎等。

六、诊断（diagnosis）

根据皮肤损害的特征，诊断并不困难。

1. 直接涂片　挤压病灶处可自凹窝内排出乳酪样物，涂于载玻片上，做姬姆萨染色或赖特染

色,光镜下观察,可见软疣小体。

2. 病理检查　组织病理象具有特异性,有诊断价值。

3. 接种　损害混悬物接种于细胞培养基内以观察细胞毒反应。16.7%～73.3% 的患者可证明病毒特异性抗体,主要为 IgG。尚不能列为常规血清学试验。

4. 实时 PCR 检查　可用拭子采集生殖道分泌物行实时 PCR 检查,具有敏感、快速的特点,并且特异性也强。

七、鉴别诊断(differential diagnosis)

传染性软疣的诊断不难,对发生在鼻及两侧者应与毛发上皮瘤相鉴别,对发生在眼睑者应排除睑板腺囊肿,发生在足底的单个巨大传染性软疣需与跖疣、表皮囊肿、小汗腺孔瘤、化脓性肉芽肿等相鉴别,有继发感染时勿混淆为疖或脓皮病。对病情反复、治疗困难、病程长且直径>1cm 的巨大疣,应高度警惕 HIV 感染,检测 HIV 抗体,以防误诊或漏诊。

八、治疗(treatment)

避免搔抓,防止自身扩散。集体生活中注意消毒衣物,勿共用浴巾。幼儿园中如发现患儿,应注意隔离。洗澡时尽量不要用尼龙搓澡巾,因其为尼龙丝织物,细的合成纤维丝在搓澡时极易破坏皮肤防护层,而致病毒侵入皮肤,使其在躯干广泛传播。有发现细胞免疫低下可伴发此病,故应增强机体抵抗力。如为性传播患者,应同时检查其他性传播疾病,亦应同时检查其性伴侣,以便及时发现,予以治疗。

(一)全身治疗

本病主要为局部治疗,一般不需要内服治疗,但对多发者或复发者可采用全身治疗。

1. 部分继发感染的传染性软疣,有可能消退,只需避免搔抓,防止扩散。感染严重者,可选用敏感抗生素治疗。

2. 可用一些免疫增强药,提高机体免疫力,如转移因子、干扰素等,每次注射 1～2 支,每周1～2 次。

(二)局部外用药治疗

1. 碘酊的应用:2.5% 碘酊点涂皮损,每日 2

次,2 周可愈,适用于损害较小者。有学者用 5%、7%、10%浓度的碘酊治疗传染性软疣,大的皮疹不能完全消退者进行刮除,结果发现 3 组显效率无差异,但三组间皮疹消退时间的差异有显著意义,10%的碘酊治疗时间最短。

2. 软疣采用夹挤或刮除治疗后,可用氟尿嘧啶乳剂、阿昔洛韦软膏或利巴韦林涂抹。

3. 有报道用 20%鸦胆子酊涂抹疣体,每天 1次,一般 5～6 次即可治愈。

4. 有报道用 0.5%国产足叶草毒素治疗有效。

5. 有用软疣膏治疗传染性软疣者。软疣膏配方为 99%冰乙酸 15ml 加入 20g 食用面粉中,拌匀成糊状即可。使用方法为外涂疣体上,不要涂到疣基部及正常皮肤。

6. 最近有报道采用免疫调节药咪喹莫特乳膏涂抹病灶,据称能诱导机体产生干扰素、白细胞介素和肿瘤坏死因子,可达到治疗和预防效果。

(三)手术治疗

1. 夹挤法　在无菌条件下,将损害中的软疣小体完全挤出或挑除,或用小镊子或止血钳夹住疣体,将之拔除,然后涂以 2%碘酊、苯酚或 33%三氯醋酸,外涂咪喹莫特,压迫止血。

2. 刮除术　术者左手拉紧术野,右手持刮匙,放于软疣靠近术者一侧边缘,使与皮肤成 75°角,轻压皮肤稍凹陷,快速向前刮除疣体,用棉签蘸三氯化铁酊止血。术前常规皮肤消毒。

(四)物理疗法

1. CO_2 激光治疗　常规消毒,用 2%利多卡因局部麻醉,皮损较小时不必麻醉,用 CO_2 激光的聚焦光束对准皮损的脐窝部照射穿孔,将内容物挤干净,再用较低功率密度激光照射开口处,使之凝固封闭,或用 CO_2 激光原光束照射皮损,使皮损全部汽化,再涂以 2%碘酊。后一种方法特别适用于角化性传染性软疣及巨大软疣。一组296 例传染性软疣患者经一次 CO_2 激光照射,全部治愈,无一例复发。

2. 电灼治疗　有报道采用 GX-Ⅲ型多功能电离子手术治疗仪,调节输出电压为 7～12V,选择短火,用直径 0.2mm 针状触头垂直刺入疣体中央 1～2mm 即拔出,逐个点刺烧灼,一般只需一次即可。

3. 微波治疗　有报道采用微波治疗传染性软疣,左手拇指、示指将疣体周围皮肤绷紧,右手持针状微波探头垂直刺入疣体顶部,通电 6～8s,使疣体凝固发白,逐个治疗。据称与冷冻相比,不会产生张力性水疱,避免了继发性感染。与 CO_2 激光和电灼相比,不产生烟雾,无臭味,无出血,治疗层次清晰,深度范围易控,提高了治疗的精确性。

4. 冷冻治疗　采用液氮进行冻融,一般 1～2 次可愈。有报道一组 53 例传染性软疣患儿采用液氮冷冻治疗,痊愈 14 例,显效 25 例,有效 10 例,总有效率 92%。冷冻疗法操作简单,不出血,疼痛轻微,患儿恐惧感小,容易接受治疗。

九、预防(prevention)

1. 杜绝不洁性交和其他性乱。
2. 集体生活中,洁具不混用。避免到公共泳池游泳、使用公共洗浴设施、与他人合用毛巾等,可避免感染。
3. 患病后衣服要煮沸消毒。
4. 患病后禁止抓搔,防止自身接种传染,以免抓破感染和传染。
5. 为性传播患者,应同时检查其他性传播性疾病,亦应同时检查其性伴侣,以便及时发现,予以治疗。

(田斌群　陈在贤)

第十一节　生殖器念珠菌病(genital candidiasis)

生殖器念珠菌病是由念珠菌属(candida)通过性接触传播,累及生殖器官引起的急性、亚急性或慢性感染性传染病。

一、病原学(aetiology)

念珠菌是一种真菌病(mycosis),广泛存在于人的皮肤、口腔、肠道、肛门、阴道等部位,有 30%～50% 的正常人口腔和消化道可分离出该菌,正常女性生殖道念珠菌带菌率也高达 20%。白色念珠菌占生殖道念珠菌病的 80%～90%。Loder 于 1970 年把念珠菌分为 81 种及 7 个变种,此后又陆续发现了许多新种,目前已有 270 余种。仅有少数的念珠菌,如白色念珠菌(candidaalbicans)、光滑念珠菌(C. glabrata)、近平滑念珠菌(C. parapsilosis)、热带念珠菌(C. tropicalis)、克柔念珠菌(C. krusei)、星形念珠菌(C. stellatoidea)、乳酒念珠菌(C. kefyr)、季也蒙念珠菌(C. guilliermondii)、伪热带念珠菌(C. pseudotropicalis)等可引起人体念珠菌病,有报道的葡萄牙念珠菌(C. lusitanias)、涎沫念珠菌(C. zeylanoides)等。前三位致病念珠菌中以白色念珠菌(candiadlbicans)最常见,占 72.6%～90%,致病性最强,以及近平滑念珠菌(10.96%)和热带念珠菌(6.85%)。近 10 余年来,引起念珠菌病的种类发生了明显的变化,白色念珠菌比例减少,非白色念珠菌(如热带念珠菌、光滑念珠菌等)比例上升,非白色念珠菌对抗真菌药物的耐药性也增加了。

念珠菌是一种条件致病菌,其能否致病取决于菌体的致病性和宿主的抵抗力两方面。当患有糖尿病、口服避孕药、慢性消耗性疾病、恶性肿瘤和严重营养不良时,或长期接受皮质类固醇、广谱抗生素或免疫抑制药、体内长时间置放各种导管后,使机体抵抗力下降,即使宿主的防御机制受到轻微的破坏,黏附在表皮角层细胞、颊黏膜细胞的念珠菌可通过细胞的轻微损伤渗透到表皮及真皮细胞间并繁殖、菌细胞表面的多糖毒素和白色念珠菌分泌的溶血磷脂酶、磷脂酶和细胞外酸性蛋白酶(CAP)等,可以激发宿主产生炎症介质,引起血管扩张、毛细血管通透性增加,多形核细胞趋化性增强,出现局灶性感染。临床上表现为念珠菌红斑、水肿和脓疱性损害。

二、流行病学(epidemiology)

男性生殖器念珠菌病主要是通过性接触传播。阴茎念珠菌的检出率与包皮是否过长有密切关系。男性与阴道念珠菌病的女性有性接触,其生殖器感染率高达 69%。有包茎而未做包皮环切术者,阴茎的念珠菌检出率高于已做包皮环切术者。

三、临床表现(clinical manifestations)

1. 念珠菌阴茎头炎　易发于包皮过长及包

茎患者。不洁性交后,阴茎包皮、阴茎头轻度潮红,包皮内板及阴茎头冠状沟处可有白色奶酪样斑片,阴茎头可有针头大小淡红色丘疹,严重者可出现阴茎头、冠状沟及包皮内板皮肤浅红色糜烂、小裂口及脓疱。若侵犯包皮外面及阴囊,则可见鳞屑性红斑。如舟状窝累及则可有尿频、尿痛等。局部可有烧灼感及瘙痒等,对于念珠菌过敏症者,于不洁性交后数小时可发生阴茎刺痒及烧灼感,并可有包皮阴茎头潮红。偶尔可发生急性暴发性水肿性包皮阴茎头炎。主要表现为阴茎包皮明显水肿,剧痒,有浅在溃疡。

2. 念珠菌尿路感染　少见,常见于尿路留置导尿管及滥用抗生素者,表现为轻微的尿路刺激症状,尿道内刺痒感,晨起时尿道口有少许分泌物。念珠菌前列腺炎、念珠菌附睾炎也时有报道。

四、实验室检查(laboratory examination)

1. 直接镜检　男性刮取阴茎头、冠状沟和阴茎包皮等处皮损的鳞屑及分泌物或用湿棉拭子搽洗患部皮损留取标本;女性用较长的消毒棉拭子取阴道、宫颈分泌物或阴道壁上乳白色薄膜;疑有尿道感染者,可用尿道拭子缓慢深入尿道内 2～3cm 处取分泌物;将待检标本用 10% 氢氧化钾或生理盐水制片,镜下可见成群的卵圆形孢子和假菌丝,如找到较多的假菌丝,则说明念珠菌处于致病阶段,可诊断为念珠菌感染。

2. 染色法　假菌丝及芽胞或孢子革兰染色呈蓝色,刚果红和 PAS 染色呈红色,染色镜检阳性率高于直接镜检法。

3. 念珠菌培养　取标本接种到沙氏培养基,放入 37℃ 温箱,24～48h 后观察,可见有奶油样,呈闪光、柔软而平滑的菌落生长,用接种针取少许菌落做涂片革兰染色,可见大量芽胞,可诊断为念珠菌感染。

4. 免疫双扩法或胶乳凝法　可检出白色念珠菌抗体。

五、诊断与鉴别诊断(diagnosis and differential diagnosis)

根据典型的临床表现及实验室检查即可以诊断。应向患者强调性伴侣生殖器感染念珠菌病的可能性。男性生殖器念珠菌病应与其他细菌(如淋球菌)所致的阴茎头包皮炎、阴茎或阴囊性药疹、阴囊湿疹及接触性皮炎等疾病鉴别。

六、治疗(treatment)

去除诱因,积极治疗基础疾病。应注意患者是否存在有对念珠菌感染抵抗力降低的因素,如糖尿病、恶性肿瘤和其他消耗性疾病,对长时间服用皮质类固醇激素、免疫抑制药或广谱抗生素、使用腔道置管等医源性因素,应采取积极措施控制或去除。由于男性患者主要是通过性接触传染,对性伴侣是否存在生殖器念珠菌感染进行诊断和治疗尤其重要。治疗期间要避免性生活。较轻的念珠菌阴茎头炎在大多数情况下,单用咪唑类霜剂或粉剂涂于皮损或包皮内板局部治疗就能治愈,对皮损面积大,局部治疗效果不好者可考虑口服或静脉注射抗真菌药物。包皮过长或包茎易招致念珠菌寄生,故应经常冲洗,保持干燥,对反复感染者,应考虑行包皮环切术。常见的抗真菌药物如下。

1. 外用药物

(1)男性患者:用 2% 碳酸氢钠溶液清洗病变部位后,用制霉菌素软膏局部涂抹,每天 1～2 次,10～14d 为 1 个疗程。现还用氟胞嘧啶、两性霉素 B、氟康唑、酮康唑、伊曲康唑、咪康唑等治疗。据研究 7 种抗真菌药物的敏感性依次为制霉菌素(69.86%)、氟胞嘧啶(67.12%)、两性霉素 B(64.38%)、氟康唑(35.62%)、酮康唑(28.77%)、伊曲康唑(21.92%)、咪康唑(16.44%),其中制霉菌素、氟胞嘧啶、两性霉素 B 敏感性高,唑类药物敏感性低。

(2)女性患者:用 2% 碳酸氢钠溶液冲洗阴道、外阴后,用制霉菌素粉剂、片剂、栓剂、软膏剂塞入阴道或涂于阴部,每次 14 万～20 万 U,每天 1 次,10～14d 为 1 个疗程。其他外用药同男性用药。

2. 口服药物　伊曲康唑和氟康唑可用来短程口服治疗男性生殖器念珠菌。对初发患者,氟康唑为单剂量 150mg 口服,而伊曲康唑为 200mg,服用两次,间隔 8h。对再次复发者可酌情加大剂量,如氟康唑 150mg/d,隔日 1 次,连续 3 次;或伊曲康唑 200mg/d,连续 14d,有效率为 92.1%。口服氟康唑片,同时应用聚维酮碘涂抹患处 2 周,有效率为 97.5%。

3. 静脉用药　对伴有深部念珠菌感染者可用两性霉素 B 静脉滴注治疗。开始剂量为每日 0.1mg/kg,溶于 5% 葡萄糖溶液内,浓度 < 0.1mg/ml,8～10h 滴完。之后逐步增加至每天 0.65mg/kg。

七、预防(prevention)

1. 杜绝不洁性交和其他性乱。

2. 集体生活中,洁具不混用。避免到公共泳池游泳、使用公共洗浴设施、与他人合用毛巾等,可避免感染。

3. 患病后衣服要煮沸消毒。

4. 患病后禁止抓搔,防止自身接种传染,以免抓破感染和传染。

5. 为性传播患者,应同时检查其他性传播性疾病,亦应同时检查其性伴侣,以便及时发现,予以治疗。

6. 做包皮环切术:包茎及包皮过长者做包皮环切术,去除感染念珠菌的诱因。

(肖明朝　陈在贤)

第十二节　鲍恩样丘疹病(Bowenoid papulosis)

鲍恩样丘疹病(BP)称多中心性色素性鲍恩病。主要是通过性接触传播的一种性传播疾病。临床上较少见,但是近 10 余年来,该病的发病率有上升趋势。这是一种好发于年轻患者外生殖器部位的多发性扁平丘疹,组织病理呈低度恶性原位癌表现。在临床上该病常与尖锐湿疣中的丘疹型混淆,并易造成误诊。

一、病原学(etiology)

1970 年 Loyd 首次描述该病,1978 年 Wade 等首次使用"鲍恩样丘疹病"这一病名。它的致病原因尚未完全清楚,但在电镜下皮损内发现有病毒样颗粒存在,现在普遍认为本病的发生与人类乳突病毒(human papilloma virus,HPV)感染有关,是一种嗜上皮性病毒,病因学检查以 HPV16/18 最为常见,与此有关的其他亚型还有 HPV6、HPV11、HPV18、HPV31、HPV32、HPV34、HPV35、HPV39、HPV42、HPV49、HPV51、HPV52、HPV53、HPV54 等。Obalekss 等认为女性 BP 患者发生宫颈癌的危险性增加,HPV18 的发现可能是早期癌变先兆的特异性指标。

二、病理学(pathology)

鲍恩样丘疹病在组织病理学上类似于鲍恩病,其特征为表皮呈银屑病样增生,角化过度,伴灶性角化不全,明显的肉芽肿灶,细胞极性消失,非典型的核分裂,以及具有角化不良的多核、坏死、不典型的角朊细胞。真皮乳头层水肿,毛细血管弯曲扩张,周围有慢性炎症细胞浸润。

三、流行病学(epidemiology)

目前认为 BP 主要是性传播疾病,在全世界范围内发病,2～60 岁均可发病,高峰年龄为 20—40 岁,男性多于女性。以前我国很少见,近 10 年来明显增加,以农村人口居多;不洁性行为、滥交是本病流行的主要原因。此外,BP 也可以通过非性接触而发病。很多 BP 患者同期或不同期地合并有尖锐湿疣、生殖器疱疹、淋病等性传播疾病。

四、临床表现(clinical manifestations)

1. 潜伏期　本病的潜伏期长短不一,通常为 1～6 个月。

2. 好发部位　丘疹主要发生在男女的外生殖器表面,男性主要在阴茎头或阴茎,也可发生于腹股沟、大腿内侧,女性好发于大小阴唇、会阴,此外,阴道口、腹股沟和肛门周围皮肤也可发生。少数罕见病例可见于生殖器以外的部位,如腋下、颜面部等皮脂腺丰富的部位。

3. 病变特征　初起为色素增加性丘疹,散在或群集分布,可增大融合成斑片状,少数呈疣状增生,数目一般在 2～10 个或更多;点状或粟粒状,直径 2～10mm 或更大,大多呈粉红色、紫褐色、红褐色、灰黑色等,表面光滑,典型者呈天鹅绒样外观,或轻度角化呈疣状。少数粗糙可有毛刺、质软,边界清楚(见彩图 8-17)。一般呈扁平状,不伴有溃疡或出血。部分女性患者分娩后丘疹可以缩小或自行消退,有一定的自限性,这可能与雌激素水平变化或免疫力变化有关。

4. 一般无自觉症状 少数患者可有瘙痒、炎症和较轻微的疼痛。临床上常被误诊为扁平的尖锐湿疣,因此,诊断本病结合组织病理检查是很有必要的。

五、诊断(diagnosis)

本病目前尚无统一的诊断标准,误诊率较高,可根据病史、症状及组织病理检查综合分析做出诊断,其中病理检查尤为重要。因此,凡 20—40 岁性活跃的青中年男女在外生殖器及会阴部出现散在或群集分布的色素增加性丘疹,并同期或不同期患有尖锐湿疣、生殖器单纯疱疹、淋病等性传播性疾病者,均应考虑有鲍恩样丘疹病的可能。病理检查将有助于诊断。

1. 病理检查 鲍恩样丘疹病病人临床活检标本显微镜下主要表现为表皮角质层角化过度或不良,鳞状上皮增厚或呈乳头状增生,棘层上皮细胞肥厚、排列紊乱,失去极性。细胞大小不等,部分细胞核大,染色深,中表层细胞可有异型核分裂象。表皮基底膜多完整,浅层可有多核巨细胞或空泡细胞呈灶性分布。真皮结缔组织中毛细血管扩张,并有淋巴细胞及浆细胞浸润。部分病人可在同一病损内见鲍恩样丘疹和尖锐湿疣样的病理学改变。一旦这种病理改变同时出现即可确诊。

2. 免疫组化及 PCR 检查 可了解病毒存在情况及分型。

六、鉴别诊断(differential diagnosis)

鲍恩样丘疹病应与下列疾病相鉴别。

1. 鲍恩病(Bowen disease) 多发生在老年人,表现为单一的边界清晰干燥性鳞屑红斑(见彩图 8-18),生长缓慢,不对称,病变离心性大,以大阴唇为中心扩展到会阴及肛门。病理上重度异型增生,表面全层排列紊乱可见病理性核分裂象、多核细胞、角化不良细胞,可累及汗腺、毛囊及皮脂腺。鲍恩病是一种常见的原位皮肤鳞状细胞癌。所谓原位,是指肿瘤细胞仅局限于表皮层,没有侵袭更深的层次,故而属于非常早期的皮肤恶性肿瘤,治疗效果好。

2. 红斑增殖病(queyrat) 好发于老年男性阴茎头及尿道,还可见于女性外阴,皮损多为一境界清楚、有光泽红斑块,病理表现与鲍恩病非常相似,HPV16 与本病的发生有一定关系。

3. 原位癌 患者年龄较大,病变常为单发,表面粗糙,无色素,鳞状细胞异形性大,可见较多的核分裂象,病变不会自行消失,若不彻底治疗,常发展为浸润性癌。

4. 尖锐湿疣 病变为乳头状或菜花状,鳞状上皮增生,但无细胞异形或仅轻度异形,表面可见凹空细胞。此外还应与扁平疣、Paget 病、脂溢性角化病、银屑病等相鉴别。

七、治疗(treatment)

由于该病是一种良性疾病,有自愈倾向,因此以非手术治疗或局部手术治疗为主。但少数年龄较大(>40 岁)患者有发展成浸润性鳞状细胞癌的可能。

(一)药物治疗

主要是免疫调节药的应用。单一的药物治疗效果不确切,尚无特效药物。

1. 斯奇康 2ml,肌内注射,隔日 1 次,一般用至丘疹消退。本药为卡介苗经热酚法提取的溶液,含有核酸、还原糖等多种免疫活性物质,能诱导体内干扰素的形成,从而对病毒复制产生一定的抑制作用。目前尚无该药物不良反应的相关报道。

2. 干扰素 可全身应用、病损内注射或局部外用。

3. 5%5-FU 霜 有一定的抑制病毒复制的作用,每日外涂 1~2 次,疗程为 2~3 周。具有一定的效果,但复发率较高,孕妇禁用。

4. 5%咪喹莫特乳膏 临睡前取适量药膏均匀涂抹一薄层于皮损部位,每周 3 次,直至皮损完全消失或最长到 12 周;疗效较好,不良反应较少,简单易行。

5. 联合用药 5%咪喹莫特乳膏与 0.05%他扎罗汀凝胶交替外用,每天 1 次;有效率与激光治疗相近似,对治疗女性会阴鲍恩样丘疹病较为有效、安全,能明显降低本病的复发率。

(二)手术治疗

该病为良性疾病,尽管其可能有恶变倾向,仍主张行病灶局部切除手术,效果肯定,复发少。

(三)激光治疗

病损范围大,手术困难者可以 CO_2 激光清除病损部位,范围过大者可分次清除,间隔时间 $7\sim10d$,清除范围以边缘扩大 $2\sim5mm$、基底部深至 $1\sim2mm$ 为宜。

(四)电烧灼、冷冻疗法

电烧灼、冷冻疗法等也有一定的疗效。

(五)光动力疗法

光动力疗法是一种创伤性小的新型治疗方法,对鲍恩样丘疹病有较高的特异性,可选择性诱导人类乳头瘤病毒感染的细胞死亡,且复发率明显降低,患者耐受良好,愈后不留瘢痕。

(唐　伟　陈　刚　陈在贤)

第十三节　疥疮(scabies)

疥疮是由于疥螨感染人体角质层引起的瘙痒性皮肤病。疥疮是通过密切接触传播的疾病,也可以通过性接触传播,故已被世界卫生组织列入性传播疾病。疥疮患者发病与自身免疫力降低有关。

一、病原学(etiology)

疥疮由人型疥螨引起,疥螨属于节肢动物门、蜘蛛纲的动物,体圆形或椭圆形,前后各有两对脚,分雌、雄两种。雄螨与雌螨在人表皮交配后即死亡,雌螨钻入角质层挖凿隧道,边前进边排卵,卵产完后,即死在隧道的盲端,每只雌螨一生平均产卵 $40\sim50$ 个。卵在隧道内孵化 $3\sim4d$ 后形成幼虫,3d 后变成虫,雌螨又在表皮与雄螨交配,再钻入角质层,觅食产卵,如此循环往复。有疥螨寄生的动物,如猫、犬、兔、羊、牛、马等与人接触也可被传染,但较人型疥螨所引起的症状为轻。疥螨感染后出现瘙痒性红色丘疹为疥螨钻入皮肤所致,形成的水疱或小脓疱是疥螨或角质层内的排泄物作为一种致敏物使表皮和真皮毛细胞血管扩张渗出所致,角质层隧道为疥虫挖掘所致,结节则是机体对疥虫抗原发生超敏反应。

二、传染途径(routes of infection)

1. 直接感染　疥疮传播性极强,凡与患疥疮的病人或动物接触后均可被感染,可在不同年龄的男女间传播。性生活是主要的传染途径。

2. 间接感染　疥螨离开人体能存活 $2\sim3d$,因此,使用病人用过的衣服、被褥、鞋袜、帽子、枕巾,均可间接被传染。

三、流行病学(epidemiology)

疥疮,传染性很强,而且疥螨离开人体能存活 $2\sim3d$,因此使用病人用过的衣服、被褥、鞋袜、帽子、枕巾也可间接传染,在一家人或集体宿舍中往往相互传染。疥疮在 20 世纪 70 年代美国 Orkin 等流行病学家就进行了调查研究,从世界各国统计资料来看,疥疮有"周期性流行",其流行周期为 30 年,每次流行约持续 15 年。他们指出,在第一、第二次世界大战期间,参战国家的人民与士兵间广泛感染疥疮。自 1946 年战争停止后,至 1960 年在各国明显减少基本消灭。到 20 世纪 70 年代在这一些发达国家又有疥疮复燃,大都是旅游者从国外带入,家庭内互相感染。人体免疫力降低是疥疮流行的因素。

四、临床表现(clinical manifestations)

1. 潜伏期　接触传染者后,疥螨穿入表皮,经 $20\sim30d$ 的潜伏期后,出现皮疹及瘙痒。

2. 好发部位　疥螨常寄生于皮肤较薄而柔软的部位,如生殖器、阴部、腹股沟及股上部内侧、指缝及其两侧、腕屈面、肘窝、腋窝、脐周、乳房、腰部、下腹部。头面部不累及,但儿童例外。皮损为针尖大小的丘疱疹和疱疹。

3. 症状

(1)瘙痒:痒是最主要的症状,由于疥螨分泌毒素刺激皮肤所致,以夜间阵发性剧烈瘙痒为著,止痒剂效果不佳。

(2)皮损:疥疮好发于皮肤细嫩、皱褶部位,常从手指缝开始,$1\sim2$ 周内可广泛传至上肢屈侧、肘窝、腋窝前、乳房、下腹部、臀沟、外生殖器、大腿内上侧等处,偶尔侵犯其他部位,但不侵犯头部及面部,但婴幼儿例外,婴儿皮肤比较细嫩,疥虫很容易侵袭到小儿的头面部。皮损主要为粟米大小的丘疹或丘疱疹,日久因搔抓可继发化脓感染,湿疥样变等。隧道为疥疮的特异性皮损,典型的隧道,常不易发现,长 2～4mm,稍弯曲呈淡灰色或皮色,为疥螨钻行的痕迹。在隧道末端有个针头大的灰白色或微红的小点,为疥虫隐藏的地方。

(3)疥疮结节在阴囊、阴茎、阴唇、腹股沟等处发生黄豆大小的淡红色结节(见彩图 8-19),此为疥疮结节。结节往往在治愈后经久不消,伴有剧烈瘙痒,可能为机体对已死的疥螨及代谢产物的一种免疫反应。另一型感染严重的疥疮称结痂型疥疮,亦名挪威疥,多发生于身体虚弱或免疫缺陷者或大量应用皮质类固醇激素者。初起多在手掌足后部位及指趾间呈角化过度结痂性皮损,甲廓也遭受侵犯,引起甲变形,表面污秽,失去光泽,甲板增厚,甲边缘有银屑病样鳞屑。在易压迫部位如臀部、肘后、手掌、足跖等部位发生明显的角化脱屑性皮损。其他部位多是播散性红斑丘疹和痂皮,甚至有的皮损类似毛囊角化症表现,痒感常轻微。

五、诊断(diagnosis)

1. 病史 与疥疮病患者接触后出现上述夜间阵发性剧烈瘙痒及皮损症状者。

2. 体检 多在阴茎、阴囊、小腹等处见多发红色丘疹、丘疱疹、小水疱、隧道、结节,疥疮结节、水疱常见于指缝者。

3. 试验检查

(1)针挑的方法:用蓝墨水滴在可疑隧道皮损上,再用棉签揉搓 30～60s,然后用酒精棉球清除表面黑迹,可见染成淡蓝色的隧道痕迹。选用 6 号消毒注射针头,持针与皮肤平面成 10°～20°,针口斜面向上,在隧道末端虫点处,距离虫点约 1mm 垂直于隧道长轴进针,直插至虫点底部并绕过虫体,然后放平针杆(5°～10°)稍加转动,疥虫即落入针口孔槽内,缓慢挑破皮肤出针(或直接退出),将其放在 10% 氢化钾或生理盐水载玻片上,用低倍显微镜查找疥螨体或卵。

(2)刮片法:即选择刮取新发丘疹或水疱皮屑,在低倍显微镜查找疥螨体或卵。如找到疥螨或卵即可确诊。削片法、胶粘法、纤维素薄膜条带法、活检法寻找疥螨或卵。

六、鉴别诊断(differential diagnosis)

疥疮要注意与下列疾病鉴别,包括痒疹、皮肤瘙痒症、丘疹性荨麻疹、湿疹、虱病等。

1. 皮肤瘙痒病 本病皮损无原发疹,且发无定处,指间更罕见,发病常与情绪、季节、气候变化、内脏疾病及更年期障碍有关。

2. 荨麻疹(urticaria) 俗称风团、风疹团、风疙瘩、风疹块,是一种常见的皮肤病。由各种因素致使皮肤黏膜血管发生暂时性炎性充血与大量液体渗出,造成局部水肿性的损害。其迅速发生与消退、有剧痒,可有发热、腹痛、腹泻或其他全身症状。可分为急性荨麻疹、慢性荨麻疹、血管神经性水肿与丘疹状荨麻疹等。

3. 湿疹(eczema) 是一种常见的由多种内外因素引起的表皮及真皮浅层的炎症性皮肤病,也是一种过敏性炎症性皮肤病以皮疹多样性、对称分布、剧烈瘙痒反复发作、易演变成慢性炎症,可发生于任何年龄、任何部位、任何季节,但常在冬季复发或加剧有渗出倾向,慢性病程,易反复发作。

4. 虱病(pediculosis) 该病是虱子所引起的皮肤病,损害常见为继发疹,好发于两胁、腰带部、阴部或衣缝皱褶相接触的皮肤处,且容易查到虱子及其虫卵。

七、治疗(treatment)

主要以外治为主,一般不需全身用药。如合并感染或湿疹等也可用内服药治疗。外用药以林旦霜疗效最佳,其次是克罗米通、硫黄软膏。这 3 种灭疥药被公认为特效药。有的患者治疗效果不尽如人意,是由于用药不规律、治疗周期短等所致。对疥疮的治疗特别要注意被褥、内衣的消毒,如家庭共患本病要同时治疗。疥疮的治疗周期一般需要 7～10d。

1. 1% 林旦霜(疥灵霜、疥宁、疥得治) 本剂可杀灭疥螨、幼虫及卵,故疗效突出。

(1)用法:头面颈部不可用药,颈部以下全身涂搽,24h 后用温水洗去残留药物,一般一次治疗痊愈率可达 90%～95%。为了提高用药疗效,建议 3～4d 后重复一次。

(2)禁忌证:10 岁以下儿童、营养不良者、孕妇及哺乳期妇女禁用。神经性疾病及癫痫病人亦禁用。

(3)不良反应:本剂对少许病人可以引起过敏

或刺激现象,起风团丘疹局限性瘙痒。停药及内服抗组胺药之后,可缓解瘙痒症状及皮疹消退。

2.10%克罗米通(优力斯)

(1)用法:颈部以下全身涂搽,连续可用 3～5d。每日洗澡 1 次,除去残留药物。本剂可用于4－5 岁以上儿童,但每日用量限于 1 支。

(2)不良反应:偶可引起过敏反应、红斑、丘疹、风团反应。停用药之后内服抗组胺药,可缓解反应。

3.10%硫黄软膏

(1)用法:儿童用 5%,4 岁以下儿童最好先用2.5%,全身外搽,每日早晚各 1 次,连用 3 日,第4 日更换衣服洗澡,被褥、床单均要煮沸。2 周后如仍检出疥螨或有新疹出现,再用上法治疗 1 次。

(2)禁忌证:对硫黄过敏者禁用,皮肤细菌感染严重者,需控制感染之后,再用本剂为宜。

(3)不良反应:偶见刺激性反应,使皮肤红肿及引起湿疹样反应。

4.0.05%卤米松乳膏 用于治疗疥疮结节。外搽外阴部的疥疮结节 4 周。此为治疗疥疮结节的方法之一,有效率为 71.88%。

5. 疥疮膏 麻黄 1 两,川椒 1 两,白芷 1 两,蛇床子 1 两,大风子 3 两,胡桃肉 3 两,斑蝥 5 钱,升华硫黄 1 两,轻粉 3 钱,信石 2 钱,煅枯矾 1 两,明雄 1 两,樟脑 1 两,黄蜡 1 两。

上为细末,和入膏内搅匀,待凝时分瓶盛装。杀虫止痒。主治疥疮、湿癣、脓疱。每用少许,于淋浴后蘸搽患处,以涂抹均匀为度。7d 治愈,治愈率为 93%,有效率为 100%。

6. 曲安奈德(Triamcinolone Acetonide,Aidcortyl,丙酮酸去炎松) 其抗炎和抗过敏作用较强且较持久。每个结节基底都注射 0.1～0.2ml(10mg/1ml),总有效率为 93.4%,止痒起效快、疗效显著、无明显不良反应。病毒性、结核性、急性化脓性眼病忌用,孕妇不宜长期使用。

7. 抗组胺药 使用抗组胺药可减轻瘙痒,继发感染时可适当使用抗生素。

8. 甲硝唑软膏 治疗疥疮痊愈率 98.30%,安全有效,疗效与 10%硫黄软膏无显著差异。

八、预防(prevention)

1. 防止传播。在集体单位或家庭中一旦发现疥疮,需要尽早隔离并给予积极治疗,以防本病传播蔓延。凡疥疮患者使用过的衣服、被褥、床单等应煮沸消毒或用药水浸泡或洗净晒干放置 15d后再应用,以求彻底消灭疥虫。如不能烫洗者,一定要放置于阳光下暴晒 1 周以上再用。其次,要避免过度的搔抓,要及时剪指甲,以防通过搔抓感染脓疥,涂药、洗澡及换衣服都应及时。

2. 疥疮患者应自觉遵守一些公共场所规定,不去游泳池游泳,不去公共浴室洗澡,以免传染他人。

3. 应避免与疥疮患者过性生活,以防疥疮传播。

4. 人与动物的疥螨可以互相传染,故家里有疥疮患者时,应预防宠物发病;如家里宠物得了疥疮,除及时治疗外,还要预防传染家人。

(朱 军 陈在贤)

第十四节 阴虱病(pediculosis pubis)

阴虱病是由体外寄生虫阴虱引起的一种传染皮肤病,绝大部分病人都是通过性接触传播的,病变主要局限于阴部,偶见于腋毛等处。

一、病原学(etiology)

在人体寄生的虱子有 3 种,即头虱、体虱和阴虱,它们的寄生部位、生活习性和外观形态略有不同。阴虱病的病原体是一种体外寄生虫阴虱,阴虱体形小而扁平,外形如同小螃蟹,属于节肢动物门中昆虫纲、半翅目寄生虫,雄性体长 0.8～

1.0mm,雌性 1.2～1.5mm,头部短小,长有 5 节触角及 1 对眼,有 2 个吻嘴(吸血器),胸部横宽,分前、中、后 3 节。有 3 对足,前足细长,其余两足有钩形巨爪(钩状足)。腹部有 9 节,在尾端有生殖器。阴虱通过 2 对钩形巨爪,牢牢地附于阴毛的根部生存(见彩图 8-20),并通过钩状巨爪在两根阴毛间移行,每日可移动数毫米。以人的血液为营养,一天吸血 4～5 次。进食前的阴虱是灰白色,进食后变成铁锈色;吸取血液时把人的皮肤咬伤,又将其有毒唾液注入人体,还边吸血边排粪,故引起阴部皮肤瘙痒及炎症反应。雌虱的平均寿命为 35d,离开宿主(人体)后存活不到 24h;繁殖力较强,在此期间产卵 20～50 个,一个雄虱能使多个雌虱受精;产卵于人的阴毛根部,不容易洗掉或刷掉,卵孵化出若虫,若虫再发育成成虫(图 8-21),发育一代需 20d 左右;成阴虱的寿命为 1 个月左右。一个人身上可带几百个虫卵,虫卵的孵化时间为 8～9d。阴虱的幼虫和成虫都依靠吸人血为生。阴虱一般不离开阴毛部,只有当性交时阴虱才离开原宿主,传染于新宿主。阴虱也与其他虱病一样,可传播回归热及斑疹伤寒等疾病。

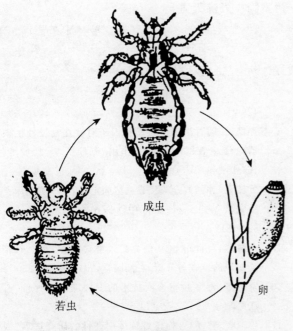

成虫

若虫

卵

图 8-21　阴虱繁殖过程

二、传染途径(routes of infection)

阴虱病有 3 种传染途径,即性接触传染、直接接触传染和间接接触传染。

1. 性接触传染　最常见,占 95％以上。性行为时常造成阴虱寻找新宿主的机会,感染于新的宿主,故阴虱病常在性乱者之中流行。

2. 直接接触传染　与患有阴虱病的患者同床共寝,密切接触,也可感染该病。

3. 间接接触传染　阴虱、虱卵常随着阴毛的脱落污染内裤、毛巾、床单、马桶等,其他人接触阴虱污染的物品而被感染。

三、临床症状(clinical manifestations)

阴虱主要寄生在阴毛区和肛周附近,也可见于腋毛、胸毛区。阴毛部位及其附近瘙痒,搔抓引起抓痕、血痂或继发脓疱疮、毛囊炎等感染,有时被咬处见黄豆大或指甲大青斑,斑径约 0.5cm 直径大小,这种斑点可能是皮肤对阴虱涎液的过敏反应,或是由于阴虱吸血时,唾液进入血液而使血红蛋白变色,虱咬处微量出血所致,压之不退色。杀灭阴虱后,这种青色斑可持续存在数月之久。用放大镜观察阴毛区,不难发现阴虱或虱卵。患者内裤可见铁锈色点状物。

四、诊断(diagnosis)

根据有性接触史或其他感染史,阴毛区瘙痒,皮损主要为抓痕、血痂、继发性脓疱疮、毛囊炎或灰青色或淡青色斑等。在耻骨部皮肤或阴毛区查见阴虱或虱卵即可确诊。

五、治疗(treatment)

(一)一般疗法

剃除阴毛,内衣、内裤及洗浴用具应煮沸消毒,保持清洁卫生。

(二)药物治疗

1. 新虱宁　有芳香气味,涂于患处,可在 2～3d 彻底快速杀灭阴虱及虫卵,不伤皮肤,不易复发。对于头虱、体虱患者同样有效。可作为阴虱、头虱、体虱病患者的首选用药。

2. 1％林旦(γ-六氯苯,γ-666,疥灵霜)　剂型有洗剂、香波和霜剂。该药有杀灭阴虱成虫和虫卵的作用。将该药涂于患处,8h 后洗净药物,如 3～5d 后如未愈,可重复治疗 1 次,效果差。因该药过度吸收后可引起神经系统不良反应,甚至对人造血干细胞有毒性,故孕妇、儿童、患处大片表皮脱落和阴囊上有多个皮损者禁用;女性月经期不适用。

3. 马拉硫磷洗剂(78％乙醇＋0.5％马拉硫磷)　该药有杀灭阴虱成虫和虫卵的作用。将该药涂于患处,8～12h 后洗净。要注意的是该药由于水解释放巯基而有恶臭味,且在乙醇挥发完全之前易燃,故应小心使用。

4. 1％扑灭司林　使用该药对感染部位充分

洗涤后 10min 再用温水慢慢洗净,如 7～10d 后未愈者,可重复治疗 1 次。

5.1％硫黄软膏 局部涂搽,每天 2 次,连用 10d 为 1 个疗程。该药适用于婴儿,只能缓解,不能根治。

6.10％克罗米通(优力肤)霜 局部外用。能杀灭阴虱并止痒,若疗效不显著,3d 后应复治 1 次。

7.25％苯甲酸苄酯乳剂 外用,应隔天洗浴,并于 1 周后重复 1 次。

8.25％～50％百部酊 浓度高伤皮肤,浓度低效果差。

9. 其他治疗药物 如 1％升汞乙醇、25％苯甲酸苄酯乳等。

10. 中药 川椒、苦参、百部、黄柏、艾叶、蛇床子与10％硫黄霜、莫匹罗星软膏联合外用治疗阴虱病,治愈率为 100％。

11. 其他 配偶及性伴侣有阴虱者应同时同法治疗。如继发细菌感染则应用抗生素。

(三)对症治疗

若瘙痒剧烈可用抗组胺药以缓解瘙痒。

(四)预防

预防阴虱病首先要杜绝性乱,还要搞好个人卫生,勤洗澡,勤换衣。如发现阴虱病人除及时治疗外,还应追踪传染来源,特别是对其性伴侣,应予以检查治疗。对病人使用的衣物、床上用品和污染物应煮沸灭虱。

(朱 军 陈在贤)

参 考 文 献

[1] 干迪郁,朱立军,任利珍.淋病奈瑟菌三种检测方法的评价.放射免疫学杂志,2012,2:223

[2] 翚缨,杨玲,苏国生.多种性病患者分泌物细菌培养及药物敏感性测定的临床研究.检验医学杂志,2012,7:800-801

[3] 樊民胜.淋病变异病菌的发现与性病防治.性教育与生殖健康,2012,1:22-27

[4] 包琳,张建平.妊娠合并感染性疾病患者的分娩安全.实用妇产科杂志,2012,3:168-170

[5] 张一沙,吴颖,张怡,等.667 例非淋菌性尿道炎患者支原体感染率检测与耐药性分析.医学研究杂志,2012,2:162-164

[6] 柳文菊,汪功文,谢良才,等.女性非淋菌性尿道炎支原体衣原体感染现状及药敏分析.海南医学2012,2:99-101

[7] 陈焕文,张彧梅,邱素娟.非淋菌性尿道炎患者支原体感染及药敏分析.吉林医学,2012,1:72-74

[8] 邵敏.非淋菌性尿道炎女性支原体感染的培养和药敏分析.当代医学,2012,2:89-90

[9] 孙林艳,张淑华.人胎盘脂多糖治疗复发性生殖器疱疹临床观察.中国实用医药,2012,7:113-114

[10] 郭毅.伐昔洛韦联合左旋咪唑治疗复发性生殖器疱疹 40 例疗效观察.临床合理用药杂志,2012,13:91

[11] 李日清.生殖器疱疹的治疗进展.中国社会医师:医学专业,2012,10:11-12

[12] 毛立吾.泛昔洛韦联合卡介苗多糖核酸治疗复发性生殖器疱疹疗效观察.中国医药指南,2012,9:429-430

[13] 孙红梅.阿昔洛韦联合转移因子对女性复发性生殖器疱疹患者的免疫调节作用.海峡药学,2012,2:161-162

[14] 黄珊珊,钟剑波,李凌.毒血清固定患者 45 例临床及脑脊液结果分析.浙江中西医结合杂志,2012,5:380-381

[15] 余海燕,罗世梅.300 例育龄人群对梅毒、艾滋病相关知识的调查与分析.右江医学,2012,2:249-250

[16] 覃羽华.毒实验室诊断技术的发展现状及评价.右江医学,2012,2:269-271

[17] 牛淑会,曾铁兵.梅毒螺旋体耐药性的研究进展.微生物学免疫学进展,2012,1:64-69

[18] 李春晖.1580 例体检人群的梅毒检测结果分析.内蒙古中医药,2012,7:94-95

[19] 杜飞行,张焱.奉化市吸毒人群艾滋病哨点监测结果.浙江预防医学,2012,5:27-28

[20] 杨振华,符林春,岑玉文,等.广东 135 例艾滋病病毒携带者、艾滋病患者症候群与病位的相关研究.环球中医药,2012,5:325-328

[21] 尹小菲,谭晓华,罗燕,等.抗 HIV-1 免疫基因的研究进展.健康研究,2012,3:229-233

[22] 胥建中,李继科,辜格嘉,等,HIV/AIDS 患者伴尖锐湿疣的治疗.中国感染与化疗杂志,2012,3:213-216

[23] 程佩素.5％咪喹莫特乳膏治疗传染性软疣的临床观察.海峡药学,2011,9:160-162

[24] 刘强,杨惠玲.CO₂ 激光联合 He-Ne 激光治疗传染性软疣临床观察.中国健康月刊,2011,7:80-81

[25] 张广智.传染性软疣 89 例治疗体会.基层医学论坛,2011,10:381

[26] 姚明,张谊芝.尖锐湿疣和鲍温样丘疹病中 Livin,Caspase-3 的表达及相关性分析.中国皮肤性病学杂志,2012,2:103-105

[27] 高影,单立贞.鲍温样丘疹病 38 例临床分析及文献复习.中国药物与临床,2011,10:1196-1198

[28] 郭玉英.高校疥疮的预防与治疗.实用医技杂志,2012,5:495-496

[29] 程子军.硫磺软膏结合中药外洗治疗疥疮 110 例.按摩与健康医学,2012,8:181-182

[30] 刘伟光.复方倍他米松与艾洛松治疗疥疮结节对比分析.中国社区医师:医学专业,2012,6:145-146

[31] 肖秀美,高爽,杨旭,等.2998 例男性患者解脲脲原体、淋病奈瑟菌和沙眼衣原体感染调查分析.中国男科学杂志,2016,1:21-24

[32] 彭端亮,李永文,赵鹃,等.淋病奈瑟菌、沙眼衣原体、解脲脲支原体感染与女性不孕症的关系.中华医院感染学杂志,2015,23:5494-5496

[33] 王早霞,魏晟,张慧琦,等.宜昌市 2004－2014 年淋病、梅毒流行趋势分析.中国热带医学,2015,12:1452-1455

[34] 杨晗,徐春琳.淋病生殖道感染现状及规范治疗.中国实用妇科与产科杂志,2014,9:662-666

[35] 陈劼.注射用盐酸多西环素治疗非淋菌性尿道炎及宫颈炎的临床效果分析.河南医学研究,2014,7:43-44

[36] 陈思华,杨健,杨文林.临床尖锐湿疣流行病学与复发的相关危险因素的研究.中国性科学,2015,7:47-50

[37] 周秋霞,王百顺.重组人干扰素 α-2b 凝胶联合伐昔洛韦对复发性生殖器疱疹患者细胞免疫功能的影响及预防复发作用.中国性科学,2014,8:39-41

[38] 肖雪,周燕娟,孙雯,等.2009－2013 年妊娠合并梅毒孕妇及围产儿感染因素的调查.南方医科大学学报,2014,1:144-146

[39] 赵静媛,袁红,方翠艳,等.软下疳疾病的临床治疗分析.世界最新医学信息文摘(电子版),2014,7:81

[40] 苏莹.内外合治软下疳二例.中国疗养医学,2016,10:1116-1117

[41] 李源,杨斌,张晓辉,等.易误诊为性病性淋巴肉芽肿的腹股沟鳞癌并转移.皮肤性病诊疗医学杂志,2014,1:1-2

[42] 蒋爱军,姚元虎,王建设.腹股沟嗜酸性淋巴肉芽肿

伴肺部浸润一例并文献复习.临床误诊误治,2014,10:80-82

[43] 徐晨琛,王俊慧,曾雪,等.传染性软疣皮肤镜观察 1 例.临床皮肤科杂志,2019,6:337-338

[44] 王文氢,杨书君,贺薇,等.婴儿肛周传染性软疣的皮肤镜表现.临床皮肤科杂志,2019,8:466

[45] 储颖,张思敏,黄丹.斑蝥素治疗儿童传染性软疣的临床疗效观察.临床与病理杂志,2019,7:1448-1451

[46] 苏青.血管钳夹除结合液氮冷冻法治疗传染性软疣的护理配合探讨.名医,2019,2:171-172

[47] 周发琼,雷淑英.外用 10% 和 15% 氢氧化钾治疗传染性软疣的有效性和安全性.临床与病理杂志,2019,3:592-596

[48] 鲁巧云,田丁丹.龙珠软膏治疗小儿传染性软疣的疗效观察.世界中西医结合杂志,2018,7:1016-1018

[49] 吕娜.氟康唑与聚维酮碘溶液治疗生殖器念珠菌病的效果研究.中国卫生标准管理,2017,1:64-65

[50] 朱金鸽.综合疗法治疗鲍温样丘疹病疗效观察.皮肤病与性病,2018,2:252-253

[51] 朱宁,周强,韩睿,等.鲍温样丘疹病皮损中朗格汉斯细胞与 MCP-1 的表达及意义研究.浙江医学,2018,9:902-905

[52] 胡云峰,林叙含,刘赛君,等.光动力三阶段治疗鲍温样丘疹病临床疗效观察.激光杂志,2016,3:136-138

[53] 李玲,张楠,郐俊改.CO₂ 点阵激光治疗鲍温样丘疹病 1 例.中国激光医学杂志,2015,2:86

[54] 刘海峰,周立奉,路荣,等.某部新兵疥疮 7 例疫情分析.人民军医,2019,2:125-127

[55] 张勇,尚进,程琦,等.自制硫黄古月粉软膏治疗疥疮疗效观察.皮肤病与性病,2019,4:611-613

[56] 吴荣华,雷晓婷,林红,等.一起"挪威疥疮"医院内暴发与处置.中国感染控制杂志,2015,1:57-59

[57] 舒爱明,袁善姣.氯碘羟喹乳膏治疗疥疮结节的临床疗效观察.江西医药,2019,8:960-961

[58] 杨立群,郭焱,孙菊,等.阴虱病 77 例临床分析.中国皮肤性病学杂志,2017,1:48-49

[59] Fan W,Zhang Q. Risk factors for male patients with gonorrhoea complicated by inflammation of the paraurethral glands around the external urethral orifice. Int J STD AIDS,2012,23(6):400-402

[60] Goldstein E,Kirkcaldy RD,Reshef D,et al. Factors Related to Increasing Prevalence of Resistance to Ciprofloxacin and Other Antimicrobial Drugs in Neisseria gonorrhoeae,United States. Emerg Infect Dis,2012,18(8):1290-1297

［61］ Hoad VC, Thambiran A. Evaluating the chlamydia and gonorrhoea screening program in the Humanitarian Entrant Health Service, Western Australia. Med J Aust, 2012, 197(1):47-49

［62］ Seña AC, Lensing S, Rompalo A, et al. Chlamydia trachomatis, Mycoplasma genitalium, and Trichomonas vaginalis Infections in Men With Nongonococcal Urethritis: Predictors and Persistence After Therapy. J Infect Dis, 2012, 206(3):357-365

［63］ Lee JY, Lensing SY, Schwebke JR. Retention of clinical trial participants in a study of nongonococcal urethritis(NGU), a sexually transmitted infection in men. Contemp Clin Trials, 2012, 33(4):606-610

［64］ Hagiwara N, Yasuda M, Maeda S, et al. In vitro activity of azithromycin against Mycoplasma genitalium and its efficacy in the treatment of male Mycoplasma genitalium-positive nongonococcal urethritis. J Infect Chemother, 2011, 17(6):821-824

［65］ Wetmore CM, Manhart LE, Lowens MS, et al. Demographic, behavioral, and clinical characteristics of men with nongonococcal urethritis differ by etiology: a case-comparison study. Sex Transm Dis, 2011, 38(3):180-186

［66］ Patel RV, Yanofsky VR, Goldenberg. GGenital warts: a comprehensive review. J Clin Aesthet Dermatol, 2012, 5(6):25-36

［67］ Inada NM, Costa MM, Guimarães OC, et al. Photodiagnosis and treatment of condyloma acuminatum using 5-aminolevulinic acid and homemade devices. Photodiagnosis Photodyn Ther, 2012, 9(1):60-68

［68］ Papiu HS, Dumnici A, Olariu, et al. Perianal giant condyloma acuminatum (Buschke-Löwenstein tumor). Case report and review of the literature. Chirurgia(Bucur), 2011, 106(4):535-539

［69］ Bjekic M, Markovic M, Sipetic S, Clinical manifestations of primary syphilis in homosexual men. Braz J Infect Dis, 2012, 16(4):387-389

［70］ Holman KM, Wolff M, Seña AC, et al. Rapid Plasma Reagin Titer Variation in the 2 Weeks After Syphilis Therapy. Sex Transm Dis, 2012, 39(8):645-647

［71］ She M, Zhang HB, Wang J, et al. Investigation of HIV and syphilis infection status and risk sexual behavior among men who have sex with men in four cities of China. Zhonghua Yu Fang Yi Xue Za Zhi, 2012, 46(4):324-328

［72］ Gallegos M, Bradly D, Jakate S, et al. Lymphogranuloma venereum proctosigmoiditis is a mimicker of inflammatory bowel disease. World J Gastroenterol, 2012, 18(25):3317-3321

［73］ Kennedy JE, Higgins SP. Complicated lymphogranuloma venereum infection mimicking deep vein thrombosis in an HIV-positive man. Int J STD AIDS, 2012, 23(3):219-220

［74］ Imam MH, Flora MS, Moni MA, et al. Health Related Quality of Life with HIV/AIDS in Different Stages of HIV Infection. Mymensingh Med J, 2012, 21 (3):509-515

［75］ de Carvalho CH, de Andrade AL, de Oliveira DH, et al. Intraoral molluscum contagiosum in a young immunocompetent patient. Oral Surg Oral Med Oral Pathol Oral Radiol, 2012, 114(1):e57-60

［76］ Ge SH, Xie J, Xu J, et al. Prevalence of specific and phylogenetically closely related genotypes in the population of Candida albicans associated with genital candidiasis in China. Fungal Genet Biol, 2012, 49 (1):86-93

［77］ Bitar D, Thiolet JM, Haeghebaert S, et al. Increasing incidence of scabies in France, 1999-2010, and public health implications. Ann Dermatol Venereol, 2012, 139(6-7):428-434

［78］ Park JH, Kim CW, Kim SS. The diagnostic accuracy Ann Dermatol, 2012, 24(2):194-199

［79］ Gaspard L, Laffitte E, Michaud M, et al. Scabies in 2012. Rev Med Suisse, 2012, 8 (335): 718-722, 724-725

［80］ Skerlev M, Culav-Koscak I. Gonorrhea: new challenges. Clin Dermatol, 2014, 32(2):275-281

［81］ Tolstrup J, Westh H, Vestergaard T. Gonorrhoea. Ugeskr Laeger, 2018, 180(20)

［82］ Dickson C, Arnason T, Friedman DS, et al. A systematic review and appraisal of the quality of practice guidelines for the management of *Neisseria gonorrhoeae* infections. Sex Transm Infect, 2017, 93 (7):487-492

［83］ Sutton B, Ivan M. An era of untreatable gonorrhoea? Med J Aust, 2018, 209(4):188

［84］ Singh V, Bala M, Bhargava A, et al. In Vitro Synergy Testing of Gentamicin, an Old Drug Suggested as Future Treatment Option for Gonorrhoea, in Combination With Six Other Antimicrobials Against Multidrug-Resistant Neisseria gonorrhoeae Strains. Sex Transm Dis, 2018, 45(2):127-131

［85］ Moi H，Haartgill U，Skullerud KH，et al. Microscopy of Stained Urethral Smear in Male Urethritis：Which Cutoff Should be Used? Sex Transm Dis，2017，44(3)：189-194

［86］ Shimizu A，Hattori M，Kaira K，et al. Keratotic condyloma acuminatum. J Dermatol，2016，43 (6)：716-717

［87］ Koren M，Decker CF. Genital herpes. Dis Mon，2016，62(8)：287-293

［88］ Patel R，Kennedy OJ，Clarke E，et al. 2017 European guidelines for the management of genital herpes. Int J STD AIDS，2017，28(14)：1366-1379

［89］ Vestergaard T. Genital herpes. Ugeskr. Laeger，2018，14：180

［90］ Senat MV，Anselem O，Picone O，et al. Prevention and management of genital herpes simplex infection during pregnancy and delivery：Guidelines from the French College of Gynaecologists and Obstetricians (CNGOF). Eur J Obstet Gynecol Reprod Biol，2018，224：93-101

［91］ Peeling RW，Mabey D，Kamb ML，et al. Syphilis. Nat Rev Primers，2017，3：17073

［92］ Jedidi H，Laverdeur C，Depierreux-Lahaye F，et al. A brief history of syphilis. The disease through the art and the artist. Rev Med Liege，2018，73 (7-8)：363-369

［93］ Shin DH，Lee HJ，Hong JH. A historical approach to syphilis infection in Korea. Acta Med Hist Adriat，2018，16(2)：185-202

［94］ Klausner JD. The great imitator revealed：syphilis. Top Antivir Med，2019，27(2)：71-74

［95］ Okuonghae D，Gumel AB，Ikhimwin BO，et al. Mathematical Assessment of the Role of Early Latent Infections and Targeted Control Strategies on Syphilis Acta Biotheor，2019，67(1)：47-84

［96］ Basta-Juzbasic A，Ceovic R. Chancroid，lymphogranuloma venereum，granuloma inguinale，genital herpes simplex infection，and molluscum contagiosum. Clin Dermatol，2014，32(2)：290-298

［97］ Caumes E，Janier M，Dupin N，et al. Donovanosis (granuloma inguinale). Ann Dermatol Venereol，2016，143(11)：739-740

［98］ Omelas J，Kiuru M，Konia T，et al. Granuloma inguinale in a 51-year-old man. Dermatol Online J，2016，22(4)

［99］ Copeland NK，Decker CF. Other sexually transmitted diseases chancroid and donovanosis. Dis Mon，2016，62(8)：306-313

［100］ Lautenschlager S，Kemp M，Christensen JJ，et al. 2017 European guideline for the management of chancroid. Int J STD AIDS，2017，28(4)：324-329

［101］ Rob F，Jilich D，Lasikova S，et al. First reported case of chancroid in the Czech Republic. Int J STD AIDS，2018，29(11)：1127-1129

［102］ Vysatova M. Lymphogranuloma venereum. Cas Lek Cesk，2017，156(3)：117-118

［103］ Gjurasin B，Lepei SZ，Cole MJ，et al. Chlamydia trachomatis in Cervical Lymph Node of Man with Lymphogranuloma Venereum，Croatia，2014. Emerg Infect Dis，2018，24(4)：806-808

［104］ Charest L，Fafard J，Greenwald ZR. Asymptomatic urethral lymphogranuloma venereum：a case report. Int J STD AIDS，2018，29(8)：828-830

［105］ Serwin AB，Koper M，Unemo M. Lymphogranuloma venereum genovar L2b concomitantly with syphilis and hepatitis C in a male patient in Poland - case report. Przegl Epidemiol，2018，72(1)：45-51

［106］ Volberding PA. How to Survive a Plague：The Next Great HIV/AIDS History. JAMA，2017，317 (13)：1298-1299

［107］ Schaffer JV，Eerger Berger EM. Molluscum Contagiosum. JAMA Dermatol，2016，152(9)：1072

［108］ Bakshi SS，Rajalakṣmi P. Molluscum contagiosum. Med Clin(Baaarc)，2016，147(3)：e17

［109］ Damevska K，Emurlai A. Molluscum Contagiosum in a Patient with Atopic Dermatitis. N Engl Jmed，2017，377(21)：e30

［110］ Gerlero P，Hernandez-Martin A. Update on the Treatment of molluscum Contagiosum in children. Actas Dermosifiliogr，2018，109(5)：408-415

［111］ Neri I，Loi C，Magnano M，et al. An unusual reaction to molluscum contagiosum. G Ital Dermatol Venereol，2018，153(1)：127-128

［112］ Moustaine MO，Allali B，EI Maaloum L，et al. Eyelid molluscum contagiosum：a case report. Pan Afr Med J，2019，32：177

［113］ Sobel JD. Recurrent vulvovaginal candidiasis. Am J Obstet Gynecot，2016，214(1)：15-21

［114］ Blostein F，Lenin-Sparenberberg E，Wagner J，et al. Recurrent vulvovaginal candidiasis. Ann Epidemiol，2017，27(9)：575-582. e3

［115］ Bitew A,Abebaw Y. Vulvovaginal candidiasis:species distribution of Candida and their antifungal susceptibility pattern. MBC Womens Health,2018,18(1):94

［116］ Murina F,Vicariotto F,Di Francesco S. Thymol,eugenol and lactobacilli in a medical device for the treatment of bacterial vaginosis and vulvovaginal candidiasis. New Microbiol,2018,41(3):220-224

［117］ Rodriguez-Cerdeira C,Gregorio MC,Molares-Vila A, et al. Biofilms and vulvovaginal candidiasis. Colloids Surf B Biointerfaces,2019,174:110-125

［118］ Nayak SU,Shenoi SD,Bhat ST,et al. Bowenoid papulosis. Indian J Sex Transm Dis AIDS,2015,36(2):223-225

［119］ Beng WS,Tan C. Bowenoid papulosis in a linear distribution. Postepy Dermatol Alergol, 2016, 33(2):146-148

［120］ Smith SM,Peters S,Blumenfeld ML,et al. Vulvar Bowenoid Papulosis:Histologically High-Grade Squamous Intraepithelial Lesion Known to Spontaneously Regress. J Low Genit Tract Dis,2017,21(3):e30-e32

［121］ Ambooken B,Asokan N,Philip P,et al. Bowenoid papulosis unveiling a rare cause of immunosuppression. Int J STD AIDS,2019,30(5):522-525

［122］ Thompson MJ,Engelman D,Gholam K,et al. Systematic review of the diagnosis of scabies in therapeutic trials. Clin Exp Dermatol, 2017, 42 (5):481-487

［123］ Cassell JA,Middleton J,Nalabanda A,et al. Scabies outbreaks in ten care homes for elderly people:a prospective study of clinical features, epidemiology, and treatment outcomes. Lancet Infect Dis,2018,18(8):894-902

［124］ Veraldi S,Schianchi R,Ramoni S,et al. Pubic hair removal and Phthirus pubis infestation. Int J STD AIDS,2018,29(1):103-104

［125］ Dohvoma VA,Ebana Myogo SR,Atangana PJA,et al. Phthirus pubis Infestation of the Eyelids Presenting as Chronic Blepharoconjunctivitis in a 6-Year-Old Girl:A Case Report. Case Rep Ophthalmol,2018,9(1):30-34

［126］ Salavastru CM,Chosidiw O,Janier M,et al. European guideline for the management of pediculosis pubis. J Eur Acad Dermatol Venereol, 2017, 31(9):1425-1428

第9章　男性生殖系统非特异性感染
(male genital system nonspecific infection)

男性生殖系统非特异性感染是男性生殖系统常见疾病之一,包括阴茎感染、阴囊炎、尿道炎、附睾炎、睾丸炎及精囊炎等。其发病是由非特异性病原微生物感染所致。分急性及慢性炎症病变,应及时诊断和治疗。

第一节　阴茎感染(infection of penis)

阴茎感染主要是指阴茎头、包皮和阴茎皮肤的感染,临床最常见的是阴茎头包皮炎(balanoposthitis)。阴茎头与包皮关系密切,一般情况下阴茎头发炎时常常伴包皮炎症,因此,临床上统称为阴茎包皮头炎,过去也称阴茎头包皮炎。

一、病因与病理(etiology and pathology)

阴茎头包皮炎的常见病因是包皮过长和包茎的先天性异常,由于冠状沟的腺体分泌物积存或尿液潴留,刺激包皮及阴茎头或继发细菌等感染。致病菌主要为链球菌、葡萄球菌及大肠埃希菌。服用某些药物,如感冒药、解热镇痛药、磺胺类药物等,引起机体迟发型变态反应时,也可引起包皮阴茎头炎,一般在服药后24~72h发病。急性期的病理表现是包皮及阴茎头红肿、充血,炎性渗出,严重时出现糜烂、溃疡。反复发作以致慢性机化时,包皮增厚、阴茎头与包皮粘连及尿道口狭窄等。

二、临床表现(clinical manifestations)

起病和初期,感觉到阴茎头不适、痒,小儿常出现不明原因的哭闹、搔抓阴茎。阴茎头和包皮充血、水肿,继而包皮口与阴茎头之间有炎性分泌物溢出。如能翻开包皮,可见包皮内层、冠状沟、阴茎头黏膜广泛糜烂或溃疡。如果包皮口狭小不能上翻,炎症会加重包皮口狭小,导致排尿困难。如果感染未被控制,会扩展至整个阴茎,两侧腹股沟淋巴结肿大。小儿有包茎或包皮口狭小时,长期的炎性分泌物堆积可形成包皮内结石。长期的阴茎头包皮炎可能导致阴茎癌。

三、诊断(diagnosis)

根据临床表现即可做出诊断。

四、治疗(treatment)

1. 急性发作期应将包皮上翻,用刺激性小的消毒液(如1:5000高锰酸钾液、1:1000苯扎溴铵溶液等)浸洗,口服抗生素。如果包皮口狭小不能上翻可做包皮背侧切开,以利引流,控制感染。

2. 慢性期或感染控制情况下,应行包皮环切术,以彻底去除致病原因。

(刘朝东)

第二节　阴囊炎(infection of scrotum)

一、病因及分类(etiology and classification)

阴囊炎是指阴囊皮肤及皮下的感染。临床上常见下列类型。

1. 阴囊丹毒　由β-溶血链球菌引起阴囊皮肤及皮内网状淋巴管的急性感染。

2. 阴囊急性蜂窝织炎　由溶血性链球菌、金黄色葡萄球菌等引起阴囊皮下的一种急性弥漫性化脓性感染。

3. 特发性阴囊坏疽　分为原发性和继发性，继发性是指继发于尿外渗、尿道狭窄、阴囊损伤、糖尿病等，已很少见。原发性(特发性)坏疽又称Fournier坏疽，是1883年由Fournier首先描述该病，曾经认为其病因不明，但现代临床研究表明仍与细菌感染有关，尤其是泌尿、肠道的一些致病菌，如厌氧链球菌、溶血链球菌、大肠埃希菌、葡萄球菌及变形杆菌等。

二、临床表现(clinical manifestations)

阴囊丹毒表现为起病急，进展快，伴有全身中毒症状。阴囊皮肤红肿、高出皮面，边界清楚，向周围蔓延，不易产生组织坏死、化脓。可伴有腹股沟淋巴结肿痛。阴囊急性蜂窝织炎表现为起病急，有全身中毒症状，阴囊剧烈疼痛、红肿，并迅速向四周扩展。病变区与正常皮肤无明显分界，病变中央常因缺血而坏死，腹股沟淋巴结肿痛。特发性阴囊坏疽起病急骤，常在睡眠中痛醒，有暴发型坏疽之称。其特点为突发阴囊剧痛，皮肤红肿、发亮，继而出现潮湿、紫黑色(组织坏死)，触之有捻发音，同时伴有难闻的恶臭味。多数伴有畏寒、发热、精神萎靡及食欲缺乏等全身中毒症状。起病1~2d组织坏死，可累及皮肤全层、深达鞘膜，裸露出睾丸及精索。

三、诊断(diagnosis)

根据上述不同类型阴囊感染的临床表现特点做出诊断。

四、治疗(treatment)

(一)阴囊丹毒

1. 全身治疗　卧床休息应用大剂量青霉素等抗生素。

2. 局部治疗　阴囊垫高，用50%硫酸镁湿敷。

(二)阴囊急性蜂窝织炎

1. 全身治疗　卧床休息、镇痛，应用大剂量广谱抗生素。

2. 局部治疗　阴囊垫高、热敷，对已形成脓肿者切开引流。

(三)特发性阴囊坏疽

1. 全身治疗　包括：①加强支持治疗，包括纠正脱水、电解质紊乱、贫血及低蛋白血症等，治疗糖尿病等原发及相关疾病。②静脉滴注广谱、大剂量抗生素，尽可能根据细菌培养结果选用敏感抗生素。③可少量应用皮质激素，以降低细胞溶酶体破裂及组织自溶，使病变局限和促进愈合。

2. 局部治疗　对局部不论是否出现明显坏死，均应立即做多处切口引流，并用1:5000高锰酸钾或3%过氧化氢溶液冲洗、湿敷，对已坏死的组织及时清除。有尿道狭窄排尿困难、尿外渗者应及时引流尿液。

(刘朝东)

第三节　非特异性尿道炎(nonspecific urethritis)

尿道炎是指各种病原菌引起的尿道急性、慢性感染性炎症，又根据引起尿道炎的病因不同分为特异性尿道炎和非特异性尿道炎。非特异性尿道炎的病原菌是指除外淋球菌、支原体、衣原体、滴虫、结核等一些特殊致病菌的普通型细菌引起的尿道炎。

一、病因与病理(etiology and pathology)

非特异性尿道炎的致病病因通常是由细菌感染引起，致病菌以大肠埃希菌、链球菌和葡萄球菌为最常见。其发生与下列因素有关。

1. 尿道损伤、结石、异物、尿道内器械检查、留置导尿管、尿道内药物灌注。

2. 尿道口狭窄、包茎、尿道憩室、尿道囊肿、尿道狭窄、尿道肉阜、先天性尿道瓣膜。

3. 尿道邻近器官的感染，如前列腺炎、精囊炎、宫颈炎、阴道炎、外阴炎等。急性尿道炎时，尿道外口红肿，尿道黏膜表面有浆液性或脓性分泌物，严重时有糜烂、溃疡形成，甚至向黏膜下或周围发展，引起尿道周围炎、尿道周围脓肿、精阜炎、精索附睾炎、前列腺炎等。病理切片镜检见到黏膜内及其下层细胞水肿，有炎性细胞浸润，以白细胞为主，毛细血管扩张。急性尿道炎未得到及时治疗或引起尿道炎的有关原因未被控制，病变转为慢性，此时为慢性尿道炎，表现为尿道黏膜表面粗糙、失去光泽，黏膜下结缔组织增生，炎性细胞浸润，以淋巴细胞为主，尿道外口缩小，失去弹性，尿道狭窄。

二、临床表现(clinical manifestations)

对于病人各自的情况不同，临床症状轻重不一，多数患者有尿频、尿急、尿道烧灼样疼痛，排尿时加重，同时伴有耻骨上或会阴部的胀痛，表现较轻者仅有尿频或排尿末的尿道坠胀感。在伴有尿道狭窄、结石等疾病时，会伴有明显的排尿困难症状。急性尿道炎时，上述症状较重或明显，慢性尿道炎时症状轻或少。如果患者仅为单纯尿道炎，不会伴有发热、腰痛等症状。一旦出现这些症状，可能是感染重，扩展至尿道周围或上尿路，如前列腺及附睾等。急性尿道炎时有明显的局部体征，如尿道口红肿，黏膜外翻，伴有明显的浆液性或黏液性分泌物，尿道挤压痛。在尿道炎减轻或慢性时，尿道黏膜充血水肿不明显，分泌物减少，晨起

排尿前看见少量黏液性分泌物或结痂封住尿道口。并发附睾炎时有局部肿大、压痛等体征。

三、诊断(diagnosis)

对本病的诊断主要依靠病史、临床症状、体征，结合辅助检查进行诊断和鉴别诊断。

1. 尿常规检查　可见白细胞、脓细胞和红细胞。留取标本时，以初段尿更能反映尿道的情况。

2. 病原菌检查　①尿道分泌物涂片染色，可明确有无细菌和细菌的类型，如革兰阳性或阴性菌、杆菌或球菌。②尿道分泌物细菌培养和药物敏感试验，如果需要了解病原菌及其耐药情况则做此检查。③如果诊断上要除外特异性感染需做鉴别诊断，如淋球菌、支原体、衣原体、结核菌等，则应做相应的病原菌检测。

3. 对可能伴发疾病和病因的检查　如尿道探查了解有无尿道狭窄，膀胱尿道镜检查了解有无尿道内憩室、瓣膜、异物等。

四、治疗(treatment)

1. 一般治疗　注意休息，补充足够的体液以保证有较多的尿量，避免性生活。

2. 抗生素治疗　要及时选用敏感的抗生素，并达到足量。一般选用对革兰阴性菌作用较强和抗菌谱广的抗生素，如喹诺酮类、头孢类抗生素。

3. 相关疾病的治疗　如伴发尿道憩室、尿道肉阜、尿道狭窄、尿道结石、前列腺炎等的治疗。尤其是对那些尿道炎反复发作或慢性尿道炎患者，找到相关疾病的病因并有针对性的治疗，有重要的临床价值。

(刘朝东)

第四节　非特异性附睾炎(nonspecific epididymitis)

非特异性附睾炎是指非特异病菌引起的附睾炎病变。由于附睾与睾丸紧邻，有时两者同时受累，称为附睾睾丸炎。附睾炎有急性和慢性之分，单侧或两侧可同时发病。附睾炎按病因可分为特异性和非特异性两种，前者是指由结核分枝杆菌或淋病奈瑟菌引起的特异性感染。附睾的非特异性感染是阴囊内最常见的感染性疾病，临床上一般均指此类。附睾炎多见于中青年男性，在青春期男

性有阴囊肿胀和疼痛的患者中 1/3 病例为附睾炎。

一、病因与病理(etiology and pathology)

附睾炎主要病原体为大肠埃希菌、变形杆菌属、葡萄球菌、肠球菌等细菌和溶脲脲原体、沙眼衣原体等病原微生物。这些病原体感染途径包括：①由后尿道炎、前列腺炎及精囊炎沿输精管逆行感染，此为最为常见的途径。②病原体经淋巴管进入附睾引起

感染,其原发感染灶常常是邻近的组织,此途径也占重要地位。③ 身体其他部位感染灶的细菌经血流达到附睾而引起感染,此途径少见。

1. 急性附睾炎(acute epididymitis)　早期表现为急性蜂窝织炎,一般从附睾尾部开始,蔓延至附睾体、附睾头,附睾尾部或整体肿胀、高低不平,内有小脓肿形成,鞘膜分泌物可呈脓性,精索变粗,睾丸充血肿胀。此时如果及时治疗,炎症获得控制,病变可完全恢复。如果炎症未能及时控制,则转为慢性附睾炎。

2. 慢性附睾炎(chronic epididymitis)　一般是急性附睾炎不可逆的终末期病变,表现为附睾纤维增生,附睾管闭塞,慢性炎性细胞浸润,为男性不育病因之一。附睾炎与前列腺炎、精囊炎、输精管炎可合并存在,相互影响。

二、临床表现(clinical manifestations)

1. 急性附睾炎　常常发病较急,突然发生阴囊内胀痛,不少患者在睡眠时突然发生,多数为单侧发病。患侧阴囊肿胀、疼痛,可放射至同侧腹股沟区及腰部,行走或立位症状加重。严重者有畏寒、发热等全身不适。一部分患者伴有尿频、尿急、尿痛等尿道刺激征。

(1)体检:可发现患者阴囊肿大,皮肤红肿,并有触痛。附睾明显增大,轻者或早期仅尾部增大,重者整个附睾增大成为一个硬块,并有明显触痛,炎症波及睾丸及鞘膜时,睾丸增大,鞘膜有积液。

(2)实验室检查:可发现血液白细胞总数及中性粒细胞增高,尿常规检查见白细胞增多。

(3)B超或彩超检查:可显示阴囊内容物的解剖图像,附睾肿大、回声均匀或不均匀,局部低回声、血流丰富,可伴鞘膜内渗出积液增加等。

2. 慢性附睾炎　多由急性附睾炎治疗不彻

底形成,故常有急性附睾炎病史。部分患者无急性炎症过程,可伴有慢性前列腺炎,症状表现为阴囊轻度不适,重者可有阴囊坠胀痛,患者可观察到阴囊内肿块。体检发现附睾增大,压痛不明显,与睾丸分界清楚,精索、输精管可增粗。伴有前列腺炎时,前列腺液常规检查可见白细胞增多,前列腺质地偏硬。如为双侧病变,可因附睾功能下降而致不育,精液分析时精子质量明显下降,严重时可因附睾管堵塞而致无精子症。

三、诊断(diagnosis)

临床诊断急性附睾炎时应注意与睾丸扭转、急性睾丸炎、睾丸外伤等鉴别,B超或彩超检查在以上鉴别诊断时有重要价值。诊断慢性附睾炎时需与附睾结核、附睾肿瘤等相鉴别。诊断困难时,需靠病理学检查确诊。

四、治疗(treatment)

1. 急性附睾炎的治疗　急性附睾炎治疗以全身和局部治疗相结合。全身治疗包括卧床休息,合理的饮食,避免性生活和体力劳动,补液、应用广谱高效抗生素。局部治疗包括垫高阴囊,早期用冰袋冷敷以减少阴囊充血肿胀,后期用热敷或理疗加速炎症的吸收消散,对肿胀明显、张力高或已形成脓肿者可切开引流。

2. 慢性附睾炎的治疗　由于附睾慢性炎症过程中,组织纤维化常常会阻碍抗生素进入组织,故疗效较差。一般进行对症治疗,如托起阴囊、镇痛、热敷等治疗。伴有前列腺炎时针对前列腺炎治疗。对于反复急性发作、症状较重的患者,可考虑行附睾切除术。

(刘朝东　商学军)

第五节　睾丸炎(orchitis)

睾丸炎是各种致病因素引起的睾丸炎性病变。根据病因的不同分为特异性睾丸炎和非特异性睾丸炎两类。特异性睾丸炎主要是流行性腮腺炎睾丸炎,另外有很少见的结核、梅毒等,这类睾丸炎多为单纯性睾丸炎,即非附睾性睾丸炎。非特异性睾丸炎多为附睾炎的继发,即为附睾炎性

睾丸炎。

一、急性腮腺炎性睾丸炎(acute mumps orchitis)

(一)病因及病理

流行性腮腺炎是最常见的睾丸炎发病原因。

18%～30%的腮腺炎合并睾丸炎。流行性腮腺炎病毒（mumps virus，MuV）经血液或尿液感染睾丸。可在一侧或双侧发生睾丸炎，多数为一侧。肉眼可观察到睾丸高度增大，并呈蓝色，切开睾丸后，由于间质反应和水肿，睾丸小管不能被挤出。显微镜下见到，组织水肿、血管扩张，大量的分叶核粒细胞、淋巴细胞和巨噬细胞浸润，曲细精管细胞有不同程度的变性，炎症愈合时曲细精管萎缩、睾丸缩小变软，可引起不育。

（二）临床表现

多见于青春期后期的男性，发病急。一般在腮腺炎发生后 3～4d 出现症状，表现为高热、阴囊肿痛。体检发现，阴囊皮肤发红、水肿，一侧或两侧睾丸高度增大及压痛，触诊时可区分睾丸与附睾，如有鞘膜积液时，透光试验阳性。另有腮腺炎体征。实验室检查可见血白细胞增高，尿液分析一般正常，有时有蛋白尿或红细胞。急性期可在尿液中发现致病病毒。

（三）诊断

有腮腺炎病史，出现一侧或两侧睾丸肿大、压痛伴高热，据此特点可确立诊断。有时需与急性睾丸扭转、睾丸外伤等相鉴别。

（四）治疗

1. 一般治疗　卧床休息，托起阴囊，局部冷敷均可减轻疼痛，应用解热镇痛药。

2. 腮腺炎治疗　针对引起腮腺炎的病毒，可选用中西药物行抗病毒治疗。抗生素对流行性腮腺炎睾丸炎仅有预防继发细菌感染的作用。

3. 特异治疗　用 1% 利多卡因 20ml 做低位精索封闭注射，可使睾丸肿胀及疼痛缓解，改善血流，保护生精功能。

4. 干扰素 α-2b 治疗　应用干扰素 α-2b 300 万 U，每日 1 次肌内注射，连用 5d；最大量至 600mg，加入 5% 葡萄糖液中静脉滴注，连用 7～14d，有明显效果。用小剂量干扰素 α-2b 治疗腮腺炎合并睾丸炎是一种安全有效的方法。

二、急性非特异性睾丸炎（acute nonspecific orchitis）

（一）病因及病理

急性非特异性睾丸炎一般是指由细菌引起的睾丸感染，多发生于有尿道炎、膀胱炎、前列腺炎及长期留置导尿管的患者，常常继发于附睾感染，因此称为附睾睾丸炎。由于睾丸血供丰富，对感染有较强抵抗力，单纯的睾丸细菌感染较少见。常见致病菌有大肠埃希菌、变形杆菌、葡萄球菌、肠球菌及铜绿假单胞菌等。肉眼观察到睾丸有不同程度增大、充血，张力增高，切面见有小脓肿。镜下见有局灶性坏死，结缔组织水肿及分叶核粒细胞浸润，曲细精管坏死及出血，严重者形成睾丸脓肿或梗死。

（二）临床表现

多为单侧性，起病较急，患者高热、寒战、睾丸疼痛，并向腹股沟区放射。体检发现，患侧阴囊皮肤发红、水肿，睾丸肿大、压痛，可伴有鞘膜积液。化验检查可发现血白细胞升高，尿分析白细胞、红细胞增多，尿培养可发现致病菌。

（三）诊断

根据病史、症状、体征等可做出诊断。急性附睾炎与急性睾丸炎、睾丸扭转鉴别较为困难，特别是疾病早期鉴别更困难，且其治疗不尽相同，若不能及时诊治，可能会导致严重的后果，如不得不手术切除睾丸等。因此，提高对急性附睾炎的诊断水平、及时常规治疗与把握手术治疗时机，其意义十分重要。需与睾丸及附睾扭转、急性腮腺炎睾丸炎、嵌顿性腹股沟疝等相鉴别。

（四）治疗

急性非特异性睾丸炎实际上多为急性附睾睾丸炎，治疗上与急性附睾炎相同。若抗生素早期有效应用，则极少出现化脓性睾丸炎及睾丸脓肿。必要时，在药物控制下可行附睾切除，继发的睾丸炎症可逐步恢复。对长期尿道留置导尿管引起附睾睾丸炎者，应尽早将导尿管去除。

（刘朝东　邓庶民）

第六节　精囊炎（seminal vesiculitis）

精囊炎是各种致病因素引起的精囊炎症性疾病。根据病因不同分为特异性精囊炎和非特异性精囊炎。特异性精囊炎主要是指结核性精囊炎，常伴发于生殖系统其他部位的结核，如附睾、输精管结核等。非特异性精囊炎,其致病菌多为肠道菌群,常继发于前列腺炎、附睾炎等。尸检发现,终末期尿路感染患者中前列腺炎患病率很高,但精囊炎患病率较低。目前对该病可靠切实的诊断尚有不足。下面主要讨论非特异性精囊炎。

一、病因(etiology)

精囊炎是由细菌感染引起的精囊疾病,常见的致病菌有大肠埃希菌、葡萄球菌和链球菌等,以大肠埃希菌为主,约占80%。感染途径如下。

1. 逆行感染　细菌从尿道经射精管侵入精囊腺引起的炎症。

2. 直接蔓延　前列腺、直肠、膀胱等精囊邻近器官感染时,细菌可直接蔓延至精囊腺。

3. 血行感染　体内感染病灶,如疖、痈、扁桃体炎、牙龈炎,细菌通过血液传播至精囊腺。

4. 诱发因素　任何导致精囊充血的因素,如酗酒、受寒、纵欲过度、会阴损伤等都能诱发精囊炎。

二、病理(pathology)

1. 病理变化　细菌侵入精囊腺内生长、繁殖,释放毒素,使其黏膜充血、水肿,炎症细胞浸润,腺管上皮细胞增生及脱屑,炎症的继续发展使局部的充血水肿加重,甚至形成许多小的局限性脓肿,出血,并可向精囊腺周围发展,邻近器官伴发感染,可引起腹痛。一旦急性感染没有及时控制,组织炎症向慢性转化,病理可出现纤维结缔组织增生,淋巴细胞、白细胞浸润,慢性精囊炎时可持续较长时间。

2. 性功能障碍　慢性精囊炎常与慢性前列腺炎并发,可出现性交疼痛,引起性欲低下、遗精及早泄等性功能障碍。

3. 不育　精液中90%为精囊分泌物,其中果糖可被精子利用作为动力来源;精囊发炎时这些分泌物减少,可影响精子的活力;精液量不足,从而引起男性不育。

三、临床表现(clinical manifestations)

精囊炎发病年龄多在20—40岁,以血精为主要临床表现,但有急性和慢性之分,个体差异大,临床表现不尽相同,具体如下。

1. 血精　表现为射精时排出血精,精液呈粉红色或红色或伴血块,急性期血精现象更明显。

2. 疼痛　急性期可见下腹、会阴和两侧腹股沟区疼痛及射精疼痛。慢性期则可出现耻骨上区隐痛,并伴会阴部不适。

3. 尿频、尿急、尿痛　急性者尿急、尿痛症状明显,并可见排尿困难。慢性者以尿频、尿急,并伴排尿不适、有灼热感为明显。

4. 其他症状　急性精囊炎可有畏寒发热、血尿。慢性期出现性欲低下、遗精及早泄等。

5. 不育　精囊炎影响生育。

四、诊断(diagnosis)

1. 血精等病史

2. 体格检查　肛门指检可以摸到肿大的精囊,触摸时患者感觉疼痛,下腹部、会阴部及耻骨上有轻度压痛,脓肿形成可触及有波动感。

3. 实验室检查

(1)尿常规:了解有无尿路感染。

(2)前列腺液检查:了解有无合并前列腺炎。

(3)血常规检查:急性者可见血中白细胞明显增加。

(4)精液常规检查:精囊炎的检查中,精液常规检查可发现精液中有大量红细胞、白细胞,死精增多,精子的活动力差,精液细菌培养可发现致病原体。

(5)超声波检查经直肠超声检查(TRUS):可显示精囊及其周围组织的形态结构变化。可客观评价前列腺、精囊腺,能明确大多数血精症的病因,可除外精囊肿瘤,且简单无创、安全、有效,可作为血精症患者的首选检查。

(6)精囊造影:经皮穿刺输精管或经阴囊探查切开输精管的方法进行精囊造影术,成功率高,但由于对输精管损伤大,不能反复使用,有造成不育的可能。可通过尿道镜射精管口逆行插管行精路造影,但需特殊设备且成功率低,有逆行精道感染可能。精道造影可清楚显示输精管、精囊、射精管,但此为侵入性检查,在血精症的诊断中已很少应用。

(7)CT和MRI扫描:CT对治疗效果全程跟踪更具价值。MRI是血精性精囊炎较可靠的影像检查方法。

五、鉴别诊断（differential diagnosis）

精囊炎主要根据临床症状、体征，结合实验室检查、影像学检查结果，同时需排除前列腺炎、精囊及前列腺肿瘤等疾病。实验室检查出现血白细胞总数及中性粒细胞升高，尿中红、白细胞增多；精液呈红色或暗红色，红细胞、白细胞增多；精液细菌培养出致病菌，可诊断为细菌性精囊炎。血精和射精时伴有尿道出血往往难以鉴别，射精时伴有尿道出血常见于前尿道炎、后尿道炎和后尿道血管畸形者，需行尿道膀胱镜检查以排除有无上述疾病。慢性精囊炎的症状与慢性前列腺炎不易区别，且经常同时存在，诊断时应注意鉴别。精液中含有血液（血精）为慢性精囊炎的特征，较为频发，不易自止，每于射精时出现，常延续数月。

六、治疗（treatment）

（一）急性精囊炎的治疗

1. 饮食禁忌　忌烟酒及辛辣刺激性食物。

2. 抗感染治疗　根据细菌培养结果选用有效的抗生素，待症状完全消失，化验检查精液、前列腺液均阴性，无细菌生长，才可停药。

3. α 受体拮抗药　应用 α 受体拮抗药以降低尿道阻力，使排尿通畅，降低尿液反流引起的化学性刺激。

4. 引流脓液　有脓肿形成者应行脓肿引流，可在超声引导下经会阴精囊或直肠穿刺抽出脓液后，经导管滴注抗生素治疗。

（二）慢性精囊炎的治疗

方法基本与慢性前列腺炎的治疗方法相同，具体包括以下几个方面。

1. 一般治疗　忌烟酒及辛辣刺激性食物，适当的体育锻炼，增加抵抗力；维持正常的性生活，以促进炎性物质排出。

2. 局部治疗　以改善局部组织血循环、促进炎症吸收为目的，如热水坐浴、理疗等。

3. 抗感染治疗　目前认为喹诺酮类药物效果较理想，待症状完全消失后，再继续用药 4 周以上，以巩固疗效。

4. 其他药物治疗　应用 α 受体拮抗药、5α-还原酶抑制药（非那雄胺），降低尿液反流引起的化学性刺激。

5. 有创性治疗　常并发损伤及继发感染，选择性治疗，不提倡应用。

（1）精囊冲洗：经尿道射精管扩张联合精囊冲洗是治疗慢性精囊炎的有效方法，有效率85.7%，痊愈率64.2%。

（2）微创手术：应用输尿管镜沿射精管显露双侧精囊开口，从而对精囊进行观察、冲洗、电灼，从而使非手术治疗无效的顽固性血精症得到有效治疗。该技术是治疗长期慢性顽固性血精症的新选择，可在严格掌握指征下推广应用。

（刘朝东　韦安阳）

参 考 文 献

[1] 张雄伟,吴汉潮,陈强文,等.急性附睾炎的诊断与手术治疗探讨.中华临床医师杂志(电子版),2012,5:193-194

[2] 张国良,徐光炎,华建民.血精性精囊炎的 MRI 诊断和治疗.中国现代医生,2010,29:85-86

[3] 王福宽.慢性精囊炎治疗进展.现代中西医结合杂志,2011,3:378-380

[4] 韩娣,张锦萍,舒尊鹏.经直肠超声检查对精囊炎的诊断价值.中国实用医药,2010,25:122-123

[5] 郑典宝,胡斌,王剑锋,等.经输尿管镜射精管扩张联合精囊冲洗治疗慢性精囊炎的临床研究.吉林医学,2011,35:7431-7432

[6] 曹兴午,林凯,李翠英,等.腮腺炎睾丸炎对睾丸的损伤及其治疗.中国男科学杂志,2011,11:64-66

[7] 苗丽.睾丸炎附睾炎 107 例高频彩色多普勒超声诊断分析.实用医技杂志,2011,12:1264-1265

[8] 鞠俊玲.α-2b 干扰素治疗流行性腮腺炎合并睾丸炎 35 例疗效观察.中国当代医药,2011,35:83

[9] 郑浚.彩色多普勒技术在诊断非特异性附睾炎中的应用价值.转化医学电子杂志,2016,3:33-34

[10] 倪效祥,李学敏,王瑜元,等.脊髓损伤后截瘫并发单侧附睾炎及双侧膝关节积液 1 例报道.中国伤残医学,2019,7:64-65

[11] 代恒恒,李海松,王继升,等.李曰庆教授辨证治疗慢性附睾炎经验.现代中医临床,2018,3:15-17

[12] 李少鹏,蔡建通,许志鹏,等.精囊镜诊治与药物治

疗慢性精囊炎的临床对照研究.现代泌尿外科杂志,2015,2:93-95

[13] 王瑞,张卫星,张天标,等.精囊镜治疗以血精为表现的精囊炎 64 例报告.中华男科学杂志,2016,4:335-338

[14] 杜春,潘亮,邓骞,等.精囊镜探查在慢性精囊炎诊治中的临床应用.国外医学:医学地理分册,2017,1:52-56

[15] Yu KJ,Wang TM,Chen HW,et al. The dilemma in the diagnosis of acute scrotum:clinical clues for differentiating between testicular torsion and epididymo-orchitis. Chang Gung Med J,2012,35(1):38-45

[16] Kadanali A,Uslu H,Bayraktar R,et al. Detection of Orchitis and Sacroiliitis due to Brucellosis by 99mTc Polyclonal Human Immunoglobulin Scintigraphy. Clin Nucl Mcd,2012,37(7):671-673

[17] Mbulawa ZZ,Marais DJ,Joknson LF,et al. Impact of human immunodeficiency virus on the natural history of human papillomavirus genital infection in South african men and women. J Infect Dis,2012,206(1):15-27

[18] Xu B Li P Niu X,et al. A new method of chronic and recurrent seminal vesiculitis treatment. J Endourol,2011,25(11):1815-1818

[19] Zhao JC,Xian CJ,Yu JA,et al. Reconstruction of infected and denuded scrotum and penis by combined application of negative pressure wound therapy and split-thickness skin grafting. Int Wound J,2013,10(4):407-10

[20] Fonseca EKUN,Tomazori D,Enge Jurior DJ,et al. Inferno sign in epididymo-orchitis. Abdom Radiol (NY),2017,42(12):2955-2956

[21] Street EJ,Justice ED,Kopa Z,et al. The 2016 European guideline on the management of epididymo-orchitis. Int J STD AIDS,2017,28(8):744-749

[22] Morozumi K,Ozawa M,Kuromoto A,et al. High Orchidectomy and Histopathology to Differentiate Granulomatous Orchitis from Testicular Malignancy:Case Report and Literature Review. Hinyokika Kiyo. 2018,64(2):75-78

[23] Ip CCK,Tumali K,Hoh IM,et al. Acute epididymo-orchitis from brucellosis melitensis in Australia. BMJ Case Rep,2019,12(7)

[24] Suciu M,Serban O,Lacob G,et al. Severe Acute Epididymo-Orchitis Complicated with Abscess and Testicular Necrosis-Case Report. Ultrasound Int Open,2017,3(1):E45-E47

[25] Ardiaca M,Bonvehi C,Cuesta M,et al. Seminal Vesiculitis in Three Pet Rabbits (Oryctolagus cuniculus). J Am Anim Hosp Assoc,2016,52(5):335-340

[26] Wang R,Zhang WX,Zhang TB,et al. Transurethral seminal vesiculoscopy for the treatment of vesiculitis with hemospermia:A report of 64 cases. Zhonghua-Nan Ke Xue,2016,22(4):335-338

[27] Zhang P,Waang XL,Yaang ZH,et al. A novel rat model of seminal vesiculitis. Asian J Androl,2019,21(4):360-364

[28] Peng Zhang,Xiao-Wang,Zhong-Hua Yang,et al. A novel rat model of seminal vesiculitis. Asian J Androl,2019,21(4):360-364

[29] Bian-Jiang Liu,Zhen-Song,Ai-Ming Xu,et al. AB092. Is abnormal expression of semenogelin I involved with seminal vesiculitis? Transl Androl Urol,2016,5(Suppl 1):AB092

[30] Vera Michel,Adrian Pilatz,Mark P Hedger,et al. Epididymitis:revelations at the convergence of clinical and basic sciences. Asian J Androl,2015,17(5):756-763

[31] W-H Lei,MD,Wen-Feng Wu,MD Jin-Yang Zhen,et al. Alveolar paratesticular rhabdomyosarcoma mimicing epididymitis. Medicine (Baltimore),2018,97(25):e11164

第10章 男性生殖系统损伤
(male genital injuries)

男性生殖系统损伤以阴茎及尿道损伤最常见,阴囊及其内容物次之,前列腺、精囊少见。大多男性生殖器官损伤是胸、腹及盆腔损伤的合并伤,当有上述部位严重损伤时,应警惕有无男性生殖器官损伤,确诊男性生殖器官损伤后,也应注意有无合并其他脏器的损伤。下面分别介绍阴茎阴囊损伤、尿道损伤及阴囊内容物损伤。

第一节 阴茎损伤(injury of penis)

阴茎损伤是指阴茎在勃起或松软状态下受暴力打击或利器切割等所导致的各种类型损伤。单纯阴茎损伤少见,这与其位置隐蔽且具有较大活动性有关,常伴有尿道和阴囊损伤。阴茎损伤好发于青壮年,及时正确的处理是恢复阴茎正常功能的关键。

一、病因及分类(etiology and classification of injury)

1. 阴茎挫伤 阴茎受外力打击、挤压,或坠落时,阴茎被挤压于外界物体与耻骨弓之间,引起皮下组织或海绵体损伤,皮下组织瘀血、皮肤水肿,严重时出现纺锤形血肿等,但多不伴尿道损伤。

2. 阴茎皮肤撕裂伤 阴茎皮肤被暴力撕扯时,可从 Buck 筋膜外分离撕裂甚至撕脱。由于阴茎头皮肤与皮下组织连接紧密,不易撕脱,阴茎皮肤撕脱时常起于阴茎根部止于冠状沟,又称为筒状撕脱伤。由于阴茎筋膜的保护,阴茎海绵体及尿道多不受伤。

3. 阴茎绞窄伤 多为精神失常、性欲异常或恶作剧,将金属环、螺丝帽、阴茎套、橡皮筋等环状物套入阴茎,或者行阴茎包皮环切手术后忘记松解手术时安置在阴茎根部的压迫带,致其血供和血液回流障碍,引起组织水肿、缺血,甚至坏死、排尿困难等。

4. 阴茎折断 性交阴茎损伤是一种较为少见的外伤性疾病,但近年发病率明显增高,阴茎勃起时外来暴力打击或性交动作粗暴,造成白膜及阴茎海绵体破裂。折断常发生于阴茎远端 1/3 或中部。受伤时有响声、剧痛,随及阴茎变软,继而阴茎因出血而迅速肿胀,皮肤呈青紫色。出血一般在阴茎折断部,若有 Buck 筋膜破裂,出血沿阴囊和会阴延伸,伴有尿道损伤者,可有尿道滴血,甚至排尿困难。

5. 阴茎离断伤 阴茎离断为严重的阴茎损伤,导致阴茎完全断裂,常因机器铰伤、切割伤、勃起状态下撞击伤、动物咬伤等。多为本人自残或被别人用利刀或剪刀切割,将阴茎完全离断,或被动物咬吃伤,如当无人看护的婴幼儿在坐椅内解大便后,大便包裹着阴茎阴囊,狗吃粪便时,同时将阴茎以至部分阴囊一起吃掉了。伤后出血不止,如不及时止血,导致休克并有生命危险。

二、临床表现(clinical manifestations)

伤后出血、疼痛和休克是主要症状。闭合性损伤,有深部组织的破裂、出血和疼痛。因皮下出血而导致阴茎皮肤异常肿胀及皮肤颜色改变。阴茎损伤因其受伤方式和损伤类型的不同而各有不同特点。

1. 阴茎挫伤　患者皮下组织瘀血、皮肤水肿，严重时出现纺锤形血肿，阴茎疼痛及触痛，能自行排尿。

2. 阴茎皮肤撕裂伤　撕裂的皮肤或撕脱后致皮肤缺损区、出血及疼痛。

3. 阴茎绞窄伤　阴茎上套有环状物，皮肤水肿甚至缺血、坏死，疼痛伴排尿困难。

4. 阴茎折断伤　阴茎勃起时受伤，伤时伴有响声，一般均有 Buck 筋膜破裂及尿道损伤伤后剧烈疼痛，随即阴茎变软，继而阴茎出血而迅速肿胀，皮肤青紫色。出血一般限于阴茎皮内，并可延伸到阴囊、会阴和下腹壁，可有尿道滴血，甚至排尿困难。

5. 阴茎离断伤　阴茎离断后，断端不断喷射状出血，出血多，很快导致休克。

三、诊断(diagnosis)

阴茎损伤诊断依据如下。

1. 阴茎损伤的病史。

2. 上述各类阴茎损伤后的临床表现及体征。

3. 体检：了解阴茎是开放性或闭合性损伤及出血、血肿等情况。排尿是否通畅？有无排尿困难？

4. 测血压、脉搏及呼吸，有无休克表现情况。

5. 实验室检查：血常规了解伤后出血后有无贫血及程度，尿常规检查有无血尿及程度。

根据如上结果即可诊断为何种类型的阴茎损伤及损伤严重程度。

四、治疗(treatment)

阴茎损伤属泌尿男科急诊之一，应根据阴茎损伤的种类及轻重程度，进行急救处理。

1. 阴茎挫伤　阴茎挫伤仅需适当休息、镇痛、预防感染，随访，一般可自行愈合。

2. 合并尿道损伤者　排尿通畅者观察随访。如伤后排尿困难者，可试行插导尿管，如导尿管能通过损伤处进入膀胱，应保留导尿等 2 周，待损伤处愈合。如导尿管不能通过损伤处，提示尿道连续性受到破坏，应急诊手术探查修复。

3. 阴茎皮肤撕裂伤　应在伤后 8h 内清创止血缝合。尽量保留撕裂的阴茎皮肤，与阴茎相连

撕脱的皮肤修剪、复位后，于近断面皮肤缘，用 4-0 薇乔线缝合。如皮肤缺损面积较大者，可用阴囊皮肤带蒂转移皮瓣成形修补。或将阴茎埋藏于阴囊皮下，行二期分离术。术后用抗生素防治伤口感染。

4. 阴茎绞窄伤　尽早解除引起绞窄阴茎的物体，恢复阴茎的血供，防止阴茎缺血坏死。对非金属物，如丝线、橡皮筋等将其剪断即可。对于金属环状物则难以取出，先行多处穿刺清除水肿和血肿，亦可局部注射透明质酸酶，使远端消肿后涂以润滑剂，将异物取出。如不易去除，应选用砂轮、钢锯等器械将金属环状物锯开取出。通过以上方法均不能取出异物，应将金属物环与冠状沟之间的 Buck 筋膜表面的皮肤和皮下组织切除，取出异物后再植皮。对远端组织全部坏死者，应清除坏死组织，局部愈合后做二期修复整形术。

5. 阴茎折断伤　对阴茎折断应尽早手术探查治疗，减少并发症。手术治疗包括清除血肿、彻底止血及缝合破裂的白膜，对合并有尿道损伤者应同时进行修补。

6. 阴茎离断伤　阴茎离断伤后应尽早手术，先纠正休克，后清创止血。

(1)阴茎再移植手术：如下情况者可行离断阴茎再移植手术。

①离断阴茎体缺血时间：阴茎完全离断在 12h 内者。

②离断阴茎体：离断阴茎体形态完整，断面上的阴茎背血管神经和海绵体动脉也没有严重挫伤者。

③受区条件：受区条件包括皮肤、受区血管和阴茎背神经没有受到严重的创伤者。

④患者全身情况良好，无手术禁忌证，能耐受手术者。

⑤医院有手术显微镜及显微手术器械、微血管吻合器械及血管吻合线的条件者。

⑥医院有显微手术技术者。

(2)阴茎残端闭合，离断阴茎体已毁损者：此种情况只能做阴茎残端清创、止血、残端尿道口成形，以后有条件者，可行阴茎再造术。

术后用抗生素防治感染，开放性损伤用 TAT 1500U 注射预防破伤风并发症。

(王德林　郑畏三)

第二节　阴囊损伤(injury of scrotum)

阴囊损伤是指外界暴力或锐器等造成阴囊的各种损伤。多见于青壮年,狗咬伤多发生在小孩。有开放性损伤和闭合性损伤之分。前者包括阴囊皮肤切割伤和撕脱伤,后者包括阴囊血肿和皮肤挫伤。根据外伤史和临床表现即可诊断。由于阴囊皮肤血供丰富,只要及时处理,损伤短期内可痊愈。

一、病因及分类(etiology and classification of injury)

阴囊损伤可以是单纯性皮肤损伤,也可能是复合伤的一部分,根据不同的损伤原因,可分为以下两类。

1. 闭合性损伤　比较多见,阴囊被人暴力踢打、挤压损伤等。主要是阴囊皮肤挫伤和阴囊血肿。阴囊壁组织疏松,血供丰富,受外界暴力打击,易发生皮下出血及血肿。

2. 开放性损伤　①切割伤,创缘整齐,如仅累及阴囊皮肤,一般不造成严重后果。②撕脱伤,多为机械性撕扯或动物咬伤,创缘不整齐,常伴有伤口感染。

二、临床表现(clinical manifestations)

阴囊闭合性损伤表现为阴囊明显肿胀,皮肤呈暗红色或暗紫色阴囊内血肿包块、疼痛。阴囊开放性损伤则有皮肤裂开伤口、出血及疼痛,并可见阴囊内容物,睾丸、附睾及精索等外露。

三、诊断(diagnosis)

1. 外伤史　伤后出现上述阴囊闭合性损伤及开放性损伤的病史及临床表现者。

2. 体格检查

(1)皮肤瘀斑:阴囊皮肤伤后有不同大小程度的阴囊皮肤瘀斑者。

(2)肿块:阴囊损伤后出血,形成不同大小的阴囊内血肿肿块,有触痛者。

(3)阴囊皮肤缺损:见被机械撕扯或兽类撕咬所致的不同程度的阴囊皮肤缺损、伤口及不断出血者;或见伤口内的睾丸及精索被裸露者。

3. 影像学检查

(1)B超:对阴囊闭合性损伤者,阴囊B超作为首选检查,可发现阴囊内内容物,睾丸、附睾及精索等有无损伤、血肿及大小范围等。

(2)MRI及CT:由于价格昂贵,临床应用较少,应作为选择辅助检查方法。

四、治疗(treatment)

1. 非手术治疗　适用于阴囊闭合性损伤,阴囊损伤轻者,出血少,出血已停止,血肿小者。卧床休息,抬高阴囊,局部冷敷、对症镇痛,观察。

2. 手术治疗

(1)清创缝合术:适用于阴囊开放性损伤,皮肤缺损少者。应严格消毒清创,清除异物,切除失活的组织,止血回纳睾丸及精索时要固定于阴囊底部,防止睾丸扭转,缝合伤口。开放性阴囊伤口,术后抗感染治疗。

(2)阴囊探查术:适用于闭合性阴囊损伤后阴囊内较大血肿及出血未停止者,切开阴囊清除血肿、止血,引流,术后用抗生素防治感染。

(3)阴囊皮肤成形术:开放性阴囊损伤严重,阴囊皮肤缺损大,不能直接缝合者,可以应用残存尚有活力的阴囊皮肤或大腿内侧及会阴部的带蒂皮瓣覆盖阴囊内容物。术后抗感染治疗。

开放性阴囊损伤者,术后应注射 TAT 预防破伤风并发症。

(王德林　郑良三)

第三节　睾丸损伤(injury of testis)

睾丸损伤是指外来暴力所引起的睾丸结构破坏。睾丸损伤多为单侧,双侧同时受伤者少见。

睾丸由于活动度较大及其坚韧的白膜的保护,睾丸损伤发病率较低,约占泌尿生殖系损伤的

9.2%,可发生于不同年龄,但以青壮年多见。睾丸损伤常伴有精索及鞘膜损伤,和其他损伤一样,可有开放性和闭合性损伤。

一、病因分类(etiology and classification of injury)

1. 开放性损伤 由锐器,如枪弹伤、刀刺伤等直接损伤所致,可导致睾丸组织的部分缺损,如伤及睾丸的主动脉,可导致睾丸萎缩或坏死。

2. 闭合性损伤 由暴力踢打或高处坠落的骑跨伤造成。

3. 医源性损伤 行睾丸穿刺、活检或行附睾切除、睾丸鞘膜翻转等手术时导致睾丸损伤。

二、临床表现类型(types of clinical manifestations)

1. 睾丸挫伤 睾丸被暴力踢打或挤压导致睾丸组织损伤,睾丸内出血,由于睾丸白膜未破,伤后睾丸内压升高导致疼痛。伤后睾丸肿胀,立即出现恶心、剧烈疼痛并向同侧腹股沟和腹部放射,可出现休克。

2. 睾丸破裂 剧烈暴力踢打或开放性外伤导致睾丸破裂出血,主要表现为伤后阴囊处剧痛,甚至发生昏厥、呕吐,随即阴囊瘀血、肿胀。检查时阴囊触痛明显,可扪及肿块,睾丸轮廓不清。

3. 睾丸脱位 外来暴力将睾丸挤压到阴囊以外的位置,有内、外脱位之分。外脱位可以到腹股沟、阴茎、会阴部等处的皮下;内脱位可以到腹股沟管、股管或腹部。表现为会阴部剧痛,检查时发现阴囊空虚,而在脱位处扪及睾丸状肿块,并有触痛。

三、诊断(diagnosis)

睾丸损伤诊断的依据如下。

1. 外伤史 作用于睾丸的外伤,导致睾丸损伤的病史。

2. 临床表现 如上各种睾丸损伤的临床表现。

3. 体检 各类睾丸损伤后的特殊体征。

4. B超 可发现睾丸损伤的类型。

根据以上受伤史、临床表现及体征,睾丸损伤容易诊断。

四、鉴别诊断(differential diagnosis)

睾丸损伤应与急性附睾炎及睾丸肿瘤相鉴别。

1. 急性附睾炎 急性附睾炎亦有阴囊内肿痛的症状,但无外伤史,多在尿道炎的基础上逆行精道感染发病,且伴有发热等全身症状。血常规检查示中性粒细胞数明显增高。检查见仅附睾肿大、质硬、触痛,睾丸形态大小无明显异常。B超检查也仅见附睾增大,血供丰富,睾丸无明显异常。

2. 睾丸肿瘤 睾丸肿瘤睾丸进行性肿大、质硬,无外伤史。肿块有沉重感且无弹性,无明显触痛。甲胎蛋白、人绒毛膜促性腺激素等肿瘤标记物检查,有时可呈阳性。CT检查有时可发现腹膜后淋巴结肿大。

五、治疗(treatment)

睾丸损伤治疗原则是:①镇痛;②纠正疼痛性休克;③清创时尽可能保留睾丸组织。

1. 睾丸挫伤 睾丸损伤轻,软组织损伤,无皮肤裂口,观察,对症治疗即可。

2. 睾丸破裂 伤后睾丸破裂出血,阴囊内形成血肿者,或阴囊有裂口者,需手术探查,清创、止血、清除血肿、修补睾丸裂口,睾丸严重损伤已无生机者可做睾丸切除,引流渗血、渗液、缝合裂口。术后抗感染治疗。

3. 睾丸脱位 对暴力将睾丸挤压到阴囊以外者,需手术探查,将脱位的睾丸复位固定,术后对症及抗感染治疗。

(王德林　郑晨三)

第四节　附睾输精管损伤(injury of vas deferens and epididymis)

附睾输精管损伤是指外来暴力及手术等所致的附睾和输精管的结构破坏,常伴有睾丸损伤,多为手术时误伤,如睾丸鞘膜积液和精液囊肿切除术,导致附睾损伤,发生率分别为5.62%

和 17.12%。

一、病因（etiology）

1. 开放性损伤 如刀刺伤可致附睾输精管断裂或缺损，临床上较少见。

2. 闭合性损伤 由直接的暴力打击所致，如踢打外伤致附睾、输精管等损伤。

3. 医源性损伤 在腹股沟疝修补术、隐睾下降固定术、精索静脉曲张高位结扎术及鞘膜切除或翻转术等手术中，解剖结构不清或技术不熟练，误伤一侧或双侧输精管或附睾。

二、临床表现（clinical manifestations）

开放性附睾输精管损伤后局部出血、血肿、疼痛等。医源性损伤，如术中未发现，术后损伤侧附睾输精管闭塞不通，双侧导致无精子症不育。

三、诊断（diagnosis）

根据外伤史和手术史后的临床表现，检查可发现附睾输精管损伤。

四、治疗（treatment）

1. 开放性附睾输精管损伤 应立即手术探查，清创，止血并清除血肿，附睾、输精管断裂，可做显微附睾或输精管吻合术。

2. 医源性附睾输精管损伤 如术中及时发现，可做显微附睾输或精管吻合术，复通精道。如术后发现者，可待伤后半年以上，局部瘢痕软化后，做附睾或输精管复通术。

（王德林 郑畏三）

第五节 前尿道损伤（anterior urethral injuries）

男性尿道损伤是男性最常见的损伤。尿道损伤约占泌尿生殖道损伤的 5%，多见于青壮年。男性尿道为一肌肉黏膜管道，全长约 20cm，分为前、后两段，以尿生殖膈为界，前尿道为海绵体部，包括阴茎头部、阴茎部和球部，长约 15cm。后尿道包括膜部和前列腺部，长约 5cm。临床上以球部和膜部尿道损伤最常见。尿道损伤是泌尿男科的急症，需急诊处治，如早期处理不当，会导致尿道狭窄，影响排尿及性功能等。

一、病因与病理（etiology and pathology）

前尿道损伤是尿生殖膈以下尿道的损伤，多发生于球部尿道，由骑跨伤所致。这段尿道固定于会阴部，在会阴部骑跨伤时，被挤向耻骨联合下方，引起损伤。阴茎折断时可合并前尿道损伤。会阴部枪弹、刀刺伤及尿道内器械检查亦可致前尿道损伤。根据损伤病理可分为挫伤、裂伤或完全断裂。尿道挫伤时仅有水肿和出血，可以自愈。尿道完全断裂后，断端退缩、分离，出血形成血肿，导致尿潴留，用力排尿时发生尿外渗，血和尿液渗入会阴浅筋膜包绕的会阴浅袋，使会阴、阴囊、阴茎肿胀，有时向上扩展至下腹壁（见彩图 10-1）。阴茎部尿道损伤时，如阴茎筋膜完整，外渗的血和尿液局限于阴茎筋膜内，仅表现为阴茎肿胀；如阴茎筋膜破裂，血及尿外渗范围扩大，与球部尿道损伤相同。尿道损伤合并尿外渗，若不及时处理或处理不当，会发生广泛皮肤、皮下组织坏死、感染和脓毒血症。

二、临床表现（clinical manifestations）

1. 疼痛 受伤处疼痛，有时可放射到尿道外口，尤以排尿时剧烈。

2. 尿道出血 不排尿时也可见尿道外口滴血，排尿时可为血尿。

3. 排尿困难 尿道挫裂伤时因疼痛致尿道括约肌痉挛，发生排尿困难。尿道完全断裂可致急性尿潴留。

4. 血肿及尿外渗 会阴部骑跨伤后出血，常发生会阴部、阴囊处肿胀、瘀斑及血肿。尿道断裂后，用力排尿，尿液从裂口处渗入周围组织，形成阴囊会阴、阴茎及下腹壁血肿及尿外渗（见彩图 10-1）。尿外渗、血肿并发感染，则出现脓毒血症。开放性损伤后，尿液可从皮肤、肠道或阴道伤口流出，最终形成尿瘘。

三、诊断（diagnosis）

前尿道损伤根据病史、典型症状、血肿及尿外渗分布，诊断并不困难。

1. 外伤史　有会阴部骑跨伤史,或尿道器械检查损伤史。伤后局部疼痛、尿道滴血及会阴部有血肿及尿外渗者。

2. 体格检查

(1)可见尿道滴血、会阴部阴囊处肿胀、瘀斑及血肿。尿道断裂后,用力排尿,尿液从裂口处渗入周围组织,形成尿外渗者。

(2)前尿道损伤后排尿困难者:试插导尿管检查,如导尿管顺利通过损伤部位进入膀胱,提示尿道连续性存在,应保留导尿管。如导尿管不能通过损伤部位进入膀胱,提示尿道可能已断裂,不应勉强,以免加重损伤,应立即进行手术探查。

3. 逆行尿道造影检查　见造影剂外溢到尿道裂口外周围组织内者。

四、治疗(treatment)

1. 紧急处理　前尿道损伤合并严重出血休克者,应立即压迫会阴部止血和采取抗休克治疗。

2. 观察　前尿道损伤,如排尿尚通畅者,抗感染及对症处理并观察,待尿道损伤愈合后,坚持做尿道扩张半年以上。

3. 保留导尿　前尿道损伤,如排尿困难,试行经尿道插导尿管,如导尿管能顺利通过损伤的部位插入膀胱者,说明尿道损伤部位未完全断裂,则保留导尿管支撑尿道及引流尿液,抗感染及对症,等待损伤愈合。保留导尿2周左右以后拔导尿管后排尿通畅者,应坚持定期做尿道扩张半年以上。

4. 急诊手术　如试插导尿管,导尿不能通过尿道损伤部位插入膀胱者,说明尿道损伤严重,损伤部位几乎完全断裂,应立即手术探查。

(1)经尿道腔内会师术:尿道腔内会师术是治疗尿道损伤的微创手术。内镜可选用纤维膀胱镜、尿道膀胱镜、输尿管镜等,一般多选用输尿管镜。在内镜下经尿道,在尿道损伤部位,找到尿道损伤的近断端管腔,将双腔气囊导尿管通过损伤的部位插入膀胱,恢复尿道的连续性,支撑尿道并引流尿液。损伤轻,恢复快。但术后因损伤段尿道瘢痕收缩,均有不同程度的尿道狭窄,需坚持半年以上尿道扩张。对部分尿道扩张效果不好者,需做尿道内切开,留置较长时间导尿管后,再行尿道扩张,到排尿完全正常为止。少数长段尿道狭窄者,上述方法处理效果不满意者,需行开放性手术。

(2)尿道吻合术:适用于闭合性及开放性前尿道损伤,将损伤无生机的尿道组织修剪后对端准确吻合,术后很少做尿道扩张,效果最好,目前是治疗前尿道损伤最理想的方法。

(3)耻骨上膀胱造瘘术:因病情危重,无法做尿道修复术者,先做耻骨上膀胱造瘘,半年后待瘢痕组织软化后再做二期尿道手术。

(王德林　陈在贤)

第六节　后尿道损伤(posterior urethral injuries)

后尿道损伤通常是膜部以上尿道的损伤。90%以上后尿道损伤是由于骨盆骨折所致,常合并邻近脏器损伤。Colapinto等将后尿道损伤分为三型:Ⅰ型为后尿道牵拉损伤,耻骨前列腺韧带断裂后,前列腺向上移位牵拉或尿道旁血肿压迫后尿道致尿道变细但未破裂;Ⅱ型为膜部尿道于尿生殖膈以上断裂;Ⅲ型为膜部尿道断裂合并尿生殖膈及球部尿道近端破裂。临床上Ⅲ型后尿道损伤最多见。但男性后尿道损伤主要发生于膀胱颈和前列腺部尿道。后尿道损伤诊断不困难,但其治疗较前尿道损伤复杂而困难。如果处理不当,可产生尿道狭窄或闭锁、阴茎勃起功能障碍等严重并发症。

一、病因与病理(etiology and pathology)

1. 外伤性骨盆骨折　是致使后尿道损伤最常见的原因,骨盆骨折时,附着于耻骨下支的尿生殖膈突然移位形成剪切力使膜部尿道损伤,使前列腺尖部从尿生殖膈上撕脱,从而导致膜部尿道与前列腺交界处的断裂损伤。

2. 器械检查损伤　如膀胱镜检查或金属尿道探杆探查尿道或金属导尿管导尿操作不当时,可能穿透后尿道致伤。近年来研究证实,尿道外括约肌不仅水平包绕膜部尿道,还向上包绕前列腺尿道甚至延伸至膀胱颈部,向下抵达尿生殖膈下筋膜,尿生殖膈并未明显将尿道外括约肌与前列腺尖部分开。坚韧的尿生殖膈下筋膜和尿道外括约肌在球部尿道突然中断,球部尿道与膜部尿道交界处实为真正的尿道薄弱处和最易损伤的部位。

3 合并伤　严重尿道损伤可合并直肠损伤、盆腔血管丛损伤,进而引起大量出血,在前列腺和膀胱周围形成大血肿。后尿道断裂后,尿液可外渗至耻骨后间隙和膀胱周围。

二、临床表现(clinical manifestations)

1. 休克　骨盆骨折所致后尿道损伤,一般较严重,患者常因大量失血致休克。

2. 尿道口滴血　出血的量与损伤的严重程度没有关系。许多患者没有尿道口出血或仅有少量血液流出。

3. 疼痛　患者常有下腹部疼痛,局部肌肉紧张及压痛。

4. 排尿困难　损伤后不能排尿,发生急性尿潴留,膀胱充盈。

5. 血肿及尿外渗　严重型后尿道损伤合并尿生殖膈撕裂,会阴和阴囊部会出现血肿及尿外渗。血肿及尿液可外渗至耻骨后间隙和膀胱周围。随病情发展,会出现腹胀和肠鸣音减弱。

6. 合并伤　严重尿道损伤可合并直肠损伤,盆腔血管丛损伤引起大出血。

三、诊断(diagnosis)

1. 损伤病史

(1)骨盆受挤压致骨盆骨折的病史,骨盆挤压伤发生骨盆骨折后,病人有尿道流血、下腹疼痛、排尿困难,以致尿潴留者。

(2)尿道器械检查损伤史,如膀胱镜检查、金属尿道探杆探查尿道或扩张尿道,以及金属导尿管导尿等导致后尿道损伤者。

2. 体格检查

(1)骨盆挤压痛:直肠指检可触及直肠前壁柔软、压痛的血肿,前列腺尖可浮动。若指套血染者,提示合并直肠损伤。

(2)试插导尿管检查:如导尿管能顺利通过损伤部位进入膀胱者,提示尿道连续性存在。如导尿管不能通过损伤部位进入膀胱者,提示后尿道可能已断裂。

3. X 线检查　摄骨盆平片可显示骨盆骨折情况。经尿道做逆行尿道造影,可见损伤处有造影剂外溢者。

四、治疗(treatment)

1. 紧急处理　后尿道损伤患者常有骨盆骨折或其他脏器损伤,常发生休克。对于合并骨盆骨折患者,应平卧勿随意搬动,以免加重损伤;对休克患者,应积极抗休克治疗待生命体征平稳后,再进行尿道损伤及其合并伤的相应处理。

2. 保留导尿　由于骨盆骨折后尿道损伤后,引起排尿困难甚至尿潴留,了解尿道损伤的程度,并解除排尿困难甚至尿潴留,试行放置导尿管,如导尿管能顺利通过尿道损伤部位插入膀胱,说明尿道损伤部位未完全断裂,则保留导尿管支撑尿道及引流尿液,抗感染及对症,等待损伤愈合。保留导尿 3 周左右,拔导尿管后排尿通畅者,应坚持定期做尿道扩张半年以上。

3. 急诊手术　如试插导尿管,导尿管不能通过尿道损伤部位插入膀胱者,说明尿道损伤严重,损伤部位几乎完全断裂。对病情稳定,无严重复合伤,受伤不超过 72h 患者,应立即手术探查。

(1)经尿道腔内会师术:尿道腔内会师术是治疗尿道损伤的微创手术。内镜可选用纤维膀胱镜、尿道膀胱镜、输尿管镜等,一般多选用输尿管镜。内镜经尿道到后尿道损伤部位,找到近断端尿道管腔后,将双腔气囊导尿管通过损伤的部位插入膀胱,恢复尿道的连续性,支撑尿道并引流尿液。

(2)经膀胱尿道会师术:无内镜条件的基层医院,可做耻骨上膀胱切开及经尿道会师,将双腔气囊导尿管通过损伤的部位插入膀胱,恢复尿道的连续性,支撑尿道并引流尿液。术中采用金属尿探子进行,但此法尿道会师术是盲目操作,可加重尿道损伤,并使尿道两断端远离,还有形成假道可能,术后 3 周左右拔除尿管,部分病人排尿通畅,但多有不同程度的尿道狭窄,需长期坚持扩张尿道,少数不能排尿,需再次手术,使第二次手术非常困难。

(3)急诊后尿道吻合术:此术的优点是术中解剖结构较清楚,如能准确吻合者,效果较好。但后尿道损伤、骨盆骨折或合并其他脏器损伤、出血多,常发生休克。此时施行尿道端端吻合术可加重出血,难度较大,危险性大,并发症较多。现已较少采用此法。

（4）耻骨上膀胱造瘘术：对于有严重尿道撕裂或完全断裂的后尿道损伤，导尿管不能通过损伤部位进入膀胱者，在治疗方式上存在不同的观点。但大多数专家认为，早期仅做单纯膀胱造瘘，引流尿液，待伤后3～6个月，局部瘢痕软化后，做后尿道狭窄部的瘢痕组织切除及尿道端端吻合术。

（5）合并伤的处理：对后尿道损伤合并骨盆骨折、膀胱和（或）腹内脏器等损伤者，在处理尿道损伤时，应同时探查处理合并伤，如膀胱破裂、直肠损伤、骨盆骨折等。

（王德林　陈在贤）

第七节　男性尿道狭窄（male urethral strictures）

男性尿道狭窄是泌尿外科的常见病，是指各种因素导致尿道管腔机械性变窄。尿道狭窄是尿道损伤后最常见的并发症。诊断不困难，但处理较困难，效果不满意，特别是后尿道狭窄。

一、病因与分类（etidogy and pathology）

尿道狭窄分为先天性和后天性两类，前者较少见，多发生于尿道口，亦可见于其他部位。后者较多见，多见于损伤、炎症或异物引起。

1. 先天性尿道狭窄

（1）常见于尿道外口狭窄，多见于舟状窝部，常伴包茎。

（2）尿道瓣膜，常为间隔瓣膜而形成双腔前尿道畸形，多见于球部。后尿道瓣膜常见中央有一小孔，排尿滴沥，多见于膜部。

（3）精阜肥大，致尿道管腔先天狭窄等。

2. 后天性尿道狭窄　后天性尿道狭窄较多见。按原因可分成损伤性、炎症性、腐蚀性等。

（1）尿道损伤：损伤性尿道狭窄是尿道损伤后最常见的并发症。常见于会阴骑跨伤致球部尿道损伤，骨盆骨折致膜部或前列腺尖部尿道损伤，伤后修复过程中，受伤组织形成纤维性变，瘢痕收缩，导致尿道腔狭窄。器械操作所致，如尿道扩张、导尿、膀胱镜检查时损伤尿道后所致尿道狭窄。

（2）尿道感染：炎症性尿道狭窄常因尿道管腔感染所致，多见于淋病、尿道结核或非特异性尿道炎。结核杆菌或非特异性感染，长期慢性炎症可致尿道狭窄。淋菌性尿道炎常导致节段性尿道狭窄，常见于球部尿道、阴茎阴囊交界处及舟状窝处。包皮继发感染可导致非特异性炎症性尿道口狭窄。长期留置导尿管，可导致尿道损伤和感染，进而发生尿道狭窄。

（3）化学药品：化学药品如硝酸银、硫酸铜、氯化锌、酒精石炭酸等误入尿道，均可引起广泛性尿道黏膜坏死，愈合后纤维化，形成广泛的狭窄。

（4）医源性因素：尿道下裂尿道成形术、开放性前列腺摘除术、经尿道前列腺切除术（TURP）、膀胱颈悬吊术等术后均可并发尿道狭窄。

二、临床表现（clinical manifestations）

主要表现为不同程度的排尿困难、排尿不畅、尿流变细、尿线分叉，严重时发生急性或慢性尿潴留。合并感染时出现尿频、尿急、尿痛。还可并发附睾炎、前列腺炎、精囊炎、尿道周围脓肿或尿瘘等。长期尿道狭窄致近端尿道扩张、膀胱失代偿，甚至膀胱输尿管反流、肾功能受损等。

三、诊断（diagnosis）

尿道狭窄的诊断依据如下。

1. 有先天性或后天性引起尿道狭窄的病史者。

2. 排尿不畅、尿流变细、尿线分叉，严重时发生急性或慢性尿潴留者。

3. 体检时可于尿道扪及瘢痕者。

4. 尿道探杆探查至狭窄部位受阻者。

5. 尿道造影见狭窄段造影剂变细、中断。静脉尿路造影可见梗阻所致膀胱小室形成、输尿管扩张、肾积水者。

四、治疗（treatment）

根据尿道狭窄的部位和程度不同，可选择如下的手术治疗方法。

1. 尿道扩张　适用于轻中度尿道狭窄者，可行尿道扩张，重者每周一次，轻者2周左右一次，扩到正常大小，瘢痕软化不再收缩缩小为止，坚持半年以上。

2. 尿道内切开术 适用于较短段尿道狭窄，狭窄长度＜1cm 者，位于后尿道及球部尿道者较适宜。用冷刀或用钬激光在直视下，将其狭窄段切开，或切开后用电切将狭窄处瘢痕组织切除后，留置导尿管，术后 2 周左右拔管排尿，以后应坚持尿道扩张防止再狭窄。方法较简便、创伤较小，并发症较少、安全性高、疗效较好。

3. 尿道瘢痕切除吻合术 适用于无法经尿道内切开的严重前、后尿道狭窄或闭塞者，手术治疗成功的关键在于切除瘢痕组织，保证无张力对端准确吻合尿道。方法较多，难度大，效果各异。

(1)尿道球部狭窄瘢痕切除吻合术：球部尿道狭窄如尿道扩张及尿道内切开未成功，不能缓解排尿困难者。

(2)后尿道狭窄瘢痕切除吻合术：后尿道狭窄或闭塞，尿道内切开失败，或合并尿道直肠瘘者。

①经会阴后尿道狭窄瘢痕切除弯圆针吻合术。

②经膀胱和会阴后尿道瘢痕切除尿道拖入吻合术。

③经会阴后尿道瘢痕切除弯钩针吻合术。

④经膀胱会阴后尿道瘢痕切除直针吻合术。

⑤后尿道狭窄耻骨切开后瘢痕切除尿道吻合术。

⑥后尿道狭窄伴尿道直肠瘘手术。

4. 尿道狭窄切开成形术 尿道外口段尿道严重狭窄，复杂性前后尿道狭窄，反复多次手术失败后，尿道长段狭窄缺损，不能用尿道扩张、尿道内切开及尿道再吻合治疗者，可选择尿道切开术。应将狭窄段尿道切开，做两端尿道造瘘术，形成人工尿道下裂；半年后待局部瘢痕组织软化后做二期尿道成形术。

(1)尿道外口狭窄切开术：适用于尿道外口段尿道严重狭窄，排尿十分困难，影响生活者，或者先天性或后天性尿道外口狭窄者。

(2)阴茎段尿道狭窄切开成形术：阴茎段尿道狭窄切开成形术适用于阴茎段尿道长段狭窄，经各种手术失败，狭窄及缺损长过 5cm 以上，严重排尿困难，或已做耻骨上膀胱造瘘者。行狭窄尿道切开，近及远端造口，待术后半年以上瘢痕软化后，行尿道成形术。

(3)阴囊段尿道狭窄切开成形术：阴囊段尿道狭窄切开成形术适用于阴囊段长段尿道严重狭窄，多次手术失败，严重排尿困难，或已做耻骨上膀胱造瘘者。

(4)后尿道狭窄切开造口及尿道成形术：后尿道狭窄切开造口及尿道成形术适用于后尿长段严重狭窄或闭塞，多次手术失败，严重排尿困难，或已做耻骨上膀胱造瘘者。

5. 永久性耻骨上膀胱造瘘术 尿道狭窄或闭塞，经各种手术方法治疗失败，排尿困难致尿潴留，肾功能受损者。

6. 尿流改道术 对严重后尿道狭窄或闭塞，多次手术失败、不愿做永久性耻骨上膀胱造瘘术者。

（王德林　陈在贤）

参 考 文 献

[1] 崔冀芳.经尿道等离子束刀治疗复杂性后尿道狭窄的手术配合.陕西医学杂志,2012,2:255

[2] 余德红.腔镜技术治疗尿道狭窄 120 例.中国中医药咨讯,2012,4:175

[3] 李光刚.放射影像诊断在睾丸损伤中的临床应用及价值分析.影像研究与医学应用,2019,9:114-115

[4] 刘贵华,张靖,孙桂花,等.显微切开睾丸取精术在继发性睾丸损伤所致非梗阻性无精子症患者中的应用.中华男科学杂志,2018,8:681-685

[5] 邱腾,黄后宝,胡小桃,等.尿道镜联合输尿管镜尿道会师术在治疗前尿道损伤中的应用.辽宁医学院

学报,2015,1:43-44

[6] 孙小科,王锋,苏鹏霄,等.输尿管镜下尿道置管术治疗前尿道损伤 60 例效果观察.陕西医学杂志,2018,4:500-502

[7] 薛竞东,谢弘,傅强,等.尿道损伤后勃起功能障碍患者的 IIEF-5 评分与客观诊断指标的比较研究.中国男科学杂志,2014,10:37-40

[8] 蒋东鹏,张守堂,孙轶君.后尿道损伤 60 例的临床处理分析.世界最新医学信息文摘(电子版),2019,38:27

[9] 唐文萍.心理干预对骨盆骨折后尿道损伤后勃起功

能障碍及心理状态的影响. 中外医学, 2019, 6: 124-12

[10] 田天亮, 杨晓峰. 输尿管硬镜配合可控负压吸引治疗后尿道损伤 25 例疗效分析. 中国药物与临床, 2019, 13: 2240-2241

[11] 陈亚梅, 曾小明, 余明主, 等. 早期完全腔镜下尿道会师术治疗骨盆骨折后尿道损伤的效果. 实用中西医结合临床, 2018, 1: 28-29

[12] 余同炳, 邵四海. 68 例闭合性后尿道损伤患者行可视膀胱镜联合输尿管镜治疗的临床分析. 中国现代医生, 2015, 13: 38-40

[13] 李英俊. 尿道狭窄合并尿道结石经输尿管镜钬激光术治疗的效果研究. 中国继续医学教育, 2016, 14: 74-75

[14] Lee YJ, Lee BK. Tubularized penile-flap urethroplasty using a fasciocutaneous random pedicled flap for recurrent anterior urethral stricture. Arch Plast Surg, 2012, 39(3): 257-260

[15] Wang PX, Zhang GP, Huang CB, et al. Effect of modified Badenoch operation on the treatment of posterior urethral stricture. Zhouhua Wai Ke Za Zhi, 2012, 50(2): 135-138

[16] Nicola R, Carson N, Dogra VS. Imaging of traumatic injuries to the scrotum and penis. AJR AM J Roentgenol, 2014, 202(6): W512-20

[17] Ozturk MI, Iikdac A, Koca O, et al. Gunshot injury to the penis in a patient with penile prosthesis: a case report. Ulus Travma Acil Cerrahi Derg, 2011, 17(5): 464-466

[18] Snoap T, Habeck J, Roberts J. Open Hip Dislocation Through the Scrotum without Osseous Injury: A Case Report. JBJB Case Connect, 2017, 7(1): e2

[19] Sanson S, Balloubey Q, Abbo Q, et al. Pediatric anterior urethral injuries: time to take stock. Prog Urol, 2013, 23(6): 410-414

[20] Waterloos M, Verla W, Spinoit AF, et al. Urethroplasty for urethral injuries and trauma-related strictures in children and adolescents: a single-institution experience. J Pediatr Urol, 2019, 15 (2): 176. e1-176. e7

[21] Trachta J, Moravek J, Kriz J, et al. Pediatric Bulbar and Posterior Urethral Injuries: Operative Outcomes and Long-Term Follow-Up. Eur J Pediatr Surg, 2016, 26(1): 86-90

[22] Breaud J, Montoro J, Lecompte JF, et al. Posterior urethral injuries associated with motorcycle accidents and pelvic trauma in adolescents: analysis of urethral lesions occurring prior to a bony fracture using a computerized finite-element model. J Pediatr Urol, 2013, 9(1): 62-70

[23] Scaaarberry K, Bonomo J, Gomez RG. Delayed Posterior Urethroplasty Following Pelvic Fracture Urethral Injury: Do We Have to Wait 3 Months? Urology, 2018, 116: 193-197

[24] Wessells H, Angermeier KW, Elliott S, et al. Male Urethral Stricture: American Urological Association Guideline. J Urol, 2017, 197(1): 182-190

[25] Stritmatter F, Beck V, Stief CG, et al. Urethral stricture: From diagnostics to appropriate treatment. Urologe A, 2017, 56(8): 1047-1057

[26] Shaw NM, Venkatesan K. Endoscopic Management of Urethral Stricture: Review and Practice Algorithm for Management of Male Urethral Stricture Disease. Curr Urol Rep, 2018, 19(3): 19

[27] Chung PH, Vanni AJ, Breyer BN, et al. Evaluation of Generic Versus Condition-Specific Quality of Life Indicators for Successful Urethral Stricture Surgery. Urology, 2019, 126: 222-226

[28] Cotter KJ, Hahn AE, Voelzke BB, et al. Trends in Urethral Stricture Disease Etiology and Urethroplasty Technique From a Multi-institutional Surgical Outcomes Research Group. Urology, 2019, 130: 167-174

第11章 男性性腺先天性发育异常
(congenital dysplasia of male gonad)

男性性腺先天性发育异常包括隐睾、两性畸形、先天性睾丸发育不全症、混合性腺发育不全、纯性腺发育不全及性逆转综合征等。

第一节 隐睾(cryptorchidism)

隐睾也称睾丸未降或睾丸下降不全,是指睾丸未能按照正常发育过程,从腰部腹膜后下降至阴囊。其患病率在早产儿约30%,新生儿约占4%,1岁时为1%,成人为0.7%。有学者认为患病率在1岁内可继续下降,但至6个月之后,继续下降的机会明显减少。

一、病因(etiology)

隐睾的病因至今仍不清,可能因素如下。

1. 睾丸引带发育不良 睾丸引带的作用为引导睾丸离开腹部进入阴囊。引带的末端主要附着于阴囊底部,此为主要分支;另有部分引带附着于耻骨结节、会阴部或股内侧部,称为相应的分支。如睾丸引带发育不良影响睾丸下降,而停留在睾丸下降途中的任可部位,如停留在腹股沟管内环、腹股沟管内或外环处等。

2. 腹内压作用 一些早期学者认为腹内压增高是造成睾丸离开腹部进入腹股沟管的原始动力。最典型的例证就是腹肌发育缺陷综合征(Prune-Belly syndrome),即腹壁肌肉发育不全、不足或缺如,伴有双侧隐睾。

3. 内分泌因素 母体促性腺激刺激胎儿睾丸间质细胞产生睾酮,促进睾丸发育及引带退化,牵引睾丸下降。如果睾丸本身有缺陷,分泌睾酮不足,或者母体内抗雄激物质拮抗雄激素作用,导致睾丸引带退化延迟或障碍,阻碍睾丸下降。另一类内分泌因素是抗 Müllerian 抑制物(MIS)缺乏或分泌不足,出现 Müllerian 结构残留,阻碍睾丸下降,近年研究发现,胰岛素样因子3(Ins 13)、降钙素基因相关蛋白(CGRP)、表皮生长因子(EGF)可能也与隐睾发生有关。

二、病理(pathology)

1. 大体病理 未降入阴囊内的睾丸常有不同程度的发育不良,体积明显小于健侧,质地松软。少数睾丸缺如者,仅见精索血管残端。

2. 组织病理 主要表现为生殖细胞发育的障碍,1岁以后仍持续出现生殖母细胞,Ad型精原细胞减少。其次是间质细胞数量的减少,但是,即使是双侧隐睾,仍有适量的雄激素产生,可维持男性第二性征的发育,也很少影响成年后的性行为。隐睾病理组织学改变的程度,与隐睾所处的位置有关。位置越高,病理损害越严重;越接近阴囊部位,病理损害就越轻微。

三、临床表现(clinical manifestations)

出生时即发现一侧或双侧阴囊内无睾丸,阴囊空虚萎缩,随生长发育未见睾丸降入阴囊。无并发症者一般无自觉症状,大龄儿童,尤其是青春期,偶有胀痛。

四、并发症（complications）

1. 生育能力下降或不育　是隐睾的严重并发症。隐睾周围的温度较阴囊内高 2～4℃，滞留在腹股沟管内或腹腔内的睾丸精子生成障碍而影响生育能力，位置越高，年龄越大，损害越重。单侧隐睾不治疗，约 30% 不育。双侧隐睾不治疗，最终无生育力。即使睾丸下降固定术后，单侧生育力下降 50%～70%，双侧生育下降超过 75%，这可能与隐睾在胚胎发生期间就存在先天性生殖细胞发育缺陷有关。

2. 鞘突管未闭　发生率很高。如果肠管疝入，发生嵌顿者并不少见，而且容易引起肠坏死，也可能压迫精索血管，使睾丸进一步萎缩，严重者导致睾丸梗死。

3. 隐睾扭转　未降睾丸发生扭转的概率较阴囊内睾丸高 21～53 倍。隐睾扭转一般表现为患侧腹股沟部疼痛性肿块，颇似腹股沟疝嵌顿，但无明显胃肠道病状。右侧腹内隐睾扭转，其症状和体征颇似急性阑尾炎，在小儿急腹症中，应予鉴别，如阴囊内有正常睾丸即可除外该侧隐睾扭转。

4. 睾丸损伤　由于隐睾处在腹股沟管内或耻骨结节附近，比较表浅、固定，缺乏阴囊内的缓冲保护，容易受到外力的直接损伤。

5. 隐睾恶变　隐睾恶变成睾丸肿瘤，比正常位置睾丸高 10～40 倍。高位隐睾，特别是腹内隐睾，其恶变发生率比低位隐睾高 4 倍。隐睾恶变年龄多在 30 岁之后，2 岁以前行睾丸固定术发生恶变者，比 2 岁以后手术的低得多。

6. 心理创伤　由于阴囊内无睾丸，患者及家属因此产生自卑感。

五、诊断（diagnosis）

1. 病史　阴囊内无睾丸的病史。

2. 体格检查

（1）注意事项：①消除病人紧张情绪，使腹肌松弛后进行检查。②在冬天，房间和检查者的手必须温暖，以防止冷刺激使提睾肌收缩而将睾丸上提。③取站立位或蹲位。

（2）检查方法：腹部挤压后，检查者左手压住内环，右手自内环到阴囊仔细扪摸，如扪及睾丸应注意其大小、硬度，并与健侧比较，然后向阴囊推移，停止检查后睾丸自行停留的位置即隐睾位置。单侧隐睾者可见阴囊不对称，双侧者阴囊发育较差或萎瘪，经仔细检查，约 80% 隐睾可在体表扪及，最多位于腹股沟部，睾丸体积较对侧略小，不能推入阴囊，挤压睾丸，患者有胀痛感。如果能将扪及的睾丸逐渐推入阴囊内，松手之后，睾丸又缩回腹股沟部称为滑动睾丸（sliding testis），仍应属于隐睾，如果睾丸完全停留于阴囊内称为回缩睾丸，不属于隐睾。约 20% 的隐睾在触诊时难以扪及，但这并不意味着患侧没有睾丸。如一侧找不到睾丸，称为单睾（monorchidism）或单侧睾丸缺如，发生率占隐睾的 3%～5%，约 1/5000。如双侧隐睾经探查均未能发现睾丸，称为无睾畸形（anorchidism），约占 1/20 000。

3. B 超、CT、磁共振检查　适用于体检未能发现睾丸者，也只能作为参考。

4. 激素测定　双侧均未扪及睾丸者，应测定血清中卵泡成熟激素（FSH）、促黄体生成激素（LH），并做绒毛膜促性腺激素（hCG）刺激试验，注射 hCG 1500U，隔日 1 次，共 3 次。注射前后测定血清中睾酮（T）水平，注射后如有 T 水平升高常提示有功能性睾丸组织存在。如果有血清 FSH 和 LH 基本水平升高，但注射 hCG 后无血清值改变，则提示无功能性睾丸组织存在。

5. 腹腔镜检　近年来腹腔镜用于不能扪及隐睾的术前检查，此为一种简单、安全和准确的方法，且适合于各年龄段的病人。上述特殊检查方法虽对未扪及睾丸者的诊断有一定的帮助，但因有的欠准确、有的存在一定创伤性或危险性、有的对技术设备条件要求较高，因此应酌情选择使用，必要时可直接手术探查。

六、鉴别诊断（differential diagnosis）

应与下列疾病鉴别诊断。

1. 两性畸形　真两性畸形或假两性畸形均可合并隐睾，并常伴有外生殖器畸形，常需应用染色体核型检查、放射学检查、内镜检查，甚至剖腹探查和性腺活检等以明确诊断。

2. 遗传、内分泌综合征　如 Klinefelter 综合征、Noonan 综合征、Prader-Willi 综合征和 Kallmann 综合征等，这些综合征均有较高的隐睾发生率，应注意鉴别。

七、治疗（treatment）

1. 治疗目的　①使睾丸产生足够的雄性激素，保护生殖细胞的正常发育。②减少睾丸生殖上皮肿瘤的发生，即使发生也易于发现。③防止睾丸扭转和容易发生的直接损伤。④使病人获得心理上的安慰和美容。

2. 治疗年龄　实验及临床研究均已证实，2岁以后生殖细胞即出现超微结构改变，并随年龄增加而进行性加重，且为不可逆性，因此，无论激素还是手术治疗的最佳年龄均应是 2 岁以内。因为出生后隐睾自行下降主要在 3 个月内，近年来，国内外已趋向 6 个月后即可开始治疗，尤其是腹腔内的隐睾。

3. 内分泌治疗

（1）绒毛膜促性腺激素：除异位睾丸、重度睾丸发育不良和伴斜疝的隐睾外，其他各种类型隐睾均可使用，但应注意的是剂量过少，因刺激不足会产生睾酮分泌不足而无效，但剂量过大不但不良反应增大，且可因反馈机制导致睾酮水平下降而达不到治疗目的。可每次肌内注射 1500U，每周 2 次，连续 6 周，1 岁以下可适当减量。疗效与隐睾类型有关，有效率为 10%～50%，治愈后约 10% 可再回缩。用药后可出现阴茎勃起、轻度阴茎增粗和性情改变，但一般停药 3 周后自行消退。长期使用，特别是大剂量用药可产生性早熟，成熟前的松果体早熟，也有曲细精管损害、睾丸萎缩的报道。对治疗无效者最好改用手术治疗。

（2）促性腺激素释放激素（LHRH）：适应证同 hCG，常用喷雾鼻吸入法，每次每侧鼻腔 200μg，每日 3 次，共 4 周，临床疗效可达到 30%～60%，效果不佳者加用 hCG 可取得满意效果。除个别人有性活动增加外无其他明显不良反应发生。

4. 手术治疗　对激素治疗无效者，应在 2 岁之前完成手术治疗。

（1）睾丸固定术：目前公认的肉膜外固定是较理想的方法。术中必须对精索进行充分游离，对输精管与精索血管之间结缔组织尽量避免离断，以保持其间的血管交通支，更忌讳将输精管周围组织完全剥光。在固定睾丸时，切忌对睾丸本身以任何缝线做穿过牵引。经广泛游离的精索长度仍不能完成一期睾丸固定者，此时，切不可再行精索血管切断的 Fowler-Stephens 手术，更为明智的选择是将睾丸固定尽可能低的位置，或加用硅胶薄膜包裹已经游离精索的睾丸，等待再行二期睾丸下降固定术。

（2）分期睾丸固定术或再次睾丸固定术：第一次手术时不能将睾丸下降固定在阴囊内，而权宜地将睾丸固定在腹股沟皮下环附近者；或第一次手术虽将睾丸下降固定在阴囊内，但以后睾丸又缩回到腹股沟部者，都应考虑再次手术，将睾丸固定在阴囊内，第二次手术应在第一次手术后 3 年左右进行。

（3）Fowler-Stephens 手术：又称精索动静脉切断术，或称长襻输精管法。对准备行精索血管切断者，不宜对精索血管做广泛的游离。在精索血管最上段稍加分离之后，用无损伤血管钳暂时夹住，切开睾丸白膜做出血试验。如白膜血管不出血，或 5min 内出血停止，为阴性，表明睾丸供血不足，不宜行精索血管切断。如持续流出鲜血达 5min 以上，为阳性，表示侧支循环血供丰富，可在该处切断精索血管。将被切断的精索连同睾丸和输精管整块向下游离，不可再在精索血管与输精管之间进行任何分离，尽量保留其间的血管交通支。

如果精索侧支循环差，为了尽量减少侧支循环的破坏，并让侧支循环的血供得到充分的代偿，在第一期手术时，只是尽可能地高位切断精索血管，而不试图对精索做任何游离。待 6 个月之后，二期手术游离精索。近年，通过腹腔镜对睾丸血管加以钳夹，6 个月之后，再次进行切断血管并完成睾丸下降固定术。

（4）睾丸移植：自体睾丸移植，随着显微外科的日益发展，20 世纪 60 年代开始即有微血管吻合应用于睾丸移植的报道。有关睾丸移植在隐睾治疗中的价值，因至今总的例数不多，而且，远期效果，如生育力、恶性变等，尚需较长时间的随访，故目前还难以对其作出客观的评估。

（5）睾丸切除术：对于腹内高位隐睾经充分游离精索后，仍然不能完成一期睾丸固定，而无条件进行其他手术方法，或该侧隐睾发育极差，并无保留的实际意义者，特别是成年人隐睾，其对侧睾丸正常地位于阴囊内者，应将隐睾切除。

（6）腹腔镜在隐睾的诊断和治疗的应用：1976年，Cortesi 等应用腹腔镜检查作为不能扪及睾丸的定位方法，对于不能扪及的隐睾，手术前先行腹腔镜检查。如在腹内见有输精管或血管盲端，则提示该侧睾丸缺如，从而避免了盲目的手术探查。1992 年 Jordam 等开始以腹腔镜治疗小儿高位隐睾。近年来，随着腹腔镜技术和器械的进步，腹腔镜也逐渐成为治疗腹股沟可扪及隐睾的选择，具有不破坏腹股沟解剖、更容易达到可视下高位松解精索、切口美观、损伤轻等优势，至今已积累了比较丰富的经验。

（何大维　李旭良）

第二节　两性畸形（hermaphroditism）

两性畸形是一种先天性的生殖器官畸形并有第二性征的异常，现称为性发育异常疾病（disorders of sex development，DSD）。对 DSD 的患者进行染色体性别、性腺性别、外生殖器性别和社会性别的鉴定和确定，是处理此类疾病的基础。根据性染色体、染色质、性腺及外生殖器的不一致，可分为假两性畸形和真两性畸形及睾丸女性化综合征等，表现各异，早期确定性别畸形的实质，适时进行治疗非常重要。

一、男性假两性畸形（male pesudohermaphroditism）

男性假两性畸形是 X 连锁隐性遗传或常染色体显性遗传病。患者有睾丸组织，但生殖道及外生殖器因缺少正常完整的逻辑性发育而有不同程度的女性化表现。

（一）病因

正常男性的性分化，有赖于雄激素足量且能够正常地发挥其生理作用。根据雄激素缺乏或其作用障碍的不同程度就会出现轻重不一的男性假两性畸形（46，XY，DSD）。

1. 胎睾对促性腺激素无反应　男性的发育依靠胎睾间质细胞分泌产生的睾酮，最初是依靠绒毛膜促性腺激素（hCG），其次是胎儿垂体黄体生成素（LH）的刺激分泌，如果胎睾的间质细胞缺如、发育不全或对绒毛膜促性腺激素和黄体生成素不反应，均可造成男性假两性畸形。睾酮产生不足的程度越重，则导致生殖系畸形越重。

2. 睾酮生化合成缺陷　肾上腺皮质增生时，由于甾体类物质异常，可造成某些酶的缺乏，如缺乏 17α-羟化酶（17α-hydroxylase）、17α-碳链酶（17α-dismolase）和 17β-类固醇还原酶（17β-detosteroid reductase）等，均可影响睾酮的合成，临床表现为外生殖器异常，甚至出现女性外阴合并阴蒂肥大。

3. 睾酮代谢障碍　正常情况下，睾酮进入靶细胞，通过 5α-还原酶（5α- reductase）作用转化为双氢睾酮（DHT），然后与受体结合，发挥其作用。若上述过程中，因 5α-还原酶缺乏、DHT 产生障碍，结果生殖结节和尿生殖窦不能正常发育，表现为出生时为男性，常合并有隐睾和正常内生殖道，阴茎小，可有尿道下裂。副中肾管退化不全，有残留的子宫和输卵管，常合并腹股沟疝。重者甚至出现假阴道、会阴型尿道下裂（pseudovaginal perineoscrotal hypospadias，PPH）。此类病人因睾酮本身正常，所以可有正常青春期发育，阴茎增大和男性特征的出现。

4. 苗勒管抑制物质（Müllerian inhibiting substance，MIS）　合成紊乱或苗勒管对其不敏感：特点是在男性化的患者体内由于苗勒管不退化或退化不全导致有输卵管、子宫和阴道的存在，是一种少见的男性假两性畸形，称苗勒管持续存在综合征（persistent Müellerian duct syndrome，PMDS），可伴睾丸横过异位，即两睾丸位于一侧阴囊内，是很罕见的性分化异常，在 PMDS 患者中证实有 MIS 基因或 MISR-Ⅱ基因的突变，属于常染色体隐性遗传。常发生的染色体核型是 46，XY 的男性。分 3 型：①一侧或双侧腹股沟疝有隐睾和苗勒管残留物，如输卵管、子宫和阴道（经典的腹股沟子宫疝）；②睾丸位于盆腔子宫周围；③双侧睾丸和输卵管、子宫在同一疝囊内，叫睾丸横过异位（transverse testicular ectopia，TTE）。

（二）临床表现

1. 出生后，见外生殖器外观类似女性外阴，两侧大阴唇、尿道口位于会阴部，但阴蒂较粗大。

如未及时确诊,常当女孩抚养,自幼均作女性打扮,和女孩一起玩耍,社会性别常为女性。

2. 尿从会阴部排出,能行走后只能蹲着排尿,解便到女厕所。

3. 阴蒂随着年龄长大而逐渐长大。偶尔发现阴唇内或腹股沟处有活动性包块。

4. 到青春期,不来月经,无乳房发育,皮下脂肪少,喉结出现,臀围小,四肢粗大,肩平宽,声音低沉,第二性征渐向男性征发育。因此到医院就诊,怀疑男性假两性畸形,进行进一步检查证实为男性假两性畸形。

(三)诊断

诊断依据如下:外阴部非男非女,有的倾向男性,有的倾向女性。

1. 出生后发现外生殖器像女性结构,常以女孩抚养,社会性别为女性者。

2. 外阴体征:如见外阴似女性,但阴蒂比正常者大,大阴唇内未见小阴唇结构,只见会阴部尿道开口,未见阴道者,是会阴型尿道下裂,合并隐睾、阴囊对裂,阴茎短小伴下曲,尿道口位于女性阴道口处,像女性外阴结构。

3. 在阴唇内或腹股沟扪及实性活动包块,怀疑隐睾者。

4. B超、CT或MRI:在腹股沟或盆内见隐睾,未见子宫及卵巢结构者。

5. 性染色体检查:X染色质试验阴性,核型为46,XY者。

6. 血浆睾酮值和正常男性相同者。

7. 第二性征:青春期表现为男性性征者。

(四)治疗

男性假两性畸形几乎是会阴型尿道下裂,畸形严重,均合并多种畸形,如隐睾、阴囊对裂(似阴唇)、阴茎短小伴下曲(似阴蒂),尿道口位于会阴(女性阴道尿道开口处),外形像女性外阴结构;以及其他多种畸形等。出生后早期确诊者,一般均可保留矫正成为男性。如幼儿时误诊为女性者,以女孩抚养,社会性别为女性,逐步养成了女性习性。到青春期时才确诊者,此时手术要根据患者本人的意愿来决定矫正成男性或女性。

1. 成为男性者手术

(1)指征

①出生后幼年期就确诊为男性假两性畸形,其社会性别为男性,应尽早手术矫正各种畸形,一般在1岁后便可开始做矫正手术,至少在学龄前完成矫正,并治疗好各种术后并发症。

②幼年期误诊为女性,社会性别为女性,但患者发育中男性性征逐渐显现,对女性有亲密感,到青春期才确诊为男性假两性畸形,患者意愿成为男性者。

(2)手术原则

①矫正阴茎下曲使其伸直及其他合并畸形。

②隐睾下降固定术,幼儿期促进睾丸生精功能,青春期后防止或减少隐睾恶变及便于观察。

③尿道成形术(需分期多次手术),站立排尿。并发症多,失败率较高。

④手术后并发症治疗手术,最常见的是尿道成形术后的尿瘘及尿道狭窄。

2. 成为女性者手术

(1)指征:幼儿期被误诊为女性,社会性为女性,逐渐养成女性的性格及习性,到青春期才确诊为男性假两性畸形者,此时本人渴望成为女性者。

(2)手术方法:成为女性的手术可行两侧睾丸切除、阴蒂成形及阴道成形术,术后终身服用女性激素,保持女性性征及性生活,但不能生育。

(五)评析

1. 早期诊治　出生后尽早确诊为男性假两性畸形,确定男性性别,尽早矫正外生殖器畸形,特别是隐睾应在2岁以前下降固定在阴囊内,避免睾丸损害、影响生育。

2. 延误诊断　出生时因外生殖器似女性外生殖器结构,误认为是女性,当女孩抚养,社会性别为女性,随着年龄增长,睾丸发育逐步显现男性第二性征时才确诊为到男性假两性畸形,此时要纠正患者的女性心态及生殖器畸形很困难,效果不满意。

3. 畸形矫正问题

(1)矫正成男性者:男性假两性畸形即为会阴型尿道下裂,会阴型尿道下裂是尿道下裂中最严重的畸形,要维持男性的矫正术,要矫正会阴型尿道下裂的多种畸形,手术较复杂,要分期多次手术才能完成,病程长。应尽早做隐睾下降固定术,以促进生育及减少隐睾癌变。阴茎下曲矫正使阴茎伸直术后,需半年以上,局部瘢痕软化后才能做尿造成形术。尿道成形从会阴做到阴茎头,要分几次才能完成,每两次手术间隔时间要半年以上才能做下次手术,且尿道成形术失败率较高,术后均有各种并发症,处理并发症,如尿瘘及尿道狭窄等也要手术等。青春期矫正保留成为男性,而阴茎发育不好、短小,部分患者术后性生活不满意;隐睾的生精功能已受损,影响生育。

(2)矫正成女性者:青春期男性假两性畸形矫正成为女性者,手术相对较简便,做睾丸切除、阴蒂成形和阴道成形手术方法较简便,成功率高。术后需终身服用女性激素以维持女性性征,以维持性生活,但不能生育。

二、真两性畸形(true hermaphroditism)

真两性畸形是体内同时存在睾丸和卵巢两种性腺组织,外生殖器显示性别模棱两可。生殖导管和外生殖器往往为两性畸形。其染色体核型半数以上为 46,XX,其次为 46,XY 及 46,XX/46,XY 嵌合体。能生育者极少见,但也见到男、女均有生育的报道。尽早确定性别,对真两性畸形患者的身心健康发展极为重要。

(一)病因

1. 单合子性染色体镶嵌,这是减数分裂或有丝分裂错误所致。

2. 非单合子性染色体镶嵌,这往往是两个受精卵融合或两次受精的结果。

3. Y 染色体向 X 染色体易位。

4. 常染色体突变基因。家族性患者的遗传方式是常染色体隐性或显性遗传。

(二)类型

1. 双侧型 两侧均含睾丸及卵巢的混合体,称为卵睾,即在两侧性腺内既有卵巢组织又有睾丸组织,卵巢组织与睾丸组织之间有纤维组织相隔,称为双侧性真两性畸形,这种类型占 20%。

2. 交替型 一侧为睾丸,另一侧为卵巢,称为单侧性真两性畸形(见彩图 11-1),这种类型占约 40%。

3. 单侧型 一侧兼有卵巢和睾丸,另一侧为睾丸或卵巢。此类患者多数有发育不全的子宫或阴道。每一侧的生殖管道与同侧性腺相一致,即卵巢侧有输卵管,睾丸侧有输精管,称单侧真两性畸形,这种类型 40%。

(三)发病机制

为常染色体隐性遗传,真两性畸形核型为 46,XX,占 60%,核型为 46,XY,占 20%,核型为嵌合体 46,XX/46,XY,约占 20%。在核型为 46,XX 的基因组织中,用 Y 特异性 DNA 探针未发现 Y 染色体,故不能用 Y→X 或 Y→常染色体移位或通过性染色性嵌合解释其发病机制。已证明控制性发育和分化的基因可能位于常染色体,有报道 46,XX 核型两同胞 H-Y 均为阳性,外生殖器畸形,性腺均为卵睾,但性别为一男一女,据认为由父方传递而得,属常染色体显性遗传。

从 XX 真两性畸形卵睾的睾丸取细胞培养,可检出 H-Y 抗原阳性,而取自卵巢部分的培养为阴性,提示卵睾起自 H-Y 阳性/H-Y 阳性的嵌合原基。

真两性畸形核型 46,XY 的病因学尚待进一步研究,其发病机制类同 46,XY 不完全性腺发育不良,在睾丸发育的早期,生殖嵴等区域与睾丸发育有关的基因变异,而另一区域则保留向卵巢分化的倾向,因缺乏双 X 染色体,卵巢组织中原始卵泡加速分化,若有些卵泡保留下来,这种病症叫真两性体,若仅有卵巢基质保留下来,则称为性腺发育不全。因此,卵睾和性腺发育不全很可能是同一过程中的不同表现。

(四)临床表现

外生殖器表现上,约 3/4 患儿男性化,按男性抚养,但绝大多数有不同程度的尿道下裂,重度者有完全性的阴茎阴囊融合。半数患者并发腹股沟斜疝和隐睾,疝内容可有性腺和子宫。约有 2/3 病人青春期发育后乳房发育和月经或周期性"血尿"。真两性畸形外生殖器异常比较明显,但也有误认为单纯重度尿道下裂合并隐睾者。

1. 患者出生时外阴部男女难分,但比较倾向于男性,约 3/4 的患儿当作男孩抚育,阴囊发育不良似大阴唇。性腺大多可在腹股沟部位或阴囊内摸到。患者在发育期一般都出现女性第二性征,如乳房肥大,女性体型,阴毛呈女性样分布,可有月经来潮。这是因为任何核型的真两性畸形都有卵巢组织,而卵巢的结构比较完善,所以大多数真两性畸形的卵巢在发育期可分泌雌激素,有排卵时还分泌孕激素,故可出现女性第二性征,但乳腺的发育较晚。患者大都有子宫及阴道,阴道开口在尿生殖窦,常见的子宫发育障碍是发育不良和子宫颈缺如。

2. 如果性腺是卵巢,则显微镜下一般正常,而睾丸在显微镜下都无精子生成,因此患者可有正常卵巢功能,极少数病人甚至能怀孕。卵睾是最多见的性腺异常,约半数卵睾在正常卵巢位置上,其余一半或在腹股沟或在阴囊内。卵睾所在的部位与其成分有关,睾丸组织所占比例越大,越易进入腹股沟或阴囊内。在卵巢一侧的生殖管总是输卵管,睾丸一侧的生殖管都是输精管,至于卵睾一侧的生殖管既可是输卵管也可是输精管,此与卵巢和睾丸组织的成分有关,一般以出现输卵管为多见。

3. 患儿出生后若发现外生殖器异常,不能简单地做出单纯性尿道下裂合并隐睾或阴囊分裂的错误诊断,应做性染色质检查,多数呈阳性,若此项检查不符合正常男性,做染色体核型分析,组织细胞染色体较血细胞染色体核型分析对发现嵌合体更有帮助。对核型为 XX 者应仔细寻找女性男性化表型的来源,测定各种肾上腺激素、17-酮类固醇、孕三醇、17-脱氢黄体酮以除外常见类型的先天性肾上腺增生。组织学检查发现兼有卵巢和睾丸组织即可明确诊断,但有时因性腺发育不正常,造成诊断困难。

(五)诊断

真两性畸形诊断依据如下。

1. 临床外生殖器表现上有性别异常者。

2. 尿 17-酮类固醇、雌激素及促卵泡激素水平一般都在正常范围内者。

3. 染色体组型为以下型者:60% 为 46,XX,20% 为 46,XY,其余为各种类型的嵌合体,以 46,XX/46,XY 者。

4. B超、CT 等了解有无子宫、隐睾及其他畸形。

5. 必要时做剖腹探查及双侧性腺活检,以确定性别。

(六)鉴别诊断

1. 女性假两性畸形:女性假两性畸形患儿的细胞染色体核型为 46,XX,性腺为卵巢,而外生殖器有男性表现,如阴蒂增大、尿道下裂、大阴唇闭合等。

2. 男性假两性畸形:男性假两性畸形指患者本身是男性,生殖腺只有睾丸,其外生殖器变化很大,可以表现为女性,具有完全或不完全的女性第二性征,外阴呈女性型,其核型为 46,XY。无卵巢组织。

3. 克氏综合征(Klinefelter's syndrome):克氏综合征为先天性睾丸发育不全,为小睾丸,染色体组型为 47,XXY,性腺活检只有睾丸组织,无卵巢。

(七)治疗

治疗时所取性别是否恰当对患者身心健康发育至关重要,一般认为 2—3 岁前确定性别可避免发生心理异常。以往对真两性畸形性别的取向主要根据外生殖器的外形和功能来决定是否行男性或女性矫形手术,而不是根据性腺、内生殖器结构或染色体组型。近年来对真两性畸形,特别是核型为 46,XX 者,多倾向改造为女性较好。原因如下。

1. 真两性畸形患者的卵巢组织切片,大多能观察到原始卵泡,50% 有排卵现象,而双侧睾丸曲细精管有精子发生者仅占 1.2%。

2. 真两性畸形患者中 70% 乳腺发育良好,24.5% 发育较差,不发育者仅 5.5%。

3. 男性尿道修补外生殖器成形较为困难,且效果不理想,而女性成形术的成功率较男性为高。

4. 核型为 45,XO/46,XY 的患者的隐睾约 30% 可发生恶变,睾丸需予以切除。

三、睾丸女性化综合征(testicular feminization syndrome)

睾丸女性化综合征患者有睾丸但体型与外生殖器的表现型为女性,是一种胎儿发育障碍罕见的综合征,是男性假两性畸形中的一种。此病首次报道于 1817 年,1953 年 Morris 提出"睾丸女性化"一词沿用至今。睾丸内有发育良好的间质细胞,所分泌的雄激素也可达正常水平,但无男性生殖管道,外生殖器呈女性型,并且有女性体态。TFS 性染色体为 46,XY,性染色质为阴性。尽管睾丸分泌睾酮的数量正常,但是因为胎儿的组织细胞对分泌的睾酮不敏感,从而引起男性外生殖器在胎儿期就朝着女性方向发育,形成阴唇、阴道和阴蒂。睾丸女性化综合征是完全性的雄激素抵抗综合征,又称为雄激素不敏感综合征。

雄激素抵抗是指由于雄激素受体和配体结合异常或受体后信号传导的异常导致雄激素的作用得不到充分发挥所引起的一组临床综合征。根据外周组织对雄激素抵抗的不同程度,分成完全性雄激素抵抗和部分性雄激素抵抗(PARS)。完全性的雄激素抵抗综合征,也称为睾丸女性化综合征。睾丸女性化一词为 Morris 首先倡用,这类患者可以表现出不同程度的男性假两性畸形,甚至是完全的女性化外观。青春期后表现为原发性闭经,有良好的乳房发育,盆腔内无女性的子宫及附件;雄激素受体部分缺乏患者,外生殖器表型基本接近正常男性外观,这类患者也称为赖芬斯坦(Reifenstein)综合征。

(一)发病率

睾丸女性化综合征,是一种胎儿发育障碍罕见的综合征,估计每 5 万名女性中会出现一例雄激素不敏感综合征患者,该病在女性原发性闭经患者中的患病率占 6%～10%,在新生男孩中的患病率则为 0.001%～0.005%。睾丸有发生恶性肿瘤的倾向,成年后的发生率为 4%～9%。

(二)分类

根据外周组织对雄激素抵抗的不同程度,分成完全性雄激素抵抗和部分性雄激素抵抗综合征(PARS),两者的症状和体征也有许多不同。

1. 完全型睾酮不敏感症患者:通常因原发性闭经或腹股沟疝求治,患者体型完全是女性,但阴道比较浅,是盲端,腹腔内无子宫、输卵管及卵巢,两侧性腺是睾丸,一般位置在腹股沟,睾丸大小正常但无精子生成。女性乳房发育,阴毛和腋毛无或稀少也是其特征之一。实验室检查:X 染色质试验阴性,核型为 46,XY。血浆睾酮值和正常男性相同。雌激素和 LH 值高。

2. 不完全型睾酮不敏感症患者:女性化不完全,阴蒂肥大,部分融合,有部分男性化表现。雄激素受体部分缺乏患者,外生殖器表型基本接近正常男性外观。这类患者有很多变型,外阴部非男非女的变化很大,如 Reifenstein 综合征、Rosewater 综合征、Lubs 综合征、Gilbert-Dreyfus 综合征都属于不完全性类型。

(三)病因

编码人类雄激素受体的基因位于染色体 Xq11-22,约 90kb,含有 8 个外显子。雄激素受体有 3 个功能域组成:可变的 N 末端转录激活区,高度保守的 DNA 结合区,中度保守的 C 端配体结合区。睾酮进入细胞后,经过 5α-还原酶转化成双氢睾酮和受体结合。虽然睾酮本身也能和受体结合并产生效应,但是双氢睾酮产生的激活作用更强,是睾酮的 3 倍。受体和双氢睾酮结合后,进入细胞核内,与雄激素反应元件(ARE)相结合,调节雄激素的靶基因。当上述雄激素受体突变,可导致雄激素抵抗综合征,即睾丸女性化综合征。

因雄激素受体突变,靶组织缺少 DHT 受体,对雄激素抵抗,使雄激素受体和配体结合异常或受体后信号传导的异常导致雄激素的作用得不到充分发挥,不能使生殖器男性化,无男性生殖管道形成,而使男性外生殖器在胎儿期就朝着女性方向发育,外生殖器呈女性型,表现出不同程度的男性假两性畸形,甚至是完全的女性化外观,到青春期女性第二特征逐步发育,乳房发育良好和正常女性相同,呈完全的女性体征。但是盆腔内无女性的子宫及附件,青春期无月经,是完全性的雄激素抵抗综合征。雄激素受体部分缺乏患者,外生殖器表型基本接近正常男性外观,这类患者也称为赖芬斯坦综合征。

(四)临床表现

1. 患者出生后外显女性型外阴,当女孩抚养,智力正常。

2. 青春期无月经来潮,常以婚后不孕就诊。

3. 青春期女性发育,呈女性体形及女性脂肪分布,有女性习性。

4. 有正常的女性乳房,但乳腺组织较少,乳头稍小或正常(见彩图 11-2A)。

5. 腋毛及阴毛稀疏或缺如。

6. 有女性外生殖器,小阴唇发育不良,阴蒂发育正常或细小,阴道呈盲囊状(见彩图 11-2B)。

7. 女性内生殖器缺如或发育不全。

8. 生殖腺为未降之睾丸,组织形态与睾丸相似。

9. 身材偏高,臂长,手足大。

10. 患者染色体核型为正常男性型 46,XY,性染色质为阴性。性腺为功能正常的睾丸。外生殖器为正常女性型,大阴唇发育差,盲袋阴道,2/3 的患者无子宫和输卵管,其余 1/3 只存留遗迹。

附睾和输精管一般缺如。睾丸位于大阴唇、腹股沟管或腹腔内,睾丸组织学检查在青春期前正常,在青春期后曲细精管缩小,精原细胞稀少,无精子发生,Leydiy 细胞呈腺瘤样增生。睾丸有发生恶性肿瘤的倾向。

(五)诊断

诊断依据如下。

1. 根据上述临床表现者。

2. 体检发现

(1)外生殖器呈女性型,小阴唇发育差,阴道短,上段为盲端者。

(2)青春期后呈女性性征,女性表型乳房发育良好,阴毛、腋毛稀少或缺如者。

(3)腹股沟或大阴唇,或在腹腔中探及正常形态的睾丸者。

(4)盆内未探及子宫及输卵管及卵巢者。

(5)染色体核型 46,XY,HY 抗原阴性者。

(六)治疗

青春期前确诊的患儿应定期 B 超监测睾丸的发育情况,青春期乳房充分发育后切除睾丸,然后给予雌激素替代治疗。阴道过短者,模具扩张有时可足以扩大和延长阴道,如果模具扩张术失败,则需要施行阴道成形术,以维持正常的性生活,但不能生育。

(七)预防

两性畸形多为先天性疾病,目前无明确预防的方法及药物。孕妇应在围生期进行科学的围生保健和规律的产前检查,避免激素水平异常影响胎儿发育。根据患者的社会性别、家属及患者的意愿选择合适的手术方式,有助于患者的恢复并形成正常的人格。

(郑伏甫　戴宇平　陈在贤)

第三节　先天性睾丸发育不全症(congenital testicular dysgenesis)

先天性睾丸发育不全症,又称原发性小睾丸症或克兰费尔特综合征(Klinefelter syndrome)。本病由 Klinefelter 等于 1942 年首先描述,并确认是一种性染色体异常疾病,经典的染色体核型是47,XXY,其他多条 X 染色体嵌合型属于其变异型。此病患病率为 1/1000～1/5000。没有种族和地域的差别。

一、病因(etiology)

此病是由于精子或卵子在减数分裂过程中发生染色体不分离所致。性染色体有多种变型,如XXYY,XXXY,XXXXY。但无论 X 染色体增加多少,只要有 Y 染色体即存在 H-Y 抗原,分化为睾丸的决定基因,则其发展为男性。正常人细胞核含 23 对染色体,其中 22 对男女相同。唯有 1 对男女有别,即性染色体,即男性性染色体是XY、女性性染色体 XX。父与母的生殖细胞在减数分裂形成配子(精子与卵子)过程,成对的染色体都要减数,一分为二。其中性染色体将出现:男性分化为 X 和 Y;女性分为 X 和 X。若性染色体不分离,则发生本病。形成 47,XXY 核型,最常见的原因是卵子或精子在第一次或第二次减数分裂时性染色体不分离,即一个 23,XX 卵子和一个

23,Y 精子或一个 23,X 卵子与一个 23,XY 精子受精都会产生 47,XXY 个体。较少见的原因是有丝分裂性染色体不分离,即 46,XY 合子产生了47,XXY 和 45,Y 两个子代细胞,后者不能生存,而 47,XXY 细胞系有可能生存下来。在第一次减数分裂异常产生的 47,XXY 核型中,来源于父本者约占全部患者的 50%,而来源于卵子性染色体不分离者约占 35%;第二次减数分裂异常约占10%,均来源于母本;合子的有丝分裂异常约占5%。根据对 XXY 个体 X 染色体来源的分析,母亲高龄妊娠是减数分裂时性染色体不分离的一个重要相关因素,原因是卵子第一次减数分裂的双线期延长。

二、临床表现(clinical manifestation)

本病个体表现为男性,在幼年及少年期症状不明显,青春期后才出现症状,常因无性征发育或结婚后性功能障碍与不育而就诊。表现为男性化障碍,智能低下。如 X 染色体越多,男性化障碍越明显,智能低下发生率越高,亦越严重。易合并糖尿病、甲状腺功能低下及慢性肺部疾病。临床上可分为若干种核型类型。

1.47,XXY 型　患者为男性表现,约占

Klinefelter 综合征的 80%，身材一般高于同龄人，平均身高在 175cm 左右，呈类无睾体型。上部明显短于下部（但上肢一般不过长，指距通常不超过身高）。肌肉发育差，体毛、胡须和阴毛少，常伴男性乳腺发育。睾丸小，容积＜5ml 或长径＜3cm。智力轻度低下，主要表现在语言和学习方面。青春期前患者的 LH、FSH 和睾酮的基础水平和 LH 对 GnRH 兴奋的反应与同龄儿童比较无明显差异。青春期后，Leydig 细胞的功能障碍显露，睾酮水平降低，LH 和 FSH 增高，LH 对 GnRH 兴奋的反应显著强于正常。可伴有甲状腺功能异常，TRH 兴奋的反应减低，但一般无甲状腺功能减退的临床表现。约 20% 的患者伴有糖耐量减低（IGT），8% 的患者有糖尿病。

有男子乳腺发育的患者乳腺癌的患病率比正常男子高 18 倍。约 20% 的患者发生原发性纵隔生殖细胞瘤，肿瘤分泌 hCG，引起非促性腺激素释放激素（GnRH）依赖性性早熟（大阴茎、小睾丸）。约 25% 的患者有骨质疏松。慢性肺疾病和静脉曲张伴血液淤滞性溃疡亦较多见。一部分患者还可合并雄激素抵抗。

睾丸的组织学改变随年龄的增长而加重，胎儿期生精上皮细胞缺乏或正常，婴儿期精原细胞数目减少，儿童期睾丸活检显示精原细胞进行性减少。青春期由于垂体促性腺激素的作用，引起曲细精管进行性透明变性和 Leydig 细胞结节性增生（Leydig 细胞的总容积没有增加）。青春期后曲细精管小，发育停滞，纤维化和透明变性，管周的弹力纤维减少或缺如。透明变性的程度在曲细精管中呈不均匀分布，两侧睾丸也不完全一致。纤维化随年龄增长而进行性加重。

2.46,XY/47,XXY 嵌合型　由于有一个正常的 46,XY 细胞系的修饰作用，患者的异常程度较轻，男子化程度接近正常，诊断时血清睾酮水平可在正常范围，只是 FSH 水平轻度增高，第二性征亦接近正常，曲细精管可有精子发生和生育能力。这些患者在 40 岁以后通常会出现性欲减退和勃起功能障碍。

3.48,XXYY 型　患者除了具有典型的 47,XXY 型的临床表现外，还有智力减退，身材高（平均身高在 180cm 以上）、皮纹异常和犯罪倾向。

4.48,XXYY 型和 49,XXXYY 型　中度至重度智能障碍，桡尺骨融合、膝外翻、弓形足、蜘蛛指、尿道下裂、分叶阴囊和隐睾。15%～20% 的患者有先天性心脏病，最常见的为动脉导管未闭。患者身材矮，可有腭裂和先天愚型的表现：斜眼、内眦赘皮、眼距过宽和宽鼻。

5.46,XX 男性　患者为男性表型，具有男性的心理定向。临床表现和内分泌改变与 47,XXY 型相似，男性乳腺发育、小睾丸、无精子和睾酮水平低。约 10% 的患者有尿道下裂，身材偏矮（平均身高 168cm 左右），四肢和躯干比例正常。牙冠小，智能一般正常。睾丸组织学改变和 47,XXY 型相似，曲细精管变细，数目减少，生精上皮细胞稀少或缺如，小管周围和间质纤维化伴 Leydig 细胞增生。46,XX 男性患者在染色体分析时虽然缺乏 Y 染色体，但存在睾丸决定基因。其原因可能是：①Y 染色体隐藏在一个未被发现的细胞系中；②Y 与 X 或常染色体发生易位，睾丸决定基因位于 X 或某一条常染色体上；③一个突变的常染色体或 X-连锁基因导致 46,XX 胚胎的睾丸分化。

三、诊断（diagnosis）

1. 病史　上述临床表现。对青春期前儿童，如睾丸小于同龄儿童，四肢相对较长，语言能力和学习能力障碍者应想到 Klinefelter 综合征的可能。

2. 体格检查

（1）体形瘦长：身高主要为下肢增长。皮下脂肪发育，体毛稀少，无腋毛，阴毛呈女性型分布，无胡须，喉结不清，约 25% 有男性乳房发育。肩窄、臀宽近似女性体态，成年者可乳腺增大，部分患者性格呈女性。

（2）性腺发育障碍：阴茎偏短，睾丸小而硬，幼儿型发育不成熟，一般成人时睾丸容积不超过 3ml，或阴茎长度小于 3cm。

3. 细胞染色体核型　染色体数为 47，比正常者多一个或几个 X 染色体，约 80% 为 XXY 型。亦有 48XXX 或 XXY/XY，XX/XXY 等嵌合体。X 与 Y 染色质阳性。个别 XXY/XY 嵌合体患者一侧可以有正常睾丸。

4. 实验室检查

（1）内分泌学检查：主要包括血浆卵泡刺激素

（FSH）、人黄体生成素（LH）、睾酮（T）和雌二醇（E），除血浆睾酮平均值常为正常值一半而明显下降外，其他常有增高，泌乳素（PRL）正常。

（2）精液常规检查：无精子发现或少量畸形精子，这种质量的精子是不能使女方受孕的。

5. 睾丸活组织检查　睾丸细胞学改变主要为曲细精管玻璃样变或纤维化，间质细胞增多，精子发生严重减少或完全停止。

成年患者诊断 Klinefelter 综合征的依据是：①典型的临床表现，如睾丸小而坚实、无精子或少精子、第二性征发育不全、男子乳房发育、血清睾酮水平降低或为正常低值；②促性腺激素水平增高；③GnRH 兴奋试验示 LH、FSH 呈过强反应，hCG 兴奋试验血清睾酮的反应降低；④染色体核型为 47，XXY 或其他变异型。46，XY/47，XXY 嵌合型患者需要分别分析血液、皮肤和睾丸细胞的染色体，46，XY 细胞不少于 5% 才可以诊断。

四、鉴别诊断（differential diagnosis）

本症应与继发性睾丸功能不全症及低促性腺激素性性腺功能减退（IHH）相鉴别。前者多有睾丸外伤，如睾丸扭转、手术、创伤等，或睾丸炎导致睾丸损害所致，也可影响第二性征的出现和生育力，但其染色体检查结果为 46，XY，而且多可寻到睾丸损害病史。后者也有睾丸小，睾酮明显减低，而 LH、FSH 减低，染色体正常。

五、治疗（treatment）

1. 雄激素补充治疗　本病患者一般都存在雄激素缺乏，雄激素补充治疗虽不能解决生育问题，但有助性器官的发育、第二性征的维持和较好的男性体力。最好从 11—12 岁开始用药。

（1）多选用环戊丙酸酯（cyclopentyl propionateester）：开始用 50mg 肌内注射，每 3 周 1 次，每隔 6～9 个月增加剂量 50mg，到成年时为每周 25mg。因补充的雄激素在外周组织中部分可转化为雌激素，故有增加乳房女性化可能。

（2）可用庚酸睾酮油剂 200mg，每 3～5 周肌内注射一次，可获得满意效果。

（3）口服制剂首选十一酸睾酮（商品名 Androil），口服后经淋巴系统吸收，能避开肝的代谢，维持较高的血浆水平。开始剂量为 120～160mg/d，分两次服用，2～3 周后改为 80～120mg/d 维持。治疗过程中如出现痛性阴茎勃起、水钠潴留或高血压等不良反应，应减少剂量。丙酸睾酮由于作用时间短，需要每周肌内注射 2～3 次才能保持一定的血浆睾酮浓度，而且频繁注射使药物的吸收不良，不宜用做长期替代治疗。其他口服甲基睾酮都通过肝降解，疗效不稳定，长期应用还可致肝功能损害，故亦不宜长期替代治疗。

2. 乳腺成形术　由于患者血浆中低睾酮、高雌二醇的原因，本症可有乳房女性化改变，且其乳癌发生的危险性较一般男性高 20 倍，因此，从预防乳腺恶变、美容和减除患者的心理压力等方面考虑，如本人要求可行乳房成形术。切除乳晕下的乳腺组织。

（邓华聪　何大维　陈在贤）

第四节　其他男性性腺发育异常（other gonadal dysplasia）

其他的性腺发育异常主要有混合性腺发育不全、纯性腺发育不全、无睾综合征及性逆转综合征等。

一、混合性腺发育不全（mixed gonadal dysgenesis）

混合性腺发育不全病人一侧为睾丸，而另一侧为索条状性腺，故名混合性腺发育不全，是新生儿性别异常常见原因，无家族倾向，多数病人其染色体核型是嵌合体，45，XO/46，XY。

患者性腺一侧睾丸，可明显发育不全或正常，青春期睾丸可发育，但含很多成熟间质细胞，曲细精管仅有支持细胞无生殖成分。青春期发育后，睾酮水平可在正常范围，多往男性发展，但无生育报告。睾丸多下降不全，有的位于腹腔内，有的位于腹股沟管内，同时合并腹股沟斜疝，疝内容物可有子宫及输卵管。另一侧索条状性腺，位于阔韧带或盆腔内，病理可见螺旋状排列的纤维结缔组织,不能与卵巢基质区分,因无卵母细胞,虽可有输卵管结构,亦不能生育。

性腺发育不全婴儿多因男性化不全而表现为女性,或因腹腔型隐睾,恶变概率高,而行睾丸切除术及阴蒂成形术,做女性。若睾丸发育良好,病儿有足够大阴茎,则修复尿道下裂,为男性。

二、无睾综合征(agonadism)

无睾综合征染色体为46,XY,外表为男性,有外生殖器男化不全,但无睾丸,这提示在胚胎期有睾丸功能,有睾酮合成、中肾管发育及副中肾管的退化。因此患者外表常为男性,无睾丸及附睾,但有其他中肾管的衍生物,有小阴茎,青春期后可有乳房发育。

另外在女性也可能有类似情况发生,染色体为46,XX,无性腺(卵巢)、性幼稚型及副中肾管衍生物。根据患者外表类型,行手术整形及激素辅助治疗。男性外表者以补充男性激素,促进第二性征发育。若女性外表,则补充女性激素,使乳腺发育,并可做阴道成形术。

三、性逆转综合征(sex reversal syndrome)

性逆转综合征也是一种性染色体异常疾病,较罕见,为1/20 000~24 000。已证实此类病人XX染色体上有H-Y抗原存在,即决定性别Y染色体上的睾丸决定基因存在于所检查的XX染色体上,因此患者表现为男性。临床表现,为平均身高低于正常男性,睾丸小而硬(多小于2cm),阴茎、阴囊均小,无女性腺体,但可有女性乳房,常并发尿道下裂。组织学检查曲细精管玻璃样变,无精子。治疗类似于先天性睾丸发育不全症。

(郑伏甫　戴宇平)

第五节　附睾、输精管及精囊异常
(abnormality of epididymis,vas deferens and gonecystis)

附睾、输精管、精囊异常是由于胚胎时期发育障碍所引起的畸形。在妊娠第13周前中肾管丧失,不但可致附睾、输精管缺如,还可发生同侧肾缺如。如在此期后发生,附睾异常往往合并输精管异常,这种畸形大多数局限于附睾尾部。附睾、输精管、精囊异常可因精子的成熟障碍或输精管梗阻不育。在所有男性不育症中,由附睾、输精管畸形造成者为3.5%~8%。较大的精囊囊肿可压迫膀胱和尿道,出现不同程度的尿路梗阻症状。

一、诊断(diagnosis)

1. 病史　不育就诊病史。

2. 体格检查

(1)附睾畸形:体检可发现附睾畸形,附睾缺如,附睾囊肿(多位于附睾头部)、附睾体、尾部缺如,体部纤维性变、体部分离、附睾延伸等。隐睾患儿中1/2~1/3有附睾畸形。

(2)输精管异常:包括部分或全部闭锁或缺如。双侧输精管均异常可导致男性不育。输精管缺如或闭锁常发生于囊性纤维性变患者。

(3)精囊异常:包括一侧或双侧精囊缺如、重复畸形、发育不良、精囊囊肿和输尿管开口于精囊内等。

3. B超　B超检查可发现附睾囊肿、精囊囊肿等病变。

4. 精囊造影、膀胱镜检查和排泄性尿路造影可协助诊断。

二、治疗(treatment)

1. 非手术疗法　附睾、输精管、精囊异常明确诊断后无须手术治疗,需随访观察其变化。

2. 手术治疗　只有合并症和有并发症存在时才考虑手术。

(1)附睾与睾丸分离可能并发急性附睾扭转,一旦确诊应急诊手术复位。

(2)附睾异常合并隐睾症应固定睾丸,睾丸严重发育不良时可切除隐睾。

(3)精囊囊肿压迫膀胱或尿路引起明显的尿道梗阻时应切除精囊囊肿。

(何大维　李旭良)

参 考 文 献

[1] 裴勖斌,杨礼,卫晶丽,等.105 例隐睾 Bianchi 式改良术后彩色多普勒随访观察及临床意义.中国临床医学影像杂志,2015,26(10):752-753

[2] 刘红波,丁浩,李武星,等.腹腔镜睾丸下降固定术在治疗小儿隐睾 76 例的体会.中国伤残医学,2015,17:10-11

[3] 罗鹏,曾宪良,林文,等.微型腹腔镜下一期隐睾下降固定术的临床价值.腹腔镜外科杂志,2016(6):460-462

[4] 郭晖,李爽,王军,等.腹腔镜保留睾丸引带治疗小儿高位双隐睾临床体会.医药卫生,2016,3:6-7

[5] 张永吉,包岷武,刘大红,等.腹腔镜手术与传统开放手术治疗非腹腔型隐睾的效果比较观察.医药卫生,2016,2:10

[6] 程大武,刘潞,费建.超声定位下髂腹股沟及髂腹下神经阻滞在小儿隐睾手术中的应用.重庆医学,2017,17:2410-2412

[7] 张庆峰,姚干.腹腔镜整体分离鞘状突和精索在小儿腹股沟型隐睾手术中的应用.中华疝和腹壁外科杂志,2016,3:168-171

[8] 姜力,王德权,韩起鹏,等.腹壁下动静脉血管吻合在小儿高位隐睾手术复位中的临床意义.辽宁医学杂志,2015,1:1-3

[9] 李伟坚,陈江谊,陆金荣,等.腹腔镜手术与开放性手术治疗小儿高位隐睾效果及安全性分析.白求恩医学杂志,2017,2:202-203

[10] 陈志勇,何荣佳.小儿隐睾的临床特征及影响患儿手术时机的相关危险因素分析.临床医学工程,2017,6:873-874

[11] 孙振宇.小儿隐睾症手术治疗观察.中国卫生标准管理,2016,1:58-59

[12] 宁峰,殷波,彭潜龙.腹腔镜手术治疗小儿高位隐睾的临床疗效观察.临床医学工程,2016,2:147-148

[13] 王欣,关勇,孟庆娅,等.腹腔镜微创手术与传统开放手术治疗小儿隐睾的疗效对比研究.临床泌尿外科杂志,2017,1:39-41

[14] 冯书龙.腹腔镜治疗小儿高位隐睾的手术效果分析.中国继续医学教育,2015,23:105-107

[15] 杨森.对不可触及型隐睾患儿进行腹腔镜手术治疗的效果分析.当代医药论丛,2016,8:178-179

[16] 刘小艳,黄海,谢春燕.从受体角度审视同种异体脸面移植的伦理问题.医学与哲学,2016,37(8):91-94

[17] 王勇.两种睾丸固定的疗效比较.齐齐哈尔医学院学报,2012,5:606

[18] 任兰军,宁静,姜良富.腹腔镜与开放手术治疗低年龄患儿非腹腔型隐睾的比较研究.中国医药指南,2012,5:185-186

[19] 郭健童,姚干,梁健升,等.腹腔镜治疗小儿隐睾 200 例分析.中国当代医药,2011,35:173-174

[20] 傅忠,李金鹏,刘传荣,等.腹腔镜隐睾固定术治疗小儿高位隐睾效果观察.山东医药,2011,50:68-69

[21] 黄瑜,赵姝,秦杰.真两性畸形 14 例临床分析.生殖医学杂志,2013,3:181-184

[22] 吴瑞卿,张坤,刘光义,等.两性畸形诊治的思考.医学与哲学:临床决策论坛版,2012,5:63-64

[23] 牟忠卿,肖军财,孙明晓.第 28 例:17α-羟化酶缺乏症、男性假两性畸形.中国心血管杂志,2013,2:133-135

[24] 王名法,陈桂妃.男性假两性畸形合并生殖细胞肿瘤 1 例.现代肿瘤医学,2019,6:1057-1059

[25] 包媛媛,洛若愚.先天性无阴道合并男性假两性畸形 1 例.山西医科大学学报,2019,2:248-250

[26] 廖一名,李翠兰.真两性畸形合并无性细胞瘤 1 例报告.中国实用妇科与产科杂志,2017,5:544-547

[27] 刘杰,黄沁松.17α-羟化酶缺乏症男性假两性畸形 1 例报告.中国实用妇科与产科杂志,2017,12:1311-1312

[28] 廖康,陈洁.真两性畸形患者治疗期间心理体验的现象学研究.现代临床护理,2019,2:32-36

[29] 陈光,杨国庆,谷伟军,等.国内外 45,X/46,XY 混合型性腺发育不全患者临床特征的比较分析.解放军医学杂志,2016,1:62-66

[30] 郭伟,孙仙文,王渊武.腹股沟斜疝内容为混合性腺发育不全 1 例报告.中国男科学杂志,2006,12:57

[31] Margaret F Nicholson, Rishabh Sechgal, Robert Cunningham, et al. Snapshots in surgery: incidentally discovered cryptorchidism. Clin Case Rep, 2014, 2(5):237

[32] David Penson, MD, MPH, Shabthi Krishnaswami, MBBS, MPH. et al. Effectiveness of Hormonal and Surgical Therapies for Cryptorchidism: A Systematic Review. Pediatrics, 2013, 131(6):e1897-e1907

[33] Point D, Morley C, Tourchi A, et al. Rural versus urban compliance in the management of cryptorchidism: is there a difference? Eur J Pediatr, 2017, 176(8):1067-1073

[34] Savoie KB, Bachier-Rodriguez M, Schurtz E, et al. Health Disparities in the Appropriate Management of Cryptorchidism. J Pediatr, 2017, 185: 187-192

[35] Braga LH, Lorenzo AJ. Cryptorchidism: A practical review for all community healthcare providers. Can Urol Assoc J, 2017, 11(1-2Suppl1): S26-S32

[36] Zuiki T, Ohki J, Komatsubara T, et al. An inguinal hernia with cryptorchidism with a Leydig cell tumor in an elderly man: A case report. Int J Surg Case Rep, 2017, 31: 193-196

[37] A-Faris A, Jabari M, A-Saved M, et al. Bilateral Cryptorchidism, a rare presentation for persistent Müllerian duct syndrome. Electron Physician, 2016, 8(12): 3395-3397

[38] Braga LH, Lorenzo AJ, Romao RLP. Canadian Urological Association-Pediatric Urologists of Canada (CUA-PUC) guideline for the diagnosis, management, and followup of cryptorchidism. Can Urol Assoc J, 2017, 11(7): E251-E260

[39] Gurney J, Richiardi L, McGlynn KA, et al. Analgesia use during pregnancy and risk of cryptorchidism: a systematic review and meta-analysis. Hum Reprod, 2017, 32(5): 1118-1129

[40] Shadpour P, Kashi AH, Arvin A. Scrotal testis size in unilateral non-palpable cryptorchidism, what it can and cannot tell: Study of a Middle Eastern population. J Pediatr Urol, 2017, 13(3): 268. e1-268. e6

[41] R Varela-Vives, R Mendez-Gallart, E Estevez-Martinez, et al. A cross-sectional study of cryptorchidism in children: testicular volume and hormonal function at 18 years of age. Int Braz J Urol, 2015, 41(1): 57-66

[42] Rossi V, Sartori A, Bordin G, et al. Cryptorchidism: medium-and long-term follow-up. Minerva Pediatr, 2013, 65(3): 261-269

[43] Prabudh Goel, JD Rawat, A Wakhlu, et al. Undescended testicle: An update on fertility in cryptorchid men. Indian J Med Res, 2015, 141(2): 163-171

[44] Kai O Hensel, Tawa Caspers, Andreas C Jenke, et al. Operative management of cryptorchidism: guidelines and reality-a 10-year observational analysis of 3587 cases. BMC Pediatr, 2015, 15: 116

[45] Yulin Lai, Jiansen Xie, Peikai Tian, et al. True hermaphroditism with seminoma: A case report. Mol Clin Oncol, 2019, 10(1): 97-100

[46] Shalu Shalma, Wahied Khawan, Parvinder Kuwar, et al. Androgen Insensitivity Syndrome (Testicular Feminization). J Obstet Gynaecol India, 2012, 62(2): 199-201

第12章 精索静脉曲张、鞘膜积液和精液囊肿

(varicocele hydroceles and spermatocele)

第一节 精索静脉曲张（varicocele）

精索精脉曲张是由于精索静脉瓣膜功能不健全或血流受阻，静脉内血液淤滞，蔓状静脉丛纡曲扩张。精索静脉曲张是青壮年男性常见疾病，患病率10%～15%，多数由于阴囊坠胀不适或不育而就诊。另外有25%～40%的不育男性由精索静脉曲张引起。

一、病因（etiology）

精索内静脉管壁的解剖特点使之容易发生回流障碍。精索静脉曲张约90%发生在左侧。目前认为与以下因素有关。

1. 左侧精索内静脉成直角进入左肾静脉，静脉的压力较右侧高；其瓣膜较右侧易出现功能障碍。

2. 左肾静脉位于肠系膜上动脉和腹主动脉之间，容易受压，形成"胡桃夹现象"（nut cracker phenomenon），左精索内静脉压力升高。双侧精索静脉曲张患病率约10%。单纯的右侧精索静脉曲张少见，多因肾或腹膜后肿瘤引起下腔静脉栓塞或梗阻，影响血流回流。近年由于检测手段提高，发现了更多的隐性精索静脉曲张，有统计双侧精索静脉曲张并不少见，占全部精索静脉曲张的50%～60%。肾肿瘤、肾积水或异位血管等均可使精索静脉回流受阻，引起精索静脉曲张，称为症状性或继发性精索静脉曲张。

二、临床表现（clinical manifestations）

主要症状为患侧阴囊胀大，局部坠胀、疼痛，多于劳累、久立后加重，平卧休息后症状可减轻或消失。部分病人因不育就诊偶然发现精索静脉曲张。人们已经注意到精索静脉曲张可使睾丸组织形态发生改变，精液质量异常，甚至睾丸丧失功能。Howards（1992）统计了不育症患者中精索静脉曲张患病率为19%～41%。在不育人群中有21%～80%为亚临床型精索静脉曲张，不容忽视未发现精索静脉曲张的不育患者中存在亚临床型的可能。

三、诊断（diagnosis）

1. 病史　上述临床表现。

2. 体格检查　根据静脉曲张的程度分为轻、中、重3度。轻度时局部触不到曲张的静脉，嘱患者屏气增加腹压时方可触到曲张静脉。中度站立位时可触及阴囊内曲张的静脉，但表面看不到曲张血管。重度阴囊部可见蚯蚓状或团块状静脉（见彩图12-1）。曲张静脉在平卧时会完全消失，如平卧时不消失应考虑有症状性精索静脉曲张的可能，除局部检查外，尚需进一步检查除外肾及腹膜后其他病变。在严重精索静脉曲张时，阴囊外侧和大腿内侧亦能见到静脉曲张。两侧睾丸精索静脉之间在蔓状静脉丛或在内环口以上的静脉间

也存在交通支,一侧精索静脉曲张经由这些交通支也能使对侧睾丸发生功能障碍。

3. 其他检查　凡疑有精索静脉曲张而又无明显体征者,可采用超声波图像、核素扫描、热成像和静脉造影等方法诊断。常采用超声波图像检查技术,有多普勒听诊器,实时超声图像检查,应用高频,$7\sim10\mathrm{MHz}$超声探头,以提高临床诊断能力。文献报道彩色血流多普勒影像技术对辨认亚临床型敏感度高达85%。必要时行血管彩超检查。

以上表现称为临床型精索静脉曲张。亚临床型精索静脉曲张是指体检时不能发现精索静脉曲张,Valsalva 试验亦为阴性,但经超声、核素扫描或彩色多普勒检查可发现的极轻微的精索静脉曲张。原发性精索静脉曲张时,平卧后曲张的静脉可消失,以此可与继发性精索静脉曲张相鉴别。

四、治疗(treatment)

传统的手术方式常用的有经腹股沟与腹膜后手术,近年来随着腹腔镜技术的推广,腹腔镜下精索静脉高位结扎术日趋受到肯定。

1. 开放式手术　轻度精索静脉曲张生育正常者,一般无需特殊治疗。若合并不育或精液异常者及重度症状明显者均可视为手术的适应证。手术治疗采用精索静脉高位结扎术,经腹股沟管内环以上结扎曲张静脉。手术成功率可达85%~98%。应用精索筋膜肌管折叠术治疗精索静脉曲张,优点是既恢复筋膜肌管对蔓状静脉丛的血液回流泵的作用,又可提高睾丸的位置。

2. 腹腔镜手术　近年来,已开展腹腔镜技术及机器人辅助下腹腔镜技术用于精索静脉曲张的治疗。将精索动脉和静脉分开,高位阻断曲张的静脉。这种技术方法简单,痛苦少,效果好,恢复快,且可同时进行双侧精索静脉高位阻断,有较好的优越性。

3. 显微精索静脉曲张结扎术　在手术显微镜下结扎曲张的精索静脉,优于其他手术方式。术中视野清楚,能准确结扎曲张的静脉,保留动脉、神经、淋巴管不受损伤,微创损伤轻、并发症少,效果好。该术式已在国内外应用。

4. 精索静脉曲张转流手术　经腹股沟管近内环处切口,分离 1 支曲张的精索静脉主干,近端结扎,远端与腹壁下静脉近端做显微吻合,其余曲张分支行高位结扎。经过多年术后效果的观察对比实为一种安全、可靠、效果好的显微外科技术。

5. 精索静脉曲张栓塞手术　是经皮股静脉穿刺插管,将导管置入左或右精索静脉内,放置栓塞材料,达到栓塞精索静脉的目。属微创手术,顺行性栓塞侵袭性小,治疗效果好。尤其适用于开放手术治疗失败的患者。但导管插入精索静脉有一定技巧及难度,并有并发症,现应用较少。

(苟　欣　何卫阳　陈在贤)

第二节　鞘膜积液(hydroceles)

鞘膜积液是指鞘膜腔内液体积聚超过正常量而形成囊肿。小儿鞘膜积液主要为先天性鞘突闭塞不全所致;成人则分为原发性和继发性两种。原发性者可能与慢性创伤和炎症有关,而继发性者则可能与急性睾丸炎、附睾炎、外伤及一些全身性疾病有关。积液所致张力增加及增厚的鞘膜可能影响睾丸的血供,从而导致睾丸的发育障碍或萎缩,并影响生育力。本病是一常见病,约占住院男性患者的 1%,可发生于任何年龄,最为常见。诊断不难,治疗效果好。

一、分类(classification)

鞘膜积液分如下 4 类(见图 12-2)。

1. 睾丸鞘膜积液　鞘状突闭合正常,睾丸固有鞘膜内有积液形成,此为最为常见的一种。

2. 精索鞘膜积液　鞘膜的两端闭合,而中间的部分未闭合且有积液,囊内积液与腹腔和睾丸鞘膜腔都不相通,又称精索囊肿,发生在女孩的囊肿称为 Nuck 囊肿或圆韧带囊肿。

3. 睾丸精索鞘膜积液(婴儿型)　鞘突仅在内环处闭合,精索部未闭合,积液与睾丸鞘膜腔相通。

4. 交通性鞘膜积液　由于鞘突末闭合、睾丸鞘膜腔的积液可经一小管道与腹腔相通,如鞘突与腹腔间的通道较大,肠管和网膜亦可进入鞘膜腔,即为先天性腹股沟疝。

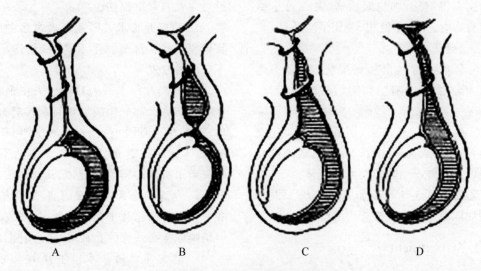

图 12-2　4 种类型鞘膜积液

A. 睾丸鞘膜积液；B. 精索鞘膜积液；C. 睾丸精索鞘膜积液；D. 交通性鞘膜积液

二、病因病理(etiology and pathology)

对鞘膜积液的病理进行仔细的解剖研究,发现小儿的鞘膜积液几乎都有未闭的鞘突管与腹腔相通。鞘突管直径一般为 2mm 左右,位于精索前内侧,菲薄、半透明。有时可见鞘突管内积液；有些鞘突管较粗,直径可达 0.5cm。如鞘突管较粗,可容肠管进入,则形成疝。根据鞘突管闭合异常的部位,分为精索鞘膜积液及睾丸鞘膜积液两类。由于未闭鞘突管的部位、粗细、鞘膜腔内积液的张力等情况不同。上述两种基本类型又可演变出不同的病理类型。成人鞘膜积液常见为睾丸炎症、外伤或全身性疾病有关,内环处鞘状突闭锁后形成另一精索睾丸鞘膜积液病理类型。

三、临床表现(clinical manifestation)

阴囊或腹股沟区出现囊性包块,病程长短不一,一般无自觉症状,当积液量过多,张力过高时,可有下垂感、胀痛或牵扯痛。急性炎症所致者可因积液压迫壁层鞘膜而发生剧痛。巨大鞘膜积液可影响行动、排尿和性生活。继发性鞘膜积液可有原发疾病症状。

四、诊断(diagnosis)

1. 病史　阴囊腹股沟囊性包块病史。

2. 体格检查　一侧腹股沟阴囊内包块多呈椭圆形,表面光滑,边界清楚,有弹性囊性感,挤压包块不缩小,透光试验阳性,但鞘膜增厚或积液浑浊也可不透光。体征常随本病类型而变化。

(1)睾丸鞘膜积液:阴囊包块随睾丸位置变化,如为隐睾或包块巨大,包块也可达腹股沟或耻骨旁,因睾丸被包裹其内,故多不易触及睾丸。

(2)精索鞘膜积液:包块常呈卵圆形或梨形,位于精索部位,其下极可清楚扪及睾丸。

3. B超　可显示为囊性包块,明确包块的性质及其与睾丸的关系,与睾丸肿瘤、疝鉴别。

4. 穿刺检查　肯定为囊性但不能确定其性质时,如急性继发性鞘膜积液等,可通过阴囊壁穿刺入囊内诊断性穿刺抽液观察,明确包块的性质。根据穿刺液的性状,常可与精液囊肿、鞘膜积血、鞘膜积糜等相鉴别。但如不能除外睾丸肿瘤或疝时切忌穿刺。

五、鉴别诊断(differential diagnosis)

鞘膜积液须与以下疾病鉴别。

1. 斜疝　斜疝的包块上极与腹腔相连,透光试验阴性,咳嗽时有冲击感,有时在包块部位可听到肠鸣音。除嵌顿性斜疝外,包块挤压多可迅速回纳腹腔而消失,当再用力时有的可又立刻出现。

2. 精液囊肿　常位于附睾头与睾丸之间,大多较小,穿刺可得乳白色液体,镜检可见精子。

3. 睾丸实质性肿瘤　包块质硬,无弹性,透光试验阴性,有沉重感,如为畸胎瘤,表面可呈结节状,如为梅毒瘤,则有冶游史,肿块呈实质性,较硬,结节状,无痛感。

4. 鞘膜积糜 有丝虫病感染史,肿物不透光,穿刺液为乳白色,含有脂肪滴,有时可找到微丝蚴。

5. 鞘膜积血 有外伤史,阴囊皮肤多有瘀斑,肿块边界不清,表面不光滑,有触痛,透光试验阴性,穿刺可抽到鲜血或陈旧性血性液体。

6. 阴囊腹股沟囊性淋巴管瘤 包块无大小变化,穿刺抽取液体行生化检查为淋巴液。

六、治疗(treatment)

1. 对症治疗 积液少而长期不增长,且无明显症状者,1岁内婴儿和外伤鞘膜积液均有可能自行消退。急性炎性和其他全身性疾病所致继发性鞘膜积液主要治疗原发病,促进积液消退。

2. 单纯穿刺抽液 单纯穿刺抽液仅是姑息疗法,不可能治愈本病,但对某些张力太大而疼痛者可暂时减轻症状,对于年老体弱不能承受手术治疗者也可选用。

3. 抽液注药疗法 此疗法目前意见不一,属于逐渐淘汰的方法。有注入四环素者,也有注射激素类药物者。研究发现应用四环素等鞘膜内注

射对睾丸有严重损伤。

4. 鞘膜开窗术 鞘膜不做过多的游离,只切除鞘膜前壁大部分。手术简单,创伤小。但效果不好而易复发。

5. 鞘膜翻转术 为目前成人中最常用术式,手术需切除大部分鞘膜后再行翻转缝合。手术简单,效果好。但因创伤较大,易发生术后阴囊血肿,故术中应注意充分止血。该方法不适宜于鞘膜突未闭所致的鞘膜积液,尤其是儿童,易复发。

6. 鞘膜切除术 较常用,特别在精索鞘膜积液中。因需切除几乎全部鞘膜,故复发机会极少,但鞘膜创缘必须充分止血,以免血肿形成。

7. 鞘突高位结扎术 主要用于儿童鞘膜积液和成人的交通性鞘膜积液,已有研究证明,儿童鞘膜积液无论临床症状及体征有否交通表现,均可于腹股沟管内寻到开放的鞘状突管,而且结扎鞘状突管后,积液即可消失,因此,鞘状突高位结扎为小儿鞘膜积液的常规术式。手术方法是经腹股沟切口,于精索上内侧寻到鞘状突管予以横断结扎。目前报道微型腹腔镜下内环口关闭术治疗小儿鞘膜积液与隐睾症的方法创伤小,恢复快,并发症少。

(何大维 李旭良 陈在贤)

第三节 精液囊肿(spermatocele)

精液囊肿是附睾部含有精子的囊肿,常见于青壮年,大多数没有症状,10%～20%的病例可出现阴囊部坠胀不适或轻微疼痛。精液囊肿的形成与输精管部分梗阻有关。精液囊肿多发生于精子生长旺盛的育龄期。

一、病因病理(etiology and pathology)

精液囊肿确切病因不清,可能与输精管管道部分阻塞、感染、性功能紊乱(如性欲旺盛,射精困难)等有关。另有学者认为该病的起因有两种可能:①先天性:胚胎期起于旁睾、迷管、睾丸附件或附睾附件;②精液输出管潴留性囊肿,内含精子;精液囊肿囊壁较薄,由两层组织构成,外层为略厚的结缔组织,内层由渗透性及选择性吸收能力的假复层上皮构成。囊液呈乳白色,不透明,内含少

量不活动的精子。囊肿体小、球型、可单房、多房、单发、多发,一侧或双侧发生。

二、临床表现(clinical manifestations)

多见于青壮年,年龄在25－40岁。一般大部分病人无自觉症状,10%～20%病人有睾丸坠胀和阴囊及腹股沟区轻微不适,偶有性交后疼痛。有些患者因偶然机会可触及阴囊内肿块。

三、诊断(diagnosis)

1. 病史 上述临床症状。

2. 体格检查 在睾丸或附睾部可触及边缘光滑、质软而带有囊性感的肿块。肿块透光试验阳性;囊肿穿刺物涂片镜检,可找到不活动的精子。

3. B超　探及附睾头部不同大小囊性病变者。

四、治疗(treatment)

1. 小而无症状的精液囊肿不必治疗。

2. 囊肿切除术：适用于较大的有临床症状，已有生育者。即经阴囊切口，显露、游离囊肿，钳夹狭细的颈部，将其完整切除。

（苟　欣　何卫阳）

参 考 文 献

[1] 陈赟,徐志鹏,陈海,等.精索静脉曲张5种术式的疗效及并发症的对比观察.中华男科学杂志,2015,9:803-808

[2] 吴磊,阳宁,刘俊,等.腹腔镜与显微镜下精索内静脉高位结扎术治疗精索静脉曲张的比较.实用医学杂志,2016,5:764-767

[3] 杨晓东,吴杨,向波,等.腹腔镜辅助下鞘状突高位结扎术治疗儿童鞘膜积液327例.临床小儿外科杂志,2015,3:223-225

[4] 余文俊,罗金泰,孙北望,等.微型腹腔镜与开放手术治疗小儿鞘膜积液疗效比较.临床泌尿外科杂志,2015,2:165-167

[5] 邱颖,白东升,叶辉.等.小儿睾丸鞘膜积液鞘膜腔压力对睾丸体积的影响.中国微创外科杂志,2019,5:403-406

[6] 朱秀波,姜睿.阴茎硬结症研究进展.中华男科学杂志,2013,4:355-359

[7] 张根群.三法联合治疗阴茎硬结症18例临床观察.中国民间疗法,2019,9:85-86

[8] 李志刚,臧先辉,郝林,等.斑块切除加自体睾丸鞘膜移植术治疗阴茎硬结症.中华男科学杂志,2018,1:55-58

[9] 李鹏程,陈鑫,朱晓博,等.低能量体外冲击波治疗阴茎硬结症初步探讨(附32例报告).中华男科学杂志,2018,4:340-344

[10] 王亚民,宋乐彬,张嘉宜,等.自体睾丸鞘膜移植治疗阴茎硬结症.中华男科学杂志,2016,7:617-620

[11] 林浩成,张海涛,姜辉.溶组织羧菌胶原酶治疗阴茎硬结症:一种新的微创有效的治疗方法.中华男科学杂志,2017,8:771-775

[12] 钟光俊,潘晖,呙林杰,等.斑块切除加对侧白膜折叠术治疗阴茎硬结症.长江大学学自然科学版(下旬),2016,10:28-29

[13] 李进兵,刘宇,郑德全,等.超声诊断阴茎硬结症的价值.中国医学影像技术,2019,4:582-585

[14] Masson P,Brannigan RE. The varicocele. Urol Clin N orth Am,2014,41(1):129-144

[15] Rotker K,Sigman M. Recurrent varicocele. Asian J Androl,2016,18(2):229-233

[16] Roque M,Esteves SC. Effect of varicocele repair on sperm DNA fragmentation:a review. Int Urol Nephrol,2018,50(4):583-603

[17] Pagani RL,Ohlander SJ,Niederberger CS. Microsurgical varicocele ligation:surgical methodology and associated outcomes. Fertil Steril,2019,111(3):415-419

[18] Alsaikhan B,Alrabeeah K,Delouya G,et al. Epidemiology of varicocele. Asian Androl,2016,18(2):179-181

[19] Hayden RP,Tanrikut C. Testosterone and Varicocele. Urol Clin North Am,2016,43(2):223-232

[20] Kathrins M. The varicocele as related to fertility. Fertil Steril,2017,107(1):72-73

[21] Kliesch S. Hydrocele,spermatocele,and vasectomy:management of complications. Urologe A,2014,53(5):671-675

[22] Judge N,Kilic A. Elephantiasis Nostras Verrucosa. Excision with full-thickness skin grafting of the penis,scrotum,and perineal area. J Dermatol Case Rep,2016,10(2):32-34

[23] Wanl I. Hernia with spermatocele,cord and testis inside sac:Case report. Int J Surg Case Rep,2018,53:397-399

[24] Albano D,Motta F,Baronhelli C,et al. 131I Whole-Body Scan Incidental Uptake Due to Spermatocele. Clin Nucl Med,2017,42(11):901-904

[25] Ruiter AE,Meuleman EJ. Peyronie's disease. Ned Tijdschr Geneeskd,2014,A7189

[26] Yafi FA,Pinsky MR,Sangkum P,et al. Therapeutic advances in the treatment of Peyronie's disease. Andrology,2015,3(4):650-660

[27] Li LH,Yuan JH. Animal models of Peyronie's disease:An update. Zhonghua Nan Ke Xue,2016,22(5):446-449

［28］ Caboccia E，Levine LA. Contemporary Review of Peyronie's Disease Treatment. Curr Urol Rep，2018，19(7)：51

［29］ Chen JY，Hockenberry MS，Lipshultz LI. Objective Assessments of Peyronie's Disease. Sex Med Rev，2018，6(3)：438-445

［30］ Ralph DJ，Minhas S. The management of Peyronie disease. BJU International，2004，93(2)：208-215

［31］ Dellis A，Papatsoris A. Stem cell therapy for the treatment of Peyronie's disease. Expert Opin Biol Ther，2017，17(4)：407-413

［32］ Sayedahmed K，Rosenhammer B，Spachmann PJ，et al. Bicentric prospective evaluation of corporoplasty with porcine small intestinal submucosa(SIS)in patients with severe Peyronie's disease. World J Urol，2017，35(7)：1119-1124

［33］ Joice GA，Burnett AL. Nonsurgical Interventions for Peyronie's Disease：Update as of 2016. World J Mens Health，2016，34(2)：65-72

［34］ Yafi FA，Hazichristodoulou G，DeLay KJ，et al. Review of Management Options for Patients With Atypical Peyronie's Disease. Sex Med Rev，2017，5(2)：211-221

［35］ Silva-Garreton A，Santillan D，Chavez D，et al. Satisfaction of patients with Peyronie's disease after plaque surgery and bovine pericardium graft. Actas Urol Esp，2017，41(2)：103-108

［36］ Aliperti LA，Mehta A. Peyronie's Disease：Intralesional Therapy and Surgical Intervention. Curr Urol Rep，2016，17(9)：60

［37］ Hatzichristodoulou G. Grafting techniques for Peyronie's disease. Transl Androl Urol，2016，5(3)：334-341

［38］ Hayden RP，Tanrikut C. Testosterone and Varicocele. Urol Clin North Am，2016，43(2)：223-232

［39］ Marmar JL. The evolution and refinements of varicocele surgery. Asian J Androl，2016，18(2)：171-178

［40］ Raghavendran M，Venugopal A，Kiran Kumar G. Thrombosed varicocele-a rare cause for acute scrotal pain：a case report. BMC Urol，2018，18(1)：34

［41］ Clavijo RI，Carrasguillo R，Ramasamy R. Varicoceles：prevalence and pathogenesis in adult men. Fertil Steril，2017，108(3)：364-369

［42］ Kliesch S. Hydrocele，spermatocele，and vasectomy：management of complications. Urologe A，2014，53(5)：671-675

［43］ Wani I. Hernia with spermatocele，cord and testis inside sac：Case report. Int J Surg Case Rep，2018，53：397-399

［44］ Palmer LS. Hernias and hydroceles. Pediatr Rev，2013，34(10)：457-464

［45］ Acer-Demir T，Ekenci BY，Ozer D，et al. Natural History and Conservative Treatment Outcomes for Hydroceles：A Retrospective Review of One Center's Experience. Yrology，2018，112：155-160

［46］ Doudt AD，Kehoe JE，Ignacio RC，et al. Abdominoscrotal hydrocele：A systematic review. J Pediatr Surg，2016，51(9)：1561-1564

［47］ Virgilio E，Mercantini P，Tallerini A，et al. Abdominoscrotal hydrocele：when one sac becomes bissac. ANZ J Surg，2017，87(12)：E329-E330

［48］ Love C，Katz DJ，Chung E，et al. Peyronie's disease-Watch out for the bend. Aust Fam Physician，2017，46(9)：655-659

［49］ Goldstein I，Haqrtzll R，Shabsigh R. The Impact of Peyronie's Disease on the Patient：Gaps in Our Current Understanding. J Sex Marital Ther，2016，42(2)：178-190

［50］ Lin HC，Zhang HT，Jiang H. Collagenase clostridium histolyticum for Peyronie's disease：A new minimally invasive and effective treatment. Zhonghua Nan Ke Xue，2017，23(9)：771-775

第13章　包茎和隐匿阴茎
(phimosis and concealed penis)

第一节　包茎及包皮过长（phimosis and redundant prepuce）

包茎（phimosis）是指包皮口狭小，包皮紧包阴茎头，不能向上翻转而显露阴茎头者。包皮过长（redundant prepuce）是指包皮虽覆盖着阴茎头，但易于向上翻转而露出阴茎头者。包茎和包皮过长在临床上非常常见，包茎占4%～7%，成年男性包皮过长约占21%。两者均可产生并发症，包茎需手术治疗。

一、病因分类（etiological classification）

1. 包茎　包茎分为先天性包茎和后天性包茎。

（1）先天性包茎：出生就有包茎，由父母基因遗传所致。

（2）后天性包茎：出生时为包皮过长，多继发于阴茎头包皮炎症或损伤后，使包皮口形成瘢痕性挛缩，形成继发包茎。

2. 包皮过长　包皮过长均为先天性，出生时就为包皮过长，由父母基因遗传所致。

二、临床表现（clinical manifestations）

1. 包茎

（1）不能露出阴茎头：包皮口狭小，包皮紧包阴茎头，不能向上翻转显露阴茎头。轻度者无明显不适，排尿通畅。

（2）排尿困难：包茎并发感染或外伤后，导致包皮口纤维化瘢痕收缩，加重包皮口狭窄，严重者呈针孔大小，排尿困难，排尿时尿液先选排入包皮内鼓泡，然后经包皮口排出（见彩图13-1），尿线细，排尿时间长，膀胱内的排尽后，再慢慢排尽包皮内的尿液，出现两次排尿，排尿时间长，甚至有尿潴留。

2. 包皮过长，如无并发症，无症状。并发阴茎头包皮炎者，阴茎头包皮有分泌物，局部红肿疼痛。

三、诊断与鉴别诊断（diagnosis and differential diagnosis）

根据上述临床表现，包茎及包皮过长可确诊。应注意与埋藏阴茎鉴别，此为先天性阴茎皮肤未附着阴茎体，阴茎体埋于阴茎根部皮下，阴茎体外露困难，外观似包皮过长，但当阴茎被松解而伸出后，往往包皮过长不足。

四、并发症（complications）

1. 包皮阴茎头炎　包茎及包皮过长者，导致阴茎头与包皮之间的分泌物未清除，并发感染，发生包皮内板及阴茎头红肿痛伴分泌物，红斑样创面。病原菌多为非特异性细菌、淋病双球菌、真菌及滴虫等。如未及时治疗者发生糜烂渗液或溃疡出血。

2. 包皮嵌顿　是包茎的急性并发症。多因强行上翻包皮后，狭小的包皮口紧勒在冠状沟处，形成一环束，导致包皮阴茎头血液循环障碍、水肿、疼痛。如长时间未及时复位者，会导致远端阴茎头缺血坏死。

3. 包皮垢形成　包茎包皮不能翻起清洗，由于包皮及阴茎头受到刺激，其分泌物和脱落的表皮细胞，形成黄白色包皮垢，多堆积在冠状沟部，可扪及包皮内硬块。常被家长当作肿块就诊。

4. 包皮阴茎头粘连　包皮阴茎头炎,包皮内板与包裹的阴茎头发生表浅的溃疡。长期未及时治疗,炎症愈合后包皮内板与包裹的阴茎头粘在一起,发展成包皮阴茎头粘连。

5. 排尿困难　包皮口严重狭窄者,特别在反复感染或外伤所致的瘢痕性包茎,尿线细或呈点滴状,排尿费力、缓慢,常很难排尽尿液,包皮腔积尿,甚至出现尿潴留。长期排尿困难可导致肾积水、尿毒症等。

6. 肾功能损害　严重包皮口狭窄,长期排尿困难,导致双肾输尿管扩张积水肾功能损害。

7. 阴茎癌　阴茎癌患者几乎均有包茎的病史。目前已公认包茎内包皮垢是阴茎癌的诱发因素,认为包皮垢含有促进阴茎癌的致癌物质,加上慢性炎症长期刺激可导致阴茎癌(见彩图 13-2)。因此,阴茎癌是包茎晚期并发症。

五、治疗(diagnosis)

1. 包皮粘连分离术(separation of prepuce adhesion)　适用于包皮阴茎头粘连,手法上翻治疗无效者,可行包皮粘连分离术。在局部浸润麻醉下,止血钳轻柔分离包皮口及阴茎头粘连部分,而后上翻包皮,清除包皮垢,并涂以少量抗生素眼膏,然后将包皮复位,其后每日上翻清洗涂药一次,一般 1~2 周即愈。

2. 包皮环切术(circumcision)

(1)手术指征:①包皮上翻困难,无法显露出阴茎头。②包皮外口狭小或纤维化,导致排尿困难或勃起时疼痛,影响性交。③反复发作的尿路感染、包皮感染,致内板和阴茎头、尿道外口形成不同程度的粘连。④包茎及包皮嵌顿复位术后。⑤包皮肿瘤及其他顽固性皮肤病者。对排尿困难的婴儿或伴有感染者可先做包皮背侧纵切横缝以解除梗阻,待条件成熟时再行包皮环切术。

(2)禁忌证:埋藏阴茎和阴茎发育不良,以及有出血性疾病的患者。

(3)注意事项:①术后出血,其发生率为 0.1%~35%。绝大多数为少量出血,局部稍加压迫,即可止血;有的需拆除缝线结扎止血。②切得太多留得太少,使得阴茎勃起时因包皮不足而疼痛,甚至使阴茎弯曲而致性交困难。③切得太少,高达 31%。如果包皮口狭窄,包皮不能上翻露出阴茎头者,应重新再行包皮切除术。④手术后包皮粘连,手术前包皮内板与阴茎头已有粘连,术中强力剥离后,但包皮环切术后包皮未完全翻转,内板与阴茎头贴在一起又粘连。⑤感染,一般都是非特异性的。轻微感染,经局部处理或加用适当的抗生素,都可得到控制。⑥极少见损伤尿道致医源性尿道下裂。

(何大维　李旭良　陈在贤)

第二节　隐匿阴茎(concealed penis)

隐匿阴茎是阴茎肉膜发育异常所致的先天性畸形,也称埋藏阴茎(buried penis)。其阴茎体缩藏于体内,凸出外面的只有尖尖的小包皮。如果用手将阴茎皮肤向内挤压,阴茎体就会显露出来,手稍放开,阴茎体便回缩。隐匿阴茎尽管其外形酷似包皮过长,但却是两种完全不同的疾病(见彩图 13-3)。

一、病因(etiology)

隐匿阴茎病因不清,可能是分泌缺陷或染色体异常导致先天性阴茎发育异常,是由于阴茎部肉膜发育异常,疏松富有弹性的肉膜变成没有弹性的、厚的纤维筋膜,有时还形成索条状物。这些发育异常的筋膜和索条,将阴茎拉向近侧,拘束在耻骨联合的下方。从而导致阴茎无皮肤包被而被埋于皮下组织中。内膜肌异常附着性畸形,使阴茎卷曲于皮下,如不予松解固定,在儿童期很难外伸显露,因此手术整形很有必要。

二、临床表现(clinical manifestation)

1. 阴茎外观短小　出生后即发现阴茎外观短小,或几乎看不见阴茎,在阴茎部位可见一"皮丘"(见彩图 13-3A),但在夜间或排尿时可见阴茎稍突出,通常阴茎体发育正常(见彩图 13-3B)。

2. 排尿异常　受尿道屈曲和包茎的影响,尿线常较细,且不能前射,有的可并发尿潴留。

3. 影响性交　成人可有勃起疼痛和性交障碍。

三、诊断(diagnosis)

根据病史及体格检查,诊断不困难。

1. 病史　根据外形病史。

2. 体格检查　阴茎外观短小似一"皮丘",阴茎部位无阴茎突出,但皮下可扪及阴茎,将皮肤向后推,可显示隐藏在皮下且与年龄大小相当的阴茎。大多为包茎,无法显露阴茎头,严重者阴茎体皮肤缺乏。

3. 勃起试验　观察人工刺激阴茎勃起或小儿夜间生理性勃起,通常出现阴茎背侧弯曲或成人伴有痛性勃起。

四、鉴别诊断(differential diagnosis)

隐匿阴茎需与小阴茎、包皮过长、包茎及肥胖性阴茎短缩相鉴别。

1. 阴茎短小　生后即表现阴茎短小,可能伴有包皮过长。

2. 包皮过长　阴茎发育无异,只有包皮过长或包茎。

3. 肥胖致阴茎显露不良　出生后逐渐肥胖致使阴茎阴囊基部脂肪堆积,阴茎深藏于皮下,阴茎发育无异,不影响排尿,大多青春期后在发育成熟、脂肪组织减少后,阴茎可伸出外露恢复正常状态,因此多不需手术治疗。

五、治疗(treatment)

隐匿阴茎当阴茎发育良好,无明显肥胖者才适于用此阴茎整形术治疗。婴幼儿期体型变化较大,因此手术最好在 5 岁以后再进行。目前阴茎整形手术,但各有利弊,大概可分为 4 种。

1. Shiraki 阴茎整形术及其改术。

2. Johnston 阴茎整形术及其改良术。

3. 经阴茎背侧阴茎整形术。

4. 经阴茎腹侧阴茎整形术。

六、注意事项(matters needing attention)

1. 隐匿型阴茎整形　首先应充分去除阴茎外露的阻碍,即松解切断阴茎体周围的纤维索带,直至阴茎根部,以去除阴茎伸直的束缚,然后将阴茎根部背侧白膜与耻骨前筋膜缝合,使阴茎得到更充分的伸直外露,同时因阴茎皮肤大多缺乏,故在解除包茎时不可轻易切除包皮。

2. 对肥胖所致的后天性阴茎显露不良者绝不可轻易采用阴茎整形术,特别在婴幼儿中更不宜施行。

(何大维　李旭良　陈在贤)

参 考 文 献

[1] 罗琦.张艳英.阴茎阴囊转位伴隐匿性阴茎 5 例.临床医学,2007,27(11):72-73

[2] 徐建春,刘德凯,贾昆龙.婴幼儿包茎及包皮过长治疗进展.中华男科学杂志,2010,7:579-58;

[3] 安琪,邹练.一次性包皮环切吻合器治疗包茎及包皮过长的 Meta 分析.中国性科学,2014,10:11-20

[4] 容勇贤,刘信恒,陈广胜,等.包皮内、皮外板剥除术治疗包茎及包皮过长的临床效果观察.心血管外科杂志:电子版,2019,2:105-107

[5] 洪怀山,叶列夫,陈伟东.包皮环切吻合器治疗包茎和包皮过长临床疗效分析.中国现代医生,2016,31:38-40

[6] 李旭良.小儿隐匿阴茎的诊断与治疗.中华小儿外科杂志,2011,11:859-860

[7] 樊胜海,李学德.隐匿阴茎研究进展.中华男科学杂志,2015,9:852-854

[8] 汤凤萍,周辉霞,李爽,等.脱套式阴茎固定术治疗隐匿阴茎(附 200 例报告).临床泌尿外科杂志,2007,2:113-114

[9] 范登信,蔡盈,曹永胜,等.Shiraki-Devine 术治疗儿童隐匿阴茎的临床观察.安徽医科大学学报,2012,8:1005-1006

[10] 何海宝,张建勋.改良 Devine 术治疗隐匿阴茎的效果.临床医学研究与买践,2019,3:77-79

[11] 杨屹,卓凡.隐匿阴茎手术治疗争议及随访研究进展.临床小儿外科杂志,2018,12:881-885

[12] 黄鲁刚,曾莉.儿童隐匿阴茎的诊治现状及最新进展.临床小儿外科杂志,2018,12:886-890

[13] 李振武,宋宏程,张潍平,等.先天性隐匿阴茎的分型及治疗探讨.临床小儿外科杂志,2018,12:

894-897

[14] 邵绍丰,程斌,刘耀,等.改良 Devine 术治疗儿童隐匿阴茎 110 例效果观察.中国乡村医药,2018,5:3-4

[15] 张林琳,陈玉乐,吴大鹏,等.基于阴茎皮肤整形技术平台的隐匿阴茎矫形策略(附光盘).现代泌尿外科杂志,2018,12:885-889

[16] 花永亮,许芝林,梁冰雪,等.茎腹侧根部入路及应用包皮环治疗隐匿阴茎.哈尔滨医科大学学报,2018,1:52-55

[17] 林向上,王倩,陈世恭,等.阴茎肉膜固定法在 16 例肥胖型隐匿阴茎治疗中的应用分析.福建医药杂志,2018,2:54-56

[18] 张帅,刘殿勇,高莉娟.经阴茎背侧入路脱套固定术治疗先天性隐匿阴茎的疗效分析.临床小儿外科杂志,2018,12:898-901

[19] Spilsbury K,Semmens JB,Wisniewski ZS. Circumcision for phimosis and other medical indications in Western Australian boys. Med J Aust,2003,178(4):155-158

[20] Blalock HJ,Vemulakonda V,Ritchey ML. Outpatient management of phimosis following newborn circumcision. J Uro,2003,169(6):2332-2334

[21] Chuang JH,Chen LY,Shieh CS,Lee SY. Surgical correction of buried penis:a review of 60 cases. J Pediatr Surg,2001,36(3):426-429

[22] Radhakrishnan J,Razzaq A,Manickam K. Concealedpenis. Pediatr Surg Int,2002,18(8):668-672

[23] Huang C,SongP,XuC,et al. Comparative efficacy and safety of different circumcisions for patients with redundant prepuce or phimosis:A network meta-analysis. Int J Surg,2017,43:17-25

[24] Zhao YJ,ZhanPC,ChenQ,et al. A novel disposable circumcision device versus conventional surgery in the treatment of redundant prepuce and phimosis. Zhonghua Nan Ke Xue,2017,23(11):1007-1013

[25] Haqn YF,Jiang HS,Wang J,et al. Surgical plane positioning with a disposable circumcision suture device for the treatment of phimosisand redundant prepuce. Zhonghua Nan Ke Xue,2018,24(5):404-408

[26] Chen XY,Wen XF,Li RB,et al. Circumcision versus the foreskin-deglove plus shaft-fix procedure for phimosis or redundant prepuce in obese adult patients. Zhonghua Nan Ke Xue,2016,22(3):233-236

[27] Sol MelgarR,Gorduza D.,DemedeD,et al. Concealedepispadias associated with a buried penis. JPediatr Urol,2016,12(6):347-351

[28] Chen C,LiN,LuoYG,et al. Effects of modified penoplasty for concealed penis in children. IntUrol Nephrol,2016,48(10):1559-1563

[29] Valioulis IA,Kallergis IC,Loannidou DC. Correction of concealed penis with preservation of the prepuce. JPediatr Urol,2015,11(5):259. e1-4

[30] Ge W,Zhu X,Xu Y,et al. Therapeutic effects of modified Devine surgery for concealed penis in children. Asian J Surg,2019,42(1):356-361

[31] Boonjindasup A,Pinsky M,Stewart C,et al. Management of adult concealed penis using a meshed,split-thickness skin graft. Can Urol Assoc J,2016,10(11-12):E407-E411

第14章 尿道上裂、尿道下裂和阴茎阴囊转位

(epispadias,hypospadias and penile scrotal transposition)

第一节　尿道上裂(epispadias)

尿道上裂是尿道背侧部分或全部缺失的先天性尿道畸形(见彩图 14-1),常合并膀胱外翻。女性患者中表现为尿道上壁瘘口,阴蒂分裂,大阴唇间距较宽。尿道上裂多见于男性,患病率约为1/95 000,男女比例约 4:1。

一、病因(cause of disease)

尿道上裂在胚胎早期发生,是由生殖结节原基向泄殖腔膜迁移的过程出现异常所致,具体原因尚不明确。

二、临床分型(clinical classification)

1. 男性尿道上裂根据尿道外口位置不同分为下列 3 种类型。

(1)阴茎头型:阴茎头型尿道口位于宽而扁的阴茎头或冠状沟背侧(见彩图 14-2A),无尿失禁。

(2)阴茎体型:阴茎体型尿道外口开口于耻骨联合至冠状沟之间阴茎体背侧,尿道口宽大呈喇叭状,尿道外口远端呈沟状至阴茎头,靠阴茎根处者,可有不同程度的尿失禁,伴不同程度阴茎上曲。

(3)完全型(阴茎耻骨型):完全型尿道口位于膀胱颈,呈漏斗状,并伴有不同程度的膀胱外翻、耻骨联合分离,完全性失禁(见彩图 14-2B)。输尿管口常位于不正常三角区的外侧部,90％有反流。合并重度阴茎上曲(见彩图 14-2C)。

2. 女性尿道上裂分为轻、中、重 3 型。

(1)轻型又称阴蒂型,尿道开口宽大。

(2)中型又称耻骨联合下型,背侧尿道大部分裂开。

(3)重型又称完全型,背侧尿道全部裂开并伴有尿失禁或伴膀胱外翻(见彩图 14-3)。

三、临床表现(clinical manifestations)

1. 尿道开口位置异常　男性尿道开口可位于从耻骨联合至阴茎顶部之间。女性异常的尿道开口位于阴蒂和阴唇之间,远端尿道缺如。

2. 尿失禁　男性尿失禁的严重程度主要取决于背侧异位尿道口缺损程度。90％女性患者有尿失禁。尿失禁的原因包括:尿道括约肌的丧失;膀胱发育不良,容量小;尿道阻力降低。

3. 外生殖器畸形　男性患者阴茎发育较差,阴茎头扁平,阴茎体短且宽,背侧包皮分裂,常伴有阴茎短缩背翘。女性因耻骨联合分离使阴阜扁平下降,大、小阴唇前联合分开,小阴唇发育差,阴蒂及包皮分裂。

4. 耻骨联合分离　左右耻骨间仅有纤维组织相连,坐骨结节之间的距离增宽。

5. 反流性肾病　部分病人可合并伴随畸形,出现膀胱输尿管反流。

6. 泌尿系感染　大多数病人可合并泌尿系感染。

7. 性功能障碍 男性患者由于阴茎头弯向腹壁,大多数不能性交。有的射精功能好,有的因膀胱颈部不能关闭,精液反流入膀胱。

四、诊断(diagnosis)

根据典型临床表现即可诊断。同时应做 B 超检查,了解双肾、输尿管是否合并有畸形。尿路造影有助于了解上尿路情况。肾核素扫描了解肾功能、肾血流情况。尿流动力学了解下尿路功能情况。

五、治疗(treatment)

目前,外科修复尿道是唯一治疗措施。手术目的是重建尿道,控制尿失禁,纠正外生殖器畸形等。术式如下。

1. 阴茎上曲矫正及尿道成形术 阴茎伸直及尿道成形术适用于各种类型的男性尿道上裂者,做阴茎伸直及尿道成形术。手术年龄选择以 3~6 岁为宜。阴茎发育不良者,应推迟手术或经内分泌治疗,待阴茎发育后再手术为宜。至今矫治尿道上裂的手术方法很多,主要综合 4 种具有代表性的矫治尿道上裂的尿道成形术。

(1)改良 Cantwell 尿道成形术(正位尿道成形术)。

(2)阴茎伸直尿道成形术。

(3)阴茎伸直延长尿道成形术。

(4)单纯尿道成形术。

2. 膀胱颈及后尿道重建术 完全型尿道上裂和复杂型尿道上裂,伴有膀胱外翻、耻骨分离、阴茎短小、阴茎背曲及尿失禁者,需要重建其宽大

而松弛的后尿道和膀胱颈,以增强其括约肌功能。膀胱颈及后尿道重建术是治疗尿失禁的主要手段,其方法很多。本书仅综合介绍如下 5 种具有代表性的术式。任何一种抗尿失禁手术都没有100%的成功效果,必须让患儿及其家属知情。

(1)Young-Dees-Leadbetter 手术:膀胱颈部重建术适用于尿道上裂伴有尿失禁者;或不完全性尿失禁经锻炼盆底肌肉和训练排尿后无效者。

(2)膀胱颈成形术:是利用近膀胱颈的膀胱前壁组织来建立新的膀胱颈及后尿道机制。此术适用于尿道上裂伴有尿失禁者,特别适用于不能利用三角区组织构造肌管的男性,尤其是成年男性,因有前列腺存在者。

(3)膀胱颈括约肌成形术:将膀胱颈及后尿道薄弱的前壁做倒 V 形切除纵行缝合,以缩小前列腺部尿道及膀胱颈部,形成膀胱括约肌;以增加膀胱颈括约肌的张力来控制尿失禁。特别适用于不能利用三角区组织构造肌管的男性。

(4)膀胱颈外紧缩术:在膀胱颈外将外括约肌缝合,以缩小前列腺部尿道及膀胱颈部,以增加膀胱颈括约肌的张力来控制尿失禁。

3. 膀胱颈重建术 由于膀胱外翻纤维化和膀胱长期暴露而有水肿及慢性炎症,故应于出生后 72h 内做单纯膀胱内翻缝合,否则会因为膀胱长期失用,即使膀胱缝合后排尿功能仍难恢复。输尿管开口长期暴露,还会造成反流。生后第 2 年做膀胱修复术。手术可分期或一期完成,包括髂骨截骨术、Leadbetter 膀胱颈缩紧、尿道延长、膀胱内翻缝合术及尿道上裂成形术。

(何大维 李旭良 陈在贤)

第二节 尿道下裂(hypospadias)

尿道下裂是尿道开口不在阴茎头正常尿道口部位而在冠状沟到会阴的任何部位,根据尿道的部位,将尿道下裂分为冠状沟型、阴茎型、阴茎阴囊型、阴囊型及会阴型等。尿道下裂是最常见的先天性尿道畸形,有遗传性,患病率为 125~250 个男婴中有一个发生。需手术整形,否则会影响排尿和以后的性功能。手术最好在学龄前完成。根据实际情况手术可一期或分期成形手术。

一、类型(type)

尿道下裂分类的方法很多,现根据尿道开口位置不同,可将尿道下裂主要分为如下 6 种类型。

1. 阴茎头型 尿道外口位于近包皮系带的阴茎头腹侧中线部位者。

2. 冠状沟型 尿道开口于冠状沟腹侧处者,常伴包皮腹侧缺如背侧堆积(头巾状)。

3. 阴茎型 尿道开口于冠状沟以下到近阴

茎阴囊交界处者,可有不同程度的阴茎下曲(见彩图 14-4A)。

4. 阴茎阴囊型　尿道开口于阴茎阴囊交界处,常伴阴茎下曲重(见彩图 14-4B)。

5. 阴囊型　尿道开口于阴囊中线部位者,阴茎下曲严重,可伴发阴囊对裂。

6. 会阴型　尿道开口于会阴部位者,常合并隐睾,阴囊对裂似阴唇,阴茎短小似阴蒂,尿道口似为阴道口,似为女性阴,出生时常为误认为是女孩,社会性别为女性,青春期时才发现是男性假两性畸形,会阴型尿道下裂。

二、合并畸形(combined malformation)

1. 尿道下裂合并阴茎短小及阴茎下曲畸形。

2. 隐睾和腹股沟斜疝:隐睾症和腹股沟斜疝是尿道下裂最常见的合并症,其发生率为 7%～13%,临床上发现,尿道的开口越是靠近会阴,发生的概率就会越高。

3. 前列腺囊肿:前列腺囊肿(prostatic utricle)主要是男性在胚胎发育的过程中因为苗勒管的抑制不全或尿生殖男性化不全导致的,一般在男性后型尿道下裂患者中的患病率在 10%～15%,专家指出,前列腺囊肿会给尿路造成前列腺尿道阻塞可能。

4. 两性畸形:会阴型尿道下裂,尿道开口于会阴部位,常合并隐睾或睾丸下降不全,阴囊对裂似阴唇,阴茎短小似阴蒂,外生殖器的性别特征模糊,需要注意两性畸形的发生。应查染色体及 B 超等检查腹内及腹股沟有无子宫及卵巢,编者曾发现一例右腹股沟区为子宫卵巢,左侧为睾丸的真两性畸形。

5. 其他合并畸形:少数病人合并肾积水、肾母细胞瘤、肛门闭锁、脊膜膨出等。

三、病因(cause of disease)

1. 胚胎发生障碍　尿道下裂由胚胎期外生殖器发育异常引起。在胚胎期由于内分泌的异常或其他原因导致尿道沟融合不全时,即形成尿道下裂。有研究发现,在妊娠早期用过黄体酮保胎的新生儿中尿道下裂的发生率较高,同时有研究表明,尿道下裂患者的雌二醇和雌酮的水平增加。这些研究提示雌性激素有拮抗雄激素作用。

2. 遗传因素　有报道 8% 患者父亲及 14% 患者兄弟中亦有尿道下裂。因此,尿道下裂发病有明显的家族倾向,本病为多种基因遗传所致,属常染色体显性遗传,但具体因素尚不清楚。

3. 内分泌障碍　从胎儿睾间质细胞产生的睾酮影响男性外生殖器的形成。任何睾酮产生不足、过迟,或者睾酮转化成双氢睾酮的过程出现异常均可导致生殖器畸形。

4. 环境因素　流行病学研究发现,一些工业原料或添加剂、农药和药物(如避孕药物、抗癫痫药物)等,具有类似雌激素或拮抗雄激素作用。这些物质通过食物链进入人体,当妊娠期孕妇摄入后,其胎儿尿道下裂的发生率明显增加。尤其是在工业发达地区,近 10 年的发生率增加了近 1 倍。

四、临床表现(clinical manifestations)

1. 蹲着排尿　阴茎阴囊型尿道下裂、阴囊型尿道下裂及会阴型尿道下裂等不能站立排尿,均蹲着排尿。不能将精液射入阴道而影响生育。

2. 尿道开口异位　阴茎头无尿道开口,尿道开口于阴茎头冠状沟至会阴部中缝的任何位置。异位开口部分有尿道口狭窄,尿道开口往往呈裂隙状,失去尿道口的形状。

3. 阴茎短小及阴茎下曲　尿道下裂者,尿道海绵体发育不全,阴茎短小,尿道口以远的海绵体缺失而呈纤维索带导致阴茎下曲。按阴茎头与阴茎体丛轴的夹角,将阴茎下弯分为轻度:小于 15°;中度:15°～35°;重度:大于 35°,后两者在成年后有性交困难。由于阴茎下曲,阴茎勃起时不能自由伸直而有疼痛感觉。下曲严重者,不能进行正常的性生活。一般而言,尿道口越是靠近阴茎头者,下曲的程度越轻;越靠近会阴,阴茎弯曲就越明显。

4. 包皮头巾状结构　正常胎儿出生时包皮包裹阴茎头,致阴茎头没有裸露。尿道下裂者,包皮腹侧系带处缺失,而在阴茎背侧的包皮堆积,似"头巾"状,覆盖阴茎头背侧面(见彩图 14-4A)。

五、诊断(diagnosis)

尿道下裂诊断依据如下。

1. 尿道口在冠状沟以下到会阴部开口各型

尿道下裂特征者。

2. 尿道下裂有合并阴茎短小及阴茎下曲者。

3. 尿道下裂合并包皮头巾状结构者。

4. 阴囊型及会阴型尿道下裂合并阴囊对裂者。

5. 尿道下裂及合并有隐睾、腹股沟斜疝者。

6. 尿道下裂细胞染色体组型,为 46,XY 者。

7. 检测血、尿 17 酮类固醇及皮质醇无异常者。除外性征异常症者。

8. 会阴型尿道下裂除外盆腔内子宫卵巢的真两性畸形者。

六、治疗(treatment)

目前手术治疗是唯一的措施。

1. 手术要求

(1)阴茎伸直,充分矫正阴茎下曲及合并的其他畸形。

(2)重建缺失的尿道,尿道成形术,保证尿道口在阴茎头正常位置。

(3)重建阴茎腹侧缺失的皮肤,保证阴茎外形好。

2. 手术时机 手术应于学龄前完成,近年有些医者主张 1 岁后就可手术,这样可减少对小儿的心理影响及对家长的焦虑。Duckett 主张出生后 3—18 个月是最合适的手术年龄。畸形矫正、尿道成形及处理好手术并发症,常需要多次手术,经历多年才能成功,避免影响以后的学习。

3. 手术难度 尿道下裂的手术方式多而繁杂,迄今已有 300 多种,可以采用分期手术,也可以一期完成手术。常见手术并发症有尿漏、尿道狭窄及残存阴茎弯曲,严重并发症可出现手术后尿道下裂残疾等。无论手术技巧、材料、设备如何改进,目前仍然没有任何一种理想的手术方式能够完全避免并发症的发生,达到手术原则要求。手术的效果除了与手术方式的选择和手术技巧有关外,更重要的是取决于阴茎的发育情况、尿道下裂的严重程度。但是,最终的结果,应力求减少手术次数,达到最好效果。

4. 手术方法

(1)分期成形术:第 1 期矫正阴茎下曲及其他合并畸形,为尿道重建手术提供条件。第 2 期重建手术在距第 1 期手术半年后进行,使尿道开口于阴茎头部。第 3 期手术处理尿道成形术后的并发症。

(2)一期尿道成形术:是在矫正尿道合并的各种畸形的同时成形尿道,半年后处理尿道成形术后的并发症,这样可减少手术次数。但严重型尿道下裂很难成功。

(何大维 李旭良 陈在贤)

第三节 阴茎阴囊转位
(transposition of the penis and scrotum)

阴茎阴囊转位是阴茎、阴囊的位置前后颠倒,即阴茎向后移,阴囊向前移位,是一种较少见的先天性畸形。阴茎越向会阴后移畸形越严重。根据阴茎阴囊转位的程度,分为完全性和部分性。手术是唯一的治疗方法。

一、分类(classification)

阴茎阴囊转位根据其严重程度分为完全性和部分性两类。

1. 完全性阴茎阴囊转位 完全性阴茎阴囊转位阴茎阴囊的位置完全颠倒,即阴茎在阴囊之后或在阴囊和肛门之间,极罕见。多未合并尿道下裂。

2. 部分性阴茎阴囊转位 阴茎阴囊转位阴茎位于阴囊之中,向前后转位越多畸形越严重。部分性阴茎阴囊转位常合并如下畸形(见彩图 14-5)。

(1)阴囊对裂,即阴囊对裂为左右两部分,中央有纵形裂缝,阴茎位于阴囊之中,腹侧大部分被包埋在阴囊内。

(2)蹼状结构,阴茎与阴囊皮肤有一明显的分界线,呈蹼状结构。

(3)阴茎下曲,向会阴。一般阴茎不能伸直。

(4)尿道下裂。

(5)包皮腹侧缺如。

(6)阴茎短小。

(7)隐睾。

(8)鞘膜积液。

(9)其他系统严重畸形。合并此类畸形者多会夭折。阴茎阴囊转位,阴茎越转向会阴,畸形越严重;尿道下裂尿道口位置也类似。

二、病因(etiology)

阴茎前阴囊在有袋类动物是外生殖器的正常结构,而阴茎阴囊转位则是先天性畸形,其病因不清。胚胎 9－10 周时,男胎尿道嵴形成管状尿道,位于生殖结带前方两侧翼的阴囊突向尾侧迁移,并在中线融合形成阴囊,若突向尾侧受到干扰,尿生殖窦阴茎部分发育迟缓,伴有中线部生殖结融合延缓,阴囊皱襞没有向后移位或移位不完全,它们就在原位与前面及两侧的生殖结融合从而产生畸形,即阴茎和阴囊的位置向相反的方向转位,即阴茎向会阴转移,而阴囊向前转移。往往同时有外生殖器、泌尿、消化、心血管系统等严重畸形,特别是完全性阴茎阴囊转位。Datta 等报道此畸形常有家族遗传倾向,认为这是种族发展的返祖现象。常有家族史,近亲结婚可能是出现这种先天性畸形的病因。

三、临床表现(clinical manifestations)

患儿一出生即被父母发现阴茎阴囊的位置不正常,前后颠倒,阴茎在阴囊中的不同位置,阴囊对裂。或因发现尿道外口未在阴茎头正常尿道开口的位置,而在阴茎腹侧及阴囊纵线的不同部位,即不同程度的尿道下裂。或阴茎下曲不能伸直,或阴囊未见睾丸(隐睾)。患者多以尿道下裂就诊。

四、诊断(diagnosis)

1. 病史(medical history)　出生后发现阴茎阴囊前后位置异位,并伴尿道下裂、阴茎下曲、阴囊对裂、隐睾等者。

2. 体格检查(physical examination)　可发现阴茎向后阴囊前位置异位,发现是否合并的其他系统畸形,如阴茎短少、尿道下裂、阴囊对裂、隐睾、鞘膜积液等,以及合并其他严重畸形者,如双肾发育不全、输尿管反流、膀胱憩室、肛门闭锁及肢体畸形、盆腔内女性生殖器等。

3. 静脉尿路造影(IVU)　了解双肾功能形态,输尿管及膀胱有无异常。

4. 染色体检查(chromosome examination)了解染色体核型,以排除真两性畸形。

五、治疗(treatment)

阴茎阴囊转位畸形需手术治疗。

(一)手术原则

阴茎阴囊转位畸形矫治应根据阴茎阴囊转位畸形的类型,是否合并尿道下裂而选择不同的矫治方法。完全型及未合并尿道下裂的部分性阴茎阴囊转位畸形者,仅矫正阴茎阴囊转位畸形即可。合并尿道下裂的部分性阴茎阴囊转位者,应先矫正阴茎阴囊转位及其合并的各种畸形后,做尿道成形术。

(二)手术时机

手术时机的选择同尿道下裂,趋向于早期手术。只要患者身体状况允许,即应早期手术治疗,对患者的生理和心理发育均有利。至少要在学龄前矫正各种畸形,并处理好术后并发症,不影响学习。

(三)矫正术式

现有如下几种较常用的手术方法。

1. 完全性阴茎阴囊转位的矫正术　1955 年 Mcllvoy 等报道在阴茎根部做一环形切口,离开肛管解剖阴茎,变阴茎下曲为阴茎上曲,再在阴囊前与腹壁交界处做一横切口,经该切口通过阴囊底部与阴茎根部做一隧道,将阴茎通过此隧道从阴囊前面的切口引出,在把阴茎远端的皮肤与阴囊前面的切口缝合固定,即达到纠正完全性阴茎阴囊转位的目的。手术较简单,仅一次手术便可成功,效果较好,但矫正后阴茎显露长度较短。

2. 部分性阴茎阴囊转位矫正术　根据是否合并尿道下裂及阴茎下曲而选择不同的矫正方法。手术较复杂,难度大,往往需多次手术才能获得较好的效果。

(1)未合并尿道下裂的阴茎阴囊转位矫正术:1975 年 Flocks 和 Culp 等报道如下两种术式,即为 Flocks-Culp 法。矫正阴茎阴囊转位畸形即可,即将阴茎从阴囊中部移到耻骨联合下缘,将阴茎根部背侧的阴囊皮肤转移到阴茎之前,以达到矫正部分性阴茎阴囊转位畸形。方法简便易行,手术多能一次成功,并发症较少。

a. 经阴茎根部背侧隧道矫正部分性阴茎阴囊转位术。

b. 转移阴茎背侧皮瓣矫正部分性阴茎阴囊

转位术。

（2）合并尿道下裂的阴茎阴囊转位矫正术。

a.“U”形切口法部分性阴茎阴囊转位矫正术。

b.“M”形阴囊切口法部分性阴茎阴囊转位矫正术。

c. Glean-Anderson 法部分性阴茎阴囊转位矫正术。

d. 切除部分阴囊皮肤法阴茎阴囊转位矫正术。

（3）一期阴茎阴囊转位矫正与带蒂皮管尿道成形术：陈在贤等在 1983 年矫正阴茎阴囊转位畸形的基础上，在行阴茎阴囊转位矫正的同时，以带蒂皮管阴茎头隧道法一期成形尿道。半年后再处理尿道成形术后的并发症，如尿瘘及尿道狭窄等。减少手术次数，效果较好。

（陈在贤　赵　栩）

参 考 文 献

[1] 于满,王凤阁.完全性阴茎阴囊转位一例报告.中华泌尿外科杂志,2011,32(5):329

[2] 邢茂青,刘强,鞠海珍,等.对称性双手多指和双足多趾畸形合并尿道下裂及阴茎阴囊转位一例.中华小儿外科杂志,2013,34(7):559

[3] 唐耘熳,王学军,毛宇,等.M 形皮瓣法矫治尿道下裂术后残留阴茎阴囊转位 44 例效果分析.实用医院临床杂志,2016,4:44-45

[4] 郭秀全,王养民,张惠芳,等.阴茎阴囊转位合并尿道下裂分期手术修复(附 43 例报道).现代生物医学进展,2014,14(1):140-142

[5] 张斌,毕允力,陆良生,等.分期 Duplay 术治疗合并阴茎阴囊转位的重度尿道下裂.临床小儿外科杂志,2016,15(5):443-446

[6] 唐勇,李养群,杨喆,等.阴茎阴囊转位的整形外科治疗.中华整形外科杀志,2016,32(5):351-353

[7] 张格云,李婧.常规超声联合三维超声诊断胎儿阴茎阴囊转位的临床价值.中国产前诊断杂志(电子版),2014,4:27-30

[8] 曾少华,曾健文,曾鹏,等.尿道上裂术后尿瘘二次修补术 1 例.现代诊断与治疗,2017,11:761-762

[9] 威力江·赛买提,摆合提亚·阿扎提,木拉提·热夏提,等.婴幼儿膀胱外翻尿道上裂综合征的一期手术修复治疗及疗效分析.新疆医科大学学报,2014,11:1477-1479

[10] 高晓芸,徐迪,贺晓伟,等.尿道板纵切卷管尿道成形术在小儿尿道下裂的临床应用价值.福建医药杂志,2015,1:22-24

[11] 林雪毕.甘瑞容.尿道成形术治疗小儿先天性尿道下裂的临床护理效果分析.现代诊断与治疗,2016,8:1564-1565

[12] 马达,吴国兴,吴锐发,等.斜裁包皮带蒂皮瓣加会阴联合皮管治疗会阴型尿道下裂伴阴茎阴囊转位 37 例.中国现代医生,2019,9:46-48

[13] 邹文杰,段光琦.小儿阴茎阴囊转位病例报道及文献复习.齐齐哈尔医学院学报,2018,9:1113-1115

[14] 毕允力,陆良生,钟海军.Kelly 手术一期修复膀胱外翻及尿道上裂.临床小儿外科杂志,2015,6:550-551

[15] 罗春新.新生儿脐膨出合并膀胱外翻及尿道上裂 1 例.发育医学电子杂志,2016,3:171-172

[16] Ivan Somoza, Maria G, Palacios, et al. Completepenoscrotal transposition:A three-stage procedure. Indian J Urol,2012,28(4):450-452

[17] Anjan Kumar Dhua. Prepenile Scrotum-An Extreme Form of Penoscrotal Transposition. J Neonatal Surg,2013,2(4):49

[18] Manjunath K,Venkatesh M. M-plasty for correction of incomplete penoscrotal transposition. World J Plast Surg,2014,3(2):138-141

[19] AZ Pietrucha, BJ Pietrucha, I Bzukala, e al. Autonomic function and presence of vaso-vagal syncope in young adults in long term follow-up after correction of d-transposition of great arteries by Senning atrial switch. European Heart Journal,2013,34(1):P2139-P2139

[20] V Niels,S Keld,M Eva,et al. Long-Term Outcome of Mustard/Senning Correction for Transposition of the Great Arteries in Sweden and Denmark. Circulation,2015,132(8):633-638

[21] MA Fahmy, AA El Shennawy. AM Edress. Spectrum of penoscrotal positional anomalies in children. International Journal of Surgery,2014,12(9):983-988

[22] Huang C,Song P,Xu C,et al. Comparative efficacy and safety of different circumcisions for patients with redundant prepuce or phimosis:A network meta-analysis. Int J Surg,2017,43:17-25

[23] Zhao YJ,Zhan PC,Chen Q,et al. A novel disposable

circumcision device versus conventional surgery in the treatment of redundant prepuce and phimosis. Zhonghua Nan Ke Xue,2017,23(11):1007-1013

[24] Haqn YF,Jiang HS,Wang JL,et al. Surgical plane positioning with a disposable circumcision suture device for the treatment of phimosisand redundant prepuce. Zhonghua Nan Ke Xue, 2018, 24 (5): 404-408

[25] Chen XY,Wen XF,Li RB,et al. Circumcision versus the foreskin-deglove plus shaft-fix procedure for phimosis or redundant prepuce in obese adult patients. Zhonghua Nan Ke Xue,2016,22(3):233-236

[26] Shahat A,Safwat AS,Elderwy A,et al. Is Concealed Epispadias a Rare Variant? Urology, 2017, 109: 165-170

[27] Sol Melgar R, Gorduza D. Demede D, et al. Concealedepispadias associated with a buried penis. JPediatr Urol,2016,12(6):347-351

[28] Bar-Yosef Y,Sofer M,Ekstein Mal. Results of Epispadias Repair Using the Modified Cantwell-Ransley Technique. Urology,2017,99:221-224

[29] OthmaneY,Touzani A. Isolated male epispadias. Pan Afr Med J,2017,6(28):202

[30] Leclair MD,Faraj S,Villemagne T,et al. Primary female epispadias:Perineal approach or Kelly repair? J Pediatr Urol,2018,14(1):33-39

[31] Mishra P,Rajendran S,Asimakidou M,et al. Kelly procedure for male primary epispadias. al. J PediatrUrol,2016,12(4):212. e1-2

[32] Di Grazia M,Pallizzoni S,Tpnegatti LG,et al. Psychosexual development management of bladder exstrophyepispadias in complex patients. J Pediatr Urol,2017,13(2):199. e1-199. e5

[33] Van der Horst HJ, deWall, LL. Hypospadias, all there is to know. Eur J Pediatr, 2017, 176 (4): 435-441

[34] Rubbenl,Stein R. Hypospadias :Insights and challenges. Urologe A,2017,56(10):1256-1265

[35] Hadidi AT. History of hypospadias:Lost in translation. J Pediatr Surg,2017,52(2):211-217

[36] Straub J,Karl A,Tritschler S. et al. Management of hypospadias. MMW Fortschr Med, 2016, 158 (7): 62-63

[37] Huang Y,Wang HY,Li PQ,et al. Risk factors for different types of hypospadias. Zhonghua Nan Ke Xue,2017,23(5):441-447

[38] Hashimoto Y,Kawai M,Nagai S,et al. Fetal growth restriction but not preterm birth is a risk factor for severe hypospadias. PedistrInt,2016,58(7):573-577

[39] Jayanthi VR,Ching CB,DaJusta DG,et al. The modified Ulaanbaatar procedure:Reduced complications and enhanced cosmetic outcome for the most severe cases of hypospadias. J Pediatr Urol,2017,13(4): 353. e1-353. e7

[40] Sol Melgar R, Gorduza D, Demede D, et al. Concealedepispadias associated with a buried penis. J Pediatr Urol,2016,12(6):347-351

[41] Chen C,Li N,Luo YG,et al. Effects of modified penoplasty for concealed penis in children. Int Urol Nephrol,2016,48(10):1559-1563

[42] Valioulis IA, Kallergis IC, Loannidou DC. Correction of concealed penis with preservation of the prepuce. JPediatr Urol,2015,11(5):259. e1-4

[43] Ge W, Zhu X, Xu Y, et al. Therapeutic effects of modified Devine surgery for concealed penis in children. Asian J Surg,2019,42(1):356-361

[44] Boonjindasup A,Pinsky M,Stewart C,et al. Management of adult concealed penis using a meshed, split-thickness skin graft. Can Urol Assoc J, 2016, 10(11-12):E407-E411

[45] Beyazit F,Pek E,Aylanc H. A rare case of complete penoscrotal transposition with hypospadias in a newborn. TurK J Obstet Gynecol, 2017, 14 (1): 74-75

[46] Sexton P,Thomas JT,Petersen S,et al. Completepenoscrotal transposition:case report and review of the literature. Fetal Diagn Ther,2015,37(1):70-4

[47] Wang L,Shu HG,Jin CR,et al. Penoscrotal Transposition to Achieve Urethral Continuity After Long-Segment Urethral Defect:A Case Report. Am Mens Health,2018,12(5):1563-1566

[48] Tang Y,Li Y,Yang Z,et al. Plasty method for penoscrotal transposition. Zhong Hua Zheng Xing Wai Ke Za Zhi,2016,32(5):351-353

[49] Ivan Somoza, Maria G, Palacios, et al. Completepenoscrotal transposition:A three-stage procedure. Indian J Urol,2012,28(4):450-452

第15章 阴茎阴囊象皮肿和阴茎硬结症
(elephantiasis and peyroie disease of penis and scrotum)

第一节 阴茎阴囊象皮肿(elephantiasis of penis and scrotum)

阴茎阴囊象皮肿是阴茎阴囊淋巴回流受阻引起的阴茎阴囊皮肤病变。早期常常是反复发作的阴囊弥漫性淋巴管炎,后期由于反复淋巴管炎与淋巴液渗出对皮肤与皮下组织的长期慢性刺激,使皮肤与皮下结缔组织增厚变硬、干燥,皮肤外观呈橘皮样、颗粒状和疣状增生,阴囊皮肤失去弹性与收缩力。由于结缔组织增生与淋巴液积聚使阴囊呈圆球状,受体积与重量的下垂和牵拉,严重时肿胀的阴囊可下垂到膝关节水平重达数公斤,最大者可达102kg,影响病人的行动与正常生活(见彩图15-1)。患者均按整形手术原则广泛切除病变组织,利用近腹股沟区残余皮瓣重建阴囊和阴茎。

一、病因病理(etiology and pathology)

阴茎阴囊象皮肿主要是阴茎阴囊的淋巴管因各种原因被阻塞,淋巴液回流受阻,发生淋巴管急、慢性炎导致的象皮肿样病变。较常见的原因有丝虫病、淋巴结清除术、放疗损伤,较少见的有丹毒,罕见的有阴囊巨大尖锐湿疣等导致该病发生的可能。

1. 丝虫病所致　较常见。阴茎阴囊象皮肿是晚期丝虫病的严重并发症,大多由班氏丝虫所引起,多发生在丝虫病流行区,当蚊虫吸吮丝虫病人血液时,微丝蚴被吸入蚊体内发育成感染期幼虫,在蚊吸血时感染期幼虫进入人体后,部分死亡,有些幼虫进入淋巴管或淋巴结发育为成虫,引起淋巴管炎症、阻塞、破裂。幼虫与成虫所产生的

代谢产物及虫体子宫内的排泄物,引起全身性过敏反应及局部淋巴系统的组织反应,表现为周期发作的淋巴管炎、淋巴结炎及丝虫热等。多在丝虫感染后10~15年方达到显著程度。

成虫在人体内的寿命可达10年以上,微丝蚴在人体内的寿命为2~3个月,在体外4℃时可存活6周。中国流行的班氏和马来微丝蚴从淋巴系统进入血液循环后,具有明显夜现周期性,即白天多从集在肺毛细血管内,夜间才出现于外周血液。马来微丝蚴为夜晚20:00至次晨4:00,班氏微丝蚴为夜晚22:00至次晨2:00达高峰。

2. 淋巴结清除术所致　髂腹股沟区或盆腔淋巴清除术后,阴茎阴囊的淋巴管回流受阻,逐步形成阴茎阴囊皮肤象皮肿病变。淋巴清除术后淋巴管闭塞,淋巴液回流受阻,淋巴液潴留发生一系列组织病理反应,最后导致阴茎阴囊象皮肿,常并发下肢象皮肿。

3. 放射性损伤所致　王晓雄等报道了3例盆腔和(或)腹股沟区放射治疗后的晚期并发症阴茎阴囊象皮肿,认为放射治疗的时间间隔及单位时间内的放射剂量是影响阴茎阴囊象皮肿发病的重要因素。放疗使淋巴管闭塞阻止淋巴液回流,潴留的淋巴液在阴茎阴囊内发生一系列组织病理反应,最后导致阴茎阴囊象皮肿。

4. 丹毒(erysipelas)　丹毒是一种累及真皮浅层淋巴管的感染,主要致病菌为A组β溶血性链球菌。诱发因素为手术伤口或肛门、阴茎和趾间的裂隙。皮肤的任何炎症,尤其是有皲裂或溃

疡的炎症为致病菌提供了侵入的途径。轻度擦伤或搔抓、头部以外损伤、预防接种和慢性小腿溃疡均可能导致此病。致病菌潜伏于淋巴管内，引起淋巴管炎、慢性淋巴炎性水肿、纤维组织增生，最后形成象皮肿。

5. 外生殖器尖锐湿疣所致　欧阳海等报道 1 例巨大尖锐湿疣，是一种增长缓慢、巨大尖锐湿疣，由于疣体反复发作，破坏淋巴管网系统，导致阴囊象皮肿。

二、临床表现(clinical manifestations)

1. 丝虫病所致阴茎阴囊象皮肿者

(1)病人有丝虫病流行区居住史或丝虫感染史。

(2)有阴囊部反复发作的蜂窝织炎或淋巴管炎病史。大多数病人急性期有寒战、高热、阴囊肿痛症状，常伴腹股沟淋巴结肿大及压痛，炎症数天后可消退，但每年可有数天发作，久而久之阴囊体积逐渐增大，皮肤与皮下结缔组织增厚变硬、干燥，皮肤外观呈橘皮样、颗粒状和疣状增生，阴囊皮肤失去弹性与收缩力，常出现皲裂与继发感染。

(3)病程较长：多在丝虫感染后 10～15 年方达到显著程度。巨大阴囊下垂，越近下部皮肤损害越重，而其上方的皮肤与耻骨上、会阴和股部健康皮肤移行区渐渐变薄，阴茎常常缩入肿大的阴囊内，当阴茎皮肤亦有象皮肿时则突起如屈曲的羊角状，阴茎海绵体缩入阴茎包皮甚至阴囊内形成一个洞穴状隧道直达阴茎头与尿道外口，排尿时尿液从洞穴口溢出尿湿衣裤与鞋袜。睾丸被包埋在肿胀的阴囊皮肤内，有时可见睾丸鞘膜积液。

2. 淋巴结清除术所致者　在髂腹股沟区或盆腔淋巴清除术后，阴茎阴囊逐渐增大水肿，逐步形成阴茎阴囊皮肤象皮肿病变，常并发下肢象皮肿。

3. 放射性损伤所致者　盆腔和(或)腹股沟区放射治疗后，阴茎阴囊逐渐增大水肿，逐步形成阴茎阴囊皮肤象皮肿病变。常并发下肢象皮肿。

4. 丹毒(erysipelas)　复发性丹毒所淋巴管炎的病史。致病菌潜伏于淋巴管内，引起淋巴管炎、慢性淋巴水肿、纤维组织增生，最后形成象皮肿。

5. 外生殖器尖锐湿疣所致者　外生殖器巨大尖锐湿疣逐渐长大，未及时治疗者，逐渐导致阴囊象皮肿。

三、诊断(diagnosis)

1. 根据上述的病史　如丝虫病史、淋巴结清除术病史、放疗病史及尖锐湿疣病史等。

2. 上述临床表现　阴茎阴囊象皮肿表现。

3. 体格检查　体检早期表现为阴茎阴囊肿大，皮肤粗糙而厚、水肿，质地尚柔软，晚期阴囊肿大，阴囊皮肤厚而硬，呈干燥皮革样，无弹性及收缩力。或出现皲裂与继发感染；阴囊象皮肿体积巨大者，可见阴茎及包皮收缩下陷，甚至完全埋藏于阴囊象皮肿内者。

4. 丝虫病者查微丝蚴　在入睡后静脉抽血检查发现微丝蚴者。或鞘膜积液、鞘膜乳糜肿或尿液内也可找到微丝蚴者。

5. 病理切片检查　取象皮肿组织病理切片，发现嗜酸性粒细胞大量浸润，肉芽肿形成者。

四、治疗(treatment)

阴茎阴囊象皮肿待病变性质稳定后，并发感染被控制后，无手术禁忌证者，可采取切除全部肥厚坚硬的阴茎阴囊皮肤与皮下肥厚的结缔组织。切除或翻转睾丸鞘膜、妥善保护睾丸附睾与精索后，如阴囊根部残存部分较正常的皮肤重建阴囊，如阴茎包皮内板皮肤较正常者，可用以覆盖部分阴茎创面。如阴囊根部无正常的皮肤可用，可用股内侧转移皮瓣成形阴茎，亦可切取股内侧中厚层皮瓣做阴茎阴囊的游离植皮术覆盖创面。

五、预后(prognosis)

象皮肿的唯一有效治疗方法为成形术，应广泛乃至全部切除病变皮肤，植入正常皮肤，预后良好。如是丝虫病所致者，应在丝虫病完全治愈之后进行，否则有复发可能。

(何卫阳　苟　欣　陈在贤)

第二节　阴茎硬结症(Peyronie disease)

阴茎硬结症(Peyronie disease,PD)是 1743 年由 Peyronie 首先报道,故称为 Peyronie 病,是一种以阴茎海绵体白膜纤维性结节斑块形成为特征的良性慢性病变,是阴茎海绵体纤维化增生,或纤维性海绵体炎,故又称阴茎纤维性海绵体炎(fibrous cavernositis),使阴茎背侧或外侧出现单个或数个斑块或硬结。Chesney(1975)统计 250 例,其中约 4/5 为单一斑块,其余则有两个或两个以上斑块。Pryor 等报道 2/3 的患者硬结位于海绵体的背侧,由于斑块失去弹性,并导致阴茎向背侧弯曲;腹侧及两侧旁硬结可产生向患侧弯曲,所以阴茎于勃起时阴茎弯曲,导致性交困难。硬结一般不侵犯阴茎尿道海绵体,不会损伤尿道,因而很少发生排尿困难。但本病发展缓慢,无恶性变倾向。

一、患病率(incidence of a disease)

Schwarzer 等(2001)报道阴茎硬结症的患病率均为 3.2%。最小发病年龄为 18 岁,最大为 80 岁,2/3 的病人发病年龄为 27−60 岁。阴茎硬结症的患病率较高,成年男性均可发病,20−40 岁发病率为 4.3/10 万。50−60 岁发病率为 66/10 万。老年人口发生率相对较高。近 30 年来,该病的发病率有上升趋势,发病率达 0.3%～4.0%。

二、病因与机制(etiological mechanism)

阴茎硬结症病因及发病机制不清,有学者认为这是局限性病变。1849 年 Kirby 发现阴茎硬结症与遗传性疾病掌筋膜挛缩(Dupuytren's contracture)的病理变化相似;认为本病的发生可能与某些遗传因素有关。另有作者发现 20% 的阴茎硬结症为 Dupuytren 挛缩者的后代。另有作者认为阴茎硬结症可能是全身纤维化疾病的局部表现。Chilton 等(1982)统计 408 例阴茎硬结症病例,其中 1.9% 有家族史,15.4% 伴掌筋膜挛缩,21.5% 有明确的阴茎外伤史,29.9% 同时有动脉粥样硬化。约 1/3 患者病因不明。有学者认为这是全身性胶原病,其病理生理表现为纤维蛋白和胶原蛋白的局部沉积。近年来又有学者认为本病与自身免疫反应有关。

阴茎硬结症与损伤和炎症可能有关,有学者认为可能与阴茎的慢性损伤和炎症有关。其病理变化与严重的血管炎相一致。阴茎硬结症组织病理与其他纤维组织无明显区别,早期病变是血管炎症表现,血管周围有大量炎性细胞浸润,随病程进展渐被纤维组织代替。纤维组织内很少有细胞成分,可有骨组织,偶见骨内髓腔,结节外围可有充血和炎性细胞浸润等炎症表现。镜下见结缔组织增生,可见胶原纤维及成纤维细胞。病变初期增长较快,以后逐渐减慢,无恶变倾向,病程长者可有局部钙化或骨化。此病可反复发生,但亦有其自限性。一旦疾病开始,12～18 个月后病情稳定。结节大小可由数毫米至数厘米,结节可以是单发的,也可多发,硬结切面呈灰白色,有光泽的瘢痕组织。Smith 对 26 个阴茎硬结症的纤维硬结切除标本与 30 例尸体的正常阴茎和做了组织病理检查,发现纤维结节的早期病变为阴茎白膜和海绵体之间的小血管炎症表现,随后被纤维组织替代,最终导致纤维结节形成,而提出了反复阴茎微损伤,小血管断裂引起血管炎症的假说。性活动过程中,急、慢性阴茎损伤,使白膜内、外层断裂、出血、血液内渗入白膜间隙,造成白膜下层出现液体或纤维蛋白原渗出沉淀;损伤出血后炎症细胞浸润,包括 T 淋巴细胞、巨噬细胞及其他血浆细胞,这些炎性浸润与活跃的细胞因子系统,特别是 TGF-β1 和成纤维细胞生长因子,在此过程中发挥着重要作用。局部组织变性坏死,早期病变似为血管炎,累及阴茎海绵体膈,介于阴茎海绵体与深筋膜(Buck 筋膜)之间,故多数位于阴茎背侧;继而在邻近的海绵体中隔及白膜上发生纤维化病变,使正常弹力结缔组织发生玻璃变性或被纤维瘢痕代替,白膜局部性形成以胶原纤维为主的瘢痕挛缩形成硬结,导致阴茎弯曲。

总之,该病病因尚不太明确,目前认为阴茎的轻微损伤,如手术、骑跨伤、频繁性交、过度手淫所致的小损伤,全身胶原性疾病、动脉粥样硬化、糖尿病、维生素 E 缺乏、酗酒等都可能与本病的发生有关。还有观点认为本病的发生可能与某些遗传因素有关。先天易感性轻微外伤、炎症及动脉病变而诱发此病。

三、临床表现(clinical manifestations)

早期主要表现为阴茎结节,阴茎勃起时疼痛和(或)勃起时阴茎弯曲畸形。晚期表现为阴茎硬结、勃起时阴茎畸形和勃起功能障碍。15%～20%的阴茎硬结症患者伴有勃起功能障碍。

1. 阴茎硬结　早期可无任何症状,多数病人因摸到阴茎硬结就诊,硬结多位于阴茎背侧,硬结小者似米粒大小,大者可蔓及整个阴茎背面,形状呈圆形、索条状或斑块状,质地坚硬,硬结固定,不活动,阴茎皮肤及皮下组织多不受累。

2. 阴茎勃起痛　23%～96%(平均47%)的病人出现勃起痛,在性交时出现疼痛,甚至因疼痛迫使性交失败,许多病人因性交痛而长期避免性生活。疼痛的原因主要是阴茎勃起纤维组织牵拉使阴茎弯曲所致。

3. 阴茎勃起弯曲　75%～100%(平均90%)的病人出现勃起弯曲而就诊。弯曲方向多数为背曲,部分病人可出现背侧曲,如果硬结位于阴茎一侧可出现侧曲,很少出现腹曲。

4. 性交困难　阴茎勃起功能正常,但因勃起痛和勃起弯曲导致性交困难以致性交失败,勃起痛或性交痛、阴茎弯曲越严重,性交困难越明显。多数病人有正常的性功能,因长期不能过正常的性生活而苦恼,部分病人因巨大的纤维斑块影响海绵体血液供应,使阴茎勃起不坚也是性交困难的原因之一。

5. 勃起障碍(ED)　15%～75%(平均48.3%)的人出现 ED。因长期阴茎勃起痛或性交痛、勃起弯曲和性交困难引起的精神压抑或焦虑而引起精神性阳痿、阴茎严重畸形而影响性交。扩展形成环形硬块形成所谓连枷阴茎,以及较大的阴茎背侧纤维斑块导致阴茎勃起时引起不可逆的血液灌流障碍,部分病人有静脉关闭障碍。Roddy(1991)对 92 例阴茎硬结症病人进行了阴茎海绵体测压和海绵体造影,结果 78%病人有海绵体动脉压异常,63%病人静脉关闭功能异常。Kadioglu 等报道 15%～20%的阴茎硬结症患者伴有 ED。30%的阴茎硬结症的患者可能同时存在阴茎血管疾病而引起 ED。此外可因焦虑、不安等心理性因素导致 ED。

四、诊断(diagnosis)

1. 根据上述临床表现者

2. 体检　可以扣及阴茎背侧左或右侧或双侧海绵体不同部位及大小界限清楚的无明显压痛的硬结。诱发阴茎勃起可见不同程度阴茎弯曲畸形者。

3. 辅助检查

(1)B 超检查:可发现阴茎硬结症斑块的位置、大小及有无钙化,并可测定背动脉、阴茎海绵体动脉、海绵窦动脉间的侧动脉连接。海绵体注射药物诱发勃起可了解阴茎的弯曲度。海绵体动力灌注仪可辅助多普勒超声确诊静脉关闭不全。多普勒超声(CDDU)可以观察勃起功能的改变。

(2)海绵体造影检查:海绵体低浓度造影可了解纤维硬结的大小和向海绵体组织延伸生长的情况,同时了解阴茎静脉关闭功能,海绵体测压和多普勒超声检查可协助了解阴茎血管情况和判断阴茎勃起功能。海绵体造影能够看到一些纤维硬结或白膜结构的变化。

(3)X 线片检查:严重的病人在 X 线片可见钙化和骨化。

(4)MRI:可分别在疲软和诱发勃起状态下检查,能发现 B 超未发现的硬块,但不能显示硬结钙化情况,可对临床疑似而体检和超声未发现硬结的病人检查。

(5)^{99m}Tc-IgG 核素扫描:对需进行阴茎矫形前不稳定期和稳定期的鉴别有一定作用,特别对发现阴茎硬结症后所谓"灰区"的 1 年到 1 年半间,以确定是否进行阴茎矫形手术。

五、鉴别诊断(differential diagnosis)

个别阴茎硬结症病人出现阴茎腹侧弯曲需与先天性阴茎弯曲相鉴别,阴茎硬结多为中老年病人,可扣及硬结,可有压痛和(或)勃起痛,先天性阴茎弯曲多为儿童或青年,无阴茎硬结,多无疼痛。

六、治疗(treatment)

Peyronie 病的治疗可分为非手术治疗及手术治疗。非手术治疗则需时较长,病人有时难于坚持。手术也只能纠正部分病人的弯曲畸形。适应证各异,各有其优缺点。但现有 Peyronie 病治疗方法的总体疗效不佳。

(一)非手术治疗

适用于病变早期,硬结小,症状轻,阴茎弯曲度小于 30°,且无勃起功能障碍患者。

1. 药物治疗 本病目前无特效药,药物一般是抗纤维化的,疗程较长,病人必须有耐心。有些药物,如秋水仙碱、胶原酶、干扰素、维生素 E、氨基甲酸盐、己烯雌酚等,目前用于治疗阴茎硬结症有效率在 30%～50%,但与安慰剂比较的效果没有显著性。

(1)维生素 E:对不能接受类固醇治疗者,如胃溃疡及结核病,可单纯口服维生素 E 100～200mg,每日 2～3 次,疗程 3～6 个月。维生素 E 是一种自由基清除基,具有抗氧化的特性,第一次由 Scardino 等发表在 1948 年的一个 23 例参加的无对照研究上,研究结果:78%的病人出现阴茎弯曲度的改善,91%有硬结的减小和疼痛的完全消失。在一个安慰剂对照的 40 例病人参加的研究中,其结果只有 35%的病人有疼痛的改善,对硬结的大小和阴茎弯曲度有微小的作用。因此维生素 E 治疗效果是有限的。

(2)对氨基苯甲酸(POTABA):为抗纤维化的药物,剂量为 9～12g/d,分次口服,疗程 3～9个月。POTABA 能通过增加单胺氧化酶的活性而降低 5-羟色胺的水平,抑制异常的纤维增生,提高组织对氧的应用。这一用途最早报道在 1959年的 21 例病人的研究中:所有的病人都有疼痛的减少,82%有阴茎弯曲度的改善,76%有硬结的缩小。然而唯一的一个安慰剂对照的双盲的 41 例病人参加的研究并没有显示有统计学的意义。POTABA 使用费用高,并有严重的胃肠道不良反应,因此不被推荐。

(3)他莫昔芬(Tamoxifen):他莫昔芬据认为能促进成纤维细胞释放 TGF,TGF 通过灭活巨噬细胞及 T 淋巴细胞,在调节免疫应答、炎症及组织修复中起重要作用。早期研究发现,在急性炎性渗出期,即发病 4 个月以内者,他莫昔芬 20mg,2/d 使用 3 个月,55%有改善,认为他莫昔芬对于早期炎性阴茎硬结症有益处。但在以后的安慰剂对照的试验中并未得到支持,在这些病人中任何药物治疗效果都被认为均是微小的。

(4)秋水仙碱(Colchicine):秋水仙碱有抗炎作用,能影响胶原酶活性,减少胶原的合成,抑制成纤维细胞的增生。推荐剂量 0.6～1.2mg,每天 2 次,3 个月。Kadioglu 启动了在 60 例阴茎硬结症病人急性期口服秋水仙碱的研究。在接下来的 10.7 个月中有 30%病人阴茎畸形改善,95%疼痛减轻。最佳的效果出现在那些没有心血管危险因素、发病的前 6 个月和阴茎弯曲度小于 30°的病人中。

(5)维拉帕米(Verapamil):维拉帕米作为钙通道拮抗药减少细胞间钙离子浓度,提高胶原蛋白酶活性。它同时抑制成纤维细胞增生。Levine等(1994)报道用维拉帕米治疗阴茎硬结症,以后研究中显示有明显的效果。应用多点穿刺技术,10mg 的维拉帕米用生理盐水稀释成 10ml,通过硬结注射,每 2 周 1 次共 12 次,60%的病人阴茎弯曲度有改善,71%的病人性功能有提高。主要的不良反应是瘀斑,目前这是最常用于阴茎硬结症的损伤局部治疗的方法。

(6)干扰素(Interferon):干扰素可以减少细胞外胶原的合成,增加胶原蛋白酶的合成,软化斑块,改善症状。对弯曲改善轻度,平均改善 20°。因其费用高和感冒样不良反应使用是受限的。

(7)抑制结缔组织增生的药物:痛性勃起、病程短和年龄轻者,目前常用者有类固醇药物口服或局部注射,对早期病变有一定效果。注射 4～6周后疼痛消失,纤维斑块软化缩小,这可能是类固醇使基质水肿消退,而使病变减轻。但要根治却较困难,并会使日后手术更困难。

口服如泼尼松龙口服,5mg,2～3/d,共 2～3个月。疗效不确切,并有一定不良反应。

硬结内注射类固醇药物加 2%利多卡因 0.5ml 硬结内注射,常用药物如下:可用醋酸强的松龙(或醋酸氢化可的松)悬液 0.5ml 加利多卡因 0.5ml,在疼痛部位注射,一般每周 1～3 次,15～20 次 1 个疗程。有一定效果,但硬结内注射很困难,有一定不良反应,疗程长,病人难以坚持。

2. 物理治疗 包括组胺离子透入疗法、超声波治疗、音频理疗等。

(1)组胺离子透入疗法:1%组胺混悬胶冻涂于阴茎硬结表面,通入低伏直流电每日 1 次,每次 10～15min,20 次为一个疗程。

（2）超声波治疗：115W/cm² 的功率每次 5min，隔日一次，12 次为 1 个疗程，透热疗。

（3）音频理疗：有报道用音频理疗，多数患者斑块软化、缩小。但效果尚不够满意。每次 20～80min，每周 1～2 次，10 次为 1 个疗程。紫外线照射可作为辅助治疗，改善症状。

3. 体外冲击波治疗（ESWT）　碎石技术能够将纤维硬结打碎，Bellorofonte 等从 1989 年开始使用 ESWT 治疗阴茎硬结症，有报道显示其在减少阴茎弯曲度和疼痛方面是有效的，Lebret 等报道使用 Siemens 碎石机治疗 54 例阴茎硬结症病人（3000Hz），91％病人阴茎疼痛减轻，54％阴茎弯曲度改善，平均减少 31°。尽管早期结果很好而且能很好地被病人耐受，但其长期疗效仍是需要被观察的。

4. 局部放射治疗　Incrocci 等报道低剂量放射治疗可用于治疗持续性疼痛的阴茎硬结症病人。放射治疗每次剂量 150R，每周 2 次，2 周为 1 个疗程，可使硬结软化吸收。小剂量的放疗也有一定的改善作用。但放疗引起的一些不良反应和副损伤，治疗后发生 ED 的概率高（约 50％），故不建议用于年龄小于 60 岁的病人。

5. 牵引疗法　在治疗 Peyronie 病时，牵引疗法可以单独或与其他治疗方法联合使用，并且可以在手术治疗前后应用。现有的研究结果显示：牵引疗法在阻止 Peyronie 病的瘢痕进展、恢复阴茎长度及周径、减少阴茎弯曲、改善性功能等方面显示出优势。但是，由于现有的报道多缺乏统计学设计，因此，需要大样本、多中心、随机对照研究进一步证实牵引疗法的有效性。另外，应该加大对 Peyronie 病发病机制的研究力度，争取从根本上防治 Peyronie 病。

阴茎硬结症非手术疗法方法繁多，很多方法由于缺乏随机、双盲、对照研究，且有一定不良反应，治疗效果不确定。

（二）手术治疗

对一些顽固性阴茎硬结症患者，非手术治疗无效、病情稳定、病程时间大于 2 年、硬结有钙化和弯曲度大于 30°～45°，导致性交困难、勃起功能正常的患者，可采用手术治疗。手术有可能损伤阴茎海绵体组织，术后可能复发，出现勃起功能障碍，其疗效不甚满意。现阴茎硬结症的手术治疗包括以下几种。

1. 阴茎海绵体纤维硬结切除移植物修补术，将阴茎缩短侧的斑块切除，缺损处移植皮肤腱膜、睾丸鞘膜、静脉壁或涤纶片等进行修补，使阴茎变直。

2. 缩短弯曲凸面的阴茎白膜术（常用 Nesbit 法和单纯缝扎白膜折叠法），使阴茎变直。

3. 阴茎假体植入术等。

评析：目前国际上主张行斑块切开移植物补片方法治疗阴茎硬结症。在阴茎勃起状态最大弯曲处切开斑块，用生物材料修补缺损区。Leu 等报道他们给 112 例阴茎硬结症患者移植大隐静脉，95％的患者成功伸直，其中 13％的有性交能力的患者主诉勃起功能降低。补片手术结果统计：98％ 阴茎变直，95％ 成功完成性交，70％ 达到完全独立勃，30％ 有一定程度 ED。

（肖明朝　陈在贤）

参 考 文 献

[1] 肖凡,杨帆. 斑块磨削和改良 Nesbit 技术治疗阴茎硬结症患者的护理. 护理学杂志,2013,28(4):23-24

[2] 陈福鼎,玄绪军,许可慰,等. 单纯性阴茎弯曲畸形手术治疗的选择及体会. 山东大学学报:医学版,2014,52(10):86-89

[3] 周德明,郑航,王辉. 阴茎硬结症切除术中应用睾丸鞘膜补片修补阴茎白膜缺损 8 例临床分析. 医学新知杂志,2014(5):338

[4] 何宗海,卢一平. 牵引疗法在 Peynonie 病治疗中的应用现状及展望. 中华男科学杂志,2014,20(1):

78-82

[5] 王亚民,宋乐彬,张嘉宜,等. 自体睾丸鞘膜移植治疗阴茎硬结症. 中华男科学杂志,2016,7:617-620

[6] 钟光俊,潘晖,吕林杰,等. 斑块切除加对侧白膜折叠术治疗阴茎硬结症. 长江大学学报自然科学版(下旬),2016,10:28-29

[7] 朱霁银,姜睿. 体外冲击波治疗勃起功能障碍及阴茎硬结症的研究进展. 中华男科学杂志,2014,9:846-849

[8] 王东文,王璟琦. 阴茎硬结症的病因. 人人健康,

2013,17:48

[9] 庄建林,李颖,蔡黎.双下肢、阴囊象皮肿患者1例.中国血吸虫病防治杂志,2012,24(4):499-500

[10] 欧阳海,谭艳,谢胜,等.外生殖器巨大尖锐湿疣并发阴囊象皮肿1例报告.中国性科学,2014(10):45-46

[11] 张晓忠,杨青山,贺飞,等.先天性阴茎、阴囊象皮肿的临床特征(附1例报告).中华男科学杂志,2012,18(8):761-763

[12] 李志刚,臧光辉,郝林,等.斑块切除加自体睾丸鞘膜移植术治疗阴茎硬结症.中华男科学杂志,2018,1:55-58

[13] 林浩成,张海涛,姜辉.溶组织梭菌胶原酶治疗阴茎硬结症:一种新的微创有效的治疗方法.中华男科学杂志,2017,9:771-775

[14] 朱广远,张治国,张文达,等.体外冲击波与自体睾丸鞘膜移植术治疗阴茎硬结症的效果比较.中国医药导报,2018,31:80-82

[15] Levine LA,LarsenSM. Surgery for Peyronie'sdisease. Asian J Androl,2013,15(1):27-34

[16] Hatzichristodoulou G. Conservative therapy of Peyronie's disease-update 2015. Urologe A, 2015, 54(5):641-647

[17] Fabiani A,Fioretti F,Filosa A. Patch bulging after plaque incision and grafting procedure for Peyronie'sdisease. Surgical repair with a collagen fleece. Arch Ital Urol Androl,2015,87(2):173-174

[18] Garaffa G,Kuehhas FE,De Luca F,et al. Long-Term Results of Reconstructive Surgery for Peyronie'sDisease. Sex Med Rev,2015,3(2):113-121

[19] Levine LA,Larsen SM. Surgical correction of persistent Peyronie's disease following collagenase clostridium histolyticum treatment. JSex Med,2015,12(1):259-264

[20] Yafi FA,Hatzichristodoulou G,Wang J,et al. Outcomes of Surgical Management of Men With Peyronie's Disease With Hourglass Deformity. Urology,2016,91:119-123

[21] Liu B,Li Q,Cheng G,et al. Surgical treatment of Peyronie's disease with autologous tunica vaginalis of testis. BMC Urol,2016,16:1

[22] Yafi FA,Hatzichristodoulou G,Knoedler CJ,et al. Comparative Analysis of Tunical Plication vs. Intralesional Injection Therapy for Ventral Peyronie's Disease. J Sex Med,2015,12(12):2492-2498

[23] Oberlin DT,Liu JS,Hofer MD,et al. An Analysis of Case Logs From American Urologists in the Treatment of Peyronie's Disease. Urology, 2016, 87:205-209

[24] Paulis G,Paulis A,Romano G,et al. Rationale of combination therapy with antioxidants in medical management of Peyronie's disease:results of clinical application. Res Rep Urol,2017,9:129-139

[25] Favilla V,Russo GI,Zucchi A,et al. Evaluation of intralesional injection of hyaluronic acid compared with verapamil in Peyronie'sdisease:preliminary results from a prospective,double-blinded,randomized study. Andrology,2017,5(4):771-775

[26] Shindel AW,Sweet G,Thieu W,et al. Prevalence of Peyronie's Disease-Like Symptoms in Men Presenting With Dupuytren Contractures. Sex Med,2017,5(3):e135-e141

[27] Shimpi RK,Jain RJ. Role of extracorporeal shock wave therapy in management of Peyronie's disease:A preliminary report. Urol Ann,2016,8(4):409-417

[28] Fabiani A,Servi L,Fioretti F,Maurelli V,et al. Buccal mucosa is a promising graft in Peyronie's disease surgery. Our experience and a brief literature review on autologous grafting materials. Arch Ital Urol Androl,2016,88(2):115-121

[29] Cosentino M,Kanashiro A,Vives A. Surgical treatment of Peyronie's disease with small intestinal submucosa graft patch. Int J Impot Res,2016,28(3):106-109

[30] Molina-Escudero R,Álvarez-Ardura M,Redón-Gálvez L,et al. Cavernoplasty with oral mucosa graft for the surgical treatment of Peyronie's disease. Actas Urol Esp,2016,40(5):328-332

[31] de Freitas Miranda A,Lopes Cançado Machado B. Penile prosthesis implant with bi-triangular excision and graft for surgical therapy of Peyronie's disease:A case report. Arch Ital Urol Androl,2016,87(4):337-338

[32] Safarinejad MR. Re:Surgical Treatment of Erectile Dysfunction and Peyronie's Disease Using Malleable Prosthesis. Urol J,2015,12(6):2434-2435

[33] Wilson S. Editorial Comment on "Adjuvant Maneuvers for Residual Curvature Correction during Penile Prosthesis Implantation in Men with Peyronie'sDisease". J Sex Med,2015,17:455

[34] Rolle L,Falcone M,Ceruti C,et al. A prospective multicentric international study on the surgical out-

comes and patients' satisfaction rates of the sliding technique for end-stage Peyronie's disease with severe shortening of the penis and erectile dysfunction. BJU Int,2016,117(5):814-820

[35] Seftel AD. Sexual Function and Quality of Life before and after Penile Prosthesis Implantation following Radial Forearm Flap Phalloplasty. J Urol,2017, 198(3):467

[36] Anaissie J,Yafi FA. A review of surgical strategies for penile prosthesis implantation in patients with Peyronie's disease. Transl Androl Urol,2016,5(3): 342-350

[37] Berookhim BM,Karpman E,Carrion R. Adjuvant Maneuvers for Residual Curvature Correction During Penile Prosthesis Implantation in Men with Peyronie' sDisease. J Sex Med,2015, 12 (Suppl7): 449-454

[38] Dellis A,Papatsoris A Stem cell therapy for the treatment of Peyronie's disease. Expert Opin Biol Ther,2017,17(4):407-413

[39] Sayedahmed K,Rosenhammer B,Spachmann PJ,et al. Bicentric prospective evaluation of corporoplasty with porcine small intestinal submucosa(SIS)in patients with severePeyronie's disease. World J Urol, 2017,35(7):1119-1124

[40] Joice GA,Burnett AL. Nonsurgical Interventions for Peyronie's Disease:Update as of 2016. World J Mens Health,2016,34(2):65-72

[41] Yafi FA,Hatzichristodoulou G,DeLay KJ,et al. Review of Management Options for Patients With Atypical Peyronie's Disease. Sex Med Rev, 2017, 5 (2):211-221

[42] Silva-Garretón A,Santillán D,Chávez D,et al. Satisfaction of patients withPeyronie's disease after plaque surgery and bovine pericardium graft. Actas Urol Esp,2017,41(2):103-108

[43] Aliperti LA,Mehta A. Peyronie's Disease:Intralesional Therapy and Surgical Intervention. Curr Urol Rep,2016,17(9):60

[44] Hatzichristodoulou G. Grafting techniques for Peyronie's disease. Transl Androl Urol, 2016,5(3): 334-341

[45] Brahima Kirakova,Barnabe Zango,Abdoul Karim Pare. Reconstructive surgery for giant penoscrotal elephantiasis:about one case. Basic Clin Angrol, 2014,24:16

[46] Nathan Judge, Ali Kilic. Elephantiasis Nostras Verrucosa. Excision with full-thickness skin grafting of the penis, scrotum, and perinealarea. J Dermatol Case Rep,2016,10(2):32-34

[47] A Karim Ahmed,C Rory Goodwin,Nancy Abu-Bonsrah,et al. A rare case of metastatic extramammary Paget disease of the spine and review of the literature. J Clin Neurosci,2017,45:161-165

[48] Kirakoya B,Zango B,Pare AK,et al. Reconstructive surgery for giant penoscrotal elephantiasis:about one case. Basic Clin Androl,2014,24:16

[49] Meng F,Pu Y,Chen Z,et al. Comparison of wide local excision and radical excision for Paget's disease involving the penis and scrotum. ZhongguoXiu Fu Chong JianWaiKeZa Zhi,2017,31(6):714-717

[50] Qi Y,Hu J,Sun C,Zhang J,et al. Extramammary Paget's disease:analysis of 17 Chinese cases. Indian J Dermatol Venereol Leprol,2014,80(2):129-133

[51] Lee GC,Kunitake H,Stafford C,et al. High Risk of Proximal and Local Neoplasms in 2206 Patients With Anogenital Extramammary Paget's Disease. Dis Colon Rectum,2019,62(11):1283-1293

第16章 睾丸和睾丸附件扭转
(testicular and accessory torsion)

第一节 睾丸扭转(testicular torsion)

睾丸扭转是精索扭转引起的睾丸缺血性病变,为青少年较常见的急症之一。任何年龄均可发病,新生儿期和青春期患病率最高。据报道,睾丸扭转2～24h即发生睾丸坏死。睾丸扭转常被误诊为急性附睾炎进行治疗,结果导致睾丸缺血坏死,行睾丸切除,影响生育,误诊率高达55%～85%。早期诊断、及时手术探查治疗,是挽救睾丸扭转缺血坏死的关键。青少年患者如突然出现阴囊肿胀疼痛,应首先考虑睾丸扭转的可能,应尽早诊治。

一、分类(classification)

睾丸扭转主要分为睾丸鞘膜囊内扭转、睾丸鞘膜囊外扭转及腹腔内睾丸扭转3种类型。

1. 鞘膜囊内睾丸扭转(torsion of testis in tunica vaginalis) 鞘膜囊内睾丸扭转分鞘膜囊内睾丸精索扭转及鞘膜囊内睾丸扭转两种。

(1)鞘膜囊内睾丸扭转:鞘膜内睾丸扭转(见彩图16-1A及D),多在青春期发病,睾丸系膜过长可能是诱因,占绝大多数。

(2)鞘膜内睾丸与附睾间扭转:鞘膜内睾丸与附睾间扭转位于睾丸与附睾之间(见彩图16-1C),与两者间结合不完全有关,较少见。

2. 睾丸鞘膜囊外睾丸扭转(testicular torsion outside the tunica vaginalis) 睾丸发生在睾丸鞘膜之外精索扭转(见彩图16-1B),多发生于新生儿,扭转后睾丸及鞘膜均发生梗死。发病时患儿可能有不安,但很少有疼痛、发热等症状。

3. 腹腔内睾丸扭转(testicular torsion in the abdomen) 腹腔内睾丸扭转主要是腹内隐睾而发生的睾丸扭转,极罕见。

二、病因(etiology)

1. 鞘膜内睾丸扭转的发病原因

(1)先天性睾丸精索过长,或睾丸引带过长或缺如,使睾丸的活动度明显增加所致。

(2)鞘膜壁层在精索的止点过高。睾丸或附睾在鞘膜壁层内完全游离,形成钟摆畸形,活动度大,易发生睾丸扭转。如在运动或睡眠时迷走神经兴奋,刺激提睾肌呈螺旋状强烈收缩,加上睾丸的重量,睾丸的精索就会发生270°～720°的扭转(见彩图16-1D)。

(3)鞘膜内睾丸与附睾间扭转:因先天性附睾体尾部与睾丸之间的连接不完全、松弛或缺如,使睾丸活动度大,易导致睾丸与附睾间扭转。

2. 睾丸鞘膜囊外扭转 先天性睾丸鞘膜囊与阴囊壁肉膜间连接非常松弛薄弱,容易发生睾丸鞘膜囊外扭转,多发生于新生儿或1岁以内婴儿。较少见。

3. 腹腔内睾丸扭转 与腹内隐睾系带短或缺如有关。

三、临床表现(clinical manifestation)

1. 鞘膜囊内睾丸精索扭转 起病急,患者多数在睡眠中突发一侧阴囊内疼痛,少数在剧烈活动后发生,疼痛起初为隐隐作痛,慢慢加剧并变为持续性剧烈肿痛,畏惧触摸。初起时疼痛还局限在阴囊部位,以后向腹部、会阴及腰部放射,还伴有恶心、呕吐,部分患者可有低热,常误认为急性附睾炎、嵌顿疝,甚至腹腔内疾患等。

2. 膜囊外型睾丸精索扭转　多发于新生儿,发病时患儿可能有不安,但很少有疼痛、发热等症状。不易早期诊断。

3. 腹腔内睾丸扭转　表现为隐睾侧下腹疼痛,并向会阴及同侧腰骶部放射,诊断困难。

四、诊断(diagnosis)

1. 病史　根据上述临床表现,青春期及其前后的患者如突然出现上述阴囊内肿痛,尤其是青少年,应首先考虑睾丸扭转的可能。根据如下体征及影像学检查可诊断。

2. 体检

(1)鞘膜囊内睾丸扭转初期,阴囊皮肤充血,阴囊内睾丸肿大、压痛,数小时后,静脉回流受阻,睾丸淤血,继而动脉闭塞,睾丸缺血肿胀,睾丸和附睾界限不清,阴囊内容物常与其壁粘连,并透过皮肤可呈蓝色。由于提睾肌痉挛收缩使精索短缩,睾丸被提高到腹股沟外环阴囊上部,呈横位,明显肿大,阴囊抬高实验(Prehn 征)呈阳性,提睾肌反射消失。

(2)鞘膜囊外型睾丸精索扭转:查体时可发现阴囊皮肤变为蓝紫色,阴囊内有一个质硬、光滑、不透光的包块,无压痛,比正常睾丸大几倍,不能触及正常睾丸,阴囊透光试验阴性。可能有反应性鞘膜积液。多见于新生儿及婴儿。

(3)腹腔内睾丸扭转:可能有隐睾侧下腹深压痛。应进一步行影像学检查,以协助诊断。

3. 影像学检查

(1)彩色多普勒超声检查:彩色多普勒超声可判断睾丸血供、预测睾丸活力,发现患侧扭曲增粗的精索,睾丸增大,回声减低,其内血流信号明显减少或消失;有助于睾丸扭转的早期诊断,可清晰显示向心性排列的睾丸包膜动脉,通过观察对比患侧与健侧的血流灌注情况可对本病明确诊断,其敏感性为 75%,特异性为 87%,是阴囊急诊中最为简单、易行、无创的检查方法,是诊断睾丸扭转的首选方法,诊断准确率高达 81%~95%。

(2)放射性核素检查:有助于睾丸扭转的早期诊断,^{99m}Tc 睾丸核素显像准确性高,被列为诊断睾丸扭转的金标准,但此项检查受设备条件和时间限制,不宜作为急诊检查,否则易延误手术时机,失去保留睾丸的机会。检查前患儿口服氯化钾,以保护和阻断甲状腺功能。睾丸扭转者表现为血管期减少,实质期减退或消失。附睾炎者表现为血管期和实质期显影增强。应用放射性核素扫描诊断睾丸扭转的准确率为 87%~100%,但也有假阴性者或假阳性者,多是由扭转时间长、睾丸组织充血所干扰。此法优点是无痛、无创伤、快速,10~15min 可完成而不影响急症手术时间,但 24h 内不能重复检查。

(3)CT:在睾丸扭转中也具有一定诊断价值,睾丸扭转的平扫 CT 表现为患侧睾丸体积增大,密度不均匀,部分密度增高,部分密度降低,边界欠清。增强扫描显示,患侧睾丸呈环状强化,不均匀强化,其内低密度区无强化。

五、鉴别诊断(differential diagnosis)

1. 急性附睾炎　表现为一侧阴囊内肿痛,但患者往往有发热,可能有尿路刺激症状,尿检可见脓细胞。B 超检查仅附睾增大炎症改变,睾丸形态血供正常。

2. 急性睾丸炎　表现为一侧阴囊内肿痛,多继发于流行性腮腺炎后,多见于儿童,当托起阴囊时疼痛减轻,而睾丸扭转的情况下移动或提起阴囊会加重疼痛。借助 B 超或 CT 等影像学手段可鉴别。

3. 睾丸附件扭转　睾丸附件一般指中肾管残迹。睾丸附件发生扭转后,其症状与睾丸扭转相似,临床上常较难鉴别,但两者的手术治疗原则一致。有时在睾丸的上方或侧方扪及豌豆大的痛性肿块,可首先考虑睾丸附件扭转。

4. 鞘腹积液　是一种慢性发展的疾病,一般情况下不会很痛,可透光。

5. 阴囊血肿　有明确的外伤史。

6. 其他　有时也应与其他疾病,如睾丸脓肿、腹股沟斜疝、肿瘤、睾丸梗死等相鉴别。

六、治疗原则(therapeutic principle)

睾丸扭转者应紧急救治,疑有睾丸扭转时,应尽早行手术探查,以提高睾丸挽救率。

睾丸扭转精索内的血管被阻断,睾丸缺血,在出现症状 6h 以内处理是至关重要,6h 以内手术,将扭转的睾丸复位后固定,恢复睾丸的血供,避免睾丸缺血坏死。如不及时手术,拖延时间越长,睾丸缺血坏死丧失功能的可能性就越大,到时睾丸缺血坏死,即使睾丸不被切除,睾丸将萎缩丧失功能。睾丸扭转手术主要包括手法复位和手术探查术两种。

1. 手法复位　睾丸扭转的早期,用手法复位即能获得良效。但发病时间一长,只能手术治疗。

2. 手术探查　如睾丸扭转在 6h 以内手术,扭转的睾丸复位,血供恢复后,睾丸固定,即可保住睾丸的功能。如睾丸扭转拖延时间过长,复位后,睾丸血供不能恢复,睾丸已缺血坏死,应做睾丸切除。凡类似的发生睾丸扭转者,50%～80%的患者可能发生对侧睾丸扭转,因此一侧睾丸扭转术中,应同时做对侧睾丸固定,防止对侧睾丸扭转。

3. 手术方法　可行开放性及阴囊镜技术手术探查。

(1)开放性手术探查:过去及现在应用最多,能及时确诊及处理。

(2)阴囊镜技术手术探查:方法简便易行,急症患者行阴囊镜探查,采用 F7 半软输尿管镜或 F10 小儿膀胱镜,于阴囊切口 5 mm,置入阴囊镜观察睾丸、附睾及睾丸附件情况。对阴囊急症的诊断率为 100%,要配套仪器设备,现已有部分有条件的医院应用。

七、评析(commentary)

1. 一般不主张手法复位,因复位后仍有复发的可能。

2. 一经确诊,应尽早手术,手术中将精索扭转解除后观察睾丸颜色,如颜色恢复正常,则行睾丸固定术。如睾丸颜色无变化,则行坏死睾丸切除术。

3. 由于致使睾丸活动度增加的解剖学异常多为双侧性,对侧睾丸同样有发生扭转的可能性,因此手术中应常规行对侧睾丸固定术。

4. 手术疗效:与扭转持续时间和扭转程度密切相关,扭转发生后 6h 内手术,100%能挽救扭转的睾丸;持续 6～12h 者睾丸存活率为 70%,12～24h 者存活率为 20%,24h 以上多无存活的可能,扭转>360°,扭转持续时间>24h,则睾丸存活的概率为零。

(何卫阳　吴小候　陈在贤)

第二节　睾丸附件扭转(torsion of testicule accessory)

睾丸附件是指副中肾管的残留物,一般附着于睾丸上极白膜上,直径 0.1～1.0cm 卵圆形小体。90%男性可见到睾丸附件,33%男性可见到附睾附件。有报道认为睾丸附件有生理功能。睾丸附件扭转(图 16-2),引起与睾丸扭转相似的临床症状。睾丸附件扭转多见于儿童。

一、临床表现(clinical manifestations)

睾丸附件扭转发病年龄集中于 10－13 岁。多数缓慢起病,逐渐加重;少数突然发病,表现为阴囊肿痛,与睾丸扭转症状相似。一般为钝痛,也可为绞痛,疼痛的程度不一。疼痛会放射至下腹部,可伴有恶心、呕吐等全身症状,常被误诊为急性附睾炎或睾丸扭转。

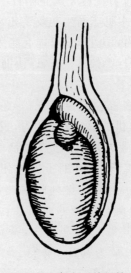

图 16-2　睾丸附件扭转

二、诊断(diagnosis)

1. 有上述临床表现者

2. 体征

(1)如果阴囊水肿还未发生,可触摸到扭转的附件,靠近睾丸上极有 3～5mm 有压痛的包块,阴囊皮肤上可看到一蓝色小结节,即"蓝点症",这是睾丸附件扭转的特征性体征。

(2)患侧阴囊红肿、触痛显著时,不易触及扭转的附件。触诊睾丸与精索无异常,精索无扭转缩短。

三、鉴别诊断(differential diagnosis)

睾丸附件扭转需与睾丸扭转及急性附睾炎相鉴别。

1. 睾丸扭转　常有剧烈运动及阴囊部损伤史,且伴有严重的恶心、呕吐,阴囊部剧烈的疼痛。

检查时可见睾丸位置上移,移动睾丸可使疼痛加剧。多普勒超声检查显示睾丸无血液。

2. 急性附睾炎　为附睾的急性炎症,发病急剧,且可伴有严重的全身症状,如发热、白细胞计数升高。检查时可发现阴囊明显肿大,皮肤发红;附睾明显增大,与睾丸的界线分不清,触痛明显。B 超附睾明显增大,睾丸形态无明显异常。

四、治疗(treatment)

有作者认为睾丸附件不具有生理功能,扭转坏死并无严重后果,故主张非手术治疗。如能确诊,一般无须手术治疗。如不能与睾丸扭转鉴别,应及时手术探查,行睾丸附件切除。术后并发症主要是睾丸鞘膜积液。术中同时切除部分鞘膜或行鞘膜翻转术,则能预防睾丸鞘膜积液发生。

(何卫阳　苟　欣　陈在贤)

参 考 文 献

[1] 钱丰,施荷玉,何英.彩色多普勒检测青少年睾丸扭转的临床价值.上海医学影像,2004,13(1):39-41

[2] 荣石,毛全宗,李汉忠,等.睾丸扭转的诊断和治疗.北京医学,2004,26(2):96-97

[3] 王定勇,邓金华,宋大清,等.睾丸扭转误诊 113 例分析.中华男科学杂志,2004,11:864-866

[4] 李吉昌,张先东,腾剑波,等.彩色多普勒超声诊断与鉴别诊断睾丸扭转和睾丸附件扭转的价值.中华超声影像学杂志,2004,3:237-238

[5] 童亮,吕军,吴浩明,等.睾丸扭转 14 例报道并文献复习.医学综述,2012,9:1437-1438

[6] 许建利,耿新龙,刘建星.睾丸扭转诊治分析.中国现代药物应用,2012,11:43-43

[7] 辜福贤,李逸波.睾丸扭转的诊断与治疗(附 20 例报告).四川医学,2012,4:695-695

[8] 吴忠标,陈柏君,张大宏.睾丸钟摆畸形与睾丸扭转 22 例报告.中华泌尿外科杂志,2005,10:709-711

[9] 陈长青,陈方,齐隽,等.睾丸扭转诊治 66 例分析。上海交通大学学报:医学版,2008,4:444-447

[10] 刘子明,郑新民,杨志伟,等.单侧睾丸扭转引发对侧睾丸生精损伤免疫机制的实验研究.中华泌尿外科杂志,2006,1:59-62

[11] 黄涛,诸禹平,吴劲松.69 例睾丸扭转诊断与治疗.现代泌尿外科杂志,2007,5:325-326

[12] 陈际青,张小东.睾丸扭转诊治现状.临床泌尿外科杂志,2011,1:61-64

[13] 叶华茂,刘智勇,许传亮,等.阴囊镜技术在睾丸扭转早期诊断中的应用.微创泌尿外科杂志,2013,2:117-118

[14] 赵超,刘星,余星,等.103 例儿童睾丸扭转的临床表现及诊治.第三军医大学学报,2010,14:1568-1570

[15] 吴朝霞,吴才标,周运专,等.高频多普勒超声在睾丸扭转检查诊断中的应用价值.中国性科学,2017,1:18-21

[16] 吴荣德,于启海,季海萍,等.儿童睾丸附件扭转的保守治疗指征.中华小儿外科杂志,2001,2:98-100

[17] 龚以榜,季旭良.睾丸附件扭转 106 例报告.中华泌尿外科杂志,1991,3:222-223

[18] 于仁华,王克来,庄岩,等.小儿睾丸附件扭转的保守治疗探讨.中华小儿外科杂志,2011,5:394-395

[19] 林永辉,倪锋,惠鹏宇.小儿睾丸附件扭转的诊治体会.临床医学研究与实践,2019,1:43-44

[20] 李婧.彩色多普勒超声在睾丸及睾丸附件扭转诊断中的价值.临床医药文献电子杂志,2019,33:124-125

[21] 林文彬,周凤朝,黄丽娜,等.睾丸附件扭转 35 例临床分析.岭南急诊医学杂志,2008,3:203-204

[22] Boettcher M,Bergholz R,Krebs TF,et al. Clinical predictors of testicular torsion in children. Urology,2012,79(3):670-674

[23] Sharp VJ,Kieran K,Arien AM. Testicular torsion:

diagnosis, evaluation, and management. Am Fam Physician,2013,88(12):835-40

[24] Obi AC. Intermittent testicular torsion. Niger J Clin Pract,2017,20(10):1273-1276

[25] Hazeltine M,Panza A,Ellsworth P. Testicular Torsion: Current Evaluation and Management. Urol Nurs,2017,37(2):61-71

[26] Estremadoyro V,Meyrat BJ,Birraux J,et al. Diagnosis and management of testicular torsion in children. Rev Med Suisse,2017,13(550):406-410

[27] Ta A D,Arcy FT,Hoag N,et al. Testicular torsion and the acute scrotum:current emergency management. Eur J Emerg Med,2016,23(3):160-165

[28] Yecies T,Bandari J,Schneck F,et al. Direction of Rotation in Testicular Torsion and Identification of Predictors of Testicular Salvage. Urology, 2018, 114:163-166

[29] Ekici M,Ozgur BC,Senturk AB,et al. Relationship of Low Temperature with Testicular Torsion. J Coll Physicians Surg Pak,2018,28(5):378-380

[30] Karaguzel E,Kadihasanoglu M,Kutlu O. Mechanisms of testicular torsion and potential protective agents. Nat Rev Urol,2014,11(7):391-399

[31] Valayer J. Torsion of the testicle and of its' appendages. Soins Gynecol Obstet Pueric Pediatr, 1982, (16):15-7

[32] Daniel DaJusta MD,Candace F,Granberg MD,Carlos Villanueva,et al. Contemporary Review of Testicular Torsion:New Concepts, EmergingTechnologies and Potential Therapeutics. J Pediatr Urol, 2013,9(6):1016

[33] Anjum N,Bandarkarand Anna R Blask. Testicular torsion with preserved flow:key sonographic features and value-added approach to diagnosis. Pediatr Radiol,2018,48(5):735-744

[34] Plnar Aslan Kosar, Hamdi Tuncer, Abdulhadi Cihangir Uguz,et al. The efficiency of Poly(ADP-Ribose)Polymerase(PARP)cleavage on detection of apoptosis in an experimental model of testicular torsion. Int J Exp Pathol,2015,96(5):294-300

[35] Chi-Hao Hsiao,Andrea Tung-QianJi,Chin-Cheng,et al. Local injection of mesenchymal stem cells protects testicular torsion-induced germ cell injury. Stem Cell Res Ther,2015, 6(1):113

[36] Saeid Azizollahi, Reza Aflatoonian, Mohammad Ali Sadidhi Gilani, et al. Alteration of spermatogenesis following spermatogonial stem cells transplantation in testicular torsion-detorsionmice. J Assist Reprod Genet,2016,33(6):771-781

[37] Chi-Hao Hsiao,Andrea Tung-QianJi,Chin-Cheng,et al. Mesenchymal stem cells restore the sperm motility from testicular torsion-detorsion injury by regulation of glucose metabolism in sperm. Stem Cell Res Ther,2019,10:270

第**17**章 睾丸和附睾肿瘤
(tumor of testis and epididymis)

第一节 睾丸肿瘤（testiculoma）

睾丸肿瘤是较少见的恶性肿瘤（见彩图 17-1），在青壮年恶性肿瘤死亡率中占重要地位。20 世纪 70 年代后由于联合化疗的应用，睾丸肿瘤的死亡率从 50% 降至 10% 左右，生存率从 60%～65% 到 20 世纪 90 年代的 90% 以上，使其预后发生了根本性的变化。睾丸肿瘤是 15—35 岁青年最常见癌，因为患者年轻，所以能承受手术、放疗、化疗等严格的综合治疗，疗效较好。睾丸肿瘤有分化倾向，可自发的或治疗后由恶性变为良性，如转移癌经化疗后转为良性畸胎瘤。若能弄清其机制，有可能使恶性肿瘤分化为良性肿瘤。睾丸肿瘤分泌肿瘤标志物，可从血中查出，其他肿瘤不常见。

一、病因学（etiology）

睾丸肿瘤的病因仍不清楚，可能有先天性和后天性因素。一般认为与隐睾关系十分密切。根据流行病学分析，其发生睾丸肿瘤的概率是正常睾丸的 20～50 倍，腹内型恶变率为 22.7%，腹外型恶变率为 6.8%。睾丸肿瘤中有 7%～10% 发生在隐睾。其原因可能与睾丸本身生殖细胞异常、局部温度高、血供障碍、内分泌功能紊乱等有关，此外，与睾丸外伤、遗传、种族、感染、营养、环境等因素，以及母亲在妊娠期雌激素过量等有关，与 Klinefelter 综合征、睾丸女性化综合征、多乳症、雌激素分泌过量等也有关系。基因学研究表明，睾丸肿瘤与 12 号染色体短臂易位有关，P53 基因的改变也与睾丸肿瘤的发生具有相关性。有统计表明，6 岁以后行隐睾手术复位其发生肿瘤的概率与未手术者相同，据观察 10 岁以后手术者不能防止，3 岁前手术肿瘤发生率明显降低。因此，近年来主张手术时间提前到 2—3 岁。

二、流行病学（epidemiology）

好发年龄为 15—40 岁，精原细胞瘤为 30—50 岁，胚胎癌、畸胎癌、绒毛膜上皮细胞癌为 20—35 岁，卵黄囊瘤多见于婴幼儿。双侧睾丸肿瘤占睾丸肿瘤的 1%～3%。睾丸肿瘤是少见肿瘤，占男性全部恶性肿瘤的 1%～2%，占男性肿瘤的 1.0%～1.5%，占泌尿生殖系统恶性肿瘤的 2%～9%。其发病率国内为 1/10 万左右，亚非国家为（0.1～1.7）/10 万，欧美为（2.1～4.5）/10 万，近年来发病率呈上升趋势，加拿大睾丸肿瘤的发病率上升了 50% 左右。不同种族之间也具有明显差异，美国黑种人发病率是美国白种人的 50%，是非洲黑种人的 10 倍。在以色列，犹太人至少比非犹太人的发病率高 8 倍。20 世纪以来，全球发病率有逐渐增加的趋势，其在一些西方国家，以每年 1%～2% 的速度增长。近 40 年来，在全世界的范围内睾丸肿瘤发病率上升超过了 1 倍。2007 年，美国有 7920 例新发病例，其中 95% 为精原细胞瘤。在西方，每年每 10 万男性中有 3～6 个新发病例。据国内统计，睾丸肿瘤发病率为（0.5～1.1）/10 万，双侧睾丸肿瘤占 1%～2%，生殖细胞肿瘤占 90%～95%。

三、病理(pathology)

所有成人生殖细胞肿瘤应视为恶性,所谓"良性畸胎瘤"镜下有向其他部位侵犯的趋势,最终29%单纯睾丸切除者死于肿瘤。小儿畸胎瘤为良性。

(一)睾丸肿瘤转移途径

1. 淋巴转移　全部睾丸肿瘤均易发生淋巴转移。胚胎发育时,睾丸从泌尿生殖嵴第2腰椎水平下移至阴囊内,睾丸淋巴与四周阴囊无交通,故睾丸淋巴回流主要限于肾蒂与腹主动脉分叉处范围内的腰淋巴结。精索有4~8根淋巴管向上扇形散开至腹膜后淋巴链。右睾丸肿瘤转移最初到达右精索(见彩图17-2)静脉进入下腔静脉水平处的主动脉、腔静脉间淋巴结;而左睾丸肿瘤淋巴结转移最初至左肾蒂下方的左输尿管、肾静脉、肠系膜下动脉起始部、主动脉前及主动脉旁淋巴结。部分肿瘤可向对侧转移,左侧睾丸肿瘤向右转移时,淋巴结多限于下腔静脉外、肾蒂与右侧精索静脉进入下腔静脉的范围内;而右向左转移时,则限于左侧肾蒂与肠系膜下动脉之间的淋巴结。向上可达乳糜池、胸导管、纵隔、锁骨上淋巴结。若肿瘤侵及精索及阴囊,亦可向下逆行转移至髂腹股沟淋巴结。其次肿瘤可向纵隔、左锁骨上及肝、肺、髂骨等处淋巴结转移。60%~70%的非精原性生殖细胞肿瘤(nonseminoma germ cell tumors,NSGCT),在就诊时已有淋巴结或其他转移,这表明 NSGCT 的生物学行为更为恶性。60%以上的胚胎癌病人在就诊时已有转移,胚胎癌是一种以生长迅速、病灶体积较大的高度恶性肿瘤。精原细胞瘤主要沿淋巴道转移,多转移到髂部和主动脉旁淋巴结,远处转移较少;即使Ⅰ期精原细胞瘤病人也有15%~20%的腹膜后淋巴结转移,5%的患者有远处转移。Ⅰ期非精原细胞瘤病例手术证明10%~20%已有转移,即病理属Ⅱ期。

2. 血行转移　大多数血行转移在淋巴转移之后,淋巴结以外转移可直接侵入血管或瘤栓从淋巴静脉吻合处播散。绒毛膜上皮癌及卵黄囊肿瘤易经血行转移,纯绒癌也有发生血液转移者。绒癌是最具侵袭性的 NSGCT。早期即可发生血行播散而出现肺、肝、脑和其他内脏的转移。一组Ⅲ期远处转移 1414 例中,肝 73%、脑 31%、骨 30%、肾 30%、肾上腺 29%、消化道 27%、脾 13%、腔静脉 11%。在非精原细胞瘤中绒癌常是先转移至肺等远处病灶。

3. 局部浸润　肿瘤扩展穿破白膜至附睾、精索、阴囊皮肤等部位。

(二)睾丸肿瘤综合分类

睾丸肿瘤中生殖细胞肿瘤占 90%~95%,非生殖细胞肿瘤占 5%~10%。生殖细胞肿瘤(GCT)根据细胞的分化情况又可分为起源于精原细胞的精原细胞瘤和非精原细胞瘤的生殖细胞肿瘤。有关睾丸肿瘤的分类标准很多,根据目前应用情况,推荐使用改良的 2004 年国际卫生组织(WHO)指定的分类标准。

1. 原发性肿瘤

(1)生殖细胞肿瘤

①单一组织类型的肿瘤

a. 精原细胞瘤:曲细精管内生殖细胞肿瘤、精原细胞瘤(包括伴有合体滋养细胞层细胞者)、精母细胞型精原细胞瘤(注意精母细胞型精原细胞瘤伴有肉瘤样成分)。

b. 非精原细胞瘤:胚胎癌、卵黄囊瘤(内胚窦瘤)、绒毛膜上皮癌,以及畸胎瘤,如成熟畸胎瘤、皮样囊肿、不成熟畸胎瘤、畸胎瘤伴明显恶性成分、类癌(纯的类癌或伴有畸胎瘤成分)、原始神经外胚层肿瘤。

②多种组织类型的肿瘤:混合性肿瘤(混合性生殖细胞肿瘤及多胚瘤)。

(2)非生殖细胞肿瘤(性索/性腺间质肿瘤)

①间质细胞瘤(Leydig 细胞)性索间质细胞瘤。

②恶性间质细胞瘤。

③支持细胞瘤(Sertoli 细胞):富含脂质型(lipid-rich variant)、典型型、硬化型、大细胞钙化型。

④恶性支持细胞肿瘤。

⑤颗粒细胞瘤:成人型、幼年型。

⑥泡膜细胞瘤/纤维细胞瘤。

⑦未分化类的性索间质肿瘤。

⑧混合性性索间质细胞肿瘤(其他性索/性腺间质肿瘤)。

⑨包含生殖细胞和性索/性腺间质的肿瘤(性

⑩性腺基质肿瘤。

⑪性腺胚细胞瘤。

⑫其他非特异性间质肿瘤:卵巢上皮类型肿瘤、集合管和睾丸网肿瘤、非特异间质肿瘤(良性和恶性)。

⑬其他类型肿瘤:睾丸腺癌、间质性肿瘤、类癌、肾上腺残留肿瘤。

(3)生殖细胞和性索间质混合肿瘤:睾丸母细胞瘤及其他肿瘤。

(4)睾丸网肿瘤:腺瘤、腺癌、腺瘤样增生。

(5)其他睾丸组织来源肿瘤:皮样囊肿及间叶组织来源的肿瘤。

2. 继发性睾丸肿瘤

(1)网状内皮组织肿瘤。

(2)转移性睾丸肿瘤(造血系统来源的):淋巴瘤、浆细胞瘤、睾丸白血病(leukemia of testis)等。

3. 睾丸旁肿瘤 腺瘤样肿瘤、附睾囊腺瘤、间质性肿瘤及皮质瘤等。

(三)睾丸肿瘤 TNM 分期

推荐国际抗癌联盟(UICC)2002 年公布的分期标准,对于原发灶分期使用在原发病灶切除后确定侵犯范围的病理分期,然后结合术前术后血清肿瘤标志物水平、CT、MRI 及胸部 X 线检查结果进行判断。

1. 原发肿瘤(T)

pT_x:原发肿瘤无法评价(未行睾丸切除则用T_x)。

pT_0:无原发肿瘤的证据(如睾丸瘢痕)。

pT_{1a}:曲细精管内生殖细胞肿瘤(原位癌)。

pT_1:肿瘤局限于睾丸和附睾,不伴有血管/淋巴管浸润,可以浸润睾丸白膜但是未侵犯鞘膜。

pT_2:肿瘤局限于睾丸和附睾,伴有血管/淋巴管浸润,或者肿瘤通过睾丸白膜侵犯鞘膜。

pT_3:肿瘤侵犯精索,有或没有血管/淋巴管浸润。

pT_4:肿瘤侵犯阴囊,有或没有血管/淋巴管浸润。

2. 临床区域淋巴结(N)

(1)区域淋巴结或邻区淋巴结(N)分期:区域淋巴结即主动脉旁及腔静脉旁淋巴结,在阴囊手术后同侧腹股沟淋巴结也包括在内。邻区淋巴结是指盆腔内淋巴结、纵隔和锁骨上淋巴结。

N_x:区域淋巴结转移情况无法评价。

N_0:没有区域淋巴结转移。

N_1:转移淋巴结最大径线<2cm。

N_2:转移淋巴结最大径线>2cm,但<5cm。

N_3:转移淋巴结 >5cm。

(2)病理区域淋巴结(PN)

pN_x:区域淋巴结转移情况无法评价。

pN_0:没有区域淋巴结转移。

pN_1:转移淋巴结数<5 个,且最大径线<2cm。

pN_2:单个转移淋巴结,最大径线>2cm,但<5cm;或者5 个以上<5cm 的阳性淋巴结;或者存在扩散到淋巴结外的证据。

pN_3:转移淋巴结>cm。

3. 远处转移(M)

M_x:远处转移情况无法。

M_0:无远处转移。

M_1:远处转移。

M_{1a}:区域外淋巴结或者肺转移。

M_{1b}:其他部位转移。

4. 血清肿瘤标志物(S)

S_x:无法评价标志物。

S_0:标志物水平不高。

S_1:AFP<1000ng/ml,且 hCG<5000U/L,且 LDH<正常值上限的 1.5 倍。

S_2:AFP 1000~10 000ng/ml,或 hCG 5000~50 000U/L,或 LDH 正常值上限的 1.5~10 倍。

S_3:AFP > 10 000ng/ml,或 hCG > 50 000U/L,或 LDH>正常值上限的 10 倍。

5. 说明 限于睾丸体,包括附睾。必须有病理学诊断,分为不同的组织学类型,恶性淋巴瘤不包括在内。有病理检查方为确定 TNM 的最低要求。否则用 T_x、N_x 或 M_x 表示。

T:须经临床检查、睾丸检查(在此代表活检)。

N:须经临床检查、淋巴 X 线造影、泌尿系统 X 线造影。

M:须经临床检查、胸部 X 线拍片、生化检查。

(四)睾丸肿瘤 Boden 和 Gibb 分期

Boden 和 Gibb 分期:Ⅰ期,肿瘤局限在睾丸;Ⅱ期,腹膜后淋巴结转移;Ⅲ期,其他部位转移。

Ⅰ期:肿瘤限于睾丸内,无腹膜后淋巴结转移者。

Ⅱ期:肿瘤限于睾丸内,但腹膜后淋巴结清扫中有癌浸润者。

Ⅱ$_A$期:腹股沟、盆腔内、腹主动脉旁,转移性淋巴结直径<2cm 者。

Ⅱ$_B$期:腹股沟、盆腔内、腹主动脉旁,转移性淋巴结直径 2～5cm 者。

Ⅱ$_C$期:腹股沟、盆腔内、腹主动脉旁,转移性淋巴结直径>5cm 者。

Ⅲ期:淋巴结转移越过横膈以上,并有实质性脏器(肺、肝、脑、骨)的癌转移者。

(五)睾丸肿瘤预后

睾丸肿瘤预后(testicular tumor prognosis)与肿瘤本身的组织学类型、细胞分化程度、临床及病理分期、肿瘤标志物的水平等有关,同时与所采用的治疗方法密切相关。1997 年,国际生殖细胞癌协作组(IGCCCG)根据肿瘤的组织类型、病理分期及肿瘤标志物的情况,制订了睾丸肿瘤的预后分期系统,分为预后良好、预后中等及预后差三个等级。推荐参考此标准进行预后的判断(表 17-1)。

表 17-1 生殖细胞癌协作组预后因素分期系统

分组	非精原细胞瘤	精原细胞瘤
预后良好	睾丸或腹膜后原发	任何部位原发
	且无肺外器官转移	且无肺外器官转移
	且 AFP<1000ng/ml,hCG<5000U/L	且 AFP 正常
	LDH<正常值上限的 1.5 倍	hCG 和 LDH 可以为任意值
预后中等	睾丸或腹膜后原发	任何部位原发
	且无肺外器官转移	且肺外器官转移
	且有下列之一者:AFP 1000～10 000ng/ml	且 AFP 正常
	或 hCG 5000～50 000U/L,hCG 和 LDH 可以为任意值	
	或 LDH 高于正常值上限的 1.5～10 倍	
预后不良	纵隔原发	无
	或肺外器官转移	
	或 AFP>10 000ng/ml	
	或 hCG>50 000U/L	
	或 LDH>正常值上限的 10 倍	

该分期系统用于转移性睾丸肿瘤,包括非精原细胞瘤和部分精原细胞瘤

四、临床表现(clinical manifestations)

睾丸肿瘤好发于 15—40 岁的男性,主要临床表现如下。

1. 睾丸肿大　约有 80%的睾丸肿瘤患者在早期出现无痛性睾丸明显肿大,伴有沉重感,随着肿瘤的生长,沉重感加重;如用手托起睾丸,仿佛托起石块一样。

2. 疼痛　睾丸肿瘤近 90%的患者早期无不适,当睾丸肿瘤发生出血、坏死,或因外伤导致破裂,或肿瘤侵犯睾丸外组织,牵拉局部神经而反射性地引起下腹及阴囊疼痛,甚至剧烈疼痛。当睾丸肿瘤淋巴结转移至髂内、髂总、腹主动脉旁及纵隔时;可出现腰、背疼痛。

3. 男性女乳症　7%的睾丸肿瘤患者出现男性女乳症(gynecomastia),尤其是非精原细胞瘤、睾丸绒毛膜上皮细胞癌患者,可出现乳房肥大、乳头乳晕色素沉着。少数因男性乳房发育或者不育

就诊。

4. 睾丸附睾炎症状　10%患者由于表现为睾丸附睾炎症状而延误诊断。

5. 转移病变表现　10%左右的睾丸肿瘤可出现远处转移,当出现髂内、髂总、腹主动脉旁、纵隔及锁骨上等处淋巴结转移时,可出现腹部、颈部肿块,腰背部疼痛、咳嗽或呼吸困难、食欲减退、恶心、呕吐和消化道出血等胃肠功能异常,以及外周神经系统异常及单侧或双侧的下肢水肿等。

五、诊断(diagnosis)

睾丸肿瘤可能由于部分患者症状不明显、患者忽略或医生误诊而延误治疗,故早期诊断仍是提高疗效的关键。

(一)询问病史

询问有无阴囊内肿块,感局部隐痛和沉重感;有无隐睾或一个萎缩的睾丸突然增大,出现下腹或腹股沟或阴囊内肿物的表现;有无有类似睾丸炎或附睾炎的表现;有无锁骨上肿大淋巴结、肺转移咳嗽和呼吸困难等表现;有无睾丸白血病史。一部分病人主要表现为远处转移癌病状,如咳嗽或呼吸困难等呼吸系统症状,恶心、呕吐、便血等胃肠道症状。

(二)体格检查

推荐进行体格检查。

1. 睾丸检查　睾丸体积增大,睾丸表面质硬、沉重、触痛。可进行透光试验、睾丸坚硬,摸上去像石块样质地坚硬,与普通睾丸炎时睾丸呈均匀性肿胀和质地并不坚硬有着明显区别。

2. 全身相关部位体格检查　腹股沟或下腹部肿物。凡阴囊内或腹股沟处肿物,体检时应注意腹部及锁骨上有无肿块。

(三)实验室检查

血清肿瘤标志物(tumor marker,TM)检查,对睾丸肿瘤的诊断、分期、治疗和预后有重要作用,现主要有如下5种。

1. 甲胎蛋白(α-fetoprotein,AFP)　正常值<40ng/ml,AFP水平的升高仅见于NSGCT病人。AFP是一种单链糖蛋白,相对分子量7万左右,半衰期5~7d,胚胎时期由卵黄囊细胞和肝产生。AFP在睾丸非精原细胞瘤血清中,卵黄囊瘤患者几乎100%升高,胚胎癌70%和畸胎癌患

者50%升高,而绒癌和纯精原细胞瘤的血清AFP一般是正常的。因此,一旦纯精原细胞瘤AFP升高,则意味着极有可能该肿瘤中含有胚胎癌等非精原细胞成分。

2. 人绒毛膜促性腺激素(human chorionic gonadotropin,hCG)　hCG<1ng/ml,是一种多肽链糖蛋白,相对分子量3.8万,半衰期24~36h。正常胚胎发育中hCG由胚胎滋养层组织分泌,睾丸发生肿瘤时hCG由肿瘤合体滋养层细胞产生,hCG在非精原细胞瘤中,绒癌患者几乎100%升高,胚胎癌者40%~60%升高,精原细胞瘤患者5%~30%升高(意味着精原细胞瘤中含有合体滋养层细胞成分,高度怀疑有绒癌或含有绒癌细胞成分的可能)。

3. 乳酸脱氢酶(lactic acid dehydrogenase,LDH)　对于怀疑有转移的睾丸肿瘤患者应进行LDH检查,LDH是一种特异性不高的血清肿瘤标志物,与肿瘤体积相关,在80%进展性睾丸肿瘤中升高。血清LDH(也可是它的亚单位LDH-1)的水平作为一个非独立指标用于生殖细胞肿瘤患者病情发展的诊断。病人和病人之间LDH的降解速度相对恒定,其血清水平的升高主要受肿瘤的负担和生长、细胞的分裂和死亡的影响。NSGCT病人如果病情发展LDH升高约60%,而精原生殖细胞肿瘤的患者则升高约80%。由于肿瘤的转移,NSGCT病人的hCG和AFP分别升高40%,精原生殖细胞肿瘤病人的hCG也会升高7%~18%。

4. 胎盘碱性磷酸酶(placental alkaline phosphatase,PALP)　是一种热稳定性的碱性磷酸酶同工酶,通常由胎盘的合胞体滋养层表达。精原生殖细胞肿瘤患者可见PALP水平的升高(灵敏度为51%~90%),NSGCT患者也可出现PALP水平的升高(灵敏度为20%~36%)。PALP的半衰期为0.6~2.8d。精原生殖细胞肿瘤患者(Ⅰ期或肿瘤转移)的hCG升高不到20%时,PALP升高了80%,在进展性精原细胞瘤PALP升高者可达36%~100%。而非精原细胞瘤仅为10%~60%。Ⅰ期精原细胞瘤升高者只有30%,而Ⅱ期患者可达59%。PALP对精原细胞瘤的分期也有一定参考价值。对吸烟者不建议进行PALP的检测,因为相对那些不吸烟者,其血清

PALP 水平约高 2 倍。

5. γ-谷氨酸转肽酶(gamma-glutamyl transpeptidase,GGTP)　有学者发现 γ-谷氨酸转肽酶在睾丸肿瘤检测中也有一定作用,其他一些细胞遗传学和分子水平的肿瘤标志物目前仍处在实验研究阶段。总体来讲,肿瘤标志物检查,在精原细胞瘤患者血内胎盘碱性磷酸酶(PALP)常常升高,而非精原细胞瘤者常有 hCG 及 AFP 升高,常出现 1 种或 2 种瘤标升高者可达 90%,AFP 高者占 50%～70%,hCG 升高者占 40%～60%。精原细胞瘤出现血清肿瘤标志物升高者为 30% 左右。因此,血清肿瘤标志物在睾丸肿瘤诊断中具有重要价值,但是肿瘤标志物不升高的患者也不能完全除外存在睾丸肿瘤的可能。AFR、hCG 有助于肿瘤临床分期、组织学性质区分、预后估计和肿瘤复发的监测。

(四)影像学检查

1. 超声检查　超声检查是睾丸肿瘤首选检查,敏感性几乎为 100%。睾丸彩色超声能准确测定睾丸肿块大小、形态、肿块性质等。纯精原细胞瘤呈均匀的低回声,胚胎癌、畸胎癌及混合肿瘤显示混杂不均的声波。B 超不仅可以确定肿块位于睾丸内还是睾丸外,还可以了解对侧睾丸情况。B 超还可探测腹膜后有无转移肿瘤、肾蒂有无淋巴结转移或腹腔脏器有无肿块。

2. X 线胸片　是睾丸肿瘤的常规检查之一,可以发现 1cm 以上的肺部转移灶,因此,对睾丸肿瘤肺部转移的诊断有很大价值。

3. CT(computed tomography)　CT 为睾丸肿瘤的选择性检查。睾丸肿瘤在 CT 上多表现为睾丸不同程度的增大,形状多仍保持睾丸的外形,边界较清,伴有或无不同程度的低密度区,增强后中轻度强化。肿瘤边界较清是由于肿瘤较少突破睾丸白膜,如有突破多在附睾等薄弱部位,低密度区代表肿瘤内的坏死、出血或囊变。在诊断时应与睾丸炎、附睾炎、附睾结核、睾丸鞘膜积液等鉴别。CT 可显示腹腔、盆部脏器或腹膜后淋巴结转移肿瘤、肿瘤大小及其与周围组织的关系,也可显示双肺及纵隔转移肿瘤,可发现＜2cm 的肿瘤病变。

4. MR　MRI 为睾丸肿瘤的选择性检查,对腹膜后淋巴结转移的检测总体上来讲并不优于

CT 而且费用昂贵,所以在很大程度上限制了其在睾丸肿瘤诊断方面的常规应用。

5. PET (positron emission tomography,PET)　PET 是正电子发射断层扫描,为睾丸肿瘤的选择性检查、PET-MRI 是将 PET(正电子发射计算机断层显像)的分子成像功能与 MRI(磁共振成像)卓越的软组织对比功能结合起来的一种新技术,它可以对在软组织中扩散的疾病细胞进行成像。它使病患能够在各个模式下进行扫描,该系统还可以分别收集 PET 和 MR 影像。作为一种高新检查手段在睾丸肿瘤腹膜后淋巴结转移方面也有应用,但是其与 CT 相比并没有显示出优势所在,两者均不能检测到微小的转移病灶。

6. 其他检查　泌尿系统造影和足背淋巴造影等不推荐。

(五)睾丸病理检查

任何怀疑睾丸肿瘤者,均应做睾丸病理检查,以明确诊断,为进一步治疗提供依据。

1. 根治性睾丸切除术　任何怀疑睾丸肿瘤患者均应经腹股沟切口,不提倡经阴囊手术。在内环处阻断精索血供后,做冰冻活检以确诊;如确诊为睾丸肿瘤,在内环处离断精索,然后沿精索向阴囊方向剥离并切除睾丸,如阴囊壁有浸润,应连同浸润部位一并切除;切除标本送病检明确诊断及肿瘤的组织学类型及临床分期,为进一步治疗提供可靠的依据。

2. 睾丸肿瘤切除术　双侧同时或先后发生的睾丸肿瘤,或孤立睾丸的肿瘤,如睾酮分泌水平正常且肿瘤体积小于睾丸体积的 30%,有生育要求者可考虑该术式。但是曲细精管内生殖细胞肿瘤(testicular intraepithelial neopiasia,TIN,或 arcinoma in situ of the testis)发生率可高达 82%,因此术后需行辅助放射治疗。如患者有生育需求,生育后再放疗。睾丸部分切除术亦应取腹股沟切口,沿肿瘤假包膜小心切除部分,完整切除睾丸肿瘤送病检。该种治疗方案尚未有大规模病例报道,此术式应严格掌握适应证,并要根据患者和家属的意愿充分沟通。

3. 睾丸穿刺活检　虽然经阴囊睾丸穿刺活检在远处转移和生存率方面和根治性睾丸切除术相比没有显著性差异,但是局部复发率明显升高,因此,经阴囊的睾丸穿刺活检一直不被大家所

认可。

六、鉴别诊断(differential diagnosis)

1. 鞘膜水囊肿　囊性、软而透光,抽出液体后可触到正常睾丸。丝虫病引起的睾丸鞘膜积液使阴囊皮肤与皮下组织水肿,往往同时有象皮肿存在。

2. 阴囊血肿　有外伤史,对阴囊血肿机化者应注意与肿瘤区别。

3. 睾丸炎　有炎症症状,急性发作时有红、肿、热、痛。

4. 附睾炎　有炎症症状,睾丸正常。

5. 附睾结核　附睾串珠状结节,睾丸正常。

6. 睾丸白血病　极少见,早期可以无任何表现,仅在睾丸活组织检查中发现。明显的睾丸白血病病人呈无痛性肿大,局部变硬,可以呈结节状,阴囊皮肤色泽改变,多呈棕黑色或青黑色,透光试验阴性。睾丸肿大多数为单侧性,也可以双侧肿大,即使是单侧肿大,另一侧通常也有亚临床的显微镜下改变。因此,睾丸白血病实际上常侵犯双侧睾丸。此外,少部分病人可有睾丸肿大伴胀痛、下坠感。睾丸白血病的早期诊断比较困难。对于急性白血病病人,尤其是儿童急性淋巴细胞白血病的病人,当出现睾丸肿大,如病理证实有白血病细胞浸润即可确诊。如组织检查失败,用末端脱氧核苷酸转移酶染色和电镜检查,这对于一些微小睾丸浸润灶的诊断很有帮助。

七、治疗(treatment)

根据睾丸肿瘤的组织类型和临床分期来决定具体治疗方案。非精原细胞瘤(non-seminomatous germ-cell testicular cancer,NSGCTC)发展迅速,倍增时间仅10~30d,治疗无效者85%在2年内死亡,其余在3年以内。精原细胞瘤可在有效治疗后经2~10年复发。睾丸非精原性生殖细胞肿瘤的治疗取得了重大进展;新的抗癌药物和化疗方法的不断涌现、手术方法的改进,以及每种方法适时运用,使 NSGCTC 的预后有了很大变化。睾丸肿瘤作为一种广泛播散的恶性肿瘤,现已成为一个可高治愈率的肿瘤;治疗分严密监测、放疗、化疗、淋巴结清除术等的综合治疗。

(一)严密监测

睾丸肿瘤罕见完全自发消退。对 I 期精原细胞瘤及 I 期非精原细胞瘤患者,在根治性睾丸切除术后,如无转移淋巴结(病理分期 I 期),患者随访依从性好、有相应经济能力,如果本人同意,可进行严密随访监测(surveillance)。但值得注意的是有资料显示,有约10%的病理 I 期患者存在远处转移。

(二)放射治疗

1. 适应证　① I 期、ⅡA 期及ⅡB 期精原细胞瘤(seminoma)者。②睾丸切除时精索有病变者,半侧阴囊亦应包括在照射区内。腹部有＞10cm 肿瘤,肺部转移癌均有明显的放疗效应。③对于体积＞3cm 的复发精原细胞瘤病灶则以化学治疗为主,辅以放射治疗控制局部转移病灶。

2. 开始时间　推荐精原细胞瘤在行根治性睾丸切除术后1个月内进行。

3. 放射野　上起 T_{11} 上缘,下至 L_5 下缘,野宽9~10cm。右侧睾丸肿瘤的照射野参照人体中线,左右对称。左侧睾丸肿瘤的照射野向左移1cm。髂腹股沟区照射野为:上缘与主动脉旁照射野下缘间隔2cm,下缘平阴茎根部上缘,野宽10cm,内侧过中线2cm。主动脉旁照射野以中平面计算深度量,髂腹股沟区照射野以前后径1/3计算深度量。目前对阴囊、纵隔和锁骨上区域的预防性照射有不同看法。一般不推荐预防性上述区域照射。

4. 剂量　精原细胞瘤睾丸切除后放射治疗,20~35Gy(2000~3500rad),3周,照射主动脉旁和同侧髂、腹股沟淋巴结。 I 期精原细胞瘤推荐中等剂量(20~24Gy)辅助放疗的标准治疗方案是合理的选择。每次放疗剂量及总放疗时间主要取决于患者耐受情况。每次照射量可在1.8Gy左右,在3~4周完成全部剂量。ⅡA 期及ⅡB 期精原细胞瘤的标准治疗仍然是放射治疗。两者的放射剂量分别是30Gy 和36Gy。Ⅱ期患者加纵隔及锁骨上区照射,剂量25~35Gy,2~4周。睾丸切除时精索有病变者,患侧阴囊亦应包括在照射区内。腹部肿瘤＞10cm 者及肺部转移癌均有明显的放疗效应。放射野与 I 期相比,从主动脉旁扩展到同侧的髂血管旁区域。ⅡB 期放射边界应包括转移淋巴结周围1.0~1.5cm 范围。

5. 放疗疗效　因精原细胞瘤对放射线高度敏感，Ⅰ期的5年生存率为90%～100%；可把肿瘤复发率降至1%～3%。经过照射后，几乎所有的复发病灶首先发生在照射野之外（膈上淋巴结或是肺内）。ⅡA期和ⅡB期放疗后6年无瘤生存率分别可达到95%和89%。Ⅲ期因腹内大块淋巴结转移和远处转移，放疗效果差，5年生存率仅20%～30%。因此Ⅰ期精原细胞瘤推荐进行放疗是合理的选择。

6. 放疗的不良反应　放疗常见的不良反应有消化不良、消化性溃疡、肠炎、慢性胃炎、生精抑制及不育、心血管毒性和放射野内继发恶性肿瘤（白血病或肺、膀胱、胃肠道等部位肿瘤）等，以上不良反应和放疗剂量有关，照射剂量低于25Gy时不良反应发生率明显减少。放疗时进行肾和阴囊保护具有积极意义。近年研究表明，单纯行主动脉旁区域照射和联合同侧髂腹股沟区域照射相比，同样可以取得理想无瘤生存率，但是毒性更小，同时也可以防止精子计数下降。

（三）化学治疗

近10年来含顺铂类药物化疗方案的应用使睾丸肿瘤治愈率明显提高，生存期延长。顺铂能与DNA结合并破坏其功能，从而抑制肿瘤细胞内DNA合成，达到治疗目的。采用顺铂联合化疗方案睾丸肿瘤的3年无瘤生存率可达80%以上。现尽管睾丸肿瘤化疗方案很多，目前仍推荐以顺铂为中心的联合化疗方案。首选BEP方案，复发或初次化疗失败的病例采用VIP方案。可根据具体情况来选择如下化疗方案。

1. 适应证　①非精原细胞瘤腹膜对化疗敏感，如腹膜后淋巴结清扫术后证实存在腹膜后淋巴结转移者，应进行化疗（adjuvant chemotherapy）。②对于不愿意接受放疗的ⅡB期精原细胞瘤患者可行3个疗程BEP或4个疗程的EP化疗，也可获得较好的效果。③ⅡC期及Ⅲ期转移性生殖细胞肿瘤。④复发精原细胞瘤病灶，体积>3cm的复发病灶挽救性治疗，则以化学治疗为主，辅以放射治疗控制局部转移病灶。⑤不宜手术或不愿用手术的Ⅱ、Ⅲ期病人；局部肿瘤限于睾丸内，但腹膜后淋巴结清扫后组织中有癌浸润者；手术、放疗后，或化疗完全或部分缓解后的维持、挽救治疗。⑥婴幼儿3岁以内胚胎癌恶性程度比成年人低，对手术、化疗、放疗耐受性差，腹膜后淋巴结转移亦低于成年人，仅4%左右，一般不考虑行腹膜后淋巴结清扫术。小儿畸胎瘤、卵黄囊肿瘤等处理与胚胎癌相同，死亡多为血行转移，必要时行化疗。

2. 禁忌证　①心、肝、肾等重要脏器功能障碍者；②感染及发热等严重并发症者；③年老体衰或呈恶病质者；④有严重骨髓抑制者。

3. 开始时间　化疗应在术后2周后进行。

4. 化疗方案　化学治疗发展较快，使用药物的治疗方案也较多，列举常用治疗方案以供参考。

（1）单药化疗：单药化疗对睾丸肿瘤仍有一定的疗效。

①顺铂（DDP）：成人20～50mg/d，分3～6次给药；或每次150mg，3周后重复，1疗程300mg，可反复应用。主要不良反应是胃肠道反应（恶心、呕吐）和肾毒性，应用时要积极应用镇吐药物，并进行水化。

②博来霉素（BLM）：成人每次30mg，静脉注射，每周1次，连用12周。总量为300～600mg。主要不良反应为发热、肺纤维化和皮肤色素沉着等。

③苯丙氨酸氮芥（溶肉瘤素）：一般每次25～50mg，每周1次，口服或静脉注射，总量为180～200mg。主要反应为消化道反应和骨髓抑制。

④苯丁酸氮芥（瘤可宁）：精原细胞瘤已有广泛转移，睾丸切除后可予化疗。用苯丁酸氮芥0.10～0.15mg/(kg·d)，长期服用。胚胎癌、畸胎瘤、畸胎瘤、绒毛膜上皮癌等，淋巴结活检阳性，切除后亦应给予苯丁酸氮芥10d治疗。

（2）联合化疗：睾丸肿瘤的全身联合化疗是比较有效的治疗方法，完全缓解率和长期生存率较高，目前较多采用。

①PVB方案（标准治疗）：顺铂（顺氯氨铂，Cisplatin，DDP）20mg/m²，静脉注射，第1～5天；长春碱（Vinealeukoblastine，VBL）10mg或长春新碱（Vicristinum，VCR）2mg，静脉注射，第2天；博来霉素（Bleomycin，BLM）30mg，静脉注射，第2、9、16天（第9、16天可肌内注射）或平阳霉素（Pelomycin，PYM）16g，静脉注射，第2、9、16天。每3周重复1次，一般3～4个疗程。此方案问世以来几经修改，目前仍是一线化疗的经典睾丸肿

瘤化疗方案。长春碱在之前曾放疗过的剂量减为 9mg/m²。

②BEP 方案（标准治疗）：用依托泊苷（Etoposide，VP-16，足叶乙苷，鬼臼乙叉苷）替代 PVB 方案的长春碱，减少了骨髓抑制毒性，而且疗效不变。即顺铂 20mg/m²，静脉注射，第 1～5 天；依托泊苷 100mg/m²，静脉注射，第 1～5 天；博来霉素 30mg/m²，静脉注射或肌内注射，第 2、9、16 天，每 3 周重复 1 次，2～4 个疗程。此方案因对部分 PVB 治疗失败的病例也有效，并发症相对较少，现已成为一线化疗的首选方案。此方案作为博来霉素禁忌而不宜采用 BEP 方案患者的替代化疗方案。依托泊苷在之前曾接受过放疗的剂量减为 80mg/m²。

③PEB（PVB）方案：顺铂 100mg/m²，静脉注射，第 1 天（配合水化利尿等）；依托泊苷 100mg/m²，静脉注射，第 3、4、5、6、7 天；平阳霉素 20mg/m²，肌内注射，第 3、5、8、10 天。每 3 周重复 1 次，共 3～4 个疗程，为 PVB 的改进。

④VIP 方案：顺铂 20mg/m²，静脉注射，第 1～5 天；依托泊苷 75～100mg/m²，静脉注射，第 1～5 天或长春碱 10mg(0.11mg/kg)，静脉注射，第 1、2 天，异环磷酰胺 1.2g/m²，静脉注射，第 1～5 天。每 3 周重复 1 次，3～4 个疗程。含有异环磷酰胺的 VIP 方案常用于初次治疗失败病例的挽救性治疗。

⑤VAB-6 方案：在 PVB 方案中加入环磷酰胺（Cyclophosphamide，CTX）和放线菌素 D（Dactinomycin D）又称更生霉素，优点是疗效增加、疗程缩短。即长春碱 10mg/m²、放线菌素 D 1mg/m²、环磷酰胺 600mg/m²，静脉注射，第 1 天；顺铂 120mg/m²，静脉注射，第 4 天；博来霉素 30mg/m²，静脉注射，第 1～4 天。3 周为 1 个疗程，共 3～4 个疗程。

⑥TIP 方案：紫杉醇（Pachaxel）250mg/m²，静脉注射，第 1 天，持续 24h 输注；顺铂 25mg/m²，静脉注射，第 2～5 天。异环磷酰胺（Ifosfamide），1.5mg/m²，静脉注射，第 2～5 天。时间周期 28d。

⑦GEMOX 方案：奥沙利铂（Oxalipatin）30mg/m²，静脉注射，第 1 天；2,3 二氟脱氧胞嘧啶核苷（Gemcitabine）1000～1250mg/m²，静脉注

射，第 1～3 天。时间周期 21d。

⑧PVCA 方案：VAB-6 方案中去除博来霉素。长春新碱 1mg/m²，环磷酰胺 600mg/m²，放线菌素 D 1mg/m²，第 1 天，静脉滴注，顺铂 120mg/m²，第 4 天静脉滴注，3 周为 1 个疗程，共 4 个疗程。

⑨PEBA 方案：PEB 方案中增加多柔比星（阿霉素），为一种挽救性化疗方案，对 PVB 方案治疗无效或缓解后复发的难治性患者有效。顺铂、依托泊苷、博来霉素用法同 PEB 方案。多柔比星 40mg/m²，静脉注射，第 1 天，21d 为 1 个疗程，共 4 个疗程。

（3）影响化疗的因素：通过联合化疗，可极大地提高转移性睾丸肿瘤患者的生存率，但同时化疗效果也受到一些因素的影响。

①转移肿瘤大小、血清肿瘤标志物是否升高，既往有无放射治疗，以及肿瘤对化疗药物的敏感性等均可影响化疗效果。

②腹膜后转移肿瘤直径＞5cm，肺部转移灶＞2cm 的大块转移患者，瘤标中 AFP、B-hCG 均升高患者，以前有放射治疗的患者，以及对化疗药物敏感性低的患者，化疗疗程均会显著延长，不良反应相应增加，CR 下降。

（4）化疗并发症：化疗有以下几种常见并发症。

①胃肠道反应：发生率较高，包括食欲缺乏、恶心、呕吐、腹泻等，常在用药后 14h 发生，持续 4～6h，停药 2～3d 后多可消失。

②骨髓抑制：为化疗最严重的不良反应，以多柔比星、长春碱更为显著。放疗后化疗者更易引起骨髓抑制，严重者致败血症。预防方法为对白细胞＜3.0×10⁹/L，血小板＜7.5×10⁹/L，应停止化疗 3 周。采用 VP-16 代替长春碱、阿霉素可减轻骨髓抑制作用。

③肾毒性：顺铂可致血尿及肾功能损害，血清肌酐升高及清除率下降，常发生于用药后 7～14d。用药期间多饮水或输液，给利尿药强迫性利尿。既往有肾病、肾功能不良者，应停用顺铂，改用肾毒性较小的卡铂。

④神经系统毒性：包括耳聋、耳鸣或听力丧失；肢端麻木、疼痛、肌肉震颤、腱反射消失等。

⑤呼吸系统毒性：可致肺纤维化、成人呼吸窘

迫综合征,以及博来霉素性肺炎等。对呼吸功能减低、广泛肺转移时,应减少化疗药物剂量。

⑥脱发:化疗病人几乎为100%发生率,停药后可逐渐恢复长头发生长。化疗药物普遍有不良反应,化疗期间不免会产生一些并发症,一般在停药后会逐渐恢复。因此,临床上根据患者情况合理选择上述化疗方案,化疗期间高度重视病人对化疗的反应,及时监测血象、肝功能、肾功能,调整药物剂量和治疗周期至关重要。

(四)放疗联合化疗

多数研究认为,放疗和化疗联合应用仅能提高晚期病例的生存率。因此,对于Ⅰ期精原细胞瘤在根治性睾丸切除术后一般不推荐立即进行联合放疗和化疗。介入放射治疗:睾丸肿瘤易发生淋巴转移和血行转移。动脉区域灌注化疗和淋巴管灌注化疗对改善预后尤其是中晚期患者有重要作用。发生区域淋巴结转移者可选择双侧髂内动脉灌注化疗和淋巴管灌注化疗。

(五)腹膜后淋巴结清扫术

Ⅰ期的 NSGCT 患者中约30%存在腹膜后淋巴结转移(病理分期Ⅱ期),行 RPLND 可以对肿瘤进行更加准确的病理分期。NSGCT 对放疗不敏感,因此应在根治性睾丸切除后2周进行腹膜后淋巴结清扫术。

1. 适应证　①非精原细胞瘤,如睾丸胚胎癌、畸胎瘤、畸胎癌、精原细胞瘤合并畸胎瘤、畸胎癌者,如肺部、膈肌或内脏无转移,腹部和盆腔淋巴结无阳性发现,仅发现肿瘤直径<5cm 者;如果肿瘤体积过大,>5cm 者,可先行化疗,待淋巴结缩小后再手术。②其他恶性肿瘤腹膜后淋巴结转移者。

2. 禁忌证　①Ⅲ期非精原细胞瘤已膈上淋巴结转移及血行转移者。②腹膜后淋巴结转移已广泛包裹腹主动脉、下腔静脉及肠系膜淋巴结,切除非常困难者。③伴有严重心、肺、肝、肾疾病不能耐受手术者。④RPLND 作为初次治疗的肿瘤复发率可达 9.5% 者。⑤婴幼儿3岁以内胚胎癌恶性程度比成年人低,对手术、化疗、放疗耐受性差,腹膜后淋巴结转移亦低于成年人,仅4%左右,一般不考虑行腹膜后淋巴结清扫术。小儿畸胎瘤、卵黄囊肿瘤等处理与胚胎癌相同,死亡多为血行转移,必要时行化疗。

3. 清扫范围　有关手术方法很多,不同方法各有利弊,目前大多数学者主张采用从剑突到耻骨联合正中切口的腹膜后淋巴结清扫术。切除范围包括上界到双侧肾蒂上 2cm 及肾蒂,腹主动脉和下腔静脉周围至髂血管交叉和同侧髂血管上 1/3 部分,两侧到双侧输尿管和精索,以及同侧肾周围筋膜内所有的淋巴结、脂肪及结缔组织。

由于传统的手术可能损伤胸、腰交感神经及腹下神经丛,几乎所有患者术后都会出现逆行射精、勃起功能障碍或不育等。因此,目前推荐采用保留神经的腹膜后淋巴结清扫术(nerve-sparing retroperitoneal lymph node dissection, NS-RPLND),术中剥离并注意保护肠系膜下神经节周围和沿主动脉下行的主要内脏神经,在清扫淋巴组织的同时尽量保护交感神经支干,以保留勃起和射精功能。采用该术式肿瘤复发率与传统术式相仿,而逆行射精、阳痿或不育等并发症的发生率大大降低。两者在肿瘤复发率方面并无明显差异。

4. 并发症　血管损伤、肠损伤、肠梗阻、腹膜后淋巴囊肿、乳糜腹水(chylous ascites)、输尿管损伤、射精障碍。将近90%的患者可以保存正常的射精功能。

(六)免疫治疗

恶性肿瘤发生的原因有机体免疫力降低的因素,而手术治疗、化疗及放疗等疗法对机体免疫系统有一定程度的抑制,所以,在睾丸肿瘤的综合治疗措施之中,免疫治疗仍可以作为一种辅助疗法发挥一定的作用。

1. 干扰素(IFN)　干扰素是一类细胞受到病毒感染后释放出来的免疫物质,是药物蛋白质;其物理、化学和生物学性质由于来自不同种属而有差异。现有来自于白细胞的 IFN-α(165 个氨基酸)、成纤维细胞的 IFN-β(166 个氨基酸)及免疫性的 IFN-γ(146 个氨基酸)等。干扰素的不良反应有发热、体重下降、皮疹和注射部位疼痛,可引起轻度骨髓抑制,长期大量应用可引起脱发等。但停药后可以恢复。

(1)肌内注射:3×10^6 U,每 1～3 天 1 次,剂量可逐渐增加至 10^8 U,总剂量视疗效和不良反应而定。

（2）瘤体内注射：3×10^6 U，每日或隔日 1 次，注射于肿瘤内及其周围。

2. 白细胞介素-2（IL-2）　IL-2 是一种由 133 个氨基酸组成，分子量为 15 糖蛋白是活化的 T 淋巴细胞产生的活性介质。在细胞免疫中，IL-2 起主要的作用。IL-2 通过细胞毒 T 淋巴细胞（CTL）的诱导与增强、自然杀伤细胞（NK）细胞的活性增强、IFN-γ 作用的增强、辅助 T 细胞的增殖及 LAK 细胞的诱导与增殖、中介免疫系统等，显示抗肿瘤作用。

（1）肌内注射：$10^6 \sim 10^8$ U，每日或隔日 1 次，15 次为 1 个疗程。

（2）瘤体内注射：剂量根据肿块大小而定。

（3）胸腹腔注射：抽尽胸腔积液后，每次注入 $10^6 \sim 10^8$ U。

（4）肝动脉导管注射：每次酌情可用至 10^8 U。

不良反应：IL-2 随其剂量的增加而不良反应加重。较轻的出现发热、寒战、无力、关节疼痛及食欲缺乏、恶心腹胀；较重的不良反应是向心性水肿和低血压，一般停药后或对症治疗即可缓解。但极少数病人会有生命危险，应引起重视。

3. 云芝多糖 K（PS-K）　成人每次 1g，1 次服下，每日 3 次。可连续服用或视病情变化而定。可预防术后复发和增强化疗药物的抗肿瘤作用。尚未见明显不良反应。

（七）睾丸生殖细胞肿瘤后续治疗

Ⅰ期非精原细胞瘤术后的随访大量的研究显示，根治性睾丸切除术后临床Ⅰ期 NSGCT 患者的复发率为 30%。资料表明，50% 复发的 TGCTs 患者仍可治愈，主要取决于复发形式和分期。晚期复发（完全缓解 2 年后复发）的患者，对化疗耐药性较高，预后差。病灶确定：①症状体征；②影像学表现；③肿瘤标志物水平等。FDG-PET 检查对判断是否存在残留精原细胞瘤和病人的预后有重要价值。其适应证包括：①精原细胞瘤残余病灶；②精原细胞瘤复发病灶；③非精原细胞瘤复发病灶；④转移性睾丸生殖细胞肿瘤病灶；⑤睾丸生殖细胞肿瘤二次手术后；⑥睾丸肿瘤远处转移病灶，如肿瘤脑转移灶、肿瘤肺转移灶等。

1. 挽救性化学治疗　目前对复发肿瘤 >3cm 者，挽救性化学治疗常采用顺铂或卡铂加用一线方案中未用过的药物，其主要化疗方案有 VIP（顺铂、依托泊苷、异环磷酰胺）×4 个疗程、TIP（紫杉醇、异环磷酰胺、顺铂）×4 个疗程、VeIP（长春碱、异环磷酰胺、顺铂）×4 个疗程。经上述联合挽救性化疗方案治疗后 5%～50% 的复发患者可获得长期缓解。VIP 方案是目前最常用的挽救性化学治疗方案。

大量临床试验研究表明，VIP 方案优于上述另外 2 种化疗方案，超过 3 种药物的联合化疗方案不但不增加疗效，反而增加不良反应。在治愈率和不良反应方面，TIP 方案略优于 VeIP 方案。此方案的影响因素主要包括：①原发肿瘤的位置和组织学类型；②一线化疗的疗效；③缓解持续时间；④复发时 AFP 和 hCG 水平。治疗后肿瘤标志物水平稳定，无论是否达到完全缓解均需随访观察。对于上述挽救性化疗方案治疗无效或治疗后复发的患者，可以选择进行高剂量联合化疗＋自体造血干细胞移植（high dose chemotherapy＋autologous hematopoietic stem cell transplantation，HDC＋AHSCT）治疗。HDC＋AHSCT 能有效地克服肿瘤细胞的耐药性提高疗效。

该方案具体步骤：先用 BEP 方案（顺铂、依托泊苷、平阳霉素）作诱导化学治疗（顺铂 50mg/m^2，第 1、3 天；依托泊苷 75mg/m^2，第 1～5 天；平阳霉素 10mg/m^2，第 3、5、10、12 天；每 3 周为 1 个疗程，共 4 个疗程）。诱导化疗治疗中或结束后进行造血干细胞（autologous hematopoietic stem cell，AHSC）的采集。采集的造血干细胞原液经处理后与冷冻保护液（终浓度为 6% 羟乙基淀粉、5% 二甲亚砜、4% 白蛋白）混合，置液氮中保存。解冻时将冷冻保存袋从液氮中取出，置 40℃ 水浴中解冻，融化后不做任何处理直接回输给患者。

预处理方案：卡铂 600～750mg/m^2，分 3 次于第 1～3 天给药；依托泊苷 700～10000mg/m^2，分 3 次于第 1～3 天给药；环磷酰胺 3.0～3.5g/m^2，分 2 次于第 4、5 天给药。在第 7、8 天回输浓度为 10^8 数量级的 AHSC，第 12 天开始输 G-CSF（250μg/d）至白细胞连续大于 2×10^9/L 为止。一些Ⅱ期临床试验和回顾性配对分析证实高剂量联合化疗能提高 10%～20% 的生存率。

如果高剂量联合化疗仍无效，又无法行姑息

性手术切除的复发病灶,可行放射治疗和 GE-MOX 方案化疗(2,3-二氟脱氧胞嘧啶核苷、奥沙利铂)。紫杉醇和 2,3-二氟脱氧胞嘧啶核苷已被证实在复发、顺铂抵抗等难治性生殖细胞肿瘤中有积极的治疗作用,且两种药物与顺铂有协同作用。由于化疗药物均有一定的不良反应,应及时根据病人体质、化疗中的不良反应等调整药物剂量,整个治疗期间给予必要的对症支持和抗感染治疗。

2. 放疗 对于睾丸原位精原细胞瘤或<3cm 复发病灶,由于精原细胞瘤对放射线高度敏感,因此对于睾丸原位或<3cm 复发病灶直接予以 35Gy 照射 4~5 周,62.5%~85% 能获得长期缓解;而对于体积>3cm 的复发病灶则以化学治疗为主,辅以放射治疗控制局部转移病灶。

3. 手术 复发转移病灶切除术。

(1)精原细胞瘤复发的腹膜后淋巴病灶者,在放射治疗或化学治疗后仍有界限清楚的肿块时也可进行 RPLND。1/3 的<2cm 的腹膜后残余病灶仍有肿瘤组织存活,应在化疗或放疗结束后 4~6 周内切除残余病灶。

(2)巨大睾丸肿瘤患者化疗后,肿瘤对药物敏感性低的部分缓解患者,或化疗期瘤标持续不降患者,最有效的治疗方法是手术切除残余肿瘤。

(3)肺内孤立转移灶,化学治疗抑制肺部病灶,经过观察一定时间无新病灶出现时,可考虑手术切除,以争取治愈。

(八)评析

睾丸肿瘤睾丸切除加腹膜后淋巴结清扫术,病理Ⅰ期者 90% 左右可以生存 5 年以上,病理Ⅱ期者降至 50% 左右。在治疗过程中密切观察瘤标志物 hCG 及 AFP 的改变。

1. 标准治疗 对于预后好的患者,标准治疗包括 3 个疗程的 BEP 或 4 个疗程的 EP(针对禁用博来霉素患者)方案。化疗剂量应充足,仅在粒细胞 < 1000/mm^3 且发热或血小板 < 100 000/mm^3 时考虑暂缓化疗。没有必要预防性给予 G-CSF 等造血生长因子,但如果化疗时出现感染则推荐在后续疗程中预防性应用。

对于预后中等的患者,5 年生存率约为 80%,目前资料支持 4 个疗程 BEP 化疗方案为标准治疗方案。

预后好和预后中等的患者化疗后行胸部、腹部/盆腔 CT 扫描和瘤标检查,如未发现残余肿瘤,且瘤标正常,后续随访即可;如瘤标正常,但影像学仍发现可疑肿瘤,进一步行 PET 检查,阴性者随访,阳性者则行活检或补救性化疗或放疗;如无条件行 PET 检查,以 CT 为标准,>3cm 可行随访或手术或放疗,<3cm 单纯随访即可。

对于预后差的患者,标准治疗为 4 个疗程的 BEP 方案。4 个疗程的 PEI(顺铂、依托泊苷、异环磷酰胺)化疗也有同样的疗效,但毒性反应更大。5 年无进展生存率为 45%~50%。瘤标下降缓慢往往提示预后不佳。一项随机试验表明提高化疗剂量对于该组患者无益,但是也有一项前瞻性配对资料又显示提高化疗剂量有可能改善患者预后。

2. 治疗效果

(1)Ⅰ期精原细胞瘤:根治性睾丸切除术后腹膜后放疗和辅助化疗,放疗和化疗均很敏感,5 年生存率可达 99%。

(2)ⅡA 期及ⅡB 期非精原细胞瘤的治疗

①瘤标不升高的ⅡA 期及ⅡB 期非精原细胞瘤:包括已分化畸胎瘤或纯胚胎癌,可以选择腹膜后淋巴结清扫术,疗效较好。

②瘤标升高的ⅡA 期及ⅡB 期非精原细胞瘤:治疗应在 3~4 个疗程的 BEP 化疗后行残留肿瘤切除,约 30% 的病人在化疗后不能完全缓解,需要实施残留肿瘤切除;不愿实施基础化疗的患者也可以选择保留神经的腹膜后淋巴结清扫术,术后实施 2 个疗程的 BEP 辅助化疗。尽管基础化疗和腹膜后淋巴结清扫术的不良反应是有差别的,但治愈率都可以达到 98%。资料表明,50% 复发的 TGCTs 患者仍可治愈,主要取决于复发形式和分期。晚期复发(完全缓解 2 年后复发)的患者,对化疗耐药性较高,预后差。

3. 残余肿瘤病灶 放化疗后的残余的精原细胞瘤病灶,是否需要切除主要取决于影像学表现和肿瘤标志物水平。FDG-PET 检查对判断是否存在残留精原细胞瘤和病人的预后有重要价值,肿瘤有进展者则需行补救性化疗,必要时可放疗或选择手术切除。

4. 再次手术 二次手术切除的组织为坏死或成熟畸胎瘤,或肿块中活性癌组织小于 10% 并且病灶已完整切除者均不必进一步辅助化疗,进一步化疗并不能降低复发率。对于未能完整切除有活性的肿瘤或切除组织中含有不成熟畸胎瘤的患者可考虑应用以顺铂为基础的 2 个疗程的辅助化疗。如果二线、三线化疗后切除的标本中仍存在活性肿瘤,则预后很差,也不再推荐化疗。

5. **远处复发病灶**　可以直接行手术切除或放化疗后再行手术切除。

6. **睾丸肿瘤脑转移**　睾丸肿瘤脑转移通常是全身转移的一部分,单纯脑转移者少见。初次诊断时已有脑转移者长期生存率较低,复发患者出现脑转移预后更差,5 年生存率仅 2%~5%。这类患者首选化疗,联合放疗对该类患者更有益,即使对化疗有完全反应的;也推荐联合放疗。对持续存在的孤立性脑转移灶,综合全身情况、原发肿瘤的病理类型和转移灶的部位,也可考虑手术治疗。

7. **转移性睾丸生殖细胞肿瘤**　经过 2 个疗程化疗后,肿瘤标志物水平下降且肿瘤稳定或缓解,则继续完成化疗方案,通常为 3~4 个疗程,如果肿瘤标志物浓度降低,而转移灶进一步生长,除非有手术禁忌证,则推荐在诱导化疗结束后行肿瘤切除术。手术范围应该考虑病人的复发风险和对生活质量的影响,不同部位的病灶病理也可能会不完全相同。总之,手术对所有病灶的完整切除比术后化疗更重要。

8. **双侧睾丸肿瘤**　非同时发生的双侧睾丸肿瘤发病年龄均较大,81.8% 的患者发生于 45 岁以上,这可能与精原细胞瘤的患者容易被放射治疗或化疗治愈,生存期延长有关。

八、睾丸非生殖细胞肿瘤(nongerminal cell tumor of testis)

睾丸非生殖细胞肿瘤较为少见,仅为成人睾丸肿瘤的 2%~4%,但种类较多,性索/性腺间质肿瘤占该组肿瘤的大部分,其中以睾丸间质细胞瘤和支持细胞瘤为主。

(一)睾丸间质细胞瘤

睾丸间质细胞瘤(testicular interstitial cell tumor)又称 Leydig 细胞瘤,是来源于睾丸间质细胞的一种罕见肿瘤,由 Beetli 首先描述,多为良性,只有 10%~20% 可能出现恶变,且多为成人

型,目前睾丸间质细胞瘤的发生原因尚未清楚。

1. **流行病学**　Leydig 细胞瘤占成人睾丸肿瘤的 1%~3%,占婴幼儿和儿童睾丸肿瘤的 3%。老年病人是恶性肿瘤的潜在人群。成人发病年龄主要集中在 30-60 岁,儿童高发年龄为 3-9 岁,约 3% 的 Leydig 细胞瘤为双侧性,偶伴有 Klinefelter 综合征。

2. **病理学**　Leydig 细胞瘤通常边界清楚,黄色至褐色实性肿块,直径超过 5cm;约 30% 伴有出血和(或)坏死。Leydig 细胞瘤的细胞呈多角形,胞质丰富且多为嗜酸性,偶见 Reinke 结晶,核排列整齐,可见大量具有管状襞的线粒体。细胞表达波形蛋白、抑制素、蛋白 S100、类固醇激素、钙视网膜蛋白和细胞角蛋白(局部)。

3. **诊断**　睾丸间质细胞瘤患病率低,肿瘤体积小,常表现为无痛性睾丸肿大或偶然发现。由于 Leydig 细胞瘤的细胞可产生睾酮、雌激素、黄体酮和皮质类固醇等,所以患者可能出现与肿瘤细胞分泌的激素相关的症状。近 80% 病人伴有激素水平紊乱,雌二醇水平升高而睾酮水平不降,也有报道黄体生成素(luteniang hormone,LH)和卵泡刺激素(follicle stimulating hormone,FSH)水平升高,但是甲胎蛋白、人绒毛膜促性腺激素、乳酸脱氢酶和血清胎盘碱性磷酸酶等睾丸生殖细胞肿瘤标志物常为阴性。30% 左右病人出现男性女乳症。3% 病人为双侧性。临床诊断要点应包括肿瘤标志物、激素水平(至少睾酮、LH 和 FSH,此外还可包括雌二醇、孕酮和皮质醇等)、双侧睾丸的超声检查、胸部和腹部 CT 检查。当超声提示为界限清晰、血流丰富的低回声小结节时应考虑 Leydig 细胞瘤的可能。

4. **鉴别诊断**　睾丸间质细胞瘤形态多种多样,临床上不易与其他睾丸疾病相鉴别,肿瘤良恶性的鉴别较困难,良恶性间质细胞瘤的确诊主要看肿瘤有无转移。约 10% 的 Leydig 细胞瘤为恶性肿瘤,21.7% 出现肿瘤转移,常伴有以下特征:①肿瘤>5cm;②细胞异型性明显;③有丝分裂活性增加(每 10 个高倍视野大于 3 个);④MIB-1 表达增加(恶性为 18.6%,良性为 1.2%);⑤组织坏死;⑥血管侵袭;⑦边缘浸润;⑧病变蔓延至睾丸实质外;⑨DNA 非整倍体。恶性肿瘤患者多出现男性女乳症等激素水平异常,诊断与鉴别诊断主

要靠病理检查。病理诊断时还要注意与睾丸间质细胞增生、睾丸肾上腺迷离瘤等鉴别,一般可以根据其发病部位、曲细精管生精现象正常与否及瘤细胞的结构形态得以区别。

5. 治疗 由于睾丸间质细胞瘤是一种很少见的肿瘤,很难确定其是否为良性肿瘤,所以对病人治疗和随访带来很大困难。对于晚期恶性Leydig细胞瘤也只能采取手术、放疗和化疗的综合治疗。

(1)睾丸肿瘤切除术:一般青春期前的Leydig细胞瘤病人常常表现为良性过程,尽量行保留睾丸组织的手术,仅行病灶切除术。

(2)睾丸根治性切除术:青春期后发病,睾丸实质内小体积肿瘤,出现男性女乳症或激素异常,尤其是老年患者,推荐行根治性睾丸切除术和腹膜后淋巴结清扫术以防止肿瘤转移。在行根治性睾丸切除术时,术中冰冻切片,明确肿瘤良恶性,确定行保留睾丸组织的肿瘤切除术还是睾丸根治性切除术。对于晚期恶性Leydig细胞瘤术后还应做放疗和化疗的综合治疗。

6. 随访 对于良性睾丸间质细胞瘤应定期行胸部和腹部CT,定期测定睾酮和雌激素的水平。

(二)睾丸支持细胞瘤

1. 流行病学 睾丸支持细胞瘤又称Sertoli细胞瘤,仅占睾丸肿瘤的1%以下,平均诊断年龄为45岁,20岁以下发病罕见。偶出现在雄激素不敏感综合征和Peutz-Jegtms综合征患者中。

2. 病理学 睾丸支持细胞瘤病灶局限,外观呈黄色、褐色或白色,平均直径3.5cm。镜下肿瘤细胞呈嗜酸性,胞质含空泡;细胞核边界清楚,可有包涵体;细胞排列成管状或团状,也可呈索状或网状;细胞间质完整,成细管状;少数病例间质硬化明显,肿瘤细胞表达弹性蛋白、角蛋白、抑制素(40%)和S100蛋白(30%)。恶性支持细胞瘤占10%~22%,目前仅不足50例报道。恶性支持细胞瘤的证据包括:①大于5cm;②细胞核核仁多形性;③有丝分裂活性增加(>5/HP);④坏死和血管侵犯。

3. 诊断 睾丸支持细胞瘤通常表现为睾丸肿大或超声检查偶然发现和硬化型3个亚型。大多数经典型支持细胞瘤为单侧、单发,有时可见男性乳房发育,但激素水平紊乱比较少见,AFP、hCG、LDH和PIAP等睾丸生殖细胞肿瘤标志物常为阴性。诊断性检查包括肿瘤标志物、激素水平(包括睾酮、LH、FSH,如果仍未确诊,还可进行雌二醇、孕酮、皮质醇等的检测)、双侧睾丸超声、胸腹部CT等;超声上通常呈低回声且具有多种图像表现,所以仅通过超声检查不能与生殖细胞肿瘤相鉴别。大细胞钙化型通常见于青年男性,可同时伴有遗传性综合征(Carney综合征和Peutz-Jegtms综合征),40%左右患者存在内分泌紊乱。44%的患者双侧发病,可同时发生,也可先后发生。28%的患者表现为多灶性。目前最大规模、最长时间的随访调查发现,7.5%患者初步诊断为"恶性"肿瘤,而11.7%的患者在随访中出现了转移。出现转移的患者通常为高龄、肿瘤较大、同时含有一个以上恶性肿瘤的征象。大细胞钙化型因具有钙化灶,超声表现为强回声,具有特征性图像表现。20%左右的硬化型支持细胞瘤为恶性,但是出现转移很少见。

4. 治疗 体积小无症状的睾丸肿瘤很容易被诊断为生殖细胞肿瘤而行根治性睾丸切除术。目前一般推荐对于较小睾丸肿瘤可先行睾丸部分切除术,得到最终病理后再做进一步处理,尤其对于具有男性乳房发育、激素紊乱、钙化超声图像(具有钙化灶的小而局限的肿瘤)等明显支持细胞肿瘤征象的肿瘤患者。如果最终病理提示为非间质细胞肿瘤(如生殖细胞肿瘤)可二次行根治性睾丸切除术。当然睾丸部分切除术的前提是必须要保证保留的睾丸组织有足够的内分泌功能。对于既往有恶性肿瘤病史,尤其高龄的支持细胞瘤患者,为预防肿瘤转移可行根治性睾丸切除术和腹膜后淋巴结清扫术。没有恶性肿瘤征象者可进行个体化随访(由于没有特异的肿瘤标志物,最好选择CT检查),如果已有淋巴结、肺、骨等处转移,支持细胞瘤对放化疗不敏感,预后很差。

5. 随访 由于缺少大量病例随访资料,目前还没有有效的随访方案可供选择。

(三)睾丸颗粒细胞瘤

颗粒细胞瘤(GCT)属于性索间质肿瘤的一种,有2种不同的类型,即幼年型和成人型。成人型是一种潜在恶性肿瘤,幼年型则是一种良性肿瘤,其临床行为不同于成人型。

1. 幼年型 幼年型颗粒细胞瘤(juvenile

grandosa cell tumor，JGCT）是最常见的良性先天性睾丸肿瘤之一，占 12 岁以下男性儿童原发睾丸肿瘤的 3％，双侧发病者非常罕见。多发生在 6 个月以内的新生儿或婴幼儿（约 50％），平均诊断年龄为 1 个月。典型表现为较小（2cm）的单侧阴囊内包块（左右两侧患病率相同），但也有报道最大肿瘤为 10cm 者。新生儿表现为腹腔内肿块。除偶伴有外生殖器畸形外，一般和性染色体异常无关，且无明显内分泌异常。AFP 和 hCG 等瘤标检测在正常范围内。影像学表现为复杂的多房性囊性肿块。睾丸幼年型颗粒细胞瘤直径通常小于 2cm，典型表现是黄褐色、实性和囊性相间的肿块，坏死和出血罕见。镜下观可见，睾丸幼年型颗粒细胞瘤为含有黏液样物质的囊肿，由单层或多层颗粒细胞形成间隔样结构，可见颗粒细胞的固性结节，但是缺乏成人型颗粒细胞瘤的 Call-Exner 小体或"咖啡豆"核的典型表现。睾丸幼年型颗粒细胞瘤可依靠其显微镜下病理特点与其他性索间质肿瘤相鉴别。虽然睾丸幼年型颗粒细胞瘤在组织学上可见相当数量的有丝分裂象，但其仍是一种良性病变，保留睾丸组织的手术治疗是推荐治疗方案，多数患者术后无复发和转移。

2. 成人型　睾丸成年型颗粒细胞瘤非常罕见，占所有睾丸颗粒细胞瘤的 4％～6％，两侧睾丸患病率相同。常偶然发现，也有患者表现为缓慢的无痛性睾丸肿胀，部分患者合并有男子乳腺发育和阳痿。发病年龄平均 44 岁，最年轻者 16 岁。肿瘤大小似乎与发病持续时间相关，从 0.5～1.3cm 不等。超声表现为具有不同内在回声的低回声团块。大多数睾丸成年型颗粒细胞瘤为黄色、实性、边界清晰、分叶状团块，偶可见压迫周围纤维组织形成的假包膜，较大肿瘤可出现出血和坏死；转移瘤则表现为囊性、出血和坏死。镜下观为具有嗜酸性细胞质的圆细胞，含有特征性纵沟的卵圆核（咖啡豆外观）；生长模式包括实性、微滤泡状、回状、岛状、小梁状、假肉瘤样等；偶可见泡膜间质细胞；瘤体周边可见含 Leydig 细胞增生和 Sertoli 细胞结节的睾丸实质；肿瘤细胞可排列形成小囊性结构的卵巢滤泡（Call-Exner bodies，卡-埃小体）；肿瘤为恶性的组织学特征包括：肿瘤体积＞7cm、有丝分裂活性增加、坏死范围增大、淋巴管浸润。免疫组化

（Vimentin 阳性，上皮膜抗原阴性，细胞角蛋白＋/－）在颗粒细胞瘤的诊断上作用有限，特别是在年龄较大的病例。虽然成年型颗粒细胞瘤多数为良性，约 20％有潜在远处转移，所以该类患者均推荐根治性睾丸切除术。淋巴结转移者也可有较长的生存时间，但远处转移者往往疾病进展迅速，常数月后死亡，总体生存率极低。对颗粒细胞瘤患者的治疗除根治性睾丸切除术外还要排除远处转移，评估其恶性潜能，进一步确定进展性肿瘤的治疗方案。目前为止，对于睾丸颗粒细胞瘤远处转移尚无标准的治疗方案。多种治疗方法的联合应用可能对进展型恶性睾丸成人型颗粒细胞瘤有一定效果。

（四）睾丸泡膜细胞瘤/纤维瘤

多发生于 5－67 岁（平均年龄 31 岁）的男性；常有单侧阴囊肿胀，有时出现阴囊疼痛，没有激素异常的症状，未见睾丸泡膜细胞瘤/纤维瘤转移和复发的报道。

1. 肉眼观　睾丸泡膜细胞瘤/纤维瘤直径从 0.8～7cm（平均 2.7cm），界限清晰，黄灰相间的实性肿块，有厚的纤维包膜，将瘤体与睾丸组织分开，中心无坏死和出血。囊性病变较罕见。

2. 镜下观　瘤体含有短的交织状或席纹状排列的梭形细胞，细胞质中到大量不等，纤维胶原间质较少，血管丰富；有丝分裂象可见，没有颗粒细胞或 Sertoli 细胞，睾丸实质正常或轻度精子发生减少。

3. 免疫组化　Vimentin 及平滑肌肌动蛋白阳性细胞角蛋白、S100 蛋白组蛋白 CD99/MIC2 及 CD34 均阴性。

4. 单纯肿瘤切除　预后较好。

（五）睾丸白血病

睾丸白血病（leukemia of testis，TL）是白血病髓外复发的重要病灶，睾丸出现无痛性肿大，多为一侧性，另一侧虽无肿大，但在活检时往往也发现有血病细胞浸润。睾丸白血病多见于 ALL 化疗缓解后的幼儿和青年。多数预后极差，发生白血病后，平均生存时间只有 21 个月。对 TL 应采用综合方法治疗，化疗和局部的放疗是主要的治疗措施，病变睾丸的切除是否利于提高患者的生存期有待于进一步研究。

九、其他问题（the other problems）

（一）性功能障碍

睾丸肿瘤患者治疗中最常见的并发症是性功能障碍，包括性欲、性唤起、阴茎勃起、性高潮、射精、性快感和性满意度等方面明显减退，其中射精障碍最明显。睾丸肿瘤被证实对患者有精神心理上的打击；睾丸切除、盆腔放疗、化疗、腹膜后淋巴结清扫术等治疗，及其治疗中产生的不良反应等均是导致性功能障碍的主要原因。肿瘤治疗效果越差，不良反应越重，性功能障碍越严重，以致完全不能进行性生活。性功能障碍的恢复，要经适当的心理及药物的治疗，可能要持续到肿瘤治愈后 2 年左右。

（二）生育问题

睾丸肿瘤的治疗可导致不育。确诊睾丸肿瘤后的性功能障碍会影响生育，而盆腔放疗、化疗、腹膜后淋巴结清扫术等治疗方法更会对生育产生潜在的影响。放疗及化疗均可损害睾丸的生精功能导致不育，放疗可能对生育影响最大。研究发现，睾丸肿瘤患者在接受治疗后，生育能力下降 30%。对未生育的睾丸肿瘤患者，在治疗前取精液，或取正常睾丸组织做冷冻保存，待治疗后需生育时，采用辅助生殖技术可达到生育的愿望。

（三）睾丸原位癌

睾丸原位癌是一种隐匿性癌前期病变。Skakkebaek（1972）首先发现睾丸原位癌（CIS）/小管生殖细胞肿瘤未定类型（IGCNU）。CIS/IGCNU 是睾丸生殖细胞肿瘤（TGCT）除精母细胞精原细胞瘤以外各型共同的前驱病变，其来源很可能为原始生殖细胞（PGC）/早期生殖母细胞（gonocyte）的恶性转化。流行病学和表型免疫组化检测证据表明 IGCNU 是一种发生于胎儿期的先天性病变。近年研究发现，睾丸生殖细胞肿瘤来源于睾丸曲精管内原位癌。睾丸原位癌的早期诊断和治疗，对防治睾丸癌具有重要意义。睾丸生殖细胞肿瘤的组织发生一直存有争议，近年来认为各类型的睾丸生殖细胞肿瘤，除精母细胞型精原细胞瘤外，均起源于一个共同的前体，即睾丸原位癌，这类肿瘤在病理上称为不能分类的精曲小管内生殖细胞肿（intratubular germ cell neoplasia of the unclassified type，IGCNU）。这些 IGCNU 的细胞和精原细胞瘤在形态和 DNA 组成等均相同，是发生其他生殖细胞肿瘤的前体，即纯的精原细胞瘤可分化出非精原细胞瘤的生殖细胞肿瘤（nonseminoma germ cell tumors，NSGCT）。原位癌的诊断提倡进行睾丸肿瘤的对侧睾丸活检。在一些国家，对侧睾丸活检已经成为一种常规检查，原位癌检出率达 9%。对于对侧不同时间发生的睾丸肿瘤的检出率平均为 2.5%，如此低的检出率再加上大多数对侧不同时间发生的睾丸肿瘤通常为低级别等因素，使得是否进行系统性对侧睾丸活检存在争议。但是对于睾丸体积小于 12ml、既往有隐睾病史、40 岁以下的高危患者，对侧睾丸活检还是有必要考虑的。此外，为提高检查的敏感性也可进行重复活检。一旦原位癌诊断明确，则应对原发病灶进行放射治疗（20Gy，每次 2Gy）。由于放疗可能导致不育症，长期放疗还可能引起睾丸间质细胞功能和睾酮分泌功能受损。放疗前应与患者充分沟通，对处于生育期患者有生育计划的可以考虑推迟放射治疗。目前关于对侧睾丸原发肿瘤的监测还缺乏特异性的监测指标。一般不推荐做对侧睾丸活检，但由于睾丸萎缩是第二原发病灶的主要危险因素，所以建议当睾丸体积小于 12ml 时可做对侧睾丸活检（化疗前或化疗结束 2 年后）。

十、睾丸生殖细胞肿瘤随访（follow-up visit of testicular germ cell tumor）

睾丸生殖细胞肿瘤病人治疗后约 30% 的患者可能复发，因此治疗后应进行随访。

1. 随访目的 ①尽早发现复发的病灶及第二原发肿瘤病灶；②监测化疗和（或）放疗的不良反应；③监测患者远期心理健康。

2. 复发部位 睾丸生殖细胞肿瘤治疗后复发依次为腹主动脉旁淋巴结、纵隔、锁骨上淋巴结及肺或骨。少数患者肿瘤复发在腹股沟、髂外淋巴结。Ⅰ期精原细胞瘤治疗后有 0.25%～20% 复发。其中 80% 的复发发生在腹部，而腹主动脉旁淋巴结放疗的患者则很少有腹部复发。

3. 复发时间 复发多发生在 2 年内。Ⅰ期精原细胞瘤放疗后随访统计显示，2～6 年的复发率为 0.25%～1%。虽然也有晚期复发的报道，但复发最常见于治疗后的 18 个月内。Ⅰ期非精原细胞瘤根治性睾丸切除术后的复发率为 30%，其中约 80% 在随访的 12 个月内复发，有 12% 的患者在第 2 年复发，在第 3 年复发的比例为 6%，复发率在第 4 年和第 5 年降至 1%，偶尔也有在更长时间后复发的报道。因此治疗后应进行长期随访（至少 5 年）。

4. 随访内容　包括临床体格检查、血清肿瘤标志物和影像学检查（腹部、盆腔 CT），必要时行胸部、头颅 CT。

5. 血清肿瘤标志物　研究表明，通过监测血清肿瘤标志物及影像学检查可以较好地监测 TGCTs 的复发血清肿瘤标志物［AFP 和（或）hCG］，在约 2/3 的非精原细胞瘤复发患者及约 1/3 的精原细胞瘤复发患者中会升高。仅有 30% 的精原细胞瘤患者复发时有肿瘤标志物阳性反应。LDH 是预测肿瘤转移的重要指标，但用于预测复发还有争议。

6. CT 扫描　由于一些复发患者的肿瘤标志物并不升高，因此临床体检和影像学的随访亦非常重要。术后半年到 1 年可做盆腔 CT 随访。CT 扫描的密度以 8～10mm 较好，否则易出现假阴性结果。

（陈在贤　鲁栋梁　吕伯东　杨光永）

第二节　附睾肿瘤（tumor of epididymis）

附睾肿瘤极为少见，患病率约占男性恶性肿瘤的 1%。原发性附睾肿瘤，良性占 70%～80%，恶性占 20%～30%。肿瘤可发生于任何年龄，但以 20－50 岁性功能活跃的青壮年多见。平均年龄分布在 22.8－47.5 岁，年龄最大者 80 岁。多为单侧性病变，左、右侧均可发生，双侧少见。主要表现为阴囊内肿块，部分伴有阴囊隐痛或下坠感。良性肿瘤病变发展缓慢，中国国内组最长达 30 年，多数为 2～3 年。恶性肿瘤生长迅速，往往侵及睾丸精索，预后差，多在 2 年内死亡。而附睾腺癌恶性程度最高，一般诊断后多在 3 个月左右死亡。

一、分类（classification）

附睾肿瘤绝大多数为原发性，极少数为继发性。

（一）原发性附睾肿瘤

原发性附睾肿瘤分良性和恶性两大类。

1. 附睾良性肿瘤　附睾良性肿瘤占 70%～80%，除囊肿外，常见的附睾良性肿瘤有腺瘤样瘤（又称为间皮瘤）、平滑肌瘤、腺瘤、囊腺瘤、血管平滑肌瘤、纤维瘤、脂肪瘤、纤维假瘤和畸胎瘤等，还有乳头状囊腺瘤、血管平滑肌脂肪瘤、纤维瘤、纤维脂肪瘤和硬化性管瘤。文献中有个别间皮瘤恶变的报道，故宜趁早手术治疗。良性肿瘤病变发展缓慢，多数为 2～3 年，最长达 30 年。

2. 附睾恶性肿瘤　附睾恶性肿瘤占 20%～30%，有腺癌、横纹肌肉瘤、平滑肌瘤肉瘤、横纹肌肉瘤、黏液瘤、恶性黑色素瘤、淋巴肉瘤、非霍奇金淋巴瘤等，其中以横纹肌肉瘤最。原发性附睾腺癌早期确诊困难，病程进展快，预后差。恶性肿瘤恶性程度高，生长迅速，往往侵及睾丸精索，预后极为不良，附睾腺癌易被误诊为附睾结核、慢性附睾炎等。常在确诊后 2 年内死亡。

（二）继发性附睾肿瘤

可为多继发于精索、睾丸及其鞘膜肿瘤的直接浸润、前列腺癌的逆行转移、恶性淋巴瘤、肝癌、肺癌、肾癌等的全身扩散。

二、病因学（etiology）

发病原因至今不明，除一般肿瘤的诱发因素，如损伤、感染、放射线、化学致癌物质、病毒等有一定的关系。隐睾症的未降睾丸往往易恶变成附睾肿瘤。睾丸是产生激素的器官，因而也认为，内分泌功能障碍可能与睾丸肿瘤的发生有一定关系。

三、肿瘤分期（tumor stage）

附睾肿瘤 Boden 和 Gibb 分期法。

A：肿瘤局限于附睾睾丸和精索

A_1：小于 5cm。

A_2：大于 5cm，小于 10cm。

A_3：大于 10cm（块状腹膜后肿块）。

B：仅有膈下的淋巴结转移。

C：膈上纵隔和锁骨上淋巴结转移和远处转移。

附睾肿瘤 TNM 分期。

T：肿瘤

T_1：肿瘤局限于睾丸。

T_2：肿瘤侵犯睾丸鞘膜。

T_3：肿瘤侵犯精索。

T_4：肿瘤侵犯阴囊。

N：淋巴结

N_0：无淋巴结转移。

N_1：1 个淋巴结转移，小于 2cm。

N_2：1 个以上淋巴结，小于 5cm。

N_3：转移淋巴结，大于 5em。

M：远处转移

M_0：无远处转移。

M_1：有远处转移。

四、病理学（pathology）

附睾肿瘤很少来自上皮成分，除了附睾的囊腺瘤来自上皮组织外，其余大多来自间皮。

1. 附睾间皮瘤（或腺样瘤） 经电镜、免疫组化等证实，其来源于间皮，是附睾良性肿瘤中最常见的类型，约占全部附睾肿瘤的 53%。间皮瘤来源于附睾鞘膜的间皮组织，多数学者认为来自间皮、午非管、苗勒管等。肿瘤切面呈白色、黄色或褐色，镜下可见间质及腺样细胞，间质中可见网状纤维结缔组织、平滑肌细胞、毛细血管及淋巴细胞浸润。依成分不同，有被称为腺纤维瘤、腺纤维肉瘤、血管样瘤、淋巴腺瘤及间皮瘤等。这类肿瘤生长比较缓慢，直径 2～5cm，表现为圆形与光滑的硬块。肉眼观察标本像子宫的纤维瘤，易被误认为是纤维瘤或平滑肌瘤，组织学发现的特征为肿瘤细胞呈柱状或立方状，排列成实心的条索状，条索之间有小的空隙，胞质嗜酸性，并有大小不一的空泡，这是其他肿瘤组织不具有的情况。附睾腺样瘤的针吸组织细胞学检查有以下特征：①多为肌上皮细胞；②多黏液；③几乎无淋巴细胞的炎症；④有坏死；⑤有沙样体；⑥细胞质呈同心层状结构；⑦可见 Koss 窗；⑧可见有丝分裂；⑨可见染色质丝等。细胞核具有低核/浆比率、呈圆形或卵圆形细胞核、核小且偏心、光滑核膜等特点。

2. 附睾平滑肌瘤的发生 有学者认为由午非管的迷走（错位）形成。

3. 附睾囊腺瘤的发生 根据组织病理学及电镜观察研究，可能发生于附睾表面上皮的包涵性囊肿，上皮增生分泌使小囊增大，形成腺纤维瘤，增大显著时形成囊腺瘤。根据组织学及其有无浸润特点，临床上可分为良性、交界性和恶性囊腺癌。附睾肉瘤发生于一般组织，如附睾横纹肌肉瘤；附睾癌则发生于附睾固有组织，如附睾腺癌；两者均是附睾恶性肿瘤的常见类型。

4. 附睾腺癌 原发性附睾腺癌早期确诊困难，手术是首选治疗手段，放疗和化疗尚缺乏临床经验，病程进展快，预后极差，短期内死亡。

5. 转移 其转移途径同睾丸肿瘤，可向腹膜后淋巴结、肺、肝、骨等转移。

五、临床表现（clinical manifestations）

附睾肿瘤的多数病人常无明显症状，主要表现为阴囊内肿块，部分伴有阴囊隐痛或下坠感。良性肿瘤病变发展缓慢，多数为 2～3 年，最长达 30 年，恶性肿瘤生长迅速，往往侵及睾丸精索。当肿瘤并发感染时局部的疼痛可加重，晚期恶性肿瘤发生转移时可出现腰痛、腹痛、胃肠道梗阻、咳嗽、咯血、血尿等症状。

附睾尾部比头部罹患率要高出 4 倍，左侧比右侧附睾高出 2 倍。附睾肿瘤可见于任何年龄阶段，良性肿瘤的发病年龄较轻，表面光滑，边界清楚。恶性肿瘤多见于 40 岁以上，而胚胎性横纹肌肉瘤发病年龄较为年轻，左右侧附睾发病无明显差别。双侧性常为平滑肌瘤。恶性肿瘤生长快，质地不均，与周围组织界限不清，往往浸润整个附睾，故原发部位常难以辨认，早期即可发生转移。

六、诊断（diagnosis）

（一）病史

阴囊内附睾肿块的临床表现。

（二）体格检查

检查附睾肿块好发于附睾尾部或头部，良性肿瘤表面光滑，界限清楚，呈球形或卵圆形，有弹性感，无压痛或压痛不明显等，体积一般不超过 3.0cm 直径大小。恶性肿瘤表面不光滑，结节状，界限不清，质地硬韧。

（三）影像学检查

1. B 超检查 可显示睾丸上端或下端有与睾丸分界明显的回声区，有的边界整齐，中等回声，分布均匀,有的出现低回声区,有的界限不清,不均匀回声。

2. CT、MRI　必要时做 CT 或磁共振成像协助诊断。

七、鉴别诊断(differential diagnosis)

附睾肿瘤与附睾结核、慢性附睾炎、精液囊肿等疾病鉴别。附睾恶性肿瘤具有生长迅速、质地坚硬有压痛、往往侵及睾丸精索、界限不清等特点。

1. 附睾结核　病人多数有结核病史,附睾肿胀结节以附睾尾部多见,无疼痛。但结核结节局部不规则,与周围界限不清,质硬有触痛,输精管增厚变硬成串珠样,常为双侧性,阴囊部亦可有窦道形成。

2. 慢性附睾炎　附睾增大,有硬结伴输精管增粗,常并发慢性前列腺炎。尿常规及前列腺液常规检查可发现较多白细胞或脓细胞。触诊附睾尾部轻度肿大,呈正常形态。病理检查见小管上皮肿胀管腔内有渗出物,间质内有炎细胞浸润。

3. 精液囊肿　精液囊肿为位于附睾头部的球形肿块,表面光滑,波动感明显。B 超检查附睾头部有圆形透声区,其大小一般在 1～2cm。诊断性穿刺可抽出乳白色的液体,镜检可见精子。

八、治疗(treatment)

(一)治疗原则

手术是附睾肿瘤的主要治疗方法。

1. 附睾良性肿瘤　以早期切除肿瘤或附睾为主。一般小的(<1cm)不需要特别处理,如症状重者,也可以考虑做肿瘤或附睾切除术。如未生育者,建议待生育后再手术。因为肿瘤或附睾切除后,一侧睾丸产生的精子可能就排不出来了,一侧睾丸就等于丧失了生育能力。

2. 附睾恶性肿瘤　切断精索,同侧睾丸及附睾一并切除,术前或术后酌情辅以放疗或化疗。

(二)治疗方法

1. 附睾切除术　适用于附睾良性肿瘤。对附睾良性肿瘤可做单纯肿瘤切除或患侧附睾切除术。

2. 根治性睾丸切除术　附睾恶性肿瘤应早期施行同侧睾丸、附睾及精索的根治性切除术。如术中不能肯定诊断者,术中可切取肿瘤组织冰冻切片检查,一旦确诊为恶性肿瘤,则应行精索高位切断的睾丸附睾切除术。

3. 腹膜后淋巴结清除术　附睾腺癌淋巴转移者,因附睾与睾丸的淋巴回流是相同的,因此应施行腹膜后淋巴结清扫术。

4. 化疗及放疗　腺癌以淋巴转移者术后可根据恶性肿瘤的病理类型行化疗和(或)放疗。可提高存活率,尤其是儿童附睾横纹肌肉瘤,术后放疗及化疗,可提高疗效。

九、预后(prognosis)

1. 良性肿瘤　附睾良性肿瘤预后良好。

2. 恶性肿瘤　附睾恶性肿瘤预后不佳,多在 2 年内死亡,附睾腺癌恶性程度最高。诊断多在 3 个月左右死亡。重医大附一院泌尿外科曾收治 1 例附睾腺癌,确诊后 3 个月内死亡。

(鲁栋梁　陈在贤)

参 考 文 献

[1] 吴意光,刘萃龙,张勇建,等.睾丸表皮样囊肿三例报告并文献复习.中华临床医师杂志(电子版),2012,3:135-137

[2] 李绪斌,叶兆祥,肖建宇.睾丸精原细胞瘤的 MSCT 诊断.医学影像学杂志,2012,1:146-147

[3] 李艳丽,陈国云,李吉华.睾丸肿瘤的 MRI 诊断.中国医药科学,2012,3:149-150

[4] 周瑞琼,郝春鸿.17 例 B 超在睾丸肿瘤诊断中的应用及体会.中国卫生产业,2012:1114

[5] 韩毅东.高频彩色多普勒超声诊断睾丸肿瘤的临床价值.重庆医学,2012,3:288-289

[6] 郭永梅,刘真,江新青,等.睾丸非精原类生殖细胞瘤的 MSCT 表现与组织病理对照.放射学实践,2011,9:978-980

[7] 李日清,李学松,张祥华,等.原发性附睾肿瘤:附 42 例报告.中华临床医师杂志,2007,1(7):14-17

[8] 陈鸿杰,于新宁,梁忠,等.附睾腺癌 2 例报告并文献复习.中华男科学杂志,2012,18(1):80-82

[9] 郝宗耀,叶元平,刘明,等.152 例睾丸肿瘤的临床诊治分析.现代泌尿生殖肿瘤杂志,2013,3:139-142

［10］胡佳林,吕家驹,谈月清,等.睾丸肿瘤 86 例临床分析.山东大学学报:医学版,2019,4:77-83

［11］高杨杰,刘春.睾丸肿瘤治疗对性与生殖功能影响的研究进展.中华男科学杂志,2019,7:651-654

［12］陈懿,晓亮,戈晓华,等.健康管理对睾丸肿瘤患儿疼痛缓解及心理状态的影响.癌症进展,2011,3:366-368

［13］李敏,蒋涛.增强 MRI 对睾丸肿瘤及肿瘤样病变病理分型的诊断价值.首都医科大学学报,2019,2:305-311

［14］蔡雪梅,杨秀军,李婷婷,等.儿童睾丸肿瘤的 MRI 和 B 超诊断的对照分析.临床放射学杂志,2019,2:313-317

［15］王军凯,王林辉.睾丸肿瘤保留睾丸术式的探索与得失.临床外科杂志,2018,2:94-96

［16］胡礼炳,雷永红,Makus.Hphenfellner.2012 年欧洲泌尿外科学会睾丸肿瘤诊疗指南解读.昆明医学院学报,2012,7:79-83

［17］李定明.蒋敏.睾丸肿瘤患者的生育力保存.实用医院临床杂志,2018,4:257-259

［18］彭洋.2016 年 WHO 泌尿系统和男性生殖器官肿瘤分类——第一部分院:肾、阴茎和睾丸肿瘤.影像诊断与介入放射学,2018,1:65-72

［19］杨文增,崔振宇,张伟,等.原发性附睾肿瘤的诊断与治疗(附 35 例报告)中华男科学杂志,2010,6:527-530

［20］杜博.原发性附睾肿瘤的诊断和治疗.中国实用医药,2013,3:78-79

［21］宋勇波.转移性附睾肿瘤误诊为附睾炎 1 例并文献复习.现代泌尿生殖肿瘤杂志,2016,4:242-243

［22］章宗武,吕建军,蒋玫金,等.原发性附睾淋巴瘤 1 例及文献复习.安徽医学,2013,5:619-621

［23］徐峰,汪泓,郝宝金.双侧附睾巨大平滑肌瘤 1 例报告.中华男科学杂志,2016,4:382-383

［24］谭国强,马雁秀,李卓永,等.睾丸肿瘤的 CT 表现及其临床特征.医学影像学杂志,2013,4:569-572

［25］赵生龙,周权,吴学振.原发性附睾肿瘤的诊断和治疗.中国卫生产业,2012,12:14-15

［26］汤壮,魏强.睾丸肿瘤的影像学诊断及治疗.临床外科杂志.2015,2:98-100

［27］张雅秀,孙晓腾,徐军辉,等.附睾恶性孤立性纤维性肿瘤一例报告.中华肿瘤防治杂志,2015,13:1066-1067

［28］王盛,韩雯,孙振柱,等.附睾乳头状囊腺瘤 7 例临床病理分析.临床与实验病理学杂志,2015,8:929-931

［29］杜从启,田润辉,郭凯敏.附睾胚胎型横纹肌肉瘤 1

例报告并文献复习.中国男科学杂志,2015,5:57-59

［30］张佳义.原发性附睾黏液纤维肉瘤 1 例报告并文献复习.中国男科学杂志,2014,12:59-60

［31］张璞暹,李小顺,张琰,等.双侧附睾平滑肌瘤误诊 1 例报道.宁夏医科大学学报,2016,1:116-116

［32］Gondim DD,Ulbright TM,Cheng L,et al. Primary Cystic Trophoblastic Tumor of the Testis:A Study of 14 Cases. Am J Surg Pathol,2017,41(6):788-794

［33］Woldu SL,Amatruda JF,Bagrodia A. Testicular germ cell tumor genomics. Curr Opin Urol,2017,27(1):41-47

［34］Batool A,Karimi N,Wu XN,et al. Testicular germ cell tumor:a comprehensive review. Cell Mol Life Sci,2019,76(9):1713-1727

［35］Machiela MJ,Dagnall CL,Pathak A,et al. Mosaic chromosome Y loss and testicular germ cell tumor risk. J Hum Genet,2017,62(6):637-640

［36］Vehling S,Mehnert A,Hartmann M,et al. Anxiety and depression in long-term testicular germ cell tumor survivors. M Gen Hosp Psychiatry,2016,38:21-25

［37］Achiela MJ,Dagnall CL,Pathak A,et al. Mosaic chromosome Y loss and testicular germ cell tumor risk. J Hum Genet,2017,62(6):637-640

［38］Han X,Yu L,Yang S,et al. Primary neuroendocrine tumor of the testis:a study of clinicopathological features. Int J Clin Exp Pathol, 2014, 7 (4):1771-1776

［39］Thambi R,Pothen L,Emmanuel KM,et al. Leydig cell tumor of testis with indeterminate features. Indian J Cancer,2015,52(4):529-530

［40］Ghoreiff A,Djaladat H. Management of Primary Testicular Tumor. Urol Clin North Am,2019,46(3):333-339

［41］Liu W,RD,Yu QH. Adenomatoid tumor of the testis in a child. J Pediatr Surg,2011,46(10):E15-7

［42］Chen YT,Cao D,Chiu R,et al. Chromosome X-encoded Cancer/Testis antigens are less frequently expressed in non-seminomatous germ cell tumors than in seminomas. Cancer Immun, 2013, 13: 10. Print 2013

［43］Sejima T,Takenaka A. Lymph node dissection. Nihon Rinsho,2016,74(Suppl 3):450-455

［44］Bianchi L,Gandaglia G,Fossati N,et al. Pelvic lymph node dissection in prostate cancer:indications, extent and tailored approaches. Urologia,

2017,84(1):9-19

[45] Ghersin ZJ, Kuo DJ. Melanotic Neuroectodermal Tumor of Infancy in the Epididymis:A Brief Report and Review of the Role of Chemotherapy in Management. J Pediatr Hematol Onol,2016,38(3):e144-6

[46] Gao L,Song H,Mu K,et al. Primary epididymis malignant triton tumor: case report and review of the literature. Eur J Med Res,2015,20:79

[47] Dolgon ZN,Kabaca C,Karatehe A,et al. The Use of Human Epididymis 4 and Cancer Antigen 125 Tumor Markers in the Benign or Malignant Differential Diagnosis of Pelvic or Adnexal Masses. Balkan Med J,2017,34(2):156-162

第18章 阴茎和阴囊肿瘤
(penile and scrotal tumors)

第一节 阴茎癌（carcinoma of penis）

阴茎癌是指起源于阴茎上皮细胞的恶性肿瘤，95％以上为鳞状细胞癌，其中 92％ 为分化好的鳞状细胞癌；3％为乳头状癌、基底细胞癌、未分化癌、腺癌等。极少数是高度恶性的阴茎恶性黑色素瘤，肉瘤等相对少见。阴茎癌是男生殖系统较常见的肿瘤之一，多见于 40－60 岁有包茎或包皮过长的病人。20 世纪 50 年代曾居国内泌尿男性生殖系肿瘤患病率的首位。

近年随着我国人民生活水平的提高及医疗卫生条件的不断改善，其患病率逐年下降。阴茎癌重在预防，发病后应尽早诊治。治疗仍以手术切除癌肿为主。

一、病因学（etiology）

阴茎癌的病因目前仍不明确。可能与下列因素有关。

1. 包茎包皮垢　阴茎癌与包茎关系密切。阴茎癌患者几乎均有包茎的病史。犹太民族男性新生儿，出生 10d 内行包皮环切术，几乎无发生阴茎癌。伊斯兰教民 4－12 岁行包皮环切术，患阴茎癌者极少。新生儿行包皮环切术能有效防止此病。目前已公认包茎内包皮垢是阴茎癌的诱发因素，认为包皮垢含有促进阴茎癌的致癌物质，加上慢性炎症长期刺激可导致阴茎癌。动物实验已证实人包皮垢可诱发小鼠患宫颈癌。因此，阴茎癌可看作是一种包茎或皮过长的晚期并发症，是一种可预防的肿瘤。

2. 病毒感染　目前研究认为，阴茎癌的发生与人体乳头状瘤病毒（HPV）感染有关，并在多数阴茎癌组织中发现 HPV，对人乳头瘤病毒 DNA 的原位杂交研究提示，HPV16 和 HPV18 型感染与阴茎癌发病密切相关。

3. 梅毒　研究发现，10％～15％ 阴茎癌患者的血清华康反应阳性者，有冶游性病史，发病年龄较阴性者早 10 年。梅毒减低了对患者阴茎癌的抵抗力。

4. 癌前病变恶变　如阴茎角化症、阴茎白斑、Queyrat 增殖性红斑、阴茎乳头状瘤、干性阴茎头炎，以及病毒引起的病变（包括尖锐湿疣、Bowen 细胞丘疹、Kaposi 肉瘤）也可恶化发展为阴茎癌。

5. 光化疗（photchemothemp）　如口服光敏剂 8-methoxypsora 和紫外线 A 照射（简称 PUVA）与阴茎癌的发病关系日益受到重视。吸烟、阴茎外伤、性伴侣数量与阴茎癌发病可能也有一定关系。

二、流行病学（epidemiology）

阴茎癌的患病率为(0.1～7.9)/10 万人。在民族和人种肤色之间有显著差异。犹太人几乎不发生阴茎癌，发病年龄各地区亦不一致。美、欧各国发病年龄较大，40 岁以前发病者很少见，50－60 岁为发病高峰，平均发病年龄 58 岁。我国发病年龄有所提前，40 岁以前发病的占 28.6％，41－60 岁为高峰，占 51.1％～65％，平均发病年龄 49.1 岁。亚、非、拉发展中国家，阴茎癌的患病率比较高，欧、美发达国家患病率比较低。欧洲的患病率为

0.1～0.9/10 万人,美国为 0.7～0.9/10 万人,其他地区如亚洲、非洲和南美,占男性癌症的 10%～20%。我国是阴茎癌高发地区之一,1998－2002 年上海市的标化发病率为 0.6/10 万男性,较 1975 年的发病率降低了近一半。然而在一些欠发达地区,受经济条件和卫生习惯的制约,阴茎癌仍然是男性健康的重要威胁之一。

三、转移途径(transference process)

阴茎癌主要是经淋巴转移,其次是直接浸润,血行转移者少见。

1. 淋巴转移 最常见,包皮的淋巴管成网状,与阴茎皮肤淋巴管相连,分支引流至腹股沟浅淋巴结。阴茎头淋巴管和海绵体淋巴管会合至腹股沟浅淋巴结,然后至腹股沟深淋巴结,引流至髂淋巴结。故阴茎癌早期淋巴转移到股淋巴结和髂淋巴结,可扩散至两侧腹股沟淋巴结。可沿包皮、系带、皮肤及皮下淋巴管引流至腹股沟淋巴结,再注入深腹股沟淋巴结,也可经阴茎头、阴茎海绵体引流到耻骨上淋巴丛,再注入深腹股沟淋巴结或髂外淋巴结,还可经尿道和尿道海绵体的淋巴引流至深腹股沟淋巴结或髂外淋巴结。极少数病例在盆腔内已有转移而腹股沟淋巴结无转移。其中最常见和最先转移的部位是浅腹股沟淋巴结。在腹股沟无肿大淋巴结的患者中,约 20% 存在临床无法检测的微转移灶。腹股沟淋巴结转移状态是影响阴茎癌患者生存最重要的因素之一。

2. 直接浸润 阴茎筋膜(Buck's fascia)是阴茎癌扩展的一个屏障,尿道海绵体常不受侵犯,当穿破阴茎筋膜和白膜则侵入海绵体血管,便向血管内扩散。癌组织可沿皮肤、阴茎海绵体向周围及阴茎根部蔓延,晚期可浸润耻骨前组织、阴囊、前列腺、耻骨,甚至可沿 Alcock 管直接侵入盆腔。

3. 血行扩散 很少见,可发生于晚期病人。可转移到肺、肝、骨、脑、皮肤等处。

四、形态分类(morphological classification)

阴茎癌从肿瘤形态上可分为原位癌、乳头状癌、浸润癌和溃疡型四种。

1. 原位癌 多位于阴茎头和冠状沟,是边界清楚的红色略突起的斑块,表面有脱屑或糜烂;有的表面为炎症性湿疹样改变,单发或多发,生长缓慢或数年不变。原发肿瘤的部位:阴茎癌多从阴茎头、冠状沟和包皮内板发生,阴茎体占 48%、包皮占 21%、阴茎体和包皮占 9%、冠状沟占 6%、阴茎部占<2%。

2. 乳头状癌(或菜花型) 常好发于包皮内侧、冠状沟及阴茎头部。开始为一空起的小乳头状瘤,可单发或复发;表面可呈结节状或乳头状分叶,高低不平。肿瘤渐渐增大,由于尿液浸泡肿瘤表面,常有感染。可溃烂呈典型的菜花样肿瘤,有脓性渗出物时具有特殊臭味。浸润表浅,分化程度高,恶性程度低。

3. 浸润型癌(或结节型) 以冠状沟处多见。肿瘤病变呈结节状,破溃,脓性或血性渗出液,为浸润型癌。向深部浸润可达海绵体。浸润越深,分化程度越低,甚至未分化者,恶性程度越高。阴茎癌在早期,很少侵及尿道海绵体,因尿道海绵体的白膜较为坚韧,能抵御癌肿的入侵,因此,排尿多无障碍。

4. 溃疡型癌 浸润型阴茎癌到晚期,癌肿逐步发展向阴茎体及根部方向溃烂,尿道海绵体被侵及破坏,阴茎部分缺损,尿道口不易辨认,发生淋巴转移。

五、组织类型(type of organization)

1. 癌前期病变 干燥性阴茎头炎、阴茎海绵体角化、阴茎 Bowen 样丘疹、阴茎内皮瘤(Queyrat 增生性红斑、表皮内鳞状细胞癌)。

2. 阴茎肿瘤(鳞状细胞癌)

(1)分型:典型、基底型、疣状、肉瘤样、腺样上皮。

(2)生长方式:表浅生长、结节样生长、疣样生长。

(3)分级:Broders 评分和 Maiche 评分。

3. 间质肿瘤 <3%,卡波西肉瘤、血管肉瘤、上皮样血管内皮瘤等。

4. 转移病灶 不常见,有转移至前列腺和直肠的报道。

六、阴茎癌分级分期(grading and staging of penile cancer)

阴茎癌有多种分期方法,较为实用的是 Jackson 分期和国际抗癌协会(UICC)的 TNM 分期。

1.Jackson 分期 即阴茎鳞状细胞癌 Jackson 分期(1966)。阴茎癌的分期与治疗方法的选择和预后有直接关系,临床上比较实用的是 Jackson 分期。

Ⅰ期(A):肿瘤局限于阴茎头、包皮或两者。

Ⅱ期(B):肿瘤侵犯阴茎干或海绵体,无淋巴结转移。

Ⅲ期(C):肿瘤转移至腹股沟淋巴结,可以切除。

Ⅳ期(D):肿瘤超出阴茎侵及邻近组织,或不能切除的腹股沟淋巴结转移及有远处转移。

2.阴茎癌 Murrell 及 Williama 分期

Ⅰ期:肿瘤局限于阴茎,无明显的淋巴结转移。

Ⅱ期:肿瘤局限于阴茎,有阳性淋巴结转移。

Ⅲ期:肿瘤局限于阴茎,有不能切除的淋巴结转移。

Ⅳ期:肿瘤扩散,侵犯到会阴及身体远处。

3.UICCTNM 分期 阴茎鳞状细胞癌以浸润深度及转移为主要特点,UICCTNM 分期标准如下。

(1)原发肿瘤(T)(见彩图 18-1)

T_X:原发肿瘤,不能评估。

T_0:未发现原发肿瘤。

T_{is}:原位癌,无浸润疣状癌。

T_a:非浸润性疣状癌。

T_1:肿瘤侵犯皮下结缔组织。

T_2:肿瘤侵犯阴茎海绵体或尿道海绵体。

T_3:肿瘤侵犯尿道或前列腺。

T_4 肿瘤侵犯其他相邻组织结构。

(2)局部淋巴结(N)

N_X:局部淋巴结不能评估。

N_0:未发现局部淋巴结转移。

N_1:单个、表浅腹股沟淋巴结转移。

N_2:多个或双侧表浅腹股沟淋巴结转移。

N_3:单侧或双侧深腹股沟或髂淋巴结转移。

(3)远处转移(M)

M_X:不能评估远处转移。

M_0:未发现远处转移。

M_1:远处转移。

4.Broders 分级 阴茎鳞状细胞癌的 Broders 分级,简单常用,根据细胞分化程度及在癌组织中所占的比例,将鳞状细胞癌分为四级。

Ⅰ级高分化型:75%以上的分化良好的鳞状细胞,具有发育良好的细胞间桥,趋向角质细胞分化,少部分异形性细胞,可见相当大量的角化珠,细胞核轻度异形,核分裂象少,浸润深度位于汗腺以上,其边缘部位可见完整的基底层,也有的区域基底层紊乱,与周围边界不清。

Ⅱ级中分化型:50%以上的分化良好的鳞状细胞,少数角化珠细胞核中度异形核分裂象增多,基底层不完整,与周围边界不清。

Ⅲ级低分化型:25%以上鳞状细胞分化良好,大多数为异形性细胞,只有少部分区域角化,肿瘤坏死无角化珠。这些角化不良细胞大而圆、呈深嗜伊红性胞质,其核皱缩,异形明显,有丝分裂相当多见,基底层消失,浸润至基底层以下。

Ⅳ级未分化型:细胞分化不到 25%。几乎无角化,无细胞间桥。癌细胞大都为异形性,细胞小呈梭形,核瘦长而染色深。有时不易与恶性程度极高的恶性黑色素瘤、纤维肉瘤等区别,需连续切片,在少数区域发现具有细胞间桥和开始角化的鳞状细胞状瘤细胞才确诊。

5.Maiche 分级 阴茎鳞状细胞癌的 Maiche 分级更为准确。

(1)角化程度

0分:无角化珠,角化细胞 <25%。

1分:无角化珠,角化细胞 25%~50%。

2分:不完整的角化珠或角化细胞占50%~75%。

3分:角化珠形成或角化细胞>75%。

(2)核分裂象(每高倍视野)

0分:10 个核分裂象。

1分:6~9 个核分裂象。

2分:3~5 个核分裂象。

3分:0~2 个核分裂象。

(3)细胞非典型增生

0分:所有细胞非典型增生。

1分:多数非典型细胞/每高倍视野。

2分:中等量非典型细胞/每高倍视野。

3分:少数非典型细胞/每高倍视野。

(4)炎细胞渗出

0分:无炎细胞出现。

1分:炎细胞(淋巴细胞)出现。

(5)细胞分化

细胞分化 1 级:8～10 分。

细胞分化 2 级:5～7 分。

细胞分化 3 级:3～4 分。

细胞分化 4 级:0～2 分。

七、临床表现(clinical manifestations)

阴茎癌好发年龄 40－60 岁;多有包茎或包皮过长病史。

(一)早期表现

阴茎癌早期常起始于包茎的包皮内(见彩图 18-2A),在阴茎头、冠状沟或包皮内板处生长,早期不易发现。当肿瘤穿破包皮后呈乳头状或菜花状生长,病变逐步发展,溃疡、乳头状疣、湿疹、丘疹、红色斑块及白斑等(见彩图 18-2B),有的病人表现为轻度不适、刺痒、疼痛、少许分泌物及性交时摩擦不适感。阴茎癌在早期,不论哪一型都很少侵及尿道,因尿道海绵体的白膜较为坚韧,能抵御癌肿的入侵,因此,排尿多无障碍。扁平溃疡型常早期转移至局部淋巴结,预后不良。病人就诊时,一般都有腹股沟淋巴结肿大,但多数由于阴茎癌并发局部感染所致,仅少数为肿瘤转移。

(二)中期表现

早期阴茎癌继续发展,疣状结节增大或溃疡加深、溃烂突破包皮,可出现菜花状、乳头状瘤块或癌性溃疡,伴脓性恶臭分泌物。癌肿可局限于阴茎头部或侵及阴茎体部,表面覆脓性分泌物或结痂,组织脆弱,容易出血(见彩图 18-2C)。若继发感染则腹股沟淋巴结常肿大,约有 50% 淋巴结肿大并非癌肿转移,而是炎症所致;如腹股沟淋巴结硬,形态不规则,无压痛,则高度怀疑癌肿转移。

(三)晚期表现

到晚期,肿瘤超过 5cm,尿道海绵被破坏,侵犯 75% 的阴茎,以致整个阴茎,甚至阴囊、阴囊内容物及耻骨前区组织也可被累及(见彩图 18-2D)。肿瘤转移到腹股沟淋巴结,引起堵塞,可导致腹股沟区、会阴部及下肢水肿。阴茎远端可因血供不良而坏死、脱落,局部剧痛难忍;可出现排尿不畅、疼痛、尿线变细甚至尿瘘。盆腔转移出现下腹部肿块,若发生肝、肺、骨及脑等远处转移,则出现相应的表现。肿瘤晚期,病人全身情况逐渐衰竭,还会出现精神萎靡、食欲缺乏、乏力、极度消瘦、贫血等恶病质体。阴茎癌不经治疗,一般 2 年内死亡,罕见有长期生存者。

八、诊断(diagnosis)

(一)询问病史

了解有无包茎继发阴茎头肿块样病变及上述典型的阴茎癌临床表现。

(二)必需检查

1. **体格检查** 对可疑病变患者应进行详细体格检查。

(1)男生殖系统检查:重点检查包皮、阴茎头及阴茎,双腹股沟淋巴结。

(2)系统检查:了解有无肿瘤转移病变、肝、盆腔及腹股沟区肿块、会阴及下股淋巴性水肿。

2. **活组织检查** 取阴茎头肿瘤组织,腹股沟淋巴结肿大者取淋巴结送病理检查。可明确癌肿的组织学类型、分级、生物特性,有助于临床分期和治疗方案的制订。

前哨淋巴结:前哨淋巴结(Cloquet 淋巴结)是指位于大隐静脉和股静脉连接处上内侧,或位于腹壁浅静脉前内侧,大隐静脉汇合点的上内侧的淋巴结群。它是阴茎癌淋巴结转移的第一站。多数学者认为行前哨淋巴结活检对阴茎癌分期及确定是否行进一步治疗具有重要的指导意义。但其假阴性率高达 25%～50%,且明显增加了并发症。

阴茎癌动态感觉淋巴结活检技术(dynamic sentinel node biopsy in penile carcinoma)是荷兰癌症研究所将淋巴液闪烁成像和伽马射线探测技术结合开展了动态双示踪下的感知淋巴结活检技术,对于提高阴茎癌淋巴结转移的诊断有重要意义,该技术有待于推广。

动态活检以 ^{99m}Tc 作为示踪剂,通过放射性探测仪发现最先显像的前哨淋巴结,再经病理检查检测转移灶。Kroon(2004)详细分析了这项新技术,对于高危的阴茎鳞癌有 18% 的假阴性,未能检出的原因为肿瘤阻塞淋巴管导致前哨淋巴结未能显像、未通过免疫组化识别微小转移灶。作为一项新技术,动态活检需要更多的临床试验来改进。

(三)推荐检查

1. **实验室检查** 早期可无异常。晚期可有血红蛋白低,血沉增快,肝转移者肝功能改变,骨转移则酸性磷酸酶增高。

2. 超声(可疑海绵体侵犯时) 超声波检查可确定有否肝、腹腔转移灶。放射性核素扫描可明确全身骨髓有无转移性病灶。

3. CT 检查 腹股沟淋巴结阳性或盆腔淋巴结阳性时可做腹部 CT。

4. X 线胸片 淋巴结阳性时,胸部 X 线平片可了解有无肺转移。

(四)选择检查

1. MRI 超声不能明确者。

2. 骨扫描 有全身疼痛症状者。

3. 淋巴造影 一般不应作为常规检查,若有淋巴结转移者,可显示淋巴结不规则、充盈缺损、淋巴管变形、受压阻塞等征象。

在诊断为阴茎癌的患者中,有 56% 伴有可触及腹股沟淋巴结,其中 18%～45% 确诊为腹股沟淋巴结转移>2 个淋巴结转移的患者中,约 20% 合并盆腔淋巴结转移,肿瘤浸润的深度、肿瘤分级、血管及淋巴侵犯及肿瘤生长方式是淋巴转移的风险因素。分子标记物作为肿瘤的预后因子,还正处在研究阶段。尚未用于临床。

九、鉴别诊断(differential diagnosis)

阴茎癌应和下列疾病相鉴别。

1. 阴茎梅毒 有冶游史,血清 TPHA 试验阳性,溃疡分泌物暗视野检查可以查到梅毒螺旋体。

2. 阴茎结核 发生在阴茎头。初起为小脓疮,溃破后形成溃疡,周围较硬,基底为肉芽组织,可向深部侵犯,破坏阴茎头,对抗结核药物治疗有效。行分泌物直接涂片、结核菌培养或动物接种,依靠病理检查区别。

3. 阴茎尖锐湿疣 多见于阴茎头及冠状沟、包皮内板,病变多为小乳头状突起物,亦可突起呈菜花状、乳头状、色紫红,散在,堆积,数目多少不定,亦可糜烂,须经病理证实,现认为是性病,与病毒感染有关。须赖组织活检以鉴别之。

4. 阴茎乳头状瘤 本病是阴茎较为常见的良性肿瘤。初起为一小的局部隆起,渐增大呈乳头状,有蒂或无蒂,边界清楚,呈红色或淡红色,质较软,亦可形成溃疡,感染后出血,生长缓慢,继发

感染者可有恶臭样分泌物,常不易与阴茎癌区别,必须靠活体组织检查才能确诊鉴别。应该注意,乳头状瘤可在局部发生恶变。易误为阴茎癌。通过组织活检以鉴别之。

5. 阴茎角化症 属一种慢性增殖性疾病。局部突起呈条状、柱状生长,灰褐色或黄色,边缘清楚,硬结随长大而脱屑,但不溃破,或干硬如羊角,或头缩尖锐。虽呈增生性组织改变,但无癌细胞生长,病检可鉴别。

6. 鲍恩病(Bowen disease) 实际上是阴茎原位癌一种类型,尚未发生局部浸润。以上病变行活组织病理检查均能明确诊断。

7. 阴茎白斑 病变呈白色,大小不等,边界清楚,质硬,易发生在包皮、阴茎头及尿道口的黏膜处。阴茎白斑可以恶变。

8. 阴茎增殖性红斑 较少见,常发生于阴茎头,呈深红色的圆形斑病变,边界清楚,单发或多发,中心部呈乳头状,脱鳞状屑,可发生溃疡,也认为是一种癌前病变。

十、治疗(treatment)

阴茎癌的治疗方法较多,有保留阴茎的疗法、阴茎部分切除术、阴茎全切除术、淋巴结清扫术、化疗及放疗等多种疗法。但手术切除肿瘤仍然是最主要的方法。

(一)保留阴茎的治疗

1. 适应证

(1)推荐适应证:①T_{is} 原位癌,无浸润疣状癌;②T_a 浸润性疣状癌;③T_1 肿瘤侵犯皮下结缔组织。

(2)选择适应证:T_2 肿瘤侵犯阴茎海绵体或尿道海绵体(限于<50% 阴茎头),患者年轻,需保留性功能,能随访者。

2. 治疗方法

(1)阴茎病灶局部切除术:因复发率较高须慎重选择,仅适用于以下几种情况。①局限于包皮的肿瘤,可单纯施行包皮环切术,但复发率可达50% 左右。②位于阴茎头的外生疣状癌肿,直径0.7cm 以内,未浸润阴茎海绵体者。③疣状癌位于阴茎头,基底不超过阴茎头半径者;切除范围应距肿瘤边缘 0.5cm,深部切至阴茎海绵体。切除标本须经全面病理检查,若切除不彻底须改行阴

茎部分切除术。

施行局部切除术的病人，必须定期随访，呈浸润性阴茎癌，局部切除复发率高达 25%～45%，须慎重选用。

（2）不全阻血疗法：Ⅰ期（A），肿瘤局限于阴茎头、包皮或两者。Ⅱ期（B），肿瘤侵犯阴茎干或海绵体，无淋巴结转移者。阴茎不全阻血疗法是近年出现的阴茎癌治疗新疗法，其基于癌细胞较正常细胞有更高的代谢率，因而癌细胞对缺血缺氧的耐受率更低，故而采用距肿瘤 2～3cm 处阻断阴茎绝大部分血供 24h，使得肿瘤因缺血而坏死，正常的阴茎组织得以保存。此手术方式尤其适于患者年轻，需保留性功能者且肿瘤在冠状沟前，肿瘤以上阴茎皮肤完好，海绵体无肿瘤浸润的Ⅰ、Ⅱ期阴茎癌。赵高贤报道 41 例阴茎癌患者采用阴茎不全阻血疗法，随访 2 个月至 20 年均未复发。

（3）Mohs 手术（Mohs micrographic surgery，MMS）：MMS 是连续切除皮肤癌变组织，切缘越远离癌灶，切除组织越薄，然后对切除标本进行编号、染色，快速冷冻切片，再镜检并比较染色谱，直到切除干净，找不到癌细胞为止。此手术，若病人选择得当（最好肿瘤≤1cm），治愈率高，复发率低，但手术费时，且价格昂贵，因此应用较少。

（4）激光治疗：激光治疗浅表阴茎癌已有 10 多年的历史，并取得一定疗效，特别是在保存器官、维持功能（排尿及性功能）、提高生活质量方面，均优于手术治疗。但有局部再发的可能，对浸润型癌治疗不彻底，影响预后。近年报道应用 Nd:RAG 激光治疗阴茎癌效果较好。

（二）阴茎部分切除术

1. 适应证

（1）推荐适应证：①T_1、T_2 期阴茎癌，肿瘤侵犯皮下结缔组织、阴茎海绵体或尿道海绵体，距肿瘤 2cm 切除，使正常阴茎能保留 3cm 者。②N_3 期阴茎癌，单侧或双侧深腹股沟或髂淋巴结转移者。

（2）选择适应证：①T_a 非浸润性疣状癌者。②N_1 或 N_2 期阴茎癌，单个、表浅腹股沟淋巴结转移，或多个或双侧表浅腹股沟淋巴结转移者。

2. 手术原则　阴茎部分切除术，一般距肿瘤 2cm 处切除即可，估计切除后能保留正常阴茎

2～3cm 或以上，能性交及站立排尿。在切除时断端冰冻检查无肿瘤。由于阴茎癌扩散常为栓子转移，不是一般肿瘤常有的淋巴管潜入周围组织，所以绝大多数距肿瘤 2cm 局部切除后无局部复发。在阴茎部分切除术中，不一定强调切除至病灶范围 2cm 以外，只要获得病理切缘阴性即可。

（三）阴茎全切除会阴部尿道造口术

1. 适应证

（1）推荐适应证：①T_2、T_3 或 T_4 期阴茎癌，肿瘤侵犯阴茎海绵体及尿道海绵体，肿瘤超过 5cm，侵犯 75% 阴茎，以致近端正常阴茎海绵体不足 3cm，残余阴茎悬垂部极短不可能站立排尿者；②N_2 或 N_3 期阴茎癌，多个或双侧表浅腹股沟淋巴结转移，或单侧或双侧深腹股沟或髂淋巴结转移者。

（2）选择适应证：①Ⅲ期，肿瘤转移至腹股沟淋巴结，可以切除；②Ⅳ期，肿瘤超出阴茎侵及邻近组织，或不能切除的腹股沟淋巴结转移及有远处转移者；③阴茎部分切除术后残端复发者。

2. 禁忌证　阴茎癌已广泛转移者；全身情况差不能耐受手术者。

3. 手术原则　紧贴耻骨上支切断阴茎海绵体脚，切除全部阴茎海绵体、阴茎皮肤和阴茎根部周围软组织。

（四）淋巴结清扫术

阴茎癌腹股沟淋巴结转移，如果不行清扫术，病人一般在诊断 1 年内死亡。

1. 腹股沟淋巴结清扫术　腹股沟淋巴结清扫术多数主张在行阴茎部分切除术及阴茎全切除术伤口愈合后施行。

（1）适应证：①推荐适应证，阴茎癌腹股沟前哨淋巴结活检阳性者，N_2 多个或双侧表浅腹股沟淋巴结转移者；②选择适应证，阴茎癌前哨淋巴结活检阴性者，能够随访者，行阴茎部分切除术或阴茎全部切除术后，每 3 个月随诊，随诊中如发现有腹股沟淋巴结转移者，才做腹股沟淋巴结清扫术。阴茎癌腹股沟前哨淋巴结活检阴性者，不能够随访者，可选择行腹股沟淋巴结清扫术。

（2）手术原则：①标准腹股沟淋巴结清扫术，清扫范围包括腹股沟韧带，内收肌、股四头肌内侧缘，基底面的股动静脉等处的淋巴结及脂肪组织。②改良腹股沟淋巴结清扫术，在标准腹股沟淋巴

结清扫术的基础上,保留大隐静脉,在外侧缘和下缘减少1~2cm的淋巴结及脂肪组织。

2. 髂腹股沟淋巴结清扫术

(1)适应证:推荐适应证为淋巴结活检证实为N_3单侧或双侧深腹股沟或髂淋巴结转移者。

(2)禁忌证:①阴茎癌髂腹股沟淋巴结转移,局部浸润压迫血管,使静脉回流障碍,引起下肢不对称水肿者。②阴茎癌腹主动脉旁有肿大淋巴结或有远隔器官转移病灶的患者或已有血行转移,全身情况较差,不能耐受手术者,局部淋巴结清扫已无临床意义。

(3)手术原则:标准的髂腹股沟淋巴结清扫的范围为上界于脐与髂前上棘连线,下界达股三角底部,外界由髂前上棘内向下到缝匠肌内侧缘,内界在腹股沟韧带上前正中线旁3cm,腹股沟韧带下阔筋膜内缘,清除腹股沟区及股管内所有淋巴脂肪组织;髂淋巴组织清扫范围为腹主动脉分叉以下盆筋膜、髂总动脉和髂外血管鞘及周围淋巴脂肪组织。阴茎癌合并有下肢静脉曲张,深静脉有阻塞,回流不好,术中忌行大隐静脉结扎。

3. 盆腔淋巴结清扫术　包括髂外淋巴链和髂闭孔淋巴链。

(五)评析

1. 手术分期与否　阴茎癌手术分一期手术和二期手术。一期手术,即原发灶和转移淋巴结同时完成,虽能缩短治疗期和减轻经济负担,但并发症较多,因阴茎癌几乎均并发感染,如同时进行,腹股沟淋巴结清扫术后伤口可能经久不愈。因此,多数人主张分期手术,即腹股沟淋巴结清扫术最好在行阴茎切除术后,感染控制伤口痊愈后2~4周进行,这样手术成功率高,并发症明显减少。

2. 淋巴结清扫术争论问题　关于腹股沟淋巴结清扫术的适应证已争论多年。临床上未触及腹股沟淋巴结肿大者,或前哨淋巴结活检阴性者,是否行淋巴结清扫术问题,有两派意见。

(1)早期淋巴结清扫:部分阴茎癌病人中有10%~20%发生早期微转移,许多阴茎癌侵犯阴茎头部,其淋巴液可以直接进入盆腔淋巴结。有证据表明,双侧前哨淋巴结活检阴性而盆腔淋巴结已发生转移,如果行早期淋巴结清扫将获得良好的疗效,早期行早期淋巴结清扫术与临床已

出现转移征象再行早期淋巴结清扫术的5年生存率分别为60%~88%和8%~38%。因此对于临床腹股沟淋巴结阴性的患者是否行早期淋巴结清扫术取决于病理分期和分级;T_{is}-T_a和T_1低分级肿瘤G_{1-2}代表低风险淋巴结转移,在后来的随访中仅有5%~14%的患者发生转移;而T_{2-4}和高分级G_3肿瘤发生淋巴结微转移的危险为66%~83%,在这一部分患者行早期淋巴结清扫术能保证5年生存率显著高于已有临床转移证据行淋巴结清扫术的患者。

清扫方式的选择及相应辅助治疗,对无合并可触及淋巴结肿大的患者,推行改良淋巴结清扫术,一旦发现有阳性淋巴结可扩大行标准淋巴结清扫术。淋巴结清扫的范围:对于有一两个淋巴结被侵犯的患者,淋巴结清扫术能达到80%的治愈率。即使盆腔淋巴结受累,单纯淋巴结清扫术仍能在部分病人中达到治愈。

(2)不常规淋巴结清扫术:阴茎癌患者在就诊时有30%~64%可发现腹股沟淋巴结肿大,其中50%是慢性炎性所致,而病理活检也存在6%~10%的假阳性。一旦前哨淋巴结活检阳性,须行髂腹股沟淋巴结清扫术,如果为阴性则不必行此手术。未触及腹股沟淋巴结肿大者有2%~20%发生早期微转移,但亦有报道假阴性可达38%,阴茎癌转移者占20%~50%,目前不主张常规腹股沟淋巴结清扫术,因为50%以上病人可能不存在转移病灶,而清扫手术所引起的皮肤坏死、感染、肺栓塞及后期的下肢淋巴水肿相当常见,给患者带来不必要的痛苦。如果临床上有可疑的转移灶,即淋巴结增大者,可取活检,必要时行连续切片检查,有转移者行淋巴清扫术。一般不主张常规两侧同时行淋巴结清扫术。

(六)放射治疗

阴茎癌的放射治疗有保持阴茎完整、病变痛苦小等优点。但放射治疗是有争论的,有主张阴茎癌仅行放射治疗,由于大量照射可引起尿道狭窄、尿瘘、阴茎坏死和水肿等并发症,应用受到限制。阴茎癌感染、坏死也可降低放疗效果。早期阴茎癌可在博来霉素配合下行X线照射,效果良好。在行近距离放疗前,必须做正规包皮环切术。

1. 适应证　T_1肿瘤侵犯皮下结缔组织者。T_2肿瘤侵犯阴茎海绵体或尿道海绵体,肿瘤<

4cm者。①年轻患者拒绝手术治疗，可保留完整的阴茎、正常性功能者；②癌细胞分化较低的癌肿对放射治疗敏感者；③已有淋巴结转移者手术前后的辅助治疗；④阴茎癌晚期的姑息治疗，缓解病人症状，延长寿命；⑤多发固定结节，不适合化疗者。

2. 禁忌证　①病人一般情况差，呈恶病质者；②血象过低，白细胞<3.0×10⁹/L，血小板<50×10⁹/L，血红蛋白<90g/L者；③合并各种传染病，如活动性肝炎、活动性肺结核者；④重要器官（如心、肺、肝、肾等）功能严重不全者；⑤对放射线中度敏感的肿瘤已有广泛远处转移，或经足量放疗后近期内复发者；⑥已有严重放射损伤部位的复发。

放射剂量及照射范围应根据肿瘤大小和浸润程度而定，但一般要超出病灶1～2cm。据报道，单放射治疗的5年生存率Ⅰ、Ⅱ期病例为100%，Ⅲ期病例降为31%。近年来还开展了近距离放射治疗，是指用放射线短距离照射肿瘤，放射源直接置入或环绕肿瘤周围，可最大限度地减少对周围正常组织的损害。与其他放疗相比，近距离放射治疗可减少放射剂量，限制照射界线和缩短治疗时间。一般用于较早期肿瘤，尤其是年轻患者，不但可减少尿道狭窄、尿瘘、阴茎坏死和水肿等普通放疗产生的并发症，还有利于保持正常排尿和性功能，以及配合手术和放射治疗。

（七）化学治疗

配合手术治疗可提高疗效，适用于：①腹股沟、盆腔多发固定结节者；②适用于术前辅助化疗、手术、术后化疗、放疗等综合治疗；③远处转移者。

化学药物治疗常用作晚期病例的辅助治疗。单独化疗对阴茎癌的治疗效果并不满意，故多作为辅助治疗和联合治疗。常用的化疗药物有顺铂（PDD）、博来霉素（BLM）、甲氨蝶呤（MTX）、多柔比星（ADM）、长春新碱（VCR）、氟尿嘧啶（5-FU）等。主要为博来霉素、顺铂、甲氨蝶呤单用或联合用药，单药主要以博来霉素为主。部分术前辅助化疗2个疗程，术后化疗4～6个疗程。术前辅助化疗可予患者控制病情，缩小病灶，提高治疗效果。术后病理有化疗反应预示患者预后良好。目前认为甲氨蝶呤、长春新碱和博来霉素联合应用效果较好。

（八）动脉内注射化疗

Sheen 等（2010）报道阴茎癌动脉内注射化疗，用甲氨蝶呤（Methotrexate）50mg/d（400～800mg，平均550mg），在此期间，用药甲酰四氢叶酸（Citrovorum factor）6mg，肌内注射，每6小时1次；效果满意者停止治疗。未完全治愈者，可长期、间断性用甲氨蝶呤50mg或丝裂霉素C（Mitomycin C）2mg，加氟尿嘧啶（5-fluorouracil）250mg，每1～2周一次，到肿瘤消失创面痊愈为止。此法特别适用于年轻人，要保留阴茎功能的阴茎癌患者；或在做阴茎部分切除术前动脉内注射化疗，可保留更多的阴茎。

十一、预后（prognosis）

阴茎癌的预后与肿瘤分期、治疗早晚、治疗方法、患者年龄及肿瘤恶性程度有关。Ⅰ期阴茎癌无腹股沟淋巴结转移，术后患者的5年生存率可达66%～100%。有淋巴转移并行腹股沟淋巴清除术者5年生存率为19%～38%。另外，年轻病例、癌肿转移早、预后差。Skinner 等报道，无区域淋巴结转移者，总的5年生存率为75%；有区域淋巴结转移者，5年生存率仅20%。

十二、预防（prevention）

1. 包茎及包皮过长者应尽早行包皮环切术。
2. 积极预防和治疗阴茎癌前驱性病症，如包茎、阴茎头包皮炎、乳头状瘤和巨大尖锐湿疣等。
3. 阴茎遇有不适，应早期检查、早期确诊。保持局部清洁卫生，定期消毒，积极预防感染。

（陈在贤　赵　栩　王　瑞）

第二节　阴茎原发恶性黑色素瘤
（primary malignant melanoma of penis）

阴茎原发恶性黑色素瘤临床极少见，是由皮肤黑素细胞产生的一种恶性程度较高的肿瘤，约占所有恶性肿瘤的1%，居皮肤恶性肿瘤的第3位。病程发展和转移较快，主要以淋巴和血行转移为主,可转移到肺、脑、肝、骨等。在确诊时有40%～60%的病人已出现转移,因恶性程度很高,预后差,多数患者在数月至3年内死亡,一直被医学界视为棘手难题。前期痣的长期存在可能是阴茎恶性黑色素瘤发生的危险因素。早期发现,及时手术对改善阴茎恶性黑色素瘤患者的预后至关重要。手术为主要治疗手段,术后行化疗联合生物学治疗可提高生存期。

重庆医科大学附一院泌尿男科曾诊治1例阴茎原发黑色素瘤,一位30岁男性,因阴茎背侧包皮黑色肿块伤后出血,在院外将阴茎包皮处黑色素肿块切除,病检报告为阴茎黑色素瘤。术后3个月来院,发现侧腹股沟淋巴结肿大(见彩图18-3A),取左侧腹股沟淋巴活检为阴茎黑色素瘤转移,做双侧腹股沟淋巴结清除术后3个月发现阴茎、阴囊、双腹股沟、下腹部、双大腿等皮肤黑色素瘤广泛扩散转移(见彩图18-3B)及远处转移,伴阴囊及双下肢象皮肿。病人未治而离去。

一、病因(etiology)

目前阴茎恶性黑色素瘤的病因尚不明确,可能与遗传、基因、环境、外界刺激、感染、化学致癌物等因素有关。基因/环境多种因素导致黑素瘤恶性转化。免疫缺陷等多种因素有关。有少数病例与内分泌因素有关,家族性倾向也有报道。

色素痣恶变而致黑色素瘤又称恶性黑色素瘤,良性黑色素瘤又称色素痣,发病可能与黑痣有密切关系。经常受摩擦的阴茎黑痣以及位于表皮和真皮交界处的黑痣容易恶变,被认为是黑色素瘤的前驱期病变。黑色素瘤可以一开始即为恶性,但通常由交界痣恶变而来。恶性转化的关键细胞通路:Rb通路、p53通路、PI3K/AKT通路、RAS/MAPK通路(20%～30%NRAS突变,55%～60%BRAF突变)。

二、组织病理(histopathology)

阴茎恶性黑色素瘤,黑素细胞异常增生,在表皮内或表皮-真皮界处形成一些细胞巢。这些细胞巢大小不一,并可互相融合。巢内黑素细胞的大小与形状,以及核的形状存在着不同程度的变异。有丝分裂(包括异常的有丝分裂)较良性色素痣更为常见,肿瘤细胞胞质中有色素颗粒。在侵袭性恶性黑素瘤中,肿瘤细胞向真皮或皮下组织浸润生长。免疫组织化学染色:肿瘤细胞S100阳性、HMB45阳性及MelanA阳性。

镜下表现:镜下瘤细胞多呈梭形,圆形或多角形,胞质中含有多少不等的黑色素颗粒,外观呈黑色,瘤细胞大小不等,呈弥散状、巢状、腺样或小梁状排列。

组织学上,肿瘤排列相似于黑色素细胞瘤,呈片块状或束状排列,也可巢状排列。瘤细胞呈多形性,异型性明显,可见大、怪异瘤细胞,包括多核巨细胞,黑色素含量多少不一。核仁清楚,核分裂易见,每个高倍视野达6～10个。一些病例见局部坏死、出血。由于一些病例肿瘤细胞无黑色素沉积,根据肿瘤发生部位和上述形态,需考虑到黑色素瘤的可能而不要漏诊。

三、病理分级(histological grade)

1. 侵袭深度分级 Clark(1969)在研究了黑色素瘤侵袭深度与预后的关系后,根据侵袭深度将黑瘤分为5级。分级越高预后越差。

Ⅰ级:瘤细胞限于基底膜以上的表皮内。

Ⅱ级:瘤细胞突破基底膜侵犯到真皮乳头层。

Ⅲ级:瘤细胞充满真皮乳头层,并进一步向下侵犯,但未到真皮网状层。

Ⅳ级:瘤细胞已侵犯到真皮网状层。

Ⅴ级:瘤细胞已穿过真皮网状层,侵犯到皮下脂肪层。

2. 垂直厚度分级 Breslow(1970)研究了黑色素瘤垂直厚度与预后的关系,根据目镜测微器测量的黑色素瘤最厚部分(从颗粒层到黑素瘤最深处的厚度),将黑色素瘤分为5级:小于0.75mm、0.76～1.50mm、1.51～3.00mm、3.01～4.50mm和大于4.50mm(见彩图18-4)。发现厚度越大预后越差。这一显微分级法,以后被广泛采用,并被证实对判断预后具有重要价值。

四、临床分期(clinical staging)

黑色素瘤目前临床分3期。

1期:为生长于阴茎的肿瘤,周围邻近的淋巴结无转移。

2期:有一个以上的腹股沟淋巴结转移。

3期:病变侵及周围组织或发生远处转移。

明确肿瘤分期很重要,有利于制订治疗方案。治疗以手术为主,对于 1、2 期阴茎黑色素瘤现多提倡阴茎全切术加双侧腹股沟淋巴结清扫,尿流改道;3 期配合术后辅助放化疗,综合性治疗可提高存活率。

五、临床表现(clinical manifestations)

1. 阴茎原发恶性黑色素瘤多发生于 30 岁以上男性,最常见发病部位为阴茎头,少见于包皮和阴茎体。

2. 初起为一色素斑,棕色至黑色不等,且色泽常不均匀,深浅不一,边缘不甚规则,以后可逐渐扩大,隆起成斑块、结节或肿块、瘙痒、甚至溃破、出血,后期可迅速浸润性生长,发展快,出现肿大的淋巴结等。

3. 或表现为黑痣迅速长大,色泽不断加深,四周出现彗星状小瘤或色素环,局部发生疼痛、感染、溃疡或出血,出现腹股沟淋巴结肿大等。

4. 一般来讲,阴茎黑色素瘤的症状与发病年龄相关,年轻患者一般表现为瘙痒、皮损的颜色变化和界限扩大,老年患者一般表现为皮损出现溃疡。

六、诊断与鉴别诊断(diagnosis and differential diagnosis)

根据美国国立癌症研究所提出的 ABCDE 早期诊断恶黑的方法,即是用 5 个象征来区别其不同点。对于可疑皮损可采用 ABCDE 标准进行判断(见彩图 18-5)。

A. 不对称性:恶性黑色素瘤两边不对称,普通痣是对称的。将黑痣一分为二,两边不对称。

B. 边缘不整齐:恶性黑色素瘤边缘不整齐,呈锯齿状的改变,呈现不规则状态。普通痣边缘光滑,和皮肤分界明确。不光如此,恶性黑色素的表面粗糙,还可能出血和渗液,病灶高于皮肤。

C. 颜色杂色:普通痣一般是棕色,棕黄色与黑色,但是恶性黑色素瘤可能再此基础上多了其他的颜色,如黑中带蓝,或黄中带棕,或黑中带灰。蓝色是最坏的情况。

D. 直径大于 6mm:通常情况下,直径小于 5mm 的为普通痣,大于 5mm 的为恶性黑色素瘤。

E. 隆起进展:恶性黑色素瘤皮损隆起、进展。

普通痣表面较平坦。

如果皮损符合 ABCDE 标准高度怀疑恶性黑素瘤,需取活检进行组织病理学检查进一步确诊。但是有些亚型如结节性黑素瘤的皮损不能用 ABCDE 标准来判断。

七、治疗(treatment)

恶性黑色素的恶性程度高,多数患者发现时就很快转移。对早期未转移的损害应手术切除,应根据 Breslow 深度确定切除皮损周边正常皮肤的范围,对于发生广泛转移者可采用联合化疗和放射治疗。生物化学治疗和分子靶向治疗具有很大的前景。

泌尿系恶性黑色素瘤没有标准治疗方案。根治性切除手术是最初的治疗选择,其次是辅助化疗或免疫疗法。

(一)手术治疗

外科手术切除病变总之仍是治疗本病的主要方法,因本病扩展范围广,一旦确诊,应尽快手术切除。一般认为肿瘤应广泛切除,切除范围应根据肿瘤的类型及部位而定。一般包括瘤组织外 5cm 以上正常组织一并切除,切除深度要包括皮下、肌膜及肌肉组织,以免瘤细胞扩散或转移。

如肿瘤位于阴茎头部或包皮前端未侵及阴茎海绵体者,可行阴茎部分切除术并不增加局部复发率,如病变侵及阴茎海绵体者应做阴茎全切,有腹股沟淋巴结转移者,应做腹股沟淋巴结清除术。

在切除原发性肿瘤的同时,应同时做局部淋巴结切除术,凡原发性肿瘤靠近淋巴结、肿瘤大而隆起或发生破溃者,原发肿瘤侵袭到真皮者均应做局部淋巴结清除术。

本病的手术效果与肿瘤的组织学类型、病变侵袭深度及有无淋巴结转移等有直接关系,临床所治疗的患者由于多数发现较晚,故一般认为术后 5 年生存率在 20%～30%,如治疗时尚属早期,手术中无淋巴结转移者,术后 5 年生存率达 70%～80%。也有文献报道术后辅助以其他综合治疗 10 年生存率可达 62%,而有局部淋巴结转移者术后 5 年生存率为 10%～20%,10 年生存率为 0,有血行转移者术后 5 年生存率仅有 5%。

(二)化疗

1. 单一用药 有效的药物有 DTIC、BCNU、

CCNU、ACD、DDP、HU、DBD、VDS、VLB 和 VCR 等。亚硝脲类药物对黑色素瘤有一定疗效。DTIC 是治疗黑色素瘤的较好药物。

2. 联合化疗 两种药或三种药的联合化疗较单一药疗效好。常以 DTIC、亚硝脲药物、DDP 和长春碱类药物等合并使用。

(三)生物治疗

实验已经证明恶性黑色素瘤细胞大多数具有特异性抗原,在患者血清中可查出自身肿瘤抗体存在,并且文献中有少部分恶性黑色素瘤有自发消退现象,提示本病与免疫有关,故临床上倡导应用免疫疗法,通过增强机体的免疫反应,期望达到控制肿瘤生长、杀灭体内残存的瘤细胞和防止肿瘤复发的目的。目前常用的免疫疗法有以下几种。

1. 用自身肿瘤制成的疫苗,进行皮内注射,每周 1～2 次。

2. 卡介苗:在尽可能将原发病灶切除的基础上,将卡介苗注入病灶周围新出现的卫星结节内,若原发病灶已无法彻底切除,亦可注入原发病灶或转移病灶内。

3. 干扰素:近年来临床实践证明,干扰素对转移性恶性黑色素瘤有较好的抗癌性。据不完全统计,应用不同类型的干扰素治疗晚期恶性黑色素瘤病人约 400 余例,缓解率在 20%,少数病人可获得完全缓解。据认为是目前较有效的药物。

4. 左旋咪唑:每日 150mg,连用 3d,间隔 11d 为 1 个疗程,可增强患者的免疫功能。

5. 转移因子和提高免疫的中草药等亦可使用。

(四)物理治疗

液氮冷冻疗法,适用于病变范围小、位于表皮病变的早期患者,临床实践证明,皮肤色素细胞对冷冻敏感,冷冻后数分钟即可致死,且尚具有防止瘤细胞扩散的作用。此外还可用激光、电化学疗法。

(五)放射治疗

适用于已有转移的晚期患者,尤其是对内脏转移灶所引起的压迫症状具有缓解作用,可作为临床综合治疗的一部分。至于以上这些疗法与中医药的配合,可参见有关章节。

(六)中医治疗

北京海淀百草治癌研究中心张仁济教授等专家,在现代医学明确诊断的基础上,运用辨病与辨证、扶正与祛邪相结合的中医整体治疗原则,治疗黑色素瘤取得了较好伪效果。

八、评析(analyse and comment)

1. 警惕阴茎黑痣恶变 阴茎黑痣是阴茎恶性黑色素瘤发生的危险因素,常被忽视,因性生活,阴茎长期频繁性交摩擦损伤,促进变成恶性黑色素瘤的可能。因此阴茎黑痣应尽早切除防止恶变。

2. 阴茎原发黑色素瘤应尽早诊治 早期诊断和及时手术治疗,对改善阴茎恶性黑色素瘤患者的预后至关重要。已发生转移者,尽管有多种方法综合治疗,但疗效均不满意,预后极差。

(陈在贤 王 郁)

第三节 阴囊肿瘤(tumor of scrotum)

阴囊肿瘤较为少见,分良性与恶性两大类。其病因与接触煤烟、煤焦油等化学物质或机械因素长期刺激有关。多发生于中老年人,多见于 50－70 岁。多经淋巴途径转移。治疗以局部广泛切除为主,淋巴结转移者需施清除术,辅以化疗及放疗。

一、流行病学(epidemiology)

阴囊肿瘤在一般人群中甚为少见。早年英国流行病学资料在 1339 万余名 14 岁以上男性中,共发现 1029 例非职业性阴囊癌,发病率为 1:13 015 人。而在 50 余万名接触致癌源的男性中有 723 例阴囊癌,发病率为 1:693,明显升高。35 岁以上阴囊癌的患病率约为 0.2/10 万～0.3/10 万人,当时患病率在英国比美国大 20 倍。随着教育、清洁、保护物等措施的采用,20 世纪 60 年代后患病率与死亡率有明显下降。

二、肿瘤分类(cancer classification)

阴囊肿瘤分良性和恶性两大类。

1. 良性阴囊肿瘤 良性阴囊肿瘤包括皮脂

腺囊肿（见彩图 18-6A）、皮样囊肿、血管瘤、淋巴血管瘤、血管角化瘤和支持组织肿瘤（如脂肪瘤、黏液瘤、纤维瘤、平滑肌瘤、横纹肌瘤）、阴囊疣状黄瘤（verruciform xanthoma，VX）等。

2. 恶性阴囊肿瘤　主要是阴囊皮肤癌，阴囊癌主要有鳞状细胞癌（见彩图 18-6B）、基底细胞癌及炎性癌三种，以鳞状细胞癌多见，其病理、生物特性与其他部位皮肤的恶性肿瘤相同。包括 Paget 病（见彩图 18-6C）、Bowen 病、Buschke-Lowenstein 瘤、阴囊恶性神经鞘瘤、恶性黑色素瘤、恶性血管瘤、鳞状细胞癌及基底细胞癌等。以鳞状细胞癌最常见，多见于 50－70 岁，多经淋巴途径转移。

三、病因学（etiology）

阴囊肿瘤的病因不清，可能与下列因素有关。

1. 局部接触致癌物　如煤烟、沥青、焦油、酚油、石蜡、各种润滑油及各种石油产品等可诱发阴囊肿瘤。最初发现于扫烟囱工人中，多发生阴囊癌，所以又叫作"扫烟囱者癌"。阴囊多半是由于阴囊、阴茎和会阴等处的皮肤易被各种油质侵及，长期的慢性刺激促使阴囊癌的发生。所以发病与职业因素密切相关。

2. 光敏剂和紫外线 A 照射　银屑病口服光敏剂和紫外线 A 照射，也可以增加阴囊癌发病的危险性；

3. 人乳头状瘤病毒（HPV）感染　也可能导致阴囊癌的发生。

四、病理（pathology）

1. 阴囊癌病理　阴囊癌其病理、生物特性与其他部位皮肤之恶性肿瘤相同。阴囊癌主要有鳞状细胞癌、基底细胞癌及炎性癌三种，以鳞状细胞癌多见。鳞状上皮癌，有明显的细胞间桥和角化珠形成，未分化或低分化鳞状细胞癌与周围组织分界清楚，细胞失去正常排列，细胞之间无嗜银纤维，细胞体积和形态差异大，细胞质少，核染色质丰富，染色深，核膜核仁模糊。高分化的癌细胞呈多边形或不规则形，细胞呈浸润形生长，细胞核呈不同程度的异型性，核分裂象多。

2. 阴囊癌转移　病变部位可累及阴囊的大部，可直接浸润周围组织，但很少浸及阴囊内容物。转移途径与阴茎癌相似，大多沿淋巴道转移，血行转移较少见。从治疗原发病到有腹股沟淋巴结转移的时间，最短 4 个月，最长 10 年以上，一般 6～12 个月。

3. 阴囊癌分期　临床上根据病变部位大小、有无淋巴结转移等情况，Ray 将阴囊癌分 4 期。

A_1 期：局限在阴囊。

A_2 期：病变累及邻近器官，如阴茎、精索，但没有其他转移。

B 期：可切除的腹股沟或髂腹股沟淋巴结转移。

C 期：髂腹股沟淋巴结转移无法切除。

D 期：有远处转移，如肺、主动脉旁淋巴结等处。

五、临床表现（clinical manifestations）

阴囊癌初期多无不适症状，因而不易引起注意。良性肿瘤生长缓慢，病程较长，恶性肿瘤发展快，病程较短。有的病人发病时间短，但有的病人就诊前可有数月至数年的阴囊局部瘙痒或灼烧感。阴囊肿瘤早期表现为单发或多发的无痛性小疣状结节或丘疹样隆起，逐渐增大，质地变硬，突出于阴囊皮肤表面，表面可有脱屑；晚期溃破后形成中央凹陷的溃疡，边缘隆起向外翻高起，质硬，合并感染时可有疼痛，有臭味血性分泌物，随着癌肿块增大，可有阴囊坠胀感。当发生溃疡时疼痛明显，晚期则由于癌细胞的侵蚀且发生转移，可出现消瘦、乏力、纳差等恶病质表现，当发生远处转移时则出现相应部位的癌症表现。

六、诊断（diagnosis）

1. 病史　有长期从事煤焦油、沥青、石油、润滑油及其他化学工业工作的职业史及上述临床表现。

2. 体格检查　了解阴囊肿新生物的形态、大小、数目。阴囊肿瘤早期表现为单发或多发的无痛性小疣状结节或丘疹样隆起，逐渐增大，质地变硬，突出于阴囊皮肤表面，表面可有脱屑。晚期溃破后形成中央凹陷的溃疡，边缘隆起向外翻高起，质硬，合并感染时可有疼痛，有臭味血性分泌物。腹股沟处触及肿大的淋巴结者，有肿瘤转移可能。

3. 实验室检查　早期实验室检查常正常，伴发感染时，血中白细胞总数及嗜中性粒细胞明显增高。

4. 影像学检查

(1)B超检查:了解髂腹股沟腹膜后淋巴结、肝、双肾情况有无异常。

(2)胸片:胸部 X 线片了解有无肺部转移灶。

5. 病理检查　切除阴囊病灶和腹股沟淋巴结活体组织病理检查以明确诊断。

七、鉴别诊断(differential diagnosis)

阴囊肿瘤的诊断一般不难,根据病人的病史、临床表现结合实验室检查一般可以诊断,局部组织活检可确诊。几种常见的阴囊肿瘤的特点如下。

1. 阴囊皮样囊肿　临床较为常见的阴囊良性肿瘤,常无症状。可见于阴囊任何部位,但多在阴囊缝处触及黄色、圆形、自由移动的肿块,其大小数目不一。囊肿壁衬以薄的复层鳞状上皮,囊腔内为脱落上皮、皮脂、毛发等。

2. 阴囊皮脂腺囊肿(sebaceous cyst of scrotum)　由皮脂腺排泄管阻塞,皮脂腺囊状上皮被逐渐增多的内容物膨胀而形成的潴留性囊肿,逐渐长大,囊内为白色凝乳状皮脂腺分泌物。常为多发性。

3. 阴囊脂肪瘤　阴囊内缓慢生长的软性肿块,有阴囊坠重感及压迫症状如附睾处疼痛、下腹部及会阴部不适。阴囊内触及分叶状、质地较软的肿块,与睾丸、附睾、精索通常有较清楚的界限。组织学检查由大叶状有被膜包围的脂肪组织组成。

4. 阴囊纤维瘤　临床较为少见,常无症状。阴囊内生长缓慢的肿块,阴囊内可触及小而坚硬的肿块,组织学检查肿块由成纤维细胞组成,细胞之间有胶原组织,无核丝分裂象。

5. 阴囊淋巴管瘤　常为先天性。一般为良性,偶尔为恶性。临床可分为单纯性、弥漫性两种,阴囊皮肤水肿、硬化,常致溃烂,有淋巴液渗出。组织学检查所见肿瘤由扩张纡曲的淋巴管组成,且有新的淋巴管形成。

6. 阴囊血管瘤　缓慢生长,常无症状。阴囊可扪及带青色的较小柔软肿物,肿瘤组织学检查所见肿瘤起自皮下组织,由扩大的血管团组成,内含血液。

7. 阴囊恶性肿瘤　恶性病变包括皮肤基底细胞癌、阴囊恶性黑色素瘤、阴囊 Paget 病、阴囊肉瘤等。阴囊恶性肿瘤多数起自上皮组织,为表皮样癌(上皮癌),亦可来自阴囊内正常组织以及胚胎性组织。临床较罕见。

八、治疗(treatment)

1. 手术治疗　阴囊癌以手术治疗为主,对原发性肿瘤应局部广泛切除,切除范围应超过肿瘤边缘 2cm,除阴囊内容物受到浸润或阴囊皮肤累及大半外,一般应尽可能保留阴囊内容物。有淋巴结转移者需施行区域淋巴结清除术。

2. 化学疗法　对晚期无法手术切除或已有远处转移的病例,可用化学疗法。常用的药物有博来霉素、环磷酰胺、长春新碱、氟尿嘧啶、氮芥、甲氨蝶呤等。

3. 放射疗法　用钴-60 或直线离子加速器照射局部及腹股沟淋巴结。

(陈在贤　王　郁)

第四节　阴茎阴囊 Paget 病
(Paget disease of penis and scrotum)

阴茎阴囊 Paget 病又被称为阴茎阴囊湿疹样癌(eczematoid carcinoma of penis and scrotum)或阴囊炎性癌。1874 年 James Paget 首先报道了 15 例乳房 Paget 病。1889 年 Croker 首先报道了 1 例经病理证实的阴囊 Paget 病。Paget 病主要发生在大汗腺分布的部位,如阴茎、阴囊、阴阜、阴唇,此外还有会阴、腹股沟、肛周、腋下、腘窝、眼睑等。近年来,阴茎阴囊 Paget 病发生呈上升趋势。阴囊 Paget 病是一种容易转移的一种特殊类型的皮肤癌,预后不良,以手术治疗为主。尽早诊治是提高该病疗效的关键。

一、病因(etiology)

阴茎阴囊湿疹样癌的病因目前尚不清楚,可

能与大汗腺的腺癌有关,发病机制有以下 3 种学说。

1. 表皮内的 Paget 细胞起源于下方的汗腺癌,沿汗腺腺管分泌至表皮,故推断本病为汗腺癌发生的表皮内转移。

2. 由表皮细胞直接恶变而来,是一种特殊类型的表皮原位癌,进而侵及下方的汗腺及邻近器官。

3. 由一种尚不清楚的癌基因突变引起,其产生多中心的上皮组织致癌效应,作用于表皮可致 Paget 病,作用于其他上皮产生汗腺癌或内脏器官肿瘤。目前仍倾向于 Paget 病是一种特殊类型的皮肤原位癌。

二、病理(pathology)

Paget 病组织镜下表现为阴囊皮肤表面角化增厚,表皮内有多数大圆形、空泡状 Paget 细胞。细胞的胞体大而圆、核大而不规则,无细胞间桥,可含有多个核仁或巨大核仁,核常有丝状分裂,胞浆丰富而淡染,有的呈空泡状,呈条索状、巢状、岛屿状弥漫性分布。皮下有淋巴细胞浸润,部分区域可见到大汗腺体,癌细胞可侵犯皮下脂肪,并容易发生腹股沟淋巴转移。有学者认为 Paget 细胞是一种特殊类型的原位癌。癌细胞在基层和基底膜之间向表皮内侵犯,并在表皮细胞间蔓延,形成 Paget 病。

晚期 Paget 病细胞增多,但仍不进入真皮,出现于表皮下的 Paget 细胞常由基底细胞层与真皮隔开,真皮内可有炎性浸润。在肿瘤中 Paget 细胞表现为印戒环形或腺样结构者,常表明肿瘤分化差,浸润和转移危险增加,以上病变特征可与阴囊湿疹区别。

三、临床表现(clinical manifestations)

1. 阴茎阴囊 Paget 病　发病多在 50 岁以上,表现为阴囊慢性湿疹样病变。多见于阴囊、阴茎、外阴、阴阜、腹股沟、肛周、腋窝及脐窝等处。

2. 病变初期　常表现为小水疱状皮疹,多因搔抓破溃而渗液;数月或数年后,病变逐渐扩大,累及阴茎部及会阴等处;病变特点是乳头状增生与溃烂交替出现,表面有恶臭分泌物,阴囊皮肤局限性红斑状皮损伴有表面渗出、糜烂、脱屑及结痂等改变,可经久不愈;病变周边与正常皮肤一般有分界(见彩图 18-7);临床上多被误诊为阴囊皮肤慢性湿疹或皮炎。进展缓慢,有经历几年、十几年,甚至数十年的病程。

3. 腹股沟淋巴结肿大　约 50% 的人就诊时单侧或双侧腹股沟淋巴结肿大,多数为炎性肿大,部分为肿瘤转移所致。

四、诊断(diagnosis)

1. 病史　长期经久不愈的阴囊湿疹样病变史。

2. 体格检查

(1)阴囊体征:如见阴囊皮肤小水疱状皮疹,局限性红斑状皮损伴有表面渗出、糜烂、脱屑及结痂等改变,乳头状增生与溃烂交错出现,伴有表面恶臭炎性渗出,病变周边与正常皮肤有分界者阴囊湿疹样癌可能。如扪及一侧或双侧腹股沟淋巴结肿大,可能有淋巴结转移可能。

(2)全身系统检查:21%～54% 的阴囊 Paget 病合并邻近部位汗腺癌或内脏上皮器官恶性肿瘤,故对临床确诊为阴囊 Paget 病的病人应常规行全身系统检查以明确有无伴发其他上皮组织癌变。

3. 表面增强激光解析电离飞行时间质谱技术(surface enhanced laser desorption ionization time of flight mass spectrometry techniques, SELDI-TOF-MS)　SELDI-TOF-MS 具有分析速度快、高通量、样品用量少、敏感度高和特异性强等特点,该技术可用以筛查阴囊 Paget 病患者血清标志物。在阴囊 Paget 病的早期诊断中具有一定价值。

4. 病理检查(pathological examination)　对经久治不愈的湿疹样阴囊皮肤病变,切取病变组织病检,如见到 Paget 细胞巢即可诊断阴囊湿疹样癌。

五、鉴别诊断(differetial diagnosis)

1. 阴囊湿疹　阴囊湿疹是一种常见的阴囊皮肤病,它对称发生,常波及整个阴囊,患处奇痒,病程持久,反复发作,不易根治。阴囊慢性湿疹病变特点为表浅且无高度增殖浸润的 Paget 细胞。

2. 阴囊炎　阴囊炎是指阴囊皮肤及皮下的

感染。分阴囊丹毒、阴囊急性蜂窝织炎、特发性阴囊坏疽等,与细菌感染有关。

3. 鲍恩病(Bowen disease) 亦称原位鳞状细胞癌(squamous cell carcinoma in situ),为发生于皮肤或黏膜的表皮内鳞状细胞癌。任何年龄均可发病,中老年人较多。好发于颜面、躯干及四肢远端,亦可累及外阴和肛门等。皮损为孤立性、边界清楚的暗红色斑片或斑块,圆形、匐行形或不规则形。大小为数毫米至 10 余厘米不等,缓慢增大,表面常有鳞屑、结痂和渗出,除去鳞屑和痂可露出暗红色颗粒状或肉芽状湿润面,很少出血或不出血;少数呈多发性,可散在、密集或互相融合,有时亦可呈不规则隆起或结节状,如形成溃疡则提示侵袭性生长。无明显自觉症状,偶有瘙痒或疼痛感。约 5% 患者可演变为鳞状细胞癌。

4. 恶性黑素瘤(malignant melanoma,MM) 又叫黑素瘤(melanoma),黑素肉瘤(melanosarcoma),是一种恶性程度较高的黑素细胞肿瘤,多发生于皮肤,也见于接近皮肤的黏膜,如阴茎、阴茎头、阴道、子宫颈、直肠等。恶性黑素瘤是由皮肤和其他器官黑素细胞产生的肿瘤。原发性黑素瘤均由表皮内的黑素细胞增生所致,其表现为色素浓重的逐渐增大的结节,周围可绕以红晕。其患病率虽较基底细胞癌、鳞状细胞癌低,但恶性度极高,转移早(见彩图 18-3),死亡率高。

六、治疗(treatment)

1. 手术治疗 控制局部感染后手术切除病变组织。

(1)病变组织切除术:是早期根治性切除病变组织最主要方法。切除范围应达到肉眼所见肿瘤病变周围正常皮肤 2cm 以外的阴囊壁全层,切除的深度包括表皮层、真皮层、睾丸鞘膜层。深层组织受侵犯者应将睾丸精索一并切除。切除病灶首先考虑彻底切除肿瘤,术中多处切缘冰冻切片检查可保证手术切除的彻底性。有学者采用术中快速癌胚抗原染色决定切除的范围。少数创面缺损较大,缝合困难者,可考虑植皮或带血管蒂的转移皮瓣覆盖,同时取腹股沟淋巴结送病检。

(2)腹股沟淋巴结清除术:腹股沟淋巴结活检证实为肿瘤转移者。行包括该侧病变、睾丸、精索和腹股沟淋巴结在内的广泛切除。如先做病变组织切除术后证实为淋巴结转移者,清除术的时间应在原发病灶切除后 2~3 周伤口愈合后进行,以减少切口感染、皮瓣坏死及淋巴瘘的发生。

2. 放疗及化疗 本病对放疗、化疗均不敏感,故单独使用放疗、化疗效果不佳,但肿瘤浸润较深、切除不彻底、有转移者可配合术前、术后使用化疗以增强疗效,减少复发及控制转移。化疗药物可选用氟尿嘧啶、丝裂霉素 C、长春新碱、顺铂等。对无法手术切除者,可试行姑息放射治疗,有时可获得一定的疗效。病变范围较小者,用 Nd-YAG 激光治疗也会取得一定的疗效。对拒绝手术或不能手术者用 1‰5-FU 软膏局部外敷可以缓解症状,但不能去除 Paget 细胞。

3. 肿瘤复发的治疗 Paget 病局部再发远比转移多见。肿瘤术后复发的原因,有手术切除范围、深度不够和同一病变的潜在癌变细胞,即所谓"跳跃"现象有关。对于术后患者应密切随访,复发者可再次手术。随访中要注意新出现的皮损并尽早活检及手术是改善疗效最有效的方法。

七、预后(prognosis)

阴茎阴囊 Paget 病的预后,取决于早期诊治及临床分期;主要与病变浸润深度、有无淋巴结转移及是否合并其他脏器癌肿有关。

1. 肿瘤分期 A 期病程进展慢、转移发生较晚、预后较阴囊其他恶性肿瘤为佳。多数患者可通过手术而被治愈,术后复发率为 15%~33%,复发的患者中约有 10% 可进展为浸润癌甚至转移。B 期即为可切除的髂腹股沟或腹股沟淋巴结转移者,未见有 5 年生存的报道。C、D 期预后则极差。

2. 真皮是否被侵犯 凡病变局限于表皮者预后较佳,局部即使复发而再手术,5 年生存率仍较高。因此对首次术后病人应严密随访,复发病例可及早再次手术切除以提高生存率。如真皮已累及甚至蔓延到附近淋巴结则预后差。此时,术后存活很少超过 5 年。

3. 潜在癌变细胞 除了手术切除范围及深度不够外,可能与在切除范围以外存在同一病因的潜在癌变细胞,即所谓"跳跃"现象有关。

4. 邻近器官肿瘤 邻近内脏器官有恶性肿瘤预后差。

(陈在贤 黄 捷)

第五节　阴茎阴囊血管瘤
(hemangioma of penis and scrotum)

血管瘤为先天性血管畸形,是由中胚层残留组织发展所形成,活跃的内皮样胚芽向附近组织侵入,形成内皮样条索,经管化后与遗留下的血管相通而形成血管瘤。瘤内血管自成系统,不与旁边血管相连,在出生时即出现。血管瘤是一种良性病变,可发生于身体任一部位,是发生于儿童的一种常见肿瘤,其中海绵状血管瘤(cavernous hemangioma)较少见,好发于四肢、躯干和颈面部,也可发生于腹腔内脏。累及阴茎和阴囊的生殖器海绵状血管瘤罕见,国内外报道较少,占所有血管瘤的 1% 以下,可延伸至会阴、大腿或前腹壁等邻近区域。

一、病因(etiology)

血管瘤发病的原因有很多:遗传因素,妇女在怀孕期间,受到外部环境污染,药物刺激,以及不良因素导致胎盘 3 个月内血管网异常增生扩张形成血管瘤。另外,环境污染和食物因素、外伤因素都会导致婴儿在胎盘发育过程中血管发育失常,血管过度发育或分化异常导致血管畸形,形成血管瘤。

二、发病机制(etiopathogenesis)

关于海绵状血管瘤的本质仍然存在争议,近年来的研究日益倾向于其性质为先天性的血管畸形,因此,畸形的血管结构与异常的血流动力学可以解释包括浸润骨骼在内的许多现象。但这一结论与许多传统观点不一致,因此尚未在不同学科间达成共识。

一般认为,海绵状血管瘤的实质是畸形血管团。血管团的供血动脉和引流静脉为正常管径的血管,瘤内的血液流速缓慢,故血管造影不能显示。畸形血管团病灶血液滞留也是畸形血管内形成血栓和钙化的原因,病灶外观为紫红色,表面呈海绵状或蜂窝状。其血管壁由单层内皮细胞组成缺少肌层和弹力层管腔内充满血液,可有新鲜或陈旧血栓;异常血管间为疏松纤维结缔组织血管间无或有极少的实质组织。

三、血管瘤分类(classification of hemangioma)

1982 年 Mulliken 根据血管内皮细胞的组织学特点,将血管瘤分为血管瘤(hemangioma)和脉管畸形(vascular malformation)两大类,而血管畸形又分为低流速血管畸形和高流速血管畸形。海绵状血管瘤(cavernous hemangioma)即属于低流速血管畸形中的静脉畸形。在这之后,Jackson(1993),Waner 和 Suen(1995)在 Mulliken 等的基础上又加以补充和改善。2002 年,并提出了更新的分类,即微静脉畸形(venular malformation)、静脉畸形(venous malformation)、动静脉畸形(arteriovenous malformation)、淋巴管畸形(lymphatic malformation)及混合畸形(mixed malformation)、含静脉-淋巴管畸形(venous-lymphatic malformation)和静脉-微静脉畸形(venous-venular malformation)。现血管瘤根据临床表现和组织结构可分为毛细血管瘤、海绵状血管瘤、混合型血管瘤及蔓状血管瘤等 4 类。

1. *毛细血管瘤*　毛细血管瘤多见于婴儿,大多数是女性。出生时或生后即可发现,逐渐增大、红色加深并且隆起。其病理基础是幼稚的毛细血管变性,代之以纤维及脂肪组织。大多数为错构瘤,一年内可停止生长或消退。如增大速度比婴儿发育更快,则为真性肿瘤。瘤体境界分明,压之可稍退色,释手后恢复红色。

2. *海绵状血管瘤*　如彩图 18-8 所示,海绵状血管瘤分为低流速血管畸形和高流速血管畸形两种,海绵状血管瘤(cavernous hemangioma)属于低流速血管畸形中的静脉畸形,是比较常见的血管畸形,是由大量充满血液的腔隙或囊所形成,腔壁上衬有内皮细胞层,腔隙是由纤维结缔组织分割开,海绵状血管瘤不同于毛细血管瘤海绵状血管瘤,在其表面皮肤没有或只有极少毛细血管组织,血管瘤多生长在皮下组织内,往往侵入深部肌肉,海绵状血管瘤有增长的倾向,体积可以长到很大,严重破坏邻近的周围组织。有约10％的海绵状血管瘤较固定,有完整的包膜,易与周围组织分离,增生型的海绵状血管瘤与周围组织界限不清,无规律侵犯伸展到深部组织,解剖分离十分困难。皮下海绵状血管瘤可使局部轻微隆起,皮肤正常,或有毛细血管扩张,或呈青紫色。肿块质地柔软而有弹性,边界欠清,具有压缩性,体位试验阳性,内可触及钙化结节或伴触痛(局部血栓形成)。

3. 混合型血管瘤　为毛细血管瘤和海绵状血管瘤同时存在一起的血管瘤,是较常见的一种类型血管瘤,一般出生时已存在,最初颇似草莓状毛细血管瘤,但很快展至皮肤范围以外,而深入真皮和皮下组织。混合型血管瘤可达到很大体积,它的生长过程与草莓状毛细血管瘤相似,在头6个月时,迅速生长,富有极大的侵犯性,在几周之内,正常组织都被不断扩张的血管瘤组织所覆盖受到严重破坏。肿瘤的形态不规则,呈紫红色,易发生溃破、出血、感染、坏死、瘢痕形成。

4. 蔓状血管瘤　多见于成年人,好发于头部、面颈部及四肢,少数病人有外伤史。由较粗的纡曲血管构成。多系海绵状血管瘤等稳定的血管畸形合并动静脉瘘所致。除了发生在皮下和肌内,还常侵入骨组织,范围较大者,甚至可超过一个肢体。血管瘤外观常见蜿蜒的血管,有明显的压缩性和膨胀性,有的可听到血管杂音,有的可触到硬结(为血栓和血管周围炎所致)。

四、血管瘤的危害(the harm of hemangioma)

海绵状血管瘤的危害,取决于它的生长部位、大小及组织成分。

1. 功能障碍　阴茎阴囊血管瘤不会自己消退,会无限制地长大,引起畸形及功能障碍,对患者身心造成巨大伤害。

2. 出血　阴茎阴囊血管瘤,变部位阴表浅,在外伤、摩擦或继发感染使海绵状血管瘤破溃时可引发大出血,严重时会危及生命。

3. 病灶破溃　当血管瘤受外界刺激时,可引起血管周围组织炎性反应,在病灶表面发生破溃。

有血栓或静脉石形成时,也可出现局部疼痛。

4. 恶变　少数海绵状血管瘤可发展为血管肉瘤。

五、诊断(diagnosis)

血管瘤根据发病历史及临床特征,通常不难诊断。

1. 表现　血管瘤患者在出生时就已经有阴茎或阴囊蓝色、柔软的包块显现,无自觉症状,并随着患者年龄的增大而不断加大面积。尤其是在患者4－14岁的时候,其增大的现象更加明显。到患者成年之后,海绵状血管瘤也有增大的趋势,但是并不明显。有血栓或静脉石形成时,也可出现局部疼痛。

2. 体征　局部隆起或稍隆起呈蓝色或紫红色肿块,肿瘤边界不清,高低错落,起伏不平,按压时柔软,压之可缩小,紫色变淡,放手后又恢复原状。在柔软的瘤体内有时可扣及静脉石。

3. 体位移动试验阳性　即瘤体低于心脏平面时瘤内血液回流受阻,瘤体增大,瘤体高于心脏平面时血液回流通畅,瘤体缩小。

4. 血管畸形　血管造影示瘤区造影剂浓聚或血管畸形,X线照片也可显现静脉石,此乃血栓机化钙盐沉着而形成。

5. 病理检查　组织病理可见大片相互吻合,大小不一的微小静脉构成的薄壁血腔,有时可见血栓形成、机化和钙化现象。血管内皮细胞无异常增殖。

六、非手术治疗(nonoperative treatment)

阴茎阴囊血管瘤,最多见的类型是海绵状的血管瘤,一般不建议首先使用手术治疗。原因是阴茎海绵体内的海棉状血管瘤,因为血管瘤大部分和周围正常组织没有明显的分界线,手术切除不彻底,复发的概率很高。而阴茎皮肤皮下及阴囊的血管瘤,范围较大,位置较深,手术难以彻底切除,术中出血多,危险大,并发症多,复发率高者。过去采用硬化剂注射,放射治疗,效果都不理想。经长期对阴茎阴囊血管瘤的治疗的探索研究,已形成了如下多种非手术治疗方法。血管瘤并发感染、高敏体质、血友病、白血病者为禁忌证。

(一)硬化剂注射

硬化剂注射治疗由 20 世纪 50 年代枯痔注射疗法衍化而来。常用于中、小型海绵状血管瘤的治疗。

1. 原理　将硬化剂注入到血管瘤瘤体组织中,引起无菌性炎症,肿胀消失后出现局部纤维化反应,使血管瘤、血管腔缩小或闭塞,瘤体缩小或消退。

2. 常用药物　最常用注射药物平阳霉素、尿素和无水酒精等,其次有鱼肝油酸钠、高渗氯化钠、桔痔灵注射、明矾注射液、枯矾黄连注射液、碳酸氢钠注射液、博来霉素类等药物。

3. 优点　硬化剂局部注射,该治疗操作简易,设备要求低,故应用十分广泛。

4. 缺点　因为硬化剂类的药物不能有效地扩散,药物注射到瘤体后,聚集在一个地方,分界线不清的血管瘤就不能全部有效地吸收药物,导致治疗不彻底。硬化注射治疗需要耐心的观察和长期的坚持,但难以在短期内达到理想而持久的疗效,多次注射后局部皮肤及皮下组织明显变硬,甚至可影响功能。

5. 注射要点　平阳霉素注射(为例):将平阳霉素 8mg 加 0.9% 氯化钠注射液 2～4ml 溶解后,再加入地塞米松磷酸钠注射液 1 ml(含地塞米松 5 mg)备用。静脉麻醉或阴茎根部阻滞麻醉效果满意后,局部严格消毒,直接用皮试针刺入瘤体基底部注入上述药液,视瘤体大小而确定 3 或 4 个穿刺点,每个穿刺点注射 1 次,每次注药量以血管瘤变苍白和患儿诉肿胀为准。穿刺点压迫止血数分钟后加压包扎阴茎,均常规留置导尿管。术后当日注意观察穿刺点有无活动性出血,同时给予抗生素预防感染。术后 2～3d 拆除包扎敷料,至局部肿胀消退为止。

6. 注意事项　硬化剂应直接注入瘤体内或其基底,注射量不可过大,不可过浅,以免局部皮肤坏死及瘢痕形成。不能注入血管中,也不可误入邻近正常组织。硬化剂注射治疗建议使用小剂量多次治疗,这样不良反应轻,而不易留瘢痕等。

(二)超声微介导技术

超声微介导技术是国内自 20 世纪 90 年代初,在介入疗法和动静脉导管技术基础上发展起来的治疗各种血管瘤的新技术,现已成熟,应用较广。

1. 优点　微创损伤小,出血少,时间短,痛苦轻,无任何毒性,不易复发,不易形成瘢痕及畸形。有效率达 95%,治愈率达 90%。

2. 缺点　治疗过程较长。

3. 方法　此技术不用麻醉。在三维 B 超定位后,通过微导管穿刺插入血管瘤体内利用超声消融技术,使供血支血管壁收缩管腔变狭窄,减少瘤部供血,使瘤体供血与回流达到平衡,从而达到治愈的目的。每个疗程需要 3～5 次,特别巨大者治疗次数相应有所增加。治疗后需留院观察 3～7d。一般需要 1～2 个疗程。

(三)高频电极术

高频电极术是近几年针对治疗较严重血管瘤开发的一种新技术,是一种纯物理治疗方法,不会有任何的药物到瘤体内,已被公认为治疗血管瘤的新技术。

1. 原理　该技术是采用高频电极治疗仪直接作用于瘤体细胞膜及血管周围组织中的弹力纤维和胶原纤维,在瘤体内产生的电流、高热及高频电凝使血管壁乳化、凝固、收缩,瘤体逐渐缩小,使畸形血管失去再扩张的能力。

2. 优点　该治疗技术可在短期内达到较好的治疗效果,不易损伤正常组织,不易留下瘢痕,但有硬结,瘤体一般一次可治愈,巨大瘤体和多发性瘤体通过 2～3 次治疗可治愈。疗效显著。

3. 缺点　治疗过程较长。

4. 方法　其方法是在三维超声定位下,采用先进的高频电极治疗仪和导管针,在瘤体内产生的电流、热能及高频电凝作用于患处,从而使病变的血管组织凝固、逐渐机化、萎缩,直至完全闭合消失,瘤体逐渐缩小愈合。

5. 治疗时间　治疗时间根据瘤体的面积大小而定,一般需要 30～60min。

6. 治疗周期　一个疗程需要 5～7d,2 个月以后复查。一般 1～3 个疗程即可治愈,不易复发。

(四)铜针留置(电化学治疗)

1. 原理　铜针置入瘤体后,铜针表面带有正电荷,电荷的作用使血液中的固体成分凝集于铜针四周诱发血栓形成,闭塞血管瘤内血窦和与之相通的血管,瘤体消退。铜针置入瘤腔后,改变了正常血窦和血管内的负电位,血球纤维素粘于管壁释放出导致血液凝固的各种因子,将血中的固体成分凝集于铜针周围,形成凝血块,诱发血管内膜炎导致血栓形成,从而使瘤体消退。

2. 优点　铜针留置法简便易行,安全,创伤小,出血少,痛苦少,疗效好,费用低廉。

3. 缺点　对有多条较大血管与之相通的海绵状血管瘤手术难度大,效果差,铜针留置的缺点是留针期间护理困难,容易感染,小儿治疗风险较大,皮肤进针点最后会遗留瘢痕。

4. 方法　在海绵状血管瘤中留置铜针 10～45 枚(平均 28 枚)/例,留置时间 7d 左右拔除。

5. 注意事项　针刺前注意全身情况,尤其是有无心肝肾疾病。严格无菌操作,术后常规给予抗生素及地塞米松以预防水肿与感染。如有需要可加用 1～2 个疗程,间隔时间以 2～4 周为宜。

(五)激光疗法

在早期采用普通的激光治疗血管瘤,是利用强大的热能量,使皮肤被灼烧、汽化,从而达到治愈的目的,但在消除病变细胞的同时也会伤害到正常的细胞组织。治疗过程较为疼痛,出血量大,易留下瘢痕,易复发。而超导介入消融技术的出现,从此改变了激光疗法的不良后果。

1. 超导介入消融技术　是应用多功能数字造影系统设备,能够清晰显示血管瘤病灶,将多支带有温差电偶的超导针,在 B 超引导下,通过探头将射频治疗源准确置入血管瘤病变部位,能及时调整超导针的进针点、方向及深度,清晰、准确直达病灶部位,能够避开重要组织,自动精确地控制其治疗功率、时间和治疗范围,从而降低治疗过程的风险,是非手术治疗血管瘤的新技术。

(1)原理:超导介入消融治疗血管瘤,是在超声引导下,将头发丝粗细的微导管介入到血管瘤内,导入血管瘤药物,同时再利用美国长脉冲 Nd:YAG 激光对瘤体深部进行照射,使病变局部组织产生生物高热效应,血管瘤内壁腔隙及静脉血管腔内形成大量血栓,血管瘤组织发生凝固、变性和坏死,从而摧毁血管瘤,最后被正常组织吸收或自动排出,最终达到治愈血管瘤的目的。

(2)优点:超导介入消融技术有效地将超导与微介入结合,利用超导直接有效地到达疾病病灶,超导介入消融治疗血管瘤,整个治疗过程定位精确、安全、痛苦轻、损伤小、出血少、不易损伤正常组织,效果好,不易复发。

(3)缺点:有疼痛不适。需用特殊仪器设备,费用较高。

2. 三维消融技术　三维消融治疗技术是目前治疗各种血管瘤的新技术。在早期采用普通激光治疗血管瘤,是利用强大的能量使皮肤被灼烧、汽化,从而达到治愈的目的。但存在较大的疼痛,损伤正常组织,形成局部瘢痕及缺损畸形的并发症。而美国赛诺秀公司推出了新一代双波长(cynergy)血管病变工作站,采用国际领先的"multiplex"专利技术。可通过一个系统在一个脉冲内先后输出两个波长——高能量脉冲染料 585nm 激光和 1064nm 长脉冲 Nd:YAG 激光,是目前世界上唯一的一种双波长激光设备,可以比常规单波长染料激光更有效地治疗各种类型的血管瘤,效果更佳,不良反应更小。该设备并获得 2008 年度全美最佳治疗血管性病变激光奖。

(1)原理:三维消融治疗技术,应用双波长染料激光 585nm 及 1064nm 治疗血管瘤,当血红蛋白吸收脉冲染料激光的能量后,会在瞬间形成高铁血红蛋白。这种微型凝固的蛋白对染料激光的吸收很少,但对 Nd:YAG 激光吸收率较血红蛋白提高了 3～5 倍,能更加有效地产生光热作用,使血管壁凝固,随后被系统吸收,经淋巴循环排出体外,达到治愈的效果。

(2)方法:该疗法由 3 个阶段的组成。

第一阶段抑制法:通过抑制血管扩张达到控制生长,使血管瘤病情得到有效控制,进入稳定期。

第二阶段消融法:用数字提取技术,使局部血红蛋白高出正常数值,通过 Cynergy 血管瘤工作站的染料对病变血红蛋白的有效吸收,达到对异常血管瘤的消融目的。

第三阶段修复法:该疗法定位准确,针对局部血管病变的病因,结合外用药进行有效修复,更彻底且恢复更快,杜绝血管瘤的扩大再生。通过抑制、消融、修复三个阶段的治疗,经过 30～45d 的恢复调整。

(3)优点:三维消融治疗技术,双波长染料激光 585nm、1064nm 的应用,既可以治疗浅表血管瘤,也能作用于深层血管瘤,激光 1064nm 对于扩散至真皮深层和皮下组织的血管瘤更有效，弥补了单一激光治疗的缺陷。两种波长的补充协同作用加快了皮损的好转，治疗耐受性好，不良反应轻，疼痛少，不易复发，不留瘢痕，治愈率高，适宜人群较为广泛。对各种血管瘤的治疗有效率达 95％以上，治愈率在 80％以上，尤其是对毛细血管瘤及草莓状血管瘤等治愈更是达到98％以上。

（4）缺点：需用特殊仪器设备，治疗过程较复杂，费用较高。

（六）生物等离子波导微创技术

生物等离子波技术（minimally invasive biological plasma waveguide technology）就是利用脉冲等离子体技术设备，在生物组织中诱导产生特定的低温等离子流，导致瘤体畸形血管组织内蛋白质分子变性、凝固，细胞膜乳化破裂、死亡，从而达到消除血管瘤的自的。

1. 原理　人体内体液是组织细胞进行各种代谢和功能活动的内在环境，血管瘤中的畸形血管中血流十分巨大，血液中含丰富的电解质，主要为氯化钠，是液态良好导体，阻抗低，适宜于激发产生低温等离子流，根据血管瘤中畸形血管组织的生物特性，采用特定导入电极的输出性超声电磁振荡作用原理制成的超声波诱导低温等离子发生器，产生血管瘤体内低温等离子生物效应场。当超声波低温等离子流在两极间极性介质（电解质溶液）中形成等离子超射，使介质发生物理（液体空化效应和热转化效应）的和生物化学（细胞膜的脂质乳化作用及蛋白质凝固）的变化，从而使导入电极两极间畸形血管凝固、闭塞等一系列力学的、热学的、电磁学的和生物化学的低温等离子超声生物效应，使场间组织细胞蛋白质变性、细胞膜及细胞器膜乳化、破裂，血管组织瞬间凝固、栓塞，阻断血管瘤中的异常血流，术后组织清理、修复等生理过程，最终达到消除血管瘤的目的。

2. 优点　生物等离子波导微创治疗血管瘤只需 1～2 次，此技术有立竿见影的效果，手术出血少，疼痛轻，无不良反应，术后不留瘢痕，恢复快，疗程短，不易复发，治愈率高。对比较难治性的血管瘤可以得到很好的治疗效果。

3. 缺点　需用特殊仪器设备，费用较高。

（七）冷冻治疗

冷冻治疗（cryotherapy）是利用低温作用于组织，使之发生坏死，以达到治疗目的的一种方法，是一个生物化学过程。此种治疗方法源于 20 世纪 60 年代小范围表浅血管瘤病变。

1. 原理　机体在 0℃以下低温时，组织细胞中的水分冻结形成冰晶。冰晶形成及融解期，均可引起细胞的机械性损伤，细胞脱水，电解质浓缩使细胞中毒死亡；致冷剂的温度越低，对细胞的损伤作用也越大，从而达到冷冻治疗血管瘤的目的。

2. 方法　利用液氮的挥发造成的强低温－96℃，通常状态下低于－20℃，将病损区皮肤、血管瘤及血管瘤周围组织冷凝，使其细胞内形成冰晶，并导致细胞破裂、解体、死亡，再经过机体修复过程使血管瘤消失。

3. 优点　冷剂低温损伤血管瘤组织，达到治疗血管瘤的目的，并发症少。

4. 缺点　在治疗过程中较为疼痛，患者难以耐受，而且冷冻治疗极易留下瘢痕。治疗深度不够，难以达到理想的疗效。

（八）核素治疗

目前用于治疗血管瘤最常用的核素有^{32}磷和^{90}锶两种。核素治疗血管瘤的原理就是利用放射元素所产生的 γ 射线及 β 射线对血管瘤组织细胞核进行轰击到使其中的 DNA 链、RNA 链断裂，终止核蛋白的合成造成细胞死亡和解体，再通过组织修复过程达到治疗目的。

1. ^{32}磷　^{32}磷是利用核素发射 β 射线，使局部病灶产生辐射生物效应而达到治疗目的，对周围正常组织及全身无影响，治愈后一般无瘢痕。目前常用的有两种方法。

（1）^{32}磷敷贴药片：一种是由使用单位临时配制成一种敷贴药片，通常是将^{32}磷溶液配制成一定的放射性浓度，以优质滤纸作为支持物再根据病变的各种形状制成相应大小的敷贴器，直接敷贴在病变部位，按照年龄和病情决定一次敷贴时间。一般间隔 3～5 个月后再做第二次治疗。这种方法适用于皮肤表面的毛细血管瘤，有良好的效果。

（2）^{32}磷胶体：另外一种^{32}磷胶体局部注射。β 射线使组织产生电离辐射效应，可以抑制或破坏增生的血管内皮,局部形成血栓、坏死,使瘤体纤维化从而达到治疗的目的。[32]磷胶体注射适用于中、小型海绵状血管瘤且无广泛而粗大的交通支者。治疗方法:用生理盐水稀释[32]磷胶体至0.22MBQ,于瘤体组织内注射治疗,注射点应多于3点,注射完毕后可轻揉瘤体,确保药物均匀分布于瘤体。根据疗效,间隔3个月治疗一次。[32]磷胶体注射的不足之处是易引起局部胶体沉积,发生放射性皮炎、坏死,残留瘢痕等,所以建议少剂量多次治疗,以减轻不良反应。后因该药已经禁止对小儿使用而放弃。

①优点:没有任何痛苦,方法简便。

②缺点:不容易掌握剂量,治疗后易留下白斑瘢痕及其他并发症。

2. 核素[90]Sr　核素[90]Sr源能释放出0.53兆电子伏的β光线为带有负电、质量很少的电子流,其电子与浅层1~4mm物质碰撞,可产生最大的电离作用,β光线作用于血管瘤内皮细胞产生电离从而使血管瘤吸收,血管瘤组织微血管逐渐乳化、凝固,收缩,增生组织细胞分裂速度减低、停止,最后消失。

[90]Srβ光照射至皮下的有效深度仅3~4mm,对瘤体有恰到好处的治疗作用,因血管瘤的内皮细胞对β光线有聚集作用且极为敏感,并充分吸收,所以对深部正常组织无任何损害,经数万例患儿临床实践证明,98.5%以上的毛细血管瘤都能达到治疗效果。

(1)优点:[90]Sr的治疗血管瘤方法简单,有一定疗效。

(2)缺点:剂量过大的放射治疗甚至可造成骨生长中心的抑制、深部组织损伤及慢性放射性皮炎等并发症。目前国内能够熟练掌握[90]锶剂量的

专业医生不多,所以造成很多患儿要千里迢迢到上海治疗。

在20世纪90年代以前因缺乏有效的治疗方法,放射治疗常作为毛细血管瘤首选治疗方法。但最新的临床及研究表明,放射治疗不能取得满意的治疗结果,放射性损伤年产生的萎缩性瘢痕其远期恶变率明显上升,色素缺失、组织器官萎缩、局部畸形、功能障碍给患者造成的不利影响甚至超过了血管瘤本身对患者的影响,国际医疗机构已经将此列为禁忌。

七、手术治疗(operatival treatment)

对于阴茎阴囊局限性的血管瘤做手术切除,效果理想。较大或估计较深的血管瘤,如经术前静脉造影、超声及磁共振检查,充分了解病灶的分布和血流动力学情况,准确估算失血量并确定补充方法后,手术根治有可能。

1. 适应证

(1)阴茎皮肤皮下及阴囊的血管瘤者。

(2)较局限的阴茎头的海绵状血管瘤者。

(3)阴茎阴囊血管瘤非手治疗无效者。

2. 禁忌证

(1)合并严重心、肺、肝、肾及其他脏器功能障碍,高血压危象、心脏病心功能失代偿期、肺心病、肺气肿等不能耐受手术者。

(2)合并凝血功能紊乱未纠正者。

(3)合并糖尿病未控制者。

3. 术式

(1)阴茎头海绵状血管瘤切除术。

(2)阴茎阴囊血管瘤切除术。

(陈　刚　唐　伟　陈在贤)

参 考 文 献

[1] 周西米.心理干预在阴茎癌患者围手术期护理中的应用.中国社区医师,2019,15:163-164

[2] 于鹏,张家伟,苏容万,等.阴茎癌患者行腹腔镜腹股沟淋巴结清扫术的临床观察.中国临床医生杂志,2019,2:213-215

[3] 吴上超,李再尚,张学齐.腹股沟淋巴结清扫在阴茎癌治疗中的应用.岭南现代临床外科,2019,2:235-240

[4] 黄雷,魏少忠,崔殿生,等.阴茎癌腹腔镜下腹股沟淋巴结清扫术与开放手术的临床疗效比较.肿瘤防治研究,2019,4:355-357

[5] 鲍正清,方冬,纪永鹏,等.阴茎癌腹股沟淋巴结清扫腹腔镜手术的新进展.现代泌尿外科杂志,2018,4:309-312

[6] 熊蔚,吴小候.阴茎癌的治疗进展.重庆医学,2016,16:2279-2282

[7] 王海舟,刘振华,刘健帮,等.阴茎癌原发灶术后即刻腹股沟淋巴结清扫对患者生存的影响.四川大学学报:医学版,2016,3:371-375

[8] 李靖,王斌,郑舜升,等.预测阴茎癌腹股沟淋巴结转移模型的独立外部验证.中华男科学杂志,2018,5:399-403

[9] 张永侠,张彬.黑色素瘤的免疫学治疗.国际耳鼻咽喉头颈外科杂志,2013,37(1):38-41

[10] 吕晓鹏.Th9 细胞/白介素-9 在黑色素瘤中的研究进展.临床与病理杂志,2018,38(12):2671-2674

[11] 王一村,邵艳.黑色素瘤的肿瘤标记物研究进展.组织工程与重建外科杂志,2012,8(3):175-177

[12] 申付文,叶立,刘敬阁,等.黑色素瘤小分子靶向药物研究进展.中国新药杂志,2015,24(3):281-287

[13] 刘鲁城,殷波.阴茎原发性恶性黑色素瘤 1 例报告并文献复习.现代肿瘤医学,2019,15:2699-2701

[14] 韩增篪,赵谦,席兰,等.阴茎原发性恶性黑色素瘤 1例报告并文献复习.现代泌尿外科杂志,2012,4:387-389

[15] 赵涛,刘家骥.阴茎包皮原发性恶性黑色素瘤的诊断与治疗.局解手术学杂志,2016,1:33-35

[16] 芮欣,朱耀,叶定伟,等.阴茎恶性黑色素瘤 1 例报告并文献复习.现代泌尿外科杂志,2011,3:217-218

[17] 成建军,张雁钢,梁廷宇,等.阴囊神经鞘瘤 1 例报道并文献复习.现代泌尿生殖肿瘤杂志,2012,1:24-25

[18] 杜俊华,廖贵益,张贤生,等.阴囊阴茎海绵状血管瘤 1 例报告.中国男科学杂志,2013,11:63-64

[19] 成晟,许力为,陈岳兵,等.阴囊静脉血管瘤一例.中华外科杂志,2012,50(11):575-576

[20] 朱崴,耿江,王光春,等.阴囊毛细血管瘤自发破裂伴巨大阴囊血肿 1 例报告.中华男科学杂志,2013,19(10):956-957

[21] 李春香,沈翔.超声诊断阴囊蔓状血管瘤 1 例.临床超声医学杂志,2014,16(01):40

[22] 蔡熹,赵新美,周锋盛,等.超声诊断婴儿阴囊毛细血管瘤 1 例.医学影像学杂志,2016,26(3):379-379

[23] Cheng G, Song N, Hua L, Yang J, et al. Surgical treatment of hemangioma on the dorsum of the penis. J Androl,2012,33:921-926

[24] Soumya Mondal, Deepak Kumar Biswal, Dilip Kumar Pal. Cavernous hemangioma of the glans penis. Urol Ann,2015,7(3):399-401

[25] Kumar T, Vaughan R, Dangle PP. Hemangioma of the scrotal septum:a rare entity in infants with review of the literature. The West Virginia Medical Journal,2012,108(4):26-27

[26] Deepak Chavan, Anita P. Javalgi Scrotal Hemangioma:A Case Report. J Clin Diagn Res,2014,8(12):ND03-ND04

[27] Patoulias I,Farmakis K,Kaselas C,et al. Ulcerated-Scrotal Hemangiomain an 18-Month-Old Male Patient:A Case Report and Review of the Literature. Case Rep Urol,2016,9236719

[28] Mutgi KA, Swick. BLMultifocal epithelioid hemangioma of thepenis:a diagnostic and therapeutic challenge. J Cutan Pathol,2015,42(5):303-307

[29] Feldman AS, McDman WS. Long-term outcome of excisional organ sparing surgery for carcinoma of the penis. J Urol,2011,186(4):1303-1307

[30] Dason S,Sheikh A,Wang JG,et al. Urothelial carcinoma involving the distal penis. Can Urol Assoc J,2012,6(2):E81-3

[31] Naumann CM,Sperveslage J,Hamann MF,et al. Establishment and characterization of primary cell lines of squamous cell carcinoma of the penis and its metastasis. J Urol,2012,187(6):2236-2242

[32] Cubilla. AL,Lloveras B,Alemany L,et al. Basaloid squamous cell carcinoma of the penis with papillary features:a clinicopathologic study of 12 cases. Am J Surg Pathol,2012,36(6):869-875

[33] Chanx A, Cubilla AL. Diagnostic problems in precancerous lesions and invasive carcinomas of the penis. Semin Diagn Pathol,2012,29(2):72-82

[34] Rosenberg E, Horev A, Neulander EZ. Amelanotic malignant melanoma of the penis. A case report and literature review. Arch Ital Urol Androl,2012,84(1):42-43

[35] Dogu GG,Yaren A,Tuncav L,et al. Primary malignant melanoma of the penis:a case report. Med Oncol,2012,29(2):1300-1303

[36] Papes D, Altarac S, Arslani N, et al. Melanoma of the glans penis and urethra. Urology,2014,83(1):6-11

[37] Baraziol R,Schiavon M,Fraccalanza E,et al. Melanoma in situ of penis:a very rare entity:A case report and review of the literature. Medicine (Baltimore),2017,96(36):e7652

[38] Li Y,Yuan H,Wang A,et al. Malignant melanoma of the penis and urethra:one case report. World J Surg Oncol,2014,12:340

[39] El-Safadi S,Estel R,Mayser p,et al. Primary malignant melanoma of the urethra:a systematic analysis

of the current literature. Arch Gynecol Obstet, 2014,289(5):935-943

[40] Scalvenzi M,,Palmisano F,Russo D,et al. Melanoma of the glans penis successfully treated with topical imiquimod: dermoscopy usefulness in clinical monitoring and review of the literature. G Ital Dermatol Venereol,2017,152(6):663-668

[41] DeSimone RA,Hoda RS. Primary malignant melanoma of the urethra detected by urine cytology in a male patient. Diagn Cytopathol, 2015, 43 (8): 680-682

[42] Wallentin RS,Siogren P. Penile malignant melanoma of the glans penis. Ugeskr Laeger, 2014, 176 (4A):V05100177

[43] Lslam MR,Siddigue ML,Joarder AL,et al. Primary malignant melanoma of the penis with secondary to adrenal. Mymensingh Med J,2015,24(1):195-198

[44] Sommariva A,Pasquali S,Cona C,et al. Videoscopic ilioinguinal lymphadenectomy for groin lymph node metastases from melanoma. Br J Surg, 2016, 103 (8):1026-1032

[45] Mstoso A,Ross HM,Chen S,et al. Squamous neoplasia of the scrotum:a series of 29 cases. Am J Surg Pathol,2014,38(7):973-981

[46] Halfya A,Elmortaji K,Redouane R,et al. Squamous cell carcinomas of the scrotum:about 7 cases with review of the literature. Pan Afr Med J, 2015, 20:163

[47] Phukan C,Abrol N,Kumar RM,et al. Squamous cell carcinoma of the scrotum:the revisit of a rare disease. ANZ J Surg,2017,87(10):E161-E162

[48] Solimani F,Juratli H,Hoch M,et al. Basal cell carcinoma of the scrotum:an important but easily overlooked entity. J Eur Acad Dermatol Venereol,2018,

32(6):e254-e255

[49] McGee P,Miller S,Black C,Hoey S. Propranolol for infantile haemangioma:a review of current dosing regime in a regional paediatric hospital. Ulster Nedical Journal,2013,82(1):16-20

[50] Laranjo S,Costa G,Parames P, et al. The role of propranolol in the treatment of infatile hemangioma. Revista Portuguesa de Cardiologia,2014,33(5): 289-295

[51] Gangkak G,Mishra A,Priyadarshi S,Tomar V. Large genital cavernous hemangioma:a rare surgically correctable entity. Case Reports in Urology, 2015,2015:3

[52] Meeks JJ,Sheinfeld J,Eggener SE. Environmental toxicology of testicular cancer. Urol Oncol,2012,30 (2):212-215

[53] Soumya Mondal,Deepak Kumar Biswal,et al. Cavernous hemangioma of the glans penis. Urol Ann, 2015,7(3):399-401

[54] Isrow D,Oregel KZ,Cortes J,et al. Advanced Extramammary Paget's Disease of the Groin,Penis,and Scrotum. Clin Med insights Oncol,2014,8:87-90

[55] Arif T,Adil M,Saeed N. Warty squamous cell carcinoma of glans penis. Indian J Dermatol Venereol Leprol,2018,84(3):307-308

[56] Sosnowski R,Kulpa M,Kosowicz M,et al. Quality of life in penile carcinoma patients-post-total penectomy. Cent European J Urol,2016,69(2):204-211

[57] Kamel MH,Tao J,Su J,et al. Survival outcomes of organ sparing surgery,partial penectomy,and total penectomy in pathological T1/T2 penile cancer:Report from the National Cancer Data Base. Urol Oncol,2018,36(2):82. e7-82. e15

第**19**章 前列腺和精囊肿瘤
(tumor of prostate and seminal vesicle)

第一节 前列腺癌(prostate cancer)

前列腺癌(PCa)是欧美男性泌尿系统最常见的恶性肿瘤,在欧美,前列腺癌是男性癌症死亡的主要原因之一。前列腺癌的患病率在北欧各国占男性肿瘤的第一位,在美国仅次于肺癌,占男性癌症病死率的第2位,2006年美国新增234 460例前列腺癌患者,而2005年就有27 350例死于该病,近年报道有超过肺癌的趋势。我国前列腺癌患病率虽低于欧美国家,但近年来成急剧上升趋势。世界各地区的患病率和病死率各有不同,除去年龄因素后的年死亡率,高者如瑞典的18/10万,低者如日本的2.4/10万、中国台北的1.0/10万。

一、病因(etiology)

前列腺癌的病因尚未查明,可能与遗传、代谢、外源性(食物、环境)、性激素等因素有关,这些因素的确认仍在讨论中。

1. **遗传因素** 遗传是前列腺癌最重要因素之一,有前列腺癌家族史者患病率高。据瑞典科学家长期观察报道,如果父亲在70岁以前患前列腺癌,那么儿子患前列腺癌的概率就比普通人高2.5倍,如果父亲是70岁以后才有前列腺癌,儿子患前列腺癌的概率比普通人高1.5倍。如果家庭近亲中同时有两人以上患前列腺癌,那么,亲属人群患前列腺癌的概率要提高14倍。有前列腺癌阳性家族史的患者比那些无家族史患者的确诊年龄早6~7年。前列腺癌患病人群中一部分亚人群,约9%为真正的遗传性前列腺癌,指3个或

3个以上亲属患前列腺癌,至少有2个在55岁以前发生前列腺癌。前列腺癌染色体(主要在8、10q、16q)的变异亦较常见。

2. **代谢与癌症** 几十年前,人们就猜测癌症是一种代谢性疾病,德国学者沃贝格(Warburg)因发现"缺氧与癌症的关系"而获得1931年诺贝尔奖。癌细胞的快速增长须满足3个基本代谢条件:①具有可利用的能量储备(ATP);②产生大分子生物合成的前体;③维持细胞内理想的氧化还原平衡。上述条件常通过致癌信号通路中突变造成的细胞代谢损伤性改变,选择出在严酷条件下(如缺氧等)具有增殖能力的癌症细胞而实现。

3. **性激素** 近年关注雄性激素受体(androgen receptor,AR)变异、癌基因与抑癌基因、生长因子及细胞凋亡在前列腺癌发生中的作用。①前列腺癌中AR变异很常见。②前列腺癌的发生与原癌基因,如 ERBB$_2$ 基因、C-erbB$_2$、nm23H1/NDPKA、C-met蛋白的激活和抑癌基因,如RB、P53、RBCA-1的不活化有关;生长因子与前列腺上皮基质的相互作用是前列腺基质或间质细胞以旁分泌方式产生 TGF-β、EGF、PDGF等多肽类生长因子,有促进前列腺上皮细胞增殖、分化和侵袭的作用。③还有前列腺上皮细胞凋亡与细胞增殖的不平衡等。④雄激素的调控失衡与前列腺癌的发生有直接关系,青春期去势的男性,从未发生前列腺癌。

4. **外源性因素** 外源性因素可能是从潜伏型前列腺癌发展成临床型前列腺癌的重要危险

因素。

(1)食物:最近研究表明,前列腺癌的发病率与人们进食脂肪的种类与多少有密切关系。哈佛医学院以 48 000 名男性为调查对象,结果虽未找出高脂肪饮食与前列腺癌发病率有关的证据,但却发现高脂肪饮食有促进这种癌症发展的危险性;不同脂类对前列腺癌的发展的影响是不同的,饱和脂肪、鱼油、植物脂肪与肿瘤的侵袭性无关,而不饱和脂肪则可增加肿瘤扩散的危险性;所以,富含亚油酸的饮食可促使肿瘤扩散的危险性降低 40%,而 α-亚麻酸含量高的饮食则使这种危险增加 2 倍;牛羊肉、奶酪或带皮的鸡肉等食物均可促进前列腺癌的扩散。统计表明,人群中多食这些食物者,前列腺癌致死率比少食者高。

(2)其他:镉、维生素 A、维生素 D 及输精管结扎术等可能是前列腺癌潜在的危险因素。

二、流行病学(epidemiology)

1. 地区差异　前列腺癌发病率有明显的地理差异,目前欧共体国家前列腺癌的发病率仅次于肺癌,是癌症死亡的第二位,而美国前列腺癌已经超过肺癌,是癌症死亡的第一位;美国 2002 年有 189 000 例新诊前列腺癌,死亡 34 200 例;现每 3min 新诊 1 例,每 15min 死亡 1 例。据美国癌症协会估计,2004 年在美国约有 230 110 例新发前列腺癌,在欧洲,每年确诊的新发前列腺癌病例约有 260 万人,前列腺癌占全部男性癌症的 11%,占全部男性癌症死亡人数的 9%。亚洲前列腺癌的发病率远远低于欧美国家,日本为 18.1/10 万,为亚洲最高,我国北京市为 4.55/10 万;在日本、新加坡及我国台湾地区居第 8 位,在我国大陆地区居第 16 位,但近年来成明显快速上升趋势。美国夏威夷华人的前列腺癌发病率是新加坡华人的 5.5 倍,是中国香港地区的 9 倍。日本是世界上前列腺癌发病率较低的国家,但据调查移居美国的日本侨民,其发病率低于美国但高于日本。

2. 种族差异　前列腺癌发病率有明显的种族差异,不同种族的发病率相差很大,美国黑种人与白种人,1990－1992 年分别为 477.2/10 万及 404.5/10 万,黑种人高于白种人。美国黑种人前列腺癌发病率为全世界最高。在东方人低于欧美人。黑种人发病率及死亡率最高,白种人次之,黄

种人最低。

3. 逐年增高　在亚洲国家,过去 10 年中前列腺癌增加 1.34～4.7 倍,我国增加 2.3 倍;我国近年发病率迅速上升,已居男性泌尿生殖系统肿瘤的第三位,且发病年龄也日趋年轻化。中国 1993 年前列腺癌发生率为 1.71/10 万人,死亡率为 1.2/10 万人;1997 年发生率升高至 2.0/10 万人口,至 2000 年为 4.55/10 万男性人。上海市,由 20 世纪 50 年代 0.2/10 万人增至 2000 年 7.7/10 万人,现跃居男性泌尿生殖系统肿瘤首位,其死亡率已高于肺癌。天津市肿瘤医院最新有关流行病学调查结果,1981－2004 年前列腺癌发病率增长了 3.8 倍。

4. 随年龄增长而增加　前列腺癌患者主要是老年男性,新诊断患者中位年龄为 72 岁,高峰年龄为 75－79 岁。据美国癌症协会统计 70% 以上的前列腺癌患者年龄都超过 65 岁。小于 39 岁为 0.005%,40－59 岁为 2.2%(1/45),60－79 岁为 13.7%(1/7)。美国白种人 50－65 岁与 65 岁以上的前列腺癌年发病率分别为 21/10 万及 819/10 万。我国发病年龄,1997－1999 年时上海 75 岁以上前列腺癌患者占总数的 51.2%,北京医科大学泌尿外科研究所报道 381 例男性尸解,前列腺潜伏癌的发病率,51－60 岁为 3.30%,61－70 岁为 5.90%,71－80 岁为 9.30%,81－90 岁为 16.7%。天津市 2000－2004 年 75 岁以上患者的比例也高达 53.79%,85 岁以上发病率达到 84.11%。50－59 岁为低危人群、60－65 岁为中危人群、70－79 岁为高危人群,80－89 岁为极高危人群。

三、分类(classification)

前列腺癌分为潜伏癌(latent carcinoma)、偶发癌(incidental carcinoma)、隐匿癌(occult carcinoma)和临床癌(clinical carcinoma)。

1. 前列腺潜伏癌　前列腺潜伏癌,是临床上无症状和体征,而尸检或其他原因检查前列腺时发现,>70 岁者占>20%,>80 岁者占>40%;潜伏癌可发生在前列腺的任何部位,但以中心区和外周区多见,且常为分化好的腺癌其发病率国外报道为 15%～50%。我国北京医科大学泌尿研究所研究报道前列腺潜伏癌的发病率为 34%。

2. 前列腺偶发癌　前列腺偶发癌多在治疗 BPH 手术切除标本时偶然发现,在国外占 BPH 手术的 8%～22%,国内约为 4.9%;其组织学表现为分化较好的腺癌,以管状腺癌和筛网状腺癌为主,少数为低分化腺癌。

3. 前列腺隐匿癌　前列腺隐匿癌多因淋巴结活检或骨穿标本病检发现为转移性腺癌,后经前列腺穿刺活检证实为前列腺癌;这类患者血清前列腺特异抗原(PSA)和前列腺酸性磷酸酶(PAP)水平增高,活检组织做 PSA 和(或)PAP 免疫组化染色均为阳性。

4. 临床前列腺癌　临床前列腺癌是通过临床检查诊断为前列腺癌,并经穿刺活检证实,也可通过患者血清 PSA 和 PAP 增高来协助诊断。多数患者肛门指检可触及前列腺结节,超声检查提示前列腺结节外形不规整、回声不均匀且回声偏低。

四、病理学(pathology)

前列腺癌 98% 为腺癌,较少见的如移行细胞癌和鳞状细胞癌、未分化癌、前列腺肉瘤、神经内分泌肿瘤等。前列腺癌 80% 发生于前列腺外周带,10%～20% 来源于移行带,5%～10% 起源于中央带。1954 年 Totten 等依据腺体与基质间关系异常,将前列腺癌描述为筛状、播散性单个细胞浸润、中等腺体及小腺体四种结构。细胞无序生长,形成腺体的双层细胞缺陷及突出的核仁特征。

(一)转移途径

前列腺癌为多灶性,转移途径有以下 3 种。

1. 直接蔓延　前列腺癌可经局部向附近组织或邻近器官浸润,首先侵及两侧叶,穿破被膜,至输精管壶腹、精囊、膀胱颈、后尿道及盆腔内器官。

2. 淋巴转移　前列腺癌的淋巴结转移最早发生在闭孔及腹下淋巴结,经髂内、髂外、腹股沟淋巴结转移,可延及下腔静脉、纵隔及锁骨下淋巴结。癌分化越低则淋巴转移率越高。

3. 血行转移　前列腺癌的血行转移最为常见,癌细胞随血运行到骨骼、肺、肝、肾及肾上腺。骨转移最为常见,依次为骨盆、腰椎、股骨、胸椎、肋骨等;其次为肺转移,前列腺癌死亡者中,有肺转移的患者约占 30%。

(二)分级和分期

前列腺癌的分级和分期有助于了解病变范围、判断预后及拟定治疗方案。通过 DRE、PSA、前列腺穿刺活检阳性、CT、MRI、骨扫描及淋巴结切除来明确分级和分期。前列腺癌病理分级至少有 40 种,大多数病理学家采用 WHO 分级和 Gleason 分级。WHO 分级,从细胞核的异型性分为轻度、中度和重度,从腺体的分化程度分为高分化、中分化、低分化和未分化。前列腺癌的病理分期与临床分期密切相关。病理分期以临床分期为基础,只在分期前加 P,即 PT。我国和美国常应用 Jewett-Whitmore-Prout(ABCD)分期系统,国际抗癌协会推荐使用 TNM 分期系统;现介绍如下三种较适用的分级、分期方法。

1. Gleason 分级　在前列腺癌的病理分级方面,推荐使用 Gleason 评分系统,应用最为普遍,采用五级 10 分制。前列腺癌组织分为主要分级区和次要分级区,每区的 Gleason 分值为 1～5,Gleason 评分是把主要分级区和次要分级区的 Gleason 分值相加,形成癌组织分级常数。

G_1:肿瘤极为罕见,前列腺癌的腺体大小均匀一致,其边界很清楚,膨胀型生长,几乎不侵犯基质,癌腺泡很简单,多为圆形,中度大小,紧密排列在一起,其胞质和良性上皮细胞胞质极为相近。

G_2:肿瘤很少见,前列腺癌的腺体之间距离增大,大小和形态较不规则;多发生在前列腺移行区,肿瘤边界不很清楚,癌腺泡被基质分开,呈简单圆形,大小可不同,可不规则,疏松排列在一起。

G_3:肿瘤最常见,多发生在前列腺外周区,最重要的特征是浸润性生长,癌腺泡大小不一,形状各异,核仁大而红,胞质多呈碱性染色。

G_4:肿瘤分化差,肿瘤边界呈浸润性生长,癌腺泡不规则融合在一起,形成微小乳头状或筛状,核仁大而红,胞质可为碱性或灰色反应。

G_5:肿瘤分化极差,边界可为规则圆形或不规则状,伴有浸润性生长的低分化细胞,类似小细胞肺癌。生长形式为片状单一细胞型或粉刺状癌型(comedocarcinoma),上皮中心伴有灶性坏死,形如粉刺癌,癌细胞核大,核仁大而红,胞质染色可有变化。组织学计分:根据前列腺癌组织中不同分级的结构和(或)同一级的不同腺体成分的存在与否及其比例制订详细的判断标准,将两个

Gleason 级数相加即为该例前列腺癌的组织学计分。Gleason 分级及组织学计分与前列腺癌患者的死亡率成良好的线性关系,能很好地预测患者的预后状况。

病理分级:G_X 病理分级不能评价;G_1 分化良好(轻度异形)(Gleason$_{2-4}$);G_2,分化中等(中度异形)(Geason$_{5\cdot6}$);G_3G_4,分化差或未分化(重度异形)(Gleason$_{7-10}$)。前列腺癌危险因素分析:根据血清 PSA、Gleason 评分和临床分期将前列腺癌分为低、中、高危 3 类,以便指导治疗和判断预后。

低危,PSA(ng/ml)<10,Gleason 评分<6,临床分期<T_{2a}。

中危,PSA(ng/ml)10~20,Gleason 评分 7,临床分期 T_{2b}。

高危,PSA(ng/ml)>20,Gleason 评分>8,临床分期>T_{2c}。

2. ABCD 分期　我国多采用 ABCD 分期系统,前列腺癌根据肿瘤的扩散程度分为 ABCD 四期:文献统计各期发病比例 A 期占 10%~20%、B 期占 25%、C 期占 25%、D 期占 30%,说明被发现时半数以上已经不是局限的病变,而且临床分期常低于实际病变范围,明确了前列腺癌的分期有助于了解病变范围,判断预后及拟定治疗方案。对于 A、B 期患者,由于病变基本局限在前列腺内,可争取尽早行根治性前列腺切除术;对 C、D 期已有前列腺外及远处转移的患者,只能做前列腺的姑息性切除,再配合内分泌、放射及化疗治疗。

A 期(Ⅰ期):前列腺潜伏癌或偶发癌。A 期病灶完全局限于前列腺内,没有症状,体积很小,肛检不能触及结节。只能由病理学通过对尸体解剖、前列腺增生摘除标本或活检标本的检查做出诊断。病灶局限且细胞分化良好,生长较为缓慢,临床无转移病变,此期约占前列腺癌的 9%。A_1 期,不做处理,有 35% 的肿瘤可能出现进展,8% 发生远处转移,2% 在 5~10 年死亡。A_2 期,有 30% 发生远处转移,20% 在 5~10 年死亡。

B 期(Ⅱ期):B 期病灶局限于前列腺包膜内,肿瘤稍大,多为在直肠指检时发现单个的前列腺结节,须通过前列腺穿刺活检组织学检查确诊,没有远处转移的征象,约占前列腺癌的 11%。B_1

期,孤立的小肿瘤结节局限于一侧前列腺内(或肿瘤直径≤1.5cm)。老年人不做处理,30% 在 5 年内,发生转移,20% 死于前列腺癌。B_2 期,多个肿瘤结节,侵犯一侧前列腺以上(或肿瘤直径>1.5cm)。80% 在 5~10 年发生转移,70% 死于前列腺癌。B_2 期约有 50% 的患者肿瘤已侵犯精囊,同时有 25%~35% 的病例有淋巴结转移,如不根治在 5~10 年 80% 发生转移,70% 死于前列腺癌。故应行前腺癌根治手术和盆腔淋巴结清扫术、睾丸切除术、内分泌治疗、放射治疗及组织内放疗等。术后 15 年无癌生存率为 25%。

C 期(Ⅲ期):病变超出前列腺包膜,可侵犯邻近的精囊、膀胱颈部等邻近组织器官,但无远处转移证据。C_1 期肿瘤突破前列腺被膜但没侵犯精囊。C_2 期肿瘤侵犯精囊或盆壁。C 期前列腺癌不治疗则约有 60% 患者 5 年内病情加重,50% 在 5 年内远处转移,75% 在 10 年内死亡。此期约占前列腺癌的 44%。

D 期(Ⅳ期):D 期病变超出前列腺,有区域淋巴结、远处淋巴结或远处脏器的转移,D 期病人预后较差,大多数在诊断后 3 年内死于远处癌转移灶。D_1 期肿瘤侵犯主动脉分支以下的盆腔淋巴结;3 年内近 50% 死亡。D_2 期肿瘤侵犯主动脉分支以上的盆腔淋巴结和(或)有远处脏器的转移,远处的骨骼,甚至肺、肝和肾上腺可发生转移;50% 在 3 年内死亡,80% 在 5 年内死亡,90% 在 10 年内死亡。此期约占 36%。

前列腺癌的预后与分期有明显的关系。根据一组手术后的病人随访结果来看,5 年存活率 A 期为 78.9%、B 期为 86.1%、C 期为 66.7%、D 期为 25%。10 年存活率 A 期为 63.1%、B 期为 61.6%、C 期为 28.6%、D 期为 0。

3. TNM 分期系统　推荐 2002 年 AJCC 的 TNM 分期系统。国际抗癌联盟(UICC)推出第 7 版 2009 年前列腺癌 TNM 分期更新,新分期更循证也更科学。

(1)T:指原发肿瘤的有无。

PT_X:无法估测原发肿瘤。

PT_0:没有原发肿瘤的证据。

PT_1:临床隐性肿瘤,既不能扪及、影像学也不能发现。

PT_{1a}:在切除的前列腺组织中发现有癌,癌的体积不大于前列腺组织的 5%。

PT$_{1b}$：在切除的前列腺组织中病理检查发现癌,癌的体积大于前列腺组织的 5%

PT$_{1c}$：前腺穿刺活检证实有癌。

PT$_2$：肿瘤局限于前列腺内。

PT$_{2a}$：肿瘤累及前列腺一叶的一半或更少。

PT$_{2b}$：肿瘤累及前列腺一叶的一半以上,但小于两叶。

PT$_{2c}$：肿瘤累及前列腺两叶。

PT$_3$：肿瘤突破前列腺被膜向外延伸。

PT$_{3a}$：肿瘤侵犯达被膜外。

PT$_{3b}$：肿瘤侵犯一侧或双侧精囊。

PT$_{3c}$：肿瘤侵犯精囊。

PT$_4$：肿瘤侵犯除精囊外的邻近组织并与之固定。

PT$_{4a}$：肿瘤侵犯膀胱颈和(或)外括约肌和(或)直肠。

PT$_{4b}$：肿瘤侵犯肛提肌和(或)与盆壁固定。

(2)N：是指有无淋巴结转移。

N$_X$：无法估测淋巴结转移。

N$_0$：无区域淋巴结转移。

N$_1$：有 1 个淋巴结转移,淋巴结的最大径不大于 2cm。

N$_2$：有 1 个淋巴结转移,最大径为 2～5cm,或有多个淋巴结转移,最大径均小于 5cm。

N$_3$：有一个淋巴结转移,其最大径大于 5cm。

(3)M：指有无远处转移。

M$_X$：不能估测是否有远处转移。

M$_0$：无远处转移。

M$_1$：有远处转移。

M$_{1a}$：有远处转移但无区域淋巴结转移。

M$_{1b}$：有骨转移。

M$_{1c}$：其他部位转移。

五、临床表现(clinical manifestations)

前列腺癌生长缓慢,早期症状多不明显,因此有 20%～30% 的患者初诊时已有转移。当前列腺癌增大阻塞尿道时,出现与良性前列腺增生相似的膀胱出口梗阻表现,如逐渐加重的尿频、尿急、尿流缓慢、尿流中断、排尿不净、排尿困难,甚至尿潴留、尿失禁,但血尿不常见。其特点是前列腺癌排尿困难的症状进展较良性前列腺增生快,

常在较短时间内发生尿潴留。多数前列腺癌是在直肠指检、超声检查或前列腺手术标本中偶然发现。前列腺癌晚期,肿瘤压迫直肠,可引起排便困难,压迫双侧输尿管,可导致双肾输尿管积水,出现少尿、无尿,乃至尿毒症症状。转移病灶压迫神经可引起腰痛、腿痛,淋巴、静脉回流受阻时出现下肢水肿,广泛骨转移出现贫血、骨痛、病理性骨折甚至脊髓压迫导致下肢瘫痪等。一些患者常以转移症状就医,而并无前列腺癌原发症状。

六、诊断(diagnosis)

由于前列腺癌起病隐匿,常不易早期诊断,发现时多有骨转移。近年来由于对前列腺癌的诊断方法不断改进,如酸性磷酸酶的放射免疫测定、前列腺液的乳酸脱氢酶的测定、经直肠超声显像、CT 检查及前列腺穿刺针改进等,使前列腺癌得以早期诊断,也使前列腺癌的发病率有所增加。前列腺癌的诊断要点包括:①原发肿瘤;②淋巴结转移;③远处转移。

(一)病史

对于 50 岁以上男性,出现上述临床症状,特别是激进性排尿困难,首先要考虑前列腺癌的可能。

(二)体格检查

1. 全身系统体检　做常规全身系统体格检查,了解身体的一般情况。

2. 直肠指检(digital rectal examination,DRE)　直肠指检是前列腺癌的首要检查方法,其诊断率为 21%～53%。可了解前列腺的形状、大小、质地、有无不规则结节及精囊情况。原发于移行带的肿瘤要增大至一定程度时才能触及,如经直肠指检扪及前列腺结节坚硬如石、表面高低不平者,前列腺癌可能性极大。前列腺硬结要与肉芽肿性前列腺炎、前列腺结石、前列腺结核、非特异性前列腺炎、结节性前列腺增生等相鉴别。

(三)实验室检查

1. 前列腺特异抗原(prostate specific antigen,PSA)　血清 PSA 测定精确度性高、稳定、重复性好,而且是无创的,有助于前列腺癌早期诊断,监测治疗反应及判断预后,也可用于高危人群(50 岁以上男性)前列腺癌的普查。

(1)机制:正常生理情况下,前列腺特异表达

的 PSA 通过导管分泌到精液中,其在精液中的浓度高于在血清中浓度的 100 万倍。在前列腺的腺泡和导管腔与血液循环系统之间,存在着明显的组织屏障,当患有前列腺疾病时,组织屏障就会受到不同程度的破坏,特别是患有前列腺癌时,由于肿瘤细胞的异常生长会使这一自然屏障遭受严重破坏。PSA 会大量渗漏入血中,造成血清 PSA 水平的大幅度升高。血液循环中 PSA 以两种形式存在,即总前列腺特异抗原(tPSA)约占 85% 或以上,游离前列腺特异抗原(fPSA)占 15% 左右。

(2)特异性:PSA 仅具有前列腺组织特异性而不具前列腺癌特异性;除前列腺癌外,前列腺炎、前列腺增生、急性尿潴留、留置导尿、前列腺按摩、前列腺外伤、前列腺穿刺活检等 PSA 均可升高,这种升高可持续 6 周。服用非那雄胺 6 个月以上可使血清 PSA 水平降低 50% 左右。

(3)临床意义

①临界值:目前国内把 tPSA>4μg/L 作为筛选前列腺癌的临界值,tPSA 结果在 4～10μg/L 称为灰色区域,即前列腺癌与前列腺增生均有可能,而当 tPSA>10μg/L 时,前列腺癌可能性极大。

②fPSA/tPSA 比值:fPSA/tPSA 临界值以 0.15 为上限,当血清 tPSA 在灰色区域时,fPSA/tPSA 显得非常重要,fPSA/tPSA 大于临界值时,前列腺癌可能性小。当 fPSA/tPSA 值小于临界值时,前列腺癌可能性较大;应行前列腺穿刺活检。

③tPSA、fPSA 联合测定:可使前列腺恶性疾病的检出率提高至 90% 以上。

④PSA 密度和 PSA 速率:由于良性前列腺增生时血清 PSA 也可升高,为提高血清 PSA 的特异性,临床上常用血清 PSA 密度(density)(PSA 与前列腺体积的比值,即 PSAD)和 PSA 速率(velocity)(血清 PSA 水平的年变化率,即 PSAV),帮助鉴别良性前列腺增生和前列腺癌。BPH 患者 PSAD 平均值为 0.04,前列腺癌患者为 0.58,PSAV 大于 0.75ng/ml 可以提示前列腺癌的存在,应行前列腺活检。另外,由于血清 PSA 水平与前列腺癌临床分期及肿瘤体积成正比,治疗后的 PSA 倍增时间有助于判断前列腺癌的特性及其预后,血清 PSA 倍增时间短提示前列

腺癌恶性程度高,预后差。

⑤PSA 与临床相结合:PSA 作为早期诊断前列腺癌的指标,还缺乏足够的敏感性和特异性。尤其是前列腺癌与良性前列腺增生的血清 PSA 结果存在相当程度的重叠,但将血清 PSA 检测与临床相结合时,PSA 能显著提高前列腺癌的诊断,这一点得到普遍的认可。

⑥PSA 与年龄:PSA 随着年龄增长而升高,正常参考值为 40-49 岁为 0～2.5ng/ml、50-59 岁为 0～3.5ng/ml、60-69 岁为 0～4.9ng/ml、70-79 岁为 0～6.5ng/ml,且与昼夜时间变化无显著相关性。

⑦PSA 与前列腺体积:前列腺本身体积增大,血清 PSA 会相应升高。前列腺体积越大 PSA 越高;前列腺组织每增生 1g。可导致血清 PSA 浓度增加 0.3ng/ml。60 岁男性前列腺体积增大速度推测为每年 0.5ml,血清 PSA 以每年 0.04ng/ml 的速度增加。

⑧前列腺癌治疗效果监测:前列腺癌根治性切除术后 2～3 周血清 PSA 应降至很低的水平(应低于 0.1～0.2ng/ml);若术后 PSA 持续处于高于 0.2ng/ml 水平,提示肿瘤切除不彻底;术后 PSA 无明显降低,提示有肿瘤转移;术后 PSA 降至很低水平,之后又再次升高,提示肿瘤复发或出现转移灶。前列腺癌复发时血清 PSA 升高常发生于临床肿瘤复发征象出现半年以前,即所谓"生物学复发"。前列腺癌内分泌治疗及放射治疗后,血清 PSA 也有类似变化,即治疗后血清 PSA 明显降低,提示治疗效果好或肿瘤对治疗敏感。根治性放射治疗后,血清 PSA 水平通常不会像根治前列腺切除术一样降至 0.1ng/ml 以下,但放疗后若血清 PSA 连续 3 次持续升高,提示根治性放疗失败。

2. 血清酸性磷酸酶(ACP) 酸性磷酸酶主要分布于前列腺、肝、脾、乳汁、红细胞、血小板及骨骼等,以前列腺含量最为丰富,前列腺癌者常显著升高,特别是有转移时,血清酸性磷酸酶可明显增高,故血清 ACP 测定主要用于前列腺癌的辅助诊断。甲状腺功能亢进症、乳腺癌、溶血性贫血、骨硬化症亦可升高,但程度不及前列腺癌。ACP 正常值:① 酶速率法(37℃),0.11～6.0U/L。②磷酸苯二钠法,<5 金氏 U。③磷酸

麝香草酚酞法,0.02~0.49U/L。④α-萘酚磷酸法,0.2~3.8U/L。

3. 尿液 PCA3 基因检测　PCA3 基因是 1999 年 Bussemakers 等发现的一种前列腺癌特异基因,它是一种非编码 RNA。该基因特异性表达前列腺癌细胞,正常前列腺细胞,前列腺增生的细胞中不表达或者仅少量表达,在其他肿瘤组织中不表达。与 PSA 基因相比,PCA3 基因是一个前列腺癌特异性很强的基因,是建立在 RT-PCR 基础上,检测前列腺癌按摩后尿液 PCA3 基因的表达进行分析。前列腺癌患者尿液 PCA3 基因表达呈阳性,前列腺增生患者尿液 PCA3 基因表达为阴性。尿内 PCA3 检测是一种简便易行,可在人群中进行大样本前列腺癌患者筛查的检测方法。该方法具有良好的检出率,应用前景广阔。

(四)影像学检查

1. 经直肠超声检查(TRUS)　在 TRUS 上的典型前列腺癌征象为:①前列腺体积增大,左右不对称,形态不一致。②包膜粗糙增厚,连续亮线中断有破坏,局部层次不清。③内部回声不均匀,可出现不规则形局灶性低回声区,可伴有强光点及光团,可有声衰减,病灶常出现在后叶或左右侧叶,内外膜结构界限不清。④侵犯邻近组织,可在精囊、膀胱、膀胱直肠窝或直肠壁探及肿块回声,或有膀胱颈部不规则增厚,突入膀胱。⑤下尿路梗阻表现,前列腺癌造成膀胱颈部及后尿道梗阻,出现肾积水,膀胱黏膜呈小梁改变,可见残余尿。

2. 尿路 X 线平片和静脉尿路造影检查(KUB+IVU)　前列腺癌骨转移时,KUB 可显示成骨性骨质破坏或病理性骨折。IVU 可显示晚期前列腺癌侵及膀胱、压迫输尿管导致肾输尿管积水,以及双肾功能的情况。

3. 磁共振成像(MRI)　MRI 能清晰显示前列腺的 3 个带,显示前列腺包膜的完整性、是否侵犯前列腺周围组织及器官,还可以显示盆腔淋巴结受侵犯的情况及骨转移的病灶,对前列腺癌的诊断有帮助,在临床分期上有较重要的作用。磁共振波谱学检查(magnetic resonance spectroscopy,MRS)是根据前列腺癌组织中枸橼酸盐、胆碱等的代谢与前列腺增生和正常组织中的差异呈现出不同的波谱线,在前列腺癌诊断中有一定价值。

4. CT　前列腺癌组织的 X 线密度与正常腺体接近或相同,CT 不能显示正常前列腺的中央带、外周带和移行带,对多数早期前列腺癌(A、B 期)没有诊断价值。CT 对早期前列腺癌诊断的敏感性低于磁共振(MRI),前列腺癌患者进行 CT 检查的目的主要是协助临床医师进行肿瘤的临床分期。对于肿瘤邻近组织和器官的侵犯及盆腔内转移性淋巴结肿大,CT 的诊断敏感性与 MRI 相似。

5. 全身核素骨显像检查(ECT)　即全身骨扫描。前列腺癌的最常见远处骨转移,ECT 是发现早期骨转移最敏感的方法,可比常规 X 线片提前 3~6 个月发现骨转移灶,但对前列腺癌不具特异性。一旦前列腺癌诊断成立,并伴有腰痛、PSA>10ng/ml 者,建议进行全身核素骨显像检查(特别是对于 PSA>20、GS 评分>7 的病例),有助于判断前列腺癌的准确临床分期。一般认为,PSA<10ng/ml 的患者,极少发生骨转移,不需要骨扫描检查。

评析:MRI 与 CT 均可显示前列腺癌对邻近组织和器官的侵犯及盆腔内肿大的转移性淋巴结,对前列腺癌的分期有参考价值。MRI 检查在鉴别前列腺癌与伴钙化的前列腺炎、较大的良性前列腺增生、前列腺瘢痕、结核等病变时常无法明确诊断。因此,影像学检查 TRUS、CT、MRI 等在前列腺癌的诊断方面都存在局限性,最终明确诊断还需要前列腺穿刺活检取得组织学诊断。

(五)前列腺穿刺病理检查

1. 适应证　①直肠指检发现结节,任何 PSA 值。②PSA>10ng/ml,任何 f/tPSA 和 PSAD 值,不论 DRE 和 TRUS 有无异常。③PSA4.1~10ng/ml,DRE 或 TRUS 可疑或阳性,PSAD(PSA 密度)>0.15,游离 PSA 和总 PSA 比值(f/t)<0.16 应考虑行穿刺活检。④前列腺肿瘤经非手术疗法治疗前后做前列腺穿刺活检,以评价这种疗法的疗效。

2. 禁忌证　感染、发热期、高血压危象、心脏病心功能失代偿期、严重出血倾向疾病、糖尿病血糖不稳定期。

3. 术前准备　术前 2d 开始口服抗生素,直至术后 3d。穿刺前 1d 或当天常规进行肠道准备,给予清洁灌肠或口服泻药,可明显减少或避免术后感染。

4. 器械　超声仪、计算机辅助的前列腺三维定位系统、自动活检穿刺枪(一般确定取组织长度1.75cm)、18 号 Tru-cut 穿刺针或直接使用弹簧支撑的活组织检查探针。在探头左侧或右侧附加一个穿刺引导装置(即穿刺架)。

5. 麻醉　静脉复合麻醉、腰麻或硬膜外麻醉。

6. 途径　前列腺穿刺活检途径有两种,一为经会阴,二为经直肠,其中经会阴途径其取材往往不够准确,而经直肠途径取材较精确,如在直肠超声引导下,其准确性更高,虽其比经会阴途径更易感染,但由于其活检阳性率高。

7. 定位　前列腺穿刺活检有 3 种定位方法,即手指引导、B 超及计算机辅助三维模板系统等定位方法。传统的前列腺穿刺活检是以手指引导经直肠进行,方法简单可行,应用较多,但定位往往欠准确,活检阳性率偏低。而在经直肠超声引导下进行前列腺穿刺活检,使活检阳性率大大提高,新近三维超声成像技术可显示前列腺的立体结构及细微结构,在诊断前列腺癌方面,比二维超声更准确。应用计算机辅助的前列腺三维定位系统前列腺穿刺活检,前列腺穿刺的检出率与目前所采用的多点穿刺法相近,可以提高穿刺的检出率及不同穿刺者间的可重复性,记录穿刺点在器官的部位及建立穿刺点与临床资料相关联的数据库等,是一种方便、安全的方法。

8. 前列腺穿刺针数　系统穿刺活检得到多数医师认可。研究结果表明,10 针以上穿刺的诊断阳性率明显高于 10 针以下,且不明显增加并发症。

9. 重复穿刺　第一次前列腺穿刺阴性结果,在上述适应证①～③情况需要重复穿刺。再次穿刺间隔时间尚有争议,目前多为 1～3 个月。

10. 经尿道前列腺切除术　如果 2 次穿刺阴性,并存在前列腺增生导致的严重排尿症状,可行经尿道前列腺切除术,将标本送病理进行系统切片检查。

11. 并发症　可见血尿、血便,极少数人出现血精。一般在 1～3d 消失,不需要特殊处理。要特别提到感染问题,术前不做或不很好地做肠道准备,术后感染的机会将明显增加,严重者可引起败血症,高热达 40℃以上,血培养多为大肠埃希菌。这是由于经直肠穿刺时穿刺针将细菌由直肠经直肠壁带入前列腺而进入血流引起菌血症。因此,应重视术前肠道准备。

七、治疗(treatment)

目前临床上对前列腺癌的治疗主要依据肿瘤临床分期、Gleason 评分、PSA 水平、患者年龄和一般状况等而定。各期前列腺癌治疗原则及预后如下。

A_1 期:治疗前列腺增生时偶然发现的局限性前列腺癌,多数分化良好,多数发展缓慢,发生远处转移的机会为 8%,仅 1%～2%在 5～10 年内死于癌,此期可定期随访,但可能有 35%的患者肿瘤出现进展,因此应该考行前列腺根治切除术、碘-125 粒子植入治疗或放射治疗。

A_2 期:30%发生远处转移,20%在 5～10 年内死于癌。应考虑行前列腺根治切除术。

B_1 期:肿瘤多数分化较好,如不根治,在 5 年内 30%发生转移,20%死于前列腺癌。行前列腺癌根治术时发现有 5%～20%已出现淋巴转移,根治术后 15 年无癌生存率达 50%～70%。

B_2 期:约有 50%的患者肿瘤已侵犯精囊,同时有 25%～35%的病例有淋巴结转移,如不根治在 5～10 年 80%发生转移,70%死于前列腺癌。故应行前列腺癌根治手术和盆腔淋巴结清扫术、内分泌治疗、放射治疗等。术后 15 年无癌生存率为 25%。

C 期:在 5 年内 50%远处转移,在 10 年内 75%死于癌,治疗尚无统一意见,因此时治疗比较困难,一般采用下列几种治疗方法。①对年老体弱患者,适合用扩大范围的体外放疗;②内分泌治疗,进行扩大范围体外放疗及前列腺癌根治手术联合应用;③碘-125 粒子植入治疗,还适用于不能手术、放疗与内分泌治疗无效的淋巴结转移和远处转移的局部关键部位治疗,且全身情况较好者。

D_1 期:在 5 年内 85%远处转移,绝大多数在 3 年内死于癌。可争取施行盆腔淋巴结清扫术,早期应用内分泌治疗可延长带瘤生存时间,5 年生存率 30%左右。

D_2 期:在 3 年内 50%死于前列腺癌,在 5 年内 80%死于癌,在 10 年内 90%死于癌。以内分泌、碘-125 粒子植入治疗、化疗及生物治疗为主，可提高生活质量。

前列腺癌的预后与分期有明显的关系。根据一组手术后的病人随访结果来看，5 年存活率 A 期为 78.9%，B 期为 86.1%，C 期为 66.7%，D 期为 25%。10 年存活率 A 期为 63.1%、B 期为 61.6%、C 期为 28.6%、D 期为 0。

主要的治疗方法有等待观察、手术治疗、放射治疗、冷冻治疗(CSAP)、高能聚焦超声(HIFU)、组织内肿瘤射频消融(RITA)、内分泌治疗、化学治疗、免疫治疗等。目前，局部治疗除根治性前列腺癌切除术、放射治疗等成熟的方法外，其他的均为试验性局部治疗(experiumtal local treatment)。而根治术或放疗后早期进行抗雄激素治疗等可以推迟肿瘤的复发，但是否能延长病人的生存期则尚不明确。近年来，国际上一系列的临床研究显示，化疗和生物治疗对复发、转移的晚期前列腺癌病人有较好的疗效。前列腺癌的治疗需要多策略的多学科综合治疗，治疗不仅是以一定的治疗效果为目的，还要尽可能提高病人的生存质量。

(一)等待观察治疗

选择等待观察的患者必须充分知情，了解并接受肿瘤局部进展和转移的危险，并接受密切的随访。

指征：①PSA 4～10ng/ml，GS<6 分，临床分期<T_{2a} 的低危前列腺癌，本人不接受积极治疗引起的并发症患者。高分化局限性早期前列腺癌的自然病程较长，很少在 10 年内死亡。②晚期(M_1)前列腺癌患者，本人不接受治疗的危险和并发症的痛苦者。

对临床局限性前列腺癌(T_{1-3}，N_X 或 N_0，M_X 或 M_0)适合根治性治疗的患者选择等待观察的必须严密的随访；每 3 个月复诊，检查 PSA、DRE。在出现肿瘤进展或临床症状明显时给予治疗。

(二)手术治疗

手术治疗分根治性前列腺切除术及前列腺电切术。

1. 根治性前列腺切除术　根治性前列腺切除术是治愈局限性前列腺癌最有效的方法之一。主要有传统的经会阴、经耻骨后及近年蓬勃发展的腹腔镜前列腺根治性切除术和机器人辅助腹腔镜前列腺癌根治术。国内首推耻骨后根治性前列腺切除术和腹腔镜前列腺癌根治术；有条件者可开展机器人辅助腹腔镜前列腺癌根治手术。根治性前列腺切除术切除范围包括完整的前列腺、双侧精囊和双侧输精管壶腹段、膀胱颈部。

(1)适应证

①局限性前列腺癌：PSA>20ng/ml 或 Gleason 评分>8 的局限性前列腺癌，细胞分化较差的 A 期、B 期未穿过包膜及低级别 C 期的患者。临床分期 T_1-T_{2c} 的患者。对于 T_3 期前列腺癌尚有争议，有主张对 T_{2c} 和 T_{3c} 期患者给予新辅助治疗后行根治术，可降低切缘阳性率。

②预期寿命：根据 2010 年国际临床操作指南提出，对年龄较轻、预期寿命>10 年及非高分化癌者，推荐选择根治性前列腺癌切除术。

③年龄：患者年龄是决定治疗方案的重要因素。尽管手术没有硬性的年龄界限，但 70 岁以后随着年龄的增长，手术并发症及死亡率的发生率会大幅升高。

④健康状况：前列腺癌患者多为高龄男性，手术并发症的发生率与身体状况密切相关。因此，只有身体状况良好，没有严重的心肺疾病，能耐受根治术者。

⑤补救性治疗：对于高剂量外照射治疗、放疗或化疗后没有远处转移的患者若发现局部复发，经过严格筛选，可以施行补救性的前列腺根治性切除术。

(2)禁忌证

①患有显著增加手术危险性的疾病，如严重的心血管疾病、肺功能不良者。

②患有严重出血倾向或血液凝固性疾病者。

③已有淋巴结转移(术前通过影像学或淋巴活检诊断)或骨转移者，术前腹腔镜淋巴结活检发现淋巴结转移，术中发现包膜穿破、精囊受累，则应放弃根治性前列腺切除术。

④预期寿命不足 10 年者。

⑤保留神经的禁忌证，如术中发现肿瘤可能侵及神经血管束者。

⑥70 岁以上多不主张行根治性前列腺切除术，一方面多数高龄患者死亡与癌症无关，另一方面，内分泌治疗和放射治疗多数可生存 5 年以上。

(3)手术时机：前列腺癌一旦确诊，建议在穿刺 4 周后进行，以免因炎症反应造成直肠及周围组织损伤，同时手术中保留神经手术亦较容易，可能降低手术难度和减少并发症。

（4）手术方法

①耻骨后前列腺癌根治术：1866 年，Kuchler 首先创立了经会阴根治性前列腺切除术。1904 年现代泌尿外科的奠基人 Young 改进并完善了这一手术。20 世纪 50 年代后，Walsh 创立了耻骨后根治性前列腺切除术，现已被国际上大多数泌尿外科医师采用。根治性前列腺切除术可切除肿瘤，是治疗早期前列腺癌的最好方法，15 年生存率可达 86%～93%。术野开阔，操作简便易行，可同时完成盆腔淋巴结切除和前列腺癌根治术。但手术切口大，术后恢复时间较长。

②腹腔镜根治性前列腺切除术（LRP）：经腹腔镜前列腺根治性切除术经历了较长的发展过程。在 20 世纪 90 年代中期，有作者首次报道了这一手术的初步经验，直到 1999 年，Guilonnedu 等报道了简化后的 Montsouris LRP 技术。他们总结法国 Montsouris 研究所 1998 年 1 月－1999 年连续 260 例经腹腔镜根治性前列腺切除术的经验，至少具有开放性手术同等价值。采用全身麻醉，在脐周和髂窝各开一 5～10mm 和 3～5mm 的小孔，作为进入通路，腹腔镜手术切除步骤和范围同开放性手术。其疗效与开放性手术类似，优点是损伤经、术野及解剖结构清晰，术中和术后并发症少，缺点是技术操作比较复杂。手术的成功与否与术者的经验密切相关。随着手术器械的更新，对于熟练的外科大夫而言，2h 之内就可以完成手术，已经可以完全替代并超过开放手术了。

③机器人经腹腔镜根治性前列腺切除术（RLRP）：从 2000 年开始，几个欧美国家的泌尿中心先后报道了 RLRP 手术技术及经验。发展十分迅速，至今已开展数千例 RLRP。DaVinci 机器人系统是通过一个可控高级灵巧的机器人，把外科医生精细的手术操作转化为用精密器械精确完成的手术，有两个握持手术器械的手臂和一个握持内镜的手臂。在操作台，手术医生依靠三维立体图像观察系统，通过移动双孔内镜，清楚观察整个手术视野。每一个操纵杆的拇指与示指控制器可以将医生手指的精细动作准确无误地传递给机器人手中的手术器械。机器人手有众多关节，操作灵活，可以进行准确的膀胱尿道吻合，双孔内镜一般为 0°或 30°，双电极钳和直角钩是最常用的解剖、分离器械；在缝合组织时，改用针持；解剖剪结合双电极钳在锐性分离前列腺的神经血管束时，十分方便。2009 年美国泌尿外科年会，报道前列腺癌改良机器人辅助前列腺癌根治术。

a. 在不缝拉膀胱的情况下切除膀胱颈。

b. 保留骨盆内筋膜以免损伤神经。

c. 在前列腺后方的切除中采用由内向外切除的方法。

d. 用止血夹钳夹，不用烧灼钳夹来控制为前列腺根部、前列腺静脉窦、精囊提供血供的血管。

e. 后入路时要全面保护神经血管束，向顶部切除时要把它们推到一边。

f. 前列腺尖端切除最小化，保护尿道周围的肌肉。

g. 在不提前切断前列腺尖部的情况下，横断阴茎背深静脉复合体，以减少前列腺残端切缘阳性率并尽量保留更长的尿道。

尽管对于大体积的前列腺在行机器人辅助腹腔镜下前列腺癌根治术时技术难度高，但是研究显示对于大体积的前列腺其术后的切缘阳性率较低。小前列腺由于其在盆腔内的位置较深，切除困难，因此其切缘阳性率反而较高。在行机器人辅助腹腔镜下前列腺癌根治术前评价前列腺体积对于术后预期肿瘤治疗效果具有重要的意义。

新加坡中央医院的一组泌尿专家应用 DaVinci 机器人手术系统开展 RLRP 手术，率先在亚洲开展这一手术。他们从 2003 年 2 月 1 日开始，在短时间内，已经实行了近千例 RLRP 手术。先采用 Montsouris 技术进行 RLRP 手术，仍然很复杂。后来采用 VIP（vattikuti institute prostatectomy）技术，手术过程大为简化、方便。现在证实，这一手术具有简单、易于掌握、创伤小、手术中失血少、手术后疼痛小、恢复快等优点，手术中没有 1 例死亡，没有 1 例改开放前列腺癌根治手术。手术后恢复正常饮食时间为 1d。手术后导尿管留置时间平均为 7d，平均住院时间为 3d。1 例发生吻合口漏尿需要紧急手术探查和重新吻合。1 例因膀胱颈挛缩行经尿道膀胱颈切开。1 例因严重尿路感染需要静脉输入抗生素。手术后患者 PSA＜0.1ng/ml。目前，DaVinci 机器人手术系统是最为成熟和广泛使用的机器人外科手术系统。

手术成功的标准：完全切除肿瘤，切除标本边缘无肿瘤，手术后血清 PSA 降为 0ng/ml。

2. 经尿道前列腺电切术（TURP）　目前对 TURP 治疗前列腺癌的利弊尚存争议。McGowan 报道 TURP 有促使癌细胞转移、扩散，加速肿瘤进展，缩短存活期的可能，而 TURP 是晚期前列腺癌的一种姑息治疗，适用于有下尿路梗阻的患者，使排尿通畅，改善病人的生活质量。

术中注意事项：肿瘤使精阜移位或扭曲致界标不清楚，若癌细胞侵犯外括约肌，使之变硬或高低不平。术中要注意分辨，避免损伤外括约肌。

（三）放射治疗

放射疗法是用 X 线、γ 线、电子线等放射线照射癌组织，由于放射线的生物学作用，能最大量地杀伤癌细胞，破坏癌组织，使其缩小；可达到与根治术同样的局部效果疗法。前列腺癌放射治疗不足百年，但发展却非常迅速。随着计算机技术的高度发展，放射治疗又有了崭新的变化，具有划时代意义的是适形调强技术。通过 CT 模拟定位，精确勾画靶区，应用放射治疗计划系统（TPS）逆向设计，加上多叶光栅的灵活多变适应肿瘤形状，利用高能射线照射肿瘤，达到消灭肿瘤保护正常组织器官的目的。精确定位、精确计划、精准照射是目前适形调强放疗技术的核心内容。适形调强放疗技术使前列腺癌病灶部位的放射剂量由 64Gy 提高到 81Gy，有效率由 46% 大幅度提高到 88%，放疗损伤由 17% 下降至 2%，治疗前列腺癌取得了理想的效果。放射治疗分外照射法、内照射法、外照射与内照射联合放疗及姑息性放疗四种方法。适用早期病例的根治性治疗和晚期病变可进行姑息减症治疗。目前仅前列腺癌根治术和放射治疗可达到根治效果。分期越晚的前列腺癌患者放疗后 PSA 下降率越低，出现骨转移后再放疗 PSA 下降率明显降低。因此符合放射治疗原则的前列腺癌患者应尽早放疗。

1. 常规放疗　常规放疗时，由于受直肠和膀胱的剂量限制，照射剂量一般不能超过 70Gy，目前临床上已很少应用常规照射技术治疗前列腺癌。

（1）照射范围的界定：应用 MRI 或 CT 影像来确定照射肿瘤及周边正常器官范围，通过计算机辅助治疗计划系统计算出肿瘤及周边正常组织的剂量分布。

（2）照射剂量：前列腺癌局部照射剂量分别为 <55Gy、55～60Gy、60～65Gy、60～70Gy 及 >70Gy，一般不能超过 70Gy。其复发率依次为 48%、36%、21%、11% 和 10%。随着照射剂量的递增，局部复发率明显降低。

（3）照射技术：单独照射前列腺及其周围区域时用前、后及两侧野的四野盒式照射技术。照射野下界位于坐骨结节下缘，侧野后界包括直肠前壁。若精囊、周边组织受侵及淋巴结转移需全骨盆照射，分两步。先用前后两野照射全盆腔，照射野的上界在 L_5-S_1 之间，下界位于坐骨结节下缘，两侧界在真骨盆缘外 1～2cm。常规分割照射每周 5 次，每次剂量为 1.8～2.0Gy，总量为 45Gy。超分割照射每天照射 2 次，每次剂量 1.15～1.3Gy。骨盆放疗结束后再缩小照射范围至前列腺区，总量达 65～80Gy。利用合金铅板保护直肠、肛门括约肌、小肠、膀胱、尿道。

2. 外照射治疗（EBRT）　EBRT 主要包括常规放疗、三维适形放疗（3DCRT）和调强适形放疗（IMRT）等。效果好，不良反应较轻，适用于各期前列腺癌患者。

（1）根治性放疗：主要用于局限性前列腺癌的外放射治疗（T_{1-2} N_0 M_0）者。前列腺癌根据患者 TNM 分期，PSA 和 Gleason 评分及年龄等预后指标不同，将局限期前列腺癌患者分为三组，即低危组、中危组和高危组，原则建议局限性前列腺癌患者外放射治疗首选 3DCRT 和 IMRT。

①低危组（T_1～T_{1a}、Gleason 评分 <6 和 PSA <10ng/ml）：前列腺癌患者外放射治疗的疗效与根治性前列腺切除术相似，低危患者根治性照射剂量至少要 72Gy 以上。放疗剂量 >72Gy 患者的无生化复发生存时间显著高于放疗剂量 <72Gy 的患者。

②中危组（T_{2b} 或 Gleason 评分 =7 或 PSA 10～20ng/ml）：随机对照研究结果显示，提高中危局限性前列腺癌患者的根治性外照射剂量能明显提高局部控制率和无病生存率。MD Anderson 癌症中心研究结果显示高剂量组（79.2Gy）的 5 年生化复发率明显低于低剂量组（70.2Gy）。

③高危组（T_{2c}或 Gleason 评分＞7 分或 PSA＞20ng/ml）：前瞻性随机对照研究结果证实，提高外照射剂量的同时应用辅助性内分泌治疗可提高疗效。研究结果显示，外照射治疗联合内分泌治疗的患者生存率和前列腺癌的死亡率明显优于单纯放射治疗组。

三维适形治疗（3DCRT）和 IMRT：3DCRT 的优点为最大限度地减少对周围正常组织及器官的照射，提高肿瘤局部的照射剂量及靶区的照射总量，提高肿瘤局部控制率，降低并发症。IMRT 是 3DCRT 技术的新扩展，用螺旋 CT 薄层扫描，绘出患者靶区和正常组织的几何模型并建立数字重建图经 CT 模拟机模拟，由医师进行 3D 放射剂量分析，使外照射的剂量达到很高的适形程度，靶区边缘也可达到标准照射剂量。T_{1a} 期只需照射前列腺而不需包括精囊。T_{1b-3} 期照射靶体积应包括前列腺、精囊及周围 1cm 范围内的组织。肿瘤照射剂量可由剂量-体积直方图（DVH）进行评估。不同分期所需的最小照射剂量，如 T_{1a}，64～66Gy；T_{1b}～T_2，66～70Gy；T_3，70～72Gy；T_{1-3}，肿瘤切除不完全患者，66～70Gy；复发性前列腺癌，70～72Gy；T_4，50～65Gy。T_{1a} 期只需照射前列腺而不需包括精囊。T_{1-3} 期照射靶体积应包括前列腺、精囊及周围 0.5～0.7cm 范围内的组织。照射 50Gy 剂量后，可缩小照射靶体积，仅照射前列腺区，盆腔淋巴结出现转移时建议行盆腔淋巴结照射。若肿瘤很大，可先进行新辅助内分泌治疗，待肿瘤体积缩小再进行放疗。3DCRT 和 IMRT 可使照射剂量达 81～86.4Gy，但对直肠及膀胱的不良反应无明显增加。

（2）辅助性外放射治疗：主要适用于局部晚期前列腺癌（$T_{3-4}N_0M_0$，$T_{1-4}N_1M_0$）、前列腺癌根治术后病理为 pT_{3-4} 精囊受侵、切缘阳性和术后 PSA 持续升高患者、去势和内分泌治疗无效的前列腺癌需根治性放疗者的放疗。外放疗联合内分泌治疗能明显提高肿瘤控制率和生存率。根治术后切缘阳性者辅助体外放疗，局部肿瘤控制率可达到 90%～100%。

（3）姑息性放疗：晚期前列腺癌的盆腔扩散、淋巴结转移、骨转移可导致腰及盆腔疼痛、血尿、便秘、下肢肿胀、下尿路梗阻、输尿管梗阻或肾积水等，行姑息性放疗，可缓解疼痛症状和脊髓压迫，提高患者的生活质量。

3. 内照射治疗　即近距离照射治疗，前列腺癌内照射治疗（离子置入内放疗）包括腔内照射和组织间照射，是将放射源密封后直接放入人体的天然腔内或放入被治疗的组织内进行照射，包括短暂插植治疗和永久粒子种植治疗，后者也即放射性粒子的组织间种植治疗，相对比较常用，其目的在于通过三维治疗计划系统的准确定位，将放射性粒子植入前列腺内，提高前列腺的局部剂量，而减少直肠和膀胱的放射剂量，是继前列腺癌根治术及外放疗后的又一种有望根治局限性前列腺癌的方法，疗效肯定、创伤小，尤其适合于不能耐受前列腺癌根治术的高龄前列腺癌患者。

近年来，前列腺癌近距离治疗以其疗效肯定、并发症少的优势逐渐引起人们的重视。它是在 B 超或 CT、MRI 引导下，通过治疗计划系统的引导将放射源置入到前列腺内，以内放射治疗的方式来达到治疗肿瘤的目的。

1911 年，法国 Pasteu 等利用导管经尿道将镭源植入到前列腺，完成了世界上第一例前列腺癌近距离治疗。1952 年，美国 Flocks 首创组织间注射胶体金溶液治疗前列腺癌。1972 年，美国 Whitemore 等开创经耻骨后组织间 ^{125}I 粒子种植治疗前列腺癌，成为现代近距离治疗的基础。由于当时缺乏精确的三维治疗计划系统和图像处理技术，置入手术具有一定的盲目性，明显的低剂量区和高剂量区经常发生，疗效不令人满意，15 年的前列腺特异抗原（PSA）无进展生存率仅 13%。1983 年，美国 Holm 等提出了超声引导下经会阴 ^{125}I 粒子种植治疗前列腺癌，使置入准确性大大提高。20 世纪 90 年代中期，计算机治疗计划系统和术后分析系统的出现，使这一技术得到进一步完善。

（1）适应证：推荐美国近距离照射治疗协会（American Brachy therapy Society，ABS）标准。

①同时符合以下 3 个条件：T_1－T_{2a} 期，Gleason 分级为 2～6 分，PSA＜10ng/ml，预期生存＞5 年，一般情况好，无远处播散的前列腺癌患者。

②Gleason 评分：为 7 分或 PSA 为 10～20ng/ml 的前列腺癌者。

③符合以下任何一条者。

a. 临床分期为 T_a、T_{2c} 者。

b. Gleason 分级 8~10 分者。

c. PSA>20ng/ml 者。

d. 周围神经受侵者。

e. 多点活检病理结果阳性。

f. 双侧活检病理结果阳性者。

g. MRI 检查明确有前列腺包膜外侵犯者。多数学者建议先行外放疗再行近距离照射治疗以减少放疗并发症。

④近距离治疗（或联合外放疗）联合内分泌治疗的适应证：前列腺体积>60ml，可行新辅助内分泌治疗使前列腺缩小。

（2）禁忌证：①绝对禁忌证：预计生存期<5年，TURP 后缺损较大或预后不佳，一般情况差，有远处转移。②相对禁忌证：腺体>60ml，既往有 TURP 史，中叶突出，严重糖尿病，多次盆腔放疗及手术史。

（3）放疗途径：通常有 4 种途径，如细针经会阴、经直肠、经尿道及耻骨后切开膀胱插入等。在现代三维超声或 MRI 作为导向，目前多采用经会阴途径。

（4）放射源及方式：根据放射源和使用方式的不同又可分为放射性胶体局部浸透和组织间插植放疗。前者主要适用于伴淋巴管、精囊早期浸润的病人，或用于经耻骨后手术中的浸透放疗；后者只适用于 A_2、B 期及部分 C 期的病人。

（5）技术和标准：永久粒子种植治疗。常用碘（^{125}I）和钯（^{103}Pd），半衰期分别为 60d 和 17d。短暂插植治疗常用铱（^{192}Ir）。对单纯近距离照射治疗的患者，^{125}I 的处方剂量为 144Gy，^{103}Pd 115~120Gy；联合外放疗者，外放疗的剂量为 40~50Gy，而 ^{125}I 和 ^{103}Pd 的照射剂量分别调整为 100~110Gy 和 80~90Gy。

美国近距离治疗协会建议行粒子种植治疗的所有患者在种植前均制订治疗计划，根据三维治疗计划系统给出预期的剂量分布。通常先用经直肠超声（TRUS）确定前列腺体积，再根据 TRUS 所描绘的前列腺轮廓和横断面来制订治疗计划，包括种植针的位置、粒子的数量和放射性活度。术中应再次利用 TRUS 做计划，根据剂量分布曲线图放置粒子，同时在粒子种植过程中也应利用经直肠实时超声来指导操作，随时调整因植入针的偏差而带来的剂量分布的改变。

粒子种植的操作方法：粒子种植的标准模式是在模板和 TRUS 的引导下经会阴进行粒子种植。所需设备包括三维立体治疗计划系统、超声仪和粒子植入设备。最好选择高分辨率的双平面超声探测系统。CT 及 MRI 引导下也可以进行插植，但应用较少。某些情况下透视也有一定帮助，尤其当超声图像不满意时。使用带有步进系统的制动设施，以允许探头以 0.5cm 为单位前进或后退。根据超声定位仪上等位模板的相对位置插入植入针。种植的粒子可以预先放置在植入针内，也可以使用 Mick 枪，植入完针后再将粒子推入指定的位置。注意制动设施和模板应定期进行校准，以确保模板上的栅格和计算机软件上显示的栅格完全一致。

每个患者行粒子种植后都应进行剂量学评估，通常用 CT 进行评估。粒子种植后过早进行 CT 检查会由于前列腺水肿和出血而显示前列腺体积增大，此时做出的剂量评估会低估前列腺所受剂量。有学者建议种植后 4 周行剂量评估最合适。如果发现有低剂量区，则应及时做粒子的补充再植；如果发现大范围的低剂量区，则可以考虑行外放疗。

4. 外照射与内照射联合放疗　单纯应用置入性内照射放疗，如局部剂量过高对周围正常组织损伤严重，因而采用内、外照射联合放疗。

快中子治疗前列腺癌以混合射线为好。质子治疗对前列腺癌患者的生存率无改善，晚期损伤却明显增加。

5. 放疗联合内分泌治疗　联合治疗组及不同的内分泌治疗时间比单纯放疗组短期效果有改善（无病生存率、无进展生存率、局部进展率、生化复发率等），但对生存率无明显改善。

6. 并发症　外放射治疗引起的不良反应与单次剂量、总剂量、放疗方案和照射体积的不同而异，并发症多发生在常规放疗，适形放疗或调强适形放疗发生率很低。

（1）泌尿系统：约 5% 患者可能因此而放弃治疗。

①短期并发症（1 年内）：尿频，尿急，尿痛，血尿，出血性膀胱炎，排尿困难。

②长期并发症（1 年以后）：膀胱颈挛缩、尿道狭窄、膀胱瘘、排尿困难、急慢性尿潴留为 1%~

34%、尿失禁为 1%～2.4%。而有 TURP 手术史的患者粒子植入后的尿失禁的发生率高达 20%～85%。

③勃起功能障碍：为 40%～50%。

（2）胃肠道：1%～40% 为急性胃肠反应，包括排便次数增多、里急后重、腹部绞痛、直肠不适、直肠出血、小肠梗阻等。约 12% 为慢性胃肠反应，包括腹泻、直肠溃疡、肛门狭窄和瘘道。约 1% 有需要手术治疗的严重乙状结肠和小肠损伤、会阴部脓肿、肛门狭窄等。

（3）皮肤：红斑、皮肤干燥和脱屑，主要发生于会阴和臀部的皮肤皱褶处。

（4）其他：耻骨和软组织坏死，下肢、阴囊或阴茎水肿等，发生率均低于 1%。放疗后性功能障碍发生率低于根治性手术患者。

（5）增加直肠癌和膀胱癌的风险：最新的回顾性研究证实，前列腺癌放疗能增加患者患直肠癌和膀胱癌的风险。与根治术相比，直肠癌发病风险提高 1.7 倍，与健康人相比膀胱癌患病风险提高 2.34 倍。

（四）氩氦靶向冷冻消融

氩氦靶向冷冻消融（TCAP）是近十多年来发展起来的治疗前列腺癌新的微创技术。1962 年 Cooper 首先报道应用低温治疗前列腺癌，1968 年 Flocks 首先采用经会阴切开直视下冷冻治疗前列腺癌。冷冻治疗（cryotherapy）由于冷媒技术、温度控制、实时监测等原因，冷冻治疗后坏死组织脱落、尿瘘等并发症，使该技术发展受到限制。1988 年 Onik 采用经直肠超声引导和监测，经皮穿刺冷冻前列腺癌治疗，为临床提供了更为安全、有效方法。1993 年，美国（Endocare）公司开发出氩氦冷冻治疗系统，使温度的精确控制成为现实，使肿瘤微创治疗成为可能。该技术于 1998 年获美国 FDA 批准，主要用于前列腺癌治疗。1999 年，我国开始引进该技术设备，2003 年，天津肿瘤医院介入治疗科开始应用于前列腺癌临床治疗。因其创伤小、效果佳、并发症少、康复快、便于重复治疗等特点，在美国等发达国家得到广泛临床应用，现已经成为首选治疗方法之一。

1. 适应证

（1）局限性前列腺癌：①不适合做外科手术或预期寿命＜10 年的局限性前列腺癌；②血清 PSA＜20ng/ml；③Gleason 评分＜7；④前列腺体积≤40ml，以保证有效的冷冻范围。如前列腺体积＞40ml，先行新辅助内分泌治疗使腺体缩小。

（2）姑息性局部治疗及补救性局部治疗：可用于已发生转移的前列腺癌的姑息性局部治疗，以控制局部肿瘤的发展、缓解由其引起的症状，以及前列腺癌放化疗、内分泌治疗后的补救性治疗手段。

2. 器械原理　氩氦冷冻治疗系统主要由控制台、冷冻器、测温探针构成，一般配有 4～8 个冷热绝缘超导冷冻器，用于前列腺癌治疗的冷冻器直径主要为 1.7～2mm。根据 Joule-Thomson 气体节流效应，高压常温氩气在释放至冷冻器远端后产生急剧膨胀，在 1～2min 内快速制冷至 −140℃ 左右。在控制输出功率的条件下，直径为 2mm 的冷冻器可在肿瘤组织内，最大可以形成直径约 2.4cm 的类梨形冰球，使肿瘤细胞发生物理性损伤而导致凝固性坏死。目前，多数学者认为，肿瘤细胞在经冷冻消融治疗坏死后，释放出肿瘤相关抗原，由抗原呈递细胞（APC）提呈给辅助性 T 细胞（Th），将其激活并产生一系列细胞因子，进一步活化细胞毒性 T 淋巴细胞（CTL），对肿瘤细胞发挥特异性杀伤作用。以后，尿道升温装置及冷冻测温探针保护技术则进一步减少了冷冻后尿道坏死组织脱落及对邻近组织的副损伤发生率。

3. 操作方法　前列腺的 TCAP 是在经直肠 TRUS 引导，将 12～15 根 17G 的冷冻探针经皮会阴部定位穿刺至靶肿瘤区域，在尿道外括约肌和膀胱颈等部位放置温度感应器进行温度监测并用细导管将温热的液体导入尿道，以免低温冻伤。启动氩气，调整输出功率在 100%～10%，以控制冷冻范围。使中央部的腺体和血管神经束部位的温度都能降到 −40℃，12～15min 后氦气升温，完成一个治疗循环，以保证治疗肿瘤的效果，共进行 2 个循环疗程。术中，采用循环温热生理盐水方法保护尿道，全部操作均在直肠超声监测下进行（见彩图 19-1）。

4. 疗效　2005 年，Long 等回顾性分析了冷冻治疗与传统治疗方法（外科手术、近距离放疗、三维适形放疗和外照射）治疗前列腺癌的效果，在安全性方面，与传统治疗方法比较，直肠损伤、尿失禁和勃起功能障碍发生率较低。2008 年,美国学者科恩(Cohen)等采用前列腺 TCAP 治疗 370 例局限性前列腺癌患者,发生 10 年活检阴性率为 76.06%;低危组、中危组和高危组的 10 年无生化进展生存率分别为 80.56%、74.16% 和 45.54%;2% 的患者出现尿失禁,0.5% 发生尿道-直肠瘘。2008 年 12 月,美国泌尿学会(AUA)基于 II 2、II 3 和 III 级证据,对将 TCAP 作为早期 PCa 患者首选治疗或挽救性治疗的疗效、安全性和适应证进行了评价,对 TCAP 治疗效果给予了肯定。2010 年,加拿大学者 Donnelly 冷冻治疗 244 例 $T_{1-3}N_0M_0$ 期患者分别接受冷冻治疗和外照射治疗。中位随访 100 个月后结果显示,冷冻组和放疗组的 36 个月疾病进展率分别为 23.9% 和 23.7%,两组患者的总生存(OS)率和疾病特异生存率无显著差异,冷冻组患者在 36 个月中活检阳性率显著低于放疗组(7.7% vs. 28.9%),显示冷冻组肿瘤局部控制率优于放疗组。TCAP 是一种微创治疗技术,与外科、放疗相比,具有不良反应轻、并发症少和治疗安全等特点。

5. 并发症　冷冻治疗并发症仍是一个不可忽视的问题。TCAP 常见并发症包括勃起功能障碍、组织脱落、暂时性尿道皮肤瘘、尿失禁、阳痿、继发性尿潴留、直肠瘘、膀胱出口梗阻等。此外,也会发生骨盆疼痛,会阴、阴囊或阴茎肿胀,血尿,尿路感染,附睾炎和耻骨炎等。

(五)高能聚焦超声(HIFU)

HIFU 是利用压电晶体或声透镜等超声发生器,体外发射高能超声波,并在体内将超声波能量聚焦在选定的脏器组织区域内。目前文献上已报道的前列腺癌 HIFU 治疗病例不到 1000 例,没有临床随机对照研究,平均随访时间均不满 2 年。最大的一组研究包括 559 例中、低危前列腺癌患者,随访 6 个月后 87.2%~93.4% 病人穿刺活检阴性,PSA 降至最低点(平均 1.8ng/ml)。多用于年龄较大、预期寿命小于 10 年的局限前列腺癌。并发症包括尿潴留、尿失禁、勃起功能障碍等。

(六)组织内肿瘤射频消融(RITA)

RITA 是将针状电极直接刺入肿瘤部位,通过射频消融仪测控单元和计算机控制,将大功率射频能量通过消融电极传送到肿瘤组织内,利用肿瘤组织中的导电离子和极化分子按射频交变电流的方向做快速变化,使肿瘤组织本身产生摩擦热。当温度达到 60℃ 以上时,肿瘤组织产生不可逆的凝固性坏死,以达到治疗目的。到目前为止,只有 3 个小样本的 I/II 期临床试验探讨了 RITA 治疗前列腺癌的可行性和安全性,初步的结果显示对前列腺癌有治疗作用。

(七)内分泌治疗

前列腺癌细胞大多数依赖于雄激素,当雄激素水平下降时可使前列腺癌细胞萎缩。内分泌治疗的目的是降低体内雄激素浓度、抑制肾上腺来源雄激素的合成、抑制睾酮转化为双氢睾酮或阻断雄激素与其受体的结合,以抑制或控制前列腺癌细胞的生长。1941 年,美国 Huggins 和 Hodges 首先证实了施行睾丸切除术的雄激素剥夺法(AAT)对前列腺癌(prostate cancer,PC)有显著疗效,使 70%~80% 肿瘤迅速缩小,主观和客观症状改善,并因此而获得诺贝尔奖,从此剥夺雄激素疗法开始成为治疗前列腺癌和转移癌的有效经典方法。但有学者经过多年内分泌治疗前列腺癌的研究,开始认识到内分泌治疗只是一种姑息疗法,不能根治前列腺癌,只能暂时缓解症状,提高生活质量,不能延长病人生命。19%~20% 患者可存活 5 年,最终死于前列腺癌。内分泌治疗可通过去势(手术或药物)、雌激素、孕激素和非甾体抗雄激素药物(雄激素受体阻断药)等多种方法来实现。相关证据表明,早期内分泌治疗的效果优于延迟内分泌治疗。由于前列腺癌症状隐匿性强,故发现时多已进入中晚期,抑制雄激素的内分泌疗法就成为中晚期前列腺即腺癌治疗的基础。

适应证:①晚期前列腺癌(N_1 和 M_1 期):无法行根治性前列腺切除术或放射治疗后的患者。②T_2、T_{3a} 期前列腺癌:在根治性前列腺切除术前,以缩小肿瘤体积、降低临床分期、降低前列腺切缘肿瘤阳性率,进而提高生存率。③前列腺癌根治术后病理证实切缘阳性:T_2 期(PT_3);或 < T_2 期但伴高危因素(Gleason 评分 > 7,PSA > 20ng/ml)者。④配合手术及放射治疗的辅助内分泌治疗者(adjuvant hormonal therapy,AHT):根治性前列腺切除术或根治性放疗前的新辅助内分泌治疗(neoadjuvant hormonal therapy,NHT)者。⑤根治术后或放疗后临床局部复发,或远处转移,但无法再行局部治疗者,患者不适合或不愿意接受挽救性治疗者。⑥雄激素非依赖期的雄激素持续抑制(去势)。不良反应:前列腺癌内分泌治疗可产生如下一些不同程度的不良反应,如发热、出汗、恶心、呕吐、食欲缺乏、性欲丧失、勃起功能障碍、贫血、疲乏、潮红、肌肉萎缩、体重增加、男性乳房女性化、抑郁、认知障碍、腹泻、肝功能异常、骨质疏松、骨折、骨疼痛、肩腰四肢疼痛、排尿障碍等不良反应。此外有皮疹瘙痒、会阴不适、听力衰退、耳鸣、头部多毛、BUN、LDH、GOT、GPT上升等。血栓栓塞、缺血性心脏病和充血性心力衰竭,罕见的为血管神经性水肿。

1. 去势治疗

(1)手术去势:手术去势一直被认为是治疗晚期前列腺癌的金标准,也可用于根治性前列腺切除术后及放射治疗的辅助治疗。人体血清中的雄激素有 90% 来源于睾丸,10% 来源于肾上腺,切除睾丸即去除了人体血清中绝大部分的雄激素,从而有效地阻止了大多数依赖雄激素前列腺癌的代谢,使癌消退。去势手术后,肿瘤迅速缩小,80% 的骨转移患者疼痛减轻,尿道梗阻症状得到改善,90% 的局限前列腺癌患者术后 PSA 降至正常,70% 的患者术后 PSA 不能测到。术后 5 年生存率为 31%,有转移者为 20%。但此术只对雄激素依赖性前列腺癌有效,对雄激素非依赖性前列腺癌无效因睾丸切除后,癌细胞并未全部凋亡,仍有雄激素非依赖性细胞存活下来,所以去势只能暂时缓解,10%～20% 的患者能存活 5 年,患者最终死于前列腺癌。由于治疗中无法灵活调节方案等问题,有条件者应首先考虑药物去势。

(2)药物去势:主要用于激素依赖性前列腺癌、转移性前列腺癌。对以前未接受过其他激素治疗的患者,药物疗效更明显,又称"化学阉割"抑制靶器官中睾酮及 DHT 与雄激素受体的结合。

黄体生成素释放激素(LHRH)可刺激脑垂体释放黄体生成素(LH)。人工合成的超活性 LHRH 类似物(LHRH-α),在注射 LHRH-α 后,睾酮水平逐渐升高,在 1 周时达到最高点(睾酮一过性升高),然后逐渐下降,至 3～4 周时可达到去势水平,LHRH-α 已成为雄激素去除的标准治疗方法之一。但有 10% 的 LHRH-α 治疗患者睾酮不能达到去势水平。由于初次注射 LHRH-α 时

有睾酮一过性升高,故应在注射前 2 周或当日开始,给予抗雄激素药物至注射后 2 周,以对抗睾酮一过性升高所导致的病情加剧(hare-up)。药物去势的最大优点是具有可逆性,可延缓激素非依赖性前列腺癌细胞的产生,减少手术去势的不良反应,改善生活质量(QOL)。

黄体生成素释放激素类似物(LHRH-α)是人工合成的黄体生成素释放激素,目前刚上市的或者正在开发的该类药物主要有以下几种。

①布舍瑞林(Buserelin):GnRH 类似物,使用初期可促使 LH、FSH 和性激素分泌增加,经 1～2 周开始产生相反作用,性激素分泌可降低到去势水平。临床主要用于前列腺癌、乳腺癌等。开始时皮下注射[男性配合使用氟他胺(Flutamide)],维持治疗则采用鼻腔喷入。注射液 1mg/1ml,喷鼻液 1mg/1ml,皮下注射,每次 500μg。每日 3 次,连续 7d。鼻腔给药,每次 100～200μg。每日 3 次。

戈舍瑞林联合比卡鲁胺:对前列腺癌患者行雄激素剥夺治疗(ADT),是一种有效的内分泌治疗方法。醋酸戈舍瑞林是促黄体生成素释放激素的一种类似物(LHRH-α),能抑制脑垂体促黄体生成素的合成,从而降低男性血清睾酮,达到同睾丸切除相同的去势效果。比卡鲁胺属于非甾体抗雄激素药物,与雄激素受体竞争性结合,从而抑制雄激素。

②达菲林(Diphereline)、曲普瑞林(Triptorelin,Trelstar)、色氨瑞林(Decapeptyl)、达必佳(Decapetyl):由瑞士德拜制药公司(Debiopharm S. A)开发,是合成的促性腺激素释放激素类似物(gonadotropin-releasing hormone analogue, GnRH-α),其结构改良是将天然分子结构中的第 6 个左旋甘氨酸被右旋色氨酸所取代,使其促效作用更为显著及血浆半衰期更长,作用同布舍瑞林。本品于 2009 年 10 月获得欧盟批准上市。注射用醋酸曲普瑞林(triptorclin acetate for injcction)粉针剂:3.75mg/支,附带 1 支注射专用溶剂,前列腺癌患者一次 1 支,肌内注射,每月 1 次;或 15mg 肌内注射,每 3 月 1 次维持。注意有必要定期检查血睾酮水平,不应高于 1ng/ml。用药后 40～45d 吸收完全。肌内注射缓释制剂后,药物首先经历一个初始释放阶段,随后进入有规律的均匀

释放阶段,持续释放 28d。控释制剂可维持治疗作用达 30d。药物在注射后 1 个月内的生物利用度为 53%。继续用药 2~3 周,血 LH 和 FSH 水平降低,进而血睾酮降至去势水平。同时,治疗初期酸性磷酸酶一过性增高。

2001 年由美国 FDA 批准双羟萘酸曲普瑞林(Triptorelin pamoate)缓释制剂上市,双羟萘酸曲普瑞林为长效注射剂,在肌内注射后 3 个月内可持续释出药物。以前已批准的为曲普瑞林 1 个月缓释制剂 3.75mg 和这次批准的新曲普瑞林 3 个月缓释制剂 11.25mg 曾对晚期前列腺癌患者进行大规模对比试验,结果表明,3 个月制剂同每个月制剂注射效果相同,使血清睾酮达到功能性去势水平。

③亮丙瑞林(Leuprorelin,Enanton,Lucrin,Leuprorelinacetate):又称抑那通、博恩诺康、醋酸亮丙瑞林,为 GnRH 类似物,作用同布舍瑞林。醋酸亮丙瑞林的促黄体生成激素(LH)释放活性约为 LHRH 的 100 倍,抑制垂体-性腺系统功能的作用也强于 LHRH。醋酸亮丙瑞林是高活性的 LHRH 衍生物,由于它对蛋白分解酶的抵抗力和对 LHRH 受体的亲和力都比 LHRH 强,所以能有效地抑制垂体-性腺系统的功能。规格为 3.75mg/瓶,溶媒 2ml/支。成人每次 3.75mg,皮下注射,每 4 周 1 次,可使血清睾酮浓度降至去势水平之下。

④诺雷德(Zoladex):即戈舍瑞林(Goserelin),是 GnRH 类似物,男性病人在第一次注射此药后 21d 左右血清睾酮浓度下降至去势水平,并在以后的治疗中维持此浓度,这可使大多数病人的前列腺肿瘤消退,症状有所改善。诺雷德具有几乎完全的生物利用度,每 4 周用药 1 次,在无组织蓄积的情况下保持有效的血药浓度,诺雷德与血浆蛋白的结合能力较弱,在肾功能正常情况下血浆清除半衰期为 2~4h,对肾功能不全的病人其半衰期将会增加,此改变在每月 1 次的治疗中影响很小,故不需要调整剂量,在肝功能不全的病人中其药代动力学无明显变化。成人患者:在腹部皮下注射诺雷德 3.6mg/支,每 28 天 1 次。肾功能不全、肝功能不全者不需调整剂量。

⑤阿巴瑞克(Abarelix,Plenaxis):商品名普来纳西,为完全性促黄体激素释放激素(LHRH)受体拮抗药,是由美国 Praecis 制药公司开发的纯 LHRH 阻滞药,该药标明用于不能采用其他激素疗法的和拒绝手术去势的晚期前列腺癌患者的症状治疗。2003 年获 FDA 批准用于治疗晚期前列腺癌,2004 年在美国上市。阿巴瑞克在临床试验中,有 3 人发生了严重的过敏反应,其中一人还失去了知觉。由于严重的潜在的过敏反应的风险,FDA 和生产商已同意:阿巴瑞克的应用被限于有晚期症候的前列腺癌和没有其他治疗选择的患者。接受治疗的患者在诊所设施中接受该药治疗后,需要被监视至少 30min。

⑥组氨瑞林(Histrelinacetate,Valera):组氨瑞林是一种长效的合成的非肽促性腺激素释放激素类似物,一种凝胶植入剂,由 Alera Pharmaceuticals 公司开发,为 LHRH 激动药。2004 年 FDA 批准其长效植入制剂用于姑息治疗晚期前列腺癌。2005 年 11 月 21 日,丹麦药品监管机构批准 Vantas 用于接受姑息治疗的局部进展期或转移性前列腺癌。2007 年 Vantas 获得英国上市批准,2007 年年底,拜尔医药宣布停止 Viadur(R)(醋酸亮丙瑞林植入剂)的销售,Vantas 成为美国市场上唯一每年植入 1 次的前列腺癌植入制剂。对于晚期前列腺癌患者,每年一次给予组氨瑞林长效埋植剂皮下埋植,能长期稳定地抑制睾酮,使其保持去势水平($<50ng/dl$)。

⑦地盖瑞利(Degarelix):是促性腺激素释放激素(GnRH)受体抑制药类药物,由 Ferring(辉凌)harmaceuticals 公司开发,经美国 FDA 批准 Degarelix 粉针剂(Tradename/Firmagon)上市,用于治疗晚期前列腺癌。临床研究表明,地盖瑞利连续给药 1 年可以快速、持续地抑制睾酮水平(低于 0.5ng/ml),同时还可以持久有效地维持 PSA 减少,治疗前列腺癌的效果与亮丙瑞林储库型控释注射剂相当,但见效更快且更持久,用药 3d 可使 96% 达到去生殖腺的睾酮浓度。规格为 80mg 或 120mg/瓶,80mg/瓶含甘露醇 200mg,120mg/瓶含甘露醇 150mg。

⑧阿伏瑞林(Avorelin,MF6001):由意大利 Mediolanum 公司开发,是 LHRH 的超级激动药,目前正在进行 Ⅱ 期临床研究。动物实验表明,置入阿伏瑞林 6~48h 后,睾酮水平会达到最大值,10d 后降到去势水平,并维持 26 周以上。阿

伏瑞林对所有前列腺癌患者的睾酮水平抑制超过6个月。

⑨雌激素去势(diethylstilbestrol,DES):雌激素是经典的内分泌治疗方法之一。无论天然和合成的雌激素都通过下丘脑-垂体-性腺轴的负反馈调节,抑制垂体分泌促黄体生成激素(LH),抑制雄激素的产生,降低血清睾酮水平。亦可增加性类固醇结合球蛋白,降低睾丸内睾酮的合成,增加垂体催乳素分泌,降低前列腺细胞内 DNA 合成,使睾酮达到去睾水平,从而影响前列腺细胞的代谢,使腺体萎缩。DES 治疗晚期前列腺癌,可阻断癌细胞周期,诱发癌细胞凋亡。最常见的雌激素是己烯雌酚、戊酸雌二醇等,可以达到与去势相同的效果,DES 1mg,3/d,21~60d,血清睾酮可达到去势水平。但有严重的心血管并发症,如改为 1mg/d,可减轻不良反应并增加疗效,尤其对雄激素非依赖性癌细胞更为明显。有报道3mg 的己烯雌酚即可使血中睾酮极度降低,如同睾丸切除术后的水平。但心血管方面的不良反应明显增加。尽管应用小剂量己烯雌酚(如1mg/d),且同时应用低剂量华法林(1mg/d),或低剂量阿司匹林(75~100mg/d)预防,心血管方面的不良反应仍较高,因此,在应用时应慎重。

2. 雄激素阻断治疗 雄激素阻断是晚期前列腺癌内分泌治疗的金标准,是用雄激素拮抗药与雄激素受体结合,竞争性抑制 DHT 而发挥作用,以阻断雄激素对前列腺细胞的作用,使用方便,不良反应轻,避免了睾丸切除术后患者的心理异常,因而在临床上被广泛应用。

(1)阻断药物分类:雄激素阻断药物分为类固醇抗雄激素和非类固醇抗雄激素两类。

①类固醇抗雄激素:主要是孕激素类,包括以下几种。

a. 醋酸环丙孕酮(Cyproteroneacetate,CA):醋酸环丙氯地孕酮,可阻止双氢睾酮进入细胞核内与受体结合成复合物,能抑制垂体 LH 的释放,使体内睾酮水平降低。用于不宜手术的前列腺癌的抗雄激素治疗,口服 100mg,每日 2 次。

b. 醋酸氯羟甲烯孕酮(Megestrolacetate,CA):有明显的孕激素及抗雄激素作用,能抑制间质细胞分泌睾酮,口服 250mg/d,对大多数前列腺癌患者有效。

c. 醋酸甲羟孕酮(Medroxyprogesterone 17-acetate):也称甲孕酮、口服黄体酮、安宫黄体酮、甲羟孕酮,具有中枢及外周抗雄激素作用。口服,每次 100mg,每日 3 次,或肌内注射 150mg,每周 1 次。治疗前列腺癌,5 年生存率较己烯雌酚和醋酸氯羟甲烯孕酮为低。

d. 甲地孕酮(Megestrol):也称醋酸甲地孕酮、去氢甲酮、去氢甲孕酮,为一高效黄体激素,与天然孕激素作用相同,通过抑制垂体促性腺激素的释放,抑制血清睾酮浓度和竞争细胞受体及阻滞 5α-还原酶而降低前列腺双氢睾酮的浓度。口服,每次 4mg,每日 2 次。疗效不如环丙甲地孕酮。服用甲地孕酮能提高食欲、增加体重,可妥善控制癌症病人的厌食及恶病质,从而提高癌症患者的生活质量。

②非类固醇类抗雄激素药物:非类固醇类抗雄激素药物能在前列腺内细胞水平上阻断双氢睾酮与细胞核内雄激素受体结合,抑制靶组织摄取睾酮,除抗雄激素作用外,无任何激素的作用。与LHRH-α 之间无任何药效学或药代动力学方面的相互作用;临床前试验的结果被认为与晚期前列腺癌病人治疗无相关性,与雄激素受体结合而不激活基因表达,从而抑制依赖激素的肿瘤细胞生长,导致前列腺肿瘤的萎缩,从而起到抗雄激素作用。因非类固醇类抗雄激素药物不影响睾酮转化为 DHT,最大优点是保持患者性功能,有以下几种。

a. 氟他胺(Flutamide):也称氟硝丁酰胺、缓退瘤(Flutamide)、氟他米特、福至尔、氟利坦,是最早应用的抗雄激素药物。每片 250mg,口服,每次 0.25g,每天 3 次,饭后服。单独应用 6 个月可使前列腺体积减小到和去睾治疗一样,同睾丸切除术合用可提高治疗效果。其代谢产物小羟基氟他胺是其主要活性形式,但此作用可反馈性地引起 FSH 和 LH 释放增加,使睾酮的血浆浓度上升。当本品与促性腺激素释放激素(GnRH),如亮丙瑞林(Leuprolide)一起使用时,可完全阻断雄激素而且防止代偿性增加。长期应用氟他胺治疗后可发生缓退瘤撤除综合征(Flutamide withdrawal syndrome),多在用药 3 年后症状又加重PSA 水平升高,停用后,症状迅速好转,PSA 降低,病情可改善半年以上,其发生率为 44%~

75%。其发生与受体(AR)突变有关。长期应用氟他胺治疗后,改变了前列腺癌细胞的生物学特性,并可促使产生 LNCaP 细胞,这是一种前列腺癌淋巴结转移衍生的细胞系列,可直接刺激前列腺癌细胞的生长。因此,一旦发生氟他胺撤除综合征,应先停用氟他胺,不要急于采用其他的治疗。

b. 康士德(Casodex):即比卡鲁胺(Bicalutamide),属非甾体抗雄激素药物,是新一代抗雄激素药物,由英国 ICI 制药公司研制,1995 年在爱尔兰、英国和美国同时上市,与雄激素 AR 亲和力比氟他胺强 5 倍,效果优于氟他胺,而且对氟他胺耐药者及对非激素依赖性前列腺癌均有效,每片 50mg,口服 50mg/d,可将剂量增至 150～300mg/d,疗效可达到去势水平,治疗 6 个月后,PSA 降至正常范围。将康士德与保列治联合应用将进一步完善阻断雄激素治疗晚期前列腺癌的效果。其中枢作用轻微,且不良反应少,对性欲的影响也很少。临床上停用本品可在部分患者中引起抗雄激素撤药综合征。

c. 尼鲁米特(Ilutamide):即尼鲁他胺可抑制任何方法去势后肾上腺继续分泌的雄激素,还可抑制使用 LHRH 类似物几天后出现的睾酮增加和作用的加强。每片 50mg,去势用量,开始诱导剂量 300mg/d,连续 4 周,维持剂量,150mg/d,1 次服用或分几次服用,效果一样。如出现不良反应时,特别是胃肠道反应时,可以缩短诱导期,提前进入维持剂量。

d. 酮康唑(Etoconazole capsules):为合成的咪唑类衍生物,是一种抗真菌药物,小剂量不引起雄激素的变化,大剂量可阻滞睾丸和肾上腺睾酮的合成。故用量为每次口服 200～400mg,每日 4 次,多次用药后可产生明显的睾酮抑制作用,24～48h 可达到去势水平。不良反应包括可逆性的肝损害、恶心、乏力、皮肤黏膜干燥等,可用于需要快速抑制睾酮至去势水平的病例,如前列腺癌转移至脊柱且压迫脊髓即将导致下肢瘫痪时。

3. 全雄激素阻断治疗(complete androgen blockade,CAB) 或最大限度雄激素阻断治疗(maximal androgen blockade,MAB),又称联雄激素阻断治疗,目的是同时去除或阻断睾丸来源和肾上腺来源的雄激素。常用的方法为去势加抗雄激素药物。1945 年,Huggins 等开始在临床中引入雄激素全阻断的概念,即在去势手术后再行双侧肾上腺切除术,以期完全去除雄激素,即所谓全阻断雄激素治疗前列腺癌,因并发症多,病残率和死亡率较高,这一方法未能被采用。1983 年 Labrie 等同时采用 LHRH-α 和抗雄激素药物治疗前列腺癌,既用药物去势又用抗雄激素药物阻断肾上腺产生的雄激素,疗效明显优于单种内分泌药物。大量的临床资料证实,对晚期前列腺癌的病人进行全雄激素阻断治疗,与单纯去势相比可延长总生存期 3～6 个月,平均 5 年生存率提高 2.9%,可使死亡风险降低 20%,并可相应延长无进展生存期。这种联合雄激素阻断疗法对于无远处转移的临床 C 期前列腺癌,2 年存活率达 93.4%,2 年无疾病存活率为 91.2%,所有病人都能迅速得到原位控制,尿路梗阻、肾盂积水全部得到纠正。与单独内分泌治疗或放疗相比,治疗失败率低 3 倍多。可见疾病临床扩散前进行联合治疗,可更有效地控制原位病灶,减缓进展成转移性疾病的速率,但对是否延长存活期尚有争议。

不支持上述 MAB 的理论基础:①促进前列腺癌细胞生长的因素中,除睾酮和双氢睾酮外,还有成纤维细胞生长因子、上皮生长因子和维生素 D 等。②在未治疗的前列腺癌中,血清睾酮水平在不同分化程度的前列腺癌患者之间无明显差异;激素非依赖型患者的血清睾酮水平较低;低血清睾酮水平患者预后较差。这些均提示血清睾酮水平与前列腺癌的恶性程度及进展速度不成正相关。③抗雄激素药物可能诱导前列腺癌雄激素受体突变,进而诱导前列腺癌细胞由激素敏感型转变为激素耐受型。

缺点是对转移性前列腺癌的存活率并无临床显著改善,花费昂贵,且可导致医源性骨质疏松。支持 MAB 方案的依据为:①前列腺癌的发生和发展依赖于雄激素的刺激,去势后可去除血清中 90% 的睾酮,但另外 10% 肾上腺来源的睾酮依然存在,而 65 岁以上的男性,60% 的睾酮来源于睾丸,另外 40% 来源于肾上腺。②去势对前列腺组织中活性睾酮-双氢睾酮(DHT)的影响也较小,前列腺组织中 DHT 的水平仍可达到正常值 30%～40%。阻断这部分雄激素,可望达到更好的临床疗效。③重复性前列腺癌穿刺活检显示

MAB 与单纯去势相比,前列腺癌细胞凋亡指数增高,增殖指数下降。

4. 持续与间歇性阻断　激素抵抗性前列腺癌(hormone refractory prostatec cancer,HRPC)的治疗是一种多学科、多策略的综合治疗。雄激素阻断治疗大体分为持续性雄激素阻断(continuous androgen blockade,CAB)和间歇性雄激素阻断(intermittent androgen blockade,IAB)两大类。

(1)持续性雄激素阻断治疗:近年来对晚期前列腺癌治疗的一致观点是采用 CAB 治疗,既阻断了睾丸同时也阻断了肾上腺合成产生的活性雄激素。雄激素阻断后,正常前列腺细胞快速凋亡,失去生长能力,对前列腺癌患者有明显的疗效,但部分前列腺癌细胞最终可逃脱由 CAB 治疗所导致的雄激素抑制诱导的细胞凋亡,逐步变成抗雄激素细胞,导致肿瘤重新生长,进入发展过程。研究发现,长时间抗雄激素治疗会产生三大弊端:治疗费用高、生活质量恶化和不可避免地出现雄激素非依赖性肿瘤细胞的生长。可能的机制为:①血清中低水平的雄激素使雄激素受体的敏感性增加;②雄激素受体蛋白结构发生改变,通过其他配体而不是睾酮将雄激素信号通路激活;③通过对雄激素受体及其辅助激活因子的直接磷酸化,激活配体非依赖性雄激素受体信号通路;④绕开雄激素受体,通过其他未知的途径使癌细胞增殖、抑制凋亡。长期雄激素阻断治疗除性功能丧失外,还有骨质疏松、潮热、乳腺肿痛、贫血、肥胖、肌无力等多种不良反应。

(2)间歇雄激素阻断治疗:1993 年 Kelly 和 Scher 发现应用雄激素阻断药物治疗反应良好的 PCa 患者,长期应用后,病情加重,PSA 水平升高,撤除缓退瘤后,病情迅速好转,PSA 下降,故称为雄激素阻断撤除综合征(antian-drogen withdraw syndrome)。研究证明,雄激素阻断撤除综合征的发生与 AR 的突变有关,开始即应用联合阻断雄激素治疗的 PCa 患者,停用激素后 PSA 能维持较长时间低水平,而且对再次应用抗雄激素治疗 AIPC 有良好的反应。由于前列腺癌生长绝大多数具有雄激素依赖性,应用维持性雄激素阻断治疗,阻断了睾丸和肾上腺来源的雄激素,短期效果很好,但持续使用会导致 AR 和(或)p53

的突变、bcl-2 过表达,这些会使肿瘤逃避雄激素剥夺或雄激素拮抗药的治疗,大部分前列腺癌最终将会发展成对激素不敏感的非依赖性前列腺癌。大量的临床试验显示,前列腺癌的雄激素依赖性在间歇雄激素阻断治疗期间可被维持;对生化再发和前列腺癌切除术后偶发前列腺癌病人进行间歇雄激素阻断治疗,经 30～64 个月的随访,26.6 个月未治疗期间睾酮水平保持在正常范围之内,持维性雄激素阻断产生的不良反应停止,性功能恢复正常,生活质量明显提高,并削弱前列腺癌病人雄激素剥夺综合征,费用降低。治疗意义:可能保持前列腺癌细胞的激素依赖性,延缓前列腺癌细胞进展到非激素依赖性的进程,从而可能延长患者的生存期。潜在风险:是否可加速雄激素依赖性向非激素依赖性的发展;在治疗的间歇期肿瘤是否会进展。间断抗雄激素治疗:各家报道不一。一般服药 6～12 个月,如 PSA 降至≤0.2ng/ml 后,可停药 3～6 个月,并密切观察,当 PSA 上升至＞4ng/ml 时,又开始新一轮治疗。这样反复进行,可延缓前列腺癌转化成雄激素不敏感的非依赖性前列腺癌。

5. 前列腺癌根治术前新辅助内分泌治疗　根治术前新辅助内分泌治疗指在根治性前列腺切除术前,对前列腺癌患者进行一定时间的内分泌治疗,以减少肿瘤体积、降低临床分期、降低前列腺切缘肿瘤阳性率,进而延长生存率。有文献报道,T_2 期是新辅助治疗的最佳适应证,能显著降低切缘阳性率,而 T_1、T_3 期是相对适应证,切缘阳性率改变不明显。方法多采用 LHRH-α 和抗雄激素的 MAB 方法,也可单用 LHRH-α、抗雄激素药物或雌二醇氮芥,但 MAB 方法疗效更为可靠,时间 3～6 个月。新辅助治疗可能降低临床分期,可以降低前列腺切缘肿瘤的阳性率和淋巴结浸润率,降低局部复发率,长于 3 个月的治疗可以延长无 PSA 复发的存活期,而对总存活期无明显改善,需更长时间的随访。新辅助治疗不能降低淋巴结和精囊的浸润。

(八)化学治疗

化学治疗适用于前列腺癌手术后,或放射治疗后复发,或对内分泌治疗不敏感的原发性晚期前列腺癌,或消除早期潜在的、隐蔽的病灶,可以延长患者术后的生存时间。过去前列腺癌一直被认为是一种对化疗不敏感的恶性肿瘤。1988—1992 年,先后曾有 26 种化疗药物被用于前列腺癌的单药化疗,但总体反应率仅 8.7%,中位生存期为 10~12 个月,疗效不佳;而化疗所带来的诸多不良反应,使化疗一度被冷落。2004 年 ASCO 上报道的 TAX327 和 SWOG9916 两个Ⅲ期临床试验,证实了多西他赛联合其他药物的方案,延长了 HRPC 患者的生存时间。从此确立了以多西他赛为核心治疗 HRPC 的化疗首选地位。目前前列腺癌化学治疗分一线化疗和二线化疗方案,有以下化疗方案可供选择。

1. 一线化疗方案(单纯化疗)

(1)多西他赛(Docetaxel,Taxotere)联合泼尼松:近期多西他赛(又名多烯紫杉醇)和紫杉醇(Paclitaxel)成为研究热点,两者都是类微管抑制药,仅作用时相和作用位点不同。紫杉醇是天然来源抗肿瘤药,因其过敏及不良反应较重,疗效不确切,影响临床应用。而多西他赛为半合成紫杉醇类抗肿瘤药,是在对紫杉醇结构改造过程中合成出来的紫杉醇衍生物,是一个高效的磷酸化促进剂,主要通过加强微管蛋白聚合和抑制微管解聚,形成稳定的非功能性微管束,破坏肿瘤细胞的有丝分裂,抑制肿瘤细胞生长,还可抑制 Bcl-2 基因的抗凋亡作用,导致癌细胞死亡。最初是由法国赛诺菲-安万特公司开发的用于治疗晚期乳腺癌和非小细胞癌,1995 年首次在墨西哥上市。2004 年美国 FDA 批准多西紫杉醇+泼尼松 3 周方案用于治疗 HRPC。2007 年 NCCN 指南中,明确指出目前复发转移的前列腺癌的一线标准化疗方案即是以多西他赛为主的方案,用于治疗激素非依赖性前列腺癌生物利用度好,有一定效果,不良反应小。推荐方案为多西他赛 $75mg/m^2$,第 1 天,每 3 周 1 次静脉滴注,联合泼尼松 5mg,口服,每天 2 次,第 1~21 天,每 21 天为 1 个周期,共 10 个周期。该剂量组合治疗后的存活率比同期对照的多西他赛 $30mg/m^2$,第 1 天,每周 1 次静脉滴注方案的存活率略高,且明显高于米托蒽醌 $12mg/m^2$,每 3 周 1 次静脉滴注,中位生存期分别为 19.2 个月、17.8 个月和 16.3 个月。

(2)多西他赛+卡培他滨(DC 方案):一项Ⅱ期临床研究对 DC 方案(多西他赛+卡培他滨(Capecitabine)对转移性雄激素非依赖型前列腺癌的疗效进行了探讨。此研究中所采用的方案为:多西他赛,每周 $36mg/m^2$,静脉滴注,第 1、8 天;卡培他滨,每天 $1250mg/m^2$,分 2 次口服,第 5~18 天;每 4 周重复 1 次。研究结果显示,在入组的 30 例病人中,PSA 反应率(PSA 值下降超过 50%)达到了 73.3%,其中 30% 的病人(9 例)PSA 下降超过了 90%;病人的中位 TTP 为 9.1 个月(90%CI 为 6.2~15.1 个月),中位生存期为 18.9 个月(90%CI 为 14.9~26.4 个月),提示 DC 方案对雄激素非依赖型晚期前列腺癌患者有良好的治疗反应性和生存优势。

(3)多西他赛联合雌二醇氮芥:SWOG9916 临床试验比较了多西他赛联合雌二醇氮芥与米托蒽醌联合泼尼松的疗效差异。推荐方案为多西他赛 $75mg/m^2$,每 3 周 1 次,静脉滴注,联合雌二醇氮芥(Estramustine)280mg,第 1~5 天,每天 2 次口服,每 21 天为 1 个疗程。另一方案为多西他赛 $75mg/m^2$,每 3 周 2 次,静脉用药,加用泼尼松 5mg,每天 2 次,口服。2 组的中位生存期分别为 17.5 个月和 15.6 个月,多西他赛联合雌二醇氮芥使患者生存时间延长了 20%。发现对于有骨转移引起骨痛的患者具有良好的缓解作用。联合应用对肿瘤生长的抑制效果更加显著。

2. 二线化疗方案 对于多西他赛治疗失败者,可以选择包括米托蒽醌、长春瑞滨、沙铂(Satraplatin)、埃坡霉素(Epothilone,BMS-247550)等的联合化疗。一项长春瑞滨联合激素治疗 HRPC 的Ⅲ期临床试验证明,与米托蒽醌联合激素疗效类似,但对于有心血管并发症的老年患者具有较好的耐受性。

(1)米托蒽醌(Mitoxantrone,MA)联合泼尼松:米托蒽醌是 20 世纪 80 年代研究和使用的一种新的抗肿瘤药物,为细胞周期非特异性药物,与阿霉素等蒽环类在结构上有相似之处,可杀灭任何细胞周期的癌细胞,对分裂期细胞比休止期细胞更敏感,对细胞周期"S"后期最为敏感。其作用机制是和 DNA 分子结合,抑制核酸合成而导致细胞死亡。其抗肿瘤活性相当或略高于多柔比星,明显高于环磷酰胺、氟尿嘧啶、甲氨蝶呤、长春新碱和阿糖胞苷,而且抗瘤谱广,与很多常用抗肿瘤药有协同作用。MA 联合化疗治疗恶性肿瘤疗效较高,而且不良反应较小,对 AIPC 患者有姑息性治疗作用,是第一个被证实对 HRPC 有效和被 FDA 正式批准应用于 HRPC 治疗的化疗药物。米托蒽醌联合泼尼松能比单用泼尼松更好地控制前列腺癌患者的症状,明显提高患者的生活质量(40% 以上),在过去的十余年里被认为是 HRPC 的标准化疗方案。不过,米托蒽醌的应用并没有增加 HRPC 患者的生存率。米托蒽醌推荐剂量一次 $12\sim14mg/m^2$,不少于 30min 静脉滴注,每 $3\sim4$ 周 1 次。同时联合泼尼松 5mg,口服每天 2 次,第 $1\sim21$ 天,联合用药,一次 $8\sim10mg/m^2$。虽然在多西他赛出现后,该方案已退居二线,但在多西他赛方案耐药的情况下,仍可对一部分患者产生抗肿瘤作用,减轻症状,降低血浆 PSA。不良反应:可引起白细胞和血小板减少可有恶心、呕吐、食欲减退、腹泻等消化道反应。少数患者可有心悸、期前收缩及心电图异常。偶见乏力、脱发、皮疹、口腔炎等。静脉注射药物外溢,可能发生严重局部反应。

(2)吉西他滨(Gemcitabine)为主的化疗方案:是多西他赛无效时的又一选择。吉西他滨是一种破坏细胞的二氟核苷类抗代谢物抗癌药,是去氧胞苷的水溶性类似物,对核糖核苷酸还原酶是一种抑制性的酶作用物的替代物,这种酶在 DNA 合成和修复过程中,对所需要的脱氧核苷酸的生成是至关重要的。推荐方案为吉西他滨 $1000\sim1200mg/m^2$,静脉滴注 30min,每周 1 次,连续 3 周,随后休息 1 周,4 周重复 1 次。依据病人的毒性反应相应减少剂量 65 岁以上的高龄患者也能很好耐受。顺铂 $30mg/m^2$,第 2、8、9 天。不良反应:可出现贫血、白细胞降低和血小板减少。约 2/3 的患者出现肝转氨酶异常,多为轻度、非进行性损害;约 1/3 的患者出现恶心和呕吐反应,20% 的患者需要药物治疗。约 1/2 的患者出现轻度蛋白尿和血尿,有部分病例出现不明原因的肾衰竭。约 25% 的患者出现皮疹,10% 的患者出现瘙痒,少于 1% 患者可发生支气管痉挛。约 20% 的患者有类似于流行性感冒的表现;水肿/周围性水肿的发生率约 30%;脱发、嗜睡、腹泻、口腔毒性及便秘发生率则分别为 13%、10%、8%、7% 和 6%。

(3)伊沙匹隆(Ixabepilone):由美国施贵宝公司开发,于 2007 年 10 月 16 日获得 FDA 批准在美国上市,用于乳腺癌的治疗,是一种新型的埃坡霉素类似物,具有独特的与微管蛋白结合的方式,可能在克服多药耐药方面的机制优于紫杉类药物。体内或体外试验均证明,伊沙匹隆对紫杉醇耐药或不敏感的前列腺癌细胞有显著的抗肿瘤活性,其主要的不良反应是可逆的神经毒性,且无需激素预处理。美国西南肿瘤组(SWOG)研究证实,Ixabepilone 治疗后有 34% 的患者 PSA 降低,在多中心临床试验中,联合或不联合雌莫司汀治疗 HRPC,均具有显著的疗效。对于 Ixabepilone 治疗失败的患者,二线使用紫杉醇化疗,其有效率明显下降,但仍有 36% 的患者 PSA 下降,提示两者存在不完全的交叉耐药。目前正进行 Ixabepilone 的Ⅲ期临床试验,以评价其作为 HRPC 二线治疗的价值。

(4)沙铂(Satraplatin):沙铂是一种口服的新型铂类制剂,体外试验表明其具有类似于顺铂的毒性,对于一些耐顺铂的人肿瘤细胞株仍有杀伤活性。欧洲癌症治疗研究组织(EORTC)泌尿生殖研究中心开展了沙铂(JM-216)治疗 HRPC 的随机Ⅲ期临床试验,研究随机选取 50 例患者,主要评价沙铂加泼尼松比较单用泼尼松作为一线化疗对 HRPC 的临床疗效。研究结果表明,沙铂治疗组病人,无病生存时间(PFS)显著长于对照组。前者平均为 5.2 个月,后者平均为 2.5 个月,33% 的沙铂治疗组患者 PSA 下降超过 50%;对照组只有 9%。沙铂组患者中位生存期为 15 个月,对照组仅为 12 个月。该药物的不良反应为剂量依赖性,主要包括骨髓抑制、胃肠道反应和腹泻。目前正在进行的 SPARC 试验拟选择 600 例患者,对比联合使用沙铂和泼尼松与单用泼尼松作为 HRPC 的二线化疗的疗效。推荐Ⅱ期临床给药剂量为每天 $80mg/m^2$,连用 5d,每 $28\sim35$ 天为 1 个周期。

(九)化疗联合内分泌治疗

1. 雌二醇氮芥(Estramustine)或磷酸雌二醇氮芥(Estramustine phosphate,EMP)　又称癌腺治、依立适、雌莫司汀。雌二醇氮芥过去用以治疗乳腺癌、胰腺癌及晚期恶性肿瘤,现用于治疗转移性前列腺癌,特别是 HRPC,是以雌二醇磷酸酯为载体的氮芥类化合物,具有烷化剂和雌二醇的双重作用,可以与癌细胞内微管相关蛋白质结合,抑制微管的合成,引起肿瘤细胞死亡。雌二醇氮芥是第一个被美国 FDA 批准用于复发转移前列腺癌化疗药;单药化疗时,有效率为 14%~48%,并且可以缓解病人的疼痛,改善病人的一般状态;与长春碱、长春新碱、紫杉醇组成的联合化疗方案比单用这些化疗药物有效率明显提高,肿瘤明显缩小,PSA 在部分患者下降甚至超过 50%,临床症状亦明显改善,但生存的改善有限。

常用型磷酸雌二醇氮芥(Estramustine phosphate,EMP)胶囊为每粒 150mg。粉针剂为每支 150mg 或 300mg。用法:静脉注射,300~500mg 溶溶剂中静脉注射,连用 3 周,然后改为每周 2 次,或改为口服,每日 600~900mg,分 2 次。静脉或口服一般 3~4 周为 1 个疗程。静脉注射时应用细针缓慢注入,避免外漏。不能与牛奶、奶制品及含钙、镁、铝的药物(如抗酸药)同时给药。若在给药后 4~6 周观察无效,应撤药。对有严重心、肝疾病者禁用,血栓栓塞性疾病者禁用,有心、脑血管及消化性溃疡者慎用。不良反应:常见短暂恶心,偶有呕吐,腹泻罕见,少数人出现白细胞、血小板减少及肝功能异常,一旦减量或停药,可以完全恢复,少数人出现过敏性皮疹、水肿及咽痛,同雌激素治疗一样,可出现血栓栓塞性疾病、男性乳房增大、性功能减退。

(1)雌二醇氮芥联合米托蒽醌:口服雌二醇氮芥 140mg,每天 3 次,米托蒽醌每疗程总剂量 20mg,每 2 周为 1 个疗程,重复给药,50% 的患者血 PSA 降 >50%,27% 的患者出现可测量的软组织肿块体积减小,平均见效时间为 9.2 个月,平均生存期为 15 个月。

(2)雌二醇氮芥联合依托泊苷:依据以往的经验,该方案通常有 40%~50% 的反应率,虽然不良反应较多,但多可耐受。

(3)雌二醇氮芥联合紫杉醇及长春瑞滨:联合应用三个作用于微管的药物的 I 期临床试验,雌二醇氮芥 300mg/m²,口服,每天 3 次,第 1、2、3、8、9、10 天;长春瑞滨 20mg/m²,静脉滴注,每天 1 次,第 3、10 天;紫杉醇 40~50mg/m²,逐渐加量,静脉滴注,每天 1 次,第 3、10 天,3 周为 1 周期重复给药。总的 PSA 反应率约 50%。不良反应为恶心,有时出现顽固性呕吐。其他较少见的不良反应有男子乳腺发育、乳头软化和(或)分子结构

中甾体部分的盐皮质激素效应使充血性心力衰竭加剧,能够抑制钙离子的移动,从而引起患者血钙降低。有活动性静脉炎和血栓栓塞性疾病者忌用。

(4)雌二醇氮芥联合足叶乙苷(Etoposide,Etopl,Vepeside):治疗激素抵抗性前列腺癌。足叶乙苷,VP16(Etoposide),又称鬼臼乙叉苷、依托泊苷、表鬼臼毒吡喃葡萄糖,是鬼臼酯(Podophyllin)中分离出的木脂体类有效成分。VP16 是细胞周期特异性抗肿瘤药物,作用于晚 S 期或 G_2 期,其作用位点是拓扑异构酶 II,形成一种药物-酶-DNA 三者之间稳定的可裂性复合物,干扰 DNA 拓扑异构酶 II(DNA topoisomerase II),致使受损的 DNA 不能修复。拓扑异构酶 II 插入 DNA 中,产生一般细胞功能所需的断裂反应;VP16 似乎可通过稳定脱氧核糖核酸断裂复合物,引起 DNA 和拓扑异构酶 II 的双线断裂。实验发现此复合物可随药物的清除而逆转,使损伤的 DNA 得到修复,降低了细胞毒作用。因此,延长药物的给药时间,可能提高抗肿瘤活性。每日 60~100mg/m²,加生理盐水 500ml,静脉滴注,至少 30min,不能外漏,连用 3~5d。常用每 50~100mg,静脉滴注,连用 5d,3 周重复。软胶囊剂,每次 50mg,每日 3 次,连用 5d。每 21~28 天为 1 个周期,至少治疗 2 个周期。

(5)雌二醇氮芥联合长春碱(Vinblastine)等。

2. 布舍瑞林联合多西他赛　在 2007 年第 43 届 ASCO 年会上,Winguist 等报道了一项多西他赛联合布舍瑞林(Buserelin),用于局限性前列腺癌患者新辅助治疗的 II 期临床研究结果。此项研究中,对确诊前列腺癌的患者在手术前给予以下方案的新辅助治疗:多西他赛,每周 35mg/m²,第 1~6 周,每 8 周为 1 个周期,连用 3 个周期;Buserelin(布舍瑞林,促性腺激素释放激素类似物),6.3mg,每 8 周为 1 个周期,连用 3 个周期;并在 3 个周期治疗后行前列腺癌根治术。研究结果显示,在 64 例可评价病人当中,有 2 例患者术后病理检查提示完全病理学缓解;全部病人的术后中位随访期为 42.7 个月,有 30% 的病人复发,其中 3 例死亡,生存期分别为 32.0、40.0、40.3 个月。此项研究提示,内分泌治疗联合多西他赛用于前列腺切除术前新辅助治疗可显著改善病理学转

归、延长患者的无病生存期。

(十)激素非依赖性前列腺癌(AIPC)

前列腺癌在内分泌治疗开始阶段,绝大多数患者对雄激素阻断疗法(androgen ablation theraphy,AAT)高度敏感,可使肿瘤缩小,PSA下降,骨痛减轻,尿路梗阻和出血症状缓解,体力状况改善。经过中位时间14～30个月后,几乎所有患者都将逐渐发展成为雄激素非依赖性前列腺癌,对内分泌治疗耐受。在AIPC发生的早期,有些患者对二线内分泌治疗仍有效,而对二线激素治疗无效或二线激素治疗过程中病变继续发展者则称为激素难治性前列腺癌(hormone refractory prostate cancer,HRPC)。HRPC定义:①血清睾酮达去势水平(<50ng/ml);②间隔两周连续3次PSA升高;③抗雄激素撤退治疗4周以上;④二线内分泌治疗期间PSA进展;⑤骨或软组织转移病变有进展。HRPC治疗比较困难,患者在雄激素去除后肿瘤仍不断增殖,病情进展恶化,HRPC患者的生存期一般不超过18个月,最终导致患者死亡。

1. AIPC的分子生物学特点 前列腺癌的内分泌治疗大部分是通过阻断雄激素与雄激素受体(androgen receptor,AR)的结合,达到抑制激素依赖性肿瘤细胞生长的目的,因此AR表达的异常是HRPC出现的主要原因,在多个AIPC试验模型中,均发现AR基因是唯一持续上调的基因,主要表现为AR的表达增加或突变,参与AR激活的细胞因子、生长因子或共刺激因子异常等。另外,还包括前列腺癌细胞的自分泌和旁分泌作用,抑癌基因PTEN(phophatase and tensin homologue)的失活和抗凋亡基因Bcl-2的过表达等。对雄激素抵抗或激素非依赖的产生机制还没有确切阐明,主要的可能假设是:①激素抵抗性前列腺癌细胞克隆的选择生长;②雄激素受体发生变异;③前列腺癌细胞适应去雄环境;④前列腺癌细胞信号传导途径发生改变;⑤抗凋亡基因的上调等。临床进展定义为出现需要干预的新症状、疼痛加重、两处以上新病变、与骨骼有关的并发症或软组织侵犯。

2. AIPC的诊断 前列腺癌在内分泌治疗后,由激素依赖转为激素抵抗,如何正确判断其转折点,欧洲癌症研究治疗中心(EORTC)、美国国家前列腺癌研究计划(NPCP)及美国东部癌症协作研究组(ECOG)等提出了一系列评价标准,主要包括前列腺体积增大、骨扫描出现新转移灶、出现新的淋巴结转移灶、主观症状加重等,也有的将雄激素阻断治疗取得一段时间效果后,血清PSA再次升高作为判断前列腺癌发生激素抵抗的重要信号。公认且较为简便的判断AIPC的标准为:①连续3次,间歇期至少2周测得的血PSA大于参考值(0.2ng/dl);②血睾酮浓度达去势水平;③停止抗雄激素治疗及二线抗雄激素药物治疗至少4周以上,血PSA值仍不下降甚至反而持续升高,或出现骨或软组织病灶继续进展。

3. AIPC的预测指标 研究显示,并非所有的AIPC均由初始的激素依赖型转为激素抵抗型,约有15%的前列腺癌细胞一开始就不依赖激素生长,从而对内分泌治疗不敏感。因而在疾病早期若能检测出HRPC,就可以尽早开始综合治疗,提高治疗效果。前列腺癌干细胞主要沿两个途径分化,即外分泌途径和神经内分泌途径。在HRPC中,神经内分泌途径为主要途径。嗜铬颗粒蛋白A(CgA)是神经内分泌细胞分泌的特异蛋白,因此可作为前列腺癌的检测指标。Berruti等研究了108例新诊断的HRPC患者,联合检测血浆中的CgA和其他生化指标,如血清PSA、AKP、酸性磷酸酶、血清白蛋白和血红蛋白浓度。对比患者的体力状况、Gleason评分和有无远处转移。认为血浆CgA常在HRPC患者中升高,且提示预后不佳,其浓度不受是否接受治疗影响,且呈时间依赖性,时间越长,浓度越高。

4. AIPC的治疗 AIPC细胞生长不依赖雄激素,因此单独激素治疗的疗效不佳,需要非特异治疗。

(1)雄激素阻断药物:适用于采用单一去势(手术或药物)治疗的患者,可加用雄激素阻断药物,60%～80%的患者PSA下降>50%,平均有效时间为4～6个月。

(2)雄激素阻断药物互换:比卡鲁胺与氟他胺相互替换,少数病人仍有效。

(3)雄激素阻断撤除疗法:AIPC的治疗是一种多学科、多策略的综合治疗。适用于采用去势+雄激素阻断药物的全雄激素阻断方法治疗的AIPC患者。推荐停用雄激素阻断药物,停用4～

6 周后,约 1/3 的患者出现抗雄激素撤除综合征,PSA 下降>50%,平均有效时间 4 个月。国外学者认为患者病情或影像学诊断有进展的 PCa 患者应及时应用再次激素治疗,认为再次激素治疗是治疗 AIPC 较好的方法。

(4)苏拉明(Suramin):苏拉明是一种生长因子拮抗药,用于治疗锥虫和(或)盘尾丝虫感染的抗寄生虫药。近些年研究发现,苏拉明对肿瘤细胞增殖、浸润、转移等有一定的抑制作用。体内外研究证实,苏拉明对多种恶性肿瘤有抗肿瘤活性。该药于 1992 年用于治疗 AIPC,肿瘤体积明显缩小,并能降低 PSA 水平,但苏拉明抑制肾上腺皮质功能,须与肾上腺皮质激素合用,正被开发为一种新抗癌药。治疗癌症疼痛与前列腺癌待批(美国)就已有的试验结果来看,尽管苏拉明钠和氢化可的松联合使用可以使前列腺癌患者获得很好的反应率,但如果控制氢化可的松的使用和去除氟他胺(Flutamide),则反应率无法令人满意。FDA 曾因为苏拉明钠缺乏 Standalone 有效性而拒绝了应用该药治疗前列腺癌的申请。加大剂量可以提高反应率,但毒性也随之提高,故生存率并没有得到改善。

(5)手术去势或雌激素治疗:适用于采用药物去势血清睾酮未达去势水平的激素非依赖性前列腺癌者,雄激素受体仍有活性。可行手术去势或雌激素治疗,使睾酮达去势水平,如己烯雌酚、甲地孕酮等,体外研究显示雌激素可激活从雄激素非依赖性前列腺中分离出突变的 AR。

(6)二线内分泌治疗:适用于对一线内分泌治疗复发的非依赖性前列腺癌(ALPC)患者的早期,对二线内分泌治疗仍有效。因在雄激素非依赖性 PCa 中,仍有部分肿瘤细胞保持对雄激素的敏感性(肾上腺来源的睾酮),因此使用药物抑制肾上腺类固醇产生从而进一步降低睾酮水平,可获得一定疗效。常用的药物有针对肾上腺类固醇合成的药物,如酮康唑(Ketoconazole)、氨基苯乙哌啶酮、皮质激素(氢化可的松、泼尼松、地塞米松),低剂量的雌二醇、甲地孕酮等。

(7)辅助性治疗:放疗仅作为一种辅助性治疗,对 AIPC 伴有骨转移患者可部分缓解疼痛症状,但因放疗可引起骨髓抑制,早期使用放疗会给以后的化疗带来困难。

(十一)前列腺癌骨转移的治疗

前列腺癌极易发生骨转移,并早于内脏转移,70%~80% 的 HRPC 患者发生骨转移,主要累及脊柱、骨盆和胸廓肋骨,并常发生一系列骨相关事件(skeletal related events,SRE),包括病理性骨折、脊髓压迫、截瘫和严重骨痛等。发生骨相关事件的原因:①前列腺癌骨转移之前的内分泌治疗造成骨质丢失、骨密度下降及骨质疏松;②骨转移进展,造成进行性骨破坏。由于前列腺癌患者发生骨转移后仍可生存较长时间(中位数为 2~3 年),这在很大程度上影响了 AIPC 患者的生存时间和生活质量,因此,减少 SRE 的发生就等于延长了生存时间,提高了生活质量。目前对于前列腺癌并发骨转移的治疗办法不多,为抑制肿瘤的进展,主要是进行姑息性内分泌治疗。目前治疗骨转移措施如下。

1. 唑来膦酸(Zoledronic acid)　唑来膦酸是第三代双膦酸盐,商品名择泰。双膦酸盐(bisphosphates)是近 20 年来发展起来的抗代谢性骨病的一类新药,主治骨质疏松症、前列腺癌骨转移等、高钙血症。双膦酸盐药物第一代,如依替膦酸钠;第二代,如氯膦酸钠、帕米膦酸钠和替鲁膦酸;最新一代,如阿仑膦酸钠、奈立膦酸钠、奥帕膦酸钠、利塞膦酸钠及伊本膦酸钠、唑来膦酸。2005 年起,美、英、加拿大及中国等相继报道,双膦酸盐药物的不良反应主要包括发热、呕吐、皮疹、腹泻、头晕、腹痛、肌肉骨骼痛、头痛、过敏样反应、胸痛、流感样症状、溃疡性口炎、低钙血症、心悸、厌食、消化不良、水肿、眼部症状、颌骨坏死、食管癌和肾衰竭等,并建议修改相关药品说明书。我国国家食品药品监督管理局于 2011 年 4 月 15 日发布警示,双膦酸盐药物可能导致颌骨坏死、食管癌和肾衰竭等严重不良反应,并建议临床医生在使用双膦酸盐药物时应密切监护患者健康状况,针对不同状况调整治疗方案,避免或减少不良后果的发生。

除唑来膦酸外其他双膦酸盐,如氯膦酸二钠(骨膦)等治疗前列腺癌骨转移的疗效均不明显,且不良反应大。第二代双膦酸盐帕米膦酸盐和氯膦酸盐在多个多中心随机对照研究的联合分析显示,与安慰剂相比,帕米膦酸盐和氯膦酸盐并未明显改善骨痛评分,也没有减少骨相关事件的发生。

唑来膦酸治疗前列腺癌骨转移的主要机制为：①直接抑制破骨细胞的黏附、分化和存活；②间接减少破骨细胞对成骨细胞的抑制作用。因此有预防骨破坏和延缓骨转移灶播散的作用，具有持续缓解骨痛，抑制正常和病理性的破骨反应，显著降低各种骨折的发生率，延缓骨折的发生时间。总体发生骨相关事件的危险性下降 36%。唑来膦酸被证明为治疗前列腺癌骨转移这一困扰近 80% 晚期前列腺癌患者唯一有效的药物，是一种强效的双膦酸盐药物，效价为帕米膦酸二钠的 850 倍。其作用机制包括抑制破骨细胞成熟、抑制破骨细胞在骨质吸收部位的聚集、抑制成熟破骨细胞的功能、减少细胞因子（如白介素 IL-6）的产生、直接抗肿瘤活性（细胞增殖抑制和细胞溶解）、抑制肿瘤细胞扩散、浸润和黏附于骨基质和抗血管生成效应。已被 FDA 批准用于一线内分泌治疗失败后有骨转移的前列腺癌患者，临床使用推荐剂量为 4mg，静脉滴注不少于 15min 滴注，每 4 周 1 次。使用方便，长期治疗安全性和耐受性良好。唑来膦酸盐是否有利于存活率的提高还需要进一步研究证实。

2. 醋酸阿比特龙（Abiraterone） 一种雄激素生物合成抑制药，能够抑制 CYP17 酶复合体的生成。1195 例患者参与了该多中心Ⅲ期临床试验，该试验着重观察了醋酸阿比特龙脂（Zytiga）和泼尼松联合用药对先前接受多西他赛化疗失败的患者的有效性。研究表明，服用 Zytiga 的患者生存时间比服用安慰剂的患者延长约 4 个月的时间，且治疗的相关不良反应较少。2011 年 7 月，加拿大卫生部批准 Zytiga（阿比特龙醋酸盐）治疗多西他赛（Docetaxel）化疗失败的转移性难治性前列腺癌患者。规格 250mg/片，Zytiga，1000mg，口服，每天 1 次，与泼尼松联用，5mg，口服，每天 2 次，必须空腹服用 Zytiga，在服用 Zytiga 剂量前至少 2h 和服用 Zytiga 剂量后至少 1h 不应消耗食物。不良反应：最常见不良反应是关节肿胀或不适（≥5%）、低钾血症、水肿、肌肉不适、热潮红、腹泻、泌尿道感染、咳嗽、高血压、心律失常、尿频、夜尿、消化不良和上呼吸道感染。特殊人群（如严重肝受损患者）中不要使用 Zytiga。

3. 德诺苏单抗（Denosumab） 商品名 Xgeva，其所用商品名为 Prolia，是一种比唑来膦酸更好的药问世。继 2010 年 11 月美国食品药物管理局（FDA）批准 Denosumab 上市之后，2011 年 7 月 19 日，欧洲药品管理局（EMA）也正式批准 Denosumab 用于预防骨相关事件（SRE，包括病理性骨折、须行骨放疗或手术及有脊髓压迫症）的发生。用于治疗实体瘤合并有骨转移的成人患者。Denosumab 是一种抑制核因子 κB 受体激活药（RANK）配体的单克隆抗体，采用 DNA 重组技术制备的全人源化免疫球蛋白（Ig）G$_2$ 单克隆抗体，能抑制破骨细胞活化和发展，减少骨吸收，增加骨密度。早些时候 Denosumab 被用来治疗有较高骨折风险的绝经后妇女骨质疏松症，具有较好的安全性和有效性。其目前新增的适应证为预防骨相关事件（SREs，包括骨痛、病理性骨折、脊髓压迫症、高钙血症及需要手术或放疗的骨并发症等）。

Denosumab 的 3 项研究综合分析后结果显示，与唑来膦酸相比，Denosumab 将患者入组后首发 SRE 的时间延长了 17%，或将首发 SRE 的中位时间显著延迟了 8.2 个月，此外，对于入组研究时轻度疼痛或无痛的患者，与唑来膦酸相比，Denosumab 也可将其至疼痛加重时间显著延长。另外，Denosumab 应用时可皮下给药（唑来膦酸须静脉注射），无须进行肾监测。但是该药昂贵，也会出现低钙血症和下颌骨坏死等严重的不良反应。

4. 双羟萘酸曲普瑞林（Triptorelin pamoate） 该药用于治疗局部晚期和转移性前列腺癌（见前曲普瑞林）。

5. 放射治疗 对于其他方法治疗无效的前列腺癌骨转移的骨痛患者可采用放射治疗。

（1）局部外照射：对明确的骨转移病灶进行局部外照射，单次剂量 8Gy，可以有效而快速地缓解骨痛症状。回顾性和前瞻性研究显示，骨痛缓解率达 80%～100%，完全缓解 30%，有效时间 6 个月左右，对病理性骨折和脊髓压迫也有一定作用。当然，必要时，手术解除压迫也是很好的选择。

（2）核素内照射（骨示踪核素治疗）：主要用于多处骨转移和多处骨痛的患者，可以显著减少新发骨转移灶，降低骨痛状，减少镇痛药用量，镇痛率为 80%。目前运用最多的放射性核素是 ^{89} 锶（^{89}Sr）和 ^{153} 钐（^{153}Sm），其原理是利用放射性核素

产生的 β 射线杀伤作用缓解骨转移疼痛。发出的 β 射线能量高,但半衰期短,最常见的不良反应为骨髓抑制。其中,氯化锶(^{89}Sr)的半衰期为 50d,内放射作用持续时间 90d;而 ^{153}Sm-EDTMP 的半衰期仅 46h,其骨髓抑制不良反应要比 ^{89}Sr 小得多,相对比较安全。以核素内照射治疗骨痛应当是在 HRPC 患者已经接受过一线、二线化疗和双膦酸盐治疗后,疼痛仍持续进展时才予考虑,否则过早地运用,一旦发生骨髓抑制是很难纠正的,还有可能造成患者骨髓的不可逆损害,使患者无法接受其他有效的治疗。

6.镇痛药物治疗　世界卫生组织(WHO)已制订了疼痛治疗指南,也适用于前列腺癌骨转移患者。镇痛治疗必须符合这一指南,规律服药(以预防疼痛),按阶梯服药,即从非阿片类药物至弱阿片类,再至强阿片类药物的逐级上升,还要进行适当的辅助治疗(包括神经抑制药、放疗、化疗、手术等)。

(十二)免疫疗法联合化疗

靶向治疗是目前在激素非依赖性前列腺癌治疗领域里探索较多的治疗方法。生物靶向治疗开展的热点主要包括类固醇激素维生素 D 的活性物骨化三醇、高选择性内皮素受体 A 拮抗药 Atrasentan、特异性血管内皮生长因子抗体 Bevacizumab(Avastin)、Thalidomide(沙利度胺)、前列腺癌肿瘤疫苗 Provenge(APC8015)、反义 Bcl-2 寡聚核苷酸 Genasense、舒尼替尼(Sunitinib,Sutent)、诱导分化药物 13-顺式-维 A 酸联合干扰素、前列腺特异膜抗原(PSMA)单克隆抗体 J591 等。这些药物在临床试验中都有较高的安全性,治疗前景广阔。

1.骨化三醇(Rocalirol)　即钙三醇、罗钙全(Calcitriol),是类固醇激素维生素 D 的活性形式,其受体分布于前列腺癌细胞内,具有一系列的抗癌活性,包括诱导分化和凋亡。体外研究发现,其对多种前列腺癌细胞株具有抗增殖活性,并能增强包括泰素和铂类等多种细胞毒药物的抗肿瘤活性。口服本药即可恢复肠道对钙的正常吸收,纠正低血钙,缓解肌肉骨骼肌疼痛,而且有助于恢复或降低过高的血清碱性磷酸酶和甲状腺素水平。Ⅱ期临床试验联合骨化三醇和多西他赛治疗 37 例 HRPC,具体方案为 0.5μg/kg,第 1 天口服,每周 1 次,多西他赛 36mg/m²,第 2 天静脉滴注,每周 1 次,连续 6 周休息 2 周,8 周为 1 个周期。结果发现,81%的患者 PSA 下降超过 50%,而 PSA 下降超过 75%的患者达到了 59%,中位生存时间 19.5 个月,1 年生存率 89%。

骨化三醇(Calcitriol,DN-101)是维生素 D 的天然形式,在体内通过产生 1.25-二羟基维生素 D₃ 而发挥生物效应,可以提高化学治疗药物的抗肿瘤活性,具体作用机制不明。骨化三醇由美国 Novacea 公司开发。2006 年开始Ⅲ期临床试验。

临床前研究表明,在前列腺癌模型中,骨化三醇能够增强多西他赛的抗肿瘤药效。37 例转移的 AIPC 患者的Ⅱ期临床试验发现,患者第 1 天口服骨化三醇(0.5μg)、第 2 天给多西他赛(36mg/kg),然后 6 周连续给药,8 周后重复,结果显示这些患者的 PSA 反应率从以前的 45% 提高到 65%,其中 59% 的患者的 PSA 水平降低了 75%,生存期得到明显的延长。Henner 等报道 250 例 AIPC 患者随机、双盲、安慰剂对照的临床研究表明,骨化三醇和多西他赛联用与单独使用多西他赛相比,患者的存活率增加 49%,生存期相应延长 7.1 个月,两组患者的 PSA 反应率分别为 63% 和 52%。骨化三醇和多西他赛联用的毒性比单独使用多西他赛小,常见的不良反应主要为中性粒细胞减少和疲劳等。

2.阿曲生坦(Atrasentan)　为一种口服的高效、高选择性内皮素 ETA 受体拮抗药。目前发现,内皮素有 3 种亚型,即 ET-1、ET-2 和 ET-3,它们通过两种受体 ETA 和 ETB 发挥多种生物学作用。以内皮素受体为靶点的药物涉及充血性心力衰竭、高血压、肾衰竭和肺动脉高压等多个领域。雅培公司(Abbott Laboratories)开发的内皮素受体拮抗药类新药 Atrasentan 则针对前列腺癌骨转移。2 个多中心随机双盲Ⅱ期临床试验 M96-594 和 M96-500 评价了 Atrasentan 在 HRPC 中的疗效。Atrasentan 的推荐剂量为 10mg,与安慰剂相比,PSA 进展时间被延长了 1 倍多,中位疾病进展时间推迟近 50%。内皮素与前列腺癌有一种独特表现,即倾向于转移到骨骼处并促进新骨生成。内皮素及其受体在前列腺癌转移的病理生理过程中起重要作用,特别是 ET-1 和 ETA 的相互作用对于前列腺癌骨转移中的新骨生成作用更为明显。结果表明，Atrasentan 有效地缓解了前列腺癌骨转移患者的疼痛，提高患者的生活质量，延缓了疾病进展，但阿曲生坦治疗晚期前列腺癌的 3 期临床试验夭折，据悉，数据及安全监察委员会（DSMC）2011 年 4 月宣布，Atrasentan 在用于治疗晚期前列腺癌的 Ⅲ 期临床试验中的表现令人失望。在该项试验中，晚期前列腺癌患者除接受常规标准化疗方案外，分别接受安慰剂或 Atrasentan。安慰剂组相比，治疗组既没有生存期的延长，也没有无进展生存期的延长。

3. 贝伐单抗（Bevacizumab，Avastin）　也称阿瓦斯丁，是重组的人源化单克隆抗体。由 Genentech 公司开发，2004 年 2 月 26 日获得 FDA 的批准，是美国第一个获得批准上市的抑制肿瘤血管生成的药，属于血管内皮生长因子（VEGF）抑制药，是一种新型的抗 VEGF 的人源化单克隆抗体，其作用机制主要是通过中和 VEGF，阻断它与位于内皮细胞表面的受体结合，减少肿瘤血管生成，使肿瘤组织无法获得所需的血液、氧和其他养分而最终"饿死"，以达到抗癌功效。FDA 于 2004 年 2 月 26 日批准其用于治疗转移性结直肠癌。这是世界上首个批准上市的 VEGF 抑制药。目前已针对转移的、激素非依赖性前列腺癌进行 Ⅲ 期临床研究，将贝伐单抗与多西他赛及雌莫司汀合用和单用多西他赛加雌莫司汀相比，发现患者 PSA 水平降低 50% 以上的比例分别为 81% 和 50%，维持时间分别为 9.7 个月和 6 个月，总生存时间分别为 21 个月和 18 个月，提示贝伐单抗与多西他赛及雌莫司汀联用可明显延长患者的生存时间。阿瓦斯丁有 100mg 和 400mg 两种规格，对应的体积为 4ml 和 16ml（25mg/ml），已证实联合应用多西紫杉醇（DOC）、雌二醇氮芥和贝伐单抗治疗 AIPC 的安全性和有效性。

4. 沙利度胺（Thalidomide）　又名反应停、酞胺哌啶酮。该药 20 世纪 50 年代最先在德国上市，作为镇静药和镇痛药，主要用于治疗妊娠恶心、呕吐，因其疗效显著而迅速在全球广泛使用。但是在短短的几年里，导致全球发生了以往极其罕见的 12 000 例肢畸形儿，与妊娠期间服用沙利度胺密切相关，尤其是妊娠的第 3～5 周，当时全球几乎禁用沙利度胺。然而，科学家继续对它进行深入研究，发现其在免疫、抗炎、抗血管生成的药理方面有了新的认识。Figg（2001）等进行的一项随机的 Ⅱ 期临床试验显示，应用 Thalidomide 单药治疗 HRPC，剂量从 200mg/d 渐增至 1200mg/d，结果 18% 的患者 PSA 下降 50% 以上。Dahut 等（2004）的 Ⅱ 期临床试验比较了多西他赛单药和沙利度胺联合多西他赛治疗 HRPC 的疗效差别，PSA 反应率分别为 37% 和 53%。最常见的不良反应有头晕、恶心、嗜睡、皮疹和便秘，严重的不良反应有致肢畸形可能。

5. 索拉非尼（Sorafenib，多吉美）　索拉非尼是一个新型的多靶点激酶抑制药，已被批准用于治疗晚期肾癌。该药能够抑制 b-Raf 和 c-Raf 激酶、PDGFR、c-kit、VEGFR、Flt-3 及 p38，并且具有抗增殖和抗血管生成作用。临床研究表明，索拉非尼的抗血管生成作用可以治疗雄激素非依赖性前列腺癌（AIP），Sorafenib 抑制 PC3 细胞增殖、诱导细胞凋亡，可显著抑制雄激素非依赖性前列腺癌细胞的体外生长。有证据表明，AIPC 中存在 Ras-Raf-MAPK-ERK 信号通路调节障碍，因而有可能通过索拉非尼对 AIPC 进行靶向性治疗。单药的 Ⅱ 期开放性临床入组了 22 例病情进展的转移性 AIPC，确定索拉非尼能否取得 4 个月的中位无进展生存，无进展生存通过临床、影像和 PSA 标准进行判断，对 AIPC 有一定的治疗作用。索拉非尼口服 400mg，每日 2 次，连续给药，28d 为 1 个周期。相关的毒性包括 1 例患者 3 度高血压和手足综合征；1/2 度毒性，如疲乏、厌食、高血压、皮疹、恶心和腹泻。

6. Provenge（Sipuleucel-T）　是一种自体细胞免疫疗法，由 Dendreon 公司开发的一种治疗前列腺癌的疫苗，治疗无症状或轻微转移性 AIPC 患者。其治疗机制为诱导一种针对前列腺酸性磷酸酶的免疫应答，它通过刺激患者自身的免疫系统来对抗前列腺癌。以 95% 的前列腺癌中均能发现的一种前列腺酸性磷酸酶（prostatic acid phospha tase，PAP）的重组物作为抗原，在靶抗原和病人自身的树突细胞相结合后，再灌注到病人体内以刺激免疫应答反应，特异性杀死癌细胞，进而起到治疗前列腺癌的作用。Ⅲ 期临床试验证实了其能延长无症状或轻微转移性 AIPC 患者的生存时间。研究显示，Sipuleucel-T 增加了 4.1 个

月的整体生存时间;观察 36 个月,接受 Provenge
治疗患者的中位生存时间为 25.9 个月,相比安慰
剂组为 21.4 个月。美国食品药品管理局(FDA)
2007 年 3 月 29 日认可抗癌新疫苗 Provenge 的安
全性和有效性;2010 年 4 月 29 日批准了用于治
疗晚期前列腺癌的新疗法——Sipuleucel-T。首
次证明免疫疫苗治疗癌症可行,但仍在进一步深
入研究中。治疗的程序是抽取患者外周血液,通
过淋巴细胞去除,培养分离抗原递呈细胞(APC),
体外通过前列腺酸性磷酸酶(PAP)和粒细胞集落
刺激因子(GM-CSF)融合蛋白致敏 APC 细胞后,
回输到患者体内。Provenge 治疗一个病人开支
为 9.3 万美元,疗法为 1 个月内 3 次注射。最常
见的不良事件为寒战、乏力、发热、背痛、恶心、关
节痛、头痛、流感症状、高血压、多汗、腹股沟痛,但
严重程度较低且延续时间较短。但这家公司明年
生产的药物只能满足 2000 例病人的需要,部分病
人可能失望。Provenge 将首先供应参加临床试
验的 50 家中心,但随后产量将大幅提高。

7. Genasense　Genasense 是一种反义 Bcl-2
寡聚核苷酸,在临床前期的试验中显示出对 Bcl-2
基因强大的抑制作用,能延迟激素抵抗的转变,并
且能增强前列腺癌的化学敏感性,临床前期研究
发现 Bcl-2 反义寡聚脱氧核苷酸还可以通过增强
紫杉醇的细胞毒作用,产生抑制前列腺癌细胞生
长的作用。临床试验表明,先用 Genasense,再用
多西紫杉醇的治疗效果优于单用多西紫杉醇,且
能显著增加化疗、内分泌治疗和放疗的治疗效果。
联合使用 Genasense 和多西紫杉醇,能提高有效
率和平均生存期,且不良反应小,外周血单核细胞
中 Bcl-2 的表达明显下降。

8. 舒尼替尼(Sunitinib,Sutent,索坦)　舒尼
替尼是一类能够选择性地靶向多种受体酪氨酸激
酶的新型药物中的第一个口服药物,抑制受体酪
氨酸激酶被认为可经阻断肿瘤生长所需的血液和
营养物质供给而"饿死"肿瘤并具同时杀死肿瘤细
胞活性,即舒尼替尼结合了中止向肿瘤细胞供应
血液的抗血管形成和直接攻击肿瘤细胞的抗肿瘤
这两种作用机制。主要用于治疗肾癌、胃肠间质
瘤、非小细胞肺癌、肝癌的新药。最近,美国的一
项研究证明,应用舒尼替尼＋多西他赛＋泼尼松
治疗激素难治性前列腺癌,结果有 45% 的患者肿

瘤部分缩小,29% 的患者疾病稳定 2010 年 9 月
27 日,辉瑞公司宣布中止舒尼替尼用于晚期前列
腺癌的临床研究,此次中止的前列腺癌临床研究
旨在对比本品联合泼尼松和泼尼松单药两种方案
对晚期激素疗法无效,并且经以多西他赛为基础
化疗方案治疗病情进展的前列腺癌患者的疗效。
该临床研究的中期分析结果显示,联合用药组总
体生存期已不可能超过泼尼松单药组。

9. 诱导分化药物 13-顺式-维 A 酸联合干扰
素　实验室研究已经证实,1-顺式-维 A 酸＋联合
干扰素能够降低 Bcl-2 的表达,ECO-3899 研究显
示 13-13-顺式-维 A 酸＋干扰素联合紫杉醇治疗
晚期前列腺癌具有一定的临床疗效,目前 13-顺
式-维 A 酸＋干扰素联合多西他赛治疗 HRPC 的
研究正在进行当中。

10. 其他　尚处于早期开发中的药物包括酪
氨酸激酶抑制药,如 Imatinib(Gleevec)、Gefitinib
(Irresa)、Sunitinib、Er-lotinib,蛋白酶抑制药,如
Bortezomib。J591 是一个前列腺特异膜抗原
(PSMA)单克隆抗体,目前也在临床试验中。

(十三)前列腺癌治愈后复发的诊治

临床上有 27%～53% 接受了前列腺癌根治
术的患者,在术后 10 年内发生肿瘤局部复发或远
处转移,有 16%～35% 的患者在治疗 5 年内需要
接受二线治疗。因此,前列腺癌根治性前列腺切
除术、放射治疗和内分泌治疗,或者这些治疗方法
的联合应用后应定期随访。治疗后每 3 个月进行
PSA 或 DRE 检查,2 年后每 6 个月检测 1 次,5
年后每年进行检测。

1. 前列腺癌复发的诊断

(1)PSA 升高:①成功的根治性前列腺切除
术 3 周后应该不能检测到 PSA。②成功的放射
治疗后前列腺体仍然存在,PSA 水平下降缓慢。
一般认为在 3～5 年内 PSA 水平最低值达到
1ng/ml 者的预后较好,放疗后 10 年生存者中
80% 的 PSA 水平低于 1ng/ml。前列腺癌治愈后
血清 PSA 水平连续 2 次＞0.2ng/ml 或 PSA 值
高于最低点 2ng/ml 时为生化复发。

(2)直肠指检(DRE):DRE 被用于判断是否
存在前列腺癌局部复发,在治愈性治疗后如果前
列腺区有新出现的结节时应该怀疑局部复发。

(3)经直肠超声和活检:检查的目的是发现局

部复发的组织学证据,前列腺活检不作为常规的随访手段。放射治疗后,如果不考虑补救性前列腺切除术和其他治疗方法时不推荐进行前列腺活检。如需活检,应该在放射治疗 18 个月以后进行。生化复发者前列腺活检阳性率为 54%,DRE 异常者前列腺活检阳性率为 78%。根治术后如果 PSA 大于 0.5ng/ml,DRE 发现局部结节或经直肠超声检查发现局部低回声病变时建议进行前列腺窝活检。

(4)骨扫描与腹部 CT/MRI:骨扫描与腹部 CT/MRI 检查的目的是发现前列腺癌的转移灶,对于没有症状和无生化复发证据的病人骨扫描与腹部 CT/MRI 不推荐作为常规的随访手段,在生化复发的早期,骨扫描与腹部 CT 或 MRI 的临床意义有限。有骨髓症状的病人可以进行骨扫描检查。骨扫描与腹部 CT/MRI 可以用于 PSA 水平大于 20ng/ml、PSADT<6 个月或 PSA 速率大于每月 0.5ng/ml 者。如果病人有骨骼疼痛、DRE 阳性、血清 PSA 持续升高,应该进行骨盆 CT、MRI 及骨扫描。

(5)局部复发:前列腺癌根治术后在以下几种情况时,仅为局部复发的可能性大于 80%,如术后 3 年才出现 PSA 上升,PSA 年速度>0.75ng/ml,PSADT>11 个月,Gleason 评分 8～10 分,病理分期>T_{3b}。如 DRE 发现异常硬结,则应进一步行经直肠超声检查及超声引导下的穿刺活检证实的前列腺癌复发。活检时的 PSA 值与活检的结果相关,PSA<0.5ng/ml 的患者其活检阳性率为 28%,而 PSA>2.0ng/ml 的患者其活检的阳性率为 70%。局部复发是指 CT、MRI、骨扫描等影像学检查排除淋巴结或远处转移。

(6)远处转移:前列腺癌根治术后以下几种情况时广泛转移的可能性大于 80%,如术后 1 年内即发生 PSA 上升,PSA 年速度<0.75ng/ml,PSADT 4～6 个月,Gleason 评分 8～10 分,病理分期>T_{3b},影像学检查发现远处播散的证据。

2. 前列腺癌复发的治疗　对于根治术后生化复发患者的治疗选择目前还有一些争议,针对不同的患者选择观察等待、挽救性治疗和内分泌治疗。该研究首次提出,对于行前列腺癌根治术后生物复发的患者,如果其 PSA 倍增时间小于 6 个月,那么挽救性治疗可以明显提高患者的总体生存率,其他的相关因素可以忽略。该结论也意味着具有较高转移风险的患者接受挽救性治疗可获得更大的益处。

(1)观察等待治疗:适用于低危前列腺癌患者,PSA 生化复发早期,且 PSA 上升缓慢者,可考虑采用观察等待治疗。因为此类患者疾病发展很慢,从生化复发到临床复发或转移的中位时间为 8 年,从发生转移到死亡的中位时间为 5 年。

(2)挽救性放疗:局部复发的患者一般选用挽救性治疗。

①预期寿命>10 年。

②仅生化复发,无临床复发或转移,临床分期<T_2 期、活检 Gleason 评分<7 分、PSA<10ng/ml 者。

③临床前列腺窝局部复发。

④根治术后生化复发患者如排除了肿瘤的远处转移可给予挽救性放疗。

⑤身体一般情况好。

a. 挽救性近距离放疗:对于外放疗后的局部复发,挽救性近距离放疗的经验不多。5 年无生化复发率为 34%～53%,局部肿瘤控制率接近 98% 与目前其他挽救性治疗的效果相近。总剂量达 64～66Gy。

b. 挽救性冷冻治疗:对放疗后的局部复发,冷冻治疗后活检阳性率为 14%～37%。目前冷冻治疗尚缺乏足够的经验,目前暂不做常规推荐。

c. 挽救性高能超声聚焦治疗:是一种潜在有效的疗法,但仅有小样本和短期随访的结果,因此临床疗效还不确定。由于放疗引起的纤维化、粘连及组织平面的闭塞,挽救性前列腺癌根治手术难度较大。

d. 挽救性前列腺癌根治术是否行盆腔淋巴结清扫,目前无统一意见,但不少学者仍主张常规进行。挽救性前列腺癌根治术的疗效与切缘阳性率密切相关。有一项研究发现切缘阴性和阳性患者的 5 年生存率分别为 95% 和 44%。另外,包膜外浸润、淋巴结转移和精囊侵犯者预后较差(70%～80% vs. 40%～60%)。

(3)内分泌治疗:远处转移的患者则选用内分泌治疗。放疗后临床局部复发,但不适合或不愿意接受挽救性治疗的患者。早期内分泌治疗的效果优于延迟内分泌治疗。治疗方式包括去势治疗、抗雄激素药物治疗、最大限度雄激素阻断治疗、间歇性内分泌治疗等。如果患者已发生临床转移或根治术前 PSA＞2ng/ml，Gleason 评分＞7、广泛手术切缘阳性或肿瘤有包膜外侵犯，应尽早采用内分泌治疗。可采用最大限度雄激素阻断、间歇性内分泌治疗、单纯去势或抗雄激素药物单药治疗。

（陈在贤　王德林　郑晁三）

第二节　前列腺肉瘤（prostate sarcoma）

前列腺肉瘤是发生于前列腺较少见的一种侵袭性恶性肿瘤，包括横纹肌肉瘤（prostatic rhabdomyosarcoma）、平滑肌肉瘤（prostatic leiomyosarcoma）、纤维肉瘤（fibrosarcoma）、梭形细胞肉瘤（fasciculated sarcoma、fusocellular sarcoma）、神经源性肉瘤（neurogenic sarcoma）、淋巴肉瘤（lymphosarcoma）、网状细胞淋巴肉瘤（reticulum cell sarcoma）、黏液肉瘤（myxosarcoma）、血管肉瘤（hemangiosarcoma、angiosarcoma）、软骨肉瘤（chondrosarcoma、chondroma sarcomatosum）、滑膜肉瘤（sliding form sarcoma）等。前列腺肉瘤常见的是横纹肌肉瘤、平滑肌肉瘤和纤维肉瘤；网状细胞淋巴肉瘤、血管肉瘤很少见。其中以横纹肌肉瘤最多见。本病发病率虽不高，但发展长大十分迅速，当确诊时多属晚期，预后不良，确诊后大多数病例生存不超过 1 年。横纹肌肉瘤恶性程度极高，生长速度最快，几乎在 1 年内死亡。平滑肌肉瘤及纤维肉瘤生长较慢，预后稍好，平均生存为 2～3 年。因此前列腺肉瘤早期诊断非常重要，当肿瘤局限在前列腺包膜内未转移者，做前列腺肉瘤根治效果最好，否则疗效差，预后非常不好。

一、发病率（incidence of disease）

前列腺肉瘤是一种少见的前列腺部恶性肿瘤，西方发达国家前列腺肉瘤占前列腺恶性肿瘤的 0.1%～0.3%，中国为 2.7%～7.5%。1829 年 Stafford 首先报道本病，国内曹晨涛于 1930 年首先报道 1 例。Lowsley 等 1934 年报道 135 例，28 例在 7 岁以下，22 例超过 60 岁。Stirling Ash 1939 年报道 35 例，50% 发生于 10 岁以内。1957 年 Compbell 收集 225 例，半数以上是在 10 岁以内。上海 18 家医院统计，1959—1979 年 20 年间，共发现前列腺肉瘤 7 例，其中 6 例的年龄为 24—37 岁，另外 1 例的年龄为 62 岁。因此，前列腺肉瘤可在任何年龄发病，好发于青年人及儿童，约 30% 发生于 10 岁以内，75% 发生于 40 岁以内。

二、病因（cause of disease）

其病因迄今不清，可能与胚胎发生、发育畸形、前列腺炎和会阴部创伤有关，可能与下列诱因有关。

1. 放疗引发肉瘤　放射引发的肉瘤现象，Frieben（1902）第一次报道和 Perthes（1904）报道后已被详细描述。Beck（1922）首先描述放疗引发肉瘤。文献报道放疗引发肉瘤主要发生于骨、胸壁、子宫、乳房、腹膜后、纵隔、骨盆、肌肉、甲状腺、甲状旁腺、肺和胃等。Michael Scully 报道 1 例前列腺癌经尿道前列腺切除术后，[125] 碘（[125]I）植入放射治疗后 8 年发现前列腺肉瘤，另有文献报道两例前列腺癌局部放疗的病人有肉瘤样改变，放疗可能是引起前列腺肉瘤的一种诱因

2. 增生性病变引发肉瘤　Paul 总结了 22 例前列腺特定间质中肉瘤（prostate specific stromal sarcoma）及相关增生性病变的临床病理研究结果，在随访期内 4 例发展为前列腺肉瘤，因此提出相关增生性病变可能为前列腺肉瘤的前期病变。肉瘤及相关的特定间质区增生病损很少见，只有少数个案报道结果采用很多不同的词来描述这些病变，如分叶状肉瘤（phyllodes sarcoma）、不典型肉瘤样增生（atypical sarcomatoid hyperplasia）、不典型纤维组织增生（atypical fibrous hyperplasia）、前列腺间质上皮样肉瘤（prostatic stromal epithelioid sarcoma）等。为了更好地确定这些病变在组织学上的特点，将其分为不能确定恶性的肉瘤样增生（malignant sarcomatoid hyperplasia，PSPUMP）及前列腺间质肉瘤（prostatic stromal sarcoma，PSS）等。

三、病理（pathology）

前列腺癌主要发生于前列腺上皮细胞，而前

列腺肉瘤则发生于前列腺间质,起源于生殖束之中胚层组织,包括午非管及苗勒管之终末部分,并可从尿生殖窦之环肌层而来,经不同程度分化可形成各种类型肉瘤。常见的有横纹肌肉瘤、平滑肌肉瘤、纤维肉瘤,此外还有淋巴肉瘤、黏液肉瘤、血管肉瘤、软骨肉瘤、恶性纤维组织肉瘤(malignant fibrous histiocytoma)、恶性叶状囊肉瘤(malignant cystosarcoma phyllodes,MCSP)、原始神经外胚层组织肉瘤(primitive neuroectodermal tissue sarcoma)、癌肉瘤(carcinosarcoma)等,但比较少见。横纹肌肉瘤多见于小儿,平滑肌肉瘤多见于成人。前列腺肉瘤病理结构形态各异理上最常见为圆细胞肉瘤(round cell sarcoma)和梭状细胞肉瘤。圆细胞肉瘤,血管丰富常呈蜂窝状囊性病变,生长迅速。梭状细胞肉瘤多见于儿童,向周围浸润迅速充满盆腔并可向会阴部膨出。

(一)病理分类

Lowsley 将前列腺肉瘤的病理分为 3 类。

1. 肌肉瘤(myosarcoma) 横纹肌肉瘤、平滑肌肉瘤;其中横纹肌肉瘤多见于儿童,而平滑肌肉瘤及纤维肉瘤多见于成年人。

2. 梭形细胞肉瘤(fusocellular sarcoma) 纤维肉瘤和梭形细胞肉瘤。

3. 其他肉瘤(other sarcoma) 黏液肉瘤、神经源性肉瘤、脂肪肉瘤、淋巴肉瘤、血管肉瘤、软骨肉瘤等。

(二)病理分类特征

1. 前列腺横纹肌肉瘤(rhabdomyosarcoma of prostate) 在显微镜下观察,横纹肌肉瘤可有不同细胞类型。细胞呈小圆形,也可体积较大,具有横纹和边缘性空泡。细胞亦可呈长形,含有纵行排列的细胞核。瘤体内常有黏液性水肿和分化不良的细胞,核分裂活跃。平滑肌肉瘤的细胞呈长形,有钝端的核。

(1)胚胎性横纹肌肉瘤(embryonal rhabdomyosarcoma):主要发生于 10 岁下的婴幼儿和儿童,占儿童肉瘤的 50%～60%,形态学上表现为胚胎期 7—10 周的骨骼肌形态。组织学所见细胞稀少呈疏松的编织状排列间质黏液变性易见,横纹肌母细胞散在分布,分化差的区域由小而圆或卵圆的细胞组成核浓染胞质少而界限不清;分化好的区域可有横纹肌母细胞形成胞质红染,部分细胞胞质内可有横纹;部分病例可有不成熟的软骨或骨组织形成。其中葡萄状肉瘤指的是多倍体性胚胎性横纹肌肉瘤,外观呈葡萄状物突出到空腔组织,前列腺横纹肌肉瘤为实体肿块,而非葡萄状物。

(2)血管性(腺泡状)横纹肌肉瘤(alveolar rhabdomyosarcoma):常见于 10—25 岁青少年。表现为胚胎 10—12 周骨骼肌形态,由低分化的圆形或卵圆形细胞组成,有不规则的腺泡腔在腺泡腔中偶见分化较高的横纹肌母细胞和多核巨细胞通常转移至附近淋巴结,预后差。

(3)多形性横纹肌肉瘤(plemorphic rhabdomyosarcoma,PRMS):多见于成年人镜下瘤,细胞异型性明显,可出现多种形态怪异的横纹肌母细胞,胞质丰富,红染可见纵纹、横纹,核分裂象多见。

2. 前列腺平滑肌肉瘤(prostaticleiomyosarcoma) 多发生于中老年人,恶性度低。瘤细胞呈轻重不等的异型性,核分裂象的多少,对判断其恶性程度有重要意义。恶性程度高者术后易复发,可经血行转移至肺、肝及其他器官。

3. 前列腺纤维肉瘤(fibrosarcoma of prostate) 分化好的瘤细胞多呈梭形,与纤维瘤有些相似分化差的,则有明显的异型性分化差者,生长快易发生转移。

4. 前列腺血管肉瘤(angiosarcoma of the prostate) 非常罕见,起源于间充质的恶性肿瘤,由血管内皮细胞分化而来。1889 年由 Matthias 首先描述,肿瘤由拉长的梭形巨核饱满的多形性细胞组成。细胞核多样性明显,呈单核或多核。由小而致密的核到大而具有空泡的核多种形态,细胞核具有成群的染色质。细胞间质丰富,细胞排列成紧密的序列,恶性细胞中很少见有成形的血管结构抗原相关Ⅷ因子,免疫组化染色常呈阳性,可起到诊断作用,有助于分类。

5. 前列腺间质肉瘤(prostatic stromal sarcoma,PSS) PSS 细胞形态各异,可为圆的、饱满的、梭形的,与 PSPUMP 相似,但有更高的病理级别,核染色质增多,肿瘤细胞通常成层分布,可呈弥漫性被单状或短的簇状。

6. 恶性的肉瘤样增生(malignant sarcoma hyperplasia) 不能确定恶性的前列腺间质增生

的病理特征,可见间质范围扩大,根据细胞级别、间质细胞不典型性及非肿瘤胞体成分,可将恶性的肉瘤样增生分为 4 种病理类型。

Ⅰ类:最常见形式,以间质细胞增生为特征,表现为细胞不典型性增生并伴有良性前列腺腺体。间质细胞有圆的、饱满的及梭形的,核仁胞质对比清晰。不典型细胞核增大呈多形性,偶有多核,核仁突出相关的非肿瘤前列腺组织病理表现与正常非病变的腺体无显著差异。

Ⅱ类:与第 1 类相似只是无细胞学上的不典型细胞出现,而以间质细胞增多为特征,非肿瘤的腺体成分不明显。

Ⅲ类:与乳腺癌分叶状肿瘤相似,间质增多并伴有非肿瘤性腺体成分,有不同程度增生不典型细胞,与第 1 类相似,腺体成分似上皮线状,与乳癌中分叶状肿瘤相似,有不同程度增生出现。

Ⅳ类:过多的间质增生,没有腺体成分,间质细胞与其他形式的细胞一样,但没有不典型细胞。

7. 前列腺癌肉瘤(carcinosarcoma of prostate)　最近有文献报道少见的前列腺肉瘤。Mayo Clinic 总结了美国近 50 年的病理资料,仅发现 21 例前列腺癌肉瘤。分为 2 种,一种以腺癌成分为主,一种以肉瘤成分为主,肉瘤的组织学类型包括骨肉瘤、平滑肌肉瘤、纤维肉瘤、恶性纤维组织细胞瘤。描述有癌样或肉瘤样成分,双期生长的肿瘤依据光镜、免疫组化电镜特点进行分型如下。

Ⅰ型:光镜表现能证实癌样或肉瘤样区域,而且肉瘤样区域能通过免疫组化和电镜证明上皮样分化。

Ⅱ型:光镜检查提示有肉瘤样组织,但免疫组化或电镜检查可以解释癌样区别。

Ⅲ型:光镜检查显示癌样和肉瘤不同,但是肉瘤样病变分化非常差以至于上皮分化不能被特殊检查证实。

癌肉瘤的特点:上皮成分的缺损和腺癌的病史。前列腺癌肉瘤病理诊断有时较困难,在成年患者与前列腺肉瘤样腺癌更难鉴别。前列腺癌要求去势治疗而对于前列腺肉瘤去势有害无益,因此明确的病理诊断极为重要。最好能结合光镜、电镜和免疫组化综合判断。

8. 肿瘤标记物　其免疫组化检测指标有以下几类。

(1)间叶组织肿瘤标记物

①波形蛋白(vimentin):52~58ku 的胞质蛋白分布于间叶细胞及其起源的肿瘤内因上皮细胞及其肿瘤不含此蛋白,所以是正常间叶细胞及其肿瘤的特异标志物。

②肌红蛋白(myoglobin):17.8ku 的胞质蛋白存在于正常横纹肌组织中,是横纹肌肉瘤的特异标志物。一般来说,正常萎缩和退变的横纹肌和心肌,以及所有类型的横纹肌肉瘤,均可见肌红蛋白阳性表达。

③结蛋白(desmin):50~55ku 的细胞质蛋白,常定位于成人骨骼肌的 Z 区心肌的插入区和内脏平滑肌的胞质,后者多呈弥漫性分布在子宫、皮肤、胃肠道及其他部位的平滑肌肿瘤中均呈阳性反应,在胚胎或成人横纹肌或平滑肌细胞及其肿瘤中均可表达。

④波形蛋白、肌红蛋白、结蛋白是前列腺肉瘤重要的组织标志物,有文献报道,一组 62 例横纹肌肉瘤中 58 例,结蛋白抗体(anti-desmin)阳性染色是横纹肌肉瘤最敏感的标志物。

(2)神经和内分泌细胞标记物:即 S100 蛋白。1965 年 Moor 从牛脑溶液中分离出来一种高度酸性钙结合蛋白,分子量为 21ku,是神经系统特异性蛋白,即 S100 蛋白,存在于胶原细胞和施万细胞及其肿瘤中,在前列腺软骨肉瘤中可见阳性表达。

(3)上皮肿瘤标志物

①上皮膜抗原(epithelial membrane antigen,EMA):是上皮细胞分泌的一种乳脂小球膜糖蛋白,广泛存在于各种上皮细胞及其肿瘤组织中,也存在于间皮细胞、浆细胞组织细胞和 T 细胞淋巴癌中,尤其是分化较差的癌,EMA 有时可呈强阳性表达。EMA 可作为上皮源性肿瘤常用标志物。

②前列腺特异抗原(prostate specific antigen,PSA)。

③前列腺酸性磷酸酶(prostate acid phosphatase,PAP):前列腺酸性磷酸酶是一种前列腺外分泌物中能水解磷酸酯的糖蛋白。在前列腺癌时,血清中 PAP 水平明显升高,且其升高程度与前列腺癌的病情基本成平行关系。PAP 对前列

腺癌的早期诊断意义不大,但对监测前列腺癌的治疗效果、有无复发、转移及预后则有重要意义。

④角蛋白(keratin):细胞角蛋白是一种常用的肿瘤免疫组织化学标记物,阳性表达见于上皮细胞、间皮细胞癌、间皮瘤等。

上述4种上皮源性标志物在前列腺肉瘤组织中表达阴性,在腺癌成分中呈阳性反应有利于鉴别诊断。

四、临床分期(clinical Staging)

前列腺肉瘤生长迅速体积较大很少在5cm以内,最大直径可为20cm,可填满整个骨盆腔。1951年Kawaichi及Cooper报道一例平滑肌肉瘤重量超过3kg,肿瘤外观与其他组织肉瘤无异。肿瘤常环绕膀胱颈部,易发生完全性尿潴留,如朝向会阴或直肠可引起排便障碍。巨大者可压迫下端输尿管引起肾输尿管积水,侵犯骨盆可引起溶骨性破坏。早期引起血管淋巴浸润,产生局部淋巴转移通过血行可转移至肺、肝、骨骼等。75%病变可局部扩展至尿道、膀胱、精囊等。Chavimi分期,根据肿瘤范围及能否被切除分4期,对治疗和预后也有一定意义。

Ⅰ期:肿瘤局限,能完会被切除,区域淋巴结阴性。

ⅠA:切缘镜检阴性。

ⅠB:切缘镜检阳性。

Ⅱ期:瘤浸润到邻近组织,不能完会被切除,区域淋巴结镜检阴性。

Ⅲ期:肿瘤扩散到邻近组织,不能完会被切除,区域淋巴结镜检阳性。

Ⅳ期:远处转移。

五、诊断(diagnosis)

(一)临床表现

前列腺肉瘤早期多无症状,生长速度极快,出现临床症状时多属晚期,此时肿瘤已相当大,甚至充满整个盆腔。前列腺肉瘤多发于年轻人,如果年轻人突然出现下述症状时,应怀疑患有本病。

1. 进行性排尿困难 肿瘤压迫膀胱及尿道导致膀胱颈部梗阻,表现为尿频、尿痛及进行性排尿困难,以致尿潴留。

2. 排便困难 肿瘤如压迫浸润到直肠,可出现排便困难,以致肠梗阻。

3. 双肾输尿管肾积水 如果压迫输尿管,可引起双肾输尿管肾积水、肾功能损害和尿路感染。

4. 下肢水肿和疼痛 如果压迫静脉、淋巴管或神经,可引起下肢水肿和疼痛。

5. 恶病质 晚期症状有盆腔及会阴疼痛,明显消瘦,贫血及恶病质。转移至肺、肝、骨者,出现转移病变症状。肉眼血尿较少见。

(二)体检

肛门指检可触及肿大的前列腺,柔韧而具弹性,可有波动感,表面光滑,儿童质地柔韧。老年人,则瘤体质地较硬。或可扪及分叶或结节。无痛的前列腺巨大肿块,由于肉瘤生长迅速,瘤体可发生出血坏死或退行性变,瘤体外观多呈椭圆形。当充满整个盆腔,可触及下腹无痛的前列腺巨大肿块。

(三)影像学检查

1. B超 显示前列腺体积增大向膀胱内突出,形态不规则,包膜不整齐或有缺损,其内有实质性低回声或无回声区

2. CT 前列腺肉瘤与前列腺密度一致,增强CT可显示均匀强化的肿瘤,可见结节状增强,肿瘤坏死导致孤立的低密度区及膀胱、直肠、盆腔肌肉受累征象。

3. MRI检查 磁共振在肿瘤分期上用途较大,有较好的对比分辨力和空间分辨力。MRI在矢状面和冠状面上的扫描,使其在诊断膀胱颈部和膀胱顶部的肿瘤方面有较大优势,如肿瘤侵及前列腺及精囊则MRI有较好的应用价值。

4. IVU检查 若双输尿管下端受肿瘤压迫,向上移位,双输尿管、肾盂扩张积液,输尿管向上返折呈钩状;可见膀胱向上移位,膀胱颈部巨大的突向膀胱内的充盈缺损影。

5. 膀胱尿道造影 显示膀胱和尿道受压变形、移位,膀胱颈部有巨大的突向膀胱内的充盈缺损影。

6. X线检查 在肿瘤有转移时X线骨盆平片检查显示有骨破损病变。前列腺肉瘤骨转移不同于前列腺癌的骨转移,肉瘤骨转移较前列腺癌更为广泛,为溶骨性破坏,而前列腺癌的骨转移常为成骨性表现。有40%可发生远处转移。如摄X线片可发现骨骼及肺的转移病灶。

7. 核素检查　最近文献报道应用[131]I标记的单克隆抗体RuD10的免疫扫描,在诊断横纹肌肉瘤方面有重要作用,这种方法是目前现有诊断方法的重要补充。在肿瘤有骨转移时行核素骨扫描可见骨破损病变。

(四)膀胱镜检查

膀胱因肿块向内压迫造成膀胱容量减少,膀胱颈部、三角区由外向内压迫膀胱,呈外压性肿块。

(五)前列腺穿刺活检

前列腺穿刺活检是一种极为重要的检查方法,可由之获得病理以明确诊断,并确定其病理组织类型,对指导不能采取手术治疗的晚期患者放、化疗具有重要意义。

(六)实验室检查

1. 尿常规　可有镜下血尿,梗阻合并感染时尿中可出现白细胞增多,血常规检查大部分在正常范围,晚期可以有贫血,血沉增快,肿瘤压迫输尿管下端可引起肾积水,肾功能障碍时血尿素氮、肌酐升高。

2. 癌标　血清前列腺特异抗原(PSA)、血清酸性磷酸酶及血清碱性磷酸酶测定均正常,这有助于与前列腺癌相鉴别。

六、鉴别诊断(differential diagnosis)

1. 前列腺囊肿　存在尿频、尿急、排尿困难等症状;直肠指检前列腺增大,有囊性感,但穿刺时可抽出囊液;B型超声检查有圆形或椭圆形的透声区,边界整齐。

2. 前列腺脓肿　尿频、尿急、排尿不畅、排便痛等症状相似,但是全身症状明显,如发热、寒战等。直肠指检前列腺压痛明显;前列腺液镜检有较多脓细胞,培养可发现致病菌。B型超声检查,前列腺内出现边界不整齐的透声区或内部低回声区,穿刺可获脓液。

3. 精囊肿瘤　精囊恶性肿瘤少见,主要为腺癌。发病年龄为24－90岁,平均62岁,40%在40岁以前发病。症状有血精、排尿中有稠厚胶样物、间歇性血尿、尿频及排尿困难等。直肠指检在前列腺上方触及不规则硬块,与前列腺融合而分界不清。静脉尿路造影显示一侧或双侧输尿管梗阻。膀胱镜检见三角区或颈部抬起。精囊造影时可见精囊阻塞、变形或充盈缺损。正常精囊B超纵切面图,在膀胱后方两侧呈牛角形低回声尖向上底与前列腺相接,内部有条状回声,隐约把精囊分隔,横切面见膀胱后方两侧圆形低回声区。精囊肿瘤超声图像表现为精囊增大增厚形态失常,内部条状回声消失或因癌肿堵塞精囊的排出通路精囊淤积形态增大,CT及磁共振成像显示精囊区占位病变,并可显示肿瘤范围及淋巴结转移。

4. 其他　前列腺肉瘤还需与前列腺癌、前列腺增生、包囊虫病、膀胱后腹腔肿瘤进行鉴别。

七、治疗原则(therapeutic principle)

前列腺肉瘤是一种预后不佳的恶性肿瘤,治疗原则如下。

(一)手术治疗

1. 根治性前列腺切除术　当前列腺肉瘤局限于前列腺被膜内,尚未向外浸润时,应尽早手术治疗,行根治性前列腺切除术。

2. 前列腺肉瘤电切术　Ⅱ期:瘤浸润到邻近组织;Ⅲ期:肿瘤扩散到邻近组织;Ⅳ期:远处转移的前列腺肉瘤患者,排尿困难或尿潴留,经尿道前列腺肉瘤电切术。但电切只能切个通道,让病人能自行排尿,以提高生活质量,以延长患者生命。

3. 全盆腔脏器切除术　当肿瘤仅局部扩展到膀胱及直肠,尚无远处转移者,病灶局限于盆腔中央,更利于完全切除者,可采用全盆腔脏器切除术。全盆腔脏器切除术,属姑息性手术,要行粪尿双改道,损伤大,并发症多,只能延长患者生命。

4. 尿流改道术

(1)双输尿管皮肤造口术:当前列腺肉瘤长大压迫膀胱及双输尿口,双肾积水肾功能损害以致尿毒症时,只能做双输尿管皮肤造口术,以延长患者寿命。

(2)肾造瘘术:晚期前列腺肉瘤巨大占据整个盆腔,引起双肾积水肾功能损害者,已失去上述手术治疗机会者,则可做肾造瘘术,为缓解尿毒症,延长患者生命。

5. 排便改道术

(1)乙状结肠造瘘术:当前列腺肉瘤长大压迫直肠,引起排便困难或肠梗阻者,失去做全盆腔脏器切除术者,可选择做乙状结肠造瘘术,以解除排便困难或肠梗阻,以延长患者生命。

(2)横结肠造瘘术:当前列腺肉瘤长大占据整个盆腔,引起排便困难或肠梗阻者,失去做乙状结肠造瘘术者,为延长生命,可选择做横结肠造瘘术,以解除肠梗阻,以延长患者生命。

(二)放射治疗

对无法进行手术的病人,放射治疗仅对少数淋巴肉瘤和网织细胞肉瘤敏感,对平滑肌肉瘤也有一定帮助。有学者认为,对横纹肌肉瘤进行放射治疗,反而可能造成肿瘤的发展。

(三)化疗

化疗可在提高肿瘤组织内化疗药物剂量增强疗效的同时,降低毒副作用。放线菌素 D、长春新碱、环磷酰胺等有一定疗效,与放疗联合应用具有协同作用。

对成人患者,建议用下列方案:术前选用阿霉素化疗,接着做前列腺和盆腔部放射治疗,然后做根治性膀胱前列腺切除术和盆腔淋巴结清扫术,术后做周期性化疗,使用阿霉素和达卡巴嗪。

近年来,有学者建议儿童患者可先化疗,再放疗。儿童患者最好的治疗方案是术前化疗,用 VAC 方案(长春新碱、更生霉素和环磷酰胺),外科手术切除,然后做保留膀胱的手术,多数患儿需要膀胱切除和尿流改道,但应尽一切努力保留直肠。术后放疗(有肿瘤残存时)及周期性预防化疗,这种方案对儿童患者的预后有惊人的改善。

八、预后(prognosis)

前列腺肉瘤早期诊断困难,其病程发展极快,确诊时多属晚期,预后不良,明确诊断后,大多数病例生存不超过一年。横纹肌肉瘤恶性程度极高,生长速度最快,几乎皆在一年内死亡,出现症状平均存活 6.5 个月。纤维肉瘤生长较慢,预后稍好,20 岁以上平均生存 2～3 年,20 岁以下则为 2.5 年。婴幼儿前列腺肉瘤发展及转移较成年人迅速而广泛,从有症状开始到死亡,10 岁以下儿童平均为 3 个月,而成年人约为 1 年。近年来,由于采用手术、放疗和化疗等方法,儿童横纹肌肉瘤的预后已发生改变。对局限性病变,在手术后再进行 2 年化疗,病童无瘤存活率可达 54%。这一进展使人们看到了希望。

(陈在贤 王 郁)

第三节 精囊肿瘤(seminal vesicle tumor)

精囊肿瘤是精囊上发生的肿瘤,少见,由于精囊解剖部位深,初期症状不明显,故早期诊断很困难,容易误诊,当发现时往往多为晚期,并且也会类似前列腺癌发生远处转移,预后不良。1925年,Lyons 报道首例精囊肿瘤以来,至今全世界文献报道精囊肿瘤有 120 余例。治疗以手术为主,辅以内分泌治疗和放射治疗可延长患者生命。预后一般较差,但亦有存活 15 年以上的报道。

一、分类(classification)

精囊肿瘤可分为良性肿瘤和恶性肿瘤,又分为原发性和继发性两种。

(一)精囊良性肿瘤

良性肿瘤包括精囊囊肿(cystis vesiculae seminalis)、精囊黏液瘤(seminal vesicle myxoma)、精囊腺瘤(seminal vesicle adenoma)、精囊囊腺瘤(seminal vesicle cystadenoma)、精囊神经鞘瘤(seminal vesicle Schwannoma)、精囊纤维瘤(seminal vesicle fibroma)、精囊平滑肌瘤(seminal vesicle leiomyoma)、精囊孤立性纤维性肿瘤(solitary fibrous tumors seminal vesicle)、精囊生殖细胞肿瘤(seminal vesicle germ cell tumors)等。

(二)精囊恶性肿瘤

精囊癌肿约 80% 发生在 50－60 岁中老年人,青年人较少见。

1. 原发性精囊肿瘤(primary seminal vesicle tumor) 起源于精囊本身的原发性恶性肿瘤以精囊乳头状腺癌(seminal vesicle papillary adenocarcinoma)和精囊低分化腺癌(seminal vesicle poorly differentiated adenocarcinoma)多见,其次是精囊透明细胞癌(seminal vesicle clear cell carcinoma)、精囊鳞状细胞癌(seminal vesicle squamous cell carcinoma)等,50 岁以上以癌症多见。精囊肉瘤(sarcoma of seminal vesicle)报道极少,一般为精囊平滑肌肉瘤(seminal vesicle leiomyosarcoma)及精囊血管肉瘤(seminal vesicle angio-

sarcom)等,多发生于 50 岁以下青壮年人,可能与性旺盛期有关。原发性精囊恶性肿瘤一经确诊绝大多数已属晚期,预后不良。

2. 继发性精囊肿瘤(secondary seminal vesicle tumor)　多由邻近组织肿瘤,如前列腺癌、膀胱癌、直肠癌等直接蔓延浸润而致,也可由其他肿瘤转移播散所致。

二、临床表现(clinical examenlations)

由于精囊部位深,初期症状不明显,故早期诊断困难,容易误诊。一般在体检或瘤体增大压迫周围组织产生相应症状时才发现。

(一)早期症状

1. 血精　早期有血精,精囊癌约 50% 出现血精,当肿瘤组织侵犯精囊的黏膜血管时或溃烂时,精囊收缩则引起出血而产生血精。精囊肿瘤引起的血精常被误判为精囊炎及前列腺炎等。血精顽固存在,可持续数年。

2. 血尿　早期可有间歇性血尿,多因精囊出血后血自后尿道流入膀胱。表现为初始无痛或终末血尿为主,也可为全程血尿,尤以排精后初血尿多见。尿液中有稠厚胶样物。

(二)晚期症状

晚期精囊肿瘤体积增大,最大者有达 10cm 以上者。后期有消瘦、乏力。

1. 疼痛　部分患者精囊肿瘤体积增大,压迫或侵犯神经时,可引起不同程度的下腹、会阴、睾丸、腰骶部等处疼痛,如果压迫侵犯直肠可出现直肠等部位胀痛不适。

2. 排尿困难　晚期由于精囊肿瘤长大压迫膀胱颈部或后尿道,引起尿频、尿急、排尿困难,甚至尿潴留。国内报道精囊囊肿引起排尿困难占 9.1%,囊肿容量达 400ml。排尿困难程度与囊肿大小及位置有关。

3. 排便困难　晚期精囊肿瘤增大压迫直肠,或肿瘤侵犯直肠,出现里急后重,排便困难。大便带血提示肿瘤已侵及直肠。

4. 性功能障碍　精囊肿瘤晚期出现排便不畅,多处疼痛不适等,导致性功能障碍。

5. 消瘦恶病质　晚期出现贫血及消瘦恶病质等。

三、诊断要点(diagnostic key points)

(一)病史

上述临床表现者。

(二)直肠指检

经直肠指检多数情况下均能扪及位于前列腺上方精囊部位不规则较硬的肿块,或与前列腺融合,或直肠黏膜已被累及者。

(三)肿瘤标记物

血前列腺特异性抗原(PSA)、前列腺酸性磷酸酶(PAP)及癌胚抗原(CEA)、甲胎蛋白(AFP)阴性,而细胞角蛋白(cytokeratin,CK)阳性、癌抗原 125(carbohytrate antigen 125,CA-125)升高可提示精囊癌。

(四)影像学检查

1. B 超检查(B-ultrasonic examination)　无论是经腹、经直肠或其他途径,B 超是评估精囊腺疾患的最佳方法之一。原发性恶性肿瘤通常是不对称的,继发性肿瘤大多侵及两侧,且难以辨别其来源。TURS 下实性肿瘤表现为与前列腺回声相同,而较正常精囊腺回声强。良性与恶性之间或原发与继发之间无各自的影像学特征,但原发肿瘤大多为单侧,多数与前列腺有一定界限;而前列腺癌侵入精囊则表现为精囊基底受累且与前列腺分界不清者。

2. CT　CT 对精囊疾患最有诊断价值。正常精囊平均长为 3.1cm,宽 1.5cm,精囊随年龄增加而萎缩,形态有卵圆形、管状或圆形,大多左右对称。精囊腺癌 CT 可见精囊不规则膨大,与周围脂肪间隙模糊,膀胱精囊角消失,易侵犯前列腺、对侧精囊、直肠、膀胱后壁以及输尿管下段等周围组织。与继发性精囊肿瘤的鉴别点是原发肿瘤常以精囊为中心,而继发性肿瘤的中心位于邻近的原发病灶。精囊癌表现为乳头状癌特征,而前列腺癌为管状腺癌。肿瘤多为实性圆形或不规则形结节状肿块,呈浸润性生长,但界限清楚,部分病例有假包膜,偶见出血及坏死。CT 可显示淋巴转移情况,可明确肿瘤的部位及与周围组织的关系。

3. MRI　MRI T_1 像为中等密度的不均质包块,T_2 像不均质,可清楚显示组织解剖关系,但亦不能区别良性或恶性。因此 MRI 仅在明确包块出血性质或对肿瘤分期。

4. 静脉尿路造影（IVU）　可了解输尿管口有无梗阻或移位，有助于判断输尿管口是否被累及。

5. 膀胱尿道造影　有助于通过膀胱底部和后尿道移位或变形估计肿块的大小及浸润情况。

6. 精囊造影（seminal vesiculography）　经输精管或经会阴或直接穿刺精囊造影，可见精囊轮廓不规则扩张，有破坏征象。精囊囊肿为精囊圆形阴影，精囊癌肿为精囊梗阻不显影或充盈缺损，与周围组织关系不清楚，可协助诊断。

（五）特殊检查

1. 膀胱镜检查（cystoscopy）　膀胱镜可见精囊病变部位的膀胱颈部、三角区和输尿管口抬高起隆起，受压变形，严重时可见膀胱壁和输尿管下端有肿瘤浸润。

2. 精囊镜检（seminal vesicle microscopy）经尿道精囊镜检及取活检可协助精囊肿瘤的诊断。

3. ECT　骨扫描了解有无骨转移，骨转移呈溶骨性改变。

（六）穿刺活检

在 B 超（transrectal ultrasound, TRUS）引导下，经直肠或经会阴针吸细胞学检查或活检发现癌细胞，可明确精囊肿瘤的诊断。

四、鉴别诊断（differential diagnosis）

1. 前列腺癌　直肠指诊（digital rectal examination, DRE）示前列腺坚硬如石或前列腺有硬结，血 PSA 升高。前列腺穿刺活检可帮助诊断，免疫组化示 PSA 阳性。

2. 结肠、直肠癌　有排便习惯改变及血便史，血癌胚抗原（CEA）升高，纤维结肠镜检查可见肠内肿物，肠镜下活检，病理检查可确诊。

五、治疗原则（therapeutic principle）

精囊肿瘤的治疗应根据肿瘤的良性或恶性，恶性精囊肿瘤应根据其病程早晚，肿瘤细胞分化及恶性程度高低，是否侵犯到前列腺、膀胱及直肠，有无远处转移等情况，选择手术、放疗及药物治疗。

（一）手术治疗

1. 单纯精囊肿瘤切除术　适用于：①较大精囊良性肿瘤者；②早期局限于精囊内的、小的、高分化精囊癌，无远处转移者。

（1）开放性精囊肿瘤切除术。

（2）腹腔镜精囊肿瘤切除术。

（3）机器人辅助腹腔镜精囊肿瘤切除术。

2. 根治性精囊肿瘤切除术　适用于精囊肿瘤侵及前列腺、膀胱及直肠的范围大小，可做精囊、膀胱部分、前列腺部分切除术者。

（1）开放性根治性精囊肿瘤切除术。

（2）腹腔镜根治性精囊肿瘤切除术。

（3）机器人辅助腹腔镜根治性精囊肿瘤切除术。

3. 全盆脏器切除术　适用于精囊肿瘤侵犯膀胱、前列腺及直肠，侵犯范围较广泛，无远处转移者。

（1）开放性全盆脏器切除术。

（2）腹腔镜全盆脏器切除术。

（3）机器人辅助腹腔镜全盆脏器切除术。

（二）放射治疗

晚期有远处转移的病例，仅能采用放射或抗癌药物治疗，一般预后都很差。已手术者照射量可为 25Gy/3～5 周。未做手术局部照射量为 30～50Gy/3～5 周。

（三）药物治疗

1. 内分泌治疗　雌激素对精囊癌有治疗作用，当然雌激素的剂量选择、用法和有无不良反应等，是要根据病情性质、患者的年龄、体质的差异来决定。

2. 化疗　晚期精囊肿瘤患者或有某种手术禁忌者可采用化疗，但预后不佳，因为精囊肿瘤大部分是腺癌，药物化疗对腺癌效果特别差，可选用环磷酰胺、甲氨蝶呤、放线菌素 D（更生霉素）、阿霉素、博来霉素、长春新碱类、放线菌素，顺-氯氨铂（PDD）等，但只是姑息疗法。

（陈在贤　王　郁）

参 考 文 献

[1] 张劲松,谭顺成,李炯明,等.根治性膀胱癌标本中肿瘤侵犯前列腺及精囊的病理学研究.昆明医科大学学报,2014,35(9):28-31

[2] 李晨曦.邹雲,韩兴宝,等.原发性精囊癌 2 例诊治分析.现代泌尿外科杂志,2014,19(2):99-102

[3] 郑倩,方克伟,何进,等.精囊原发性腺癌 2 例报告并文献复习.中华男科学杂志,2014,20(2):189-191

[4] 芮桦,周伟民,袁雪锋,等.腹腔镜原发精囊良性肿瘤切除术的临床应用.腹腔镜外科杂志,2014(2):102-104

[5] 谢国欧.腹腔镜治疗精囊腺肿瘤的临床效果.中国医学工程,2015(11):82

[6] 李波军,王明松,黄灶明,等.经尿道内镜治疗巨大精囊囊肿的临床分析(附 7 例报告).第三军医大学学报,2015,37(15):1585-1589

[7] 王东,刘竞,李利军,等.机器人辅助腹腔镜技术治疗泌尿外科疾病的临床效果.现代泌尿外科杂志,2015(6):390-394

[8] 夏丹,来翀,王平,等.机器人辅助腔镜技术处理泌尿系统疾病:单中心 600 例报道.中华泌尿外科杂志,2016,37(6):403-406

[9] 何威,谢欣,钟山,等.机器人辅助腹腔镜手术 650 例的临床经验:来自上海瑞金医院的报告.临床泌尿外科杂志,2016,1:9-14

[10] 张旭,高江平,符伟军,等.机器人辅助腹腔镜在泌尿外科手术中的临床应用(附 500 例报告).微创泌尿外科杂志,2014,3(1):4-7

[11] 肖大春.魏正强.全盆腔脏器切除术.医学信息,2014(10):498-499

[12] 刘东举,董晓红,杨国志,等.全盆腔脏器联合切除术治疗盆部肿瘤 45 例分析.中国肿瘤外科杂志,2015,7(1):24-26

[13] 李立安,张唯一,马鑫,等.机器人辅助腹盆腔廓清除术的初步经验:附一例报告.中国微创外科杂志,2015,15(4):347-354

[14] 时京,贾卓敏,王云鹏,等.应用 Da Vinci 机器人治疗精囊原发性恶性肿瘤的临床效果观察.临床泌尿外科杂志,2017(2):130-133

[15] 江上军,汪朔.腹腔镜与开放前列腺癌根治术的疗效对比分析.中国内镜杂志,2014,2:133-136

[16] 夏漫城,双卫兵.前列腺肉瘤研究进展.泌尿外科杂志(电子版),2019,1:13-16

[17] 杜建平,童素霞,何祥彪.前列腺肉瘤的诊疗分析(附 2 例报告并文献复习).世界最新医学信息文摘,2019,61:175-176

[18] 朱晓军,念学武,孙二琳,等.前列腺肉瘤 17 例报告并文献复习.天津医科大学学报,2014,3:238-240

[19] 郭亚飞,程敬亮,张勇,等.前列腺肉瘤的 MRI 表现.中国临床医学影像杂志,2018,3:194-196

[20] 沈敏强,潘昊,汪明,等.前列腺肉瘤 26 例回顾性分析.中华男科学杂志,2018,11:983-986

[21] 涂真,唐培金,邓显忠.前列腺肉瘤的临床现状.临床泌尿外科杂志,2016,6:579-583

[22] 董小勇,童行,匡幼林,等.精囊肿瘤的诊治进展.世界最新医学信息文摘(电子版),2019(30):92-94

[23] 曾进,王少刚.精囊良性占位的病理、诊断和治疗.现代泌尿生殖肿瘤杂志,2019,25:65-67

[24] Jonathan D. Gill, Selina Bhattarai, Chirag N. Patel. Yolk sac tumor of the seminal vesicles:A rare malignant causetale of hematospermia. Urol Ann, 2015,7(1):107-108

[25] Shu-Xiong Zeng, Xin Lu, Zhen-Sheng Zhang, et al. The feasibility and experience of using seminal vesiculoscopy in the diagnosis of primary seminal vesicle tumors. Asian J Androl,2016,18(1):147-148

[26] B Safar,D Kanmaniraja,BR Herts. Phyllodes tumor of the seminal vesicle. Journal of Urology,2014,192(2):554-555

[27] R Campi,S Serni,MR Raspollini,et al. Robot-Assisted Laparoscopic Vesiculectomy for Large Seminal Vesicle Cystadenoma:A Case Report and Review of the Literature. Clinical Genitourinary Cancer,2015,13(5):e369-e373

[28] VJ Casado,JF Hermida Gutiérrez,IT Castillón Vela,et al. Leiomyoma of the seminal vesicles:laparoscopic excision. Urologia Internationalis, 2014, 92(4):491-494

[29] AO Burak, M Panagiotis, Tilter, et al. Robot-Assisted Laparoscopic Seminal Vesicle Cystadenoma Excision. Journal of Endourology Case Reports,2015,1(1):62-64

[30] MF Mello, HS Andrade, V Srougi, et al. V3-10 Step-By-Step Laparoscopic Vesiculectomy for Hemopermia. Journal of Urology,2016,195(4):e469-e469

[31] R Desai, GA Joshi, S Joshi, et al. Robotic Total Pelvic Exenteration. Journal of Robotic Surgery,2014,8

(1):93-96

[32] BR Winters,GN Mann,O Louie,et al. Robotic Total Pelvic Exenteration with Laparoscopic Rectus Flap: Initial Experience. Case Reports in Surgery, 2015:835425

[33] MJ Maurice,D Ramirez,CM Seager,et al. V4-04 Robotic Total Pelvic Exenteration with Intracorporeal Sigmoid Conduitand Colostomy: First Clinical Report. Journal of Urology,2016,195(4):e517-e518

[34] Bacalbasa N,Balescu I. Total pelvic exenteration for pelvic recurrence after advanced epithelial ovarian cancer-A case report and literature review. J Med Life,2015,8(3):263-265

[35] Kunlin Yang,Lin Cai,Lin Yao,et al. Laparoscopic total pelvic exenteration for pelvic malignancies: the technique and short-time outcome of 11 cases. World J Surg Oncol,2015,13:301

[36] Malakorn S,Sammour T,Pisters LL,et al. Robotic Total Pelvic Exenteration. Dis Colon Rectum,2017, 60(5):555

[37] Rebbeck TR. Prostate Cancer Genetics:Variation by Race,Ethnicity,and Geography. Semin Radiat Oncol,2017,27(1):3-10

[38] Barry MJ,Simmons LH. Prevention of Prostate Cancer Morbidity and Mortality:Primary Prevention and Early Detection. Med Clin North Am,2017,101 (4):787-806

[39] Elschot M,Selnaes KM,Langqrgen S,et al. Prostate-Specific Membrane Antigen PET/Magnetic Resonance Imaging for the Planning of Salvage Radiotherapy in Patients with Prostate Cancer with Biochemical Recurrence After Radical Prostatectomy. PET Clin,2019,14(4):487-498

[40] Pfister D,Haidl F,Paffenholz P,et al. Personalised medicine in prostate cancer. Aktuelle Urol,2019,50 (5):509-512

[41] Liu Y,Wang J,Yang T,et al. Overexpression levels of cripto-1 predict poor prognosis in patients with prostate cancer following radical prostatectomy. Oncol Lett,2019,18(3):2584-2591

[42] Maleki S,Cajigas A,Moss J,et al. Fine-needle aspiration biopsy of prostate synovial sarcoma:A case report and review of the literature. Diagn Cytopathol,2017,45(2):168-172

[43] Nguyen R,Sayar H. Primary Myeloid Sarcoma of the Prostate:A Case Report and Literature Review. Case Rep Hematol,2018:3604298

[44] Tward JD,Poppe MM,Hichcock YJ,et al. Demographics,stage distribution,and relative roles of surgery and radiotherapy on survival of persons with primary prostate sarcomas. Cancer Med,2018:7 (12):6030-6039

[45] Henry M,Britton C,Coco C,et al. Stromal sarcoma of the prostate. Can J Urol,2019,26(1):9683-9685

[46] Reikie BA,Yilmaz A,Medlicott S,et al. Mixed epithelial-stromal tumor(MEST) of seminal vesicle:a proposal for unified nomenclature. Adv Anat Pathol,2015,22(2):113-20

[47] Fang L,Hong Q,Chen L,et al. Primary squamous cell carcinoma of the seminal vesicle:A case report and review of the literature. Medicine(Baltimore), 2019,98(12):e14788

[48] Posenato I,Calio A,Segala D,et al. Primary seminal vesicle carcinoma. The usefulness of PAX8 immunohistochemical expression for the differential diagnosis. Hum Pathol,2017,69:123-128

[49] Zhao R,Shan Y,Zou L,et al. Solitary fibrous tumor of the seminal vesicle:A case report. Medicine(Baltimore),2019,98(9):e14660

第20章　男性内分泌疾病
(male endocrine disease)

第一节　迟发性睾丸功能减退
(late-onset hypogonadism in males)

迟发性睾丸功能减退(LOH)是一组临床症候群。Werner(1939)发现男子在 50 岁以后容易出现体能下降、容易疲劳、记忆力减退、注意力不集中、烦躁不安、抑郁、潮热、阵汗和性功能减退等症状,并称为男性更年期综合征(male climacteric syndrome),以后文献上使用过的同义词有 male menopause、andropause 和 penopause 等。这些命名法的出发点是把男性在中老年时期出现的症状与女性的更年期等同看待,其实男性的生殖内分泌功能和女性不同,没有一个明确的终止界限,雄激素水平在中老年时期的下降有非常大的个体差异,而且并非所有的老年男性都会出现症状,变成具有临床意义的睾丸功能减退,根据这些特点,奥地利泌尿学会在 1994 年欧洲的男科学研讨会上将本病命名为中老年男性部分性雄激素缺乏(partial androgen deficiency in the aging male, PADAM),2002 年国际老年男性研究学会(IS-SAM)命名为迟发性睾丸功能减退。国际男科学会(ISA)、ISSAM、欧洲泌尿科学会(EAU)、欧洲男科学会(EAA)和美国男科学会(ASA)于 2009 年发表了五学会历时 4 年达成的专家共识,采用了 LOH 的命名,同时还提出本病也可称为"年龄相关性睾酮缺乏综合征"(age-associated testosterone deficiency syndrome,TDS)。

一、定义(definition)

根据五学会的专家共识,LOH 是一种随年龄老化而发生的临床和生化综合征,特征是血清睾酮水平降低(低于健康青年男性参考值范围)和出现临床症状,可导致明显的生活质量下降和对多个器官系统功能产生不良影响。

二、患病率和病因学(prevalency and e-tiology)

有充分证据证明,血浆睾酮水平在经过 20—40 岁的顶峰后,会发生缓慢的渐进性下降。马萨诸塞州老年男子研究(MASS)检查了 50—70 岁男子 1700 余例,所得结果是平均每年总睾酮(TT)下降 0.4%、游离睾酮(FT)下降 1.2%、白蛋白结合睾酮(Alb-T)下降 1.2%,患病或肥胖者睾酮水平的下降率比健康人群高 10%～145%,而性激素结合球蛋白(SHBG)上升 1.2%。巴尔的摩老龄纵向研究(BLSA)从 1960 年开始,经过历时 40 年的观察,结论是年龄对 TT 和游离睾酮指数(FTI,根据 TT/SHBG 计算)有独立的纵向影响,血浆 TT 的年下降系数为 $-0.11nmol/L$,FTI 的年下降系数为 $-0.05mmol/L$。体重指数(BMI)大的男性,TT 水平年下降为 $-0.358mmol/L$,FTI 水平年下降为 $-0.03mmol/L$。如以血浆 $TT < 1.3nmol/L$ 为界限,50 岁、60 岁、70 岁和 80 岁各年龄组 LOH 的患病率分别为 12%、19%、28% 和 49%;如以 $FTI < 0.513$(2.5 百分位数)为界限,上述各年龄组的患病率分别为 9%、34%、68% 和 91%。以计算的游离睾酮(cFT)的切点为标准,

中国男子 LOH 的患病率随年龄的增长而升高,40－49 岁约为 13%,50－69 岁约为 30%,70 岁以上约为 47%。血浆睾酮水平随年龄老化而降低的原因是下丘脑-垂体-睾丸轴的多层面功能异常所致,不是单一因素作用的结果。LH 脉冲分析显示,约 40% 的老年男性无脉冲出现,给予外源性促性腺激素释放激素(GnRH)脉冲治疗可诱发 LH 脉冲分泌。有学者报道,老年男性 LH 和 FSH 分子酸性更强,可能与分子所含的唾液酸不同有关;同时,老年男性的 LH 和 FSH 对外源性 GnRH 兴奋的反应减低。频繁采血分析血清 TT 的 24h 分泌节律发现,老年男性 TT 分泌的昼夜节律消失,没有早晨的分泌高峰出现。这些资料表明,老年男性的下丘脑-垂体功能发生了明显改变,虽然其机制未明。老年男性的血清 LH 水平随年龄老化而增高,提示存在睾丸间质(Leydig)细胞功能衰竭。如果血清 LH 水平升高,TT 水平仍在正常范围,并不能否定 Leydig 细胞功能衰竭的存在,TT 水平没有显著降低是 LH 增加分泌产生了代偿作用,这种代偿作用不可能长久维持,是暂时性的。老年男性的精子活力下降,血清抑制素(inhibin)水平降低,抑制素对氯米芬兴奋的分泌反应减低,提示睾丸支持(Sertoli)细胞功能减退。因此,LOH 的致病原因是下丘脑、垂体和睾丸三方面同时存在功能异常所致。

三、临床表现(clinical manifestation)

LOH 的症状主要包括以下 4 个方面。

1. 体能下降　肌肉容量减少,肌力减退,脂肪增多,形成腹型肥胖,体力和耐力下降,容易疲劳,无力,可伴有食欲减退,消化不良和(或)便秘。

2. 血管舒缩异常　潮热、阵汗、烦躁和心悸等,与女性更年期综合征常见的血管舒缩症状相似。

3. 性功能减退　性欲减退,晨间自发勃起消失,性活动减少,情欲高潮质量下降,精液量减少,射精无力或不射精,勃起功能障碍等。

4. 神经和心理障碍　睡眠障碍(失眠、早醒、嗜睡、多梦、睡眠质量下降等),记忆力减退,健忘,注意力不集中,焦虑,无原因的恐惧,忧伤,抑郁,失去生活动力和自信心,自我感觉不佳。对于某一具体患者而言,不一定具有上述所有症状,各种

症状的严重程度亦可相差甚大,而且这些症状缺乏特异性。因抑郁症或性功能障碍前来求治的患者不一定只是单纯的抑郁症或性功能障碍,很可能是 LOH。

四、诊断(diagnosis)

LOH 的诊断包括 3 个方面内容:①症状评价;②血清睾酮测定;③试验性睾酮补充治疗的反应。

(一)症状评价

症状评价一般采用量表评分的方法,半定量地衡量某一种症状的临床重要性。

随着迟发性睾丸功能减退(LOH)研究的深入,LOH 筛查量表研究逐渐完善。常用筛查量表有 AMS 量表、ADAM 问卷、MMAS 问卷,量表的主要作用是筛查或诊断 LOH 及治疗效果的评估,目前研究主要集中在量表的应用、敏感性和特异性的验证、量表评价结果或某些项目与血清激素水平之间的相关性、不同量表之间的比较等方面。

1. 美国密苏里州圣路易大学医学中心问卷

(1)问卷内容

①是否有性欲减退?

②是否有体能下降?

③是否有耐力下降?

④是否有身高降低?

⑤是否有"生活乐趣"降低?

⑥是否有忧伤或易怒?

⑦是否有勃起不坚?

⑧最近参加体育运动的能力是否下降?

⑨是否饭后易打瞌睡?

⑩是否最近的工作能力不如以前?

(2)评价方法:对每个问题回答"是"或"否"。

(3)结果判断:问题①、⑦或任何其他 3 个问题回答"是",即判定可能存在 LOH。

2. 老年男性症状(aging male symptoms,AMS)量表

(1)量表内容

①总体健康下降(一般健康状况,主观感觉)。

②关节痛和肌肉痛(腰痛、关节痛、肢体痛)。

③多汗(突发性潮热、阵汗)。

④睡眠障碍(入睡困难、早醒和疲劳、睡眠质

量不好、无睡意）。

⑤经常感到疲劳、嗜睡。

⑥爱发脾气（情绪爱激动、易为小事发脾气）。

⑦神经质（紧张、焦躁不安）。

⑧恐惧感。

⑨体力疲劳/缺少活动（体能下降、活动减少、对休闲活动无兴趣、感到必须强迫自己参加一些活动）。

⑩肌肉力量下降（感到无力）。

⑪情绪抑郁（情绪低落、悲观、所有的事情都没有意义、失去动力、到了要落泪的边缘）。

⑫感到人生已过巅峰。

⑬感到心力交瘁、已到末日。

⑭胡须的生长减少。

⑮性能力和性生活次数减少。

⑯晨间勃起次数减少。

⑰性欲和性满足感下降。

⑱是否有其他症状:有□,无□;如有,请说明。

(2)评价方法:每项症状的评价分为极重(4分)、重(3分)、中(2分)、轻(1分)和无(0分)。

(3)结果判断:总分≥50分为重度症状,37~49分为中度症状,27~36分为轻度症状,<26分为无症状。

3.迟发性睾丸功能减退症状量表(SI-LOH)

国内北京、上海、西安和重庆四城市调查,以AMS问卷为基础,简化和适当扩展部分内容,调查40岁以上健康男性637人,分析每项症状与年龄、TT、cFT、睾酮分泌指数(TSI,即TT/LH比值)、FTI的相关性,与2项或以上雄激素指标显著相关的症状入选,最后形成一个含有12个问题的迟发性睾丸功能减退调查表。

(1)量表内容:以最近6个月的症状为依据。

①是否感到容易疲劳?

②是否有肌肉和(或)骨关节疼痛?

③ 是否有潮热阵汗?

④ 是否有烦躁易怒?

⑤ 是否有原因不明的惊恐不安?

⑥ 是否有记忆力减退?

⑦ 是否失去生活的乐趣?

⑧ 是否对女人失去兴趣?

⑨ 是否对性生活感到厌倦?

⑩ 是否有晨间勃起消失?

⑪是否有勃起功能障碍?

⑫是否有胡须和阴毛脱落?

(2)评价方法:每项症状半数以上时间有者计1分;半数时间有者计2分;少数时间有者计3分;没有计4分。总分≤18分为重度症状;18~24分为中度症状;24~36分为轻度症状;>36分为正常。

(3)结果判断:具有轻度症状至重度症状的患者应怀疑存在LOH,需要进一步检测血清睾酮水平。

(二)睾酮水平测定

症状评价发现患者可能存在LOH时,需要进一步测定血清睾酮水平以明确诊断。由于睾酮是以脉冲方式分泌的,因此至少需做2次测定,以尽量减少误差,采血时间固定在早晨7:00—9:00。

目前尚缺乏普遍接受的血清睾酮水平界限值作为诊断LOH的标准。欧洲学者提出TT<11nmol/L、FT<0.25nmol/L或Bio-T<5nmol/L作为睾酮水平减低的界限值。我们在国内调查资料的切点值为cFT为0.3nmol/L,TT为11.5nmol/L,TSI为2.8nmol/U和FTI为0.42nmol/nmol。有学者报道,LOH的诊断以cFT为指标可达27%,而以TT为标指只有4.1%。国内医院常规的性激素测定不包括SH-BG、FT或生物可利用睾酮(Bio-T),因而TSI是一项有用的参考指标,TSI随年龄增长而下降的幅度、与年龄的相关性及以TSI切点值计算的LOH患病率都与cFT的相关指标非常接近。

(三)试验性睾酮补充治疗

患者出现症状并伴有血清睾酮水平降低,在排除慢性疾病或药物的影响后,提示症状可能与睾酮水平降低有关,试验性睾酮补充治疗(test of testosterone supplementation therapy,TST)可以进一步确定症状与睾酮水平降低的相关性,只有通过试验治疗证明有效时,才能最后确定LOH的诊断。无症状的血清睾酮水平降低,原则上不给予睾酮补充治疗。症状评价、血清睾酮测定及试验性睾酮补充治疗的反应,三者是统一和相辅相成的,单纯有症状或血清睾酮水平降低,对睾酮补充治疗无反应的患者不能诊断LOH,应该进一步检查可能引起症状的其他原因。

五、治疗(treatment)

经过症状评价和血清睾酮水平测定均达到诊断参考界限值是睾酮补充治疗的指征,如无禁忌证,年龄不是 TST 的限制因素。由于 LOH 症状的非特异性和睾酮分泌的脉冲式特性,TST 开始3 个月为试验治疗阶段,如果症状改善,可长期应用;如果无效,应停止治疗,查找其他致病原因。

(一)TST 的目标

1. 提高性欲。

2. 改善勃起功能。

3. 纠正心理或情绪障碍。

4. 增加肌肉容量,恢复体能。

5. 保存和改善骨量,预防骨折。

6. 减少体脂,减少心血管事件发生。

(二)TST 的禁忌证

1. 良性前列腺增生(BPH)伴严重排尿障碍。

2. 已患有前列腺癌。

3. 睡眠呼吸暂停综合征。

4. 红细胞增多症。

(三)TST 的监测

1. 监测项目　①血细胞比容;②血脂谱;③前列腺指检;④前列腺特异抗原(PSA);⑤血清睾酮水平测定。

2. 监测间期　第 1 年每 3 个月随访监测 1次,记录症状变化,复查上述监测项目,如果情况稳定,之后可 6～12 个月随访监测 1 次。

3. 睾酮剂量调整　以临床症状改善程度为主要依据,参考血清睾酮水平,TST 以将血清睾酮水平提高到生理范围为目的,超生理范围的过高血清浓度应避免。

(四)睾酮制剂

1. 口服制剂　有甲睾酮、氟羟甲睾酮和十一酸睾酮(TU),前两者统称烷基化睾酮,口服后经门静脉入肝,部分被肝酶灭活(首关效应),并可产生严重的肝毒性(肝酶谱升高、胆汁淤积性黄疸和肝肿瘤等),不宜作为长期替代治疗应用。而 TU 口服制剂从小肠淋巴系统吸收,经胸导管进入体循环,避免了烷基化睾酮的弊端。市售商品名为"安特尔",每粒软胶囊 40mg(含睾酮 25mg),溶于油酸中。单剂口服后达峰时间平均 4h,峰浓度

17～36nmol/L,10h 后恢复服药前水平。改进型的安特尔(Andriol Testocaps)的溶剂改为蓖麻油和月桂酸丙烯丙二醇混合液,在室温下更加稳定,保存期可达 3 年。治疗剂量为 120～160mg/d,维持剂量 40～120mg/d,分两次餐后口服,空腹服用基本不吸收。

2. 肌内注射制剂(睾酮酯类)　有 TU 注射剂、庚酸睾酮(TE)和环戊丙酸睾酮。非酯化睾酮肌内注射后的半衰期只有 10min,短链的丙酸睾酮也需要隔日肌内注射 1 次才能维持血药浓度,不适宜于长期 TST 应用。睾酮酯类制剂肌内注射后的峰浓度和谷浓度与注射的间隔时间有关,以 TE 为例,单剂 250mg 肌内注射后,在 1～2d达峰,峰浓度约为 40nmol/L,在 3 周左右回复至注射前水平。如果间隔 3 周注射 250mg,后果是每次注射后的峰浓度都超过生理范围上限,第 3周的血药基本上是在生理范围以下;如果间隔 2周注射 250mg,峰浓度为 40～50nmol/L,谷浓度为生理范围的下限;如果每周肌内注射 250mg,则血药浓度波动为 40～80nmol/L。因此推荐的治疗剂量是 125～250mg,每 2 周肌内注射 1 次。

3. 经皮肤吸收睾酮贴剂

(1)阴囊睾酮贴剂:每贴面积 40cm^2(含睾酮10mg)或 60cm^2(含睾酮 15mg),前者每天释放睾酮 4mg,后者 6mg,相当于正常成年男子每天睾酮的产量。每天 1 次,于早晨贴于阴囊(预先剃毛)上,2～4h 后血药浓度达峰。不良反应发生率为局部瘙痒 7%、不适感 4%。

(2)非阴囊睾酮贴剂:每贴面积 37cm^2(含睾酮 12.2mg),每天释放出睾酮 5mg,含透皮增强剂。每天 1 次,于睡前贴于躯干或四肢皮肤,8h后血药浓度达峰。不良反应发生率为局部瘙痒37%、红肿 12%。皮肤贴剂的优点是较好地模拟睾酮分泌的昼夜节律,是最接近生理状态的一种TST,缺点是皮肤局部反应较大,患者的顺应性较差,阴囊贴剂会产生较高的血清二氢睾酮(DHT)水平。

(3)睾酮凝胶(AndroGel):水酒精性凝胶,含睾酮 1%,即每克凝胶含睾酮 10mg。玻璃瓶多剂推杆包装,每瓶 250g,每天 1 次,5～10g,涂布于皮肤上(1 处或多处),峰浓度为 20～40nmol/L,涂布的剂量越大,峰浓度越高。

六、TST 的获益（TST benefit）

最近报道的长期 TST 的研究结果显示，3 年治疗体重平均增加 3kg，体脂量平均减少 1.5kg，瘦体量（lean body mass，LBM）平均增加 3.1kg。下肢肌力平均增加 3～7lb，手握力平均增加 2lb，体能积分从（4.9%±19%）上升至（66%±24%）（P=0.01），性功能积分从（24%±20%）上升至（66%±24%）（P<0.001）。60 例 LOH 患者用睾酮皮肤贴剂治疗 52 周，血清 TT 水平升高 30%，LH 水平下降 50%。与安慰剂组比较，骨骼肌总量显著增加（P=0.008），内脏脂肪显著减少（P=0.001），而皮下脂肪和血脂谱两组无差异。睾酮组治疗前后比较，前列腺指检（DRE）、PSA、尿流率和残余尿无改变。还有学者还观察到睾酮治疗后性欲、性能力和性满足感都有提高，负性情绪（恼怒、焦躁不安、悲伤、疲劳和神经质）评分下降，正性情绪（敏锐、友善、精力充沛和自我感觉良好）评分增高。自 20 世纪 80 年代以来，糖尿病患病率在我国以约每 10 年翻一番的速度飙升，老年人群的患病率已超过 10%，成为严重的社会问题。然而，糖尿病的发生亦与血清睾酮水平相关。对 1413 例 20 岁以上男子的研究表明，血清 FT 第 1 分位（低）组与第 3 分位组比较，前者糖尿病的发生率是后者的 4 倍（OR 4.12，95%CI 1.25～13.55），以 Bio-T 值进行比较得出相似的结果（OR 3.93，95%CI 1.39～11.13），这种倾向与肥胖无关。TT 没有这种相关性。一项随机双盲安慰剂交叉对照研究观察了 TST 对 LOH 合并 2 型糖尿病患者的疗效，与安慰剂组比较，每 2 周注射 200mg 复方睾酮（Sustanon）组（疗程 3 个月），腰围（−1.63±0.71）（−3.1～0.15）cm，腰臀比（−0.03±0.01）（−0.01～0.05），胰岛素抵抗指数（HOMA-IR）（−1.73±0.67）（−0.28～−3.18），空腹血糖（−1.58±0.68）（−0.17～−2.99）mmol/L，空腹胰岛素（−1.9±1.1）（0.49～−4.3）mU/L，糖化血红蛋白（−0.37%±0.17）%（−0.03%～−0.71%）。注射睾酮治疗显著改善了胰岛素抵抗和血糖控制。巴尔的摩老年男性研究的 674 例平均随访 5.8 年，最长 13 年，发现 TT 与代谢综合征的患病率成负相关，TT 是影响代谢综合征的独立危险因素。骨质疏松和骨折是影响老年男性健康和生活质量的另一个重要问题，在骨质疏松患者中，25% 罹患 LOH，而非骨质疏松老年男性只有 12.2%，前者是后者的 2.08 倍。雄激素是影响骨折的危险因素，血清 TT 水平降低者发生骨折的风险增高（HR 1.33，95%CI 1.09～1.62），经过年龄、体重、骨密度、骨折史、吸烟、服用钙片和 SHBG 水平调整后，TT 水平降低者股骨颈骨折风险仍显著升高（HR 1.88，95%CI 1.24～2.84）。

七、TST 的安全性（TST security）

1. 对前列腺的影响　雄激素对前列腺的影响是目前医生和患者最为关注的问题，日本学者发表一篇小样本短期（3 个月）治疗报道，TST 对国际前列腺症状评分（IPSS）、生活质量（QOL）指数和 King 健康问卷及下尿路症状（LUST）没有不良影响。对 18 项前瞻性研究的 Meta 分析结果（包括 3886 例前列腺癌患者与 6438 例正常人对照）显示，前列腺癌风险与 TT、cFT、二氢睾酮（DHT）、去氢表雄酮硫酸盐（DHEAS）、雄烯二酮、雌二醇（E_2）和计算游离雌二醇（cFE_2）无关，与 SHBG 负相关（RR 0.86，95%CI 0.75～0.98）。一项随机双盲安慰剂对照研究表明，LOH 患者每 2 周注射 1 次 TE（150mg），疗程 3 个月，结果血清 TT 从 9.8nmol/L 上升至 22.2nmol/L，而前列腺组织内的 TT 和 DHT 水平无改变，雄激素调控基因（AR、PSA 和 PAP2A）、细胞增殖基因（ki67）及细胞生存和血管增生基因（CD34、VEGE 和 CLU）的表达均无改变。81 例 LOH 患者接受 TST，平均随访 33.8（6～144）个月，4 例（4.9%）在平均 32.5（22～41）个月后发生前列腺癌，血清 PSA 水平升高；而 95.1% 没有发生癌者在 5 年内 PSA 没有改变，结论是 TST 没有增加前列腺癌的发病率。有学者报道，TST 不仅改善了性功能，而且改善了 LUST，可增加膀胱容量和顺应性，降低最大尿流量时逼尿肌的压力。目前的证据显示，睾酮替代治疗可能会导致前列腺轻度增生，但是一般不会影响排尿。尚没有证据显示睾酮替代治疗会引发前列腺癌，但是会刺激前列腺癌生长，已有前列腺癌的患者禁用睾酮替代治疗。

2. 对血脂的影响　以前的观察发现，男性冠心病的患病率远高于女子，被认为是雄激素的不良影响所致。雄激素亦有降低高密度脂蛋白胆固醇(HDLC)的作用。但是在睾丸功能减退患者，并未发现睾酮对血脂谱有明显的不良影响，相反，有些研究结果显示，TST 起了一定程度的有益作用。有学者报道 3 年 TST 血清总胆固醇(TC)、HDLC、低密度脂蛋白胆固醇(LDLC)和三酰甘油(TG)水平没有发生具有统计学意义的变化。最近的短期睾酮治疗结果显示 70%～95% 的患者血脂谱没有明显变化。在健康男性的研究发现，与血清 TT 水平正常[(19.8±0.7)nmol/L]者比较，TT 水平降低[(10.1±0.3)nmol/L]者所有与心血管危险因素有关的指标都显著增高，包括 BMI($P<0.01$)、腰/臀比值(WHR)($P<0.001$)、收缩压($P<0.05$)、空腹血糖($P<0.04$)餐后 2h 血糖($P<0.02$)、空腹和餐后 2h 胰岛素($P<0.0001$)、TC($P<0.04$)、TG($P<0.001$)、LDLC($P<0.001$)、ApoB($P<0.01$)。同时，对心血管有益的指标都显著降低，HDLC($P<0.01$)、ApoA1($P<0.05$)。用 BMI 和 WHR 进行校正后，低 TT 组的 TG、空腹和餐后 2h 胰岛素水平仍然显著高于正常 TT 组(P 分别为<0.03、<0.04 和<0.001)。动物实验发现，剥离内皮细胞的新西兰兔主动脉段在体外培养条件下，加入 10～100ng/ml 睾酮可使主动脉段内雄激素受体 mRNA 含量增加 50%，并显著抑制新内膜斑块的形成。因此，可能 TST 对正常成年男性和睾丸功能减退患者血脂谱或心血管危险因子有着不同的影响，对前者可能有害，而对后者则可能有益。

3. 对红细胞生成的影响　雄激素能刺激骨髓干细胞的分化，体外培养的成红细胞已检测到雄激素受体。此外，雄激素亦可刺激肾外的促红细胞生成素合成。因此，雄激素可使红细胞、血红蛋白(Hb)和血细胞比容(Hct)升高。年龄老化和睾丸功能减退患者的上述血液学指标是降低的。根据近几年的观察，TST 可使 Hct 升高 1%～5%，Hb 增加 1～2g/dl。所以一般来说，TST 不致引起过高的红细胞生成。应该强调的是，治疗过程中应加强监测，一旦出现反应过高，应及时减量或中止治疗，以策安全。

(李江源)

第二节　特发性低促性腺激素性性腺功能减退症
(idio-hypogonadotropic hypogonadism，IHH)

特发性低促性腺激素性性腺功能减退症(idio-hypogonadotropic hypogonadism，IHH)是一种由多种病因引起的促性腺激素释放激素(GnRH)缺陷的异质性综合征，多为基因突变致胚胎期 GnRH 神经元未完成从嗅板到下丘脑迁徙的过程，造成下丘脑完全或部分性丧失合成、分泌 GnRH 的能力，垂体促性腺激素细胞失去正常的脉冲分泌，促性腺激素缺乏，致性腺功能障碍。促性腺激素缺乏的程度不一，临床表现各不相同。

1944 年，Kallmann 详细描述了三个家系中 12 例性腺功能减退伴嗅觉缺失的病人，并认为这是一种遗传性疾病，其性腺功能减退的病因在下丘脑，因而被命名为卡尔曼(Kallmann)综合征。1968 年 Bardin 对本病进行了较系统的研究后，发现 IHH 临床表现有两种类型：家族性；散发性。两型均以性腺功能减退为主要特征，但部分患者可合并有嗅觉缺失和其他畸形，如耳聋、兔唇、颌裂等。国内施法新于 1983 年首次报道此病。

Rezvani 等在 1975 年的病例报道中首次提出了 IHH 患者 HPG 轴功能可能部分恢复，但其具体分子机制不清楚，可能与雄激素驱动的 GnRH 分泌调节基因的上调有关。本病的患病率在男性约为 1/10 000，在女性约为 1/50 000。

一、病因(etiology)

目前研究提示，IHH 至少有 3 种遗传方式，常染色体显性、隐性或 X-连锁遗传，X-连锁形式最常见。早期的家系研究发现，一个嗅觉缺失的父亲生育了嗅觉缺失和(或)性腺功能减退的儿子，而所生的女儿性腺发育和嗅觉正常，表明此病是常染色体显性遗传。而另一些家系分析则是祖代和父代家庭成员没有发现异常，第三代的儿女中男性和女性都有嗅觉缺失和性腺功能减退患者，这种遗传方式显然符合常染色体隐性遗传。此外，还有部分家系父亲正常，母亲是携带者，生育的几代子女中，只有男性出现性腺功能减退和

（或）嗅觉缺失，这属于 X-连锁遗传。这种遗传的不均一性不仅表现在遗传方式上，也表现在临床表型上。

目前已知有近 30 种基因突变可导致 IHH，如 GnRH 受体（GnRH-R）、GPR54、DAX1、SF1、KAL1、FGFR1 及 LH、FSH 的 β 亚单位等。其中 GnRH-R 或 GPR54 基因突变引起的表现为单纯的低促性腺激素性性腺功能减退，而其他基因突变引起的往往合并有嗅觉减退等其他临床表现。GnRH-R 基因位于第 4 号染色体长臂，是一种 G 蛋白偶联膜受体，Roux 等于 1997 年首先报道 GnRH-R 基因突变，目前已有 18 种突变位点的报道，大部分为错义突变、2 种为无义突变及 1 种内含子突变，其中 Q106R 和 R262Q 为最常见的突变位点，约占 GnRH 受体基因突变的 50％。GPR54 基因位于第 19 号染色体，其基因突变可能也是 IHH 的致病原因之一。KAL1 基因位于 Xp22.3 区，靠近 STS 基因，长约 1.5Mb，编码一 680 个氨基酸序列的糖蛋白，在 X-连锁型的卡尔曼综合征患者中，已发现 KAL1 基因存在缺失、点突变和各种无义突变，不同突变方式转录出不同的基因产物，后者与临床表现的不均一性有关。

GnRH 神经元分布于下丘脑内侧，其合成分泌的 GnRH 通过下丘脑-垂体门脉系统，到达靶器官腺垂体，促进 LH 和 FSH 合成释放。IHH 患者 GnRH 神经元异常可导致 LH 脉冲分泌异常，包括：①无脉冲分泌，这种分泌方式在 IHH 男性患者中最多见，约占全部病例的 75％。②仅在夜间出现脉冲分泌，患者往往有青春期启动史，睾丸相对较大，但是以后出现停滞，未能完成青春期发育过程，因而又称为青春期停滞型。③脉冲幅度低，不足以兴奋睾丸的睾丸间质细胞合成和分泌睾酮。④脉冲频率不足，24h 不足 7 个脉冲，血清睾酮水平逐渐降低，不能维持生殖器官和第二性征的发育。

二、临床表现（clinical manifestation）

IHH 多见于男性，家族中常有多人发病，青春期延迟是 IHH 最典型的表现，故患者在青春期前常不易发现。IHH 主要临床表现如下。

1. **性腺发育不全**　呈类宦官征体型，第二性征缺乏，原发闭经、不孕，小睾丸或隐睾，小阴茎，下部量大于上部量。少数患者有过青春期启动，睾丸容积较大，可有少量阴毛生长。

2. **嗅觉缺失、减退**　40％患者有嗅觉缺失，头颅 MRI 检查发现嗅球、嗅管缺失。

3. **伴其他躯体或器官先天性异常**　如唇裂、腭裂、腭弓高尖和舌系带短等。神经系统异常可见神经性耳聋、色盲、小脑共济失调。肌肉骨骼系统异常常表现为骨质疏松、肋骨融合、第 4 掌骨短、指骨过长和弓形足。其他系统异常包括肾发育不全或畸形、先天性心血管疾病等。本病患者身高多为正常，智力水平正常。

4. **血清性激素水平降低**，黄体生成素（luteinizing hormone，LH）和促卵泡生成素（follicle stimulating hormone，FSH）水平正常低限或低于正常　GnRH 兴奋试验呈低或延迟反应。血清泌乳素、甲状腺激素、皮质醇水平正常，说明除下丘脑-垂体-性腺轴系外，腺垂体的 PRL、GH、ACTH 和 TSH 功能正常。

三、诊断（diagnosis）

IHH 的诊断存在一定的难度，需要结合睾丸（卵巢）体积、骨龄、第二性征、曲普瑞林兴奋试验、性激素水平等综合评价性腺轴功能。对可疑的 IHH 患者要详细采集病史，了解宫内和幼年生长发育的情况，是否存在生长停滞。有阳性家族史的患者应尽可能进行家系分析。体格检查要特别检查嗅觉，部分患者可能有其他先天畸形。IHH 的诊断要点如下。

1. 性发育不全，嗅觉减退或缺失。

2. 选择性下丘脑-垂体-性腺轴功能减退：血 LH、FSH 水平低。

3. GnRH 兴奋试验呈低或延迟反应。

4. 性染色体模型为 46，XY。当根据临床表现和实验室检查仍不足以确定诊断时，则需要长期的追随观察，一般把 18 岁作为一个界限，超过 18 岁仍无青春期启动者可诊断为 IHH。

鉴别诊断的主要是体质性青春期发育延迟。

四、治疗（therapy）

1. **性激素替代治疗**　性激素替代治疗是 IHH 的基本治疗，其目的是促进第二性征的发育和维持性功能。替代治疗的原则是模拟正常的青春期过程,因此替代治疗的性激素剂量要从小剂量开始,以避免骨骺过早闭合导致矮身材。

(1)睾酮(Testosterone):男性的睾酮替代治疗一般在13—14岁开始,可供选择的睾酮制剂包括口服剂、肌内注射剂和皮肤贴剂。

十一酸睾酮(Testosterone undecanoate, TU):作为首选制剂,在小肠经淋巴系统吸收后进入体循环,避免了其他口服睾酮制剂的肝首关效应和肝毒性的缺点。替代治疗开始剂量:口服剂40mg/d,肌内注射剂每4周50~100mg,9~12个月后逐渐增加剂量至120mg/d口服或200mg每2~3周肌内注射一次,持续3~4年;此后可适当减少剂量,以维持第二性征和性功能接近正常。睾酮皮肤贴剂每贴含睾酮2.5~5.0mg,每天一贴贴于阴囊或其他部位皮肤,可以获得比肌内注射剂更为恒定的血浆睾酮浓度,但费用较高。还可以使用睾酮凝胶或睾酮皮下埋植剂等方式进行替代治疗。

睾酮长期替代治疗可能产生的不良反应包括痤疮、非特异性附睾炎、红细胞增多症、肝功能异常等。在治疗期间应定期进行检测以避免睾酮过度替代、骨骺过早闭合及血细胞比容增加等不良反应。

(2)雌激素(Estrogen):女性IHH患者的雌激素替代治疗在12—13岁开始,目的是获得接近正常的第二性征。常用雌激素为乙炔雌二醇和结合雌激素。开始剂量乙炔雌二醇5μg/d或结合雌激素0.3mg/d,口服4~6个月或出现阴道出血后改为周期治疗,即乙炔雌二醇或结合雌激素(剂量同前)每月连服20d,后10d服安宫黄体酮10mg/d。雌激素的剂量可根据治疗反应适当调整,乙炔雌二醇最大量10~20μg/d,结合雌激素最大量0.625~1.25mg/d,持续2~3年。后以最小有效剂量维持第二性征。

2. 诱导精子发生或排卵 IHH患者的治疗策略应该是首先用性激素替代治疗,当他们有生育的要求时,再用促性腺激素或GnRH泵治疗。先前的性激素替代治疗不会影响后来诱导精子生成或排卵治疗的疗效。

促性腺激素(Gonadotrophins):常用的促性腺激素是人绒毛促性腺激素(hCG)和人绝经后促性腺激素(hMG)。男性IHH患者的hCG常用剂量为2000U肌内注射,每周2~3次,当血清睾酮达到正常范围时,加用hMG(商品名pergonal,每瓶含FSH 75U和LH 75U),每次1瓶,每周注射2~3次。剂量应个体化,达到最佳精子发生约需1年的治疗。

女性患者的常用方案为先予hMG,剂量为每日肌内注射1瓶,每月注射10~20d,待卵泡充分生长发育后,在末次注射hMG 12~24 h后,肌内注射hCG 5000~10 000 U促排卵。一般诱导排卵的成功率可达90%,受孕率50%~60%。促性腺激素治疗的不良反应主要是过敏反应、卵巢增大、水肿等。

3. GnRH 应用便携式泵皮下注射GnRH是治疗IHH的一种重要而有效的方法。间隔时间一般设定为90~120min,每次皮下注射GnRH(10肽)5~25μg或25ng/kg。男性患者应用3个月后血清LH、FSH和睾酮水平升至正常成年男子水平,精液中出现成熟的精子。经2年GnRH脉冲治疗的男性IHH患者100%睾丸体积增大,70%可诱发精子生成。少数患者可能因皮下吸收不良,治疗反应较差,需要较大剂量,文献报道最大剂量为200ng/kg。

女性患者的给药方案有两种,一种是每隔90~120min皮下给药1次,每次剂量5~25μg,每月给药20d。第二种是模拟正常月经周期的脉冲频率,即前10d每60分钟皮下给药1次,然后每90分钟给药1次持续7d,最后5d每360分钟给药1次。目前研究显示第二种给药方案并不优于第一种方案,故不被大多数临床学家所推崇。GnRH脉冲治疗女性患者的疗效和促性腺激素治疗相当,排卵率约为90%,受孕率50%~60%。女性患者对GnRH治疗亦存在个体差异,因而GnRH的剂量也需要根据治疗反应进行调整。新近有学者主张采用静脉给药途径,其有减少GnRH的剂量,获得更接近生理状态的LH和FSH分泌,以及较高的排卵率等优点,值得临床进一步观察。

(冯正平)

第三节　胚胎睾丸退化综合征
（embryonic testicular regression syndrome，TRS）

胚胎睾丸退化综合征又称先天性无睾症（congenital anorchia）或睾丸消失综合征（vanishing testes syndrome）。该病指患者在胚胎时期睾丸发生退化或缺如，而染色体核型为 46，XY。TRS 很少见，患病率约为 1/2 万。其中绝大多数为单侧缺失，双侧睾丸缺失仅占全部患者的 0.6%。根据睾丸退化发生的时间不同，患者的外生殖器可为正常或发育不全的男性表型（最常见）、两性畸形或女性表型（很少见）。

一、病因（etiology）

胚胎睾丸退化综合征的发病机制并不清楚。大部分学者认为睾丸未下降的最可能原因为胚胎时期血管血栓形成或睾丸扭转致使睾丸组织萎缩退化甚至消失。病理检查证实 TRS 患者的睾丸组织中有含有含铁血黄素的巨噬细胞出现，这种病理特征表明睾丸胚胎发育过程中曾发生过睾丸扭转所致的静脉淤血和出血性梗死。TRS 也和遗传相关。有研究发现有 Y 染色体微小缺失的患儿或持续存在苗勒管结构的男性患儿在出生后也可发生 TRS。但 TRS 相关的致病基因仍不明确。

二、临床表现（clinical manifestation）

胚胎睾丸退化综合征的临床表现与睾丸退化发生的时间密切相关。如果在胚胎 8 周左右发生睾丸退化，患者外生殖器为女性型，盲袋阴道，睾丸退化为残余组织或完全缺如，附睾输精管和子宫、输卵管缺如或同时并存。如果睾丸退化发生在胚胎 8－10 周，此时尿生殖窦的男子方向分化的过程已经开始，突然中断睾酮的分泌，导致分化过程停留在中间阶段，形成两性畸形的外生殖器。如果睾丸退化发生在胚胎 12－14 周，此时尿生殖窦的男子方向分化已经完成，为正常男子型外生殖器，但是由于睾酮缺乏，阴茎小，附睾和输精管发育不良或缺如，无子宫或输卵管。

46，XY 性腺退化可以分为三种组织学类型：第一种是完全性或真性性腺退化，以女性表型、原发性闭经为特征，根据这类型患者的条索状性腺的组织学分析可进一步分为两个亚型（其中一个亚型的性腺由唯一卵巢基质组成；另一个亚型的性腺包括隐匿、未分化的小管和膜层结构）；第二种是混合性性腺发育不良，经典性腺型包括一侧腹部有一个条索状性腺，腹部另一侧有一个发育不良或正常出现的睾丸；第三种是部分性腺发育不全，双侧发育不良的睾丸混合 Müller 和 Wolff 结构，常与睾丸分化程度相联系。不管是哪一种表型，患者的染色体核型都是正常男子型（46，XY），青春期年龄无第二性征发育，性激素水平显著降低，促性腺激素水平显著升高。hCG 兴奋试验无睾酮分泌反应。具有 46，XY 纯性腺发育不良患者易发生性腺瘤，组织学类型包括性腺胚细胞瘤和或无性细胞瘤。

三、诊断（diagnosis）

胚胎睾丸退化综合征的诊断依据为以下方面。

1. 血清 LH 和 FSH 的基础水平升高（9 岁以下患者可不升高）。

2. 血清苗勒管抑制因子（AMH）不能检出。

3. 血清睾酮基础水平降低。

4. hCG 兴奋试验（hCG 1500～2000U 隔日肌内注射一次，共 4～6 次）无睾酮分泌增高反应。

5. 影像学（CT 或 MRI）或手术探查未能发现睾丸。

6. 染色体核型 46，XY。男性表型的患者根据上述条件即可确定诊断。女性表型患者应注意与 XY 型单纯性性腺发育不全相鉴别，后者的重要特征是性腺为条索状物，子宫和输卵管存在。

四、治疗（treatment）

治疗的目的是促进男性化，防止恶变。单侧睾丸缺失者不需要药物治疗。男性表型的双侧睾丸缺失的患者在青春期开始则给予睾酮替代治疗。腹腔镜或腹股沟探查如有残余睾丸组织应予切除，并进行病理检查以明确性质，除外恶变或防止将来恶变。但是部分学者并不推荐这种方式，因其认为恶变的风险很小，仅为 0~1.1%。因此手术切除的合理性仍值得探讨。也有学者推荐可以通过腹腔镜对残留睾丸进行固定，以防止其扭转。目前，对于双侧睾丸缺失导致的不孕症无法治疗。

（葛　倩）

第四节　类固醇 5α-还原酶 2 缺乏症
（steroid 5α-reductase-2 deficiency）

类固醇 5α-还原酶 2 缺乏症（steroid 5α-reductase-2 deficiency，SRD5A2）属雄激素不敏感综合征的一个亚型，本病为遗传性疾病，遗传方式为常染色体隐性遗传，故有家族发病倾向。其临床特点是由于在胚胎期睾酮作用的靶细胞缺乏 SRD5A2 活性，致使睾酮在细胞中不能转变为二氢睾酮（DHT），从而导致外生殖器不能发育成男性而呈两性畸形，但染色体核型为 46，XY，睾丸分化正常，内生殖器为男性，青春期有显著的男性化发生。

一、病因（etiology）

人体内 5α-还原酶有两种异构体，分别命名为类固醇 5α-还原酶 1 和 2（SRD5A1，SRD5A2）。现已证实，在胚胎期发育成男性外生殖器的生殖结节、生殖膨隆和泌尿生殖窦的胚胎细胞中有 SRD5A2 表达，而在中肾管细胞中则缺如。因此，决定男性外生殖器分化发育的雄激素主要是 DHT。如果该酶缺陷，睾酮则不能转变为 DHT，因而不能导向男性外生殖器官发育而呈两性畸形；前列腺的发育也依赖于 DHT，故本病患者前列腺常小于正常。到青春发育期，由于睾酮分泌增多，转变为 DHT 的量也增多，使外生殖器向男性方向发育；但由于 SRD5A2 活性不足而致 DHT 减少，故有外生殖器男性化发育不全。但病人肝细胞中的 1 型 5α-还原酶（SRD5A1）活性正常，5β/5α 比值正常或稍增高。

类固醇 5α-还原酶 2 缺乏症的病因尚不清楚，绝大多数患者与 SRD5A2 基因变异有关。SRD5A2 基因突变的类型很多，目前报道的突变已超过 90 种，大多数为错义突变导致氨基酸替换，较少见的有基因缺失、剪接异常、无义突变等。这些突变分布在整个基因的编码区。约 75% 的患者是纯合子突变，而 25% 为复合杂合子突变。

基因突变使类固醇 5α-还原酶 2 合成障碍或缺乏活性，而引发本病。例如基因缺失、剪接异常、无义突变等阻碍了正常酶分子的合成；羧基端的突变导致酶与 NADPH 结合力下降，而羧基端和氨基端两端的突变导致酶与睾酮的结合障碍；酶编码基因以外的突变影响了基因的表达。

二、临床表现（clinical manifestation）

类固醇 5α-还原酶 2 缺乏症的典型临床表现非常多样化，其外生殖器表型可以为几乎完全女性外生殖器到倾向于男性化的外生殖器。某些患者只有出生时的阴蒂肥大。患者也可出现阴茎发育不全，类似阴蒂肥大、阴茎型或会阴型尿道下裂、分叶阴囊，盲袋阴道（开口于尿生殖窦或会阴部尿道口后方）。患者的内生殖器结构一般正常：睾丸分化良好，位于腹股沟管或阴唇阴囊褶内；无子宫和输卵管等 Müller 管衍化结构；附睾、输精管、精囊腺等 Wolff 管结构分化良好；射精管常开口于阴道盲端。但是前列腺缺如或发育不良。

青春期患者出现显著男性化：声音低沉，肌肉增加；外生殖器向男性化发展：阴茎增长，可达 4~8cm，常伴有不同程度的痛性勃起，甚至射精；分叶阴囊出现皱褶和色素沉着，睾丸增大。身高和同龄人没有明显差异。但是患者几乎没有乳腺发育，这一点和部分性雄激素不敏感综合征和 17β-羟化类固醇脱氢酶缺陷不同，后两种患者在青春期通常会出现乳房发育。同时患者有颞额角发际退缩及阴毛和腋毛稀少。睾丸活检显示 Leydig 细胞增生而生精严重受损，但在睾丸安全下降的患者精子生成可正常。多数患者出生时作为女性抚养，而青春期后由于男性化的出现，又将性别改为男性。

对全世界超过 50 个家系的病例分析表明，类固醇 5α-还原酶 2 缺乏症患者青春期前的临床表现具有高度的变异性,轻症患者可仅表现为生精损害,重症者可呈阴蒂肥大的女性表型。Sninecker 等提出一种表现型的分类方案,并据此作为早期选择治疗方案的依据(表 20-1)。

表 20-1　类固醇 5α-还原酶 2 缺乏症临床分型

类型	表现型	亚型	表现型/功能
1	男性	1a	没有明显的男性化不足
		1b	生精损害
2	倾向于男性	2a	孤立的尿道下裂
		2b	小阴茎,严重尿道下裂,分叶阴囊
3	不易判断	3a	阴茎头发育不全,阴蒂样小阴茎,大阴唇类似分叶阴囊,会阴阴囊型尿道下裂
		3b	除 3a 外还有盲袋阴道
4	倾向于女性	4a	阴蒂肥大,阴唇融合,盲袋阴道
		4b	小阴蒂,阴唇融合,有阴道和尿道开口
5	女性	5	青春期前无男性化表现

三、诊断(diagnosis)

对于小阴茎、尿道下裂或伴有盲袋阴道,青春期男性化启动而没有乳腺发育的男性假两性畸形患者,尤其是有家族史者,应疑诊类固醇 5α-还原酶 2 缺乏症,行进一步生化检查。

本病诊断根据为:①核型为 46,XY,口腔黏膜上皮细胞核染色质为阴性。②出生后外生殖器呈两性畸形,在腹股沟或阴唇阴囊处可扪及睾丸。③青春期有阴茎增大,阴唇阴囊皮肤出现皱褶和色素沉着。第二性征发育,但较正常男性差,前列腺小。④精液量和精子活动率可正常,但精子数目减少。⑤血浆睾酮水平正常或稍低于正常:正常男性为(34.62±13.16)nmol/L[(989±376)ng/dl],患者平均为(19.99±4.90)nmol/L[(571±140)ng/dl]。DHT 水平明显降低:正常男性为(1.56±0.41)nmol/L[(46±12)ng/dl],患者平均为(0.58±0.17)nmol/L[(17±5.0)ng/dl]。⑥睾酮与 DHT 比值明显增大,注射 hCG 后此比值进一步增大。正常成年男性外周血 T/DHT 比值为(12±3.1),而成年患者的比值可达 35~84。青春期前的患者施行 hCG 兴奋试验可诱发 T/DHT 比值异常,为诊断提供依据。

文献报道的方案有:①hCG 5000U/m² 肌内注射,分别于注射前和注射后 3d 抽血;②hCG 1500U/m²,连续注射 3d;③hCG 2000U,隔日一次,共 3 次;④hCG 1500U,隔日一次,共 7 次,分别于注射前和注射后第 2 天抽血。国外报道正常男婴的基础 T/DHT 比值为 1.7~17[均数±标准差为(4.9±2.9)],hCG 兴奋后分别为(5.2±1.5)(年龄 17 天到 6 个月)和(11±4.4)(年龄 6 个月到 14 岁)。由于青春期前正常男性的比值变异范围较大,非典型患者的 T/DHT 比值与正常参考值可有重叠,连续兴奋较单次兴奋更具诊断价值。尿中 5β-原胆烷醇酮与 5α-雄酮(5β/5α)比值明显增大。培养的阴唇成纤维细胞 2 型 5α-还原酶活性低于正常,分别为每小时 3.0~4.0pmol/mg 蛋白和(30.6±43.6)pmol/mg 蛋白。

类固醇 5α-还原酶 2 缺乏症的临床表现与 17β-羟类固醇脱氢酶缺乏症及部分性雄激素受体缺陷有相似之处。17β-羟类固醇脱氢酶缺乏导致睾酮合成障碍,也表现为男性假两性畸形,青春期出现男性化,但患者多有乳房发育,体毛不少,血浆睾酮水平低,雄烯二酮水平增高。雄激素受体缺陷患者可继发 5α-还原酶 2 缺乏,出现 T/DHT 增高,但升高的程度较本症低,其遗传方式为 X-连锁隐性遗传,青春期无男性化发生,多伴有乳腺发育。SRD5A2 基因突变分析有助于明确诊断。

四、治疗(treatment)

应强调早期诊断,以便尽早决定抚养性别,避免青春期性别改变对患者心理造成不良影响。

性别选择主要取决于患者的外阴发育情况，分级 4~5 级为严重的男性化缺陷，应按女性抚养。青春期前应切除睾丸，以避免出现男性化，并在青春期年龄给予雌孕激素周期替代治疗，必要时施行阴道成形术。

对于分级在 1~3 级者，可考虑按男性抚养，施行外生殖器整形术，如尿道下裂修补、阴茎尿道成形及睾丸固定术，同时给予雄激素替代治疗。目前可用于替代治疗的雄激素有以下几种：①双氢睾酮，是最理想的替代激素，但是目前尚在试验阶段。初步的试验结果表明，2％双氢睾酮霜剂（25mg/d）局部应用，12h 血浆双氢睾酮水平可达正常水平。治疗 4 个月阴茎长度可增加 1.8~3.8cm，有利于尿道下裂的修补；庚酸双氢睾酮 4~6 周注射一次，可维持较高的血浆 DHT 水平。②超生理剂量的睾酮，可使双氢睾酮水平达到正常，促进男性化发育。如给予环戊丙酸睾酮 5mg/(kg·d)肌内注射，庚酸睾酮每周 500mg 肌内注射或十一酸睾酮 80mg，每日 4 次口服。超生理剂量睾酮制剂长期应用的有效性和安全性尚需要进一步观察。对于患者的生精功能障碍尚无治疗方法，推测早期使睾丸下降到阴囊有助于保存生精功能。

（葛　倩）

第五节　睾丸女性化(testicular feminization)

睾丸女性化(testicular feminization，TF)是最常见的男性假两性畸形，1817 年由 Sieglehner 首先报道，1953 年 John Morris 首次提出此术语。国外报道患病率为 1/20 400~1/99 100 男婴，或相当于全部性分化障碍的 5％，国内新生儿的患病率为 1/12 000。TF 是由于雄激素受体(androgen receptor，AR)基因缺陷导致 AR 结构与功能异常，雄激素的正常效应全部丧失，导致胚胎组织对雄激素不敏感，Wolff 管及泌尿生殖窦分化为男性生殖管道受阻，性别分化不良，表现为男性内生殖器和女性外生殖器。患者染色体核型为 46，XY，性腺为睾丸，但外表呈女性特征。TF 系 X 连锁隐性遗传病，因男性患者无生育能力，男女的致病基因均来自于携带者母亲。女性携带者与正常男性结婚，后代中男性 1/2 发病、1/2 正常，女性 1/2 为携带者、1/2 正常。

雄激素不敏感综合征(androgen insensitive syndrome，AIS)，也叫雄激素抵抗综合征(androgen resistance syndrome，ARS)，是一组与雄激素受体(androgen receptor，AR)缺陷有关的遗传性性发育疾病的总称。ARS 根据女性化的程度可分为 7 级(表 20-2)，完全性雄激素抵抗即为睾丸女性化，部分性雄激素抵抗为 Reifenstein 综合征，本节仅重点讨论 AR 缺陷所致的睾丸女性化。

表 20-2　雄激素抵抗综合征临床分级

分级	表现型	以前的分类
部分性		
1	正常男子表现型	男子不育综合征
		男子化不全综合征(Kennedy 病)
2	男子外阴伴尿道下裂	Reifenstein 综合征
3	小阴茎伴会阴型尿道下裂、隐睾和(或)分叶阴囊	Reifenstein 综合征
4	介于阴茎和阴蒂之间，尿生殖窦开口于会阴，阴唇阴囊襞后融合	Gilbert-Dreyus 综合征
5	女性外阴，有轻度阴蒂肥大和(或)阴唇后融合	Lubs 综合征
完全性		
6	正常女性表现，青春期有阴毛、腋毛	睾丸女性化
7	正常女性表现，青春期无阴毛、腋毛	睾丸女性化

一、病因(etiology)

雄激素受体基因(Tfm 基因)位于 Xq11-12,长约 110kDa,由 8 个外显子和 7 个内含子组成,编码含 919 个氨基酸、4 个结构域的雄激素受体蛋白。4 个结构域分别是:外显子 1 编码的 N-末端转录激活区(NTD)、外显子 2 和 3 编码的 DNA 结合区(DBD)及铰链区(结合了 NTD 和 DBD 以及由 628-669 氨基酸构成)、外显子 4-8 编码的配体结合区(LBD)。TF 的根本病因在于 AR 基因缺失或变异,主要分为以下几类:①单个的点突变,导致终止密码子提前出现或导致氨基酸替换的错义突变,从而改变受体的结构和功能。8 个外显子均有发现,但大多数发生于激素结合区和 DNA 结合区,如 732 位 G 突变为 T,使门冬氨酸突变为酪氨酸,导致激素与受体不能结合;780 位 G 突变为 A,造成异亮氨酸取代甲硫氨酸,降低了受体与激素的亲和力,并引起受体对温度的不稳定性。②核苷酸的插入或缺失,常导致框移突变;③完全或部分基因缺失(>10 个核苷),较少见,基因的完全缺失在所有患者中约占 1%,部分缺失约占 4%。④内含子的剪接位点突变,在内含子和外显子交接区的密码子突变将导致拼接位点的改变,影响基因转录后的 mRNA 加工。然而突变的位点与临床表现的严重程度不一致,除了受体的完全缺失外,从受体基因的结构改变并不能可靠地预测受体功能或表现型的异常。

二、临床表现(clinical manifestation)

睾丸女性化的临床表现为男性假两性畸形,性腺为睾丸,但呈女性表现型。出生时外阴呈女性,故出生后常作女性抚养,待到发现腹股沟处有肿块(睾丸)或到青春发育期有乳腺发育、无月经来潮才被诊断。查体发现体毛稀少,阴毛、腋毛缺如,无胡须和喉结,乳腺发育如正常女性,但乳头小,乳晕不着色,乳腺组织发育差,有大、小阴唇、阴蒂,但阴道短而呈盲端,因性染色体为 XY,自胚胎期就分泌足量的抗苗勒管激素,抑制苗勒管结构,阻止子宫、输卵管及阴道上 1/3 部分形成,故无子宫、输卵管。

与正常男子相比,睾丸女性化患者在青春期前 T 和 LH 水平与正常人没有差异。青春期后 LH、T、E_2 显著升高,FSH 水平正常或轻度升高。这是由于下丘脑-垂体水平的雄激素抵抗使 T 对促性腺激素的负反馈减弱,LH 脉冲频率和幅度增高,刺激睾丸增加 T 和 E_2 的分泌,外周组织(肝脏、脂肪等)产生的雌激素也增多,引起女性化表现和青春期身体直线生长加速。由雄激素介导的性毛则缺如。肾上腺产生的雄激素如脱氢表雄酮(DHEA)正常。由于 5α-还原酶活性继发性降低,双氢睾酮(dihydrotestosterone,DHT)生成减少。性激素结合球蛋白显著增高,接近正常女性。hCG 兴奋试验引起睾酮、雌激素同时增高,部分患者 T/DHT 比值增高。

三、诊断(diagnosis)

诊断依据是以下一系列临床和生化表现:①有正常乳房发育的女性表型;②原发性闭经;③腋毛或阴毛稀少或没有;④无子宫,但有睾丸;⑤核型为 46,XY;⑥阴道检查呈盲袋状;⑦血清睾酮浓度在正常成人男性范围。在某些情况下,生化检测不足以确诊 CAIS 时需要分子遗传学检查来确定或证实诊断。但除了受体的完全缺失外,从受体基因的结构改变并不能可靠地预测受体功能或表现型的异常,故基因测序检测到的突变,应进一步行体外功能试验以明确其致病性。本病的确诊需要雄激素受体数目和功能测定,主要方法为活检取得患者的外阴皮肤进行成纤维细胞体外培养,以放射性元素标记的雄激素进行受体结合试验,评价雄激素抵抗的程度或 Western blots 量化雄激素受体的表达。AR 的功能异常可分为受体阴性(检测不到雄激素与受体的结合)、受体缺失(亲和力降低,结合容量减少)和受体阳性(雄激素与受体结合量正常,但存在质的异常,如热稳定性降低、离解率增加、配基特异性改变),也可以存在受体后缺陷。

青春期前可做 hCG-睾酮联合试验,有助于本病的早期诊断。此试验的原理就是以注射睾酮后血中性激素结合球蛋白降低的百分率来评估细胞对睾酮的敏感性。方法是在试验的第 1 天和第 4 天各肌内注射 hCG 2500U,同时在这之前采血测血清性激素结合球蛋白,于试验的第 7 天采血测血清睾酮水平,继而肌内注射庚酸睾酮(testosterone enanthate),2mg/kg,于第 14 天再采血测血清性激素结合球蛋白水平,并与注射 hCG 之前所测基础值比较,计算出注射睾酮后性激素结合球蛋白下降的百分率。如下降率大于 80％则为试验阳性。此试验对诊断青春期前而 AR 阳性患者有价值。ARS 因细胞对睾酮不敏感,故注射睾酮后,性激素结合球蛋白水平不下降,故试验为阴性。注射 hCG 的目的在于排除睾酮合成缺陷所致疾病。

本病鉴别诊断包括睾酮的生物合成障碍和因各种酶的缺乏引起睾酮生成减少导致的男性化不足,如睾酮合成缺陷和 5α-还原酶 2 缺乏症等,及先天性肾上腺皮质增生症导致的男性化。

四、治疗(treatmemt)

治疗的根本目的是矫正畸形、确定社会性别并尽可能维持性功能和消除心理障碍,治疗的选择应根据患者社会心理性别、内分泌情况、外生殖器矫形的可能性(更多地考虑性功能)来综合决定。

1. 新生儿的性别指定　在性别角色形成过程中,抚养性别比明显的外形特征更重要,而且在性别角色形成后改变抚养性别会导致严重的精神问题。因此,患者最初抚养性别的选择一定要慎重,应由小儿科医生及家长共同决定,应根据出生时外阴表型偏向及后续治疗的可及性来定。对于睾丸女性化的完全型患者以选择女性性别为宜。

2. 隐睾的处理　发育不良或异位性腺(睾丸)易发生生殖细胞肿瘤(无性细胞瘤、精原细胞瘤及性母细胞瘤),通常于 30 岁后发生,发生率为 20％～30％。目前普遍认为应行睾丸切除术,尤其是选择女性性别者,但手术时机选择上目前还存在很多争议。对睾丸女性化的完全型患者来讲,青春期时睾丸除分泌雄激素外还分泌少量雌激素,睾酮也可在体内转换为雌激素,能促进女性第二性征的充分发育,且相对于外源补充的剂量恒定的性激素来讲,内生的性激素有个渐变的过程,更有利于青春期骨骼

生长和身体发育。同时,睾丸干细胞肿瘤可在 B 超及肿瘤标志物的辅助下早期诊断,预后相对良好,故手术可在青春期以后进行。

完全型患者早期切除一般只限于以下 3 种情况:①异位睾丸导致疝形成;②患者及家人对其潜在的恶变性非常担心;③患者及家人心理上无法接受有睾丸性腺的女性。

若已经发生睾丸肿瘤,术后应行放射治疗。睾丸切除加放射治疗可使 90％以上睾丸肿瘤患者有较好疗效。

3. 激素替代或补充　睾丸切除术后应进行雌激素补充治疗,但雌激素有促进骨骺愈合的作用,不应过早补充,如患者年幼,需待青春发育时再开始补充。

4. 泌尿生殖道手术　选择女性性别患者多无需外阴整形,但阴道短小者应行阴道扩张术,阴道缺如者应于婚前行阴道成形术。由于再造的阴道经机械刺激增加了致癌的危险性,对病毒的抵抗力也不强,且国外有术后发生癌症的个例报道,因此再造阴道患者需要定期复查。选择男性性别者,宜尽早行阴茎矫形术及隐睾手术。

5. 心理支持和信息告知　患者由于生理缺陷可能导致焦虑、抑郁、悲观等各种心理反应,甚至精神问题,临床上应注重保护患者隐私,采取积极措施纠正患者不良的心理冲突,给予社会支持。

6. 生育问题　患者没有生育能力,但女性携带者的后代有遗传风险,应做产前诊断。若胎儿染色体核型为 46,XY,孕期 B 超检查胎儿外生殖器,如为正常男性外生殖器则继续妊娠,如为女性或生殖器发育异常则终止妊娠。对未做产前诊断的性发育异常新生儿,特别是有此类家族史的新生儿,应尽早确定染色体性别,选择适宜的抚养方式,宜于身心健康发展。

(龙　健)

第六节　Reifenstein 综合征(Reifenstein syndrome)

Reifenstein 综合征亦称不完全性睾丸女性化,是由于雄激素受体(androgen receptor,AR)功能缺陷引起部分性雄激素抵抗所致,系一种 X-性连锁遗传性疾病。患者有性腺功能减退、尿道下裂和男性乳房发育。

一、病因(etiology)

本病患者染色体核型为 46,XY,故其性腺为睾丸。其表型畸变的发生是由于 AR 基因突变所致。AR 基因突变所引起的 AR 功能改变可有以

下几种类型：①雄激素与 AR 结合障碍；②雄激素-AR 与 DNA 结合障碍；③无义突变使受体蛋白分子截短；④AR 的配体特异性改变；⑤AR 后信号转导功能缺陷。

二、临床表现(clinical manifestation)

本病临床表现具有显著的异质性，较轻的患者可仅表现为不育或小阴茎，分叶阴囊；较重者有严重尿道下裂和盲袋阴道。由于胚胎期 Wolff 管发育依赖于雄激素，附睾、输精管和精囊的发育也存在不同程度缺陷，抵抗程度较轻者可发育完全，较重者可仅为遗迹。无子宫、输卵管等 Müller 管结构。典型病例青春期前表现为会阴阴囊尿道下裂，大阴唇与阴囊融合，且有皱褶；阴道为盲端且浅。睾丸常位于融合的阴唇阴囊内，但也可在腹股沟或腹腔内。到青春发育期出现阴蒂肥大和乳腺发育；性毛和体毛比睾丸女性化多，但比正常男性少，性毛呈男性分布。肌肉也较发达，患者无生育能力。介于两者之间的病例可表现为分叉阴囊，更接近于男性外生殖器，但阴蒂小，分叉阴囊

不仅有皱褶，到青春发育期且有色素加深，男性化程度比典型病例明显，但比正常男性外生殖器发育差，睾丸比正常小，而且青春期有轻度乳腺发育。所有 Reifenstein 综合征病人都有尿道下裂，多数位于阴茎根部腹面。

血浆激素改变与睾丸女性化者相似，LH、T、E_2 升高。雄激素抵抗激素指数（LH×T）增高，正常成年男子的雄激素抵抗指数为(78 ± 6.6)，本病患者通常大于 400。

基因分析发现在 DNA 结合区或雄激素结合区的某些保守氨基酸发生替换突变，但是同一家系中同样突变的患者可表现为不同程度的男子化不全。

三、诊断(diagnosis)

对于染色体核型为 46，XY，有尿道下裂和家族遗传史者应怀疑本病，根据典型临床表型和生殖激素谱改变可以做出临床诊断。

本病需与睾酮合成缺陷和 5α-还原酶 2 缺乏症鉴别（表 20-3）。

表 20-3　三种雄激素抵抗综合征的鉴别

	睾丸女性化	Reifenstein 综合征	5α-还原酶 2 缺乏症
染色体核型	46，XY	46，XY	46，XY
遗传方式	X-连锁隐性遗传	X-连锁隐性遗传	常染色体隐性遗传
分子病因	AR 基因突变	AR 基因突变	SRD5A2 基因突变
外生殖器	女性型，盲袋阴道	两性畸形	两性畸形
Wolff 管结构	通常缺如，偶见遗迹或发育不良	遗迹→发育不全→正常	正常
Müller 管结构	缺如或为遗迹	无	无
性腺	睾丸	睾丸	正常睾丸
表型	阴腋毛稀少或缺如；青春期乳腺发育，呈女性表型；原发性闭经	阴腋毛减少或正常；青春期男性乳房发育	青春期有部分男性化，无乳腺发育；体毛稀少，无颞额角发际退缩；前列腺发育不良
激素特点	LH 和 T、E_2 升高，FSH 正常或轻度升高；雄激素作用和代谢效应抵抗	LH 和 T、E_2 升高，FSH 正常或轻度升高；对雄激素作用和代谢效应呈部分性抵抗	尿C_{21} 和 C_{19} 类固醇 5β/5α 比值升高；hCG 兴奋后血浆 T/DHT 升高；血浆 LH 中度升高，体内 T 向 DHT 转化减少

四、治疗(treatment)

治疗方案的选择取决于诊断时患者的年龄、外阴发育情况和对雄激素刺激的反应。对外阴接

近女性，对睾酮刺激无反应者，应尽早切除睾丸，作为女性抚养，并在青春期给予雌激素替代治疗。外阴接近男性，短期睾酮治疗后阴茎增大者可进行尿道下裂修补、睾丸固定、阴囊成形和乳腺成形

术等矫形手术,并给予大剂量睾酮替代治疗以促进阴茎生长和维持性功能。患者的不育是精子缺乏所致,通常是难治性的。

(邓华聪)

第七节 性早熟(precocious puberty)

性早熟是指女孩 8 岁前、男孩 9 岁或 9.5 岁前呈现第二性征,或女孩在 10 岁以前出现月经的一种生长发育异常的内分泌疾病。据国外统计,性早熟发生率为 0.6%,女孩性早熟是男孩的 5 倍。国内上海地区调查在 4—6 岁女孩中乳房发育发生率为 1.7%。

一、病因(etiology)

青春期带来的变化是性器官生长和发育,具有生育能力,第二性征出现,身体的直线生长加速并达到成人的最后身高,心理发生了深刻的变化。正常儿童青春期启动的年龄在 11—13 岁,女孩比男孩早 1~2 岁,启动的机制现在还不清楚。性发育开始的年龄受地域、种族和遗传等因素的影响。正常青春期发育过程受下丘脑-垂体-性腺轴(HP-GA)的调控,下丘脑分泌促性腺激素释放激素(GnRH)刺激垂体分泌 FSH、LH,FSH、LH 再刺激卵巢分泌雌激素、孕激素,睾丸分泌雄激素,促进第二性征和生殖器官的发育。在青春期启动平均年龄之前出现任何第二性征成熟的征象称为性早熟。根据病因及发病机制的不同,特别是 HP-GA 是否真正启动,将性早熟分为真性性早熟(也称中枢性性早熟,CPP)、假性性早熟和部分性性早熟(也称不完全性性早熟)三种类型。

(一)促性腺激素释放激素(GnRH)依赖性性早熟

又称中枢性或真性性早熟,由于下丘脑-垂体-性腺轴(HPGA)功能提前活动,引起第二性征提前出现所致,称为中枢性性早熟(CPP)。其病因可以是中枢神经系统肿瘤或其他器质病变,若未发现中枢神经系统肿瘤或其他器质病变则称为特发性中枢性性早熟(ICPP),最多见,是因下丘脑对性激素的负反馈敏感性下降、促性腺激素释放激素(GnGH)过早分泌增加所致,以女孩多见。80% 以上女童的中枢性性早熟为 ICPP,而 80% 以上中枢性性早熟男童由器质性病变引起,且年龄越小,发生器质性病变可能性越大。

1. 中枢神经系统肿瘤 错构瘤、下丘脑或视神经胶质瘤(常伴多发神经纤维瘤)。其他中枢神经系统肿瘤,如星形细胞瘤、食管膜瘤、颅咽管瘤、松果体瘤。

2. 中枢神经系统的损伤 脑外伤、脑萎缩或局灶性脑软化,以及感染,如脑膜炎、脑炎、脑脓肿、颅脑照射。

3. 脑缺氧 缺血性脑病。

4. 遗传、营养和环境因素 基因突变是导致 CPP 发生的重要因素,KISS1、KISS1R 及 MKRN3 基因是目前明确的 CPP 的致病基因。同时,BMI 指数、睡眠时间、反季节蔬菜摄入量、饼干和膨化食品摄入量、母亲初潮时间、经常使用儿童专用护肤品、奶制品摄入量、蔬菜摄入量、含激素类产品、海产品饮食等因素对性早熟的发生可能存在重要影响。

5. 其他中枢神经系统疾病 神经精神发育延迟、蛛网膜囊肿、脑积水、结核或肉瘤所致的肉芽肿,多发性神经纤维瘤,结节性硬化,视中隔发育异常。

(二)非 GnRH 依赖性性早熟

由于某些原因引起第二性征过早出现而无性腺成熟者称为非 GnRH 依赖性性早熟,又称外周性或假性性早熟。其病因可见于性腺或肾上腺肿瘤及摄入外源性激素,还见于性腺自主性病变,包括性激素分泌细胞促性腺激素受体变异使受体自主性激活所致家族性男性性早熟(家族性睾酮血症,testotoxicosis)、多发性骨纤维营养不良(Mc-Cune-Albright 综合征,女孩多见,常伴甲状腺、肾上腺及垂体病变)等。

1. 男性 肾上腺或睾丸分泌过量的雄激素、先天性肾上腺皮质增生(21-或 17β-羟化酶缺陷)、男性化肾上腺肿瘤、睾丸间质细胞瘤、家族性高睾酮血症、分泌 GnRH 或 hCG 的肿瘤、绒毛膜上皮癌、生殖细胞癌、畸胎瘤、肝细胞瘤、肝母细胞瘤。

2. 女性 自主功能性卵巢囊肿、卵巢肿瘤(颗粒细胞瘤、卵泡膜细胞瘤、性腺母细胞瘤、卵巢囊腺瘤、卵巢癌）、女性化肾上腺肿瘤。

3. 两性　McCune-Albright 综合征、严重的甲状腺功能症、医源性或外源性性早熟。

(三)不完全性性早熟

可能为局部器官对性激素敏感性增加所致。单纯阴毛发育可能与肾上腺分泌雄激素提前有关，也可能是阴毛囊受体对雄激素过早敏感。女童单纯乳房早发育与母亲初潮年龄、饮食生活习惯等有关。根据患者性早熟的表现与其性别是否一致，还可分成同性性早熟和异性性早熟。同性性早熟是指女性患者出现女性性早熟的表现或男性患者出现男性性早熟的表现；异性性早熟是指男性患者出现女性化或女性患者出现男性化表现。

二、临床表现(clinical manifestation)

(一)真性性早熟

1. 特发性性早熟　占女孩性早熟的 80%，男性性早熟的 40%。国内统计，女孩与男孩之比为 24:1。部分患儿有家族性，性早熟出现的年龄较早，绝大多数在 4—8 岁发病，少数也有婴儿期发病者。女孩首先出现乳房发育，可有触痛，继而外生殖器发育、阴道分泌物增多及阴毛生长，然后月经来潮和腋毛出现。开始多为不规则阴道出血，也不排卵，以后逐渐过渡到规则的周期性月经，有妊娠的可能。男孩性发育的顺序为先有睾丸增大，阴茎增粗，继之出现阴毛、腋毛、声音粗、喉结、痤疮，有面须，最后阴茎勃起有排精。患儿出现乳腺发育、月经早潮、骨骼生长加速，骨提前融合，故暂时高于同龄儿童，但成年后则矮于正常人，患儿的智力和心理状况与同龄正常人相符。

2. 颅内肿瘤及先天性异常　男孩多于女孩。先可有性早熟，以后才有颅内占位性症状，如头痛、呕吐、视盘水肿，尚可出现下丘脑功能紊乱，如多饮、多尿、过食、肥胖等。较常见的有下丘脑错构瘤，除性早熟外尚有痉挛、抽搐等，用解痉药治疗无效。

3. 原发性甲状腺功能减退　有部分原发性甲状腺功能减低的女孩乳房发育，男孩睾丸增大，但骨龄落后，生长缓慢，若不治疗会造成智力低下。

(二)假性性早熟

假性性早熟(pseudo prococious puberty)临床表现与真性性早熟(true precocious puberty)相似，但乳晕及小阴唇往往有明显色素沉着。性早熟是由卵巢黄体化的滤泡囊肿自主性产生过多的雌激素所致。

1. 多发性骨纤维营养不良(McCune-Albright 综合征)　以性早熟、同侧肢体皮肤有片状棕褐色色素沉着（皮肤咖啡牛奶斑）及单侧或双侧多发性骨纤维结构不良（颅骨、长骨为主）为三大临床特征。皮肤咖啡牛奶斑可有多个，若色素沉着边缘整齐，常伴单一骨受累；若色素沉着边缘不整齐，则多块骨受累。患儿常伴有多种内分泌腺功能异常，如结节性甲状腺肿伴甲状腺功能亢进症、结节性肾上腺皮质增生伴皮质醇增多症、生长激素分泌过多和高泌乳素血症等。此病女孩占绝大多数，常以阴道流血为首见症状。

2. 先天性肾上腺皮质增生症　在男孩为同性性早熟，女孩为异性性早熟。男孩阴茎增粗，有阴毛，但睾丸不大。女孩常伴有继发性闭经。

3. 后天性肾上腺皮质增生症及肿瘤　患儿有雄性激素增多症状伴库欣综合征。

4. 异位产生促性腺激素的肿瘤　患儿除有原发性肿瘤症状外，伴性早熟，但不具有生殖能力。

5. 外源性　其特征为乳房发育或阴茎增粗，乳晕及大小阴唇有色素沉着，甚者可有阴道分泌物增多及出血。停止摄入后以上症状、体征可逐渐消失。

6. 家族性高睾酮血症　发病为男性，家族中有数代连续发病。睾丸过早增大伴有排精。

(三)不完全性性早熟

不完全性性早熟(incomplete precocious puberty)包括单纯乳房早发育和单纯阴毛早发育，女孩多见。

三、诊断(diagnosis)

(一)病史

需详细询问病史，以区分真性或假性性早熟，如第二性征出现时间，是否进行性发展还是自行消退后又有发展，有无使用雄激素、绒毛膜促性腺激素、食用含有性激素的食物或保健品，有无误服避孕药史,有无神经系统症状(如头痛、视力障碍和行为改变等),有无性早熟家族史。男性有遗精史,女性有周期性阴道出血者多提示真性性早熟。对于出生时就有性早熟表现者,应追问患儿母亲妊娠期的服药史,特别是使用激素类药物的历史,然后进行相应检查,查找病因。

(二)体格检查

需测定患儿身高、体重、躯体比。男孩应测量睾丸大小、质地及双侧的对称性、阴茎长度、直径及外生殖器的 Tanner 分期。

(三)辅助诊断

1. 性腺轴激素检查   血清 E_2、T、FSH、LH和 hGG 水平检测。对伴有 LH 和 FSH 升高同时伴有 T(男性)和 E_2(女性)高于正常者要考虑真性性早熟。若是由于下丘脑-垂体-性腺轴的提前活动所致则促性腺激素水平高于正常,若由产生促性腺激素的中枢神经系统肿瘤所致则促性腺激素水平非常显著高于正常。对于只有 T 或 E_2 升高而无促激素升高者要多注意睾丸和卵巢的检查。GnRH 激发试验,以 GnRH $3\mu g/kg$ 皮下或静脉注射,于注射前和注射后 30min、60min、90min、120min 分别抽血测定 LH 和 FSH,如 LH峰值≥13U/L(女孩)或 16U/L(男孩),提示为GnRH 依赖性性早熟,LH/FSH>1 更有意义。LH 不升高或显著低水平则提示为非 GnRH 依赖性。在发育早期,GnRH 激发可呈假阴性,应予注意。阴道涂片检查可作为性腺轴激素检测的补充手段。

2. 盆腔超声   中枢性性早熟(CPP)女童与青春前期对照和乳房早发育女童相比卵巢及子宫直径均增加,子宫长径切割值是 3.4～4.0cm。子宫内膜回声高度特异约 100 %,敏感率为 42%～87%。CPP 卵巢容积>1ml,并有多个直径为4mm 的卵泡,即表示青春发动已开始,卵泡直径>1.5,则即将排卵。盆腔超声作为 GnRH 激发试验的辅助,帮助鉴别 CPP 与乳房早发育。

3. 影像学检查   X 线检查拍腕骨片查阅骨龄,骨龄较年龄有超速现象。女童在 B 超下见卵巢容积>1ml,并可见多个直径>4mm 的卵泡;男童睾丸容积≥4ml,并随病程延长呈进行性增大。

4. 阴道脱落细胞涂片检查   动态观察阴道

黏膜上皮细胞形态,计算成熟指数即基底层、中层和表层细胞比例,可有助于判断体内雌激素水平的高低。

5. 特殊检查   疑有颅脑肿瘤者应做颅脑CT、MRI 检测。智力低下、生长发育落后应检查甲状腺功能。血皮质醇、24h 尿 17-羟和 17-酮皮质醇类固醇的检查对肾上腺皮质增生所致的性早熟有重要价值。X 线平片测骨龄,股骨和其他部位的 X 线平片可除外多囊性纤维异样增殖症。疑有肾上腺或卵巢囊肿者,可行相应部位的 B超、CT 或 MRI 检查。

6. 其他性染色体检查   对于鉴别先天性肾上腺皮质增生和两性畸形有一定意义。阴道涂片有明显雌激素影响者多提示真性性早熟。

四、治疗(treatment)

在至少 50% 的性早熟病例中,青春期症状会逐渐消退或停止进展,不需要治疗。性早熟的主要治疗目的是改善成年期身高,防治月经初潮早现(女孩)和防止因性征早现所引致心理及社会问题。治疗措施包括抑制性激素分泌、阻止骨龄进展、防止骨骺过早闭合,使成年后身材不至于过矮。

(一)药物治疗

1. GnRH 类似物(GnRH-α)   是目前治疗真性性早熟的最有效药物。GnRH-α 保留了 GnRH的生物活性,对垂体前叶 GnRH 受体有更强的亲和力且不易被降解,半衰期较长,因此优于天然GnRH。GnRH 类似物持续作用于受体,从而产生 GnRH 受体的降调节,使垂体 LH 分泌细胞对GnRH 敏感性减弱,阻断受体后负反馈机制激活通路使 LH 分泌受抑,性激素水平显著下降。这一作用可逆,停药后下丘脑-垂体-性腺轴功能可恢复正常。现多采用 GnRH-α 的缓释剂型,如亮丙瑞林(Leuprorelin)或达菲瑞林(Dipherelin),两者用法相同,每次 50～60μg/kg 皮下注射,首次剂量较大,2 周后加强注射 1 次(尤其出现初潮者),以后每 4 周 1 次,间歇期不长于 5 周。

(1)GnRH-α 的应用指征

①为达改善成年期终身高目的:适用指征为生长潜能明显受损和同时还有剩余生长潜能的患儿,即骨龄明显超前而骺端尚未开始融合者,具体

建议如下:骨龄≥年龄 2 岁;女童≤11.5 岁,男童≤12.5 岁;预测成年期身高女童<150 cm,男童年龄>1,骨龄/身高年龄>1,或以骨龄判断的身高 SDS 年龄增长>1。

②慎用的指征:改善成年身高的疗效差,有以下情况时应酌情慎用:开始治疗时骨龄女童>11.5 岁,男童>12.5 岁;遗传靶身高低于正常参考值 2 个标准差者,应考虑其他导致矮身材原因。

③不宜应用的指征:有以下情况者单独应用 GnRH-α 治疗对改善成年期身高效果不显著:骨龄女童≥12.5 岁,男童≥13.5 岁;女童初潮后或男童遗精后 1 年。

④不需应用的指征:性成熟进程缓慢(骨龄进展不超越年龄进展)者对成年期身高影响不大时,不需要治疗;骨龄虽提前,但身高生长速度快,使身高年龄大于骨龄,预测成年期身高不受损。然而,由于青春成熟进程是动态的,对每个个体的判断也应是动态的,一旦 CPP 诊断确立,对初评认为暂时不需治疗者均需定期复查其身高和骨龄变化,定期再评估治疗的必要性,按需制订治疗方案。

(2)GnRH-α 应用方法:①剂量首剂 80～100μg/kg,2 周后加强 1 次,以后每 4 周 1 次(不超过 5 周),剂量 60～80μg/kg,剂量需个体化,根据性腺轴功能抑制情况(包括性征、性激素水平和骨龄进展),抑制差者可参照首剂量。为确切了解骨龄进展的情况,临床医师应亲自对治疗前后的骨龄进行评定和对比,不宜仅凭放射科的报告做出判断。②治疗中的监测:治疗过程中每 2～3 个月检查第二性征及测量身高;首剂 3 个月末复查 GnRH 激发试验,如 LH 激发值在青春前期值则表示剂量合适;此后,对女童只需定期复查基础血清雌二醇(E$_2$)浓度或阴道涂片(成熟指数),男童则复查血清睾酮基础水平以判断性腺轴功能的抑制状况。每 6～12 个月复查骨龄 1 次,女童同时复查子宫、卵巢 B 超。③疗程:为改善成年期身高,GnRH-α 的疗程一般至少需要 2 年,女童在骨龄 12.0－12.5 岁时宜停止治疗,此时如延长疗程常难以继续改善成年期身高。对年龄较小即开始治疗者,如其年龄已追赶上骨龄,且骨龄已达正常青春期启动年龄(≥8 岁),预测身高可达到遗传靶身高时可以停药,使其性腺轴功能重新启动,应定期追踪。

(3)停药后的监测:治疗结束后应每半年复查身高、体重和第二性征恢复及性腺轴功能恢复状况。女童一般在停止治疗后 2 年内呈现初潮。

(4)GnRH-α 治疗中生长减速的处理:GnRH-α 治疗头半年的生长速度与治疗前对比改变不明显,半年后一般回落至青春前期的生长速率(5cm/年左右),部分患儿在治疗 1～2 年后生长速度<4cm/年,此时 GnRH-α 继续治疗将难以改善其成年期身高,尤其是骨龄已≥12.0 岁(女)或 13.5 岁(男)时。减少 GnRH-α 治疗剂量并不能使生长改善,反会有加速骨龄增长的风险。近年国际上多采用 GnRH-α 和基因重组人生长激素(rhGH)联用以克服生长减速,但应注意的是,对骨龄≥13.5 岁(女)或 15 岁(男)的患儿,因骨生长板的生长潜能已耗竭,即使加用 rhGH,生长改善亦常不显著。使用 rhGH 应严格遵循应用指征,一般仅在患儿的预测成年期身高不能达到其靶身高时使用;GH 宜采用药理治疗量[0.15～0.20U/(kg·d)],应用过程中需密切监测不良反应(rhGH 应用的禁忌证及治疗中的不良反应监测同其他生长迟缓疾病)。

2. 酮康唑(Keloconazole)　大剂量可抑制激素合成过程中 17 碳链、20 碳链酶活性,抑制睾酮合成,用于治疗非 GnRH 依赖性性早熟。建议剂量为每天 4～8mg/kg,分 2 次服用。本药有肝毒性,停药后可逆转。

3. 孕激素衍生物常用制剂

(1)醋酸甲羟孕酮(Provera):剂量为每天 20～60mg 分次服,或 150～200mg 每 2 周肌内注射 1 次。

(2)甲地孕酮(Megestrol):效价较高,疗效较好,剂量为 6～8mg,每天分 3 次服。出现疗效后减量维持。

孕激素衍生物反馈抑制垂体产生促性腺激素,使性激素水平降低,性征减退。对延缓骨骼成熟、控制骨骼生长过速无效,不能防止身材矮小。部分患儿长期使用会引起体重增加及垂体 ACTH 分泌受抑制。对于病程较长、病情较重,子宫、卵巢已显著增大的患儿,在开始治疗的第 1～3 个月内也会引起阴道出血,其原因也是治疗后体内雌激素水平下降所致。

这两种药对垂体分泌促性腺激素的反馈抑制作用是高度可逆的,停药 2～3 个月,其抑制作用即逐渐消失,故对患儿以后的青春发育无不良的后续作用。

4. 达那唑(Dannazol)　系睾酮衍生物,由 17α-乙炔睾酮衍生而来。可反馈抑制垂体产生促性腺激素,使性激素降低,性征消退。有轻度雄激素作用,可致多毛症、阴毛增生与乳房发育不平衡、痤疮、音调低沉及体重增加,且有潜在的肝毒性作用。剂量为 10mg/kg,每天 1 次口服。

5. 环丙孕酮醋酸酯(Androcur,Cyproteron-eacetate)　系抗雄激素药,与双氢睾酮竞争结合靶细胞的受体而起拮抗作用。还可反馈抑制垂体分泌促性腺激素,使性激素降低,性征消退。对骨龄＜11 岁的患儿还有减慢骨骼线性生长及延缓骨骼成熟的作用。长期使用也可使体重增加并抑制垂体 ACTH 的分泌。剂量为 70～150mg/m²,每天 1 次口服。

6. 钙剂及维生素 D　对于骨矿含量及骨密度低于同龄儿的性早熟患儿应该及时给予足够的钙剂及维生素 D 治疗,以改善其骨质的发育,维生素 D 能够促进小肠黏膜上皮细胞合成钙结合蛋白,将钙主动吸收入血,维生素 D 还能促进骨骼和牙齿中钙的沉积并抑制尿钙的排泄,所以钙剂必须与维生素 D 同时给予,才能保证钙的吸收及利用。

青春期每天需元素钙 1200mg,维生素 D 400～500U。因此,对此患儿每天应补给元素钙 500～600mg,维生素 D 200U,其余的部分则可从日常饮食中摄取。

7. 其他　睾酮能抑制性激素合成而抑制发育进程,但治疗后 1～3 年会发生药效脱逸。螺内酯有雄激素受体抵抗作用,对高睾酮血症的性征有控制作用。

8. 肾上腺皮质激素　先天性肾上腺皮质增生症,由于基因突变造成肾上腺皮质 21 羟化酶、11β 羟化酶的先天性缺陷,合成皮质醇及醛固酮的能力低下。临床上目前还无法实现对这种患儿的基因治疗,需采用肾上腺皮质激素类药物作替代治疗,可在一定程度上纠正由于体内缺乏皮质醇及醛固酮所造成的一系列异常。糖皮质激素首选氢化可的松(Hydrocortisone),剂量为每日 10～20mg/m²,每日总量分 3 次服(1/2,1/4,1/4)。年长儿可服用泼尼松(Prednisone)每日 5mg,青春期每日 7.5～10mg,分 2 次服或地塞米松(Dexamethasone)每日 0.5～0.75mg。患儿临床上即使无失盐症状,血浆肾素活性均显著升高,说明患儿均有潜在的盐皮质激素缺乏,只是由于肾素-血管紧张素系统的强烈代偿反应,才不出现明显的失盐表现。因此,患儿也应适当补充盐皮质激素,血容量增加后,血浆肾素活性下降,并可抑制 ACTH 及雄激素水平,这有助于减少糖皮质激素的药量到接近生理剂量,对保证生长有利。盐皮质激素首选 9α 氟氢可的松(Florinef),剂量为每日 0.05～0.15mg,也可用醋酸脱氧皮质醇(DOCA)每日 1～2mg 肌内注射。此外,应给予氯化钠口服,每日 2～4g,以利盐皮质激素发挥其生物效应。

(二)手术治疗

肿瘤确诊后应尽早手术治疗。下丘脑-垂体-松果体部位肿瘤可采用 γ 刀治疗,经照射治疗后瘤体显著缩小,性早熟征明显减退,患儿预后大为改观。卵巢囊肿部分会自发消退,可随访观察后再决定手术与否。

(魏倩萍)

第八节　特发性生长和青春期延迟
(idiopathic delay in growth and puberty)

特发性(体质性)生长和青春期发育延迟(idiopathic constitutional delay in growth and puberty)是一种良性生长和青春期发育延缓,一种正常变异,并非器质性病变。其发育明显落后于同龄同性青少年,但一旦进入青春期,则生长速度加快,最终可获得正常的青春期发育、性成熟和正常成人的身高。多有家族史,男、女两性受累的频率相近。

青春期延迟的年龄界限一般定为平均年龄加 2 个标准差年龄以后还未出现青春期发育者。一般男孩到 14 岁的睾丸容积＜4ml,女孩到 13 岁时仍无月经初潮,认为是青春期发育延迟。青春期发育延迟病因较多,可由多种下丘脑、垂体和性腺疾病引起。特发性(体质性)青春期发育延迟的诊断需除外器质性疾病。

一、病因(etiology)

特发性青春期延迟的病因未明。这些儿童并无下丘脑-垂体-性腺轴系的器质性病变,可能是下丘脑 GnRH 脉冲发生器的激活延迟,GnRH 释放脉冲不够强,以致全身促性腺激素细胞不能有效地刺激产生 LH 和 FSH。GnRH 水平与患者年龄相比呈现功能性缺乏,导致青春期启动的时间比正常儿童晚,但和其生理性发育是一致的。也有患者生长速度减慢,血浆生长激素(growth hormone,GH)基础分泌水平和 GH 对生长激素释放激素(GHRH)或激发试验,如胰岛素低血糖兴奋试验的分泌反应轻度减低,但是给予外源性睾酮或雌二醇或青春期一旦启动,生长速度和 GH 分泌均恢复正常,因此,病因有可能是 GH 的暂时性和功能性不足。促性腺激素对睾丸或卵巢的作用需要 GH 的参与,当 GH 水平相对较低时,睾丸或卵巢对促性腺激素的反应受损,青春期不能如期启动。患者的父母或兄弟往往亦有青春期延迟的历史,遗传因素作为致病原因的可能性不能排除。但肾上腺皮质功能初现和性腺功能初现往往落后,这一点与单一性促性腺激素缺乏症患者不同,后者肾上腺功能初现往往在正常年龄发生。

二、临床表现(clinical manifestation)

特发性青春期延迟以男孩多见,约 60% 的儿童其家族成员(尤其是父、母)有类似晚熟病史。患儿出生时的身长和体重在正常范围,出生后的最初几年内身体的生长速度正常或只是轻度减低。从学龄期开始身体的直线生长速度减慢,并伴随骨龄成熟延迟,患儿身材矮小,身高常常波动在相应年龄的第 3 个百分位点上下,每年身高增长速度接近正常为 3～4cm。在正常儿童出现生长发育骤长的年龄阶段,特发性青春期发育延迟儿童的生长发育仍缓慢,因此与其同伴间的差异逐步扩大,其身高和骨龄成熟度均相应落后(1～3 年),同时伴第二性征发育延迟。但当达到一定年龄时则会自发地出现第二性征发育成熟和身长突增,同时身高和骨骼亦达到正常。患儿除了身材比同龄儿童矮和无性发育外,其他(包括外生殖器)均正常,营养状况良好。内分泌功能检查及头颅 CT、MRI 等检查均正常,促性腺激素水平和对 GnRH 的反应低于实际年龄而与其骨龄相适应,血浆 GH 对各种刺激试验的反应正常或降低,但摄入小剂量性激素后则恢复正常。

三、诊断(diagnosis)

特发性青春期延迟诊断要点包括:①男孩 14 岁或女孩 13 岁后仍无第二性征发育的征象。②生长迟缓,但生长速度和与骨龄相当;骨龄落后于实际年龄;身高比同龄儿童矮,体格检查各方面正常。③肾上腺皮质功能初现延迟。④父母或家庭其他成员多有青春期延迟史。⑤睾酮、雌二醇低水平,无论是夜间还是白天都无分泌脉冲出现。LH,FSH 相对减低,以及 LH 和 FSH 对 GnRH 兴奋的试验为低弱反应,或无反应。连续注射 hCG 后睾酮分泌反应逐渐达到正常水平。GH 的基础分泌以及 GH 对 GHRH 兴奋的分泌反应轻度减低。⑥排除其他病变引起的青春期延迟。

典型者根据其临床特点不难诊断。但如男孩 14 岁或女孩 13 岁仍无青春期启动的征象,或虽然青春期启动的年龄正常,但是男孩经历 4～5 年第二性征的发育仍未完成或女孩经过 5 年仍无月经初潮,即应对下丘脑-垂体-性腺轴系进行一系列检查后方能鉴别是特发性青春期延迟,还是存在下丘脑-垂体-性腺轴系病变。因此特发性青春期延迟的诊断过程实际上是一个鉴别特发性与病理性青春期延迟的过程。

青春期延迟按病因分为特发性(体质性)生长和青春期发育延迟,低促性腺激素性性腺功能减退症和高促性腺激素性性腺功能减退症。特发性青春期延迟与高促性腺激素性性腺功能减退症的鉴别容易,因为后者的病变在性腺,其 LH 和 FSH 水平增高。

特发性青春期延迟与低促性腺激素性性腺功能减退症的鉴别相对较难,因为后者病变在下丘脑或垂体,二者均表现为 LH 和 FSH 减低。低促性腺激素性性腺功能减退症的常见原因有 CNS

疾病,包括肿瘤性病变、感染性病变、血管病变、放射治疗后、先天性畸形、头颅创伤后,还有单一性促性腺激素缺乏、特发性和先天性垂体多激素缺乏等;以及各种其他疾病,包括慢性全身性疾病,如 HIV 感染、慢性肾衰竭、镰状细胞性贫血等,慢性营养不良症,神经性厌食、贪食及一些先天性疾病。这些疾病的 LH 和 FSH 减低降低的程度和对 Gn-RH 的反应程度与特发性青春期延迟存在不均一性,并且大多数疾病有原发病的病史及表现,因此诊断不难。而一些遗传性疾病的诊断,如Kallmann 综合征,有嗅觉减退或缺失者;X-连锁先天性肾上腺发育不全和低促性腺激素性性腺功能减退症,为 DAX1 基因缺失或突变,是 X-连锁隐性遗传疾病,有肾上腺皮质功能不全的临床征象,出生后数周或儿童期表现出来。同时多有隐睾、尿生殖道畸形和耳聋。Prader-Willi 综合征,病因是常染色体 15q 异常,根据肌张力和智力低下、性腺功能减退(或无青春期发育)及肥胖做出临床诊断。Laurence-Moon-Biedl 综合征,为常染色体隐性遗传,有色素性视网膜炎,肥胖、性腺功能减退、生长停滞、多指(趾)畸形和痉挛性截瘫。因此其均有各自的特殊临床表现,如无法确定病因可行有关的基因突变鉴定。在功能性促性腺激素缺乏中,均有原发病的表现。虽然现在还没有一种鉴别诊断试验能有效地将二者区别开来,但一般鉴别诊断无困难。在临床上有一个普遍接受的原则是如果患者年龄超过 18 岁仍无青春期启动的征象,则特发性青春期延迟的可能性不大。

四、治疗(treatment)

特发性青春期延迟,在除外器质性原因,应尽量解释青春期发育的正常变异,尤其对有明确青春发育延迟家族史的患者,应观察等待自然青春期启动,可以不治自愈。

但有些儿童在身体和性发育方面与同伴有差距,特别是男孩可能会受到同伴的取笑或歧视,丧失自尊和自信,心理压力较大。此外,青春期延迟可造成骨矿盐含量减少,成年后有增加骨质疏松性骨折的危险。因此,也可给予小剂量性激素短程治疗,促进青春期的启动,原则上男孩在 15 岁后,女性在 13 岁后开始治疗。治疗除了骨骼发育成熟可能导致成年身高有一定程度的缩减外,似乎并不存在任何远期后遗症。

短期治疗的目标包括:①达到年龄相应的第二性征水平,以改善患者对自身外表相对于同龄人的担忧;②诱发生长突增,但不诱导骨骺过早闭合。此目标需要在治疗期间频繁(如每 6 个月)纵向监测骨龄。

男性给予小剂量睾酮或同化激素治疗,疗程 4~6 个月。1 个疗程结束,可停药观察是否有第二性征发育,身高生长及骨龄发育和激素血浓度。3~6 个月后自发的青春期仍不启动,可作第二个疗程的治疗。通常只需 1~2 个疗程的治疗即可达到目的。当男孩骨龄达到 13-14 岁,女孩骨龄达到 12-13 岁,短期内青春期会启动。如需第三个疗程或更多者,一般均系器质性病变所致的性功能减退患者,针对病因予以其他必要的处理。

男性口服十一酸睾酮(安雄)40mg/d 或庚酸睾酮或环戊丙酸睾酮 50mg,每月肌内注射 1 次,就足以达到早期男性化和随时间推移而生长的目的,而并不出现骨骺过早成熟(骨龄)。一般 4 个月为 1 个疗程,口服制剂获得的睾酮水平似乎稳定性略差。如 LH 和 FSH 较低,可以试用促性腺激素治疗,这将使睾丸的内、外分泌完全成熟并使睾丸的体积增大。可用 hCG 起 LH 的作用,加用HMG(人尿促性腺激素)起 FSH 的作用。hCG1000U,肌内注射,每周 3 次,HMG 小剂量,3 个月为 1 个疗程,可重复应用。

女性在 13 岁时可以通过口服或透皮途径给雌激素,初始剂量应低于成人的替代治疗剂量,如结合雌激素 0.3mg/d 或更低的初始剂量,如口服微粒化雌二醇 0.25mg/d,或透皮给予雌二醇 14μg/d(可用的最低透皮剂量)。这些剂量低于诱导月经来潮所需的剂量,在 2 年内可逐渐增加,直到有明显的乳房发育而不是仅局限于乳晕,一旦在连续评估期间乳房发育已经达到稳定,雌激素治疗可暂停 1~3 个月,以确定是否出现自发月经。治疗 2 年后或无拮抗的雌激素治疗发生突破性出血时,可加入周期性孕激素治疗,过早开始孕激素治疗会影响乳房的最终发育。

对于无确切生长激素缺乏的患者,应用生长激素治疗的价值尚有争议。体质性青春期延迟患者的血清生长激素和胰岛素样生长因子-1(insulin-like growth factor-1,IGF-1)浓度通常较低,睾酮或雌激素治疗后会升高。鉴于性类固醇激素会诱发生长轴中正常的生长激素增加，先天性 Gn-RH 缺乏的患者通常并不存在生长激素缺乏，也不能从生长激素治疗中获益。虽然与性类固醇激素相比，应用生长激素不太可能导致骨骺闭合，因此可能增加成年身高，但是青春期延迟的儿童单用性类固醇激素治疗就可生长良好。

（龙　健）

第九节　男性乳腺增生症（gynecomastia）

男性乳腺增生症（gynecomastia，GYN）又称男性乳房发育症或男子女性型乳房，是男性乳腺组织良性的异常增生发育的内分泌疾病。在男性群体的发生率为 5%～65%。正常男性在新生儿期、青春期及老年期乳腺可生理性增大；但介于青春期和老年期之间的男性，如发生乳腺增大，则多为病理性，可能系某种疾病所引起，甚至可能是某些肿瘤或其他严重疾病的最初表现，故应及时查找病因。

一、病因病理（etiology and pathology）

男子乳腺发育都是由于雌激素分泌增多或雄激素/雌激素比值降低所致。雌激素过多是男子乳腺发育症的主要原因，给男性外源性雌激素制剂，如前列腺癌患者用雌激素治疗，转性男性长期使用雌激素以及肾上腺或睾丸肿瘤分泌过多的雌激素均可导致乳腺增生症。男子乳腺增生症的病因可分为生理性、病理性和特发性三大类。

（一）生理性男性乳腺增生

1. 新生儿乳腺增生症　约有 50% 以上的新生儿出生时乳腺增大，这是由于母体或胎盘的雌激素进入胎儿循环，作用于乳腺组织引起的。通常在数周内消退，个别病例持续稍长一些。

2. 青春期男性乳腺增生症　正常男性青春期阶段可出现一过性乳腺增生，发生率约 39%，年龄多在 13—14 岁，持续数月至 1～2 年，绝大多数在 20 岁前增生的乳腺自然消退，仅有少数男孩一侧或双侧乳腺永久残留不能完全消退的乳腺组织。极少数男孩一侧或双侧乳腺增生可以比较显著，类似少女乳房（青春期巨乳症）并可一直持续到成人阶段。

可能原因：①在男孩血浆睾酮达到成人水平之前，血浆雌二醇浓度已达到成人水平，因而雌激素/雄激素比值增高。②有些研究发现伴乳腺增生症的男孩的平均血浆雌二醇水平较高。因此，伴乳腺增生症的男孩，其血浆睾酮和雌二醇的比值以及肾上腺雄激素与雌酮的比值较低。此外，青春期阶段乳腺局部的芳香化酶作用增强，局部雌激素形成增多，导致青春期乳腺增生。

3. 老年男性乳腺增生症　健康老年男性可发生乳腺增生症，也可以是某种疾病的表现，老年男性乳腺增生症的发生率较高，一组老年男性尸检的结果为 40%。但老年男性常有各种疾病，如心血管疾病、肝病、肾病，而且常服用多种药物，这些因素均有可能引起乳腺增生。

可能原因：老年男性大多伴有不同程度的睾丸功能下降，雌激素和雄激素的代谢已发生变化，包括血浆总睾酮下降，血浆游离睾酮降低，血浆睾酮结合球蛋白升高，老年人身体组织中脂肪含量增高，使外周组织的芳香化酶作用增强，雄激素与雌激素的比值降低，血浆 LH 和 FSH 升高，血浆睾酮的昼夜节律变化消失或减弱等。老年人出现的上述变化，足以使乳腺组织中睾酮与雌二醇的比例发生改变，从而使乳腺组织增生。

（二）病理性男性乳腺增生症

1. 睾酮合成减少　①先天性缺陷（无睾症、Klinefelter 综合征、雄激素抵抗综合征、睾酮合成障碍等），因雄激素低下，使垂体促性腺激素增加或雄激素对受体不敏感，雌雄激素比例失调，促使乳腺增生。②后天性睾丸功能低下，如睾丸炎、睾丸切除术后、睾丸外伤、放疗与化疗可能损害睾丸功能，引起睾酮分泌减少，引起男性乳腺发育。

2. 克隆核型异常　有些男性乳腺发育是由于克隆核型（clonal karyotype）异常所致，如 12p 缺失、9、17、19 和 20 号染色体单体，有些病人伴有乳腺的良性或恶性肿瘤。

3. 雌雄激素平衡失调　①肝硬化、酒精中毒。肝功能减退，雌激素降解减弱。同时雄激素的芳香化作用增强，使雌激素相对增多。②甲状腺功能亢进。约有 10% 男性甲状腺功能亢进患者有乳腺发育。甲状腺激素可引起 TeBG 增加（结合睾酮增多、游离睾酮减少大于游离 E_2）和对外周芳香化酶也有促进作用，使睾酮转化 E_2 增多。此外，甲亢对 Leydig 细胞功能下降造成比值增高。③慢性肾衰褐。有毒物质堆积抑制睾丸功能，睾酮水平降低，同时 LH、FSH 升高伴泌乳素升高。④营养不良。可致雄激素合成下降，垂体促性腺激素合成和分泌受抑制。当营养改善后，这种抑制作用消失。

4. **雌激素产生增加**　①睾丸肿瘤。有些睾丸肿瘤（如绒癌、畸胎瘤及少数精原细胞瘤）能产生 hCG，可使睾丸残存组织合成睾酮和雌二醇增加。②芳香化酶底物增多（女性化肾上腺癌、先天性肾上腺皮质增生、肝硬化、饥饿、甲状腺功能亢进），由于癌组织中芳香化酶浓度升高，可使雄激素过多地转化成雌激素。③芳香化酶活性增强（基因突变、常染色体显性遗传病）。

5. **甲状腺功能亢进症或甲状腺功能减退症**　甲状腺功能亢进病人偶伴有男性乳腺发育、因原因未明，经抗甲亢药物治疗后消失，甲状腺功能减退伴男性乳腺发育可能与 PRL 分泌过多，雌激素不足等有关。多神经病-组织肥大症-内分泌病-M 蛋白病-皮肤损害综合征（POEMS syndrome）发生的乳腺发育亦主要与甲状腺功能减退有关。

6. **外源性药物影响**　①雌激素及其类似物，可因某些疾病（如前列腺癌等）应用雌激素或在工业生产中接触雌激素、食用含雌激素的食物，甚至使用含雌激素的化妆品均可导致本症。此外，洋地黄也有轻微雌激素的作用。②促进雌激素合成药物（绒毛膜促性腺激素、克罗米芬），hCG 能使睾丸增加雌二醇和睾酮的分泌，长期使用可致乳房发育。③雄激素拮抗药。如环丙孕酮（Cyproterone）、氟他胺（Flutamide）能抑制睾酮与受体结合。此外，西咪替丁、螺内酯等也有类似作用（西咪替丁、螺内酯还可有抑制 17,20 裂链酶作用而抑制睾酮的合成）。④长期使用雄激素，可经芳香化酶转化成雌激素，故长期用雄激素也能使乳腺发育。⑤抑制睾酮药物（避孕药、白消安、异烟肼、钙通道阻滞药、三环类抗抑郁药、甲基多巴、青霉胺、安定、大麻、二醋吗啡）。

不同病因引起的男子乳腺发育具有相同的组织学改变。早期的特点是腺管系统增生，腺管变长，出现新的管苞和分支，基质的成纤维细胞增生。晚期（数年后）上皮增殖退化，渐进性纤维化和透明变性，腺管数目减少，并有单核细胞浸润。当病情发展至广泛的纤维化和透明变性阶段时，乳腺就不可能完全消退。除了某些病理性男子乳腺发育症外，激素水平在正常范围。PRL 水平亦正常，PRL 不是乳腺的生长激素，对男子乳腺发育没有直接的影响。

（三）特发性男性乳腺增生症

约有一半或一半以上的男性乳腺增生症找不到明确的原因，各种激素测定均正常（特发性男子乳腺增生症）。但要注意其中一些病人可能曾经有过短暂的致女性化的因素，就诊时这些因素已不存在。

二、临床表现（clinical manifestation）

男子乳腺增大，多数为双侧，乳晕处隆起，以乳头为中心，其下可扪及圆盘状发育肥大的乳腺组织，边界清楚，与周围组织不粘连。肿块直径常在 2cm 以上，大者可达 12cm。可不对称，并可有胀痛、压痛及溢乳，有的伴性功能减退及原发疾病的症候群，如肝硬化、类无睾症和男性假两性畸形等。也有人根据临床特点将 GYN 分为以下几型。

弥漫型：乳房呈弥漫性增生肥大，无明显孤立性结节，伴有轻微压痛。

腺瘤型：呈孤立性结节，活动良好，无粘连，周围界限清楚，无压痛，此型应与乳腺癌相区别。

女性型：双侧乳腺呈对称性肥大，无明显结节，挤捏乳头有时可见白色乳汁样分泌物，外观颇似发育的少女乳房。

三、诊断（diagnosis）

根据病史、临床表现和体格检查可予诊断。但本症应与假性乳腺发育（乳房脂肪堆积）、乳腺癌、神经纤维瘤等鉴别。男性乳腺发育应是可触及的乳晕下坚实的乳腺组织，底端游离，直径大于 2cm。乳房脂肪沉积常见于肥胖男性，外观上很像乳腺发育，但是并无腺体组织。如果仔细的触诊仍不能做出判断，X 线照片或超声波检查可以区别脂肪和乳腺组织。其次是排除乳腺癌，男性罹患乳腺癌非常少见，约占整个乳腺癌的 1%。

男性乳腺发育症发生癌变的频率略高于正常人，发病率约为 0.4%。如果乳腺组织表面不光滑，生长不规则和质地坚硬往往提示癌变，局部出现溃疡或邻近淋巴腺肿大则是晚期乳癌表现，故应详细询问服药史，仔细体检，按压乳头有无泌乳或血性分泌物溢出，检查睾丸及第二性征，测定肝功能、睾酮、雌激素、血泌乳素、LH、hCG、乳房 X 线钼靶摄片、蝶鞍摄片、全胸片、头颅或胸部 CT，MRI 检查，有助于对乳腺癌、垂体瘤及肺癌等作鉴别诊断。肿块的针吸细胞学检查有助于定性诊断。

四、治疗（treatment）

生理性者大多能自行消退，一般不需治疗。药物引起者停药后即可消失。病理性者着重治疗原发病。男子乳腺增生的治疗方法主要是药物治疗和手术治疗。药物治疗对新起病的、处于活跃增殖期的乳腺增生疗效较好，如果病程已超过 1 年，上皮细胞退化，基质纤维化和透明变性，药物治疗反应差，宜采用手术切除乳腺组织。吸脂只能减少乳腺区的脂肪。

（一）去除潜在病因

对于已发现有明确病因的男子乳腺增生症患者，去除病因后乳腺增生会自然缓解，不必采用针对乳腺增生的措施。如睾丸和肾上腺分泌性激素肿瘤或分泌 hCG 肿瘤的切除、放疗或化疗；肾衰竭时的肾移植；甲状腺功能亢进症时甲状腺功能正常化的治疗等。

（二）药物治疗

1. 睾酮制剂　胚胎睾丸退化综合征、病毒性睾丸炎、Klinefelter 综合征和其他原因引起的睾丸功能减退伴发的男子乳腺增生症适宜用睾酮替代治疗。常用的制剂有十一酸睾酮口服剂（商品名"安特尔"）80～160mg/d，分次口服，疗程 3 个月，乳腺缩小 67%～78%。或用十一酸睾酮注射液或庚酸睾酮注射液 100～150mg，每 2 周肌内注射一次。

特发性男子乳腺增生症不宜使用上述睾酮制剂治疗，因为睾酮可经芳香化酶作用转化为雌二醇，进一步刺激乳腺组织生长。但可用非芳香化的二氢睾酮（DHT）水乙醇凝胶涂布于乳腺或腹部皮肤上，每次 5g（含 DHT 125mg），保留 6h，每日 2 次。经 2 周治疗后 75% 的患者乳腺缩小，其中 25% 完全消退，无明显不良反应。

2. 雌激素拮抗药　临床上常用的有氯米芬（克罗米芬）、托瑞米芬及三苯氧胺等。氯米芬，每日口服 50mg 治疗青春期 GYN，4～8 周后约 50% 的患者乳腺缩小，如剂量增至 100mg/d，有效率可提高至 64%。常见不良反应有恶心和皮疹。托瑞米芬是新一代雌激素拮抗药，能够显著降低前列腺癌化疗后所伴随的 GYN 及骨折的发生，常用剂量为 80mg/d。三苯氧胺，10mg/d，分次口服，3 个月后总有效率可达 90.1%。对缓解乳腺疼痛和触痛效果显著，疗效优于氯米芬。不良反应主要有面部潮红，潮热，体重增加及恶心、呕吐等。

3. 睾酮内酯　芳香化酶抑制药，450mg/d，分次口服，治疗 2 个月能使乳腺组织显著缩小。

4. 中药　中医学认为，男子乳腺发育症是肝气郁结、痰湿内蕴所致，治法宜用疏肝理气、健脾化痰之剂。有学者报道逍遥散有效率可达 90%，可惜缺乏对照。

（三）手术治疗

目前认为，当 GYN 病程较长，增生腺体已被纤维组织和玻璃样变所替代，即使病因去除后也不能完全消退，内科治疗难以奏效时，需给予手术治疗，一般是施行乳晕周围切口切除乳腺组织。主要指征：①乳腺直径＞4cm，持续 24 个月不消退者；②有症状者；③可疑恶性变者；④药物治疗无效者；⑤影响美观或病人恐癌症要求手术者。

（邓华聪）

参 考 文 献

[1] 邓冬梅，庄天衢，杨光照，等.迟发性睾丸功能减退中西医病因研究进展.辽宁中医药大学学报，2011，3:195-197

[2] 茅江峰，伍学焱，卢双玉，等.单次或重复曲普瑞林兴奋试验对特发性低促性腺激素性性腺功能减退症和体质性青春发育延迟鉴别诊断的作用.中国医

学科学院学报,2011,5:566-570

[3] 于春晓,高永涛,刘贤奎.4例睾丸女性化综合征的诊治并文献复习.医学临床研究,2011,8:1499-1501

[4] 胡琬,王宁,卢朝晖,等.国内儿童性早熟研究的文献计量分析.中华医学图书情报杂志,2012,6:73-77

[5] 杨素红,顾再研,刘建迪.性早熟女童60例骨龄指数分析.浙江中西医结合杂志,2012,5:375-377

[6] 彭武,杨珝琦.性早熟与多囊卵巢综合征发病的关系研究进展.安徽医学,2012,5:635-637

[7] 中华医学会内分泌学分会性腺学组.特发性低促性腺激素性性腺功能减退症诊治专家共识.中华内科杂志,2015,54(8):739-744

[8] 杨罗,陈恒珊,屈锐,等.男性特发性低促性腺激素性性腺功能减退症的诊治.中华男科学杂志,2018,24(8):744-747

[9] 朱通,李彦锋,廖良功,等.促性腺激素释放激素泵治疗成年男性特发性低促性腺激素性性腺功能减退症的临床疗效与安全性观察.中华生殖与避孕杂志,2017,37(4):261-267

[10] 黄炳昆,茅江峰,徐洪丽,等.GnRH 脉冲输注与 HCG/HMG 联合肌注对男性 IHH 患者生精治疗疗效比较.中华医学杂志,2015,95(20):1568-1571

[11] 李桂梅.实用儿科内分泌与遗传代谢病.2版.济南:山东科学技术出版社,2015:190

[12] 杨章萍,郑晓萍,张旭慧,等.女童性早熟的影响因素分析.中国学校卫生,2014

[13] 路东晓,庄小泉.男性乳房发育症诊治分析.华西医学,2013,28(4):573-575

[14] 刘海岭,王妍,刘杰等.男性乳腺发育症的研究进展.临床医学进展,2016,6(4):169-173

[15] Wang XK,Luo L,Wang S,et al. Tadalafil improves total testosterone, IIEF score and SEP in old and middle-aged males with late-onset hypogonadism. Zhonghua Nan Ke Xue,2012,18(5):475-477

[16] Tajar A,Huhtaniemi IT,O'Neill TW,et al. Characteristics of androgen deficiency in late-onset hypogonadism: results from the European Male Aging Study(EMAS). J Clin Endocrinol Metab,2012,97(5):1508-1516

[17] Corona G,Rastrelli G,Vignozzi L,et al. How to recognize late-onset hypogonadism in men with sexual dysfunction. Asian J Androl,2012,14(2):251-259

[18] Zhu J,Liu X,Jin H,et al. Swyer syndrome,46,XY gonadal dysgenesis,a sex reversal disorder with dysgerminoma:a case report and literature review. Clin Exp Obstet Gynecol,2011,38(4):414-418

[19] Sultan C,Gaspari L,Kalfa N,et al. Clinical expression of precocious puberty in girls. Endocr Dev,2012,22:84-100

[20] Kotwal N,Yanamandra U,Menon AS,et al. Central precocious puberty due to hypothalamic hamartoma in a six-month-old infant girl. Indian J Endocrinol Metab,2012,16(4):627-630

[21] Alves C,Silva SF. Partial benefit of anastrozole in the long-term treatment of precocious puberty in McCune-Albright syndrome. J Pediatr Endocrinol Metab,2012,25(3-4):323-325

[22] Barros AC,Sampaio Mde C. Gynecomastia:physiopathology,evaluation and treatment. Sao Paulo Med J,2012,130(3):187-197

[23] Dixit R George J Sharma AK,et al. Ethionamide-induced gynecomastia. J Pharmacol Pharmacother,2012,3(2):196-199

[24] Krysiak R,Okopien B. Gynecomastia. Pol Merkur Lekarski,2012,32(189):187-193

[25] Boehm U,Bouloux PM,Dattani MT,et al. Expert consensus document: European Consensus Statement on congenital hypogonadotropic hypogonadism-pathogenesis, diagnosis and treatment. Nat Rev Endocrinol,2015,11:547-564

[26] Stamou, MI, Georgopoulos. Kallmann syndrome: phenotype and genotype of hypogonadotropic hypogonadism. Metabolism,2018,86:124-134

[27] Sun, QH. Role of Gonadotropin-releasing Hormone Stimulation Test in Diagnosing Gonadotropin Deficiency in Both Males and Females with Delayed Puberty. Chin Med J(Engl),2015,128(18):2439-2443

[28] Dwyer A,Raivio T,Pitteloud N,et al. Management of endocrine disease: Reversible hypogonadotropic hypogonadism. European Journal of Endocrinology,2016,EJE-15-1033

[29] Aydogdu A,Bolu E,Sonmez A,et al. Effects of three different medications on metabolic parameters and testicular volume in patients with hypogonadotropic hypogonadism:3-year experience. Clin Endocrinol,2013,79(2):243-251

[30] Pirgon Ö,Dündar BN. Vanishing testes:a literature review. J Clin Res Pediatr Endocrinol, 2012,4(3):116-120

[31] Iejewska-Jeske M,Rojewska-Madziala P,Broda K,et al. New mutation causing androgen insensitivity syndrome-a case report and review of literature. Gyne-

col Endocrinol,2018,19:1-4

[32] Gulía C,Baldassarra S,Zangari A,et al. Androgen insensitivity syndrome. Eur Rev Med Pharmacol Sci,2018,22(12):3873-3887

[33] Batista RL,Costa EMF,Rodrigues AS,et al. Androgen insensitivity syndrome:a review. Arch Endocrinol Metab,2018,62(2):227-235

[34] Döhnert U,Wünsch L,Hiort O. Gonadectomy in Complete Androgen Insensitivity Syndrome:Why and When? Sex Dev,2017,11(4):171-174

[35] Sanfilippo JS. The Multifacets of Androgen Insensitivity Syndrome. J Pediatr Adolesc Gynecol,2016,29(4):319

[36] Shukla GC,Plaga AR,Shankar E,et al. Androgen receptor-related diseases:what do we know? Andrology,2016,4(3):366-381

[37] Mongan NP,Tadokoro-Cuccaro R,Bunch T,et al. Androgen insensitivity syndrome. Best Pract Res Clin Endocrinol Metab,2015,29(4):569-580

[38] Chen MJ,Vu BM,Axelrad M,et al. Androgen Insensitivity Syndrome:Management Considerations from Infancy to Adulthood. Pediatr Endocrinol Rev,2015,12(4):373-387

[39] Priya Vaidyanathan and Paul Kaplowitz. Partial androgen insensitivity syndrome presenting as pubertal gynecomastia:clinical and hormonal findings and a novel mutation in the androgen receptor gene. Endocrinol Diabetes Metab Case Rep,2018:18-0128

[40] Bulcao Macedo D,Nahime Brito V,Latronico A. C. New causes of central precocious puberty:the role of genetic factors. Neuroendocrinology,2014,100:1-8

[41] Dye AM,Nelson GB,Diaz Thomas A. Delayed Puberty. Pediatr Ann,2018,47(1):e16-e22

[42] Bozzola M,Bozzola E,Montalbano C,et al. Delayed puberty versus hypogonadism:a challenge for the pediatrician. Ann Pediatr Endocrinol Metab,2018,23(2):57-61

[43] Zhu J,Chan YM. Adult Consequences of Self-Limited Delayed Puberty. Pediatrics,2017,139(6)

[44] Trotman GE. Delayed puberty in the female patient. Curr Opin Obstet Gynecol. 2016,28(5):366-372

[45] Abitbol L,Zborovski S,Palmert MR. Evaluation of delayed puberty:what diagnostic tests should be performed in the seemingly otherwise well adolescent? Arch Dis Child. 2016. 101(8):767-771

[46] Wei C,Crowne EC. Recent advances in the understanding and management of delayed puberty. Arch Dis Child,2016,101(5):481-488

[47] Witchel SF. Disorders of Puberty:Take a Good History! J Clin Endocrinol Metab, 2016, 101 (7):2643-2646

[48] Harrington J1,Palmert MR. Clinical review:Distinguishing constitutional delay of growth and puberty from isolated hypogonadotropic hypogonadism:critical appraisal of available diagnostic tests. J Clin Endocrinol Metab,2012,97(9):3056-3067

[49] Goyal A,Singh N,Bal A,et al. Gynaecomastia,galactorrhoea,and lung cancer in a man. Lancet,2013,381(9874):1332

[50] Harmeet SN,Harold EC. Gynaecomastia-pathophysiology,diagnosis and treatment. Nat Rev Endocrinol,2014,10(11):684-698

[51] Sansone A,Romanelli F,Sansone M,et al. Gynecomastia and hormones. Endocrine,2017,55(1):37-44

[52] Leung AK,Leung AA. Gynecomastia in Infants,Children,and Adolescents. Recent Pat Endocr Metab Immune Drug Discov. 2017,10(2):127-137

第21章 性爱与健康及婚姻

(sexual love and health and marriage)

性爱是人类的天性,是主要的生活动力和生活目标之一,生存和繁衍的需要。是夫妻生活不可缺少的重要的组成部分。现代都市人普遍生活压力大,对性的欲求不足,甚至在很多夫妇中出现了"无性婚姻"的状况,这一现象引起了有关专家的忧虑。近日,在世界卫生组织的倡议下,来自不同国度的数位性学专家组织了一系列主题讨论。英国药物研究中心专家约翰指出,性爱对人体最直接的好处,是能促进男女身体健康。

第一节 性生活有益健康(sexual life is good for health)

性爱是男女之间爱情的桥梁和纽带,在精神身体上都会得到极大的愉悦,在男女和婚姻当中占到了不可忽视的地位,不论生理上和心理上,做爱有益健康。

1. 增进爱情 性爱是夫妻生活中非常重要的部分,和谐的性生活是维护夫妻感情的调和剂。性爱意味着双方彼此相爱、相互吸引、相互爱抚、爱与被爱幸福的感受。和谐的性生活是加深夫妻间的爱情,维持夫妻关系、家庭和睦稳定的基础。美妙的性爱令人容光焕发,步履轻盈,关系更亲密,甚至可以留住青春。美国旧金山性爱专家桑德尔表示,如果一个人在性生活的表现良好,不仅可以令性伴侣更加快乐,自己也会感觉充满自信和力量。

2. 减轻工作和生活压力 性爱是男女双方甜美的体验,获得愉悦,感受幸福,可使大脑分泌出令人愉悦甜美的物质,从而忘却烦恼,消除紧张心理,缓解紧张和压力。虽然每天锻炼身体,如做操、跑步、游泳等对减轻情绪紧张都有十分重要的作用,而性生活却有着它特有的无法取代的功效。美国马萨诸塞州的妇科专家表示,性爱可以有效抑制焦躁情绪,因为夫妻之间缓慢、轻柔的爱抚,可以让人平静下来,忘却忧愁。美国很多心理学家都将美满的性生活,视为摆脱压力的最好方法之一。

3. 改善睡眠 性爱可以使身心得到最大限度的松弛,从而将有助于消除失眠,帮助入睡。人类性爱研究专家威尔逊指出,不少人表示,性生活后睡得更香、更沉稳。据研究,爱抚、性爱和性高潮时全身肌肉性兴奋紧张,都能释放促进睡眠的内啡肽,能使性爱之后全身体肌肉放松,能使人从精神上得到松弛,迅速进入甜美的梦乡,时间长达数小时之久。

4. 锻炼身体 专家们提出,性爱是人类最古老而又最快乐的运动,它对我们身心健康产生巨大的作用,性爱可以使人的动脉血管得到扩张,促进血液循环,活动筋骨,使肌肉和关节富有弹性。

(1)减肥:性爱是减肥的有效方法,通过做爱,可以燃烧身体的脂肪,达到事半功倍的减肥效果。这是由于性交时分泌的生长激素会减少脂肪,增加肌肉量。做爱好比是一场慢跑,也是一场全身运动。30min 的性爱就可以燃烧 200 卡路里热量,能让人轻轻松松地减去多余脂肪。宾夕法尼亚医学院的研究认为:性生活相当于做慢跑运动,如以每周做爱 3 次计,一年内相当于慢跑120km,所燃烧的热能是 7500 卡。做爱时男性的燃烧热能是女性的 5 倍,减肥的效果更大。一次性生活,可消耗 500 卡热量。这个数字可能略高一些,因为这要视做爱时间的长短和男女双方热情程度而定。一般来说,一次性活动消耗的热能与快速骑 15min 自行车消耗的差不多。研究结果表明,经常有性生活的人不易患肥胖症。

(2)对肺部活动有益:做爱过程是一次深呼吸的过程,尤其是在射精阶段,增加吸氧量。性生活中由于不知不觉中加深了呼吸,从而增加了细胞内获得的氧气量,促进了体内各脏器和组织功能。对肺部活动有益无害。做爱对患支气管炎症、咳嗽初期有疗效。但是,患有心脏病者要采用缓慢的做爱方法,不能操之过急。

(3)清除阴道的各种杂菌:规律的性生活能提高女性阴道的润滑度,保持其酸碱平衡、增强阴道对感染性的抵抗力,少患老年性阴道炎。科学研究证明,精液中有一种抗菌物质叫精液包浆素,能够杀死阴道中的葡萄球菌、链球菌、肺炎球菌以及其他病菌,留存在阴道时间越久,杀菌的作用越强。但对于性病的病原体诸如艾滋病病毒及原体类、螺旋体类、淋球菌等则无效。

(4)增强盆底肌张力:对女性而言,性交时盆底肌运动可增强盆底肌张力,也就是常说的凯吉尔运动,凯吉尔运动是 20 世纪 50 年代美国妇科医生凯吉尔博士发明的。性交不仅能享受快乐,增强骨盆肌肉的强度,从而更好地控制排尿,有效预防张力性尿失禁。

5. 缓解各种疼痛　经现代医学测试,性爱过程中脑垂体会分泌出一些化学物质,如苯乙胺、脑啡肽(内啡肽)、催产素等。内啡肽(endorphin)亦称安多芬或脑内啡,是一种内生性(脑下垂体分泌)的类吗啡生物化学合成物激素,是由脑下垂体的丘脑下部所分泌的氨基化合物(肽)。它能与吗啡受体结合,产生跟吗啡、阿片剂一样的镇痛效果和欣快感,等同天然的镇痛药。所以性爱可以使头痛、关节痛、痛经、精神压力、沮丧、经前期综合征等一挥而去。这种效能可以维持数小时之久。几乎所有的专家都认为,在神奇的性激素作用下,人体对痛苦的感觉会变得迟钝,性爱就像一剂强有力的天然镇痛药,甚至比服镇痛药更好,没有任何副作用。约翰进行的一项研究显示,在性高潮时,女性子宫收缩,是对子宫一种很好的锻炼和放松,能达到缓解经期疼痛的目的。

6. 增加性激素分泌　人体 35 岁后性腺开始萎缩,但较缓慢而无明显感觉和体征,45 岁后萎缩速度加快,体内生理氧化过程开始变慢,脂肪增加,机体分泌性激素不足。男性睾酮缺乏表现为体力欠佳、精力不足,思维和记忆力减退,出现失眠、多梦、头痛、易怒、性欲减退等症状。女性由于不能产生足够数量的雌激素和孕酮,最先丧失排卵能力,当雌激素下降到不能刺激子宫内膜起反应时,月经就停止来潮而绝经。性器官慢慢萎缩,其他与雌激素代谢有关的组织也同样开始萎缩。在卵巢分泌激素减少的同时,丘脑下部、脑垂体和卵巢之间平衡关系发生改变,因而产生丘脑下部和垂体功能亢进现象,出现自主性神经系统功能紊乱等一系列症状,如面部潮红、出汗、头痛、眩晕、肢体麻木、情绪不稳、小腹疼痛、心慌、失眠、暴躁、多疑、腹部赘肉增多、皮肤干燥等衰老表现。

在做爱期间体内自然释放的性激素比平时高 3~5 倍。坚持每天做爱的男女,要比平时偶尔做爱的人,性激素要高得多。体内性激素储藏增多,会有如下好处。

(1)增强性欲:美国婚姻专家戴维斯指出,性爱次数越多,就越能激发更多的性爱激素,增强性欲,使性能力增强,促进性生活。

(2)防止皮肤病及美容:和谐的性生活有利于防止皮肤病,并可美容。男女长期缺失做爱,性激素分泌减少,体内性激素含量少,皮肤无光泽、苍老,机体抵抗力降低,容易患皮肤病,尤其是皮肤癌的发生。性激素不平衡,会导致粉刺、暗疮等,尤其是老年斑产生的速度会加快。国外医学期刊报道,绝大部分皮肤癌的产生与缺少做爱有关。做爱正常的人,做爱期间,特别是达到性高潮时,男女的性激素会立即产生,要比平时高出 3~5 倍,性激素增加会保证身体良好的血液循环,皮肤的血液循环能够经常保持良好的状态,脸色红润、滑嫩、有光泽,老年斑少,更有精神,有利于保持体形。

(3)调节月经,骨骼更坚硬:美国生物学家威尼弗莱德博士指出,每周都进行性交的女性与很少性交的女性相比,月经周期会更加规律。澳大利亚阿得雷德大学的罗伯森博士研究小组指出,在妊娠中保持性生活的女性能显著降低子痫的危险。雌激素的分泌量增加,更能有效地预防骨质疏松症。美国卡伦·唐纳修博士认为,性爱能提高男性雄激素的分泌量,使肌肉更发达,骨骼更坚硬。美国哥伦比亚大学和斯坦福大学的科学家通过研究发现,女性如果1周至少有一次性生活,月经周期会更加规律。

(4)延缓衰老:尤其是绝经的女性,更加不能没有性爱,让身体的雌激素尽量保持在最佳状态,不但可以延缓衰老,对身体健康也有极大的好处。不少专家认为,这种作用能有效地防止皮肤的衰老。在日常生活中,一些性生活和谐、感情融洽的夫妻,双方面容显得年轻而容光焕发。相形之下,那些缺乏和谐性生活的男女,就常常显得憔悴,给人以未老先衰之感。

7. 增强免疫功能　和谐的夫妻生活,能增强男性的身体免疫力,性生活可以使肾上腺均衡分泌,使免疫系统保持在较好的状态。研究人员对111名16－23岁的志愿者进行分析后发现,每周有1～2次性爱者,可以使体内A型免疫球蛋白的数量提升30％,抵抗流感等呼吸系统疾病的能力会增强;能减少心脏病、糖尿病等一些慢性疾病的发生,让人远离疾病。美国匹兹堡大学研究组把接受治疗的乳腺癌患者分为两组,一组维持正常的性生活,另一组则无正常的性生活,通过比较,研究者发现维持正常性生活患者的治疗效果更好。

8. 减少心脏病发病率　和谐的性生活能有效减少心脏病和心肌梗死的发生率。因性生活可以让骨盆、四肢、关节、肌肉、脊柱更多地活动,人的心跳速率和血压都有所提高,全身血液循环加快,呼吸变深,血液含氧量增加。当携带着大量氧气的新鲜血液到达全身细胞、器官和组织中时,人体就像被新鲜空气过滤了一样,让人体心血管衰老、疲劳甚至致病的有害物质会被清除掉。另外,性爱还有助于降低全身的胆固醇水平,并促进不良胆固醇向良性转化。拥有和谐性生活的人发生心脏病的危险比性生活不和谐的人至少减少10％～15％。英国贝尔法斯特女王大学的一项研究显示,男性每周过3次性生活,可以将心脏病的发病风险降低50％。这项研究还表明,有规律的性爱能减少男性50％的中风发生率。研究人员还发现,同每个月性交1次的男性相比,每周性交2次以上,会让男性致命心脏病发病率减少50％。实验人员对已婚和离异的男性进行调查研究,发现冠心病与孤独有着直接的联系。离异的男性患心脏病的可能性是有配偶男性的两倍多。

不过,也有的心脏病患者在做爱中突发心肌梗死,那是因为在做爱中太激烈,超出心脏的负荷,那不是做爱的错。所以,凡是心脏病患者在性爱过程中,一定要采用缓慢的动作。当发现心脏不适的时候,要终止做爱,休息后再进行。

9. 提高妊娠率　一周性生活少于1次,则半年妊娠率只有15％;如果每周2次,半年妊娠率为30％;如果每周3次,则半年妊娠率可高达45％。

10. 减少癌症发生　和谐的性生活有一定预防癌症的作用。性爱还能促使机体内β内啡肽的分泌量增多,巨噬细胞和抗干扰素的活力增强,能防止和减少男性前列腺癌、女性乳腺癌的发生率。

(1)减少女性癌症发生率:研究人员发现,一些没有或少有性生活的女性,很容易患上乳腺癌、子宫癌和卵巢癌。此问题的关键之处在于排卵,有生育史女性一生中排卵次数比不生育的女性要少,因而患子宫癌和卵巢癌的概率要低得多。性生活能降低乳腺癌发病率。人体中的催产素和脱氢表雄酮在性高潮和高度兴奋时会充分释放,起到保护乳腺的作用。尤其对那些从未妊娠的女性来说,高品质和规律的性爱,能弥补其从未生育的不足。

(2)减少前列腺癌发病率:有规律的性生活会促进睾丸激素的分泌,维持前列腺的健康,同时让男性的性欲保持在健康水平。前列腺液如果长期积蓄在体内,可对前列腺管道内的细胞有致癌作用。通过性生活,不仅使前列腺液排出,还会使前列腺内的炎症、细菌等物质排出体外,降低前列腺癌的发病率。因此,合理的性生活是预防前列腺癌的良好措施。美国医学会期刊介绍,男性射精越多,其患前列腺癌的概率就越小。有研究显示,男性每月射精21次,就能显著减少前列腺癌的发病率。平均每周有3次射精,前列腺癌的发病率会减少15％。澳大利亚研究报道称,20多岁的年轻人,如果经常射精,步入老年时会减少前列腺癌发病危险。他们跟踪调查了被诊断出前列腺癌和没有前列腺癌的男性,发现20多岁时,每周射精超过 5 次,以后患前列腺癌的危险会降低 1/3。一项对 29 342 位健康男性的 8 年跟踪调查结果:每个月射精 13～20 次与每个月射精 4～7 次者相比,前列腺癌发生率降低了 14%～33%。

11. 防治前列腺炎　和谐的性生活能使男性前列腺保持良好的工作状态。研究发现慢性前列腺炎的患者几乎都存在不同程度的性功能障碍,不能有效地将堆积在前列腺内的前列腺液排出体外,因此性功能障碍可能是导致前列腺炎的原因之一。通过性生活,将前列腺内的前列腺液、细菌等物质排出体外,能降低前列腺炎的发病率。患有慢性前列腺炎者保持正常的性生活,定期的射精能将前列腺中的脓性分泌物排出体外,以促进慢性前列腺炎的愈合。因此,保持正常的性生活是防治前列腺炎的有效方法之一。

12. 防止老年痴呆症　性爱可保持头脑年轻化,强化大脑记忆力。日本的医学研究表明:适当的性生活有助于防止大脑老化和促进新陈代谢,推迟记忆力减退的速度。根据日本的大量医学研究表明,做爱有助于推迟大脑的老化和延缓痴呆。性爱过程是一种新陈代谢的过程,能够推迟大脑记忆力的快速衰退。

13. 延长寿命　人过中年,夫妻适当的性生活,有助于防止脑老化,避免生殖器官失用性萎缩。

(1)分泌性激素延寿:在做爱期间特别是在性高潮和射精时,体内自然释放的性激素比平时高3～5 倍。性激素会促发很多的健康元素,是延缓衰老的物质基础。英国苏格兰爱丁堡医院研究小组对 3500 人进行了调查研究,结果显示,每周性生活达到 2 次的人,看上去会比他们的实际年龄年轻 7 岁或更多。每周有 3 次性爱的人,看上去要比实际年龄年轻 12 岁。

(2)比单身寿命长:史密夫博士指出,有证据显示婚姻美满者较单身和离婚者更长寿,这其中美满婚姻与性生活有极大的关系。国内外学者研究公认,单身比婚配者、丧偶比白头偕老者、离婚比不离婚者死亡率高,而男性比女性尤为明显。

(3)恩爱夫妻长寿:美国印第安纳大学的研究人员报道说,有 20%～30% 长寿的美国人到了 80 岁仍保持活跃的性能力。

(4)减少疾病,延长寿命:和谐的性生活可增进血管功能和有氧代谢,增进免疫功能和抗病能力,可减少感冒、呼吸系统疾病。女性和谐的性生活能降低乳腺癌、卵巢癌、子宫癌的发病率。男性性生活可降低前列腺癌的发病率,减少了缩短寿命的疾病,从而延长寿命。

(5)早死概率下降:英国科学家曾对 1000 名男性进行了 10 年跟踪调查,发现每周有 2 次或以上性生活的男性,其早死的概率比每月只有 1 次或更少性生活的人低 50%。尤其是那些有高频率性生活的人,他们出现冠状动脉疾病,如卒中、脑血栓等的概率,是那些性生活匮乏者的一半。

(陈在贤　王　郁)

第二节　健康的性生活(healthy sex life)

夫妻间和谐的性生活不仅是为了满足各自的生理需求,更是为了维持夫妻之间的爱情和增进身心健康。现代社会提倡文明、健康和科学的性生活。世界卫生组织提出:性健康是指具有性欲的人在身体、感情、知识、信念、行为、社会交往上健康的总和,它包括生殖健康、性心理健康、性生理健康。健康的性生活应该具备以下几点。

1. 防止性交感染　男女双方均应注意外生殖器的清洁卫生,防止性交所致感染。

(1)性交前清洗:男女双方都应在性交前清洗外生殖器。男性应清洗阴茎、阴囊、下腹及会阴。有包皮过长者,并将包皮上翻露出阴茎头,将包皮内和冠状沟处的分泌物及积垢清洗干净。女性应清洗下腹、会阴,把大小阴唇及阴道前庭部位的分泌物清洗干净。这样可避免或减少在性交时把细菌带入阴道内引起感染。性交前清洗是防止阴道炎及尿道炎的重要措施之一。

(2)性交后清洗:性交后清洗外生殖器及外阴,将性交后外生殖器及外阴的分泌物和精液清洗干净,这样不利于细菌的生长繁殖,可以避免或减少阴道炎及尿道炎的发生率。

(3)性交后排尿,借助尿液冲洗尿道,将性交时进入男女尿道内的带菌分泌物冲洗干净,达到防止或减少逆行尿路感染的目的。

2. 性爱时间及频率

(1)性交时间的选择

①晚上 8 时,男人性能力最不稳定:晚上 8 时是男人一天中雄性激素波动最大的时刻,此时感觉疲惫,性欲低。

②晚上 10 时,女人最易产生性幻想:美国哈佛大学医学院的专家通过研究发现,晚上 10 点左右,女性大脑的创意细胞最活跃,此时她们善于想象。

③早上 6-7 时,男人身体最敏感:性学家卡玛尔·科胡拉纳研究发现,早上 6-7 时,男性身体最为敏感,性欲也更强。经过一夜的休息,疲劳得以恢复,精力更加充沛。同时,男性体内雄性激素分泌旺盛,阴茎勃起程度更加坚硬、持久。在心理上相对放松,对自己的性能力也更为自信。

④中老年人:老年人也可以先睡眠,醒来后再行性交。

(2)性生活的频率:正常人的性生活频率与性格、体质、年龄、职业等有密切关系。每对夫妻间的性交次数有很大的差异,即使同对夫妻在不同的环境、工作条件、情绪和身体健康情况下,也有所不同。新婚夫妻性生活的频率比较频繁。一般来说,性交的次数:25-35 岁,每周 3 次左右;35-50 岁,每周 2 次左右;50 岁以上,每周 1～2 次。性交频率以通过性交后的自我感觉作为标准,性生活后夫妻双方心情舒畅,精神饱满,精力充沛,并无疲劳的感觉,工作劳动都有干劲为宜。

3. 性生活注意要点

(1)经期禁止性交:妻子在月经期不应该过性生活,月经期间子宫颈口开放,经期内整个盆腔充血,子宫内膜脱落。子宫腔内表面是一个创面,若这时过性生活,很容易引起子宫内膜炎、输卵管炎和盆腔炎等,造成女方病痛和不孕。

(2)妊娠期性生活:妇女在妊娠早期,即受孕头 3 个月内,应完全禁止性生活,性交的刺激会引起子宫收缩,引起流产。妇女在妊娠晚期,尤其是在临产前 1 个月内,也应绝对禁止过性生活,因为由于性交的刺激,可引起子宫收缩而导致早产。妇女在妊娠中期可适当过性生活,但要有节制,动作不宜强烈,特别应小心女方腹部受压。如果是高龄孕妇,或有多次自然流产或早产史的孕妇,在整个妊娠期间都应停止性生活。

(3)产褥期的性生活:女性分娩后,整个生殖器官需要 6～8 周才能逐步恢复正常,夫妻在这段时间内也应避免过性生活,不然会导致子宫内膜炎、输卵管炎和盆腔炎等。

(4)不要酒后性生活:一些人习惯酒后房事,有人甚至认为酒后过性生活会"提高质量"。其实,酒后尤其是大量饮用烈性酒后,身体软弱无力,性交双方都不满意,会误认为是性功能障碍,影响以后的性生活。

(5)不要疲劳时性生活:精神及身体疲惫时过性生活往往达不到双方满意的效果,还会误认为是性功能障碍,如阳痿早泄,增加思想负担,影响以后的性生活。

(6)不要在不快时性生活:如夫妻吵架后,心情不快、情绪不好时,勉强过性生活,不仅性生活不满意,还会产生反感,若反复发生有导致女方的性冷淡或性功能障碍的可能。

(7)不要男尊女卑性生活:在性生活中,男方不尊重、不爱护女方,为所欲为,不仅破坏夫妻感情,还会使女方逐渐产生性厌恶,导致性冷淡。

(8)不要在紧张或羞怯时性生活:多见于新婚夫妇。由于双方精神极度紧张或过于羞怯,易引起男方的早泄,性交失败,或女方性交时疼痛,影响性快感,导致以后性功能障碍。尽量保持轻松、愉快的心情,女方也不必为此感到羞怯,应从容大方,与丈夫密切配合,才能获得满意的性交快感。

(9)绝经后的性生活:女性绝经后,卵巢功能减退,体内雌激素水平降低。经调查研究表明,绝经后女性如没有性生活,可产生阴道逐渐萎缩,阴道无分泌物,继发阴道炎,导致以后性交疼痛,甚至性交困难。如绝经后仍保持有和谐的性生活,可延缓阴道萎缩,有益身心健康。

(10)保持性健康心态:当夫妻一方有性要求时,不要采取淡然的态度。主动性生活,往往会促使对方感到欣慰和感激,进而增进夫妻感情。

(陈在贤　王　郁)

第三节 和谐的性生活(harmonious sexual life)

和谐的夫妻性生活是婚姻的润滑剂,不仅可以增加夫妻的甜蜜度,还能满足双方的性欲望、性快感和性满足,增强夫妻感情,家庭和谐稳定。正常的夫妻每周至少有几次性生活,这既是满足相互之间的生理需求,也是夫妻恩爱的表现。

1. 和谐性生活的意义 性生活是人的本能的欲望,是生理和心理的需要。和谐的性生活是夫妻感情的基础,也是夫妻之间增进感情最有效的办法之一。和谐的性生活能促进夫妻双方生理和心理的健康,能使夫妻双方心情愉悦,精力充沛,工作有劲,婚姻稳固,家庭和谐,生活美满幸福,延年益寿。如果没有和谐的性生活,夫妻感情及婚姻家庭将不稳定。如果长时间无性生活,性欲得不到满足,则会带来许多不良后果。男方在心理上往往会出现抑郁、无助、自卑,有的人则情绪变化无常,甚至会出现家庭暴力。女方在心理上也会表现为情绪不稳定、烦躁、烦闷、发脾气,认为生活无意义,甚至认为丈夫是无能的。

2. 影响和谐性生活的因素

(1)夫妻性爱持久难:男女之间之所以走在一起,最后结为夫妻,其实根本原因是性的吸引,是异性之间的吸引,这也是自然法则。婚前恋爱时,男女双方为了吸引对方,无论从相貌到甜言蜜语都将自己美好的一面展现给对方。但婚后,越来越熟悉,也就逐渐没有新鲜感,没有了神秘感,也就缺乏了激情,性生活自然也就减少了。

(2)由女神变成黄脸婆:婚姻是两个人共同经营一个家庭,丈夫付出的固然不少,但妻子付出的更多。妻子不仅要承受10月怀胎生产的痛苦,生后还要抚养孩子健康成长。很多妻子在生产之后,还要坚持工作,下班后还得做繁重的家务及教养孩子。少数妻子被迫放弃工作,不得不在家做全职太太,非常繁忙劳累。生养孩子,长期劳累,甚至因丈夫的不满、报怨而积累的怨气让妻子越来越衰老,精神越来越疲惫,特别是生育多个孩子的妻子,身材变形,美貌不复存在,失去性感及吸引力。丈夫因妻子体形变化,失去美貌、性感及性吸引力,性生活难以维持。

(3)性功能变化:男子一般在十几岁的时候就会有梦遗。在20-30岁的时候,对性会充满好奇,同时这个年龄段的男人也是对性生活最为渴望的时候。女人对性的需求则集中在30-40岁这个年龄段。若两个人性生活严重不协调,影响夫妻感情,甚至处于无性欲状态,就会导致出现性冷淡。男性会出现阳痿、早泄之类的性功能障碍,而女性在性欲降低的同时,甚至会因为情绪长时间处于低落、紧张、愤怒等负面情绪下,导致内分泌失调,继而导致出现月经失调、性功能障碍。

(4)生活琐事的争执:夫妻之间的感情非常微妙,导致彼此厌倦的恰恰是生活琐事的争执。双方都会有不满的情绪存在,而这些情绪很可能会在性生活中产生一些负面影响。女性的性欲大都来源于情感,在一段争吵之后,女性对男人的情感将会降低。如果女性心中有所不满,大都会选择拒绝性生活。如果夫妻二人长期有争吵,夫妻之间的感情就会渐行渐远,难以维持和睦健康的性生活。

3. 如何滋润婚姻

(1)用关爱增进感情。

(2)用包容促进和谐。

(3)用坦诚换取信任。

(4)谦让化解矛盾。

(5)用浪漫调剂生活。

(6)用空间缓解疲劳。

(7)用融合增加默契。

(8)用赞美彼此激励。

(9)给对方面子。

(10)不与别人相比。

(11)用锻炼留住青春。

(12)尊重双方父母。

(13)共同承担家务。

(14)和谐性生活增进爱情。

(陈在贤 王 郁)

第四节　婚后夫妻分居分床睡无性生活

（after marriage live apart or divided bed sleep of couples and nonsexual）

同床睡是恩爱夫妻享受性爱的必然条件，能满足双方的性欲望及性满足，使身心舒畅，身体健康，养育后代，婚姻家庭和睦稳固。但因各种原因，部分夫妻婚后分居分床睡，导致长期互不接触，影响过性生活。

1. 婚后夫妻分居分床睡的原因　部分夫妻婚后分居分床睡，导致长期互不接触，影响过性生活的原因有如下 3 类。

（1）婚后夫妻在家分床睡

①年轻夫妻

夫妻感情出现裂痕：因各种原因夫妻间发生矛盾，感情出现裂痕，一方或双方拒绝同睡，而分床或分房睡，因而停止夫妻性生活。

妻子跟孩子同睡：孩子出生后，为了方便照顾孩子，妻子跟孩子同睡。夫妻分床或分房睡，影响了夫妻性生活。

丈夫性功能障碍：丈夫阳痿早泄，不能进行正常的夫妻性生活，不能满足妻子的性交欲望，妻子感受不到性生活的快感及乐趣，因此对性生活很淡漠。因此在家双方分床或分房睡，而停止性生活。

②中老年夫妻

带孙辈：帮儿女带孩子，使老年夫妻分开，分居两地，而失去相互接触照顾及性生活的机会。

性生活淡漠：夫妻双方性欲减退，性生活力不从心、阳痿、早泄、性交无快感，觉得性生活可有可无，或睡觉打呼，影响睡眠，为了安静互不影响睡眠，而分床分房睡觉，性生活就几乎没有了。

疾病影响：一方身体有疾病，性欲降低，无性生活的欲望，怕影响身体及夜间睡眠。

夫妻感情不好：因种种原因，有意见经常争吵不休，感情不好而分床睡。

（2）婚后外出打工夫妻两地分居：因外出打工，很多夫妻不得不两地分居。一般只在春节回家团聚，平时长期分居无性生活。

（3）两地婚姻夫妻分居："两地婚姻"通常指户籍及工作不在同一城市或地区的夫妻。婚后过着两地分居的生活，每年只有有限的探亲假才夫妻团聚，平时长期分居无性生活。

2. 婚后夫妻分居分床睡无性生活的后果　同床睡是夫妻进行和谐性生活的必需条件，分床睡，夫妻不接触，无法进行性生活。长期分床睡无性生活将导致如下不良后果。

（1）内分泌失调：夫妻长期无性生活，体内荷尔蒙分泌逐渐减少，6 个月到 1 年内，造成内分泌失调，会出现精神上与心理上的异常，具体表现为精神倦怠、情绪低下、忧郁寡欢，失去生活情趣、焦虑、失眠多梦、多汗、易怒暴躁等情绪。严重者甚至会引发抑郁症等心理疾病。

（2）性衰退：人的生理功能都会遵循用进废退的自然规律，长期无性生活，性功能倾向于退化，性欲减退或丧失。导致男女双方变得性冷淡，情绪低下，出现性功能障碍。

①男性阳痿早泄：如果男性长期没有性生活，性激素减少，睾丸逐渐萎缩变小，阴茎的海绵体平滑肌长时间没有勃起充血就会逐渐地退化，进而影响到海绵体的充血功能，出现性欲下降、性淡漠、性功能下降、阴茎勃起不坚，出现阳痿早泄等性功能障碍。

②女性性功能障碍：女性长期不过性生活，雌性激素分泌逐渐减少，内分泌失调，子宫和卵巢萎缩，阴道壁变薄，阴道萎缩，阴道分泌物减少，阴道干涩，乳腺萎缩，甚至更年期提前到来。出现体胖，血压升高，心烦意乱，失眠多梦，脸色暗，长痘斑，甚至性功能障碍。

（3）影响夫妻感情：婚后夫妻长期分居或分床睡，相互不接触，无性生活，无相互关心照顾，夫妻间感情逐渐淡漠。

（4）痛苦与煎熬：婚后夫妻长期分床睡或分居，双方长期无性生活，性的欲望得不到满足，夫妻间感情逐渐淡漠。

（5）出轨离婚：婚后夫妻长期分居或分床睡，无性生活则性的欲望不能得到满足，在外面寻找性安慰并解决性生理需求，双方均有出轨外遇的可能。

(6)发生妇科疾病:女性长期没有性生活会导致很多妇科疾病。

①妇科炎症:阴道内有大量的病菌存在,阴道有一定的自净功能,阴道内分泌的黏液能起到杀菌的作用。如果长时间不进行性生活,阴道不能受到充分的刺激就会减少黏液的分泌,从而降低其自净的能力,病菌就容易在阴道内大量繁殖,从而引起阴道炎,进而还有可能引发宫颈炎、盆腔炎等。

②阴道萎缩:女性如果长期没有性生活,处于性抑制状态,前庭大腺会过早衰退,性激素水平下降,导致阴道萎缩,阴道分泌物减少,阴道干涩,性交摩擦疼痛,影响夫妻性生活。

③月经失调:如果长期没有性生活就会使女性性激素分泌减少,引起月经失调,出现痛经、经期血量异常、经期不规律、经期延长等异常情况。

④其他:脸色暗黄、长斑、乳房萎缩、小叶增生、乳房肿胀或者乳腺炎、子宫肌瘤等。

(7)前列腺疾病:如果男性长期无性生活,未能将前列腺液排出体外,很容易使细菌滋生繁殖,导致前列腺炎或者是其他前列腺疾病。

(8)免疫力下降:长时间没有性生活,除了免疫力低下,还会引起一系列的健康的问题,性生活数量过少会增大发生感冒的概率。

(9)心血管疾病:性生活可消耗体内的热量,可以说这是一种有氧运动,尤其健康人进行性生活可以增强心脏功能和肺活量。如果长期没有性生活也会增加心血管疾病的发生率。

(10)加快衰老:根据科学文献,没有性生活的人比有正常性生活的人的预期寿命短得多。

(11)猝不及防:随着年龄的增长,中老年人有发生心脑血管意外的可能,何时发病无法预料。如果夫妻分床或分居,如一方意外发病,常猝不及防,延误抢救的时机。

因此,如果夫妻间分床睡或分居很久,且没有性生活,应尽快解决分床睡或分居的问题,恢复和谐的性生活,确保夫妻关系、婚姻及家庭的稳定。

3. 婚后夫妻同床睡的好处　婚后同床睡是恩爱夫妻享受性爱的必然条件。性生活是夫妻感情的甜蜜催化剂,夫妻感情靠和谐的性生活来维护。婚后夫妻同床睡有益身心健康,详见本章第一节性生活有益健康的相应内容。

(陈在贤　王　郁)

第五节　中老年夫妻的性生活
(sexual life of middle-aged and old couples)

尽管随着年龄增长伴随着身体功能的退化,但老年人的性欲并非与年龄有必然的结果。事实上,性的需求是一个人的基本需求之一,即便中老年人的性功能会逐渐减退,也不是绝对没有性的欲望,更不会完全丧失性能力。现代性医学已经证实,人进入中老年后无论在生理上,还是心理上,都没有丧失对性的兴趣和性能力。科学的性生活有益于身心健康。

1. 中老年夫妻性生活的变化

(1)中老年男性:随着年龄的增长,步入中老年以后,性腺功能开始减退,睾丸逐渐萎缩,不仅雄激素分泌相应减少、睾酮水平下降,而且身体对促性腺激素的反应降低,反馈性刺激垂体的分泌功能增加,使体内性激素的调节功能失衡,继而出现性欲减退、性活动减少、阴茎勃起硬度下降等。

(2)中老年女性:中老年女性的生殖系统的变化较男性更为明显:雌激素减少,绝经,卵巢逐渐萎缩;阴道分泌物减少,阴道壁变薄,弹性减弱;还伴随有乳房及乳头萎缩等。

(3)心理老化:一项关于中老年性问题的调查显示,在 60 岁以上的老年人中有 40% 性淡漠及"性衰败心理",丧失了性能力,过早关闭了"性生活"的大门。在实际生活中,不少中老年女性都过着"无性生活"。究其原因,并非性激素减少、身体老化或者疾病所致,而是属于心理老化,影响性生活。女性性欲差主要根源在丈夫,丈夫的健康状况和对性生活的态度,是影响中老年妻子性活动的最大因素,远远超过后者自身健康状况。

(4)性功能仍存在:许多科学研究表明,健康的中老年人普遍存在性欲,并能进行性生活。美国老年病学会期刊上调查了 2000 名 45—80 岁的女性,结果发现,43% 的人性欲良好,和年轻时没有太大变化。国外不同国家的调查表明：中老年人中，对性有兴趣的男性约为90%，女性约为50%。甚至86—90岁的老年人，仍有50%的人对性有兴趣。据调查显示，50岁、60岁、70岁中老年女性保持夫妻间性生活的人分别为88%、76%、65%。调查表明：一些恩爱老年夫妻，性生活可以保持到70—90岁，个别男性到90岁以上仍有性生活，仍有精子生存，并有生育的可能。美国科学家研究发现，性生活和谐的夫妇，直到临终前都保持着良好的性欲望和性生活。

2. 中老年夫妻向往美好性生活

(1)随着社会进步，在一定文化背景和经济条件下，充沛丰富的物质供给延长了人们的寿命，个人的体力和精力也得以增强。

(2)社会环境的改善，为性观念提供了宽松的氛围，促使老年人对性生活不再固持保守的态度。

(3)文化的冲击改变了家庭中旧的传统观念，取而代之的是以夫妻为核心的家庭模式。

(4)住房条件的改善，扩大了私人空间。

(5)女性进入中老年，只要身体状况良好，一般都有较好的性欲和性能力，其中不少女性性欲比青年时期反而增强。

3. 影响中老年夫妻性生活的因素

(1)传统观念的束缚：传统观念、封建意识和社会舆论的影响，不少中老年人认为自己已步入老年，全身各脏器不同程度的衰老，使性生活兴趣降低，误认为生殖能力的消失就意味着性功能的丧失；误认为老年人不应有性生活，老年人性生活是可耻的；认为无性欲则长寿。

(2)性生活不协调：中老年男性往往需要更多的性触觉刺激才能达到性唤起，而妻子年老体形的改变，降低了性刺激的敏感度，因而加重了男性的性唤起，出现性欲低下，性功能减退或障碍，影响性生活。

(3)疾病的影响：中老年人常患高血压症、冠心病、糖尿病、前列腺炎等，这些疾病直接或间接地影响了中老年人的性生活，主要表现为性欲低

下、阳痿、早泄等性功能障碍。糖尿病所致阳痿的发病率为37%～60%，从而影响了性功能。据调查，缺乏性生活的老年人的心脏病、肝硬化、高血压、肺癌和胃癌的发病率，要比婚姻美满的人高出2～7倍。

(4)药物副作用影响：因患有慢性病需长期服用药物，而有些药物长期服用，会降低人的性功能。如患有高血压的老年人，久服利血平、普萘洛尔(心得安)、美卡拉明等降压药，就会降低性欲，影响性生活。

(5)夫妻分居分床睡：中老年人因各种原因分居分床睡，影响过性生活。

4. 维持中老年夫妻健康的性生活

(1)保持性心理健康：性心理健康是指个体具有正常的性欲望，能够正确认识性的有关问题。性心理健康作为身心健康的一部分，与人的身体构造、生理功能、心理素质和社会适应密切相关。

(2)顺其自然：保持良好的心态，不压抑、不强求，不要中断性生活。如果中断性生活时间较长，开始恢复会有一定困难，但也不要着急、气馁，调节好自己的心态，顺其自然，可慢慢恢复。

(3)性生活技巧：中老年夫妻性生活的特点是性兴奋唤起慢，阴道分泌物少、干涩，阴茎进入阴道比较困难，还会引起阴道痉挛和疼痛，导致性交失败。夫妻尽量不要分床、分居，保持身体接触。掌握性生活技巧，促进阴道分泌物分泌，润滑阴道，阴茎勃起容易进入阴道，利于性交。必要时可用润滑剂。

(4)性交体位：因为中老年人身体偏胖，有的老年人还有慢性病，动作不便，可采取女侧位、上位或男性床边站立位等。

(5)性交频率：关于中老年性生活的频率，要根据自己的身体情况，因人而异，一般30—40岁，每周2～3次，年龄长者每周1～2次，或每个月3～4次。

(陈在贤　王　郁)

第六节　夫妻携手共度晚年
（husband and wife spend their old age together）

1. 年少夫妻到老伴

（1）共创家业。

（2）老伴俩在一起就是幸福。

（3）减轻儿女负担。

（4）消除寂漠与孤独。

（5）在一起有安全感。

2. 父母儿女间相互关照

（1）关照儿女：身为父母，体谅儿女的困难，出于关爱，都会尽力帮助，儿孙好了，父母也才放心。

（2）照顾孙辈：夫妻二人共同照顾孙辈，既可减轻儿女的负担，又可培养与孙辈的感情与亲情，从中获得极大的乐趣。还可得到后辈的尊敬与爱护，促进全家和睦。

（3）父母有依靠：子女常来探望、关照父母，父母有依靠，有安慰，不寂寞不孤独，心态好，生活愉快，利于健康长寿。

（陈在贤　王　郁）

参 考 文 献

[1] 刘晓芹. 美满和谐身心受益-性生活有益健康的方方面面. 中华养生保健，2001，3：38-39

[2] 王廷治，王开茂. 健康男性性生活标准. 男科医学，2005，4：38-39

[3] 树英（译）. 健康性生活的夫妻责任. 中外妇儿健康，2010，3：46-47

[4] 金慰鄂. 怎样过好健康性生活. 家庭医学：下半月，2014，12：27

[5] 李红. 如何才能拥有和谐的性生活. 保健与生活，2018，1：52-53

[6] 高瑾. 怎样保持和谐的性生活. 文化月刊，2000，4：80

[7] 徐标. 正常和谐的性生活可治病. 家庭中医药，2005，7：41

[8] 陈宗伦. 性高潮对健康的诸多好处. 黄河　黄土黄种人，2015，10：42

[9] 温卫红，曾长楼. 和谐的性生活与健康. 中国性科学，2005，11：43-44

[10] 吉联军. 缺乏和谐的性生活易诱发乳腺疾病. 养生月刊，2002，3：122

[11] 周维新. 和谐的性生活可防感冒. 健康生活，2003（02）：46

[12] 欧阳军. 不和谐的性生活是离婚的一个重要原因. 长寿，2016，1：60

[13] 骆昌芹. 和谐性生活能健身治病. 家庭医学：上半月，2015，5：44

[14] 刘昀明，王澜. 中老年性心理误区. 中国保健营养，1996，8：23-24

[15] 张华. 夫妻分房睡觉危害大. 保健与生活，2017，7：68

[16] 王熙春. 中老年人激情依旧并不难. 开心老年，2007，11：42

[17] 史成礼. 老年性生活有益健康. 中国生殖健康，2017，3：20

[18] 彭攀（编译），黄华（编译）. 中老年人拥有健康性生活的秘密. 健康管理，2011，3：78-80

[19] 关凤影，赵佳怡. 老年人的健康性生活指导. 中国社区医师：医学专业，2009，7：134

[20] Wong JY，Choi EP，LoHH，et al. Dating violence, quality of life and mental health in sexual minority populations：a path analysis. Qual Life Res，2017，26（4）：959-968

[21] Areskoug-Josefsson K，Gard G. Physiotherapy as a promoter of sexual health. PhysiotherTheother Theory Pract，2015，31（6）：390-395

[22] Egerod I，WulffK，PetersenMC. Experiences and informational needs on sexual health in people with epilepsy or multiple sclerosis：A focus group investigation. J Clin Nurs，2018，27（13-14）：2868-2876

[23] Dissiz M，Beji N，Oskay U. The effects of alcohol dependence on the quality of life and sex life of women. Subst Use Misuse，2015，50（11）：1373-1382

[24] David M，BramVanhoutte，JamesNazroo，et al. Sexual health and positive subjective Well-being in partnered older men and women. J Gerontol B Psychol-SciSoc Sci，2016，71（4）：698-710

[25] Bolmont M，Cacioppo JT，Cacioppo S. Love is in the gaze：an eye-tracking study of love and sexual de-

sire. Psychol Sci,2014,25(9):1748-1756

[26] Gelso CJ, Perez Roias AE, MarmaroshC. Love and sexuality in the therapeutic relationship. J Clin Psychol,2014,70(2):123-134

[27] Herbenick D, Reece M, Schick V, et al. Sexual behavior in the United States: results from a national probability sample of men and women ages 14-94. J Sex Med,2010,7(5):255-265

[28] Vasilenko SA, Kugler KC, Rice CE. Timing of First sexual intercourse and young adult health outcomes. JAdolesc Health,2016,59(3):291-297

[29] Trompeter SE, Bettencourt R, Barrett-Connor E. Sexual activity and satisfaction in healthy community-dwelling older women. Am J Med,2012,125(1): 37-43

[30] Kim JS, Kang S. A Study on Body Image, Sexual quality of life,depression,and quality of life in middle-aged adults. AsianNurs Res(Korean Soc Nurs Sci),2015,9(2):96-103

[31] Chao JK, LinYC, MaMC, et al. Relationship among sexual desire, sexual satisfaction, and quality of life in middle-aged and older adults. J Sex Marital Ther,

2011,37(5):386-403

[32] Grenier-Genest A, Gerard M, CourtoisF. Stroke and sexual functioning: A literature review. NeuroRehabilitation,2017,41(2):293-315

[33] Chen LW, Chen MY, Lian ZP, et al. Amitriptyline and sexual function:a systematic review updated for sexual health practice. Am J Mens Health,2018,12(2):370-379

[34] Iwamoto T. Prevention of dementia on the basis of modification of lifestyle and management of lifestyle-related diseases:a review. Nibon Rinsho,2014, 72(4):612-617

[35] Frankish H, Horton R. Prevention and management of dementia: a priority for public health. Lancet, 2017,16;390(10113):2614-2615

[36] Lee DM, Vanhoutte B, Nazroo J, Pendleton N. Sexual health and positive subjective well-being in partnered older men and women. JGerontol B, Psychol Sci Soc Sci,2016,71(4):698-710

[37] Griebling T. Re: Sexual health and positive subjective well-being in partnered older men and women. J Urol,2017,198(2):228

第22章　男性性心理疾病
(male psychosexual disease)

第一节　人类性发展（human sexual development）

一、性发育生物学（sexual development biology）

男性生殖系统的睾丸来自胚胎期的原始生殖腺，生殖管道来自胚胎期的生殖导管，睾丸的分化是由睾丸决定基因决定的，而睾丸产生的激素诱导生殖导管及外生殖器的分化，使个体表现为男性。性别决定是指胚胎选择向男性还是女性方向发育的过程，人体细胞核型中，第1~22对染色体是男女共有的，称为常染色体，X染色体和Y染色体叫性染色体，人类的性别决定是由睾丸决定的，当精子与卵子结合形成受精卵后，若受精卵的核型为46，XY，则原始生殖腺分化为睾丸，胚胎发育为男性，若受精卵的核型为46，XX，原始生殖腺则分化为卵巢，胚胎发育为女性。性别分化是在原始生殖腺基础上发生的，原始生殖腺来自中胚层的尿生殖嵴，是生殖腺的发源地。性别分化是由一系列基因调控的过程，尽管性别决定早在受精卵形成时已经决定，但是性别的分化较晚，第7周才能辨认生殖腺性别，第12周才能辨认外生殖器性别。

（一）原始生殖腺和原始生殖细胞

原始生殖腺来自中胚层的尿生殖嵴，当胚胎发育到第5周时，尿生殖嵴内侧部分上皮增厚称生殖上皮。之后，尿生殖嵴内外侧之间出现一条纵沟，将尿生殖嵴分为内外两部分，内侧部分称为生殖嵴，是生殖细胞的起源地，外侧部分称为中肾嵴。原始生殖细胞首先被发现于胚泡外，来源于卵黄囊（yolk sac）的内胚层细胞，非常靠近发育的尿囊（allantois）。在受精后第25天这些原始生殖细胞离开卵黄囊，沿着胚泡的后肠（hindgut）移行，约第6周到达生殖嵴，进而发育成卵巢或者睾丸。在原始生殖细胞到达生殖嵴期间，生殖上皮增生，并深入深层的间充质内。在间充质内，原始生殖细胞形成不规则的细胞索，即初级性索。

（二）睾丸的分化及下降

在人Y染色体的短臂近着丝点部位，有一个睾丸决定基因（testicular determinating gene，TDG），此基因的产物为Y-组织相容性抗原，简称H-Y抗原。凡有Y染色体的胚胎其所有细胞膜上都有H-Y抗原。当最初发生于卵黄囊的原始生殖细胞迁移到生殖嵴时，由于两者细胞膜上都含有H-Y抗原，通过相互识别作用，使原始性腺向睾丸方向发育。在人胚第7周，原始生殖细胞向睾丸分化，此时，初级性索与生殖嵴上皮脱离，继续向深部增殖，逐渐分化为许多细长弯曲的襻状生精小管，生精小管的末端吻合为睾丸网。第8周时，生殖上皮下方的间充质形成睾丸白膜，生精小管之间的间充质分化为睾丸间质细胞，并分泌雄激素。睾丸最初位于腹腔的后上方，在以后的胚胎发育中逐渐下降，最后进入阴囊内，此过程称为睾丸下降。在睾丸下降过程中，睾丸引带起了关键性的作用。睾丸引带是一种由未分化的间充质组成的长索状结构，头端连接睾丸及附睾，尾端与阴囊相连。睾丸下降可分为2个阶段，人胚第2个月时，睾丸下降约10个体节；至人胚3个月初,睾丸位置在腹股沟管内口附近,并保持到第28周,此为第1阶段。与此同时,腹膜沿腹股沟管向阴囊方向突出而形成一个盲囊称为睾丸鞘突(testicular vaginal process),体壁的肌肉及筋膜层也伴随鞘突而伸入阴囊内。随后,睾丸通过腹股沟环,沿着腹股沟管继续下降,超过耻骨缘,进入阴囊,此为第2阶段。大多数人在人胚7~8个月时睾丸即降入阴囊内,少数可在出生后1岁以内降入阴囊,若一侧或两侧睾丸在1岁以内仍未降入阴囊而停留在腹腔或腹股沟管内则称为隐睾症。

(三)生殖导管的分化

人胚第6周时,男、女两性的胚胎都产生两套生殖导管,即中肾导管(又称 Wolff 导管)和 Müller 导管(又称副中肾导管)。当胚胎向男性分化时,生殖腺分化为睾丸,Müller 导管退化,与生殖腺相连的中肾管分化为附睾、输精管、射精管及精囊腺。与睾丸相连的中肾小管分化为睾丸的输出小管。尿生殖窦的中下段分化为男性尿道前列腺部及膜部并分化出前列腺。当胚胎向女性分化时,生殖腺分化为卵巢,中肾管退化,Müller 导管分化为女性的输卵管、子宫和阴道的一部分。

(四)外生殖器的分化

人胚第4~6周时,尿生殖窦膜的头侧产生一小的隆起,成生殖结节,它是外生殖器的始基。随后,生殖结节的两侧间充质增生形成膨大的阴囊阴唇隆起,在生殖结节尾侧正中线上有一浅沟,称为尿道沟,沟底覆盖有尿生殖窦膜,于第9周破裂。在尿道沟的两侧,阴囊阴唇隆起内侧有一较小的隆起称为尿道襞。此时尚无性别特征,为中性期的外生殖器。中性期的外生殖器向男性发展的决定因素是雄激素。在雄激素(双氢睾酮)的作用下,生殖结节增长形成阴茎,生殖结节中央的间充质分化为尿道海绵体和阴茎海绵体。尿生殖窦的下段伸入阴茎并开口于尿道沟。不久,尿道沟两侧的尿道襞由尿道沟的后壁逐渐向阴茎头端融合,这样尿道外口就逐步移向阴茎头。阴茎头处形成一皮肤反褶,称为包皮。阴囊阴唇隆起移向尾侧并相互靠拢形成阴囊。中性期外生殖器在人胚第6周时形成,至第7~8周时开始分化,第10周时已可分辨性别。

二、性的起源(sexual origin)

性是生物学的概念,是男女两性在生物学上的差异,主要表现为第一、第二性征。两性在解剖、内分泌、心理和其他方面形成完全不同的性别个体。除了最原始的形式外,生物的繁衍首先必须有两种对立成分的结合,如雌与雄、男与女,这就是性。性是性别的特征。在较高等生物中,性一般由性染色体、性器官(第一性征)及性激素(副性征或第二性征)三部分组成,构成了雄体或雌体,男性或女性。不正常或病理性的性混乱,是这三部分失调的结果。从进化的意义上讲,性的主要功能是生殖,通过生殖保证生命的延续。生殖按其方式可分无性生殖和有性生殖两类。无性生殖是单个细胞分裂成两个细胞;有性生殖则是两个细胞结合并融合为一个单独的新细胞。有性生殖,一般地说,雌性的主要职能是产生卵,雄性是产生精子。人的卵子肉眼可见,直径约0.2mm,是人体最大的细胞,而精子即便以长度计也只有0.06mm,若以体积比较则只有卵子的1‰,人卵要比精子大8500倍。由于这层关系它们露面的机会也相去甚远,卵子约每1个月才排出1个,而不受时间限制的精子一次可排出1亿之多。雌性担负哺乳任务,乳房当然大于雄性。可是在与人同属灵长类的猴子当中就不是这样,唯有人类、类人猿才具有这一特征。英国动物学家莫里斯认为这是性的信号,乳房膨大就作为给异性的信号突现出来。人类女性丰满乳房的性魅力已为人们所公认,文艺复兴时期的名画家鲁本斯和波奇切利的画作都是以丰满的女性乳房为美。旧石器时代的"维纳斯"女神像为典型代表,它们具有明显夸张的乳房、臀部和上腹部。这些小塑像被认为是丰收女神,是赞美女性生育能力的象征。所以那时的男性多以丰满为择偶标准。而用于表现男性的作品是阴茎勃起的男性,时常携有一根棍棒或长矛。阴茎象征开始可能只是作为一种生殖的象征,到了古埃及文明时期,它们被赋予了更多的含义,成了对力量和权威崇拜的象征。人类个体最初也可以视为雌(卵子)雄(精子)同体(受精卵),以后向哪一性别发育则取决于内(Y染色体或 sry 因子)外(主要是性激素环境)因素。常由于内外因素的矛盾使发育出现偏异,从而导致不同程度的中间类型。

三、性征(sexual character)

性征是区别男女性别的特征,性别是指男女两性在心理学上的差异。人类具有四种性征。

1. 第一性征 男女生殖器结构和外形的不同特征叫第一性征,又称主性征。第一性征在出生时就基本完备了,决定第一性征的是遗传物质——染色体。第一性征表现为男女两性生殖器官的差异。主要指外生殖器的差异。男性有睾丸、附睾、输精管、阴囊、前列腺、阴茎;女性有卵巢、输卵管、子宫、阴道、外阴。

2. 第二性征 第二性征是青春期发育以后的特征。男女间外表、体形上的一系列差别,称为第二性征,又称副性征。第二性征的差异在男女青春期后尤为明显,其发生和维持是性激素作用的结果。

(1)男性:青春期发育后,主要由睾丸分泌的雄性激素促进体内蛋白质的合成,使人体各个系统向雄性化的方向发展,如促进骨骼发育,骨骼粗壮,体格高大,肌肉发达。皮肤发育增生而富有色素,汗腺和皮脂腺发育旺盛,分泌物增多,因而出现面部痤疮和粉刺。喉头突出,嗓音低沉变粗钝等。头发稠密,眉毛、腋毛、腹毛、阴毛生长发育旺盛。促进胡须生长发育,表面有稠密的胡须。生殖器官迅速发育,睾丸增大,曲细精管长度增加,管腔增粗,管壁上的精原细胞不断分裂增殖,出现各级生精细胞,最后产生精子。附睾、输精管、射精管逐渐增粗增长,精囊增大,并分泌精囊液。前列腺、尿道球腺等附属性腺也发育,阴茎增粗增长,此时大多已经历了初次遗精。

男性体内也有少量雌性激素维持性激素的平衡,有助于身体健康,但如果雌性激素超过男性的正常数值,就会导致身体出现疾病,还会造成外貌身材的女性化。例如:喉结不明显、乳房发育、身体肥胖、声音变细、胡须稀少、皮肤白嫩、体毛细少、性欲低弱、阴茎短小等。

(2)女性:女性体内性激素是以雌激素为主,雌激素促使向女性化发育。8—10岁身高突增开始,子宫开始发育;11—12岁乳房开始发育,出现阴毛,身高突增达到高潮,阴道黏膜出现变化,内外生殖器官发达;13—14岁月经初潮,腋毛出现,声音变细,乳头色素沉着,乳房显著增大;15—16岁月经形成规律,脂肪积累增多,臀部变圆,脸上长粉刺;17—18岁,骨骺闭合,停止长高;19岁以后体态苗条,皮肤细腻。骨盆宽大,乳腺发达,由于皮下脂肪多而显得体态丰满,嗓音细润,等等。女性宽大的骨盆对分娩有益,发达的乳腺为哺乳所需。

女性体内也有少量雄性激素维持性激素的平衡,有助于身体健康,但如果雄性激素超过女性的正常数值,不仅会引起身体疾病,还会影响外貌、身材的美观,导致女性变得男性化。例如:乳房扁平、体毛粗多、生出喉结、声音变粗、长出胡须、皮肤粗糙、脸上长痘、五官粗硬、性欲旺盛、阴蒂肥大等。

3. 第三性征 除了上述的形态和生理功能的差别之外,男女在心理上也有鲜明区别:这种男女性格和行为上的心理特征被心理学家称为第三性征。

(1)男性:雄激素促使男人的性格直率、雄心勃勃、火爆、易怒、好斗、好动、积极、自信、大胆,争斗精神强,有暴力倾向。对爱的要求强烈而且主动,喜欢与美丽、聪明、活泼的女子交朋友。

(2)女性:雌性激素使女人的性格平和、温柔、细心、耐心、谨慎、敏感、多愁善感、温文尔雅。对爱的要求被动,对被爱的要求强烈,喜欢与可靠、成熟、能体贴人、有男子气的男性为友。

4. 第四性征 传统观念认为男子气质的突出之处是刚强、女子气质的珍贵之处是温柔。随着时代的进展,气质的内涵也发生了较大变化。比如女性中不乏热情泼辣、豪爽刚烈、精明强干者;男性中也涌现出不少刚柔共济、感情丰富、务实稳重者。于是国外有些著名的心理学家提出男女双性化的概念即所谓第四性征。

四、性欲(sexuality)

性欲是人的一种心理与生理现象,是一种本能的对性的渴望,是指在异性性刺激下,引起性兴奋,产生要与异性进行性交的欲望。性欲、性心理发育同样要经历从"无性"到"有性",从低级到高级,从动物到人类的种系发生的全息过程。人类性欲和性心理发育要经历皮肤依恋期、口(鼻)腔依恋期、肛门(尿道)依恋期、恋父母期、同性依恋期、性器依恋期和性心理成熟期才最后发育完全。

(一)性欲发生的两性的生理基础

1. 性激素、性腺所构成的性内分泌系统,它维持两性性欲的基本张力和兴奋性。

2. 大脑皮质、脊髓低性兴奋中枢和性感区及传导神经组成的神经系统,它们保证机体对环境的及时有效的反应能力。

(二)影响性欲的因素

1. 遗传因素　性欲的强弱可能是受遗传因素的影响。

2. 激素水平　男女性欲强弱主要取决于体内性激素水平,性激素水平高性欲强,反之性欲低。如果体内性激素偏低,不管男女,性欲均会减退。

3. 夫妻感情　人类与动物不同,性欲的产生并不是单纯的生物本能,多由爱情所引发。良好的夫妻感情会产生性欲,促进增加性激素的分泌,使维持较高性欲水平,提高性欲,能维持正常和谐性生活,又会反过来促进夫妻的感情。夫妻间感情出现问题,夫妻关系不和,夫妻性生活不协调,会对对方产生厌烦心理,性欲大多减退。所以,性欲高低与夫妻间感情关系十分密切。

4. 缺乏性刺激　性欲的发生除了内在性激素作用原因之外,外界的性刺激很重要。男女双方借助于视觉、味觉、听觉、嗅觉、触觉等对对方形体的性刺激感觉,可以唤起双方性神经的兴奋,引起性欲。或者看有关爱情书刊、电影、电视等可激发性欲。缺乏性爱方面的诱发因素,缺乏异性的性刺激,性欲便受到抑制,或较长期无性生活或很少获得快感和满足者时使性欲降低。夫妻因各种原因分床睡觉,缺乏性刺激,可引起性欲低下。

5. 烟、酒、吸毒　烟和酒精对性功能的影响是可逆的,戒除烟酒后大多数人性功能可逐渐恢复至正常水平。

(1)酗酒:当血中酒精含量超过 40mg/100ml 时,人会行为笨拙,言语不清,性欲明显减退。若长期过量酗酒,性腺可能会中毒,导制男性睾丸萎缩、性欲衰退,精子畸形。女性酗酒易出现性功能紊乱,阴道分泌物减少,引起性交疼痛和快感缺乏,因而导致性欲下降。

(2)吸烟:美国科学家对一组 35 岁年龄组有吸烟嗜好的人进行了调查和阴茎 X 线拍片,结果发现被调查者无一例外地患有阴茎动脉硬化,而且吸烟量越大、吸烟史越长,阴茎动脉狭窄也就越明显。由于阴茎海绵体不能很好地充血、膨胀,从而会导致性功能低下。长期大量吸烟与不吸烟者相比,更容易引起阳痿。女性经常吸烟者,烟草中的尼古丁会引起动脉收缩,减少流向阴道的血液流量;生殖器官由于血流量的减少而变得不敏感,使性唤起和达到性高潮产生障碍,并出现月经不调,排卵停止,乃至发生性冷淡。

(3)吸毒:性欲冲动是受中枢神经介质系统调节的,多巴胺对性欲起着刺激作用,而长期吸毒的人由于毒品抑制了多巴胺的作用,从而影响性欲冲动,减弱了对性欲的欲望。

6. 年龄因素　青壮年期是性欲的高潮期,以后随着年龄的增加而逐渐减退,对性的要求也逐渐减低。这和男性青壮年以后睾丸功能逐渐降低,睾丸所分泌的性激素逐渐降低有关。但性功能的个体差异很大,有的男子到 80－90 岁仍有较强的性欲,绝大多数老年人仍有正常的性生活。一般而言,男性在 18－25 岁时,性欲最高涨,而女性则在 30－40 岁性欲最高涨。但随着年龄增加,性激素的减少,性反应迟钝,性器官血液循环较差使性欲减退。绝经后逐渐减退,60 岁左右开始显著减退。

7. 疾病因素　几乎所有严重的全身性急、慢性疾病均可导致男性性欲低下。只有健康的身体和充沛的精力,才会有旺盛的性欲;健康状况不佳,难以唤起性的欲望,如下疾病可影响到性欲。

(1)内分泌疾病:各种内分泌系统疾病,如甲状腺功能低下或亢进、肾上腺皮质疾病、垂体疾病都可导致性欲的减退。引起生殖腺功能低下的疾病,如 Klinefelter 综合征、无睾症(anorchism)、男性 Turner 综合征、垂体功能低下、蝶鞍上肿瘤等,它们可直接作用于睾丸水平,也可作用于下丘脑、垂体水平而间接影响睾丸的功能,使睾酮的合成减少而致性欲低下。

(2)神经系统疾病:脑损伤、卒中(中风)、瘫痪等神经系统病变,性欲低下甚至害怕性生活,性功能障碍。

(3)生殖系统疾病:包茎、阴茎硬结症,阴茎发育不全等,常因机械性、睾酮偏低、心理性或生理性因素,使性交困难或不能性交,久之可导致性欲低下,甚至无性欲。

(4)早泄导致女性长期未达到高潮快感,觉得性生活无乐趣,导致性欲降低。

(5)其他器质性病变:如心血管系统、呼吸系统、消化系统、运动系统的各种器质性病变,性欲低下,对性功能产生不同影响。

(6)手术创伤:各种大、中手术后均可使性生活受到不同程度的影响,导致性欲降低。

(7)生殖系疾病:如尿道炎、前列腺炎、急性附睾炎、精囊炎、阴茎损伤、尿道损伤、阴囊损伤、外生殖器感染等疾病,均可导致性欲下降。

(8)急、慢性病:全身性急、慢性疾病都可导致男性性欲低下,如肝硬化、慢性肾衰竭、慢性活动性肝炎等全身性疾病,可破坏正常的激素代谢过程,导致患者生理和心理上的衰竭状态并伴有性欲的减退、缺失。遗传性及营养性疾病亦可引起性欲低下。感冒发热引起性欲减退。

8. 药物因素　很多药物可导致男性性功能减退,阳痿和射精异常。

(1)抗高血压药物:均有不同程度引起性功能紊乱的不良反应。

(2)抗精神病药:与抗高血压药物相似。

(3)抗过敏药物:镇静催眠药物会抑制性兴奋,抑制促性激素的分泌,从而降低性功能。

(4)治疗抑郁的药物也可能降低性欲。

(5)激素类药物可能影响雄性激素分泌,进而致性欲减退。

(6)感冒药中含有的苯海拉明、假麻黄碱等会影响性欲,导致男性勃起功能障碍。

(7)口服避孕药因含人工合成雌激素,可能使阴道分泌物减少,过于干燥而产生性交不适,进而降低性欲。可致女子性冷淡。

(8)中药也不是绝对安全的,例如知母、黄柏会降低性神经兴奋。

(9)滥用药物:海洛因、美沙酮、中等剂量大麻长期应用,可引起性功能障碍。

(10)其他药物:西咪替丁、氮芥、长春新碱、地高辛、炔雌醇等可诱发性欲低下的发生。

(11)长期接受放射治疗,也可导致性欲降低。

9. 精神心理因素

(1)性恐惧因素:曾有过被性骚扰、强奸、乱伦等创伤性经历;害怕性病和意外妊娠;对卫生感到忧虑;对配偶感情冷淡等。被对方在性生活时嘲弄、贬低、责骂、拒绝同房、婚姻不美满、不协调,性生活的创伤,以及有不正常的性关系,精神类型的差异和长期精神压抑等。

(2)缺乏自信心:对自己的外貌或体形不满意,疑虑自身外生殖器发育不良,阴茎短小。从而感到自卑、内疚或者羞愧。第一次性交失败后,恐惧再次失败。

(3)情绪因素:性欲易受到不良情绪影响,心态好、情绪好,心情舒畅,性欲强;情绪不好,性欲减退,在失业、失去亲人后情绪极度悲伤、消沉时,性欲减退,甚至可能完全丧失。

10. 疲劳因素　畏惧事业失败,工作压力大,过度紧张繁忙,超负荷运转,劳累过度,疲倦不堪,抑制了性兴奋而造成性欲低下。

五、性欲期(sexual stage)

性欲期是指心理上受非条件和(或)条件性刺激后对性的渴望阶段;是以性幻想和对性渴望为特征,只有心理变化,而无明显生理变化;是性反应周期中最先出现,但也是最复杂且最难以捉摸的阶段。它完全是一种想象和迫切希望进行性行为的心理活动,可能是由于性激素,特别是睾酮这一调节因子,作用于大脑性欲控制中枢而触发的,但其出现必须具备促进性反应的心理环境。

兴奋期生殖器官充血反应,即通过局部接触,特别是动欲区的直接刺激引起的脊髓中枢反射性活动,由视觉、听觉、嗅觉刺激和心理上的性想象作用于大脑皮质,再通过交感和副交感神经将冲动传递至生殖器官而实现。因此,在没有与对方身体发生直接接触的情况下,性兴奋期的出现是完全可能的,实际上是大脑心理活动的继续和发展。

六、性幻想(sexual fantasies)

性幻想亦称“性想象”,为一种含性内容的普遍存在的虚构想象,是指在清醒状态下对不能实现的与性有关事件的想象,也称作白日梦。处于青春期的少男少女,对异性的爱慕和渴望,很强烈,但又不能与所爱慕的异性发生性行为,通过想象而达到性兴奋的一种自我刺激的性活动方式,以满足自己的性欲望。

性幻想的内容比我们现实行为要较少地受到社会道德准则和规范的约束,多偏离正常的世俗观念,可以同时和多个幻想中的女子进行性接触,性幻想的内容想象是无止境的和变化多端的,它可以单独发生,也可以在手淫或性交时发生,具有增进性乐趣、自我满足的性功能。性幻想是大脑皮质活动的产物之一,介于意识和潜意识之间,是对现实生活中暂时不能实现的希望的精神满足,可强化躯体刺激,加深性体验,提供更深层的性满足。

性幻想除有助于自身的性兴奋和性唤起之外,并没有什么明显的副作用和对身心的伤害。但若超出限度,整天沉溺于性幻想,干扰了学习和工作,影响了正常的人际交往,就会对心理发育造成伤害。

七、性爱抚(sexual foreplay)

性爱抚是性交前的一个求爱的过程,是性爱活动中表示情爱关系的一种行为方式,是人类性行为的重要形式之一。性爱抚是性生活的开始,亲吻、拥抱、触摸等都是为了达到性兴奋而必不可少的一些基本活动。性感区就是通过性爱抚来唤起性反应。事前爱抚为性交的顺利进行提供了生理上和心理上的准备与保障,使双方能暂时摆脱与性生活无关的其他繁杂念头,充分放松,减少外来干扰,从而把精力高度集中到自己的躯体感受上来。对于老年配偶,接吻和皮肤触摸往往是性行为变式的最主要内容,可以达到性满足。

八、青春期性意识发展(adolescent sexual consciousness development)

青春期是儿童向成人过渡的中间阶段,它最大特征是性发育的开始并逐步完成,同时男女青年的心理和生理也会发生巨大的变化。有人把它称为"人生历程的十字路口"。他们对性的意识,由不自觉到自觉;由同性转为异性;对异性的兴趣,由反感到爱慕到初恋。这是每个人生必经的历程。在整个青春期中,青年男女的情绪多动摇不定,容易变化,如果不注意及时引导,常可使某些青年人滋长不健康的性心理,以致早恋早婚、荒废学业,有的甚至触犯刑法,走上犯罪的道路。因此,不论青年本人、家长或老师,均应对青春期的

性心理变化有一定了解,才会培养出不仅体质健美而且有健康心理的青年一代。一般把青春期性意识的发展分为疏远期、爱慕期、恋爱期 3 个时期。

1. 疏远期 这一时期始于童年末期,终于少年中期,介于 10—13 岁。此期性功能还没有完全成熟,由于第一性征的变化和第二性征的出现,性别意识也是刚刚萌芽。当他们发现彼此间性别的差异,便产生明显的性不安。如少女对日渐隆起的乳房感到羞怯,少男则害怕被人看到开始长出的阴毛,因而小便、洗澡时也遮遮掩掩。他们对两性间的接触持疏远和回避的态度,如因学习而需要接触时,双方会感到拘束和难为情。一般说来,男女少年的这种疏远,要持续一年左右,有时甚至会更长一些。在这一时期,男女界线颇为明显,男女同学很少一起活动,即使在学校组织的集体活动中,男女之间也不愿接触。个别男女学生干部之间接触得多一些,男生会嘲弄、起哄,女生会窃笑、讥讽会使得男女同学更惧怕接近。尽管他们在内心深处都已产生了接近和向往异性的愿望的萌芽,但外表上对异性却故意敬而远之。在疏远期,男女少年也是有别的。就女性少年而言,由于她们步入青春发育期的时间比男性早,体态变化出现的时间和程度也较男性早,因而其羞涩感也更为强烈,对男性的疏远也更为主动和自觉。男性少年则不同,虽然他们也因自己生理上的变化而意识到男女有别,但由于这种变化不像女性那样显著,因而这种意识不很明显,对异性的疏远也不那么自觉和主动。他们仍然会像童年时代那样按照自己的意愿去从事自己喜欢的活动。而当他们明显产生羞涩感而企图主动、自觉地疏远异性时,女性此时已跨入了下一个时期——爱慕期了。

2. 爱慕期 爱慕期这一时期始于少年初、中期,终于青年初期,介于 13—17 岁。这是青少年异性意识表现和发展的一个重要阶段。这一时期的产生,是由于青春发育期高峰的到来而引起的,其主要表现形式有二:一是情感吸引,二是渴求接触。就其一般性而言,有如下 4 个特点。

(1)喜欢表现自己:在这一时期,无论男性还是女性,都喜欢在异性面前表现自己,以期引起对方的注意和肯定。

(2)感情交流肤浅:两性间接触时感情交流比

较隐晦含蓄,常以试探的形式进行。如女生常以眉目传情,或借口要求男生帮助以观察对方对自己感情流露的反应;男生则借口与女生说话,或通过主动帮助女生做事以获得对方感情反馈的信息。很少能达到感情上的真正交流。

(3)交往对象广泛:一般说来,周围的同龄异性,只要有某种契机拨动了自己感情的琴弦,就有可能成为亲近的对象。爱慕的对象不是确定的、单一的。

(4)向往年长异性:在爱慕期,青少年有时也会出现喜爱、向往、崇拜年长异性的现象。

3. 恋爱期　这一时期一般始于青年初期的中、后阶段,青春发育完成已达成年阶段,介于17-20岁是青春发育期异性意识发展相对成熟期。男女青年把友情集中寄予自己钟情的一个异性身上,彼此常在一起,情投意合,在工作、学习中互相帮助,生活中互相照顾体贴,憧憬婚后的美满生活,并开始为组织未来的家庭做准备工作。这时的青年对周围环境的注意减少。女青年常充满浪漫的幻想,向往被爱,易于多愁善感,男青年则有强烈爱别人的欲望,从而得到独立感的满足,他们的心情往往较兴奋。恋爱期异性交往有以下4个特点。

(1)特定性:交往对象的特定性,在恋爱期,男女青少年已开始按照各自心目中的偶像寻找“意中人”。他们追求特定的异性,并喜欢与之单独在一起活动,出现了不喜欢参加集体活动而带有“离群”色彩的心理倾向,这一特点在男性身上表现得最为明显。

(2)浪漫性:相互爱情的浪漫性,这一时期的男女青少年往往把恋爱看成为一种神秘的、奇妙的、难以理解的力量。对恋爱的浪漫态度,典型的表现是“一见钟情”,认为恋爱是婚姻的唯一标准,真正的爱是永恒的,一生只有一次等。这种浪漫的爱情与关系基本稳定、坚固、和谐,和以注重现实为特点的爱情是不同的。

(3)深刻性:感情交流的深刻性,与爱慕期两性感情交流比较隐晦含蓄和以试探的方式进行不同,在这一时期,两性间的感情交流较为直率、系统,并常以幽会的方式进行。

(4)占有性:对爱恋对象的占有性,这一时期的男女青年会产生对爱恋对象的占有欲,并出现毫不掩饰的嫉妒心理,对爱恋对象与自己的同性同学和朋友的接触十分不满,对自己的同性同学和朋友与自己爱恋对象的接触既尴尬万分,又十分愤恨。这种占有欲主要是精神性的,但有时也表现为肉体性的。

九、性观念(sexual concept)

性观念是一种经过社会文化锻造的性道德观念,包括对性生理、性心理、性行为、性道德和性文化等的总认识和看法,如择偶观、恋爱观、婚姻观、性别角色、性与爱的关系、性行为体位的转换、手淫遗精、生育观、老年人与性的关系看法等。性观念相对稳定,就会构成当时社区的性道德和性行为规范,后者又反向制约于所在社区个性的性行为。青少年的性观念基本上可以通过他们对婚前性行为的态度得到反映。

美国年轻人的性标准可以归为4类:①禁欲主义(abstinence),不管在什么情况下,男人和女人在婚前发生性行为都是错误的;②相爱,则可以接受,在某些特殊的情况下,男女双方已经订婚、彼此相爱或者感情深厚时,发生婚前性行为是对的;③不相爱,也是可以接受的,即便没有感情或者稳定的性关系,只是基于纯粹的性吸引,不论男人还是女人发生婚前性行为都是正确的;④双重标准,婚前性行为对于男人来说是可以接受的,但对于女人来说则是无法接受的。

时代的进步,带来性观念的不断变化,目前,我国社会出现的大量婚前性行为和婚外恋现象,已影响到我国家庭道德建设和青少年的健康成长,这与性观念的过于宽松和“自由”有密切关系。如何宣传推广当代中国健康的性观念,我国性学专家认为,一要有科学精神,二要有文明标准,三要发扬中国优秀文化传统。树立正确的性观念,正确看待性及与性相关的活动和行为,树立正确的恋爱观和婚姻观,是夫妻和睦、家庭幸福的前提和条件。合理的性观念要既符合中国国情,又代表时代潮流的倾向。

1. 对性的肯定　性在人的一生中是必不可少的,即在任何年龄段都不要把性及与性有关的性行为视作淫秽、下流的东西。

2. 严肃对待婚姻　不把婚姻当儿戏,婚前慎重决定是否能与恋人过一辈子,婚后则不轻言离婚,婚前恪守贞操,婚后不再搞婚外恋,这对家庭稳固、子女教育、社会安定都有积极意义。

3. 忠贞爱情　是对人类真善美感情的肯定和追求,是确认爱情是婚姻关系的基础。牛郎织女、孟姜女、梁山伯与祝英台、白蛇传等中国著名民间传说都是以歌颂男女忠贞爱情为主题的,已成为我国传统性观念的优秀遗产。那种灵与肉、性与爱分离、消费爱情追求肉欲的观念是不值得推崇的。

4. 确保性健康　把性生活与保健相结合,老年人延长两性生活的能力,维持均衡、规律、有节制的性生活,对于延年益寿大有裨益。

十、性健康(sexual health)

性健康是指具有性欲的人在躯体上、感情上、知识上、信念上、行为上和社会交往上健康的总和,它表达为积极健全的人格,丰富和成熟的人际交往,坦诚与坚贞的爱情和夫妻关系。世界卫生组织认为,随着人类文化和生活水平的提高,人类的性问题对个人健康的影响将远比人们以前所认识的更为深入和重要,对性的无知或错误观念将极大地影响人们的生活质量。

(一)性健康内容

1. 生殖健康　根据社会道德和个人道德观念享受性行为和控制生殖行为的能力。

2. 性心理健康　消除抑制性反应和损害性关系的诸如恐惧、羞耻、罪恶感以及虚伪的信仰等不良心理因素。

3. 性生理健康　没有器质性障碍、各种生殖系统疾病及妨碍性行为与生殖功能的躯体缺陷。

(二)性健康标准

个体性健康标准包括性生理健康、性心理健康和性行为健康3个方面。

1. 生理健康　有正常发育的生殖器官和第二性征;生殖系统功能正常;有良好的卫生习惯,保持生殖系统健康。

2. 心理健康　性心理健康指性心理的形成是健康的;有健康的性别自认;用正常的心态对待各种性问题。

3. 行为健康　性行为健康是指性行为符合社会规范;遵守性行为的道德要求;履行性行为的社会责任。

(三)性健康心理标准

性心理健康必须具备以下4个条件。

1. 个人的身心应有所属,有较明显的反差。如果阴阳莫辨,就难以实施健全的性行为与获得美满的爱情。

2. 个人有良好的性适应,包括自我性适应与异性适应,即对自己的性征、性欲能够接纳,与异性能很好相处。

3. 对待两性一视同仁,不应人为地制造分裂、歧视或偏见。对曾因种种历史原因形成的一切与科学相悖的性愚昧、性偏见及种种谬误有清醒的认识,理解并追求性文明。

4. 能够自然地高质量地享受性生活。

性心理健康作为身心健康的一部分,与人的身体构造、生理功能、心理素质和社会适应密切相关,因而影响性心理健康的因素也是多方面的。一是父母的素质,在相当大的程度上,遗传基因和胚胎发育决定身心的状况;二是本人,因为个人自懂事起,便对自己的身心发展拥有一定的支配能力和责任;三是家庭与社会的教育。凡生活在能够科学文明地对待社会和家庭环境的人,往往都能自然、自主而愉悦地面对性、对待性,而在谈性色变的家庭或社会环境里,人被迫对性产生肮脏、神秘、不光彩的心理,这种逆自然性的精神状态,与自然的人生需求的矛盾和抗争,往往扭曲人性。这不仅导致性心理的不健康,而且还会对人的一生产生不良影响。

(四)性卫生保健

性卫生保健也就是如何实现性健康的问题,它不仅和生育与生育控制有关,也和预防艾滋病等性传播疾病侵袭的医疗保健有关,还是生活质量不断提高的保证。性卫生保健问题贯穿于人的一生,在不同年龄阶段具有不同的重点和内容。

1. 儿童期　父母如何对待儿童玩弄生殖器官的性行为问题,怎样回答孩子提出的形形色色的性问题,父母在孩子面前的亲昵等行为举止的适度与禁忌问题。

2. 少年期　孩子们对性器官的好奇,性器官的较量,性游戏(如医生、护士的扮演,过家家等),模仿父母或影视银幕所见的成人行为。

3. 青春期　手淫,因身体发育带来的种种性困惑或性焦虑,同伴间的性尝试,恐人症,孤独感,无聊感,躯体不适,情绪波动,白日梦。

4. 未婚成年期　对性的需要,寻找伴侣所遇到的困难,自卑感,失落感,失恋或失足,性焦虑,没有归宿的爱情,愿意接触异性又害怕妊娠,充当第三者。

5. 已婚成年期　随结婚而出现的性问题,新婚的适应困难,处女膜问题,情感疏远问题,离婚,婚外恋,无端嫉妒与猜疑,中年性失调,老年性淡漠等。

(五)婚前性健康

婚前性卫生指导是帮助人们达到性健康的重要措施,其具体目标是帮助服务对象达到以下几点。

1. 系统了解和认识男女生殖系统的解剖、生理和发育变化规律。

2. 认识性心理的发展规律和性成熟的发展过程,保持良好的性心理卫生。

3. 树立正确的性价值观,保持人格完善,具有正常的情感和理智,并能以意志调控行为。

4. 明确所担任的社会角色责任,并能有效地运用自己的性征。

5. 理解遵守性道德对人类生存发展的重要性,以正确的性道德观念和社会规范对个人性行为进行必要的约束。

6. 掌握夫妻间满意、和谐性生活的途径,并有效地预防性传播疾病、意外妊娠和生殖道损伤。

总之,性健康是人类健康的一个不可缺少的重要组成部分,万万不能忽视,要想实现性健康就必须重视性卫生保健,而性教育则是性卫生保健的基础,尤其是加强父母对子女的早期性教育(主要是言传身教,树立正确榜样和形象),从儿童抓起;发挥学校在履行性教育中的积极作用(这将起到家长难以发挥的作用);凡此种种将给青春期发育期的孩子带来能受益终生的良好影响,从而保证他(她)们一生的幸福与性健康。

十一、性教育(sex education)

性教育是关于人类的生殖、生活、生理需要、交媾以及其他方面性行为的教育,对青少年进行的性生理、性心理知识的教育。主要内容有:男女生殖器官的解剖学知识;发育期的身体变化状况;生育的过程;性的道德教育;计划生育、优生知识

等。一般将创造及其生命的过程分阶段叙述,包括受孕、胚胎与胎盘的发展,妊娠和分娩。经常也包括如性交传染疾病(性病)和预防,以及避孕。

(一)性教育目的

1. 使个人获得与年龄增长相一致的有关性生理、心理和感情上的应有知识。

2. 使个人对性发展中出现的种种现象(包括自己和他人)能采取客观和理解的态度。

3. 消除个人在性发展和性行为中的焦虑和恐惧等种种不良情绪,促进身心健康。

4. 帮助人们正确地认识与处理男女两性关系及其相关的道德与法律,增进对自己性行为所负的责任感。

5. 帮助人们建立和谐的婚姻关系和科学文明的性生活,促进社会稳定。

6. 抵御色情作品、性工作者对人们身心健康的毒害,促进社会精神文明。

7. 普及优生、优育知识,促进人口素质的提高。

8. 促进健康的人与人之间关系的形成,防止性放纵和性罪错。

(二)性教育内容

有关人类生殖器官的形态学知识。有关人类性生理和性发育的知识。人类生育的知识。人类正常的性行为反应。避孕的知识。人类各个年龄阶段的正常性发展和性行为。男女性征上的异同。性变态和性紊乱的表现及其防治知识。性功能障碍的表现及其防治知识。性病的表现及其防治。建立和谐的夫妻性生活的技能。性罪错的防范。有关性道德规范和有关法律知识。有关性功能、性病的一些基本药物知识等。

性心理、性观念、性意识等的发展在各个年龄段之间都有着内在的密切联系,不同年龄、不同状况的人,在生理、心理、情感等方面各有其特点。因此,性教育应分不同年龄阶段进行,每一阶段均应采取适宜方法和进行特定内容的教育。

(三)性教育适用人群

1. 婴儿期　给孩子取一个合适的姓名,穿衣和购置玩具不必拘泥于孩子的生理性别,根据孩子的喜好而定。

2. 幼儿期　帮助孩子认同自己的性别,对男女儿童性器官的差别和"我是从哪里来的"提问,

父母可坦然相告。要让孩子与同龄的同性和异性孩子一起游戏玩耍，培养孩子与同龄人相处的自然而健康的态度，建构健康的人格。

3. 少年期　青少年是一生中世界观、人生观、幸福观、婚恋观的形成和个体社会化适应的关键时期，是长知识、长身体、生理和心理变化急剧、可塑性最强的时期，也往往是由于性的生物性因素急剧发展与心理性因素、社会化要求不相适应，最容易出现偏离及越轨行为的危险时期。这个时期性功能的成长很快，如得不到及时正确的教育引导，最容易出问题。正确的性教育包括性伦理道德教育，法律的教育和积极的引导灌输，这对于帮助他们建立正确的性观念，树立正确的性态度都有着不可忽视的重要作用。

青少年在发育过程中不可能自发的理解和科学的认识性问题，由于缺乏系统的正规的性教育常使他们对性产生矛盾、困惑、迷惘和焦虑。因此，这个时期应使青少年懂得男女生殖器官的解剖生理、月经、遗精等的生理知识，了解性生理、性心理、性道德和性传染性疾病传播等知识。正确认识性意识发展的变化，增强自我管理、自我约束的能力，保持性心理的正常发展，促使他们形成抗拒性诱惑和妥善处理两性交往等问题的能力，如何正确看待自慰问题，防止早恋和性罪错行为。对女孩还要加强自身保护的教育。培养社会主义性道德观念，掌握与异性交往的行为准则，帮助他们顺利度过青春期，健康跨入成年期。

4. 青年期　青春期是进行性健康教育的关键时期，在这个时期，男女性器官发育成熟，在生理上发生一系列变化，同时也是心理上发生较大变化的时期。青春期的性生理特点是易出现性冲动，是一种复杂的心理生理欲望，包括接触欲和排泄欲两方面的需求，前者是指身体接触的欲望，如亲吻、拥抱、抚摩等；后者是一种排泄欲望，包括手淫、梦遗、性幻想等。

有关恋爱择偶观的教育，提高妥善处理两性交往中复杂问题的能力；婚前性行为问题的教育；性道德和持重、含蓄的性文明观的教育；防止性放纵和性罪错的教育；婚前优生优育及有关性行为知识的教育；新婚性生活的指导及避孕、计划生育的指导。

5. 成年期　有关性爱的艺术，如何提高夫妻性生活质量的教育；如何防止婚外性行为、乱伦的道德教育；如何进行子女性教育的教育；性病及其他有关生殖系统病的防治，有关性生活的保健教育等。

6. 老年期　关于老年人性生理和性行为变化规律的教育，从心理上帮助老年人树立对晚年性生活的信心，调动老年人维持性生活的能力。

人类的性与婚姻家庭方面存在的问题，旧的不健康的低级庸俗的观念和不恰当的生活方式，特别是在对农村和文化落后的地区仍然有其一定的影响，而在经济文化发展快的地区，腐朽的资产阶级的观念（包括性自由、性解放）和生活方式又有较大的冲击和某种程度的泛滥，为了建立社会主义的婚姻家庭观念和科学文明健康的生活方式，应加强群众性的普及教育工作。

（陈在贤　鲁栋梁　刘继红）

第二节　人类性行为（human sexual behavior）

人类性行为是为了满足性欲和获得性快感而出现的性行为，狭义的性行为就是指性交。广义的性行为包括性交、手淫、接吻、拥抱和接受各种外部性刺激形成的性行为。性行为是繁衍后代的需要。

一、人类发情期的消失（human oestrus disappears）

（一）动物发情期

所有的哺乳类动物的雌性在生殖生理机制方面都是以发情期的方式来进行繁衍的，即在某个季节或某些日子里，雌性动物才具备渴求性行为的能力和欲望，而在其他时间里则不接受交配。在自然界中，动物不能改变自身生存的环境，在恶劣的自然环境里自生自灭，自然淘汰，性交和生育是分不开的，繁育后代只能在适应的环境（适宜温度、充足的食物等）中进行，因此久而久之，很多动物形成了在适宜的生存环境期才发情，发情就意味着与异性性交，性交受精就繁殖后代。性成熟的雌性哺乳动物在特定季节里，卵巢上的卵泡成熟排卵，在排卵期，卵泡分泌的雌性激素增多引起性欲,发生生殖导管黏膜充血、水肿,黏液增多;吸引和接纳异性,欲与雄性动物交配,这个时期叫作发情期。发情期和休止期有规律的交替出现,这种周期性的变化称为发情周期。各种动物发情期的长短各有不同,如小鼠 3h,牛 12~22h,羊 24~36h,猪 2~3d,马 4~6d,狗 9d。大部分野生动物的发情多在春秋季,有的动物一年只发情一次,发情期较长的,如狐、熊等。也有一年出现多次发情,一年生产数次,每次产仔 5~6 个,如鼠类。在哺乳动物中的猿科动物里,发情就已经不是根据季节出现,而是出现于月经周期中的某些天。比如罗猴、狒狒,它们的月经周期大约为 30d,在其他的日子里则不发情。像中国的国家级保护动物,东北虎、大熊猫之类的,它们到发情期时,就开始寻觅异性交配。

(二)人类发情期的演变

在人类的进化中,物竞天择的结果,逐渐改变了自己的生存环境,人类女性发情期的逐步消失与人类劳动生产有密切的关系。大约在 175 万年前,古老人科生物结构随着物质生产的发展,逐步形成了狩猎和采集两个相对独立的生产部门。狩猎集团的成员由成年男性和不带小孩的女性组成,称为"两性关系集团";采集集团由带小孩的妇女、孕妇、老人和小孩组成,称为"亲子集团"。

1. 发情期性行为被克制　古老人类在狩猎之初,由于生产工具及捕猎方法的落后,狩猎集团尽可能获得多的食物是第一要务。当女性发情期到来,性欲旺盛、渴望性交时,如若男性狩猎一无所获,在没有食物、饥饿的情况下人们没有心情寻求性快乐,无暇顾及性行为;或偏偏碰上狩猎生产的紧张时刻,忙于生产的男性无暇顾及,使处于发情期的女性得不到性满足;只好压抑克制忍耐自己的性欲望。

2. 非发情期接受性行为　当狩猎活动结束后,人们获得了足够的食物,此时她们的发情期已结束,性兴奋处于低潮时,因狩猎生产上的间歇,男性们积蓄了一段时间的性欲望需要发泄,即使女性没有性欲也要发生性行为。所以,紧张的狩猎生产,必然以一种不定期无规律的性行为节奏冲击着女性的发情周期。

3. 发情期消失　由此男女之间的性行为因狩猎生产这一要务的影响出现了"时差",女性在

性兴奋的时候得不到性交的机会,需要克制压抑性欲,久之性兴奋点就会逐渐降低。而在女性性低潮时,往往因狩猎的间隙期又要受到男性较为集中的性刺激,使女性的性兴奋又得到相应的提高。如此反复的刺激影响,使得女性的性功能发生了潜移默化的转变,发情期慢慢消失了,女性和男性一样在任何时候都具有性欲望,在除了月经期外的任何时候都可以性交了。这种生理机制经过了漫长的演变进化才得以完成,并以遗传的方式传给下一代。女性发情期的消失,为人类男女之间爱情的萌生奠定了生物学基础,更主要的是女性可以更加从容地按更高标准来选择自己的性交对象,从而生育出在身体、智力上都超过自己的后代,保证了人类素质的不断提高,促进了人类的进化。只是女性或多或少地保留着一点点发情期的遗迹,女性在月经周期的中期(即排卵期)有较频繁的性行为,而且达到性高潮的频次也以此期间为最高,这是人类先祖具有发情期的一个遗迹。

4. 人类发情期消失的结果

(1)人类在任何时候都可以性交,女性受孕的机会大大增加,但人类有控制自己节制生育的能力。

(2)女性的性意愿有独立性和不可侵犯性,如果违背了女性的主观意愿而进行性交就是"强奸"。

(3)人类的性活动总量就远远超过了任何一种动物,性活动方式和情感活动也逐渐地发展和丰富起来,形成了丰富的性文化。

(4)人类女性无发情期,排卵期一般在月经周期的中期,或用测基础体温(排卵期体温上升 0.5℃),或用排卵试纸,因此,人类在排卵期性交主要是为生育。此外,一个月里最少 20d 内性交可满足性欲望及性生活的乐趣。

二、性交姿势演变进化(evolution of human intercourse)

人是从动物进化而来的,而性交方式是从动物演变进化而来。由"爬行"到"直立"行走。由"后进位"性交,逐步演变进化到"前进位"性交,即面对面性交。

人类通过长期的面对面性交的实践,在人体前面大大地扩展了性敏感区,如口唇、生殖器、女

性的乳房等;特别是女性出现了高度发达的性刺激感受器官——阴蒂,它是女性性唤起和达到性高潮的主要刺激点。性敏感区对加强性刺激、激发性兴奋、增强性交效果起到十分重要的作用。

面对面性交不仅明显减少了性交时女方的被动性,还便于男女双方对话、接吻、抚摸爱抚性敏感区等,特别有利于刺激女性性敏感感受器官——阴蒂。因此面对面性交大大增强了性交快感,并有利于受孕。

人类学家认为,面对面性交的姿势使男女双方都有了稳定、牢靠的身体支撑点,从而延长了性交时间,除了达到本能的生殖目的外,更使男女双方共同体验性的情感快乐,揭开了人类一项最基本的情爱交流。

三、人类性行为的特性(character of human sexual behavior)

以社会学的角度看待人类的性行为,这种精神上的欲望与满足就像对食物的需求一样,是人类与生俱来的生理需求与本能。然而人类的性行为并不等同于动物单纯的交配与交配行为,还具有诸多其他属性,将其属性概括为以下7个方面。

1. 自然性 人类的性需求与性行为是与生俱来的天性,与一切生物的繁衍相同,并非人类所独有。性与人类共存,当性器官成熟后,在足够的性激素刺激下,男性的睾丸及附属腺体不断产生精子和精液,数量越多膨胀感越强烈,并促使排泄,这是排泄欲的产生,是生理性的。性能量过多的蓄积,使人精神紧张,焦躁不安,性交是机体松弛的一种方法。因女性的卵泡成熟,雌激素分泌增加,性敏感程度增高,前庭大腺和阴道也有分泌物积聚,需要排放,加以成熟女性有一种"阴道饥饿"感,只有容纳阴茎的抽动,才能消除紧张心理。性活动是人类的基本活动之一,每个人都是性行为的产物。除了吃饭以外,性要求是人类第二自然本能,性行为是延续后代的必要手段,是维持夫妻关系的纽带,人们在满足性要求的过程中获得极大的愉悦。同时,在正常情况下,每个人都有性要求。

2. 隐蔽性 人类性行为有隐私性,这是人类有别于动物最为显著的特征。

3. 责任性 人类性行为具有明确的社会责任性,性行为不仅对对方负责,还应对性行为产生的后果——新的生命负责。正确的性行为,会很自然地做到优生优育,生育健康的后代。

4. 长期性 性行为是伴随着人的一生而存在的,人从幼儿时期开始,就有性意识,到青春期得到迅速增强,结婚以后付诸实践;即使到了七八十岁,多数人还有性意识、性要求和性行为,只是表现形式和中、青年时期稍有不同而已。

5. 科学性 性爱应结合双方身体健康、年龄、心情等具体状况进行,以提高性爱质量;注意避免月经期间、醉酒后、过度疲劳时、心情不好时过性生活,这会导致不满意的性生活效果,注意性卫生,防止性传染性疾病传播。

6. 风险性 性交的风险性包括:①病理性风险,由于性滥交所致的性病,如艾滋病、梅毒、淋病、尖锐湿疣等;②外生殖器损伤,如性暴力、性粗野、性虐待、性交不当所致阴茎损伤,阴道损伤;③性心理伤害,性生活不满意导致阳痿、早泄、性冷淡、性抑郁症等;④性交猝死,由性行为过度引起的意外突然死亡等。

7. 人权性 性行为是人类的自然本能,绝不只是个人的私事,绝不只是满足寻欢作乐,它要对对方负责,对后代负责,对社会的发展负责,所以具有极大的严肃性。

8. 社会性 在不同的历史时期,不同的社会和民族,对性行为的道德评价有不同的标准。现未婚同居、婚外情、一夜情等是社会道德所不提倡甚至与民俗不相容的。性强迫、性虐待、强奸、卖淫等更是法律不许可的,应受社会或舆论的管束。

四、人类性行为的约束(human sexual behavior constraint)

从1968年以来,欧美掀起了性革命,性解放的高潮,轻率地把人类为生存发展而确立起来的性道德,一概斥之为性禁锢;童贞、已婚夫妻的相互忠诚被视为迂腐保守;通奸、同居、性乱者被冠以性伴的美称;连娼妓和卖淫也改称为性工作者或性服务者。这场性革命,给女性带来了无数少女怀孕、人工流产,少年妈妈、婚姻破裂、单亲家庭、同父异母的后代大量增加,使重组家庭的儿童身心发育受挫。也造成了艾滋病等性病的猖獗大流行。性乱还可使女性生殖系统恶性肿瘤的发病率增加。女性开始性交的年龄越小,患生殖器官癌症的机会也越多。有调查显示,18 岁以前开始性生活的女性比 21 岁开始性生活的宫颈癌发病率高 4 倍。

不仅所有历史悠久的文明民族在历史上都有着严格的性约束,即使在一些原始部落里,性行为也并不像人们所想象的那样放任不羁。在惨痛的历史教训面前,为了生存,许多西方人又重新约束自己的性行为,开始恢复一夫一妻的生活方式。

人类性行为的约束是生存发展的需要,封建社会把婚外性行为称为通奸,通奸不论男女都要受到惩罚,有的还非常严厉。中华民族有着优良的性道德传统,我们应尊重自己的历史,珍视自己的文化,以科学的态度审视西方的"性革命"灾祸,决不能盲目仿效,重蹈覆辙。因此人类必须向性道德回归,这也决定了一夫一妻的合理性。

(陈在贤　鲁栋梁　刘继红)

第三节　人类性反应周期(human sexual response cycle)

一、人类性反应周期发展史(development history of human sexual response cycle)

人类性反应周期是由美国性医学家 Masters(马斯特斯)及其夫人(心理学和社会学家)和 Johnson(约翰逊)发现的。自 1954 年起,他们在华盛顿大学医学院妇产科,采用现代化的试验技术,对 382 名女性和 312 名男性性功能正常的性反应进行了广泛的试验研究。不仅研究人类性反应过程中各个时期的身体变化,也研究人类在性活动时的心理变化。在整个研究过程中,他们至少完成了 10 000 个完整的性反应周期观察,其中包括 7500 个完整女性性反应周期和 2500 次男性射精过程。他们采用了自然性交和人工模拟性交两种方式,在 1966 年首次出版了轰动整个世界的巨著——《人类性反应》。他们发现,男女两性在性反应上极其相似,提出了著名的性反应四周期理论,即兴奋期(excitement phase)、持续期(plateau phase)、性高潮期(orgasmic phase)和消退期(resolution phase)等。1979 年,Kaplan 等又将其中持续期合并至兴奋期,另在此期之前加一个性欲期(desire phase),即性反应周期分为性欲期、兴奋期、性高潮期和消退期。虽然在性反应周期中,全身都将参与此活动过程,但以生殖器官的变化最为显著和突出。他们还发现女性性高潮主要是阴蒂受刺激所致,从而纠正了一些有关人类性活动的错误看法,如盛行于世的手淫有害论及 S. 弗洛伊德提出的"女性性反应高潮分为阴道高潮和阴蒂高潮"等说法。1970 年,他们出版了第二部专著《人类性障碍》,提出针对各种性功能障碍的疗程短、疗效高的性治疗技术,开创了性治疗的新阶段。1979 年出版的《同性恋纵览》及 1982 年出版的《人类之性》均有很高的学术价值。

二、性敏感应区(sexually sensitive area)

1. 男性性敏感区　阴茎体和阴茎头。其中阴茎头是最敏感的部位。

2. 女性性敏感应区

(1)外生殖器:阴唇、阴道内部和阴蒂。其中阴蒂是最敏感的部位。

(2)乳房和乳头:许多女性乳房非常敏感。少数女性仅通过吮吸乳头就能够达到高潮。

3. 其他　嘴唇、面部、耳垂等,男女均有助于性唤起。

三、男子性反应周期(male sexual response cycle)

人类性反应是由心理、生理、条件和非条件反射形成的,非条件反射是由遗传决定的本能行为。条件反射是与人类的意识相联系的,是后天形成的,如视觉、听觉、嗅觉和触觉是通过大脑调节形成的。性反应就是通过一定性刺激产生的性欲望。当性刺激引起性冲动达到一定程度时,使性器官兴奋,兴奋强度积累过量时,便通过性行为来获得性能量的释放。性反应取决于 3 个因素,即外在性刺激的强度、受性刺激的敏感程度及性生理反应强度等,可将性反应周期分为性兴奋期、性持续期、性高潮期、射精期、性消退期及性不应期等六期。性反应周期是在神经内分泌等参与控制下,从性唤起到性欲高潮,从性欲高潮到回复至初始的生理状态,生殖器和全身都要经过一系列的周期变化,这就是性反应周期。人的性生活是人类性反应周期的具体体现。

(一)性兴奋期

性兴奋是由肉体和精神受到异性性刺激引起的一系列的性器官兴奋的条件反射。男性可在有效性刺激下数秒内达到阴茎勃起,女性比较缓慢,在有效性刺激后 10～30s 阴道内分泌液使阴道润滑。

1. **男性**　男性在女性性刺激下,出现性交欲望,约在数秒阴茎海绵体内血管扩张充血,松软的阴茎勃起变硬、体积显著增加,阴囊壁内肌纤维的紧缩,提睾肌的收缩,引起精索缩短,睾丸向会阴方向上提,更贴近身体。部分男性在兴奋期也出现乳头竖起。尿道球腺或前列腺分泌液体,从尿道外口溢出(图 22-1),便于润滑阴道口促进插入阴道内。

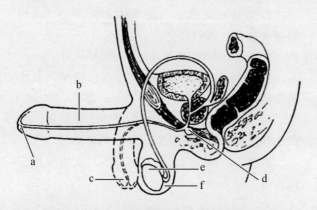

图 22-1　男性性兴奋时阴茎勃起变硬变化

a. 尿道口扩张;b. 阴茎受刺激勃起;c. 阴茎未受刺激时状态;d. 尿道球腺分泌;e. 睾丸逐渐上升;f. 阴囊皮肤肌肉收缩增厚

2. **女性**　女性在男性性刺激下,出现性交欲望,在 10～30s 内大小阴唇、阴蒂、阴道及乳房开始充血肿胀增大,乳头竖起,阴唇增厚、饱满,更富有弹性。阴道内 1/3 段扩张,使阴道管腔伸长 1/4,子宫颈和子宫体提升,阴道直径可由平时的 2cm 左右增加到 6cm 左右,长度也从未受刺激时的 7～9cm 增加到 9.5～10.5cm,有足够的空间来容纳增长增粗的阴茎。有大量润滑液体从充血的阴道壁渗漏出来,润滑阴道,部分分泌物从阴道口溢出(图 22-2),便于阴茎插入阴道内。

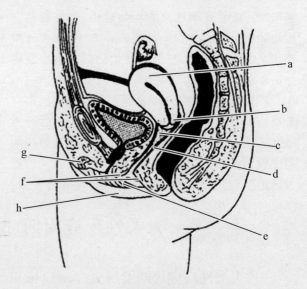

图 22-2　女性性兴奋时阴道等生殖器变化

a. 子宫提高自盆腔内进入腹腔;b. 子宫颈自阴道中滑出;c. 阴道上 1/3 扩张加长;d. 阴道开始润滑;e. 小阴唇增大 2～3 倍,颜色加深;f. 巴氏腺体充血体积增大;g. 阴蒂充血体积增大;h. 大阴唇张开露出阴道口

(二)性持续期

性持续期又称平台期或高涨期,是男性阴茎插入女性阴道中,做持续性抽插运动的时期。

1. **男性**　此期阴茎勃起在阴道内抽插运动中,阴茎受刺激变得更长、更粗、更硬,阴茎头进一步膨胀,颜色加深,变成紫红色。阴囊和睾丸上升,睾丸增大,乳房肿胀感与乳头勃起。随意肌与不随意肌紧张度都会增加,面部、腹部或肋间肌有些痉挛性收缩。尿道球腺充血和分泌,尿道口分泌物润滑阴道,有意识地延长持续期时间,感受性交快感。

2. **女性**　此期阴茎在阴道内不断抽插活动刺激,前庭大腺及阴道分泌增多,阴道更润滑,外阴部更湿润。阴道壁下 1/3 因高度充血增厚,腔变窄,环绕阴道外肌肉收缩以紧握刺激阴茎,使阴茎变得更坚硬;阴道上 2/3 内径扩展,子宫相应提高体积增大,阴蒂充血勃起;乳房进一步肿胀增大。

在此期,阴茎在阴道内持续性抽插运动,双方感受性的快感,兴奋不断积聚、性紧张持续稳定在较高水平,维持到性高潮期前的一段时间,持续时间长短因人而异,早泄者 1～5min,正常者 15～30min 或更长,以达到性高潮为止。

(三)性高潮期

性高潮期为性交顶峰期,到男性射精,女性阴道内射液为止。

1. 男性　阴茎在阴道内不断持续抽插运动中,阴茎进一步完全勃起,阴茎静脉回流受阻淤血,阴茎更粗、更硬,更长,常常可看到阴茎头颜色加深,阴囊壁增厚更向身体贴紧,睾丸血管充血,体积进一步增大,可比兴奋前体积增加 50%～100%,睾丸的提升还伴随发生前旋转,使睾丸的后表面保持与会阴部的牢固接触。尿道球腺液分泌增加,睾丸、附睾内精液及前列腺液充满的胀满感,出现难以控制的要射精的快感为止(图 22-3)。射精前,尿道内括约肌收缩,输精管收缩,尿道球腺体扩大,前列腺收缩,尿道外括约肌收缩,肛门括约肌收缩(图 22-4)。

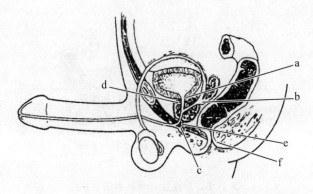

图 22-4　男性性高潮射精前阴茎勃起达最坚硬状态

a. 尿道内括约肌收缩;b. 输精管收缩;c. 尿道球腺体扩大;d. 前列腺收缩;e. 尿道外括约肌收缩;f. 肛门括约肌收缩

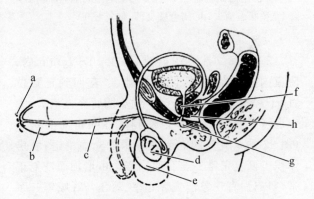

图 22-3　男性性高潮时阴茎等内外生殖器变化

a. 尿道球腺分泌液;b. 阴茎体勃起直径增大,颜色加深;c. 阴茎完全勃起;d. 睾丸向前上完全提起体积增大;e. 阴囊壁进一步收缩变厚;f. 有大量精液承留在其中,有急欲射精感;g. 尿道球腺体积增大伴分泌物;h. 前列腺胀满感

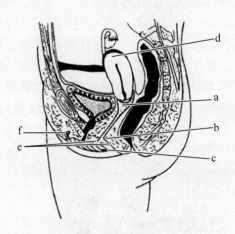

图 22-5　女性性高潮时阴道等生殖器变化

a. 阴道上 1/3 极度扩张称为天幕效应;b. 阴道下 1/3 形成高潮平台;c. 小阴唇皮肤反应,呈浅红色或深红色;d. 子宫完全提高;e. 巴氏腺体分泌液;f. 阴蒂缩短,隐藏在阴唇中,呈高敏感状

2. 女性　阴道内外 1/3 部位为高潮平台区(orgasmic plat-form),其内及阴道口周围皮肤黏膜的感觉神经末梢丰富,此段阴道受到阴茎强烈的抽插刺激后会阵发性强烈收缩,紧握阴茎,增强阴茎及阴道的性快感。阴道内上 1/3 部分为天幕效应区(tenting effect),内径扩展。男性逐步加大阴茎在阴道内抽插的幅度、力度及频率,强烈刺激女方阴道、阴蒂等达性高潮(图 22-5),前庭大腺分泌骤增,阴道分泌物增加,乳房进一步增大,乳头隆起变硬,达到性交最高点。

(四)射精期

1. 男性　男性在性高潮时,阴茎勃起达到最坚最硬程度心率加快达 110～180/min,血压升高,呼吸加快＞40/min。全身肌肉张力增加,肌肉强直。性器官开始一系列强有力的收缩,将睾丸、附睾、输精管、精囊、前列腺内液体组成的精液汇集于前列腺部尿道,随后由前列腺、会阴部肌肉、阴茎有节律地急剧强烈收缩射精,精液经尿道有节奏地喷射出来(图 22-6),不到 1s 一次,连续 4～5 次,将精液经尿道射入阴道内。

2. 女性　女性性交受阴茎强烈刺激阴道达

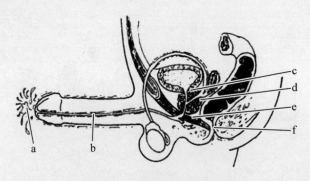

图 22-6　男性性高潮时射精状态

a. 精液射出;b. 尿道收缩;c. 尿道内括约肌持续收缩;d. 阴茎根部周围肌肉收缩;e. 尿道外括约肌松弛;f. 肛门括约肌收缩

性高潮,阴道坠胀快感达极高点,全身肌肉紧张,肌肉强直,会喊叫或是无意识的发出声音,情不自禁地子宫、阴道、肛门括约肌等的节律性强力痉挛收缩射液(图 22-7)。20%～30%的女性在男方射精同时达到性高潮射液,持续 3～15s。双方收缩间隔时间约 0.8s,3～12 次,由强到弱逐步消失。射精射液后夫妻得到极大的性快感和性满足。

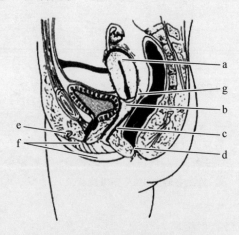

图 22-7　女性性高潮阴道射液的变化

a. 子宫底部收缩渐下降;b. 阴道上 1/3 仍维持原状;c. 阴道规律性收缩 3～15 次;d. 肛门括约肌收缩;e. 阴蒂仍缩短藏于阴唇内;f. 阴唇不变;g. 精子储存池

(五)性消退期

1. 男性　性高潮射精后,阴茎快速变软缩小,阴囊皮肤松弛,睾丸下降等(图 22-8)。乳头勃起消退。全身性肌肉放松。心率、血压和呼吸逐

渐趋向平静。感觉舒畅,心理上满足,情绪趋于平静。

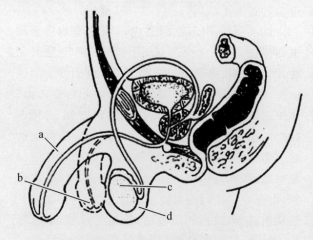

图 22-8　男性消退期的变化

a. 阴茎的体积缩小 1/2;b. 阴茎未激状态;c. 睾丸下降,充盈状态消失;d. 阴囊壁变薄,恢复皱褶

2. 女性　性高潮射液后,在 10～15min 内,阴道内壁充血消退,阴道松弛,子宫回到正常位置,子宫颈外口轻度张开。大小阴唇充血消失,大小也恢复正常。阴蒂也回到了性兴奋前的状态(图 22-9)。乳头的隆起及乳晕的充血消退,乳房体积也恢复正常。全身肌肉张力由增加而恢复正常,肌肉强直现象消失。心率、血压与呼吸等一系

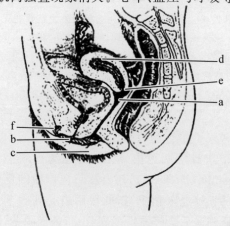

图 22-9　女性性消退期的变化

a. 阴道上 1/3 很快恢复原未受刺激状态,而阴道下 1/3 需 5～8min 才能恢复原状;b. 小阴唇在 10～15s 颜色渐消失,勃起现象也消失;c. 大阴唇很快恢复原状;d. 子宫恢复原来位置;e. 子宫颈下降至精子储存池中;f. 阴蒂在 5～10s 恢复逐渐下降,在 5～30min 会完全复原

列变化都趋向平稳。感觉舒畅,心理上满足,情绪趋于稳定。身体疲软,欲睡。

(六)性不应期

性不应期是一次性交射精结束后到身体恢复又可以进行下一次性交之间的间歇时间,这一间隙期内对有效性刺激不出现反应。

1. **男性不应期**　男子在射精以后立即进入了不应期,尽管有时候部分或完全阴茎勃起还可以继续维持,但不可能发生再次射精。这种不应期可以持续几分钟直至若干小时。在数小时内重复性交者,每次重复射精后的不应期逐渐延长。在同一个体的不同时间,以及不同的个体之间,不应期的长短也有很大的差异。

性交是一激烈运动,性高潮射精后,能量消耗很大,阴茎变软,肌肉松弛,全身疲软,呈昏昏欲睡状态,即使再有较强的女性刺激也难以挺举,需要一定时间来消除疲劳,蓄积能量,恢复性欲及再次性交的能力。初婚者可在数分钟或半小时之后恢复性交能力,一夜可发生 2～5 次性生活。对大多数男性来说,不应期随年龄增长而延长,从几小时甚至几天之久。30—55 岁者,不应期为 4～5d;老年人不应期由 1 周到数月。

2. **女性无不应期**　女性在消退期后与男性的不同点是不存在不应期,女性具有连续性高潮能力。女子在第一次性高潮之后,如果继续给予强烈而有效的性刺激,可以获得不止一次的性高潮与性满足,多数女性具有重复性交达到性高潮的性潜力。可以一次接一次地重复体验持续的高潮,直到体力消耗为止。

有些女性还能在一次性生活中发生多次性高潮,但不能说只有多次性高潮,才是正常的反应。

消退期所发生的解剖生理变化,是兴奋期和持续期变化的相反过程:在男性,勃起减弱,分两个阶段,第一阶段阴茎收缩,使充血作用迅速减弱,勃起很快消失;第二阶段肿胀消退,相当于恢复正常血流的缓慢过程,睾丸的体积缩小。在女性,血流离开充血的组织,乳房肿胀消失,子宫移回到骨盆的原有位置,阴道开始缩短、变窄,阴蒂也回到了性兴奋前的状态。

(陈在贤　鲁栋梁　刘继红)

第四节　性心理发育与障碍
(sexual psychological development and obstacles)

一、性心理发育(sexual psychological development)

1. **皮肤依恋期**　身处皮肤依恋期的儿童,以皮肤的接触(搂抱、抚摸、依偎等)获取皮肤欲的满足作为主要形式,此期发育的异常,会导致日后对皮肤接触的过分追求。

2. **口(鼻)腔依恋期**　由于皮肤欲已得到正常发育,而口(鼻)腔区域的快感则逐渐上升为主要地位,吮吸需要变得更为强烈。此期的发育障碍,除皮肤接触需要外,口(鼻)腔需要也很突出,日后不仅接吻的性感十分强烈,进而会发生哑阳、口淫、口-生殖器(阴道)交接等特殊性行为。

3. **肛门(尿道)依恋期**　由于皮肤和口(鼻)腔得以正常发育,并向肛门、尿道区域转移,孩子对肛门、尿道的排大、小便过程及自身的排泄物等发生兴趣。如果在此阶段发生问题,日后除追求皮肤欲、口(鼻)腔欲的满足形式外,对肛门、尿道的需要显得很突出,可具体表现为肛门淫、尿道淫(自淫形式更多)和排粪、排尿淫等。

4. **恋父母期**　恋父母情结发育不成熟,或者是对同性父母的依恋,日后可能发展成为同性恋,恋父母情结的深化和发展,既为日后情感转移带来困难,又常常成为乱伦的情感基础。心理学家施太伦 W. Stern 说过,6 岁左右儿童的心理发育相当于哺乳动物到原始人类的阶段。此期容易发生恋父(母)情结,若性心理发展停滞于此期,成人后则仍具有"乱伦"的动物性心理特点。

5. **同性依恋期**　同性依恋期的孩子,若出现异性依恋,或者同性依恋期延长,不能适时把恋情转向异性,都可能发展成同性恋、双性恋和易性恋。

6. **性器依恋期**　性欲的发育最后进入性器依恋期,逐渐形成性器欲的主导地位,男性以阴茎、女性以阴蒂和阴道为性快感的主要来源。完整的性欲既有拥抱、抚摸等皮肤接触的快感,以及肛门、尿道、会阴区的参与,更高度集中地体现在性器交接(刺激)的过程之中。如果性器欲发育不够完全,没有形成主导地位,则前期的各期性欲均可较强,从而为口淫、肛淫、摩擦淫等癖好的形成打下基础。

7. 性心理发育成熟期 性心理的发育还要有最后的成熟阶段,接受人类社会文化的规范和现代社会伦理道德约束,形成现代社会文明的性观念,也就是性的社会教化过程。若此期教育失误,则会成为性变态发生的根源。

(1)口欲期:1岁以前的儿童就处于这个时期。这时,口腔是其性器官,儿童通过口腔吮吸自己的手指、足趾等来使性需要得到满足,甚至可以伴有性高潮。

(2)肛欲期:1岁半至2岁。这时,幼儿从大小便时得到性满足,所以,他们往往不愿意排便,或者排下后爱盯着粪便看。

(3)性蕾期:2—4岁。这时,孩子开始注意自己的性器官,男孩子往往因为有了一个突出的阴茎而骄傲,喜欢露出来,这个年龄阶段的女孩子则会羡慕、嫉妒男孩子。

(4)恋父母情结:4—5岁。这时,母亲就成了孩子的性对象,男孩总想独占母亲的爱,并因而仇恨父亲。这种对母亲的依恋来自于在母亲怀里吸取乳汁时所得到的快感。女孩开始也是这样,但后来就将性对象转为父亲,变为恋父情结。这时,男孩会幻想将来娶母亲为妻,而女孩会幻想长大后嫁给父亲。俄狄浦斯认为,情结阶段对儿童一生的心理发展至关重要,如果儿童能随年龄的发展出正常的心理人格。如果不能,长大后则易患精神病。

(5)潜伏期:6—11岁。这时,受社会、生理等因素的影响,儿童对异性产生了一种奇特的排斥现象,对性也感到羞耻。这个时期大约相当于我们上小学阶段,这时,男孩子还喜欢捉弄女孩子,如果男生与女生同桌,还会在课桌上画一条"三八线",禁止对方越过。

(6)青春发育期:10—14岁。性再次发育到高潮,男孩子与女孩子的器官发育趋于成熟,并开始出现正常的性欲;这时男孩子与女孩子之间不再互相排斥,喜欢与异性相处,也懂得欣赏异性;不过由于社会等因素的影响,还是羞于表达这种对异性的好感。

(7)青春期:15—18岁。男孩子与女孩子已经由少男少女过渡到青年男女,性发育已趋于成熟,准备过正常的性生活了;当然,很多人在这个时候已经过上性生活,虽然偏早,但已属正常;至此,男女两性的性发育就走向了成熟期。

二、性心理障碍(psychosexual disorders)

性心理障碍又称性变态(parasexuality)、性欲倒错(paraphilia)、性歪曲(sexual deviation),是以异常行为作为满足个人性冲动主要方式的一种心理障碍。其共同特征是对常人不引起性兴奋的某些物体或情境,对患者都有强烈的性兴奋作用,构成形形色色的性变态,而在不同程度上干扰了患者的正常性行为方式,当已歪曲的性冲动付诸行动时多导致违法行为。性心理障碍分类可参照世界卫生组织颁布的《国际疾病分类》(ICD-10)中的规定,性心理障碍包括性身份障碍、性偏好障碍和性取向障碍及其他有关的心理与行为障碍,具体分类如下。

1. **性别认同障碍** 易性癖。

2. **性偏好障碍** 窥阴癖、露阴癖、摩擦癖、异装癖、自恋癖、梦恋症、性幻症、恋老人癖、群淫癖、性虐待癖、器官偏爱癖、性亢奋癖、皮格梅隆癖等。

3. **性取(指)向障碍** 同性恋、双性恋、恋兽癖、恋童癖、恋尸癖、恋物癖、鸡奸癖等。

4. **其他** 口交癖、口淫癖、恋尿癖、恋粪癖、性窒息症、恋污秽癖、恋灌肠癖、电话淫语癖、淫书淫画癖、恋毛巾被癖、恋足癖、裸露癖等。

性心理障碍患者不包括心理生理障碍时的性功能障碍,也不包括由于境遇造成的替代性生活的行为。继发于某些精神病和神经系统疾病的性变态行为统称为继发性性变态(secondary sexual parasexuality),不应诊断为性心理障碍。

(陈在贤)

第五节 性别认同障碍(gender identity disorders)

性别认同障碍也称性身份障碍、性身份识别障碍、易性癖(transsexualism)、变性欲、性别改变症或性别转换症及童年性身份障碍(gender identity disorder of childhood)等,是性心理身份或性别意识的严重颠倒,多为一个解剖上正常的人坚信自己属于异性成员的性变态;较少见,据估计其发生率为 1/10 万,其中又以男性多见,为 1/4 万,而女性为 1/10 万,男女之比约为 3∶1。

一、性别(sex)

性别的谱系学说将性别分为 6 种含义。

1. 基因性别 即遗传性别,标准的男性染色体为 XY,女性为 XX,也可称遗传性别。

2. 生理性别 标准的男女内外生殖器、性激素和内分泌状态。

3. 脑性别 指男女性别的脑部结构和功能特点。

4. 认识(心理)性别 指对自己性身份的认识、认同。

5. 社会(行为)性别 指性角色和性行为的男女性别规范。

6. 性取向性别 指对性对象性别的认识或性取向的心理定式。

二、分类(classification)

性别认同障碍分原发性和继发性两类。

1. 原发性 原发性性别认同障碍或真性性别认同障碍,是自幼年即开始表现性别认同的紊乱,并持续终身。

2. 继发性 继发性性别认同障碍或假性性别认同障碍,是继发性性别认同障碍的性别认同紊乱,开始较晚,可出现在成人期的任何阶段,甚至在老年期。这种性心理的障碍是由于生活中遇到挫折,如婚姻不满意、事业上的失败,并且不一定持续终身。

三、病因学(etiology)

性别认同障碍的真正病因还不清楚,可能与多种原因有关。

(一)原发性性别认同障碍

可能与遗传学、性激素、家庭及社会等综合因素作用有关。

1. 遗传因素 家族性性别认同障碍病例的发现提示其发生与遗传因素有关。弗洛伊德认为性变态患者的行为可以找到某些先天性因素,由于这些因素的存在,使每个人都有性变态的潜在倾向。实验证明,染色体的异常,尤其是性染色体的异常,会影响胚胎发育时的性激素水平,从而造成性别认同障碍。

2. 性激素因素 从胚胎学的角度看,胎儿的性腺结构在发生的初期是倾向于形成女性性器官卵巢的,只是由于 Y 染色体的作用,才引起男性性腺睾丸和雄激素的产生。胚胎 6 周时,在胎儿雄激素的作用下,女性内、外生殖系统的前身 Müller 管退化,同时,男性内、外生殖系统的前身 Wolff 管充分发育,最终形成男性的内、外生殖系统。在缺乏胎儿雄激素的情况下,胎儿的女性化倾向就保留下来,所有胎儿都发育成女性,形成女性表型。在男性体内将会保留女性的成分,也就是说,如果在出生之前,脑中的某些关键部位没有被男性化,他们在少儿时期将不会对循环中的睾酮做出反应。

3. 家庭因素 家庭因素约占性别认同障碍的 40%。

(1)父母偏好:如家庭成员希望生一个女孩,却偏偏生了个男孩,父母依自己的偏好,将男孩作女孩打扮,当女孩对待。或把女孩当男孩抚养,使他们从小就对自己的性别认同混乱,经过长期强化,孩子长大后逐渐厌弃自己的性别、性心理被扭曲而导致性别认同障碍。

(2)母子结合:分娩后母亲对婴儿万般抚爱,目光的注视、皮肤的接触、温柔的声音和慈爱的态度,都促使母亲与婴儿之间建立起一种特殊的亲密关系;母亲的形象占据了婴儿的整个心灵,这个过程被称为"母子结合";如果这种接触太多、太强烈和时间太久,对男孩来说则会产生不良的后果,造成女性化的开端。

4. 社会因素

(1)自幼长期生活在异性中,羡慕异性,模仿异性行为,对自己的性别形成内心的冲突,产生性别认同障碍。

(2)少年遭受成年人的性玩弄、鸡奸、强奸,在成年人教唆下过早频繁手淫的习惯等可构成性创伤经历,造成性挫折。

(二)继发性性别认同障碍

1.异性恋受挫 如失恋、单恋在交异性朋友时痛遭或屡遭失败、挫折。

2.生活事件的刺激 如人际关系、事业上的失败与打击等。

3.社会不良文化的影响 如淫秽出版物、不良的性诱惑等。

4.个性因素 如害羞、孤僻、内向、不善交际等。

5.其他 精神疾病。

四、临床表现(clinical manifestation)

1.原发性性别认同障碍者 从幼儿期起,男孩不喜欢粗野、躯体性、攻击性游戏,表现胆小、温顺。女孩则喜爱男性的粗野、躯体性、攻击性游戏。到了3—12岁时,不喜欢、不愿意与同性小朋友玩;不愿模仿同性父母的行为、语言。尝试做异性装扮。男性者用女性化的言谈、姿态与行走方式,常常围着母亲转,学母亲做饭、干家务,甚至学针线活、编织;而女孩不想在家里陪妈妈干活,而随父亲兄长的行为、语言、干粗活等。14—15岁(青春期)开始,他们逐渐感到自己的心理与性解剖生理、特性不一致,认为是投错了胎,出现痛苦感,并厌恶自己的性解剖生理,女孩讨厌自己的月经和增大的乳房,男孩厌恶自己的阴茎。男孩认为自己应当是"窈窕淑女",对其他男孩温柔以博取对方的欢心;而女孩认为自己本来就是"英俊少年",对其他女性热情、保护、爱恋。这样,可能会发生同性恋。到青春期后,为自己没有异性的性器官、性特征而苦恼;影响学习及工作,坚定不移地要求去掉自己身上的性器官,求医要求做变性手术,当医师拒绝提供手术时甚至出现厌世、自残或自杀行为,男性患者有时甚至自己割掉自己的阴茎及睾丸,服用女性激素来增大乳房,或寻求以外科方法隆乳,做人工阴道。社会的压力会使患者换性的要求愈来愈强烈;年岁较大者较年轻者有更强烈的性转换倾向。

2.继发性性别认同障碍者 在发病前为正常成年人,在之后的生活、工作中遭受失败与打击,以及社会不良文化的影响等,出现性心理不正常,怀疑并否认自身性别与解剖生理上的性别特征;要求改变本身性别的解剖生理特征以达到变性的强烈愿望,要求用激素或外科手术治疗使自己尽可能与所偏爱的性别一致,渴望作为异性来生活,并在衣着、举止和其他方面主动模仿异性,希望可以成为其中的一员。

五、诊断(diagnosis)

1.原发性性别认同障碍者 儿童时期就对自身性别、性器官、生理特性的强烈排斥,坚信自己是异性,出现根深蒂固的成为异性的渴望。应由精神科医师、临床心理学家、内分泌专家、泌尿科医师共同进行详细的精神检查、躯体检查、内分泌检查、染色体检查、心理测验等,以明确心理障碍的性质和程度,排除雌雄同体、遗传或性染色体异常及其他器质性病变等。

2.继发性性别认同障碍者 性别认定的转换至少持续2年,应排除其他精神障碍,如精神分裂症,也不应伴有雌雄同体、遗传或性染色体异常等情况,才能诊断为性别认同障碍。性别认同障碍患者其共同的特点为:①深信其内是真正的异性;②声明自己是异性,但身体没有异性性器官结构;③强烈要求做变性手术或激素治疗使自己成为异性;④希望周围的人能接受自己是异性。

六、治疗(treatment)

对原发性性别认同障碍者,可采用心理、异性激素及变性手术等综合治疗。对于继发性性别认同障碍者,不可轻易做变性手术,要发现导致要求转换性别的原因,并进行心理治疗,帮助他们认识并打消这种念头。当性别认同障碍继发于严重的精神疾病或极可能发生自杀行为时,不论患者愿意与否,都应紧急住院治疗。

1.心理治疗 心理治疗的目的是通过心理调适,精神干涉和行为修饰等手段使性别认同障碍者的心理性别适应于其解剖学性别。常用的方法有脱敏法、反射法和行为约束法等。但是仍有争议,因心理治疗效果不佳。

(1)同情与关怀:性别认同障碍者的内心非常

痛苦,要求变性治疗应当得到理解,不仅要同情、关怀、帮助,还应从人道主义出发去爱护,患者多依赖于心理治疗,曾有报道说应用改良行为疗法治疗,男、女性患者的意识发展得到控制。

（2）认知领悟疗法:①引导患者将内心的痛苦倾吐出来,帮助患者度过心理上的危机,确认自身问题,接受现实;②宣泄、调整情绪;③ 改变认知,接纳自我,消除自卑感。

（3）疏导疗法:帮助患者分析性身份障碍产生的原因及其危害,提高患者对性别的认识,接受现实,使患者从痛苦中解放出来,树立起矫正性别认同障碍行为的勇气和信心。

2. 性激素治疗　用药物去改变性别认同障碍几乎是不可能的。对于原发性性别认同障碍者,异性激素治疗并不乐观,长期使用雌激素可导致乳腺癌和血栓的发生,长期使用雄性激素可造成肝损害。

3. 变性手术　心理及激素治疗无效,仍坚持做变性手术者,可考虑做变性手术,这在一定程度上可使患者心理得到平衡。对男性患者切除阴茎和睾丸,行人工隆乳术,并做阴道成形术。常用乙状结肠或回肠代阴道成形术,过去流行开放性手术,现逐步采用腹腔镜下阴道成形术。对女性患者切除双侧卵巢,切除乳房,并做阴茎、阴囊成形术。自1930年做第一例变性手术以来已有上万例的变性手术获得成功。男性改为女性易成功,女性转为男性的手术较复杂而困难,首先要切除乳房和内生殖器官,之后分期做人工阴茎,再造阴囊和成形睾丸,这种成功率只有50%左右。术前要先经过一段时间激素治疗,并完全按异性方式生活一段时间后再施行手术;术后还要坚持注射异性激素维持异性性征;需要对他们及其家庭进行指导。这些患者术后自身的适应性及能否得到社会承认仍存在一定问题。国外资料报道有些人术后后悔,认为是个错误,而且这种治疗带来了严重的社会压力,往往使患者产生严重的抑郁情绪,因此对患者施行性别转换时应非常慎重,特别应考虑以下问题。

（1）上公厕问题:性别认同障碍的人上公厕,男性让他去上男厕的话,他在内心对自己的性别认同是女的,觉得自己应该去上女厕所;如果他去上女厕所,女性肯定不同意,会说他是个流氓。女性患者上厕所也正好相反。

（2）困惑:性别认同障碍是一种性心理变态性疾病,一旦形成,治疗极端困难。对患者来讲,变性是他们梦寐以求的选择。但是,很多人将变性后的生活想象得过于美好,心理准备不足,术后会使他们的生活变得更加艰难,心理上更加痛苦。变性手术可在一定程度上使患者的心理得到平衡,但许多资料报道有些人术后后悔,认为是个错误,且手术的并发症和后遗症给患者造成许多痛苦,因此手术治疗并不乐观。

（3）爱情和婚姻问题:变性人的爱情和婚姻大多数是不幸福的,首先变性人在生理上可以说是不完整的。一个人做完变性手术之后,虽然从外表来看,多数人看不出来有什么不同,但并非是真正意义上的男人或女人,无法完成正常性生活及生育问题,这与同性恋结婚有相似之处。

（4）性激素失调:变性手术切除了患者的性腺器官,患者的性激素水平（雌激素或睾酮）迅速下降,造成下丘脑-垂体-卵巢（睾丸）轴间反馈系统失去平衡,引起机体内分泌功能失调,患者因自主神经功能紊乱可出现一些精神障碍。一部分患者表现为抑郁,如情绪低落、忧心忡忡,悲观消极地回忆往事、对比现在、忧虑将来。他们过分夸张地或无中生有地责备自己给他人增加了麻烦,有的患者常出现坐卧不安、徘徊不定、长吁短叹等焦虑症状。另一部分患者表现为亢奋状态,如敏感多疑、情绪冲动、激惹性增高、紧张焦虑。

（5）变性人调查:美国学者马丁诺曾对100名做过变性手术的患者进行了调查研究,发现94%的患者因不能被认可而搬迁,过着隐姓埋名的生活,70%的患者在治疗过程中就搬到了郊区人烟稀少之处,只有20%的患者愿意留在城市里。可以看出,即使在美国,社会对变性人的舆论压力也是非常大的。

　　　　　　　　　　（陈在贤　鲁栋梁　高　洁）

第六节 性偏好障碍(sexual preference disorders)

性偏好障碍又称性变态(parasexuality),是指多种形式的性偏好和性行为障碍,主要包括窥阴癖、露阴癖、摩擦癖、异装癖、自恋癖、梦恋症、性幻症、恋老人癖、群淫癖、性虐待癖、器官偏爱癖、性亢奋癖、皮格梅隆癖等。

一、窥阴癖(voyeurism)

窥阴癖又称窥淫癖(scopophilia),是以偷窥异性的生殖器或相关器官(如女性乳房、臀部),甚至全裸身体或性活动来获得性满足的性心理变态行为。阴部是人的私处,几千年来形成的性道德,一般人也不愿意让性伴侣之外的异性看到其阴部,特别是女性,通常都把阴部被看视为耻辱。一个心理健康的人总是能够克制对异性生殖器的好奇,保持社会关系的和谐,尊重社会道德和他人的隐私。实际上,许多男性和少数有性生活经验的女性也常有窥探异性裸体和性器官的欲望,这是一种正常的窥阴欲,特别是男性看到女性的裸体和性器官,会产生性兴奋,这属正常的性心理生理反应。患者对自己正常的性生活毫无兴趣,长期冒险偷窥除自己配偶以外的异性裸体、性器官、亲昵、性活动等,不能被自己的思想意识所左右,不能被社会的行为规范所约束,甚至乐此不疲,不能自拔。多见于20—40岁的男性,女性较少。

(一)病因学

露阴癖发生的原因还不甚清楚,可能与下列因素有关。

1. **不良性刺激** 幼年时看到父母不同程度的裸体,包括同睡、同浴、性生活等过程,或见到异性裸体或黄色照片,或幼年期男女小伙伴作为好奇相互看对方的外生殖器等,此时儿童的心理、性心理发育不成熟,思想不稳定,对许多事物缺乏分析、判断和正确认识的能力,对偶然发生的性体验和性感受会留下深刻的印象,造成心理创伤,导致性心理扭曲,乃至发展为性变态。

2. **生物学因素** 有学者认为性心理障碍的发生与发展与人类性腺活动有关。临床观察窥阴癖、露阴癖的性变态患者血液中雄激素水平比正常人高,一般在青春期开始明显,随年龄增长至更

年期逐渐降低,而症状趋向缓和。大部分患者性功能低下,对性生活不感兴趣。颅脑外伤、颅脑肿瘤、精神分裂症、精神发育迟滞、老年性痴呆等者,有发生性变态行为。

3. **性格缺陷** 许多窥阴癖患者性格内向、胆怯拘谨、孤僻、怕羞、腼腆、少言寡语、自卑,对自我的男性形象缺乏信心,而且不懂与异性建立健康的人际关系,见到女性就脸红,缺乏正常的性宣泄和满足渠道,或婚姻失败致性压抑或受到刺激,导致变态行为的产生。

(二)临床表现

患者具有一种非常强烈的窥视陌生异性性器官、裸体、性活动的欲望,但对自己性配偶的裸露、公开的、公众性的异性裸露不感兴趣。窥阴动机主要是追求冒险和刺激,窥阴时的压力愈大,愈能得到性快感及性满足。①患者在可能违纪或招致周围人反感或议论的情况下,偷看色情录像、色情图片而获得性兴奋和性满足,反之则不能产生性兴奋及性满足。②千方百计地冒险潜入或装扮成女子深入女厕所、女浴室或卧室;或从门缝里或在墙上挖一个小洞或于夜间站在高处(阳台、树枝等)偷看;或借助于反光镜、望远镜偷看异性性器官、裸体、性活动情景;在窥视时产生性兴奋,阴茎勃起,手淫,而获得性满足,但对异性没有进一步的性接触或性侵犯的行为。这种欲望屡教不改,以致不能自拔。

(三)诊断

反复窥视陌生异性生殖器、裸体,或他人性行为,以满足性兴奋的强烈欲望,可当场自慰或事后回忆窥视景象并自慰,以获得性满足。没有与受窥视者发生性关系的愿望,持续时间半年以上者。

(四)治疗

窥阴癖是在被害人毫无察觉的情况下窥视他人的裸体或性行为,由于这种行为对他人带有强加性质,所以为社会不容,往往受到法纪处分。在处理窥阴癖的行为时应注意不让被窥视者知晓,以免造成不良后果。一般可采用心理矫正、行为治疗及药物对症综合治疗等方法。

1. **及时引导** 大多数性变态与童年的性经

历有关,加上性知识的缺乏,以及受色情因素的影响。因此,在性变态形成的早期阶段应及时引导,传授性知识。当儿童和青少年阶段在出现性变态苗头时,及时采取治疗措施,鼓励患者把变态的性兴趣转移到正常活动中,从而纠正变态心理。

2. 药物疗法 由于患者常有强迫冲动,目前较理想的药物是氯米帕明,应在医师指导下应用,该药不但可抗忧郁、焦虑,对强迫冲动也有明显效果;还可加用奋乃静,帮助抑制这种变态冲动。

3. 认知领悟治疗 引导患者回忆寻找产生性变态的根源,使他们认识到窥阴癖性变态的严重危害性及可能触犯法律,造成断送前程、身败名裂的严重后果;应面对现实,悬崖勒马,树立正确的人生观,培养其正确的性道德和性观念,加强治好性变态的决心和信心。

4. 厌恶疗法 厌恶疗法是把令人厌恶的刺激,如电击、催吐、语言责备、想象等,与求治者的不良行为相结合,形成一种新的条件反射,以对抗原有的不良行为。在治疗时,厌恶性刺激应该达到足够强度,使其产生的不快要远远压倒原有的种种快感,才有可能取而代之,从而削弱和消除不良行为。施治者务必征得求治者的同意后,方可进行治疗。要求求治者要有信心,主动配合,当治疗有进步时要及时鼓励,必要时最好取得其家人的配合,这样效果会更好。一般应把厌恶疗法作为最后一种选择。

(1)电刺激法:电刺激由于能在电压和刺激时间上准确调节与控制,又是人们普遍惧怕的,因而常被用作厌恶刺激。其强度的选择应征得求治者的同意。电极一般采用同心电极,通常安放在前臂,因为此处较为安全。如没有同心电极,可用盐水浸泡过的湿纱布将电极包裹,可防止烧灼皮肤。电流的强度因人而异,可先做试验,将电流从小到大逐渐增加,直到被试者难以忍受,再取其 1/4 的值作为治疗时的基本电流强度,之后视治疗情况可略加调整。将求治者的不良行为反应与电击连在一起,一旦这一行为反应在想象中出现就予以电击。电击一次后休息几分钟,然后进行第二次。每次治疗时间为 20～30min,反复电击多次。治疗次数可从每日 6 次到每 2 周 1 次。对同性恋者,将金属环作为电极套在男同性恋者阴茎上,并让其观看各种裸体人像的录像或幻灯片,每当看到男性裸体形象引起阴茎勃起时就遭电击,产生剧烈的疼痛。反复的疼痛刺激导致男同性恋者对同性不再引起性欲冲动。

(2)内隐致敏法:又叫想象厌恶疗法,是指患者用想象事件过程和结果的办法使自己对不良行为产生厌恶感,从而减弱不良行为出现的频率。Gold 和 Neufeld(1965)首先报道了使用想象刺激进行厌恶治疗,后来 Cautela 将其命名为内隐致敏法。用语言提示使性变态患者进入想象,在想象中将变态行为和厌恶反应联系起来。当其出现变态欲望或行为时,让其立即闭上眼睛,回忆自己曾经在变态行为发生时,被当众奚落、遭公众憎恶的场面,被公安部门拘留、处罚、名声扫地、家门受辱,在家人和朋友面前丢脸的严重后果及危害。立即强制自己,默念"这种念头是有害的、无聊的、幼稚的、愚蠢的,绝不能让自己成为它的牺牲品",尽自己最大的能力去遏止它,并每天默念 10 遍。此法有效,贵在坚持,一般至少应坚持半年。此疗法操作简便,适应性广,安全,而且不拘条件,随时随地可行,对各种变态行为障碍均有疗效。

(3)羞辱刺激:1970 年,Serber 报道了用羞辱作为厌恶体验治疗异装癖、窥阴癖、露阴癖等。让求治者进入一个特定的房间,房间的四周都装上了单向玻璃镜,求助者透过单向玻璃镜,可看见前面一间房里有一位半裸体异性,透过两侧的单向玻璃可看见有很多人走来走去,好像要公开地观察他;实际上,除了咨询师,谁也看不见他。当他止不住地窥看异性时,他觉得四周的人自然已经观察到他猥琐的形态,于是羞愧得无地自容。Serber 用这种方法治疗过 7 名性心理障碍求治者,跟踪随访 6 个月,其中 5 名的性变态行为一度消失。

(4)橡皮圈厌恶性条件法:将橡皮圈套于手腕上,出现不良行为时即拉弹橡皮圈。拉弹时必须稍用力,以引起手腕部的疼痛感。拉弹时必须集中注意力计算拉弹次数,直到不良行为消失。拉弹如在 300 次以上,不良行为仍不消失,需考虑拉弹方法是否正确。

(5)药物厌恶疗法:利用药物的恶心和呕吐作用进行厌恶治疗最先由 Voegtlin 和 Lemere(1942)报道。药物厌恶疗法多用于矫治与吃有关的行为障碍者。

（6）憋气疗法：Philpott 于 1977 年曾报道用憋气的方法治疗强迫思维，即尽可能持久地自动停止呼吸，让自己缺氧、胸胀到满脸通红为止。

5. 结婚治疗　当患者成年时，建立异性恋爱关系并结婚，在妻子帮助下，其异常行为可望得到控制和纠正。有些患者有明显的性功能障碍，结婚后，配偶可在进行性生活时通过爱抚、接吻、热情鼓励等多种方式帮助其减轻、消除焦虑情绪，减轻性交压力，逐步克服性功能障碍。

二、露阴癖（exhibitionism）

露阴癖也称露阴症，是在不适当的环境下在异性面前公开暴露自己的生殖器，引起异性紧张性情绪反应，从而获得性快感和性满足的一种性变态行为。以男性居多，男女之比为 14∶1。露阴癖患者的行动，多选择年轻漂亮的女性对象，致使一些年轻女性晚上不敢一个人行走，不但影响了正常的工作和生活秩序，而且会造成很大的社会危害。

（一）病因学

露阴癖发生的原因还不甚清楚，可能与下列因素有关。

1. 性心理发育停滞　性心理发育不能随年龄增长而增长，而停滞在幼年期，患者由于本能冲动的控制能力弱，不能像正常人一样对性器官进行遮掩，以童年幼稚的方式，通过露阴方式获得性快感和性满足。之后若反复实施，就会强化成性变态行为。

2. 生物学因素　与窥阴癖相似。

3. 人格不健全　许多露阴癖患者的性格上都存在某种人格缺陷，特别是性心理发育不健全，此外，还有一些是智能低下者或精神病患者。这些因素促进了其心理上的失衡，他们对自己的异常思维和行动缺乏认知和调节能力，最终导致变态行为的产生。

（二）临床表现

露阴癖的发病年龄一般在 17—54 岁，高峰期在 15—35 岁，多数已经结婚，但一般未能与其配偶建立起满意的性关系。患者常在黄昏或不太黑暗的晚上，在便于迅速逃脱的地方，如在街头巷尾、公园或电影院附近；也有在白天在住房的门口、窗口、偏僻角落，或在行驶的车上，当陌生异性（女性）走近时突然暴露自己的性器官，在对方惊叫、厌恶和辱骂中获得性快感和性满足，然后迅速逃离。越是在大庭广众之下，受害者的反应越强烈、情景越紧张，冒险性越大，患者兴奋程度越高，有时甚至会哈哈大笑，手舞足蹈；有的还同时伴有手淫。露阴癖者裸露的程度不一，男性多数仅显示生殖器，女性显露乳房及外阴，少数暴露全身。但一般不对异性发生性侵犯行为。女性露阴癖者通常因遭强奸报案而被发现，受害者多为 16 岁以上的女性。年龄大的妇女对露阴者的露阴行为表现冷淡和无动于衷，反倒令露阴者大为扫兴。露阴癖者知道自己的行为是不正常的，在事后往往很懊恼，特别是被人当作"流氓"抓起来后更是羞愧难当；但面对露阴冲动时，又难以控制自己，常常是冲动战胜理智，出现反复作案的现象，却无法克服。

（三）诊断

反复或持久地在陌生异性面前暴露自己生殖器，以达到性兴奋和性满足的欲望，没有与暴露对象性交的意愿或要求；变态行为维持 6 个月以上者。

（四）鉴别诊断

本病需与颞叶癫痫自动症相鉴别。癫痫发作时不分场合，往往在众人之前突然发作，可当妻女或邻人裸露，而且露阴时呆滞不动，甚易被抓获；事后不能回忆，往往有大发作或不典型发作史，做 CT、MRI、脑电图等检查，对脑内有占位病变或大体解剖结构异常者做出定位诊断，抗癫痫药物治疗有效。本病还需与性流氓犯罪者相鉴别，性流氓的"露阴行为"并不停止在这个阶段，他们以此行为来诱惑妇女，而且常企图进一步达到奸污的目的。

（五）治疗

露阴癖的治疗效果与患者发作的次数和病史有关，首次作案即被发现并进行治疗和处罚者，其效果明显；作案次数越多，治疗越难。从目前对露阴癖患者的治疗情况来看，以心理治疗效果最佳。儿童发生露阴行为者预后不良。复发露阴行为者，如有良好的异性恋，往往预后良好。既往有其他犯罪行为者预后不良，可参考治疗窥阴癖中的认知领悟治疗、结婚治疗及厌恶疗法有关疗法，可取得一定效果。

三、摩擦癖(frotteurism)

摩擦癖又称挨擦癖(frottage),指患者在拥挤的场所故意摩擦异性,甚至用性器官碰撞女性的身体,并可伴有射精或手淫来达到性兴奋及性满足的性变态行为。但没有与所摩擦对象性交和暴露自己生殖器的欲望;患者几乎都是男性。

(一)病因学

摩擦癖的形成原因不清楚。有学者认为是对性功能低下的一种补偿形式,也有人认为是一种没有发育完全的幼稚性行为方式。一般认为,多因少儿时代生活在性封闭的家庭环境里,管教严格,或长辈婚姻不幸,性情孤僻,不与同龄女孩接触,对性生活有反感。成年后一般情况良好,智力健全,但仍回避与异性接触,有明显的害羞反应,之后在拥挤的场所接触陌生异性时产生性兴奋和性快感,性快感体验与异性身体接触偶然地结合,并以条件反射机制固定下来,以致发展成摩擦癖。

(二)临床表现

作案时选择的对象多为陌生年轻貌美的女子,场地多为拥挤且不容易抓获的地方,如商场、电影院、公共汽车等。患者多以生殖、手或肘摩擦对方,受害者被触摸摩擦的部位多为手臂、乳房、臀部、会阴及腿等部位。大多数情况下是隔衣进行接触摩擦,在摩擦行为中有性高潮或射精,大部分将精液射在自己的裤子内,也有将精液排泄在受害者衣服上。患者反复发生,但难从过失犯罪中吸取教训,往往是冲动战胜理智,因此有屡教不改的倾向。当被摩擦的对象有明显的反应时,患者通常会中止有关行为,并且装出一副若无其事的样子。但是,如果对方默然避开或默许,常常又会继续有关行为。大多能主动承认错误,但行动上并不改正。追溯触摸癖和摩擦癖的患者,有的从幼年儿童性游戏的摩擦行为开始,一直延续到成年。约有 50% 的患者在成年后甚至到中年才初次发病,在这种情况下,大都有精神刺激或性压抑经历。

(三)诊断

患者反复通过靠近陌生女性,紧密接触和摩擦自己生殖器;没有与所摩擦对象性交的要求;没有暴露自己生殖器的愿望;摩擦癖与一般侮辱妇女和玩弄异性的犯罪行为是有区别的,这种行为至少已存在 6 个月以上。

(四)治疗

摩擦癖同属流氓行为,应采用惩处与心理治疗相结合的方法,使其感到耻辱和痛苦,并给予适当的心理治疗。可参考治疗窥阴癖中的认知领悟治疗、结婚治疗及厌恶疗法中有关疗法,可取得一定效果。

四、异装癖(transvestism)

异装癖又称异装症、异性装扮症。异装癖是穿着异性服装以获得性兴奋、性满足的一种性变态行为,是恋物症的一种特殊形式,并不要求改变性别。这种性变态患者以男性多见,女性虽少见但也存在,一般在 5~14 岁开始萌生异装兴趣,到了青春期就产生与异性装束有关的色情幻想。

(一)病因学

异装癖的产生原因不明,可能与下列因素有关。

1. 父母因素 ①如父母本来想要个女孩,却偏偏生了个男孩,或者相反。为了填补心理上的缺憾,便把孩子打扮成异性并给予关注和爱抚。②有些父母总认为女孩子温顺听话、讲卫生,因此在日常生活中教育孩子时,总爱把男孩当女孩来对待;或者相反,把女孩当男孩来抚养,养成异性化的气质性格。③受封建迷信思想的影响,为求孩子平安成长,便取异性名字,将孩子打扮成异性形象。

2. 童年伤害 研究发现多数患者在童年时曾有过遭受女伴捉弄,惩罚穿女装的经历,从而朦胧地体验到穿女装的性兴奋快感,这种快感驱使儿童私下一再尝试穿着女装,最终形成嗜异性服装的条件反射。

3. 心理因素 有的患者由于遭受性侵害或婚恋失败而对异性产生反感,对两性关系有一种惧怕和忧患的心理,转变成异装癖。

(二)临床表现

患者开始通常在卧室内穿上女装,对镜自赏,从而体验到性兴奋;或者在手淫前或与异性发生性行为前才换上女装,以此来引起性兴奋,获得性高潮后即脱去女装;外出时仍着男装,从外表看不出反常之处。多数患者只需穿一件女服,有的则需从内到外穿上全副女装,内穿文胸,头戴女式假发,佩戴各种首饰,用化妆用品,穿高跟鞋,完全打扮成女性,从中获取性刺激。异装癖大多数持续多年,随中年性欲减退而减轻。少数可牢固持续至老年期。

(三)诊断

穿着异性服装以体验异性角色,满足自己的性兴奋;不期望永久变为异性;至少已持续 6 个月者。

(四)治疗

一般来说,异装癖不会危害社会和他人,但其行为有伤风化,应有针对性地采取治疗措施。如在儿童和青少年阶段出现异装癖苗头时,要及时引导,及时采取心理治疗,认识异装癖对自身产生的不良影响及危害,控制其发展,可使异常行为有明显改观。到了成年,应鼓励他们建立异性恋爱关系并结婚,在妻子的帮助下,其异常行为可望得到控制和纠正。其他综合治疗,可参考治疗窥阴癖中的认知领悟治疗及厌恶疗法中有关疗法,可取得一定效果。

五、自恋癖(narcissism)

自恋癖也称自恋症、影恋或纳喀索斯症等。自恋癖是指个体热恋自己的身体,通常是把自己的镜像、照片或想象中的自我作为性欲的对象,形成癖好难以克服的性变态行为。自恋癖患者罕见,但男女均可见,西方国家近年来有自恋癖人格特点的人日趋增多。

(一)病因学

自恋癖的病因不清,可能与下列因素有关。

1. 家庭环境　自恋癖的形成主要与儿童期的教养有关,从小受到父母赞美和宠爱,尤其是独生子女,成为家庭中的核心,或"小皇帝",就自认为是最完美的或无可比拟的,一切以我为中心,唯我独尊,唯我是从,这些孩子不知道应该去关心别人,去爱别人,处处表现出利己主义、个人主义倾向,为自恋癖的形成打下了基础。

2. 父母离异　父母关系破裂,相互不满和怀恨,会使孩子感觉到他人都不可爱,使孩子觉得日后与异性生活在一起也是一种错误,就连自己的父母都是自己不宜接触的对象,于是会觉得只有自己才是最能接近的对象。

3. 缺少交往　由于父母对孩子的过度保护,

孩子缺少与异性和同性伙伴的交往,无疑对自恋癖的形成起了促进作用。

4. 创伤经历　在其与异性或日后与性伙伴的交往中出现这样或那样的难以克服的问题,受到与性有关的精神上或肉体上的重大打击,也会促使患者丧失异性恋或同性恋的兴趣而成为自恋癖者。

(二)临床表现

1. 影恋　自恋癖患者的性欲对象是自我,最常表现为影恋,即把自己的镜像当作性行为对象,多见于女性,许多年轻女子看见水面、镜面及照片中的自我形象,非常骄傲和自豪,孤芳自赏,自己赞美自己,同时引发性兴奋。他们更常采用的性行为方式是自慰性性活动,如手淫、性梦、性幻想等。

2. 想象自恋　自恋癖患者一般对异性没有兴趣,把自身想象成与自己相似的别的同性或异性个体,受极强的自我爱恋潜意识控制,把性活动想象为是与另一个自我发生性关系,并非是真正去爱恋另一个同性或异性;对他人的爱恋则是附带的。其性行为多为手淫、性梦、性幻觉等自慰性性活动。

3. 以自我为中心　患者通常是自我表现、自我夸大、自我赞美,常幻想自己容貌绝伦、才华横溢、能力超群等。在内心世界中有孤芳自赏的心态。在人际交往中,表现出损人利己,处事极端化,当受到批评、遇到挫折或失败后,表现出震怒、自卑、羞惭,常有过激和抑郁反应。

(三)诊断

自恋癖其强烈的孤芳自赏的心态,难以与异性接触,因而以独身为多;与洁身自爱型人格、精神病的某些早期症状都有牵扯及交叉,而且很多自恋癖者性情不突出、性活动缺少等,使自恋癖的诊断比较困难。

(四)治疗

自恋癖不会危害社会和他人,但其行为仍是一种性变态行为,对本人造成不良后果,应有针对性地采取治疗措施。自恋癖一旦诊断确立之后,患者有关的观念和人格已基本固化,他们孤芳自赏、拒绝求医、拒绝改变自己的现态,一般难以纠正。

1. 及时教育引导　当儿童和青少年出现自

恋癖行为时,应及时进行教育和调整改善环境,鼓励儿童多参加集体活动,多与伙伴往来,学会帮助别人,去爱别人,把自己置身于群体之中,对防治自恋癖有积极作用。

2. 心理精神治疗 该症仍以心理治疗为主,要耐心与患者建立良好关系,以取得患者的理解、信任与合作,耐心引导患者回到早年错误习惯的环境,加以客观分析,使其领悟,诚恳帮助他们认识个人人格方面的缺陷,树立起纠正的信心,他们一般能接受,而且处境越困难,其疗效越好。对于那些带有明显精神抑郁症状的自恋癖患者,用精神治疗方法一般能取得较好的疗效。

六、梦恋症(dream of love)

梦恋症是把梦境人物当作性恋对象,把自己当成梦境中的性关系者,引起性兴奋或性欲满足,并成为习惯的一种性变态行为。男女性梦是性欲能量发泄的一种途径,较常见。

(一)病因学

梦恋症的病因不清,可能与社会环境、心理状态有明显关系,如因性禁忌,在实际生活中缺少异性接触,于是性梦就成了性感满足的替代方式,梦中的性对象就会在意识中渐渐侵入实境,产生身心影响效应,从而诱发梦恋症。

(二)临床表现

男女自青春期开始即出现性幻觉,18 岁之后至结婚前期,约半数的人性幻觉在心理上时常萦绕不去。这种性幻觉的产生是一种常态,也是性冲动活跃的一种无可避免的结果;不过如果过分发展,无疑会以常态开始,以病态告终,在想象力丰富而有艺术天才的青年,特别容易有这种危险,性幻觉对这种人的诱惑力也很大;结婚后性幻觉便停止或大为减少。有些女子,特别是神经不健全的女子,夜间的梦境比较容易在白天的实境里发生一种回响,甚至于可以把梦境当作实境,而不惜赌神罚咒地加以申说。有时,她的情绪会使别的女子受到感染,做同样的性梦,如被某个人或动物奸污。这种女子像服了"蒙汗药"似的,沉醉于性梦梦境中不能自拔。

(三)预防和治疗

梦恋症者一般无法摆脱性梦幻境所造成的心理、情绪影响,并常把它带到工作、生活的实境中去,使得精神萎靡、身心不畅。男子在性梦中常发生梦遗,或有意识沉溺于性梦活动,无疑对身心健康有影响。有时会把梦境与现实混淆起来,这种现象有时可引起法律问题,因此应及时治疗。对梦恋症的治疗一般以心理咨询为主,通过性知识介绍,提高患者的心理承受能力,可明显改善梦恋者的状态。此外,对于未婚者,结婚是一个较合理的治疗梦恋症的有效方法,因为结婚使梦恋者有了正常的性行为,现实中的性活动不但比梦中的性活动更直接,而且由于人处于清醒状态,其性高潮的获得也更美满,心理上的压抑在婚姻中得到解脱,正常的性生活取代了梦境中的性活动,梦恋症可以彻底治愈。

七、性幻症(sexualmagic)

性幻症又称性白日梦,是把性幻觉作为性兴奋或性欲满足的一种性变态行为。患者在日常工作、生活中经常出现无法摆脱的性幻觉,有时幻影可成为患者倾心的性恋对象。性爱白日梦是青年男女都有的,约 98% 性成熟的男女均出现过性白日梦,而故事中的主角 99% 是自己。只是青少年女子中特别多,性白日梦在不伴有性高潮的情况下,一般是属正常的。假如白日梦做得太多,一旦失控,即在日常生活、学习及工作中经常出现而无法摆脱,如在行进中或与人谈话、读书、看报及埋头工作时突然出现性幻想,并引发性兴奋甚至性高潮,即为性幻症。

(一)病因学

性幻症的病因不甚清楚,可能与性的贞操观念有关,一般守身如玉的人或缺少实际性行为的人容易有性幻想,导致无法摆脱性幻症。

(二)临床表现

1. 轻度性幻症 轻度性幻症很常见,一般仅限于女性,她们一般婚前就有性幻症史,婚后性生活性感满足度不足或性生活受限,相对较高的性欲无法通过性生活宣泄,故而性幻想仍是性欲发泄的一个重要途径,此种人进入中年后,性欲进一步高涨,性幻症会逐步加重。

2. 中度性幻症 中度性幻症患者的性白日梦也并非完全随时可发,而多有某些象征性的引发因素,如某个人可能具有其性白日梦中性对象的特点,当一见到这个人时,其潜意识中的联系就打开了,结果性幻境出现,性兴奋也伴随而至。这种性兴奋与通常类型的性刺激无关,而是性幻想的结果。一些性幻症者,一旦出现性幻境必然有明确的性高潮反应,在男性为射精,在女性则有阴道湿润射液和脊髓骶部反射性动作,并获得充分的性兴奋和性快感。经常发作会影响日常生活起居。

3. 重度性幻症　重度性幻症者由于性兴奋,不分时间、场合,稍有所感就会触发无法抑制的性幻想,并伴有性兴奋甚至可有性高潮。白天也为梦境所缠绕,以梦境替代了实境,整天处于失魂落魄的状态,使患者心理压力很大,不少患者则惧怕出门,思想消极,情绪低落,整日呆想,饮食不思,身体消瘦,这就是民间所说的某种"相思病"。常可使患者丧失实际生活的全部适应能力,以致妨碍日常的生活、学习、工作。

(三)治疗

一般来说,性幻症不会危害社会和他人,但其行为仍是一种性变态行为,对本人造成不良后果,应有针对性地采取治疗措施。

1. 结婚治疗　对一般的性幻症,结婚是一种有效的治疗手段,尤其是美满的婚姻生活对其有强大的治疗作用,紧凑的日常生活安排,适当的社交活动,和谐美满的性生活,使患者的性欲通过一种合理的途径得到宣泄,从而降低了白天日常活动的性紧张度,性白日梦产生的驱动力下降,多数人不需用行为疗法处理即可获得明显改善。对于已婚尚可进行性行为者,性治疗似乎是最可取的,使患者掌握有关的心理调适技术和性行为技术,在正常性活动中获得满意的性快感,将有助于性幻症的彻底治愈。

2. 手淫治疗　性幻想与手淫似有明显的互换性,一般有手淫习惯者较少有性幻想,青少年的性幻症往往也随手淫行为的规律化而缓解。

3. 心理治疗　对于不宜结婚或因条件限制难以成婚者,当性幻想整日纠缠患者并妨碍其正常工作生活时,应有针对性地开展心理治疗措施,使他们能正确对待性幻想,树立起自信心,使其幻想适当地、合理地向实境转化,解除其意识中对手淫等性行为的不正确认识,常可收到一定疗效。

4. 药物治疗　对一些严重的性幻症者,一般的心理疗法已难以生效,因为性白日梦已为强烈的性快感获得所强化或固化,并常使实际性生活能力丧失,其他性行为习惯的建立也已不可能。此时应考虑进行药物处理,首先应使性白日梦和性高潮脱离,服用抑制性欲的药物也可收效,在性高潮失控现象得到控制之后,可考虑再用行为疗法帮助患者建立起正常的性感满足行为模式。

八、恋老人癖(gerontophilia)

恋老人癖是对同龄青年异性没有性欲望,而以老年人为性欲满足对象的一种性变态行为。恋老人癖,如年轻男子娶老妇,年轻女子嫁老翁,没有政治、经济等方面的因素左右其恋情者。实际上,真正的恋老人癖极为少见。

(一)病因学

恋老人癖的病因不清,可能与下列因素有关。

1. 爱慕心理　性心理背景,如儿童、青少年对师长的爱慕心理,这种心理如得到一味鼓励而不能得到正确引导,产生性欲对象异常,就容易发展为恋老人癖。

2. 精神恋　在情爱的表达上,在一定程度上具有精神恋的性质。对老人的过分尊敬和爱戴,达到一种朝思暮想、十分依恋的程度。

3. 性心理异常　①患者可能自身在某些方面有缺陷,在潜意识中多对自己缺乏自信心;②患者在性爱经历方面遇到过太多的挫折,或其外表及心理发育方面有缺陷,而老人对美没有太大挑剔,不必顾虑自己的外表美,容易相处,且安全;③老人会更疼爱自己,生活会更幸福。因此在表面上往往掩盖她们这种不太符合常情的心理需求,于是说看上他的才华、钱财及地位之类的借口等。

4. 罪犯心理　有的男子专门寻找比自己年龄大的老年妇女进行强奸,可能是因为对老年妇女施暴危险性小,直接把爱欲泄注于老人,达到性的满足。

(二)临床表现

对老人的过分尊敬和爱戴,达到一种朝思暮想、十分依恋的程度。年轻男子娶老妇,年轻女子嫁老翁。有的男子专门寻找比自己年龄大的老年妇女进行强奸,达到性的满足。

(三)治疗

一般来说,恋老人癖是一种性变态行为,不会危害社会和他人,只要双方心甘情愿,任其自然;必要时可针对性地采取心理治疗。但对于男子专门寻找比自己年龄大的老年妇女进行强奸以达到性满足者,应受到法律罚处。

九、群淫癖(group voyeurism)

群淫癖是指同时对两个或两个以上性对象实施性行为以获得性感满足的一种性变态行为。常见的形式是一男两女或一女两男,或多人进行性交,性行为方式也多种多样,如阴道性交、肛交、相互口淫与手淫等。三个人或更多的人在一起同时进行性活动的群淫现象在古希腊及其他国家的色情画像及塑像中均可见到。现代社会中,群淫现象见于某些下流氓淫乱团伙,与群奸群宿及乱交既有相似之处,又有区别。群淫现象也可见于卖淫活动。群淫癖者对性行为本身缺乏兴趣,只有同时对两个或两个以上性伙伴进行性活动才能得到最大的性感满足。群淫癖与性犯罪:群淫是流氓犯罪活动方式之一,是指三个或三个以上的人在一起同时进行性活动,是由黄色文化和各类色情、性传播媒体引起的一种反社会行为。其个人原因大都存在单一性生活障碍和追求更强烈刺激的性倾向。在惩治群淫癖时,应逐个矫治性变态心理,在进行惩罚的过程中使他们恢复正常性欲和性能力。防止群淫癖的办法最重要的是杜绝一切黄色文化和性诱惑的传播媒体,如性影视材料和含有性色彩的商业广告等。

十、性虐待癖(sadomasochism)

性虐待癖是指以身体上或精神上虐待对方或被对方虐待的方式而获得性兴奋与性满足的性变态行为。性虐待癖包括主动和被动两种,主动虐待癖称为性施虐癖(sexual sadism),被动虐待症就被命名为马索克现象(Masochism),也称性受虐癖(sexual masochism)。性施虐癖与性受虐癖合称为性虐待癖。性施虐癖与性受虐癖并非罕见,在西方,约有30%的女性和10%的男性曾有不同程度的受虐与施虐体验并得到性唤起。无论是性施虐还是性受虐,都容易对身体造成伤害,这与吸毒类似,随着时间的推移会需要刺激的不断加强,最终导致极大伤害。

(一)病因学

性虐待癖的病因不清,有如下几种可能。

1. 返祖现象　比人类低级的动物,当雌雄交配时,常表现出各种施虐和受虐行为,如蜘蛛在交配后,雌蜘蛛便把雄蜘蛛吃掉,公鸡在交配时咬住母鸡头顶上的羽毛等。不论把痛苦加到别人或自己身上,这种虐待症倾向都是原始时代所有求爱过程的一部分,所以,这是一种返祖现象。

2. 性功能障碍　性功能障碍者以性虐待行为来激发兴奋,以达到性交满足性欲的目的。

3. 反常心理　可能为在遭受生活挫折或婚姻失败后形成的反常心理,对自己个人能力、生理素质、社会地位等方面的缺陷不安,深感自卑;因而对异性实施伤害,以发泄被压抑的性本能和性心理,来显示自己的优越感,补偿自己的自卑感。

4. 环境因素　①有的儿童无意中窥见父母的性生活的翻滚、挣扎、撕扯的情节;或从小说、影视节目中看到一些男女厮打做爱的描写,从小形成对性行为的错误认知,以后发展成为性虐待癖。②部分患者是受到遗弃后形成的心理变态。③有的人在个人生活经历中遭受过异性的拒绝、侮辱,因而产生孤独感、恐惧感,借在异性身上施虐而显示自己的力量。④有的是由于担心被异性拒绝或抛弃,希望通过接受异性的凌辱与伤害来表示自己接受对方的爱。

5. 生理因素　性虐待癖是通过痛感体验与性兴奋的神经短路造成的,而不少人的痛觉神经脉冲与性兴奋的神经脉冲相似,或痛觉阈限与能引起性兴奋的触压阈相近。这时是生理和心理因素同时发挥作用的。

6. 人格不健全　男性受虐癖者多见于阳痿患者,女性受虐癖者往往是癔症性人格障碍者,这两种性变态者的人格都不健全,性施虐者的人格特点是内向、孤僻、缺乏男人气概,这种人有性卑劣感,对女性怀有仇恨心。性施虐癖与征服欲、毁灭欲有关。真正的性虐待癖者,其行为动机也不在于故意使别人或自己受苦,而是这些虐待可使他们唤起性的激动情绪。

(二)临床表现

性施虐癖是指在性交前或同时,施虐癖者向所受虐性对象施加肉体上的痛苦和心理上的折磨,而受虐癖主动要求性对象对自己施加心身的痛苦和折磨,这样以唤起自身的性兴奋和性满足。性虐待癖者表现多种多样,如讲淫话、辱骂、掐拧、抓、咬、鞭打、针刺、火烫、拳打脚踢、绞勒等,甚至把性对象捆绑起来施加痛苦和折磨,或侮辱人格的行为,如在地上爬、学狗叫、把大小便撒在性对象身上等。从性对象的痛苦呻吟中获得性兴奋和性满足。受虐与施虐行为常出现在同一个人身上,或者两个人轮流受虐或施虐。

1. 对陌生异性施虐　以男性多见,对陌生异性用刀片、尖针、腐蚀性药水毁坏其衣服或身体以唤起性兴奋,作案后迅速逃离现场。或在公共场所偷偷地割破或玷污妇女的衣服,剪断女人的头发等以唤起性兴奋。

2. 单方施虐　仅有一方是性虐待症者,不论是施虐症或受虐症,对方都会不能忍受,这种性生活或婚姻难以持续。

3. 双方相互施虐

(1)性伴间施虐:有的施虐常发生于两个达成某种默契和有共同性感基础上的男女之中,这时的施虐行为较为温和。

(2)夫妻间虐癖:偶遇夫妻双方一个患施虐癖而另一个恰恰是受虐癖者,如果伤害不重,恰好互相补充,双方都可获得性兴奋和性满足,这种情况极为少见。

4. 勒颈施虐　受虐与施虐行为出现在一个人身上,多见于男性,如性施虐癖者在手淫时,捆绑身体、勒紧颈部使自己处于轻度窒息状态,以增加性快感。

5. 严重施虐　无论是施虐还是受虐者,都容易对身体造成伤害,引起性感受力的降低,这与吸毒类似,随着时间的推移会需要刺激的不断加强,最终导致极大伤害,成为主动性痛苦性色情狂(active algolagnia)和被动性痛苦性色情狂(passive algolagnia)。极端的施虐行为包括毒打、损毁对象的性器官,针刺乳房,切割乳房、残肢、杀害对象或碎尸,称为色情杀人狂,成为色情谋杀犯(lust murder),患者从杀人行为中获取性快感和性满足,甚至代替了性交活动。这类性施虐癖者无疑会给社会造成极大的危害;从司法精神病学的角度来说,应属于犯罪行为。

(三)诊断

轻度的施虐和受虐刺激以增强性活动者,如果没有过重的伤害而且不是靠这些行为唤起性兴奋,不属于性虐待癖。只有那种以性虐待行为作为性刺激性兴奋和性满足者,才能定为性虐待癖性变态行为。

(四)治疗

性施虐癖是一种性变态行为,会危害自己和他人,造成严重的社会影响,应采取相应的防治措施。

1. 童年教育　重视童年教育和家庭环境影响,父母在幼儿面前言行举止要检点,防止孩子自幼形成错误的性观念和性欲倒错;在孩子进入青春期后,家长应引导孩子,抵制黄色传媒的不良影响,及时纠正不良性格倾向,建立正常的异性友谊和感情。

2. 综合治疗　性施虐癖有其内在病态人格基础,一旦发生治疗十分困难,仅仅通过几次心理咨询,难以治愈。针对其诱发的各种原因,要求本人、家属与心理医生密切配合治疗。可用认知领悟疗法、厌恶疗法等。

3. 异性隔离　对于虐待狂者,必要时可将其与经常虐待的异性对象隔离开来;不允许别人满足受虐狂者的虐待要求,为治疗其变态性行为提供基础。

4. 法制教育　性施虐癖者是以伤害对方为手段获取性满足的变态行为,会造成严重伤害,触犯社会道德和法律。使患者明确了解自己行为的法律后果,所以应加强法制教育,同时也有助于暂时抑制与虐待相联系的性冲动。若在早期以法律惩治和心理治疗同时进行干预,可能避免更严重的后果产生。当出现杀人后果者,当以杀人罪判处,这时将失去矫治机会。

十一、器官偏爱癖(the organ preference)

器官偏爱癖是指对人体的某个部位或器官产生特殊的色情爱慕,可视为恋物癖的特殊类型,是一种性变态行为。较少见,患者主要是男性。与恋物癖相同,满足视觉刺激的器官偏爱癖者较为常见。

(一)临床表现

器官偏爱癖者通常是通过性伙伴的肉体来满足性欲;偏爱对象的乳房、大腿、踝关节、秀发,或身体上其他特殊部位;其中发恋较为常见,个别人在杀人后会在尸体上割取乳房、外生殖器等器官。中国古时即有足恋,清代以前有小脚(裹脚)恋。

鞋恋(履恋)是由足恋派生出来的。

(二)治疗

器官偏爱癖者对他人造成严重伤害,对社会造成不良后果,因而需要有所制约。在性行为上要制约的是那些损害他人的性变态行为。需要矫治损及他人,触犯法律者需要制裁。

十二、性亢奋癖(sexual excitement addiction)

性亢奋癖性欲过旺,超过正常性交欲望,出现频繁的性兴奋,迫切要求性行为、性生活频度增加、性生活时间延长。性欲极度亢进者称为色情狂(erotomania),见于男性者称男性色情狂(satyriasis),见于女性者称为女性色情狂(nymphomania)。多发生于青春期或成年初期,通常伴有强迫性手淫。这是一种极为罕见的性变态行为。青春期后,体内性激素大量分泌,性欲达到最高峰值,而控制力处于低谷,性欲亢进;高峰期过后,一般 30 岁以后,睾酮分泌开始下降,性欲呈递减趋势。性交频率为 20—30 岁,每周 4～5 次,31—50 岁,每周 2～4 次,51—60 岁,每周 1～2 次,约有 2/3 的人在 60 岁之后和 1/2 超过 70 岁的人仍然保留性生活。保持健康的性生活,可使身心保持轻松愉快,更加年轻,更加精神焕发。新婚夫妇或婚后久别重逢性生活频数稍有增加亦为正常。而性亢奋癖者,即使天天进行性生活,甚至不分昼夜多次要求性生活,久战不休还不能满足性欲要求。

(一)病因学

引起性欲亢进及色情狂的病因可分为内分泌性和精神性两类。

1. **内分泌性**　内分泌失调是性欲亢进的主要病因。人下丘脑-垂体-性腺轴,只要其中某一环节出现障碍,就可以导致性功能障碍。

(1)颅内肿瘤:如垂体生长激素分泌瘤、颞叶病变、脑梅毒、使用大麻叶或可卡因过量等,均可反射性引起腺体分泌过多生长激素,出现性欲亢进。

(2)卵巢肿瘤:如卵泡膜细胞瘤可使体内性激素的分泌增加,继而引起性欲亢进和思维混乱等精神症状。

(3)甲状腺功能亢进:特别是轻度甲状腺功能亢进者,有 10%～20%的患者会出现性欲亢进。

2. **精神性**　某些强迫症、躁狂症、更年期精神病、精神分裂症及偏执性精神病等,由于精神失调可引起对性兴奋的抑制能力下降,不论男女 60%以上有性欲亢进倾向。这些患者多有情绪高涨、动作过多、思维奔逸、冲动行为等。如更年期女性容易出现躁狂的症状,表现为无端怀疑配偶有外心,属"嫉妒妄想",有时毫无根据地怀疑丈夫与第三者要谋害自己,属"被害妄想",它们可以同时发生。

(二)临床表现

1. **典型的性亢奋癖者**　整天沉湎于性冲动之中,从各方面都表示出对性的渴求,为了获得性感满足寻找一切可能的性交对象和一切可能性交的机会。当这种欲望强烈又无处宣泄时,患者便出现焦虑、激惹、心慌、失眠等症状,甚至可因痛苦不堪或极度羞愧而自杀。

2. **色情狂者**　表现是成天沉湎于性欲冲动之中,无休止地要求性交,天天性交或不分昼夜一天几次性交仍不满足,甚至不避亲疏,公开要求。也可表现为性兴奋出现过快、过剧,甚至拥抱、接吻、触及阴部也可产生强烈的性兴奋高潮。如所求不能满足,则有情绪不稳定、焦虑、烦躁易怒、手淫、夜寐不安等症状。有些妇女突然出现频繁而强烈的性要求,当要求得不到满足时便哭骂吵闹,配偶筋疲力尽极为苦恼。有的还伴有疑心病,思维混乱,精神恍惚,发作时完全不能自制。有的常伴有性关系紊乱,性交频率过高,甚至卖淫、嫖娼、强奸、乱伦等。

(三)诊断

新婚后男女性欲亢进,性交频繁,性行为在夫妻双方是满意的,没有不良后果,就不能视为病态。根据上述临床表现,对性亢奋癖不难诊断。

(四)治疗

1. **心理治疗**　若为精神心理因素引起者,宜进行心理治疗及性教育,正确对待性生活,既有利于身体健康又有利于家庭夫妻和睦。夫妻可适当分别一段时间,避免看色情小说、录像及言情小说,控制手淫,以减少性刺激。生活规律化,将精力应用于工作学习中去,多参加文娱体育活动,让生活忙碌而更丰富多彩,睡前不饮咖啡,温水洗澡,不穿太紧的内裤,被褥不宜太暖,均有利于克制情欲,减少性冲动。

2. 药物治疗　可使用镇静药或抗焦虑药,消除心理应激因素和紧张、恐惧、焦虑情绪,如用地西泮 25mg,每日 3 次,或甲丙氨酯 0.2g,每日 3 次。或氯丙嗪 25mg,每日 3 次。可采用大剂量异性激素治疗以抑制性欲,对于男性色情狂可给予较大剂量的雌激素,但容易引起男性乳房发育,近年来多采用环丙氯孕酮,一般剂量为每日 100mg,也可每日或隔日服用 1/4～1/2 粒含雌激素及黄体酮的避孕药丸。对于女性色情狂可给予大剂量的黄体酮,利血平也有一定疗效。但其疗效及不良反应尚有争议。

3. 色情狂与性犯罪　色情狂在人群中的发生率虽然不高,但对社会危害较大,他们往往是流氓团伙中的骨干或卖淫活动的中心人物,而且对性的色情狂的形成起着重要的作用。由于色情狂多半以流氓和卖淫治罪,所以在处理有关流氓犯罪和卖淫犯罪时,应注意区分出色情狂。对这类人除一般依法治罪以外,还须注意与其他罪犯隔离,并且应进行强制治疗。

十三、皮格梅隆癖(Pigg Mellon addiction)

皮格梅隆(Pigg Mellon)是希腊神话中塞浦路斯国王,他热恋着自己亲手雕的一尊少女像,日夜与其相伴,不理会其他女子的追求。皮格梅隆癖是指行为人对某些模拟人体造型的无生命物体的偏爱,并通过它满足性欲。这些物体形式包括人体塑像、塑料玩具娃娃和服装模特等。有一种与真人非常相似的橡胶充气人,配有头发和阴毛、真人一样的嘴巴和便于男性生殖器插入的阴道,还带有一部小型录音机和专用录音带,可以在需要时发出猥亵的脏话和淫荡的呻吟声。皮格梅隆癖者对异性可能有一种天生的恐惧心理,甚至不敢与异性独处,而在与无生命物体性爱时,就不会产生这种自卑的恐惧心理。这一点可能与奸尸癖者有相似之处。大多数情况下,皮格梅隆癖者与他所眷恋的雕像、充气人和服装模特之间存在着一种休戚与共的关系,这些被眷恋的物体可以启发他们的想象,尤其是那些形象逼真的充气人。

皮格梅隆癖不会危害社会和他人,但其行为仍是一种性变态行为,对社会及本人造成不良后果,应有针对性地采取治疗措施;其疗法参考性幻症的治疗方案,如结婚、手淫及心理等治疗。

(陈在贤　鲁栋梁　朱　军)

第七节　性取向障碍(sexual orientation disorder)

性取向障碍是指性爱对象或满足性欲的方式与常人不同,不以生殖为目的,违背社会习俗。生物的两性活动在最原始时期主要是繁殖,后来扩大到性的满足,并在解剖、内分泌、心理和其他方面形成完全不同的性别个体。在人类,对异性选择和爱好不是与生俱来的,而是后天获得的行为。如果正常的性心理发展受不良的家庭和环境的影响,则成熟的异性恋驱动力将被阻滞或歪曲,出现性取向异常。一般来说,多数人感受到的性引力是来自成年异性,为异性恋。有少数人感受到的性引力却与众不同,他/她们爱恋的是同性(同性恋),甚至爱恋物体(恋装、恋物)或非人类的动物(恋兽)。常见性取向障碍有同性恋、双性恋、恋兽癖、恋童癖、恋尸癖、恋物癖、鸡奸癖等。

一、同性恋(homosexuality)

同性恋是指在性爱、心理、情感上对异性反感,而喜欢与同性发生性关系和性欲满足的性欲异常或性变态行为。同性恋分为男性同性恋和女性同性恋。同性恋又可分为单性恋和双性恋两种类型。同性恋是由德国医生 Benkert 于 1869 年命名的。人的性行为分常态或变态,以异性为对象作为标准。同性恋行为违背了性行为的常态标准,长期以来难以被多数人理解。1973 年,美国心理协会、美国精神医学会,将同性恋行为自疾病分类系统去除。2001 年 4 月 20 日,《中国精神障碍分类与诊断标准》描述同性恋的性活动并非一定是心理异常,但在传统的意义上仍被看作是性心理障碍。性倾向分级:美国性学家金西等于 20 世纪 50 年代的上万例问卷结果显示,异性恋和同性恋不过是处于同一连续体的两个端点,这两端点之间存在各种变异,提出了性倾向七分量法:0 级,完全的异性恋;1 级,几乎为异性恋,偶尔做同性恋的梦或幻想;2 级,大多数时候为异性恋,时有同性恋倾向;3级,同性恋倾向与异性恋倾向各半,即双性爱倾向;4级,大多数时候为同性恋,时有异性恋倾向;5级,几乎都是同性恋,偶尔有异性恋倾向;6级,完全的同性恋。繁衍盲端:生物群体普遍存在自限机制,如生物体内的细胞凋亡、个体的衰老死亡、群体自杀、个体自杀、个体体形控制、生育率和性别控制、智能限制等均体现了生命和生物的自限机制。同性恋和性变态同样可理解为是人类的一种自限。因为同性恋和性变态是人类繁衍过程中的必然产物,为了使不规范个体不至于大量繁衍,于是让他们离开正常男女交媾的生殖轨道,而进入繁衍的盲端。同性性行为被基督教会谴责为罪恶,并在欧洲一些国家(如英国),被定为违法。同性恋者一般称真性同性恋者。

(一)流行病学

同性恋虽占人口比例极少,但绝对数并不小,在美国的社会调查估计成年男性人口中占6%~10%,成年女性占2%~4%。与纯粹的异性恋者一样,纯粹性同性恋者性倾向明确而坚定,不可更改,因此又被称为同性恋专一者,学术界称这类同性恋者为素质性同性恋。据估计,美国1000万所谓的同性恋者中,纯粹性同性恋者约500万人。

(二)病因学

同性恋的原因迄今仍不清楚,可能有先天性和后天性两大类。先天性因素所致者为素质性同性恋,后天性因素所致者为非素质性同性恋。

1. 先天性因素 可能导致素质性同性恋的病因主要表现为遗传、大脑和激素等因素。

(1)遗传基因:1916年遗传学家理查德·古兹薛米特提出同性恋可能与性染色体有关,1962年卡尔曼报道86名原发性同性恋男人,其中46人为双卵孪生子,40人为单卵孪生子。单卵孪生子的同病率为100%,双卵孪生子同病率只有15%,这跟非孪生子差不多。双胞胎中一个是同性恋,那么另一个有40%~60%的机会成为同性恋者,异卵双生的概率为15%~30%,不是双胞胎的同性兄弟姐妹来说,这个概率是5%~10%。1993年美国癌症研究所发现,76名男性同性恋患者的男子亲属中的同性恋比例相当高,追溯到母系社会发现,男性同性恋可能由母系遗传所致。1993—1995年,美国生物学家丁·汉默(Dean Hamer)提取40对男同性恋者的细胞做基因检测研究后发现,同性恋的X性染色体长臂顶端区域中,有一个叫Xq28的基因,这个基因决定其性取向为同性。1999年,加拿大神经医学家乔治·瑞斯(George Rice)对52对同性兄弟的细胞做了DNA基因检测,结果并不如汉默预期的那样,而使他进一步认识到Xq28基因可能不是唯一的相关基因。2004年10月,意大利心理学家卡普里奥·西亚尼等对98名同性恋男子和100名异性恋男子,以及4600多名他们的亲属进行了详尽的问卷调查,认为人类基因组成中的X染色体部分是由母亲一方直接传递到下一代基因体系中;同性恋遗传因素与X染色体相关,但这并不说明同性恋基因仅此而已,一定还有其他一些基因。

(2)性神经性别:许多国内外同性恋材料表明,同性恋者都强烈地感到自己长着一个异性的脑袋,那个异性的脑袋驱使他(她)们去寻求自己心理上的异性,即生理上的异性是他(她)们心理上的同性,而生理上的同性却是他(她)们心理上的异性。同性恋大脑性神经结构呈异性型,即男性同性恋者的大脑性神经呈女性型,而女性同性恋者的大脑性神经呈男性型。当个体大脑性神经结构的性别和性器官的性别一致时,个体是绝对的异性恋者。同性恋者的大脑性欲(大脑性别或心理性别)和性器官性别形式是相悖的。一旦个体大脑性神经结构形式向异性方向变化,个体便或多或少表现出身心的异性倾向,当其变化不超过连续流的中界时,个体表现为主导异性恋、偶尔同性恋;当其变化到达中界时,个体表现为双性恋者;当其变化越过中界时,个体表现为主导同性恋、偶尔异性恋;当其变化到达连续流的终端并与异性生殖器官性别吻合时,个体便是绝对的同性恋者,即素质性男性同性恋者。

(3)性中枢差异:人类下丘脑控制性冲动的产生。1991年美国神经解剖专家西蒙·利瓦伊报道,把下丘脑前端的间核分为4个区,发现其中3个区的体积并不因性别而显出差异,只是第三区的体积大小不同:异性恋男性的是同性恋男性的两倍,同性恋男性的大脑与异性恋女性的大脑相似,而与异性恋男性的大脑存在区别。1995年爱达荷州的联邦羊群研究站的研究发现,同性恋公羊和异性恋公羊在脑部结构和性激素方面存在明显差异,这为研究同性恋者与异性恋者的脑结构差异提供了新证据;可见男性同性恋与异性恋者的脑部结构的确有所不同。

(4)性激素影响:素质性同性恋可能由性染色体异常引起,也可能由性激素异常引起。人类个体最初形成可视为雌(卵子)雄(精子)同体(受精卵),以后向哪一性别发育则取决于内(Y 染色体或 SRY 因子)、外(主要是性激素环境)因素,由于内外因素的矛盾使发育出现偏异,从而导致不同程度的中间类型。胎儿的大脑受何种性激素的影响,决定了个体细胞未来的性取向,如果男性胎儿未得到睾丸激素的影响,而是受到母亲卵巢的雌激素影响,男性胎儿大脑就会女性化;女性胎儿如果受到睾丸激素的影响,女性胎儿大脑也会男性化。

存在或缺乏胚胎性腺雄激素(fetal gonadal androgen,FGA)对性交行为甚至性取向有一定影响。在胚胎发育的关键时期,雄激素的多少对性别的分化有很大影响,若女性胎儿接受的雄激素过多,虽然发育为女孩,但是她们的行为偏向男性,此时,如果在成长过程中未对她们进行良好的引导,就很容易发展为女性同性恋。同样若男性胎儿接受的雄激素过少,出生后父母又把其当作女孩打扮和看待,长大后也可能发展成男性同性恋。女性同性恋者的睾酮比女异性恋者高,而雌激素比后者低,男性同性恋者的睾酮比男异性恋者低而雌激素较高。

2. 后天性因素 人对异性选择和爱好不是与生俱来的,而是后天获得的。如正常的性心理发展受不良的家庭和环境的影响,则成熟的异恋驱动力将被阻滞或歪曲,出现性取向异常。生物先是雌雄同体,然后出现了雌雄异体;人在出生时心理上是中性或无性的,然后是性心理、性定向的分化。性发育过程中的关键期就是一个岔路口,存在双向选择的可能性;同性依恋期的孩子,若同性依恋期延长,不能适时把恋情转向异性,都可能发展成同性恋、双性恋和易性恋(性别认同障碍)。如人在成长中屡遭挫折,或在异性恋中经常受到拒绝和挫败,导致自尊心和自信心缺乏,认为自己是毫无价值的人,对异性有异常的忧虑、恐惧,迫使自己从事同性恋活动。如童年受性虐待或青春期受到性骚扰,或是因为从事性工作,或因为家长

养育方式不当而造成性别角色混乱等,可能导致非素质性同性恋,或因男性经济贫困而无力娶妻者易导致同性恋。

(三)临床表现

1. 男性同性恋 男性双方往往更换角色,有时是主动者,而有时又扮演被动承受者,但是有些同性恋者可形成固定配对关系,有的人总是主动者,有的人总是被动者;性行为有口-阴茎接触、互相手淫及"鸡奸"。男性同性恋通常不持续很长时间,由于年龄不断增长,社会舆论压力增加,长期维持性伙伴关系困难日增,特别是到了中年时期取得相近年龄性伙伴更加困难,因此,他们此时多产生孤独、焦虑、抑郁和神经衰弱的症状。男性同性恋者往往有其特殊的躯体特征和业余爱好,如表现女性体型,皮肤细腻,胡须少,脂肪按女性分布,胸部及骨盆似女性,声音较尖,喉头不明显,喜欢从事女性擅长的工作,模仿女性的模样走路、做工。他们往往在公共厕所、公园或其他公共场所寻找相同的嗜癖者,甚至公开集会,表现猥亵行为,有伤风化,大多数国家的法律都明令取缔,严加制止。正常人基本是异性恋者,偶尔在特定的情况下,可发生暂时同性恋行为,称为境遇性同性恋,一旦他们离开这种环境即恢复正常的异性生活。

2. 女性同性恋 女性同性恋行为有相互手淫、口-外生殖器接触、爱抚与摸扪乳房等,有时有施虐狂的表现。少数同性恋者打扮得像男性一样,但不多见。女性同性恋往往比男的持续得更久,相处得更太平,甚至直到中年以后。但多数女性同性恋者在生活的某些时候可以从事异性恋生活,甚至因此取得部分性满足,有的还可以与异性结婚。

(四)诊断

同性恋诊断的要点在于意识的觉察和体验,即同性恋对异性反感厌恶,而喜欢与同性者发生性关系和性欲满足的性变态行为者。

1. 素质性同性恋(真性同性恋) 素质性同性恋的判断标准(Gadpaille,1980)为:①自己无法抑制的,要与同性有亲昵行为,包括从幻想到性交等性行为;②情感和欲望的对象只限于同性;③渴望同性的书信、文字、谈话、交往,甚至为之神魂颠倒;④经常感到孤独、抑郁、罪恶感、羞耻感等。

2.非素质性同性恋(可变化的同性恋)

(1)性游戏同性恋:局限于儿童与青春期同性间性游戏,15岁前33%的女性和50%的男性有过同性间的性游戏,但却只有很少数人日后成为同性恋者。

(2)假性同性恋:非性需求的或在胁迫之下而屈从,或因缺乏男子气概而被他人称为"娘娘腔""假丫头",自己却误认为是同性恋,如青春期同性爱慕。

(3)强迫或剥削性同性恋行为:指同性间强暴或以同性性行为作为敲诈或其行使权力的象征。

(4)境遇性同性恋(同性性行为):指在特殊环境下呈同性恋,当环境改变时,他们会立即抛弃原来的同性伴侣,而把性兴趣转向异性,因此,这类同性恋被称为"权宜性同性恋",严格来说,这类人不能称为真正的同性恋,只能算是同性性行为。

(5)放纵型同性恋:不一定对同性性行为感兴趣,只是为了尝试性体验。

(6)金钱交易性同性恋。

(7)潜伏型同性恋:多见于中年人,突然有不可遏制的与同性有亲昵关系的念头。

(8)意念性同性恋:又称政治性同性恋,主要是女权主义者为表达对男性的反抗而有意与其他女性发生性关系。

(五)鉴别诊断

1.异装癖 同性恋患者的异性服饰往往是为了吸引同性,其本身并不能带来性兴奋和性快感。异装癖者穿戴异性的衣服和装饰主要是为了激起性兴奋和获得性快感,典型的异装癖者穿着女子服装可以达到性高潮。

2.性别认同障碍 性别认同障碍者对自己的性别十分不满甚至厌恶自己的生殖器官和第二性征,力图用激素或外科手术改变自己的性别。同性恋者对自己的性别并无不满和厌恶,也不想改变自己的性别,通过这一点就可以鉴别。

(六)治疗

治疗原则:对同性恋者要区分是素质性同性恋者还是非素质性同性恋者,两者治疗方法完全不同。

1.素质性同性恋者 即纯粹性同性恋者,由于先天地决定了同性恋性倾向,与纯粹的异性恋者一样,其是由基因决定的,性倾向明确且坚定,其性取向

改变不了,因此又被称为同性恋专一者。素质性同性恋欲望根深蒂固,很难改变,严格地说没有任何治疗方法能够改变素质性同性恋者,目前还没有治愈的病例。但是治疗效果尚不肯定,由此带来的压抑感有时会导致治疗者有自卑感或自杀的可能。对于性定向稳定的素质性同性恋者则应注意教育他们控制自己,避免发生与法律相抵触的行为。

2.非素质性同性恋者 是有同性性行为者(含异性恋和双性恋者),是后天性因素(如童年环境、青春期经历)和社会环境等心理社会因素造成的同性恋者,他们并不是真正意义上的同性恋者,通过教育引导可以拥有异性恋生活,甚至能够放弃同性恋行为。对有同性恋行为而性定向不确定的人应该帮助其开发和建立异性恋关系。权宜性同性恋者的治疗需要给他们合理的生活环境,指导他们如何与异性进行正常的交往,培养他们对异性的兴趣,多能在短时间内改变他们的性取向。对于非真心想改变性取向的同性恋患者,治疗的主要内容是帮助他们接受自己的现实。因此对于非素质性同性恋者可采用如下方法治疗。

(1)认知领悟治疗与异装癖相同。

(2)厌恶疗法与异装癖相同。其中对男性同性恋者,采用电击法比较有效。将金属环作为电极套在男同性恋者阴茎上,并让其观看各种裸体人像的录像或幻灯片,每当看到男性裸体形象引起阴茎勃起时就遭电击,产生剧烈的疼痛。反复的疼痛刺激可导致男同性恋者对同性不再产生性欲冲动。

(3)药物疗法与窥阴癖相同。

(4)结婚疗法与窥阴癖相同。

二、双性恋(bisexuality)

对男女两性都会产生性吸引或性冲动的人称为双性恋,属性心理障碍中的性身份障碍,对自己的性别处于一种不确定的模糊状态的性变态。双性恋者可同时保持与男女两种性别者的性爱关系,即同性恋和异性恋。真正双性恋的人,只占人口的1%~5%。

(一)病因学

双性恋病因不清,可能与下列因素有关。

1.生物因素 从胚胎发育学的观点来看,胎

儿性腺结构的早期倾向于形成女性器官；只是由于 Y 染色体的作用，才引起男性性腺。在缺少胎儿雄性激素刺激的情况下，胎儿会自动发育形成女性特征。如要发育成男性，必须通过雄激素来转变发育模式。如果脑的发育中通过雄激素而接受男性信息的部位出现障碍，在男性躯体里将保留女性成分。即出生前，若大脑中某些关键部位没有被男性化，日后他们在儿童少年时期将不会对血中已有的睾酮做出应答反应。女性易性症者的雄性激素分泌过多，这也是在出生之前的关键期形成的；动物实验表明，胚胎期接受大量雄性激素结果所生的雌性，行为就很像雄性，提示可造成性身份障碍，到出生后，雄性激素仅能加强成年女性的性能力并且使躯体男性化，而不能改变女性的性身份和性取向。

2. 心理因素　如果性心理发展过程遇到了挫折而走向歧途，那么就有可能产生性变态。母亲对婴儿目光的对视、皮肤的接触、温柔的声音、慈爱的笑容都会使婴儿与母亲之间建立起特殊关系。母亲形象占据了婴儿的整个心灵，一种女性化的倾向就会在婴儿身上，不管是男婴或女婴的身上建立起来，这个过程称为"母子结合"，实际上早在胎儿时期就已开始了，这是一种认同过程，也是男孩性别认同紊乱的潜在危险。另外，生活及社会对儿童的态度，如父母依照自己的偏好，将男孩打扮成女孩，按女孩对待，日久之后，会使男孩性别认同产生紊乱，反之把女孩当男孩对待，女孩也会在心理上男性化。如果性心理发展过程遇到了挫折而走向歧途，那么就有可能产生性变态。

3. 社会因素　经济因素在双性恋中可能起些作用，如男孩家庭贫困无力娶妻，或出于逃避男性责任的潜在因素，易引起双性恋。又如某种社会阶段，认同双性恋，双性恋者也可能是同性恋恐惧者暴力的受害者。

4. 情感经历　据有关调查，10% 的少男与 5% 的少女在此阶段有过同性性行为。进入青春期，人就有了性欲和性满足的要求，因未达到婚配年龄，实现方式主要有 3 种，即手淫或遗精、与异性发生性关系及同性性行为。同性性行为最安全（不易觉察，常被忽视）、最经济（无须付费，容易满足）、最方便（彼此接触机会多，相互了解）。若停滞在对同性伴侣的依恋心理上，迷恋曾经有过的

性快感，就会变成同性恋或双性恋。但绝大多数人会走出这一阶段，终止同龄人间的性游戏，出现性取向转移。

5. 环境因素　有一部分境遇性同性恋行为通常是在环境因素下被迫做出的选择，因此又被称为"假性同性恋"。所谓境遇是指缺乏与异性交往、单一同性高度集中的场合，此时的同性恋活动主要是因异性恋需求得不到满足而出现的补偿或替代。一旦有了正常生活环境，往往会改弦更张，但是也会保留或多或少的双性恋倾向。

（二）临床表现

双性恋个人性别辨识处于一种不确定的模糊状态或兼性状态，因而希望与两性都保持良好的性关系，既有同性恋行为，也有异性恋行为。有的原本就属同性恋者，由于社会舆论、伦理道德的约束或是因为心理治疗和行为矫治的效果，使其兼有了异性恋行为。双性恋的男性，往往由于找不到合适的女性，而找素不相识的男性发生同性恋行为发泄，然后不再联系。如找到合适的女性则发生异性恋行为。双性恋的女性偏向于与亲密的女友发生性行为，感情深厚而持久，某一时段只与同性或只与异性发生性关系，而不是同时与两种不同性别的伴侣往来。双性恋者涉及的性行为多种多样，并有明显的淫乱倾向，在性病（如艾滋病）的传播中可能起重要作用。某些双性恋患者在体征方面也有中性化的倾向，如女性骨骼粗大、体格健壮，男性细皮白肉、眉清目秀等。有些同性恋者有时候也称呼自己为双性恋，以作为对自身的一种保护。

（三）诊断

双性恋的诊断比较困难，有学者认为，自觉性别模糊是诊断的必要条件。诊断双性恋性心理障碍主要根据是患者的经历和临床表现，一般病程要持续 6 个月以上。此外，还需要检查有无性激素和染色体的异常，并排除器质性病变；排除精神分裂症等精神异常。

（四）治疗

双性恋的治疗主要针对患者的性身份识别障碍，各种心理治疗都可能收到一定的疗效。可用各种措施对症治疗，以缓解心理压力，减轻症状，防止出现一些继发的心理障碍和轻生的念头。

1. 结婚治疗　可参考窥阴癖的结婚治疗法。

其中夫妻治疗的作用较为肯定。

2.心理行为治疗　通过耐心的启发,引导患者思考,帮助其分析,领悟动机与行动的关系及病情的来源,要指出其危害性,譬如让患者明确与所在民俗文化习惯相悖,面临家庭问题、升学就业问题及法律制度问题等。

3.药物疗法　药物治疗的目的不是治愈性心理障碍的行为,而是减少他们的性冲动。这降低了他们反常性幻想的冲动及将之实现的可能性。如抗雄激素 Androcur 和 Provera,可以降低男子的性欲,避免性侵犯,又不致造成勃起困难。抗焦虑药丁螺环酮可缓解患者的焦虑与烦躁,氯米帕明和氟西汀、帕罗西汀等均属于情感阻断药,可使性高潮缺乏,而获得一定的治疗效果。

三、恋兽癖(zoophilia)

恋兽癖也称兽奸(bestiality),是专以动物为性交对象,获取性快感和性满足的一种性变态行为。恋兽癖不仅见于男性,也可见于女性。

(一)病因学

1.喜爱动物者　有的人在儿童或青少年时期就对家畜或某种动物特别亲爱,他们常与动物居于一室,这可使他们产生动物比人更亲近的意识,在接触其所喜爱的动物,尤其在抚摸它们时,出现明显的性情绪或性冲动,造成性心理异常是日后恋兽癖形成的一个重要因素。

2.智能低下者　存在性意识障碍,性情孤僻,不善于与异性交际,很难有机会与异性性伙伴进行性交。在与动物接触中,经常受到动物性交情景的性刺激,激发与动物性交以获得性满足的欲望,认为与动物性交获得性满足容易、方便、安全,从而产生性偏离,发展成恋兽癖。

3.孤独的人　在某些特殊环境下,如与动物特别密切接触,长期独身居住的单身男女、孤独的放牧人等,常与牛、羊、狗等发生性行为以获得性满足。一旦发生性接触且获得性快感,就可固定为某种习惯性行为,出现恋兽癖。在与动物特别密切接触的人群中,在环境改变后可过正常的性生活,还不能算是恋兽癖。

(二)临床表现

恋兽癖者通常喜与其所恋动物独处一室,或在隐蔽的地方玩耍,而拒绝一般人际交往,尤其是与异性交往。

1.男性恋兽癖者　多是长期孤独的男性,缺乏与异性性交行为,常与饲养的雌性动物,特别是与发情期的雌性动物(如猪、犬、牛、羊等)进行性交,以获得性快感和性满足,成为习惯性行为。

2.女性恋兽癖者　多是长期孤独的女性,长期无异性性生活,对性生活有饥渴感,常与饲养雄性宠物动物发生性行为,一是使动物舔其外生殖器而获得性快感,二是与雄性宠物(如成年雄性犬)性交,以获得性快感和性满足,成为习惯性行为。

(三)诊断

如在某些特殊环境下发生性行为,或长期独身居住的女性和宠物发生性关系,在环境改变后可过正常的性生活,还不能算是恋兽癖。凡长期与动物性交成为习惯性行为者为恋兽癖。

(四)防治

1.儿童期防治　恋兽癖的纠正比较困难,故在该病的防治中应强调预防为主,防止孩子单独与动物过分亲密,并给以适合其年龄的科学性教育,在看到动物交配时给孩子以科学的解释或让其回避等可有助于防止恋兽癖产生。对于从小就显示对动物有特殊喜爱并伴有性情绪的儿童,应严肃地采取纠正措施,如制止其与有关动物单独处于一室,不允许孩子与动物同床玩耍等。一般儿童即使有某种恋兽癖趋向,只要在青春期以前采取措施,都不难纠正。

2.成人期防治　可试用精神分析治疗法,帮助患者解除对正常性关系的忧虑或敌意,使之在正常人际之间,尤其在与异性交往中能纠正自己的异常性行为,使其适应正常性关系。对某些恋兽癖者也可考虑厌恶行为疗法,在其与所恋动物相处时给以痛苦性身心刺激,也可望有较好的纠正效果。但一般恋兽癖者有拒医倾向,且其恋兽行为有一定隐秘性,常难以发现,故适当的社会压力和法纪惩处是有意义的,这些常有助于提高患者就医的主动性或为治疗提供某种方便。

四、恋童癖(pedophilia)

恋童癖是对成熟的异性不感兴趣,只以儿童为性对象以获得性满足的一种性变态行为。以中年男性多见,女性极为罕见。对象多为年龄 10—

17岁的少女和少男,也有小至3岁以下者。恋童癖可分为同性恋童癖和异性恋童癖两类。

(一)分型

恋童癖者的性心理和性行为分为渐成熟型、退化型和攻击型三种类型。

1. 渐成熟型 这类患者对成年男女不感兴趣,只愿与儿童交往,并且只有在与儿童交往时才觉得舒心及性满足。他们猎取的对象一般都是很熟悉的,如邻居家、朋友乃至亲戚的孩子。首先是与这些孩子玩耍,带她们看电影、逛公园、买东西给她们吃,以获得孩子的信赖,与孩子建立起友谊,进而才发生有关性方面的接触。

2. 退化型 早年性生活正常,与同龄异性也曾有过性关系,甚至已结婚成家,由于下列原因所致:①因家庭不和睦,夫妻感情不好,使之对成年人间的性生活失去兴趣;②由于性格胆怯、懦弱,缺乏应付危机的能力,当遇到意外的重大精神打击时,不能勇敢地面对现实,或在以后的工作、生活中,由于人际关系不好或受挫折,渐渐地觉得与成年人打交道要费尽心机,感到厌倦,紧张、可怕,而与儿童交往则无需费多大周折,动多大脑筋;③有的则是因为智能发育迟滞、慢性酒精中毒、残疾、年老或其他脑病,而接触正常成年女性的机会很少或很艰难等,故将满足性欲的对象转移至儿童身上。对儿童的性行为带有冲动性,并把它当作缓解某种生活压力的手段。

3. 攻击型 行为人为满足性刺激和性亢奋的需要,其行为方式极其色情,在行为时往往伴有虐待和暴力,在虐待行为中常使用枪、刀子、铁管或皮带作为威胁伤害的工具,残忍和险恶的手段来伤害男女孩的某些器官,强迫其满足他们的各种下流要求,往往造成攻击对象严重伤害,甚至死亡。这类患者与施虐狂很相似,他们追求的不是正常的性感,而是通过不正常的性行为来发泄畸形的感情,是最具危险性和反社会性的恋童行为。

(二)病因学

恋童癖主要是由于后天心理发展不正常造成的,其原因归纳起来如下。

1. 心理因素 对儿童表示关注,本是人的一种普遍行为,其心理也是无可指责的;但这种行为和心理如果超过了一定的限度,作为一种观念在头脑中固定下来,便成了恋童癖患者。

2. 社会因素 有的人因为在工作、生活中,人际关系不好或受挫折,与成年人打交道要费尽心机,感到厌倦,而与儿童交往则很容易,于是把兴趣转到了儿童身上。

3. 家庭因素 家庭不和睦,夫妻感情不好,使之对成年人间的性生活失去兴趣,而把对象转向儿童。

4. 性格缺陷 由于性格胆怯、懦弱,缺乏应付危机的能力,当遇到意外的重大精神打击时,不能勇敢地面对现实,于是把心思转到儿童身上。

5. 其他原因 有的则是因为智能发育迟滞、慢性酒精中毒、残疾、年老或其他脑病,而接触正常成年女性的机会很少,故将满足性欲的对象转向儿童。

(三)临床表现

恋童癖患者以儿童为满足性欲的对象;他们常常通过窥视或玩弄儿童的生殖器来达到性满足。性行为方式通常采取有窥视、触摸儿童阴部、拥抱接吻、腿间性交、手指插入、肛门性交(鸡奸)、阴道性交等,在性交时都会在儿童身上造成外伤和交痕,有时甚至因为恐惧和羞辱而杀死儿童。恋童癖属于严重的性犯罪行为。

(四)诊断

在诊断恋童癖时应注意将其与猥亵强奸幼女犯和性早熟早恋区别开来。强奸或猥亵幼女犯,他们多是因为找不到性对象,或者见有可乘之机,才在无知的幼童身上发泄性欲。恋童癖是因为他们对成熟的异性不感兴趣,只以儿童为性欲满足对象,以中年男性多见。

(五)治疗

恋童癖的性对象是幼童,其性行为是触摸阴部,暴露生殖器甚至性交,给儿童的心理健康和生理发育带来无可弥补的损害。男性恋童癖往往构成强奸或猥亵少女罪,女性恋童癖往往构成教唆罪。所以是一种严重的犯罪行为。法律上为保障儿童身心健康,一般都根据受害儿童的年龄和性别给罪犯不同程度的法纪惩处。此外,还应进行有针对性的治疗。常用的有厌恶疗法,效果较好。当患者接触儿童或儿童模型时便给予能造成其身心痛苦的刺激,如电疗刺激、橡皮圈刺激、肌内注射催吐药使其呕吐等,破坏患者病理条件反射,经过多次反复强化,使其改变恋童癖的行为模式。

另外,通过药物治疗,如给患者使用抗雄激素来限制男女恋童癖者的性欲,也有一定疗效。

五、恋尸癖(necrophilia)

恋尸癖是通过奸尸获得性快感及性满足的一种性变态行为。恋尸癖仅见于男性,男性恋尸癖习惯上称为奸尸癖或奸尸狂。

(一)病因学

恋尸癖形成的原因不明,可能与下列因素有关。

1. **本性懦弱** 恋尸癖者有一种强烈的性交欲望,但本性懦弱,在社会及个人生活中是一个屡遭挫折的失败者,对异性强烈愤怒和畏惧;由于无法控制活人,所以便转向了逝去的人;在逝去的人面前,他俨然是个强大的主宰者,尸体都不会拒绝及反抗他的要求,或嘲笑他的无能,在这种行为中处于支配地位,而且不必担心失败与挫折。

2. **精神病** 多伴有明显的精神病或嗅觉障碍。

3. **智能低下** 智能低下的精神缺陷者易发生这一异常心理。

4. **心理异常** 在某些不良心理背景下经常与尸体接触,对于这一异常心理的形成往往有一定的诱发作用。

(二)临床表现

恋尸癖者外表冷漠、僵硬,缺乏怜悯,令人感到压抑、沉重,格外残忍,从把人变成尸体的各种手段中获取性乐趣,多是不再掩饰、压抑自己的恋尸癖。恋尸癖临床表现分类如下。

1. **不杀人奸尸狂** 是最常见的奸尸狂行为。表现为:①恋尸癖者视人、视生命为物,对死尸有一种莫名其妙的亲近感,千方百计地寻找尸体,追求与之发生性行为,以获取性快感与性满足,自认为比活人还好;②大多恋尸癖者是有长期接触尸体机会的特殊职业,尸体对其有极大的吸引力,经常溜入停尸房,触摸女尸的乳房并奸尸;③有些恋尸癖者时常四处打听哪里有少女或少妇死去,不惜掘墓奸尸。

2. **杀人奸尸狂** 是最危险的奸尸狂行为。这种罪犯将其被害人杀死的主要目的就是要与尸体性交,包括阴道性交及肛门性交。这种行为的被害人可以是女性,也可以是男性,其中以女性被

害最多见。一个杀人奸尸狂者可使多人,甚至数十人先后遇害。

3. **假奸尸狂** 即不与尸体性交,而是与活人性交,但是性交伙伴必须装成死人。这种情况在正常的夫妻生活中也可能存在;在性交前先让性伴侣洗冷水澡使身体冰凉,然后往身上涂一层白色爽身粉,好像无血色的死人,在性交过程中性伴侣直挺挺地躺着,一动也不能动,这样才能使他完成性交,达到快感高潮。如果对方的身体活动了,他们便会感到自己的命令受到了违抗,便会丧失性交的欲望和能力。

4. **幻想型奸尸狂** 即对美不敏感,经常会有涉及谋杀、流血、死尸、骷髅的梦境;不与尸体性交,无任何真实性交行为;只是在自己的想象中完成奸尸行为;常幻想自己获得了一具女性的尸体,然后便与之性交;把所有细节都想象得淋漓尽致,并且在这想象中获得性快感和性满足。

5. **迷恋型奸尸狂** 有的患者不但奸尸,还肢解尸体,如将乳房、生殖器、手、足、阴毛等切割下来,加以珍藏,在观看、触摸或玩弄这些器官的过程中获得性快感及性满足;并随身携带,以便随时奸尸。

(三)诊断

根据上述临床表现,即可确诊。

(四)防治

恋尸癖对人类造成严重伤害,此种患者矫正十分困难,对杀人奸尸狂杀人致死者是犯罪行为,应受到严惩。环境影响和教育措施对其他型恋尸癖者往往收效不大。对于这种病态的预防与矫正,应从以下几方面着手:①主要是提高公民心理素质,改善生活环境条件,加强婚姻家庭道德和性道德教育;②除了必要的法律处理外,还应有针对性地施行心理治疗和行为矫正。

六、恋物癖(fetishism)

恋物癖是指经常反复地收集异性使用过的物品,并将此物品作为性兴奋与性满足的一种性变态行为。患者大多数为男性,女性较少,多为异性恋者,偶尔也可在同性恋者中见到,有的还伴有窥淫行为。

(一)病因学

恋物癖病因未明,可能与下列因素有关。

1. 性意识混乱　由于童年对异性肉体的原始欲望和渴求所致,如一些患者童年时就习惯抱着母亲的衣物、头巾睡觉,否则就不易入眠。起初偶然得到异性贴身的物品,引起性兴奋,经过多次反复便成为恋物癖。

2. 性格缺陷　性格缺陷影响到与异性的正常交往,在潜意识中忧虑自己生殖器不正常,从而去寻求较安全、较容易获得的异性相关物品作为性行为的对象,以缓解内心的不安。

3. 社会因素　在日常生活及工作中与异性交往障碍,以及婚姻不幸;对异性的仰慕无法通过社交来增进关系者。

4. 内分泌失调　有的学者认为这与下丘脑中枢神经递质分泌失调有关。

(二)临床表现

恋物癖通常开始于青春期,几乎见于男性,有时与窥阴癖同时出现在一个病人身上。

1. 偏爱异性相关物　恋物癖者对异性或异性的性器官和未用过的物品不感兴趣,把兴趣集中在女性用过的某些物品。①器物,如内衣、内裤、乳罩、手绢、手套、手帕、头巾、裙子、外衣、长裤袜、高跟鞋、雨衣、已用过的避孕套、月经纸、月经带、发卡、项链,以及雕像、画像等;②与身体有关的部分,如头发、足、手、乳房、臀、指甲、趾甲、分泌物、排泄物筹;③非正常部分,如跛足、斜眼、麻面、六指等,来取代正常性活动以激起性兴奋,获得性满足。

2. 收集异性物品　千方百计地到处收集,不惜冒险偷窃匿藏其偏爱的异性物品,有的不择手段偷盗匿藏几十件、甚至上百件女性用过的物品,作为性兴奋的诱发物。他们常常通过对这些物品的抚摸、玩弄、吸吮、啮咬等方式激起性兴奋,同时借助手淫等达到高潮。有人虽然结了婚,但对正常夫妻性生活兴趣不大,或在性生活时必须同时使用这些"恋物"才能使性交获得快感。若拿不到这些东西,便会产生焦虑不安的情绪。

3. 病态心理　患者在偷窃恋物的前后心理也是相当复杂、矛盾重重的,没有得手之前,往往感到焦虑、紧张和不安,一旦得手,虽然性心理得到了满足,但常常又会因憎恨自己的这种行为而产生自责、悔恨、忧郁、痛苦、自卑等心理冲突。因此,经常是有改过之心,但无改过之举。

(三)诊断

在强烈的性欲望驱使下,反复收集异性使用的物品,来达到性兴奋性满足者;持续至少半年以上者。

(四)治疗

恋物癖会对家庭和社会带来不良影响,被他人发现后会严重影响患者声誉、学习和工作,甚至有人由于无法承受被发现后的巨大社会压力而走上绝路。

1. 及时引导　恋物癖是性心理幼稚的表现,是一种可以纠正的性心理障碍。如在儿童时期及时发现其恋物行为时,及时引导纠正,可防止其发生;年龄越小,越易纠正。

2. 综合治疗　对恋物癖目前尚无特效药物治疗,但可采用在非抗精神病药控制异常的性冲动并改善情绪的基础上。应用上述综合措施进行治疗,配合环境教育、认知领悟治疗,必要的时候还辅以封闭式管理,能够矫正大多数恋物癖者的变态行为。恋物癖者常因盗窃异性的某种物品而构成盗窃罪。除给予法律和纪律处分外,必须同时进行心理矫治。

七、鸡奸癖(pederasty)

鸡奸是男性用阴茎插入性对象肛门内以满足性欲的性变态行为。鸡奸行为的对象可为男人、女人、儿童、老人或动物。长期通过鸡奸来满足性欲行为者称鸡奸癖。鸡奸癖者仅限于男性,性定向主要是异性,也可同性(同性恋)。鸡奸行为除见于性罪犯外,是一种非生理性性行为,有较强的反社会性。据美国1980年对10万多名妇女的调查资料表明,约12%的女性有较经常的被动鸡奸性活动。

(一)病因学

鸡奸癖的形成原因可能与患者的性心理异常有关。

1. 性交忧虑　不满意自己的生殖器形态,对性交成功无信心,怕女性阴道对自己的健康有影响,怕异性性对象妊娠等。

2. 性观念异常

(1)有些鸡奸癖的出现可能与幼年时的不良性经历或不正确的性观念、性教育等有关,把鸡奸当成了正常性活动。

(2)依据弗洛伊德(S. Freud)提出来的儿童

性欲性心理发育经历,即皮肤依恋期、口(鼻)腔依恋期、肛门(尿道)依恋期、恋父母期、同性依恋期、性器依恋期、性心理成熟期等阶段的发育,才最后进入人类性成熟状态。若性器性欲的主导地位未被确立,或性欲性心理发育固着(停滞)于某一进化水平,只能表达原始的性行为和较低级的性欲满足水平,临床上则表现为相应的性变态。在发育过程中使性快感与粪便等污秽物或肛门区刺激联系起来,通过潜意识机制转化形成了针对肛门的性兴趣和性快感。

(3)有的则可能有施虐淫倾向,在给性对象肛门造成损伤、痛苦中得到了性高潮,当这种模式固定下来,就会成为鸡奸癖出现的基础。

(4)另据法医学研究表明,不少鸡奸癖者的生殖器有一定异常,一般其阴茎细小,有时阴茎头尖小而根部逐渐膨大,颇似犬类的阴茎,此类阴茎有时在正常性交行为中难以得到足够的刺激而获得性快感,这可能也是鸡奸癖发生的一个重要原因。

3. 被动鸡奸癖

(1)性心理发育障碍:被动鸡奸癖的形成可能与性心理发育障碍有关,弗洛伊德等曾指出,儿童性心理发育过程中有一"肛欲期",肛门就会成为性感的一个来源,如性心理发育停留于此期,肛门就会成为性感中心,从而出现被动鸡奸癖。

(2)性经历:被动鸡奸癖似与性经历有关,幼年长期被鸡奸,形成异常的性心理-生理的模式。被动鸡奸癖与社会风气有关,在行鸡奸癖者有妄想基础,他们追求被鸡奸行为可偏离获得性快感的目的。

(3)精神病:被动鸡奸癖者少数见于精神病患者,如我国曾报道过 1 例男性精神分裂症患者,自感身体亏虚,需要精液补养,于是主动要求青年男性对其鸡奸,自谓可得到补益。

(二)临床表现

鸡奸癖者多数混于男性同性恋、恋童癖、恋老

人癖及恋兽癖等中。

1. 鸡奸癖与被动鸡奸癖者　被动鸡奸癖者多见于男性,女性少见。鸡奸癖与被动鸡奸癖常混于同性恋者之中,两者相结合形成类同男性同性恋的稳定关系。但其与其他男性发生鸡奸关系只是为了满足性感或其他需求,而并非是建立在爱恋同性的基础上的,他们的性定向也是指向异性的,故在实际生活常有类似双性恋的表现。

2. 被动鸡奸癖者　被动鸡奸癖者有主动追求被鸡奸的趋向,但由于其性定向仍指向异性,故不少男性被动鸡奸癖者对异性恋关系适应尚好,其性行为有与双性恋性活动的类似性。

3. 精神分裂症者　主动要求男性对其鸡奸。

4. 阴茎损伤　在鸡奸活动中,勃起的阴茎强行插入相对狭窄的肛门,可使鸡奸者阴茎某些部位出现表皮异常剥脱、黏膜充血、红肿或裂开,造成排便疼痛或行走不便,有时伴有严重的心理精神创伤。

(三)诊断

被动鸡奸癖者的诊断主要依靠病史及表现。在鸡奸行为后不久进行生殖器检查,常可见其龟头或包皮附有粪便。被动鸡奸癖者常可发现肛门区的明显变化,其肛门周皱襞往往消失,肛门黏膜有瘢痕形成,肛门括约肌松弛、扩张,呈漏斗状凹陷或向外翻转,出现直肠脱垂,往往有大便失禁。

(四)治疗

由于鸡奸是一种严重的非生理性和有反社会倾向的性变态行为,与伦理道德不相容,鸡奸癖对被鸡奸者造成人身伤害;鸡奸癖者经常变更性对象,导致性病、艾滋病流行,危害社会,鸡奸属违纪或犯法行为,可以鸡奸罪论处。对一般被动鸡奸癖者可试用精神分析疗法、行为疗法及性治疗进行处理,对明显伴有精神病者应采用针对性治疗措施。

(陈在贤　鲁栋梁　张光银)

第八节　其他性心理障碍(other psychosexual disoders)

其他性心理障碍主要有口淫癖、排泄癖、性窒息症等。

一、口淫癖(fellatio fetish)

口淫癖是通过口腔与性器官的接触产生性兴

奋和性快感的一种性变态性行为。如果长期采用这种非生殖器间性交行为,或仅"口淫"时才能出现性兴奋和性快感,才能达到性高潮者称为"口淫癖"。口淫癖对人体健康有害:①若对方有性病,如支原体、衣原体、滴虫、真菌、淋球菌、尖锐湿疣、

念珠菌感染、梅毒、艾滋病等,可通过口与生殖器的互相接触而互相传染;②如口与生殖器在长期互相摩擦中有破损,可继发传染或引起局部疼痛,从而影响性交;③一方不愿接纳这种性交方式,勉为其难,会产生"性对抗"和抵触行为,严重者会因此影响夫妻感情,导致婚姻危机。

(一)病因学

性功能障碍或其他性问题者,对性交的恐惧或反感可能是口淫癖产生的主要潜意识动力。

(二)临床表现

口淫癖者主要表现用口腔进行性交活动,包括含阴茎、吸精、舔吮女性外阴等方式取代正常阴茎阴道性交而获取性满足。

(三)诊断

凡是男女间以口与生殖器官的交合等方式取代正常阴茎阴道性交而获取性满足者,即可诊断口淫癖。

(四)治疗

经常以口淫来满足性欲者,不仅是性心理的畸变,且常由此引发一些生理疾病及器官受损。因此,需要投医求治、检查原因,确定有无伴同其他性变态问题,并加以矫治。也要注意发现有无阳痿、性冷淡等性欲低下导致的性交困难,采取针对这类性功能障碍的治疗;再同时以行为矫正法等来改变口淫恶习,恢复以阴茎阴道性交的正常性生活方式。

二、排泄癖(evacuation)

排泄癖包括恋粪癖(scatophilia 或 coprophilia)和恋尿癖(urophilia 或 undinism),恋粪癖/恋尿癖及恋水症是一种性心理发育异常所致的性变态行为。

(一)病因学

病因不清,可能与其幼年成长的经验中,将排泄物与性欲联系起来有关,弗洛伊德提出儿童性欲性心理,在发育过程中使性快感与粪便等污秽物或肛门区刺激联系起来,通过潜意识机制转化形成了针对肛门的性兴趣和性快感的变态行为,较罕见。曾有人饮用自己的尿或专饮童子尿而治病强身的情况,并不为满足性欲望而恋尿。

(二)临床表现

1. 恋粪癖或恋尿癖者,患者将粪或尿排泄到性伴侣身上,或被性伴侣将粪或尿排泄到自己身上,获得性兴奋、性快感和性满足。

2. 专以饮尿获得性满足。

3. 将异物插入尿道作为性刺激的方式和手淫方式。

4. 恋水症,这些人以喝异性(同性)的洗足水、洗阴部水或其他污物水而获得性心理的满足。

(三)治疗

早期教育引导。应了解儿童肛门(尿道)依恋期的性欲性心理特点,根据人类性行为文明健康的发展趋向,实施科学教育和正确引导。对已有玩弄大小便行为的孩子应及时教育,采取适当约束措施,注意力转移到更有吸引力的活动中去。排泄癖患者均不主动求治,一方面患者可以从这些行为中得到性乐趣和满足,不愿意放弃;另一方面,他们对自己的行为感到羞耻和负罪,使他们难以启齿求助,往往是在被人发现遭受严厉惩罚或在家人的劝说逼迫下才主动求医。最常用的方法是行为矫正法,通过认知领悟治疗、厌恶疗法等来破除变态性行为的条件反射;树立起正面的自我形象和生活方式,建立正常的社会人际关系,可达到较好的效果。

三、性窒息癖(sexualasphyxia)

性窒息癖是患者使用绳索自勒颈部等方式使自己窒息或近乎窒息,通过这种极端痛苦和难受的体验获得性快感和性满足的病症,属于受虐症的一种特殊形式。这是一种比较罕见的性变态性行为,又称"色情自虐"。

(一)原理

经证实轻度缺氧早期阶段出现性欲亢进。应用致成大脑缺氧的方法以增强性兴奋强度,在窒息过程中,缺氧、碱中毒会产生精神兴奋和性快感,同时令阴部充血有助于阴茎勃起,在低氧状态下可增强手淫的性快感。因为性窒息虽属自己所为,目的却不是寻死,而是在窒息中求得性满足。

(二)病因学

至今引起性窒息症的原因不十分清楚,也没有证据证明他们与精神分裂症或其他精神疾病有何必然关系。偏好性窒息有生理和心理两方面的原因。生理追求缺氧状态下血液碱中毒所带来的那种轻快感,类似于吸毒,同时阴茎容易勃起,易获得较大快感,更多的是由心理方面的原因造成的。因为他表现出对勒颈的偏好,但对阴茎刺激方面却没有更多沉溺。性窒息癖者多发生于性格内向、沉默寡言的青年男性,年龄多在 18—35 岁,且装束打扮具有易装性欲症或淫物症表现。

(三)临床表现

这种患者通常是男性青年,多独自一人选择一个偏僻、隐蔽的地方,如浴室、寝室、地下室以防被人发现;通常采用的是绳索、长袜、围巾、领带、皮带、头巾、绷带等,紧勒颈部或身体别的部位(如外生殖器),悬挂上吊方式以限制呼吸,少数用橡皮囊、塑料口袋、面罩等罩住口鼻,或吸入有害天然气等造成窒息状态;同时将生殖器外露,或在面前置一女性画像,或穿上女装,在窒息挣扎中可获取性快感,常常伴有手淫,甚至射精。待性高潮之后,患者再松绑绳索,自行解救;但在不少情况下,患者难免窒息身亡。死亡年龄多在 12—17 岁,大多数是未婚者。因呼吸终止、近于窒息的痛苦体验是患者性兴奋的必需条件,也是患者致力追求的,因而不会轻易终止这一状态,一旦过头,便无力自救,造成窒息死亡。

(四)治疗

由于性窒息癖并不对社会产生直接影响,除非性窒息症者发生过失死亡,否则一般很难被发现。因此,儿童时期正常的性健康教育便显得特别重要;一旦发现处于窒息状态中的患者,应按急症患者处理,待危险期过后,可再选用行为疗法或其他心理疗法。应早发现、早治疗。

(陈在贤　鲁栋梁　朱　军)

第九节　乱伦(incest)

乱伦是近亲性交(又称近亲相奸或家人恋),是指在近亲之间所发生的性交行为。现代社会的乱伦主要指子、女、父、母等的近亲乱伦。乱伦为世俗所不容,为一切社会所禁忌。

一、乱伦的历史(history of incest)

人类的性交刚开始是没有任何伦理道德或法规约束,由于人类在漫长的历史长河中,近亲乱伦繁殖,逐渐发现其后代出现各种异常及畸形,后来才逐渐意识到近亲性交生育有问题。人类最早禁止近亲乱伦婚姻的理由,就是随着人类对基因遗传的深入了解,近亲繁殖会导致同型合子增加,也就是同样的等位基因出现在成对染色体中的相同位置,这是因为比起无血缘者近亲拥有更多相同的等位基因,隐性的有害等位基因在异型合子的配对时不会启动和形成危害,但在同型合子时会造成严重的成长缺陷;这一类的后代会有更高的概率在到达繁殖年龄前就死亡,导致生物学家所称的近亲繁殖衰退现象,即在携带有害隐性基因的群体内,因近亲繁殖造成的适应能力下降。隐性基因可能包含各种遗传问题,有同样基因的人结合的后代会有更高的发病可能性。

在公众利益的前提下,有关优生学和社会伦理方面的考虑,人类最早开始禁止近亲乱伦婚姻,对人类性交关系加以最低程度的限制,是禁止父母辈和子女辈性交,这是对人类性交的第一个限制;而在一个很长的历史时期中,还保留着兄妹通婚;之后禁止兄妹性交是对人类性交的第二个限制;这样任何有血缘关系的男女都不得相互性交,这又是一个历史的进步。在以前表亲、堂亲婚姻关系是不受伦理法规制约的,而现在认定为乱伦禁止结婚。我国 1980 年 9 月 10 日通过的婚姻法中规定,有共同祖先的直系血亲和三代以内的旁系血亲禁止结婚。在一般情况下,每个人都有 5~6 种隐性致病因素,由于血缘关系远的双方杂合而不发病。血缘关系越近,相同致病基因就越多,两个致病基因结合的概率就越大。当一个隐性精神病基因携带者与近亲结婚时,其子女患精神病的概率就会大大提高。因而近亲结婚所生子女患遗传性疾病的机会远比非近亲结婚者大得多。中国香港地区法律规定,有若干血亲(如直系和近亲,但不包括堂或表亲)和姻亲关系者不得结婚。如果跟血亲和近亲发生性行为,则属乱伦罪。如果跟血亲和近亲在双方同意下发生性行为,也属乱伦罪。新加坡的乱伦条文规范规定,任何 16 岁以上的女子,就算自愿与直系亲属发生肉体关系,也被认定为有罪,可被判监长达 5 年,且于 2010 年 3 月产生新加坡立法以来第一对被控乱伦罪的父女。

二、流行病学(epidemiology)

现代针对乱伦抽样调查报告显示,乱伦的发生率和对乱伦持支持态度的男性比率高得令人吃惊。西蒙兹、门多查和哈雷报道,在109位加利福尼亚受访者中,80%的人对于其亲友的乱伦持支持态度。芬克霍(Finkelhor)报道,在新英格兰学院的调查对象中,1/3的人承认与自己的兄弟姐妹发生过乱伦。纳尔逊征求过100名美国人的意见,25%的妇女、78%的男士对自己的乱伦持肯定态度。现代的避孕技术也使人类乱伦失去了它的禁忌的根本——优生。

鲁克安诺维兹在1972年研究了北爱尔兰安特利姆县一个儿童教养院内未经选择的950个女性,发现有26例父女乱伦,约占总样本的4%。梅色曼(Meiselman)估计在美国每年有1万～200万人发生乱伦。

三、病因学(etiology)

乱伦行为的出现有一定的主观和客观因素。

(一)乱伦情结

如心理学家弗洛伊德所说,一出生吸乳就同自己的母亲发生了性关系了,不过大多数人的乱伦情结会随着人类教育和伦理约束的影响而减弱,会找到非血缘的伴侣去替代对亲人的那份依恋。当然这其中也有不少人无法摆脱这种天生对亲人的依恋,又由于多种外界因素的影响而发生乱伦。

(二)性心理异常

乱伦行为的出现都有一定的主观和客观因素。

1. 主观因素 乱伦者多有心理异常或性变态的倾向,或者有某种精神疾病,少数还染有吸毒和酗酒等恶习,大多性格孤僻,缺乏责任感,心情抑郁;内心世界中往往充满了自我崇拜,以自我为中心,甚至认为自己的行为根本不属于乱伦,这种影响大概从他们一降生人世便开始了。

2. 客观因素 在乱伦者的家庭环境中充满了堕落的因素,往往生活在不正常或不幸福的家庭关系之中,乱伦者童年是乱伦行为的受害者,成年后缺乏行为道德观念和对性冲动的控制能力,

导致了他们后来堕入乱伦行为的深渊,而且这种行为模式往往会世代相传。

(三)夫妻关系不平等

夫妻关系不平等或不融洽,丈夫承担着家庭的经济重任,妻子在经济和精神上过分依赖自己的丈夫,夫妻不是亲密无间的生活伴侣,不是平等的性生活伙伴;丈夫在一定程度上统治着对方,把妻子当成是自己的私有财产,还对这种婚姻关系表现出某种不满或厌倦,于是另觅新欢以满足自己生理和心理的需要,而逐渐把情感转移到女儿身上。

(四)诱发因素

促使乱伦的诱发因素:①经济困难,住房过分拥挤,父母儿女全家人同床;②兄妹从小到大长期睡在一起;③父母离婚后,母亲和儿子从小到大同睡同浴,或父亲和女儿一起生活,女儿承担起主妇角色,父亲把女儿看成是妻子生命的扩展;④父亲酗酒后丧失理智;⑤妻子衰老,而女儿则年轻漂亮,富有吸引力和诱惑力等。以上这些因素均可促进乱伦关系的产生。

(五)智力缺陷

智力缺陷和体质差在临床乱伦病例中可能起一定的作用。

四、分型(typing)

(一)乱伦强迫型

这类乱伦者选择与亲人性交,认为亲人弱势可欺,更为方便、安全,更容易控制,为了满足自己的性欲,采取强迫或暴力的手段与亲人性交,不顾亲人的感受和身心伤害。这类人大多缺失理性,丧失理智,容易冲动,没受过良好的教育,交际能力差,甚至于身体或心理存在着缺陷。多因弱势方反抗,而使这种乱伦被暴露。据统计暴力型乱伦占极少数,但影响极坏,后果非常严重,多见于父女间的乱伦。

(二)乱伦甜蜜型

实际上,许多乱伦是甜蜜型,互相愿意。最多见的是兄妹乱伦。这类乱伦不合伦理道德,是性的扭曲,占乱伦者中的绝大多数。①多数兄妹间乱伦,兄妹从小到大住在一起,到青春期,由于性的成熟,相互影响刺激,产生性欲,想与对方性交,认为与亲人享受性爱之乐,能获得比与非血缘关

系的人性交更多的性心理满足,使彼此的关系更加亲密,于是乱伦便发生了,性交给双方均带来性快感和性满足,这类乱伦行为一经形成,像毒品成瘾似的,可长期保持难于解脱,并且很隐蔽,几乎不会因矛盾导致其乱伦关系被暴露。②有的乱伦是先以引诱或暴力与对方发生性关系,多次性交使对方感受到性的愉悦后,逐步便顺从愿意接受乱伦行为;这是一种在温情和爱恋掩盖之下的暴力乱伦行为,并长期保持,社会和他人难以察觉。③少数父女间乱伦,女儿可能是胆小孤僻,愿意用这种方式来表达父爱,并不表现出受到伤害。

五、分类(lassification)

乱伦常见的是父女间、母子间及兄妹间等乱伦。据国外研究资料表明,乱伦行为最多见于父女之间,其次是兄弟姐妹,最后是母子之间。据国内郑天生(2005)报道新中国成立后中国所出现的乱伦最多的是兄妹或姐弟间乱伦,约占调查总数的80%。其次是父女及母子间乱伦。但在咨询求助、倾诉中收到的乱伦者却相反,最多的是母子间乱伦,其次是兄弟姐妹,最后是父女之间。这可能和乱伦者的文化水平和求助倾诉的欲望有关。

(一)父女乱伦

在父女乱伦中多数是强迫型,极少数是自愿型或甜蜜型。

1. 父女乱伦中的父亲　父亲野蛮专横,缺乏理智和自控,虐待妻子和子女,把妻子和女儿当成是自己的私有财产,多在酗酒后使他本来已经是很薄弱的父亲责任感变得更加模糊,不顾一切,用暴力或诱骗的手段和女儿发生性关系,以满足自己的性欲望。家中如有多个女儿者,父亲往往寻求与所有的女儿建立性关系。父亲从性交中获得极大的肉体性欲的满足。这种乱伦是罪恶行为,是无人性的、不道德的、可耻的,会使家庭蒙受耻辱,当乱伦行为暴露后,他们才懊悔自责。

2. 父女乱伦中的女儿

(1)父女乱伦中的女儿是受害者:一般来说,被父亲奸污的女儿是不愿意主动报案的,原因有多种。①女儿害怕父亲遭到惩处、家庭破裂、自己被赶出家门、自己的话无人相信及受到更为残酷的折磨,因此,可以长期忍辱负重。②女儿对这种行为的性质后果不明。因为乱伦与强奸不同,乱伦往往都有一个缓慢渐进的发展过程,她们不知道父亲对自己的行为是否属于爱的范畴,并不知道其他孩子的父亲是否也是这样。③这种乱伦行为本身不产生痛苦,表现出相当的爱恋和幸福。④为了家庭生活和自己的名声,甘愿耐受,而将痛苦隐藏在心中。因此交织在一起的快乐和罪责感使她们陷入难以自拔的境地。乱伦关系女儿起始年龄各异。过去人们认为,十几岁的女孩子最容易成为乱伦行为的受害者。据近年的调查表明,大多数乱伦行为都是在女儿 10 岁以下时开始的,此时的乱伦行为不太容易被人们发现。

(2)乱伦受害者的表现:主要是父女间暴力型的女儿受害者。乱伦受害者的表现包括身体、精神、行为和语言等方面。①身体征象包括生殖器损伤、受孕,感染性病等。②精神上经常做噩梦,生活、工作懈怠,注意力不集中,精神状态反常等。③行为上世界观改变,举止轻佻或行为放荡,喜欢单独活动或拒绝交友,酗酒或吸毒,离家出走等。④受害人在无意中流露出对家庭或某个家庭成员的特别怨恨或惧怕等。⑤在乱伦的父亲与多个女儿保持性关系的情况下,女儿主动报案的可能性就增大了,而且往往是由大女儿采取这种行动。当大女儿长大之后,她会为自己的遭遇而憎恨父亲,而且希望能使妹妹们免遭同样的不幸,于是她就会采取报案等手段来制止父亲的暴行。

(3)乱伦的后果。①双方自愿型者:双方均完全自愿,乱伦给双方均带来性快感和性满足,这类乱伦行为一经形成,可长期保持,并很隐蔽,不易暴露,除非受孕。一般对社会不产生严重后果,实际上这类乱伦占乱伦的绝大多数。②暴力型者:多见于父女间的乱伦行为。在各种乱伦中,影响最大的是父女之间乱伦,不管是通过强迫或者引诱的手段,特别是用暴力与女儿的乱伦,在几乎所有地区的法律中被视为重罪。父亲是变态人格,给未成年女儿造成极大的精神创伤,其精神创伤会影响终身。乱伦中的女儿在现实生活方面显得过早成熟;在处理客观事物、女性认同、自我意识及性格方面存在紊乱和障碍。乱伦行为终止后常常出现性的退化,导致乱交、反社会行为、性冷淡、同性恋,以及学习障碍和抑郁症。她们感到孤立无援和内疚,并试图杀死强迫她们发生乱伦的父亲或试图自伤自残。

3. **父女乱伦中的母亲**　父女乱伦中的母亲多数是弱者及受害者。母亲往往软弱无能,不令丈夫喜欢,不能满足丈夫性的需求。当丈夫与女儿乱伦行为被暴露后,妻子的反应包括如下。①往往会首先责备自己的女儿,似乎女儿已成了替代她的性竞争对手。②如果夫妻关系没到破裂边缘,就会认真地估价自己的处境,为了维护家庭的声誉及完整,她可能不会报案,而是站到女儿一边,谴责并威胁丈夫,寻求妥协的解决办法。③如果她软弱无能,在生活上要完全依靠丈夫,她不仅不会保护自己的女儿,反而为了自身利益而牺牲自己的女儿。这正是一些妻子纵容丈夫乱伦行为的主要原因。④如果夫妻关系已名存实亡,在生活上她不需完全依靠丈夫,那么妻子会与丈夫对抗并报案。

4. **典型事例**　国外父女乱伦的典型事例如下。①新加坡某 45 岁的男子在 1 年多的时间与他 6 个亲生女儿(12—15 岁)多次性交,导致其中两个女儿怀孕被处以 3 年以上的监禁。②奥地利警方解救出一位名叫伊丽莎白的 42 岁女子。其被父亲弗里茨从 1984 年 8 月 29 日起囚禁在地下室里乱伦 24 年,生下 7 个子女。③法国古阿多的女子 8 岁开始被 45 岁的父亲强奸乱伦和虐待了 28 年,到她 36 岁时已生下 6 名孩子,到 1999 年其父逝世后才受到关注。④英国 38 岁的威尔逊女子从 11 岁起就被父亲麦克米伦强奸乱伦 16 年、强奸 800 多次,受孕 6 次,流产 4 次,另两子先后夭折;最后终于鼓起勇气逃走,又结婚生子,重获新生。⑤美国 48 岁的帝贝斯与现年 29 岁女儿,从女儿 6 岁起虐待乱伦 23 年,生下 3 个女儿,其父判 19 年监禁。⑥澳大利亚 61 岁的约翰·戴维斯与 39 岁的女儿珍妮乱伦产子 2 个,先后夭折,她在接受采访时说,"我们是作为成年人自愿建立这种关系的,我们现在只想得到一点尊敬和理解"。约翰和珍妮已被判决乱伦罪名接受 3 年监控。⑦2007 年报道,德国一对兄妹从小就没有在一起生活过,但长大相遇后便立刻被对方吸引,陷入热恋,现已生下 4 个孩子。

(二)母子乱伦

母子乱伦其发生率低于兄弟姐妹间和父女间乱伦。母子乱伦虽少见,与父女乱伦相比,母子乱伦造成的影响较小,人们多把罪责归到儿子身上。

16—18 岁的少年同母亲发生性关系的比例最大。乱伦的发生有特定的环境,并有一个漫长的发展、演变过程。在儿子发育成熟的各个时期,母亲的行为心理变化最为关键。母子乱伦的发展进程如下。

1. **家庭变故**　家庭变故在母子乱伦的发生中起到非常重要的作用。在孩子很小的时候,由于家庭变故,如父亲过世、或父母离异后,母子俩一起相依为命,一起生活、洗澡、睡觉,亲密无间。

2. **乱伦的发展过程**　随着儿子逐渐长大,一般在 11—13 岁之后,开始出现梦遗、性幻想,出现对女性性的欲望,母亲就成为儿子对异性性幻想的对象,母亲如没在意,仍然保持母子的亲密接触,仍帮儿子洗澡,不介意在儿子面前裸露自己的身体,同床而睡,这样"恋母情结"将会进一步发展。此时,如果母亲没有意识到儿子这种生理和心理上的变化,未及时教育引导,儿子将会出现心理扭曲,开始出现对母亲性的欲望。当儿子到青春期,如身边还没有别的女性接触,就会把母亲当成一个女人,一个他渴望的目标。儿子知道对母亲有这样的欲求是违反社会道德规范的;但他的自控能力低下,无法控制自己的性冲动,于是开始小心进行试探、诱惑,表达他的情欲,如果此时母亲没能及时制止,而容忍或默认儿子的这种诱惑行为,乱伦悲剧就难以避免了。母子间初次乱伦,多数是儿子主动母亲是被动,或母子双方逐步发展过渡到乱伦,少数是母子主动引导,极少数是儿子以暴力达到乱伦。

(1)儿子主动:在大多数乱伦案例中母亲的反应都很类似。①母亲在儿子对她性欲望的要求下,打乱了她内心的平静,巨大的社会道德压力让她害怕,她非常想拒绝,但又怕伤害儿子,开始对儿子的过激行为多是温情的责备。②作为成年女人,独身多年,精神和肉体的双重饥渴让她的防线有所麻木,唤起了她的性本能。③觉得总是自己的亲生儿子,害怕太严厉对待儿子会远离自己,将失去精神上的唯一依靠。④儿子毕竟处于成长期,没有接触过其他女性,可能男人在成长过程中都是这样,到了他再大些懂事了有女朋友时就会没事的,这样她的心理防线开始一点点松懈。⑤在此种情况下逐步发展,母亲先只同意让儿子亲吻、拥抱,进而抚摩对方身体敏感部位,再进一步相互进行性器官刺激,有的母亲还帮助儿子手淫并达到性高潮而射精;这样双方均已具有了性冲动、性需求和性满足等轻度乱伦行为,已经远远超出了母子正常的感情范围。⑥如果双方进一步发展,加强对对方的性刺激,使双方性兴奋高涨不能自控时,双方就有可能迫不及待地投入了性交,使母子双方均获得了性愉乐及性满足,这样真正的乱伦就开始了。⑦不少母亲就是这样,没能及时制止和教育,没能控制住自己的情欲,默认,容忍,接受,最终坠入了乱伦。⑧如果没有母亲的默认和接受,乱伦的可能性极小。

(2)母亲引导:有些乱伦案例在过渡阶段是由母亲主动导入的,这些母亲可能有精神分裂人格,甚至可能已经处于病态。当发觉儿子进入青春发育时期,开始出现梦遗及射精生理现象后,不仅没有正确引导孩子处理好母子关系,将自己年轻时的恋爱幻想转移到儿子身上,想从儿子那里寻求性满足,在为孩子洗澡和换衣服时常有意无意地触摸儿子的生殖器,还诱导儿子触摸她的性器官,在儿子有性反应时,引导孩子进行性交。

(3)儿子强暴:少数乱伦案例,母子乱伦虽说是"两情相悦",但有些是在暴力驱使下,再加上母亲也有不检点的地方,儿子对母亲进行了违背她意志的性行为,达到乱伦,如儿子深受色情读物毒害的影响,当酒醉后或受到性刺激后性欲高涨到不能自控时,强行要和母亲性交;母亲开始反抗但不彻底,进而发生乱伦。于是出现了子奸母这种令人发指的恶行。以后多次进行,达到容忍到最后接受。

3. 乱伦后的心态 ①乱伦的母子以恋人关系取代了母子关系。②他们除了沉迷于肉体上的刺激和满足外,心理上也紧密结合在一起,形成了一个对抗社会道德压力的心理联盟。③他们中很多人并不悔过,会用种种理由为自己的行为辩护,从而让双方的心理得到平衡;如两相情愿,不生育,不危及后代;不伤害他人,不危害社会等。④面对强大的社会压力,尽量减少和社会的交往,此时他们既有乱伦的自卑感,又不愿放弃,他们认为"一次乱伦是乱伦,多次乱伦也是乱伦"。⑤采取隐蔽的方式长期乱伦。

4. 防范措施 乱伦的发生肯定有特定的环境,并有一个漫长的发展、演变过程。在儿子发育

成熟的各个时期,母亲的行为心理变化最为关键。①要杜绝乱伦行为的发生,母亲要清楚地认识到儿子身份的双重性:除了是儿子之外,他还是一个男人。②在他开始进入青春前期就要在母子关系上作出调整,把他作为一个男人看待,不在儿子面前暴露身体敏感部位,不做过度亲密的接触,不去刺激、强化孩子的"恋母情结"。③如果发现孩子有异常举动和过度亲近行为,一定要及时坚决制止,让这种朦胧的冲动及时扼杀于萌芽状态中。④同时要帮助、鼓励孩子多接触外面的世界,多接触同龄异性朋友,发现其他女性的闪光点。⑤克服拘谨和性压抑,树立起正确的人生观,要有理性。⑥成年后积极投身在学习、工作和社交活动中去,充分发掘自己的潜能,体现自我的价值,寻找更合适自己的爱情,以获得更高层次的心理满足。⑦利用黑盖灰原理帮助克服有违人伦理的恋母情结等。这样,孩子就容易顺利度过"危险的青春期",帮助他早日走上正常的成长之路。

(三)兄妹乱伦

青春前期的兄弟姐妹间乱伦可作儿童异性发育中的变异,如没有及时进入性转换期,持续时间过长可导致兄弟姐妹间乱伦。兄妹间乱伦产生的主要原因有:①因住房紧张使异性子女从小到大长期同睡一床,子女间过度亲密,到青春期,异性相互性刺激而产生依恋;②父母忽视了对异性子女性成熟后可能出现的性行为问题,以及夫妻性生活不检点的影响;③父母因工作忙碌,缺乏对子女的监督和教育,与性生理、性生活的引导等;④偶尔与严重的精神病变相关联。兄妹间乱伦多属亲密型:在青春期的兄妹,逐渐出现对异性的性欲望,当偶尔窥视到父母间的性行为后,激发起对性交的渴望,此时又没有别的异性伴侣,同睡在一张床上的已成熟的兄妹俩,相互刺激引起性欲,无知和好奇驱使兄妹进行了性体验,当双方均感受到性交的愉悦后,从此兄妹乱伦不断;认为只做性伴侣又不做老婆这样没问题,保守秘密不被发现就行。兄妹双方都自愿的性行为一般认为对心理上的损害较小,但可能受到社会压力仍会给双方带来精神上的负担,当受孕后才被暴露。近年来随着独生子女的大量增加及住房条件的改善,子女间乱伦的情况明显减少。

（四）其他乱伦

祖父与孙女间的乱伦、叔父与侄女的乱伦、姑母与侄子的乱伦、同性恋乱伦等，这些形式的乱伦比较少见。

六、治疗（treatment）

乱伦是一种心理变态行为，是在外部环境促进下异常精神因素的表现，因此只靠法律的约束远远不够，而且由于乱伦行为的私密性很强，受害人也常常忍辱负重，使得法律也很难介入。乱伦不仅给人类思想观念、青少年培养教育、社会关系的稳定等许多方面带来了明显的消极影响，对乱伦者家庭的伤害也是显而易见的。乱伦是人类社会生活中的大忌，是受到社会强烈谴责和排斥的。乱伦被禁止的原因，一是伦理道德方面至高无上的约束；二是在生理遗传方面的禁忌；三是对当事人心理上的严重伤害。也正因为如此，乱伦行为以最隐蔽的方式存在，外人无法或很难接触到他们的内心世界。临床乱伦的治疗是相当复杂的，

乱伦的发生是多因素决定的，很难确定每种因素所起的作用，而许多因素对于事实已发生后的治疗作用很有限。父女乱伦的防卫：作为女儿应提高其伦理观念和防卫能力，采取现实措施积极自救。一是女儿应坚决说"不"，这是关键。既救助了自己，也救助了父亲，避免了一场家庭灾难，这可阻止部分温柔型父女乱伦的发生，但对于强暴型是无用的。二是女儿与父女隔离分居。三是女儿应求得母亲的合作。四是及时地求得心理咨询工作者的帮助。这显然比诉诸法律更有助于问题的解决。社会应加强对受害儿童的保护和治疗。从心理医治、社会伦理道德教育、性知识普及等角度去关心帮助这一社会特殊人群。马来西亚的刑法将乱伦罪视为强奸罪，乱伦罪犯最高可被判入狱 20 年。实际上，亲属、血亲之间的乱伦远远突破了道德规范的底线，理应列入刑法条款，给予严惩。

（陈在贤　鲁栋梁　高　洁）

参 考 文 献

[1] 魏子秾.论同性恋"家庭"的监护抚养问题.云南社会主义学院学报,2012,1:306-307

[2] 汪雪梅.同性恋研究综述.北京电力高等专科学校学报:社会科学版,2012,8:206

[3] 何小,张海豹.浅论高校中非生理诱因的同性恋现象及教育.北京电力高等专科学校学报:社会科学版,2012,8:195

[4] 王艳华,邓青.浅谈如何正确对待中职生同性恋现象.科技视界,2012,9:87

[5] 万辰.偏见入礼,由礼入法——浅析乱伦罪及古代婚配原则.群文天地:下半月,2012,3:269

[6] 刘晓芳.从《新生》看岛崎藤村文学的告白性特征.日语学习与研究,2012,1:121

[7] 郭红玲.农村儿童教育中性别认同障碍的分析及对策.天津教育,2019,5:13-14

[8] 郝翠萍.幼儿性别认同障碍研究.榆林学院学报,2015,3:111-113

[9] 罗蓉蓉.幼儿性别认同障碍需矫治.家庭教育:幼儿版,2017,12:44-45

[10] 周宇,李毅.中塚幹也日本性别认同障碍的发展现状综述.中国性科学,2017,11:152-156

[11] 莎如拉.哈图激素治疗性别认同障碍 Male to female

患者对动脉硬化度的影响.内蒙古医学杂志,2015,12:1420-1422

[12] 陶林.性偏好障碍.中国计划生育学杂志,2014,11:786-788

[13] 李忠会.乱伦·禁忌·理性——《伏羲伏羲》的文学伦理学解读.丽江师范高等专科学校学报,2018,1:65-70

[14] 肖二平.张积家.生物进化与文化对乱伦禁忌内隐态度的影响——来自汉族人与摩梭人的证据.华南师范大学学报:社会科学版,2018,5:80-88

[15] 聂庆娟.论《皮埃尔》的乱伦意识与乱伦悲剧.外国文学研究,2015,3:64-70

[16] 李拥军."亲属相奸"何以为罪？对乱伦罪回归中国刑法的深层思考.兰州大学学报:社会科学版,2012,6:69-75

[17] 吴礼玲."情"与"礼"之间的徘徊与抉择——《雷雨》乱伦原型研究.北文文学:下,2017,7:31-32

[18] 刘胡敏.论《水泥花园》中的乱伦.海南师范大学学报:社会科学版,2016,7:80-88

[19] Stroebel SS, O'Keefe SL, Beard KW, et al. Father-daughter incest:data from an anonymous computerized survey. J Child Sex Abus,2012,21(2):176-199

[20] Amies Oelschlager AM, Muscarella M, Gomez-Lobo V. Transition to adult care in persons with disorders of sexual development: the role of the gynecologist. Obstet Gynecol, 2015, 126(4): 845-849

[21] Grabski B, Dora M, Iniewicz G, et al. The character of sexual function of women who have sex with women. Pssychiatr Pol, 2018, 52(6): 1075-1085

[22] Goidstein I, Kim NN, Clayton AH, et al. Hypoactive sexual desire disorder: international society for the study of women's sexual health (ISSWSH) expert consensus panel review. Mayo Clin Proc, 2017, 92(1): 114-128

[23] Cacioppo S. Neuroimaging of female sexual desire and hypoactive sexual desire disorder. Sex Med Rev, 2017, 5(4): 434-444

[24] Manuela Peixoto M. Sexual satisfaction, solitary, and dyadic sexual desire in men according to sexual orientation. J Homosex, 2019, 66(6): 769-779

[25] Joyal CC, Cossette A, Lapierre V. What exactly is an unusual sexual fantasy? J Sex Med, 2015, 12(2): 328-340

[26] Colon Vilar G, Concepcion E, Galynker I, et al. Assessment of sexual fantasies in psychiatric inpatients with mood and psychotic disorders and comorbid personality disorder traits. J Sex Med, 2016, 13(2): 262-269

[27] Yule MA, Brotto LA, Gorzalka BB. Sexual fantasy and masturbation among asexual individuals: an in-depth exploration. Arch Sex Behav, 2017, 46(1): 311-328

[28] Basson R. Human sexual response. Handb Clin Neurol, 2015, 130: 11-18

[29] Rink E, FourStar K, Anastario MP. The relationship between pregnancy prevention and STI/HIV prevention and sexual risk behavior among American Indian men. J Rural Health, 2017, 33(1): 50-61

[30] Fisher AD, Ristori J, Fanni E, et al. Gender identity, gender assignment and reassignment in individuals with disorders of sex development: a major of dilemma. J Endocrinol Invest, 2016, 39(11): 1207-1224

[31] Van Schalkwyk G, Klingensmith K, Volkmar FR. Gender identity and autism spectrum disorders. Yale J biol Med, 2015, 88(1): 81-83

[32] Murray SB. Gender Identity and Eating Disorders: The need to delineate novel pathways for eating disorder symptomatology. J Adolesc Health, 2017, 60(1): 1-2

[33] Shinohara Y, Nakatsuka M. Descriptive study of gender dysphoria in Japanese Individuals with male-to-female gender identity disorder. Acta Med Okayama, 2018, 72(2): 143-151

[34] White P, Bradley C, Ferriter M, et al. WITHDRAWN: Managements for people with disorders of sexual preference and for convicted sexual offenders. Cochrane Database Syst Rev, 2012, 12(9): CD000251

[35] Zielona-Jenek M. Sexual preferences and associated disorders: toward an extended model for description. Psychiatr Pol, 2018, 52(6): 1063-1073

[36] Finn C, Coast MJ. Global voyeurism or sustainable ethical practice. J Forensic Nurs, 2017, 13(4): 196-202

[37] Lampasona AA, Czaplinski K. RNA voyeurism: A coming of age story. Methods, 2016, 98: 10-17

[38] Rimmer A. NHS director who was arrested on suspicion of voyeurism resigns. BMJ, 2017, 358: j3637

[39] Clark SK, Jeglic EL, Calkins C, et al. More than a nuisance: The Prevalence and consequences of frotteurism and exhibitionism. Sex Abuse, 2016, 28(1): 3-19

[40] Johnson RS, Ostermeyer B, Sikes KA, et al. Prevalence and treatment of frotteurism in the community: a systematic review. J Am Acad Psychiatry Law, 2014, 42(4): 478-483

[41] Miller JD, Lynam DR, Hyatt CS, et al. Controversies in Narcissism. Annu Rev Clin Psychol, 2017, 13: 291-315

[42] Hyatt CS, Sleep CE, Lamkin J, et al. Narcissism and self-esteem: A nomological network analysis. Plos One, 2018, 13(8): e0201088

[43] Krizan Z, Herlache AD. The Narcissism spectrum model: a synthetic view of narcissistic personality. Pers Soc Psychol Rev, 2018, 22(1): 3-31

[44] Naiman R, Gustafson C. Rubin Naiman, PhD: Sleep and the spectrum of consciousness——learning to love sleep and dreams. Adv Mind Nody Med, 2015, 29(1): 34-40

[45] Lippo JS. Teen Pregnancy prevention: sexuality the magic bullets. J Pediatr Adolesc Gynecol, 2015, 28(4): 207-208

[46] C, Coast NJ. Global Voyeurism or sustainable ethical practice? J Forensic Nurs, 2017, 13(4): 196-202

[47] Sona AA，Czaplinski K. RNA voyeurism：A coming of age story. Methods，2016，98：10-17

[48] C. Former NHS England director is sentenced for voyeurism. BMJ，2019，365：14042.

[49] Stall R，Giebel G. The sadomasochism checklist：A tool for the assessment of sadomasochistic behavior. Arch Sex Behav，2017，46(3)：735-745

[50] Jahangir JB，Abdul-Latif H. Investigating the Islamic Perspective on Homosexuality. J Homosex，2016，63(7)：925-954

[51] Huic A，Jelic M，Kamenov Z. Essentialist beliefs about homosexuality predict positive and negative behavioral intentions toward lesbian women and gay men. J Homosex，2018，65(12)：1631-1655

[52] Johnson PM，Holmes KA. Gaydar，Marriage，and Rip-Roaring Homosexuals：discourses about homosexuality in dear abby and ann landers advice columns，1967-1982. J Homosex，2019，66(3)：389-406

[53] Petri O. Discipline and discretionary power in policing homosexuality in late imperial St. Petersburg. J Homosex，2019，66(7)：937-969

[54] Baptiste-Roberts K，Oranuba E，Werts N，et al. Addressing health care disparities among sexual minorities. Obstet Gynecol Clin North Am，2017，44(1)：71-80

[55] Russell ST，Fish JN. Mental Health in Lesbian，Gay，Bisexual，and transgender(LGBT)youth. Annu Rev Clin Psychol，2016，12：465-487

[56] Miletski H. Zoophilia：another sexual orientation. Arch Sex Behav，2017，46(1)：39-42

[57] Campo-Arias A，Castillo-Tamara EE，Herazo E. Review of cases of zoophilia in patients with Parkinson's disease. Rev Neurol，2018，67(4)：129-132

[58] Berlin FS. Pedophilia and DSM-5：the importance of clearly defining the nature of a Pedophilic Disorder. J Am Acad Psychiatry Law，2014，42(4)：404-407

[59] Stephens SW，Leroux E，Skilling T，et al. Taxometric analyses of pedophilia utilizing self-report，behavioral，and sexual arousal indicators. J Abnorm Psychol，2017，126(8)：1114-1119

[60] Doshi SM，Zanzrukiya K，Kumar L. Paraphilic infantilism，diaperism and pedophilia：A review. J Forensic Leg Med，2018，56：12-15

[61] Kalra GS. Lights，camera and action：learning necrophilia in a psychiatry movie club. J Forensic Led Med，2013，20(3)：139-142

[62] Firoz K，Ndheesh Sankar V，et al. Treatment of fetishism with naltrexone：a case report. Asian J Psychiatr，2014，8：67-68

[63] Schiermer B. Fetishes and factishes：Durkheim and Latour. Br J Sociol，2016，67(3)：497-515

[64] Masiran R. Fetishism in ADHD：an impulsive behaviour or a paraphilic disorder? BMJ Case Rep，2018，27：2018

[65] Dhuffar MK，Griffiths MD. Barriers to female sex addiction treatment in the UK. J Behav Addict，2016，5(4)：562-567

[66] Shah A，Malik A，Garg A，et al. Oral sex and human papilloma virus-related head and neck squamous cell cancer：a review of the literature. Postgrad Med J，2017，93(1105)：704-709

[67] Tekin E，Bayramoglu A，Uzkeser M，et al. Evacuation of Hospitals during Disaster，Establishment of a Field Hospital，and Communication. Eurasian J Med，2017，49(2)：137-141

[68] Urata J，Pel AJ. People's risk recognition preceding evacuation and its role in demand modeling and planning. Risk Anal，2018，38(5)：889-905

[69] Lee EM，Klement KR，Sagarin BJ. Double hanging during consensual sexual asphyxia：a response to Roma，Pazzelli，Pompili，Girardi，and Ferracuti(2013). Arch Sex Behav，2015，44(7)：1751-1753

[70] Massardir L，Lemahieu V. Caring for young girls victims of incest. Arch Pediatr，2016，23(10)：1007-1011

[71] Haliburn J. Mother-child incest，psychosis，and the dynamics of relatedness. J Trauma Dissociation，2017，18(3)：409-426

[72] Katz C，Hamama L. From my own brother in my own home：children's experiences and perceptions following alleged sibling incest. J Interpers Violence，2017，32(23)：3648-3668

[73] Joyal CC，Carpentier J，Nartin C. Discriminant factors for adolescent sexual offending：On the usefulness of considering both victim age and sibling incest. Child Abuse Negl，2016，54：10-22

[74] Soron TR. A case report on management of father daughter incest with schizophrenia. Case Rep Psychiatry，2016

[75] Gggabi RB，Smit E. Psycho-Social effects of father-daughter incest：views of south african social workers. J Child Sex Abus，2019，5：1-20

第23章 男科临床疾病中医诊治
(TCM diagnosis and treatment of andrology clinical diseases)

第一节 中医学对男性生理与病理的认识
(understanding of male physiology and pathology in traditional Chinese medicine)

中医学认为,人体外在的表现常能反映出脏腑内在的功能变化和疾病的形成、发展、演变,即"有形诸内必形于诸外"的理论观点。通过对男科与脏腑间关系的研究,能使我们深刻地认识男科的生理病理特点,把握男性正常生理过程和男科疾病的发生、演变规律,有利于正确认识男性生理、病理,并为正确诊断和治疗男科疾病提供指导。

1. 心与男科 "心者,君主之官也,神明出焉。"心与男科的关系主要表现在性欲和性行为两个方面。在性心理方面,性欲的产生,必须是心神有所触动才会引发。心藏神,主血脉。所谓心藏神,中医学认为人的精神意识思维活动是在心的主宰之下,男性的性活动同样也由心所主,其内容包括性心理和性行为两个方面,心神有所动才能引发性心理和性行为。《临证指南医案》有云,"精之藏制在肾,而精之主宰在心。"心神活动正常,则由其支配的性心理也正常,相应的性活动也能正常进行。反之,当心神活动异常,则必然影响性心理和性欲,导致性欲及性行为异常,表现出亢进或减退甚至出现阳强、阳痿等性功能异常的表现。在性活动方面,男性的性活动主要表现为生殖器官的变化,心主身之血脉,心主血脉功能正常,男性生殖系统才能得到气血的濡润和充养,才能得以正常的发育和维持其正常的性行为。反之,心

主血脉功能异常,则男性生殖系统失于正常的濡润和充养,会导致男性生殖系统的发育和功能方面的异常,从而出现生殖器官的发育不良、异常勃起、勃起无力、勃起不坚甚至阳痿等性功能障碍的表现。

2. 肺与男科 《灵枢·决气》有云,"上焦开发,宣五谷味,熏肤、充身、泽毛、若雾露之溉,是谓气"。即是指肺具有宣发和肃降作用,将卫气和水谷精微疏散布达至全身并保持水液代谢通调和小便的通利。生殖系统所需营血同样也由肺的宣肃而布达。同时,《素问·阴阳应象大论》有云,"天气通于肺"。也就是说肺又有主气司呼吸的功能,五脏之气皆由肺所主,肺气旺则全身之气皆旺,气旺则血行,气血通达,生殖系统才能发挥其正常的生理功能。否则,肺气不足,宣肃失司,气血失达,必然会导致生殖功能失常,出现性欲下降、早泄、滑精、阳痿等性功能障碍和遗尿、尿频、夜尿频多等表现。同时,中医学有金水相通的理论,即"肺为气之主,肾为气之根"一说。肾为水脏,其气化活动需肺脏之清肃相助方能正常进行。对男科而言,则是对肾脏之肾精、生殖之精及水液代谢的影响,即指肾的气化功能旺盛有赖于肺气的清肃下行,同时,肾精和生殖之精的化生及肾对水液的代谢也才能正常进行。反之,肺脏功能失调,清肃失常,则肾之气化功能也相应会受影响。另一方面,

肾精不足,也会影响肺之清肃功能,导致肺气不足,影响肺之宣发、肃降功能。如老年男性的尿频、夜尿增多等症状常常辨证属肺肾两虚,遗精、早泄、滑精、勃起无力、生育能力下降等也常常与肺肾气虚、肺肾阴虚有关。临床中结合"提壶揭盖"理论,运用补肾活血法的同时加用宣利肺气的药物,以"开上窍以利下窍",对良性前列腺增生症合并逼尿肌收缩无力导致的尿潴留患者有明显疗效。

3. 脾与男科　《素问·痿论》有言,"阳明者,五脏六腑之海,主润宗筋"。所谓宗筋即是指男性生殖器,脾胃对男性生殖系统有滋润、濡养作用,主要体现在以下 3 个方面。其一,肾主生殖,源于肾中之精,但肾精尚需后天之水谷精微的不断充养,也即是通过脾胃的运化功能,将水谷化为精微物质,以供人体所需,男性生殖系统的生长发育离不开脾胃运化的精微。同时,人的性活动的消耗,也需要脾胃运化精微作补充。否则,脾胃功能虚弱、运化不足,肾中精气必虚,影响生殖系统的正常生长、发育,同时也会导致性活动和生殖功能的减退,出现生殖系发育不良、性欲减退、性能力减退、早泄、阳痿、不育等男科疾病。其二,"精血同源"。中医学认为,脾胃为后天之本,气血生化之源。气血源于脾胃对水谷精微的化生,"精血之海必赖后天为之资"(《景岳全书》)。机体脾胃健运,则水谷得化、气血得充,精血化生有源,精血旺盛,则能维持机体正常的生殖功能和生育能力。反之,脾胃虚弱,则气血生化乏源,血不化精,精血不足,则会出现性欲低下、性功能减弱、精少、生育力下降甚至不育等男科疾病。其三,脾主升清,有统摄之权,机体之营血、津液、精(含生殖之精)等有赖脾气之统摄。如脾气虚弱,统摄无力,可导致膀胱失约、生殖之精失固,从而出现早泄、滑精、遗精、精浊、尿频、遗尿、小便失禁、小便浑浊等症状和表现。

4. 肝与男科　肝与男性生殖系统的关系较为密切。一者,肝主宗筋,足厥阴肝经,起于足大趾丛毛之际,循股阴,入毛中,过阴器,阴器的功能活动受到肝气的调节;二者肝主筋,阴茎以筋为本,肝气充于筋,肝气充盛是阴茎勃起的动力,肝之功能正常,则阴茎伸缩自如,勃起刚劲;三者,肝寄相火,具有鼓动阴器、启闭精窍而主司精液走泻

的作用;四者,肝主藏血,具有调节血量之功能,肝血充足,既能充分地供给阴茎以足够的血液使阴茎勃起并维持其硬挺,又能通过调节功能使 阴茎血液回流使之恢复疲软的常态。正如王冰在注释《素问·五脏生成篇》时云,"人动则血运于诸经,人静则血归于肝脏"。若其藏血功能失常,或肝血不足,则在性活动时由于阴茎得不到足够的血供而出现勃起不坚甚至出现阳痿不起,或因为调节功能失常而出现阳强不倒等。此外,中医学认为"精血互化",肝血不足,也可导致精化失源,从而出现精液量减少,甚至不射精等男科疾病和症状。"肝喜条达而恶抑郁",肝主疏泄的功能 表现在 3 个方面,即调畅气机、调畅情志和促进消化。对男科而言,气机和情志的调畅尤为重要,机体气机条达,则血运通畅,情志通达,机体才能正常地产生性欲并完成正常的性活动。若其调畅情志和气机功能失常,出现情志抑郁、肝气郁结,就可能导致性欲和性功能异常,表现为性欲淡漠下降、勃起不坚,甚至不能勃起及精液排泄异常,如滑精、早泄、不射精或逆行射精等。或因疏泄太过而导致气火偏亢,出现精神亢奋,表现为性欲偏亢、早泄、遗精及不射精、阳强不倒等疾病症状。在治疗男科疾病中从肝论治,可有疏肝、潜肝、养肝、柔肝、敛肝、镇肝等不同治法。

5. 肾与男科　人体的五脏之中,肾与男科的关系最为密切。《素问·六节藏象论》中有云,"肾者,主蛰,封藏之本,精之处也"。肾有主藏精,主生长发育与生殖,主水司开阖等作用。《素问·上古天真论》中有云,"丈夫八岁,肾气实,齿更发长;二八,肾气盛,天癸至,精气溢泻;五八,肾气衰;七八,天癸竭,精少,肾脏衰,形体皆极,则齿发去"。男性的生长和生殖发育有赖于机体之肾气和天癸这两种物质。所谓肾中精气,包括两个部分,即"先天之精"和"后天之精"。先天之精禀承于父母,而后天之精则来源于脾胃运化之水谷精微。肾中精气的盛衰,直接影响到机体的生长发育和生殖功能。机体从出生开始,肾精逐渐充盛,机体也随之生长发育,到青春期时,肾精充盛至一定程度就会在体内产生一种叫"天癸"的物质,在这种物质的影响下,男性生殖系统逐渐发育成熟,产生生殖之精,并出现"精气溢泻"。随着年龄增加,男性体内的肾气逐渐衰弱,机体渐趋老化,生殖功能

也渐趋衰退。所以,机体肾精充盈,则生长发育良好,性及生殖功能健全;若肾精不足,则可导致生长迟缓,发育不良,生殖功能低下,成人早衰、不育等。肾中精气内寓肾阴肾阳,也即元阴元阳。肾阴是人体阴液的根本,是肾进行生理活动的物质基础,对全身起到濡润、滋养的作用。肾阳是人体阳气的根本,是肾进行生理活动的原动力,对全身起到生化、温煦的作用。两者在体内保持着动态平衡,维持人体阴阳的相对平衡状态。若肾阴不足,虚火内生,则出现烦热、盗汗、性欲偏亢、阳强易举、早泄、梦遗等。若肾阳不足,失温失化,则出现神疲、畏寒、性欲下降、勃起无力、不能勃起、早泄、滑精等。肾主水司开阖,通过肾的气化作用来调节机体的水液代谢并保持其平衡。肾气充盛,则其气化功能正常,机体水液得以正常的输布和排泄。若肾气不足,气化失常,则机体就会出现水液代谢障碍。如开多阖少,可表现为尿频量多、小便清长、夜尿频多、尿崩、尿失禁等。如阖多开少,可表现为排尿无力、尿不尽感、小便滴沥、尿少、尿闭等。

6. 六腑与男科　六腑之中,与男科关系较为密切的有膀胱、小肠、三焦等。肾与膀胱相表里,"脏病及腑,腑病及脏",膀胱主要功能为储尿和排尿。《素问·灵兰秘典论》中有云,"膀胱者,州都之官,津液藏焉,气化则能出也"。而膀胱之气化实质为肾的气化作用,也即在机体的水液代谢过程中,多余的水液在肾的气化作用下生成尿液,下输于膀胱,并在膀胱内储存至一定程度后,可及时自主地排出体外。若膀胱气化不利,则可导致小便不利、点滴而出、甚或尿闭。而若膀胱失约,则可导致尿频、夜尿频多、遗尿、小便失禁等,正如《素问·宣明五气篇》中所言"膀胱不利为癃,不约为遗尿"。小肠的生理功能主要有受盛化物和泌别清浊,《素问·灵兰秘典论》中有言"小肠者,受盛之官,化物出焉"。即指小肠对水谷进一步消化和吸收,并将其化为可以被人体利用的营养物质,以供机体生长发育和各脏腑组织器官功能所需。若小肠功能失调,则机体所需之精微不足,必然影响其功能。对男性生殖系统而言,可导致男性生殖和性功能减退或不足。同时,小肠在吸收精微之时也吸收大量的水液,通过脾的传输、肺的宣肃、肾的气化,将剩余水液渗入膀胱,形成小便。

若其泌别清浊功能失常或因其他脏腑功能影响(如心火下移)导致功能失常,则可出现小便方面的异常,表现为小便短少、尿频、尿道涩痛甚至尿血等。对于三焦,从古至今一直存在着争议,即三焦的有形与无形之争。但对其生理功能却基本统一,其功能之一即是三焦为水液运行之道路,机体水液的运化、吸收、输布和排泄都是通过三焦的通道来完成的。《素问·灵兰秘典论》有云,"三焦者,决渎之官,水道出焉"。三焦的功能实际上是体内脏腑气化功能的综合。一般而言,三焦功能失常,常常表现为水道不利,出现小便不利、排尿困难,甚至出现癃闭等症状。

7. 气、血、津液与男科　气血津液为机体脏腑、经络等组织器官功能活动的物质基础,男性的生殖之精、性功能、性活动等皆与这些物质密切相关。首先,气是维持人体生命活动的基本物质,正如《难经·八难》中云"气者,人之根本也"。气有推动、温煦、防御、固摄、气化等作用,对男科而言,主要表现在以下方面。其一,气通过对血液、津液的推动以濡养、滋润、充盈男性生殖系统。其二,气对生殖系统的温煦作用,以维持其正常的生理功能。其三,气的固摄作用,在男科方面主要表现为对膀胱、精关的固摄作用,以保证小便的正常排泄和对生殖之精的正常约束。血和津液对生殖系统的营养和滋润作用则能保证男性生殖系的正常生长发育、化生生殖之精、维持正常性功能。"血主濡之",男性生殖系只有得到血和津液的濡润,才会得以正常的发育并维持其正常的功能。同时,"精血同源""精不泄,归精于肝而化清血"(《张氏医通》),精和血有相互化生的作用,营血充盛,精化有源,生殖之精才能得以化生,才能维持正常的生育能力。因此,气、血、津液的异常必然导致男性生殖系的生长发育、生殖功能和性功能异常。如气虚可导致精关不固,出现遗精、滑精、早泄、白浊以及膀胱失摄出现的尿频、遗尿、小便失禁等症状。气虚推动乏力,可导致血供无力,出现勃起无力、阳痿、筋疝等。气虚失温,可导致性欲下降、性功能下降、生殖功能不足等。气血不足,可导致男性生殖系发育不良、生殖之精质量下降等。气血瘀滞,可导致生殖系血瘀证。

8. 十二经脉与男科

(1)足少阴肾经:足少阴经与男性生殖系统直

接联系,所谓"肾主阴器",是指足少阴之经循阴股,结于阴器。肾为先天之本,元气之根,肾气通过少阴之经传输于生殖系,少阴经对男性生殖之精的化生、存储和排泄起着主导功能。若肾经功能失调,会导致生殖系功能失常,出现遗精、早泄、勃起功能障碍等症状。

(2)足厥阴肝经:足厥阴经与男性生殖系统关系尤为密切,足厥阴之脉"循股阴,入毛际,环阴器,抵少腹",足厥阴之别"循经上睾,结于茎"(《灵枢·经脉》)。"肝主身之筋膜"(《素问·痿论》),男性生殖器为宗筋之聚,气血通过厥阴之经别达于生殖系统,对其以濡润和充养,促其发育并维持其功能。同时,肝主疏泄,调畅情志和气机,对男性精关的开闭和阴器的充盈、疲软等功能具有重要的调节作用。若足厥阴经功能失调,则必然导致男性生殖功能失常,出现勃起障碍、早泄、遗精、遗尿、癃闭、疝气等男科疾病。

(3)足阳明胃经:足阳明经与男性生殖系统有较为明确的联系,"足阳明之筋其直者,上循伏兔,上结于脾,聚于阴器"(《灵枢·经筋》)。《素问·厥论》亦云"前阴者,宗筋之所聚,太阳阳明之所合也"。"胃为气血之海",人以胃气为本,机体气血来源于胃对水谷的消化,气血精微通过经脉达于生殖系,对其濡润和充养,故《素问·痿论》中有云"阳明者,五脏六腑之海,主润宗筋"。

(4)足太阴脾经:足太阴脾经与男性生殖器有联系,脾为后天之本,气血生化之源。脾胃通过对水谷的消化和吸收,并通过经脉运达全身,对机体脏腑组织起到营养和濡润的作用。男性生殖系统同样也有赖于脾胃化生之精微而得以发育和维持其功能。足太阴经功能失常,会导致气血不足,宗筋失充失养,从而可出现男性生殖系发育不良、勃起功能障碍、生殖功能降低等。

9. 奇经八脉与男科 奇经八脉与男性的性功能、肾精、生殖之精等的生理、病理变化密切相关。其中关系最为密切的有冲脉和督脉。

(1)冲脉:冲脉起于胞中,下出会阴后从气街部起与足少阴经相并,挟脐而上。冲脉又可称之为"十二经脉之海",有调节十二经之气血的功能,同时,冲脉还主生殖功能。男性若先天冲脉未充,或后天冲脉受损,均可导致生殖功能衰退,出现性功能下降,生育能力低下或不育等。

(2)督脉:督脉起于胞中,下出会阴,沿脊柱里面上行至项后风府进入颅内,络脑,由项沿头部正中线经头项、额部、鼻部,到上唇系带处。其络循阴器合篡间,绕篡后,别绕臀。督脉有"阳脉之海"的称谓,总督诸阳经,对阳经的气血有调节作用,与脑、髓、肾的功能有关,因肾主生殖,故督脉与生殖功能有联系。督脉病,则为阳痿不举、早泄、遗精、不育等。

(郭 军)

第二节 男科疾病常用疗法与方剂
(common therapies and prescriptions for andrology)

1. 清热除湿法 主要针对湿热下注之证。机体之湿热下注,对男性的影响主要可造成膀胱、前阴、精室等部位的功能异常。如出现小便黄赤、尿痛、尿频、尿急、遗精、早泄、外阴红肿、瘙痒等症状。常用方如八正散、龙胆泻肝汤等。

2. 清热解毒法 主要用于各种热毒内盛之实热证,对男科疾病而言常常表现为局部的症状,如子痈、囊痈、前列腺炎、附睾炎、睾丸炎、淋病等病的急性期。局部红、肿、热、痛症状明显,可以考虑此法治疗。常用方如五味消毒饮、黄连解毒汤等。

3. 清热凉血法 主要用于热毒邪气深入营血卫分后出现的证候。如各类阴疮热毒、附睾炎、睾丸炎,失于治疗后疾病进一步发展可能演变为热毒内陷营血之证。常用方如清营汤等。

4. 补肾助阳法 主要用于肾阳不足、虚寒内生所出现的证候。如肾阳不足所致的精液清冷之不育、早泄、阳痿、性欲淡漠等生殖功能和性功能低下。常用方如金匮肾气丸、右归丸等。

5. 滋养肾阴法 主要用于肾阴不足、精血亏虚所出现的证候。如肾阴不足之梦遗、早泄、阳强、性欲亢进等,以及精血不足之精液量少、不液化等所致的不育等。常用方如六味地黄丸、左归丸等。

6. 益肾填精法　主要用于肾精亏虚之证。常用于不育之精液量少、精子数少、生殖系发育不良等。常用方如五子衍宗丸、龟鹿二仙胶等。

7. 固肾涩遗法　主要用于肾气不足、下元不固、封藏失司所引起的证候。如早泄、遗精、滑精、淋浊、小便失禁、遗尿、慢性前列腺炎、前列腺增生等男科疾病或症状。常用方如金锁固精丸、桑螵蛸散等。

8. 补肾活血法　主要用于肾虚血瘀之症。常用于慢性前列腺炎、前列腺增生症、阳痿、精索静脉曲张等属肾虚血瘀者。常用方如和络通阳饮等。

9. 清肝泻火法　主要用于肝火炽盛所引起的证候。常用于肝经火热之阳强、不射精、急性前列腺炎、包皮龟头炎、阴囊红肿、热淋、阴疮红肿等疾病和症状。常用方如黄连解毒汤、龙胆泻肝汤等。

10. 疏肝理气法　主要用于肝气郁结、郁滞、气机不畅之证。如疝病、不射精、逆行射精、阳痿、精索静脉曲张等。常用方如柴胡疏肝散、逍遥散等。

11. 温肝散寒法　主要用于寒滞肝脉所引起的证候。如受寒所致之茎中痛、阴缩、阴冷、精液清冷、寒疝等。常用方如暖肝煎、当归四逆汤等。

12. 健脾益气法　主要用于肺脾气虚或脏腑功能不足所导致的男科证候。常用于增强或恢复脏腑功能，如用于气虚之早泄、遗精、精子活动力低下之不育，也常用于阳痿、性欲低下之属气虚者。常用方如归脾丸、四君子汤、补中益气汤等。

13. 健脾燥湿法　主要用于脾虚失运之痰湿壅盛。常用于痰湿郁阻之不育、阳痿、阴茎硬结症、慢性前列腺炎、前列腺增生症、慢性附睾炎等。常用方如二陈汤、平胃散等。

14. 调养心肾法　主要用于因心肾不交之证候。由于心阳偏亢、肾阴不足所导致的遗精、早泄、阳强、虚烦不安、性欲亢进、房劳色伤等疾病。常用方如交泰丸、黄连阿胶汤等。

15. 宁心安神法　可用于由于突受惊吓、恐惧所导致的心神不安而出现的疾病，如早泄、阳痿、不射精等。也可用于由于虚劳耗损、色欲所伤之心神不安之症，如失眠伴早泄、阳痿、性欲低下，以及男性更年期综合征等疾病。常用方如柏子养心丸、朱砂安神丸等。

16. 活血化瘀法　主要针对机体瘀血阻滞之证。如血行不畅、瘀血内停。本法在男科治疗中运用较为广泛，男科很多疾病和瘀血有关，如慢性前列腺炎、前列腺增生、阴茎硬结症、精索静脉曲张、输精管结节、慢性附睾炎、睾丸炎、精液囊肿、阴囊血肿、不射精等许多男科疾病均可采用活血化瘀法治疗。常用方如桃红四物汤、血府逐瘀汤等。

17. 滋阴泻火法　用于阴虚内热之证。如肝肾阴虚之早泄、遗精、阳强、性欲亢进等性功能障碍及附睾、前列腺结核有阴虚火旺证候者。常用方如知柏地黄汤等。

18. 软坚散结法　主要针对痰湿、瘀血等停积局部所导致的疾病。在男科疾病中，主要用于治疗如前列腺增生症、阴茎硬结症、慢性附睾炎、附睾淤积症及部分男科肿瘤等疾病。常用方如消核散、橘核汤。

19. 排脓消痈法　主要用于男科疾病之各种阳证、阴证疮、痈、疖、肿等。如囊痈、阴疮等。在其初期治以清热解毒、活血软坚等方法，其脓已成或脓已溃，则当治以本法。常用方如阳和汤等。

（郭　军）

第三节　男性不育症（male infertility）

中医学文献早就有关于"不育症"的记载，如"无子""绝育""男子艰嗣"等。

一、病因病机（etiology and pathogenesis）

1. 禀赋不足，精气衰弱　肾藏精，主生殖。肾精包括先天之精（即生殖之精）与后天之精。先天之精是生殖发育、生命繁衍的物质基础。精化气，先天之精充足，则肾气充盛，天癸始能至，注于冲任二脉，促进冲任二脉盛通及男女之精的成熟，男精乃能溢泻，女精乃能降至，阴阳媾和，两精相搏，生命由此诞生。若禀受薄弱，先天不足，肾气不充，必累其身，导致男性不育。

2. 命门火衰,精气虚冷　《诸病源候论·虚劳无子候》认为,"丈夫无子者,其精如水,冷如冰铁、泄精、精不射出,聚于阴头,亦无子。"恣情纵欲、房事过度,导致精伤气耗,精室亏虚。日久则肾气亏损,命门火衰,致使精室、精气失于温煦而见精气虚冷不育之证。

3. 痰浊瘀血,阻塞精道　若素体肥胖,嗜饮酒浆,膏粱厚味,每易损伤脾胃功能,水谷不能化生精微而生痰浊,痰浊下趋精窍,内蕴精室,精的化生受阻,精道不通,直接损害人的生育功能。另外,久病入络,或跌仆损伤均可引起瘀血之变。若瘀血留滞肾府,阻滞精道,可使精的生成受阻,或排泄失司,精液不能射出或但聚于阴头,亦令人无子。

4. 酒食不节,湿热下注　素体阳气较盛,或饮食不节,嗜食醇酒厚味及辛辣之品,损伤脾胃,酿湿生热,或蕴痰化热,湿热痰火,流注于下,扰动精室而致不育。当代研究表明,海产品、烟草、乙醇、农药等均对精液质量有一定影响。

5. 情志不遂,肝经郁滞　情志不遂,恼怒伤肝,致使肝气郁结,疏泄失常,脏气不和而宗气衰;欲望不遂,可致性欲淡漠,阳痿而不育;悲哀太过,可致勃起功能障碍而不育;恐惧伤肾,精气不固,如《灵枢·本神》曰:"恐惧不解则伤精,精伤则骨酸痿厥,精时自下。"一般来说,情志致病初期主要表现为气机的运行失化,以后由于脏腑功能失调,必然出现精血的病理变化。所以,七情致病以气机变化为先导,以精血的变化为基础。

6. 久病劳倦,气血亏虚　素体虚弱,脾气不足;或久病之后,气虚不复;或劳累过度,损伤脾胃之气,则气血生化无权。因精由血化,精血相关,脾虚则精血生化不足而不育。

7. 秽浊内积,淫毒侵染　外阴不洁或不洁性交,秽浊内积,淫毒侵染,或感受风热、疫毒、风寒之邪,邪毒下注,可致梅毒、淋浊、血精、脓精、形疮等症,这些病症均可导致男性不育症。综上所述,男性不育的病机较为复杂,归纳起来有虚、实、寒、热、痰、瘀、郁的不同。本病的病位主要在肾,与肝、脾、心有密切关系。肾气不足,阴精不化则精亏血少而不育;脾虚健运失司,精微不足而不育;心火上炎,不能下交于肾,心肾不交,导致性功能失调;肝郁气滞,疏泄失职,气血失调而致不育,此

外,肝经有热、相火内炽或痰浊内生、痰阻宗筋也可导致不育。然临床上无论脾虚、血虚,还是痰湿、瘀血、肝寒、湿、热、肝郁等,其病机变化结果都会导致肾精的亏损而出现男性不育症。

二、治疗(treatment)

(一)调精理论

下文中调精理论在男性不育症的应用参照中国中医科学院西苑医院男科经验。

调精理论包括治精、养精、强精三部分,三者以患者自身为整体,以精子为纽带,以受孕为共同目的,在理论和治疗上形成了一种"闭环",为男性不育症治疗提供了一种新的思路。

1. 治精　对精液参数未达正常标准(通常分为少精、弱精、畸形精子症等),且伴有临床症状的患者,根据中医理论进行四诊合参,辨证施治,以提高精液参数,改善临床症状,称为治精。治疗上以补肾为基本治法,注重调和脾胃和祛除湿、痰、气、瘀病理因素。

(1)肾阴亏虚:腰膝酸软,盗汗遗精,心烦不寐,口干易饮或目睛干涩,舌红少苔,脉细。临床上采用经验方滋阴填精汤:龟板10g,知母10g,山药15g,山茱萸12g,黄柏12g,茯苓15g,五味子10g,菟丝子10g,覆盆子10g,枸杞子10g,桑葚12g,石斛10g。

(2)肾精不足:形体瘦弱,腰膝酸软乏力(房事后加重),嗜睡,面色无华,骨蒸潮热,舌质瘦薄伴有裂纹,少苔或无苔,脉沉弱。在治疗少弱精子症时注重补肾填精法,创制黄龟封髓汤:熟地黄15g,龟板胶12g,鹿角胶10g,当归15g,黄精30g,红参6g,山茱萸30g,菟丝子10g,枸杞子10g,车前子10g,砂仁6g,炙甘草10g。

(3)肾阳亏虚:腰冷畏寒,性欲低下,阳事不举,大便偏稀或五更泄泻,小便清长,舌质淡嫩,舌苔白滑,脉沉细。经验方固本健阳汤:鹿角胶10g,肉苁蓉15g,淫羊藿12g,生地黄15g,熟地15g,砂仁6g,当归10g,白芍15g,山药30g,肉桂6g。

(4)脾肾两虚:腰膝酸软,神疲乏力,食少便溏,自汗,舌质淡边缘齿痕,苔薄白,脉细无力。处方多以经验方芪附益阳汤:炙黄芪30g,制附子(先煎)6g,干姜6g,炒白术10g,茯苓12g,山药

10g,菟丝子 15g,杜仲 15g,五爪龙 15g,布渣叶 10g,麦冬 12g,炙甘草 10g。

(5)湿热下注:阴囊潮湿,烦躁易怒,口干口苦,晨起口臭,小便频急或尿道灼热,大便黏腻不爽,舌质红,苔黄腻,脉滑有力。多以经验方龙胆栀豉汤:龙胆草 6g,栀子 10g,当归 10g,生地黄 12g,淡豆豉 10g,蝉蜕 6g,姜黄 10g,茯苓 10g,炒白术 15g,败酱草 15g,虎杖 12g,炙甘草 10g。

(6)痰浊瘀阻:临床上以气滞痰瘀为主要病机的男性不育症。症见:心胸烦闷,善太息,胁肋走穿疼痛,纳呆,失眠多梦,舌质暗红或有瘀点瘀斑,舌下脉络怒张,舌苔白腻或黄腻,脉弦滑。以经验方涤痰逐瘀饮:法半夏 10g,丹参 15g,竹茹 10g,红花 10g,胆南星 6g,川芎 6g,枳实 10g,当归 12g,芍药 10g,玄参 15g,石菖草 10g,炙甘草 6g。

(7)肾虚肝郁:久病致肝气郁结兼有肾气亏虚者。症见:腰膝酸软,神情淡漠,善太息,食欲减退,大便偏稀,夜尿偏多,舌质淡嫩,苔薄白,脉细弦。经验方黄金赞育方:熟地黄 15g,郁金 12g,柴胡 12g,白芍 15g,枸杞子 10g,菟丝子 12g,炒白术 15g,贯叶金丝桃 6g,生麦芽 10g,积雪草 20g,炙甘草 10g。

2.养精 经过治精阶段的治疗,患者精子各项指标恢复正常,无临床症状,但女方仍未受孕,此阶段在继续服用药物的同时注重生活调理,强调精血、神志、饮食三方面的调养,以防精液参数降低,称为养精。正如《摄生三要》云"聚精之道,一曰寡欲,二曰节劳,三曰息怒,四曰戒酒,五曰慎味"。

(1)精血同源,补益肝肾:肝肾同居下焦,肝主藏血,肾主藏精,精血相互滋生,即肾精滋养于肝,使肝之阴血充足。予以经验方鹿甲二仙汤加减:鹿角胶 15g,鳖甲 10g,熟地黄 15g,当归 15g,川芎 6g,白芍 15g,桑葚 15g,石斛 10g,制首乌 10g,砂仁 6g。

(2)养神聚精:《妙一斋医学正印种子编》云"心藏血,肾藏精,精血充实,乃能育子"。养精阶段须静心守神,心肾不交者症见:心情急躁,舌质色红,舌尖尤甚,苔少色微黄,脉细数寸脉显。经验方龙牡交泰汤:龙骨 30g,牡蛎 30g,生地黄 15g,酸枣仁 30g,墨旱莲 12g,女贞子 15g,柴胡 12g,黄芩 10g,清半夏 6g,党参 15g,素馨花 10g。

(3)食疗养精:饮食方面强调"慎味",避免过食辛辣醇酒厚味,以免体内滋生湿热而影响精子质量;可适量地服用贝类海产品,贝类海产品中含锌量较高,微量元素锌在睾丸发育和精子发生中发挥重要作用。

3.强精 患者精液参数在正常值范围,伴有临床症状,属于西医的亚健康状态,此阶段根据患者临床症状四诊合参,着重调和肾、心、肝,称为强精。强精阶段患者病情相对较轻、疗程相对较短,致病因素相对单一。根据患者的临床症状,遵从"虚则补之,实则泻之"的原则分型论治。

(1)肾阴亏虚证:症见腰酸、潮热、盗汗明显者,在自创滋阴填精汤的基础上加女贞子、玄参、墨旱莲等补肾滋阴之品。

(2)肾阳亏虚证:症见腰膝酸软,畏寒怕冷,小便清长,舌质淡嫩,苔白。以固本健阳汤加减,方中附子、干姜、肉桂以温补肾阳,补肾阳之品多辛温燥烈,中病即止不可过剂,以免耗伤肾阴、肾精。

(3)肝气郁结证:症见精神不振,两胁胀痛,喜静懒言,善太息,脉弦等。以经验方逍遥顺气汤加减:柴胡 10g,白芍 15g,枳壳 12g,川芎 10g,木香 6g,炒白术 15g,茯苓 15g,焦三仙各 10g,生麦芽 12g,薄荷 6g。

(4)脾肾两虚证:症见神疲倦怠,畏寒肢冷,食少纳呆,面色无华,便溏,舌质淡,脉细无力。以芪附益阳汤加减治疗,以达健脾益肾强精的作用。

(5)心肾不交证:症见腰膝酸软,失眠多梦,五心烦热,潮热盗汗,舌红少苔,脉细数。处方以龙牡交泰汤加减,以龙骨、牡蛎、酸枣仁、墨旱莲等滋肾阴安心神,促使水火相济。

(二)辨证论治

1.肾阴亏虚 证候:精液量少,精子数少,液化不良,精子畸形较多。伴有腰膝酸软,头晕耳鸣,遗精,早泄或阴茎异常勃起,或射精障碍,失眠,健忘,五心烦热,盗汗,口咽干燥,形体消瘦,足跟疼痛,大便干燥,舌质红,少苔或无苔,脉象细数。多见久婚不育、性欲过强、性交过频者。治法:滋阴补肾,填精种子。方药:五子衍宗丸合左归饮加减。菟丝子 15g,枸杞子 20g,覆盆子 20g,熟地黄 20g,山茱萸 20g,五味子 10g,山药 20g,茯苓 15g,车前子 12g,甘草 6g。

2.肾阳不足 证候:精液清冷,精子稀少,活动力低,射精无力,性欲淡漠或阳痿早泄。伴有腰膝冷痛、精神萎靡、神疲乏力,面色苍白,动则气短,四肢不温,阴部湿冷,小便清长,夜尿量多,舌质淡胖,苔薄白而润,脉沉细无力,尺部尤为明显。治法:益肾温阳,佐以补精。方药:金匮肾气丸合五子衍宗丸加减。肉苁蓉20g,仙茅10g,淫羊藿12g,熟附子10g,肉桂10g,山茱萸20g,山药20g,五味子10g,覆盆子20g,熟地黄20g,菟丝子20g,枸杞子20g。

3. 气血亏虚 证候:精液稀薄,精子量少,性欲减退,或阳痿早泄,面色不华,形体衰弱,神疲乏力,心悸怔忡,眠差多梦,健忘,头晕目眩,食少纳差,懒言气短,爪甲色淡,舌淡苔少、脉象沉细。治法:益气健脾,养血生精。方药:自拟八珍生精汤加减。党参20g,白术12g,茯苓15g,白芍15g,当归12g,阿胶15g,黄芪30g,熟地黄20g,菟丝子20g,枸杞子20g,黄精20g,紫河车15g,甘草6g。

4. 脾肾两虚 证候:多见精液清稀、精子数少、性欲减退,阳痿早泄。伴有腰酸腿软,肢体畏寒,面色白,全身乏力,腹胀便溏,纳食不香,舌质淡,苔薄白,脉沉细。治法:温补脾肾,益气生精。方药:十子汤合六君子汤加减。菟丝子20g,桑椹子20g,枸杞子20g,女贞子15g,补骨脂15g,蛇床子12g,覆盆子15g,金樱子15g,五味子10g,茯苓15g,白术12g,党参20g,陈皮12g,法半夏12g,车前子12g,甘草6g。

5. 湿热下注 证候:精液中有较多白细胞及脓细胞,精子计数少,死亡精子比例高,精液不液化,阳强不射精。同房后睾丸及耻骨附近憋胀不适,尿短赤有灼热或茎中热痛,或阴肿阴痒,或白浊,腰酸重感,两腿沉重,身倦乏力,头重、心烦口干,喜凉饮,大便不畅,舌红苔黄腻,脉弦滑数。治法:清利湿热,消肿解毒。方药:龙胆泻肝汤合草薢渗湿汤加减。龙胆草12g,黄柏15g,通草6g,黄芩15g,栀子12g,牡丹皮15g,泽泻15g,茯苓15g,当归12g,草薢15g,车前子12g,薏苡仁20g,生地黄20g。

6. 痰浊凝滞 证候:精液量少,无精子或精子量少,不射精,伴有睾丸肿硬疼痛、头晕目眩、胸闷泛恶,心悸不宁,体态肥胖,舌胖苔白腻,脉沉滑。治法:化痰理气,散结通络。方药:苍附导痰汤加减。苍术15g,陈皮12g,法半夏12g,胆南星

10g,枳实15g,香附15g,茯苓15g,白术12g,泽泻15g,车前子12g,路路通15g,穿山甲(代)140g。

7. 瘀血阻滞 证候:阴囊内有蚯蚓状的精索静脉曲张、射精时精道刺痛,无精子或少精子,精子活动力低,精液中可有较多红细胞。伴有睾丸坠痛或少腹作痛,疼痛固定,持续时间较长,入夜尤甚,病变反复发作,面色晦黯,舌质紫黯,或有瘀点,脉沉涩或细涩。治法:活血化瘀通精。方药:血府逐瘀汤加减。柴胡10g,枳壳15g,牛膝20g,桃仁10g,红花9g,赤芍15g,当归10g,穿山甲(代)6g,路路通15g,丹参20g,王不留行15g。

8. 寒滞肝脉 证候:精液清冷,阴囊胀肿而冷,少腹并睾丸坠胀疼痛,性交后加重,睾丸阴冷而且潮湿,遇寒则收缩引痛,有时自觉全身倦怠,腰部酸软,面色苍白,形寒足冷,舌淡红,边有齿痕,苔薄白,脉弦紧或弦缓。治法:暖肝散寒,温经行气。方药:暖肝煎加减。肉桂12g,小茴香15g,乌药15g,当归12g,茯苓15g,生姜6g,枸杞子20g。

9. 肝郁气滞 证候:不育,精液量少,死精子多,郁郁寡欢,少言善叹,心烦易怒,胸胁胀满,会阴部坠胀,时有抽痛,或久交不射精,或有遗精,时有尿道涩痛,舌偏黯,苔薄,脉弦。治法:疏肝理气通精。方药:柴胡疏肝散加减。柴胡6g,白术10g,白芍12g,枳壳12g,当归15g,茯苓15g,橘核10g,香附12g,绿萼梅6g,郁金12g,柏子仁15g,首乌藤15g,沉香6g。

(三)常用中成药

1. 六味地黄丸 每次1丸,每日2次。适用于肾阴不足的男性不育者。

2. 五子衍宗丸(浓缩) 每次5~10丸,每日2次。适用于肾精亏虚的男性不育者。

3. 金匮肾气丸 每次1丸,每日2次。适用于肾阳不足的男性不育者。

4. 生精胶囊 每次4片,每日3次。适用于肾阳虚为主的男性不育者。

5. 人参归脾丸 每次1丸,每日2次。适用于气血两虚的男性不育者。

6. 龟龄集胶囊 每次0.6g,每日1次。适用于肾精亏虚的男性不育者。

7. 前列欣胶囊 每次4~6粒,每日3次。适合男性精液不液化血瘀症。

8. 麒麟丸　每次 6g,每日 2～3 次。适用于肾虚精亏、血气不足的男性不育者。

9. 参精固本丸　每次 1 袋,每日 3 次。适用于脾肾不足的男性不育者。

(四)其他疗法

1. 针灸　本病针刺疗法大多采用中、弱刺激。常用穴位有命门、腰阳关、关元、中极、三阴交、肾俞、志室、太溪、足三里等。治疗配穴有:无精子症取穴为肾俞、命门或腰阳关、三阴交,两组交替使用,隔日 1 次,采用补法加直接灸五壮;精子数量少用针灸温补气海、肾俞、太溪;阳痿不育取关元、中极、三阴交等。

2. 推拿疗法　患者侧卧,不用枕头,舌抵上腭,意守丹田,双腿屈曲,用右手中指指端逆时针方向旋转按摩会阴 100 次。继而仰卧,再用双手中指指端同时逆时针方向旋转按摩急脉(经穴名,位于髂前上棘与耻骨连线中点稍下方凹陷处)100 次。

(五)名医和专家经验药方

1. 温肾益精丸　治肾阳虚、命门火衰之精子活力低下症(罗元恺)。组成:炮天雄 180g,熟地黄 180g,菟丝子 480g,鹿角霜 120g,白术 480g,肉桂 30g。蜜为小丸,每次 6g,每日 2 次。

2. 液化汤　治精液不液化(金维新)。组成:知母 9g,黄柏 9g,天花粉 9g,赤芍 9g,白芍 9g,麦冬 9g,生地黄 12g,熟地黄 12g,玄参 12g,枸杞子 12g,淫羊藿 12g,车前草 12g,丹参 30g。

(陈　磊)

第四节　男性性功能障碍(male sexual dysfunction)

一、性欲低下(hyposexuality)

(一)病因病机

1. 命门火衰　肾精不足,先天不足,禀赋虚弱或后天失养,长期罹疾;房事不节,色欲过度,手淫频繁,精气衰微;过服苦寒药物,损伤肾阳;年老体弱,脏腑虚弱,均可致精气耗散,肾阳亏虚,命门衰微,而致性欲低下。

2. 气血不足　过度疲劳,思虑久积,心力交瘁;慢性病经久不愈,长期服药,耗伤气血;后天失养,缺乏营养或见大失血,气血耗损,损伤脾胃,脾失健运,运化失常,后天化源不足,无以滋养先天之肾精,不能强精壮阳,气血不足,胞脉失养,性欲减退。

3. 心虚胆怯　身体虚弱,谨慎胆小,心胆气虚;或受异说影响,如以为性生活有损健康或性交失败,怕女方怀孕而畏惧性交;或暴受惊骇,致心虚胆怯,进而畏惧房事,终致性欲淡漠,对各种性刺激无动于衷。

4. 肝气郁结　夫妻关系不良,性生活不和谐,精神苦闷;七情内伤,情志抑郁;思虑过度,情志不遂,长期紧张,曾有手淫史而追悔悲观,抑郁不舒;肝郁不畅,疏泄不及,气机失调,肝木失达,气血不和,肾阳为之不振,盖肝肾同源,宗筋乃肝所主,故致性欲低下。

5. 痰湿内阻,气机不畅　平素阳虚体胖,痰湿重;嗜食肥甘厚味,好嗜烟酒;外感六淫或内伤七情;脏腑功能失调,水液气化输布失常,津液内停而成痰湿,痰湿内盛,阻碍气机,蕴久生热,下注宗筋,宗筋纵而阳事不举,痰浊内阻,气机不达,命门之火被遏,而性欲低下。

(二)辨证论治

1. 肾阳不足　证候:厌恶房事,日久无欲,入冬尤甚,头晕耳鸣,面色白,形寒肢冷,畏寒喜热,神疲乏力,健忘懒言,腰膝酸楚,夜尿频数,并见遗精、阳痿,大便溏。舌质淡,边有齿痕,舌苔薄白,脉沉细而弱。治法:温补肾阳。方药:赞育丹加减。熟地黄 12g,白术 10g,当归 10g,枸杞子 12g,杜仲 10g,仙茅 10g,淫羊藿 10g,巴戟天 10g,山茱萸 10g,炒韭子 10g,蛇床子 10g,肉桂(后下)2g。中成药:复方玄驹胶囊,每次 3 粒,每日 3 次;伊木萨克片,每次 2～3 片,每日 1 次;蚕蛾公补合剂,每次 10ml,每日 3 次;全鹿丸,每次 8g,每日 2 次。

2. 肾精亏损　证候:性欲淡漠、精神疲惫、肢体倦怠,头晕耳鸣,腰膝酸软,五心烦热,骨蒸盗汗,遗精,口干舌燥,舌质红,苔少或光,脉细数。治法:益肾填精。方药:虎潜丸加减。黄柏 6g,知母 6g,熟地黄 15g,龟甲(先煎)15g,锁阳 10g,当归 10g,牛膝 10g,白芍 10g,陈皮 10g,紫河车 10g。中成药:还少胶囊,每次 5 粒,每日 2～3 次;

左归丸,每次 8g,每日 2 次;金水宝胶囊,每次 3 粒,每日 3 次。

3. 肝气郁结　证候:性欲淡漠,情绪低落,精神不悦,郁郁寡欢,胸胁胀满,喜太息,焦虑不宁,烦躁易怒,纳差口苦,少寐多梦,大便干结,小便黄少,舌边红,苔薄黄,脉弦细。治法:疏肝解郁。方药:柴胡疏肝散加减。柴胡 3g,制香附 10g,枳壳 6g,川芎 6g,青皮 6g,白芍 10g,甘草 3g,牡丹皮 10g,黑栀子 10g。中成药:疏肝益阳胶囊,每次 4 粒,每日 3 次;逍遥丸,每次 6g,每日 2 次。

4. 心虚胆怯,惊恐伤肾　证候:性欲淡漠,精神恍惚,畏惧房事,心悸易惊,气短神疲,夜寐不安,失眠多梦,舌淡,苔薄白或如常,脉细弦尺弱。治法:益气安神定志。方药:定志丸加味。党参 20g,白术 12g,酸枣仁 15g,石菖蒲、龙骨、牡蛎各 15g,远志 6g,茯苓 10g,川芎 10g,麦冬 12g。中成药:天王补心丹,每次 6g,每日 2 次。

5. 气血亏虚　证候:性欲低下,阳事难起,面色萎黄,唇甲色淡,头晕目眩,神疲嗜卧,少气懒言,动则气促,心悸气短,健忘多梦,消瘦纳差,大便溏,舌淡胖,苔白,脉细弱。治法:益气养血。方药:归脾汤。党参 15g,白术 12g,当归 12g,炙甘草 10g,茯苓 10g,木香 12g,酸枣仁 15g,远志 9g,龙眼肉 15g,大枣 10g。中成药:十全大补丸或人参养荣丸,每次 9g,每日 2 次;长春宝丸,每次 10ml,每日 2～3 次。

6. 痰湿内盛,气机不畅　证候:性欲下降,形体肥胖,易倦嗜睡,喜静少动,胸闷纳少,呕恶,肢体困重,腹胀纳差,或阴部潮湿发痒,小便黄,舌淡红,苔白腻或黄腻,脉弦滑或弦数。治法:燥湿化痰,振奋肾阳。方药:苍附导痰汤加味。苍术、茯苓各 15g,制胆星、法半夏各 12g,车前子 15g,泽泻 15g,陈皮 12g,枳壳 15g,山药 20g。

二、性欲亢进(hypersexuality)

(一)病因病机

1. 肾阴不足,阴虚火旺　先天禀赋不足,或纵欲过度,房事不节,手淫过频,精失过多,耗伤阴精,肾水亏损;情志抑郁,日久不解,化火灼津,肾阴暗耗;操劳过度,大病之后,气血受损,阴精亏虚。阴虚火旺,肾精不能滋养肝木,肾火无以制阳,君火动越于上,肝肾相火,应之于下,欲火内炽,而致性欲亢进。

2. 肝经湿热,相火旺盛　多因情志不遂,气机不调,郁久化火,肝火内炽,相火妄动;嗜食肥甘厚味,嗜酒辛辣,酿生湿热,或服湿热助阳之药物,内热壅盛注于肝经。内火炽盛,熬液成痰,痰火互结,下注厥阴,宗筋失纵而发生性欲亢进,阳事易举。

3. 心火亢盛,心肾不交　多因七情内伤,郁而化火,思虑过度,气结于内,沉溺酒色,泄欲不能;操劳过度,劳伤心神,心火亢盛,耗伤阴津,心肾不交,而发本病。

(二)辨证论治

1. 肾精不足,阴虚火旺　证候:性欲要求强烈,性欲旺盛,性交或手淫频繁,精泄而不满足,时作梦遗、盗汗、五心烦热、头晕耳鸣、面色潮红、腰脊酸楚、足跟痛、口干舌燥、少寐失眠、性情急躁,舌质红,舌苔少或剥脱、脉弦而细数。治法:滋阴降火。方药:大补阴煎加味。熟地黄 20g,龟甲 10g,山茱萸 20g,山药 20g,知母 12g,川黄柏 10g,枣仁 20g,泽泻 15g。中成药:知柏地黄丸,每次 8g,每日 3 次。单验方:皮硝 100g,用 1000ml 开水溶解后冷却,置冰箱冷却至 4℃左右,或用皮硝 10g 放在两手掌心,握紧双手,待药自溶,每日 1 次。

2. 肝经湿热,相火旺盛　证候:性欲旺盛,阳事易举,甚则胀痛,持续时间长,性交(手淫)频繁,日数次而不满足,烦躁易怒,胸胁胀满,口苦咽干或口舌生疮,头痛目赤,小溲短赤,或阴痒潮湿,大便干结,舌质红,舌苔黄腻,脉弦数。治法:清肝泻火。方药:龙胆泻肝汤。龙胆草 10g,黄芩 15g,栀子 12g,泽泻 15g,川木通 6g,车前子 12g,当归 10g,生地黄 15g,甘草 6g。中成药:龙胆泻肝丸,每次 8g,每日 2 次。单验方:白芷 10g,冰片 5g 溶于 2000ml 水中,置冰箱中冷却至 4℃左右,然后浸洗阴茎、阴囊和会阴部,每日 1 次,每次 15min。

3. 心火亢盛,心肾不交　证候:性欲强烈,动念则起,心烦胸闷,入夜难寐,多梦遗精,头晕健忘,精神不振,心悸,口干欲饮,尿黄赤,体倦乏力,舌质红而干,苔少或黄,脉细数。治法:清心安神,交通心肾。方药:黄连清心饮。黄连 10g,生地黄 15g,当归 10g,枣仁 12g,远志 9g,党参 20g,莲子 10g,甘草 6g。中成药:天王补心丹,每次 8g,每日

2次。单验方：黄连2g，杏仁25g，五味子3g，鱼腥草3g，共捣为碎末，用凉水调为糊状，涂敷于阴茎、阴囊和会阴部，每日1次，7日为1个疗程。

三、勃起功能障碍(erectile dysfunction)

勃起功能障碍中医学称为阳痿，是指成年男性由于劳累、忧虑、惊恐、损伤或湿热等因素，导致宗筋失养而弛纵、痿弱不用，以致临房不举或不坚，不能完成正常房事的一种病证。清·韩善征《阳痿论》中有云，"阳者，男子之外肾；痿者，弱也；弱而不用，欲举不能之谓"。

(一)病因病机

1. 肾气亏虚　多由年老体弱、禀赋不足，或劳倦内伤，或房劳过度、久病伤肾、肾气受损而致肾气亏虚，出现阴茎举而不坚、坚而不久等。

2. 命门火衰　多因房事不节、恣情纵欲，或因误犯手淫、斫伐过度，肾精日渐亏耗，阴阳俱损，或因素体禀弱，元阳不足，而致命门火衰，精气虚冷，阳事渐衰，终成阳痿，此型多由肾气不足失治、误治发展而来。

3. 肝气郁结　多因情志不遂，或郁怒，或多愁善感，或居家失和等所致。正如《辨证录》中记载的"因事体未遂，抑郁忧闷，遂致阳事不振，举而不刚"。情志抑郁，以致气郁气结，日久伤肝，肝主筋，而阴器又为宗筋之汇，故肝失于条达和疏泄、肝脉不畅，则宗筋失养，以致阳事不兴。

4. 心胆气虚　多因久病体虚，或暴病伤正，或禀赋不足，或年高亏虚等原因使心胆气虚，阳事不举。

5. 肝肾阴亏　多由久病失调，房事不节，情志内伤等因素日久损伤肝肾，因"肝肾同源"，肝肾阴液相互滋生，肝阴虚可下及肾阴，使肾阴不足，肾阴虚不能上滋肝木，致肝阴也虚，导致宗筋痿软，阳事不兴。

6. 心脾受损　多因劳倦思虑过度，损及心脾，以致气血两虚，渐成阳痿。如《景岳全书·阳痿》中记载的"凡思虑焦劳忧郁太过者，多致阳痿，盖阳明总宗筋之会，若以忧思太过，抑损心脾，则病及阳明冲脉气血亏而阳道斯不振矣"。或因素体禀赋虚弱，或因久病体虚或病后失养失充，以致心脾不足，气血两虚，形神俱弱，渐至性欲减退，宗筋日渐痿弱，终至阳痿。

7. 气滞血瘀　多因阴部外伤或下腹、外阴手术所致创伤，导致局部气血瘀阻，或伤及经脉导致脉络不畅、不通，或久病生瘀，或年老体弱，败精阻络等，导致宗筋失于充养，渐至痿弱失用。

8. 肝胆湿热　多因长期饮食不节，过食肥甘厚味，或长期酗酒，以致酿湿生热。也有因外感湿热内犯中焦，侵及肝胆。或因痰湿内生，久蕴生热，布于肝胆，注于下焦。体内湿热困阻，以致经脉失畅，宗筋失于气血充养，致其弛纵，发而成阳痿。

9. 痰湿阻滞　多因长期饮食不节、劳逸失调，伤及肺脾，或他病致肺脾两虚，以致津液失运失布，从而化湿生痰，痰湿集聚，郁于经络，致气机受阻、血供失畅，渐致阳事不兴，终致不举。

10. 惊恐伤肾　多因同房之时，突发变故、卒受惊恐；或初次性交，恐惧不能；或非婚同居，顾虑重重；或因偶有不举则疑虑丛生，恐惧再败等。均可导致突发气机紊乱，肾中精气受损、失固，而卒发痿软。正如《景岳全书》中所云，"凡惊恐不释者亦致阳痿，惊恐伤肾，此之谓者。又有阳旺之时，忽有惊恐，则阳道之痿，亦其验也"。

11. 脾肾两虚　多因先天禀赋不足而复后天失养，致体质虚弱，或因房劳太过，气精两伤，或因久病劳倦，中阳不足，气血两虚，久病及肾，或因年老体弱，脾肾两虚。导致宗筋失温、失养、失润、失固，终致痿废。

12. 肾虚血瘀　多因少年误犯手淫，或阳痿日久不愈，久病入络等导致肾中精气亏虚，外阴气血失于通畅或下腹外阴手术后，致阴茎局部血供不畅，较重者出现气血瘀滞而同时又兼肾虚，致阴茎失于气血充养，失于阳气温化，渐至痿弱。

13. 寒滞肝脉　多因感受寒邪，使寒邪侵袭肝脉，阳气不疏，气机受阻，血供失畅，渐致阳事不兴，勃起不坚，或坚而不久，或不能勃起。

(二)辨证治疗

首辨虚实，肾虚为本、气滞血瘀湿热为标，治疗目标应从局部到整体，强调心身同治。

1. 肝气郁结　证候：勃起无力，或勃起不坚，甚至不能勃起，性欲降低，乃至淡漠。胸闷不舒，时发叹息，胁肋胀满，急躁易怒，咽干口苦，情绪失调。舌红，苔薄，脉弦。治法：疏肝解郁，理气兴阳。方药：逍遥散(《太平惠民和剂局方》)。柴胡

10g,当归 12g,白芍 15g,白术 12g,茯苓 15g,甘草6g,薄荷 6g,生姜 6g。中成药:疏肝益阳胶囊、逍遥丸、丹栀逍遥丸、柴胡疏肝丸等。针灸:期门、支沟、阳陵泉、足三里、太冲,宜用泻法。

2. **肝胆湿热**　证候:阴茎勃起不坚,甚至不能勃起。时有心烦口苦,急躁易怒,伴阴囊潮湿瘙痒,时有坠胀牵引少腹不适感。时有胸胁胀满,肢体困倦,小便短赤黄少,大便时时,溏结不调。舌红,苔黄腻,脉弦数或滑数。治法:清热利湿,通利脉道。方药:龙胆泻肝汤(出自《医方集解》)加减。龙胆草 10g,黄芩 12g,栀子 10g,泽泻 15g,川木通6g,车前子 10g,当归 10g,生地黄 15g,柴胡 10g,甘草 6g。针灸:阴陵泉、足三里、太冲,宜用泻法。

3. **命门火衰**　证候:勃起不坚,甚或阳痿不起,性欲下降或淡漠,精神萎靡,畏寒肢冷,腰膝酸软。大便溏薄,小便清长,夜尿频多,或伴少腹外阴自觉有凉感。舌淡胖,苔白润,脉沉细无力,尺脉尤甚。治法:温补命火,益阴填阳。方药:右归饮加减。制附子 10g,肉桂 8g,熟地黄 20g,杜仲10g,山茱萸 15g,山药 15g,甘草 6g,鹿角胶 10g,枸杞子 15g,菟丝子 12g,当归 15g。中成药:复方玄驹胶囊、龟龄集胶囊、伊木萨克片、蚕蛾公补合剂、五子衍宗丸、赞育丸等。

4. **肾气不足**　证候:勃起无力,举而不硬,时有早泄、滑精。腰膝酸软,神疲乏力,头晕健忘,短气自汗,舌淡,苔白,脉细无力。治法:补肾气,益肾精。方药:补肾填精汤(中国中医科学院西苑医院男科经验方)。人参 10g,黄芪 30g,菟丝子30g,枸杞子 20g,补骨脂 15g,山药 20g,山茱萸15g,茯苓 15g。中成药:金匮肾气丸、复方玄驹胶囊等。针灸:肾俞、命门、三阴交、关元,宜用补法。

5. **肾阴不足**　证候:勃起不坚,坚而不硬,腰膝酸软,疲乏无力,形体消瘦,潮热盗汗,咽干颧红,五心烦热,眩晕耳鸣,失眠多梦,舌红少津,脉细数无力。治法:补肾填精。方药:滋肾填精汤(成都中医药大学男科经验方)。熟地黄 15g,黄精 12g,枸杞子 10g,山茱萸 10g,菟丝子 20g,肉苁蓉 15g,山药 12g,茯苓 15g,党参 20g,黄芪 12g,当归 12g,五味子 10g。中成药:杞菊地黄丸、三才封髓丹、长春宝丸。针灸:肝俞、肾俞、期门、行间、足三里、三阴交,宜平补平泻。

6. **脾肾两虚**　证候:阴茎痿软,勃起无力,甚至不能勃起,性欲淡漠。时时神疲乏力,少气懒言,头晕耳鸣,动辄汗出,腰膝酸软,纳少腹胀,大便溏薄,小便清长,舌淡胖或有齿痕,苔薄白,脉沉弱。治法:健脾益肾,补气振阳。方药:鹿角胶丸。鹿角胶 15g,鹿角霜 12g,龟甲(代)12g,熟地黄20g,牛膝 20g,当归 12g,人参 15g,白术 12g,茯苓15g,杜仲 12g,菟丝子 20g。中成药:还少胶囊。

7. **肾虚血瘀**　证候:阴茎痿软无力,勃起不坚,甚至不能勃起,性欲淡漠,神疲乏力,少气懒言,头晕耳鸣,腰膝酸软,大便溏薄,小便清长。舌暗淡,舌下静脉瘀血。苔白润,脉沉弱或涩。治法:补肾益气,活血通络。方药:补肾活血合剂(北京西苑医院男科经验方)。黄芪 20g,淫羊藿 15g,川牛膝 20g,当归 12g,川芎 10g,赤芍 12g,桃仁10g,地龙 10g,丝瓜络 15g。中成药:少腹逐瘀颗粒合肾气丸。

8. **心脾两虚**　证候:阴茎痿弱不举或举而不坚,性欲减退乃至淡漠。神疲乏力,失眠倦怠,心悸健忘,面色少华,食少便溏。舌淡苔白,脉细无力。治法:健脾养心,益气补血。方药:归脾汤(《济生方》)。党参 20g,白术 12g,茯苓 15g,甘草6g,当归 15g,龙眼肉 20g,酸枣仁 15g,远志 9g,生姜 9g,大枣 10g。中成药:四物丸、天王补心丹、阿胶补血膏等。针灸:郄门、神门、心俞、巨阙,宜用补法。

9. **气滞血瘀**　证候:勃起不坚、不能勃起,或虽有勃起,但旋即痿软。有阴部外伤史或外阴、会阴、下腹手术史,外阴、下腹时发疼痛、痛处固定。舌质紫暗,或有瘀斑瘀点,脉弦沉涩。治法:行气活血,祛瘀充阳。方药:血府逐瘀汤(出自《医林改错》)加减。当归 10g,生地黄 15g,桃仁 10g,红花9g,赤芍 12g,枳壳 1g,甘草 6g,川芎 10g,牛膝15g,柴胡 10g,桔梗 6g。中成药:血府逐瘀胶囊。

10. **痰湿阻滞**　证候:阴茎勃起无力,甚至不能勃起。形体肥厚,胸胁满闷,痰多易咯,脘腹痞满,时作嗳恶。或喜食肥甘,肢体倦怠,神疲思睡,大便时溏。舌淡胖,苔白滑,脉滑。治法:燥湿化痰,化气助阳。方药:实脾散(《重订严氏济生方》)。厚朴 15g,白术 12g,木瓜 10g,木香 10g,草果仁 12g,大腹子 15g,附子 10g,茯苓 15g,干姜10g,甘草 6g。

11. **寒滞肝脉**　证候:阳事不举,囊冷结硬如石,睾丸疼痛,牵及少腹、会阴、腰膝酸痛,精清精冷,胁下腹痛,四肢逆冷,舌质淡苔白,脉弦紧。治法:暖肝散寒,理气起痿。方药:暖肝煎加减。吴茱萸 10g,小茴香 10g,荔枝核 10g,橘核 10g,元胡 10g,川楝子 10g,当归 10g,肉桂 3g,乳香 6g,没药 6g,广木香 15g,附片 10g。中成药:小活络丹。

12. 心胆气虚型　证候:阳痿,每临交媾即恐惧,胆小多疑,日闻声而易惊惕,夜多噩梦,舌淡苔薄,脉细。治法:益气养心。方药:十味温胆汤(《世医得效方》卷八)加减。中成药:天王补心丹和逍遥丹。

13. 惊恐伤肾　证候:有明显的行房惊恐史,阴茎不能勃起或勃起不坚,性欲无异常。有夜间或清晨勃起,但同房时则勃起无力或不坚。神疲心悸,失眠多梦,胆怯易惊。舌淡苔薄,脉沉弦。治法:镇静安神,通阳起痿。方药:朱砂安神丸。朱砂 15g,黄连 10g,生地黄 15g,牡丹皮 12g,当归 12g。中成药:安神补心丸、柏子养心丸。

(三)辨病治疗

临床中勃起功能障碍根据合并疾病特点的不同进行分型论治。

1. 糖尿病合并勃起功能障碍　病机为肝肾阴虚,气滞血瘀。临床表现:阳事不举或举而不坚,血糖控制不佳,腰膝酸软,盗汗口干,目睛干涩,乏力,自汗,舌质红,少苔或无苔,脉细。治法:滋阴补肾,益气养血。方药:龟芪起痿汤(中国中医科学院西苑医院男科经验方)。组成:龟甲 15g,黄芪 15g,熟地黄 12g,当归 10g,茯苓 15g,生白术 12g,红花 10g,柴胡 10g,天花粉 15g,牛膝 12g,葛根 15g,炙甘草 6g。

2. 高血压合并勃起功能障碍　病机为肝阳上亢,瘀血阻滞。临床表现:阳事不举或举而不坚,血压控制不佳,腰膝酸软,头昏胀痛,心烦易怒,夜寐不宁,口苦面红,或胁痛,舌红苔黄,脉弦数。治法:平肝潜阳活血。方药:起痿潜阳汤(中国中医科学院西苑医院男科经验方)。组成:鳖甲 15g,天麻 10g,钩藤 12g,石决明 15g,牛膝 10g,丹参 15g,白芍 12g,夜交藤 15g,牡丹皮 10g,益母草 10g,炙甘草 6g。

3. 抑郁症合并勃起功能障碍　主要病机为肾虚、肝郁。临床表现:精神抑郁,情绪不宁,多疑易惊,息怒无常,胁肋胀满,腰膝酸软,不思饮食,

苔薄腻,脉弦。治法:补肾疏肝方药。方药:起痿疏肝汤(中国中医科学院西苑医院男科经验方)。组成:贯叶金丝桃 3g,柴胡 10g,郁金 10g,代代花 10g,当归 10g,白芍 10g,厚朴 10g,石斛 12g,炙甘草 6g。

四、阴茎异常勃起(priapism)

阴茎异常勃起在中医学文献中早有记载,如《诸病源候论》称为"阳强",《本草经疏》名为"阳强不倒",《灵枢·经筋篇》称为"纵挺不收",同时指出"足厥阴之筋结于阴器伤于热则纵挺不收实则挺长"。

(一)病因病机

1. 情志失调　情志不遂,抑郁伤肝,肝失疏泄,气机紊乱,或猝然大怒,气逆伤肝,肝疏泄过度,气血失调,而聚宗筋;或肝经实火,循经下扰,迫血壅滞宗筋,皆可发生阳强不倒。

2. 饮食不节　平素善啖膏粱厚味,或嗜酒成癖,酿生痰湿,蕴结肝经,郁滞宗筋,阻滞气血运行,继之痰热内伏于宗筋,则阴茎坚挺不收。

3. 药石所伤　为提高性欲,增强性功能,过用温补壮阳之品,终致阴精被灼,相火过旺,或用丹石房术取快一时,热药积于肾中,致热毒伤及宗筋,阳举不倒。《诸病源候论·强中候》云,"强中病者,茎长兴盛不痿,精液自出,是由少服五石,五石热注于肾中,下焦虚"。

4. 房劳过度　新婚性欲亢奋,交合过度,或持续手淫,阴精耗损,或幻想恣情致阴精暗耗,阴虚不能制阳,相火偏亢不静。如此火旺伤阴,阴伤火又更亢,终致相火动极不静,阴茎勃起而坚挺不衰。正如《世医得效方》所云,"强中多因耽嗜色欲"。

5. 跌仆外伤　不慎跌倒,盆腔或阴部外伤,瘀血内停阻滞于宗经络脉,而致本病,瘀血停聚,真阳之气难达阴茎,茎络被阻,亦可引发或加重阴茎异常勃起。

(二)辨证论治

本病之本为肾虚,瘀、痰、火为标,清肝泻火、活血通络为本病的治疗大法。

1. 阴虚阳亢　证候:有房劳过度,或手淫频繁,阳强不倒,精液自流,或忍精不射史。刻诊所见阴茎勃起胀大伴有腰酸,头晕心烦,失眠多梦,

五心烦热,颧红口干,潮热盗汗,舌红苔少,脉细数。治法:滋阴降火,软坚潜阳。方药:养阴清络饮加减。秦艽12g,知母10g,黄柏10g,龟甲(先煎)15g,赤芍10g,川牛膝10g,桑枝15g,生牡蛎(先煎)30g,萆薢15g,黛灯心3g,墨旱莲10g,当归10g,地龙30g。中成药:知柏地黄丸,每次6g,每日3次。

2. 肝火亢盛　证候:阳举不衰,皮色潮红,质硬触痛,引及阴囊及腰部,伴烦躁易怒,头晕目眩,面目红赤,口苦咽干,尿短赤或大便秘结,舌质红绛,苔黄而干,脉弦有力。治法:清肝泻火,化瘀软坚。方药:散瘀泻肝汤加减。柴胡8g,车前子(包煎)10g,生地黄10g,当归10g,生山栀10g,黄芩6g,大黄(后下)10g,龙胆草5g,木通5g,泽泻10g,甘草5g,玄胡10g,虎杖10g,芒硝(另冲)10g。中成药:黄连上清丸,每次6g,每日3次。中成药十味龙胆花颗粒,每次6g,每日3次。

3. 湿热下注　证候:有泌尿生殖系统感染或结石史,阴茎勃起长硬不衰,肿胀疼痛,颜色晦暗,茎中痒痛,阴囊潮湿,排尿困难,尿色黄赤,伴肢体困倦,汗出黏腻,口苦咽干,苔黄腻而厚,脉弦数或滑数。治法:清热利湿,活血化瘀。方药:四妙勇安汤加味。金银花30g,当归30g,玄参30g,赤芍15g,川牛膝15g,黄柏10g,苍术10g,连翘10g,紫草10g,山栀10g,防己10g,碧玉散(包煎先下)20g。

4. 痰火郁结　证候:阴茎异常勃起较坚硬,平素嗜食醇酒厚味及辛辣之品,或形体肥胖,或血液黏稠度高并伴有口黏而苦,口不欲饮,便秘或黏腻不爽,尿赤,舌红苔黄腻或黄厚,脉弦滑或滑数。治法:泻火化痰,疏肝解郁。方药:黄连温胆汤加减。黄连3g,胆南星10g,远志6g,青皮6g,陈皮6g,制半夏10g,瓜蒌皮10g,竹茹10g,枳实10g,黄柏6g,玄明粉(另冲服)6g,生甘草梢6g。中成药:小活络丸,每次5g,每日2次。越鞠丸,每次9g,每日2次。

5. 败精阻窍　证候:平素忍精不射或长期不排精,精液黏稠成块状或有颗粒。而欲念时起,阴茎坚硬刺痒,挺长不痿,茎头疼痛、触痛,行走不便,排尿涩痛,少腹拘急,舌紫苔薄腻,脉细弦。治法:通窍散瘀,导泄败精。方药:活血通精汤加味。当归10g,鸡血藤30g,怀牛膝10g,川牛膝15g,益

母草30g,血竭(分冲)4g,虎杖15g,生甘草梢5g。中成药:血府逐瘀口服液,每次10ml,每日3次。桂枝茯苓丸,每次9g,每日2次。

6. 茎络瘀阻　证候:阴茎、阴部、盆部有外伤史,阴茎坚挺,久而不倒,有瘀斑瘀点,刺痛或胀痛,触之更甚,阴部肿胀皮色紫暗,少腹触痛,小便不利,行走困难,舌暗红苔薄白,脉弦涩或细涩。治法:活血化瘀。方药:益精活血汤加减。桃仁10g,红花10g,王不留行15g,川牛膝15g,赤芍10g,熟地黄10g,天花粉12g,伸筋草20g。中成药:通塞脉片,每次8片,每日3次。血竭片,每次2片,每日3次。

(三)针灸治疗

1. 阴虚阳亢　治宜滋阴降火。取穴:太溪、气海、三阴交、照海、行间、阴陵泉、蠡沟。手法:平补平泻,留针20min。

2. 肝火亢盛　治宜清泄肝火。取穴:太冲、三阴交、行间、肝俞、胆俞、涌泉。手法:泻法,留针30min,每隔5min行针1次。

3. 湿热下注　治宜清热利湿。取穴:膀胱俞、肝俞、太冲、行间、阴陵泉、阳陵泉、太白、曲池。手法:泻法,留针30min。

4. 痰火郁结　治宜清火化痰。取穴:丰隆、阴陵泉、太冲、行间、曲池、合谷、委中。手法:泻法,留针30min。

5. 败精阻窍　治宜开通精窍。取穴:照海、蠡沟、太溪、三阴交、太白。手法:泻法,留针30min。

6. 血脉瘀滞　治宜活血化瘀。取穴:秩边、三阴交、合谷、中极。手法:泻法。

(四)刮痧治疗

1. 平卧位　两下肢肝肾两经、阴部以刮痧器自下而上、自上而下反复刮痧约15min。

2. 坐位　背部两侧膀胱经,自大杼至会阳穴,以刮痧器自上而下刮痧约10min。均要求刮痧至局部皮下瘀血、皮肤发紫为度。

(五)中药外治

1. 寒水石、玄明粉,用猪胆汁调成糊状,做局部冷敷。

2. 芒硝50～100g,炒热后以白棉布包好,置于关元、中极穴处热敷,每次30min,每日1～2次。

3. 皮硝 100g,两手分握,硝化,茎举即衰。

五、早泄(prospermia)

(一)病因病机

1. 房事不节,恣情纵欲,耗伤阴精,阴虚火旺,相火妄动,精室受灼,精关易开,而成早泄。

2. 情志失调,肝气郁结,郁而化火,或外感湿热浊毒,或过食肥甘厚味。湿热内生,湿浊之邪循肝经下注阴器,扰及精关,以致精关约束无权,精液失控,故初交则精泄。

3. 素体亏虚,年老体衰,气血不足,或久病房劳,肾气亏虚,封藏失职,固摄无权,精关易开,故致早泄。

4. 忧心悲恐,心火不宁,日久则相火妄动,使心肾失调,水火失济。尚未交合而心神先动于上,相火妄动于下,精因神动而先离其位,故而早泄。

5. 思虑过度,劳伤心脾,心伤则神无所主,脾伤则脾不统摄,故一有交合则神伤气下而发早泄。

上述各种原因,无论是阴虚火旺、湿热下注,还是肾气亏虚,或五志化火均可影响肝之疏泄,肾之封藏,脾之统摄,心之藏神,以致疏泄不利,封藏失职,神明失守,统摄无权,使精关约束无权,精液外泄,而见交则早泄。总之,本病与心肝肾三脏关系最为密切,其制在心,其藏在肾,其动在肝。精关约束无权,精液封藏失职是本病的基本病机变化。

(二)辨证论治

对早泄的治疗,当根据不同病机,采取"虚则补之,实则泻之"的治疗原则。

1. **肝经湿热**　证候:性欲亢进,射精过早,伴头晕目眩,口苦咽干,心烦易怒,阴囊湿痒,小便黄赤,或淋浊。舌质红,苔黄腻,脉弦滑或弦数。治法:清泻肝经湿热。方药:龙胆泻肝汤加减。龙胆草 10g,栀子 10g,黄芩 12g,泽泻 15g,川木通 6g,车前子 12g,当归 12g,生地黄 15g,柴胡 10g,甘草 6g。中成药:甘露消毒丹。

2. **阴虚火旺**　证候:早泄,阳事易举,遗精,伴五心烦热,虚烦不寐,潮热,盗汗,腰膝酸软。舌红少苔,脉细数。治法:滋阴降火。方药:知柏地黄丸加减。生地黄 15g,山茱萸 15g,山药 20g,知母 12g,黄柏 12g,泽泻 15g,牡丹皮 15g,金樱子 15g,沙苑蒺藜 15g,龙骨 15g,牡蛎 15g。中成药:更衣丸、左金丸、大补阴丸。

3. **肾气不固**　证候:早泄,精液清稀,性欲减退,伴遗精,甚则阳痿,腰膝酸软,小便清长,或不利,手足不温,精神萎靡,面色无华,舌淡苔白,脉沉弱。治法:益肾固精。方药:金匮肾气丸加减。肉桂 10g,附片 10g,熟地黄 20g,山茱萸 20g,山药 20g,茯苓 15g,泽泻 15g,牡丹皮 12g,金樱子 20g,桑螵蛸 15g,芡实 20g。中成药:复方玄驹胶囊、龟龄集胶囊、伊木萨克片、蚕蛾公补合剂、龟龄集、五子衍宗丸、金锁固精丸。

4. **心脾两虚**　证候:早泄,肢体倦怠,面色无华,形体消瘦,心悸,健忘多梦,自汗,纳呆便溏,舌淡苔白,脉细。治法:补益心脾,固涩精气。方药:归脾汤加减。人参 15g,黄芪 20g,白术 12g,甘草 6g,龙眼肉 15g,枣仁 12g,远志 9g,茯神 10g,当归 10g,木香 12g,生姜 10g,大枣 10g,金樱子 20g,五味子 10g。中成药:还少胶囊、补中益气丸、归脾丸、十全大补丸。

5. **心肾不交**　证候:早泄,梦遗滑精,头晕乏力,心悸怔忡,失眠,口渴心烦,面色红赤,小便短赤而有热感,舌红,脉细数。治法:滋阴清热,交通心肾。方药:黄连阿胶汤加减。黄连 10g,白芍 15g,鸡子黄 1 个,阿胶 15g,黄芩 10g,五味子 10g,远志 9g,肉桂 6g。中成药:二至丸、养心安神片、柏子养心丸。

6. **肝气郁结**　证候:早泄,精神抑郁寡欢,胸胁少腹胀痛,胸闷善叹息,口干口苦,失眠多梦,舌苔薄白,脉弦。治法:疏肝理气。方药:柴胡疏肝散加减。柴胡 10g,枳壳 12g,陈皮 12g,香附 15g,白芍 15g,川芎 10g,炙甘草 10g,刺蒺藜 12g,沙苑子 20g。中成药:疏肝益阳胶囊、逍遥丸、舒肝丸。

7. **瘀血内停**　证候:早泄,血精,会阴部刺痛坠胀感,口干不欲饮,夜间发热,小便不利,舌紫暗,脉弦涩。治法:活血化瘀。方药:桃核承气汤加减。桃仁 10g,大黄 10g,桂枝 10g,炙甘草 9g,延胡索 15g,知母 10g,黄柏 12g。中成药:前列舒通胶囊、复方丹参片、生三七胶囊。

8. **痰湿热盛**　证候:性欲亢进,房事早泄,伴口苦咽干,阴囊潮湿,尿道灼痛,尿黄浑浊,舌质红,苔黄腻,脉弦滑数。治法:清热化湿解毒,祛浊涤痰。方药:萆薢分清饮合四妙丸加减。萆薢 15g,黄柏 10g,石菖蒲 10g,土茯苓 10g,丹参 10g,

车前子 10g,乌药 6g,益智仁 10g,薏苡仁 20g,苍术 15g,川牛膝 15g,白术 10g,半夏 12g,苦参 10g。中成药:五味消毒丹。

9. 惊恐伤肾 证候:早泄,心悸易惊,坐卧不安,夜寐多梦,胆怯多疑,舌如常,舌苔薄白,脉弦细。治法:宁心益肾。方药:安神定志丸加减。菖蒲 12g,远志 9g,茯神 10g,人参 15g,茯苓 15g,龙齿 15g,沙苑子 20g,菟丝子 20g,磁石 12g。中成药:枣仁安神胶囊、朱砂安神丸。

10. 肾虚肝郁 证候:早泄,腰膝酸痛,情志不畅,遗精,耳鸣,善太息,胁肋胀满,健忘,盗汗,舌质红,苔薄白,脉弦细。治法:补肾疏肝。方药:翘芍方(中国中医科学院西苑医院男科经验方)。贯叶金丝桃 3g,白芍 10g,熟地黄 15g,山药 20g,酒萸肉 15g,淫羊藿 10g,合欢皮 10g,刺五加 12g,酸枣仁 30g,煅牡蛎 30g,鸡血藤 15g,莲子心 6g,石菖蒲 12g,炙甘草 6g。

六、不射精(anejaculation)

中医学中无此病名,古代医家多将其归入不育、阳强等病中,如《诸病源候论》中所说的"精不能射出,但聚于阴头,亦无子",属现代中医男科之精瘀、精闭证。

(一)病因病机

1. 禀赋不足 先天不足,发育不良;或素体虚弱,肾精亏少,或肾气不足无力鼓动,而致不能射精。

2. 情志不调 肝气郁结,疏泄失常,精关开合不利,交而不射;或气滞日久,瘀血阻滞,痹阻精道而射精不能;或忧虑损伤心脾,气血津液化源不足,致肾精亏乏而无精可射;多思妄想,欲火亢盛,致相火偏亢,阴阳失调,精关不开。

3. 劳倦内伤 房事不节,或频于手淫,损伤肾气,精源枯竭而致心火独亢,"精藏于肾,其主在心",所以精为心所主,心肾不交,精关不开,故交而不泄;或大病、久病损伤肾气及肾精,加之脾气受损,精血化源不足,而致无精可射或排精无力,终成不射精。

4. 饮食不节 素食辛辣或肥甘厚味、酗酒,滋生湿热,流注下焦,阻塞精窍,而致不能射精;或损伤脾胃,痰湿内生,痰浊阻于精道,精窍不利,阻而欲射不能。

5. 感受邪毒 外感湿热之邪,或交合不洁,邪毒侵体,阻塞精道而致射精不能。

6. 瘀血阻滞 或阴部外伤,瘀血内停,精道痹阻;或因情志所伤,气机不畅,气滞血瘀,或久病入络滞血,或房事时强忍不射等,导致精窍瘀阻,而致精液不能射出。正如清代何梦瑶《医碥》中云:"房事时,精已离位,或强忍不泄,或被阻中止,离位之精化成败浊"。

(二)辨证论治

1. 肝郁气滞 证候:阳事坚举,久挺难衰,交而不射,小腹睾丸胀痛,情志抑郁,或烦躁易怒,胸胁胀痛,嗳气喜叹息,舌质暗红,苔薄白,脉弦。此症因情志失调,肝失疏泄,气机郁滞,精道不畅而发,故见不射精,情志抑郁,胸胁痛诸症。治法:疏肝解郁,导滞开窍。方药:柴胡疏肝散或四逆散加减。柴胡 10g,白芍 15g,枳壳 15g,陈皮 12g,川芎 10g,香附 15g,合欢皮 12g,穿山甲(代)9g,路路通 12g,川牛膝 15g,甘草 6g。

2. 湿热蕴结 证候:阳事易举,甚或阳事不倒,久交不射,伴胸脘痞闷,头晕身重,食少纳呆,阴囊潮湿,口干苦不欲饮,小便赤热或黄、浑浊,或伴梦淫遗精,舌质红,苔黄腻,或黄白相间,脉滑数。此症因外感或内生湿热,湿热蕴结于下,精道闭阻,精关不开,而致射精不能,故见阳事易举,久交不射,阴囊潮湿,小便赤热浑浊,苔黄腻,脉滑数诸症。治法:清利湿热,通精利窍。方药:程氏萆薢分清饮加减。萆薢 15g,车前子 12g,茯苓 15g,瞿麦 15g,川木通 6g,黄柏 12g,石菖蒲 12g,泽泻 15g,川牛膝 20g,滑石 15g,穿山甲(代)9g,路路通 12g。

3. 瘀血阻滞 证候:性欲亢进,阳事不倒,阴茎勃起色紫暗,或兼疼痛,交不射精,阴部胀痛,伴心烦易怒;舌质紫暗,舌边有瘀点或瘀斑,脉沉细涩或弦滑而涩。此因瘀血内阻、精窍不通所致。治法:活血化瘀,理气通精。方药:少腹逐瘀汤加减。川芎 10g,当归 12g,赤芍 15g,乳香 6g,没药 6g,蒲黄 9g,五灵脂 10g,小茴香 12g,炮姜 10g,玄胡 15g,川牛膝 15g,肉桂 9g。

4. 命门火衰 证候:性交射精不能或无力射精,性欲低下,或伴阳痿,面色白或晦暗,腰膝酸软、冷、痛,倦怠乏力,头目昏重,小便频清,舌质胖,边有齿痕,苔多白润而腻,脉细弱而沉。此症乃命门火衰,无力鼓动精室而致。治法:填补精髓,温通肾关。方药:赞育丹或金匮肾气丸加减。淫羊藿 15g,仙茅 10g,巴戟天 15g,杜仲 15g,肉苁蓉 20g,蛇床子 10g,韭菜子 10g,枸杞子 20g,山茱萸 15g,胡桃肉 15g,熟地黄 20g,当归 12g,白术 12g,附子 9g,肉桂 10g,菟丝子 20g。

5. 心火独亢证　证候:性欲亢进,阳强易举,每欲交合,精难射出。心烦易怒,不寐,时有梦遗失精,口舌生疮,舌质红,脉弦细数。治则:滋阴降火,交通心肾。方药:交泰丸或金匮肾气丸加减。黄连 10g,制附子 6g,肉桂 6g,生地黄 20g,山药 20g,山茱萸 15g,云茯苓 15g,泽泻 15g,牡丹皮 15g,穿山甲(代)10g,路路通 10g。

6. 阴虚火旺　证候:射精不能,性欲旺盛,阳强不倒,或伴头晕耳鸣,心烦不寐,腰膝酸软,梦遗滑泄,五心烦热,颧红盗汗,咽干舌燥,溲黄而热,大便干燥,舌红少苔,脉细数。此为阴虚火旺,心肾不交,故见不射精、性欲亢进,心烦不寐诸证。治法:滋阴降火,充精开关。方药:大补阴丸加减。知母 12g,黄柏 15g,鳖甲 10g,生地黄 15g,龟甲 10g,川牛膝 15g,山栀 10g,龙胆草 10g,木通 6g,土鳖虫 10g。

7. 脾肾两虚　证候:交而不射,不耐房事,性欲低下,少气懒言,腰膝酸冷,便溏或五更泻,舌淡,苔薄白,脉沉细。此为脾肾阳虚,无力鼓动精室、精道,以及精气化生不足,无精可排所致。治法:健脾温肾,填精利窍。方药:秘精丸加减。党参 15g,白术 12g,怀山药 20g,陈皮 10g,菟丝子 20g,枸杞子 20g,巴戟天 15g,锁阳 15g,肉苁蓉 20g,淫羊藿 12g,鹿角片 9g,阳起石 15g,路路通 12g,车前子 15g,小茴香 12g。

(三)针灸按摩疗法

1. 体针疗法　关元、曲骨、八髎、肾俞。肾阳虚,加气海、足三里;肾阴虚,加太溪、足三里、三阴交;肝郁气滞,加期门、阳陵泉;瘀血阻滞,加血海、三阴交、肝俞;湿热,加阴陵泉、丰隆、中极;心火亢,加肝俞、中极、足三里。行针前排空小便。实证用泻法,虚证用补法,每次留针 20min,隔日 1 次,10 次为 1 个疗程,疗程间休息 5d。

2. 耳针疗法　取穴精宫、内分泌、肾、肝、神门、皮质下,每次 2～4 穴,留针 10～30min。

3. 艾灸疗法　灸大敦穴,每日 1～2 次。或灸关元、气海、命门等穴,每日或隔日 1 次。

4. 穴位按摩疗法　电动按摩刺激气海、关元、中极等穴位,按摩时间最长 20～25min,随着次数增加,时间缩短,刺激趋缓,最短为 10～12min。1 周按摩 1 次,共治疗 3～8 次,平均 4 次。

七、逆行射精(retrograde ejaculation)

中医学文献对本病无完整论述,也未见有关病名的记载。一般归属于"不射精""精不射出"等范畴。

(一)病因病机

1. 禀赋不足、素体亏虚,或房劳过度,损伤肾气,以致肾精亏虚,肾气不足,无力推动精液沿尿道排出;或肾气亏虚,膀胱失约,精关失灵,无力摄精以行正道,精液不循正道而逆行进入膀胱。

2. 情志内伤,肝失条达,疏泄失常,肝气不舒,气机郁滞,致下焦之气升降紊乱,而致精液不循常道而逆行进入膀胱。

3. 由于外伤或盆骶部手术损伤阴器,精道受损,致气血瘀滞,瘀阻精道,引起精液不循常道而逆行进入膀胱。

4. 因居处潮湿或淋雨涉水而外感湿浊,湿郁化热,或过食肥甘厚味而酿生湿热,湿热蕴结下焦,壅遏气机,扰动精关,开阖失灵,以致精液逆行而入膀胱。总之,逆行射精的根本病机为各种因素导致的气机逆乱、升降失常,致使精液不能正常射出而反射入体内。

(二)辨证论治

根据逆行射精多为肾气亏虚,精道瘀阻和湿热下注的病机特点,治疗当根据虚实以补肾和通利为原则,其中偏于肾阳虚者以温肾助阳为主,偏于肾阴虚者以滋阴补肾为主。气机郁滞者以疏肝解郁为主,瘀阻精道者以活血通络为主,湿热下注者以清利湿热为主,对虚实夹杂者,又应补益与通利并用。

1. 肾气亏虚　证候:性交不射精,但有性快感,随即阴茎痿软,性交后尿液可见白浊,伴性欲低下,或阴茎勃起不坚,气短乏力,倦怠嗜卧,头晕神疲或畏寒肢冷,腰膝酸软,尿清长,夜尿多,或溢尿。舌体胖,或舌质淡,苔白;脉虚或尺脉沉细无力。治法:温肾助阳,益气摄精。方药:补肾降精汤。沙苑子 15g,芡实 15g,金樱子 15g,桑螵蛸 18g,龙骨 15g,牡蛎 15g,蛇床子 10g,生黄芪 20g,升麻 10g,桔梗 6g,知母 10g,炙甘草 10g。中成药:金锁固精丸。

2. 肝郁气滞　证候:行房射精,逆入膀胱,情志抑郁,烦急易怒,胸胁胀满,两胁窜痛,纳食不香,舌质淡红,舌苔白,脉弦。治法:疏肝行气,引精循道。方药:柴胡疏肝散加减。柴胡 10g,白芍 15g,枳壳 15g,郁金 10g,香附 15g,合欢皮 12g,路路通 12g,川牛膝 15g,甘草 6g。中成药:平肝疏络丸。

3. 瘀阻精道　证候:阴茎勃起紫暗,性交有快感,伴精道刺痛不舒,而无精液射出。伴见茎睾隐痛,排尿不畅,腰痛频频,或烦躁易怒,沉默寡言,时有少腹胀痛,牵及睾丸,或有外伤或下腹部、盆腔等手术史。舌质紫暗,或有瘀点、瘀斑,脉多见细涩。治法:活血通络,疏精循道。方药:少腹逐瘀汤加减。当归 10g,川芎 10g,赤芍 15g,元胡 15g,没药 6g,小茴香 12g,炮姜 12g,肉桂 9g,五灵脂 15g,蒲黄 12g,蜈蚣 2 条,路路通 12g,牛膝 20g。

4. 湿热阻滞　证候:性交有快感、无精液射出,伴小便浑浊,余沥不尽或小便短赤,阴囊潮湿,肢体困倦,甚则湿痒流水,或口渴不欲饮,大便不调。舌红,苔厚腻,脉弦滑或滑数。治法:利湿化浊,通关利窍行精。方药:程氏萆薢分清饮加减。萆薢 15g,石韦 15g,车前草 12g,茯苓 15g,菖蒲 12g,莲子心 12g,灯心草 9g,黄柏 12g,川牛膝 20g。

八、遗精(spermatorrhea)

本病在《内经》中称为"精时自下""白淫"。

(一)病因病机

1. 肾阴亏虚　早婚纵欲,房事无度或少年误犯手淫,或常服丹石温燥之品,肾阴被耗,阴不制阳,阳热亢盛,扰动精室,使封藏失职而滑精。

2. 肾气不固　先天不足,禀赋素亏,或房事不节,或久服寒凉,或阴损及阳,损伤肾阳,肾气衰微,固摄无力,精关失固而滑精。

3. 心肾不交　忧思过度,心血暗耗,心阳独亢,不能下温于肾,或屡伤屡伐,肾水不足,不能上济于心,致心肾不交,心不摄肾,虚火妄动,扰动精

室而遗精。或心有妄想,所欲不遂,心神不宁,君火偏亢,相火妄动,便能促使精液自遗。

4. 心脾两虚　思虑过度,或多愁善感,或大病久病,劳伤心脾,脾伤则气虚不摄,精关不固,心伤则神不摄精,精关失固而遗精。

5. 肝郁化火　情志不畅,所愿不遂,火郁怒伤肝,肝气郁结,日久化火,扰动精室而遗精。

6. 湿热下注　过食辛辣,损伤脾胃酿生湿热,或感受湿热之外邪,湿热内阻,流注下焦,扰动精室遗泄。

7. 痰火内壅　饮食不节,脾失健运,水谷精微酿为痰湿,或肝肾之火灼伤肺津,肺失输布,酿生痰热,流注下焦,扰动精室遗精。总之,遗精之病主要责之于心、肝、肾三脏,因精之藏蓄在肾,精之主宰在心,肝脉绕阴器,司疏泄,有助于精之藏蓄。总的病机为精关不固,精不藏秘,疏泄太过。

(二)辨证论治

1. 肾阴亏虚　证候:遗泄频发,形体虚弱,五心烦热,头晕耳鸣,颧红口干,少寐健忘,腰酸腿软。舌红少苔,脉细数。治法:补肾滋阴,佐以固涩。方药:六味地黄丸(《小儿药证直诀》)。熟地黄 20g,山药 20g,山茱萸 15g,泽泻 12g,牡丹皮 12g,茯苓 15g。

2. 肾气不固　证候:遗精频作,甚为滑精,或见色即流,精气清冷,阴头寒,面白少华,精神萎靡,畏寒肢冷,舌质淡,苔白,脉沉细。治法:温肾补气,涩精止遗。方药:金锁固精丸(《医方集解》)。芡实 20g,莲须 15g,潼蒺藜 12g,龙骨 20g,牡蛎 20g。

3. 心肾不交　证候:梦遗,或心有妄想而遗,头晕目眩,耳鸣,心悸少眠,神疲乏力,腰酸腿痛,小便短赤,舌质红,脉细数。治法:滋阴泄火,交通心肾。方药:三才封髓丹(《卫生宝鉴》)和交泰丸(《韩氏医通》)加减。天冬 12g,地黄 20g,人参 15g,黄柏 10g,砂仁 12g,甘草 6g,黄连 10g,肉桂 6g。

4. 心脾两虚　证候:遗精频频,或有梦而遗,形体消瘦,困倦神疲,面色白,气短自汗,食少纳呆,心悸失眠,唇淡,舌淡白,脉细弱。治法:健脾养心,益气固精。方药:归脾汤(《济生方》)加减。当归 10g,人参 15g,黄芪 20g,白术 12g,茯苓 10g,远志 6g,龙眼肉 15g,酸枣仁 15g,木香 10g,

甘草 6g。

5. 肝经郁火　证候:梦遗滑泄,阴茎易举,性欲亢进,烦躁易怒,胸闷胁胀,面红目赤,口苦咽干,舌红苔黄,脉弦数。治法:疏肝泻火,佐以止遗。方药:龙胆泻肝汤(《兰室秘藏》)。龙胆草10g,泽泻 12g,山栀 10g,黄芩 12g,柴胡 10g,当归12g,生地黄 15g,车前子 12g,甘草 6g。

6. 湿热下注　证候:梦遗滑精,阴囊潮湿腥臭,身热,小便短赤不畅,口苦黏腻,舌质红,苔黄腻,脉濡数。治法:清热利湿,佐以摄精。方药:程氏萆薢分清饮(《医学心悟》)。萆薢 20g,黄柏12g,石菖蒲 12g,茯苓 15g,白术 12g,莲子心 12g,

丹参 20g,车前子 12g。

7. 痰火内壅　证候:梦遗滑精,阴部作胀,惶恐不安,口苦咽干,咳嗽咯痰,食少纳呆,苔黄腻,脉滑数。治法:清热化痰。方药:黄连温胆汤(《六因条辨》)。黄连 10g,半夏 12g,陈皮 12g,茯苓12g,甘草 3g,生姜 6g,竹茹 6g,枳实 9g。

(三)中药外治

可采用脐疗法。每晚临卧前取五倍子粉和白芷粉(2∶1),醋、水各等份,调成糊状,置于脐眼,外盖纱布,次晨取下,连用 1 周。

(常德贵　耿　强　俞旭君　兰天培　王福　高庆和　张继伟)

第五节　前列腺炎(prostatitis)

本病历来都被归于中医淋症、浊病、淋浊、白淫、白浊等处,古云:"浊出精窍,淋出溺窍",精浊与便浊"异门同路"。

一、急性前列腺炎(acute prostatitis)

(一)病因病机

1. 热毒内盛　外感火热邪毒,或过食辛辣,火热内生;外阴不洁,热毒上窜精室,腐肉成脓,而成热毒壅盛。

2. 湿热蕴结　饮食不节,过食肥甘厚味,伤及脾胃,脾失健运,聚湿生热,湿热之邪下注膀胱;或外阴不洁,湿热之邪上窜精室而致湿热蕴结。

3. 心火亢盛　多为六淫之邪入里化热,或肝郁化火,或过服温补药物,以致心火亢盛,热移下焦,注于精室而成。

(二)辨证治疗

1. 热毒内盛　证候:高热、寒战、全身酸痛,倦怠,尿频、尿急、尿痛,多有终末血尿、脓尿及排尿困难,舌质紫暗,苔黄腻,脉数。治法:清热解毒,排脓散结。方药:五味消毒饮加减。金银花15g,野菊花 9g,蒲公英 15g,紫花地丁 15g,紫背天葵 9g,黄柏 12g,牛膝 12g,败酱草 15g,天花粉12g,赤芍 6g,甘草梢 6g,王不留行 9g。

2. 湿热蕴结　证候:小便频急,淋漓涩痛,伴会阴、睾丸、少腹疼痛;或尿脓、尿血,尿道口灼热、疼痛,口苦黏腻,渴不欲饮,肢体倦怠,舌红苔黄腻,脉濡数。治法:清热利湿。方药:八正散加减。

瞿麦 12g,萹蓄 12g,车前子 15g,川木通 6g,滑石30g,甘草梢 9g,栀子 9g,制大黄 9g。

3. 心火亢盛　证候:小便频数,短赤涩痛,心烦面赤,口苦多饮,口舌生疮,舌红以舌尖为甚,苔薄黄,脉数。治法:清心泻火,凉血利尿。方药:黄连解毒汤和小蓟饮子加减。黄连 6g,黄芩 9g,黄柏 9g,栀子 9g,小蓟 12g,生蒲黄 9g,滑石 12g,生地黄 20g,当归 9g。

(三)中药外治

1. 前列闭尔通栓剂,直肠给药(睡前和晨起排便后,将栓剂塞入肛门 3~4cm 处),每次 1 粒,每日 2 次。前列闭尔通栓由白花蛇舌草、马鞭草、三七、土鳖虫、琥珀等药组成。具有活血祛瘀、清热利湿、利尿消肿、镇痛、抗炎、抗菌、抑制增生的作用。用于由急慢性前列腺炎、前列腺肥大(增生)引起的尿频、尿急、尿痛、尿不净、排尿困难、尿道口红肿、分泌物及性功能改变等症。

2. 前列安栓塞肛,每晚 1 次,每次 1 枚。

3. 金黄散 15~30g,山芋适量,加水 200ml,调煮成稀糊状,微冷后(43℃)做保留灌肠,每日1 次。

4. 解毒熏洗药:蒲公英 30g,苦参、黄柏、连翘、车前子各 12g,双花、白芷、赤芍、牡丹皮、生甘草各 10g,水煎乘热坐浴熏洗。

(四)针灸治疗

常用穴位可取气海、中极、命门、志室、肾俞、膀胱俞、关元、三阴交、足三里,可分组交替使用,隔1～2日1次,以疏利膀胱气机,利尿定痛。如尿中见血加血海,少腹痛加曲泉。耳针可选肾、膀胱、尿道、盆腔强刺激,每日1次,留针5～15min,10～15次为1个疗程。

二、慢性前列腺炎(chronic prostatitis)

(一)病因病机

1. 湿热下注　湿热之邪侵袭人体,流注于下焦,侵及精室,湿热蕴结,以致下焦气化不利而成。

2. 气滞血瘀　湿热之邪长期不解,郁而不去,或相火久遏不泄,精道瘀滞,经络闭阻,湿热瘀精,阻滞精室而成。

3. 肝气郁结　肝郁气滞,全身气血运行不畅,下焦气化不利。

4. 肾阳虚衰　先天禀赋不足,肾阳亏虚,下元虚衰,精关不固。

5. 湿热瘀滞　湿热之邪阻滞下焦,气血运行受阻,瘀滞于下。

6. 肝肾阴虚　房事过度,频繁手淫导致精气耗损,真阴亏虚而相火妄动,内扰精室而成。

(二)辨证论治

1. 湿热下注　主症:小便灼热涩痛,尿频尿急。次症:尿黄短赤,尿后滴沥,小便白浊,阴囊潮湿,心烦口干,口臭脘痞。舌脉:舌苔黄腻,脉滑实或弦数。治法:清热利湿。方药:八正散(《太平惠民和剂局方》)。推荐备选方药:龙胆泻肝汤(《医方集解》)。推荐中成药:宁泌泰胶囊,每次114～152g,每日3次;癃清片,每次6片,每日2次;银花泌炎灵片,每次4片,每日4次;热淋清颗粒,每次1～2袋,每日3次。前列化浊1号方(中国中医科学院西苑医院男科经验方),治法:清热利湿活血。组方:黄柏10g,积雪草10g,鬼箭羽10g,茵陈10g,赤芍10g,炒苍术10g,土鳖虫10g,丹参12g,桃仁10g,红花10g,柴胡10g,当归10g,生薏仁30g,赤小豆15g,生甘草6g。

2. 气滞血瘀　主症:会阴部、或外生殖器区、或下腹部、或耻骨上区、或腰骶及肛周疼痛,以上部位坠胀。次症:尿后滴沥,尿刺痛,小便淋漓不畅。舌脉:舌质黯或有瘀点、瘀斑,脉弦或涩。治法:行气活血。方药:复元活血汤(《医学发明》)。推荐备选方药:少腹逐瘀汤(《医林改错》)。推荐中成药:大黄䗪虫丸,每次3～6g,每日1～3次,

温水服。前列欣胶囊,每次4～6粒,每日3次。

3. 肝气瘀滞　主症:会阴部、或外生殖器区、或下腹部、或耻骨上区、或腰骶及肛周坠胀不适,以上部位似痛非痛,精神抑郁。次症:小便淋漓不畅,胸闷善太息,性情急躁焦虑,疑病恐病。舌脉:舌淡红,脉弦。治法:疏肝解郁。方药:柴胡疏肝散(《景岳全书》)。推荐备选药:逍遥散(《太平惠民和剂局方》)和金铃子散(《太平圣惠方》)。推荐中成药:逍遥丸,口服,每次6～9g,每日2次。

4. 肾阳虚衰　主症:畏寒怕冷,腰膝软或痛。次症:尿后滴沥,精神萎靡,阳痿或性欲低下。舌脉:舌淡苔薄白,脉沉迟或无力。治法:补肾壮阳。方药:济生肾气丸(《济生方》)。推荐备选方药:肾气丸(《金匮要略》)。推荐中成药:右归丸(《金匮要略》),每服6～9g,淡盐汤送下。还可配合复合蛋白锌,每次1～2g,饭前15min嚼碎吞服,每日3次。

5. 湿热瘀滞　主症:尿频、尿急、尿痛,排尿困难,会阴或肛门坠胀不适或疼痛,尿道口有乳白色分泌物。次症:尿不尽、尿有余沥、尿黄、尿道有灼热感;口苦口干,阴囊潮湿。舌脉:舌红,苔黄腻,脉弦数或弦滑。治法:清热利湿,化瘀止痛。方药:龙胆泻肝汤(《医方集解》)和桃红四物汤(《医宗金鉴》)。推荐备选方药:四妙丸(《成方便读》)和失笑散(《太平惠民和剂局方》),黄柏、苍术、牛膝、薏苡仁、五灵脂、蒲黄。推荐中成药:前列解毒胶囊(由水蛭、酒制大黄、益母草、蒲公英、红龙、黄芪、当归、白芍、鸡内金、柴胡组成),口服,每次1～6g,每日2次。推荐中成药:泌淋胶囊,每次3粒,每日3次;前列舒通胶囊,每次3粒,每日3次。

6. 肝肾阴虚　主症:腰膝软或痛,五心烦热,失眠多梦。次症:小便白浊如米泔样或短赤,遗精、早泄、性欲亢进或阳强。舌脉:舌红少苔,脉沉细或弦细。治法:滋阴清热。方药:知柏地黄丸(《医宗金鉴》方)。推荐备选方药:左归丸(《景岳全书》方)。推荐中成药:大补阴丸(《丹溪心法》),每次6～9g,空腹盐白汤送下。可配合复合蛋白锌,每次1～2g,饭前15min嚼碎吞服,每天3次。前列化浊2号方(中国中医科学院西苑医院男科经验方),治法:滋补肝肾。组方:知母10g,黄柏10g,生地黄10g,山茱萸12g,山药20g,牡丹皮

10g,茯苓 12g,丹参 12g,生薏仁 30g,桑螵蛸 10g,益智仁 10g,三棱 10g,柴胡 10g,红景天 10g。

(三)中药外治

1. 中药灌肠　处方 1:党参 12g,黄芪 30g,连翘 20g,败酱草 30g,金银花 20g,蒲公英 20g,紫花地丁 20g,红花 15g,延胡索 10g,丹参 10g,续断 15g,川芎 10g,当归 10g,赤芍 10g,红藤 20g。上方浓煎约 100ml,在 20min 内灌完,灌完后卧床 30min,每日 1 次,5 次为 1 个疗程。处方 2:马齿苋 30g,苦参 30g,土茯苓 30g,鸡内金 15g,当归 15g,桂枝 10g,甘草 9g。每剂中药水煎 2 次,合二为一,然后将药物浓煎成 100ml,每次用 100ml,药温保持 39～40℃,待排空粪便后用灌肠器由肛门将药物注入,改变体位呈俯卧位,保留 30min,同时嘱患者收缩肛门,每日 1 次,每个疗程为 30d,治疗 2 个疗程为限,2 个疗程之间休息 3d。

2. 坐浴　"前列腺Ⅲ号方"(苦参、龙胆草、黄芩、黄柏、炙乳没)煎汤坐浴,每日 1～2 次,每次 20～30min。

3. 塞肛法　野菊花栓,排便之后将 1 枚野菊花栓纳入肛门,每日 1～2 次,15～30d 为 1 个疗程,可连续 3 个疗程。前列安栓塞肛,每晚 1 次,每次 1 枚。前列闭尔通栓剂,直肠给药(睡前和晨起排便后,将栓剂塞入肛门 3～4cm 处),每次 1 粒,每日 2 次,18d 为 1 个疗程,可连续使用数疗程。

4. 中药熏蒸汽疗法　萆薢 10g,莪术 10g,菟丝子 10g,石菖蒲 10g,黄柏 10g,败酱草 30g,乳香 10g,没药 10g,桃仁 10g,瞿麦 10g,台乌药 10g。药物放入蒸发器中加热,使汽疗舱内充满中药气雾,温度达到 38～45℃,患者进入汽疗舱内治疗,每日 1 次,2 周为 1 个疗程。

(四)针灸治疗

1. 常用穴位　中极、关元、气海、次髎、中髎、下髎,或取次髎、上髎、中髎、下髎、会阴、会阳等穴交替治疗,进针深度及运针以患者得气舒适为度,留针 30min,手法采用平补平泻,每周 2～3 次。

2. 氦-氖激光针灸　刺入式氦-氖激光针灸仪特制光导纤维,把激光束引到人体穴位的适宜深度,直接刺激穴位,临床疗效明显。穴位:次髎、白环俞 10～15 次为 1 个疗程。

3. 取前列腺穴　前列腺穴位于会阴与肛门之中点,采用提插捻转手法,重刺激不留针。

(张　旭)

第六节　良性前列腺增生(benign prostatic hyperplasia)

良性前列腺增生导致排尿障碍时,属中医学"精癃""癃闭"范畴。《医宗必读·闭癃》指出,"闭与癃两证也。新病为溺闭,盖点滴难通也。久病为溺癃,盖屡出而短少也。"癃者,小便不畅,点滴而短少,病势较缓;闭乃小便点滴不通,欲解不得,病势较急。一般统称"癃闭"。由于前列腺增生的部位不同,增生程度不一,故可形成"癃",又可形成"闭"的证候。

一、病因病机(etiology and pathogenesis)

1. 阴虚火旺　房劳过度,欲念放纵,以致肾阴亏损,虚火上炎,阳无以化,水液不能下注膀胱。

2. 肾阳不足　年高肾阳虚弱,命门火衰,气不化水,致尿不能出;或因肾气不充,气化不及州郡,膀胱传送无力。

3. 湿热下注　过食辛辣厚味,酿湿生热,或湿热素盛,肾热下移膀胱,膀胱积热,气化不利而成癃闭。

4. 脾气虚弱　中焦升运无力,影响下焦气化。

5. 痰瘀交阻　痰、浊、败精、瘀血内停,阻塞膀胱,水道不通。

6. 肺气不宣　感冒风寒,肺失肃降,不能通调水道,下输膀胱。

二、辨证论治(syndrome differentiation treatment)

本病以正虚邪实为特征,早期多呈"癃"的证候,以正虚为主,兼有湿浊瘀滞之实邪。若再感外邪,劳倦内伤,饮食不节等内外病因交织,持续不解,必致"闭"证,而成邪实为急之候。本病还可并见淋证、尿血、小便不禁等证,甚则出现"关格"。临床按病程分为虚、实两型。治疗应根据"腑以通为用"的原则着眼于通,但通之之法,又因证候的虚实而各异。虚证治以扶正,补脾肾,助气化而达到气化得行,小便自通之目的;实证治以祛邪,或散瘀血,或清湿热,利气机而通水道。因前列腺增生乃痰瘀凝结成块,故当伍以软坚散结,活血通络之法,以散其结。对虚实并见者,应权衡病势缓急轻重,针对病机,立法选方,合理用药,不可概用通利之法。

1. 虚证

(1)肾阳虚。证候:小便点滴不爽,排出无力,尿液清白,畏寒肢冷,腰腿酸软或冷痛,精神委顿,面色白、苔白、舌质淡、脉沉细弱。治法:温肾化气,利尿启癃。方药:济生肾气丸加减。熟地黄15g,山药30g,山茱萸15g,牡丹皮10g,泽泻10g,茯苓30g,附子9g,桂枝10g,牛膝10g,车前子(包煎)10g,黄芪30g,人参9g。

(2)肾阴虚。证候:溺癃不爽,尿少黄赤,咽干心烦,手足心热,大便秘结,或梦遗,舌质红,或有裂纹、无苔或苔花剥,脉细数。治法:滋养肾阴,通利水道。方药:六味地黄丸加减。山药15g,山茱萸10g,牡丹皮10g,泽泻10g,茯苓10g,女贞子15g,墨旱莲10g,龟甲10g,鳖甲10g,寸冬10g,生地黄12g。

(3)中气下陷。证候:小腹坠胀,时欲小便,尿少不畅,时时肛坠,欲解大便,神疲乏力,气短懒言,纳食减少。苔薄白,舌质淡,脉细弱。治法:升清降浊,化气行水。方药:补中益气丸加减。人参10g,黄芪30g,白术10g,当归10g,升麻6g,柴胡9g,陈皮10g,甘草5g,肉桂6g,通草10g,车前子10g,猪苓10g,泽泻10g。

2. 实证

(1)瘀结阻窍。证候:小便点滴难下,或闭塞不通,小腹胀满疼痛,或见小便不禁。舌质紫暗或有瘀斑,面色偏黑,脉细涩。治法:行瘀散结,通利水道。方药:代抵当丸加减。大黄10g,当归尾12g,生地黄12g,穿山甲(代)10g,芒硝5g,桃仁10g,肉桂5g,昆布10g,海藻10g,虎杖25g,牛膝10g,三棱10g,莪术10g,滑石20g,通草10g。

(2)湿热下注。证候:尿频尿急,或闭塞不通,小腹膨隆胀满。或尿少黄赤,排尿时茎中灼热。或尿血鲜红,大便秘结,舌红苔黄腻,脉滑数。治法:清利湿热,通利小便。方药:八正散加减。萹蓄12g,瞿麦12g,车前子(包煎)10g,大黄5g,栀子10g,滑石20g,夏枯草10g,昆布20g,海藻10g,丹参30g,红花6g,王不留行15g。

(3)肺气郁闭。证候:小便不通,少腹胀满,寒热咳嗽,茎中作痛,口渴喜饮,苔薄微黄,脉沉数。治法:开上涤下,提壶揭盖。方药:枇杷开肺饮加减。生枇杷叶(去毛包)10g,杏仁10g,桔梗3g,海金沙10g,晚蚕沙140g,车前子10g,泽泻10g,猪苓10g,川木通5g,乳香5g。或前列通闭方(中国中医科学院西苑医院男科经验方),治法滋阴宣肺。组方:知母10g,黄柏10g,生地黄10g,山药20g,牡丹皮10g,茯苓12g,丹参15g,生薏仁30g,桑螵蛸10g,益智仁10g,三棱10g,鸡内金15g,浙贝母12g,夏枯草10g,苦杏仁10g,桔梗10g,炙甘草6g。

三、常用中成药(common Chinese patent medicine)

黄芪胶囊,每次4粒,每日3次,适用于气虚血淤、湿热阻滞型癃闭;夏荔芪胶囊,每次3粒,每日3次,适用于脾肾气虚兼痰瘀型癃闭;前列舒乐颗粒,每次1袋,每日2~3次,适用于肾脾双虚、气滞血瘀型癃闭;泽桂癃爽胶囊,每次2粒,每日3次,适用于湿热瘀阻型癃闭;灵泽片,每次4片,每日3次,适用于肾虚血瘀湿阻型癃闭。

(常德贵　张朝德)

第七节　精索静脉曲张(varicocele)

精索静脉曲张是肝肾亏虚、脉络不和,瘀血凝滞所致,以精索静脉丛扩张、弯曲、伸长为主要表现的一种病症。中医学属"筋瘤"范畴。

一、病因病机(etiology and pathogenesis)

1. 湿热下注　多由饮食失节,嗜食辛辣肥甘,以致酿湿生热,或因外感湿热之邪,湿热之邪循经下注,阻滞经脉,以致局部气血不畅,发为本病。

2. 气机郁滞　长期郁闷不舒,情志不畅,肝气郁结,以致气机失畅,肝失疏泄,局部气滞而致血瘀血滞,发为本病。

3. 气虚劳伤　多由于体力劳作,努伤经脉,或肺脾气虚,运血无力,以致局部血供失畅,发为本病。

4. 肾阳亏虚　多因房事不节,以致肾阳亏耗,阳虚而温运失职,导致局部气血失畅、失运而发为本病。

二、辨证论治(syndrome differentiation treatment)

1. 湿热瘀阻　证候:阴囊局部青筋暴露,或可触及精索增粗,阴囊局部微有红肿,时发坠胀不适,牵引疼痛。伴小便黄少,大便不爽。舌红苔黄腻,脉滑数。治法:清热燥湿,行气活血。方药:龙胆泻肝汤合桃红四物汤加减。龙胆草9g,柴胡10g,栀子10g,黄芩12g,生地黄24g,车前子15g,泽泻12g,当归12g,川芎6g,赤芍15g,牛膝12g,桃仁10g,红花10g,甘草5g。

2. 气虚血瘀　证候:阴囊局部青筋暴露,或可触及精索增粗,局部坠胀不适,牵引少腹,劳则加重,卧则减缓。伴神疲、食少、乏力,舌淡苔白,脉虚无力。治法:补气活血。方药:补阳还五汤加减。黄芪20g,党参12g,茯苓12g,白术12g,当归12g,川芎6g,桃仁10g,红花10g,赤芍12g,地龙10g,牛膝12g,柴胡9g,炙甘草5g。

3. 肝气郁滞　证候:阴囊青筋暴露或精索增粗,局部坠胀,时伴牵引疼痛,每遇郁怒则加重。时伴胸胁胀满不舒,急躁易怒,舌红苔白,脉弦。治法:行气疏肝,活血通络。方药:柴胡疏肝散加减。柴胡9g,陈皮12g,川芎10g,香附10g,枳壳12g,赤芍12g,牛膝12g,橘核15g,桃仁10g,红花9g,当归12g,甘草3g。

4. 肾虚血瘀　证候:阴囊局部微肿,甚至青筋暴露,坠胀疼痛,伴神疲、乏力、肢冷。时伴早泄、勃起无力、舌淡苔白,脉虚无力。治法:补肾活血。方药:补肾活血方(北京西苑医院男科经验方)。黄芪20g,淫羊藿12g,牛膝12g,当归12g,川芎6g,赤芍12g,桃仁10g,地龙10g,丝瓜络12g。常用中成药迈之灵,每日2次,每次1~2片。

5. 瘀血阻络　证候:对于重度精索静脉曲张术后,阴囊局部隐痛,遇冷或夜间疼痛加重,舌质暗红,瘀点、瘀斑,舌下脉络迂曲。治法:化瘀通络。方药:归芪祛瘀汤(中国中医科学院西苑医院男科经验方)。组成:当归15g,黄芪15g,赤芍10g,桂枝10g,乌药12g,红花10g,丹参15g,三棱10g,茯苓12g,枳实10g,延胡索12g,炙甘草6g。

(常德贵　张朝德)

第八节　男性性传播疾病
(sexually transmitted diseases in men)

一、淋病(gonorrhea)

淋病属中医学淋症与赤白浊的范畴。"淋"指小便淋沥不尽,"浊"指小便浑浊。中医学常把淋证分为七类,若排尿灼热,遇热即发者,为热淋;若淋而尿血者,为血淋;若淋而膀胱气滞,小腹胀满者,为气淋;若淋而排沙者,为石淋;有小便浑浊似脂膏者,为膏淋;若淋久不愈,遇劳即发者,为劳淋;若淋兼寒证,遇寒即发者,为寒淋。

(一)病因病机
本病的成因多由直接接触或间接接触淋病患者的分泌物所致。下阴不洁,秽物之邪侵入尿道、阴道,经膀胱,酿成湿热发而为淋。

(二)辨证论治
本病的病位在下阴、膀胱,且与脾肾有关。病机为湿热、热毒蕴结下焦。本病初起主要为湿热蕴结下焦,膀胱气化不利,病证属实,治当攻邪祛实为先。病延日久,导致脾肾两虚,膀胱气化无权,病证从实转虚,而见虚实夹杂,治以补虚泻实为主。攻邪重在清热利湿解毒,补虚偏于补气健脾益肾。

1. 湿热下注　证候:尿频、尿急、尿痛、尿道口溢脓性或脓血性分泌物;口干口苦,大便稀而不畅,四肢困重或身热腰痛。舌红,苔黄腻,脉滑数。以尿痛、尿道口溢脓为辨证要点。治法:清热利湿,化浊通淋。方药:八正散(《太平惠民和剂局方》)加减。山栀子12g,车前草15g,生地黄20g,泽泻15g,滑石20g,土茯苓20g,茵陈20g,黄柏12g,鱼腥草15g,蒲公英20g,甘草6g。中成药:热淋清颗粒,每次6g,每日3次。

2. 淫毒内结　证候:尿道口时有清稀分泌物流出,或晨起尿道口被少许分泌物黏着。伴尿道口灼热,轻度刺痛,排尿时尤甚;或会阴、少腹重坠胀痛;口干肢倦,饮食无味,舌淡红,苔黄,脉弦或弦细数。以尿道口灼热、刺痛、溢出清稀分泌物为辨证要点。治法:疏肝利湿,解毒养阴。方药:程氏萆薢分清饮(《医学心悟》)加减。萆薢20g,菖蒲10g,黄柏12g,茯苓20g,柴胡12g,郁金15g,茵陈20g,墨旱莲15g,白花蛇舌草30g,知母10g,甘草6g。中成药:穿心莲片,每片0.21g,每次3～5片,每日3次。

3. 脾肾亏损 证候:淋病日久,遇劳发作,分泌物清稀量少,尿后余沥不尽;会阴少腹重坠不适,腰酸背痛;膝软无力,胃纳差,大便稀溏,精神不振,面色无华,舌质淡或淡红,苔薄白,脉沉细或弱。以淋病日久,遇劳即发,少腹重坠,腰酸为辨证要点。治法:健脾补肾,清解余毒。方药:无比山药丸(《太平惠民和剂局方》)加减。茯苓20g,淮山药20g,熟地黄15g,山茱萸12g,杜仲15g,白花蛇舌草20g,墨旱莲20g,蒲公英15g,薏苡仁20g,甘草6g。中成药:知柏地黄丸,每次6g,每日2次。

二、非淋菌性尿道炎(nongonococcal urethritis)

非淋菌性尿道炎属于中医学"淋证""尿浊"等范畴。

(一)病因病机

本病的成因,多因不洁性交,或间接感受秽浊之邪,酿成湿热,下注膀胱,熏灼尿道而成;或肝郁气滞,日久郁而化火,下侵膀胱,使气化不行,水道不利而为淋;也可因房劳伤肾或久病伤脾胃,脾肾亏虚,气化失常,不能摄纳脂膏而淋浊。

(二)辨证论治

本病的病因以湿热为主,病位在肾与膀胱,初起多邪实之证,久病则由实转虚,亦可呈现虚实夹杂的证候。

1. 湿热下注 证候:尿道外口微红肿,有少许分泌物,或晨起尿道口被少许分泌物黏着,小便频数、短赤、灼热刺痛感、急迫不爽,口苦,舌红苔腻,脉滑数。本证以尿道口溢黏液性或脓性分泌物、尿痛为辨证要点。治法:清热利湿,通淋解毒。方药:八正散(《太平惠民和剂局方》)加减。瞿麦12g,木通12g,栀子12g,车前草15g,滑石20g,萹蓄12g,蒲公英20g,土茯苓20g,金银花15g,黄柏12g,甘草梢9g。中成药:穿心莲片,每片0.21g,每次3～5片,每日3次。或一康清淋,每次1包,每日3次。

2. 肝郁气滞 证候:小便涩痛,排尿不畅或不净感,小腹或胁肋胀满,情志抑郁,或多烦善怒,苔薄或薄黄,舌红,脉弦。本证以小便涩痛,排尿不畅为辨证要点。治法:清肝解郁,利气通淋。方药:沉香散加减。橘皮10g,石韦12g,滑石15g,当归12g,香附9g,白芍15g,冬葵子12g,王不留行10g,川楝子10g,萆薢15g,金钱草15g,栀子15g。中成药:逍遥丸,每次6g,每日2次。

3. 肾阴亏虚 证候:排尿不畅,尿道刺痒不适,日久不愈,反复发作,腰酸膝软,失眠多梦,口干心烦,尿管内干涩感,舌红少苔,脉细数。本证以排尿不畅,尿道刺痒不适,干涩感为辨证要点。治法:滋阴清热。方药:六味地黄丸(《小儿药证直诀》)加减。熟地黄15g,淮山药15g,龟甲(先煎)15g,知母12g,墨旱莲15g,黄柏15g,茯苓12g,泽泻12g,牡丹皮12g。中成药:知柏地黄丸,每次10g,每日2次。

4. 脾肾亏虚 证候:小便不甚赤涩,但淋沥不已,时作时止,遇劳即发,尿道口常有清稀分泌物,或自觉尿管流液不适,腰膝酸软,便溏纳呆,面色少华,精神困惫,舌质淡,苔白,脉细弱。本证以小便淋沥不已,遇劳即发为辨证要点。治法:健脾益肾,通淋化浊。方药:无比山药丸(《太平惠民和剂局方》)加减。巴戟天12g,菟丝子12g,杜仲12g,怀牛膝12g,肉苁蓉12g,五味子9g,淮山药20g,云苓15g,泽泻15g,熟地黄15g,萆薢15g,玉米须15g。中成药:归脾丸,每次6g,每日2次。

(三)其他疗法

外用药物治疗,对于尿道口分泌物较多者可用苦参30g,大黄30g,金银花30g,龙胆草20g,黄柏20g,煎水浸洗外阴。

三、尖锐湿疣(condyloma acuminatum)

(一)病因病机

中医学认为,本病的发生是由于气血失和,腠理不密,加之房事不洁,感受湿热淫毒和秽浊之邪,凝聚肌肤而成。邪毒久羁,正邪相争,则依据机体体质及病邪胜衰出现湿困脾阳,脾虚湿胜,或血虚风燥,血不荣筋,或见肝经湿热下注,湿毒与秽毒凝聚,瘀结于阴肛等处,而成瘙瘊。

(二)辨证论治

本病由感受湿热淫毒秽浊之邪所致,病证属实,治当攻邪祛毒,但病久脾气亏虚,当扶正祛邪,攻补兼施。

1. **湿热蕴结**　证候:生殖器或肛门部出现一个或多个疣状丘疹或增生,大小不等,或呈菜花状,或鸡冠状,色红或污灰色,易于糜烂,渗流污液,恶臭,尿赤便秘,口苦咽干,舌红苔黄腻,脉滑数。治法:清热解毒,化湿除疣。方药:黄连解毒汤(《外台秘要》引崔氏方)加味。黄连 9g,黄芩 9g,黄柏 12g,板蓝根 20g,大青叶 15g,土茯苓 20g,蒲公英 15g,薏苡仁 20g。

2. **瘀血阻滞**　证候:疣体暗红或紫色,时感会阴或胁肋部刺痛,舌质紫暗,脉象沉涩。治法:活血化瘀,化毒散结。方药:桃红四物汤(《医宗金鉴》)加减。桃仁 9g,红花 6g,当归 12g,川芎 9g,赤芍 9g,紫草 12g,板蓝根 250g,土茯苓 15g,夏枯草 15g,丹参 15g,生甘草 6g。

3. **脾虚湿浊**　证候:湿疣反复发作,疣体淡红,伴神疲乏力,便溏纳呆,苔白腻,脉濡弱。治法:健脾除湿,解毒消疣。方药:除湿胃苓汤(《医宗金鉴》)加减。苍术 6g,陈皮 6g,白术 15g,茯苓 12g,党参 15g,生黄芪 15g,土茯苓 20g,薏苡仁 20g,板蓝根 20g,大青叶 15g,泽泻 15g,甘草 6g。

(三)其他疗法

1. **经验方**　马齿苋 60g,大青叶 30g,明矾 20g。煎水先熏后洗,每日 2 次,每次 15min。

2. **鸦胆子油**　外用,点涂患处,每 3 日 1 次。

3. **消疣方**　明矾、滑石各 30g,木鳖子 15g,梅片(后下)6g。每日 1 次煎汤熏洗患处 15min,共 3 剂。

4. **祛疣汤**　苦参、蛇床子、百部、木贼草、板蓝根各 50g,桃仁、明矾各 30g,川椒 10g。水煎 2 次,浓缩取汁约 1000ml,先熏后洗患处,每次 30min,每日 2 次,每日 1 剂。

5. **抗毒 1 号**　由马齿苋、茵陈、紫草、败酱草、板蓝根、薏苡仁、藿香、厚朴、木贼草、细辛等组成。每日 1 剂,早晚分服。

6. **复方黄柏液**　10~20ml,每日 1 次。

四、生殖器疱疹(genital herpes)

生殖器疱疹属于中医学所称热疮、阴疮、疳疮的范畴。

(一)病因病机

中医学认为本病多因肝胆湿热下注,外受秽毒感染,湿热与秽毒相合,侵袭外阴及肛周等处;或体内蕴热外感风热毒邪,侵于肺脾胃三经,热毒蕴蒸皮肤而生。如湿热毒邪侵袭日久,反复发作,可因毒热伤阴而阴虚内热。邪毒剧重或久羁不解,邪盛正虚,甚则热邪内陷,导致闭脱。

(二)辨证论治

1. **湿热下注**　证候:阴部出现疱疹,糜烂,灼热痒痛,口苦纳呆,尿黄,大便不爽,舌红苔黄腻,脉滑数。治法:清热利湿解毒。方药:龙胆泻肝汤(《医方集解》)加减。栀子 12g,龙胆草 10g,黄芩 12g,柴胡 9g,生地黄 12g,车前子 12g,泽泻 15g,板蓝根 20g,薏苡仁 20g,木通 9g,甘草 6g。

2. **热毒蕴结**　证候:阴部疱疹糜烂,脓液腥臭,疼痛明显,发热,头痛,心烦口干,小便短赤,苔黄腻,脉弦数。治法:清热解毒利湿。方药:黄连解毒汤(《外台秘要》)和萆薢渗湿汤(《疡科心得集》)加减。黄连 9g,黄芩 12g,黄柏 12g,薏苡仁 15g,萆薢 10g,牡丹皮 10g,土茯苓 20g,泽泻 12g,蒲公英 15g,板蓝根 20g,甘草 6g。

3. **肝肾阴虚**　证候:疱疹反复发作,疱液少,破溃后创面干燥,或少许脓液,可伴头晕耳鸣,腰膝酸软,心烦寐少,咽干口渴,舌红苔少,脉细数。治法:滋养肝肾,兼清余毒。方药:知柏地黄丸(《医宗金鉴》)加减。熟地黄 15g,山茱萸 15g,知母 12g,黄柏 9g,牡丹皮 15g,泽泻 12g,淮山药 15g,云苓 15g,板蓝根 20g,紫草 15g,土茯苓 15g。

(三)专方验方治疗

1. **疱疹汤**　板蓝根 20g,大青叶 15g,薏苡仁 30g,土茯苓 20g,柴胡 10g,白花蛇舌草 20g,黄柏 12g,甘草 5g。每日 1 剂,水煎服。

2. **板蓝根汤**　板蓝根 60g,煎汤代茶。

3. **大青叶汤**　大青叶 60g,煎汤代茶。

4. **疱疹外洗方**　虎杖 30g,大青叶 30g,紫草 30g,大黄 20g,苦参 30g,枯矾 15g,野菊花 20g。水煎至 2000ml,外洗浸泡患处,每日 1 次,约 20min。

5. 其他　取海金沙藤嫩芽、嫩叶适量,捣烂取汁,每 100ml 加食盐 15g,混匀涂患处,每小时 1 次。

五、梅毒(syphilis)

过去,梅毒在中医学中又称"疳疮""下疳""杨梅疮""霉疮"等。现在,中医学认为,本病主要是腠理不密、感受毒邪、伤及心肾所致。

(一)病因病机

1. 精化传染　不洁性交传染,阴器直接感受霉疮毒气。肝脉环绕阴器,肾开窍于二阴,故肝肾二经受毒。毒气由精道直通命门,伤及任脉、督脉及冲脉。早期外发皮毛,伤及玉器、疮重、大而硬实;晚期毒气内入骨髓、关窍,侵及脏腑,证候复杂。

2. 气化传染　由非性交传染,因湿热邪火所化,乘脾肺气虚所致,乃脾肺二经受毒,疮轻、细小而干,毒气不入侵骨髓、关窍、脏腑。

3. 胎传　即小儿遗毒系父母患霉疮,遗毒于胎儿所致。梅毒之成,总由肺脾气虚,肝肾亏虚及胎儿禀赋不足而感染杨梅邪毒所致。邪毒内蕴,化热化火,内伤脏腑,外攻肌肤,发为霉疮致成本病。不同患者感受霉疮毒气后,出现的证候和症状各不相同,除了因精化、气化感受途径不同外,还与个人机体状况和体质差异有关。患者如某脏某经偏虚,霉疮毒气先中偏虚之经之脏,出现相应症状。在一定情况下,霉疮可由一经传至另一经,症状也相应有所改变。

(二)辨证论治

1. 湿热下注　证候:发病急,或兼恶寒发热,患处发红肿胀,小便黄赤,舌红苔腻,脉滑数。治法:清热解毒利湿。方药:龙胆泻肝汤(《古今医方集成》)加减。龙胆草 15g,栀子 10g,黄芩 10g,车前子 10g,木通 10g,泽泻 10g,黄柏 10g,地丁 15g,蛇舌草 20g。

2. 毒热内蕴　证候:患处糜烂成疮,疮面黏附分泌物,小便淋涩,大便秘结,舌红苔黄脉,弦数。治法:清热解毒,利水泻火。方药:黄连解毒汤(《外台秘要》引崔氏方)合五味消毒饮(《医宗金鉴》)加减。栀子 15g,黄连 10g,黄芩 10g,黄柏 15g,金银花 5g,野菊花 10g,蒲公英 15g,地丁 10g,萆薢 15g,茯苓 15g,滑石 10g。

3. 疫毒发斑(二期梅毒)　证候:全身各部位特别是掌、跖处出现皮疹,形态各异,无痛痒。发疹前可有发热、全身不适等,舌红苔薄,脉数。治法:解毒,凉血,除斑。方药:化斑解毒汤(《医宗金鉴》)加减。黄连 15g,连翘 15g,知母 15g,玄参 20g,白茅根 30g,紫草 15g,生地黄 20g,地骨皮 10g。中成药:知柏地黄丸。

4. 脾肺蕴毒(三期梅毒树胶肿)　证候:结毒发无定处,可侵犯皮肤黏膜或脏腑,结毒破溃后可致鼻塌、唇缺、腭穿等,舌红苔白腻脉细。治法:解毒化瘀,扶正固本。方药:珍珠粉 10g,琥珀 6g,钟乳石 12g,朱砂 1g,冰片 1g,牛黄 1g,山慈菇 10g,党参 10g,黄芪 10g。

5. 心气阳虚(三期心血管梅毒)　证候:心悸,心胸痹痛,气促,浮肿,脉结代。治法:温补心阳,回阳固脱。方药:四逆汤(《伤寒论》)合生脉散(《内外伤辨惑论》)加减。附子 10g,人参 5g,干姜 10g,麦冬 10g,五味子 10g,炙甘草 5g,当归 10g,红花 5g。中成药:归脾丸。

(三)专方验方治疗

1. 土茯苓合剂　土茯苓 60g,金银花 12g,威灵仙 9g,白鲜皮 9g,苍耳子 15g,生甘草 6g。用于梅毒早期。

2. 祛毒益正汤　金银花 10g,白芍 18g,白茅根 12g,蒲公英 10g,黄芪 5g,生甘草 12g,大腹皮 6g,冬虫夏草 10g。用于杨梅结毒或先天梅毒。

六、腹股沟肉芽肿(granuloma inguinale)

腹股沟肉芽肿似属于中医学的"下疳""横痃""瘢痕疙瘩"等范畴。

(一)病因病机

本病的发病部位以前后二阴为主,故多与下焦的膀胱经、大肠经有关。多年迁延的患者,身体逐渐衰弱,往往脾肾亏虚,病因以湿热为主,久病者可至气滞血瘀,炼津成痰,湿痰与气血凝滞而演变成鳞癌。

(二)辨证论治

本病的治疗应以祛除湿邪为主,初期应清热利湿,中期温肾健脾祛湿。痰湿凝滞者以化痰祛湿,活血化瘀为主。

1. 湿热蕴结　证候:外生殖器部单个或多个暗红色丘疹或多个皮下结节,湿润,侵蚀皮肤,产生胬肉性溃疡,附近可有散在性损害,相互融合形成斑块。甚则局部皮损色黑,腐烂,疼痛,流出恶臭液体,病变向周边扩延至腹股沟部,形成上述损害可数年不愈。伴有口苦,口黏,口干不欲饮,尿赤,苔黄腻,脉弦数。治法:清热利湿。方药:龙胆泻肝汤加减(《医宗金鉴》)。龙胆草 15g,栀子 12g,黄芩 10g,柴胡 10g,生地黄 15g,车前仁 15g,泽泻 10g,木通 10g,当归 20g,土贝母 10g,半枝莲 30g,甘草 6g,黄柏 15g。

2. 脾肾亏虚　证候:病久出现大便溏泄,完谷不化,腹胀少食,神疲形寒,肢软骨痛,舌淡苔薄,脉沉迟。治法:清热利湿。方药:无比山药丸(《太平惠民和剂局方》)加减。淮山药 30g,肉苁蓉 10g,熟地黄 10g,山茱萸 15g,茯苓 10g,菟丝子 15g,五味子 10g,赤白脂 15g,巴戟天 10g,泽泻 10g,杜仲 10g,牛膝 15g。

3. 湿痰蕴结　证候:患处日久皮肉高突,形状不一,或溃疡底不平,呈肉红色,可见小的乳白色颗粒,或附着坏死组织,有腥臭味,疼痛,伴有夜寐不安,口干咽燥,形瘦潮热,不思纳食,苔黄,脉弦细数等。治法:化痰祛湿,软坚消结。方药:指迷茯苓丸(《全生指迷方》)加减。茯苓 15g,枳壳 10g,半夏 10g,风化硝 6g,夏枯草 10g,白花蛇舌草 60g,土贝母 15g。

七、软下疳(chancroid)

软下疳属于中医学的"横痃""疳疮"等范畴。

(一)病因病机

本病的发病原因多由房事不洁,外染邪毒,导致肝经湿热下注,或欲念未遂,以致败精浊血滞留中途,湿热蕴结。

(二)辨证论治

本病初起主要为湿热热毒蕴结下焦,病证属实,治当攻邪为主。病延日久,导致气阴两虚,病证从实转虚,虚实夹杂,治当扶正为主,兼以祛邪。

1. 肝经湿热　证候:阴茎头、阴茎出现圆形或椭圆形柔软而疼痛的溃疡,数目一个或一个以上,表面糜烂有脓水,口干口苦,烦躁,四肢困重或身热胁痛,尿赤,大便不爽,肛门灼热,舌红,苔黄腻,脉滑数。治法:清热,利湿,解毒。方药:龙胆泻肝汤(《医方集解》)加减。龙胆草 9g,黄芩 12g,生地黄 15g,车前草 20g,泽泻 15g,萹蓄 12g,川木通 12g,柴胡 6g,土茯苓 20g,蒲公英 20g,甘草 6g。中成药:穿心莲片,每片 0.21g,每次 3~5

片,每日 3 次。

2. 热毒蕴结　证候:阴茎头、阴茎溃烂成疮,脓液味臭,局部紫红灼痛,腹股沟部红肿,坚硬灼痛,行走不便,或溃破流脓、味臭,大便秘结,心烦口干,舌红,苔黄,脉弦数。治法:清热解毒,泻火散结。方药:黄连解毒汤(《外台秘要》)合五味消毒饮(《医宗金鉴》)加减。黄连 6g,黄柏 9g,黄芩 9g,蒲公英 15g,野菊花 15g,紫花地丁 15g,穿山甲(代)(先煎)15g,皂角刺 9g,土茯苓 20g,金银花 15g,白花蛇舌草 15g。

3. 气阴亏虚　证候:横痃破溃日久不愈,创面色淡,脓水稀少,身倦乏力,口干心烦,大便干结,舌红苔少,脉细。治法:益气养阴,兼清余毒。方药:八珍汤(《正体类要》)加减。党参 15g,白术 12g,茯苓 12g,熟地黄 15g,当归 12g,白芍 15g,北黄芪 20g,麦冬 16g,金银花 15g,蒲公英 15g,土茯苓 15g,甘草 6g。中成药:六神丸,每次 10 粒,每日 3 次。

(三)专方验方治疗

1. 土茯苓 30g,黄连 15g,甘草 15g。每日 1 剂,水煎服(经验方)。

2. 金银花 20g,土茯苓 20g,熟地黄 15g,黄柏 15g,山茱萸 10g,肉桂 3g,五味子 3g。每日 1 剂,水煎服(经验方)。

3. 蛇床子 30g,苦参 30g,地肤子 30g,白鲜皮 50g,大黄 30g。煎水坐浴 30min(经验方)。

4. 炉甘石 30g,儿茶 3g,冰片 3g。研细末,外敷下疳溃疡处。

5. 金银花 30g,野菊花 30g,大黄 30g,黄连 15g,蒲公英 30g,枯矾 15g,荆芥 20g,苦参 20g。水煎至 2000ml,浸洗外阴溃疡。

6. 用青黛散外撒溃疡创面。

7. 三黄洗剂外搽,每日 3 次,适用于早期糜烂创面。

8. 复方黄柏液,外用 10~20ml,每日 1 次,适用于属阳证者。

八、性病性淋巴肉芽肿(lymphogranuloma venereum)

性病性淋巴肉芽肿属于中医学的"横痃""便毒""鱼口"等范畴。

（一）病因病机

中医学认为,本病的成因主要是因不洁性交或接触被患者污染之秽物,湿热或邪毒入侵阴股之间。郁而化热,热毒蕴结,致局部气血凝滞,经络阻塞而发病。

（二）辨证论治

1. 湿热下注　证候:阴部出现一个或多个丘疹或小水疱,不久溃烂,口苦,纳呆,小便黄赤,舌苔白腻或黄腻,脉滑数。治法:清热,解毒,化湿。方药:除湿胃苓汤（《丹溪心法》）加减。陈皮10g,苍术6g,茯苓15g,土茯苓15g,滑石10g,白术10g,木通10g,栀子10g,泽泻15g,车前子15g,黄柏10g,薏苡仁15g,甘草6g。

2. 热毒蕴结　证候:腹股沟淋巴结肿大,质硬,皮包紫红,疼痛,或中心柔软波动,发热,恶寒,溺赤便秘,口渴咽干,舌红苔黄,脉弦数。治法:清热解毒,托里排脓。方药:五味消毒饮（《医宗金鉴》）合透脓散（《外科正宗》）加减。金银花30g,紫花地丁15g,蒲公英15g,野菊花15g,生黄芪20g,当归10g,川芎6g,穿山甲（代）9g,皂角刺9g,贝母10g,天花粉15g,甘草6g。

3. 气阴亏损　证候:皮核破溃,溢液黄白,先稠后稀,创口紫暗不鲜,形成瘘管,此愈彼溃,痛不明显,久不收口,兼见低热,盗汗,口干乏力,纳呆,舌红少苔,脉细数。治法:益气养阴,兼清余毒。方药:八珍汤（《正体类要》）加减。当归10g,川芎6g,党参20g,白术10g,茯苓15g,熟地黄15g,生黄芪20g,黄柏10g,蒲公英15g,甘草10g。

4. 痰血凝滞　证候:阴茎、阴囊肿胀肥厚,坚实,或下肢肿胀如象皮,或直肠肿块、狭窄,可伴排便困难,乏力,舌紫暗,或有瘀点,苔腻,脉涩。治法:活血化瘀,化痰软坚。方药:桃红四物汤（《医宗金鉴》）合海藻玉壶汤（《医宗金鉴》）加减。桃仁10g,红花10g,当归10g,川芎6g,白芍12g,熟地黄15g,海藻10g,昆布10g,法半夏10g,青皮6g,川贝12g,黄芪15g。

（三）专方验方治疗

1. 黄柏30g,败酱草30g,大黄20g,明矾20g。煎水浸洗或湿敷,适用于初疮期或中期淋巴结溃破者。

2. 丹参30g,大黄30g,红花10g,大风子30g,赤芍30g,白鲜皮30g。水煎至200ml微温外洗坐浴。适用于晚期双侧腹股沟遗留瘢痕肉块,阴户皮肤硬肿肥厚粗糙,凹凸不平患者。

九、艾滋病（acquired immune deficiency syndrome，AIDS）

艾滋病潜伏期相当于中医学"虚劳"的范畴,缓减期则相当于"虚劳""内伤发热""腹泻""积聚"的范畴。中医用扶正固本的方药,能增强机体抗HIV病毒的能力,起到延缓甚至避免发作的疗效。艾滋病发作期相当于中医学"瘟疫""温毒""伏气温病""急劳""内伤发热""腹泻""积聚"的范畴。运用卫气营血、八纲辨证的方法,使用扶正固本、清热解毒、活血化瘀等中草药,可以激发人体免疫功能,有效地抵抗甚或杀灭HIV。从中医学的角度看,艾滋病是由HIV感染引起,病因清楚,HIV即为毒、为邪。最终导致患者抵抗力降低,则表明患者正气不足,邪气有余,因而要增强患者的抵抗力,抑制HIV,就必须采取扶正与祛邪方药。现代医学已证明,中医的虚实、卫气、肝脾等理论与现代免疫学观点相似,扶正与祛邪两大用药同免疫治疗有密切关系,一般认为这两类药物对免疫功能具有双向调节作用,既使免疫功能低下者趋于调高,又使免疫亢盛导致免疫病理损伤者的功能下调趋于正常。中医药中有调节免疫功能的方药很多,扶正是中医学的优势。

（一）单味药的筛选和研究

1. 祛邪　对抗病毒和某些机会性感染。

（1）具有抗HIV病毒的中草药:金银花、连翘、板蓝根、山豆根、大青叶、射干、虎杖、白花蛇舌草、柴胡、瓜蒌、半边莲、牡丹皮、天花粉、香薷、地血香和贯众等。

（2）能诱生内源性α-干扰素的中草药:党参、灵芝、黄芪、香菇、青黛、白术、淮山药、茯苓、薏苡仁等。

（3）能诱生γ-干扰素的中草药:黄芩、黄连、生地黄、金银花、蒲公英、紫花地丁、甜瓜蒂、五味子、白芍、菟丝子、墨旱莲、淫羊藿、巴戟天、何首乌、玉竹、淮山药、枸杞子、黄芪、灵芝和甘草等。

2. 活血化瘀药　丹参、赤芍、川芎、红花、桃仁、鸡血藤、三七、血竭、益母草、乳香、没药、王不留行、穿山甲（代）、牛膝、莪术、泽兰、五灵脂、蒲黄等。

（二）复方研究

复方是中医学的特点和优势，它注重整体，适合于辨证论治和个体化治疗，是研究中医药治疗艾滋病的重点。

1. 小柴胡汤　系张仲景《伤寒论》中的著名方剂，主要成分为柴胡、黄芩、人参、半夏、甘草、生姜、大枣。日本已将此方剂制成颗粒剂，并不辨证（小柴胡证），而是辨病（艾滋病）用药，临床发现，可抑制70％艾滋病患者体内HIV的增殖。

2. 人参汤　即《伤寒论》中的理中汤，由人参、干姜、白术、甘草组成。此方药可增加艾滋病患者的 CD4 细胞数，延长艾滋病患者的存活时间。

3. 中研一号方　由中国中医研究院根据在坦桑尼亚治疗艾滋病的经验基础上组成的扶正祛邪方，主要由抑制艾滋病病毒的紫花地丁等和增强免疫功能的黄芪等 8 味中药组成。临床试验表明能降低外周血单核细胞的病毒滴度，抑制 HIV，提高 CD4 细胞数，促进 T、B 淋巴细胞增殖，诱生干扰素的产生。

4. 克艾可　以甘草为主。此方剂对 HIV 有抑制作用，对患者免疫功能有显著的促进作用。

5. 红宝方　由人参、当归、枸杞组成，可增加患者的 T 淋巴细胞，促进 P24 抗体上升。

6. 扶正袋泡冲剂　由黄芪、人参、刺五加、五味子等 16 味中药组成。

7. 艾滋宁　由人参、白术、当归等 21 味中药组成，是一个气血双补、滋阴清热的方剂，对艾滋病患者出现的乏力、腹泻、咳嗽、发热等症状有一定的疗效。

8. 生命泉方　为膏滋剂。临床使用对艾滋病患者出现的发热、腹泻、皮疹、体重减轻、外周血淋巴细胞和 CD4 细胞降低等有明显缓解作用，延长了患者的生存期。每日 2 次，每次口服 15g，3 个月为 1 个疗程，每年可用 1～2 个疗程。不良反应主要为服药后上腹微胀、大便偏稀，减量继续服药症状可自然消失。

9. 艾滋一号（中国一号）方　由冬虫夏草等组成。此方有明显的细胞免疫促进作用，可增强患者的体质，调节机体免疫状态，阻断 HIV 感染的发生。

10. 艾滋可宁　由人参、灵芝、天花粉、仙灵脾（淫羊藿）、白花蛇舌草、七叶一枝花、北沙参、柴胡、板蓝根、半枝莲等组成。此方具有增强机体免疫功能的作用。每日 3 次，每日 2 粒（胶囊），每疗程 2～3 个月。

11. 艾必治丸　由柴胡、人参、黄芪、当归、白术、陈皮、升麻、黄连、白花蛇舌草、大枣、甘草等组成。每日 2 次，每次 1 包，2～3 个月为 1 个疗程。

12. 八味黄芪片　由黄芪、人参或党参、灵芝、五味子、陈皮、女贞子、刺五加、甘草等组成。每日 2 次，每次 4 片，每疗程 3 个月。

13. 七林草药方　由美国研制，含灵芝、黄芪、板蓝根等 28 种草药。

14. 其他方剂　如清热方、增益方、乌干达的 PCK-4 方、坦桑尼亚的 ELS 复方、双黄连粉针剂等。

（三）其他疗法

在当前药物治疗艾滋病尚无良好的预后效果情况下，许多患者求助于针灸、按摩、捏脊、瑜伽等辅助性疗法。但研究表明，这些疗法，在某些方面对患者能起到支持延长生命的功能，但尚无科学实验证实，仅可作为药物替代疗法。

（常德贵　张朝德）

第九节　男性生殖系统肿瘤
（tumor of male reproductive system）

一、阴茎癌（carcinoma of penis）

（一）病因病机

阴茎癌中医学名为"肾癌翻花"或"翻花下疳"。清代邹岳《外科真诠》中有较为明确的记载，"肾岩翻花，玉茎崩溃，脓血淋漓，形如翻花"。古人已认识到阴茎癌发病与梅毒、外用腐蚀性丹药及外伤有关。

（二）辨证论治

1. 肝肾阴亏　证候：口渴，咽干，头晕眼花，尿痛尿频，腰腹酸痛；舌淡少苔，脉象沉细。常见于放化疗后患者。治法：滋阴补肾。方药：大补阴丸或知柏地黄丸兼用十全大补丸加减。知母10g,黄柏10g,生地黄15g,花粉15g,玄参12g,女贞子15g,墨旱莲12g,丹参20g,白花蛇舌草20g,莪术10g,蒲公英20g,龙葵12g。

2.肝经湿热　证候:局部肿痛或破溃,血水恶臭,动则痛甚;舌红苔黄,脉弦数。治法:清泻肝胆湿热。方药:逍遥散加黄柏12g,龙胆草10g。

3.热毒内蕴　证候:湿郁化毒,玉茎翻花,肉突腐溃,脓水并流,大便干结,刺痛灼痛,舌质红绛苔黄腻,脉沉弦。治法:清热解毒利湿。方药:苍术12g,飞琥珀9g,大黄9g,车前子12g,赤茯苓12g,滑石12g,黑山栀9g,萆薢15g,猪苓15g,泽泻12g,牡丹皮9g,益智仁15g,青盐5g。

二、睾丸肿瘤(testicular tumors)

(一)病因病机
本病相当于中医学的"肾子岩"。

本病的发生多与先天禀赋不足,痰浊凝结,或肾子外伤、气血瘀滞,日久不散而成。另外肝气郁结,气滞痰凝及肝肾阴虚,肾子失养亦可致本病发生。

(二)辨证论治
1.瘀热蕴结　证候:睾丸肿大坚硬,坠胀不舒,或痛引少腹;大便干,小便黄;舌质红,苔黄,脉弦涩。治法:活血化瘀,清利湿热。方药:桃红四物汤合萆薢化毒汤加减。桃仁12g,红花9g,川芎15g,当归15g,生地黄15g,白芍15g,萆薢15g,薏苡仁30g,防己9g,牛膝12g,木瓜12g,秦艽15g,牡丹皮9g。

2.气滞痰凝　证候:睾丸肿胀不适;小腹隐痛,烦躁易怒,食少纳呆,口苦口干;舌淡苔白,脉沉弦。治法:疏肝解郁,化痰散结。方药:橘核丸加减。橘核30g,海藻15g,昆布15g,川楝子9g,厚朴12g,木香9g,枳实12g,延胡索12g,桃仁9g,木通6g,肉桂(冲服)3g。

3.阴虚火旺　证候:睾丸肿块坚硬,坠胀不适;腰膝酸软,日晡潮热,夜眠盗汗,头晕耳鸣,口干欲饮;舌红少苔,脉细数。治法:滋阴降火。方药:知柏地黄汤加减。知母12g,黄柏12g,生地黄12g,山茱萸12g,淮山药15g,牡丹皮9g,泽泻15g,茯苓15g,半枝莲30g,夏枯草12g,薏苡仁30g,白花蛇舌草30g。

4.气血两虚　证候:睾丸肿瘤晚期;形体消瘦,面色无华,心悸少寐,少气懒言,食欲缺乏;舌淡苔薄,脉细无力。治法:补益气血。方药:八珍汤加减。党参15g,白术12g,茯苓12g,炙甘草10g,当归12g,生地黄12g,白芍15g,川芎12g。

三、前列腺癌(prostate cancer)

(一)病因病机
本病当属中医学"癃闭""癥瘕"范畴。肾气亏虚,瘀血内阻,湿热下注是本病的主要病因病机。

(二)辨证论治
1.湿热蕴结　证候:尿频、尿急、尿痛,排尿不畅,或小便点滴而出,或尿血,会阴腰骶疼痛,小腹胀满;舌红苔黄腻,脉滑数。治法:清利湿热,化瘀散结。方药:八正散加减。栀子9g,车前子15g,萹蓄15g,制大黄6g,生地黄12g,泽泻12g,滑石15g,白花蛇舌草30g,半枝莲30g,薏苡仁30g。

2.瘀血内阻　证候:小便滴沥不畅,或尿细如线,或点滴不通,腰骶小腹胀痛;舌质紫暗,脉弦细。治法:化瘀散结,通利水道。方药:膈下逐瘀汤加减。当归12g,川芎12g,桃仁9g,五灵脂9g,牡丹皮9g,赤芍12g,乌药9g,香附9g,红花9g,延胡索12g,枳壳12g,甘草6g,半枝莲30g,白花蛇舌草30g,薏苡仁30g。

3.阴虚内热　证候:小腹胀痛,腰膝酸软,低热不退,小便滴沥不畅或点滴不通;舌红苔薄黄,脉细数。治法:养阴清热,化瘀散结。方药:前列扶正方(北京西苑医院男科经验方)。龙葵12g,蟾皮12g,党参12g,知母12g,黄柏12g,生地黄15g,山茱萸15g,淮山药15g,茯苓15g,牡丹皮12g,泽泻12g,半枝莲30g,白花蛇舌草30g,薏苡仁30g,三棱12g,莪术12g。

4.肾气亏虚　证候:小便不畅或点滴不通,小腹胀痛,腰膝酸软,疲乏无力,食欲不佳;舌淡少苔,脉沉细。治法:补肾益气,化瘀散结。方药:肾气丸加减。附子9g,肉桂9g,熟地黄15g,山茱萸15g,淮山药15g,茯苓15g,牡丹皮9g,泽泻12g,仙茅15g,淫羊藿15g,半枝莲15g,白花蛇舌草15g,莪术9g,薏苡仁15g。

(三)针灸治疗
1.针刺足三里、中极、阴陵泉、三阴交等穴,反复捻转提插,强刺激,体虚者可灸关元、气海,并按摩膀胱少腹区。

2. 刺肾俞、环跳、夹脊、昆仑等穴,寒湿配风府、腰阳关,肾虚配命门、志室、太溪。实证用泻法,虚证用补法,或补泻兼施。

(四)单验方治疗

1. 阿魏膏:羌活、独活、元参、肉桂、赤芍、穿山甲(代)、生地黄、雄鼠矢、大黄、白芷、天麻各15g,红花15g,土木鳖20个。用麻油500g煎,去渣,下黄丹325g,再煎,入芒硝、阿魏、乳香、没药

各15g,再入苏合油15g,麝香9g,调匀成膏。取药膏适量,贴痞块上,用热熨斗熨之(《中国膏药药膏掺药全书》)。

2. 半枝莲30g,黄芪30g,七叶一枝花15g。水煎服,每日1剂。

3. 凤尾草、石上柏各30g,水煎服,每日1剂。

4. 龟甲胶15g,烊化冲服,每天1～2次。用于放、化疗后白细胞与血小板减少。

(孙自学)

第十节　中老年部分雄激素缺乏综合征
(partial androgen deficiency syndrome in the elderly)

一、病因病机(etiology and pathogenesis)

1. 肾阴亏虚　天癸渐竭,真阴亏损,形体渐衰,复加素体肾阴不足,或房室戕伐,或过服温燥兴阳药石,劫伤真阴,或心火独炽,过汲肾水,或情志过用,化火伤阴等,均可形成以肾阴亏虚为主的病理表现。阴虚则生内热,进可出现阴虚内热诸症;肾阴为人一身阴气之根本,又肝肾为母子之脏,肾水不足则肝木不荣,易形成肝肾阴虚或进而形成肝阳上亢之证;心火赖靠肾水济制,肾阴亏虚,心火则独炽于上,进可出现心肾不交证候。

2. 肾阳虚衰　肾脏精气自衰,天癸渐竭,复加素体元阳不足,或房室戕伐,遗泄过度,肾阳随之泄耗;或过食寒凉药食,伤及肾阳;或他脏阳虚,日久及肾等,均可形成以肾阳虚为主的病理表现。肾阳为一身阳气之根,脾阳尤赖肾阳之温暖,肾阳虚衰,脾阳失其温煦生化之力,易形成脾肾阳虚病理,出现脾肾阳虚诸症。

3. 阴阳两虚　天癸渐竭,肾脏精气不足,精少则化阴不足,气虚则化阳无权。再加摄生不慎,克消真元,或阴虚日久及阳,或阳虚日久及阴等,均可形成肾阴阳俱虚的病理,出现肾阴阳俱虚证。

4. 肝气郁结　肾脏精气不足,肾水亏耗,肾水不足则肝木本体枯涸失润,复加情志过用,抑郁盛怒;或土壅抑肝等,则易于形成肝气不舒甚或郁结阻滞之病理。肝郁木抑则不能疏土,肝阳过亢则克制脾土太过,进而形成肝郁脾虚或肝旺脾弱之病理,出现肝郁脾虚或肝旺脾弱诸症。

二、辨证论治(syndrome differentiation treatment)

本病的主要病因病机是天癸水平下降,肾精亏损导致的脏腑阴阳失衡,故治疗上应以固护肾气为主,并注重平调阴阳;另一方面,本病患者常有精神情志症状,多因肝气不疏,气机郁闭所致,而气滞日久,又会导致瘀血内阻,故治疗上还应注重调气活血。但在临证的时候一定要综合全身症状及伴发的他证(如阳痿、早泄、性欲下降等)辨证施治,切不可过于偏颇。

1. 阴虚内热　证候:潮热盗汗,咽干颧红,五心烦热,溲黄便秘,腰膝酸软,形体瘦削,舌红苔少,脉细数。治法:滋补肾阴,清热坚阴。方药:知柏地黄汤加减。知母10g,黄柏10g,生地黄24g,山茱萸15g,山药30g,茯苓12g,泽泻10g,牡丹皮10g,北沙参24g,天冬12g,麦冬12g。中成药:知柏地黄丸。

2. 肝肾阴虚　证候:烦躁易怒,精神紧张,头昏目眩,耳鸣失聪,腰膝酸软,五心烦热,潮热盗汗,健忘多梦,舌红苔少,脉弦细或数。治法:滋补肝肾,育阴潜阳。方药:杞菊地黄汤加减。枸杞子15g,白菊花15g,干地黄30g,山茱萸15g,山药30g,茯苓15g,泽泻10g,牡丹皮10g,白芍20g,生龙牡(先煎)30g。中成药:杞菊地黄丸或二至丸。

3. 肾阳亏虚　证候:精神倦怠,畏寒肢冷,腰膝酸软,性欲减退,阳痿早泄,阴冷阴汗,面色白,夜尿频多,舌淡苔白,脉沉弱。治法:温补肾阳。

方药:右归丸加减。熟地黄 30g,淮山药 30g,山茱萸 15g,枸杞子 15g,菟丝子 15g,杜仲 18g,当归 15g,肉桂 6g,制附子(先煎)15g,鹿角胶(烊化)10g,淫羊藿 30g,蜈蚣(研末冲服)3 条。中成药:金匮肾气丸。

4. 心肾不交　证候:心烦易惊,多梦易惊,心悸怔忡,遗精盗汗,腰膝酸软,舌尖红,脉细数。治法:滋阴降火,交通心肾。方药:六味地黄汤合交泰丸加减。干地黄 30g,山茱萸 15g,山药 30g,泽泻 10g,牡丹皮 10g,茯苓 15g,黄连 6g,肉桂(后下)3g。中成药:六味地黄丸配柏子养心丸。

5. 脾肾阳虚　证候:神疲乏力,形寒怯冷,面色白,腰膝、脘腹冷痛,阳痿早泄,性欲减退,食少纳呆,大便稀溏,小便清长,夜尿频数,舌淡胖嫩,脉象沉弱。治法:温补脾肾。方药:还少丹加减。熟地黄 24g,山茱萸 15g,山药 30g,茯苓 15g,小茴香 6g,巴戟天 30g,肉桂 5g,淫羊藿 30g,杜仲 18g,潞党参 20g。中成药:附子理中丸配右归丸。

6. 肾阴阳俱虚　证候:形体早衰,性欲减退,阳痿早泄,腰膝酸软,头昏健忘,悲喜无常,烘热汗出,畏寒怕冷,浮肿便溏,舌淡苔薄,脉细弱。治法:滋补肾阴,温补肾阳。方药:二仙汤加减。知母 10g,黄柏 10g,仙茅 15g,淫羊藿 30g,当归 15g,巴戟天 18g。中成药:十全大补丸,宜长期服用。

7. 肝气郁结　证候:胁肋少腹胀痛,烦躁易怒,心情抑郁,善太息,或见阳痿、交接不泄。脉弦。治法:疏肝行气解郁。方药:柴胡疏肝散加减。柴胡 12g,香附 10g,陈皮 10g,白芍 15g,川芎 10g,合欢皮 30g,生麦芽 24g,娑罗子 12g,甘草 3g。

8. 肝郁脾虚　证候:情志抑郁或烦躁易怒,胸胁胀满窜痛,善太息,纳呆腹胀,便溏不爽,肠鸣矢气,乏力倦怠,舌淡暗,苔薄白,脉弦细。治法:疏肝健脾。方药:逍遥散加减。柴胡 12g,当归 15g,白术 10g,茯苓 15g,白芍 15g,炙甘草 3g,薄荷 6g,生姜 3g。中成药:逍遥丸。

9. 肝阳上亢　证候:烦躁易怒,口干口渴,烘热汗出,头晕耳鸣,腰膝酸软,舌质红,少苔,脉弦细。治法:滋阴潜阳。方药:三甲潜阳汤(中国中医科学院西苑医院男科经验方)组成。鳖甲(先煎)10g,龟甲(先煎)15g,生牡蛎(先煎)30g,白芍 15g,钩藤(后下)10g,牛膝 12g,炙甘草 6g。

三、针灸疗法(acupuncture therapy)

1. 肾阴虚　主穴肾俞、京门、后溪、阴郄、关元、翳风;腰酸痛者,加委中、腰阳关、志室。针法宜平补平泻,留针 15min,每日 1 次,10～15d 为 1 个疗程。

2. 肾阳虚　主穴肾俞、关元、命门、太溪、阳痿(肾俞上 2.5 寸,督脉旁开 1 寸处);腰膝酸软,加委中、腰阳关;肢冷,加气海、关元。针法宜用补法,或加灸。留针 15min,每日 1 次,10～15d 为 1 个疗程。

3. 肝肾阴虚　主穴肾俞、肝俞、太冲、太溪、神门;皮肤瘙痒者,加曲池、血海、三阴交;烘热,加涌泉、照海。针法宜平补平泻。留针 15min,每日 1 次,10～15d 为 1 个疗程。

4. 脾肾阳虚　主穴肾俞、脾俞、命门、关元、太溪、足三里;肢冷,加气海;宜用补法或加灸。留针 15min,每日 1 次,10～15d 为 1 个疗程。

5. 心肾不交　主穴肾俞、膈俞、心俞、内关、三阴交;潮热盗汗,加后溪、阴郄;虚烦不眠,加神门。针法宜补泻交替。留针 15min,每日 1 次,10～15d 为 1 个疗程。

6. 肝气郁结　主穴膻中、行间、内关、侠溪;脘闷纳呆,加足三里、中脘。针法宜平补平泻,留针 15min,每日 1 次,10～15d 为 1 个疗程。

四、耳针疗法(auricular therapy)

耳穴压豆,选取神门、交感、内分泌、肾、肝、心、睾丸,每次只取一侧耳穴,以急性子或王不留行子贴压,双耳轮流,隔日 1 换。每日揉按所贴耳穴 3～6 次,每次 2～3min,以耳郭微有胀麻痛或红热感为度,10d 为 1 个疗程。

五、单方验方(unilateral prescription)

1. 疏肝畅情汤:柴胡 12g,白芍 15g,香附 9g,郁金 9g,枳壳 9g,川芎 9g,何首乌 12g,淫羊藿 12g,菟丝子 12g,韭菜子 9g,茯苓 15g,甘草 6g。每日 1 剂,水煎分 2 次服。适用于肾精亏虚,肝失条达。

2. 滋肾二仙汤:淫羊藿 15g,仙茅 10g,山茱萸 10g,枸杞子 10g,白芍 10g,白术 10g,茯苓 10g,熟地黄 10g,五味子 10g,女贞子 20g,山药

20g。水煎 3 次温服,每日 1 剂,7 剂为 1 个疗程。适用于肝肾不足者。

3. 解郁宁神汤:柴胡 15g,酸枣仁 15g,枳壳 12g,黄芩 10g,甘草 6g,法半夏 6g,龙骨 30g,牡蛎 30g,合欢皮 30g,首乌藤 30g,茯苓 20g。水煎服,每日 1 剂。适用于肝郁内热,心神不宁者。

4. 羊头(包括羊脑)1 个,黄芪 15g。水煮食用。适用于肾虚眩晕者。

5. 胡桃肉 3 个,鲜荷蒂 1 枚(或鲜荷叶 30g)。捣烂,水煎服,每日 1 剂,睡前服。治肾虚眩晕。

六、按摩治疗(massage treatment)

肾阴虚:患者坐位,医者以双手拇指点按肝俞、肾俞,施以五指推拿法,点按头维、百会、风池;施以揉拿手三阴法,点曲池、内关。嘱患者仰卧位,施以提拿足三阴法,点按阴陵泉、太溪、涌泉。

(常德贵　张朝德　张蜀武)

第十一节　阴茎硬结症(peyronie disease)

本病相当于中医学中的"阴茎痰核""阴茎疽""玉茎结疽"等。

一、病因病机(etiology and pathogenesis)

1. 瘀血阻滞　局部外伤,骑跨伤;或性交时暴上卒下;或粗暴手淫;损伤脉络,气血运行不畅,遂成瘀血,复与痰、气搏结而为病。

2. 情志内伤　由于长期郁闷、恼怒或忧愁、思虑,使气机郁滞,肝气失于条达。津液的正常循行及输布往往有赖于气的统率。气机郁滞,故津液易于凝聚成痰,气滞痰凝,结于阴茎则形成阴茎硬结。

3. 脾气虚弱　劳倦内伤、久病缠绵、思虑过度,或长期饮食不节,如嗜酒过度、饥饱失宜、过食肥甘、生冷,以致脾胃虚弱,失于健运,传导失职,湿浊凝聚成痰,痰阻气机,痰气搏结发为本病。

4. 伤肾　房劳过度,或手淫斫丧,攻伐肾气,肾虚不能温化寒湿,致痰凝阻络;或肾阴亏虚,相火偏旺,煎熬宗筋血液,与痰湿互结为患而成痰核之症。

综上所述,气滞痰凝、痰瘀互结为本病的基本病理变化。若情志不遂,肝郁气滞,气滞则血流不畅;若饮食不节,喜食肥甘,嗜酒无度,伤脾碍胃,则生痰湿;若纵欲房劳,损精伤肾,"肝肾同源",则肝肾经脉空虚,经脉空虚则痰湿流注,肝郁气滞则经络阻隔,日久则血瘀挟痰凝结成块,发于阴器则成阴茎硬结。

二、辨证论治(syndrome differentiation treatment)

对本病的治疗应以疏肝理气化痰、健脾益肾,活血化痰软坚为原则,并随证施治,陈皮、半夏、川楝子、浙贝、茯苓、白芥子、香附、当归、赤芍、丹参、红花、蜈蚣、全蝎、白术、牡蛎、海藻等药均可选用。

1. 瘀血阻滞　证候:有反复轻度损伤史,阴茎硬结,局部隐隐疼痛,勃起时明显,严重者阴茎背侧静脉怒张、青紫或弯曲,苔薄白,舌黯或边有瘀斑,脉涩或弦。治法:活血化瘀,消肿散结。方药:桃红四物汤加减。生地黄 6g,熟地黄 12g,桃仁 10g,红花 6g,当归 10g,赤芍 10g,川芎 6g,牛膝 10g,牡丹皮 10g,丹参 10g,莪术 6g,三棱 6g,川断 10g,没药 6g,甘草梢 6g。

2. 肝郁气滞　证候:阴茎背侧有硬结块,大小不等,局部不适或胀痛,或小腹、睾丸抽痛,或排尿微痛,或尿细,阴茎勃起时弯曲、疼痛,性情烦急,舌淡胖苔白,脉沉弦或弦细。治法:疏肝理气,软坚散结。方药:用舒肝软坚煎。夏枯草 15g,川楝子 12g,白芍 15g,玄参 15g,连翘 20g,伸筋草 12g,茯苓 15g,川断 20g,甘草 6g。

3. 浊痰凝结　证候:阴茎背侧一个或数个索条或斑块状硬结,按之如软骨,勃起疼痛;倦怠乏力,纳呆腹胀,形体肥胖,大便溏薄,口淡无味。舌淡,苔白腻,脉濡或滑。治法:健脾化痰,行气散结。方药:加味二陈汤治疗。陈皮 12g,半夏 12g,茯苓 15g,甘草 6g,白芥子 12g,僵蚕 15g,川贝 15g,青皮 10g,黄柏 12g,荷叶 10g,牛膝 12g。

4. 阴虚痰火　证候:阴茎背侧痰核,硬结表面皮肤微红、微痛;形瘦颧红,头晕耳鸣,健忘,腰酸,早泄,或梦遗,五心烦热,口干津少;舌红苔腻而黄,脉细数。治法:滋阴活血,清热化痰。方药:麦味地黄丸加减。山药 20g,山茱萸 20g,茯苓 15g,泽泻

12g,地黄20g,牡丹皮12g,麦冬12g,五味子10g,当归10g,白芍15g,郁金15g,乌药12g。

5. 湿热下注,淤毒流阻   证候:阴茎硬结时有消长,疼痛明显,劳累或感冒等不适后症状加重。纳呆口臭,苔黄腻,质红,脉弦滑。治法:清热利湿,解毒破淤。方药:黄连解毒汤合小金丹加减。黄柏10g,黄连9g,忍冬藤15g,知母12g,茯苓15g,泽泻15g,牡丹皮12g,马鞭草12g,伸筋草15g,牛膝20g,穿山甲(代)10g,三棱10g,莪术10g。小金丹,每日1支,分服。

三、单方验方(unilateral prescription)

1. 复方软坚药酒   刘震西用刘氏复方软坚药酒治疗本病。方为:橘核、法半夏、橘红、炒白芥子、炮山甲。制成粗末,加入白酒300ml,密封浸泡7d后滤出酒液,再加水500ml于药渣中,浸泡7d后滤出药液,与药酒合并。放砂锅内煮沸2min,待冷却后加入碘化钾,溶解后装瓶备用。每次2ml,每日3次,饭后服。

2. 夏枯草膏   夏枯草,水煎后制成膏剂,每次10～20ml。功能化痰散结,清热祛痰,用于痰热互结之阴茎硬结症。

四、针灸治疗(acupuncture treatment)

取曲骨、中极、三阴交为主穴,配以关元、大赫、鱼际及局部环针刺法,手法以泻为主。也可辨证配穴,选用太冲、曲泉、水泉、照海、太白、商丘等穴。每日1次,每次留针10～30min。若属寒证可用灸法。

五、局部药物治疗(local drug therapy)

1. 活血化瘀消炎膏:黄连、乳香、没药、冰片、樟脑、姜黄、樟丹、黄柏、绿豆等,共为细末,用凡士林调成膏状。治疗期间节制性生活,药膏敷于患处,纱布包裹,每日换药1次。

2. 丁桂散或七厘散:撒于硬结处,用胶布盖贴,每日换药1次。适用于瘀血阻滞之阴茎硬结症。

3. 草乌、煨军姜各10g,煨南星、赤芍、白芷各3g,肉桂1g,共为细末,热酒调敷,用于寒痰凝滞之阴茎痰核为佳。

(常德贵   兰天培)

第十二节   附睾炎(epididymitis)

一、病因病理(etiology and pathogenesis)

中医学认为急性附睾炎主要是由于湿热下注,肝经络脉阻滞,气血瘀阻于附睾而成。因湿热蕴积于局部,导致局部气血瘀滞,则热胜肉腐为脓,形成痈疡。如脓肿穿破阴囊,则毒随脓泄而愈;如气血凝结不散,日久则成为慢性肿块。也可因外阴、睾丸等部位跌打损伤,而局部脉络损伤后,湿热最易乘虚下注,发生痈肿,形成"子痈"。如仅睾丸损伤,无湿热下注,则只表现为血肿,不会发生子痈。慢性附睾炎主要是由于湿热下注、痰湿、瘀血等因素阻滞,导致局部气血不畅所致。局部痰湿、瘀血阻滞,郁结日久,而形成局部硬结。

二、辨证论治(syndrome differentiation treatment)

在急性期,在正确应用抗生素的同时,辨证应用中药,增加炎症的吸收。内服外用结合,可取得较好的临床疗效。

1. 未溃前治以清热解毒,行气活血,利湿消肿。用消炎活血汤加减(郭军经验方)。紫花地丁、蒲公英、生石膏、黄柏、橘皮、柴胡、川楝子、车前草、生薏苡仁、丹参、当归等。未化脓留敷金黄膏或玉露膏;阴囊水肿用50%朴硝溶液湿敷。

2. 溃后当滋阴除湿,化脓生肌。用仙方活命饮、滋阴除湿汤或六味地黄汤加减。本病毒热重者,全身高热,阴囊红肿,加龙胆草、山栀、黄芩;湿热重者,阴囊水肿明显,加车前子、滑石;睾丸疼痛剧烈加玄胡索;化脓期加服透脓散;外伤引起加桃仁、红花、苏木。

3. 局部处理:肿疡期用马氏青敷膏外敷,每日换药1～2次。脓成应及时穿刺或切开排脓,脓水多时用五五丹药捻,脓少改九一丹药捻。脓尽用生肌玉红膏纱布外敷。慢性期或脓肿吸收期形成结节,可用紫金锭膏外敷,均是每日换药1次。

慢性附睾炎由于病因病理复杂,单独使用抗生素的治疗效果常常不满意。大多数患者不愿手术切除或不宜手术治疗。形成慢性纤维化后,单纯应用抗菌药物效果不一定理想,中医药治疗疗效满意。

4. 慢性附睾炎多为湿热瘀滞之证。证候:附睾肿大,自觉隐痛或胀痛,或有阴囊下坠感,舌质瘀暗,苔黄腻,脉滑数。治法:清热利湿,行气化瘀,软坚散结止痛。方药:选用金钱草、夏枯草、黄柏、三棱、丹参、鸡内金、柴胡、昆布、海藻等。硬结难消加莪术、炮山甲(代)、鬼箭羽;阴囊内积水,配合加味五苓散;病久,囊冷,腰膝酸痛加仙茅、淫羊藿、巴戟天。

(常德贵 张朝德)

第十三节 包皮阴茎头炎(balanitis and balanoposthitis)

包皮及阴茎头同时感染,称为包皮阴茎头炎,属中医学"疳疮"范畴。

一、病因病机(etiology and pathogenesis)

生殖器部位有肝经、督脉、肾经经过,因此本症与此三经均有联系。具体而言,因包皮过长或包茎,败精油浊物凝结,生湿化火,以致包皮、阴茎头肿痛溃烂,尤甚者毒火炽盛,血水淋漓等,总是肝经湿热,毒火之证、故本病虽与肝、肾、督三经相关,而其根源则在肝也。

二、辨证论治(syndrome differentiation treatment)

1. 肝经湿热 证候:阴茎头、包皮红肿灼痛;渗流黄水,有腥臭味。身热不扬,身重乏力;口苦咽干,心烦易怒;小便短赤,大便秘结。舌红苔黄腻,脉弦数。治法:清肝利湿,解毒消肿。方药:龙胆泻肝汤。龙胆草 10g,山栀 10g,黄芩 12g,柴胡 10g,川木通 6g,车前子 12g,泽泻 15g,生地黄 20g,当归 10g,甘草 6g。外治疗法:因此期黄水淋漓,主要外用湿敷或浸洗方法治疗。可用马齿苋 30g,芒硝 30g,千里光 30g(或龙胆草 30g),龙葵 15g,煎水浸洗患部,每日 2~3 次。

2. 肝经毒火 证候:阴茎头包皮肿胀,色紫暗;皮肉腐坏,血水淋漓;尿道外口周围渗流黄白色脓液,有腥臭味;溃疡处疼痛剧烈。发热畏寒,或身热不寒;心中烦热,口渴饮冷;小便赤涩,大便秘结。舌质红,苔黄厚而干,脉弦滑数。治法:清泄肝胆实火。方药:当归芦荟丸。大黄 9g,黄柏 12g,黄芩 15g,黄连 10g,栀子 10g,龙胆草 10g,芦荟 10g,青黛 10g,当归 10g,木香 10g,甘草 6g。外治疗法:本证虽化腐较重,需化腐提脓为治,但阴茎头乃皮薄细嫩之处,禁用腐蚀性较强的药物。所以,外治仍以湿敷或浸洗为主,药物同前。若脓腐难除者可用粉子膏或凤衣散或珍珠散外治。因龟头皮薄细嫩,以上 3 种外用药在临床使用时要掌握好药量。

3. 阴虚火毒 证候:阴茎头肿痛,其色暗红;阴茎头溃烂,久不愈合;手足心热,或有盗汗;口干、小便短少。舌红少苔或黄干,脉弦细数。治法:滋阴清热解毒。方药:大补阴丸合二至丸加减。熟地黄 20g,龟甲 12g,女贞子 12g,墨旱莲 15g,黄柏 12g,知母 15g,人中白 10g,金银花 20g,苦参 15g。

(孙自学)

参 考 文 献

[1] 陈志强,江海身.男科专病中医临床诊治.北京:人民卫生出版社,2000

[2] 张培海,张蜀武.男科疾病从肝论治.新中医,2004,36(11):3-4

[3] 华良才,李波,辛玉芳.中医男科临证 12 法.中医杂志,2002,43(6):469

[4] 李相如,等.男科疾病中医诊治思路探讨.山东中医杂志,2010,29(6):363

[5] 王祥齐.不育症临证辨治 7 法.河北中医,2009,1(10):1533-1544

[6] 赵金伟,王嘉.男子不育症中医病因病机探讨.现代中西医结合杂志,2010,19(24):30-94

[7] 张玮玮.关于精液质量的影响因素分析.当代医学,2009,15(27):13

[8] 侯立玲,郭伟.男性不育证中医治疗十法.吉林中医药,2007,27(5):10

[9] 赵家有,王福,余国今,等.郭军治疗早泄辨证思路和临床经验.北京中医药,2013,32(11):848-849

[10] 郭军,王福,张强,等.3种不同中医治则治疗少弱精子症患者的随机对照观察.中国中西医结合杂志,2013,33(9):1170-1173

[11] 李曰庆.男性不育症中西医治疗概况.现代诊断与治疗,2008,19(3):129

[12] 邓龙生,等.精液不液化症的中医药治疗近况.新中医,2007,39(1):94-96

[13] 李波,倪玲芬.男性不育症之中医治精十法.陕西中医,2009,30(14):1568

[14] 黄建东,罗福敏,喻明清.中药针灸并举治疗肾阴阳亏虚型不育症临床研究.长春中医药大学学报,2010,26(1):22-23

[15] 秦国政.勃起功能障碍(阳痿)中医发病学规律研究.云南中医学院学报,2004,27(1):6-8

[16] 赵家有,王福,余国今,等.郭军治疗阳痿思路和经验.中国中医基础医学杂志,2013,19(1):111-112

[17] 郭军,常德贵,陈磊,等.中药联合西地那非治疗中国勃起功能障碍患者的真实世界研究.中华男科学杂志,2017,23(10):917-921

[18] 曾银,张继伟,王福,等.郭军运用"治痿独取阳明"治疗阳痿经验.中国性科学,2018,27(2):89-90

[19] 李华.五子衍宗丸临床新用.山西中医,2000,16(4):55

[20] 郭军,王瑞.男性性功能障碍的诊断与治疗.北京:人民军医出版社,2001

[21] 王劲松,王晓虎,徐福松.论治阳痿当重心脑.四川中医,2006,24(4):33

[22] 庞宝珍,庞清洋,赵焕云.中医药治疗不射精不育的研究进展.中国性科学,2009,18(2):34-35

[23] 王劲松,曾庆琪,徐福松.早泄辨治七法.四川中医,2008,26(3):41-42

[24] 郭军,晏斌,王福,等.基于5-羟色胺调控的翘芍方干预早泄大鼠的实验研究.中华男科学杂志,2018(8):724-728

[25] 王劲松,曾庆琪,徐福松.不射精症辨治六法.四川中医,2008,26(3):41

[26] 郭军,常德贵.中西医结合男科治疗学.北京:人民军医出版社,2003

[27] 肖远辉.针刺配合中药治疗功能性逆行射精25例疗效观察.新中医,2001,33(3):48

[28] 钱必忠,程良伟.针灸治疗不射精症疗效对比分析.现代医药卫生,2005,21(11):1419-1420

[29] 王慎鸿,江荣根,张海峰.穴位按摩治疗功能性不射精33例.中国中西医结合外科杂志,2010,16(5):608

[30] 王劲松,曾庆琪,徐福松.遗精辨治七法.辽宁中医杂志,2008,35(2):206

[31] 李兰群,王传航,刘春英.慢性前列腺炎中医证型分布频率研究.中华中医药杂志,2005,20(4):245-246

[32] 吕海泉.中药灌肠治疗前列腺炎30例报道.甘肃中医,2006,19(5):8

[33] 郑伟达.前列腺疾病中西医结合诊治.北京:人民卫生出版社,2003

[34] 周雄根.清热活血法治疗急性前列腺炎疗效观察.河北中医,2000(7):527

[35] 尚学臣.灌肠方配合电针治疗慢性前列腺炎136例.陕西中医,2007,28(4):419

[36] 鲍身涛,吕景晶.中药局部导入治疗79例慢性前列腺炎的疗效观察.中国性科学,2010,19(5):13

[37] 中国中西医结合学会男科专业委员会.慢性前列腺炎中西医结合诊疗指南(试行版).中国中西医结合杂志,2007,27(11):1052-1056

[38] 宁克勤,黄新飞,王庆.中药熏蒸汽疗法治疗慢性前列腺炎临床研究.辽宁中医杂志,2007,34(11):1592-1593

[39] 郭军.基于UPOINT对慢性前列腺炎中西医结合诊疗的思考.中国中西医结合杂志,2018,38(5):517-519

[40] 郭军,张春影,张国喜,等.慢性前列腺炎合并早泄诊治的医患沟通专家共识.中国男科学杂志,2016,30(8):58-61

[41] 胡志萍,常德贵,等.治疗慢性前列腺炎经验.四川中医,2005,23(5):4-5

[42] 司福全.中医治疗慢性前列腺炎近况.云南中医中药杂志,2010,31(7):79

[43] 徐志明,李铭,和丽生.对艾滋病的探讨.云南中医学院学报,2000,23(4):12-14

[44] 扬玉峰,杜少辉,杨瑛.温胆汤加减治疗生殖器疱疹的临床研究.河北中医药学报,2000,15(3):10-11

[45] 徐福松.男科临证指要.北京:人民卫生出版社,2008

[46] 郭军,常德贵.不孕不育良方验方.北京:化学工业出版社,2013

第三篇

男科学手术

第24章　男性性功能障碍手术
(male sexual dysfunction surgery)

男子性功能障碍是指男性性功能和性满足无能，常表现为性欲障碍、勃起功能障碍、阴茎异常勃起、早泄、遗精、不射精和逆行射精等。不同的性功能障碍，其治疗方案不同。随着男科学的发展，人们对男子性功能障碍的研究不断深入，各种治疗手段不断创新、改进和完善。一线非侵袭性治疗有心理行为治疗及口服药物治疗等；二线治疗则是具有一定侵袭性的方法；三线为外科手术治疗，适用于少数对一、二线治疗效果不佳或无效的患者。

第一节　勃起功能障碍手术（erectile dysfunction surgery）

随着男科学的发展，勃起功能障碍（erectile dysfunction，ED）的治疗得到了迅速的发展，各种治疗手段不断创新、改进和完善。其中一线的非侵袭性治疗措施有心理行为治疗、口服药物、真空负压缩窄装置（vacuum contract device，VCD）等，二线的治疗如尿道内给药、海绵体内药物注射（intracavernosal injection，ICI）等则具有一定的侵袭性，而外科手术作为三线的治疗选择，对少部分患者，尤其是有明确器质性原因或经一、二线治疗效果无效的患者，仍有重要的临床价值。ED的外科手术主要包括阴茎动脉重建术、阴茎静脉阻断术和阴茎假体植入术等。阴茎假体植入术能使阴茎坚硬地进入阴道，满足患者性交的要求，因此虽不符合生理，仍然是治疗ED的重要手段，且现代假体技术的发展已使阴茎的勃起和疲软更接近自然生理，从而使多数患者获得较为满意的性交。勃起功能障碍分阴茎动脉性勃起功能障碍及静脉性勃起功能障碍。

一、阴茎动脉性勃起功能障碍手术（penile arterial erectile dysfunction surgery）

阴茎动脉重建术主要针对动脉性ED患者，虽然其疗效随时间推移而降低，远期效果目前仍有较多争议；但在其他措施无效的情况下，血管手术能使部分患者的勃起功能在一段时间内得到改善，从而推迟其假体植入的时间，故在合适的病例仍值得考虑。对因明确阴茎动脉疾患造成海绵体血流不足的动脉性ED，适于阴茎动脉重建术，通过建立动脉旁路来改善阴茎海绵体的灌注。

由于阴茎动脉或支配动脉的神经的病变，造成动脉狭窄、梗阻或扩张障碍，这些疾患包括阴茎供血动脉及其源支（髂内动脉、阴部内动脉）与属支（背动脉、海绵体动脉）的先天性发育异常、创伤（包括神经系统损伤）及动脉硬化，以及近心端大血管的局部病变，如腹主动脉、髂内动脉炎、粥样斑块形成，甚至血栓形成或栓塞等所致的局限性狭窄或闭锁，致使进入阴茎海绵体的血流量明显减少，可导致ED。对此类病变可采取动脉内膜剥离术或旁路手术，或直接取出血栓来改善阴茎的血液供应。对于阴部内动脉及其分支的疾患，仅少数可用血管成形术修复病变血管，如骨盆骨折后的外伤性短段狭窄，可行狭窄段切除加对端吻合术。多数情况下需行阴茎动脉重建术，建立为阴茎海绵体供血的阴茎血管旁路。对于阴茎动脉和其远端属支的病变，由于几乎不可能完全修复病变的血管，或受损的神经，故多采用阴茎动脉重建手术。

【应用解剖】

阴部内动脉穿过尿生殖膈后,沿耻骨下支内沿下行,延伸为阴茎动脉在尿道球部分为:①尿道球支,进入尿道球部;②阴茎背侧支,走行于背深静脉外侧和背神经内侧,并分成数条旋支与相应的静脉伴行,供应海绵体;③阴茎海绵体支(又称阴茎深动脉),是供血最多,与勃起关系最主要的动脉,自阴茎根部进入阴茎海绵体直至阴茎前端,在阴茎海绵体腔内分出很多螺旋动脉;④脚动脉,是阴茎动脉主干的一个小分支,供应两侧阴茎脚。

【手术原理】

阴茎动脉性 ED 是因阴茎动脉及其源、属支的疾患导致血管狭窄甚至闭锁,使阴茎动脉血供异常造成海绵体灌注不良而致。阴茎动脉重建术并不直接处理病变血管,而利用其他正常通畅的血管,如近心端供应血管,大多选用腹壁下动脉,也有选用股动脉及其分支与海绵体、阴茎背动脉、海绵体动脉、阴茎背深静脉等直接吻合,为阴茎海绵体建立血管旁路供血,提供勃起所需的血流灌注,恢复阴茎勃起功能,达到治疗目的。

【适应证】

主要适用于有明确动脉疾患导致阴茎海绵体灌注不良的阴茎勃起功能障碍年轻患者,特别是外伤,血栓引起的髂内动脉狭窄或阴部内动脉栓塞狭窄而阴茎动脉血供减少,所致的勃起功能障碍者;上述病变经药物及辅助治疗无效者;阴茎海绵体无血管病变者。

【禁忌证】

1. 相关血管危险因素过高,如高龄、糖尿病、多发性硬化、外周血管疾病者。

2. 所选用于血管重建的供应血管,或其支配神经节段受损者。

3. 阴茎海绵体本身存在病变者。

4. 局部感染或皮肤病变不宜手术者。

【术前特殊准备】

1. 评价阴茎海绵体功能 人工诱导阴茎勃起,阴茎海绵体造影,必要时穿刺活检。

2. 评价阴茎血管功能 血管活性药物诱导下,动脉灌注率、灌注量、动脉压力等血流动力学指标测定。选择性阴部内动脉造影,阴茎海绵体静脉造影,同位素阴茎血池显像,Doppler、彩超、阴茎血流图检查等。

3. 神经功能评价 各类诱发电位测定。阴部特殊反射体征,病理征。

4. 血管-神经综合评价 NPT 测定,视听性刺激反应,阴茎体积描记,温度测定等。

5. 血液检查 凝血功能测定。

【麻醉与体位】

可选择全麻或硬膜外麻醉,一般取平卧位。

【术式简介】

至今,该类术式多达 100 多种,现将常见报道的术式归纳为如下 4 类。

1. 腹壁下动脉与阴茎海绵体动脉吻合术

(1)腹壁下动脉的暴露、游离:可采用腹部旁正中切口,中线旁两指做一下腹部切口,脐下两指至耻骨上方。纵行切开腹直肌前鞘,将腹直肌拉向中央,于其外侧缘下方的结缔组织中可见腹壁下动脉。也可采用下腹部斜切口,上点为脐与髂前上棘连线中点,下点为耻骨联合外侧缘与髂前上棘连线中点,略向内延长,于这两点之间做一斜切口,切开腹外斜肌、腹内斜肌、腹横肌;于腹膜外脂肪中可见腹壁下动脉。游离出腹壁下动脉及与之伴行的两支静脉,向腹壁上方继续游离 15～16cm,解剖出两条主支,在距分支 2～3cm 处,血管夹夹闭后切断,选择口径适合的分支备吻合,切断并结扎其他分支,局部可用罂粟碱减轻血管痉挛。于阴茎阴囊转折处侧面做另一直切口,深达神经血管束。钝性分离出一皮下隧道连通两切口,然后将腹壁下动脉通过隧道下拉至阴茎部切口处。

(2)腹壁下动脉与阴茎海绵体动脉吻合术:纵行切开同侧阴茎海绵体并缝上牵引线,在显微镜下切开海绵体组织,显露中央的阴茎海绵体动脉,予以保护。以直角钳自阴茎海绵体动脉处挑起海绵体,对着钳尖处,在阴茎白膜上开一小窗,于阴茎海绵体动脉与窗之间形成一通道。用显微血管夹在神经血管束附近夹住阴茎海绵体动脉近侧,控制血流。选择腹壁下动脉一适当分支,修剪后做一牵引线,经白膜窗口穿过海绵体组织靠近阴茎海绵体动脉,调整长度。修剪血管,在显微镜下用 10-0 显微缝线间断吻合两血管(图 24-1)。

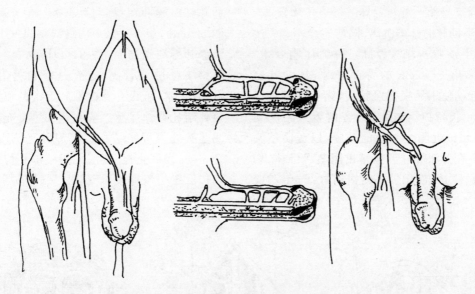

图 24-1 腹壁下动脉与阴茎海绵体动脉吻合术

腹壁下动脉也可通过海绵体切口近端进入海绵体与阴茎海绵体动脉吻合。以 3-0 缝线连续缝合海绵体白膜切口。

2. 腹壁下动脉与阴茎背动脉吻合术

(1)腹壁下动脉的暴露、游离:同前述。

(2)腹壁下动脉与阴茎背动脉吻合术:不做海绵体切口,而是找出一支阴茎背动脉,于其近端游离 3cm,避开邻近神经纤维。修剪血管,将其与腹壁下动脉行显微端-端吻合。

(3)其他术式

①Crespo II 术式:用搭桥的方式,连接股动脉和阴茎海绵体动脉,常选用大隐静脉作为搭桥血管(股动脉-大隐静脉端侧吻合,大隐静脉-海绵体动脉端端吻合)。

②Michal II 术式:将腹壁下动脉与阴茎背动脉行端-侧吻合(end-to-side anastomosis),也可行侧-侧吻合(side-to-side anastomosis)。

3. 腹壁下动脉与阴茎背深静脉吻合术

(1)腹壁下动脉的暴露、游离:同前述。

(2)腹壁下动脉与阴茎背深静脉吻合术:Virag 术式,于阴茎背侧正中,近根部结缔组织中可显露阴茎背深静脉,结扎近心端静脉,游离拉下的腹壁下动脉与阴茎背深静脉之间行开窗吻合。也可将远心端阴茎背深静脉行端-端吻合(图 24-2)。

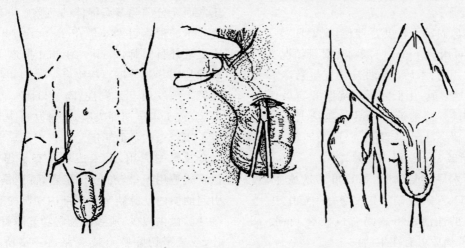

图 24-2 腹壁下动脉与阴茎背深静脉吻合术

4. 腹壁下动脉—背深静脉—海绵体吻合术

(1)壁下动脉的暴露游离:同前述。

(2)壁下动脉—背深静脉—海绵体吻合术:显露并游离出 6～7cm 的背深静脉,结扎其穿支。于其近端使用无损伤血管夹,纵行切开静脉远段 1.5cm 长切口,向阴茎头方向置入瓣膜切除器,但不切掉近阴茎头处的瓣膜,以免阴茎头过度充血。在背深静脉下显露出阴茎海绵体,切开 1.5cm 白膜开窗,用 8-0 无损伤缝线,将背深

静脉与白膜开窗缘连续缝合。再于该吻合口近侧 2cm 处,用 8-0 无损伤缝线将腹壁下动脉与背深静脉行端侧吻合(图 24-3)。吻合完毕后松开腹壁下动脉血管夹,查看是否有阴茎头过度充血,若正常,可松开背深静脉近端的血管夹,并于该处结扎背深静脉。若阴茎头过度充血,须于近阴茎头处尽可能结扎背深静脉远侧端。血管吻合完毕,彻底止血,逐层关闭腹部和切口,必要时切口放置引流片或引流管。

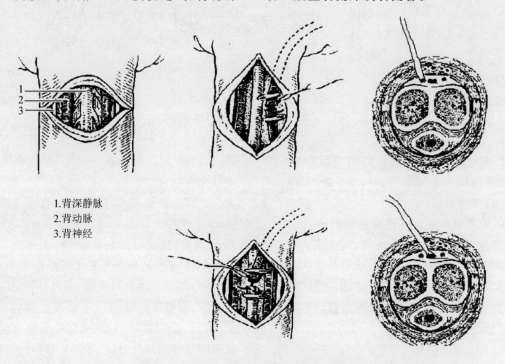

1.背深静脉
2.背动脉
3.背神经

图 24-3 腹壁下动脉与阴茎背深静脉吻合术

【术后处理】

1. 阴茎应固定于轻度背伸位,观察阴茎头色泽及张力。可用 Doppler 监测吻合血管情况。

2. 术后用药:术后预防性应用抗生素 7d。预防吻合口血栓形成,用低分子右旋糖酐 500ml,静脉滴注,1/d,5% 葡萄糖 500ml 加复方丹参注射液 8ml 静脉滴注,1/d,连续 1 周;阿司匹林 0.3g,3/d。或罂粟碱 30mg,肌内注射,2/d。

3. 患者术后重复勃起,每日可多次发生,可能危及吻合口,吸入亚硝酸异戊酯有一定作用。

4. 过早的性活动可致吻合口破裂,一般 7d 后拆线,4～6 周后可有性生活。

【评析与选择】

阴茎勃起是一种复杂的血管神经活动,保证

正常而充分的阴茎海绵体的动脉血供是阴茎显微重建术的根本目的。早在 20 世纪 70 年代,前捷克血管外科医师 Vaclav Michal 报道了将腹壁下动脉与阴茎海绵体直接吻合,可使阴茎重新勃起。但后来因发现了并发症:吻合口阻塞及阴茎异常勃起,致手术早期即失败,这对海绵体血管再通造成了相当大的负面影响。后来由于显微外科血管吻合技术的应用,手术成功率有了很大的提高。该术式适用于年轻的 ED 患者,特别是外伤,血栓引起的髂内动脉狭窄或阴部内动脉栓塞狭窄而阴茎动脉血供减少,所致的勃起功能障碍;手术取血栓,或狭窄切除吻合或旁路血管搭桥,治疗效果较佳。

适合做阴茎血管重建术的患者应当是中青

年、健康，有明显确切的局灶性动脉闭塞性病变的阴茎勃起功能障碍患者。

对于现行的 4 类手术的发展及改良历史而言，手术方式从早期的单纯改善阴茎动脉血供，发展到现今更加注重血流动力学的改正。

采用供体动脉-受体阴茎白膜的手术方式，其不足在于白膜系结缔组织、胶原纤维和弹性纤维构成，无血管内皮组织，无自身调控血供能力，易于产生医源性持续勃起，远期效果差，渐被淘汰。

供体动脉-受体阴茎海绵体动脉的手术方式以手术方式分离海绵体动脉，无可避免地会造成海绵体动脉周围损伤、瘢痕及挛缩，从而再度发生动脉狭窄、阻塞，部分手术将腹壁下动脉或隐静脉穿越阴茎白膜，更易于出现动脉狭窄、闭锁而达不到提高动脉灌注的目的。故该类手术也趋于淘汰。

供体腹壁下动脉-受体阴茎背深静脉的手术方式，就个人经验而言，笔者认为腹壁下动脉与阴茎背深静脉吻合术对于因阴茎海绵体供血不足所致的勃起功能障碍患者的治疗不失为一种创伤相对较小、操作相对简单、效果满意且易于掌握的手术方式。我们曾就一组接受该术式的患者（7 例）进行了为期 4 年的术后观察随访，其中 6 例仍可维持正常的阴茎勃起功能。其要点如下。①对阴茎血管功能状况做出正确的术前评估。②对可能涉及的血管状况尽可能详细检查。③应用显微血管吻合技术，术中尽量做到无创、规范化的修剪待吻合血管；合理应用抗凝药物，以避免血管吻合口血栓形成；应用血管扩张药，避免出现血管痉挛而影响手术操作及效果。④术后抗凝药物应用，血管扩张药的及时合理应用；监测吻合血管功能，及时处理出现的问题。⑤对术后勃起现象的调控，据临床需要于适当时期应用抑制或帮助勃起功能的药物。以便在适当的时期恢复勃起功能。

当然，该术式的主要并发症是阴茎头过度充血，表现为伴有疼痛的阴茎头肿胀，系过多的血流造成阴茎头内压力增高，局部缺氧，严重者可引起尿道阻塞或阴茎头坏死，可靠近阴茎头结扎部分背静脉分支以减轻并发症。尽管该术式目的在于通过重建的血管引导血流经过旋静脉流入阴茎海绵体内，但有部分患者可出现流入海绵体的血液较少，大部分血液流入系统循环，导致临床效果差。

特别是患有阴茎静脉系统关闭不全的患者（静脉漏 ED）。此外，凡合并有阴茎静脉系统关闭功能障碍等疾患的患者，单纯动脉手术治疗都会失败。

除非诊断或预计手术效果明确，大多数医师对血管手术的远期疗效持谨慎态度，总体趋势是血管手术在减少。这或许与专科医师对诊断评价手术的进展掌握程度如何，治疗观念的建立是否客观、理性的发展有重要关系。

目前总体手术效果不佳，主要是与吻合口狭窄、血栓形成及术前病因评价不当有关。

二、静脉性勃起功能障碍手术（surgery for venous erectile dysfunction）

从 1902 年 Wooten 发现静脉瘘是勃起功能障碍（ED）的重要原因之一并报道阴茎背深静脉结扎术治疗 ED 以来，许多学者便试图设计各种静脉术式来治疗静脉瘘导致的 ED。20 世纪 80 年代开始，临床医师通过阴茎海绵体造影及灌流技术（dynamic infusion cavernosometry and cavernosography，DICC）直接观察到阴茎静脉瘘部位及程度，因此结扎任何能辨认的并认为可能是导致漏溢的静脉外科手术风靡一时。总的来说既往各种阴茎静脉手术均是根据阴茎血流动力学原理及阴茎静脉解剖而设计的。

阴茎静脉阻断术主要针对静脉性 ED，虽然其疗效随时间推移而降低，远期效果目前仍有较多争议；但在其他措施无效的情况下，血管手术能使部分患者的勃起功能在一段时间内得到改善，从而推迟其假体植入的时间，故在合适的病例仍值得考虑。对有确切的阴茎静脉瘘（尤其是单支静脉）或异常静脉瘘道的静脉性 ED，可考虑行阴茎静脉阻断术，来增加静脉回流阻力，达到治疗静脉瘘性 ED 的目的。

【应用解剖】

阴茎勃起时，动脉血流增加，阴茎海绵体窦状隙充盈扩张，窦状隙间的小静脉受压，海绵体白膜张力形成剪力，使穿出白膜的导静脉受压，回流受阻，同时导出静脉、螺旋静脉及阴茎背深静脉的静脉瓣关闭，维持阴茎勃起状态。静脉性 ED 的病因主要是由于海绵体静脉回流系统不能有效关闭既有静脉瘘所致。阴茎海绵体静脉系统血液经 3 个途径进入髂内静脉（图 24-4）。

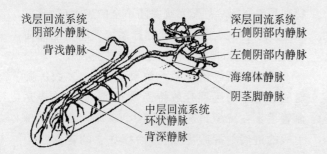

浅层回流系统
阴部外静脉
背浅静脉

深层回流系统
右侧阴部内静脉
左侧阴部内静脉
海绵体静脉
阴茎脚静脉

中层回流系统
环状静脉
背深静脉

图 24-4　阴茎浅层、中层、深层静脉回流系统解剖图（摘自：刘继红.男科手术学.北京：北京科学技术出版社，2006）

1. 浅层系统　包括阴茎皮下静脉，在阴茎根部汇成背浅静脉，回流入左或右阴部外静脉和大隐静脉。

2. 中层系统　包括背深静脉及其旋支，背深静脉支沿阴茎背 Buck 筋膜深面，两个海绵体间沟内走行，经弓状韧带流至阴部内静脉。

3. 深层系统　包括海绵体静脉及阴茎脚静脉，前者在海绵体背内侧汇合成 1～2 支进入阴部内静脉。

【手术原理】

各种阴茎静脉血流阻断手术就是通过单独结扎上述各静脉系统或联合结扎上述各静脉系统从而提高阴茎静脉回流阻力，促进阴茎勃起，改善阴茎勃起状态。

【适应证】

彩色多普勒超声检查发现有静脉瘘存在；或通过海绵体药物灌注测压发现海绵体静脉闭合功能障碍；或海绵体造影发现能够以外科手术治疗的静脉瘘及其具体位置；阴茎动脉血流入量正常的 ED，经一线药物及二线的尿道内给药、海绵体内药物注射等均无效的患者；年龄＜55 岁者。

【禁忌证】

1. 心血管疾病、糖尿病、出血性疾病者。

2. 精神疾病或性欲减退者。

3. 严重心、肺、肝、肾疾病不能耐受手术者。

4. 阴茎动脉供血不足者。

5. 术前检查无明确静脉瘘的证据者。

6. 患者不同意手术治疗者。

【术前准备】

术前必须对患者进行心、肺、肝、肾功能检查，内分泌检查，如血 T、LH、FSH、PRL，测定阴茎背动脉/肱动脉血压指数（BPI）。笔者采用阴茎根部压迫试验排除海绵体性 ED 有一定作用。手术前 1 周避免对阴茎行有创检查，如阴茎海绵体注射。对怀疑有感染的患者，术前应常规使用抗生素。术前备皮范围从脐部到会阴部。

【麻醉与体位】

多采用硬膜外麻醉或全身麻醉。取仰卧位或截石位。

【术式简介】

阴茎静脉瘘的手术分为两类：①静脉血流阻断手术，如静脉结扎、尿道海绵体剥离、静脉内注射硬化剂栓塞、静脉包埋术等；②背深静脉动脉化手术（见有关章节）。

1. 阴茎背深静脉结扎术　阴茎静脉瘘中以阴茎背深静脉瘘最为多见。有人统计阴茎各部位的静脉瘘中，阴茎背深静脉瘘占 92%，阴茎海绵体瘘占 64%，阴茎头瘘占 38%，尿道海绵体瘘占 28%，由此可以看出阴茎背深静脉瘘的概率最高。

（1）优点：阴茎背深静脉较表浅，手术中容易暴露和辨认，误扎动脉、神经的可能性小，手术简单，手术见效快，手术并发症相对较少。

（2）缺点：对于混合性 ED 或者合并有其他部位的阴茎静脉瘘，结扎背深静脉疗效较差。

（3）手术要点：经尿道留置膀胱导尿管。在耻骨下、阴茎根部做 3cm 长弧形切口，切口向上延伸到耻骨下缘，沿 Buck 筋膜表面分离阴茎皮肤，从海绵体上剥离开阴茎浅表组织，将游离的海绵体自切口处向外翻出，充分显露浅层和深层静脉回流系统（图 24-5A）并分离出背深静脉和环状静脉。连接阴茎深层静脉回流系统和浅层回流系统的交通静脉均应分离并以 3-0 微乔线结扎、切断。在近阴茎根部向一侧海绵体穿刺放置一根 19 号蝶形针，通过蝶形针先向海绵体内注射 30mg 罂粟碱，10min 后再注入用亚甲蓝染成蓝色的生理盐水（250ml 生理盐水中加入 12ml 亚甲蓝溶液），这有助于在术中清晰辨认染成蓝色的回流静脉（图 24-5B）。沿背深静脉走行向远端分离，逐一结扎进入背深静脉的环状静脉。将阴茎根部的轮状韧带结扎切断以显露阴茎悬韧带，于耻骨联合下缘锐性分离切断阴茎悬韧带（图 24-5C）。将阴茎悬韧带完全切断后即可显露耻骨下区深部手术视野,重复注射罂粟碱和亚甲蓝生理盐水,仔细分离并切断从耻骨下缘发出的与浅层回流系统相交通的小静脉,以及从此区域穿过 Buck 筋膜与深层和浅层回流系统相交通的静脉。在背深静脉的正上方中线位置切开 Buck 筋膜,在此区域,背深静脉通常只有一根较大的主干,易于辨认。从白膜上缘仔细游离背深静脉,以 0 号丝线结扎切断。如果位于背深静脉下面的海绵体静脉存在较大的异常回流静脉,则须在阴茎根部继续分离海绵体静脉,并将其结扎切断。此时应仔细保护沿海绵体静脉伴行的海绵体动脉和神经主干不受损伤;继续向阴茎头分离背深静脉,位于背深静脉两侧的环状静脉应切断结扎(图 24-5D)。

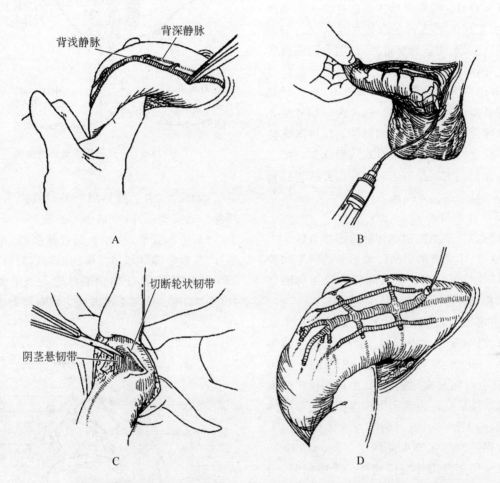

图 24-5　阴茎背深静脉结扎术(摘自:刘继红.男科手术学.北京:北京科学技术出版社,2006)

A. 将游离的海绵体提出切口处,显露浅层和深层静脉回流系统;B. 海绵体注射亚甲蓝辨认静脉;C. 分离切断阴茎悬韧带;D. 结扎背深静脉

当完成所有的静脉结扎后,通过蝶形针将 30mg 的罂粟碱注射到海绵体内,10min 后进行海绵体测压。如果所有的异常回流静脉都被结扎,那么以不超过 5ml/min 的流速灌注生理盐水应能够使手术后的阴茎产生坚硬的勃起以证实阴茎静脉结扎手术成功。在耻骨下将阴茎悬韧带缝合到耻骨下缘,此时应尽量靠近阴茎根部缝合,以延长阴茎,防止术后阴茎缩短。缝合 Buck 筋膜以避免海绵体与皮肤粘连影响勃起。为避免切口血肿形成,将一个引流条放置于切口内并于切口旁另戳孔引流。皮下组织以 3-0 薇乔线缝合。缝合过程保持皮缘平坦,以最大程度减少瘢痕形成,避免阴茎根部皮肤收缩。皮肤切口以 3-0 单尼龙线皮内缝合。术后阴茎用弹力绷带适当加压包扎。

2. 阴茎背深静脉切除术

(1)优点:对于单纯阴茎背深静脉瘘疗效

较好。

（2）缺点：对于复杂性静脉瘘疗效较差，如操作不慎可能损伤背浅静脉和背神经。

（3）手术要点：在阴茎背侧根部做一个 3cm 弧形切口，皮下组织纵行切开以保护浅组静脉及皮神经，于 Buck 筋膜下游离并将阴茎海绵体提出切口外，充分解剖出所有可见的表浅静脉、螺旋静脉及背深静脉。将亚甲蓝生理盐水注入阴茎海绵体，显示蓝染的阴茎背深静脉及其属支。游离背深静脉，近端至阴茎悬韧带处，远端至阴茎头的静脉分支处，结扎、切断其属支，然后将背深静脉切除，切除阴茎背深静脉长度应＞5.5 cm。行罂粟碱注射试验，若阴茎勃起欠佳，再次寻找并结扎遗漏的静脉交通支。术中应同时结扎穿过海绵体白膜的各交通支。手术时应对背浅静脉和背神经加以妥善保护。文献报道当阴茎背深静脉切除长度＞5 cm 时，疗效明显提高。

3. 海绵体脚结扎术

（1）优点：对于单纯阴茎脚静脉瘘疗效好。

（2）缺点：不能有效阻断闭锁不全的阴茎深静脉属支，结扎位置过高过深可能损伤深面的阴茎深动脉和神经。

（3）手术要点：放置 16F 导尿管以便术中认清尿道海绵体，避免术中误伤。会阴阴囊底倒 U 形切口约 5 cm 长，依此切开皮肤、皮下组织、会阴浅筋膜，钝性分离显露尿道球部，注意勿损伤后面的动、静脉，随后在尿道球部用拉钩将尿道海绵体拉向一侧，向下分离暴露出阴茎海绵体脚（图 24-6）。在距阴茎海绵体脚末端约 1.5 cm 处，带 10 号丝线贯穿阴茎海绵体脚待结扎。拔除尿管，阴茎海绵体部内注射 30～60 mg 盐酸罂粟碱诱发阴茎药物性勃起，同时用超声多普勒监听阴茎背动脉、阴茎头两侧的阴茎深动脉及阴茎脚处动脉搏动声，收紧结扎线，反复确定动脉搏动声没有改变后，再做阴茎海绵体脚结扎，结扎后再行动脉超声多普勒探测一次。阴茎海绵体脚结扎部位一定要在距离阴茎海绵体脚的近心端 1.5～2cm 处，这样可完全结扎海绵体脚的静脉并缩短海绵体的长度。离近心端太近结扎易致手术失败。

4. 双髂内静脉结扎术

（1）优点：对于阴茎中层和深层静脉的复杂性瘘疗效较好，并无严重并发症。

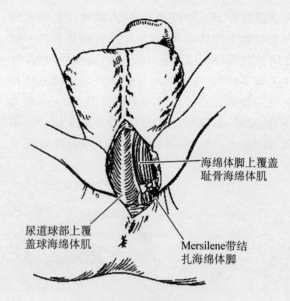

图 24-6　分离暴露阴茎海绵体脚

（2）缺点：由于静脉阻断的位置太高，其远心端易形成侧支循环，导致手术失败。

（3）手术要点：推开一侧的侧腹膜，暴露髂总静脉，在髂总静脉起始部解剖出髂内静脉并结扎，或继续向下分离，于髂内静脉壁支以下做低位结扎（图 24-7）。依照上述方法完成对侧髂内静脉结扎。

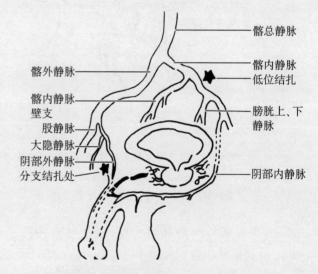

图 24-7　髂内静脉低位结扎示意图

5. 阴茎深静脉结扎术

（1）优点：同阴茎海绵体脚结扎术。

（2）缺点：同阴茎海绵体脚结扎术。

（3）手术要点：于会阴部做倒 U 形切口，在坐骨海绵体肌内缘切开筋膜。将亚甲蓝溶液注入阴茎脚的海绵体内,显示蓝染的阴茎深静脉,于球静脉汇入之前将其结扎、切断。阴茎脚静脉离开阴茎脚后汇入1～2条阴茎深静脉,阴茎深静脉与球静脉汇合成阴部内静脉,阴茎深静脉与动脉和神经在尿生殖膈下筋膜深面沿耻骨支内方走行,从会阴部入路,于阴茎脚内侧切开会阴浅横肌及尿生殖膈下筋膜,可显露并结扎阴茎深静脉(图24-8)。

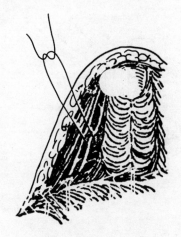

图24-8　阴茎深静脉结扎术

6. 阴茎海绵体松解术

(1)优点:对于远端阴茎海绵体尿道海绵体静脉瘘疗效较好。

(2)缺点:只适用于阴茎头深度显影并通过阴茎浅静脉及尿道静脉回流的患者,术中分离可能导致切口远侧的皮肤坏死,因此术中须尽可能保存背侧的浅血管。

(3)手术要点:经尿道插入14F导尿管,于冠状沟下2mm做环状切口,将阴茎皮肤及皮下组织退缩至阴茎根部,将远端1/2的尿道海绵体从阴茎海绵体腹侧完全分离开来。在阴茎头下的阴茎白膜缝数针标志线,然后将阴茎海绵体远端从阴茎头游离出来,注意勿损伤背侧神经血管束。切断结扎所有从海绵体进入阴茎头及尿道海绵体远段的静脉,然后将阴茎头及尿道海绵体复位,依标志线位置将其用缝线固定于白膜,缝合皮肤。

7. 尿道海绵体-阴茎头剥离术

(1)优点:同阴茎海绵体松解术。

(2)缺点:同阴茎海绵体松解术。

(3)手术要点:通过阴茎阴囊切口将尿道海绵体自阴茎海绵体腹侧完全剥离,完全游离远端1/2尿道海绵体,切断所有阴茎海绵体和尿道海绵体之间的静脉交通支。

8. 联合结扎三条静脉通路术

(1)优点:对于较复杂静脉瘘优于单纯背深静脉结扎术及背深静脉切除术。

(2)缺点:术中应注意操作,避免损伤神经及血管。

(3)手术要点:于阴茎根部外侧2.5cm处阴囊上方沿精索走向做一斜切口,挤出整个阴茎体,暴露阴茎背深静脉及环状静脉。于阴茎海绵体刺入(19～21号)蝶形针,注入亚甲蓝生理盐水,这有助于在术中清晰辨认染成蓝色的回流静脉。沿背深静脉走行向远端分离,逐一结扎进入背深静脉的环状静脉,注意沿中线操作,避免损伤背侧神经及背动脉。远端不能太靠近阴茎头,此处有阴茎头神经的短分支,损伤此处易导致阴茎头感觉功能的下降。切开阴茎悬韧带,于阴茎海绵体内注入亚甲蓝,显露3～4支阴茎海绵体静脉,不做分离,以2号丝线予以结扎切断。再次于阴茎海绵体内注入亚甲蓝及罂粟碱,确认细小的分支并再次予以结扎、切断,然后逐层关闭切口。

9. 阴茎背深静脉包埋术　该术是张滨等(2002)设计研究的治疗静脉性ED的新技术。

(1)优点:该术式创伤小,并发症少,其主要优点在于该手术保留阴茎背深静脉的循环通路,维持了阴茎的正常血液循环通路,仅当阴茎开始膨胀后海绵体内压增高时,海绵体白膜下被包埋的一小段背深静脉才受到压迫,从而截断背深静脉血流并提高和维持阴茎的勃起硬度。当海绵体动脉血流入减少时,海绵体内压逐渐降低,则背深静脉受压逐渐解除,血流再通,避免静脉侧支循环形成,从而延长手术有效期。

(2)缺点:阴茎背深静脉包埋术适合以背深静脉瘘为主的静脉性ED。阴茎背深静脉包埋术对于精神心理问题、海绵体病变、动脉性的ED效果欠佳,因此对待继发性ED患者应该收集更多临床资料。

(3)手术要点:从阴茎根部背侧紧靠耻骨处至阴囊,做一长4cm的弧形切口,依层切开皮肤、皮下组织、剪开Buck筋膜并上下将其分离,显露Buck筋膜下方的阴茎背深静脉以及两侧的背动脉和背神经(图 24-9A)。为了准确辨认静脉和动脉,可在血管表面滴上一滴罂粟碱针剂,观察血管有否搏动(图 24-9B)。在确认阴茎背深静脉后将其游离一小段约 1.5cm 长,用胶片带将背深静脉牵向一侧(海绵体切开侧的对侧)。在背深静脉下全层纵行切开一侧阴茎海绵体白膜约 1cm 长度,然后用眼科剪在白膜切口两端各剪去"▽"形状小块白膜,"▽"大小约可通过背深静脉,使切口成哑

铃状(图 24-9C)。将阴茎背深静脉游离段嵌入白膜切口内,用 1-0 丝线间断缝合白膜切口全层,使阴茎背深静脉的游离段包埋于白膜之下,并通过哑铃状切口两端出入海绵体(图 24-9D)。缝合切口后要求海绵体切口既不出血,背深静脉也不受白膜压迫,保证阴茎疲软状态下的背深静脉血流通畅。最后缝合阴茎 Buck 筋膜、皮下组织和皮肤。

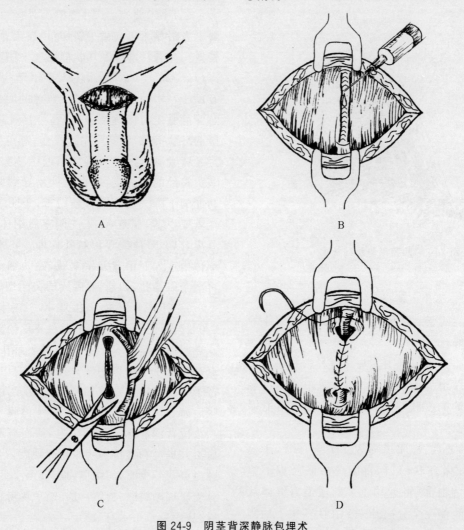

图 24-9　阴茎背深静脉包埋术
A. 弧形切口显露阴茎背深静脉;B. 观察动脉血管有否搏动;C. 纵行切开白膜使
切口呈哑铃状;D. 缝合白膜包埋游离的阴茎背深静脉段

10. 各种静脉结扎术式的结合　如阴茎背深静脉结扎加切除术、阴茎背深静脉结扎加海绵体松解及阴茎脚静脉结扎术等。适用于各种复杂性静脉瘘。

【注意事项】

1. 不要结扎包埋段远端背深静脉的分支。

2. 手术分离时如静脉破裂,依然可行包埋不必结扎。

3. 如发现存在两条背深静脉时可考虑结扎较细的静脉,包埋较粗的静脉,或者将两条静脉埋入同一切口内。

4. 为了保护血管、神经应少用电刀。必要时

切口内可留置引流条。

【术后处理】

1. 术后伤口盖无菌纱布,阴茎则以带网眼的弹力纱布适当加压包扎,并将阴茎置于腹壁上,以减少术后水肿。但若缠绕过紧,压迫静脉回流也可产生水肿。

2. 注意观察阴茎血液循环情况,轻微包皮水肿不必特别处理。

3. 应用抗生素预防感染。

4. 服用雌激素防止阴茎勃起,避免勃起后出血、血肿。

5. 术后无渗液时拔除引流物。

6. Foley 导尿管和切口引流条在术后次日即可拔除,为了减少术后晨间勃起,可考虑留置更长时间导尿管。

7. 术后 6 周禁止任何形式性行为。

8. 阴茎勃起疼痛在术后 1～2 个月消失。

【评析与选择】

1. 在 20 世纪 80 年代中期到 90 年代早期较为流行阴茎静脉阻断术,各种静脉结扎术治疗千百万静脉瘘性勃起障碍者,但实践表明尽管手术技巧不断改进,手术成功率为 28%～76%。大量临床研究证实阴茎静脉手术可以提高勃起功能,但是手术后 1 年有效率只达 40%～50%,2 年有效率更低,远期效果不令人满意。静脉手术远期疗效欠佳的原因,考虑为阴茎静脉血受阻后,逐渐建立的侧支循环降低了静脉血的流出阻力。因随后的观察发现其远期成功率差,现临床上已不再被广泛应用,有待进一步研究。

2. 笔者 2002 年根据阴茎血流动力学原理设计了阴茎背深静脉包埋的新术式,该术式创伤小,并发症少,已有多家医院开展该手术,术后患者自我感觉较为满意,并在临床应用获得较好的中期疗效。远期疗效还有待进一步研究。

三、勃起功能障碍阴茎假体手术(erectile dysfunction penile prosthesis surgery)

阴茎假体手术又称阴茎假体植入术或阴茎支撑体植入术。是指将人工制作的高分子材料做成支撑体,通过外科手术植入阴茎海绵体内,帮助阴茎达到足够的硬度,以完成性交活动。

用阴茎假体植入术治疗勃起功能障碍(ED)

已有 70 多年的历史,是治疗 ED 甚至整个男科学范围内,使用最多、最广泛、最有效的手术。自 1936 年 Bogcras 受哺乳动物"阴茎骨"的启发,而用肋软骨行人阴茎支撑再造术起,到 1952 年 Goodwin、Scott 等用树脂作阴茎假体材料,1958 年 Beheri 等用高分子材料(聚乙烯棒)作假体材料,以后陆续又有更多的材料,设计、改进用于阴茎支撑体植入。直到 1975 年 Small 及 Carrion 用半硬的硅橡胶棒中心盛硅油做成可屈半硬假体。Jones 改进用缠绕的银丝作芯,做成经典的可屈半硬假体,始大量用于临床,假体植入治疗 ED 进入了实质发展的时代。与此同时,Scott 在研制人工尿道括约肌的同时,研制成功了可膨胀性假体(inflatable penile prosthesis)并不断改进,显著提高了手术的疗效,更符合生理,患者更易于接受。

目前全世界有数十万人做了假体植入术,美国已逾 30 万例,并平均每年以 3 万例增加。我国由于起步较晚,更受经济及传统观念的影响,患者的接受性较差,20 世纪 80 年代初,才开始用半硬硅银假体植入,90 年代后期始用可膨胀性假体植入,故迄今仅有千例左右报道。但随着我国经济、科技的进步,材料、工艺的改进,国产假体的研制成功,手术效果不断提高,阴茎假体植入定会成为治疗 ED 的重要手段,而造福于更多 ED 患者及其家庭。

另有资料显示:接受阴茎假体治疗的患者,其原发病因分布为糖尿病性 27%,心血管及内分泌性为 35%,盆腔大手术后 17%,脊髓、骨盆、生殖器损伤 15%,精神性 6%;其年龄分布为:<19 岁<1%、20-29 岁 6%、30-39 岁 11%、40-49 岁 22%、50-59 岁 24%、70-79 岁 5%、年龄>80 岁<1%。通过行阴茎假体手术而重新获得性交能力的满意率达 70%～90%,性伴侣满意率也高达 60%～80%。与海绵体内药物注射(ICI)比较,治疗 5 年后的随访证明,阴茎假体手术患者 70% 能维持性生活,而接受 ICI 的患者,只有约 40% 有效,提示阴茎假体植入术有较好的效果。

【适应证】

不论器质性、心理性或混合性 ED,凡经一线疗法(或二线疗法)正规、系统的治疗无效的患者,经本人及配偶同意,无外科手术禁忌证者,均可选择阴茎假体植入手术。具体应结合下述情况分析考虑。

1. 血管性 ED:包括海绵体静脉瘘或动脉供

血不足两大类,不愿行血管手术或手术失败者。

2. 神经性 ED:盆腔疾病根治术后、脊髓疾病或损伤、多发性硬化症、严重骨盆骨折、酒精中毒者等。

3. 糖尿病性 ED:一、二线非手术治疗均无效,在控制血糖、注意预防感染的情况下,也可以行阴茎假体植入术治疗。

4. 内分泌性 ED:对单纯激素补偿、替代治疗无效,又不能长期用药者。

5. 精神性 ED:经过正规的心理、精神治疗及一、二线方法治疗均无效者,亦可慎用。

6. 发生阴茎异常勃起后 ED 或严重阴茎硬结症患者。

【禁忌证】

对以下患者不主张采用阴茎假体植入术。

1. 精神病患者、精神心理状态尚不稳定者,严重的智障及本人和配偶有较多思想顾虑者。

2. 先天性阴茎发育不全、阴茎短小,或伴有某些畸形者。

3. 具有完整的海绵体作为假体植入的先决条件,故海绵体残缺者、手术或外伤导致阴茎外形异常不宜采用。

4. 患有不可矫治的泌尿生殖系统疾病者,如海绵体病变、缺如、严重纤维化,严重的尿道下裂、尿道上裂、膀胱外翻者。

5. 伴有严重的全身性疾病,如心、肝、肺、脾、肾等功能不全,晚期肿瘤患者。因性活动会加重原有疾病,甚至危及生命者。

6. 凝血功能障碍及患有其他血液易出血性疾病者。

7. 未控制的泌尿、生殖系统感染性疾病:所有阴茎假体植入,均有带来感染的危险,故一切容易导致感染的疾病,如糖尿病、正在使用免疫抑制药者等均应慎用。患全身性严重感染性疾病者亦为禁忌。

8. 个人心理素质较差,不能承受手术失败或有时需再手术或移植体维修者,或对手术结果期望过高者,或对预后及术后情况不能正确理解者,均不宜选择阴茎假体植入手术。

9. 膀胱出口严重梗阻性疾病或神经源性膀胱及今后有可能需要进行经尿道腔内操作手术者。

【术前特殊准备】

1. 假体的准备　目前临床所应用的阴茎假体主要有两大类:一类是非膨胀性假体(NIPP),或可弯曲性假体或半硬性假体,取材多为硅胶-银假体;另一类是自控可膨胀性阴茎假体(IPP),由圆柱体、充吸泵、贮液囊三部分功能部件组成。选择合理、合适的假体是手术成功、术后效果满意的关键之一。目前没有一种假体适合于所有 ED 患者,术前应根据患者的意愿、病史、阴茎情况、经济状况等综合考虑选择假体。建议患者在选择假体时应考虑以下 3 种因素。

(1)自身情况。

(2)经济情况。

(3)医生的意见。假体种类、型号选择好以后,医生可以让患者过目,简介假体的构造和使用原理等,以便今后患者正确使用。

2. 术前预防性抗生素的应用　一般主张术前常规口服广谱抗生素 3d,或术前 1～2d 胃肠外应用广谱抗生素。

3. 术前皮肤的准备　术前 3d 肥皂水每日清洗外阴 1 次,术前晚和术晨起用碘伏擦洗 3 遍后无菌包扎;手术室内碘伏外生殖器擦拭消毒 3 遍;尿道内注入抗生素眼药水 10ml,上阴茎夹保留 10min。

4. 阴茎假体的无菌处理　先将假体件清洁煮沸晾干,或高压蒸汽消毒,于术前 1d 浸泡于抗生素溶液中消毒备用;如选用戊二醛熏蒸法消毒,假体和手术相关器械需提前 20min 离柜或无菌盐水浸泡,以防止假体内药物析出发生术后相邻组织的损害。

5. 患者的心理准备　术前和患者详细交谈,主要介绍假体的功能原理、假体手术的相关知识;说明手术的必要性、可行性和术后可能出现的问题;手术以后达到的效果,性交时需要注意的问题等。

【麻醉与体位】

非膨胀性假体可选用局麻或腰麻,可膨胀性阴茎假体可选取持续硬膜外麻醉或全麻。患者取平卧位,臀部稍垫高,两腿略分开(截石分腿位),可使阴茎阴囊部位暴露较好,方便术中阴茎海绵体远端的扩张。

【术式简介】

目前,国内外常用的假体植入术式有两种:可弯曲性假体(硅橡胶-银阴茎假体)植入术和可膨胀性假体手术(包括单件式、双件式、三件式膨胀性假体植入术）。

1. 植入硅橡胶-银阴茎假体手术

（1）原理：硅橡胶-银假体为半硬的可弯曲性假体，由硅橡胶制成棒状，中心含螺旋银丝，亦称硅-银假体。其原理是将硅橡胶-银阴茎假体插入海绵体腔，支撑阴茎机械性勃起，完成性交。

（2）优点：硅-银阴茎假体植入具有价廉、手术简便、对人体创伤相对较小、机械性故障较少见及患者操作容易等优点。

（3）缺点：硅橡胶-银阴茎假体最突出的缺点是阴茎隐蔽性差。尽管可以屈曲悬垂，但不能完全痿软，阴茎始终处于膨胀半硬状态，既有碍观瞻，也给日常生活和人际关系带来一些不便，更不宜给未婚者植入。

（4）术前特殊准备：术前准备大于假体直径的扩张器一套及相应的手术器械、缝线等，余准备同前述特殊准备。

（5）手术要点：硅橡胶-银阴茎假体植入术方式较多，主要差别是切口和入路的不同，基本手术步骤则大同小异。

①切口和入路

A. 阴茎阴囊切口：于阴茎阴囊交界、阴茎干中缝处做长约 5cm 纵行切口。

B. 耻骨下切口：在耻骨联合下缘略上方做长约 5cm 的横切口。

C. 冠状沟后切口：于冠状沟近侧 1cm 处做背侧横行皮肤切口，或包皮环切切口。

D. 会阴切口：会阴中线切口或倒 U 形切口。

②显露切开海绵体：沿切线切开皮肤、皮下、Buck 筋膜，显露阴茎海绵体。在拟切开处缝两根牵引线，在线间纵行切开海绵体白膜约 2cm。注意辨别及避免损伤中线的神经血管束。

③扩张阴茎海绵体：以牵引线或 Aills 钳牵开海绵体切口，用 Hegar 宫颈扩张器、Scott Dilamezinsert 扩张器等经海绵体切口，分别向海绵体远、近端扩张。扩张时应将海绵体拉直，以避免海绵体阴茎脚或尿道损伤穿破。但亦应充分扩张到位，以便假体植入。

④植入阴茎假体：用 Jonas 假体测量模型，精确测量所需阴茎假体的长度。从海绵体切口沿扩张出的海绵体通道，插入假体。如为阴茎阴囊切口或耻骨下切口，先插入假体的近端，将其远端弯呈弧形或环状塞入海绵体，必要时可稍延长白膜切口（图 24-10）。缝合海绵体白膜、皮下组织和皮肤。

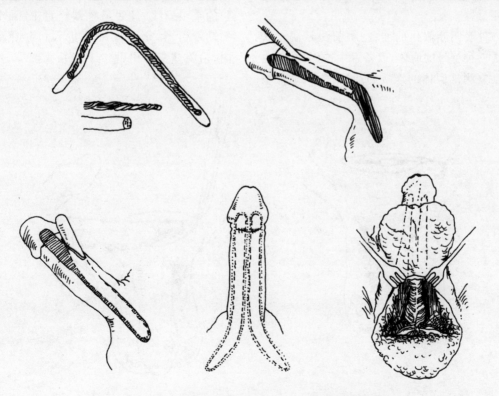

图 24-10　植入硅橡胶-银阴茎假体手术：Jonas 阴茎假体植入

2.可膨胀性假体植入手术

（1）原理：可膨胀性假体属于三件式假体，由一对空心圆柱体、泵、贮液囊三部分组成。圆柱体有伸缩性，贮液囊可容纳液体，泵由泵球和阀门两部分组成。使用时挤压泵球，泵球内的液体被压入圆柱体，阴茎膨胀勃起；放开泵球时贮液囊内的液体吸入泵球，阴茎痿软松弛。

（2）优点：与可弯曲性假体相比，可膨胀性假体的最主要优点是术后阴茎外形与正常人几乎一样，隐秘性极好。可以即刻勃起与性交欲望同步，还可以调整阴茎的硬度和时间，更符合生理。

（3）缺点：可膨胀性假体的结构、原理、手术方法等较可弯曲性假体复杂，随之而来的问题亦较后者明显增多，主要问题是价格昂贵和容易发生机械性故障。

（4）术前特殊准备：基本同NIPP，但更应注意测量、选择、检查三部件及连接管道的质量。

①充液囊囊液的准备：充液囊囊液一般使用等渗液体，如果患者对造影剂不过敏，建议使用等渗造影剂，便于对术后并发症的诊断，如过敏则采用消毒的等渗盐水。术前应准备好切口内消毒液，可选用抗生素溶液，以便术中冲洗伤口及浸泡假体或测量器。

②三件套阴茎假体的准备：术前测量阴茎长度并预选三种型号的假体，以备术中选用；在植入假体前反复测试假体的连接和通畅试验，确保植

入后试勃正常。术前要了解患者是否为左利手，泵应安置在与其优势手同侧的阴囊中，以方便患者术后使用。其余手术准备基本同植入硅橡胶-银阴茎假体手术。

（5）手术要点：三件式膨胀性假体植入术的入路基本有两种，即耻骨下入路和阴茎阴囊入路。

①耻骨下入路

A.取耻骨联合上方1cm至阴茎根部做纵切口，或做耻骨联合中部横切口。纵行切开腹直肌鞘后，游离膀胱前间隙，在腹直肌下方右侧或左侧扩大成一陷窝，以放置贮液囊（图24-11），需保证放置贮液囊的间隙足够大，以防自发性阴茎勃起。

B.显露、切开阴茎海绵体：牵开切口下缘，显露阴茎根部。分离覆盖两侧阴茎海绵体的筋膜，显露白膜。在一侧阴茎海绵体的耻骨附着处远侧2cm缝2针牵引线，在线间做一2cm长切口。用Hager扩张器分别向远侧端和近侧端扩张，近端应抵达坐骨结节部的阴茎脚，远端应紧靠阴茎头。用圆柱体置入器精确测量所需假体的长度。在圆柱体内注入造影剂，并将空气排出，直至圆柱体变圆，勿过度膨胀。再放出少许液体使圆柱体适当萎陷。在圆柱体顶端缝上长的牵引丝线，丝线另一端穿过Keith钢针或用福勒牵引器，牵引圆柱体进入已扩张的海绵体内，由阴茎头牵出（图24-12）。

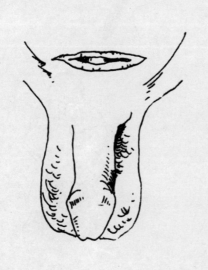

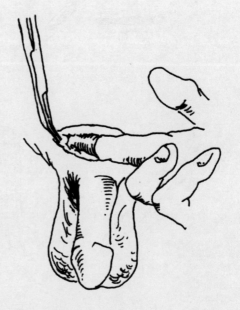

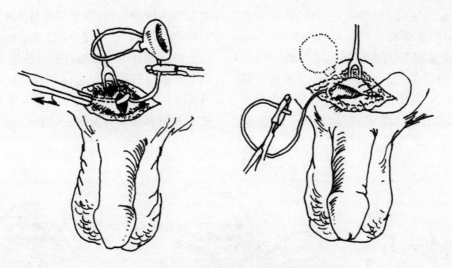

图 24-11　可膨胀性假体耻骨下径路贮液囊的置入

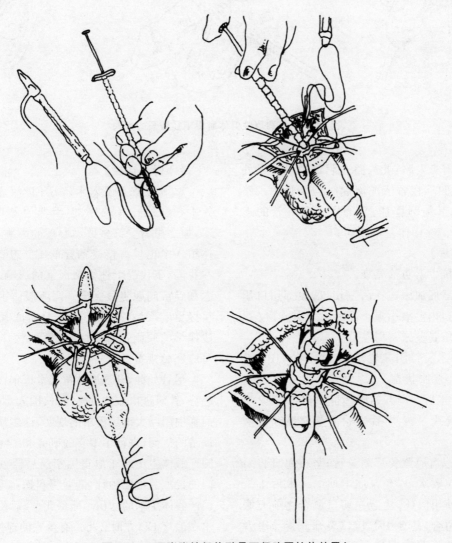

图 24-12　可膨胀性假体耻骨下径路圆柱体的置入

C. 排空泵内空气,分离阴囊陷窝:在阴囊外侧肉膜层下用手指分离出足够大的阴囊陷窝,陷窝的容积应使泵位于阴囊底部。将泵放入陷窝内,修剪贮液囊输出管至合适的长度。正确连接三部件导管,测试假体:检查假体是否能匀称性地膨胀和痿软,位置是否恰当,确认假体工作正常后,剪断并抽出阴茎头牵引线(图 24-13)。

D. 间断缝合白膜后,注入 10~20ml 液体,同时膨胀两侧圆柱体,确定位置是否正确,勃起是否对称,然后减少液体量,使阴茎呈痿软状态,但勿完全排空圆柱体。用套硅胶管的钳子夹住其输出管。在此过程中不能过度膨胀圆柱体,否则可使其发生动脉瘤样膨出甚至破裂。分层缝合切口,皮下和阴囊底部放置橡皮或 Penose 引流管,保留 24~48h。

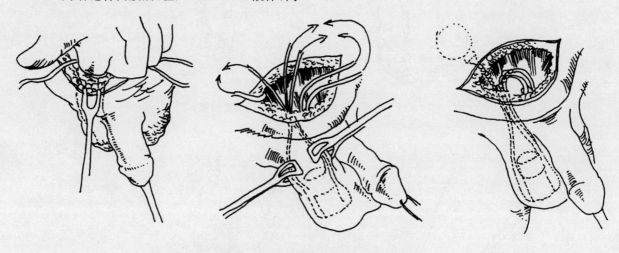

图 24-13　可膨胀性假体耻骨下径路泵的置入

②阴茎阴囊入路:此入路在阴茎阴囊交界处腹侧做纵行切口,在置入贮液囊时与耻骨下入路略有不同外,其他圆柱体、泵的置入和导管的连接、假体的测试等操作基本相同。

【术后处理】

1. 使用抗生素防治感染。

2. 术后适度加压包扎阴茎切口,腹部切口压沙袋 24h;伤口内渗液引流干净后去除引流物。

3. 术后留置导尿 1 周左右。

4. NIPP 术后将阴茎置于 90°勃起位,IPP 术后假体置于半膨胀状态。

5. NIPP 术后 2 周开始阴茎折曲训练,IPP 术后每日牵拉充吸泵,2 周后开始阴茎充液和放液试验。

6. 术后患者应避免穿紧身裤,坚持每日将泵向阴囊内牵拉数次,以免泵向上回缩。术后 1 个月可以开始使用假体,注意在切口愈合之前充胀假体可影响愈合,甚至引起切口裂开。指导患者熟练掌握假体折曲和充液泵阀的操作,应用 IPP者嘱其 2 周后自我练习操作,6 周后可性交。

【评析与选择】

1. 阴茎假体置入术治疗 ED 的地位　假体植入术在国外开展较好,但因费用昂贵、需开放手术,加之患者受许多顾虑心理的影响,国外目前假体植入术也只占接受治疗的 ED 患者 70% 左右。在我国,不仅受上述类似因素的影响,传统思想观念和经济问题更显突出。阴茎假体手术的适应证掌握更应严格,并且还应遵循循证医学以及医学法律学的原则选择,并注意医疗法律性文书的填写应完整规范。

尽管如此,开展假体植入术近年在国内有增多趋势,针对进口假体价格昂贵、国人难以接受,而又面临中国巨大市场需求的现实,许多从事男科器材设备的厂商,进行了多年的研究和临床实验,目前,国产假体生产终于取得国家药品器械监督管理部门的批准。可以预计,随着男科医师和 ED 患者对国产假体手术的认识不断深化,今后阴茎假体植入术在治疗 ED 方面必将占有重要的地位。

2. 几种阴茎假体性能比较与评价

(1)半硬性假体:半硬性假体历经 70 余年,目前基本趋于成熟,具有价廉、方法简便、创伤较小、机械性故障较少等特色。以硅-银阴茎假体为代表的半硬性假体制作工艺和植入手术较简便、经济,可向任何方向弯曲、固定,假体故障的发生率也极低,体外试验将其弯曲数万至十余万余次,仍未见折损。与其配套的还有假体测量模型,以适用不同手术切口,分别测量阴茎海绵体长度。硅-银阴茎假体是目前国外最常用的假体之一,国内目前常用的可弯曲性假体也是这种类型,文献报道迄今只有数百例,成功率在 95% 以上。AMS,Malleable 600 型可弯曲可裁半硬性假体(MPP)光滑、柔韧,包有不锈钢丝芯,远端质软的弹力硅胶,适合阴茎头形态,根据长短需要裁切,附有尾帽,可紧密嵌入裁切后的尾段,一起置入阴茎海绵体内,近段更适宜较硬的耻骨结节,并给予阴茎海绵体适当的支持。这种假体的构思、制作、实用性更为合理。但这类假体最突出的缺点仍是阴茎隐蔽性差,今后如何保留其简便、经济的优点,克服隐蔽性差的问题,需要进一步深入研究。

(2)可膨胀性假体:可膨胀性假体有四种类型,临床应用最广的是三件式可膨胀性假体,尤以美国医学系统公司的 AMS700 系列国外应用较为普遍。国内目前已有两种规格的可膨胀性假体。三件式可膨胀性假体贮液囊体积大,可以获得满意的勃起,在不需要时退去囊内液体,阴茎痿软,接近生理状态。但价格昂贵,机械故障发生率以及手术创伤、并发症明显高于半硬性假体。每套国产可膨胀性假体的价格已经达到 2 万元左右,一般进口假体价格成倍,即便手术比较成功,但假体的功能寿命亦受到质量和使用方法的影响。由于以上原因加之受我国传统观念的影响,所以可膨胀性假体植入术在我国目前仍处于摸索阶段。

①单件式假体:有 Flexi-flate、Hydroflex 和 Dynaflex(AMS 公司出品)等,其泵、圆柱体、贮液囊三个部分设计为一体,类似于半硬棒状假体。直接置入阴茎海绵体内。患者需要性活动时,挤压阴茎头内的泵,囊内液体由蓄水腔移至无伸缩性的中间腔里,使阴茎变硬,但此时阴茎大小与未勃起时几乎一样。欲使假体变软时,可将阴茎弯曲,液体会自动流回蓄水腔内。因为这种方法只能使海绵体组织膨胀,故使用一段时间后,勃起硬度逐渐下降,几乎一半的单件式假体患者需改用三件式阴茎假体。这种假体价格便宜,手术时间短,但机械要求太精巧、容量小,性交时不能增加阴茎周径和长度,经常硬度不够,痿软也不够。目前临床上的使用有减少的趋势。

②双件式假体:贮液囊和泵连接在一起置入阴囊,较三件式手术操作简单。由于减少了管道连接,泵囊合一,故障小,也减少了腹部手术程序,尤其适用于曾接受盆腔手术而难以将贮液囊置入盆腔者。这种假体不适合阴囊较小的患者。目前改进的两件式 Ambicor(AMS 公司)假体,贮水槽位于圆柱体后端,液体流到圆柱体内时,阴茎便会呈勃起状态,但安装起来相对较难。其缺点是贮液囊体积有限,水囊容量小,通常只有 40ml 囊液,充盈时阴茎硬度和力度不够或阴茎不能完全痿软。目前临床使用亦较少。

(3)机械性假体:近似一条 NIPP,内装一连串小弹簧和锁钩,在一不锈铜缆内,外包硅胶。当弯曲阴茎时,弹簧拉紧铜缆,推压机械扣锁产生勃起;当不锈铜缆松弛时,扣锁分离,阴茎回复痿软。此假体不需管道连接,无漏液等问题。但有 IPP 一样近似生理的勃起和松弛功能,特别是无漏液之虑。机械性假体临床应用时间尚短,材料质量要求高,工艺精微,因而价格昂贵、故障相对增加。

3. 选择合适的阴茎假体

(1)假体类型的选择:术前选择某种类型的阴茎假体是术前优先考虑的问题,医师应向患者详细介绍以上不同类型假体的性能原理以及各自的优缺点,做好患者的参谋,让患者做出适合自己的正确选择。通常,首次施用假体手术患者,阴茎组织结构相对正常,可以选择以上任何类型的阴茎假体;对经济条件一般,手术者经验不多,选择 NIPP 较宜;经济较好、伴有尿路梗阻性疾病、要求隐蔽性好,更符合生理者可选择 IPP。

(2)假体型号的选择:在选定假体类型以后,挑选与阴茎海绵体粗细和长度相宜的阴茎假体型号是手术成功的基本要素。以往常采用 Barry 人工勃起方法测量阴茎海绵体长度来确定假体型号大小,即术中在阴茎根部扎止血带,向海绵体内注射生理盐水人工勃起,再用卡尺测量其直径,取其1/3 数即为假体的直径参数。

术中经白膜切口向阴茎脚方向和向阴茎头基

底方向两端扩张伸展后,测其长度之和即为假体长度的参考数。还可先做1~1.5cm的阴茎海绵体小切口先不扩张进行测量,一般选择比测量结果小0.5cm的假体,以防假体过长引起阴茎弯曲和扭曲。若经测量后,现有假体长度规格不适合时,可在台上将假体进行修裁。

4. 假体置入术的切口选择　在NIPP手术切口问题上文献报道较多,我们主要采用阴茎阴囊交界处切口,认为此入路比经会阴入路省时,也能避免肛门会阴来源的感染。经阴茎背侧切口因有静脉和淋巴的损伤,容易发生阴茎背侧淋巴管梗阻,术后阴茎水肿明显。经阴茎背侧切口还容易损伤中线的阴茎背神经,导致阴茎头部分感觉丧失。

IPP切口报道也较多样,AMS700型可采用经耻骨入路。经耻骨联合中部横切口,可避免手术瘢痕延伸至阴茎体部。当贮液囊放置在膀胱旁间隙后,其管道就可以经腹直肌间和腹直肌鞘切口引出,不必担心因成角引起的扭结。放置圆柱体时尽量减少末端延长体的长度,要求阴茎海绵体切口尽可能靠近近侧端。

IPP的阴茎切口应尽量靠近阴囊而不是阴茎,这样可以保证阴茎海绵体切口位于近侧端,便于输出管从阴囊引出,同时也可避免患者在体表摸到圆柱体的可膨胀与非可膨胀部分的连接处。在阴茎海绵体白膜上切开Buck筋膜时,应在距尿道海绵体2~3cm的内侧牵引缝线,使阴茎海绵体上的切口不至于太靠外侧,也有助于阴茎海绵体切口的缝合。当用示指扩张腹股沟外管时,如发现此处狭小,可以切开1~2cm以方便贮液囊的放置,松弛腹壁有助于示指放置。

5. 精确开辟阴茎海绵体通道　扩张创建一条与假体长度、宽度相宜的海绵体通道,对准确测量所需假体长度和成功置入圆柱体至关重要。由于海绵体纵隔非常薄弱,经验不足者往往缺乏立体的海绵体解剖概念,没有足够扩张推进的手感体会,容易造成海绵体损伤,发生海绵体纵隔交叉穿孔或尿道穿孔。即使很有经验的医师,在海绵体纤维化或海绵体畸形时,亦不可麻痹大意。

阴茎假体置入术的难点之一也是海绵体的正确扩张,扩张海绵体时扩张器的尖端应略偏向外侧,否则可能穿破海绵体中隔。远端需扩张至阴茎头,或先在白膜下剪出一直达阴茎头的平面,以利扩张器至海绵体最远端。近端应达阴茎脚,此处后端逐渐变细,不需用大号扩张器,扩张器抵着坐骨结节后即停止扩张,切勿戳穿阴茎脚。扩张阴茎头部要到位,如扩张部不充分,选择圆柱体偏短,容易造成STT。

因阴茎外伤、阴茎异常勃起或阴茎硬结症等原因海绵体纤维化难以扩张时,试插失败,可在冠状沟下方做环行切口,下退阴茎皮肤,然后从近侧开始纵行切开海绵体,解剖出海绵体,在制作的沟内放置假体,然后用涤纶网片覆盖修补白膜,并与切开的海绵体白膜连续缝合,关闭海绵体。这样可以安全、可靠地做好通道,还有效避免了阴茎海绵体和尿道海绵体的损伤。

6. 三件套阴茎假体置入术应注意的问题

(1)术前或术中对假体质量和性能做常规检测验证:对储液囊做充气、耐压试验,放入水中挤捏检测有无液体泄漏;对圆柱体做充水实验;连接管长短可按需要修剪,但剪口一定要平直,确保可坚固套住接头不会发生泄漏;测试勃起与萎软效果两次以上,确认效果良好;连接管和泵、圆柱体的连接要牢固,关闭切口前试勃时注意观察有无漏液。

(2)注意操作引起的假体副损伤:切开和缝合白膜要预留缝合线作为牵引,这样可以避免扩张失误和因缝合不慎刺破圆柱体造成泄漏。精确测量所需连接管的长度,一般将输出管的出口放置于切口近端,防止连接管留置过长扭结和磨损。止血钳夹持连接管可致受损,故夹持连接管时必须使用带保护套的止血钳,以防止多次夹闭连接管导致管破裂。

(3)三件套的准确放置:利用置入器、Keith针、牵拉缝线将圆柱体带入海绵体内,确保其尖端位于海绵体最末端的阴茎头下方,使圆柱体在海绵体内无扭曲。在适当的位置切断输出管,使之既不绷紧又无多余长度,然后用直角塑料接头将两侧假体的导管与泵的导管连接。当管道连接妥当后,再次检查长度是否合适,并轻牵导管是否会滑脱。放置圆柱体时,末端延长体长度要合适,延长体太长,假体的实体部分就可能向前凸向阴茎体,产生阴茎"水龙头"样畸形勃起。

(4)预防和处理尿道或阴茎海绵体损伤:游

离阴茎白膜时,插一根小号尿管作为标记,避免误伤尿道海绵体,切开白膜时拉直阴茎,有利于定位操作。导引圆柱体时,导引针应从尿道口外侧 1～2cm 处穿出,防止尿道损伤。阴茎海绵体通道扩张结束,在置入假体前,常规冲洗,可以验证有无尿道误伤。如尿道损伤严重,立即中止植入手术,待尿道完全愈合后再考虑再次假体植入。如扩张时发生了海绵体穿孔,应停止继续扩张,较大的近端穿孔需将涤纶片缝在海绵体白膜上修复,同时可置入圆柱体。如扩张器穿破阴茎中隔,在对侧可摸到,则应插入 Hegar 扩张器标记,保证另一侧进行扩张,待扩张和插入假体后,再返回此侧手术。若刺穿阴茎脚,可继续扩张,修补裂口。

(5)正确选择阴茎白膜切口:白膜切口一般选择在阴茎根部,向下不超过 3～5cm,切口过高易造成连接管凸向阴茎皮下,性交时常受到摩擦、撞击,易造成连接管排水故障。

7. 阴茎假体植入术与膀胱流出口梗阻　ED 多发生于中老年患者,常常同时伴有前列腺增生症(BPH),以往认为假体手术不宜用于伴有 BPH 等膀胱流出口梗阻的患者。笔者的经验是:除严重的尿道狭窄外,一般的 BPH,经阴茎海绵体注射(ICI)试验前后排尿无明显变化者,是否应列为该手术的绝对禁忌证,值得商榷。笔者曾进行过 3 例假体术后的膀胱镜检查,放、退镜均顺利。亦曾施行伴有二度以下 BPH 患者的假体植入手术 7 例,术后未加重排尿困难,或继发尿潴留。因为尿道海绵体与两根阴茎海绵体排列呈三角之势,且阴茎海绵体伴行尿道在阴囊前已经呈八字形离开了尿道。

总之,假体手术成功取决于多种因素,如合适的假体、正确的扩张、严格的无菌技术、合理的护理、患者正确的使用假体等。因水肿、出血引起的非感染性切口、小裂口,可以通过换药愈合,不需急于取出假体。假体植入术对早泄有帮助,特别是勃起不佳合并的早泄。对心理性为主的 ED,假体植入术有病因治疗的效果。内分泌性 ED 间断性使用小剂量雄性素治疗,可增加性欲和快感。假体术后服用 PDE-5 抑制药,仍可取得锦上添花的效果,特别是对假体植入后的冷阴茎头症有较好的疗效。

(高　坪　杨春亭　张思孝　张　滨　肖新民)

第二节　阴茎异常勃起手术
(surgical treatment of priapism)

阴茎异常勃起(priapism)是指在非刺激条件下引起的阴茎持续勃起,或性高潮后也不疲软,这种状态持续时间超过 6h,常伴有疼痛,是一种较少见的外科急症之一。阴茎异常勃起可发生于任何年龄段,包括新生儿。多发生在睡眠阴茎勃起时,病后阳痿的发生率高,早期及时的正确处理有助于日后性功能的恢复。

【分类】

1. 原发性和继发性　阴茎异常勃起分为原发性(特异性)和继发性,多为继发性。

2. 低血流量型和高血流量型　阴茎异常勃起大多数为低血流量型,少数为高血流量型。

3. 急性间断性和慢性　阴茎异常勃起还分为急性、间断性(复发或间歇,如镰状细胞贫血)和慢性(通常为高血流量型)。阴茎异常勃起初期,均为生理性阴茎勃起,以后发展为高血流量型。

【病理变化】

阴茎异常勃起的发生是一个恶性循环过程,最初是各种因素引起海绵体的回流减少或灌注增加,破坏了勃起的正常消退过程而使勃起时间延长,海绵体内出现血液淤滞、血黏度增加、氧饱和度下降,导致组织缺氧和间质水肿。阴茎异常勃起病理变化分低血流量型和高血流量型。

1. 低血流量型(缺血性)　低血流量型阴茎异常勃起是多种原因损害了阴茎勃起消退(detumescence)机制,初次发作之后,控制阴茎勃起消退的肾上腺素能或内皮介导机制发生缺血性改变,其中包括神经介质过度分泌、小静脉回流受阻、海绵体内平滑肌长时间松弛,其结果是海绵体内压力持续保持在 80～120mmHg,并逐渐恶化,发生缺血状态,6～8h 后出现疼痛。缺血程度和受累的静脉数目与静脉闭塞时间长短有关。在缺血缺氧状态下,海绵体平滑肌自主收缩力和张力均降低,对 α-肾上腺素能激动药不能产生正常的收缩反应;如不及时治疗会很快导致海绵体小梁结构坏死和纤维化,发生永久性勃起功能障碍。

2. **高血流量型(非缺血性)**　阴茎海绵体动脉撕裂伤引起高流量型阴茎异常勃起,其机制是撕裂的动脉使动脉血流输入失控,窦状隙部分扩张,因小梁平滑肌未处于松弛状态,窦状隙的血液直接经未受累及的白膜下静脉丛流出,因此静脉输出受阻不明显,持续保持高输入、高输出的延长勃起,海绵体静脉回流通畅,不存在窦状隙内血液淤滞、缺血,血氧合作用充分,因此一般不伴疼痛。勃起的阴茎可压缩,勃起硬度由轻至中度,性刺激可增加阴茎硬度。有时勃起持续几天治愈后仍可保持性功能。所有阴茎异常勃起初始发病均是非缺血性高血流量型,但多数病例 6h 后出现静脉栓塞、酸中毒、缺氧,最后发展为典型的低血流量型。

【病因】

原发性阴茎异常勃起占阴茎异常勃起的 30%～40%,大部分病因不明。继发性阴茎异常勃起较常见,病因与下列因素有关。

1. **血液疾病**　见于镰刀状红细胞贫血、白血病、红细胞增多症、脂肪栓塞等,其机制是引起血黏度增加,甚至血栓形成,导致阴茎静脉回流障碍,引起阴茎异常勃起,为低血流型。

2. **药物因素**　常见的引起阴茎异常勃起的药物有抗抑郁药、安定剂和抗高血压药物。其中抗抑郁药,如曲唑酮是引起阴茎异常勃起最常见药物,此外,氯丙嗪、氯氮平、肼屈嗪等也可引起阴茎异常勃起,万艾可(Viagra)可引起阴茎异常勃起,为低血流量型。

3. **阴茎海绵体内药物注射**　阴茎海绵体内药物注射治疗勃起功能障碍时,如果药物剂量过高或者平滑肌对药物高度敏感,则可引起阴茎异常勃起。神经性和心理性勃起功能障碍患者是诱发阴茎异常勃起常见危险因素。

4. **机械性病变**　如盆腔的晚期肿瘤压迫阴茎根部,影响血液回流;阴茎转移癌,如前列腺癌、直肠癌、黑色素瘤等肿瘤压迫血管,阻断阴茎静脉回流引起阴茎异常勃起。

5. **神经性因素**　脑干病变、腰神经硬化症、脊髓损伤及椎间盘突出患者,对勃起中枢的刺激,均可发生阴茎异常勃起。

6. **创伤**　会阴及生殖器的外伤可引起血栓,导致阴茎静脉回流受阻,发生低血流型阴茎异常勃起,若创伤引起海绵体动脉破裂和阴茎海绵体组织瘘管形成,则发生高血流量型阴茎异常勃起。

【诊断】

1. **表现**　阴茎持续勃起多发生于 5—10 岁和 20—50 岁男性。在非刺激条件下引起的阴茎持续勃起,或性高潮后也不疲软,这种状态持续时间超过 6h 以上者。

(1)低血流量型异常勃起:多在夜间阴茎充血时发病,一般仅涉及阴茎海绵体,阴茎异常勃起若持续数小时,阴茎勃起坚硬而阴茎疼痛。

(2)高血流量型异常勃起:常由会阴损伤或阴茎直接损伤引起,阴茎完全勃起不如低血流量型异常勃起坚硬,阴茎很少疼痛。

2. **体格检查**

(1)低血流量型阴茎异常勃起的患者阴茎海绵体坚硬如木,阴茎皮肤色暗红,同时有剧烈疼痛和行走不便。

(2)高流量型阴茎异常勃起表现为阴茎部分勃起至完全勃起,阴茎皮肤色泽和弹性尚好。

体格检查还应包括肛检、腹部和神经检查。

3. **血常规**　血红蛋白、白细胞、血小板、网织细胞计数;对发现白血病、镰刀状红细胞贫血的诊断有帮助。

4. **海绵体和阴茎血气分析**

(1)与静脉血相似表明低血流量型阴茎异常勃起。

(2)与动脉血相似表明是高血流量型阴茎异常勃起。

值得注意的是,早期阴茎异常勃起均为高血流量型,此时血气值测定无法鉴别。阴茎海绵体血气分析结果若为 $PO_2 < 30mmHg$,$PCO_2 > 60mmHg$,$pH < 7.5$,可考虑为缺血性或低血流量型阴茎异常勃起。

5. **彩色 Doppler 超声检查**　行阴茎彩色 Doppler 超声检查。

(1)在低血流量型阴茎异常勃起可见到动脉血流极少及扩张膨胀的海绵体。

(2)高血流量型阴茎异常勃起在血管损伤区可显示动脉破裂和异常血池血液无调节性淤积。

了解阴部内动脉和静脉血流情况、动脉破裂位置、瘘的位置,有助于诊断高血流量型阴茎异常勃起。

6.^{99m}Tc 扫描　可作为鉴别两种类型的手段,动脉型异常勃起摄入高,静脉闭塞型异常勃起摄入低。

7. 海绵体造影　静脉血淤积表明静脉闭塞型,海绵体快速回流为动脉型。

8. 阴茎动脉造影　对高血流量型阴茎异常勃起的患者可施行阴茎动脉造影术以助于诊断。

9. 心电图 X 线胸片　X 线胸片有无肿瘤转移灶。

【治疗原则】

阴茎异常勃起是男科的急症之一,治疗阴茎异常勃起的目的是使勃起的阴茎血循环通畅、阴茎变软,力争恢复正常性功能。应尽早治疗,如延迟治疗时间,会增加海绵体纤维化和发生勃起障碍的发生率。

1. 低血流量型阴茎异常勃起和高血流量型阴茎异常勃起治疗方法不同。

2. 治疗时间:治疗宜早,在＜36h 内,最迟在＜48h 内治疗。治疗的关键在于尽早改善阴茎海绵体的静脉回流,减少海绵体内压,改善缺氧状态,避免长时间静脉淤滞引起阴茎海绵体不可逆损害,导致永久性勃起障碍。如果在发病 12h 内,治疗几乎 100％ 有效。

【麻醉与体位】

麻醉可根据具体情况,可选局部麻醉、硬膜外麻醉或全麻中的一种。患者取平卧位。

【术式简介】

手术分低血流量型阴茎异常勃起手术和高血流量型阴茎异常勃起手术。

1. 低血流量型阴茎异常勃起手术　低血流量型阴茎异常勃起(缺血性)又称静脉型阴茎异常勃起,是阴茎海绵体静脉阻塞,静脉回流减少和静脉血液滞留,妨碍动脉输入,导致动脉血供减少,组织缺氧和酸中毒,引起海绵体和小动脉平滑肌麻痹及腔内血栓形成,发展成为缺血状态。静脉型阴茎异常勃起,往往病情较重、发展较快,持续勃起 24～48h 以上就可出现海绵体内血凝块形成、内皮损害和平滑肌细胞的变性、坏死,其阳痿发生率高达 50％。临床上较常见。

低血流量型的勃起障碍发生率高达 50％,如在 12～24h 之内用药物治愈,几乎均可恢复阴茎勃起功能。如在 36h 内应用抽吸和 α-肾上腺素能激素药治疗,海绵体可不发生纤维化,如超过 36h,则 α-肾上腺素能药物无效,海绵体内会形成不同程度的纤维化。治疗原则:早期采用保守治疗,若失败,可行手术治疗。

白血病导致的阴茎异常勃起以血流动力学分类主要为低血流量型,为了避免阴茎缺血、坏死及继发阴茎勃起障碍,应该尽可能地在 24h 内采取包括外科处理、化疗及血细胞分离等有效手段解除病理性勃起状态。

因阴茎异常勃起只累及阴茎海绵体,而不累及尿道海绵体和阴茎头。因此,将阴茎海绵体与尿道海绵体、或阴茎头之间建立分流通道;或利用大隐静脉、阴茎背静脉等作为分流通道,将淤积在阴茎海绵体内的血液经阴茎头、尿道海绵体、或上述浅表静脉,分流回到体循环。持续、有效地降低海绵体内压,阻断海绵体内的“淤血-缺血”恶性循环,使异常勃起消退。

低血流量型阴茎异常勃起以分流手术来达到治疗目的,主要术式有阴茎海绵体-尿道海绵体分流术、阴茎头-阴茎海绵体分流术、大隐静脉-阴茎海绵体分流术及阴茎背静脉-阴茎海绵体分流术等 4 大类。尿道有炎症者、全身凝血功能障碍等为相对禁忌证。

(1)阴茎海绵体-尿道海绵体分流术:阴茎海绵体-尿道海绵体分流术(Quackels 术)是由 Quackels 于 20 世纪 60 年代首先提出的,其根据是阴茎异常勃起只累及阴茎海绵体而尿道海绵体不受影响。

①优点:该手术操作较显微血管吻合简便,又可形成足够的分流口径,分流量大,疗效确切。

②缺点:相对阴茎头分流复杂,需要麻醉下手术。分流为永久性的,以后患者多发生 ED。

③手术要点:在阴茎根部的腹侧、中线偏外 1cm 处,做纵行长约 3cm 切口,切开皮肤和 Buck 筋膜,显露阴茎海绵体与尿道海绵体间沟。在阴茎海绵体白膜上做长约 1cm 的椭圆形切口,这需要切除一小片白膜。挤出海绵体内淤血,待阴茎松软后,用无菌盐水或稀释肾上腺素水反复冲洗,直到新鲜血液流出。在尿道海绵体相对应的部位

做一大小相同的切口,切除小片白膜。尿道海绵体的海绵体组织较薄,容易穿透尿道,可在尿道内插入导尿管加以避免。用 5-0 尼龙线连续缝合两切口相对应的前后边缘(图 24-14)。拔除导尿管。

彻底止血后,逐层缝合切口。用敷料包扎,不应加压,以免影响分流口的畅通。加压包扎还有可能引起阴茎头缺血。

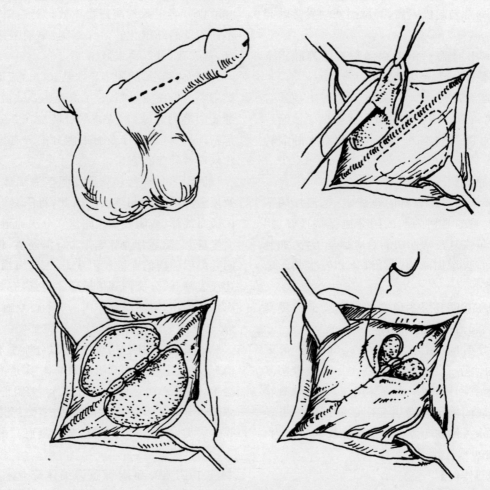

图 24-14 阴茎海绵体-尿道海绵体分流术

(2)阴茎头-阴茎海绵体分流术:自 20 世纪 70年代以来,已发展了多种阴茎头-阴茎海绵体分流手术的方法,包括 Winter、Ebbehoj、AL-Ghorad、Datta 法等。这些方法分别将阴茎头-阴茎海绵体交界部的白膜和间隔组织穿破、切开或切除一小块。Winter 法以穿刺针自阴茎头背侧刺破海绵体远端白膜,Ebbehoj 法以尖刀片自阴茎头背侧刺入后切开白膜。这两种方法操作简便,但缺点是分流口径较小。而 AL-Ghorad、Datta 法则在阴茎头上做抵达阴茎海绵体远端的切口,直视下切除或用打孔器剜除小片白膜,从而形成较大的分流孔。

①优点:总的来讲,这些方法操作简单,不需海绵体、血管吻合,手术时间短,易于掌握,常可在门诊局麻下完成,因此临床上最为常用。

②缺点:分流量较小,部分患者疗效不显著。如异常勃起无明显改善或复发,仍有不完全持续勃起者(约有 50%),应重复操作。严重病例需改用其他分流术如尿道海绵体或大隐静脉分流等,以获得更好的分流效果,及时缓解阴茎海绵体的缺血状态。

③手术要点

A. Winter 法:左手握阴茎并将其拉直,右手持大号穿刺针(18 号),自背侧沿中线刺入阴茎头,然后调整角度,将针尖略向外偏,刺入一侧阴茎海绵体,深 3～5cm。穿刺时勿损伤尿道。也可用 TraCut 活检针穿刺,将针尖刺过阴茎头-海绵体间隔,再将针内芯推到位,旋转 360°后把针完全退出,取出一小块间隔组织,可重复操作数次,以保证更好的引流。抽吸并挤压阴茎海绵体,放出淤血。用无菌生理盐水或稀释肾上腺素水冲洗,至新鲜血液流出为止,然后拔出针头,压迫针眼 5min。

B. Ebbehoj 法:于阴茎头背侧距冠状沟以远约 1cm 处用尖刀片向阴茎海绵体方向戳入,继续向深面刺破阴茎海绵体远端白膜,然后将刀片调整 90°,再次切割白膜切口,使其呈十字或丁字形以保证分流量。也可用 Kerrison 咬骨钳自尖刀戳口处插入一侧阴茎海绵体,从阴茎头-海绵体间隔上咬出一楔形组织,于阴茎海绵体松软前在另

一侧阴茎海绵体做同样的操作。挤压阴茎,放出淤血。用无菌生理盐水反复冲洗,至新鲜血液流出为止,缝合阴茎头部皮肤切口。

C. AL-Ghorad 法:于阴茎头背侧距冠状沟以远约 1cm 处,或直接在冠状沟处做一横行的半环形切口,长约 2cm,将阴茎头组织剥开,显露其深面的阴茎海绵体远端,剔除一直径约 0.5cm 的白膜。为增加分流,可在两侧海绵体远端分别再切除小片白膜。挤压阴茎,放出淤血。用无菌生理盐水反复冲洗,至新鲜血液流出为止(图 24-15)。缝合阴茎头部皮肤切口,将阴茎头重新缝合于阴茎上。

D. Datta 法:和 AL-Ghorad 法的区别是采用打孔器在阴茎海绵体远端剜除小片白膜,以形成较大的分流孔。

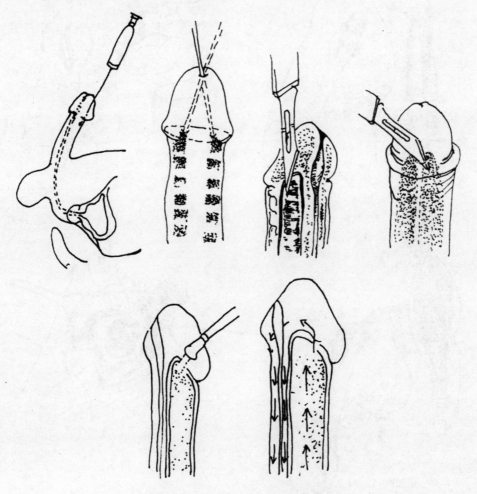

图 24-15　阴茎头-阴茎海绵体分流术

（3）大隐静脉-阴茎海绵体分流术：大隐静脉-阴茎海绵体分流术（Grayhack 术）是在 20 世纪 60 年代 Grayhack 等首先报道的阴茎异常勃起分流手术。

①优点：能使阴茎海绵体内的淤血迅速引流回体循环。在高血流量型异常勃起的病例，更能达到充分、迅速分流的目的。

②缺点：手术相对较复杂，需要在大腿根部和阴茎根部做两个切口，并要游离一段大隐静脉，吻合也比海绵体-海绵体吻合困难。

③手术要点：于阴茎根部外侧做长约 3cm 纵行切口，切开皮肤和 Buck 筋膜，显露该侧阴茎海绵体白膜。在同侧大腿根部触到股动脉，在其浅面、腹股沟韧带下方 3～4cm 处做斜切口，切开浅筋膜，显露其下的大隐静脉，向远端充分游离 10～12cm，使其近端有足够长度达到阴茎，在远侧离断后用 3-0 丝线结扎其远断端。在阴茎切口与股部切口之间做一皮下隧道，用钳经皮下隧道将大隐静脉送到阴茎切口处。在阴茎海绵体上切除一小片白膜，做长约 1cm 的椭圆形切口。挤出海绵体内淤血并用无菌盐水反复冲洗。修剪大隐静脉成斜面，用 5-0 血管线与海绵体椭圆形切口做连续缝合，先缝合切口两端，然后连续缝合后壁，再缝合前壁（图 24-16）。逐层缝合皮下、皮肤，用敷料包扎。

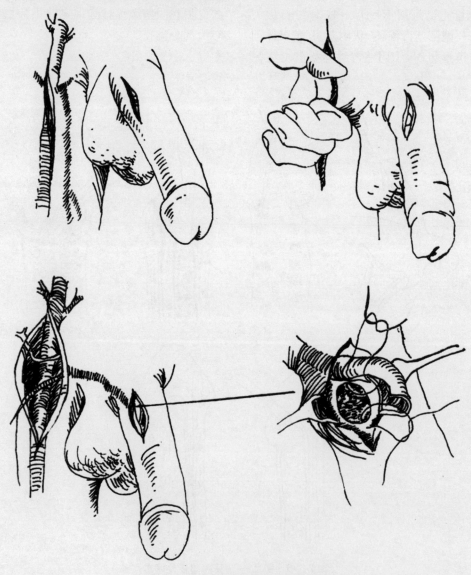

图 24-16　大隐静脉-阴茎海绵体分流术

(4)阴茎背静脉-阴茎海绵体分流术:阴茎背(浅或深)静脉-阴茎海绵体分流术(Barry 术)是20 世纪 70 年代 Barry 等提出的利用阴茎背浅静脉或背深静脉做阴茎海绵体的分流术。比较适合于低血流量型异常勃起。

①优点:与大隐静脉-阴茎海绵体分流术相比,是利用阴茎自身的回流静脉做分流通道,只需一个阴茎根部切口,不需做皮下隧道转移近端分流血管。

②缺点:阴茎背静脉口径较大隐静脉细,分流量相对受限,同时要做显微血管吻合,以减少吻合口狭窄、阻塞等的发生。如选用背深静脉,还需注意避免损伤与之伴行的阴茎背动脉和背神经。

③手术要点:于阴茎根部背侧正中做长约3cm 纵行切口,显露阴茎海绵体白膜,向远端游离一段阴茎背浅静脉或背深静脉,避免损伤阴茎背动脉和背神经。在远侧离断后用 3-0 丝线结扎其远断端。

在紧邻阴茎背静脉近端的下方,切除阴茎海绵体上的一小片白膜,做长约 1cm 的椭圆形切口。挤出海绵体内淤血并用无菌盐水反复冲洗。

修剪背静脉断端成斜面,或于背静脉腹侧纵行剖开约 1cm,用 6-0 血管吻合线与海绵体椭圆形切口做连续缝合。逐层缝合皮下、皮肤,用敷料包扎。

2.高血流量型阴茎异常勃起手术　高血流量型阴茎异常勃起主要是通过短期阻断阴茎动脉的血供来达到治疗目的。如及时有效治疗,预后较好,如延误治疗可转变为低血流量型阴茎异常勃起,阴茎勃起障碍发生率高达 20% 左右。高血流量型阴茎异常勃起,阴茎静脉回流不受阻,降低动脉流量,来达到治疗目的。可选择如下 3 种方法进行治疗。

(1)阴茎背动脉指压法:阴茎背动脉指压法是陈在贤等(2010)设计,用于治疗高血流量型阴茎异常勃起的非手术方法。

①原理:压迫阻断阴茎背动脉,临时阻断阴茎血供,阴茎回流后阴茎逐渐变软,达到治疗高血流量型阴茎异常勃起目的。

②优点:此法为无创性,不需麻醉,无禁忌证,方法简便易行,无并发症,效果良好,是治疗高血流量型阴茎异常勃起有效的新方法。避免了阴茎

动脉栓塞与结扎术的痛苦及并发症。

③缺点:禁止用于低血流量型阴茎异常勃起患者。

④方法:对高血流量型阴茎异常勃起者,用手指深压于耻骨联合下方,阴茎根部阴茎背动脉,阻止阴茎背动脉血流,压到阴茎慢慢变软为止,一般压迫 30min 左右有效。以后如又勃起,可再次压迫,反复多次,可达到满意的效果。

(2)阴部内动脉栓塞术和超选择性海绵体动脉栓塞术

①原理:经阴部内动脉栓塞术阻断阴茎血供,阴茎回流后阴茎逐渐变软,达到治疗高血流量型阴茎异常勃起目的。

②优点:选择性阴部内动脉栓塞,或超选择性海绵体动脉栓塞,对阴茎血供干扰更小。栓塞物多采用可吸收的物质,如自体血凝块或明胶海绵等。异常勃起改善后,随栓塞物的吸收,血管可以再通,有助于患者勃起功能的恢复。与传统开放手术结扎阴部内动脉相比较,其创伤小、恢复快,也可获得相似的治疗效果。且术后阳痿的发生率降低。

③缺点:不适于缺血性、低血流量型阴茎异常勃起。需要昂贵的放射影像、血管介入设备,以及熟练掌握介入技术的医师。在基层单位不容易开展。术后有导致 ED 的可能。

④麻醉与体位:麻醉可根据具体情况,可选局部麻醉、硬膜外麻醉或全麻中的一种。患者取平卧位。

⑤手术要点:先行选择性一侧阴部内动脉造影,如发现该侧有海绵体动脉晕存在,说明存在海绵体动脉瘘。将动脉导管插至阴茎动脉近端,用自体血凝块或明胶海绵栓塞,成功栓塞后再造影可见动脉晕消失。用同根导管行对侧阴部内动脉造影,检查是否还存在另一侧海绵体的动脉瘘,以免遗漏。

(3)阴部内动脉结扎术:属开放性手术,通过结扎阴部内动脉来达到治疗高血流量型阴茎异常勃起的目的,效果好,但术后阴部内动脉闭塞,术后并发症多且严重,阴茎勃起功能障碍发生率极高,不推荐此种手术方法。

【术后处理】

应用抗生素预防感染。应用己烯雌酚预防勃

起。将阴茎翻向腹部固定。行尿道海绵体分流时如发生尿道损伤,宜行膀胱造瘘暂时转流尿液。如为阴茎头分流,穿刺后 12h 内,嘱患者每隔数分钟挤压阴茎保持排空状态。并需密切观察异常勃起改善的情况,如术后 12～24h 仍有不完全的持续勃起,或消退后又再次勃起,应做及时处理。

【评析与选择】

对于低血流量型(缺血型)阴茎异常勃起,海绵体抽吸加 α-肾上腺能受体兴奋剂灌洗治疗后,如阴茎异常勃起消退不满意或复发,应采用外科分流手术。单纯的阴茎海绵体远端穿刺(Winter法)或白膜十字切开(Ebbehoj),其分流孔径较小,容易自行闭合。切除小块白膜(AL-Ghorad 法、Datta 法)能提供更确切的分流,但日后阳痿的发生率有所增加。

对于发病时间长(36h 以上甚至数天)、已发展为严重的缺血型异常勃起、经阴茎头分流效果不满意的病例,则多选择尿道海绵体分流术,该术直接在紧邻的尿道海绵体、阴茎海绵体上开窗。手术简单,不需要显微血管吻合,分流确切、效果满意。但因患者的异常勃起本来就较严重,甚至已有海绵窦血栓和海绵体纤维化等病理改变,而该术式为永久性分流,日后可能不利于患者勃起功能的恢复。

对于高血流量型动脉性阴茎异常勃起,则采用选择性阴茎背动脉指压法、阴部内动脉栓塞或阴部内动脉结扎术。阴茎背动脉指压法为无创性,方法简便易行,是治疗高血流量型阴茎异常勃起有效的新方法。

(李 响 张思孝 陈在贤)

第三节 早泄手术
(surgical treatment of premature ejaculation)

早泄(premature ejaculation,PE)是成年男性中最常见的射精功能障碍之一,以性交之始甚至性交前即泄精为主要表现,其发病率大约占成人男性 1/3 以上。现代医学对 PE 的定义是一个逐步演变的过程。1970 年,Master&Johnson 提出 PE 的定义为性交时间维持不能使配偶满足的频度高于 50% 者。1974 年,Kaplan 提出由于男性缺乏随意调节射精的能力,导致不以所愿地到达性高潮者为 PE;1984 年,DSM-Ⅲ-R 提出不以所愿地阴茎插入阴道即射精,或在轻微的性刺激下即射精者为 PE。1997 年,Davide 提出男女双方中,某一方对射精潜伏期不满意而企图延长射精潜伏期者为 PE。2015 年国际性医学会提出早泄的定义如下。

1. 从初次性交开始,射精往往或总是在阴茎插入阴道 1min 左右发生,或者射精潜伏时间有显著缩短,通常少于 3min。

2. 总是或几乎总是不能延迟射精。

3. 消极的身心影响,如苦恼、忧虑、沮丧和(或)躲避性生活等。

总之,目前还没有一个关于 PE 的十分准确而权威的定义。传统观点认为 PE 的原因主要是心理因素,可能包括焦虑、紧张、不安等心理障碍,婚姻危机以及性生活环境影响等因素。近来提出 PE 的原因与射精中枢或感觉区域兴奋性增高导致的神经病理生理学变化的器质性因素有关。学者们从器质性和功能性的病理学角度,将 PE 分为生理型和心理型,生理型是指 PE 的发生主要与个体的素质或疾病有关,而心理型主要是与精神因素有关。从发病的性质或时间角度,将 PE 分为原发型(或终身型)和继发型(或获得型),原发型是指从有性生活开始就发生 PE,继发型则有过一段不是 PE 的阶段后才出现 PE。从 PE 的对象或情景角度,将 PE 分为广泛型和境遇型,广泛型指在任何情况下,与任何性伴侣都发生 PE,而境遇型 PE 是指针对特定的性交对象或在特殊的场合才发生 PE。

PE 治疗方法包括心理治疗、行为疗法、药物治疗和手术治疗。心理治疗即心理干预治疗,需夫妻双方互相配合,进行相关性知识、性心理教育,以解除在性生活中的各种不良情绪,建立一个良好的信心。心理干预治疗虽然可以实施,且有很多证据支持性心理治疗有效,但单一的心理治疗对早泄患者的有效性尚不确切。行为疗法有终止-开始训练、阴茎挤压训练、渐进性感觉集中训练、手淫训练和配偶骑跨阴道内静止训练等。这些训练的目的是使患者掌握在达到中等程度的兴奋后开始降低其兴奋度。这些训练方法应充分取得配偶的理解与配合,夫妻双方应建立合作、亲密和信任的良好关系。由于行为疗法历时较长,医生制定行为治疗方案时,应认识 PE 发生的心理学原因,以使患者能长期坚持,保持其治疗的初衷。药物治疗包括阴茎头局部外用药物、作用于中枢的药物等。局部外用药物主要是使用局部麻醉作用的软膏、喷雾等,它可降低阴茎头敏感性,有利于延长 PE 患者的射精潜伏期,使用时应防止麻醉药物进入配偶阴道而降低阴道敏感度,副作用包括勃起功能障碍和性高潮障碍等。作用于中枢的药物,目前抗抑郁药物如 5-羟色胺重吸收抑制药(SSRTs)类以及中枢神经系统镇痛药如曲马朵受到人们的重视。SSRTs 类药物通过抑制5-羟色胺(5-HT)重吸收而增加神经突触中递质浓度,从而达到使患者射精延迟、性高潮延迟等作用,其副作用包括引起患者疲乏、头晕、嗜睡、失眠、恶心、呕吐、口干、腹泻等神经系统和消化系统的症状,还可能引起阴茎勃起功能障碍。曲马朵是中枢性镇痛药,能够激动阿片受体和抑制去甲肾上腺素和 5-羟色胺的再摄取,国外对其为期 12周的研究评估了其有效性和安全性,认为耐受性在为期 12 周的研究期间是可以接受,但曲马朵用药过量会产生依赖,在我国列入第二类精神药品管理,国内应用曲马朵治疗早泄较少。手术方法治疗 PE 可作为药物、心理和行为治疗无效或效果不佳的辅助治疗方法,主要包括阴茎头填充增粗术、阴茎背神经切断术、阴茎系带内羊肠线植入术、包皮成形术和包皮环切术等,但手术治疗 PE有可能损伤阴茎头的敏感性,且具有不可逆性的可能。

【术式简介】

一、阴茎头填充增粗术(glans penis augmentation)

2004 年,韩国首尔的 Kim 等报道了用注射用透明质酸(Hyaluronic acid,HA)凝胶治疗原发性 PE 患者,取得了较好的疗效。患者满意率达75%,配偶满意率达 62%。

1. 原理　阴茎头的感觉主要由阴茎背侧神经的分布、受体的数量、受体的阈值以及传导通路的畅通等因素决定。HA 凝胶作为一种组织填充剂,已广泛应用于矫形外科、眼科,其安全性得到广泛验证。本手术将其注射入阴茎头内,形成一道屏障,阻断了性生活的摩擦对阴茎头神经受体的刺激,从而达到治疗原发性 PE 的目的。

2. 优点　透明质酸是一种天然的多糖,广泛存在于哺乳动物的结缔组织中。与其他组织填充剂(硅胶、液状石蜡、胶原蛋白)相比,其组织相容性好,没有异物反应。在组织中稳定性好,降解缓慢。如果有降解,可以再次补充注射。它作为组织填充剂在临床使用已超过 20 年,未见明显不良反应。

3. 缺点　术中用局部麻醉,有的患者感阴茎头疼痛。术后阴茎头略水肿,一般 2 周后消失。术后随访时间较短(作者报道随访 6 个月),其远期疗效尚待进一步观察。

4. 适应证　经心理、行为、药物等治疗无效或效果不佳的原发性 PE 患者。

5. 麻醉与体位　局部麻醉,取平卧位。

6. 手术要点　用 27G 注射针在阴茎头前端至冠状沟前 1/3 处进针至皮下,注入 2ml Perlane(瑞典生产)注射性 HA 凝胶。围绕阴茎头多点注射,每一点均使针头在皮下变换多个方向,使凝胶在皮下呈扇形分布(见彩图 24-17)。改用 30G 注射针注入 Restylane®(瑞典生产)注射性 HA 凝胶。

二、选择性阴茎背神经切断术(selective dorsal neurectomy of penis)

1. 原理　近来的研究表明,PE 除了心理因素外,患者阴茎头的感觉比正常人灵敏,感觉神经兴奋性比正常人增高,射精潜伏期与射精反射弧较短,射精刺激阈低,在性交时容易诱发过早射精。阴茎感觉通路起始于阴茎皮肤、阴茎头、尿道及阴茎海绵体内的感觉器,发出神经纤维融合形成阴茎背神经束,加入其他神经纤维成为阴部内神经,而后经骶神经的背根上升到脊髓。感受器激活后,通过阴茎背神经、阴部神经、脊髓、脊髓丘脑束,将痛、温、触觉信息传送至下丘脑和皮质层进行感知。接触性刺激,阴茎皮肤和阴茎头的神经冲动通过阴茎神经传入,始动和维持反射性阴茎勃起。因此,行阴茎背神经切断术后,可以降低阴茎头的敏感性,提高射精刺激阈,延长射精潜伏期,以达到治疗早泄的目的。

2. 优点　通过手术选择性切断阴茎背神经,既降低阴茎头的敏感性,延长射精潜伏期,又不影响勃起功能。理论上其疗效维持时间较药物长。

3. 缺点　由于 PE 的病理生理学机制目前仍未明确、阴茎背神经切断的损伤不可逆转、术后并发症(阴茎感觉异常或麻木感、局部形成神经瘤导致疼痛、勃起功能障碍等)等原因,该术式还不是大家公认的治疗 PE 的手术。

4. 适应证

(1)年龄一般≤40 岁。

(2)阴茎勃起角度超过 90°。

(3)排除心理素质不佳因素。

(4)带安全套有效者。

(5)局部表皮涂药有效者。

(6)适度饮酒有效者。

(7)口服抗抑郁药有效者。

5. 手术要点　距冠状沟近端 2cm 做弧形切口。包茎或包皮过长者可先行包皮环切术,在此切口行阴茎背神经切断术。在 Buck 筋膜与白膜间分离显露一侧阴茎背神经,分离至阴茎头处,分离出其主干及多支细小分支,保留主干,其余予以切断(有条件者可在显微镜下操作)。同样方法处理另一侧阴茎背神经,缝合切口。

6. 术中注意要点　术中注意对神经主干的保护,避免钳夹、过度牵拉,否则导致术后阴茎头麻木。在分离阴茎背神经时,解剖层次要清楚准确,手术视野清晰,神经分离显露要确切,否则可能遗漏神经分支,术后效果不佳。

三、阴茎系带内羊肠线置入术(the penis frenulum catgut implantation)

1. 原理　埋线疗法是在中国医学经络理论和针灸疗法的基础上发展而成的,在我国乃至东亚诸国已广为临床应用。其原理是利用埋置于穴位或神经敏感区的羊肠线代替针灸针,对穴位局部发挥持续微弱而温和的良性的兴奋性刺激作用,使机体内环境经过调整而趋向正常。该疗法的作用机制可能是:①阴茎系带作为男性生殖器官中最敏感的部位,与大脑射精中枢的联系十分密切,在此处置入的羊肠线可能通过持续地刺激系带加强了对大脑射精中枢的抑制;②置入阴茎系带内的羊肠线直接介入到性交活动中,可以利用阴茎的性交动作加强羊肠线对系带的刺激,通过闸门控制机制同步地干扰或阻断性刺激信息的传导,从而达到提高射精阈值、治疗 PE 的目的。

2. 适应证　符合美国精神病协会颁布的《精神疾病诊断和统计手册(DSM-Ⅳ)》中的早泄诊断标准:持续地反复地在很小的性刺激下,在插入前、插入时或插入后不久就射精,比本人的愿望提前,这种情况明显引起本人的痛苦和伴侣之间的关系紧张。包茎及阴茎头包皮炎者除外。

3. 优点　该疗法治疗 PE 具有以下优点。

(1)起效较快:术后当日即可见效,且性交时间越早疗效越好。

(2)维持时间较长:置入阴茎系带内的羊肠线被组织吸收的速度非常缓慢,多在半年左右消失,作用时间可维持 3～6 个月,可重复治疗且具有可逆性。

(3)一般只需 1 次治疗。临床治愈后又复发者多数是由于较长时间未性交所致,嘱其每日 1 次捏挤系带内的羊肠线,多数约半个月即可恢复。因出差等原因 1 周以上不能性交者,隔日捏挤系带内羊肠线 5min 可防止反复。

(4)操作简单方便。

4. 缺点　羊肠线在系带皮下刺激局部组织反应性增生,一般于术后 15d 左右局部形成包绕羊肠线的条状硬结,约半年左右消失。少数患者发生局部皮下出血,一般 7d 左右淤血消退。有的患者术后性交时局部有异物感,一般不影响性感受及性高潮。疗效差。

5. 手术要点　常规消毒,取一段 1cm 长的 2-0 羊肠线,从 8 号穿刺针的尖端放入针腔的前端,左手将包皮上揽,固定阴茎头及阴茎体并绷紧系带,从系带的阴茎头端直上 2cm 处作为进针点,右手持备好的穿刺针自进针点刺入皮下,水平沿系带进针至阴茎头端,此时一手固定针芯不动,另一手握针柄向后退针,羊肠线将随针体的后退被固定不动的针芯顶出针外,呈直线状留置在针体退出的位置(图 24-18)。出针后,局部以干棉球压迫 1min 以防出血。术后 3d 内性交者须戴安全套以防感染。

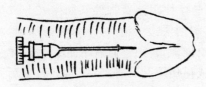

图 24-18　阴茎系带内羊肠线植入术

四、包皮成形术（prepuceplasty）

1. 原理　男性性反射过程是感受器受刺激后，通过阴茎背神经、阴部神经等将痛、温、触觉信息传送至相应的神经中枢。神经中枢再发出信息通过骶神经、阴部神经等输出神经作用于球海绵体肌、坐骨海绵体肌等效应器上，控制勃起及射精。包皮成形术就是以破坏部分阴茎上的性感受器，减少性刺激信号的输入量，降低中枢的兴奋性，延缓射精潜伏期。阴茎的性感受器主要是包皮、包皮系带、包皮口及阴茎头。阴茎头冠和包皮系带和（或）包皮口的末梢受体非常丰富，而且包皮系带是包皮内板丰富的神经网络的中心点。目前有人认为包皮系带和（或）包皮口是最重要的高潮启动点。当包皮系带和包皮口被切除后，相当一部分阴茎的性感受器受到破坏，使阴茎的敏感性下降，提高射精阈值，延长射精潜伏期。而且包皮内板是由具有丰富牵拉感受器的神经支配，它终止于冠状沟。当包皮成形术后，形成环形和腹侧纵形皮肤、皮下瘢痕，包皮内板相对固定而得不到牵拉，也达到降低部分敏感性、提高射精阈值、延长射精潜伏期的目的。由此可见，本术式从不同方面降低了阴茎的敏感性，延长了射精潜伏期，对 PE 可达到一定的疗效。

2. 优点　该术式同时降低包皮、包皮系带及包皮口的敏感性、提高射精阈值、延长射精潜伏期，理论上其疗效较为确切。

3. 缺点　目前报道文献不多，临床病例较少（113 例），术后随访时间较短（3 个月），尚需更多病例、更长时间的观察。疗效不肯定。

4. 适应证

（1）符合美国泌尿外科学会（AUA）PE 的诊断标准者。

（2）已婚或同居、有稳定和规律性生活的

男性。

（3）无勃起功能障碍和严重的肝肾疾病。

（4）自愿进行包皮成形手术治疗者。

5. 麻醉与体位　局部麻醉，取平卧位。

6. 手术要点　使包皮内、外板充分展平，沿包皮口环（内外板交界处）将包皮口皮肤做袖状切除，其宽度为 0.5～1cm。同时从尿道口向阴茎根部方向，沿系带楔形切去系带皮肤长 2～3cm，宽 0.5～1cm（图 24-19A）。根据阴茎腹侧皮肤缺失程度决定其背侧内、外板纵行切开的长度（图 24-19B），并注意勿伤及血管。间断缝合伤口（图 24-19C），适当加压包扎。7d 后拆线。嘱患者术后 2 周内避免性生活。

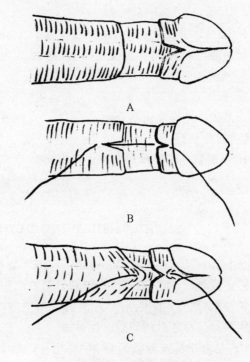

图 24-19　包皮成形术

A. 包皮环切后系带楔形切去系带皮肤；B. 阴茎背侧内、外板纵行切开缝合；C. 间断缝合伤口

五、包皮环切术（circumcision）

有学者报道 PE 患者包皮过长占 62.5%～95%，过长的包皮长期掩盖阴茎头及冠状沟缘和包皮系带，所受的刺激较少，其敏感程度很高，射精刺激阈值很低，性交时易致 PE。治疗 PE 的目的是提高射精所需的阈值。

1. 原理　通过包皮环切术,可去除阴茎上部分性感受器,如包皮、包皮口等,破坏了一部分阴茎血管、神经末梢和感觉组织。另外,包皮切除后,阴茎头、冠状沟缘和包皮系带长期暴露受到摩擦刺激,从而使其敏感性降低。使射精阈值有较大提高,达到治疗 PE 的效果。

2. 优点　该术式临床应用时间长,技术成熟,疗效确切,易为患者接受。

3. 缺点　在包皮环切术初期,患者术后刚刚外露的阴茎头特别敏感,常因衣裤的摩擦而使阴茎勃起,一定要停止活动后,方能逐渐消退。甚至有的包茎患者术后 PE 更加严重。此种现象术后开始最明显,随着时间延长,而逐渐减少。疗效不满意。

4. 适应证　婚后或有性生活史 1 年以上、阴茎勃起功能正常、合并包皮过长的 PE 患者。

5. 麻醉与体位　局部麻醉,取平卧位。

6. 手术要点　详见本书第 26 章包皮畸形手术第一节包皮过长及包茎手术。

【注意要点】

1. 术后常规应用雌激素防止阴茎勃起。

2. 选择性阴茎背神经切断术在分离阴茎背神经时,解剖层次要清楚,手术视野清晰,神经分离显露要准确,否则可能遗漏神经分支(术后效果不佳),或损伤阴茎背神经主干(导致术后阴茎头麻木或感觉异常)。

3. 阴茎系带内羊肠线置入术要确保羊肠线置入皮下一定深度,过浅则羊肠线因逐渐摩擦而逐渐外露,导致感染。此时只有取出羊肠线,加强抗感染治疗。

【评析与选择】

PE 的治疗首先考虑药物、心理和行为治疗,只有在上述方法无效、患者不愿坚持而又强烈要求手术治疗时,方可考虑手术治疗。在上述各种手术方法中,除了包皮环切术较成熟外,其余方法国内外少有报道,不能作为治疗 PE 的首选手术。其中,除了阴茎头填充增粗术和阴茎系带内羊肠线植入术的填充物(埋植物)可逐渐吸收外,其他手术对患者的损伤不可逆转,一旦出现并发症,将可能给患者带来长期的痛苦。

(刘　川　姜　辉　郭　军)

第四节　逆行射精手术
(surgical management of retrograde ejaculation)

逆行射精(retrograde ejaculation,RE)是指阴茎能正常勃起,性交时有性高潮和射精的动作,但无精液从尿道口排出,而是逆向射入膀胱内的一种疾病。又称逆射精和后向性射精。

RE 是由于精液射入后尿道“压力房”后,因多种原因引起膀胱内括约肌关闭不全、外括约肌收缩,坐骨海绵体肌、球海绵体肌及盆腔横纹肌节律性收缩,精液流向压力低的膀胱内而造成的,其病因如下。①解剖结构异常:先天性因素如射精管开口异常、后尿道瓣膜病等;后天性因素常见于前列腺增生手术(开放手术或经尿道手术)、后尿道外伤或手术等,导致膀胱颈部肌肉受损,闭合压力低,甚至膀胱颈完全开放。另外,精阜肥大也可导致 RE。②神经因素:与射精有关的神经受伤或发生病变可致 RE。常见于腹膜后、盆腔手术损伤支配膀胱颈部的神经。糖尿病患者可因交感神经病变使尿道内外括约肌功能发生共济失调而

导致 RE。③药物因素:常见的有抗精神病药物、抗高血压药物,如胍乙啶、利血平、硝苯地平等。④特发性因素:原因不明。

临床上患者表现为阴茎能正常勃起,性交中有性高潮和射精动作出现,但无精液从尿道外口排出。性交后第 1 次尿液检查可见尿液浑浊,显微镜下有大量精子和果糖,据此可诊断 RE。此外,根据病史如有无手术外伤史、糖尿病史、服药史等可确定病因。

RE 的治疗包括:药物治疗、手术治疗等。药物治疗包括中医中药和西药。西药多选用麻黄碱、丙咪嗪、左旋多巴、米多君等。有人报道丙咪嗪、伪麻黄碱可作为治疗糖尿病引起的 RE 的首选治疗方法。有生育要求的患者,可采用碱化膀胱尿液,收集精子体外处理后行人工授精。有前尿道狭窄的患者,可试行尿道扩张。采用上述方法均无效而又有生育要求的患者,可考虑手术治

疗。特别强调的是，RE 患者多是以不育就诊，若夫妻双方没有生育要求时，RE 患者可不需要治疗。手术治疗 RE 的基本原理是恢复或重建膀胱颈的结构或功能，使射精时膀胱颈关闭，精液从尿道口射出。

【术式简介】

一、Abrahams 手术（Abrahams's operation）

此术式为 Abrahams 在 1975 年首先报道。他用该术式治疗了 2 例因膀胱颈梗阻而采用 Y-V 膀胱颈成形术后发生 RE 的患者。两例患者均恢复正常射精，一例生育了小孩。

1. 原理　该手术经膀胱切除围绕膀胱颈的黏膜，重建内括约肌并折叠膀胱颈肌群以缩小其口径（能通过 16F 尿管），达到治疗的目的。

2. 优点　相对于其他术式，其操作较简单。据作者的报道，其成功率高。

3. 缺点　报道的文献较少，病例不多，除了早期的一篇文献外，少有后续报道。缺乏大规模的临床研究。

4. 适应证　①因膀胱颈手术而发生 RE 的患者。②采用药物治疗和回收精液人工授精未能成功妊娠，而有生育要求的患者。③要求采用手术治疗的患者。

5. 禁忌证　因后尿道、前列腺手术发生 RE 的患者。有尿路感染者。

6. 术前准备　膀胱尿道造影、膀胱尿道镜检查以明确膀胱颈关闭不全。

7. 手术要点　患者仰卧位，置入 16F 气囊导尿管。原切口处切开并切除瘢痕组织，进入膀胱前间隙。切开膀胱前壁，充分显露膀胱颈，沿膀胱颈从 8 点到 4 点，环形将黏膜切成倒 U 形。提起黏膜约 1cm，进入前列腺部尿道并将这部分黏膜切除。锐性切除原来的瘢痕组织，充分显露其下方的膀胱颈部肌肉组织。用 2-0 薇乔线在 4～8 点、3～9 点、2～10 点以及 1～11 点处，深至肌层缝合 4 针，修复膀胱颈呈倒 "U" 形切口。将显露的肌肉组织相互向前靠拢折叠，包绕 16F 导尿管重建内括约肌。逐层缝合切口，膀胱前间隙留置引流管。术后 21d 拔除气囊导尿管。

二、Ramadan 手术（Ramadan's operation）

用手术解除血吸虫性膀胱颈梗阻后，有的患者发生 RE。1985 年，Ramadan 等首先报道治疗这种 RE 的手术方式。结果 5 例患者有 4 例成功，另 1 例因术后感染而失败。

1. 原理　主要是利用膀胱三角区的黏膜、肌肉延长尿道，增加后尿道的阻力，从而达到治疗 RE 的目的。

2. 优点　该术式能有效增强膀胱颈关闭压，加强射精时膀胱颈部阻力。理论上其效果较好。

3. 缺点　同 Abrahams 手术。且有可能发生排尿困难。

4. 适应证　同 Abrahams 手术的适应证。

5. 禁忌证　同 Abrahams 手术的禁忌证。

6. 手术要点　纵行切开膀胱，充分显露膀胱颈，在膀胱三角区选定一块黏膜并游离，如图 24-20 所示。将膀胱黏膜切成能包绕 12F 导尿管的长方形黏膜瓣。将黏膜瓣包绕导尿管并缝合成一黏膜管状结构；开口在输尿管间嵴水平以下，距输尿管口有一定距离，远端延伸至尿道口内后唇，甚至可到尿道前列腺部。向两侧剥离黏膜并向外侧牵拉；充分显露其下层的逼尿肌；在中线两侧剥离该层逼尿肌，在中线两侧形成肌瓣。将肌瓣双叠包绕新形成的尿道，使之能紧密包绕膀胱黏膜管道缝合到对侧肌瓣基底，对侧肌瓣也包绕先前的肌瓣缝合到其外表面。对向缝合两侧肌瓣的远侧边缘。松开牵拉的黏膜，双侧黏膜边缘在中线处缝合。拔除导尿管，耻骨上膀胱造瘘，保留 4 周。耻骨后间隙引流 10d。

三、Young-Dees 手术（Young-Dees's operation）

此术式首先由 Middleton RG 等在 1986 年报道用于治疗 RE。共治疗了 5 例患者，其中 4 例获得成功。与 Ramadan 手术相似。

1. 原理　其基本原理是利用膀胱三角区肌肉、黏膜延长后尿道，加强膀胱颈部关闭压力，以减轻射精时膀胱颈部的关闭不全。

2. 优点　同 Ramadan 手术的优点。

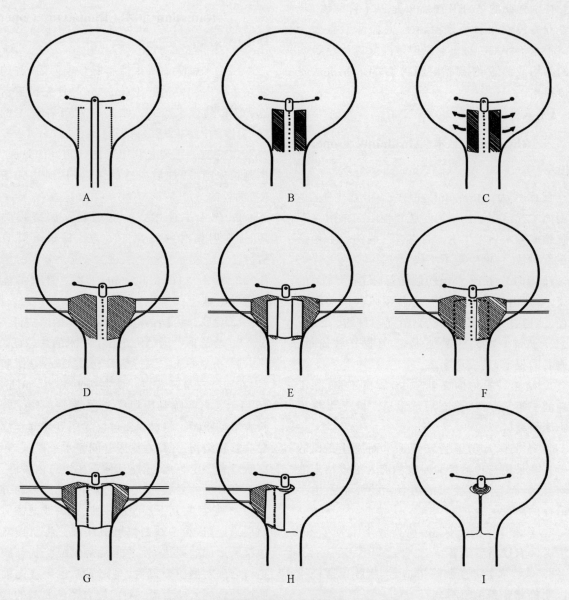

图 24-20 Ramadan 手术

A. 在膀胱颈三角区切取两侧黏膜瓣；B. 将膀胱黏膜包绕导尿管缝成管状；C. 向外剥离两侧膀胱黏膜；D. 显露其下层的逼尿肌；E. 在中线两侧剥离该层逼尿肌形成肌瓣；F. 将肌瓣包绕黏膜管前双重缝合；G. 缝合两侧肌瓣的远侧边缘；H. 松开牵拉的黏膜，I. 双侧黏膜边缘在中线处缝合

3. 缺点 同 Ramadan 手术的缺点。

4. 适应证 同 Abrahams 手术的适应证。

5. 禁忌证 同 Abrahams 手术的禁忌证。

6. 手术要点 纵行切开膀胱，充分显露膀胱颈。在膀胱三角区设计一条宽约 1.5cm 的黏膜条带，从前列腺部尿道远端开始，延伸到接近输尿管间嵴水平。分离出此黏膜条，包裹由尿道插入的导尿管，用 4-0 薇乔线缝合此黏膜，形成新的后尿道延伸部。分离前列腺部尿道、膀胱颈和三角区黏膜条深面的肌肉组织，将其包绕在新构建的后尿道延伸部分近心端表面，并用 2-0 薇乔线固定。将游离创面两侧的黏膜在新构建的后尿道延伸部分表面缝合（图 24-21）。这样，在膀胱三角区形成了一个管状的由黏膜、肌肉、黏膜构成的后尿道延伸部分。保留导尿及膀胱造瘘 3 周。

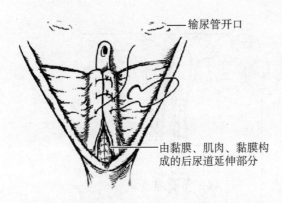

——输尿管开口

——由黏膜、肌肉、黏膜构
成的后尿道延伸部分

图 24-21 Young-Dees 手术

四、逆行射精的注射疗法（injecting treatment of retrograde ejaculation）

该技术目前尚不成熟，主要是借鉴注射疗法治疗尿失禁的材料与方法，尚处于试验阶段，少有文献报道。大多数注射治疗尿失禁的填充材料均适于治疗 RE，理想的注射用材料应结构完整、对局部组织炎症反应轻微、无毒、不易被降解，且不易被巨噬细胞吞噬而迁移至远处重要器官。目前使用的材料难以完全达到上述要求，参考注射治疗尿失禁的材料与技术，现分述如下：

1. 原理　将注射性组织填充材料经尿道或皮肤注入后尿道或膀胱颈黏膜下，使后尿道或膀胱颈缩小、变窄，增加射精时后尿道或膀胱颈的阻力，达到纠正 RE 的目的。

2. 优点　操作简单、对患者损伤小。

3. 缺点　有的需要专门的注射器械，还处于试验阶段，其有效性和安全性还需进一步观察。

4. 适应证

（1）采用药物治疗和回收精液人工授精未能成功妊娠，而有生育要求者。

（2）不愿采用上述手术方式治疗的。

5. 禁忌证　后尿道、前列腺、膀胱颈已做过手术的患者。

6. 注射方法

（1）自体脂肪：自体脂肪组织最早用于尿道旁注射用于治疗女性压力性尿失禁。其优点是移植物为自体组织，其组织的相容性远远优于任何人工组织代用品，且脂肪颗粒取材容易，组织来源丰富，操作简便，安全可靠。最大缺点是稳定性差，

易被再吸收，远期疗效差，常需重复注射。坏死的脂肪颗粒往往引起纤维囊性化和假性囊肿。此外，在治疗中还存在液化、坏死、感染等并发症。

（2）Macroplastique：1991 年，Macroplastique 最初在欧洲用于治疗因尿道括约肌缺损导致的女性压力性尿失禁。2006 年，Uroplasty 公司的该产品获得美国 FDA 认可。它是由悬浮在水凝胶载体中的柔软、不规则结构、橡皮硫化的、医疗级的硅胶移植物组成。载体是一种制药级的水溶性、低分子量的聚烯吡酮。将其注射在尿道周围后，聚烯吡酮由网状内皮系统清除，通过肾以原型排出体外。柔软的、不规则结构的移植物能接受宿主胶原蛋白以不规则的方式沉淀并环绕在尿道周围，这种宿主组织或移植物表面独特的多层次的不规则结构，以及宿主胶原组织挛缩，可以防止移植物浓缩成坚硬的块状物，从而保证颗粒停留在原位，并保持固定的体积（见彩图 24-22）。

（3）牛胶原：注射用牛胶原是用牛皮肤胶原纯化后与戊二醛交链而成。其最明显的不足是存在潜在的高敏反应。因此，注射之前应该做过敏试验，3% 的患者经过皮试后仍可见高敏反应，如发热、头痛、恶心、瘙痒、皮疹、一过性视觉障碍、全身关节痛，严重者出现免疫性疾病。其临床应用日趋减少。

（4）德富露：德富露是一种聚糖酐/透明质酸共聚物，为纯天然非动物来源的提取物。在 1998 年的时候已在欧洲被批准应用于临床。它是以透明质酸为载体，由右旋糖酐包裹中心微球体来填充注射部位（见彩图 24-23）。透明质酸降解后中心微球停留在原位 3~4 年。随后逐渐降解。右旋糖酐中心体促进纤维增生和胶原蛋白的形成，帮助维持填充的治疗效果。中心微球不破碎，直径 80~200μm，可以有效阻止它们移动到人体远处器官。

（5）UroVive 微囊：是由美国 AMS（American Medical Systems）公司生产。其原理是将一个和注射器相连的微型硅胶气囊（0.20~0.90cm³）（图 24-24A）通过穿刺针置入膀胱颈黏膜下，用水凝胶填充气囊，填充到一定体积后，保持球囊停留在注射部位，达到治疗目的（图 24-24B）。其操作简便，可重复性强。

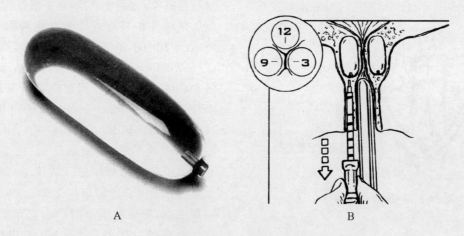

图 24-24　UroVive 微囊注射法
A. 微型硅胶气囊；B. 通过穿刺针置入膀胱颈黏膜下

【评析与选择】

综上所述,目前手术治疗 RE 尚处于探索阶段,少有文献报道,上述方法中还没有哪一种得到广大医师及患者的认可,有的方法的有效性及安全性、近期及远期效果也值得进一步研究。因此,临床医师在选择手术治疗 RE 时,一定要慎重,严格掌握手术指征。

（刘　川　贺占举）

参 考 文 献

[1] 张唯力,陈在贤.逆行射精//陈在贤.实用男科学.2 版.北京:人民军医出版社,2015:158-159

[2] 鲁栋梁,陈在贤,姜辉.勃起功能障碍//陈在贤:实用男科学.2 版.北京:人民军医出版社,2015:159-169

[3] 陈在贤,鲁栋梁,贺占举.阴茎异常勃起//陈在贤:实用男科学.2 版.北京:人民军医出版社,2015:169-174

[4] 李响,张思孝,张滨.男性性功能障碍手术//陈在贤.实用男科学.2 版.北京:人民军医出版社,2015:530-550

[5] 赵磊,江山.血管介入栓塞治愈外伤性高流量阴茎异常勃起 1 例.安徽医学,2014(10):1470-1471

[6] 王艳丽,韩新巍,陈琛,等.介入治疗无海绵体瘘的高流量性阴茎异常勃起.山东医药,2011,51(36):94-95

[7] 郝传玺,金龙,高健,等.明胶海绵超选择血管栓塞治疗高流量性阴茎异常勃起五例.介入放射学杂志,2014,23(4):337-340

[8] 彭大振,王立新,黄亮,等.创伤致高血流量性阴茎异常勃起诊治分析.局解手术学杂志,2013,22(1):15-17

[9] 李宏军.勃起功能障碍的诊治进展与共识.中国性科学,2011,20(1):4-6

[10] 李鹏超,秦超,王增军,等.国产三件套可膨胀型阴茎假体植入治疗勃起功能障碍.南京医科大学(自然科学版),2012,1:150-152

[11] 覃云凌,江专新,王晓东,等.AMS 3 件套阴茎假体植入术治疗重度勃起功能障碍的疗效观察.昆明医科大学学报,2013(10):69-72

[12] 刘平,张余,牟玮,等.2 例外伤性高流量阴茎异常勃起介入治疗报告.当代医学,2011,17(14):122-124

[13] 王瑞,赵亚兵,张卫星,等.阴茎异常勃起的 29 例诊治体会.第三军医大学学报,2012,34(4):366-368

[14] 郭宏波.勃起功能障碍的治疗现状和研究进展.临床和实验医学杂志,2013,3:222-224

[15] 刘继红,王涛,唐皓,等.腹壁下动脉-阴茎背深静脉吻合术治疗血管性勃起功能障碍的 5 例报告.临床泌尿外科杂志,2017,6:454-457

[16] 王毅,王亚民,陈晨,等.脂肪源性干细胞治疗阴茎勃起功能障碍的研究进展.中华男科学杂志,2017,6:561-565

[17] 马燕妮,朱江.动脉血管重建术治疗血管性勃起功能障碍近远期疗效研究.中国性科学,2016,9:11-13

[18] 王国耀,徐诚成,吴科荣,等.320 排动态容积 CT 阴

茎海绵体造影诊断静脉性 ED 的应用价值. 中华男科学杂志,2016,7:635-640

[19] 陈斌,闫立新,马名夺,等. 国产可膨胀性阴茎三件套假体植入术治疗 29 例勃起功能障碍患者的临床应用. 临床泌尿外科杂志,2016,10:918-920

[20] 郭庆华,张立元,陈小勇. 可膨胀阴茎支撑体植入术的临床治疗与随访研究. 中国男科学杂志,2014,11:30-32

[21] 邢高升,蒋小雷,吴文涛. α-肾上腺素对比咪达唑仑在全身麻醉后阴茎异常勃起治疗效果观察研究. 中国性科学,2016,9:8-10

[22] 王锦峰,张海峰,初茂林,等. 缺血性阴茎异常勃起的诊断及阶梯治疗. 现代生物医学进展,2015,3:584-585

[23] 袁鹏飞,杨英刚,廓建军,等. 低流量型阴茎异常勃起的急诊处理(附 13 例报告). 中国男科学杂志,2014,1:48-50

[24] 苏倚剑,陆红祥,吕雪,等. 早泄的外科手术治疗. 重庆医学,2014,23:3098-3100

[25] 周留正,陈兵海,孙洁,等. 包皮环切术联合达泊西汀对包皮过长合并早泄的疗效评估. 江苏大学学报:医学版,2017,3:265-267

[26] 毛卫林,吴建华,梁骏,等. 阴茎背神经切断术治疗阴茎高敏感性早泄的临床研究. 中国性科学,2016,12:22-25

[27] 刘雪军,刘成,姚东伟,等. 早泄合并包皮过长的商环微创术临床应用研究. 中国临床医师杂志,2016,9:28-32

[28] 贾玉春. 用选择性阴茎背神经切除术联合阴茎系带肠线埋入法治疗原发性早泄的效果分析. 当代医药论丛,2016,14:67-68

[29] 黄德清. 三种手术方式对尿道狭窄术后勃起功能障碍发生率的影响比较. 健康之路,2016,5:43-44

[30] 张国喜,白文俊,李清,等. 远端分流术治疗缺血性阴茎异常勃起随访分析. 中华男科学杂志,2013,11:988-990

[31] 刘雪军,刘成,穆家贵,等. 商环微创术在早泄合并包皮过长手术中的应用研究. 徐州医学院学报,2016,7:459-461

[32] 朱勇,郑兴忠,刘正建,等. 早泄的中西医结合治疗进展. 中国性科学,2017,4:30-32

[33] 虎志鹏,王瑞,张卫星. 原发性早泄临床治疗方案的选择及疗效分析. 河南医学研究,2016,3:441-443

[34] 贺利军,张凯. 选择性背神经阻断术治疗早泄的初步研究. 中外医疗,2016,31:102-104

[35] 陶卫琦,孙毅海,刘勇刚,等. CT 三维成像诊断静脉性阴茎勃起功能障碍及手术疗效分析. 微创医学,2019,3:311-313

[36] 殷鹏程,黄万顺,潘良超,等. 阴茎脚白膜折叠补片固定＋深静脉包埋治疗静脉漏性阴茎勃起功能障碍 126 例分析. 浙江医学. 2018,8:868-869

[37] 李行,彭靖,李美材,等. 改良显微镜下阴茎背深静脉包埋术疗效分析. 中国男科学杂志,2017,6:38-41

[38] 谢敏凯,郑大超,刘冲,等. 选择性动脉栓塞治疗动脉性阴茎异常勃起(5 例报告). 中华男科杂志,2018,1:59-61

[39] 张明. 15 例逆行射精原因分析与治疗. 中国男科学杂志,2011,10:62-63

[40] Y Nishizawa, M Ito, N Saito, T Suzuki, M Sugito, Male sexual dysfunction aftrectal cancer surgery. International Journal of Colorectal Disease, 2011, 26(12):1541-1548

[41] W Attaallah, C Ertekin, I Tinay, et al. High Rate of Sexual Dysfunction Following Surqery for Rectal Cacer. nnals of Coloproctology,2014,30(5):210-215

[42] E Duran, M Tanriseven, N Ersoz. Urinary and sexual dysfunction rates and risk factors following rectal cancer surgery. International Journal of Colorectal Disease,2015,30(11):1547-1555

[43] P Léandri, G Rossignol, Y Frégévu, et al. Surgical treatment of priapism. Apropos of 6 cases. Journal Durologie Et De Néphrologie, 2014, 85 (7-8): 555-560

[44] DK Osmonov, A Aksenov, AN Guerra Sandoval, et al. Barry shunt for treatment of a 76-hour stuttering priapism without subsequent erectile dysfunction. Research & Reports in Urology,2014,6:91-95

[45] N Readal, AL Burnett. Priapism:an update on principles and practices. Current Sexual Health Reports, 2014,6(1):38-44

[46] DY Yang, K Ko, WK Lee, et al. Urologist's practice patterns including surgical treatment in the management of premature ejaculation:A Korean Nationwide Servey. World Journal of Mens Health,2013,31(3):226-231

[47] GM Du. Is there a place for surgical treatment of premature ejaculation? Translational Andrology & Urology,2016,5(4):502-507

[48] A James, FA Yafi, WJG Hellstrom. Surgery is not indicated for the treatment of premature ejaculation. Translational Andrology & Urology, 2016, 5 (4): 607-612

[49] HC De,LL Ren,H Yu,et al. The role of dapoxetine hydrochloride on-demand for the treatment of men with premature ejaculation. Scientific Reports,2014, 4:7269

[50] A Jefferys,D Siassakos,P Wardle. The management of retrograde ejaculation:a systemantic review and update. Fertility & Sterility,2011,97(2):306-312

[51] JK Burkus,RF Dryer,JH Peloza. Retrograde ejaculation following single-level anterior lumbar surgery with or withoutrecombinant human bone morphogenetic protein-2 in 5 randomized contro. Journal of neurosurgery. Spine,2012,18(2):112-121

[52] A Mehta,M Sigman. Management of the dry ejaculate:a systematic review of aspermia and retrograde ejaculation. Fertility & Sterility,2015,104(5):1074-1081

[53] GL Stearns,JS Sandhu. The Impact of medical and surgical treatment benign prostatic hypertrophy on erectile function. Current Urology Reports,2015,16 (11):1-5

[54] DG Kurbatov,GR Galstyan,RV Rozhivanov,et al. Diagnostic and treatment of retrograde ejaculation as a manifestation of urogenital form of autonomic diabetic polyneuropathy. Diabetes Mellitus,2015,18 (3):93

[55] Resorlu M,Arslan M,Karatag O,et al. Thorax computed tomography findings in patients with erectile dysfunction. J Clin Imaging Sci,2017,7:25

[56] Ismail A,Tabari AM,Alhasan SU,et al. Dynamic and morphologic evaluation of erectile dysfunction on penile doppler sonography and contrast cavernosography. Niger J. Clin Pract,2017,20(6):729-733

[57] Patel DP,Patel DP,Craig JR,et al. Serum biomarkers of erectile dysfunction in diabetes mellitus:A systematic review of current literature. Sex Med Rev,2017,5(3):339-348

[58] Pavone C,Abbadessa D,Gambino G,et al. Premature ejaculation:Pharmacotherapy vs group psychotherapy alone or in combination. Arch Ital Urol Androl,2017,89(2):114-119

[59] Seo DH,Jeh SU,Choi SM,et al. Diagnosis and treatment of premature ejaculation by urologists in South Korea. World J Mens Health,2016,34(3):217-223

[60] Anaissie J,Yafi FA,Hellstrom WJ. Surgery is not indicated for the treatment of premature ejaculation. Transl Androl Urol,2016,5(4):607-612

[61] Moon du G. Is there a place for surgical treatment of premature ejaculation? Transl Androl Urol,2016,5 (4):502-507

[62] Ridgley J,Raison N,Sheikh MI,et al. Ischaemic priapism:A clinical review. Turk J Urol,2017,43(1): 1-8

[63] Ahmed M,Augustine B,Matthew M,et al. Prognostic factors and outcome of management of ischemic priapism in zaria, Nigeria. Niger J Surg. 2017, 23 (1):15-19

[64] Mehta A,Sigman M. Management of the dry ejaculate:a systematic review of aspermia andretrograde ejaculation. Fertil Steril. 2015,104(5):1074-1081

[65] Trost LW,Munarriz R,Wang R,et al. External mechanical devices and vascular surgery for erectile dysfunction. J Sex Med,2016,13(11):1579-1617

[66] Pottek TS. Surgical treatment of erectile dysfunction. Urologe A,2015,54(5):676-683

[67] Sevinc C,Ozkaptan O,Balaban M,et al. Outcome of penile prosthesis implantation:are malleable prostheses an appropriate treatment option in patients with erectile dysfunction caused by prior radical surgery?. Asian J Androl,2017,19(4):477-481

[68] Ridyard DG,Phillips EA,Vincent W,et al. Use of High-Dose Phenylephrine in the Treatment of Ischemic Priapism:Five-Year Experience at a Single Institution. J Sex Med,2016,13(11):1704-1707

[69] Moon du G. Is there a place for surgical treatment of premature ejaculation? Transl Androl Urol,2016,5 (4):502-507

[70] Gong WT,Gao QQ,Xu ZP,et al. Advances in the surgical treatment of premature ejaculation. Zhonghua Nan Ke Xue,2018,24(4):364-369

[71] Anaissie J,Yafi FA,Hellstrom WJ. Surgery is not indicated for the treatment of premature ejaculation. Transl Androl Urol,2016,5(4):607-612

[72] Wang H,Bai M,Zhang HL,et al. Surgical treatment for primary premature ejaculation with an inner condom technique. Medicine (Baldimore), 2019, 98 (3):e14109

第*25*章　性别畸形和男女易性症与性别重塑手术

(sex deformity transsexualism and sex reconstruction surgery)

第一节　性别畸形手术
（surgical management of intersex disorders）

性染色体决定遗传性别,遗传性别决定性腺向睾丸或卵巢分化,性腺性别再决定内外生殖器向男性或女性发育。性染色体遗传异常、胚胎期性腺和生殖器发育异常、后天病变使外生殖器异常改变,均可导致性别畸形。患者出生时的外生殖器非男非女,表现为两性畸形,其中包括女性假两性畸形、男性假两性畸形和真两性畸形。并在出生后由父母的抚养教育、社会的认同等逐渐形成心理性别和社会性别。

对性别畸形者,无论何种治疗方式,实质上都是矫正患者的两性畸形;患者均难获得生育能力。因此,治疗上应着眼于外生殖器的成形,争取使患者具备性生活的能力。所以,是否行男性或女性矫形手术,主要是根据患者的外生殖器的形态、功能和患者本人的心理意愿来决定,而不是依据其染色体组型、性腺或内生殖器结构。

性别畸形者生理上的两性畸形在出生时多未被认识,之后父母的抚养和社会的认同,使患者形成了固定的男性或女性角色及心理性别。

在重新确定性别之后,根据具体情况进行手术治疗和激素治疗。手术治疗包括各种再造手术如阴茎成形术、阴蒂成形术和阴道成形术等,以及切除发育不全的性腺或与确定的性别相抵触的性腺。术后根据具体情况选用相应激素进行替代治疗,以形成和维持符合确定性别的部分第二性征。

需要强调的是,在矫正其两性畸形时,必然涉及对性别的重新选择和确定,如确定的性别和其原来的性别角色不符,就需要变更其性别。这种情况下,患者心理上的接受和适应非常重要,否则将产生严重的心理影响,甚至干扰其正常的社会生活。医生、父母、家庭成员对患者的心理都有重要影响,在长时期的治疗中应始终有正确认识,才可能给患者提供良好的心理支持。

一、男性假两性畸形手术（male pseudohermaphroditism surgery）

男性假两性畸形（male pseudohermaphroditism）患者的性腺为睾丸,但因睾丸分化、发育、下降不全,睾酮合成、代谢障碍,睾酮靶组织缺陷等,导致患者的生殖道和外生殖器缺少正常完整的男性发育,在一定程度上出现女性的表型。

其表现包括:阴茎发育不良,阴茎海绵体和阴茎头发育较正常者小,严重者与女性阴蒂相似;阴茎下曲伴不同程度的尿道下裂;睾丸发育不全、下降不全;阴囊在严重的病例对裂,酷似大阴唇;一些患者有苗勒管遗留,形成短小的假阴道等。这些畸形主要是通过手术来尽量矫正,矫形的具体方式和疗效与畸形的程度密切相关。

【性别选择】

男性假两性畸形治疗,性别选择需在医生的

指导下,根据父母及患者本人的意愿慎重抉择。

1. 男性假两性畸形出生后及时确诊者,父母可根据染色体决定矫正为男性,社会性别即为男性。

2. 男性假两性畸形出生后未及时确诊,父母当女孩抚养,社会性别为女性,到青春期才确诊者,此时畸形的矫正,要根据患者本人的意愿来决定矫正成男性或女性。

(1)男性假两性畸形患者,是会阴型尿道下裂及双隐睾,其阴茎有相当程度的发育,甚至接近正常男性,第二性征男性很明显者,本人愿意成为男性者,只需要行尿道下裂的成形术及隐睾下降固定术即可。将患者的社会性别改为男性。

(2)患者的阴茎极短小,睾丸发育不良,外生殖器完全近似于女性。社会性别为女性,如患者决定成为女性者,行公证后,可考虑手术切除发育不良的阴茎、睾丸,施行女性外生殖器成形术,术后终身服用雌性激素。以后还可以考虑行乳房成形术,保留女性社会性别。

【术式简介】

1. 成为男性的手术 男性假两性畸形矫正成男性的外科手术,主要包括尿道下裂成形术和隐睾的手术。

(1)尿道下裂成形:目前较为常用且疗效比较满意的尿道下裂成形术的适应证、优缺点和手术要点简介如下(请参考第30章男性尿道下裂手术)。

①尿道口前移、阴茎头成形术(MAGPI、Duckett术)适用于程度最轻的阴茎头型或冠状沟型的尿道下裂,这在男性假两性畸形中比例较低。手术要点是通过阴茎头正中切口,以两外侧阴茎头瓣覆盖尿道下裂,使尿道外口前移到阴茎头正位。该术式设计合理,操作简单,手术效果好,并发症少。

②尿道口皮瓣成形术(Mathieu术):适用于程度较轻的远端尿道下裂(尿道口位于阴茎体前1/3或冠状沟)。其手术原理和要点为:利用阴茎头上的尿道沟、尿道板作为远端尿道的顶壁,尿道口皮瓣作为底壁,将尿道口皮瓣掀起向阴茎头翻转,与尿道板或阴茎头部尿道沟缝合再造尿道,并用阴茎头组织覆盖新尿道。其关键在于翻转的尿道口皮瓣要有足够的血供。

③横形或纵形包皮岛状皮瓣尿道成形术:适用于中度尿道下裂(尿道位于阴茎干的中部或近端),这在男性假两性畸形者中较为多见。选用此两种术式,需要患者有充足的背侧包皮,以用作成形材料。其手术原理是利用充裕的背侧包皮,横行或纵行切取包皮内板形成岛状皮瓣,然后翻转到阴茎腹侧,与尿道板缝合成管状,或者直接将皮瓣缝成管状,形成远端新尿道。

④阴囊纵隔皮瓣尿道成形术:主要适用重度尿道下裂、尿道缺损长的病例。这些病例往往不足以用包皮瓣修复,可单独应用阴囊正中带蒂皮瓣或联合应用包皮瓣进行一期修复。也适用于包皮瓣成形或其他成形手术失败者。

该术式的原理是:利用阴囊中部的皮肤和浅筋膜,形成带血管蒂的中缝皮瓣,缝成管状修复尿道。其优点为:由于保留皮管良好的血供,成功率高,阴囊皮肤及肉膜伸缩性大,制成皮管反贴于阴茎白膜上,无张力,不影响血供,保证新尿道的通畅和阴茎正常勃起。皮管的缝合面贴于海绵体,术后尿瘘发生率低,手术较简单。不足之处为阴囊皮肤长毛发,远期可能并发毛结石,术中可用电针逐一仔细破坏皮瓣的毛囊,减少此并发症的发生。

⑤膀胱黏膜尿道成形术:适合各种类型尿道下裂的修复。该术式的特点为:手术较复杂,取材创伤大,不如带蒂包皮内板和带蒂阴囊纵隔皮瓣方便易行,且一旦发生感染,易出现膀胱黏膜成形尿道的全部坏死,难以再修复。其手术包括矫正阴茎下曲,切取膀胱黏膜片,并围绕支撑尿管缝合成管状新尿道,将黏膜管的缝合面固定在阴茎腹侧的中线白膜上,近端与原尿道外口吻合,远端缝合于阴茎头正常尿道外口的位置,然后利用阴茎皮瓣覆盖尿道。

⑥口腔黏膜尿道成形术:同样适合各种类型尿道下裂的修复。其手术要点除取材不同外,其余与膀胱黏膜尿道成形术类似。口腔黏膜取材方法为:撑开口腔,避开唾液腺管口,在颊黏膜上标记出所需黏膜瓣的长度和宽度,切取黏膜瓣,缝合切口。与膀胱黏膜相比较,口腔黏膜取材更为方便,创伤小,更容易为患者所接受。取材的黏膜瓣比膀胱黏膜厚实、坚韧,黏膜瓣的宽度能够得到保证,取材后局部修复良好。但由于为游离移植物,

黏膜管成活是手术成功的关键。特别是在需要长段成形的重度尿道下裂病例。

（2）隐睾的手术：在男性假两性畸形成为男性的手术中，对隐睾的处理主要采取睾丸下降、固定术。具体术式主要取决于隐睾是位于腹股沟管内或腹内更高位，前者可采取开放式隐睾下降固定术；后者现多采用腹腔镜下隐睾下降固定术。如无法下降入阴囊，应做隐睾切除术。

①腹股沟睾丸下降固定术：为标准术式。手术要点为：充分游离睾丸及精索，牵拉睾丸越过耻骨联合，测试睾丸是否能在无张力的情况下降至阴囊内。如合并腹股沟疝应修补疝。如精索太短，可仔细剥离剩余的鞘膜和提睾肌纤维，必要时切断腹壁下血管、切开腹横筋膜，在腹股沟内环上方再游离腹膜后精索。在阴囊底部皮肤上做一2cm 切口，不切开肉膜，在皮下分离出一足以容纳睾丸的腔隙。然后再切开肉膜，将睾丸经肉膜切口牵拉出来，并放置到皮下腔隙中，注意不要使精索扭转。在睾丸后方缝合肉膜，使其固定在皮下腔隙中，关闭阴囊和腹股沟皮肤切口。

②长襻输精管睾丸固定术（Fowler-Stephen手术）：部分腹内高位隐睾患者输精管较长且弯曲在腹股沟管切口中，可做长襻输精管睾丸下降固定术。该术式利用伴随先天性长输精管的附属血管为睾丸提供血供，手术需切断相对较短的精索血管，使睾丸更容易下降。另外，可做分期手术，即第一期切断精索血管，第二期下降睾丸。少数患者因腹内隐睾位置太高，需做显微血管吻合睾丸下降固定术（睾丸自体移植手术），即切断精索血管，将精索内动脉和静脉与腹壁下深动脉和静脉吻合，再将睾丸下降放置到阴囊中。

③腹腔镜下隐睾下降固定术：适用于腹内高位隐睾。参考本书中第 27 章第二节二、腹腔镜下隐睾下降固定术。

2. 成为女性的手术　男性假两性畸形矫正成为女性，外科手术的主要内容包括切除阴茎和睾丸，然后行阴道成形术、阴蒂成形和阴唇成形术，以及隆胸和喉结成形术等。

（1）睾丸阴茎切除术：男性假两性畸形考虑矫正为女性的患者，其阴茎和睾丸发育不良。严重者阴茎与女性阴蒂相似，阴囊对裂酷似大阴唇，睾丸发育不全、下降不全。发育不良的睾丸、阴茎切除，可在阴道成形术的同时进行，并保留阴茎头做阴蒂成形。如为高位隐睾，则可分期切除。

（2）阴道成形术：阴道成形术在男性假两性畸形矫正为女性的病例，是利用肠道或皮肤作材料成形阴道以适应性交的需要。现普遍采用的材料是乙状结肠，取材较方便，方法较简单，效果较好。如考虑皮肤作整形材料，其阴茎、阴囊皮肤常不足以做成新阴道。需采用其他部位如下腹部、股部的皮瓣，做新阴道的成形材料。

①乙状结肠阴道成形术：在行乙状结肠成形阴道时，可利用小部分保留血管神经的阴茎头做新阴蒂，保留与阴茎头腹侧相连的一段尿道做新尿道口与阴蒂间的前庭板，利用纵行剖开的包皮做阴蒂包皮和小阴唇，剖开的两侧阴囊皮瓣做大阴唇等。

A. 原理：男性假两性畸形用乙状结肠成形阴道，以适应性交的需要。

B. 优点：乙状结肠因分泌物较少、肠壁较厚、肠腔较宽，且能保证新阴道有足够的长度，术后不需要长期扩张阴道，性交时可不使用润滑剂等，是较理想的成形材料。

C. 缺点：手术经腹腔、干扰消化道，相对复杂、创伤较大，可能发生肠道手术的并发症。

D. 术前准备

术前若有寄生虫应先驱虫治疗，复查正常后再行手术。

术前 3d 开始肠道准备，口服新霉素、甲硝唑（灭滴灵）；半流饮食 1d，流质饮食 1d，术前 1d 禁食，术前晚及术晨清洁灌肠。

术前及术中静脉用广谱抗生素。

E. 麻醉和体位：多采用全麻或硬膜外麻醉，取膀胱截石位。

F. 手术要点

环绕阴茎头冠状沟后约 0.5cm 切开包皮至腹侧，再沿尿道沟两旁向后做 2 条纵行切口，切开阴茎腹侧皮肤，并绕过位于尿道沟后份与尿道口汇合。将切口于尿道口后方的中点分别向两侧阴囊的后部弧形延长，切开两侧阴囊皮肤达阴囊根部，使切口之间形成一舌状皮瓣，同时注意留有足够的外侧皮瓣。如果睾丸在阴囊内，经两侧的阴囊切口切除（图 25-1A）。

自冠状沟切口处进入阴茎浅、深筋膜之间的平面,以免损伤背侧的阴茎血管神经束。将阴茎皮肤连同浅筋膜呈脱套状退至阴茎根部。于阴茎腹侧将前尿道充分游离出来,保留与阴茎头相连的尿道板,用于重建前庭。于阴茎背侧血管神经束两旁,自阴茎头至阴茎根部做 2 条纵行切口,切开 Buck 筋膜与阴茎白膜,游离并切除阴茎头与阴茎脚之间的阴茎海绵体,缝扎阴茎脚断端。这样,就保留了 1 条状与阴茎头相连的背侧筋膜和白膜,内为供应阴茎头的血管神经束(图 25-1B、C)。

将保留血管和神经的阴茎头移植到尿道开口前的合适位置做成女性阴蒂,可留阴茎头前部的小块皮肤,以便做阴蒂包皮成形。利用部分阴囊皮瓣和包皮皮瓣做成大小阴唇,手术多一期完成。

分离出容纳新阴道的盆底腔隙,于会阴浅筋膜下游离并掀起舌状皮瓣达会阴。在会阴浅横肌后方以手指做钝性分离,进入坐骨直肠窝,在球海绵体后方分离出会阴中央腱并将其切断,继续用手指分离坐骨直肠窝的疏松脂肪组织,将肛管及直肠向后方推开,紧靠前列腺显露并切断尿道直肠肌、部分肛提肌。可用手指在肛门内做引导,切勿损伤直肠。于直肠前方、前列腺后方找到前列腺精囊筋膜,切开此筋膜,进入筋膜前后层的间隙内。向上分离直肠和膀胱之间的组织,深达腹膜反折(图 25-1D)。

做下腹部正中或弧形切口进入腹腔。于膀胱直肠窝处切开盆腹膜,于膀胱后方分离,在两精囊间、前列腺上方切开前列腺精囊筋膜,进入两层筋膜间。用手指作标志,在会阴切口侧找到前列腺筋膜切开的正确部位。在手指的指引下,切开两侧的尿道直肠肌及肛提肌,将通道向两侧扩展,形成足以通过 4 个手指的通道。如果仅用手指扩张通道,不充分切开肛提肌,术后因肌肉收缩易发生狭窄。

显露乙状结肠,切取约 15cm 的远侧肠段,保留肠段血供,并充分松解肠段的系膜,游离肠段用碘伏液或乙醇纱团清洗肠腔后,常规薇乔线内翻缝合及丝线浆肌层缝合关闭其近端。将肠段顺蠕动方向拉向盆底,远侧断端沿扩张出来的通道带至会阴部。腹部手术组将乙状结肠的两断端重新吻合。修补肠系膜与后腹膜的孔道以防止形成内疝。将乙状结肠新阴道用数针缝线固定于膀胱后

方,以防止脱垂。尽量以盆底腹膜将新阴道与腹腔隔开,关闭盆底腹膜。逐层缝合腹部切口(图 25-1E)。

将包皮和阴茎皮肤自背侧正中对剖至靠近耻骨联合处,形成两条包皮皮瓣。将两皮瓣绕新阴蒂背侧向后转移至会阴部。将新阴蒂上保留的小块皮肤创缘与包绕的皮瓣创缘用丝线做间断缝合,形成阴蒂包皮。将前尿道劈开成前后两瓣,切除部分背侧尿道瓣,将断端与新阴蒂下方相连的尿道板用薇乔线缝合,形成前庭。将尿道板及尿道断端的外侧缘与相邻的包皮瓣创缘缝合。将结肠新阴道在会阴部的开口与腹侧尿道瓣的断端、舌状皮瓣及周围皮肤缝合,形成宽阔的阴道口。将包皮瓣对折成小阴唇状,于两层间做皮下、皮内缝合。将已成形小阴唇的外侧缘与阴囊创缘缝合,形成大阴唇与小阴唇(图 25-1F)。

术毕留置导尿管,用纱布填塞新阴道或填入特制的阴道塞子,以促进新阴道与周围组织粘连固定。

②阴茎-阴囊皮肤内翻阴道成形术:阴茎皮肤内翻阴道成形术即切除阴茎的海绵体,将阴茎皮管内翻做成新阴道,而阴茎头位于内翻皮管的顶端形成"子宫颈"。因阴茎皮管本身的管径和长度有一定的限制,术后必须长期坚持严格的阴道扩张,部分病例的新阴道发生短缩和狭窄而影响其功能,因此加用阴囊皮瓣来增加新阴道的长度和管腔,即目前最常用的阴茎-阴囊皮肤内翻阴道成形术。

不同的术者其具体的成形方法略有区别,大多先将阴茎皮管内翻,然后根据具体的情况,或将皮管后壁部分剖开,嵌入阴囊皮瓣增加阴道的宽度;或将皮管完全剖成阴茎皮瓣作新阴道的前壁,以阴囊皮瓣作新阴道的顶端及后壁,这种情况下阴茎头不再作为新阴道顶端的"子宫颈",而可用来作阴蒂成形。

这些成形术式一般都能保证新阴道有足够的长度和宽度,且能获得更好的阴道口成形。但如果使用的阴囊皮瓣过长、过宽,由于其与周围组织的粘连愈合不如阴茎皮瓣,可能发生新阴道的部分脱垂。

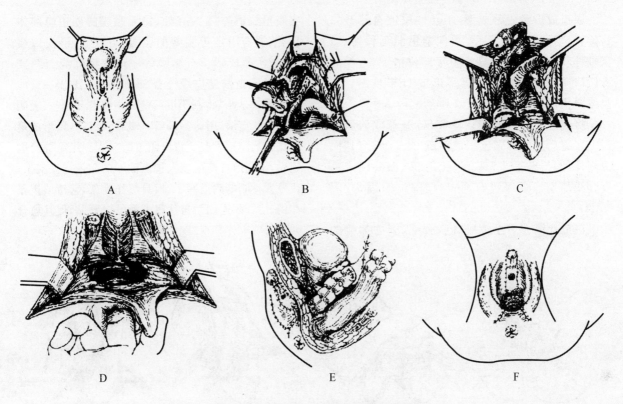

图 25-1 阴蒂成形、乙状结肠阴道成形术

A. 优点：阴茎皮管内翻做成新阴道为一个完整的管腔；如果手术能成功保留支配阴茎头的阴茎背侧血管神经束，那么在性交中阴茎头既可起到子宫颈的作用，又可使患者获得更多的性刺激。手术只经会阴部，不进腹腔，不干扰消化道，无肠道手术的并发症，相对简单，损伤较轻。

B. 缺点：阴茎皮管本身的管径和长度有一定的限制，术后必须长期坚持严格的阴道扩张，皮肤阴道无分泌液，性交时需要使用润滑剂，影响性交快感，即便如此，也有部分病例的新阴道发生短缩和狭窄而影响其功能。

C. 手术要点

阴囊会阴部切口：自阴囊中缝中点分别向两侧后方坐骨棘，做阴囊-会阴部的倒 V 形切口，形成一舌状皮瓣（图 25-2A）。

切除双侧睾丸：利用阴囊部切口，切开阴囊肉膜和壁层鞘膜，切除双侧睾丸（图 25-2B）。

游离阴茎各部：于阴茎浅筋膜下分离，将阴茎体牵拉到切口内。在阴茎腹侧将前尿道与阴茎海绵体分离，达球部尿道。近阴茎头处横断尿道，缝闭阴茎头侧断端。将球海绵体肌两侧的肌腹剥离，以免在形成女性尿道时局部过于隆起。（图 25-2C）。

将阴茎海绵体充分游离达阴茎脚，切除两侧的海绵体，缝闭阴茎脚断端，这样仅剩阴茎头与阴茎卷筒状皮肤相连，阴茎皮筒里层为阴茎浅筋膜，内有供应外层皮肤的血管和神经。游离阴茎海绵体背侧时，应在白膜下分离海绵体，保留附着有血管神经束白膜。如出血明显，可于阴茎根部上止血带（图 25-2D）。

分离出容纳新阴道的盆底腔隙：于会阴浅筋膜下游离舌状皮瓣达会阴体。在会阴浅横肌后方钝性分离，进入坐骨直肠窝。在球海绵体后方分离出会阴中央腱，将其充分切断。继续分离坐骨直肠窝的疏松组织，将肛管及直肠向后方推开，紧靠前列腺显露并切断尿道直肠肌、部分提肛肌，形成可通过 4 个手指宽的通道，深达腹膜反折。切勿损伤直肠（图 25-2E）。

阴茎皮筒内翻：将阴茎皮筒袖套状内翻，使阴茎头位于皮筒的顶端内，形成阴道及子宫颈。将其置入已经分离出的盆底腔隙内的合适位置。此时尿道位于新阴道的背侧，为阴道前壁完全遮盖（图 25-2F）。

尿道成形和阴蒂成形：于女性尿道自然开口的位置，切开新阴道前壁；再向前纵向延长切口，至耻骨联合部女性自然的阴蒂部位稍下方，然后将切口向两侧延长，于阴蒂部形成 U 形皮瓣。注意勿损伤供应皮筒的血管及神经。

将尿道自阴道前壁切口穿出，劈开成前后两瓣。尿道后瓣修剪到近阴道前壁 2cm 处，将其向腹侧外翻，折叠呈乳头状，创缘用 3-0 薇乔线或可吸收线与切口后缘缝合，并与周围组织固定（图 25-2G）。

尿道前瓣修剪至近耻骨联合部，剥去远端的黏膜至尿道外口 2cm 处，将无黏膜的尿道海绵体折叠、缝合固定于阴蒂的位置，并用 U 形皮瓣覆盖，做阴蒂成形。有黏膜的尿道前瓣创缘与两侧剖开的阴道前壁皮缘缝合，形成前庭（图 25-2H）。

阴道成形：将新阴道后壁从中线劈开，嵌入会阴部的舌状皮瓣，用薇乔线或可吸收线缝合，以形成足够宽阔的阴道管腔。将新阴道壁与周围组织缝合固定后，于阴道皮筒内填入包裹油纱的绷带卷做支架，或放置特制的阴道塞子、模具等作支架，起持续扩张作用，使新阴道创面与盆底腔隙的壁紧贴，促其愈合并预防狭窄（图 25-2I）。术毕留置导尿管。

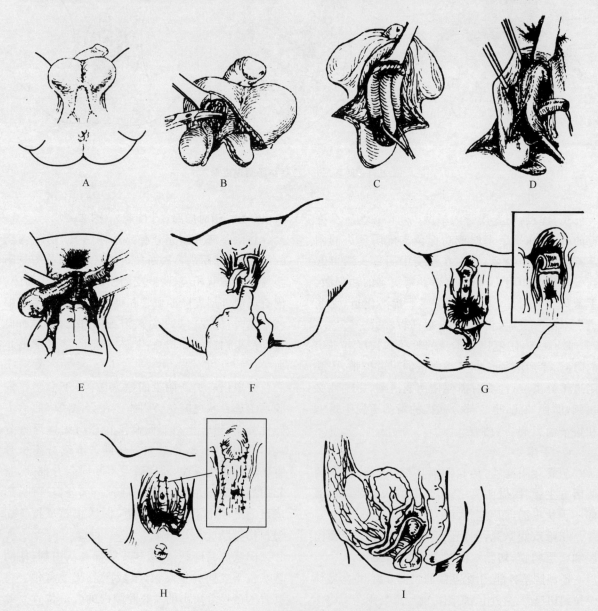

图 25-2　阴茎-阴囊皮肤内翻阴道成形术

（3）隆胸、喉结成形术：男性假两性畸形患者的乳腺组织少，胸廓宽大。故隆胸术多选用较大容量的乳房假体。切口设计于腋前皱襞，以使手术后瘢痕隐蔽。假体植入胸大肌下。手术要点与女性隆乳术没有区别。

喉结成形术又称甲状软骨缩小成形术：在颌底颈部皮肤上沿皮纹做长约 3cm 切口，充分显露甲状软骨，自甲状软骨切迹缘切开软骨膜，在软骨膜下剥离、显露喉结，即两侧甲状软骨翼板在颈前正中最突出的部分，然后将喉结切除，分层缝合切口。甲状软骨缩小成形术则应防止损伤喉部的神经-血管。

【意外事件】

阴茎-阴囊皮肤内翻阴道成形术，在分离出容纳新阴道的盆底腔隙过程中，应注意不要损伤直肠。如直肠损伤后在术中未能及时发现，术后可发生严重感染、尿道阴道瘘、阴道直肠瘘等，导致成形术失败。甲状软骨缩小成形术则主要是防止损伤喉部的神经血管。

【术后处理】

1. 保留导尿管，术后 7～10d 待伤口愈合后拔除，以免尿液污染伤口。

2. 按肠道手术的要求禁食，禁食期间应保证充足的静脉营养，以利术后康复。禁食 2d，流质饮食 2d，然后予低渣半流饮食及通便药物。

3. 术后 5～7d 小心取出阴道内的纱条塞或支架，注意不要牵拉、撕扯阴道壁。

4. 术后 7～10d 伤口拆线。休息 6～8 周，以后可以开始性交活动。

5. 术后阴道扩张和护理：阴道支架取出后，即应开始阴道扩张，并长期坚持。这是维持新阴道足够的大小和深度的关键。

6. 可使用特制的阴道塞子或扩张器，持续扩张阴道，每次 1～2h，开始扩张的第 1 周常伴局部疼痛，以后会逐渐适应。扩张时应注意正确的角度和力量，以免损伤。每次扩张时应使用润滑药膏、扩张后可用稀释的碘伏溶液冲洗阴道。即使有规律性交，术后 3～6 个月内应坚持每日扩张 1～2 次，以后每周扩张 1～2 次。如有规律性交，不需长期用阴道塞子扩张新阴道。

7. 术后需终身用雌激素替代治疗。

【评析与选择】

1. 成为男性的手术　隐睾下降固定术相对简单，也为泌尿男科医师所熟知。尿道下裂成形术则对手术医师有很高的要求。目前治疗尿道下裂的术式已超过 150 余种。一方面说明手术的难度和复杂性，不论何种方法都有一定的失败率。另一方面也说明并没有适合于各类型尿道下裂的特定手术。这些术式的设计、特点和选择，更多是取决于尿道下裂的程度、局部可用成形材料的情况。因此，术者的经验至关重要。在选用材料方面，阴茎皮肤多适用于阴茎体型和阴茎阴囊型尿道下裂；阴囊纵隔皮瓣适用于阴茎阴囊型尿道下裂；膀胱黏膜、口腔颊黏膜适用于尿道下裂修复失败再次成形取材困难者。

2. 成为女性的手术　重点在阴道和女性外生殖器成形术。阴道成形的目的，是争取使患者日后能够有性交生活。阴蒂成形和阴唇成形主要是从整形角度考虑，希望患者的外生殖器更接近正常女性外观，另外这也有可能使患者获得更多的性敏感。

手术效果各家报道不一，尽管生殖器外观更接近自然的女性外阴，也有少数患者报告可以获得阴蒂高潮，但真正满意的比例不高。

阴道成形术（vaginoplasty）：是利用肠道或皮肤做新阴道的成形材料。肠道可选用一段乙状结肠或回肠，回肠新阴道因肠腔的分泌物较多，生活上极感不便，且其肠腔狭窄、肠壁薄弱，性生活时易致损伤，缺点相当明显，现已基本弃用；而乙状结肠是较理想的成形材料。

皮肤则可利用阴茎、阴囊或其他部位如下腹部、股部等的皮瓣，做新阴道的成形材料。这类阴道成形术可以不经腹腔，也不干扰消化道，手术相对简单、创伤较小、无肠道手术的并发症，恢复更快，住院时间缩短，但新阴道的大小和长度一般会受皮瓣材料的限制，术后需要坚持长时间的阴道扩张，以防止新阴道挛缩。

有学者将男性假两性畸形和性心理倒错男性的女外生殖器成形术统称为"变性手术"。但严格意义上讲，前者是切除发育不良的阴茎和睾丸，而后者是切除正常发育的阴茎和睾丸。因此，男性假两性畸形的女性外生殖器成形术，是在患者原有的两性畸形基础上，根据其发育不良的男性外生殖器而做出的矫形选择，并不是人为地改变了一个人的正常男性性别。在这点上，男科医生首先要有充分的认识，并应明确地向患者及其家庭成员解释清楚。

男性假两性畸形治疗性别选择；选择男性治疗难度大，术后并发症和社会适应困难比选择女性更明显。

二、真两性畸形的外生殖器手术（external genitalia operation of true hermaphroditism）

真两性畸形是指一个人体内同时具有卵巢和睾丸性腺组织，其外生殖器和性特征不同程度地介于男性和女性之间。

患者的染色体核型 3/4 为正常核型，其中 46,XX 几乎占一半，余为 46,XY 及少数嵌合型。性腺可以是单独的卵巢和睾丸，也可以是在同一腺体内的卵睾，且卵睾更为多见。故不易与假两性畸形鉴别，确诊往往需剖腹探查或切取"睾丸"病理检查证明。

绝大多数患者有阴蒂增大或小阴茎，约 2/3 作为男性生活，但男性外生殖器的发育不良，伴尿道下裂、单侧阴囊及性腺等。1/3 出生时阴茎、阴囊未发育，作为女性生活，以后因年龄增长后阴茎发育而就诊。一般均有子宫，发育程度不一。2/3 的患者进入青春期后有乳房发育。

真两性畸形由于存在两套性腺，矫正手术首先需要探查性腺，确定其为睾丸、卵巢、抑或卵睾。如为独立的两套性腺，则切除与确定的性别相抵触的性腺。如术中性腺病检为卵睾，则根据其位于腹腔或腹股沟确定成为男性或女性，以及是否为混合性卵睾，决定手术方式。

【性别选择】

应综合考虑患者的社会性别、外生殖器和性腺优势情况、染色体核型、患者和家属的意愿。患者就诊时间越晚，越需重视其社会性别和自身意愿，特别是青春发育期后。

一般情况下，由于塑造有功能的阴茎很困难，除非患者的外生殖器明显男性化，否则宜选择成为女性。另外，多数患者染色体核型为 46,XX，有乳房发育，也有不同程度发育的子宫，因此也适宜选择成为女性。

但是，如患者的社会性别为男性，则多数情况下有一定程度的阴茎发育，伴不同程度的阴囊发育不良、阴茎下曲、尿道下裂等，常为进入青春期后因每月尿血（月经）、乳房发育等就诊得以发现。这就需要详细评估其内、外生殖器优势，在与患者和家属充分沟通后，再决定矫正成为男性或者女性。

【术式简介】

1. 成为男性的手术　真两性畸形确定为男性者，应切除所有卵巢组织，以免青春期乳房发育。卵睾如位于腹股沟，应将一小片睾丸组织与卵巢一起切除，留下的睾丸应下降、固定到阴囊内；卵睾如在腹腔内宜切除。切除输卵管和子宫，并切除阴道近端。可同时或分期做尿道下裂成形术，纠正阴茎下曲、成形尿道。术后应随访，尤其含 Y 染色体且保存性腺者，以防止性腺肿瘤发生。

2. 成为女性的手术　确定为女性者，应切除所有睾丸组织，包括卵睾的睾丸端，保留卵巢组织，混合性卵睾应切除整个性腺，同时做肥大阴蒂的切除成形术。青春期对狭窄的阴道或尿生殖道行扩大成形术，如阴道在尿道外括约肌远端与尿道汇合，可做倒 U 形皮瓣阴道成形术，如在其近端汇合，则行腹会阴阴道成形术（见男性假两性畸形成为女性的手术）。

（李　响　张思孝）

第二节　男女易性症与性别重塑手术
（transsexualism and gender reassignment surgery）

一、男女易性症（transsexualism）

男女易性症是指一个生物学上正常的男性或女性，尽管他（她）确知其生理性别，但在心理上认为自己是异性，或渴望将自己的生理性别改变为异性。这一现象在各国古代文献中早有零星记载。医学上最早的报道出现在 1838 年 Esgurol 的精神病学文献中。1916 年 Marcuse 对这种现象从精神和性心理等方面进行了初步探讨。1931 年报道了第一例变性手术。到 20 世纪 60 年代，已普遍认识到这不是单纯的心理怪癖，而是一种需要治疗的疾病。1963 年 Edgerton 等在 Johns Hopkins 大学医学院建立了第一个性别自认障碍门诊，1969 年 Green 和 Money 出版了《易性癖病与性别重塑外科》一书。之后，各国学者对该病进行了更多的研究，特别是近 20 年来积累了较多的资料。

目前认为：易性症是患者在幼年（2-3 岁，甚至更早）性心理和人格发育出现偏差，导致性心理倒错。患者从小表现为异性的生活行为和心理习惯，自觉不自觉地扮演异性角色。随着青春期到来这种心理状况得到加强，深信自己是异性，厌恶并渴望改变自己的生理性别。当变性要求无法满足时，可发生自残或自杀行为。因此，易性症患者需要积极、规范的多学科治疗，包括精神心理病学、整形外科、泌尿男科、妇产科以及内分泌科等。

总体而言，易性症的治疗有两方面：一是心理向生理认同，由心理医师进行心理治疗；二是身体向心理认同，就是在心理医师做出正确的诊断分析后，由外科医师施行性别重塑手术（gender re-assignment surgery，GRS），既往多称为"变性"手术（transexual surgery）。

据目前不全统计，世界上已报道的性别重塑外科手术有 1 万例，我国约 200 多例。不少发达国家针对性别重塑外科手术制定了一系列的规范和法规。目前，中国医学科学院整形外科医院已成立了国内专门研究性别畸形和性别障碍的治疗中心——性别重塑外科治疗中心。

【流行病学】

易性症是一种少见的性心理障碍性疾病。相关的流行病学研究的资料有限，各国、各地区报道的发病率极不一致。分析其原因，当地社会文化背景对该病的认识、接受程度可能是其中重要的影响因素，文献报道的多为就诊患者，而缺乏人口统计学资料。欧洲一组资料显示易性症男性约为万分之一，在女性约为三万分之一，因此男变女（male-to-female，M→F）易性症患者约为女变男（female-to-male，F→M）患者的 3 倍，且临床上寻求性别重塑手术的患者中间，男变女易性症患者所占的比例更高。发病者可见于不同民族、职业，患者的生活经历、文化背景、社会条件、宗教信仰等也不相同。

【发病机制】

易性症的致病原因尚不清楚。但可以确定的是，这种性心理倒错并不是单纯心理性的性别认知障碍，而具有一定的生物学基础。其发病除心理发育因素外，可能还有精神、神经生理异常、甚至遗传等因素起作用。

较早关于易性症发病机制的研究，主要是从精神心理学角度出发。有学者基于弗洛伊德精神分析学，认为其与男性生殖器崇拜、阉割焦虑等有关。心理学学说则认为患者在幼年形成心理性别的重要时期，由于父母排斥其生理性别、将其按异性抚养等，使其发生性别自认障碍。但临床上多数患者没有类似经历。

而在有类似经历、要求变性的患者中，部分可通过心理、行为治疗获得良好的效果，放弃变性的要求。因此，有学者认为心理异常起主要作用的患者，其变性要求为"继发的"，这些患者并非真正的易性症患者，多见于同性恋。而对于那些心理治疗无效、强烈要求变性的"原发性易性症"，精神心理的异常不足以完全解释其发病机制，应该有一定的生物学基础，特别是精神神经生理的异常。

随着相关基础研究的不断深入，有学者提出：在性中枢分化的关键时期，如果雄性激素不足，一个遗传学上的雄性将出现脑的雌性分化。相反，如果雄性激素过剩，一个遗传学上的雌性则出现脑的雄性分化，这可能与易性症有关。另有学者通过对易性症患者脑电图的观测，发现半数的脑电图有异常，并常定位于颞区。推测其大脑中可能存在着异常放电中枢，易性症的发生也可能与此有关。

【诊断】

易性症的诊断主要根据患者的临床表现，主要反映在以下三个方面：性别认同障碍、性角色反常和性取向倒错。

性别认同障碍是患者心理性别和生理性别的剧烈冲突。

性角色反常则是患者在社会生活中常扮演异性角色。

性取向倒错是指其性欲望、性活动指向同性，不被异性吸引，但又自认为是异性恋、并厌恶同性恋。

关于易性症的诊断，现大多参考美国精神病

协会颁布的《精神疾患诊断和统计手册》(Diagnostic and Statistical Manual of Mental Disorder, Edition 3, 简称 DSM-Ⅲ)的诊断标准。该标准包括以下五项内容。

1. 对自己的解剖学性别有不舒服和不适当的感觉。

2. 希望去除自己的生殖器,并按异性的方式生活。

3. 这种心理异常至少已持续 2 年。

4. 无生理上的两性畸形或基因异常。

5. 不是由其他疾病如精神分裂症所致。

【鉴别诊断】

易性症需与其他一些类似的性心理障碍,如异装癖、同性恋等相鉴别。由于这些患者并不同时具备性别认同障碍、性角色反常和性取向倒错三个方面的临床表现。通过详细收集病史、分析患者的临床表现,可以鉴别。

异装癖(transvestism)表现为喜好穿着异性服装,并以此获得性兴奋,几乎均为男性。其心理性别和生理性别一致,性取向为异性,不要求变性。多数同性恋无变性要求,但对于有变性要求的同性恋,有时需按易性症诊断标准进行详细评估,否则可能误诊。另外,某些精神分裂症和抑郁症也可表现出性别幻想,但都伴有行为、知觉、思维、情感等方面的障碍。

【治疗原则】

目前针对易性症的治疗包括心理治疗、性激素治疗和性别重塑外科手术。临床上对要求变性的患者,应诊断其是否为易性症,并分析是属于"原发性"还是"继发性",以便选择治疗方式。

继发性变性欲的变性要求多是暂时的和不确定的,当引发变性要求的外因去除或经心理治疗后,患者将放弃变性的想法。目前,越来越多的学者认为,此类患者并非真正的易性症。显而易见,对其实施变性手术反会带来严重的问题。

对于真正的易性症患者,由于其同时存在性别认同障碍、性角色反常和性取向倒错,单纯通过心理治疗使患者心理向生理认同,多不能成功。性别重塑手术虽有其本身固有的局限性,例如不可能有接近自然的完美成形、难于满足性高潮、无法生育等,但手术基本上解决了其内心强烈的性别冲突,可以帮助患者寻求更适合自身的生存状态。因此,对于心理治疗无效的易性症,性别重塑手术是恰当的治疗手段。

即便如此,临床上施行性别重塑外科手术应慎之又慎。必须确诊为易性症,并选择最合适的患者。最好能有两个与术者无关的心理医师进行独立的心理分析,就患者的性别认同、性角色和性取向等做出正确评估。对于有疑问者,宜先采取心理治疗。

术前应详细告知患者和家属手术可能的风险、并发症和不良后果,例如:手术将不可逆地造成解剖、生理异常,也可能因各种因素而失败,手术失败后不能回到原来的性别等情况,由患者本人及家属提出书面的手术申请,并签署知情同意和手术自愿书,取得医院及当地卫生部门批准,向所属公安部门备案后,才予施行。

在此过程中,应遵守保护性医疗原则,为患者的隐私严格保密。这些措施一方面可防止因手术引起的医疗和法律纠纷,另一方面也使患者手术后能尽快开始正常的社会生活。

【GRS 的适应证和条件】

中国医学科学院性别重塑外科治疗中心已提出我国《关于性别重塑外科手术的管理办法和规范(草案)》,其中详细制定了关于性别重塑外科手术的适应证。

1. 易性癖病的诊断正确无误(心理医师、精神病专家和临床医师联合会诊)。

2. 对 GRS 的要求至少持续 5 年以上,而且无反复过程。

3. 患者必须以他(她)们选择的性别公开地生活和工作至少 2 年。

4. 手术前接受心理、精神治疗不少于 1 年,并证明无效。

5. 手术前必须有 1 年以上的激素治疗史。

6. 没有以其解剖学性别结婚或已经解除婚姻并放弃对子女监护权等。

7. 精神病专家证明其精神状态正常。

8. 必须同意手术后进行随访。

9. 年龄大于 18 岁。

10. 无犯罪、滥用药物或酒精(乙醇)的历史。

11. 无过于明显的男(女)性化行为体征。

12. 患者和手术医师对性别重塑外科手术具有统一的意见,并理解和认可现有的医疗技术水平所能达到的治疗结果。

13. 至亲家属无反对意见,同意履行所有的法律手续。

14. 患者对手术后可能出现的一切情况十分清楚,并有心理准备。

15. 临床医师应对患者进行全面的评估、仔细的观察和讨论。

16. 无任何外科手术禁忌证。

二、男性易性症女性重塑手术(male to female GRS)

男性变女性的 GRS 手术主要包括:阴茎和睾丸切除、阴道和阴蒂再造,大、小阴唇和阴阜成形、乳房增大成形和甲状软骨缩小成形等。其他的附加整形术还有面部轮廓女性化、声调调整、体毛去除、阴毛再分布等手术。其中,阴道成形术是最基本和重要的,应力求成形的阴道具有性交功能,并符合美学要求。除阴道和女性外阴再造外,最常施行的附加手术有隆乳术、甲状软骨缩小成形术和去除胡须手术。这些手术可分期进行,也可几组手术人员同时进行。由于患者有发育良好的阴茎、阴囊,和男性假两性畸形的阴道成形术不同,男性变女性的阴道成形术首选阴茎、阴囊皮瓣作成形材料,而游离皮片、肠道等的缺点显而易见,除非是外阴自残后的患者,多不选用。现有用自体口腔黏膜微粒及脱细胞异体真皮基质复合游离移植再造阴道。因此下文重点讨论利用阴茎、阴囊皮瓣的阴道成形术。

【术前准备】

1. 肠道准备:虽不进行肠道手术,但在最初开展手术时,建议进行较为严格的肠道准备,低渣饮食 3d,术前 1d 流质饮食并口服新霉素和甲硝唑(灭滴灵)抗生素。在术前晚及当日晨清洁灌肠。以防术中直肠损伤,发生较为严重的感染。

2. 术前 3d 剃除手术区毛发,每天反复用肥皂清洗下腹、外阴、会阴及两股内侧区域。

3. 术前预防性给予广谱抗生素。准备一、两种抗生素溶液,用于术中冲洗手术野。

4. 如在服用雌激素,应停药 6～8 周。并在术后 2 个月后再重新开始雌激素替代治疗。

【麻醉与体位】

多采用全麻或硬膜外麻醉,过度膀胱截石位,

以便经会阴的操作。

【术式简介】

1. 睾丸阴茎切除术:参见本章第一节中男性假两性畸形成为女性的手术的睾丸阴茎切除术。

2. 阴道成形术

(1)乙状结肠阴道成形术:参见本章第一节男性假两性畸形成为女性的手术的乙状结肠阴道成形术。

(2)阴茎-阴囊皮肤内翻阴道成形术:参见男性假两性畸形成为女性的阴茎-阴囊皮肤内翻阴道成形术。

3. 隆胸喉结成形术:参见本章第一节男性假两性畸形成为女性的隆胸、喉结成形术。

【意外事件】

参见本章第一节男性假两性畸形成为女性手术意外事件。

【评析与选择】

对男性易性症的 GRS 而言,阴道成形术是最基本的要求。形成的新阴道应具有足够的深度和宽度以满足性交的需要。

单用阴茎皮瓣形成的阴道深度和宽度均受限,手术后容易发生狭窄。因此,不少学者进行了改良。有的用下腹部或股部内侧游离皮瓣做成皮管,与阴茎皮管相吻合来延长新阴道的长度,但游离皮管血供不好、不易与周围组织粘连愈合,术后新阴道易发生明显的挛缩,严重者可导致手术失败。

如利用阴囊皮瓣作阴道成形材料,由于其皮下的肉膜组织,使新阴道壁较厚、具有弹性,对性交摩擦的耐受性好。因此,联合应用阴茎、阴囊皮瓣是 GRS 中再造阴道的理想材料。但阴囊成形阴道术后存在新阴道毛发生长问题,可采用破坏毛囊的方法予以避免。

至于乙状结肠阴道成形术,在 GRS 则多作为备用方案。当阴茎-阴囊皮肤内翻阴道成形术效果不好,新阴道过短或狭窄不能满足需要;或者患者的具体情况不适合以皮肤作成形材料,以及患者一开始就要求有更长的新阴道等情况下,可以考虑行乙状结肠阴道成形术。

应用自体口腔黏膜微粒及脱细胞异体真皮基质复合游离移植再造阴道,结合了 2 种材料的优势,操作简单、创伤小、阴道上皮化时间短,体表无

瘢痕,再造阴道有分泌功能,但脱细胞异体真皮基质的价格昂贵,且有潜在的传染性疾病的风险。

笔者单位张思孝教授与邹景贵教授合作,曾采用肠道做阴道成形术,术后阴道或长或短均不理想,局部潮湿流黏液。以后均用阴囊及阴茎皮肤,结果存在问题及经验见如下。

1. 阴茎、阴囊发育差者皮肤太少。

2. 会阴中央腱分离切断保守,因而形成阴道偏小偏短,只有7~8cm。

3. 用油纱裹的扩张器,扩张效果欠佳。因此术后阴道狭窄短小、干燥、插入困难,性交均不满意。其中1例成人阴囊皮肤多,导致植入松弛又妨碍插入。后曾改用股部带蒂皮瓣,但创面太宽、愈合有时亦不理想。对成人变异性者仍以用阴茎、阴囊皮肤作成形材料为主。

三、女性易性症男性重塑手术(female to male GRS)

女性变男性的GRS手术主要包括:子宫、卵巢、阴道切除,乳房矫形,阴茎、睾丸和喉结再造术。附加的整形术还有:面部轮廓男性化的手术、声调调整等。临床上常根据患者的实际情况,分期、分次的选择实施部分手术。

其中以阴茎再造术最为重要,但也最为困难。实际上,现在的整形外科技术还无法给患者做出形态功能满意的再造阴茎。因此,下文只对常用的女性变男性GRS手术方法作简略介绍。

【术前准备】

1. 瓣供区(下腹部或前臂)皮肤应健康,毛发多者可去除,没有炎症。局部血管条件满意、血供良好。

2. 做移植物受区(耻骨区)皮肤准备。如取自体肋骨作支撑物,还需做季肋部皮肤准备。手术前1周禁烟。

3. 虽不进行肠道手术,但在最初开展手术时,在术前晚及当日晨灌肠。以防术中直肠损伤,发生较为严重的感染。

4. 术前3d剃除手术区毛发,每天反复用肥皂清洗下腹、外阴、会阴及两股内侧区域。

5. 术前预防性给予广谱抗生素。

【麻醉与体位】

根据术式部位选用相应的麻醉,可选用全麻、硬膜外麻醉、臂丛神经阻滞麻醉。体位如平卧位,截石位等。

【术式简介】

1. 子宫及卵巢切除术 多由妇产科医师完成,具体参考相关的妇产科手术学专著。

2. 乳房矫形术 多选择在双侧乳晕边缘做2~3cm皮肤切口,分别摘除双侧乳腺,同时将乳头乳晕缩小成形。

3. 阴囊再造术、睾丸植入术 先于两侧大阴唇皮下置入皮肤扩张器,待扩张获得足够的皮肤材料后,再行阴囊再造和睾丸假体的置入手术。多在阴茎再造术后,根据患者的需要再予施行。

4. 阴茎再造术 阴茎再造术除通过整形外科技术利用皮瓣或皮管做阴茎体成形外,还需要做尿道成形,并在成形的阴茎体中置入支撑物。成形阴茎体的皮瓣可以是带蒂皮瓣或游离皮瓣,如:前臂皮瓣、下腹部岛状皮瓣、腹股沟皮瓣、大腿内侧皮瓣等,可一期成形阴茎体。皮管可采用腹部皮管、大腿内侧皮管、腹股沟皮管等,需要多次手术,缺点较为明显。故现以前臂游离皮瓣和下腹部带蒂皮瓣较为常用。置入的支撑物可选用自体肋骨、肋软骨或人工支撑材料。

(1)前臂游离皮瓣手术

①皮瓣设计:用标记笔在前臂皮肤上绘出桡动脉和头静脉的走行,以肱骨外上髁至桡动脉与腕横纹交点的连线作为前臂皮瓣的纵轴。阴茎再造所需的皮瓣则以纵轴为中线,将桡动脉和头静脉包括在内。将前臂皮瓣分为以下三部分。

A. 桡侧部分宽10~12cm、长12~14cm,皮瓣蒂部有桡动脉、桡静脉及头静脉,作为阴茎体再造的皮瓣。

B. 尺侧部分宽2.5~3.5cm,长13~14cm,蒂部留一条贵要静脉,将其作为尿道再造的皮瓣。

C. 桡、尺侧皮瓣间留1cm宽的去皮区,作为尿道(图25-3A)。

②预制阴茎体:按皮瓣设计线切开皮肤,解剖动静脉,在桡、尺侧皮瓣之间去除1cm宽的表皮区域。解剖皮瓣的动静脉蒂,将尺侧皮瓣皮肤向内翻转,制成尿道;将桡侧皮瓣皮肤外翻,使尿道包埋在桡侧皮瓣内,并将支撑物包埋在皮瓣内,制成阴茎体部,前臂创面以游离皮片修复(图25-3B)。

③受区准备:解剖尿道口及前臂皮瓣的移植床;可选用股深动脉,或腹壁浅动脉,或旋髂浅动脉与桡动脉吻合(端端或端侧)。选用大隐静脉的属支与头静脉、贵要静脉及桡动脉的伴行静脉吻合。从腹股沟韧带下方制造隧道与会阴部相通,作为移植皮瓣血管的隧道(图 25-3C)。

④预制阴茎体移植到受区:将预制阴茎体的

皮瓣蒂部血管通过隧道到达腹股沟韧带下方股动脉搏动区。先进行预制阴茎体与会阴部定位缝合,留置导尿管,再以显微外科技术吻合动、静脉,证明血管吻合良好后,吻合尿道,将阴茎支撑物与会阴部组织缝合固定,然后缝合皮肤(图 25-3D)。

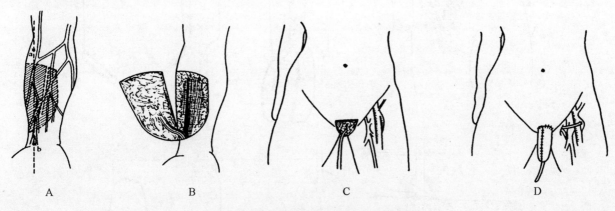

图 25-3　前臂游离皮瓣移植的阴茎再造术

A. 皮瓣的设计;B. 皮瓣的切取;C. 受区准备;D. 预制阴茎体转移到会阴部

(引自陈焕然.易性癖病的治疗——性别重塑外科手术//戚可名,薛富善.整形外科特色治疗技术.北京:科学技术文献出版社,2004:653-678)

(2)下腹部带蒂皮瓣手术

①皮瓣设计:在下腹部皮肤绘出腹壁浅动脉和旋髂浅动脉的走向(可借助彩色多普勒超声)。于血管分布的范围内设计皮瓣:包括蒂部、尿道部、阴茎体部和去上皮部。皮瓣蒂部:于左下腹设计一球拍样皮瓣,球拍柄为蒂部,位于腹股沟韧带下方的股动脉搏动区,作为皮瓣转位移植的带血管蒂。皮瓣蒂宽 3～4cm,长度应比从股动脉搏动区到会阴部的距离长 2～3cm(约 10cm)。尿道部皮瓣:宽 3～4cm、长 12～14cm。阴茎体部皮瓣:长 12～14cm、宽 10～12cm。在尿道部皮瓣与阴茎体部皮瓣间有 1cm 宽的去上皮区(图 25-4A)。

②预制阴茎体:按皮瓣设计线切取皮瓣,防止损伤蒂部血管。充分游离皮瓣,检查证实其蒂部血管、血供良好后,将尿道部分皮瓣内翻缝合,卷成尿道,将阴茎体部分皮瓣外卷在再造尿道皮瓣外面,置入阴茎支撑物(图 25-4B、C、D)。

③阴茎再造(植):于皮瓣蒂部的内侧方切开皮肤和皮下组织,以便包埋皮瓣蒂部,将预制的阴茎体带蒂转移到会阴部。先做软组织固定,再行

尿道吻合和支撑物固定,最后缝合皮肤。腹部供区用游离植皮修复(图 25-4E、F)。

【术后处理】

1. 患者平卧 1 周,阴茎体向前上抬高约 30°,予以包扎固定,以防阴茎下垂。因仰卧时间长,注意避免发生压疮。

2. 静脉应用抗生素 5～7d。流质饮食 5d 后改半流食。

3. 多饮水、多排尿,保持导尿管通畅。勿过度牵拉导尿管,以免压迫尿道口、影响血供。手术后 10d 左右拔除导尿管自行排尿。

4. 阴茎体及供区缝线 10～14d 拆除。

【评析与选择】

女性变男性的 GRS 手术中,最主要的整形手术应该是阴茎再造术。但目前不管采取何种皮瓣、皮管及支撑物,再造出的阴茎无论在美学和功能上,都还很难令人满意。

理论上,再造阴茎应该具备接近于正常阴茎的形态和功能,包括站立位排尿,平时保持疲软、性兴奋时勃起等。阴茎再造术后尽管患者能站立

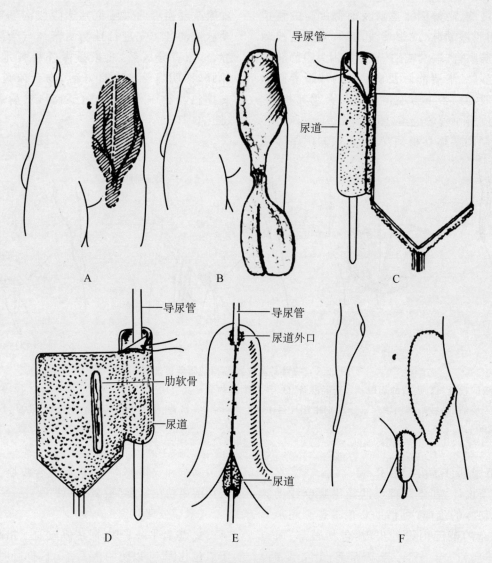

图 25-4   下腹部带蒂皮瓣的阴茎再造术

A. 皮瓣的设计;B. 皮瓣的切取;C. 尿道的预制;D. 置入阴茎支撑物;E. 阴茎体的预制;F. 预制阴茎体转移到受区

(引自陈焕然.易性癖病的治疗——性别重塑外科手术∥戚可名,薛富善.整形外科特色治疗技术.北京:科学技术文献出版社,2004:653-678)

排尿,但很多情况下,成形尿道有相当的困难,尿流、尿线不满意。部分术者则放弃尿道成形,让患者从原来的尿道排尿。

再造阴茎由于没有真正的阴茎海绵体脚,实际只是悬吊在耻骨区。而阴茎的正常勃起和消退功能,应用现有的整形技术和材料,还无法实现。因此即便在皮管状阴茎内置入支撑物,患者在性生活时多只能借助支撑物,完成简单的插入阴道动作,很难有真正满意的阴茎阴道性交。

应用自体口腔黏膜微粒及脱细胞异体真皮基质复合游离移植再造阴道,结合了2种材料的优势,操作简单、创伤小、阴道上皮化时间短,体表无瘢痕,再造阴道有分泌功能,但脱细胞异体真皮基质的价格昂贵,且有潜在的传染性疾病的风险。

作者单位整形科邹景贵教授共实施女性变男性的 GRS 术 11 例。其中只有 4 例阴茎再造术采用肋软骨做支撑物,另有 1 例用膨体聚复乙烯块状材料作为阴茎的支撑。总体而言,肋软骨材料不充分,不易修饰,有可能被吸收。膨体聚复乙烯材料较丰富,可充分塑形以达到合适的长度,特别是其组织相容性好,皮肤组织可能长入材料的微孔中。目前市售的阴茎假体,无论半硬假体和可膨胀性假体,由于没有阴茎脚,无法满意地置入和固定假体,都没有用于阴茎再造。

(李　响　张思孝)

参 考 文 献

[1] 赵玉斌,赵少华,牟少春,等.阴茎阴囊皮肤在男变女变性术中的应用.中国现代手术学杂志,2012,16(5):376-379

[2] 李峰永,李森恺,周传德,等.自体口腔黏膜微粒联合脱细胞异体真皮基质再造阴道.中华整形外科杂志,2015,31(1):29-33

[3] 麦凯欣,朱辉,龙云,等.应用 Metoidioplasty 术式治疗女性假两性畸形一例.中华整形外科杂志,2010,26(1):71-72

[4] 朱文庆,朱辉,龙云,等.Metoidioplasty 术在女性易性症变性手术中的应用.中华整形外科杂志,2015,31(3):226-227

[5] 朱文庆,朱辉.易性症研究进展.中华整形外科杂志,2016,32(3):236-240

[6] 李旭东,赵烨德,周强,等.双 M 形瓣在易性病患者乳头男性化手术中的应用.医学美学美容旬刊,2015(3):8

[7] 李旭东,赵烨德,周强,等.女复男易性病的乳房切除术.中国美容整形外科杂志,2015,26(6):345-347

[8] 张恒,卢根生,季惠翔,等.169 例男性假两性畸形患者的治疗体会.现代生物医学进展,2013,18:3486-3487

[9] 黄瑜,赵姝,田秦杰.真两性畸形 14 例临床分析.生殖医学杂志,2013,3:181-184

[10] 李东,林涛.儿童女性假两性畸形的外科治疗进展.检验医学与临床,2015,18:2792-2795

[11] Kun Suk Kim,Jogwon. Disorders of Sex Development. Koream J Urol,2012,53(1):1-8

[12] ML Diakité,JG Berthé H,A Timbely,et al. Issues inherent to the management of disorders of sex development in Point G Hospital. Progrès En Urologie Journal De Lassociation Fr,2013,23(1):66-72

[13] Ekenze SO,Nwangwu EI,Amah CC,et al. Disorders of sex development in a developing country:perspectives and outcome of surgical management of 39 cases. Pediatric Surgery International,2015,31(1):93

[14] Rink RC,Szymanski KM. Disorders of Sexual Development:Surgical Management. Springer Milan,2015:247-258

[15] Mouriquand P,Caldamone A,Malone P,et al. The ESPU/SPU standpoint on the surgical management of Disorders of Sex Development(DSD). Journal of Pediatric Urology,2014,10(1):8-10

[16] Disandro M,Merke DP,Rink RC. Review of current surgical techniques and medical management considerations in the treatment of pediatric patients with disorders of sex development. Horm Metab Res,2015,47(5):321-328

[17] Arushi Gangaher,Vasundhera Chauhan,Viveka P Jyotsna,et al. Gender identity and gender of rearing in 46 XY disorders of sexual development. Indian J Endocrinol Metab,2016,20(4):536-541

[18] Wolffenbuttel KP,Hersmus R,Stoop H,et al. Gonadal dysgenesis in disorders of sex development:Diagnosis and surgicalmanagement. J Pediatr Urol,2016,12(6):411-416

[19] Sandberg DE,Gardner M,Callens N,et al. Interdisciplinary care in disorders/differences of sex development(DSD):The psychosocial component of the DSD-Translational research network. Am J Med Genet C Semin Med Genet,2017,175(2):279-292

[20] Wolffenbuttel K,Looijenga L. Response to commentary to'Gonadal dysgenesis in disorders of sex development(DSD):Diagnosis and surgical management. J Pediatr Urol,2017,13(1):116

[21] N Drydakis. Trans employees,transitioning,and job satisfaction. Journal of Vocational Behavior,2016,98:1-16

[22] L Pranic,S Pivac,Colak A. Pre-smoke-ban café staff job satisfaction and attitudes in transition countries,European Journal of Tourism Research,2013,6(1):5-19

[23] SC Kery. Comparing and contrasting the aspirations of transgender Australians in 2001 with the currrnt status of transgenderism. International Journal of Transgenderism,2016,17(1):14-22

[24] S Cohanzad. Extensive Metoidioplasty as a Technigue Capable of Creating a Compatible Analogue to

a Natural Penis in Female Transsexuals. Aesthethetic Plastic Surgery,2016,40(1):130-138

[25] J Frey,G Poudrier,M Chiodo,et al. A Systematic Review of Metoidioplasty and Radial Forearm Flam Phalloplasty in Female-to-male Transgender Genital Reconstruction:is The "Ideal" Neophallus an Achievable Goal? Plastic & Reconstructive Surgery Global Open,2016,4(12):98-99

[26] Schneider MA,Andreazza T,Fontanari AM,et al. Serum concentrations of brain-derived neurotrophic factor in patients diagnosed with genderdysphoria undergoing sex reassignment surgery. Trends Psychiatry Psychother,2017,39(1):43-47

[27] Labanca T,Manero I,Vulvar condylomatosis after sex reassignment surgery in a male-to-female transsexual:Complete response to imiquimod cream. Gynecol Oncol Rep,2017,20:75-77

[28] Sigur jonsson H,Mollermark C,Rinder,et al. Long-Term Sensitivity and Patient-Reported Functionality of the Neoclitoris After Gender Reassignment Surgery. J Sex Med,2017,14(2):269-273

[29] Djordjevic ML,Bizic MR,Duisin D,et al. Reversal-Surgery in Regretful Male-to-Female Transsexuals After Sex Reassignment Surgery. J Sex Med,2016,13(6):1000-1007

[30] Telles-Silveira M,Knobloch F,Kater CE. Management framework paradigms for disorders of sex development. Arch Endocrinol Metab,2015,59(5):383-390

[31] Raza J,Zaidi SZ,Warne GL. Management of disorders of sex development-With a focus on development of the child and adolescent through the pubertal years. Best Pract Res Clin Endocrinol Metab,2019,33

[32] Zhen G,Bowen G,Feng X,et al. Effects of feminizing reconstructive surgery on sexual func versus healthy control. Int Urol Nephrol,2016,48(8):1281-1285

[33] Kosztyla-Hojna B,Berger G,Gryniewicz V,et al. Phonosurgery treatment options in male to female and female to male transsexuals. Pol Merkur Lekarski,2017,42(249):129-132

[34] Vanderlaan DP,Blanchard R,Zucker KJ,et al. Birth order and androphilic male-to-female transsexualism in brazil. J Biosoc Sci,2017,49(4):527-535

[35] Warmuz-Stangierska I,Stangierski A,Ziemnicka K,et al. Emotional functions in transsexuals after the first step in physical transformation. Endokrynol Pol,2015,66(1):47-52

[36] Manzouri A,Kosidou K,Savic I. Anatomical and functional findings in female-to-male transsexuals:testing a new hypothesis. Cereb Cortex,2017,27(2):998-1010

第26章 包皮畸形手术
(surgery of prepuce deformity)

第一节 包皮过长及包茎手术
(redundant prepuce and phimosis surgery)

包皮环切术(circumcision)距今已有5000多年历史。包皮切除,在不同的时代,不同的国家,不同的地区有着不同的含义。最早的包皮切除仅仅切去阴茎头之前的包皮部分,在公元140年,包皮切除术被修正为将包皮从阴茎头上剥离并予完全切除。包皮切除的临床意义在于降低阴茎头感染发生率,减少尿路感染及性传染性疾病,预防侵袭性阴茎癌,减少青春期因包茎所致的阴茎勃起困难。可因包皮过长是否伴有包茎而有不同的手术方式,过去传统的方法主要有包皮环切术、钳夹全层包皮切除术、袖套状包皮切除术等,各有优缺点及并发症;近期出现了一些创新包皮切除手术方法,主要有包皮环扎切除术、包皮环夹切除术及一次性包皮环切缝合术等,各式式也各有优缺点及并发症。

【手术原则】

切除包茎或包皮过长过多的包皮皮肤,使阴茎头完全露出,保持阴茎勃起时阴茎皮肤长度为准。

【适应证】

1. 5岁以上的儿童包茎,经反复包皮口扩张,包皮仍不能上翻者。

2. 成人包皮过长及包茎者。包皮口狭小或纤维化,引起排尿困难者。

3. 反复发生的阴茎头或包皮炎,炎症控制后者。

4. 包皮良性肿瘤者。

【禁忌证】

1. 凝血功能障碍者,如血友病者。

2. 低蛋白血症、严重心血管疾病者。

3. 先天性尿道下裂及尿道上裂者,因手术矫正畸形及修复尿道时,常需包皮作为替代材料。如将尿道下裂患者的包皮切除,给以后的尿道修补术带来麻烦。

4. 系带过短的包皮过长者。

5. 隐匿阴茎者,也表现为包茎,实际上存在阴茎皮肤缺乏。如果进行包皮切除术,往往会过多地将包皮甚至整个阴茎皮肤予以切除,从而导致其后阴茎体皮肤缺失。

6. 蹼状阴茎者,其特点是阴茎腹侧的皮肤从包皮口起与阴囊皮肤连接在一起,包皮、阴茎皮肤与阴囊皮肤之间没有明确的界限。如行包皮切除术必将加重阴茎阴囊融合,严重影响蹼状阴茎成形。

7. 婴儿有包茎或儿童有包皮过长者,如无并发症,可不必急于施行包皮环切术。因为3岁以下小儿的包茎多随年龄的增长而自行消失;另一部分儿童只要反复将包皮向上退缩,扩大包皮口,如能露出阴茎头,可不必手术切除。

8. 包皮及阴茎头感染、水肿未控制者。

【术前准备】

1. 并发包皮感染者,首先抗炎治疗,待炎症消退后手术。

2. 已有阴毛的年长儿,应常规剃尽阴毛,清洁外阴。

3. 血常规及出凝血时间检查。

4. 做输血前检查,除外性传染性疾病。

【麻醉与体位】

行阴茎背侧神经根阻滞麻醉或骶丛阻滞麻醉;对于不能合作的幼儿,可先给予镇静药,或基础麻醉,然后再行阻滞麻醉。采用仰卧位。

【术式简介】

1. 内外板分层包皮环切术　为传统包皮环切除术。

(1)优点:准确定位保留包皮的长度,不易误伤尿道及包皮系带。术后恢复快,效果好。

(2)缺点:剪切时易出现切口边缘不整齐;丝线结扎止血形成皮下残留线结;切口缝合易出现针道皮桥;切口对合不好时,易出现皮样囊肿。

(3)手术要点:在阻滞麻醉之前,先画好切口标志线,即在比较自然状态下,相当于冠状沟远端约 0.5cm 处,沿冠状沟方向做环形切开(图 26-1A)。按切口标志线切除包皮外板(图 26-1B),经包皮口背侧正中剪开远端包皮(图 26-1C),仔细分离包皮内板与阴茎头之间的粘连,清除包皮垢,再用碘伏液擦洗。将包皮向上翻转,显露阴茎头及冠状沟。距冠状沟约 0.5 cm 处,做内板斜环形切口(图 26-1D)。注意保护阴茎系带,但不要保留太多。清除多余的包皮外板,妥善止血。对于小渗血,压迫数分钟即可。用 4-0 薇乔线先缝合腹侧及背侧(即 12 点和 6 点)两处的内外板,作为牵引。其余两侧的内外板分别做 3~4 针间断缝合(图 26-1E、F)。

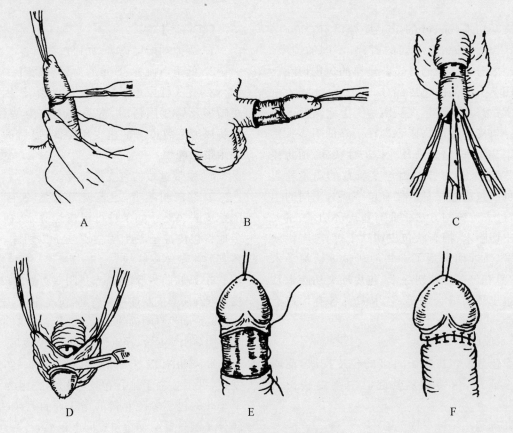

A　　　　　　B　　　　　　C

D　　　　　　E　　　　　　F

图 26-1　内外板分层包皮环切术

2. 内外板钳夹包皮全层切除术　为传统包皮环切除术的改良术式。

(1)优点:准确定位保留包皮的长度,不易误伤尿道及包皮系带。术中控制出血少。

(2)缺点:包皮成角或皮下组织剪除过多,切

口不整齐;其腹侧皮肤往往有一尖状皮瓣,使之与两侧皮肤切口直线相连。如果不作修剪,该处与系带缝合后,局部因血液淋巴回流障碍,水肿往往经久不消,外观极差。由于术中未结扎切断的血管,术后易出血,甚至出现皮下血肿。不残留皮下

线结,可易形成皮样囊肿。此法现较少应用。

(3)手术要点:先仔细分离包皮内板与阴茎头之间的粘连,翻出阴茎头。清除包皮垢,还纳阴茎头。认清包皮内板和外板的转折处,以镊子提起。先用一把直血管钳的一叶从阴茎背侧插向冠状沟,受阻后,退回约0.5 cm,略向一侧移动并夹住包皮全层。同法用另一把直血管钳毗邻夹住另一侧包皮全层。在系带稍远处用两把直血管钳,分别夹住腹侧包皮全层。同法分别在两侧之3点和

9点处,各上两把直血管钳夹住全层包皮。沿每组的两把直血管钳之间切开包皮,将包皮分为四瓣。沿冠状沟外0.5 cm处,在两把直血管钳之间,用弯血管钳横形夹住四瓣包皮,切除多余的包皮(图26-2A)。在每把弯血管钳下穿过3针缝线,暂不打结,只将缝线交叉(图26-2B)。在交叉线上垫上油纱布,然后打结(图26-2C、D),如此处理一圈创口缝线。伤口愈合后拆线。

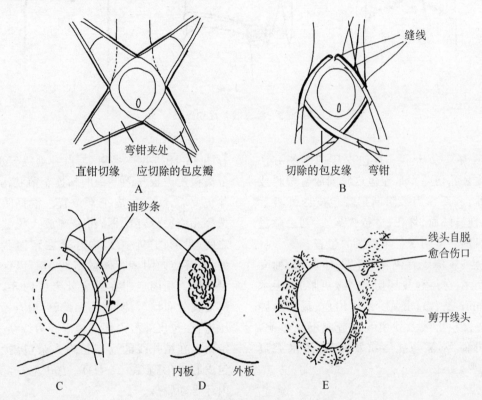

图26-2 内外板钳夹包皮全层切除术

3.袖套状包皮切除术 传统包皮环切除术的改良术式。

(1)优点:能够准确确定保留的覆盖阴茎的皮肤或包皮的长度,避免切除太多导致的勃起性疼痛;包皮系带可得到完整地保留;可完全避免其深面的血管损伤。

(2)缺点:只适合包皮过长患者,包茎患者为禁忌。容易导致阴茎皮肤切除过多,包皮内板保留过多,术后包皮内板被摩擦水肿。余同剪切法包皮环切术。此法较少应用。

(3)手术要点:麻醉前,手淫或用男性负压助

勃器使阴茎勃起,术者右手在远端沿阴茎背侧向近端推包皮,左手拇指、示指捏起根部背侧皮肤牵拉至阴茎头使冠状沟外露,先在阴茎近端距冠状沟0.5~1.0cm处画线,再标出与远端标志线相对应的近端标志线,两环切线背宽腹窄。麻醉成功后,沿两条环切线用小圆刀片切开皮肤(图26-3A),深度以切至皮下浅筋膜、不损伤皮下静脉为宜,在两条环切线之间选血管走行最少处,纵行剪开皮肤至浅筋膜(图26-3B)。用齿镊提起纵切开之皮肤,沿纵切口用小圆刀锐性分离皮肤和皮下组织,分离过程中尽量不伤及血管,若有血管损

伤,分离切除多余皮肤。两条环切线背侧用 4-0 薇乔线间断缝合切口(图 26-3C)。如遇系带过短

的阴茎行冠状沟水平横行切断过紧的包皮系带,以 5-0 薇乔线横行缝合切口使阴茎头伸直。

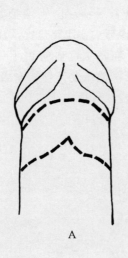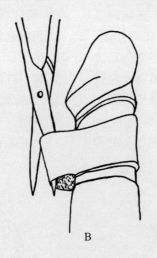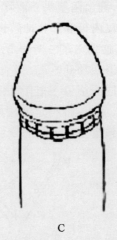

图 26-3   袖套状包皮切除术

4. 包皮环扎切除术   是包皮环切术新方法之一。包皮环扎切除术是在包皮腔内放置塑料或金属环扎器,利用弹力线阻断远端包皮内外板远端的血供,使其缺血、坏死、自行脱落,达到去除过多包皮的目的。适用于各年龄段的患者。

(1)优点:较传统背侧切开包皮环切术、袖套式包皮环切术、分层包皮环切术切缘更整齐,手术时间短(10min 左右);出血少或不出血;局部水肿较轻,无需缝线、拆线及残留线结造成不良影响,术后护理方便,不需包扎纱布及换药;手术瘢痕小,外形美观。

(2)缺点

①捆扎的力度不够,临床上可能出现不能完全阻断血液供应或脱环而失败。

②如果放置环扎器的位置不当,压迫尿道口,影响排尿,术后疼痛。

③环扎器可压迫系带致缺血,甚至断裂而出血,如果合并尿道海绵体发育不良,可导致尿瘘。

④环扎器放置位置不当,如果牵拉包皮的力度不恰当,可导致包皮切除过多。

⑤如果环扎器过大,容易损伤系带。环过小,易出现术后包皮口缩窄,甚至医源性包茎。

(3)手术要点:用止血钳扩张包皮口,上翻包皮,上翻困难者,可先在包皮口背侧剪开缩窄环(见彩图 26-4A)。用四把蚊式血管钳分别于 1、5、7、11 点处钳夹包皮内外板交界处,牵引包皮(见

彩图 26-4B),并于背侧 12 点钟处纵行剪开包皮,分离包皮内板与阴茎头的粘连至冠状沟,清洗、去除包皮垢,恢复包皮正常位置。根据阴茎头大小选择相应型号环扎器,将内环放入阴茎头和内板之间(见彩图 26-4C),内环套在距冠状沟 0.5cm处,内环应向阴茎背侧倾斜约 15°,以保留足够系带长度。用固定钳在外板外卡住内环,并调整包皮使其分布均匀,阴茎头无偏斜,检查系带无内环压迫,在包皮外沿内环凹槽以弹力线结扎,去除固定钳。在结扎线的远端切除多余包皮,内环留在包皮腔内(见彩图 26-4D)。10d 左右,伤口愈合,内环自动脱落。

5. 包皮环切套扎术   是包皮环切术新方法之一。利用夹紧环和套环作用,阻断多余包皮的血液循环,使其缺血、坏死、脱落,达到切除过多包皮的目的。适用于各年龄段的患者。

特殊器械:一次性使用包皮环切套扎器,夹紧环和套环都采用新型纳米高分子聚合物制成(见彩图 26-5A)。规格:1 号、2 号、3 号、4 号、5 号、6 号、7 号、8 号、9 号、10 号、11 号、12 号。

(1)优点:包皮环切套扎术与包皮环扎切除术相似,方法更简便易行,包皮切缘更整齐,手术时间短(10min 左右);出血少或不出血;无缝线、拆线及残留线结造成不良影响,术后护理方便,不需包扎纱布及换药;手术瘢痕小,外形美观,并发症少,现已逐步推广应用。

（2）缺点：需用一次性套扎器。如果套扎器过小放置位置不当，阴茎勃起套扎器压迫勃起阴茎头血液循环，导致阴茎头水肿，如未及时发现处理有导致缺血坏死可能。

（3）手术要点

①套扎器型号的选择：用周径尺测量未勃起阴茎根部前 2cm 的周径，测出的数字就是套扎器型号；例如尺子上数字指到 10，那么该患者适用的套扎器型号为 10 号。宜小不宜大，型号过大会使包皮不能翻转至套环上或过度拉扯包皮。当尺子位于两个整数之间（如 8.5）时，则选择偏小型号（选择 8 号）。型号选择不当，易造成患者疼痛、水肿或术后愈合困难。

②用碘伏进行手术部位消毒。

③用 1% 利多卡因进行阴茎根部阻滞。效果试验，确认患者无痛后，将套环套入阴茎体上；如果遇到包茎患者，手术时先在包皮背侧（12 点处）剪开少许，翻转露出阴茎头，分离粘连，清除包皮垢。用四把止血钳，分别在 3 点、6 点、9 点、12 点包皮内外板交界处钳住包皮，使之形成正方形，血管钳钳夹包皮时需内外板同时钳夹，防止只钳夹内板、遗漏外板造成切缘不整齐；调节好套环的位置，将包皮翻转至套环上，使内外板均衡受力，勿过度牵拉，注意保持冠状沟与套环边缘等距，系带留有 8～10mm，然后将夹紧环置于套环中央包皮环切处，并拧上螺丝，拧紧螺丝前再次检查如下内容。

A. 包皮内外板是否均衡受力、无皱，冠状沟与套环边缘是否等距离。

B. 与冠状沟是否留有 8～10mm 距离。

C. 夹紧环端部是否正确对位，确认无误后，再拧紧螺丝。

D. 沿套环边缘剪去多余包皮，剪切包皮时应残留 2～3mm 包皮（见彩图 26-5B）。

E. 创面涂碘伏，不用包盖敷料，结束手术。

F. 术后 10d 拆掉螺丝，轻轻卸下夹紧环，用止血钳夹住套环，用镊柄将切口四处推动，待均松动后，再轻轻将切口推出套环，随后将套环剪断，取下套环。

G. 将创可贴于微创处包扎。

6. 一次性包皮环切缝合术　是包皮环切术的一种新手术方法。是用一次性包皮环切缝合器对包皮过长的包皮组织进行切割及击发置入单排缝钉对包皮进行钉缝，达到包皮环切除的目的，具有良好的临床效果。

特殊器械：一次性包皮环切缝合器（见彩图 26-6A），大小分多型号（见彩 26-6B）

（1）优点：一次性包皮环切缝合术，包皮切缘整齐，方法较简便，手术时间短；出血少，局部水肿较轻，外形美观，并发症较少。

（2）缺点：用一次性包皮环切缝合器做包皮环切时，有一定难度，包皮内板无法看到，易发生内外板错位，编者发现 1 例此手术包皮系带严重错位 90°，导致阴茎旋转 90°，并伴阴茎侧弯畸形。缝钉异物自行脱落伤口愈合时间较长，术后需护理防止伤口感染。费用偏高。

（3）手术要点

①根据阴茎及阴茎头大小，选择型号与阴茎大小相近的包皮环切吻合器。常规术野消毒后局麻（小儿因不合作者可用全麻）。

②包皮粘连者则须剥离粘连；包茎者可切开包皮口，以便放入钟形阴茎头座。

③逆时针旋转包皮环切吻合器调节旋钮，将阴茎头座从器械中抽出。用止血钳等提起包皮，将钟座放入包皮内并罩于阴茎头上（见彩图 26-7A），钟沿位于冠状沟所在平面相一致，包皮系带处适当多留，以免损伤系带。用气囊或丝带将包皮固定在拉杆上，注意避免包皮内外板扭转错位（见彩图 26-7B），遇包皮过多或小儿，应先剪除固定线以外的包皮以利于装上器械进行切割（包皮过多时，器械内容不下）。左手握住阴茎和钟形阴茎头座，将拉杆插入壳体内中心孔达尾部，并同时握住切割器，右手装上调节旋钮并顺时针收紧，当拉杆尾端面与调节旋钮尾端面相平或突出后，表明旋钮已到位（见彩图 26-7C）。

④去除保险扣，击发切割器，握紧手把到底并保持 5～10s 后松开手把（见彩图 26-7D），逆时针旋动调节旋钮退出 4～5mm 后松开手把。逆时针旋动调节旋钮退出 4～5mm 时，向前顶按调节旋钮，将阴茎头座与器械主体分开。直视下缓慢将环切吻合器连同切下的包皮轻旋退出（见彩图 26-7E），切勿动作过大过快及过度旋转钟形阴茎头座，以免造成修剪；移除器械后，立即用干纱布裹住术部，按压 5～8min 可防止被挤压的术口渗

血和术后血肿形成。不慎致术口未完全缝合时，可酌情缝合。切缘再用碘伏消毒并适当加压包扎。

【术后处理】

1. 术后应避免步行过久、骑自行车或骑马，以防止伤口出血。

2. 传统手术者，排尿时避免尿液浸湿敷料，若敷料被污染，要立即更换。

3. 在成人或阴茎已经发育之儿童，如术后有阴茎勃起者，可用雌激素和镇静药 3d，以防阴茎勃起导致出血和疼痛。

4. 传统手术者术后口服抗生素防治感染。

5. 采用包皮环扎手术者，在包皮断面及弹力线周用碘伏液涂擦，每日早晚 2 次，直到内环脱落。

6. 拆线前如敷料尚未脱落，勉强撕下可引起剧烈疼痛和出血。可用碘伏液浸润，待软化后轻柔地揭去。

【评析与选择】

包皮环切术有传统的术式及新的术式，每种术式均有其优缺点及并发症，根据受术者的具体情况，以及医师的经验选择简便易行、并发症少、效果好的术式，以便达到好的手术效果。新的术式包皮环扎切除术、包皮环切套扎术及一次性包皮环切缝合术等新的包皮切除术式优于传统术式。经临床应用结果，包皮环扎切除术及包皮环切套扎术，方法更简便易行，出血少或不出血，手术时间更短，无缝线异物，组织反应轻，外形美观，效果更好，并发症更少，优于一次性包皮环切缝合术。

（何大维　李旭良　陈在贤）

第二节　包皮嵌顿手术（surgery for paraphimosis）

包茎嵌顿（paraphimosis）是包茎的一种严重并发症，发生在未得到充分扩张的包皮口如被勉强翻转至阴茎头上方而未能及时将其复位者。由于缩窄的包皮口呈环状压迫，阴茎头的血液、淋巴回流受到障碍，阴茎头逐渐水肿，水肿的阴茎头又加重对反折部位的包皮环口压迫，互为影响，呈进行性加重。如嵌顿时间较久，可导致阴茎头坏疽。包皮嵌顿手术的治疗分为单纯手法复位和背侧切开复位两种方式，临床所见的嵌顿包茎，绝大多数可经手法复位成功。

【适应证】

包皮嵌顿时间短、水肿轻。

【麻醉与体位】

嵌顿不重者，可不予麻醉直接手法复位。嵌顿严重时，可能需要切开复位，此时可在局部麻醉或阻滞麻醉下进行。取仰卧位。

【术式简介】

1. 包皮嵌顿手法复位术　手法复位是最为可靠而有效的办法。局部清洗消毒之后，在冠状沟涂上液状石蜡。术者用两侧拇指顶住阴茎头，两手之示指和中指分别夹住水肿的包皮，轻柔而持续地将嵌顿包皮向阴茎头方向牵拉，而两拇指则将阴茎头稳定并向其根部推挤（图 26-8）。如此

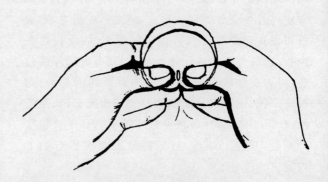

图 26-8　包皮嵌顿手法复位术

持续几分钟后，一般都能将嵌顿包皮复位。个别手法复位困难者，用针头在水肿的包皮上戳多个针眼，轻柔而稳定地加压，迫使水肿液从包皮内溢出；包皮水肿消退之后，嵌顿包皮就很容易复位。

2. 包皮背侧切开复位术　如果以上方法不能使嵌顿包皮复位，那就应考虑行嵌顿包皮背侧切开。局部清洗消毒后，将一有槽探针插入阴茎背侧皮肤与嵌顿包皮之间，用手术刀切开嵌顿包皮缩窄环，再行复位。缩窄环被切断后，嵌顿包皮即得松弛并容易予以复位。通常切开的创口不必缝合，以利渗液外溢，加速水肿消退。如果切口有活动性出血，可横行缝合切口。

【术后处理】

应用抗生素防治感染。保持敷料清洁,注意更换敷料。

【评析与选择】

包皮嵌顿手法复位简单易行,对于刚发生的包皮嵌顿可进行手法复位。但是,对于嵌顿时间长,局部有包皮感染或破溃,在试行手法复位时,切忌暴力性牵拉包皮,否则将导致包皮撕裂伤,一旦发生,应该行背侧切开复位,必要时缝合裂口。如果手法复位困难,不必强行,宜改为背侧切开复位。手法复位后皆宜待炎症水肿消退后,尽早行包皮环切手术,以避免再次发生包皮嵌顿。

（何大维　李旭良）

第三节　阴茎系带过短矫正术
（surgery for short frenulum of prepuce）

包皮系带过短,在多数情况下是因包皮环切过度而引起的后遗症。少数也可见于外伤后或先天性畸形。因此,凡包皮系带过短导致阴茎弯曲变形以及出现勃起或性交疼痛者,均应进行手术矫治。如果系带过短或伴有包皮过长,可在包皮环切手术的同时一并手术治疗,其手术方式多采用系带横切纵缝或∧、倒 Y 成形术以松解,以延长系带。

【适应证】

包皮系带过短引起勃起性疼痛或弯曲者。

【禁忌证】

阴茎系带过短伴先天性阴茎下弯者。

【术前准备】

并发包皮感染者,首先抗感染治疗,待炎症消退后手术。已有阴毛的年长儿,应剃尽阴毛,清洁外阴。行血常规及出凝血时间检查。

【麻醉与体位】

阴茎根部阻滞麻醉,或者局部浸润麻醉。取仰卧位。

【手术要点】

根据系带短缩程度,可采用横切纵缝松解延长术,∧ 或倒 Y 形切开缝合矫正阴茎系带过短。在阴茎系带近端,在冠状沟包皮内板或外板腹侧中线走行方向,行 ∧ 形切口（图 26-9A）,切开包皮或阴茎皮肤,切口长短根据系带缩短程度而定。使系带松解满意,阴茎头完全伸直为止。模拟阴茎勃起时的状态,检查系带是否延长至阴茎勃起所需的长度,以保证在阴茎勃起时,系带有足够的长度而无张力。用丝线或薇乔线行倒 Y 形缝合（图 26-9B）。

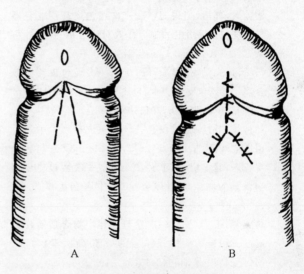

图 26-9　阴茎系带过短矫正术

【意外事件】

冠状沟部尿道损伤,多发生在横切系带时,尤其是合并有短尿道畸形者,易导致医源性尿瘘。一旦发生,应松解瘘口周围尿道并予修补,不能简单地缝合,否则术后瘘口愈合困难,需 Ⅱ 期修补。

【术后处理】

应用抗生素防治感染。保持敷料清洁,尿液污染后及时更换。术后 7~10d 拆除伤口缝线。

（何大维　李旭良）

参 考 文 献

[1] 刘振勇,戴家瑗,肖德龙.包皮环扎术与传统包皮环切术的疗效比较.中国民康医学,2012,24(12):1443-1444

[2] 何慈聪,吴新潮,杨爱宏.包皮环扎手术用于儿童包皮过长的治疗体会.中国医药指南,2012,10(9):186-187

[3] 唐慧东,李燕,柳林,等.包皮过长包茎环扎手术效果及注意事项.西南国防医药,2012,22(11):1217-1218

[4] 缪惠东,陆家伟,陆福年,等.一次性包皮环切缝合器手术与包皮环扎术、传统包皮环切术的临床疗效比较.中华男科学杂志,2015,21(4):334-337

[5] 陶美满,郭涛,陈兵海,等.一次性包皮环切缝合器与传统包皮环切术的临床疗效对比分析.临床外科杂志,2015(2):152-153

[6] 马然,孙文学,张晨辰,等.应用一次性包皮环切缝合器与传统包皮环切术、包皮环切吻合术的临床对比研究.中国性科学,2015(6):24-27

[7] 杜秋林,聂仕政.包皮套扎环在包皮环切术中的运用体会.内蒙古中医药,2013,32(21):68-69

[8] 覃智标,赵书晓,毕革文,等.新型一次性包皮环切吻合器的临床应用体会.广西中医药大学学报,2013,16(1):27-28

[9] 蒋美荣,王艺.新型一次性包皮环切吻合器治疗包皮过长和包茎的护理体会.世界最新医学信息文摘:连续型电子期刊,2015(33):193-194

[10] 李云龙,黄旭元,李巧星,等.新型一次性包皮环切吻合器治疗包皮过长和包茎25例分析.中国男科学杂志,2014,4:46-49

[11] 张家华,季惠翔,杨超,等.张氏包皮环切术与包皮套扎术的前瞻性随机对照研究.国际泌尿系统杂志,2015,35(5):706-710

[12] 顾鹏,陶维雄,李辉明.套扎式包皮环切术与传统包皮环切术治疗小儿包茎的效果比较.中外医学研究,2015(11):132-133

[13] 孙海亮,董武,袁捷.改良式包皮环切术与包皮套扎术治疗小儿包皮过长和包茎的疗效比较.常州实用医学,2015(1):17-19

[14] 吕敏,彭友林.改良术式及传统术式治疗包茎和包皮过长疗效及并发症比较.中国社区医师,2015,6:44-45

[15] 宋俊宏,刘志平,李迎春.包皮套扎术与环切术治疗儿童包茎、包皮过长对比观察.健康之路,2014,11:117-118

[16] 吴忠良,钱伟华,苏志刚,等.包皮手术196例疗效分析.中国伤残医学,2014(12):15-16

[17] 王久林,张翔翔,吴烨.一次性包皮套扎环治疗包皮过长疗效观察.世界最新医学信息文摘:连续型电子期刊,2015,99:167

[18] 何问理,杨俊,贝华茂.202例行包皮套扎术治疗包茎及包皮过长临床体会.吉林医学,2012,33(15):3264-3264

[19] 李晟,张磊,王大文,等.一次性包皮环切缝合器在男性包皮环切术中的临床应用.中华男科学杂志,2014,20(9):816-819

[20] 方丹波,沈月洪,朱选文,等.包皮环切术后微波治疗致阴茎坏死9例报告.中华男科学杂志,2015,5:428-431

[21] 谢圣陶,陈广瑜,魏乔红,等.商环两种不同术式治疗成人包茎、包皮过长527例分析.中华男科学杂志,2014,4:325-328

[22] 刘爱兵,杜文权,金天华,等.新型一次性包皮环切缝合器治疗包茎和包皮过长32例的分析.医药卫生(文摘版),2016,16:94-94

[23] 李健,李殿启,赵晓光.传统包皮环切术、商环与包皮环切缝合器治疗成人包皮过长和包茎的疗效比较.浙江医学,2017,12:1023-1024

[24] 王国江,李婷,陈向明.针刺挤液复位法治疗包皮嵌顿19例疗效观察.中国实用外科杂志,2014,1:44-44

[25] 林文,叶祝芹,罗鹏,等.包茎、包皮过长术式选择3000例临床研究.中国医学创新,2015,3:37-39

[26] 张常银,陈静辉,陶众杰,等.包皮切割缝合器与商环及传统包皮环切术治疗包皮过长或包茎手术疗效及安全性分析.中国性科学,2018(4):5-9

[27] 刘碧健.袖套式与传统式包皮环切术治疗小儿阴茎包皮过长及包茎的临床对比研究.医学综述,2014,3:575-576

[28] 赵永久,杨金校,占鹏程,等.新型套扎器与商环包皮环切术治疗包皮过长及包茎的疗效比较.浙江医学,2018,13:1498-1500

[29] 杨月晃,黄长英,周勇飞.采用狼和包皮切割缝合器与传统包皮环切术治疗包皮过长、包茎的临床疗效观察.医学理论与实践,2017,21:3212-3213

[30] 安琪,邹练.一次性包皮环切吻合器治疗包茎及包皮过长的Meta分析.中国性科学,2014,10:11-20

［31］ 容勇贤,刘信恒,陈广胜,等.包皮内、皮外板剥除术治疗包茎及包皮过长的临床效果观察.心血管外科杂志:电子版,2019,2:105-107

［32］ 洪怀山,叶列夫,陈伟东.包皮环切吻合器治疗包茎和包皮过长临床疗效分析.中国现代医生,2016,31:38-40

［33］ 舒守成.新型包皮环切吻合器治疗包茎、包皮过长的临床应用体会.中国社区医师,2017,7:73-74

［34］ 刘信恒,容勇贤,樊俭文,等.传统包皮环切与包皮内板加外板剥除术治疗包茎及包皮过长的比较.中外医学研究,2019,22:49-51

［35］ 杜红兵,刘文泓,杨逢生,等.包皮环扎术治疗小儿包茎、包皮过长 568 例体会.中国实用医药,2019,144:63-64

［36］ 陈雄坚.包皮环切吻合器与常规包皮环切术治疗小儿包茎、包皮过长疗效观察.心电图杂志,2019,3:106

［37］ Chen XY,Wen X,Li,et al. Circumcision versus the foreskin-deglove plus shaft-fix procedure for phimosis or redundant prepuce in obese adult patients. Zhonhua Nan Ke Xue,2016,22(3):233-236

［38］ Huo ZC,Liu G,Wan W,et al. Clinical effect of circumcision stapler in the treatment of phimosis and redundant prepuce. Zhonhua Nan Ke Xue,2015,21(4):330-333

［39］ Liu C,Liu XJ,Mu JG,et al. Shang Ring circumcision by transverse incision in the distal penis foreskin and pull-up of the interior board for short frenulum praeputii. Zhonhua Nan Ke Xue,2014,20(4):329-333

［40］ Xie ST,Chen GY,Wei QH,et al. Outward versus inward placement in Shang Ring circumcision for phimosis and redundant prepuce in adult men:analysis of 527 cases. Zhonhua Nan Ke Xue,2014,20(4):325-328

［41］ Xiao EL,Ding H,Li YQ,et al. Shang Ring circumcision versus conventional circumcision for redundant prepuce or phimosis:a meta analysis. Zhonhua Nan Ke Xue,2013,19(10):935-939

［42］ Wang R,Chen WJ,Shi WH,et al. Shang Ring,sleeve and conventional circumcisions for redundant prepuce and phimosis:A comparative study of 918 cases. Zhonhua Nan Ke Xue,2013,19(4):332-336

［43］ Miao HD,Lu JW,Lu N,et al. Clinical effects of the circumcision stapler,foreskin cerclage,and traditional circumcision:A comparative study. Zhonhua Nan Ke Xue,2015,21(4):334-337

［44］ Khan A,Riaz A,Rogawski KM. Reduction of paraphimosis in children:the EMLA ® glove technique. Ann R Coll Surg Engl,2014,96(2):168

［45］ Karakoyunlu N,Polat R,Aydin GB,et al. Effect of two surgical circumcision procedures on postoperative pain:A prospective,randomized,double-blind study. J Pediatr Urol,2015,11(3):124:e1-5

［46］ Huang C,Song P,Xu C,et al. Comparative efficacy and safety of different circumcisions for patients with redundant prepuce or phimosis:A network meta-analysis. Int Surg,2017,43:17-25

［47］ Zhao Y,Zhan PC,Chen Q,et al. A novel disposable circumcision device versus conventional surgery in the treatment of redundant prepuce and phimosis. Zhonghua Nan Ke Xue,2017,23(11):1007-1013

［48］ Han YF,Jiang HS,Wang JL,et al. Surgical plane positioning with a disposable circumcision suture device for the treatment of phimosis and redundant prepuce. Zhonghua Nan Ke Xue,2018,24(5):404-408

［49］ Clifford ID,Craig SS,Nataraja RM,et al. Paediatric paraphimosis. Emerg Med Australas,2016,28(1):96-99

［50］ Vunda A,Lacroix LE,Schneider F,et al. Videos in clinical medicine. Reduction of paraphimosis in boys. N Engl J Med,2013,368(13):e16

第27章 精索静脉曲张和隐睾手术

(surgery of varicocele and cryptorchidism)

第一节 精索静脉曲张手术（varicocele surgery）

精索精脉曲张是由于精索静脉瓣膜功能不健全或血流受阻，静脉内血液淤滞，蔓状静脉丛纡曲扩张。精索静脉曲张是青壮年男性常见疾病，发病率10%～15%，多数由于阴囊坠胀不适或者不育而就诊。另外有25%～40%的不育男性由精索静脉曲张引起。影响生育者需手术治疗。手术治疗分开放性手术、腔镜下手术、显微手术、转流手术及栓塞手术等。

一、开放性精索静脉曲张结扎术（open varicocele ligation）

（一）开放性经腹股沟精索静脉曲张结扎术

【适应证】

美国泌尿外科协会及美国生殖医学协会的指南都推荐下列患者应该施行精索静脉曲张的手术治疗。

1. 精索曲张静脉结扎术适于症状及体征明显，可以明显触及精索静脉曲张；精液参数异常；直接或间接导致不育者。

2. 对于体征明显或精液参数异常的患者即使无生育要求也主张手术治疗。

3. 青春期精索静脉曲张尤其伴有睾丸发育不良者。

【禁忌证】

1. 继发性精索静脉曲张。

2. 原发性精索静脉曲张，若侧支循环不良，有侧支反流者视为禁忌。术前应做精液分析，了解是否存在生精抑制。生殖、内分泌及抗精子抗体等检查，了解有无其他因素引起精液异常。

【麻醉与体位】

骶管内麻醉或硬脊膜外腔阻滞麻醉，或局部浸润麻醉。取仰卧位。

【术式简介】

做腹股沟斜切口（图27-1A）。切开皮肤、皮下组织及腹外斜肌腱膜，保护髂腹下及髂腹股沟神经，依肌纤维方向切开提睾肌，显露精索的曲张静脉。再沿精索方向切开精索外筋膜，仔细分离精索静脉的每一支，通常是3～4支；提起曲张的精索静脉（图27-1B），于靠近内环处分离曲张的精索静脉各分支。注意保护输精管、睾丸动脉及淋巴管。于内环口钳夹切断曲张的静脉，并切除3cm后，两端结扎（图27-1C），确定无静脉漏扎后，将其结扎线两线尾各穿上圆针，分别从腹内斜肌游离缘穿出后结扎，以便将精索向上牵引（图27-1D）。创面彻底止血后，还纳精索，用细丝线横行间段缝合提睾肌，以进一步升高精索（图27-1E）。检查创面有无出血，逐层缝合切口。

【注意要点】

1. 在未认清精索内静脉及其分支以前，不可将精索血管牵拉过甚，否则引起静脉空虚、动脉痉挛，以致无法辨认，而使静脉结扎遗漏，导致术后复发，或误扎动脉，导致睾丸萎缩。

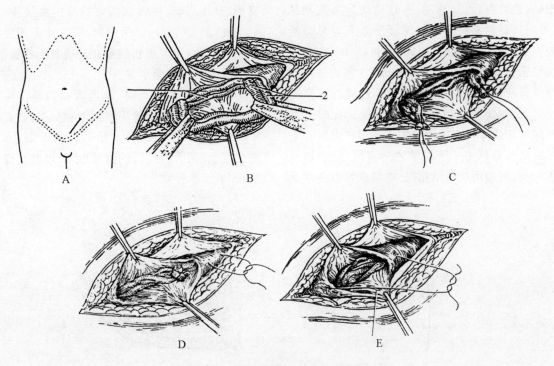

图 27-1　经腹股沟精索静脉曲张结扎术

A. 腹股沟斜切口；B. 解剖精索显示曲张的精索内静脉；C. 切断结扎曲张的静脉；D. 将精索向上牵引缝合；E. 横行间断缝合提睾肌

2. 游离精索内静脉的方法是先找到有搏动的精索内动脉和较硬的输精管，余下的血管为精索内静脉，可一并结扎。

3. 精索内静脉结扎，一定要尽量靠近内环口，因该处分支少，而且较为粗大，不易遗漏。

4. 术中要注意不要损伤精索内动脉及输精管。

5. 在内环处检查有无疝囊存在，如有应同时给予处理。

6. 完全打开精索内筋膜，暴露精索血管，应尽量避免刺激睾丸动、静脉，以防血管痉挛，难以辨认动脉搏动，若血管痉挛严重可在血管表面滴2%的利多卡因或热敷，以解除血管痉挛。在手术显微镜下很容易识别搏动的睾丸动脉。

【术后处理】

将阴囊托起2周；卧床3d，然后下床活动；术后7d拆除缝线；用抗菌药物防治感染。

(二)开放性经腹膜后精索静脉曲张结扎术

精索内静脉进入内环后常合并为一支，开放性经腹膜后精索静脉曲张结扎术，不会漏扎，疗效确实。但解剖层次较深，显露较差。对于有经验者

来说，这是治疗精索静脉曲张的好方法，更适用于经腹股沟结扎失败的病例。

【适应证】

同开放性经腹股沟精索静脉曲张结扎术。

【禁忌证】

同开放性经腹股沟精索静脉曲张结扎术。

【麻醉与体位】

硬脊膜外腔阻滞麻醉，或全身麻醉。取仰卧位。

【术式简介】

相当于从内环口斜向外上方平行于腹股沟韧带，做长约5cm的皮肤切口(图27-2A)。切开皮肤、皮下组织及剪开腹外斜肌腱膜，钝性分离并牵开腹内斜肌与腹横肌(图27-2B)，向内上推开腹膜，显露髂窝部，于内环处可见精索内动、静脉和输精管并行(图27-2C)，继续向上拉开，见输精管转向内下，精索内动、静脉转向后上方。精索内静脉在腹膜后多汇合成1条，偶尔也可有2条。精索内动静脉于腹膜后常有一层疏松的结缔组织包绕，应避免对其刺激，以防睾丸动、静脉痉挛，否则难以识别睾丸动脉。睾丸动脉粗细约1.0mm，充

盈饱满,色鲜红,可见搏动,一旦确认为睾丸动脉后,可用持针器夹持小圆针尾部于睾丸动脉旁稍做钝性分离,扩大动静脉间间距,再以小圆针穿 1 号丝线紧贴睾丸动脉深面穿出,切勿穿破睾丸动脉及伴行的静脉丛,将两线尾端轻轻提起后来回抽拉数次,以防睾丸动脉被丝线绞缠。此时睾丸动脉即位于该穿线内得到保护。再将该处睾丸动脉旁的曲张静脉主干予以单独分离约 2cm,切除其间 1cm,近端用丝线结扎,远端用血管钳夹住血

管壁,挤压阴囊,将远端精索静脉内血液排空,然后结扎(图 27-2D),切除中间一段,注意不要损伤精索内动脉,避免损伤或被扎。检查无静脉漏扎,逐层缝合切口结束手术。

小心保护睾丸动脉、淋巴管及神经。保留输精管营养血管,输精管周围的静脉扩张,如直径大于 1mm,亦应予以结扎。最后仅剩下睾丸动脉、淋巴管、输精管及伴行的营养血管,以及直径小于 1mm 的细小静脉。

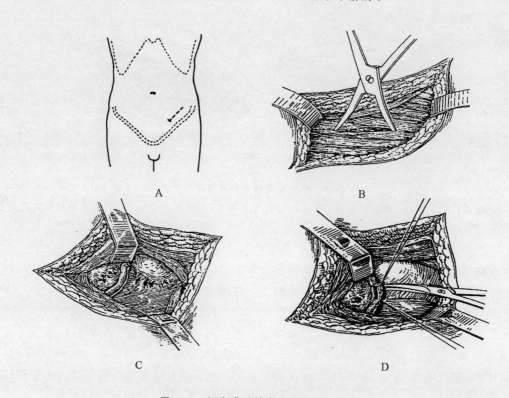

图 27-2　经腹膜后精索静脉曲张结扎术
A. 做左下腹斜切口;B. 分离腹内斜肌和腹横机;C. 显露左精索;D. 分离精索内曲张的
静脉并结扎

二、腹腔镜下精索静脉曲张结扎术
(laparoscopic varicocelectomy)

腹腔镜下精索静脉曲线结扎术开始于 20 世纪 90 年代,腹腔镜技术逐渐应用于泌尿外科及男科手术。腹腔镜下利用腹腔镜的放大作用,视野显露清楚,可分离出精索内动脉,对保护睾丸附睾功能有一定作用,实现在内环口以上位置真正高位结扎精索内静脉,由于其切口小、创伤小、失血少、恢复快,因而深受医患双方的好评。其技术日

趋成熟,已逐步广泛应用。腹腔镜下精索曲张静脉结扎术可经腹腔及腹膜后两个途径手术,各有优缺点。

(一)腹腔镜下经腹腔精索静脉曲张结扎术

经腹腔行精索静脉高位结扎术,能利用腹腔大空间充分显露精索内静脉,并且利用腹腔镜的放大作用能有效识别精索内静脉及睾丸动脉。因此,相比其他手术方式而言,腹腔镜下精索静脉高位结扎术具有独特的优势。尤其适用于双侧病变时可同时结扎双侧静脉。

腹腔镜仪器如下。

（1）产生腹腔镜图像的 4 种组件：包括腹腔镜、光源、电视摄像机、监视器等。为了记录图像，需要影像保存系统和图像打印机。

（2）抓钳：大多数抓钳是 5mm 大小，有单个或双个的，尖端的设计有钝圆的、尖的、直的、弯曲的及有角度的，表面锯齿状的用来操作光滑的组织。手柄的设计有锁定的和非锁定的，大多数非锁定的钳子像剪刀样，不同的设计有不同的用途。

（3）切割止血器械：腹腔镜剪刀、解剖刀、电烙器等，在腹腔镜操作过程中被用来切割组织。腹腔镜剪刀有一次性的和非一次性的。锯齿状的尖端用来切断筋膜，钩状的尖端用来切割缝线，弯曲的尖端用来解剖。也可用电刀或机械方法切割组织。

（4）电切组织的电极：电凝钩能够用来切割腹膜，电极铲用于钝性分离，特殊的电牵引钩用来分离组织。电极分单极和双极电凝。使用双极型器件止血最安全。

（5）超声刀是另外一种理想的切割技术，使组织空泡形成、血凝固、切割。

（6）生物夹和 Hemo-Lock 是机械性夹闭和控制血管出血的器械。

【适应证】

原发性精索静脉曲张，腹腔内无病变者。

【禁忌证】

继发性精索静脉曲张；原发性精索静脉曲张，若侧支循环不良，有侧支反流者、肠粘连、肠梗阻、腹膜炎者等视为禁忌。

【麻醉与体位】

硬脊膜外腔阻滞麻醉，或全身麻醉。取仰卧位，臀部垫高或略呈头低足高斜位。

【术式简介】

1. 待麻醉效果满意后，常规消毒铺巾。

2. 取脐下缘 0.5 cm 处做 1.0 cm 长弧形切口，切开皮肤和前鞘，两把巾钳提起腹壁，将 Veress 针（气腹针）插入腹腔，注入 4～5 L CO_2 建立人工气腹并保持腹内压在 12mmHg 左右时，拔除 Veress 针，由该切口置入 10mm Trocar，插入腹腔镜，观察腹腔情况，确认穿刺通道是否成功，并检查有无肠管及血管损伤。然后选择 12mm Trocar 由右侧麦氏点及 5mm Trocar 由左边的反麦氏点穿刺置入腹腔，成为两个工作套管。

3. 将患者体位调整至 20°头低足高位，并适当向手术对侧倾斜。于腹股沟管内环上方 1.5cm 左右处可见输精管及其伴随血管呈"人"字形分叉，距内环口约 3cm 处剪开后腹膜，长约 3cm，一般采取顺精索血管方向剪开，以便显露精索内血管。若精索血管辨认困难，也可先找到输精管，然后顺着输精管走行向外侧寻找，能找到精索内血管。小心游离精索血管束，将精索血管束表面的筋膜分开，则可充分显露精索内静脉、淋巴管及睾丸动脉。睾丸动脉一般位于精索血管束的内侧，仔细观察，可在腹腔镜下见睾丸动脉的搏动，整个手术过程中都要保护睾丸动脉勿受到损伤。将每根精索内静脉充分游离，去除静脉血管周围组织，一般可见 2～4 支扩张的静脉。

4. 挤压和牵拉拟结扎侧阴囊内精索血管，不但可以排空淤积的静脉血，而且可以确认拟结扎的精索内静脉无误。在拟结扎的精索内静脉两端分别上生物夹（也可使用丝线结扎或钛夹），在两生物夹之间将血管剪断（也可不剪断）。再次检查动脉有无损伤及创面有无出血，如无出血后排空 CO_2 气体，撤出各器械，腹腔不需放置引流管。

5. 若为双侧病变，按同样方法处理另一侧的精索内静脉。手术结束时，拔出 Trocar，缝合切口。

（二）腹腔镜下经腹膜后精索静脉曲张结扎术

腹腔镜下经腹膜后精索静脉曲张结扎术，对腹腔内脏器影响较小。腹腔内有病变，不能经腹腔行精索静脉曲张结扎术，可施行腹腔镜下经腹膜后精索静脉曲张结扎术，但不能同时做双侧精索静脉曲张结扎，如做双侧精索静脉曲张结扎术者，应分次进行。

【适应证】

除精索静脉曲张结扎术的适应证外，腹腔内做过手术，有肠粘连等病变者，均可行腹腔镜下经腹膜后精索静脉曲张结扎术。

【禁忌证】

继发性精索静脉曲张；原发性精索静脉曲张，若侧支循环不良，有侧支反流者，腹膜后做过手术，腹膜后有粘连者，为禁忌。

【麻醉与体位】

全身麻醉。做左侧精索静脉曲张手术取右侧

斜卧位。做右侧精索静脉曲张手术取左侧斜卧位。

【术式简介】

患者取侧卧位,腰部抬高。第 1 Trocar(套管针)穿刺部位及腹膜后间隙制造方法同常规后腹腔镜手术。在窥镜监视下,于腋后线肋缘下插入 5mm Trocar(2 孔法),或在腋前线上再做一切口,插入 3mm Trocar(3 孔法),CO_2 灌注压为 15 mmHg。术者与助手并肩站在患者背侧,在脐水平剪开 Gerota 筋膜 2~3cm,在此间隙内沿腰大肌表面向内侧分离,先见到输尿管,注意不要损伤。在输尿管内侧找到精索内静脉,上 2~3 枚生物夹(也可使用丝线、钛夹结扎)将血管夹闭,注意避开精索内动脉。检查创面无出血后排空 CO_2 气体,撤出各器械,同样不置引流管,切口各缝合 1 针。

三、机器人辅助腹腔镜精索静脉曲张结扎术(robotic assisted laparoscopic varicocelectomy)

2001 年,美国亨利福特医院施行了世界上第一例机器人前列腺根治性切除手术,从此以后,作为军事领域使用的机器人应用于腹腔镜外科,使机器人外科手术迅速开展起来。Da Vinci 机器人手术系统是目前最为成熟和广泛使用的机器人外科手术系统。此技术近年相继在亚洲的日本、韩国、马来西亚、印度和我国香港、台湾、北京、上海、重庆等地区逐步开展起来。机器人辅助下腹腔镜精索静脉曲张结扎术,与腹腔镜下经腹腔精索静脉曲张结扎术类似,可经腹腔及腹膜后两个途径进行手术;其手术适应证与禁忌证与腹腔镜经腹腔及腹膜后精索静脉曲张结扎术的适应证与禁忌证相同。

机器人手术系统:Da Vinci 机器人手术系统是通过一个可控高级灵巧的机器人,把外科医师的精细手术操作转化为用精密器械精确完成的手术。它有两个握持手术器械的手臂和一个握持内镜的手臂。在操作台,手术医师依靠三维立体图像观察系统,通过移动双孔内镜,清楚观察整个手术视野。每一个操纵杆的拇指与示指控制器可以将医师手指的精细动作准确无误地传递给机器人手。机器人手有众多关节,操作灵活。双孔内镜一般为 0°或 30°,视野清晰。双电极钳和直角钩

常用于解剖、分离,持针器用于缝合组织,解剖剪结合双极钳用于分离前列腺的神经血管束。

(一)机器人辅助下腹腔镜经腹腔精索静脉曲张结扎术

【适应证】

原发性精索静脉曲张,腹腔内无病变者。

【禁忌证】

继发性精索静脉曲张;原发性精索静脉曲张,若侧支循环不良,有侧支反流者、肠粘连、肠梗阻、腹膜炎者等视为禁忌。

【麻醉与体位】

静脉复合或连续硬膜外麻醉。患者平卧,臀部垫高或略呈头低足高斜位。

【机器人安装】

Robot installation 机器人手的安装(见彩图 27-3),关键是将机器人持镜手安置在患者的中线位置。可以在地面上画一条从患者臀部下 V 字形尖到脐部的连线,视为想象中子午线。机器人安置在这条线上。将机器人持镜手与相应套管连接,插入双孔内镜。另外两个机器人手与相应套管连接。其套管位置与腹腔镜下经腹腔精索静脉曲张结扎术的穿刺套管位置相同。然后选择 12mm Trocar 由右侧麦氏点及 5mm Trocar 由左边的反麦氏点穿刺置入腹腔,成为两个工作套管。

【术式简介】

将患者体位调整至 20°头低足高位,并适当向手术对侧倾斜。于腹股沟管内环上方 1.5 cm 左右处可见输精管及其伴随血管呈"人"字形分叉,距内环口约 3cm 处剪开后腹膜,长约 3cm,一般采取顺精索血管方向剪开,以便显露精索内血管。若精索血管辨认困难,也可先找到输精管,然后顺着输精管走行向外侧寻找,能找到精索内血管。小心游离精索血管束,将精索血管束表面的筋膜分开,则可充分显露精索内静脉、淋巴管及睾丸动脉。睾丸动脉一般位于精索血管束的内侧,仔细观察,可在腹腔镜下见睾丸动脉的搏动,整个手术过程中都要保护睾丸动脉勿受到损伤。将每根精索内静脉充分游离,去除静脉血管周围组织,一般可见 2~4 支扩张的静脉。在拟结扎的精索内静脉两端分别上生物夹(也可使用丝线结扎或钛夹),在两生物夹之间将血管剪断(也可不剪断)。若为双侧病变,按同样方法处理另一侧的精索内

静脉。手术结束时,拔出 Trocar,缝合切口。

(二)机器人辅助腹腔镜经腹膜后精索静脉结扎术

【适应证】

除精索静脉曲张结扎术的适应证外,腹腔内做过手术,有肠粘连等病变者,均可行机器人辅助下腹腔镜下经腹膜后精索静脉曲张结扎术。

【禁忌证】

继发性精索静脉曲张;原发性精索静脉曲张,若侧支循环不良,有侧支反流者,腹膜后做过手术,腹膜后有粘连者,为禁忌。

【术式简介】

患者取右侧卧位,腰部抬高。第 1 套管针穿刺部位及腹膜后间隙制造方法同常规后腹腔镜手术。在窥镜监视下,于腋后线肋缘下插入 5mm 套管针(2 孔法),或在腋前线上再做一切口,插入 3mm 套管针(3 孔法),CO_2 灌注压为 15mmHg。术者与助手并肩站在患者背侧,在脐水平剪开 Gerota 筋膜 2～3cm,在此间隙内沿腰大肌表面向内侧分离,先见到输尿管,注意不要损伤。在输尿管内侧找到精索内静脉,上 2～3 枚钛夹或用血管闭合器将其夹闭,注意避开精索内动脉。检查创面无出血后排空 CO_2 气体,撤出各器械,同样不置引流管,切口各缝合 1 针。

四、精索静脉曲张显微结扎术(microsurgical varicocelectomy)

1992 年,Goldstein 首先报道了使用显微镜结扎精索静脉效果优于传统的手术方式,有更高的妊娠率,而并发症比传统手术方式更少。此后,该手术方式被世界各地广泛采用,大量临床实践证实显微外科手术治疗精索静脉曲张具有复发率低、并发症少的优势。显微外科治疗精索静脉曲张伴不育可显著改善精液质量,提高受孕率。其主要优点在于能够很容易结扎精索内除输精管动静脉外的所有引流静脉,保留动脉、神经、淋巴管,因而明显减少了复发及睾丸鞘膜积液、睾丸萎缩等并发症的发生。因此,目前显微镜下精索静脉结扎术被认为是治疗精索静脉曲张的首选方法或"金标准"。

【适应证】

除精索静脉曲张结扎术的适应证外,腹腔内及腹膜后均做过手术,有腹内肠粘连及腹膜后粘连等病变者,均可行精索静脉曲张显微结扎术。

【禁忌证】

同精索静脉曲张结扎术。

【麻醉与体位】

同经腹股沟精索静脉结扎术。

【术式简介】

精索静脉曲张显微结扎术手术在 10～15 倍手术显微镜下进行。常用的有经腹股沟管及外环下两种切口,各有优缺点。以外环下切口为例。

在患侧外环口下方,阴囊上方,顺着精索的走行方向,做一长 2～3cm 的切口,逐一切开各层组织,显露精索,并将其游离提出切口外。切开精索筋膜,逐一解剖显示数条怒张的精索静脉、厚壁的输精管、搏动的睾丸动脉及透明的淋巴管及神经。注意睾丸动脉在外环口下方多数为 1 支,但可有 2～3 支动脉分支,故游离时不要认为只有 1 条动脉而造成其分支的损伤或被误扎。有时动、静脉鉴别困难,可向上或向下游离静脉来帮助识别,或用手挤压同侧阴囊内精索静脉而帮助识别静脉。在离断结扎静脉前都要确认有无搏动,要除外搏动的动脉,避免误扎睾丸动脉。将曲张的精索静脉游离上血管钳(见彩图 27-4A),切断后结扎(见彩图 27-4B),依次逐一解剖分离全部怒张的静脉,分别给予切断结扎,保留输精管营养血管。输精管周围的静脉扩张,如直径大于 1mm,亦应予以结扎。最后只剩输精管、睾丸动脉、未曲张的小静脉及淋巴管等组织(见彩图 27-4C)。术毕检查所有静脉结扎完全,确认动脉、淋巴管、输精管完整无损伤,逐层关闭切口。

经腹股沟管切口行精索静脉显微结扎术,选择传统的腹股沟切口,长约 2cm,其余步骤与外环下精索静脉显微结扎术相同。

五、精索静脉曲张转流手术(surgery of varicocele bypass)

精索静脉曲张转流手术是在精索静脉于内环处高位结扎术同时在内环口附加的血管进行转流吻合术。可改善精液质量,提高生育力和雄激素水平。对提高不育症的生育能力有很大的帮助。近年来该手术越来越被从事男科学外科医师重视。经过多年来术后效果的观察对比实为一种安全、可靠、可以广泛应用的显微外科技术。

精索血管转流选择血管支应以口径相近,血管血液流速量大、弹性较好的主干或分支;采用显微外科技术操作。较常采用的精索静脉曲张转流术有精索内静脉-腹壁下静脉、精索内静脉-髂外静脉、精索内静脉-旋髂浅静脉转流术等。根据曲张静脉的曲张程度和手术操作难易去选择往哪支血管转流。

1. 三度曲张对于精子影响重者选择腹壁下静脉加髂外静脉转流术。

2. 曲张较轻对精子影响较大者采用腹壁下静脉转流。

3. 曲张较轻对精子影响小者采用腹壁浅静脉转流。

【优点】

该手术遵循血流动力学,防止血液倒流,促进血液回流,增加动脉血灌注,对生精受损的睾丸有恢复和保护作用,复发率低,效果好。临床应用研究结果显示,精索静脉曲张转流术对治疗精索静脉曲张的效果优于精索静脉结扎术及栓塞术。其术后精液改善率可达50%～80%,恢复生育能力为30%～50%。

【缺点】

手术需手术显微镜及显微手术技能,技术要求高,手术较复杂,难度较大,术后有吻合口瘘、血栓形成、吻合口堵塞等并发症。

【适应证】

同精索静脉曲张结扎术。

【禁忌证】

同精索静脉曲张结扎术。

【术前准备】

取患者精液常规化验,留作术后对照。

【麻醉及体位】

多用硬膜外麻醉。取仰卧位。

【特殊仪器】

手术显微镜及显微手术器械。

【术式简介】

下文介绍腹壁浅下静脉-精索内静脉转流术及精索内静脉-大隐静脉分支转流术。

1. 腹壁下静脉-精索内静脉转流术

(1)经腹股沟管近内环处切口长3～5cm。切开腹外斜肌筋膜,游离精索至内环口处,分离1支精索内静脉,结扎近端,远端用微型血管夹夹住待吻合,其余2～3支均行高位结扎,注意勿损伤精索内动脉。

(2)再于精索内侧分离一段腹壁下静脉,结扎远端,留作近端用显微合拢夹夹住近端待吻合。

(3)使两断端合拢,血管断口下垫衬比色板,然后在手术显微镜下,放大10倍以上,9-0～11-0无损伤锦纶缝合线,将精索内静脉与腹壁下静脉作两定点吻合。撤除合拢夹,见血管立即充盈,再做通畅试验。

(4)若精索曲张静脉呈团块状或堆积于阴囊内,可以再将精索鞘膜折叠缝合悬吊固定3针,不需做曲张静脉切除。

(5)吻合完后要挤压阴囊精索,检查是否通畅并促进回流,以防血栓形成。

2. 精索内静脉-大隐静脉分支转流术

(1)于腹股沟中点上方,内环为中心做平行于腹股沟管的斜切口,显露精索,仔细分离精索内静脉,在距精索内静脉分支汇合点上方处切断,近端测压后记录予以结扎加缝扎,远端上哈巴狗夹,备作吻合。注意分别切断精索内静脉的细小分支,并留心勿伤及其伴行的精索内动脉。

(2)继在腹股沟下方,股动脉搏动的内侧做一直切口,显露并游离大隐静脉及其分支,选择其较粗的口径与精索内静脉相似之分支,切断远端结扎并加贯穿缝扎,近端上哈巴狗夹。在腹股沟韧带适当部位剪一圆孔,便于精索内静脉远端无扭曲,无张力的经此口穿过,与大隐静脉分支用选定的钛轮钉行端端吻合,以8-0无损伤可吸收合成纤维线加强。吻合过程中1∶1000肝素溶液点滴冲洗。吻合完毕去除血管夹,即见静脉明显充盈。轻轻挤压阴囊内精索曲张静脉,使淤积的静脉血通过刚吻合的大隐静脉分支回流。

【注意要点】

1. 腹壁浅静脉位于切口下浅筋膜浅层,口径2～3mm。腹壁下静脉位于内环内侧腹横肌与腹横筋膜之间,与腹壁下动脉以两分支状态伴行,口径2～4mm。手术操作时要注意保留腹壁浅静脉。

2. 选择腹壁下静脉转流时使吻合口位于精索与腹外斜肌筋膜之间的空隙。

3. 选择腹壁浅静脉流转时吻合口位于浅筋膜深层与腹外斜肌筋膜浅层间隙,防止静脉受压。

4. 精索静脉近心端与髂外静脉吻合时手术较复杂。切口应稍大,近心端与髂外静脉行端侧吻合;用三翼血管钳夹住吻合,用 7-0 无损伤缝合线缝 6 针。

【术后处理】

术后抬高阴囊,每天静脉点滴低分子右旋糖酐 500ml,口服阿司匹林 0.5g,每日 3 次,并用抗生素预防感染,术后 7d 拆线。手术前后均行精液常规检查。

【评析】

侯明亮等(2008)报道 143 例精索静脉曲张行大隐静脉转流术治疗不育症患者,转流术后随访 6～18 个月。症状完全消失达 98.57%,精子正常或好转达 55.4%,精子活动率和活动力均有提高达 35.7%,6～18 个月妊娠 35%。结论:精索静脉曲张行大隐静脉转流术在建立新的静脉回流通路,术后复发率低,有效改善睾丸供血,消除症状,改善精子数量及质量,提高配偶受孕率取得了良好的疗效。显示精索静脉曲张转流术效果明显优于结扎术,是治疗精索静脉曲张不育症者的较好方法。

六、精索静脉曲张栓塞手术(embolization for varicocele)

精索静脉曲张栓塞术是治疗精索静脉曲张,创伤小、复发率低、安全有效,可选择的微创手术。经皮股静脉穿刺插管,将导管置入左或右精索静脉内,放置栓塞材料,达到栓塞精索静脉的目的,但导管插入精索静脉有一定技巧及难度,并有并发症,现应用较少。

特殊仪器器械:X 线显示系统。

【优点】

精索内静脉栓塞术治疗精索曲张静脉效果与结扎术相似,术后无瘢痕,恢复快,复发率低。

【缺点】

凡静脉有畸形,有侧支循环则不适于栓塞,而且需要特殊设备,有一定技巧及难度。

【适应证】

同精索静脉曲张结扎术。精索内静脉栓塞术主要用于临床或亚临床精索静脉曲张导致的不育症。

【禁忌证】

同精索静脉曲张结扎术。

【术前准备】

1. Doppler 超声检查注意精索静脉反流和睾丸静脉曲张情况。

2. 穿刺用品

(1)穿刺器械、导管:包括 Cobra 或猎人头导管等、导丝。

(2)栓塞材料:不锈钢圈、可脱离球囊、硬化剂、无水乙醇、5% 鱼肝油酸酸钠等供选用。

【术式简介】

1. 一般经股静脉或右颈内静脉穿刺插入改进型 Cobra 导管,或猎人头导管进入下腔静脉,相当于 L_1-L_2 水平处,用造影剂 10～15ml,速率为 3～5ml/s 行逆行造影,以观察下腔静脉与左肾静脉、右精索内静脉开口,根据造影所示下腔静脉、左肾静脉和精索静脉开口的形态及彼此的解剖关系,左侧病变先把导管插入肾静脉内并寻找精索内静脉开口,见图 27-5。右侧精索静脉大多于 L_2-L_3 椎体水平,开口于右肾静脉下方的下腔静脉,少数右精索静脉可直接汇入右肾静脉主干,在右肾静脉下方腔静脉内寻找右精索内静脉开口。当导管插入精索内静脉并试注造影剂证实后,插入导丝,在导丝引导下推进导管至精索内静脉中

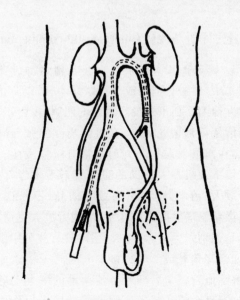

图 27-5　经右股静脉穿刺左精索静脉栓塞术示意图

下部后,让患者做 Valsalva 动作行逆行造影。造影剂用量 15～20ml,4～5ml/s,1 张/秒×5。

2. 根据造影显示精索内静脉主干、瓣膜功能及曲张静脉的情况,决定栓塞方法和栓塞材料。可选用不锈钢圈、可脱离球囊,也可用无水乙醇、鱼肝油酸钠或注入硬化剂等。

3. 栓塞后再次造影,观察造影剂止于精索内静脉盲端,以评价栓塞情况,不满意时可再行栓塞直至满意为止。

4. 术毕拔管,穿刺部位压迫止血,加压包扎。

【注意要点】

1. 寻找精索静脉开口困难时,可先在 Valsalva 动作下做逆行肾静脉造影,了解与肾静脉解剖关系,有利于超选插管。

2. 如股静脉插管困难,可经右颈内静脉插管,左侧插管选用改进型猎人头导管,右侧插管选改进型 Cobra 导管,或将猎人头导管前部弯成 70°～90°。

3. 术后卧床休息 1～2d,常规使用抗生素。

4. 栓塞后出现腰痛、左下腹痛、发热等,经对症处理,约 1 周恢复。

5. 过于粗大的精索内静脉不适于栓塞,应行手术结扎。

【术后处理】

无任何并发症,术后卧床 3d,阴囊高位托起,每天多次轻揉患侧阴囊以促进血液回流,防止静脉血栓形成。

七、评析与比较(analyse and commentary)

1. 避免误扎睾丸动脉　在各精索静脉曲张结扎术中,要避免损伤或误扎睾丸动脉,以防止术后睾丸萎缩。如术中没有良好的照明、视野不清,未能清楚识别睾丸动脉,有可能当作曲张静脉被结扎,在肉眼下误扎睾丸动脉常有可能发生。在腹腔镜下及机器人辅助的腹腔镜下手术者,由于视野放大、清晰,容易识别睾丸动脉,不易误扎。在显微精索静脉曲张结扎术中,视野放大更清晰,更容易识别睾丸动脉,如遇血管痉挛,并可用解痉药,如将罂粟碱或 2% 的利多卡因滴于精索血管上,解除血管痉挛后即可分清搏动的睾丸动脉及曲张的静脉;或在精索血管束远端用无损伤血管夹暂时阻断血流,则动脉搏动更加明显等方法确

定睾丸动脉,使其更不易误扎。

2. 术式比较

(1)传统精索静脉曲张结扎术:即经腹股沟及腹膜后精索静脉曲张结扎术,是开放性传统的手术方法。手术方法简便易行,费时较短,效果较好,但切口损伤较大,手术操作在肉眼下进行,分辨率不高,不精细,曲张静脉结扎不甚准确,有误扎睾丸动脉的可能,术后恢复时间较长。复发率高,有文献报道高达 15.2%。

(2)腹腔镜精索静脉结扎术:包括单纯腹腔镜及机器人辅助腹腔镜精索静脉高位结扎术。

优点:①在腹腔镜下视野放大清晰,能分辨睾丸动脉、静脉,单独游离结扎精索内曲张的静脉,不易漏扎,保留睾丸动脉及淋巴管,使其术后睾丸水肿、睾丸萎缩、鞘膜积液的发生率大幅度降低,不易损伤输精管;②创伤小,恢复快,并发症少,住院时间短;③机器人辅助腹腔镜精索静脉高位结扎术比单纯腹腔镜精索静脉高位结扎术视野放大更清晰,操作更灵活,损伤更轻,并发症更少,效果更好;④对于双侧和复发的精索静脉曲张,则可以优先考虑腹腔镜手术。

缺点:两者均需要特殊仪器设备,价格昂贵,手术准备时间较长,特别是机器人辅助下者,手术准备、安装机器人及置腹腔镜费时更长,价格更昂贵,并且需有该特殊仪器设备条件的医院才能开展。

(3)显微精索静脉曲张结扎术

优点:在手术显微镜下,视野清楚,可清晰分辨出输精管、曲张的精索静脉、搏动的睾丸动脉及透明的淋巴管,可以最大限度结扎曲张的精索静脉,不易损伤或误扎睾丸动脉,以免术后睾丸萎缩。避免淋巴管被误扎,以免术后淋巴引流不畅发生睾丸鞘膜积液。手术费时短,恢复快,并发症更少,效果好,费用不高,容易广泛推广应用。

显微解剖技术可以保证结扎效果而又不损伤动脉、淋巴管。小心保护睾丸动脉、淋巴管及神经。保留输精管营养血管,输精管周围的静脉扩张,如直径大于 1mm,亦应予以结扎。最后仅剩下睾丸动脉、淋巴管、输精管及伴行的营养血管,以及直径小于 1mm 的细小静脉。

缺点:需手术显微镜特殊仪器设备及显微操作技术。

3. 疗效比较

(1)潘兵等(2016)报道 66 例显微镜外科与腹腔镜两种手术治疗精索静脉曲张的疗效及并发症。腹腔镜组术后并发症发生率为 15.15%，显微镜组发生率为 3.03%，显微镜外科与腹腔镜两种手术均为治疗精索静脉曲张的有效方式，但是显微镜外科手术治疗方式下患者的术后并发症发生率相对较低，临床治疗安全性比较突出。

(2)李学来等(2017)，总结了 400 例精索静脉曲张手术结果，开放性精索静脉高位结扎为 A 组、腹腔镜精索静脉高位结扎为 B 组、显微镜精索静脉结扎术 C 组。术后 A 组、B 组、C 组并发症率分别为 14.48%、10.87%、2.56%，复发率分别为 10.34%、8.70%、1.71%，精液质量改善率分别为 37.93%、47.83%、63.25%，结果显示显微镜下精索静脉高位结扎术创伤小，术后恢复快，并发症和复发率低，精液质量改善效果好。

(3)任引君等(2015)报道 80 例精索静脉曲张患者显微镜低位结扎术和腹腔镜精索静脉高位结扎术治疗精索静脉曲张疗效比较。1 年不育患者配偶妊娠率显微镜低位结扎术组为 34.28%，腹腔镜精索静脉高位结扎术组为 21.9%。显微镜低位结扎术疗效较腹腔镜更好，是一种更加经济、有效的治疗方式，在有设备及能力的地方，应该给予推广，作为首选治疗方法。

(4)另一组 235 例精索静脉曲张患者，随机分为：A 组精索静脉高位结扎术 60 例；B 组腹股沟外环下方显微镜精索静脉结扎术 58 例；C 组经腹股沟显微镜精索静脉结扎术 62 例；D 组腹腔镜精索静脉结扎术 55 例。研究结果，术后患者配偶受孕率分别为 23.33%、41.38%、25.81%、27.27%，腹股沟外环下方显微镜精索静脉结扎术组患者配偶妊娠率最高，值得在临床推广。

(5)康振等(2015)报道介入栓塞组 349 例，腹腔镜手术组 400 例。介入栓塞组与腹腔镜手术组在精液分析改善率、配偶妊娠率、复发率和并发症发生率方面差异均无统计学意义。介入栓塞与腹腔镜手术治疗精索静脉曲张无明显差异。

(6)陈赟等(2015)报道了 632 例精索静脉曲张患者，比较显微镜下腹股沟径路、腹腔镜经腹腔径路、腹腔镜腹膜外径路、传统开放精索静脉高位结扎术和逆行介入栓塞术 5 种精索静脉曲张手术治疗精索静脉曲张的疗效及并发症。结果显示 5 种精索静脉曲张手术方式中，腹腔镜腹膜外径路手术时间短、并发症少，适宜手术量大的男科应用；显微镜外科精索静脉结扎术创伤小、恢复快、术后并发症少、复发率最低，是今后的发展方向，但手术时间相对较长，需要专门显微镜和显微外科培训；介入栓塞术可局部麻醉下进行，无手术瘢痕，术后恢复最快。

4. 手术效果　精索静脉曲张手术治疗的效果经大量临床研究证实有效。研究证实，精索静脉曲张患者术后约有 90% 以上患者症状及体征消失，40%~80% 的患者精液质量改善，1 年后配偶自然妊娠率约 40%，2 年后自然妊娠率约 69%，而未手术治疗对照组仅为 10%，采用内科药物治疗组仅为 16%。1500 例精索静脉曲张患者采用显微手术治疗，复发率仅为 1%，无动脉损伤，无鞘膜积液发生，无睾丸萎缩发生。

(蒲　军　陈在贤)

第二节　隐睾手术(surgery on cryptorchidism)

隐睾是指婴儿出生时，男性睾丸未能按正常发育过程从腰部腹膜后下降至阴囊底部，而停留在正常下降路线的任何部位，又名睾丸未降或睾丸下降不全。隐睾是小儿的一种常见病，其总发病率为 0.6%~0.8%，早产儿达 30%，新生儿 4%。双侧隐睾占 10%~25%，单侧者占 60%~70%。隐睾多见于腹股沟部位占 60%~80%，位于腹腔内 20%~40%。隐睾常合并有斜疝。临床上采用手术治疗隐睾，主要是下降固定术。手术目的主要是促进生育和防治癌变。

隐睾是先天发育异常，体积较正常睾丸小而软，在体内高于阴囊内的温度 3℃ 左右，影响隐睾的发育。在显微镜下可见曲细精管(seminiferous tubule)退变，上皮细胞萎缩。据研究发现，到 2 岁后生精上皮细胞呈不可逆性玻璃样变，生精功能障碍，导致不育。因此睾丸下降固定术应在 2 岁前进行。

更为重要的是，隐睾更易发生癌变，比正常睾丸癌变机会大 40 倍以上。因此,隐睾诊断一旦明确,应尽早手术,将隐睾降到阴囊内。隐睾在阴囊内便于观察,如在短期内发现隐睾迅速增大,提示有恶变的可能,应尽早发现、尽早治疗。

一、开放性睾丸下降固定术(open reduction of testis fixation)

1899 年 Bevan 提出解剖精索使睾丸下降进入阴囊固定。两个多世纪以来,有过许多睾丸固定的方法。Torek(1909)将睾丸固定在同侧大腿内侧的皮下,3 个月后,再次将睾丸游离出来,固定在阴囊内。1927 年 Ombredunne 将睾丸穿过阴囊纵隔而固定在对侧的阴囊内。1931 年 Cabot 和 Nesbit 所提倡的用不吸收缝线穿过睾丸,将缝线引出阴囊,用橡皮带固定在同侧大腿内侧的方法也很流行。Laltimer(1957)最早介绍肉膜囊固定隐睾,以后被广泛应用。

【适应证】

1. 先天性隐睾,手术适宜年龄在 2 岁之前者。

2. 先天性隐睾伴有斜疝或鞘膜积液者。

3. 隐睾激素治疗 1～2 个疗程无效者。

4. 医源性或外伤性隐睾者。

【禁忌证】

1. 严重内分泌异常与缺陷。

2. 凝血功能障碍者,如血友病、凝血因子缺乏等。

【手术时机】

Hadzisdimovie(1981)报道在出生后 2 岁时隐睾睾丸的曲细精管超微结构上已开始出现变化,可看到线粒体的退化,胞质内核糖核酸的消失和精原细胞及支持细胞内胶原纤维增多,生殖细胞内开始出现空泡,3 年时更为明显,并有大量黏多糖的沉积,更加重了曲细精管内的病理变化。因此认为合理的手术时机应在 2 周岁之前。最佳时机在出生后 16－18 个月。

【术前准备】

术前 B 超或 CT 诊断隐睾定位。

【麻醉和体位】

一般采用硬膜外麻醉,儿童可用全身麻醉。体位取仰卧位。

【术式简介】

位于腹股沟处的隐睾选择经腹股沟途径隐睾下降固定术,位于盆腹内的隐睾选择经腹膜外后途径睾丸下降固定术。

1. 经腹股沟隐睾下降固定术　做腹股沟斜切口,逐层切开腹股沟前壁及腹外斜肌腱膜探查,多在腹股沟及内环处找到未降的睾丸。如未找到,可切开内环,在内环附近腹膜外扪摸,可能扪及睾丸及附着的睾丸系膜。位于腹膜后的隐睾,多不易被发现,需切开腹肌,沿髂腰肌前向上寻找,并可切开腹膜,探查睾丸是否位于腹部。可在腹膜后,髂窝及腰部分离寻找索状物。可在盆腹膜外寻找输精管,找到后顺此追踪睾丸及其引带。对位于腹股沟及或内环处隐睾者,应切断睾丸引带,切开精索外侧韧带,将精索充分游离松解,使精索血管能够移向内侧,使其长度足够达到阴囊底部(图 27-6A)。合并疝囊者,将疝囊与精索分离,横断疝囊近端缝扎。用手指从切口下角的腹壁深筋膜深面向阴囊分离达阴囊底部,在阴囊底部做一皮肤切口达肉膜,在皮肤与肉膜间分离一腔隙后(图 27-6B),分开肉膜达阴囊腔,将睾丸经阴囊腔,置入阴囊肉膜外腔隙内(图 27-6C),将睾丸下极的白膜缝一针到阴囊皮下组织上固定,缝合阴囊皮肤切口。

2. 经腹隐睾下降固定术　适用于高位腹腔型隐睾患者,在盆腹膜外侧探查寻找隐睾下降固定隐睾。做隐睾侧下腹内环处弧形切口,逐一切开各层进入盆腹膜外,根据术前 B 超及 CT 等腹内隐睾的所在部位,推开盆腹膜,在盆腹膜外寻找隐睾,如术前 B 超及 CT 未能确切发现隐睾所在部位,在膀胱外到接近前列腺部位寻找输精管,找到输精管后便可找到隐睾,充分松解游离精索,使其能下降到阴囊内,如充分松解游离精索,不能下降到阴囊内及睾丸未发育萎缩者,建议将其切除,以防以后癌变。如能将隐睾下降到阴囊内者,做腹股隧道、阴囊内及肉膜外腔隙,然后将隐睾经腹股隧道、阴囊内到达肉膜外腔隙内固定,满意后,盆腹膜外留置引流管后,逐层缝合切口结束手术。

腹壁下动静脉血管吻合术:在小儿高位隐睾手术复位中应用。利用腹壁下 A-V 血管的特殊解剖结构,选用血管的终末支与精索 A-V 吻合,延长精索血管。利用腹壁下 A-V 与精索 A-V 吻合治疗小儿高位隐睾,延长了血管的长度,改善了精索血管张力和睾丸血流,防止因精索血管短,睾

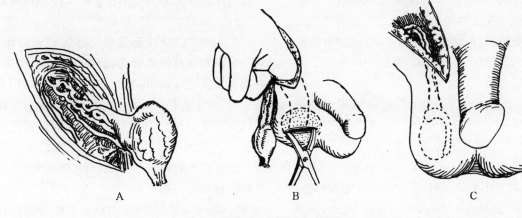

图 27-6　睾丸下降固定术

A. 游离精索使其长度足够达到阴囊底部；B. 在阴囊皮肤与肉膜间分离一腔隙；C. 睾丸置入阴囊肉膜外腔隙内

丸因供血不足而出现萎缩，手术使睾丸一次性复位，避免了二期手术和睾丸切除。此方法对小儿高位隐睾睾丸的保留有一定的临床价值。

【注意要点】

1. 充分游离精索，使其在无张力的状况下将睾丸降入阴囊肉膜外固定。

2. 在游离时精索要注意保护精索血管、输精管，避免损伤，以免造成睾丸血供障碍，导致睾丸萎缩。

3. 睾丸固定时精索摆顺，防止精索扭转，导致睾丸萎缩。

4. 如精索长度不够长，可行如下方法。

（1）将精索改道于腹壁下血管内侧切开腹横筋膜，分离一通道，将睾丸经阴囊腔，置入阴囊肉膜外皮下腔内。

（2）利用腹壁下 A-V 与精索 A-V 吻合治疗高位隐睾，延长了血管的长度，改善了精索血管张力和睾丸血流。

5. 如睾丸位于腰膜后，无法下降入阴囊内，可行睾丸自体移植。如睾丸发育极差，可行睾丸切除，以防癌变。

【术后处理】

卧床休息 1 周。阴囊内渗液引流干净。应用广谱抗生素防治感染。

二、腹腔镜下隐睾下降固定术（laparoscopic fixation of cryptorchidism）

【适应证】

高位腹腔型隐睾。

【禁忌证】

1. 合并严重心、肺、肝、肾及其他脏器功能障碍，高血压危象、心脏病心功能失代偿期、肺源性心脏病、肺气肿等不能耐受手术者。

2. 合并凝血功能紊乱未纠正者。

3. 合并糖尿病未控制者。

4. 既往有腹腔手术、盆腔手术、盆腔放疗史、肠梗阻、腹壁感染、泌尿系统感染、大量的腹腔积血、弥漫性腹膜炎、可疑恶性腹水等患者。

5. 并存疝或主动脉瘤的患者。

【术前准备】

1. 手术前 B 超或 CT 诊断隐睾并定位。

2. 肠道准备：术前 3d 口服甲硝唑（0.2g，每日 3 次）、左氧氟沙星（0.5g，每日 1 次），术前 1d 流质饮食，术前晚上灌肠。

【麻醉和体位】

一般全身麻醉。体位取仰卧位，骶部垫高使骨盆略倾斜，以便盆底显露较好。

【腹腔镜仪器】

1. 产生腹腔镜图像的 4 种组件：包括腹腔镜、光源、电视摄像机、监视器等。为了记录图像，需要视频录制和图像打印机。

2. 抓钳：大多数抓钳是 5mm 大小，有单个或双个的，尖端的设计有钝圆的、尖的、直的、弯曲的及有角度的，表面锯齿状的用来操作光滑的组织。手柄的设计有锁定的和非锁定的，大多数非锁定的钳子像剪刀样，不同的设计有不同的用途。

3. 切割止血器械：腹腔镜剪刀、解剖刀、电烙器等,在腹腔镜操作过程中被用来切割组织。腹腔镜剪刀有一次性的和非一次性的。锯齿状的尖端用来切断筋膜,钩状的尖端用来切割缝线,弯曲的尖端用来解剖。也可用电刀或机械方法切割组织。

4. 电切组织的电极:电凝钩能够用来切割腹膜,电极铲用于钝性分离,特殊的电牵引钩用来分离组织。电极分单极和双极电凝。使用双极型器件止血最安全。

5. 超声刀是另外一种理想的切割技术,使组织空泡形成、血凝固并进行切割。

6. 钛夹和 Hem-o-lock 是机械性夹闭和控制血管出血器械。

【术式简介】

1. 待麻醉效果满意后,常规消毒铺巾。留置导尿管。

2. 手术途径:包括经腹腔或经腹膜外腹腔镜下两种途径。腹膜外入路对肠道干扰较小。

(1)经腹膜外间隙途径:建立腹膜外腔,在脐下缘做长约4cm横切口,切开腹白线及腹直肌前鞘,在腹直肌下方用手指钝性将腹膜向两侧推移,在切口内放置自制气囊,在腹膜外间隙,注入 300～400ml 气体扩大间隙,切口置入 10mmTrocar 并缝合固定,腹腔镜监视下置入其他 4 个 Trocar。主刀医师站在患者的左侧,第一助手站在患者的右侧,第二助手站在主刀医师旁持镜。

(2)经腹腔途径:于脐下缘切开 1cm 长皮肤切口,逐层分离皮下组织、肌层,向上提拉腹壁组织,小心插入气腹针入腹腔,注入 CO_2 气体,保持腹腔压力达 12～14mmHg 时,由该切口置入 10mm Trocar,插入腹腔观察镜,确认穿刺通道是否成功,并检查有无肠管及血管损伤。最后选择 12mm Trocar 由右侧麦氏点及 5mm Trocar 由左边的反麦氏点穿刺置入腹腔,成为两个工作套管,供主刀医师操作使用。

3. 先在腹腔镜下观察盆腔解剖标志,腹腔型隐睾多位于膀胱底外侧与内环口之间。由于腹腔空间大,经气腹扩张充盈后,整个腹腔的组织结构及腹膜后的结构都便于识别,再加上睾丸呈独特结构,与周围组织分界清楚,因此,一般都能找到睾丸。这是腹腔镜隐睾探查术区别传统开放手术的优势之一。若遇到肥胖的患者,也可在内环口

附近先找到精索血管,再沿着精索血管找到隐睾(见彩图 27-7)。

4. 找到隐睾后,靠近睾丸外侧切开后腹膜,充分显露隐睾及精索表面,游离切断睾丸引带,游离睾丸周围结缔组织,充分游离睾丸,仔细识别睾丸血管,并注意保护动脉及精索血管,将血管周围的结缔组织全部游离,尽量将血管游离到足够的长度。分离血管时注意避免损伤髂血管和输尿管。按分离血管的方法,仔细分离输精管,注意不要损伤输精管。

5. 找到隐睾后,该术式最重要的步骤是在保留精索静脉、睾丸动脉及输精管的前提下,尽量游离睾丸、血管及输精管周围的结缔组织,使睾丸动脉、精索静脉及输精管达到足够长度,以便能降入阴囊内。术中可将游离后的睾丸试拉至对侧腹股沟内环口,如果能轻松到达对侧内环口,则血管及输精管游离长度已经足够,否则需继续游离血管及输精管。

6. 切开同侧阴囊皮肤,大小与隐睾大小相近,分离切口下方的肉膜,在阴囊皮肤与肉膜间分离间隙,大小以能容纳隐睾为宜。用手指协助血管钳沿同侧腹股沟管方向经内环口向腹腔分离,若遇肥胖或分离困难的患者,也可结合从同侧的 Trocar 伸入分离钳经内环口进入腹股沟管向阴囊分离的方式,即从两头同时向中心靠拢的方式进行分离,以减少分离的难度。若确实不能找到由腹腔经内环口腹股沟管进入阴囊的入路,可改为传统的开放手术进行。

7. 从阴囊底部切口伸入血管钳至腹腔内将睾丸拖入阴囊内,或由阴囊切口置入腹腔镜分离钳至腹腔内,将睾丸拉至阴囊内,置于皮肤和肉膜间,将隐睾及精索与周围组织缝合固定,防止隐睾回缩。若睾丸拉入阴囊困难,应改为腹股沟切口行开放手术,将隐睾降入阴囊内。

8. 若术中探查发现隐睾发育不良,且为成年人,可考虑施行腹腔镜下隐睾切除术。也可施行隐睾切除,然后联合施行显微镜下隐睾自体移植术(详见本章第三节)。

9. 腹腔镜直视下缝合关闭腹股沟内环口,然后退出腹腔镜器械,关闭阴囊皮肤切口。

【注意要点】

1. 确保脐部穿刺建立通道时勿损伤腹腔内

容物,必要时行开放手术建立通道。

2. 如精索长度不够长者,将精索改道于腹壁下血管内侧切开腹横筋膜,分离一通道,将睾丸经腹股沟,置入阴囊肉膜外皮下腔内。

3. 防止强行牵引隐睾而影响血供,造成精索、输精管损伤、睾丸萎缩。若完全靠精索、睾丸与周围组织粘连固定,术后回缩率较高,甚至出现睾丸扭转。

4. 如睾丸位于腹膜后,无法下降入阴囊内,可行睾丸自体移植。如睾丸发育极差者,可行睾丸切除,以防癌变。

【术后处理】

卧床休息 1 周。阴囊内渗液引流干净。应用广谱抗生素防治感染。

三、机器人辅助腹腔镜下隐睾探查和固定术(robot assisted laparoscopic exploration and fixation of cryptorchidism)

【腹腔镜仪器】

同腹腔镜下隐睾探查和固定术的腹腔镜仪器。

【机器人手术系统】

Da Vinci 机器人有两个握持手术器械的手臂和一个握持内镜的手臂。在操作台,手术医师依靠三维立体图像观察系统,通过移动双孔内镜,清楚观察整个手术视野。每一个操纵杆的拇指与示指控制器可以将医师手指的精细动作准确无误地传递给机器人手。机器人手有众多关节,操作灵活。双孔内镜一般为 0°或 30°,视野清晰。双电极钳和直角钩常用于解剖、分离,持针器用于缝合组织,解剖剪结合双极钳用于分离前列腺的神经血管束。

【机器人安装】

机器人手的安装,关键是将机器人持镜手安置在患者的中线位置。可以在地面上画一条从患者臀部下 V 字形尖到脐部的连线,视为想象中子午线。机器人安置在这条线上。将机器人持镜手与相应套管连接,插入双孔内镜。另外两个机器人手与相应套管连接。

【手术通道】

手术通道位置的选择与 Trocar 的插入:为了降低损伤肠管的机会,通常使用开放式 Hassan 技术,先以 20mmHg 气压创造气腹。这一切口选在脐左旁位置。双孔内镜经此通道插入,在直视下插入其他 Trocar。两个直径 8 mm Da Vinci Trocar 安置在内镜套管两侧 4 横指下方腹直肌旁。一个直径 5mm 辅助 Trocar 安置在左边 Da Vinci Trocar 外侧腰部,用于左边助手在手术中牵拉组织。另一直径 5mm 辅助套管安置在右侧 Da Vinci Trocar 与内镜 Trocar 之间。另一直径 10mm 辅助 Trocar 安置在右侧 Da Vinci Trocar 外侧腰部。后两个辅助通道用于右边助手帮助主刀医师牵拉组织,显露手术视野,以及手术中吸引渗血、渗液和送递缝针。Trocar 插入后,安置机器人。这时候,气压降为 12 mmHg,以减少患者发生气体栓塞机会,方便观察手术中出血点和进行准确止血。

【手术要点】

同腹腔镜下隐睾探查和固定术。

【注意要点】

1. 如精索长度不够长者,将精索改道于腹壁下血管内侧切开腹横筋膜,分离一通道,将睾丸经腹股沟,置入阴囊肉膜外皮下腔内。

2. 防止强行牵引影响血供,造成精索、输精管损伤、睾丸萎缩。如果完全靠精索、睾丸与周围组织粘连固定,术后回缩率较高,甚至出现睾丸扭转。

3. 如睾丸位于腰部腹膜后,无法下降入阴囊内,可行睾丸自体移植。如睾丸发育极差者,可行睾丸切除,以防癌变。

(蒲　军　陈在贤)

第三节　隐睾自体睾丸移植术
(autotransplantation of cryptorchidism)

高位隐睾自体睾丸移植术的研究已有 30 多年的历史,1985 年王玲珑等报道 14 只自体睾丸移植(人、犬各 7 只),术后移植睾丸功能及形态均获良好。国内统计 6-28 岁 87 例高位隐睾患者自体睾丸移植资料,术后 84 只睾丸获移植成功,术后 4 个月见有精子细胞,3 例睾丸萎缩。1993 年 Oesterwitz 等统计 245 例自体睾丸移植患者,其成功率为 87%,并强调静脉吻合理想与否对其成功至关重要。因此,对于高位隐睾患者,采用常规手术无法使睾丸下降入阴囊内者,选用自体睾丸移植术较为理想,可取得较好的效果。

睾丸移植术是将自体异位睾丸或供者睾丸移植到阴囊里的一种手术。一般分为自体睾丸移植术与同种异体睾丸移植术两种,前者是指难以用手术整复的腹腔型隐睾,睾丸质量尚可时,将其从异位处切下,保留其血管,移植到阴囊中,分别将睾丸的动脉、静脉与邻近的血管吻合,以恢复血液循环。

【适应证】

1. 高位隐睾不能行睾丸下降固定术者。

2. 精索血管损伤无法行血管修补者。

3. 睾丸异位无法牵引到阴囊内者。

【禁忌证】

成人单侧隐睾已萎缩者。

【原理】

将精索内动、静脉分别与腹壁下动、静脉行端端吻合。

【术前准备】

1. 4℃的生理盐水。

2. 肝素等渗盐水溶液(肝素 12 500U+生理盐水 100ml)。

3. 肝素普鲁卡因溶液(肝素 12 500U+2%普鲁卡因 200ml)。

4. 常规腹股沟区及会阴部皮肤准备。

【特殊仪器器械】

手术显微镜及显微外科器械。

【麻醉与体位】

多采用持续硬脊膜外麻醉,取仰卧位。

【术式简介】

1. 探查取隐睾　取跨越内环口的腹股沟斜切口,分层切开各层,推开腹膜,依次从内环口、髂窝及肾下极寻找睾丸,如睾丸未找到,可以从盆腔腹膜外,膀胱后外侧先找到输精管,沿输精管找到睾丸,向近心端游离精索,解剖出精索内动脉及静脉血管,在腹主动脉、下腔静脉或左肾静脉起始处分别切断,近心端结扎,并充分游离输精管,注意勿损伤营养血管待吻合,用 4℃生理盐水降温。在手术显微镜下找到精索内动脉,插入 4 号钝性针头,用灌注液低压冲洗,直至冲洗液转清为止,保留 1 支精索内静脉,其余结扎,待吻合。

2. 解剖腹壁下动、静脉　于腹直肌与腹膜之间找到腹壁下动、静脉,并游离至足够长度后切断,血管远心端结扎,近心端注入肝素液后用微型血管夹夹住待与睾丸动、静脉待吻合。

3. 吻合血管　血管吻合在手术显微镜放大 20~30 倍条件下,将精索内动、静脉分别与腹壁下动、静脉行端端吻合,采用 9-0~11-0 号带针尼龙线行间断缝合动脉 6~8 针,静脉 8~10 针,吻合完毕后,先去静脉血管夹再去动脉血管夹后,观察睾丸的动脉搏动好、静脉充盈、睾丸变红、质地变硬,表明睾丸的血循环恢复,情况良好(图 27-8A),否则应检查血供未恢复的原因,做相应的处理,使移植成功。

4. 睾丸下降固定　如睾丸血循环恢复,手指从切口下角的腹壁深筋膜深面经腹股沟向阴囊腔分离,直达阴囊底部形成囊腔(图 27-8B)。在阴囊底部做一皮肤切口达肉膜,在皮肤与肉膜间分离一腔隙后,分开肉膜达阴囊腔,将睾丸经阴囊腔,置入阴囊肉膜外腔隙内,保持精索血管无扭转、无张力,将睾丸下极的白膜缝一针到阴囊皮下组织上固定,阴囊下部置橡皮片引流条,腹部伤口内留置引流管,分别缝合切口,结束手术(图 27-8C)。

【术后处理】

1. 卧床休息 1 周。阴囊下方稍垫高,避免因睾丸下垂重力牵拉精索血管。阴囊内渗液引流干净。

2. 应用广谱抗生素防治感染。

3. 术后 3~5d 常规应用低分子右旋糖酐,每日 500~1000ml。如伤口有严重渗血,应立即停止用药。应用罂粟碱、双嘧达莫等扩张血管。

4. 严密观察睾丸的血供、形态大小、硬度变化,针对具体并发症处理。

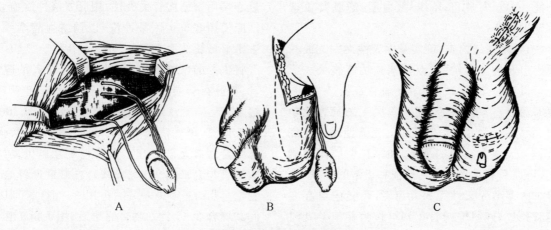

图 27-8　自体睾丸移植术

　　A. 精索血管与腹壁下血管吻合及输精管吻合；B. 在阴囊皮肤肉膜内分离一腔隙；C. 将睾丸置入阴囊，缝合切口

（梁思敏　吴小候）

第四节　同种异体睾丸移植术治疗隐睾
（allogeneic testis transplantation for cryptorchidism）

　　同种异体睾丸移植是治疗睾丸缺如、双侧小睾丸或双侧睾丸严重萎缩所致低血睾酮症的较为理想方法。1966 年 Attaran 首先在动物体内做了同种异体睾丸移植术，1978 年 Silber 报道首例孪生兄弟间睾丸移植成功。1984 年国内王玲珑报道父亲供睾同种睾丸移植成功。1988 年詹炳炎报道同种睾丸移植的实验与临床研究。据统计，目前国内已开展成人供睾丸同种异体移植术约 50 例，术后有 85.3% 的患者性功能明显改善，70% 的患者睾酮恢复正常，但有生育者仅占 5.88%。

　　【适应证】

　　1. 先天性或外伤性无睾症者。

　　2. 双侧睾丸严重萎缩（外伤或炎症）、先天性双侧睾丸发育不良、双侧高位隐睾行睾丸固定或自体睾丸移植术后睾丸萎缩，不能维持正常雄性激素水平者。

　　【原理】

　　将同种异体正常的睾丸与丧失睾丸的腹壁下血管吻合及输精管吻合，以解决无睾症问题。

　　【禁忌证】

　　凡上述疾病患者尚能维持正常雄激素水平，睾丸大小正常且有正常内分泌功能，仅因无精子症而要求手术者，不应属于手术适应证。

　　【术前特殊准备】

　　1. 供者

　　(1) 排除睾丸、附睾及输精管炎症及肿瘤病变，精液常规检查属正常范围。

　　(2) 血清 T、FSH、LH 值正常。

　　(3) 查血型、组织配型，血常规、尿常规、肝肾功能、血清三抗、心电图、X 线胸片无异常等。

　　(4) 选择年轻而有生育能力，配型相符合的供体。

　　2. 受者除同供者相关检查外，还需注意腹壁下动脉是否正常。如果受者的两侧腹壁下动、静脉均已损伤，可考虑采用其他血管，如腹壁浅动、静脉或旋髂外动脉与供者精索内动、静脉吻合。另外，如会阴部外伤致阴囊缺如者，手术还需用带蒂皮瓣行阴囊成形术。否则，术中虽可在会阴部潜行分离形成腔隙，但日后腔隙会消失，移植睾丸将会被挤压至腹股沟部。必要时行双侧输精管造影证实输精管是否通畅。术前 2～3d 用抗生素，并口服硫唑嘌呤 50mg（每日 2 次）。

　　3. 受者术前其他准备

　　(1) 一般检查：常规体格检查及血尿常规、肝肾功能、心电图、胸部 X 线片、血型、静脉肾盂造影等辅助检查。

(2)生殖系统检查:证实是先天性无睾丸或其他原因引起的睾丸缺如、双侧睾丸功能丧失。无睾症可以通过 hCG 试验、睾丸血管造影等判断,必要时可以行睾丸探查,证实确属无睾症。无功能睾丸必须行睾丸组织学检查。先天性无睾丸症或其他原因睾丸缺如的患者,如果长期应用睾酮制剂,可以具有正常的第二性征和正常的性欲、性功能。大多数先天性无睾丸患者,阴囊内可存在输精管残迹,残留输精管正好可以作为移植睾丸时输精管吻合。

(3)精液常规检查:精液内无精子,但精液容量、pH 等基本正常,果糖试验阳性,说明前列腺和精囊的发育和功能正常。精液内无精子,应排除双侧输精管梗阻,必要时行双侧输精管造影。

(4)血清男性激素水平检测:FSH 和 LH 水平可高于正常,T 水平低于正常。

(5)受者在青春期发育阶段,因无睾丸而影响性征发育。这时应开始应用长效睾酮促进第二性征发育,并使其获得性功能。

(6)组织配型供受体 HLA 相符合。

4. 睾丸灌洗液配制:平衡液 500ml,20％甘露醇 5ml,25％硫酸镁 0.36ml,肝素 100mg,三磷腺苷 40mg,10％葡萄糖液 20ml,pH 7.5。

【麻醉与体位】

一般均采用硬膜外麻醉,不能行硬膜外麻醉者可用全身麻醉。取平卧位。

【手术要点】

1. 切取供睾:以亲属供睾为例:麻醉、切口、解剖游离睾丸及精索血管切取的方法同自体睾丸移植术。睾丸切下后,立即放入 2～4℃冰水中,用硬膜外导管,细心插入精索内动脉,用 2～4℃睾丸灌洗液自导管滴入,压力为 40～50mmH$_2$O,灌洗到静脉流出液接近清亮为止。供睾灌洗后,在手术显微镜下,修剪精索除动、静脉及输精管以外的组织,睾丸鞘膜以外的多余软组织均剪除后,低温下备用。

2. 受者在硬膜外麻醉下,取移植侧腹股沟疝修补术切口,显露出输精管并游离至足够长度。切开腹直肌前鞘,将其牵向内侧,解剖出腹壁下动、静脉并游离至足够长度;远心端结扎并切断,近心端用微型血管夹夹住,用肝素液冲洗血管,并间断使用普鲁卡因液冲洗,以预防血管挛缩。在手术显微镜放大 15～25 倍下,用 8-0～11-0 尼龙线将供睾的精索内动、静脉分别与受者的腹壁下动、静脉行端端间断缝合,动脉缝合 6～8 针,静脉缝合 8～10 针。术中静脉滴注甲泼尼龙 500mg,开放血流,可见精索与睾丸表面毛细血管渗血,静脉吻合管口充盈良好。经检查睾丸血供良好后,输精管吻合采用 9-0 尼龙线行端端间断缝合输精管壁全层,缝合 6～8 针,再用 3-0 丝线于其外膜间断缝合 3～4 针。吻合完毕后,用手指于切口下方腹壁深筋膜的深面向阴囊内分离,将睾丸置于阴囊内,腹股沟切口肌膜下置引流条后,缝合切口。

【术中注意】

1. 高位隐睾往往不易被发现,应仔细寻找,必要时打开腹腔探查。

2. 严密观察睾丸大小、硬度,如睾丸明显肿大、阴囊严重水肿,应立即减压。

3. 应用低分子右旋糖酐,每天 500～1000ml,连用 3～5d。用时注意有无伤口渗血,如渗血严重,应立即停止使用。

4. 应用小剂量血管扩张药,如双嘧达莫等。

5. 应用抗生素预防感染。

6. 血管吻合是睾丸移植术中的关键。因睾丸动脉血管壁较薄,和静脉不易区分,在取供睾时即将精索内动静脉进行标记,防止离断后分不清动静脉。吻合动脉时如果两者口径差别较大,应行端侧吻合,吻合血管要求一次成功。如果吻合口有漏血,尽量不要阻断血流,于漏血处进行修补。在术中应尽可能吻合输精管动脉,因输精管动脉供应全部输精管、附睾及部分睾丸实质,其对输精管、附睾以至睾丸的存活有着重要的影响。

【术后处理】

1. 一般处理与睾丸自体移植相同。

2. 术后 5～7d 每天用低分子右旋糖酐 500～1000ml,防止血管凝血。

3. 术后应用免疫抑制药

(1)术前 3d 服用硫唑嘌呤 100mg/d,至术后 14d 改为 50mg/d,长期维持。

(2)甲泼尼龙:术中及术后 3d 500mg/d 静脉滴注,3d 改为 250mg/d,续用 3d,以后改为泼尼松口服 10～20mg/d,维持 6 个月,以后根据病情继用 10mg/d 维持。

（3）如有条件再加口服环孢素 A,每天 3～5mg/kg,持续 3～6 个月。

4. 观察睾丸形态大小、硬度、伤口渗血及体温变化情况。

5. 严密观察移植睾丸的大小、硬度,伤口渗血及全身情况,以了解睾丸是否缺血或是否发生排异反应,每日观察 3～4 次。

6. 有急性排异反应发生时,应立即采用冲击疗法,方法与其他器官移植处理相同。

7. 定期复查血液常规及精液常规,复查血清 T、TSH、LH 水平。

【评析】

先后采用孪生兄弟间行同种睾丸移植术,术后精液中出现活动的精子,血清 T、FSH 和 LH 值均正常。患者的妻子受孕生育健康小孩。采用父亲睾丸行同种睾丸移植术,获移植睾丸存活,术后 T、FSH 和 LH 值均正常。采用同种异体睾丸移植术,术后 90% 患者血清 T、FSH 和 LH 达正常值,29.4% 患者精液中出现活动精子,5% 获得生育。对于无睾症、双侧小睾症或双侧睾丸严重萎缩者,同种睾丸移植术是治疗低血睾症的较为理想的方法;但术后生精功能不高,一旦出现排异反应,无论是急性还是慢性排异均可导致移植睾丸丧失生精功能。同种异体睾丸移植术,由于存在着血睾屏障,睾丸作为免疫赦免区,其移植排异现象较其他器官为轻,但由于移植术后睾丸生精及精子成熟能力较差,而且在道德伦理方面仍有争议,故国内外虽有成功报道,但尚未能很好推广,有待进一步研究。

目前认为造成移植睾丸术后生精功能不良的可能原因如下。

1. 睾丸缺血时间过长精原细胞和初级母细胞就开始凋亡。

2. 血管显微吻合质量不高。

3. HLA 配型:亲属供睾术后排异反应发生率较低,受者精液中发现精子可能性也要高于尸体供睾者。

4. 术后排异反应,文献表明术后本来有生精功能者,一旦出现排异反应则立即丧失生精功能。

5. 免疫抑制药如 CsA 对睾丸生精功能的影响。

6. 输精管吻合因素。

7. 缺血再灌注损伤等。本组取供睾均在摘取供肝、供肾后进行,而生精小管对热缺血再灌注的损伤非常敏感,较长的热缺血是造成本组生精功能不良的首要原因。其次,排异反应也会造成生精功能的永久损害。总之,睾丸移植在提高患者睾酮水平,改善第二性征和性功能方面疗效较佳,但术后总的生精功能则不能令人满意,这也影响了睾丸移植的进一步开展。

在某些情况下精索血管高位离断的方法可代替自体睾丸移植、分期睾丸固定术等术式。手术应特别注意确认输精管无异常、够长度,睾丸侧支循环丰富,注意保留睾丸侧支循环结构。选择此术式要有充分的思想准备,估计按照常规游离精索不能达到预期目的,则应放弃常规游离精索,直接采用高位精索血管切断术。

（梁思敏　吴小候　陈在贤）

参 考 文 献

[1] 苏晓程,王建,叶纯.外环下精索静脉显微解剖结扎术治疗精索静脉曲张的有效研究.中国性科学,2015(7):17-20

[2] 朱智荣,阎家骏,王亚佟,等.双孔三通道腹腔镜与显微外科手术治疗精索静脉曲张对比分析.中国男科学杂志,2015,29(5):43-46

[3] 李中学.低位显微外科与腹腔镜精索静脉结扎术治疗精索静脉曲张性不育效果对比观察.中国实用医药,2015,26:68-70

[4] 曾荻洵,任波,向君华,等.腹腔镜单、双侧精索内、外静脉同时结扎对精索静脉曲张患者血清生殖激素及睾丸生精功能的影响.中国当代医药,2015,25:60-63

[5] 刘军明,黄之前,姚文亮,等.腹股沟外环下显微精索静脉结扎术的临床疗效观察.江西医药,2014,1:33-36

[6] 唐松喜,周辉良,丁一郎.腹股沟外环下切口显微精索静脉结扎术睾丸动脉系统的保护.临床泌尿外科杂志,2016,4:311-313

[7] 刘毅东,叶惟靖,吴旻,等.显微镜下精索静脉结扎

术治疗青春期精索静脉曲张.临床小儿外科杂志，2015,1:45-47

[8] 周容颜,唐政权,杜向进.精索静脉曲张两种手术方法疗效观察,2017,2:125

[9] 刘照远.腹膜后腹腔镜手术治疗精索静脉曲张 20 例.医药卫生(文摘版),2016,1:299

[10] 姚礼忠,葛妍,南玉奎.显微镜与开放手术治疗单侧精索静脉曲张疗效分析.医药,2016,6:243

[11] 肖波,郭明涛,王冰.显微镜辅助下精索静脉结扎治疗精索静脉曲张手术效果观察.临床和实验医学杂志,2017,5:496-498

[12] 苏宏伟,李婷,樊勇,等.亚临床型精索静脉曲张治疗中三种手术方法的比较.中国临床研究,2017,2:223-226

[13] 王晓明,白云金,韩平,等.腹腔镜精索静脉曲张高位结扎日间手术的可行性及安全性分析.现代泌尿外科杂志,2017,3:169-172

[14] 刘云龙,谷现恩,张晓毅,等.精索静脉曲张所致阴囊疼痛经手术治疗缓解的影响因素 Meta 分析.中华男科学杂志,2017,6:550-560

[15] 周振军.青少年精索静脉曲张手术效果研究.医学理论与实践,2016,19:3315-3316

[16] 聂欢,高强利,陈磊,等.三种精索静脉曲张手术疗效的对比观察.中国性科学,2017,3:24-27

[17] 柳良仁.杨博,任尚青,等.精索静脉曲张外科治疗进展.西部医学,2016,2:285-287

[18] 刘志勇,曾林.腹腔镜精索静脉高位结扎术治疗精索静脉曲张 68 例报告.医药,2015,4:76

[19] 张明哲,彭先敏.低位显微外科与腹腔镜两种精索静脉结扎术治疗精索静脉曲张性不育疗效比较.医药卫生(引文版),2016,7:211

[20] 王世禄.经脐单孔三通道腹腔镜下精索静脉曲张高位结扎术的临床应用分析.中国现代药物应用,2017,5:37-39

[21] 熊星,赵振伟,谌珩,等.经脐孔腹膜外入路与经腹腔入路腹腔镜下精索静脉高位结扎术短期疗效及并发症的比较.湖北医药学院学报,2017,2:157-159

[22] 周琦.腹腔镜下治疗精索静脉曲张术后并发附睾炎的相关性.中国继续医学教育,2017,7:105-107

[23] 李学来,王重阳,朱柏青.精索静脉曲张 400 例临床治疗分析.中国城乡企业卫生,2017,6:61-63

[24] 赵垣太,赵燕,王忠林,等.显微镜下精索静脉低位结扎术治疗精索静脉曲张的疗效研究.医药,2016,5:223

[25] 杨光文,唐小虎,夏君,等.不同手术方式治疗精索静脉曲张的临床疗效分析.医药卫生(文摘版),2016,8:56

[26] 潘兵,赵伟龙,孔令军.显微外科与腹腔镜两种手术治疗精索静脉曲张的疗效及并发症的对比研究.医药,2016,11:178

[27] 陈赟,徐志鹏,陈海,等.精索静脉曲张 5 种术式的疗效及并发症的对比观察.中华男科学杂志,2015,21(9):803-808

[28] 李向东,赵国斌,张慧.不同手术方式对精索静脉曲张患者精液质量和配偶受孕率影响.河北医学,2017,3:380-384

[29] 裴勖斌,杨礼,卫晶丽,等.105 例隐睾 Bianchi 式改良术后彩色多普勒随访观察及临床意义.中国临床医学影像杂志,2015,26(10):752-753

[30] 刘红波,丁浩,李武星,等.腹腔镜睾丸下降固定术在活疗小儿隐睾 76 例的体会.中国伤残医学,2015,17:10-11

[31] 罗鹏,曾宪良,林文,等.微型腹腔镜下一期隐睾下降固定术的临床价值.腹腔镜外科杂志,2016(6):460-462

[32] 郭晖,李爽,王军,等.腹腔镜保留睾丸引带治疗小儿高位双隐睾临床体会.医药卫生,2016,3:6-7

[33] 张永吉,包岷武,刘太红,等.腹腔镜手术与传统开放手术治疗非腹腔型隐睾的效果比较观察.医药卫生,2016,2:10

[34] 程大斌,刘璐,费建.超声定位下髂腹股沟及髂腹下神经阻滞在小儿隐睾手术中的应用.重庆医学,2017,17:2410-2412

[35] 张庆峰,姚于.腹腔镜整体分离鞘状突和精索在小儿腹股沟型隐睾手术中的应用.中华疝和腹壁外科杂志,2016,3:168-171

[36] 姜力,王德权,韩起鹏,等.腹壁下动静脉血管吻合在小儿高位隐睾手术复位中的临床意义.辽宁医学杂志,2015,1:1-3

[37] 李伟坚,陈江谊,陆金荣,等.腹腔镜手术与开放性手术治疗小儿高位隐睾效果及安全性分析.白求恩医学杂志,2017,2:202-203

[38] 陈志勇,何荣佳.小儿隐睾的临床特征及影响患儿手术时机的相关危险因素分析.临床医学工程,2017,6:873-874

[39] 孙振宇.小儿隐睾症手术治疗观察.中国卫生标准管理,2016,1:58-59

[40] 宁峰,殷波,彭潜龙.腹腔镜手术治疗小儿高位隐睾的临床疗效观察.临床医学工程,2016,2:147-148

[41] 王欣,关勇,孟庆娅,等.腹腔镜微创手术与传统开放手术治疗小儿隐睾的疗效对比研究.临床泌尿外科杂志,2017,1:39-41

［42］ 冯书龙.腹腔镜治疗小儿高位隐睾的手术效果分析.中国继续医学教育,2015,23:105-107

［43］ 杨森.对不可触及型隐睾患儿进行腹腔镜手术治疗的效果分析.当代医药论丛,2016,8:178-179

［44］ 景德喜,张绍增.睾丸移植术//金锡御.泌尿外科手术学.2 版.北京:人民军医出版社,2007:553-557

［45］ 刘小艳,黄海,谢春燕.从受体角度审视同种异体脸面移植的伦理问题.医学与哲学,2016,37(8):91-94

［46］ 李智强,陈锦添,陈从其,等.腹腔镜下精索静脉曲张结扎术的疗效及并发症分析.临床合理用药杂志,2018,19:46-47

［47］ 张经涛.腹腔镜手术精索静脉曲张治疗后的生育能力恢复研究.中外医疗,2019,14:38

［48］ 许远兵,甘星.日间手术模式在显微镜辅助精索静脉曲张结扎术中的应用.临床泌尿外科杂志,2019,4:297-300

［49］ 罗彦斌,秦德广,梁英强,等.显微镜下精索静脉曲张结扎术对精子 DNA 碎片化临床相关性研究.现代诊断与治疗,2018,21:3387-3389

［50］ 张志强,李鸣.显微镜下精索静脉曲张结扎术治疗进展.新疆医学,2017,7:704-706

［51］ 王林君,孟路阳,王彦彬,等.经导管硬化疗法与高位结扎术治疗精索静脉曲张的疗效及安全性比较.浙江医学,2017,6:452-455

［52］ 汪志华,韦勇杰.腹腔镜下隐睾下降固定术与开放隐睾手术治疗高位隐睾的对比分析.临床医学,2015,10:73-74

［53］ 邓富强,杨海,刘华明,等.腹腔镜下隐睾下降固定术治疗高位隐睾的临床研究.中国实用医刊,2019,13:15-17

［54］ 雷鹏,汪清.睾丸移植的发展历程与研究进展.医学综述,2014,18:3367-3369

［55］ 唐妙,田世河.未婚无症状精索静脉曲张患者的手术疗效分析.临床医药实践,2017,1:76-77

［56］ D Bansal,E Riachy,DW Jr,et al. Pediatric varicocelectomy:a comparative study of conventional laparoscopic and laparoendoscopic single-site approaches. Journal of Endourology,2014,28(5):513

［57］ Mancini S,Bulotta AL,Molinaro F,et al. et al. Surgical retroperitoneoscopic and transperitoneoscopic access in varicocelectomy:duplex scan results in pediatric population. J Pediatr Urol,2014,10(6):1037-1042

［58］ Akin Y,Ates M,Yucel S,et al. Comparison of different ligation techniques inlaparoscopicvaricocelectomy. Turk J Med Sc,2014,44(2):273-278

［59］ Zhang M,Du L,Liu Z,et al. The effects ofm varicocelectomyon testicular arterial blood flow:laparoscopicsurgery versus microsurgery. Urol J,2014,11(5):1900-1906

［60］ Peng J,Long H,Yuan YM,et al. Comparison of the outcomes of microscopicvaricocelectomyandlaparoscopic varicocelectomy. Beijing Da Xue Xue Bao, 2014,46(4):541-543

［61］ Fine RG,Franco I. Laparoscopic orchiopexy and varicocelectomy:is there really an advantage ? Urol Clin Urpl Clin North Am,2015,42(1):19-29

［62］ Youssef T,Abdalla E. Single incision transumbilical laparoscopicvaricocelectomy versus the conventional laparoscopic technique:A randomized clinical study. Int J Surg,2015,18:178-183

［63］ Yu W,Rao T,Ruan R,et al. LaparoscopicVaricocelectomy in Adolescents:Artery Ligation and Artery Preservation. Urology,2016,89:150-154

［64］ Wang J,Xia SJ,Liu ZH,et al. Inguinal and subinguinal micro-varicocelectomy, the optimal surgical management of varicocele:a meta-analysis. Asian J Androl,2015,17(1):74-80

［65］ Psjovic B,Radojevihuac N,Dinitrovski A,Dinitrovski A,et al. Advantages of microsurgical varicocelectomy over conventional techniques. Eur Rev Med Pharmacol Sci,2015,19(4):532-538

［66］ Zhang Y,Wu X,Yang XJ,et al. Vasal vessels preserving microsurgical vasoepididymostomy in cases of previous varicocelectomy:a case report and literature review. Asian J Androl,2016,18(1):154-156

［67］ Point D,Morley C,Tourchi A,et al. Rural versus urban compliance in the management of cryptorchidism:is there a difference? Eur J Pediatr,2017,176(8):1067-1073

［68］ Savoie KB,Bachier-Rodriguez M,Schurtz E,et al. Health Disparities in the Appropriate Management of Cryptorchidism. J Pediatr,2017,185:187-192

［69］ Braga LH,Lorenzo AJ. Cryptorchidism:A practical review for all community healthcare providers. Can Urol Assoc J,2017,11(1-2Suppl1):S26-S32

［70］ Zuiki T,Ohki J,Komatsubara T,et al. An inguinal hernia with cryptorchidism with a Leydig cell tumor in an elderly man:A case report. Int J Surg Case Rep,2017,31:193-196

［71］ A-Faris A,Jabari M,A-Saved M,et al. Bilateral Cryptorchidism, a rare presentation for persistent

Müllerian duct syndrome. Electron Physician,2016,8(12):3395-3397

[72] Braga LH,Lorenzo AJ,Romao RLP. Canadian Urological Association-Pediatric Urologists of Canada (CUA-PUC) guideline for the diagnosis, management,and followup of cryptorchidism. Can Urol Assoc J,2017,11(7):E251-E260

[73] Lu P,Wang P,Li L,et al. Exomic and Epigenomic Analyses in a Pair of Monozygotic Twins Discordant forCryptorchidism. Twin Res Hum Genet,2017,20(4):349-354

[74] Gurney J,Richiardi L,McGlynn KA,et al. Analgesia use during pregnancy and risk of cryptorchidism: a systematic review and meta-analysis. Hum Reprod,2017,32(5):1118-1129

[75] Shadpour P,Kashi AH,Arvin A. Scrotal testis size in unilateral non-palpable cryptorchidism, what it can and cannot tell:Study of a Middle Eastern population. J Pediatr Urol,2017,13(3):268. e1-268. e6

[76] Wei Y,Wu SD,Wang YC,et al. A 22-year retrospective study: educational update and new referral pattern of age at orchidopexy. BJU Int, 2016, 118(6):987-993

[77] Kulibin AY,Malolina EA,Jacyk SP,et al. Spermatogenesis recovery following allogeneic transplantation of undifferentiated Sertoli cells in experimental model of bilateral abdominalcryptorchidism. Urologiia,2015,(6):74-81

[78] Marmar JL. The evolution and refinements of varicocele surgery. Asian J Androl,2016,18(2):171-178

[79] Chondros K,Koutourakis E,Kalodridaki M,et al. Laparoscopic right varicocelectomy for chronic scrotal pain. AME Case Rep,2018, 20,2:37

[80] Pogorelic Z,Sopta M,Jukic M,et al. Laparoscopic varicocelectomy using polymeric ligating clips and its effect on semen parameters in pediatric population with symptomatic varicocele: a 5-year Single surgeon Experience. J Laparoendosc Adv Surg Tech A. 2017,27(12):1318-1325

[81] Qi X,Wang K,Zhou G,et al. The role of testicular artery in laparoscopic varicocelectomy:a systematic review and meta-analysis. Int Urol Nephrol,2016,48(6):955-965

[82] McCollough A,Elebyjian L,Ellen J,ET AL. A retrospective review of single-institution outcomes with robotic-assisted microsurgical varicocelectomy. Asian J Androl,2018,20(2):189-194

[83] Tatem AJ,Brannigan RE. The role of microsurgical varicocelectomy in treating male infertility. Transl Androl Urol,2017,6(4):722-729

[84] Lipshultz LI,Ramasamy R,Sandlow JI,et al. Microsurgical varicocelectomy:novel applications to optimize patient outcomes. Fertil Steril,2019,112(4):632-639

[85] Chen EX,Zhang XS,Zhu XB,et al. Microsurgical bypass for varicocele with nutcracker syndrome. zhonghua Nan Ke Xue,2017,23(9):798-803

[86] Kimakura M,Nagahara A,Fukuhara S,et al. Successful Embolization for Recurrent Varicocele of Testis after Microsurgical Subinguinal Varicocelectomy. Hinyokika Kiyo,2017,63(11):493-497

[87] Perdikakis E,Fezouligis I,Tzortzis V,et al. Varicocele embolization:Anatomical variations of the left internal spermatic vein and endovascular treatment with different types of coils. Diagn Interv Imaging,2018,99(10):599-607

[88] Elder JS. Surgical Management of the Undescended Testis:Recent Advances and Controversies. Eur J Pediatr Surg,2016,26(5):418-426

[89] Marret JB,Ravasse P,Guleryuz K,et al. Experience of the single scrotal approach for recurrent undescended testis after primary orchiopexy or inguinal surgery. Prog Urol,2017,27(2):93-97

[90] Thorup J,Cortes D,Surgical Management of Undescended Testis-Timetable and Outcome:A Debate. Sex Dev,2019,13(1):11-19

[91] Rashidi A,DiPersio JF,Westervelt P,et al. Acute myeloid leukemia presenting with extensive bone marrow necrosis, leukemia cutis and testicular involvement: successful treatment with allogeneic hematopoietic stem cell transplantation. Bone Marrow Transplant,2016,51(3):454-455

第**28**章　阴茎畸形手术
(penile deforonity surgery)

第一节　隐匿阴茎整形术（repair for concealed penis）

隐匿阴茎是一种常见的先天发育异常和畸形性疾病，也称埋藏式阴茎。阴茎隐匿者，其阴茎体缩藏于体内，凸出外面的只有尖尖的小包皮。如果用手将阴茎皮肤向内挤压，阴茎体就会显露出来，手稍放开，阴茎体便回缩。隐匿阴茎临床分两类，一是先天发育异常的先天性隐匿阴茎，二是因肥胖所致之后天性者（病因是肥胖，因此多不需手术治疗）。先天性者是内膜肌异常附着，使阴茎卷曲于皮下，如不予松解固定，在儿童期很难外伸、显露，因此手术整形很有必要。但因此症多不影响排尿，且大多青春期后阴茎仍可部分伸出、外露，故临床上多未给予足够的关照。国内外虽有不少术式问世，但各有利弊。

对外观阴茎短小者，首先应分清是先天性还是后天性。前者生后即表现阴茎短小，且阴茎皮肤缺乏，而后者生后多无明显阴茎短小，随着其后肥胖逐渐明显而阴茎也逐渐短小，但阴茎皮肤常无明显缺乏，应注意鉴别。只有阴茎发育良好，自幼阴茎短小同时还无明显肥胖者才适于阴茎整形术治疗。婴幼儿期体型变化较大，因此手术最好在5岁以后再进行。

对因肥胖所致之后天性者绝不可轻易采用阴茎整形术，特别在婴幼儿中更不宜施行。同时，先天性者也可伴有肥胖，此时手术效果也不佳，应锻炼减肥后再择期手术。先天性隐匿阴茎几乎均伴有包茎及阴茎皮肤缺乏，包皮环切虽可解除包茎，但可加重阴茎皮肤的缺乏，为其后治疗带来极大的困难，不建议轻易施行。包皮背侧切开也不可

取。如因包茎导致排尿受阻，最好先反复多次包皮外翻，甚至强行包皮口扩张以保证排尿通畅，或者提前进行阴茎整形术，以使阴茎头外露。

目前阴茎整形手术方法大概可分为三种类型：注重解决包茎、阴茎皮肤缺乏问题类，如Shiraki术式及其改良术式、阴茎皮肤成形术、S形皮瓣转移术、包皮展开矫治术、Z形阴茎皮肤切开和带蒂皮瓣转移术等；注重阴茎皮肤与白膜固定以使阴茎尽量外露类，如Johnston术式及其改良术式、阴茎固定术等；将二者结合进行。同时还有重点针对皮下脂肪过多的术式，如局部脂肪吸取术及脂肪切除术等。有效的术式应是针对隐匿阴茎的病因，即包括下面四个方面的畸形矫正。①包茎的整形；②肉膜肌异常附着的松解；③耻骨联合前筋膜与阴茎根部背侧白膜的固定；④阴茎皮肤缺乏的整形。

因此一个好的术式首先应充分去除阴茎外露的阻碍，即松解切断阴茎体周围的纤维索带，直至阴茎根部，以去除阴茎伸直的束缚，然后将阴茎根部背侧白膜与耻骨前筋膜缝合，使阴茎得到更充分的伸直外露，同时因阴茎皮肤大多缺乏，故在解除包茎时不可轻易切除包皮。

【适应证】

先天性隐匿阴茎者。

【禁忌证】

隐匿阴茎合并如下疾病者应列为禁忌证。

1. 外阴感染未控制者。

2. 凝血功能障碍者。

3. 糖尿病未控制者。

【术前准备】

1. 测定黄体激素(LH)、卵泡刺激素(FSH)、睾酮(T)和双氢睾酮(DHT)的水平及染色体等检查无异常者。

2. 外阴清洗消毒准备。

【麻醉与体验】

一般采用硬膜外麻醉,取平卧位。

【术式简介】

1. Shiraki 阴茎整形术及其改良术　Shiraki术是典型的解除包茎及延长阴茎皮肤的术式,其后有不少学者在此基础上进行改进。此方法简单,在部分型类型中效果较好,至今仍有人应用。

(1)原理:此术式经包皮内外板的错位纵切,再交叉缝合,以解除包茎,达到阴茎外露的目的(图 28-1)。

(2)优点:此方法简单,创伤小,对部分型阴茎埋藏者疗效好。

(3)缺点:因本术式未对阴茎周围的粘连,特别是阴茎根部的异常附着予以充分松解,也未将阴茎根部与耻骨联合前筋膜缝合,故阴茎伸直外露不十分满意,特别对完全型者疗效不佳。

(4)手术要点:先剪开包皮内外板,将内板完全分开,然后于外板 2、6 点和 10 点处纵行剪开,剪开的长度以能使阴茎头轻松外露为止,然后再于内板 4、8 点和 12 点处纵行剪开(图 28-2A、B),并将阴茎周围的粘连予以松解游离,使阴茎伸直外露,最后将内外板交叉间断缝合(图 28-2C)。

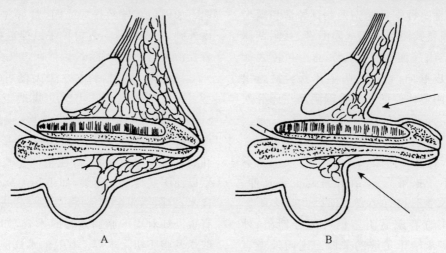

图 28-1　解除包茎达到阴茎外露

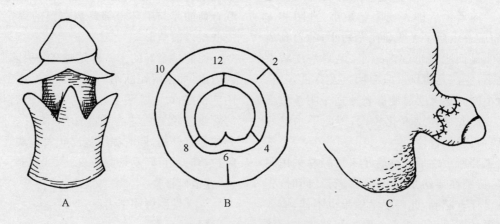

图 28-2　Shiraki 阴茎整形术

A、B. 于外板 2、6 点和 10 点处纵行剪开,然后于内板 4、8 点和 12 点处纵行剪开;C. 最后将内外板交叉间断缝合

2. Johnston 阴茎整形术及其改良术 Johnston 阴茎整形术是典型的经阴茎根部松解阴茎周围的纤维束缚,并缝合固定,以使阴茎充分伸直外露的术式,对于完全型者疗效显著。

(1)原理:导致先天性隐匿阴茎不能外伸的主要原因是阴茎根部周围肉膜肌的异常附着,同时还常伴有阴茎阴囊皮肤融合,此术式即因此设计。

(2)优点:经阴茎根部切口,有利于阴茎周围粘连的松解和阴茎背侧的固定,使阴茎外伸满意。阴茎腹侧楔形皮肤切除整形可使阴茎外观更好。在阴茎皮肤缺乏不多,包茎不重的条件下,此手术可达到满意效果。

(3)缺点:本症大多伴有包茎,但该术式未予充分矫正,同时尽量外翻包皮以内板替代阴茎皮肤,加之阴茎根部环形切开皮肤会影响到阴茎皮肤的血供,因此术后水肿可能难以消退,环形切口也可能形成瘢痕环。

(4)手术要点:(图 28-3A)将隐匿阴茎包皮尽量外翻显露阴茎头,并缝一牵引线,将阴茎尽量牵拉,再于阴茎根部环形切开阴茎皮肤(图 28-3B),松解阴茎根部周围的粘连后,将阴茎背侧与耻骨联合前筋膜缝合固定。于阴茎腹侧楔形切除阴茎皮肤(图 28-3C),间断缝合,最后缝合阴茎根部切口(图 28-3D)。图 28-3E 为阴茎成形后。

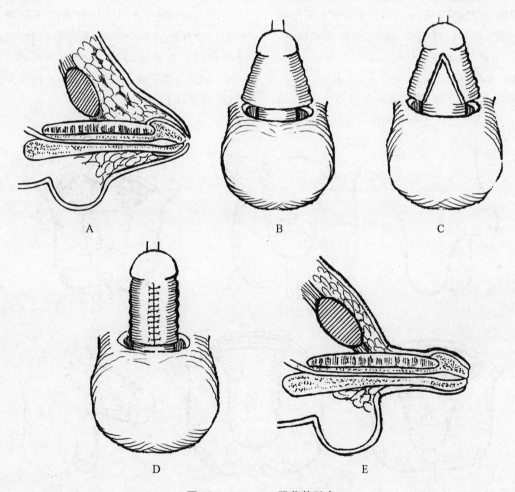

图 28-3 Johnston 阴茎整形术

A. 隐匿阴茎;B. 于阴茎根部环形切开阴茎皮肤;C. 于阴茎腹侧楔形切除阴茎皮肤;D. 缝合阴茎根部切口;E. 阴茎成形后

3. 经阴茎背侧阴茎整形术 包茎和阴茎周围的异常附着是先天性隐匿阴茎的主要病理改变,因此单纯注重包茎或阴茎的松解常不适用于各种类型的治疗。1996 年重庆医科大学附属儿童医院李旭良等,设计了经阴茎背侧阴茎整形术,同时进行包茎整形及阴茎松解固定,经临床应用证实阴茎伸直外露好,形态改善明显,适用于不同类型的先天性隐匿阴茎。

(1)原理:采用包皮外板纵切横缝解除包茎,经阴茎根部背侧弧形切口,切除耻骨联合前脂肪层,松解阴茎周围粘连,并于耻骨联合前筋膜缝合固定,使包茎和阴茎粘连同时得到解决。

(2)优点:此术式不但同时解除了包茎及阴茎周围的粘连,而且同时对影响阴茎外露的脂肪层予以切除,使阴茎伸直外露问题得到满意解决,疗效好。

(3)缺点:术后远期随访结果发现阴茎根部背侧切口易形成瘢痕,同时在先天性隐匿阴茎存在之阴茎阴囊皮肤融合未予切除整形,加之阴茎腹侧松解受限,故术后可能出现阴茎腹侧皮肤堆积,水肿难以消退,影响阴茎外观。

(4)手术要点

①解除包茎:在包皮口最狭窄处于4、8点和12点处纵行切开包皮外板(图28-4A),切口长度视包茎程度而定,内外板间稍加分离,待包茎解除后,再横形缝合切口。

②切除耻骨联合前上方皮下脂肪组织:取阴茎根部上方弧形切口(图28-4B),切除皮下脂肪组织(图28-4C),其范围视耻骨前上方明显突出界限而定,上缘切除部分应逐渐减少,两侧注意保护精索。

③阴茎筋膜异常附着的分离:阴茎松解分离,以解除皮下深、浅筋膜的异常附着,必要时部分切断阴茎韧带和阴茎悬韧带,使其向后牵拉阴茎皮肤至根部时阴茎能满意伸出和阴茎头外露(图28-4D)。

④皮肤固定:将阴茎根部皮肤下筋膜与阴茎根部白膜和耻骨联合前骨膜间断缝合,以保持阴茎外伸的正常形态,然后缝合阴茎根部上缘切口(图8-4E)。整形缝合(图28-4F)。最后留置导尿管,术区加压包扎。

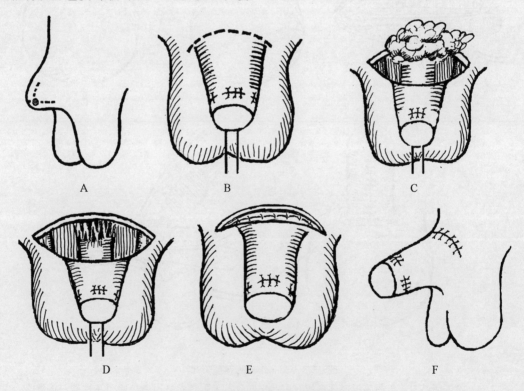

A　　　　　　　B　　　　　　　C

D　　　　　　　E　　　　　　　F

图 28-4　经阴茎背侧阴茎整形术

A. 在包皮口最狭窄处纵切切开包皮外板;B. 取阴茎根部上方弧形切口;C. 切除耻骨联合前上方皮下脂肪组织;D. 阴茎筋膜异常附着的分离;E. 缝合阴茎根部上缘切口;F. 整形缝合

4. 经阴茎腹侧阴茎整形术 鉴于上述术式的不足,重庆医科大学儿童医院李旭良等,在原设计的经阴茎根部背侧弧形切口切除耻骨联合前脂肪层,并将阴茎皮肤固定于阴茎根部,以使阴茎伸出的方法的基础上重新设计了经阴囊入路的方法。

(1)原理:针对阴茎腹侧阴茎阴囊融合问题,在阴茎腹侧采用楔形皮肤切除方法,不但可延长阴茎腹侧皮肤,还有利于阴茎根部充分松解及背侧固定,使阴茎充分伸直外露。包茎采用腹侧纵切外板,背侧楔形切除内板,使包皮外口形态更美观。

(2)优点:此术式针对隐匿阴茎的主要病理改变采取了相应的治疗措施,包茎解除效果好,阴茎松解彻底。操作简单,整形效果好。

(3)缺点:多处皮肤切除整形应根据病情确定,否则可能出现阴囊或阴茎皮肤不足。

(4)手术要点:先天性隐匿阴茎多因阴茎皮肤缺乏而大多存在阴茎阴囊皮肤融合(图 28-5A),因此皮肤切口于阴茎阴囊交界处取楔形皮肤切除(图 28-5B),经此切口充分松解阴茎周围纤维粘连,使被埋藏的阴茎完全游离(图 28-5C)。再于阴茎背侧分别于 2 点、10 点处与耻骨联合前筋膜缝合固定,以使阴茎充分伸直,将阴囊两侧切缘皮下组织与阴茎根部腹侧白膜缝合,再缝合皮下皮肤,成形阴茎腹侧(图 28-5D)。最后再解除包茎,视阴茎皮肤多少,将包皮口内外板剪开或解除部分包皮(图 28-5E),先于腹侧纵行剪开外板(图 28-5F),再于背侧楔形剪除内板(图 28-5G),并予内外分板适当分离松解(图 28-5H),使阴茎完全伸直,外观满意后,再用吸收线间断缝合包皮切口(图 28-5I)。

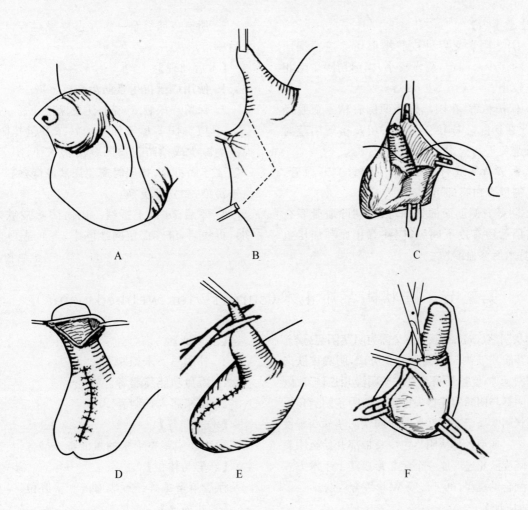

A   B   C

D   E   F

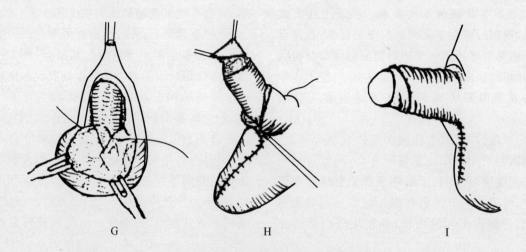

G　　　　　　　　　　H　　　　　　　　　　I

图 28-5　经阴茎腹侧阴茎整形术

A. 阴茎阴囊皮肤融合；B. 于阴茎阴囊交界处取楔形皮肤切除；C. 使被埋藏的阴茎完全游离；D. 缝合成形阴茎腹侧；E. 剪除包皮口内外板部分包皮；F. 于腹侧纵行剪开外板；G. 于背侧楔形剪除内板；H. 内外板适当分离松解；I. 使阴茎完全伸直后缝合包皮切口

【注意事项】

1. 阴茎阴囊交界处皮肤楔形切除应根据阴囊皮肤的多少来确定，阴囊较小，楔形切除皮瓣相应也应较小。

2. 保护精索，在阴茎根部两侧有精索血管经过，因此在切除耻骨联合前脂肪层及松解阴茎时应注意避免损伤精索。

3. 阴囊背侧缝合固定时，应注意避开血管，一般只需缝合白膜即可。

4. 阴茎背侧创面的处理，潜行切除耻骨联合前脂肪层后留有皮下间隙，应注意止血和加压包扎，以防术后渗血潴留。

5. 所有皮肤缝合一定注意皮缘对合，以避免术后瘢痕形成。

【术后处理】

1. 使用广谱抗生素防治伤口感染。

2. 保留导尿管 5～7d，注意保持通畅。

3. 应在阴茎尽量伸直的状态下包扎阴茎创面。为减少或预防包皮阴茎皮肤水肿，阴茎包扎一定要牢固可靠，排尿时避免尿液浸湿敷料，若敷料被污染，要立即更换。

4. 术后 7d 以上拆线。以防阴茎皮肤水肿，伤口拆线后，继续保留网纱包扎 3～4 周。

（李旭良）

第二节　蹼状阴茎矫正术（surgery for webbed penis）

蹼状阴茎（webbed penis）又称为阴茎阴囊融合，是指阴茎腹皮肤侧与阴囊未完全分离，阴囊皮肤向阴茎腹侧延伸，使整个阴茎皮肤与阴囊相连，形成蹼状。使阴茎与阴囊的连接失去正常的阴茎阴囊角形态。蹼状阴茎属于先天性异常。蹼状阴茎病变程度可能不一。典型者是从阴茎包皮系带部开始至阴囊底部之间皮肤相连形成一个三角形皮蹼。手术方式是切除融合的皮蹼，再 Z 形或 W 形缝合皮肤。

【适应证】

蹼状阴茎者。

【禁忌证】

1. 外阴感染未控制者。

2. 凝血功能障碍者。

3. 糖尿病未控制者。

【术前准备】

同隐匿阴茎整形术的术前特殊准备。

【麻醉与体位】

骶管麻醉或连续硬膜麻醉。平卧位。

【术式简介】

常用如下两种矫正术。

1. 蹼状阴茎横切纵缝成形术　在阴茎阴囊交界处横行切开(图 28-6A),至阴茎白膜,其切口长度以使阴茎完全伸直为准(图 28-6B),然后将横切口纵行缝合(图 28-6C)。

2. 蹼状阴茎 V-Y 成形术　在阴茎阴囊交界处做 V 形切开(图 28-7A),其切口长度以使阴茎完全伸直为准,然后将 V 形切口行 Y 形缝合(图 28-7B)。

【术后处理】

同隐匿阴茎整形术后处理。

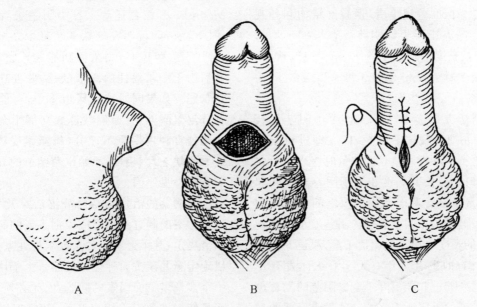

图 28-6　蹼状阴茎横切纵缝成形术

A. 在阴茎阴囊交界处横行切开;B. 其切口长度以使阴茎完全伸直为准;C. 纵行缝合

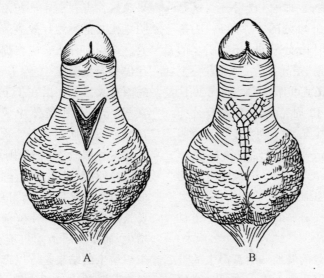

图 28-7　蹼状阴茎 V-Y 成形术

A. 在阴茎阴囊交界处做 V 形切开,其长以使阴茎完全伸直为准;B. 将 V 形切口行 Y 形缝合

(何大维　李旭良)

第三节　小阴茎矫正术（surgery for micropenis）

小阴茎（micropenis）是指阴茎伸展长度小于相同年龄或相同性发育正常状态人群的阴茎长度平均值 2.5 个标准差以上者，但解剖结构和外观形态正常。国人成年男性阴茎静态长度平均为 5～6cm，牵拉长度平均为 11～13cm。一般认为，成人阴茎松软时＜4cm，牵拉长度＜9.5cm，即为阴茎短小。

一般新生儿阴茎长 3.75cm，而小阴茎仅长 1cm。新生儿期发现阴茎细短，应立即进行全面的内分泌检查。进行阴茎长度测量时应当用手将阴茎头尽量拉直，使其长度相当于阴茎充分勃起的长度，测量从耻骨联合至阴茎顶端的距离即为阴茎长度。典型的小阴茎表现为阴茎短小而外观正常，阴茎的长度与周径的比值正常，尿道开口于阴茎头部。有的患者可伴有阴茎海绵体发育不良、阴囊小、睾丸小并伴下降不全。阴茎的发育也是青春期发育的重要标志之一。经过青春期的发育，阴茎由孩童的幼稚型进入成熟状态，它的长度和周径也达到了一定的标准。阴茎的大小有三个概念，即阴茎静态时长度，也即非勃起长度，这是指阴茎根部到阴茎尿道外口处的实际距离；阴茎的牵伸长度和阴茎勃起时长度；另外，还有阴茎的周径。阴茎的长度和粗细，差异很大，很难有一个绝对标准，但有些统计数字可作参考。正常男性外生殖器于胚胎期的前 12 周完成，阴茎发育分为 3 个阶段。第一阶段为生殖结节期，阴茎于会阴部类似小丘，长 8～15mm。第二阶段为阴茎体期，阴茎拉长呈圆筒状，长 16～38mm，尿道沟延至阴茎头。第三阶段于胚胎的第 3 个月，尿道发育完成，阴茎长度为 38～45mm。胚胎第 4 个月后，阴茎逐渐增长。

阴茎的发育受到激素的调控。胎盘产生的绒毛膜促性腺激素（hCG）以及腺垂体合成并分泌的黄体生成素（LH）和卵泡刺激素（FSH）能刺激睾丸间质细胞（Leydig 细胞）产生睾酮（T），睾酮在 5α-还原酶的作用下转化为双氢睾酮（DHT），双氢睾酮能刺激阴茎的发育。小阴茎的病因包括低促性腺激素的性腺功能减退、高促性腺激素的性腺功能减退和原发性小阴茎，其中最常见的原因是低促性腺激素的性腺功能减退，患者同时可伴有综合征，如 Kallmann、Prader-Willi、Lawrence-Moon-Biedl 综合征等。若小阴茎患者尿道开口于阴茎头部，说明在妊娠 3 个月睾丸接受绒毛膜促性腺激素（hCG）刺激的功能是正常的，但 3 个月后由于胎儿促性腺激素缺乏，睾丸功能处于静止状态。如果同时伴有尿道下裂，可能是由于睾丸分泌睾酮不足（原发性性腺功能不全、酶异常）或靶器官利用睾酮不充分（雄激素受体缺乏、5α-还原酶缺乏）。相反，原始生殖结节的异常并非小阴茎的常见原因。

小阴茎的治疗包括内分泌治疗及手术矫正。治疗方案的制订和选择应根据患者的病因与具体病情决定，其中最重要的是征求患儿家长的意见，以确定患儿该按何种性别抚养。由于性别选择是一个涉及多方面因素的问题，因此必须十分慎重，而且使用雄激素治疗一开始，就应把患儿当男性抚养。对于小阴茎而尿道正常者，经注射雄激素（睾酮）治疗可能有效，且开始治疗的年龄越小，效果越好。青春期后给药治疗则疗效差。特发性小阴茎比其他类型疗效显著。对雄激素不敏感者无效。选用何种激素应根据病因而定。小阴茎的治疗以补充雄激素为主，其疗效与开始用药年龄及病因有关。若病因在于下丘脑促性腺激素释放激素不足，则可用黄体生成素释放激素（LHRH），100μg，每天肌内注射 1 次，持续用药 30～50d；若垂体促性腺激素低下，则可用绒毛膜促性腺激素（hCG）；对于睾丸功能全部缺失或对注射绒毛膜促性腺激素无反应者，可用雄激素替代疗法，并且要长期应用。若在 1 岁前进行治疗能使阴茎组织增生，而 1 岁后治疗可能会引起阴茎肥大。阴茎组织增生的结果是可以形成在青少年期能接受雄激素刺激并生长的组织，雄激素治疗后一般阴茎增大的效果是肯定的，婴儿期即可达正常大小，不过仍然应该对这些患儿的整个儿童期密切随诊。如果一旦发现患儿阴茎发育停滞后，应再给予雄激素冲击治疗。

若是因靶器官即阴茎本身问题而引起的伴有尿道畸形的小阴茎，对雄激素治疗一般不敏感。雄激素治疗无效,阴茎极度细短者,则应考虑改变抚养性别,因为若保留男性性别,即使通过手术延长阴茎,也不可能使阴茎达到正常大小及功能。

至于真空负压器(VCD)治疗,根据治疗实践,经过 VCD 治疗,阴茎的长度和周径,可有较大改善。这里当然涉及具体的技术问题,掌握得好会有更好的治疗效果。VCD 治疗小阴茎的理论依据,在于阴茎的组织成分。阴茎的主要组织成分是大量的平滑肌、弹性纤维和丰富的血窦,这些成分有较大的可塑性和伸展性。在 VCD 治疗的同时,辅以药物治疗,效果更好。对于 VCD 治疗的年龄选择,吴明章教授认为青春期前采用 VCD 治疗应特别谨慎。因为在青春期前,阴茎海绵体还处于幼稚未发育状态。对于青春期后经内分泌治疗未能达到成人阴茎长度者,可考虑做阴茎延长整形术。

【适应证】

适用于如下各种畸形的小阴茎。患者的睾酮和卵泡刺激素水平正常,染色体 46,XY 者。

1. 先天性阴茎发育不良,勃起功能正常,阴茎勃起长度小于 9cm 者。

2. 后天损伤后引起的阴茎短小畸形者。

3. 有正常阴茎勃起,阴茎粗细不满意不能满足性伴侣要求而自卑要求手术者。

【禁忌证】

小阴茎合并如下疾病者应列为禁忌证。

1. 测定黄体激素(LH)、卵泡刺激素(FSH)、睾酮(T)和双氢睾酮(DHT)的水平及染色体等检查异常者。

2. 患者期望过高,认为阴茎增大能解决包括婚姻生活、改善男性形象等所有问题,不宜接受手术。

3. 凝血功能障碍者。

4. 糖尿病未控制者。

5. 外阴感染未控制者。

【术前准备】

外阴清洗消毒准备。

【麻醉与体位】

多用硬膜外麻醉,取平卧位。

【术式简介】

1. 小阴茎延长术　分两期完成。

(1)第一期手术:阴茎头缝一牵引线,用一条导尿管插入尿道(图 28-8A)。在阴茎根部做一环形切口,于皮下组织与 Buck 筋膜间分离,直至阴茎海绵体分叉处(图 28-8B)。在阴茎根部与阴茎干等长的阴囊皮肤上做一横行小切口,于两切口间做皮下隧道连通,连同牵引线和导尿管一起将阴茎拖过隧道(图 28-8C)。将冠状沟皮肤创缘与阴囊皮肤缝合,用 5-0 薇乔线缝合原阴茎根部切口。半年后行阴茎分离手术。

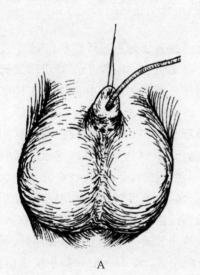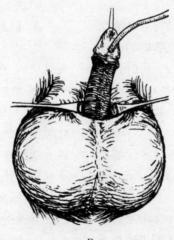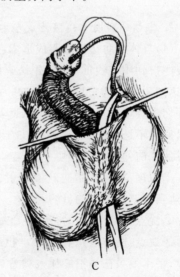

图 28-8　小阴茎延长术第一期手术

A. 插入导尿管,在阴茎根部行环形切口;B. 分离阴茎海绵体至其分叉处;C. 做与阴茎干等长的阴囊皮下隧道,将阴茎经该隧道引出缝合

（2）第二期手术：插入小号导尿管，缝在阴茎头上。绕阴茎头在阴囊壁上做宽于阴茎干直径的U形切口（图28-9A），将皮瓣、皮下组织连同其附着的阴茎干一起游离（图28-9B）。用5-0薇乔缝线纵行缝合阴茎阴囊皮瓣边缘，有张力时，加用减张缝合（图28-9C）。用弹性网纱稍加压包扎阴茎，敷料要覆盖全部阴茎皮肤，只露出阴茎头。外加数层纱布包扎，以防皮下水肿。

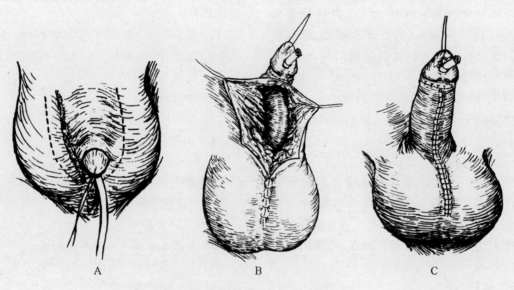

图28-9　小阴茎延长术第二期手术

A. 绕阴茎头在阴囊壁上做宽于阴茎干直径的U形切口；B. 游离阴茎；C. 阴茎阴囊切口纵行缝合

意外事件：阴茎背侧血管、神经及海绵体损伤，多因游离阴茎海绵体脚时发生。术中注意辨认阴茎背侧血管、神经，勿伤及白膜，可避免其发生。

2. 海绵体周围增粗阴茎成形术

（1）自体脂肪移植阴茎成形术：是将自体脂肪悬液注射到阴茎浅筋膜层，并松解阴茎根部悬韧带，达到阴茎体延长增粗的目的。由于同时行包皮环切术会增加术后伤口裂开、迟发性出血、水肿及术后的不适，故患者未行包皮环切者则应在阴茎成形术前6周进行环切手术。

①原理：将自体脂肪悬液注射到阴茎浅筋膜层，达到阴茎体增粗的目的。

②优点：方法简便易行。

③缺点：脂肪组织移植须承担组织坏死的高风险，手术效果往往不能让人满意，甚至出现严重并发症。

④术前准备：术前备皮范围包括腹部、生殖器和大腿上部。术前使用广谱抗生素。抽吸脂肪前，在耻骨下切迹区域及拟取脂肪悬液区用含有1:1000肾上腺素2ml和1%利多卡因30ml的无菌盐水行皮下浸润。

⑤麻醉与体位：根据皮区部位选用全麻、腰麻和硬膜外麻醉。取仰卧位。

⑥手术要点

A. 同前所述方法行阴茎延长术。

B. 收集腹部脂肪。一般从皮瓣切口处选择吸脂切口，根据患者阴茎的大小和意愿吸取30～60ml脂肪。最初吸出的脂肪损伤最轻、碎片最少，因而是最理想的供体。用带刻度漏斗状脂肪收集器收集脂肪，用解剖刀将吸取的脂肪从收集器上刮至四层消毒滤纸上，轻柔地在滤纸表面上下翻动以便盐水、血及组织液充分地吸走，使组织块分离，一般不冲洗脂肪。脂肪组织贮存在30ml的注射器中，放于装满冰的容器中以备注射。

C. 尿道内留置16F导尿管以防止尿道损伤。术者站在患者左侧，助手牵拉阴茎头，并用镊子在冠状沟处提起包皮皱褶。用一种带双口的13cm长的注射针头于阴茎体背部中线刺入皱褶直至皮下。皮下组织被浅筋膜、淋巴组织和血管分成一个个小室,小室之间要沟通。注射要均匀缓慢,以免局部堆积成团块。针头在冠状沟于根部之间移动注射,动作缓慢小心,避免损伤尿道。注射脂肪的量需根据患者的意愿、吸取的质量、皮肤的松弛程度、阴茎的大小特别是阴茎头的大小而定,如果皮下空间游离足够大,一个注射点足够,偶尔需2～3个注射点。注射的脂肪一般聚集在阴茎根部及皮肤最松弛的系带部位,通过包扎使阴茎成为对称的圆柱状。在皮肤出现水肿前把阴茎体适度包扎,太松包扎敷料会掉下来,包扎太紧会造成夜间勃起疼痛和缺血,甚至发生坏死。

D. 同前法缝合阴茎根部皮肤切口,拔出导尿管,腹部用腹带加压包扎。

⑦术后处理

A. 术中因韧带松解阴茎滑向前方,术后瘢痕会将阴茎拉向原来的位置,有可能抵消部分手术效果。适当采用阴茎牵引装置牵引3～4周能有效解决这个问题。

B. 术后第1天去掉敷料检查阴茎,出现任何不对称或脂肪突起可用手轻轻矫正,然后重新包扎。

C. 使用广谱抗生素防治感染,并服用地西泮(安定)和己烯雌酚控制夜间阴茎勃起。

D. 术后1周去掉腹带,10d后去掉阴茎及切口敷料。

E. 术后6周内禁止患者腹部用力及性交。

(2)生物材料和组织工程技术:利用组织工程技术重建缺失的或功能不良的组织正在成为一种全新的重建和整形方式。其中,生物材料扮演着重要角色,它们提供一个临时支架,引导新的组织生长和构建,并且可以提供组织特性基因表达所必需的生物活性信号,例如细胞黏附肽和生长因子等。可以分为3类:①自体产生的物质,例如胶原和藻酸盐;②无细胞组织基质,例如膀胱黏膜下层和小肠黏膜上层经特殊处理,使所有细胞溶解并释放出所有细胞成分;③合成高分子材料,例如聚乙醇酸(PGA)、聚乳酸(PLA)和聚乳酸-乙醇酸共聚物(PLGA)。动物模型已证明许多生物材料在某些泌尿生殖系组织的重建中作用明显,有些目前正在泌尿生殖系临床中应用。

传统上一般使用自体非泌尿生殖组织来重建缺失或功能不良的泌尿生殖组织,例如胃肠片段、皮肤、腹膜、筋膜、网膜和硬脑膜或者使用合成的假体如硅酮、聚乙烯和聚四氟乙烯树脂。尽管使用这些材料进行的重建治疗已经挽救和改善了无数的生命,但仍然有许多缺陷。使用自体非泌尿生殖组织的重建很少能替代原始组织的功能,并有许多并发症,包括代谢异常、感染、穿孔、恶性肿瘤等,而且还受有限的自身供体组织的限制;合成假体的应用也往往因生物相容性或机械原因导致装置失灵、感染、结石等频繁发生的并发症而使用减少。组织工程技术作为一种有独特优势和巨大潜力的功能重建方式出现了。使用生物相容性好的生物材料作为支架进行细胞移植或者诱导生物材料表面组织的内向生长,这样,新的有功能的泌尿生殖组织就可以被重建。据文献报道,这种技术已经使具有生物组织相容性的人工阴茎以及人耳在裸鼠身上的培植获得成功。

在组织工程技术中,生物材料起着人工细胞外基质(ECM)的作用,为细胞增长繁殖提供三维空间和营养代谢环境。理想的生物材料应该具备自体正常ECM的生物功能,应该能对细胞行为如黏附、增殖、迁移、分化等起到合适的调节作用,从而促进新的功能组织生长。此外,理想的生物材料应该是生物可降解材料,随着材料的降解和细胞的繁殖,形成新的与自身功能和形态相应的有活力的组织或器官,以达到永久替代,不留异物;还应该具有好的生物相容性,以及合适的机械、物理特性。

①细胞-生物材料复合体植入术:聚乳酸-乙醇酸共聚物(PLGA)是一种生物可降解材料,植入体内后随细胞的生长逐渐降解成水和二氧化碳而排出体外,其强度、柔韧性好,对机械外力耐受程度高。通过调节乳酸,乙醇酸两种单体的混入比例,可调节支架的降解周期和机械强度。

A. 原理:提供一个临时支架,引导新的组织生长和构建。

B. 优点:强度和柔韧性较好,对机械外力耐受程度高。

C. 缺点:手术效果往往不能让人满意,甚至出现严重并发症。

D. 术前准备:以活组织检查方式取阴茎体软组织细胞,进行体外培养扩增约30d,将扩增的细胞移植入生物可降解高分子材料PLGA,从而形成细胞-生物材料复合体,确认细胞成活。

术前备皮,肥皂水清洗外阴部。

E. 手术步骤:在冠状沟下约 0.5cm 处环形切开阴茎皮肤(图 28-10A),阴茎外侧切口向深部切开达 Buck 筋膜,沿 Buck 筋膜表面向下游离直至阴茎根部(图 28-10B)。根据阴茎长短大小,将 PLGA 裁剪成合适的大小(图 28-10C)被覆于 Buck 筋膜表面(图 28-10D),依次缝合阴茎皮肤。

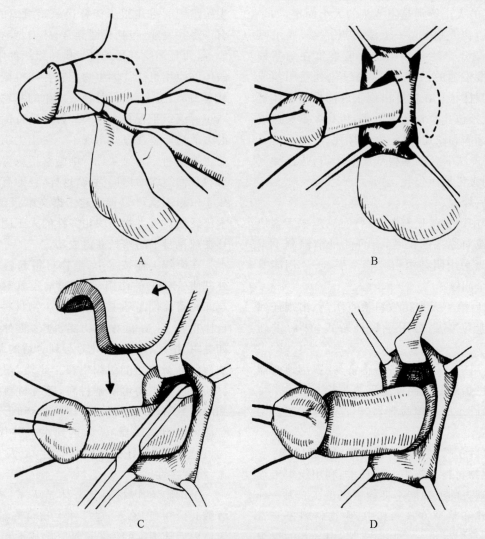

图 28-10   细胞-生物材料复合体植入术

A. 环形切开阴茎皮肤;B. 游离至阴茎根部;C. 将 PLGA 裁剪成合适阴茎的大小;D. 将 PLGA 覆盖 Buck 筋膜表面

F. 术后处理稍加压包扎;视情况予抗生素防治感染;服用地西泮和己烯雌酚控制夜间阴茎勃起。

②无细胞真皮基质移植术:无细胞组织基质亦是生物可降解支架材料,与 PLGA 不同,它是取自活体组织,移植后逐渐被再生细胞浸润,可以引导肌肉、黏膜、血管及神经纤维等组织再生,因除去了所有细胞成分,无细胞基质,没有因细胞免疫反应等原因引起的抗原性,无抗原反应。无细胞基质用于动物的膀胱扩大成形术已取得很好的效果,异种移植在没有应用免疫抑制药的情况下也已在动物实验中取得成功。目前,从人类捐献者身上取材而制成的无细胞真皮基质产品已经上市,它是脱细胞化、脱上皮化的人类真皮,主要成分为胶原、弹性蛋白、蛋白质,保留着基膜结构,易于移植和生长附着。这种无细胞真皮基质产品被

制成薄型,主要应用于烧伤和皮肤损伤患处移植、软组织修复和阴茎增粗等,可折叠或卷成所需要的厚度使用。

手术步骤:与细胞-生物材料复合体植入法相同。

3. 白膜增粗阴茎成形术　传统的阴茎增粗手术包括使用游离或带蒂组织膜瓣白膜周边移植、自体脂肪组织注射等方法,这些手术改变了静态阴茎的形状,仅在疲软状态下获得了阴茎体积的增加,而在勃起状态下覆盖海绵体的移植物被表面的筋膜压缩,原来增加的体积被抵消。此外,由于移植物不易存活或是发生组织转化而导致的阴茎外观的变形是值得考虑的问题。例如,脂肪组织移植须承担组织坏死的高风险,这是因脂肪通透性低的组织特性妨碍了营养物的输送和血管的迁移,导致巨噬细胞等浸润,从而引起组织溶解坏死或者重吸收、纤维化增厚,使阴茎美观受到影响。游离移植物包括皮瓣、黏膜和筋膜等,其中皮瓣是一种相对较好的材料,因为它容易存活,厚度合适。然而皮瓣也会出现弹性纤维的逐渐退化而挛缩,使移植物表面积减少约 1/3。阴茎增粗手术目前仍有很大的争议,所有这些手术因缺乏长期的前瞻性研究而没有一种被广泛接受。再加上这类手术的实验性质和患者选择标准的复杂性,手术效果往往不能让人满意,甚至出现严重并发症。

意大利 Austoni 提出了一种阴茎增粗的新方法,即通过白膜两侧大隐静脉移植来扩大白膜容积,从而达到使阴茎增粗的目的,并认为此技术既适于阴茎发育不全患者的"重建"目的,又适于功能性阴茎畸形恐惧症(指有正常的阴茎,但感觉上对阴茎勃起状态下的尺寸仍然不满意)患者的"美容"目的。

(1)原理:通过阴茎海绵体白膜切开,用大隐静脉移植来扩大白膜,从而达到使阴茎增粗的目的。

(2)优点:方法较简便易行,效果较好。

(3)缺点:有一定的并发症,远期效果有待观察。

(4)术前准备:术前的诊断筛选检查包括动态超声检查、ICI 试验、海绵体灌注测压、海绵体药物注射后多普勒血流测速、NPT 试验等,并进行性心理评估,以除外动脉功能不全、静脉闭塞功能障碍、精神病态如抑郁症、焦虑症、强迫症等。测量静态及勃起状态下的阴茎直径。

(5)手术要点:冠状沟下环形切口及阴茎腹侧纵切口脱套阴茎皮肤,显露 Buck 筋膜,分别在阴茎两侧各做一条纵向切口,切开 Buck 筋膜,从海绵体顶端到阴茎根部,在白膜表面向两侧各分离 1cm 左右,这样不会损伤背部的神经血管束,切口距尿道 0.5～1cm。过程中会有一些旋静脉被电凝或结扎,牺牲这些静脉不会引起不良反应,甚至还可以减少勃起时血液的静脉回流。人工勃起阴茎以观察所需移植物的长短。分别从两侧阴茎海绵体顶端到海绵体脚纵向切开白膜,在白膜切缘下两侧各仔细游离 1mm 左右,注意不要损伤其下面的海绵体,测量白膜切口长度,准备切取大隐静脉移植物。从大隐静脉汇入股静脉处开始向下游离,长度为一侧白膜切口的两倍,所有分支血管须切断结扎,将这段静脉横向剪为两半,然后纵向剖开,将血管壁修剪成切口形状,用 5-0 薇乔线,分别连续缝合于两侧白膜切口上。再次人工诱导阴茎勃起,检查阴茎形态及缝合口有无渗漏,必要时加强缝合修补。然后分别缝合两侧的 Buck 筋膜,可以起到加压止血的作用。还原阴茎皮肤,留置负压引流管 48h。为避免淋巴通道被切除及冠状沟下的阴茎直径增粗而导致的包茎,须行预防性包皮环切术。

(6)术后处理:切口无压力包扎 4d,留置双腔气囊导尿管 24h。为了促进增大的海绵体空间的血供,改善氧合作用,增加勃起组织的顺应性以适应海绵体的新容积,所有患者术后使用不带缩窄的真空勃起装置或视觉性刺激进行"海绵体锻炼" 40d。使用低剂量皮质类固醇激素 20d 以减轻瘢痕形成,术后使用抗生素 3d。

术后 3 个月及 9 个月复诊,第二次复诊时再次行 NPT 检查。

需要强调的是,本手术应视为实验性质,而且目前尚缺乏术后阴茎血流动力学变化研究资料及手术远期效果的临床报道,因此,在有明确意见之前,开展此手术应持谨慎态度。

4. 阴茎头增粗阴茎成形术　男性阴茎的主性感带主要集中在阴茎头和系带,一些不愿意行损伤较大的阴茎体增粗手术没有使阴茎头同步增粗,从而使整个阴茎的外面不协调,给患者造成心理上的压力。

透明质酸凝胶是一种可注射的软组织替代物。可注射软组织替代物的出现使外形缺损的矫正和软组织增强有了非手术的选择方式。此类物质有液状石蜡、硅酮、胶原和透明质酸凝胶等。石蜡和硅酮可能产生严重的异物反应并可以从注射部位移行,而且有极少但非常严重的超敏反应。理想的软组织替代物应该具有生物相容性好、非抗原性、无热原、非炎性、无毒、注射后稳定、长效、易于使用、非移行、外观自然及价格不昂贵等优点。透明质酸是一种哺乳动物结缔组织普遍存在的多糖,在所有物种有相同的化学和分子构成,都存在于真皮细胞间基质。因此,从动物取材应用于人,透明质酸有高度生物相容性而无异物反应。透明质酸以它的天然形式作为移植物已有超过20年的历史,数百万个体应用没有产生严重不良反应。近十年来透明质酸被发现具有许多新特性,透明质酸是不稳定的,经化学方法改良后形成凝胶,可以增加其在组织中的稳定性及寿命,但其

分子结构不变。根据注射部位及注射深浅的不同,凝胶颗粒可以被制成不同的大小。据文献报道,透明质酸凝胶注射可以平均增粗阴茎头周径约 16%。

(1)原理:注射软组织替代物使阴茎头增粗。

(2)优点:注射后稳定、长效、易于使用、非移行、外观自然及价格不昂贵等。

(3)缺点:可能出现非常严重的超敏反应。

(4)术前准备:术前备皮;材料准备,透明质酸大颗粒凝胶(颗粒大致数目为 1000/ml)及小颗粒凝胶(颗粒大致数目为 100 000/ml)。

(5)手术要点:以 2ml 透明质酸大颗粒凝胶用 27G 针头注射,部位为阴茎头近冠状沟 1/3处,从进针点呈扇形注射,注射至真皮深层。阴茎头表面的起伏由 30G 针头注入透明质酸小颗粒凝胶填平,注入深度为中、上层真皮。

(6)术后处理:术后视情况给予抗生素。术后注射部位因隆起而有轻微变色,一般 2 周内恢复正常。术后透明质酸凝胶有轻度吸收。

(郑伏甫　陈在贤)

第四节　巨阴茎矫形术(repair operation for megalopenis)

巨阴茎(macropenis 或 megalopenis)是因种种原因致使阴茎海绵体过分生长或阴茎海绵体有血管瘤样增长所致,在疲软状态下,阴茎头直径达 5.5cm,阴茎根部直径>3.5cm,阴茎全长达 18cm左右者。是一种继发的病变,极为罕见,影响患者心理和生活。此病有关文献详细报道极少。阴茎为男性外生殖器,是性交器官及尿液和精液排出的通道。成人正常阴茎的大小有一定差异,往往受到地区、种族等多种因素的影响,并有明显的个体差异。正常汉族成人男性阴茎常态下长 7~10cm,勃起时长度可增至 14~20 cm。黄宇烽等调查的国内 1000 例成年男性阴茎长度和周径,阴茎常态时最长内长度 12.0 cm,最短长度 3.5cm,平均 7.1cm,最大周径 11.0cm,最小周径 5.5cm,平均 8.1cm;勃起时最长长度 18.0cm,最短长度 7.0cm,平均 12.4cm,最大周径 14.5cm,最小周径 8.0cm,平均 11.1cm。与同龄人相比,阴茎过于粗大者称为巨阴茎。其常见的因素有:青春发育期过早熟、先天性痴呆、侏儒症、垂体功能亢进、

肾上腺性征异常症及阴茎象皮肿等。其染色体核型检查,性激素检查,阴囊、睾丸、附睾彩超检查,垂体及双侧肾上腺 CT 检查均未见异常,影响生活及心理健康者,可考虑手术矫治。国内 1980 年王云肖首次报道了 1 例巨大阴茎矫形术,并获得成功。他们采用切除部分阴茎海绵体,直接将两断端对合缝合起来,缩短阴茎体的长度,并保护阴茎背血管、阴茎背神经及尿道海绵体的完整,术后阴茎头无缺血坏死,无尿道漏尿,神经感觉及性功能正常。

【原理】

在阴茎头下方到阴茎中部,切除一部分阴茎海绵体,再将两断端对齐并缝合,来缩短阴茎的长度,达到整形巨阴茎的目的。

【适应证】

巨阴茎或阴茎海绵体血管瘤样增生,严重影响正常生活和性功能者。

【禁忌证】

1. 阴茎勃起功能障碍者。

2. 患有精神性疾病或严重精神抑郁症者,有可疑精神性阴茎勃起功能障碍者或未明确诊断者。

3. 严重性格障碍者,心理障碍者。

4. 严重婚姻问题者,阴茎感觉迟钝者。

5. 手术动机不明确或术后期望值过高。

6. 凝血功能障碍未纠正者。

7. 外阴感染未控制者。

8. 糖尿病未控制者。

【术前准备】

用肥皂水清洗外阴并备皮。

【麻醉与体位】

多用硬膜外麻醉,取平卧位。

【手术要点】

经尿道插入导尿管,阴茎根部上止血带。距冠状沟 0.5cm 处环形切开包皮内板,达阴茎深筋膜处,向下游离至阴茎中段。游离阴茎皮肤及筋膜时,注意保护阴茎背血管和阴茎背神经。将尿道海绵体与阴茎海绵体游离(图 28-11A)。在阴茎头下方切断阴茎海绵体,并切除长度约 5cm 的近端阴茎海绵体(图 28-11B)。仔细缝扎阴茎海绵体断面的阴茎深动脉及其他血管进行止血。将阴茎海绵体两断端仔细对齐并缝合(图 28-11C)。放松止血带,检查海绵体切缘是否缝合可靠,有无渗血,必要时加缝直至满意为止。尿道海绵体有一定弹性,能部分回缩。在导管的支撑下呈现皱缩状,将其贴附固定于阴茎海绵体(图 28-11D)。把阴茎皮肤复位,切除多余皮肤并缝合。用弹性绷带稍加压包扎阴茎,外加数层纱布包扎,仅露出阴茎头,以防止水肿。

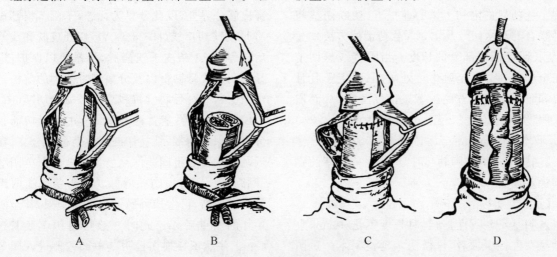

图 28-11　巨阴茎矫形术

A. 将尿道海绵体与阴茎海绵体游离;B. 切除多余的阴茎海绵体;C. 阴茎海绵体两断端对齐并缝合;
D. 尿道海绵体贴附阴茎海绵体固定

【注意要点】

1. 保护阴茎背神经　保护阴茎背神经,能使阴茎具有丰富的神经感觉,以维护正常的性功能。本术可因血管性、神经性、精神性等因素导致 ED,故手术时应尽量仔细,手术前应向患者讲清楚其并发症。

2. 保护阴茎血管　保留阴茎背血管,特别是阴茎背深静脉,使阴茎头有充分的血液回流通路,避免发生阴茎头水肿。

3. 不能损伤或裁剪尿道海绵体　阴茎头的血液供应来自尿道海绵体,不能损伤或切断裁剪尿道海绵体,否则吻合尿道可发生漏尿。并可发生阴茎头血液供应障碍,导致坏死。

4. 阴茎海绵体切除的长度　应根据患者阴茎的长度而定,一般切除后的长度应保留在 7～9cm,勃起长度约 13cm 为宜。

【术后处理】

1. 使用广谱抗生素防治伤口感染,并服用地西泮和己烯雌酚预防夜间阴茎勃起,减轻伤口疼痛,避免伤口裂开出血。

2. 留置导尿管,避免排尿时浸湿敷料,引起感染;术后 2 周左右待伤口愈合后拔管自行排尿。

3. 卧床休息,减轻水肿。

4. 7d左右,继续保留弹性绷带包扎3～4周防止水肿。若水肿较重,可用针刺皮肤放出组织液减压,亦可物理治疗帮助吸收。

5. 术后2周左右可拔除导尿管。

【评析】

该手术应严格掌握其适应证及禁忌证,不要轻易做此手术,不然产生严重并发症将难以处理。

(郑伏甫　陈在贤)

第五节　短阴茎阴茎延长术(penile lengthening of short penis)

根据阴道解剖和女性生理特征及中国成年男性阴茎正常长度测量,常态下为(7.1±1.5)cm,勃起时为(13.0±1.3)cm 范围内均属正常情况。若阴茎发育不良,勃起时长度不足10cm,且不满足女方性要求者,可做阴茎延长手术。

【原理】

阴茎浅、深悬韧带为阴茎的固定组织。在不影响阴茎勃起稳定和上举的前提下,切断阴茎与耻骨联合的浅悬韧带及1/3深悬韧带的方法来显露、延长阴茎游离部分的长度。当阴茎浅悬韧带被完全切断并分离至耻骨弓处时,原固定于耻骨联合和耻骨下支前方的阴茎段得以游离,从而增加了阴茎体的长度。一般可使阴茎延长3.2～5cm,平均4.1cm。由于手术未伤及阴茎海绵体脚,故当阴茎海绵体脚勃起时,仍能保持阴茎的强度和稳定性。

【适应证】

若阴茎发育不良,勃起时长度不足10cm,且不满足女方性要求者,可做阴茎延长手术。短阴茎阴茎延长术适应证如下。

1. 年轻男子阴茎短小、勃起时小于10cm,同时伴有婚后性生活欠和谐者。

2. 因外伤、烧伤等因素造成后天性阴茎短小畸形者。

3. 阴茎部分切除术后造成阴茎短小者。

【禁忌证】

1. 阴茎发育在正常范围内,因心理因素,认为自己的阴茎短小,担心性生活不能达到女方要求者,术后如发生严重并发症将难以处理。

2. 阴茎阴囊炎症未控制者。

3. 有凝血功能障碍者。

4. 糖尿病未控制者。

【术前准备】

手术前1d手术野备皮,并用活力碘溶液清洗会阴及外生殖器,注意活力碘的浓度,以免因浓度过高损伤皮肤,影响手术进行。

【麻醉与体位】

多用硬膜外麻醉。取平卧位。

【术式简介】

1. 耻骨上 M 形皮瓣皮肤延伸术　向远端轻轻牵拉阴茎,可见到耻骨联合下缘皮肤与阴茎根部皮肤分界处,以此分界为标志,于阴茎根部设计 M 形皮肤切口线(图 28-12A),切开皮肤和浅筋膜后分离2～3条皮下浅静脉,尽量给以保护,进而显露阴茎浅悬韧带以及分离韧带两侧的疏松结缔组织。紧靠耻骨联合将浅悬韧带完全切断(图 28-12B),若遇到阴茎背浅动脉,一并予以切断。再分离至深悬韧带,结扎切断阴茎背静脉分支,在靠近耻骨联合处将阴茎深悬韧带1/3切断至阴茎深静脉为限,切勿损伤此静脉。若阴茎深浅两组静脉都被切断,可造成静脉回流严重受限,甚至阴茎坏死的严重后果。此时一般可将阴茎延长3～4cm。注意不要损伤自阴茎根部两侧进入阴茎的阴茎背深动脉及位于阴茎悬韧带深面的阴茎背深静脉,创面彻底止血。切断深悬韧带1/3和浅悬韧带后,将耻骨弓两侧的结缔组织和脂肪组织拉拢缝合,补垫于耻骨弓的最低处,然后将阴茎根部两侧皮肤缝合,固定于耻骨弓处的脂肪垫上,以防止韧带切断后创面再度粘连。缝合皮肤时,将中间三角形皮瓣向上推进,将两侧三角形皮瓣加辅助切口,互相交错缝合(图 28-12C),皮肤得到最大程度的延伸。术区放置引流物,适当加压包扎。

2. 阴囊基部反向三角形皮瓣术　向远端轻轻牵拉阴茎,可见到耻骨联合下缘皮肤与阴茎根部皮肤分界处,以此分界处为标志,于阴茎根部做环形切口及阴囊基部反向三角形皮瓣(图 28-13A),切开皮肤和浅筋膜后分离2～3条皮下浅静脉,尽量给以保护,切断阴茎浅悬韧带和

1/3 深悬韧带,将阴茎海绵体拉出,在阴囊基部左右两侧各设计一三角形皮瓣(图 28-13B),两者方向相反、大小相同,皮瓣的长×宽为 5cm× 4cm,将三角形皮瓣剥离松解,分别包绕阴茎海绵体创面。缝合皮瓣,使阴茎的皮肤能得以延伸(图 28-13C)。

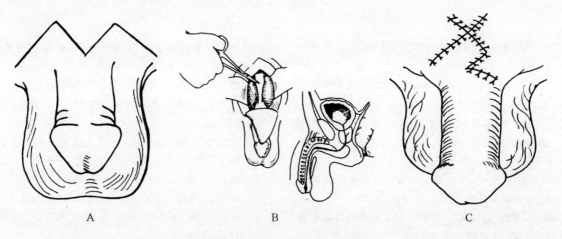

图 28-12　耻骨上 M 形皮瓣皮肤延伸术
A. 设计 M 形皮瓣切口;B. 紧靠耻骨联合将浅悬韧带游离切断;C. 缝合 M 形皮瓣

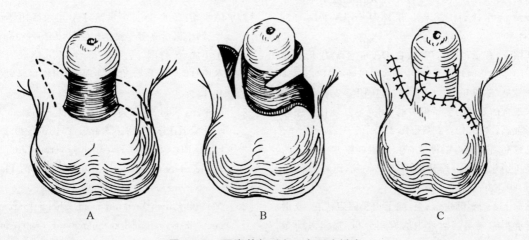

图 28-13　阴囊基部反向三角形皮瓣术
A. 设计反向三角形皮瓣;B. 切开两三角形皮瓣;C. 缝合三角形皮瓣

【术后处理】

1. 伤口一般术后 9d 左右拆线。

2. 术后 5d 开始将阴茎头向前下方牵拉,开始轻拉,7d 后逐渐加重,以避免被切断的浅悬韧带两断端间的粘连。

3. 手术切口在阴茎根部,术中切断了部分阴茎背浅静脉和部分淋巴管,有的甚至切断了背深静脉,造成部分淋巴回流和静脉回流受阻,常出现阴茎包皮水肿。因此,术后应尽可能平卧,促进水肿消退。

【评析】

1. 应严格掌握阴茎延长术的适应证及禁忌证。

2. 耻骨上 M 形皮瓣皮肤延伸术切口在下腹部耻骨联合附近,皮下有较多的脂肪组织,术中机械损伤可能会破坏脂肪组织血供,术后发生脂肪液化较为常见,还可能造成局部臃肿多毛。如果患者下腹部肥胖、有瘢痕增生倾向或术前在耻骨上区遗有瘢痕,应常规考虑选择阴囊基部反向三角形皮瓣法行阴茎延长术。但是,阴囊基部反向三角形皮瓣法是环形切开阴茎根部的皮肤,术后可能会有阴茎的根部遗留有环形瘢痕,远期效果尚待进一步观察。

（郑伏甫 陈在贤）

参 考 文 献

[1] 李旭良.小儿隐匿阴茎的诊断与治疗.中华小儿外科杂志,2011,11:859-860

[2] 樊胜海,李学德.隐匿阴茎研究进展.中华男科学杂志,2015,9:852-854

[3] 范登信,蔡盈,曹永胜,等.Shiraki-Devine 术治疗儿童隐匿阴茎的临床观察.安徽医科大学学报,2012,8:1005-1006

[4] 何海宝,张建勋.改良 Devine 术治疗隐匿阴茎的效果.临床医学研究与实践,2019,3:77-79

[5] 杨屹,卓凡.隐匿阴茎手术治疗争议及随访研究进展.临床小儿外科杂志,2018,12:881-885

[6] 黄鲁刚,曾莉.儿童隐匿阴茎的诊治现状及最新进展.临床小儿外科杂志,2018,12:886-890

[7] 李振武,宋宏程,张潍平,等.先天性隐匿阴茎的分型及治疗探讨.临床小儿外科杂志,2018,12:894-897

[8] 邵绍丰,程斌,刘耀,等.改良 Devine 术治疗儿童隐匿阴茎 110 例效果观察.中国乡村医药,2018,5:3-4

[9] 张林琳,陈玉乐,吴大鸣,等.基于阴茎皮肤整形技术平台的隐匿阴茎矫形策略(附光盘).现代泌尿外科杂志,2018,12:885-889

[10] 花永亮,许芝林,梁冰雪,等.经阴茎腹侧根部入路及应用包皮环治疗隐匿阴茎.哈尔滨医科大学学报,2018,1:52-55

[11] 林向上,王倩,陈世恭,等.阴茎肉膜固定法在 16 例肥胖型隐匿阴茎治疗中的应用分析.福建医药杂志,2018,2:54-56

[12] 张帅,刘殿勇,高莉娟.经阴茎背侧入路脱套固定术治疗先天性隐匿阴茎的疗效分析.临床小儿外科杂志,2018,12:898-901

[13] 周卫东.改良 Devine 术式治疗小儿隐匿性阴茎的体会(附 71 例报告).中国男科学杂志,2012,26(6):49-50

[14] 刘强.改良 Devine 术式治疗隐匿型阴茎 103 例报告.中国冶金工业医学杂志,2015,32(4):402-403

[15] 周如意,陈军,阳晓林,等.隐匿性阴茎误诊误治后的矫治.中国美容医疗,2012,4:551-552

[16] 李新伟,王永军,旅绍辉.张绍辉包皮环切术治疗失败的小儿隐匿性阴茎再整形矫治的手术方法探讨.中国医疗美容,2017,2:32-34

[17] 孙涛,金志昌.Brisson 术加转移性带蒂包皮皮瓣治疗儿童重度隐匿阴茎效果分析.现代实用医学,2017,6:724-725

[18] 李福林,林阳,马超,等.阴茎背侧皮瓣翻转转移术在儿童隐匿阴茎整形术中的应用.四川医学,2015,36(10):1397-1399

[19] 张维维,丁丽萍.Devine 术式加阴囊转移皮瓣治疗小儿隐匿性阴茎的效果.中国医药导报,2014,11(7):35-37

[20] 马全福,吴学杰,袁延年,等.阴茎延长术的解剖与临床应用.中国微创外科杂志,2011,11(12):1111-1113

[21] 张士更,朱选文,吕伯东,等.转移皮瓣在小儿隐匿阴茎手术中的应用.中华小儿外科杂志,2004,25(4):372-373

[22] 陈小增.改良 Devine 术治疗小儿隐匿阴茎的可行性.河南医学高等专科学校学报,2019,2:135-137

[23] 王小成,黄曹刚,马洪升,等.以小儿隐匿阴茎成形术谈日间手术医疗质量管理.中国性科学,2019,7:40-42

[24] 林永志,项超美,郑茜茜,等.改良 Borselino 术矫治小儿隐匿阴茎.实用医学杂志,2018,17:2982-2983

[25] Figler BD,Chery L,Friedrich JB,et al. Limited Panniculectomy for AdultBuriedPenisRepair. Plast Reconstr Surg,2015,136(5):1090-1092

[26] Yue-bing hen,Xian-fan Ding,Chong Luo,et al. A new plastic surgical technique for adult congenital webbed penis. J Zhejiang Univ Sci B,2012,13(9):757-760

[27] El-Koutby M,El Gohary MA. Webbed penis:a new classification. J Indian Assoc Pediatr Surg,2010,15(2):50-52

[28] Agrawal R,Chaurasia D,Jain M. Webbed penis:a rare case. Kathmandu Univ Med J,2010,8(29):95-96

[29] Kim JJ,Lee DG,Park KH,et al. A novel technique of concealed penis repair. Eur J Pediatr Surg,2014,24(2):158-162

[30] Dong-Seok Han,Hoon Jang,Chang-Shik Youn,et al. A new surgical technique for concealed penis using an advanced musculocutaneous scrotal flap. BMC Urol,2015,15:54

［31］ Gong Cheng，MD，Bianjiang Liu，MD，Zhaolong Guan MD，et al. A modified surgical procedure for concealed penis. Can Urol Assoc J，2015，9(9-10)：E723-E726

［32］ Cheng G，Liu B，Guan Z，et al. A modified surgical procedure for concealed penis. Can Urol Assoc J，2015，9(9-10)：E723-726

［33］ Lin JU，Li D，Zhang J，et al. Effectiveness of advanced skin flap and v-shaped ventral incision along The root of penile shaft for concealed penis. Zhongguo Xiu Fu Chong Jian Wai Ke Za Zhi，2015，29(9)：1121-1123

［34］ Chen YB，Ding XF，Luo C，et al. A new plastic surgical technique for adult congenital webbed penis. J Zejiang Univ Sci B，2012，13(9)：757-760

［35］ Callens N，De Cuypere G，Van Hoecke E，et al. Sexual quality of life after hormonal and surgical treatment，including phalloplasty，in men with micropenis：a review. J Sex Med，2013，10(12)：2890-2903

［36］ Yang Z，Li YQ，Tang Y，et al. Penile augmentation and elongation using autologous dermal-fat strip grafting. Zhonghua Zheng Xing Wai Ke Za Zhi，2012，28(3)：172-176

［37］ Xiao K，Cheng K，Song，N. A new surgical procedure for phallic reconstruction in partial penis necrosis：penile elongation in combination with glanuloplasty. Ann Plast Surg，2014，72(6)：638-642

［38］ Yongsheng S，Qingping Y，Yiyang J，et al. Clinical experience of penile elongation：a comparison of four different operative approaches. Zhonghua Zheng Xing Wai Ke Za Zhi，2015，31(6)：411-413

［39］ Wang FR，Zhong HJ，Chen Y，et al. Ladder step strategy for surgical repair of congenital concealed penis in children. Zhonghua Nan Ke Xue，2016，22(11)：984-990

［40］ Kuang Y，Zeng L，Huang G，et al. Preputial pedicled flap phalloplasty for repair of severe webbed penis. Zhongguo Xiu Fu Chong Jian Wai Ke Za Zhi，2016，8，30(11)：1387-1390

［41］ Callens N，De Cuypere G，Van Hoecke E，et al. Sexual quality of life after hormonal and surgical treatment，including phalloplasty，in men with micropenis：a review. J Sex Med，2013，10(12)：2890-2903

［42］ Campbell J，Gillis J. A review of penile elongation surgery. Transl Androl Urol，2017，6(1)：69-78

［43］ Love C，Katz DJ，Chung E，et al. Peyronie's disease- Watch out for the bend. Aust Fam Physician，2017，46(9)：655-659

［44］ Sperling H，Weidner W. Operative therapy of Pyronie's disease. Urologe A，2015，54(5)：648-653

［45］ Terrier JE，Tal R，et al. Penile Sensory Changes After Plaque Incision and Grafting Surgery for Peyronie's Disease. J Sex Med，2018，15(10)：1491-1497

［46］ Stuntz M，Perlaky A，des Vignes F，et al. The Prevalence of Peyronie's Disease in the United States：A Population-Based Study. PloS One，2016，23；11(2)：e0150157

第29章 阴囊内疾病手术

(surgery for diseases in the scrotum)

第一节 睾丸精索鞘膜积液手术

(testicular and funicular hydrocele surgery)

鞘膜积液是指鞘膜腔内液体积聚超过正常量而形成囊肿。小儿鞘膜积液主要为先天性鞘突闭塞不全所致；成人则分为原发性和继发性两种。原发性者可能与慢性创伤和炎症有关，而继发性者则可能与急性睾丸炎、附睾炎、外伤及一些全身性疾病有关。鞘膜积液过多，积液所致张力增加及增厚的鞘膜可能影响睾丸的血供，从而导致睾丸的发育障碍或萎缩，并影响生育力，也会影响夫妻生活。本病是一常见病，约占住院男性患者的1%，可发生于任何年龄。诊断不难，治疗主要是手术。

【适应证】

1. 12岁以上的儿童，较大的鞘膜积液者。

2. 成人鞘膜积液，尤其对于较大的、有症状的鞘膜积液者。

3. 对于先天性鞘膜积液，需行手术治疗者。

【禁忌证】

1. 合并肝、肾、心、肺功能不全，不能耐受手术者。

2. 合并全身出血性疾病者。

3. 合并糖尿病未能控制者。

4. 合并下腹阴囊皮肤炎症未控制者。

【术前准备】

术前用肥皂水、清水洗涤阴囊、阴茎、腹股沟部及会阴部，注意将阴囊皱襞伸展后洗净。手术前一天剃去阴毛，注意勿损伤阴囊皮肤。

【麻醉与体位】

成人可局部浸润麻醉，多采用硬脊膜外麻醉；小儿多选用全身麻醉。腹腔镜及机器人辅助腹腔镜手术采用全身麻醉。睾丸及精索睾丸鞘膜积液者，取仰卧位。腹腔镜及机器人辅助腹腔镜手术者，取头低臀高仰卧位。

【术式简介】

1. 睾丸及精索睾丸鞘膜积液手术 睾丸及精索睾丸鞘膜积液的手术治疗主要有睾丸精索鞘膜翻转术、睾丸精索鞘膜切除术、睾丸精索鞘膜开窗术、睾丸精索鞘膜折叠术等4种手术方法。

(1) 睾丸精索鞘膜翻转术

①优点：方法简便易行，效果较好。

②缺点：是过去的传统方法，鞘膜翻转较困难，特别精索鞘膜积液者，组织损伤较重，术后组织反应较重，现应用较少。

③手术要点：麻醉后，做阴囊纵切口，切开皮肤、肉膜及各层筋膜组织，直达鞘膜壁层(图29-1A)，注意避开睾丸和精索。扩大切口将睾丸连同鞘膜囊用手挤向切口(图29-1B)，沿鞘膜壁层表面做钝性分离，如鞘膜囊过大，可抽去部分积液，直至将睾丸连同鞘膜囊用手挤出切口外(图29-1C)，并向上游离一小段精索。切开鞘膜放出积液(图29-1D)，用两把血管钳于无血管区切除鞘膜：用剪刀在距睾丸附睾边缘1.5～2.0cm处剪去多余的鞘膜(图29-1E)，边缘彻底止血。将残余鞘膜壁翻转至睾丸附睾后面，用4-0薇乔线间断或连续缝合(图29-1F)。将睾丸下方残余之鞘膜缝合固定于其后方的肉膜处，以防止精索扭转。切口内放置引流后，用4-0薇乔缝合阴囊切口。留置导尿管结束手术。

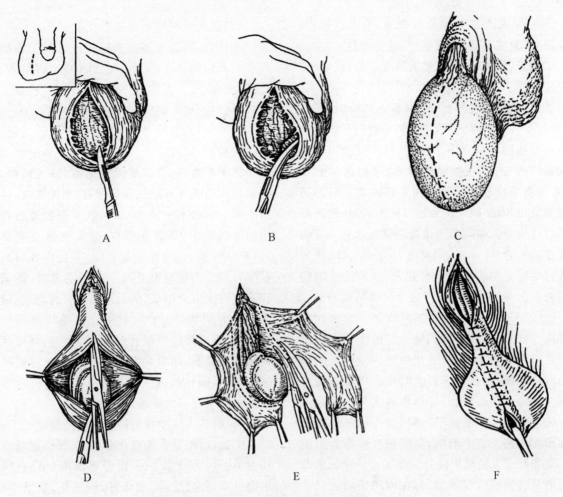

图 29-1　睾丸精索鞘膜翻转术

A. 做阴囊切口；B. 扩大切口将睾丸连同鞘膜囊挤向切口；C. 将鞘膜囊挤出阴囊切口外并做切口；D. 剪开鞘膜放出积液；E. 剪去多余的鞘膜；F. 鞘膜壁翻转缝合

(2) 睾丸精索鞘膜切除术

① 优点：睾丸鞘膜切除后不会复发，并发症少，效果好，现较常用，特别是合并精索鞘膜积液者。是较好的手术方法。

② 缺点：损伤较重，术后恢复较慢。

③ 手术要点：麻醉后，做阴囊纵切口，切开皮肤、肉膜及各层筋膜组织，直达鞘膜壁层。扩大切口将睾丸连同鞘膜囊用手挤向切口，沿鞘膜壁层表面做钝性分离。如鞘膜囊过大，可抽去部分积液，直至将睾丸连同鞘膜囊用手挤出切口外。切开鞘膜放出积液，将鞘膜壁层在距睾丸和附睾约0.5cm 处全部切除，鞘膜切缘电灼或结扎止血后以肠线或薇乔线连续缝合。鞘膜创缘必须充分止血，以免术后出血。满意后伤口内留置外流条，留

置导尿管结束手术。

(3) 睾丸精索鞘膜开窗术

① 优点：睾丸精索鞘膜开窗术，手术简单，损伤轻，并发症较少。

② 缺点：效果不好，复发率高，已很少应用。

③ 手术要点：麻醉后，做阴囊纵切口，切开皮肤、肉膜及各层筋膜组织，直达鞘膜壁层，扩大切口将睾丸连同鞘膜囊用手挤向切口，沿鞘膜壁层表面做钝性分离。如鞘膜囊过大，切开鞘膜放出积液，鞘膜不做过多的游离，只切除前壁的大部分鞘膜，切缘止血后回纳入阴囊内，留置引流条后，用 4-0 薇乔缝合切口。留置导尿管结束手术。

(4) 睾丸精索鞘膜折叠术：1964 年 Lord 报道了睾丸鞘膜折叠术，将鞘膜像裙样折叠缝合于睾

丸周围。

①优点：睾丸精索鞘膜折叠术，手术创伤小，操作简单，复发率低，并发症少，效果较好。

②缺点：损伤较重，术后组织反应重，恢复慢。现应用较少。

③手术要点：麻醉后，做阴囊纵切口，切开皮肤、肉膜及各层筋膜组织，直达鞘膜壁层。扩大切口将睾丸连同鞘膜囊用手挤向切口，沿鞘膜壁层表面做钝性分离，如鞘膜囊过大，可抽去部分积液，直至将睾丸连同鞘膜囊用手挤出切口外。切开鞘膜放出积液，鞘膜不做过多的游离，从鞘膜壁层切口缘向睾丸和附睾连接处用细丝线或 4-0 薇乔线连续缝合 3～4 次，间断缝合 8～10 针，收紧缝线打结后见鞘膜壁层折叠起来，呈衣领样围绕在睾丸和附睾连接周围。留置导尿管结束手术。

2. 交通性睾丸鞘膜积液鞘膜者　交通性鞘膜积液，又叫先天性鞘膜积液。是由于精索部位鞘突在出生后仍未闭合，造成腹腔内液体与鞘膜囊内液体相通，鞘膜积液时大时小。如果鞘突与腹膜腔相通的孔道较大，即可形成先天性腹股沟疝。先天性鞘膜积液在平卧时，挤压积液可以使之逐渐缩小甚至完全消失，鞘膜积液多数为单侧性。交通性睾丸鞘膜积液只有靠手术治疗。手术的目的是将鞘膜内积液放出，在内环处鞘状突高位结扎，阻断腹水不再下流，以下的鞘膜囊可不处理。病理学检查发现鞘膜囊内膜主要由单层柱状上皮构成，分泌功能极弱，有一定的吸收功能，鞘膜囊内少量积液可吸收消失。已有研究证明，儿童鞘膜积液无论临床症状及体征有否交通表现，均可于腹股沟管内寻到开放的鞘状突管，而且结扎鞘状突管后，积液即可消失。

(1)开放式经腹股沟鞘状突高位结扎术

①优点：开放式经腹股沟鞘状突高位结扎术，可同处理合并斜疝手术，并发症少，不易复发，效果较好。现较常应用。

②缺点：组织损伤较重，恢复较慢。

③手术要点：经腹股沟切口，逐层进入腹股沟管内寻到鞘膜，切开鞘膜囊，放出积液。用小弯血管钳在鞘膜囊内向内环方向寻找鞘状突腔，到进入腹腔为止，逐一解剖游离鞘状突管到内环处，缝扎闭合。如合并斜疝者，可同时做疝修补术。术毕放一引流条，用 4-0 薇乔线缝合切口，结束手术。

(2)腹腔镜鞘状突高位结扎术

①优点：是近十多年来国内外开展了腹腔镜鞘状突高位结扎术的新技术。具有术野清晰、损伤轻，出血少，并发症少，效果好，恢复快，复发率低，可同时处理对侧隐匿性未闭鞘状突。

②缺点：术前准备时间较长，价格较贵，医师要有腹腔手术技能。

③手术要点：麻醉后常规消毒，铺无菌单，经尿道留置适当大双腔气囊导尿管，引流尿液，使膀胱空虚。参照本书第 40 章第二节腹腔镜前列腺癌根治切除术，患者头低位，建立气腹及套管插入，Trocar 插入后，操作腹腔镜，寻找内环口处鞘状突开口。如鞘状突开口小而不明显时，将鞘膜积液腔内注入亚甲蓝，然后挤压鞘膜囊，蓝色液流出时即为鞘状突开口。解剖分离鞘状突开口管道，注意识别并保护精索血管及输精管，将鞘状突开口管道缝扎，闭合鞘状突开口。探查对侧鞘状突开口，以同样的方法缝扎。满意退镜后盆腔内留置一胸引管引流渗液，结束手术。

(3)机器人辅助腹腔镜鞘状突高位结扎术

①优点：机器人手有众多关节，操作灵活。双孔内镜一般为 0°或 30°，视野更清晰、损伤更轻，出血更少，并发症少，效果好，恢复快，复发率低，可同时处理对侧隐匿性未闭鞘状突。

②缺点：术前准备时间较长，价格昂贵，医师要有腹腔手术技能及掌握机器人技术。

③手术要点：麻醉后常规消毒，铺无菌单，经尿道留置适当大双腔气囊导尿管，引流尿液，使膀胱空虚。患者头低位，建立气腹及套管插入，Trocar 插入后，安置连接机器人。操作机器人手术系统。Da Vinci 机器人手术系统是通过一个可控高级灵巧的机器人，把外科医师的精细手术操作转化为用精密器械精确完成的手术。它有两个握持手术器械的手臂和一个握持内镜的手臂。在操作台，手术医师依靠三维立体图像观察系统，通过移动双孔内镜，清楚观察整个手术视野。每一个操纵杆的拇指与示指控制器可以将医生手指的精细动作准确无误地传递给机器人手。双电极钳和直角钩常用于解剖、分离，持针器用于缝合组织，解剖剪结合双极钳用于分离。按照腹腔镜鞘状突高位结扎术的手术程序进行，逐一完成鞘状突高位

结扎术。

【注意事项】

1. 切开和剪除鞘膜囊时应避开睾丸、附睾和精索血管以免损伤。

2. 在交通性精索睾丸鞘膜积液手术中,鞘状突管道较细探查有困难时,在切开鞘膜腔前,向囊腔注入亚甲蓝染色,能更精确地找到交通管,以达到准确高位结扎,避免术后复发。

3. 交通性鞘膜积液若合并腹股沟疝,可经腹股沟切口处理鞘膜积液的同时行疝修补术。

4. 行鞘膜翻转术时缝合不宜过紧,防止影响睾丸血供而造成睾丸坏死或萎缩。

5. 阴囊血管丰富,止血必须彻底,并放置橡皮片引流,以防血肿形成。

【术后处理】

1. 将阴囊托起,并稍加压包扎,避免过度活动。

2. 注意排便或排尿不要污染伤口及其敷料,预防感染。

3. 适当使用抗生素防治感染。

4. 术后伤口内渗液引流干净后拔除引流物。

5. 阴囊明显肿胀者,可行理疗。

（何卫阳　苟　欣）

第二节　精液囊肿切除术(spermatocele surgery)

精液囊肿(spermatocele)又称附睾囊肿(epididymal cyst),好发年龄为 20—40 岁。其发病确切病因尚不清楚,可能起源于睾丸网输出小管的上皮细胞,与输精管道部分阻塞导致精液积聚有关。常见部位是附睾头部,直径常数毫米至数厘米,可为单一囊腔或分隔多腔,以单发多见。在附睾头为增大的圆形或卵圆形肿物,表面光滑,有囊性感,有压痛,与周围组织界限分明,无粘连,内含有黄色清亮液体,囊液内常含有精子。病变发展缓慢。临床表现部分患者无自觉症状,10%～20%患者有睾丸坠胀和阴囊及腹股沟区轻微不适,偶有性交后疼痛。确诊主要靠体检和阴囊 B 超。小而无症状的精液囊肿不必治疗,囊肿切除术是本症治疗的有效方法。

【适应证】

精液囊肿较大有明显症状,要求手术者。

【禁忌证】

1. 合并肝、肾、心、肺功能不全,不能耐受手术者。

2. 合并凝血功能异常,未纠正者。

3. 合并糖尿病未能控制者。

4. 阴囊内容物化脓性疾病者。

5. 阴囊有湿疹及股癣等未治愈的患者。

6. 未生育的患者,手术有影响生育的可能。

【手术要点】

经阴囊切口,显露、游离囊肿,钳夹狭细的颈部,将其完整切除(图 29-2),颈部残端用肠线结扎。同时还要施行鞘膜翻转手术,以防止鞘膜积液的发生。

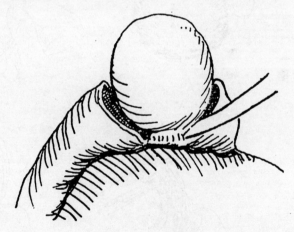

图 29-2　分离囊肿

（何卫阳　苟　欣）

第三节　附睾切除术(epididymectomy)

附睾疾病主要为感染性病变,可分为非特异性感染和特异性感染两种。非特异性感染有急性附睾炎和慢性附睾炎;特异性感染最常见者为附睾结核,还有淋病性附睾炎。附睾肿瘤极少见。

此外,还有附睾囊肿、输精管绝育术后之附睾淤积症等。上述疾病的手术治疗方法有附睾切除术、附睾囊肿切除术及急性附睾炎的附睾减压引流术。

【适应证】

1. 附睾结核经抗结核治疗无效者,尤其是已形成寒性脓肿,与皮肤粘连,或已形成窦道者。

2. 慢性附睾炎,经非手术治疗长期未愈,而症状仍明显,又无生育要求者。

3. 附睾良性肿瘤。

【禁忌证】

1. 阴囊内容物化脓性疾病者。

2. 阴囊有湿疹及股癣等皮肤病者。

3. 未婚未育者为相对禁忌证。

4. 怀疑附睾恶性肿瘤者,应做根治性附睾及睾丸切除术。

【术前准备】

1. 附睾结核者术前应用抗结核药物治疗至少2周。

2. 如合并有混合感染者,术前应用有效抗菌药物控制。

3. 术前剃去阴毛。

【麻醉与体位】

多采用硬膜外麻醉。取仰卧位。

【手术要点】

1. 在阴囊前外侧纵行切口长 3～5cm(图 29-3A),逐层切开皮肤、肉膜、筋膜及鞘膜壁层。

2. 将睾丸及附睾挤出阴囊外,分清睾丸及附睾的界限,睾丸动静脉的位置。检查附睾病变大小、范围及粘连程度;先将输精管从精索中游离出来(图 29-3B)。

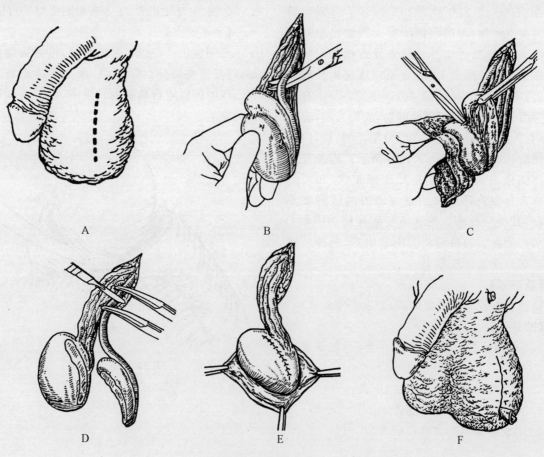

图 29-3   附睾切除术

A. 阴囊前外侧纵行切口;B. 将输精管从精索中游离出来;C. 紧贴附睾壁进行解剖分离;D. 高位切断输精管;F. 间断缝合睾丸创面;G. 缝合阴囊皮肤切口

3. 用组织钳将附睾头部提取,或助手帮助充分显露附睾头与睾丸的界线,用剪刀或电刀将附睾头从睾丸上游离下来(图 29-3C),直至附睾体部。注意防止损伤邻近的精索血管和睾丸组织。

4. 附睾完全游离出来后,在高位切断输精管(图 29-3D),附睾即被切下。

5. 用薇乔线间断缝合睾丸创面,止血后鞘膜可不缝合,也可切除多余的睾丸鞘膜,并翻转缝合(图 29-3E)。

6. 将睾丸还纳于阴囊内,切口下缘留置入橡皮引流片引流条后,用 4-0 薇乔线缝合阴囊皮肤切口(图 29-3F),结束手术。

【注意事项】

1. 患有附睾结核时最好行高位纵行切口,如附睾结核合并有阴囊窦道者,可环绕窦道口做菱形切口。

2. 术中注意不要损伤精索血管。在剥离附睾头部时,因精索血管在此处进入睾丸,故应紧贴附睾壁进行。

3. 整个附睾游离后,于高位切断输精管,再用丝线结扎。

4. 阴囊手术应彻底止血,放置橡皮片引流。

【术后处理】

1. 术后应用抗菌药物,附睾结核术后应继续抗结核治疗。

2. 术后托起阴囊。

3. 引流条术后无渗液时拔除。

4. 切下组织做病理学检查。

(何卫阳　苟　欣)

第四节　睾丸和附件扭转手术
(testicular torsion surgery)

睾丸扭转术前确诊有一定难度,凡疑诊睾丸扭转者,应立即手术探查。如术中确诊睾丸扭转,有活力有恢复可能者做睾丸复位固定,如睾丸已缺血坏死者则做睾丸切除。动物实验表明:如果睾丸扭转患者在发病 2h 内手术,几乎睾丸全部可保留;4～6h 以内手术复位后,睾丸色泽可恢复,睾丸曲精管生精功能可恢复,大约 70% 的睾丸可以挽救;超过 10h 可引起睾丸间质细胞功能永久性损害;超过 24h 几乎全部睾丸缺血坏死。单侧睾丸扭转缺血坏死萎缩可损害对侧睾丸,使曲精管萎缩,生精管障碍;并且对侧睾丸也有发生扭转的可能;因此,除了探查处理扭转侧睾丸外,还应做对侧睾丸固定,预防对侧睾丸扭转。

一、睾丸扭转手法复位术(manual reduction of testicular torsion)

【适应证】

睾丸扭转的早期 6h 内,可以试行手法复位,可获得良好效果,但手法复位后不能防止再次复发。

【禁忌证】

睾丸扭转发病时间过长,超过 6h 者。

【麻醉与体位】

精索阻滞麻醉,或给予镇痛药及解痉药。

【术式简介】

过去认为睾丸扭转方向多系由外侧向中线扭转,因此睾丸扭转复位时,固定精索,轻柔上推固定的睾丸,左侧顺时针方向,右侧逆时针方向旋转复位,到睾丸疼痛缓解为止。然后用 B 超检测睾丸的血供,直至恢复为止。复位成功后,让患侧睾丸充分休息。但近来有研究发现有 1/3 的睾丸扭转病例,睾丸并不绕中线扭转,有绕精索垂直轴线扭转者。

【注意要点】

如复位不满意者,不应观察等待,应立即手术探查。

【术后处理】

手法复位后不能防止再次复发。术后可以冰敷,以减轻疼痛和水肿,同时还要用"丁"字带将阴囊支持固定 1 周,逐渐恢复。

【评析】

因睾丸扭转存在不同程度的鞘膜积液和阴囊肿胀,手法复位非常困难,成功率低,盲目性大,即使手法完全复位,也有再发扭转的可能,仍有 32% 的病例残留有小角度睾丸扭转。因此手法复位成功后也应尽快行手术。

二、睾丸扭转诊治手术(surgical for diagnosis and treatment of testicular torsion)

【适应证】

确诊或疑诊为睾丸扭转者手法复位无效者,应尽早手术探查。

【禁忌证】

凝血功能障碍者,如血友病、凝血因子缺乏等。

【术前准备】

1. 症状严重者可对症处理。

2. 术前剃除阴毛(儿童可免除此项准备)。

【麻醉与体位】

一般用硬膜外麻醉,小儿可用全身麻醉。取仰卧位。

【术式简介】

取阴囊横切口或外上方纵行切口,逐层切开阴囊皮肤、肉膜及睾丸鞘膜壁层,将睾丸挤出切口外,检查是否为睾丸扭转;睾丸扭转是鞘膜囊内扭转或是鞘膜囊外扭转或是睾丸附件扭转;睾丸扭转是顺时针或逆时针方向扭转,程度是180°、360°或720°扭转。睾丸扭转复位后观察睾丸的颜色变化。

1. 复位固定术　睾丸扭转复位后,睾丸的颜色呈紫蓝色,用温热盐水纱布湿敷精索数分钟后,睾丸的颜色逐渐变为浅红色,说明睾丸的血供已逐渐恢复,睾丸还有活力,可保留睾丸。用细丝线将睾丸白膜固定在邻近阴囊底部壁肉膜上,阴囊内放置橡皮片引流,缝合阴囊切口。做对侧睾丸固定。

2. 睾丸切除术　睾丸扭转复位后睾丸的颜色为紫蓝色或暗褐色,用温热盐水纱布敷精索数分钟,睾丸恢复的颜色不变,睾丸质地软,睾丸白膜切开无出血,说明睾丸的血供难以恢复,已无活力,应做睾丸切除。阴囊内放置橡皮片引流,缝合阴囊切口后,做对侧睾丸固定术。如睾丸在复位后仍呈黑色,说明已缺血坏死。

【术后处理】

1. 术后使用抗生素。

2. 注意伤口渗出,阴囊引流物术后1~2d拔除,引流条48h后拔除。

3. 术后7~10d拆除缝线。

【评析】

凡怀疑睾丸扭转者,应尽早手术探查,睾丸扭转发病6h内手术复位,可保存约90%睾丸的功能。睾丸扭转10h以上,会影响间质细胞;持续扭转90°、180°、360°、720°时发生睾丸坏死时间则分别为7d、3~4d、12~24h及2h。术中睾丸复位时,应仔细观察血供是否恢复,必要时可行快速病理检查明确睾丸组织的活力。睾丸复位后,为防止复发,双侧睾丸均行睾丸固定术。一般将睾丸固定于阴囊壁和中隔缝合3~4针,随着血供恢复会出现缺血—再灌注损伤问题,术中术后应使用抗自由基药物减少损伤,保护睾丸功能。

三、睾丸附件切除术(excision of appendix of testis)

睾丸附件是苗勒管上端退化的残留物。位于睾丸的上方,呈带蒂的卵圆形小体,常附着于睾丸白膜上。附睾的附件则是午菲管的残留物。睾丸附件扭转,引起与睾丸扭转相似的临床症状,多见于儿童。阴囊无肿胀时,则可在睾丸上极扪及3~5mm触痛性硬结,如发生坏死,则透光试验可见积液呈蓝色,或透过阴囊皮肤可见特征性蓝色斑点。患侧阴囊红肿、触痛显著时,不易触及扭转的附件。触诊睾丸与精索无异常,精索无扭转缩短。

手术探查:在术中探查发现仅为睾丸白膜上颜色为暗褐色5mm左右硬块,伴血性分泌物,证实为睾丸附件,将其切除,仔细止血,留置橡皮引流条,缝合切口结束手术。

【术后处理】

1. 术后使用抗生素。

2. 注意伤口渗出,阴囊引流物术后1~2d拔除,引流条48h后拔除。

3. 术后7~10d拆除缝线。

(何卫阳　苟　欣)

参 考 文 献

[1] 王捷,吴尔岸,张然昆,等.单孔腹腔镜鞘状突高位结扎术治疗小儿交通性鞘膜积液的可行性.中国实用医药,2016,11(24):8-9

[2] 吴尔岸,银河,廖林楚,等.单孔法肾镜手术治疗小儿交通性精索鞘膜积液 46 例.山东医药,2016,7:75-76

[3] 吴向铭,张建国,张瑞敏,等.腹腔镜下腹股沟区切口鞘状突高位结扎治疗小儿交通性鞘膜积液的效果分析.内蒙古医学杂志,2016,48(1):26-27

[4] 吴尔岸,银河,廖林楚,等.两种不同方式单孔法、腔镜下鞘状突高位结扎术的比较.中国综合临床,2016,32(7):581-584

[5] 张和平.两切口手术治疗小儿交通性鞘膜积液 60 例临床分析.基层医学论坛,2015,4:458-459

[6] 王彩军,卢冬敏,陆冬权,等.患侧外环口横行小切口治疗交通性鞘膜积液 112 例临床分析.北京医学,2016,38(2):157

[7] 邱敏捷,李逊,王志锋,等.单孔腔镜与开放手术治疗小儿鞘膜积液疗效比较.中国妇幼保健,2015,30(25):4398-4400

[8] 李香龙.鞘膜积液的高频超声诊断和鉴别诊断.医药,2017,1:199

[9] 王继忠,武瑞清.鞘膜积液手术前鞘膜囊内注射美兰染色方法的研究.继续医学教育,2016,5:98-99

[10] 李坚伟.腹腔镜内环口高位结扎术与开放手术治疗小儿鞘膜积液的可行性对比.首都食品与医药,2017,2:25-26

[11] 冯力,卢宗耀.腔镜手术治疗小儿单侧鞘膜积液对手术指标及并发症的影响.腹腔镜外科杂志,2016,11:872-874

[12] 杨晓东,吴杨,向波,等.腹腔镜辅助下鞘状突高位结扎术治疗儿童鞘膜积液 327 例.临床小儿外科杂志,2015,3:223-225

[13] 周正强.小切口微创术治疗精索鞘膜积液临床分析.中国实用医药.2017,7:81-82

[14] 后亚东,张虎,高永学.局麻下小切口微创治疗成人睾丸鞘膜积液的效果评价.医药卫生(全文版),2016,2:12-13

[15] 蒋海,秦迪,左华.经腹股沟小切口治疗小儿交通性鞘膜积液临床疗效观察医药卫生(全文版),2016,3:148

[16] 朱国美,侯盼.高频超声与常规超声检查在睾丸扭转诊断中应用对比研究.医药卫生(文摘版),2017,8:97-99

[17] 邱涛,张龙,陈忠宝,等.早期复位治疗睾丸扭转 46 例分析.临床外科杂志,2015,11:839-840

[18] 李存,赵辉,齐犇,等.睾丸扭转诊治相关因素分析(附 23 例报告).淮海医药,2015(5):452-453

[19] 叶文彬.睾丸扭转的早期诊断和治疗(附 26 例临床报告).中国实用医药,2015(10):29-30

[20] 祁占涛.睾丸扭转的临床诊治体会.医药卫生(文摘版),2016,24:36

[21] 吴颖.彩色多普勒超声在睾丸附件扭转诊断中的临床应用价值.医药,2016,259-260

[22] 李嘉俊,度勇,陈吉东.睾丸扭转的超声造影特征及其临床应用研究.实用医院临床杂志,2017,4:232-233

[23] 杨鹏平,金红花.青少年睾丸扭转的临床与 MRI 征象分析.医学理论与实践,2017,4:578-580

[24] 李九智,艾尼瓦尔.王苏甫,等.睾丸扭转长期随访分析(附 16 例报告).中国男科学杂志,2017,1:46-49

[25] 王安友.不典型睾丸扭转 1 例误诊分析.中外医学研究,2016,16:104-105

[26] 黄文华,林宇,吴典明.小儿睾丸扭转 20 例临床分析.福建医药杂志,2016,2:52-54

[27] 陆叶,董武,包景峰.包景峰儿童睾丸附件扭转手术治疗与保守治疗的疗效观察.常州实用医学,2014,4:219-220

[28] 王林君,孟路阳,王彦彬,等.经导管硬化疗法与高位结扎术治疗精索静脉曲张的疗效及安全性比较.浙江医学,2017,6:452-455

[29] Chi-Hao Hsiao, Andrea Tung-Qian Ji, Chih-Cheng Chang, et al. Local injection of mesenchymal stem cells protects testicular torsion-induced germ cell injury. Stem Cell Res Ther,2015,6(1):113

[30] Sol Min Lee, Jung-Sik Huh, Minki Baek, et al. A Nationwide Epidemiological Study of Testicular Torsion in Korea. J Korean Med Sci, 2014, 29(12):1684-1687

[31] M Hattori, A Tonooka, M Zaitsu, et al. Overexpression of aquaporin 1 in the tunica vaginalis may contribute to adult-onset primary hydrocele testis. Advances in Urology,2014

[32] Tatjana Cvetkovic, Ph D, Jablan Stankovic, Ph. D, et al. Oxidant and Antioxidant Status in Experimental

Rat Testis after Testicular Torsion/Detorsion. Int J Fertil Steril,2015,9(1):121-128

[33] Kliesch S. Hydrocele,spermatocele,and vasectomy: management of complications. Urolige A, 2014, 53 (5):671-675

[34] Shah VS,Nepple KG,Lee DK. Routine pathology evaluation of hydrocele and spermatocele specimens is associated with significant costs and no identifiable benefit. J Urol,2014,192(4):1179-1182

[35] Mousavi SA,Larijani LV,Mousavi SJ,et al. The role of transforming growth factor beta 1 in communicating and non-communicating hydrocele. Hernia, 2016,20(4):589-592

[36] Kim SO,Na SW,Yu HS,et al. Epididymal anomalies in boys with undescended testis or hydrocele: Significance of testicularlocation. SMC Urol,2015, 24(15):108

[37] Alp BF,Irkilata HC,Kibar Y,et al. Comparison of the inguinal and scrotal approaches for the treatment of communicating hydrocele in children. Kaobsiung J Med Sci,2014,30(4):200-205

[38] Caki roglu B,Ozcan F,Ates L,et al. Leiomyoma of the epididymis treated with partial epididymectomy. Urol Ann,2014,6(4):356-358

[39] Mustafa Gunes,Mehmet Umul,Muammer Altok,et al. Is it possible to distinguish testicular torsion from other causes of acute scrotum in patients who underwent scrotal exploration? A multi-center clinical trial. Cent European J Urol,2015,68(2):252-256

[40] Lu Q,Ji C,Zhang G,et al. Clinical analysis of 49 cases with testicular torsion. Zhonghua Wai Ke Za Zhi,2015,53(8):599-602

[41] Huamao Ye, Zhiyong Liu, Haifeng Wang, et al. A Minimally Invasive Method in Diagnosing Testicular Torsion:The Initial Experience of Scrotoscope. J Endourol,2016,30(6):704-708

[42] Puneeta Ramachandra, Kerrin L Palazzi, MPH, Nicholas M Holmes,et al. Factors Influencing Rate of Testicular Salvage in Acute Testicular Torsion at a Tertiary Pediatric Center. West J Emerg Med, 2015,16(1):190-194

[43] Thomas Epps,Barrett McCormick,Antar Ali,et al. From Tucking to Twisting:A Case of Self-induced Testicular Torsion in a Cross Dressing Male. Urol Case Rep,2016,7:51-52

[44] Tang YH,Yeung VH,Chu PS,et al. A 55-Year-Old Man with Right Testicular Pain:Too Old for Torsion? Urol Case Rep,2017,11:74-75

[45] Bowlin PR,Gatti JM,Murphy JP. Pediatric Testicular Torsion. Surg Clin North AAAm,2017,97(1): 161-172

[46] Dias AC Filho,Alves JR,Buson H Filho,et al. The Amount of spermatic cord rotation magnifies the timerelated orchidectomy risk in intravaginal testicular torsion. Int Braz J Urol,2016,42(6):1210-1219

[47] Bombinski P,Warchol S,Brzewski M,et al. Ultrasonography of Extravaginal Testicular Torsion in Neonates. Pol J Radiol,2016,81:469-472

[48] Dias Filho AC,Oliveira Rodrigues R,Riccetto CL,et al. Improving Organ Salvage in Testicular Torsion: Comparative Study of Patients Undergoing vs Not Undergoing Preoperative Manual Detorsion. J Urol, 2017,197(3 Pt 1):811-817

[49] Al-Kandari AM,Kehinde EO. Khudair S,et al. Intermittent Testicular Torsion in Adults:An Overlooked Clinical Condition. Med Princ Pract,2017,26 (1):30-34

[50] Herek D,Herek O,Akbulut M,et al. Role of Strain Elastography in the Evaluation of Testicular Torsion:An Experimental Study. J Ultrasound Med, 2016,35(10):2149-2158

[51] Afsarlar CE,Ryan SL,Donel E,et al. Standardized process to improve patient flow from the Emergency Room to the Operating Room for pediatric patients with testicular torsion. J Pediatr Urol,2016,12(4): 233. e1-e4

[52] Sheth KR,Keays M,Grimsby GM,et al. Diagnosing Testicular Torsion before Urological Consultation and Imaging:Validation of the TWIST Score. J Urol,2016,195(6):1870-1876

[53] Guzel M,Sonmez MF,Bastug O,et al. Effectiveness of lycopene on experimental testicular torsion. J Pediatr Surg,2016,51(7):1187-1191

[54] Colaco M,Heavner M,Sunaryo P,et al. Malpractice Litigation and Testicular Torsion:A Legal Database Review. J Energ Med,2015,49(6):849-854

[55] Mustafa Gune S MD, Mehmet Umul, MD, ahmet Orhan Celik, MD, MD,et al. A novel approach for manual detorsion of an atypical(outward)testicular torsion with bedside Doppler ultrasonography guidance. Can UROL assoc J,2015,9(9-10):E676-E678

[56] Estremadoyro V,Meyrat BJ,Nirraux J,et al. Diag-

nosis and management of testicular torsion in children. Rev Med Suisse,2017,13(550):406-410

[57] Shimizu S,Tsounapi P,Dimitriadis F,et al. Testicular torsion-detorsion and potential therapeutic treatments:A possible role for ischemic postconditioning. Int J Urol,2016,23(6):454-463

[58] Zu'bi F,Ming J,Farhat W. Novel Surgical Approach to Giant Abdominoscrotal Hydrocele-Video. Urology,2017,101:123-125

[59] Lundstrom KJ,Soderstrom L,Jermow H,et al. Epidemiology of hydrocele and spermatocele; incidence,treatment and complications. Scand J Urol, 2019,53(2-3):134-138

[60] Hazeltihe M,Panza A,Ellsworth P. Testicular Torsion:Current Evaluation and Management. Urol Nurs,2017,37(2):61-71

[61] Patoulias D,Famakis K,Kalogirou M,et al. Transient testicular torsion:from early diagnosis to appropriate therapeutic intervention(a prospective clinical study). Folia Med Cracov,2017,57(2):53-62

第30章 男性尿道下裂手术
(surgery for male hypospadias)

男性尿道下裂分为冠状沟型、阴茎型、阴茎阴囊型、阴囊型及会阴型等,合并阴茎短小及阴茎下曲、隐睾等畸形。目前手术整形是唯一的治疗措施。

【手术时机】

手术应于学龄前完成,近年有些学者主张1岁后就可手术,这样可减少对小儿的心理影响及家长的焦虑。Duckett主张出生后3-18个月是最合适的手术年龄。畸形矫正、尿道成形及处理好手术并发症,常需要多次手术。

【手术要求】

1. 阴茎伸直,充分矫正阴茎下弯及合并的其他畸形。

2. 重建缺失的尿道,尿道成形术,保证尿道口在阴茎头正常位置。

3. 重建阴茎腹侧缺失的皮肤,保证阴茎外形良好。

【手术难度】

尿道下裂的手术方式多而繁杂,迄今已有300多种,可以采用分期手术,也可以一期完成手术。常见手术并发症有尿瘘、尿道狭窄。目前仍然没有任何一种理想的手术方式能够完全避免并发症的发生。

第一节 未合并阴茎下曲的尿道下裂尿道成形术
(urethroplasty of hypospadias without Interior curature of penis)

尿道下裂未合并阴茎下曲者,一般可做一期尿道成形术。

【适应证】

用于未合并阴茎下曲的尿道下裂尿道成形术,阴茎头发育良好者。

【禁忌证】

1. 合并肝肾功能明显异常和严重功能不全、营养不良、体质虚弱,不能耐受手术者。

2. 有严重阴茎下曲者;阴茎头型和冠状沟型以外的尿道下裂者;阴茎头发育不良者。

3. 合并全身出血性疾病者。

4. 合并严重糖尿病未能控制者。

5. 合并有尿路感染、阴囊皮肤有急性炎症或溃疡未控制者。

【术前准备】

1. 测定黄体激素(LH)、卵泡刺激素(FSH)、睾酮(T)和双氢睾酮(DHT)的水平及染色体等检查无异常者。

2. 术前清洗阴茎、阴囊及会阴部,有阴毛者术前1d剃去阴毛,注意勿损伤皮肤。

【麻醉与体位】

一般采用硬膜外麻醉,小儿加用基础麻醉。取平卧位。

【术式简介】

1. 尿道口前移阴茎头成形术(MAGPI) 本术式于1981年由Duckett首先报道,后又稍加修改,成功率为95.5%左右;效果较满意。适用于无阴茎下曲的阴茎头型和冠状沟型病例。尤其适用于尿道口小、阴茎头发育良好者。最好用于尿道口在阴茎头范围内的病例。

(1)原理:通过阴茎头正中切口及两外侧阴茎头瓣覆盖,正位尿道外口。

（2）优点：术后外观与正常相似，术后排尿通畅，不易发生尿瘘。

（3）缺点：如张力大则前移的尿道口有可能向近侧退缩，退缩率可达 15%～22%。甚至退回至冠状沟。对于远侧尿道呈黏膜状菲薄者实施困难。该手术较难掌握。

（4）手术要点：在尿道口下方环绕冠状沟环行切口（图 30-1A），切开包皮、阴茎筋膜达白膜，并袖套状游离阴茎皮肤达其根部，楔形切除尿道沟与尿道口之间的桥样组织（图 30-1B），使尿道沟

呈菱形缺损。将切口用 4-0 薇乔线横缝 2～3 针，使尿道口稍向远端移位；做 3 针牵引线，1 针缝于腹侧尿道口中央（图 30-1C），向远端牵引，另 2 针缝于左右两侧冠状沟组织处，向近端拉开，3 针牵引线形成一圆锥状，切除牵引线内侧多余皮瓣及海绵体组织，将阴茎头海绵体两侧向中间靠拢（图 30-1D），4-0 薇乔线分两层成形阴茎头（图 30-1E），再将阴茎皮肤修整与冠状沟皮肤缝合，置入导尿管支撑尿道及引流尿液（图 30-1F）。

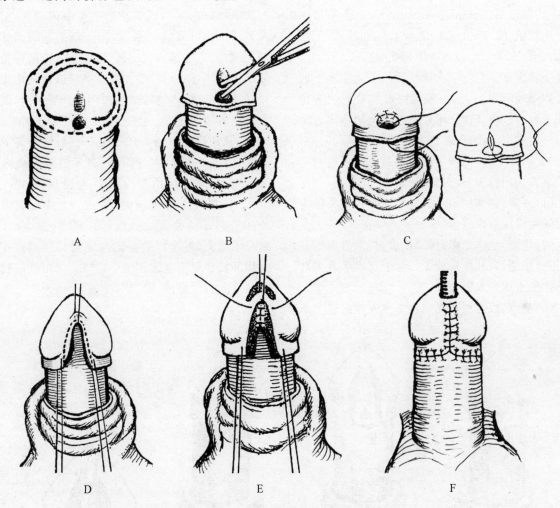

A　　　　　　　B　　　　　　　C

D　　　　　　　E　　　　　　　F

图 30-1　尿道口前移阴茎头成形术

A. 包皮环形切口；B. 切开包皮后，切除桥样组织；C. 尿道切口横行缝合 2～3 针；D. 缝 3 针牵引线，切除多余组织；E. 两层缝合整形阴茎头；F. 保留导尿管缝合皮肤切口

（5）注意要点

①尿道沟纵切口到阴茎头顶部的长度及切除的桥样组织的多少，要考虑横缝后尿道口狭窄既得到纠正并稍向远端移位。

②阴茎头两侧翼皮肤对拢缝合时，切除多余皮瓣及海绵体组织时，不能过多，以防缝合后压迫尿道导致尿道口狭窄。

③要将冠状沟型的尿道口拖至阴茎头远侧而

无张力是困难的,术后尿道口仍在其术前位置,其效果仅像是做了包皮环切术似的。

2. 尿道板纵切卷管尿道成形术 1994年 Snodgrass报道尿道板纵切卷管尿道成形术,即 Snodgrass手术(又称TIPU术)。即在阴茎腹侧尿道板中央纵行切开,使尿道板的宽度得以扩张,增加了尿道板成形尿道的材料。该手术简单易行,术后排尿功能良好。在增加筋膜组织覆盖后,尿瘘也大大减少,适用于无弯曲的尿道下裂修复。手术失败率为9.5%~32.4%。术后尿流率偏低,平均尿流率7.8 ml/s(6.8~10.5 ml/s),最大尿流率均值10.5 ml/s(8.8~14.5 ml/s)。手术成功率67.6%~93.3%。尿道瘘5%~33.3%,尿道全长裂开1.11%。TIPU适用于无阴茎下曲的远侧型尿道下裂者,对尿道成形失败而阴茎皮肤缺少者。近来TIPU术式已扩展到阴茎体近端和阴茎阴囊交界型尿道下裂修复,效果较好。对轻、中度阴茎下曲者,通过尿道外口近端尿道游离和阴茎背侧白膜折叠能得到矫正。

(1)原理:纵切尿道下裂开口远段阴茎头尿道板皮肤卷管成形尿道。

(2)优点:操作简单,保留尿道板,尿道成形良好,正位尿道口、并发症较少。对于首次手术失败后再次尿道成形效果也好。

(3)缺点:仅适用于无阴茎下曲或伴有轻度下曲的远侧型尿道下裂者。尿道板纵切卷管,成形尿道腔偏小,剩下的阴茎头及阴茎皮肤包埋腹侧创面张力大,尿道皮管纵行缝合口与覆盖尿道的阴茎皮肤缝合口在同一条线上,因此,术后容易发生伤口裂开、尿瘘及尿道狭窄。

(4)手术要点

①近冠状沟型尿道下裂者:在尿道口近侧缘2~3mm处起与冠状沟平行做环形切口,深度达Buck筋膜。将环形切口以下的阴茎皮肤游离到阴茎根部(图30-2A)。以尿道口为中心行尿道板两侧纵切口向远端延伸至阴茎头尿道沟处,阴茎头尿道沟切口继续向深层切开,至阴茎海绵体表面,并游离出阴茎头两侧翼,以覆盖成形的尿道并便于成形阴茎头(图30-2B)。将尿道板正中纵行切开达阴茎白膜,使尿道板向两侧伸展扩大,其宽度适当游离尿道板,使之可以成管缝合(图30-2C)。从原尿道口插入8F~14F硅胶气囊导尿管至膀胱,用5-0或4-0薇乔线将尿道板包绕尿管缝合至阴茎头中上段行成形远端尿道(图30-2D)。转移阴茎背侧包皮,部分去上皮形成肉膜瓣(图30-2E),覆盖加固成形的尿道(图30-2F)。缝合阴茎头(对合阴茎头的两侧翼),背侧包皮纵向切开转移至阴茎腹侧缝合切口。保留导尿管支撑尿道并引流尿液(图30-2G)。

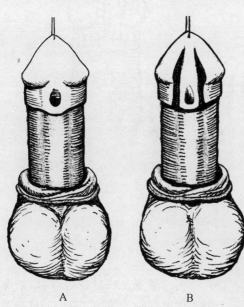
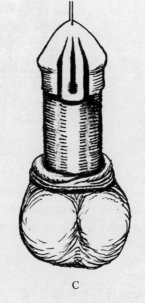
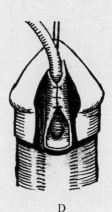

A   B   C   D

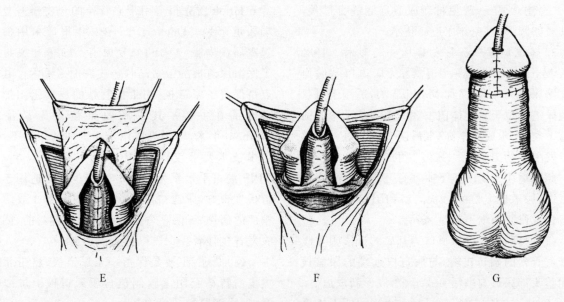

图 30-2　近冠状沟型尿道下裂尿道板纵切卷管尿道成形术

A. 环切包皮游离阴茎皮肤；B. 做尿道板皮瓣；C. 尿道板正中纵行切开；D. 成形尿道；E. 制作包皮肉膜瓣；F. 肉膜瓣覆盖加固成形的尿道；G 成形阴茎头及转移缝合阴茎切口

②阴茎型尿道下裂者：保留尿道板的基础上环形切开阴茎皮肤，达 Buck 筋膜，并适当向下游离阴茎皮肤（图 30-3A）。将尿道板两侧向远端延伸至阴茎头尿道沟处，将尿道板正中纵行切开达阴茎白膜，使尿道板向两侧伸展扩大其宽度（图 30-3B）。从原尿道口插入 8F～14F 硅胶气囊导尿管至膀胱，用 5-0 或 4-0 薇乔线可吸收线将尿道板包绕尿管缝合至阴茎头中上段行成形远段尿道（图 30-3C）。将尿道两侧的筋膜于尿道皮管纵行缝合加强（图 30-3D）。成形阴茎头及缝合阴茎切口皮肤（图 30-3E）。

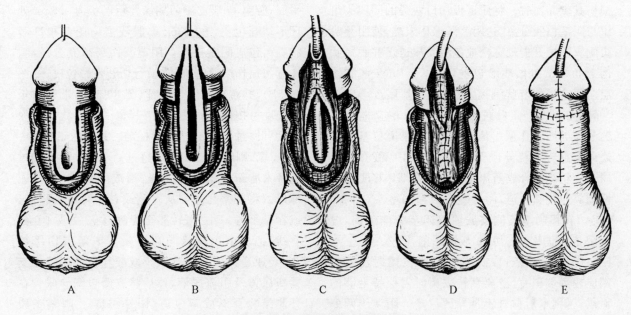

图 30-3　阴茎型尿道下裂尿道板纵切卷管尿道成形术

A. 保留尿道板环形切开阴茎皮肤；B. 将尿道板两侧向阴茎远端延伸，将尿道板正中纵行切开；C. 留置导尿管成形尿道；D. 缝合两侧筋膜加强尿道；E. 成形阴茎头及缝合阴茎切口皮肤

(5)注意要点:避免将新尿道远侧缝合过长,使其成卵圆形,以免新尿道口狭窄。

3. 尿道口基底血管皮瓣尿道成形术 1932年由 Mathieu 首先报道该手术,为尿道口基底血管皮瓣尿道成形术,又称 Mathieu 法,适用于冠状沟及尿道口位于阴茎体前 1/3 的无阴茎下弯的前尿道下裂,手术成功率高,术后阴茎外观好。尿道狭窄发生率约为 9.8%,尿瘘发生率约为 5.7% 左右。此法适用于无阴茎下曲,阴茎头沟槽深,阴茎头宽大,尿道口宽松的冠状沟型和阴茎远段型尿道下裂。修复长度不超过 2cm。

(1)原理:切取以尿道口为基底的近段阴茎腹侧带血管蒂的翻转皮瓣,与尿道口远端的尿道板或阴茎头部尿道沟呈活页式缝合,成形新尿道。

(2)优点:方法较简便易行。术后尿道不长毛及形成结石。

(3)缺点:由于尿道口基底蒂的血供限制,重建尿道的长度受限,修复长度不超过 2cm。阴茎头成形尿道后,缝合张力较大,术后有皮瓣裂开、尿道狭窄及尿道瘘等并发症。

(4)手术要点:做切口(图 30-4A),切取以尿道口为基点,远至阴茎头,近至阴茎腹侧的皮瓣,其宽度应>0.5cm,深度达白膜浅面,长度以皮瓣向上翻转达阴茎头顶端为准。切取阴茎皮瓣时勿损伤其供养血管。将尿道板切口两旁的阴茎头组织与阴茎白膜分离,达阴茎海绵体末端,使阴茎头腹侧翼状展开能较宽松地包绕新尿道。并距冠状沟下 0.5cm 处做环形包皮切开,于 Buck 筋膜浅层向阴茎近侧套状剥离,将尿道口基底皮瓣向上翻转(图 30-4B)。根据尿道大小置入相应的大小的气囊导尿管作尿引流及支架,将尿道口基底皮瓣向上翻转包绕导尿管,用 5-0 或 4-0 薇乔线与尿道板切缘缝合成新尿道(图 30-4C)。将阴茎头两侧翼包绕新尿道,两层缝合成形阴茎头(图 30-4D)。转移阴茎背侧皮肤覆盖阴茎腹侧创面,缝合阴茎皮肤及包皮切口,成形阴茎(图 30-4E)。

(5)注意要点:取阴茎干 U 形皮瓣时注意近端应较远端稍宽,游离翻转皮瓣时需保持足够的血供,否则术后愈合不良导致尿瘘。阴茎头两侧翼包绕新尿道时,不能过紧,以免新尿道受压缺血坏死导致术后尿道口狭窄。

4. 加盖岛状皮瓣法尿道成形术 1890 年 Van Hook 首先报道用带血管蒂的包皮瓣修复近端尿道下裂。Duckett 于 1980 年报道采用横行包皮岛状皮瓣(TPIF)修复尿道。1986 年又报道了保留尿道板的带蒂岛状包皮瓣加盖手术。其特点是保留了尿道板,用带血管蒂的皮瓣组织加盖减少了并发症。其手术效果被认为是优于 Mathieu 手术,但仍只适用于无弯曲的尿道下裂。手术技术要求较高。OIFU 再手术率为 5%,而 TPIF 的再手术率为 10%~15%。本法适用于尿道板发育好,尿道口位于阴茎体中后 1/3 或阴茎根部的病例,无阴茎弯曲或有轻度阴茎弯曲,阴茎头发育较佳者。

(1)原理:主要是保留一条尿道板,将带蒂包皮皮瓣转移至阴茎腹侧覆盖于尿道板上加以缝合,形成新尿道。

(2)优点:避免了近端尿道口的环形吻合,术后尿瘘、尿道狭窄等并发症较少,外观较佳。

(3)缺点:该法有两条皮肤对合线,且均位于重建尿道两侧,缺乏软组织覆盖,易发生尿瘘,发生率为 6%~11.11%。

(4)手术要点:自阴茎腹侧尿道口近侧缘 0.2~0.3cm 处起到冠状沟做近似于 U 形切口,保留腹侧中央的尿道板,其宽度依患者年龄而定,4~5mm(图 30-5A)。在阴茎深筋膜与白膜之间平面,游离 U 形皮瓣两侧缘。距冠状沟 0.5cm 处环形切开包皮,在 Buck 筋膜浅层向阴茎根部套状剥离包皮阴茎皮肤。阴茎头两翼须充分游离,注意勿损伤阴茎海绵体;横行切开带蒂包皮瓣(图 30-5B),并游离至阴茎根部(图 30-5C),带蒂内板之长度可按尿道板之长度,其宽度则以缝合成尿道后可通过 12F 导尿管为标准。如果尿道板 4~6mm 宽,则留置皮瓣不能超过 6~8mm。皮瓣过宽者术后新尿道可能扩张,形成憩室,引起排尿障碍。将带蒂之皮瓣从左侧或右侧转移至腹侧,或在蒂部开一小孔,转移至腹侧,用 5-0 或 4-0 薇乔线,把皮瓣内侧缘与尿道板皮瓣对应切缘缝合,经尿道口插入适当大小双腔气囊导尿管作支撑新尿道及引流尿液,然后将皮瓣包绕导尿管在外侧缘缝合形成新尿道(图 30-5D)。阴茎头腹侧两侧切口做潜行分离,横行褥式缝合 2~3 针,成形阴茎头,将背侧包皮转移到腹侧覆盖创面(图 30-5E)。

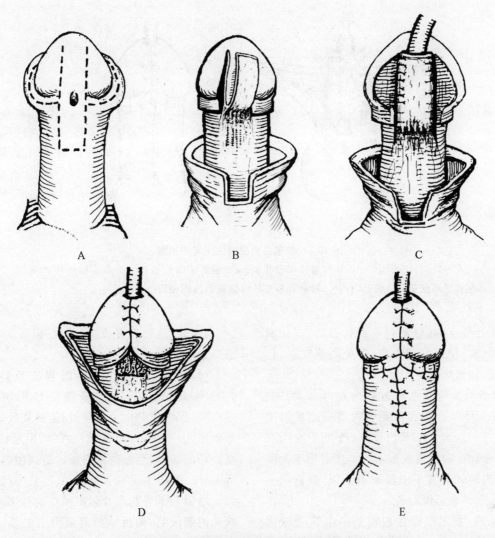

图 30-4　尿道口基底血管皮瓣尿道成形术

A. 切口；B. 切取阴茎皮瓣及环形切开游离包皮；C. 插入导尿管成形尿道；D. 成形阴茎头；E. 转移阴茎背侧皮肤缝合切口

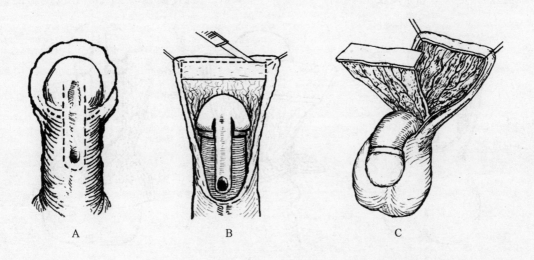

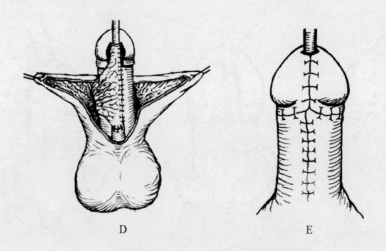

图30-5 加盖岛状皮瓣法尿道成形术
A. 尿道板皮瓣切口；B. 切取包皮带蒂皮瓣；C. 游离带蒂皮瓣；D. 带蒂皮瓣转到腹侧，留置尿管成形尿道；E. 成形阴茎头，转移背侧皮肤缝合覆盖腹侧创面

（5）注意要点：在分离包皮血管蒂时，应在两层血管间分离，保证蒂部血供，避免阴茎皮肤、包皮外板皮肤缺血坏死。

5. 双面加盖带蒂包皮瓣尿道成形术 1996年Gonzales等结合加盖带蒂包皮瓣尿道成形术（OIF）及Hodgson XX术的优点，改进手术为双面加盖带蒂包皮瓣尿道成形术。本法适用于无阴茎下曲的近端和阴茎干中段尿道下裂，腹侧阴茎皮肤不足，尿道板可保留者。

（1）原理：利用带蒂包皮瓣的一半覆盖尿道板，形成新尿道；另一半覆盖阴茎腹侧皮肤缺损，克服了OIF手术覆盖皮瓣供血不足和Hodgson XX手术美容效果差的缺点。

（2）优点：尿道狭窄和尿瘘发生率低。

（3）缺点：仍有并发症，为尿瘘、尿道憩室、尿道口退缩、残余阴茎下曲等。

（4）手术要点：在阴茎腹侧尿道口近侧缘0.2~0.3cm处起到阴茎头做一U形切口，达阴茎白膜，保留腹侧中央的尿道板，其宽度依患者年龄而定，4~5mm。在冠状沟背侧，距冠状沟5mm做一环形切口，至腹侧尿道板。游离阴茎头两翼。沿Buck筋膜浅层深面剥离阴茎皮肤至阴茎根部。沿阴茎干皮肤和外包皮接点横行切开阴茎皮肤和内膜浅层，向近端游离至阴茎根部。产生一个宽大的包括包皮内、外板的岛状皮瓣（图30-6A）。转移双面皮瓣，在血管蒂近端中部无血管处分离裂孔（图30-6B）。使皮瓣转移至腹侧（图30-6C）。将皮瓣旋转90°。先将包皮瓣的外板缝

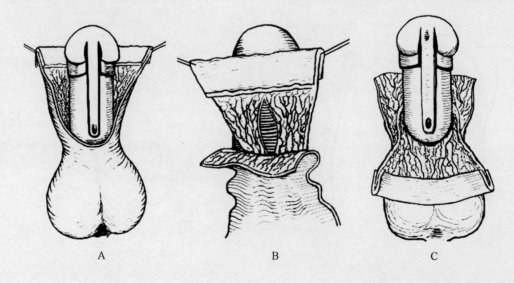

A   B   C

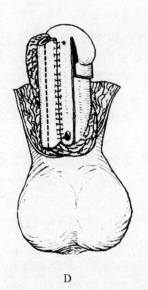
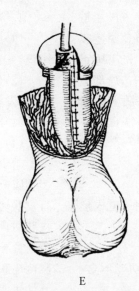
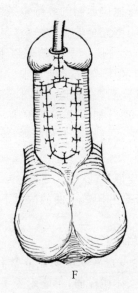

图 30-6　双面加盖带蒂包皮瓣尿道成形术

A. 保留腹侧中央的尿道板,游离阴茎包皮瓣,取带血管蒂双面皮瓣;B. 在双面皮瓣蒂近端
中部分离裂孔;C. 皮瓣转移至腹侧;D. 皮瓣旋转 90°,其外板缝到尿道板上;E. 置导尿管后将包
皮瓣另一侧缝至尿道板上;F. 成形阴茎头,皮肤缝合覆盖腹侧创面

到尿道板上(图 30-6D)。在包皮瓣上做第 2 个切口,使新尿道周径达 12～14mm。尿道内插入 10F 双腔气囊导尿管。围绕导尿管将包皮瓣另一侧缝至尿道板上,形成新尿道(图 30-6E)。缝合尿道旁组织,增加新尿道的覆盖。在新尿道腹侧中线上缝合阴茎头两翼,用剩余的包皮瓣覆盖腹侧皮肤缺损(图 30-6F)。

(5)注意事项:与加盖带蒂包皮瓣尿道成形术后注意事项相同。

【术后处理】

1. 术后应用抗生素防治感染。

2. 适当加压包扎,轻轻加压包扎伤口,减少水肿而不影响血液供应。避免在阴茎干上用环形加压绷带。

3. 每天伤口用碘伏消毒更换敷料,严防伤口感染。

4. 保持导尿管引流通畅,防止导尿管阻塞尿液从导尿管周围溢出打湿敷料导致伤口感染。

5. 术后 3d,每天由后向前挤压会阴阴囊部尿道,清除尿道分泌物,预防伤口感染。

6. 伤口术后 14d 左右拆线。

7. 术后 15～30d,待伤口愈合后,拔除导尿管观察排尿。拔除导尿管前先夹管饮水,待膀胱充盈后才拔管排尿,观察排尿情况,有无尿漏。拔管后根据患者排尿情况适当做尿道扩张,以防尿道狭窄。

【评析与选择】

参见本章第四节游离组织移植一期尿道成形术。

(陈在贤　王　郁)

第二节　合并阴茎下曲的尿道下裂分期尿道成形术
(stage urethroplasty for hypospadias with Inferior curvature of penis)

先天性尿道下裂绝大多数合并阴茎下曲,阴茎下曲的解剖因素是:①尿道下裂口远端皮肤发育不全,阴茎海绵体腹侧纤维索形成牵拉;②阴茎腹侧白膜(称 Buck 筋膜)部分挛缩;③尿道末段附着于屈曲的阴茎海绵体前段。

1860 年 Bouisson 首先使用横切尿道板矫正

阴茎下曲,阴茎下曲矫正术的基本要点是松解阴茎,切除尿道口远侧的纤维索条组织,将末段尿道游离,使阴茎完全伸直,并转移包皮瓣覆盖阴茎腹侧创面。合并阴茎下曲的尿道下裂,首先应矫正阴茎下曲,使阴茎完全伸直术后半年左右,局部瘢痕组织软化后,做尿道成形术。现合并阴茎下曲的尿道下裂分期尿道成形手术,可以分期也可一期手术,需要根据患者尿道下裂的类型及严重程度而定。

【适应证】

用于合并阴茎下曲的尿道下裂分期尿道成形术者。

【禁忌证】

1. 合并肝肾功能明显异常和严重功能不全、营养不良、体质虚弱,不能耐受手术者。

2. 合并全身出血性疾病者。

3. 合并严重糖尿病未能控制者。

4. 合并有尿路感染、阴囊皮肤有急性炎症或溃疡未控制者。

【术前准备】

1. 测定黄体激素(LH)、卵泡刺激素(FSH)、睾酮(T)和双氢睾酮(DHT)的水平及染色体等检查无异常者。

2. 术前清洗阴茎、阴囊及会阴部,有阴毛者术前1d剃去阴毛,注意勿损伤皮肤。

【麻醉与体位】

一般采用硬膜外麻醉,小儿加用基础麻醉。取平卧位。

【术式简介】

1. 阴茎下曲矫正术

(1)原理:彻底切除导致阴茎下曲的纤维索带组织,延长阴茎腹侧长度使阴茎完全伸直。

(2)优点:操作简单,术后外观基本与正常相似,并发症较少。

(3)缺点:尿道外口要后移。

(4)手术要点

①阴茎阴囊型尿道下裂阴茎下曲矫正术:距阴茎腹侧冠状沟下约2mm处起做平行冠状沟环行皮肤切口达阴茎白膜,又做阴茎腹侧中线纵行皮肤切口至尿道口(图30-7A),经尿道置入一双腔气囊导尿管,沿阴茎白膜表面,向两侧分离阴茎腹侧皮肤,紧贴白膜逐一解剖游离其纤维索,并将其彻底切除,使阴茎完全伸直(图30-7B)。覆盖阴茎腹侧创面可选择如下两种方法。

A. 转移包皮皮瓣覆盖阴茎腹创面:适用于阴茎背侧包皮阴茎皮肤过多者。将包皮在冠状2mm处起平行冠状沟环行切开达白膜,并将其游离,做背侧正中切开,形成左右两个皮瓣,移向阴茎腹侧以覆盖创面(图30-7C),逐一缝合切口,留置保留导尿管(图30-7D)。

B. 交错皮瓣覆盖阴茎腹侧创面:适用于阴茎背侧包皮阴茎皮肤不充裕者。可在矫正阴茎下曲后,根据阴茎腹侧皮瓣缺损情况,将阴茎腹侧皮瓣缘上做2～3个侧切口(图30-7E),然后交错呈之字形缝合(图30-7F)。

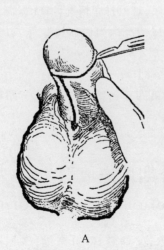
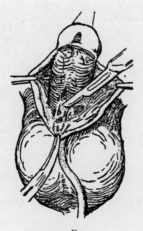
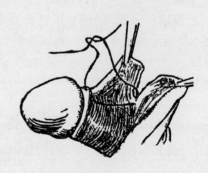

A   B   C

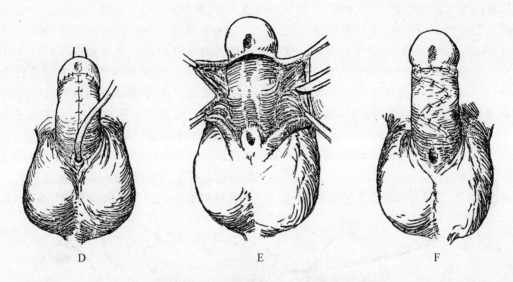

图 30-7　阴茎阴囊型尿道下裂阴茎下曲矫正术

A. 做阴茎腹侧皮肤切口;B. 分离皮瓣,切除纤维索组织;C. 转移包皮皮瓣;D. 包皮皮瓣转移
到腹侧缝合;E. 将阴茎腹侧皮瓣缘上做 2～3 个侧切口;F. 之字形缝合

②会阴型尿道下裂阴茎下曲矫正术:会阴型尿道下裂阴茎下曲严重,阴茎多部分包埋在阴囊壁皮肤内,阴茎腹侧纤维索带切除后,借用阴茎两侧阴囊皮肤覆盖用阴茎腹侧创面,如图 30-8A 所示,在尿道口远侧缘做一横切口两端向阴茎根部做平行切口,其横切口长度要使阴茎两侧阴囊皮瓣游离后能覆盖阴茎腹侧创面。游离皮瓣,彻底切除阴茎腹侧的纤维索带组织,使阴茎完全伸直后,将阴茎两侧阴囊皮瓣在阴茎腹侧缝合覆盖阴茎创面(图 30-8B)。

(5)注意要点

①判断阴茎完全能伸直的表现:纤维索带已切除干净,创面无硬索状组织,均匀柔软,将尿道口向后退移至适当位置,行人工阴茎勃起试验,阴茎勃起伸直满意,否则应予再次矫正,直至满意为止。

②游离阴茎皮瓣时,应在阴茎深筋膜与白膜之间的平面,由背侧开始从左右两侧绕向腹侧分离,这样解剖层次清晰、省时、出血少。

③止血:分离过程中阴茎的渗血一般不需个别结扎,用湿纱布压迫片刻即可止血,切破的白膜、阴茎海绵较大的出血点需用细丝线缝扎。

2. 尿道成形术　第一期阴茎下曲矫正术后半年左右,局部组织瘢痕软化后,做第二期尿道成形术,根据近几年的相关文献,现就较常用的疗效

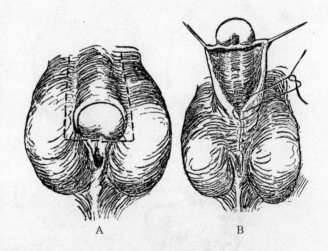

图 30-8　会阴型尿道下裂阴茎下曲矫正术

A. 切取阴茎两侧阴囊皮肤;B. 以部分阴囊皮肤
覆盖阴茎腹侧创面

较满意的具有代表性的几种术式介绍如下。

(1)尿道口基底皮管尿道成形术(Mustarde术):1965 年 Mustarde 介绍了翻转皮瓣(Flip-Flap)形成尿道的方法。该法的原理与 Mathieu 术相类似,相同之处均是应用翻转皮瓣卷成带蒂皮管成形新尿道,不同之处是 Mathieu 术适用于无阴茎下曲的尿道下裂者,尿道口远端的尿道板或阴茎头部尿道沟呈活页式缝合,成形新尿道。而 Mustarde 术可适用于有阴茎下曲的尿道下裂者,尿道口远端凿通到阴茎头顶端的隧道,成形新

尿道。本法适用于无阴茎下曲,尿道槽沟浅的冠状沟型和阴茎远侧型尿道下裂,其修复长度不宜超过2cm,阴茎腹侧皮肤应无瘢痕,血供良好。或阴茎下曲矫正术后阴茎前1/3型尿道下裂者。

①原理:切取以尿道口为基底的近段阴茎腹侧带血管蒂的翻转皮瓣,做成带蒂皮管,经尿道口远端凿通到阴茎头顶端的隧道,成形新尿道。

②优点:方法较简便易行。术后尿道不长毛及形成结石。

③缺点:只适用于冠状沟型和阴茎远侧型尿道下裂,其修复长度不超过2cm。

④手术要点:切口如图30-9A所示,在距尿道口远侧缘约0.2cm处与冠状沟平行,环行切开包皮,可同时切断腹侧的纤维条索纠正阴茎下曲。以尿道口为基点,在其近侧切取带蒂阴茎皮瓣,长度为尿道口至阴茎头隐窝间距,其宽度根据年龄大小而定。在Buck筋膜浅层游离带蒂皮瓣,使之能向阴茎头翻转(图30-9B)。套状剥离包皮及阴茎皮肤至阴茎根部,做阴茎头隧道(图30-9C)。经尿道口插入适当大小双腔气囊导尿管,围绕导

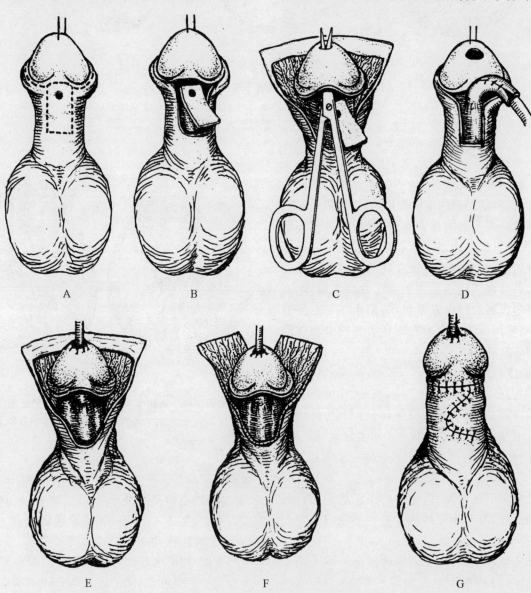

图30-9 尿道口基底皮管尿道成形术

A. 做切口;B. 取尿道口基底带蒂皮瓣;C. 套状剥离包皮及阴茎皮肤做阴茎头隧道;D. 置导尿管后缝合皮管;E. 带蒂皮管通过阴茎头隧道成形新尿道口;F. 转移背侧包皮;G. 缝合皮肤覆盖创面

尿管,用 5-0～6-0 薇乔缝线缝成皮管(图 30-9D)。将带蒂皮管向远侧翻转,通过阴茎头隧道间断缝合成形新尿道口(图 30-9E)。将阴茎背侧的包皮纵行切开(图 30-9F)转移到阴茎腹侧缝合覆盖创面(图 30-9G)。

⑤注意要点:与尿道口基底血管皮瓣尿道成形术的注意要点相类似。

(2)阴茎皮管尿道成形术(Thiersch 术):本术式于 1869 年由 Thiersch 首先报道,适用于无阴茎下曲或阴茎下曲矫正术半年以上,局部瘢痕软化后的阴茎型及阴茎阴囊型尿道下裂者,且阴茎皮肤丰富,用手指在阴茎背侧提起皮肤能达 1cm 以上者。对于第一期手术进行了阴茎腹侧皮肤储存的病例(背侧包皮转移到腹侧)特别适宜。

①原理:绕尿道口远端的阴茎腹侧皮瓣成管成形尿道。

②优点:方法较简便易行。术后尿道不长毛及不形成结石。

③缺点:制作尿道皮管后,覆盖阴茎的皮肤张力较大,尿瘘及尿道狭窄发生率较高。现已较少采用。

④手术要点:切口如图 30-10A 所示,在阴茎腹侧绕尿道口做一 U 形切口,切口之一侧在尿道口侧缘 2mm 左右,另一侧远离尿道口侧缘,使之游离后能翻覆盖尿道板成形尿道;皮瓣宽度应根据所形成的尿道粗细而定,一般 5－10 岁皮瓣宽 1.2～1.5cm,10－14 岁皮瓣宽 1.5cm,14 岁以上皮瓣宽 2cm 左右;在距中线较近一侧切口的冠状沟和 U 形的底横线延长 2cm 左右。分离距中线较远侧之皮瓣,尽量保存较多的皮下组织后经尿道插入一适当大小的双腔气囊导尿管,支撑成形的尿道及引流尿液。将游离远侧皮瓣翻转,用 5-0 薇乔缝线与另一侧做间断或连续缝合形成尿道,尿道口位于冠状沟处(图 30-10B)。切口两侧之阴茎皮肤充分游离,特别是距中线较近的皮瓣可多加游离,以两侧皮肤于正中缝合后无张力为准。4-0 丝线间断缝合阴茎筋膜,然后用 3-0 丝线间断缝合皮下及皮肤(图 30-10C)。缝合后如皮肤仍有张力,可于阴茎背侧皮肤纵行切开以减张。由于皮条偏向一侧,尿道缝合口与阴茎皮肤切口错开有利于防止尿瘘的形成。

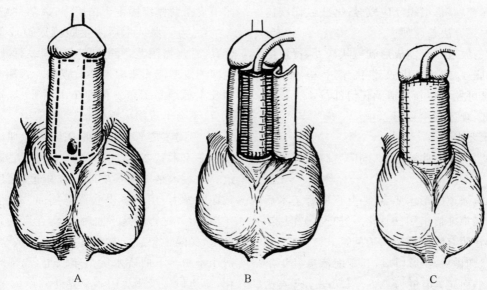

图 30-10　阴茎皮管尿道成形术
A. 围绕尿道口做切口;B. 分离 U 形皮瓣,置导尿管后翻转缝合成形尿道;C. 游离阴茎皮肤缝合覆盖创面

⑤注意要点

A. 游离 U 形皮条时,距中线较近的一侧可以多作游离,而距中线较远的一侧不可游离过宽,以能与对侧无张力缝合即可。如游离过宽,该侧皮瓣血供障碍,影响愈合;即使能够愈合,也形同全厚游离皮片移植,日后会挛缩。

B. 无论是游离 U 形皮瓣或切口两侧的阴茎皮瓣,都应注意在阴茎筋膜和白膜之间的解剖平面进行。

C. 如果不准备做耻骨上膀胱造瘘者,则可在缝合 U 形皮瓣之前置入多孔硅胶导管,既可作为缝合皮管的支撑,又可作膀胱内尿液的引流。

(3)埋藏皮条尿道成形术(Denis-Browne术):Denis Browne 1953 年首先报道用皮条埋藏法将尿道口修复至冠状沟。1965 年吴文斌提出修改法。另外由于该法不易将尿道口做至阴茎头顶部,与现代整形要求距离较远,故近来已较少采用。Denis-Browne 术后的尿道狭窄发生率为20%,尿道瘘发生率为 20%。虽然目前的一期尿道成形术已取代了分期手术,但 Denis-Browne 皮条埋藏法的尿道成形术仍有使用价值,如用于阴茎下弯已矫正的尿道下裂,或长段尿道狭窄。本术式适用于无阴茎下曲或阴茎下曲矫正术后局部皮肤瘢痕软化者,二期尿道成形术的阴茎型及阴茎阴囊型尿道下裂者。

①原理:埋藏尿道口远段阴茎腹侧皮条至冠状处,以形成新尿道。

②优点:不需缝成皮管,可节省阴茎皮肤,使用钢丝作缝合材料,组织反应较轻,拆线后伤口内不遗留异物。方法较简便。

③缺点:尿道口只能成形到冠状沟处,覆盖阴茎的皮肤张力较大,其尿道狭窄率很高(达28.3%),且可发生在新尿道的任何部位。少数伤口完全裂开,现已较少采用。

④手术要点

第一期:阴茎下曲矫正术,同阴茎腹侧纤维索带切除术。

第二期:尿道成形术要点(阴茎下曲矫正术后半年以上,局部瘢痕组织已软化后进行):如图 30-11A 所示,在阴茎腹侧尿道口近侧缘 0.2~0.3cm 处起到冠状沟做一 U 形切口,其宽度依患者年龄及阴茎大小而定,儿童为 0.6~1.0cm,成人为1.0~1.2cm。沿切口切开皮肤,达阴茎白膜。在达冠状沟处各向外侧横行延伸 1cm 左右,于尿道口近侧,沿尿道口缘 2~3mm 处将切口绕过对侧,尿道皮条留于原位而不作游离。在阴茎筋膜与白膜之间进行剥离两侧皮瓣(图 30-11B)达阴茎背侧(图 30-11C),注意避免损伤阴茎背血管及神经。经尿道插入一适当大小的双腔气囊导尿管,支撑成形的尿道及引流尿液。用 5-0 号薇乔线将尿道皮条两侧缘固定于白膜上,以防共皱缩。于尿道口处用 5-0 薇乔线将尿道皮条的近端做半荷包缝合(图 30-11D)。以后缝合可选用如下两法之一进行。

方法一:第一层用 5-0 薇乔线缝合(图 30-11E),以包埋尿道皮条;第二、三层用细钢丝,作阴茎筋膜的蛇形缝合(图 30-11F),在缝合过程中要经常拉直并牵动钢丝,如钢丝不能滑动,则可能有扭结,应调整。钢丝从切口两端穿出皮肤之外用橡皮粒结扎于钢丝末端固定;最后用 4-0 薇乔线缝合皮下及皮肤(图 30-11G)。

方法二:用 5-0 薇乔线三层间断缝合,缝合阴茎筋膜的薇乔线勿暴露于尿道腔内,以免术后形成线头结石。

必要时可在阴茎背侧中线处将阴茎皮肤及筋膜做纵行减张切开(图 30-11H),以降低阴茎腹侧伤口的张力,以保证阴茎腹侧伤口愈合(图 30-11I)。注意避免损伤尿道海绵体。

⑤注意要点

A. 做尿道皮条不要太窄,用 5-0 号薇乔线将尿道皮条两侧缘固定于白膜上,以防共皱缩。

B. 为了保证术后阴茎腹侧尿道成形伤口愈合,应常规做阴茎背侧皮肤及筋膜纵行减张切开,使两侧皮瓣能无张力地移向腹侧。背侧减张切口用凡士林纱布覆盖。创面于术后 2~3 周即完全愈合,不会形成瘢痕疙瘩。

(4)阴茎皮管尿道成形阴囊内包埋尿道成形术(Cecil 术):本术式于 1955 年由 Cecil 首先报道。此手术是用阴茎皮肤形成尿道,然后将其埋藏在阴囊内,用阴囊皮肤覆盖创面。此手术需分三期进行,先行阴茎下曲矫正术,半年后行尿道成形术,又隔半年后行游离阴茎成形完成全部手术。适用于阴茎下曲矫术后半年以上,局部瘢痕已软化,尿道口位于阴囊阴茎交界处者。

①原理:用阴茎皮肤形成尿道,埋藏在阴囊内,保证成形尿道完全愈合。

②优点:此术式不用阴茎皮肤覆盖阴茎创面,可取足够宽的阴茎皮条成形尿道,新尿道包埋于阴囊中血供良好,手术成功高。阴茎皮肤毛发少,因此术后尿道狭窄、尿瘘及尿道长毛的并发症明显减少。

③缺点:手术先后需行三期,病程较长,患者经受痛苦时间较长。

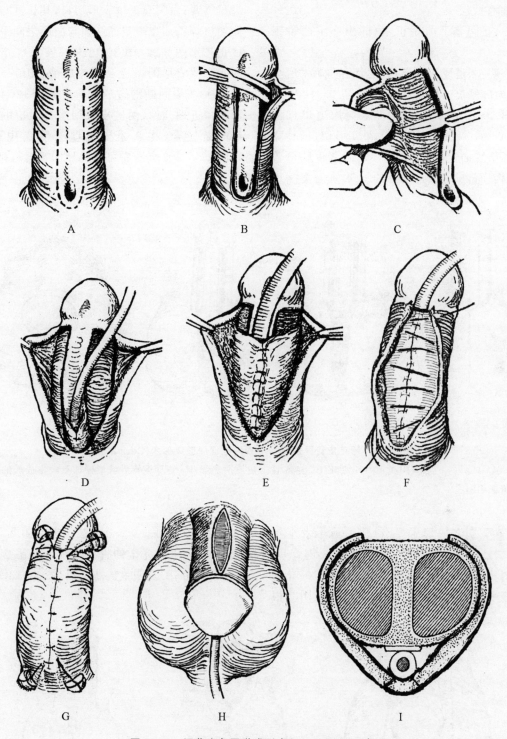

图 30-11　埋藏皮条尿道成形术（Denis-Browne 术）

A. 做 U 形尿道皮瓣切口；B. 剥离阴茎两侧皮瓣；C. 游离两侧皮瓣达阴茎背侧；D. 固定皮条，半荷包缝合尿道口；E. 用薇乔线缝第一层；F. 细不锈钢丝缝第二、三层；G. 缝合完毕；H. 做阴茎背侧纵行减张切开；I. 减张阴茎腹侧伤口

④手术要点

第一期:阴茎下曲矫正术(同阴茎下曲矫正术)。

第二期:尿道成形术要点(阴茎下曲矫术后半年以上,局部瘢痕已软化后进行)。

如图 30-12A 所示,在阴茎腹侧尿道口近侧缘 0.2~0.3cm 处起到冠状沟做 U 形切口,其宽度依患者年龄而定,因本式式不用阴茎皮肤覆盖阴茎腹侧创面,成形尿道皮管的 U 形皮瓣宽度可满足需要;做阴囊正中纵形切口,其长度与阴茎腹侧切口等长。在阴茎深筋膜与白膜之间平面游离 U 形皮瓣两侧缘(图 30-12B)。插入双腔气囊导尿管支撑成形的尿道及引流尿液,用 5-0 薇乔线将 U 形皮瓣间断缝合成皮管(图 30-12C)。从 U 形切口近端开始,两侧皮肤切缘与对应的阴囊切缘间断缝合,将新尿道包埋于阴囊中(图 30-12D)。术后 2 周左右可拔除导尿管自行排尿。

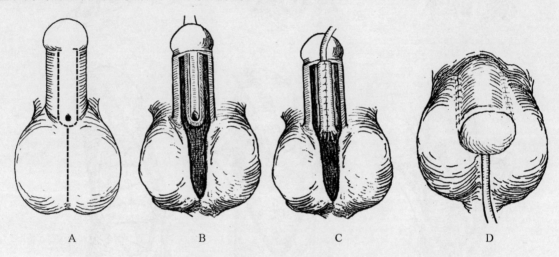

图 30-12　阴茎皮管尿道成形阴囊内包埋尿道成形术(Cecil 术)

A. 做阴茎 U 形及阴囊正中纵切口;B. 游离 U 形皮瓣两侧缘;C. 置导尿管后成形尿道;D. 将成形的尿道包埋于阴囊中

第三期:阴茎成形术要点(尿道成形术半年后,局部瘢疤组织已软化后进行)。

在阴茎阴囊皮肤交界线外侧 1.0~2.0cm 处做与阴茎平行的切开阴囊皮肤切口,直至阴茎根部水平(图 30-13A)。分离被包埋的阴茎,直至阴茎根部,使阴茎完全伸直。分别缝合阴囊皮肤切口(图 30-13B)及阴茎皮肤切口(图 30-13C)。

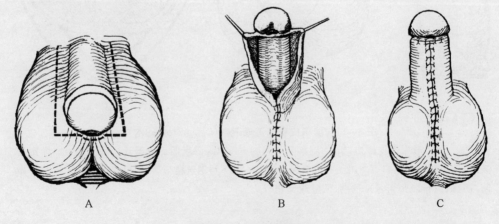

图 30-13　阴茎成形术

A. 阴茎阴囊皮肤切口;B. 分离阴囊阴茎皮瓣使阴茎完全伸直后缝合阴囊切口;C. 缝合阴茎皮肤切口

⑤注意要点

A. 因本术式不用阴茎皮肤覆盖阴茎腹侧创面,因此成形尿道的皮瓣宽度可满足需要,切取时以保证成形的尿道不狭窄为宜。

B. 尿道成形术应在阴茎下曲矫正术半年后,局部瘢痕组织软化后进行。

C. 阴茎成形术时切取阴囊皮肤时,不可切取过少,以免修复阴茎创面时张力过大而影响排尿。

【术后处理】

同本章第一节未合并阴茎下曲的尿道下裂尿道成形术的术后处理。

【评析与选择】

参见本章第四节游离组织移植一期尿道成形术。

（陈在贤　王　郁）

第三节　合并阴茎下曲的尿道下裂一期尿道成形术
（one stage urethroplasty of hypospadias coexisting with chordee）

近年来逐渐趋向于一期尿道成形手术,即在纠正各种畸形的同时成形尿道。这样可大大缩短治疗周期,减轻患者的痛苦及经费。现介绍如下几种较常用的有代表性的术式。

【适应证】

适用于伴有阴茎下曲型尿道下裂,阴茎包皮发育好、充足者。

【禁忌证】

1. 同第一节未合并阴茎下曲的尿道下裂尿道成形术的禁忌证。

2. 已做包皮切除术者及阴茎包皮及阴茎发育不良者为禁忌证。

【术前准备】

同第一节未合并阴茎下曲的尿道下裂尿道成形术的术前准备。

【麻醉与体位】

一般采用硬膜外麻醉,小儿加用基础麻醉。取平卧位或取截石位。

【术式简介】

1. 背侧包皮管转移腹侧尿道成形术(Hodgson XX 术)

（1）原理:利用带血管蒂的包皮内板缝成管状转移到阴茎腹侧成形新尿道。

（2）优点:其主要优点在于将旋转而不游离的新尿道转移至阴茎腹侧时带有部分浅表的外阴部血管系统,从而保证了新尿道的供血。此外,阴茎头顶部保留一片 V 形皮瓣,也可减少新尿道口狭窄的发生。

（3）缺点:手术操作较复杂,外观不十分满意,且术后并发症不少,故目前此术式已被改进的 Duckett 术式取而代之。

（4）手术要点:按图 30-14A 所示的虚线环切开冠状沟下包皮,并在腹侧阴茎头顶部做一 V 形切口。游离两翼,注意勿损伤阴茎海绵体;游离解剖近侧尿道口,分离阴茎头两侧翼(图 30-14B)。不对称纵行切开背侧包皮,较多包皮内板按虚线切取一带蒂皮瓣(图 30-14C),缝成带蒂皮管(图 30-14D),旋转至阴茎腹侧,一端与近端尿道吻合,另一端与阴茎头 V 形皮瓣缝合而形成尿道口(图 30-14E)。缝合两翼,阴茎头整形,修复阴茎腹侧面(图 30-14F)。

2. 横行带蒂岛状包皮瓣尿道成形术(Duckett 术)

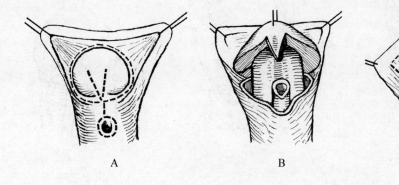

A　　　　　　　　　　B　　　　　　　　　　C

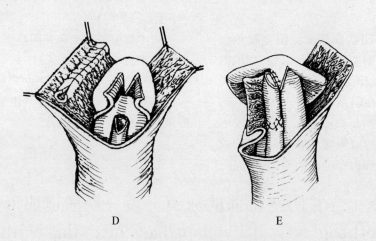

图 30-14　背侧包皮管转移腹侧尿道成形术

A. 按虚线做切口；B. 解剖近侧尿道及阴茎头两翼；C. 纵行切开背侧包皮，按虚线切取包皮
带蒂皮瓣；D. 包皮内板卷成管状；E. 新尿道成形；F. 成形阴茎头及缝合阴茎皮肤

1896 年 Hook 设计用带血管的斜形包皮瓣成形尿道。1897 年 Nove Josserand 尝试游离包皮卷管成形尿道修复尿道下裂。1971 年 Asopa 首创斜裁包皮带血管蒂转至阴茎腹侧成形尿道。1980 年在改进 Asopa 和 Hodgson 手术的基础上，设计了成为有代表性的包皮尿道成形术。本术式主要适用于阴茎背侧包皮充裕，尿道缺损在 3～4cm 的轻、中度阴茎型尿道下裂者。

（1）原理：用带蒂包皮皮管与阴茎下曲矫正后尿道口吻合成形尿道。

（2）优点：包皮是成形尿道最理想的材料，应用阴茎头背侧宽大、无毛发、弹性好、皮薄的帽状包皮成形尿道，具有一期成形术，正位尿道外口，术后尿道不长毛等优点。

（3）缺点：本术式操作复杂，手术技巧要求高，吻合口尿瘘及尿道口狭窄发生率较高。术后尿瘘发生率为 15%～50%。

（4）手术要点：如图 30-15A 所示，于尿道口远侧，冠状沟近侧 1cm 处与冠状沟平行做环形切口，切断尿道板，切除阴茎腹侧的纤维索带组织，将阴茎皮肤脱套至阴茎根部，使阴茎能完全伸直（图 30-15B）。做阴茎头隧道（图 30-15C）。横行切取包皮带蒂皮瓣（图 30-15D），长度相当于尿道缺损的长度，宽度根据患者年龄及正常尿道大小而定。在切口周围的阴茎浅筋膜浅面做钝性或锐性分离，形成带皮下血管蒂的包皮瓣；用 5-0 薇乔缝合线间断缝成带蒂皮管（图 30-15E），并转到阴茎腹侧一端与尿道口吻合（图 30-15F）。选择适

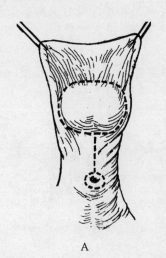

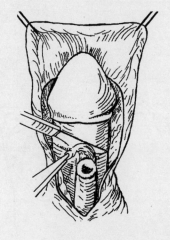

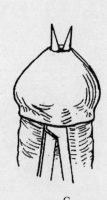

A　　　　　　　　　　B　　　　　　　　　　C

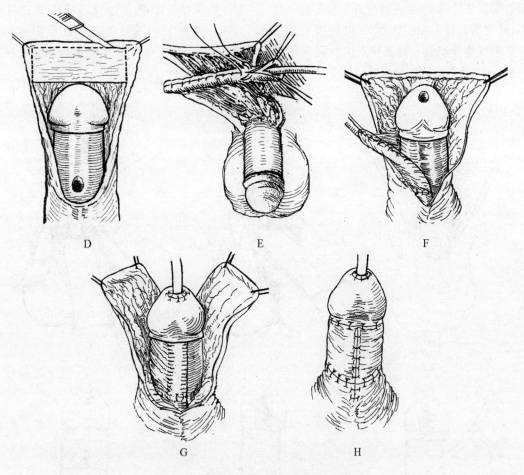

图 30-15　横行带蒂岛状包皮瓣尿道成形术

A. 虚线所示切口；B. 包皮环切开游离后切除腹侧纤维索带组织；C. 做阴茎头隧道；D. 横行切
取带蒂包皮瓣；E. 将带蒂皮瓣缝成皮管；F. 皮管转到腹侧与尿道吻合；G. 纵切背侧包皮阴茎皮
瓣；H. 转移皮瓣到腹侧缝合覆盖创面

当大小的双腔气囊导尿管，经阴茎头隧道，通过带蒂皮管及尿道口插入膀胱内气囊固定，另一端皮管经阴茎头隧道引出成形新尿道外口；并将阴茎背侧的包皮阴茎皮瓣纵行切开（图 30-15G），转移到阴茎腹侧，缝合覆盖创面（图 30-15H）。

3. 纵行带蒂岛状包皮瓣尿道成形术（Hodgson 术）　1972 年 Hodgson 利用直裁包皮内外板皮肤成形尿道。Hodgson 术与 Duckett 术相比有以下特点：成形尿道材料以外板为主；具有更好的血供，蒂部不扭转，更宽阔；成形尿道的缝合缘与海绵体腹侧紧贴。这使尿瘘率大大降低，缺点是修复的长度不如横行皮瓣，在儿童一般在 3cm 左右。本法主要在包皮内板上截取皮瓣，取材范围受限，主要适用于阴茎背侧包皮充裕，尿道缺损在

3～4cm 的轻、中度阴茎型尿道下裂者。

（1）原理：用带蒂利用直裁包皮内外板皮肤成形尿道。

（2）优点：同横行带蒂岛状包皮瓣尿道成形术。

（3）缺点：同横行带蒂岛状包皮瓣尿道成形术。

（4）手术要点：阴茎下曲矫正同横行带蒂岛状包皮瓣尿道成形术，阴茎下曲矫正后，劈开分离阴茎头两侧翼（图 30-16A）。测量尿道口至阴茎头隐窝的距离，展开包皮内外板之间的折叠，在包皮的一侧取纵行矩形皮瓣（图 30-16B），长度为尿道口至阴茎头的距离，宽度以能包绕 8F～12F 硅胶导尿管为度，约 1.5cm。保留血管蒂完整，在蒂的

中部无血管区正中纵行剪一洞分开,将阴茎头自此穿出,使皮瓣转移至阴茎腹侧,尿道口插入适当大小的双腔气囊导尿管入膀胱作支撑及引流尿液(图 30-16C)。将皮瓣近侧与尿道口用 5-0 薇乔线行间断吻合(图 30-16D)。将皮瓣围绕该导尿管

用 5-0 薇乔线间断对边缝合成带蒂皮管(图 30-16E)。皮管另一端达阴茎头成形阴茎头及新尿道外口,背侧皮瓣转移至阴茎腹侧缝合覆盖创面(图 30-16F)。

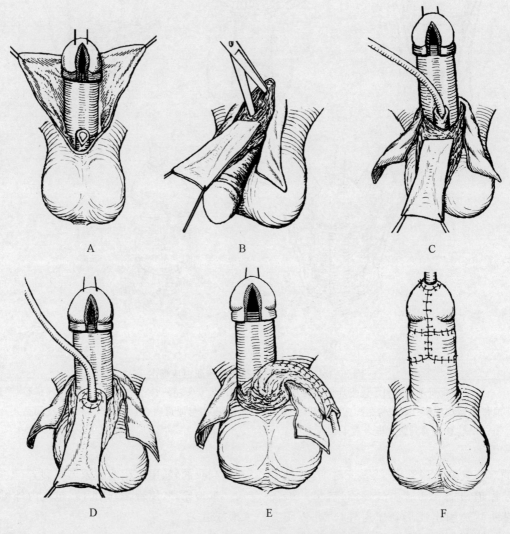

图 30-16　纵行带蒂岛状包皮瓣尿道成形术
A. 阴茎下曲矫正后劈开分离阴茎头两侧翼;B. 切取包皮一侧纵行矩形皮瓣;C. 纵行皮瓣转移至阴茎腹侧;D. 皮瓣近侧与尿道口吻合;E. 将皮瓣缝合成带蒂皮管;F. 皮管另一端成形新尿道口及阴茎头,转移背侧皮瓣至腹侧缝合覆盖创面

(5)注意要点:在分离包皮血管蒂时,应在两层血管间分离,既要保证蒂部血供,又要避免阴茎皮肤、包皮外板皮肤缺血坏死。

4. 原位阴囊皮管加带蒂包皮皮管一期尿道成形术　Duplay-Duckett 术即 Duckett 联合 Duplay 术修复重度尿道下裂,采用两段尿道修复方

法,治疗阴囊型和会阴型尿道下裂,近侧段即尿道口至阴茎阴囊交界处,用原位 Duplay 手术重建,阴茎段采用横行带蒂岛状包皮内板(Duckett 手术)或者纵行带蒂岛状包皮瓣修复,两段尿道间做吻合完成。该手术是目前手术治疗尿道缺损较长的重度尿道下裂的主要方法之一。阴茎和阴囊皮

肤血供丰富,其交界处血管分支有丰富的交通,可确保联合皮瓣的成活。美容效果好,已在国内推广应用。吻合口瘘及狭窄是影响手术成功的主要原因。本术式适用于阴囊型及会阴型尿道下裂者。

(1)原理:阴囊型及会阴型尿道下裂者,围绕尿道口,在其远端做一段原位阴囊皮管与带蒂包皮皮管吻合,一期成形尿道。

(2)优点:方法较简便易行。

(3)缺点:术后阴囊段尿道有长毛及形成毛结石的可能。

(4)手术要点:切口如图 30-17A 所示,做包皮环形切开,阴茎腹侧做纵行切开,切除茎腹侧的纤维索带组织,分离阴茎包皮皮肤至阴茎根部,使阴茎完全伸直。以尿道口近端缘 0.2～

0.3cm 处为起点做阴囊正中会阴阴囊段 U 形皮瓣,其长度至少能达阴茎阴囊交界处,其宽度根据患年龄大小而定。做阴茎头皮下隧道。与横行包皮岛状皮瓣尿道成形术或纵行包皮岛状皮瓣尿道成形术类似,切取包皮带蒂皮瓣(图 30-17B)。将皮瓣以 5-0 微乔线缝成带蒂皮管(图 30-17C),经蒂部分离裂孔转到阴茎腹侧。以尿道口近侧缘 2～3mm 处起切取会阴阴囊段 U 形皮瓣,达深筋膜;经尿道口插入适当大小双腔气囊导尿管入膀胱,作支架及引流尿液,将 U 形皮瓣两侧切缘部分游离,围绕导尿管缝成皮管,与转移到阴茎腹侧的带蒂皮管近端吻合,远端经阴茎头隧道成形新尿道外口(图 30-17D)。转移包皮阴茎背侧皮瓣到腹侧,缝合覆盖阴茎及阴囊皮肤创面(图 30-17E)。

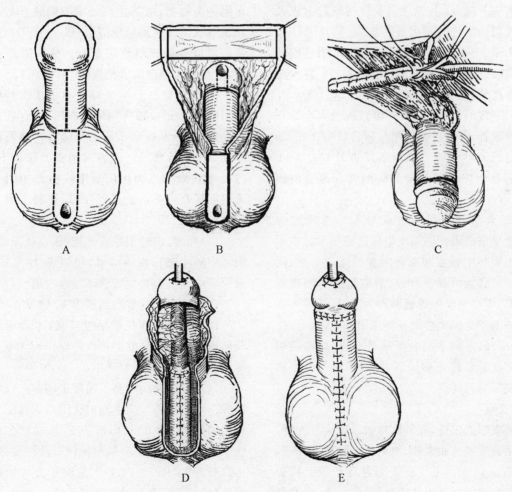

图 30-17 原位阴囊皮管加带蒂包皮皮管一期尿道成形术
A. 按虚线做切口;B. 矫正阴茎下曲,取包皮带蒂皮瓣;C. 缝成带蒂皮管;D. 转移皮管与阴囊正中皮管吻合成形尿道;E. 转移包皮皮瓣缝合覆盖阴茎腹侧及阴囊创面

5. 弧形带蒂阴茎阴囊联合皮瓣尿道成形术

1989年,何恢绪报道用弧形带蒂阴茎阴囊联合皮瓣成形尿道,治疗重度尿道下裂,手术成功率达93.3%。

(1)原理:根据阴茎皮肤血管分两层,两层血管容易分离及阴囊纵隔有固定血供,二者交界处血管分支丰富的解剖特点,设计的弧形带蒂包皮、阴茎及阴囊皮瓣成形尿道。

(2)优点:此术式成功率高、美容效果较好。

(3)缺点:手术损伤较大,如联合阴囊皮瓣,术后尿道长毛及形成毛结石、尿瘘及尿道狭窄等并发症发生率较高。

(4)手术要点:如图30-18A所示,做包皮环切、阴茎腹侧纵切及绕尿道口切口,游离阴茎,切除阴茎腹侧的纤维索带组织,使阴茎完全伸直。做阴茎头皮下隧道;按新尿道长度切取与包皮及阴茎皮肤切缘平行的弧形带蒂皮瓣(图30-18B),其宽度为1.2～1.5cm。然后在背侧将阴茎皮肤与其下筋膜分离至阴茎根部(图30-18C),将皮瓣缝成带蒂皮管,蒂根部分离孔隙(图30-18D),并转移到阴茎腹侧(图30-18E),留置适当大小的双腔气囊导尿管,带蒂皮管近端与尿道口吻合,远端新尿道通过阴茎头隧道成形新尿道外口(图30-18F)。转移包皮皮瓣到阴茎腹侧缝合覆盖创面(图30-18G)。

6. 阴囊中隔皮瓣尿道成形术　李式藏等(1984)最早报道阴囊中隔皮瓣尿道成形术。本术式适用于阴茎阴囊型和部分阴囊型尿道下裂,阴囊发育良好者。阴囊发育差,所取阴囊中隔皮瓣长度不够,不能完成尿道成形者为禁忌;或成年人阴囊中隔毛发生长茂密最好不选用本术式。

(1)原理:对阴茎阴囊型尿道下裂,应用阴囊中隔带蒂皮瓣翻转成形尿道,所取皮瓣长度足够成形缺损尿道长度。

(2)优点

①阴囊邻近尿道,就近取材做尿道十分方便。

②阴囊皮肤薄而柔软,缺乏皮下脂肪,中隔区两侧约1cm内少阴毛。皮下为含有平滑肌致密结缔组织和弹性纤维组成的疏松、张力小、富有弹性的肉膜,做新尿道具有延伸性好、易愈合、远期不易挛缩。

③阴囊皮肤血供十分丰富,不易缺血坏死,成

功率高。

(3)缺点:阴囊中隔皮肤仍有少许阴毛,术后尿道还是有长毛及形成毛结石的可能。

(4)手术要点:切口如图30-19A所示,阴茎腹侧纵行切开,分离两侧皮瓣,切除阴茎腹侧的纤维索带组织,使阴茎完全伸直,留置适当大小的双腔气囊导尿管作支架及引流液(图30-19B)。

从尿道口向会阴切取阴囊正中带蒂皮瓣,其长度为从尿道口至阴茎头的距离,其宽度视患者年龄大小而定,一般儿童为1.2～1.5cm,成人为1.5～2.0cm,从会阴端开始向尿道口方向分离皮瓣,在近尿道口端1cm处皮下组织勿做过多分离,以免损伤蒂根血管丛。直至皮瓣翻转至阴茎腹侧无张力为止。用5-0微乔线,皮瓣围绕导管间断缝合成皮管(图30-19C)。将皮管基底固定在阴茎白膜上,可防止该处向腹侧脱垂。部分学者在冠状沟处成形新尿道口(图30-19D),少数学者将尿道外口成形到阴茎头。整形阴茎腹侧皮瓣,缝合覆盖阴茎阴囊创面(图30-19E)。

7. 改良阴囊L形皮瓣一期尿道成形术　过去用阴囊L形皮瓣一期尿道成形术,存在阴囊皮肤毛发丰富,术后尿道长毛及形成毛结石的并发症难以处理等弊病。作者对阴囊型尿道下裂者,将L形皮瓣改进为用阴囊中隔皮瓣加阴囊外缘无毛区延长带蒂皮瓣成形尿道,克服了阴囊多毛的缺点。

(1)原理:阴囊型尿道下裂,尿道缺损较长,用阴囊中隔皮瓣长度不够者,用阴囊L形皮瓣,克服阴囊中隔皮瓣长度不够者成形尿道。

(2)优点:阴囊皮肤血供丰富,容易存活。

(3)缺点:阴囊皮肤毛发丰富,术后尿道长毛及形成毛结石的并发症难以处理。此法不到万不得已的情况,最好不要采用。

(4)手术要点:阴茎下曲矫正同前。以阴茎下曲矫正后的尿道口为中心向会阴做纵行阴囊中隔到会阴偏向一侧的L形带蒂皮瓣,尽量多利用阴囊中隔皮肤,不足部分弧形横向一侧阴囊延长,可达腹股沟处(图30-20A)。其长度为从尿道口至阴茎头的距离,其宽度视患者年龄大小而定,一般儿童为1.2～1.5cm,成人为1.5～2.0cm。平行切开皮肤及肉膜达会阴浅筋膜深面,分离横部时可紧贴皮肤。经尿道口留置适当大小的双腔气囊

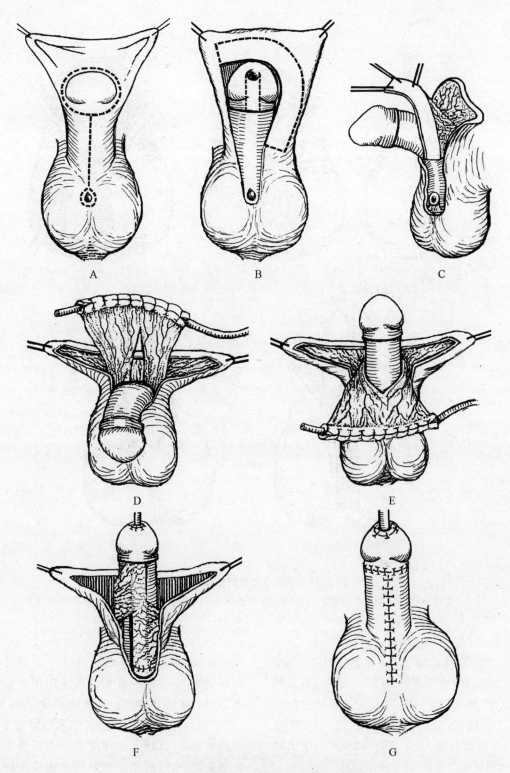

图 30-18　弧形带蒂阴茎阴囊联合皮瓣尿道成形术

A. 按虚线做皮肤切口；B. 取弧形皮瓣；C. 分离带蒂皮瓣；D. 制作带蒂皮管，蒂根部分离孔隙；E. 带蒂皮管转移到阴茎腹侧；F. 带蒂皮管与尿道口吻合及新尿道成形；G. 转移包皮皮瓣到阴茎腹侧缝合覆盖创面

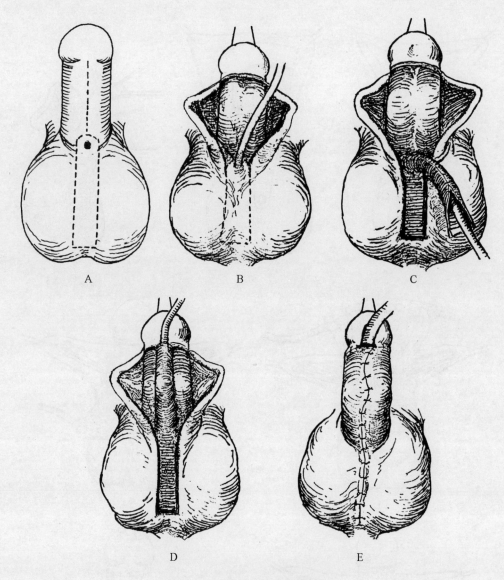

图 30-19　阴囊中隔皮瓣尿道成形术

A. 按虚线做阴茎阴囊皮肤切口；B. 阴茎伸直后切取阴囊带蒂皮瓣；C. 制作带蒂阴囊正中
皮管；D. 成形新尿道外口；E. 整形缝合阴茎阴囊皮肤切口

导尿管作支架及引流尿液；用5-0微乔线将皮瓣围绕导尿管间断缝合形成带蒂管道（图 30-20B），将新尿道成形于冠状沟处（图 30-20C），或穿过预先切割好的阴茎头皮下隧道的阴茎头处（图 30-20D）。将阴茎腹侧左右皮瓣缘上做2～3个侧切口，然后交错缝合，并缝合阴囊切口皮肤（图 30-20E、F）。

（5）注意事项

①纵横部交界处皮肤应较宽、厚，使之有较多的血管吻合支存在。

②被断蒂的横部皮瓣区因靠皮下吻合血管供血，故不宜太长。

8. 带蒂皮管阴茎头隧道法一期尿道成形术

1860 年 Bouisson 首先使用横切尿道板矫正阴茎下曲，并用阴囊组织重建尿道。陈在贤等（1980）为避免及减少尿道成形术后尿瘘及尿道狭窄的并发症，设计实施用阴茎及或阴囊中隔带血管蒂皮管，通过阴茎腹侧及阴茎头皮下隧道一期成形尿道，正位尿道外口，手术成功率高，并发症明显减少。在包皮皮瓣手术失败或其他术式失败者应用本法作为第二选择也具有肯定的价值。本术式适用于阴茎型、阴茎阴囊型尿道下裂一期尿道成形术。

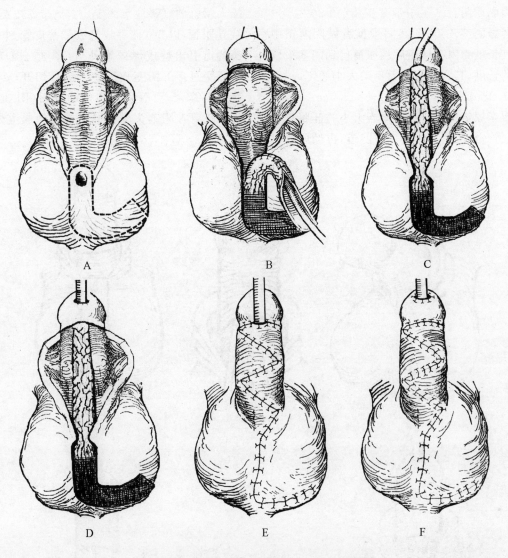

图 30-20　改良阴囊 L 形皮瓣一期尿道成形术

A. 阴茎下曲矫正后做 L 形皮瓣；B. 游离带蒂皮瓣围绕尿管缝成皮管；C. 皮管上翻冠状沟
成形尿道口；D. 经阴茎头隧道成形尿道外口；E. 尿道口位于冠状沟的阴茎及阴囊皮肤成形缝
合；F. 尿道口位于阴茎头的阴茎及阴囊皮肤成形缝合

（1）原理：用阴茎及或阴囊中隔带蒂皮管，通过阴茎头隧道，一期修复尿道下裂。

（2）优点

①尿瘘及尿道狭窄明显降低：带血管蒂皮管易成活，成形尿道无吻合口，皮管通过阴茎及阴茎头皮下隧道引出，阴茎腹侧段皮肤无切口，皮管的缝合面贴于海绵体等，不易产生尿瘘及尿道狭窄，手术成功率高。

②正位尿道口，外观满意。

③阴茎皮肤无毛，阴囊纵隔处皮肤瓣毛相对最少。

（3）缺点：如用阴囊中隔皮管，部分患者远期有尿道长毛及并发结石的可能。

（4）手术要点：如图 30-21A 所示，将阴茎头背侧的包皮向下绷起，在尿道外口远侧缘约 0.3cm 处，与冠状沟平行，做环切阴茎皮肤，保护阴茎背侧的血管神经，彻底切除阴茎腹侧的纤维索带组织，使阴茎完全伸直。用弯血管钳经阴茎腹侧横行切口白膜表面，向阴茎头潜行分离一皮下隧道达阴茎头正常尿道开口处切口而出（图 30-21B），在裂口后侧适当纵行切开阴茎头，使出口足够大，以防新尿道口术后狭窄。以尿道口为基点向会阴做阴茎腹侧或阴囊纵正中带蒂皮瓣(图30-21C)。阴茎型者做阴茎皮瓣,阴茎阴囊型者做阴囊正中皮瓣。其长度为阴茎伸直后从尿道口到阴茎头尿道缺损的长度,其宽度视患者年龄大小而定,一般儿童为1.2～1.5cm,成人为1.5～2.4cm。游离带蒂皮瓣至尿道口处。选择适当大小的硅胶双腔气囊导尿管,经阴茎头阴茎皮下隧道,再经尿道口插入膀胱内气囊注水固定。游离带蒂皮瓣内翻围绕导尿管,以5-0薇乔线缝成带蒂皮管,并经阴茎头隧道引出待成形尿道外口(图30-20D)。将阴茎背侧过多的阴茎皮肤正中纵行切开,转移到阴茎腹侧缝合,覆盖阴茎腹侧的创面(图30-21E);带蒂皮管在阴茎头环行缝合成形新尿道外口(图30-21F)。

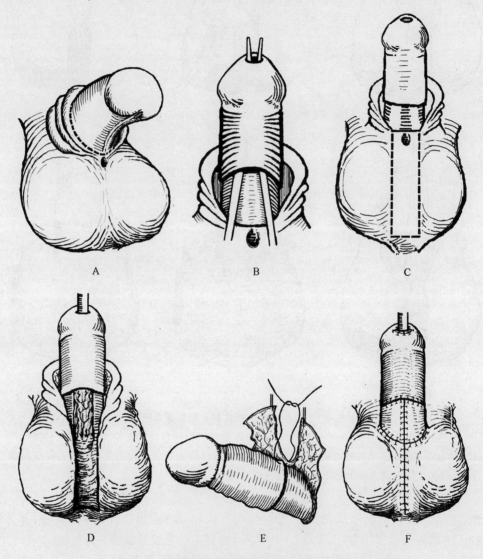

图 30-21　带蒂皮管阴茎头隧道法一期尿道成形术

A. 尿道口远端做阴茎环行切口;B. 做阴茎头皮下隧道;C. 做以尿道口为基点的阴囊正中皮瓣;D. 皮管经阴茎头皮下隧道引出;E. 转移阴茎背侧阴茎皮瓣到腹侧;F. 成形尿道口及缝合切口

(5)注意要点

①切取皮瓣长度应足够,一般应较尿道口至阴茎头间距长0.5～1cm,翻转后无张力。

②保持带蒂皮瓣足够血供,分离时应保留其皮瓣下筋膜,越靠近基部应越厚,使其皮瓣的尖端切缘能见到少许渗血为宜。

③阴囊皮肤生长毛发,可将毛囊电灼破坏后再做新尿道。

【术后处理】

同尿道板纵切卷管尿道成形术后。

【评析与选择】

参见本章第四节游离组织移植一期尿道成形术。

（陈在贤　王　郁）

第四节　游离组织移植一期尿道成形术
（one stage urethroplasty by using free tissue for treatment of hypospadias）

【适应证】

游离包皮瓣尿道成形术适用于尿道开口于阴茎中部并伴有阴茎弯曲的尿道下裂者。

【禁忌证】

同尿道板纵切卷管尿道成形术后。

【术前准备】

同第一节未合并阴茎下曲的尿道下裂尿道成形术。

【麻醉与体位】

一般采用硬膜外麻醉,小儿加用基础麻醉。患者取平卧位或取截石位。

【术式简介】

1. 游离包皮瓣尿道成形术　Devine 与 Horton1961 年首次采用游离全层包皮瓣,将其卷成皮管作为新尿道。由于术后并发尿道口狭窄并不少见,故又于 1977 年报道一组病例,在尿道沟顶部腹侧尿道板做一长三角形皮瓣,以减少尿道口的狭窄,但其术后尿瘘的并发症仍高达 29.1%,故现今大多数学者已改用其他方法。

（1）原理:用游离包皮瓣做成皮管成形尿道。

（2）优点:游离包皮成形尿道成活后尿道不长毛。

（3）缺点:术后发生尿道口狭窄及尿瘘的并发症较高。

（4）手术要点:在尿道沟顶部腹侧尿道板做一长三角形皮瓣,沿冠状沟下 5mm 环形切开包皮,同时在阴茎腹侧正中做一直切口,并环绕尿道口切开皮肤达白膜,然后将阴茎皮肤袖套样剥离至阴茎根部,切除阴茎腹侧白膜外纤维索带组织,纠正阴茎下曲。横行切取长方形包皮瓣（图 30-22A）,其长度为尿道口与阴茎头顶部之长度,其宽度应根据患者年龄大小而定,一般患儿以能围绕 10F-14F 导尿管为宜。用 5-0 薇乔线将皮瓣内翻缝成皮管,并剪成斜面（图 30-22B）,与原尿道口吻合后远端与阴茎头三角形皮瓣缝合（图 30-22C）。置入适当大小的双腔气囊导尿管（图 30-22D）,气囊内注水 3～5ml 固定,新尿道皮管的缝合缘应贴于阴茎腹侧中央部位可预防或减少术后尿瘘的发生。缝合阴茎头皮瓣成形新尿道外口（图 30-22E）。将多余的背侧包皮中央切开并转移至阴茎腹侧,或在中央处切开一孔,套过阴茎头转移至腹侧,以覆盖其腹侧创面（图 30-22F）。

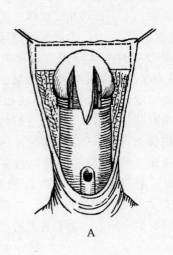
A

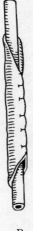
B

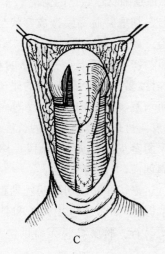
C

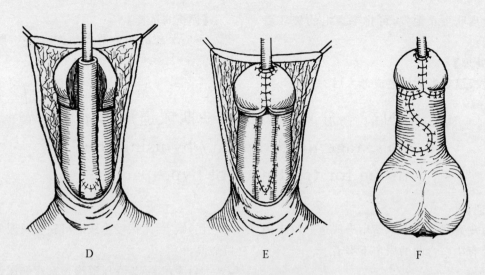

图 30-22　游离包皮瓣尿道成形术

A. 阴茎下曲矫正包皮皮瓣切取；B. 包皮瓣缝成皮管；C. 皮管与尿道及三角形皮瓣吻合；D.
置入双腔气囊导尿管；E. 成形新尿道外口及阴茎头；F. 转移阴茎背侧皮瓣缝合腹侧创面

2. 膀胱黏膜一期尿道成形术　1897 年 Nove Josserand 首次尝试用游离包皮卷管成形尿道来修复尿道下裂，因术后尿道狭窄而失败。1961 年 Devine 等使用全厚包皮片成形尿道效果不佳。1947 年 Memmelaar 首先采用膀胱黏膜再造尿道一期修复尿道下裂。1955 年 Marshall 在分期尿道下裂整形术中应用膀胱黏膜尿道成形术，但手术疗效不满意，失败率高。其后梅骅、李衷初和 Mollard 等进行了改进，成功率有了明显提高，但效果仍不满意，主要并发症是尿道狭窄、尿瘘、尿道口黏膜外翻。治愈率为 43.7%～93.7%。尿瘘发生率为 13%～40.0%，尿道狭窄发生率 3.12%～8.6%。本术式适用于各型尿道下裂的修复。一般在多次手术后成形尿道的材料缺乏的情况下才采用。

(1) 原理：切取膀胱黏膜做成管状与尿道口吻合成形尿道。

(2) 优点：膀胱黏膜是一层较厚的移行上皮，柔软而有弹性，易着床存活，形成的尿道口径可随年龄增长而增宽，能耐受尿液的浸泡而不发生角化，不长毛发。可根据尿道缺损的长度任意取材。由于不使用阴茎皮肤作尿道，保留足够的皮肤覆盖阴茎腹侧创面，不影响外观。

(3) 缺点：需切开膀胱切取膀胱黏膜，损伤重，取材不易掌握；不如带蒂皮片内板和带蒂阴囊纵隔皮瓣方便易行。膀胱黏膜无血供，一旦发生感染，易出现全部坏死；黏膜伸缩性大，术后易挛缩，尿瘘及尿道狭窄发生率高。因此，多数作者认为该方法只用于不能应用带蒂皮瓣成形尿道及多次手术失败后，局部取材困难，缺乏修复材料时的病例才考虑使用。

(4) 手术要点：切口如图 30-23A 所示，在尿道外口远侧缘 0.2～0.3cm 处，与冠状沟平行，环切阴茎皮肤，切断阴茎腹侧的纤维索带组织（图 30-23B）。在阴茎腹侧皮肤切缘白膜表面潜行分离一皮下隧道直达阴茎头（图 30-23C），切口而出，以备新尿道植入造口。游离近端尿道皮瓣使阴茎完全伸直（图 30-23D），经耻骨上膀胱切开，切取一块比实际需要稍宽的膀胱黏膜瓣（图 30-23E）。将切取的膀胱黏膜瓣黏膜面向上，其中一半平铺于阴茎腹侧创面上。近端用 5-0 薇乔线与原尿道口吻合，边缘固定于白膜上，经尿道口插入适当大小的多孔硅胶双腔气囊导尿管经尿道口入膀胱内，作尿道支撑及引流尿液，将膀胱黏膜的另一半翻转覆盖导尿管，并与对侧间断缝成黏膜管道，在阴茎体对侧对称位置用数针间断缝线将新尿道边缘固定于白膜上（图 30-23F），远端从阴茎头隧道引出成形新尿道外口；将阴茎背侧过多的包皮对剖为两瓣，转移至阴茎腹侧覆盖创面（图 30-23G）。伤口内放置皮引流条后用 4-0 薇乔线间断缝合皮肤切口形成阴茎。做耻骨上膀胱造瘘。

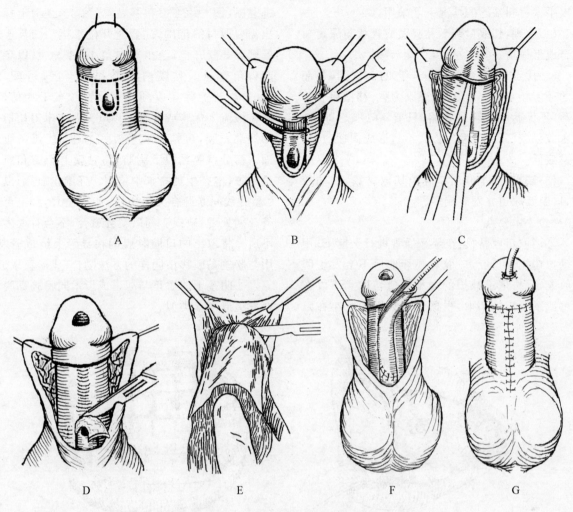

图 30-23　膀胱黏膜一期尿道成形术

A. 阴茎皮肤切口；B. 皮肤切开，游离皮瓣，横断纤维索带；C. 做阴茎头皮下隧道；D. 游离近端尿道皮瓣；
E. 切取膀胱黏膜；F. 膀胱黏膜与尿道口吻合；G. 成形新尿道口，转移皮瓣缝合覆盖阴茎腹侧创面

3. 颊黏膜尿道成形术　1941 年 Humby 首先报道用口腔黏膜重建尿道。口腔黏膜取材的创面可以原位缝合，愈合时间短、减少手术后的不适。在颊部成人可以取到 6cm 长的黏膜包绕 24F 的尿管，在小儿可以取到 4～5cm 长，1.5～2cm 宽的黏膜。与皮肤和膀胱黏膜比较，口腔黏膜的基底膜下具有丰富的血管网，从显微镜下观察口腔黏膜的上皮层比皮肤和膀胱黏膜厚 4 倍。但是在应用口腔黏膜作游离移植物时应清除黏膜下的脂肪组织，并尽量切取薄层，以保证移植成功。Duckett 在 1986 年应用于尿道上裂修补术。口腔黏膜成形尿道有一定并发症，并发症发生率达 24% 左右。口腔并发症包括术中损伤腮腺导管，出血，术后感染、疼痛、肿胀、口腔瘢痕、张口受限，

神经损伤导致颊部和下唇的感觉改变或丧失。Dublin 和 Stewart（2003）报道 57% 的患者黏膜切取后产生麻木，16% 的患者会维持 1 年之久。为了避免损伤周边结构，术前必须仔细描绘准备切取的黏膜范围。解剖至少离腮腺导管开口 1cm，缝合时也应该小心。切取颊黏膜比下唇内侧黏膜的后遗症要少。尿道并发症包括术后尿瘘、尿道狭窄、移植物挛缩等。Caldamone 等（1998）报道 2 例患者产生了瘢痕挛缩。尿瘘发生率为 16.2%，尿道狭窄发生率为 13.6%。大多数学者认为，此法只能用于已没有其他修复材料的病例。本术式适用于各种类型尿道下裂，作为外生殖器旁皮肤已无法利用的备用选择。对于尿道板发育不良或经阴茎伸直术后的重度尿道下裂者，仅在

多次手术材料缺乏的情况下才采用。

(1)原理:切取口腔颊黏膜做成管状与尿道口吻合成形尿道。

(2)优点:口腔黏膜具有丰富的血管网,与潮湿的环境相容适应性好,抗感染力强,移植后容易成活,不像膀胱黏膜易收缩,只要1:1取材即可。手术效果较好,无毛发生长。不易形成假性憩室,并发症低。

(3)缺点:需全麻从口腔内切取黏膜,损伤较重,口腔及尿道并发症较多。

(4)手术要点

①切取口腔黏膜:在经鼻插管进行全麻下,用自动拉钩拉开口腔,口腔黏膜切取后不会发生明显收缩,可按尿道缺损的大小等值切取。可以在颊部或下唇内侧切取,根据尿道缺损的大小在颊部黏膜(图30-24A)和唇黏膜(图30-24B)上标记出需要取材的范围,注意避开位于第二臼齿水平的腮腺导管开口,至少距口角1～1.5cm,以免引起口角牵扯。黏膜内注射利多卡因,可配1:100 000肾上腺素以利止血。置纱布于咽部,以防血液流入气管或食管。用电刀及手术刀切取矩形颊部黏膜,包括黏膜及其固有层,直到颊肌表面。修剪口腔黏膜下脂肪,将黏膜上脂肪和肌纤维刮去,泡在生理盐水中待用。仔细止血后,以5-0薇乔线间断缝合关闭切口,若缺损太大,也可留待二期处理,缺损1周后就会愈合,不会有太多的不适。将取出的口腔黏膜围在导管上缝成管状,用与膀胱黏膜移植同样的方法吻合,成形新尿道。

②阴茎下曲矫正与尿道成形术同膀胱黏膜一期尿道成形术类似。

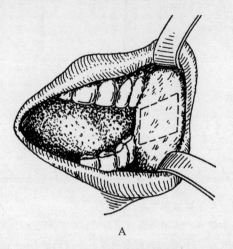 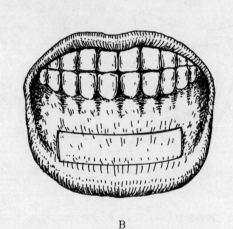

图30-24 颊黏膜尿道成形术

A. 切取颊部黏膜范围;B. 切取唇黏膜范围

(5)注意要点

①为了避免损伤周边结构,术前需仔细描绘准备切取的黏膜范围,至少应离腮腺导管开口1cm,缝合时也应该小心。

②切取颊黏膜比下唇内侧黏膜的后遗症要少。

③管形移植容易失败,主要是由于黏膜管的全周难以获得血供良好的组织覆盖,移植物不易完全成活。

④适当加压阴茎,伤口引流管可在术后第1天或第2天拔出,48h内进清流食,然后逐步改善。

⑤每天以生理盐水漱口4次。

⑥尿液引流管3周后拆除。

⑦术前做好患者的心理护理和口腔护理,术中严格无菌操作,术后加强局部护理是配合手术成功的关键。

4.舌黏膜尿道成形术 舌黏膜尿道成形术已开展20年来,是成形尿道方法之一。适用于多次手术失败,缺乏尿道成形的材料的阴茎型尿道下裂患者,可选择应用舌黏膜修复重建尿道。

(1)原理:同口腔黏膜重建尿道。

（2）优点：较取颊黏膜容易。舌黏膜具有丰富的血管网，与潮湿的环境相容适应性好，抗感染力强，移植后容易成活，不像膀胱黏膜那么容易收缩，只要1∶1取材即可。手术效果较好，无毛发生长。

（3）缺点：手术较复杂，需全麻从口腔内切取舌黏膜瓣，损伤较重，术后口腔及尿道均有并发症。

①术后口腔供区疼痛、麻木，口腔内伤口愈合时间较长，进食困难、发音含糊、味觉障碍、张口紧绷感等。

②尿道成形术后主要并发症有尿瘘、尿道狭窄等。

（4）手术要点

①切取舌黏膜：与取颊黏膜类似。需在全麻下切取舌的一侧游离舌黏膜。

②尿道成形术：纠正阴茎下曲后，将舌黏膜卷管成形尿道，或游离舌黏膜镶嵌补片成形尿道。

【术后处理】

同尿道板纵切卷管尿道成形术后。

【评析与选择】

对纠正尿道下裂做尿道成形术评析与选择如下。

1. 几种术式效果比较　文献报道下述几种尿道成形术的治愈率：Cecil 尿道成形术成功率最高，MAGPI 为 95.5% 左右，Snodgrass 术为 67.6%～93.3%，Duckett 术为 36%～90.8%，Duckett＋Duplay 术为 50.0%～93.3%，加盖岛状皮瓣法尿道成形术为 90%，游离包皮内板尿道成形术为 78.2%～83.3%，颊黏膜尿道成形术为 82.6%，Denis-Browne 法为 60%～71.7%，膀胱黏膜一期尿道成形术为 43.7%～93.7%。

2. 并发症比较　尿道成形术后最常见的并发症是尿瘘及尿道狭窄，严重者尿道完全裂开，是导致尿道成形术失败的主要原因。并发症的多少及严重程度与术式密切相关，MAGPI 术及 Onlay Island flap 术为 0，Mathieu 术达 9.8%，Mathieu 术达 11.11%，镶嵌式颊黏膜尿道成形术达 17.4%。

（1）Denis-Browne 法是埋藏阴茎腹侧皮瓣成形尿道，手术切取阴茎腹侧一定宽度的阴茎皮条后，其余阴茎皮肤部分缺损，要覆盖阴茎腹侧皮条

形成尿道，显得皮肤不够用，面对尿道皮瓣纵行缝合创口，有张力，如伤口愈合不好，便可产生伤口裂开或尿瘘，达 28.3%～40%。

（2）尿道板纵切卷管尿道成形术 Snodgrass 法，尿道板纵切卷管，成形尿道腔偏小，剩下的阴茎头及阴茎皮肤包埋腹侧创面张力大，尿道皮管纵行缝合口与覆盖尿道的阴茎皮肤缝合口在同一条线上，伤口往往愈合不好，容易裂口形成尿瘘及（或）尿道狭窄，达 33.3%。

（3）Duckett 法及 Duplay＋Duckett 法等，用带蒂包皮皮管与阴茎下曲矫正后尿道口吻合成形尿道，或原位阴囊皮管与带蒂包皮皮管吻合。吻合口尿瘘及尿道口狭窄发生率较高。术后尿瘘发生率高达 25%～50%。

（4）镶嵌式颊黏膜法、舌黏膜法、膀胱黏膜法及游离皮瓣法等，易产生尿瘘及尿道狭窄高达 40% 左右。

3. 成形材料的选择　尿道成形术后要想达到最理想的效果，要求如下。

（1）尿道成形后成功率最高，并发症最少，手术次数最少。

（2）选与尿道外口相连的皮肤，便于制作带血管蒂的皮瓣或皮管，容易成活。

（3）成形尿道后不长毛，不形成结石。根据上述要求，目前认为成形尿道最好的材料是包皮及阴茎皮肤，无毛发、皮肤薄、弹性好、易成活，可作为成形尿道最理想的材料。其次是阴囊纵隔皮肤（毛发最少）。靠近尿口的包皮、阴茎皮肤及阴囊纵隔皮肤，便于制作带血管蒂的皮瓣或皮管，容易成活，优于游离皮瓣。最好不选多毛的阴囊皮肤，因术后尿道有长毛及形成毛石的可能。在缺乏材料时才考虑用游离皮肤（如前臂内侧、大腿内侧及下腹壁等处的皮肤，较薄，取材方便）、颊黏膜、舌黏膜及膀胱黏膜（取材不方便，损伤重，并发症较多）等。矫正尿道下裂，首先要考虑确保尿道成形术成功的基础上，选择最适合的成形材料，减少术后并发症，如尿瘘和尿道狭窄，以获得最好的效果。

4. 术式选择　术式选择时除以尿道口距阴茎头的距离来选择手术方式外，还应注意阴茎、包皮、尿道板发育及阴茎弯曲情况，阴茎头大小，槽沟情况，阴茎腹侧的皮肤质量等。除少数轻型、对

外观和功能影响不大者外,尿道下裂均需手术矫正。尿道下裂的手术是一个复杂的整形重建手术,现还没有一种尿道下裂修复技术适于所有病例。尿道下裂的类型各不相同,因此手术方式也因类型而异。根据尿道下裂类型选择最合适的术式可降低术后并发症发生率,提高手术成功率。

(1)阴茎头、冠状沟型尿道下裂宜采用 MAGPI 法。

(2)阴茎体前 1/3 型者宜采用带蒂皮管阴茎头隧道法、Snodgrass 法、Mathieu 法、Mustarde 法、Onlay 法等。

(3)阴茎体中段型者宜采用带蒂皮管阴茎头隧道法、Duckett 法等。

(4)阴茎体近侧型者可采用带蒂皮管阴茎头隧道法、Thiersch 法、Duckett 法、Onlay Island flap 法等。

(5)阴茎阴囊型者宜采用带蒂皮管阴茎头隧道法、Cecil 法等。

(6)阴囊型及会阴型者宜采用 Duplay + Duckett 法。

(7)仅在多次手术失败,成形材料缺乏的情况下才采用游离移植物代尿道法,如体表皮肤、颊黏膜、舌黏膜及膀胱黏膜等,以及镍钛尿道支架管在尿道下裂修复术的应用。

5. 手术技巧　修复尿道下裂,术者应根据不同的尿道下裂类型,选择最适宜的手术方法,应用血供良好的修复组织,应具有熟练的微创的操作技术及经验,以及满意的无张力的尿道重建与吻合,把并发症减少到最少,达到最好的手术效果,是尿道下裂修复成功的关键。尿道成形术成功的手术技巧。

(1)术者要具备尿道下裂修复方面的综合知识、微创操作技术。

(2)选择应用血供良好的组织成形尿道。

(3)尿道成形采用连续皮内或全层内翻严密缝合,将皮瓣切缘的皮肤内翻入管腔内,以促进其愈合,如缝合缘皮肤上皮外露,难以愈合,即是潜在发生尿瘘的部位的可能性。

(4)尿道吻合口应呈斜形,并应与有海绵体组织的尿道而不是薄而透明缺乏海绵体的组织吻合,吻合口应无张力。

(5)尿道皮管缝合创缘与覆盖尿道的皮肤纵行缝合创缘应错位,不应在同一条线上,将成形尿道皮管之缝合缘尽可能对向阴茎干,尽可能利用阴茎背侧皮肤及筋膜瓣覆盖新尿道,在缝合覆盖阴茎腹侧各层时应避免缝合的张力,以促进伤口愈合。

(6)成形尿道通过阴茎及阴茎头隧道,可防止或减少尿瘘的发生率。

6. 尿液引流方式　早期行尿道成形术,常规行耻骨上膀胱造瘘,不留置尿道支撑引流管,目的是不让尿流通过尿道,成形尿道便于愈合。尿道无支撑物,尿道内因种种原因,仍有不同程度的分泌物,感染产生尿瘘及尿道狭窄。近年来通过大量的临床实践证实,仅留置尿道支撑引流管导尿管,不行耻骨上膀胱造瘘,其效果与行耻骨上膀胱造瘘无差异。故现主张留置硅胶导尿管引流尿液及支撑成形尿道。

7. 尿道扩张　尿道下裂尿道成形术后,最常见并发症是尿道狭窄,尿道狭窄引起排尿困难,导致尿道憩室、尿瘘等并发症,因此尿道下裂尿道成形术后,应适当进行尿道扩张防治尿道狭窄。

8. 尿道下裂患者的生育能力　男性的生育能力取决于精子生成的数量和精子的质量。尿道下裂患者只有在成年后检查精子,才能确定其是否存在生育能力,内分泌的正常发育是关键。尿道成形术成功后,性交时精液能排入阴道内,促进了精卵结合,有利于生育。

9. 尿道下裂患者的术后随诊　尿道下裂手术后,应定期观察再造尿道的通畅程度;有无憩室、结石、毛发生长及尿线、射程等;再造尿道有无残余尿液。及时了解阴茎、阴囊及睾丸的发育情况。了解尿道下裂患者结婚及生育状况。

(陈在贤　王　郁)

参 考 文 献

[1] 何明厚,刘君华.一期手术治疗先天性尿道下裂.局解手术学杂志,2012,21(2):195-196

[2] 何明厚.尿道下裂术后长段型尿道狭窄的手术治疗.局解手术学杂志,2012,21(3):324-324

[3]　姚海军,王忠.尿道下裂的首选治疗:一期手术.现代泌尿外科杂志,2011,16(4):368-370

[4]　周李,高文宗,谢钧韬.分期手术在尿道下裂修复中的应用.临床小儿外科杂志,2016,15(5):450-452

[5]　范志强,刘中华,皇甫雪军,等.皮瓣法重建阴茎段尿道在重度尿道下裂分期手术中的应用.中华整形外科杂志,2015,31(6):414-418

[6]　田军,张潍平,孙宁,等.分期管形包皮岛状皮瓣术式与分期尿道板重建卷管术式治疗重度尿道下裂的疗效比较.中华泌尿外科杂志,2016,37(9):690-694

[7]　袁淼,黄桂珍,李飞,等.Duckett 联合 Duplay 术与 Koyanagi 术一期修复重型尿道下裂疗效比较.中华小儿外科杂志,2013,34(9):665-668

[8]　崔笠,何小舟,王建平,等.横行带蒂岛状包皮瓣一期修复重度尿道下裂的效果.江苏医药,2015,41(10):1192-1194

[9]　魏淑英.改良 Koyanagi 手术一期修复重型尿道下裂临床分析.临床医学,2016,36(5):65-66

[10]　薛文勇,齐进春,杨彩云,等.应用改良的 Koyanagi 术治疗重度尿道下裂.河北医科大学学报,2014(6):642-644

[11]　黄鲁刚,张杰,黄一东,等.Koyanagi 手术治疗重型尿道下裂的发展与改良.临床小儿外科杂志,2016,15(5):426-429

[12]　康磊,张旭辉,曾莉,等.改良 Koyanagi 手术治疗重型尿道下裂 40 例近期疗效分析.中华小儿外科杂志,2015,36(3):187-191

[13]　田军,张潍平,孙宁,分期 Duckett 术式治疗重度尿道下裂的疗效评价.临床小儿外科杂志,2016,15(5):439-442

[14]　淡明江,吕军,胡卫列,等.分期手术在严重尿道下裂中的应用.中华男科学杂志,2012,18(3):278-280

[15]　毕建朋,杨艳芳,李骥,等.阴茎远段预置尿道分期手术治疗重度尿道下裂.中国实用医药,2016,11(9):116-117

[16]　毛宇,陈绍基,唐耘熳,等.尿道板重建分期卷管尿道成形术在初治重型尿道下裂中的应用.实用医院临床杂志,2016,13(4):1-4

[17]　唐耘熳,陈绍基,毛宇,等.尿道板重建卷管尿道成形术在复杂尿道下裂矫治中的应用.中华小儿外科杂志,2015,36(3):182-186

[18]　何荣佳.男性先天性尿道下裂成形术后尿瘘的治疗.广东医学,2016,37(1):171-172

[19]　徐国顺,沈泽虹.尿道下裂手术治疗进展.医药,2016,4:197-198

[20]　王进恩,程帆.男性重型尿道下裂行长隧道分期尿道成形术的效果及安全性.湖南中医药大学学报,2016,2:1119-1120

[21]　张泽楠,李昭铸.睾酮治疗在尿道下裂外科矫正手术中的作用.中国男科学杂志,2016,11:62-6

[22]　陈丽,王珊珊.尿道下裂手术方式的选择及并发症的预防.河南医学研究,2014,23(10):23-25

[23]　翁迈.尿管留置时间对尿道下裂术后并发症的影响.武警后勤学院学报:医学版,2016(6):476-478

[24]　江志勇,李学德,何庆鑫,等.组织覆盖技术在 Snodgrass 术治疗尿道下裂的应用研究进展.中国性科学,2016,25(1):24-27

[25]　李泸平,范应中,张谦,等.包皮内板血管蒂覆盖技术在 Snodgrass 术修复尿道下裂中的应用.中国实用医刊,2016,43(16):63-65

[26]　苏字芳.两种手术方法在先天性尿道下裂中的治疗体会.医药前沿,2016,6(16):199-200

[27]　苏字芳.重度尿道下裂手术方法的进展研究.临床医药文献电子杂志,2017,4(9):1772-1773

[28]　许洪修.复杂性尿道下裂的手术治疗进展.国际泌尿系统杂志,2016,36(3):455-458

[29]　李昊,姚启盛,杨勇,等.尿道下裂术后复杂性尿道皮肤瘘的手术疗效及预后分析.西南国防医药,2016,26(7):748-750

[30]　盛旭俊,耿红全,邹喻,等.成人尿道下裂分期手术探讨.中华男科学杂志,2013,12:1095-1098

[31]　吴少峰,何蓉,孙杰,等.组织工程补片在重度尿道下裂分期手术中的应用.临床小儿外科杂志,2018,8:577-580

[32]　毛宇,夏梦,蔡永川,等.46,XY 严重男性化不全外阴的男性化整形方式探讨.临床小儿外科杂志,2019,3:196-201

[33]　陈海琛,胡杨,吴永隆,等.尿道海绵体重建覆盖在 TIP 手术中的应用.现代泌尿外科杂志,2018,2:114-118

[34]　张岗,王盛兴,杨增雷,等.小儿前尿道瓣膜诊治 11 例.临床小儿外科杂志,2016,1:85-87

[35]　丁向前.包皮岛状皮瓣联合阴囊纵隔皮瓣成形术治疗小儿重度尿道下裂 31 例.临床合理用药杂志,2016,26:174

[36]　牛志尚,郝春生,白东升.改良加盖岛状皮瓣尿道成形术治疗小儿尿道下裂.河北医科大学学报,2016,10:1123-1125

[37]　王德娟,李科,黄六涛,等.游离舌黏膜在儿童再次尿道下裂成形术中的应用.新医学,2016,4:242-245

[38]　刘晓东,李守林,王浩,等.重型尿道下裂 31 例诊治

体会.海南医学.2014;14:2161-2162

[39] 范志强,刘中华,皇甫雪军,等.尿道板卷管阴囊中隔皮瓣覆盖阴茎创面尿道成形术治疗复杂性尿道下裂.医药论坛杂志,2017,8:19-20

[40] 唐耘熳,王学军,毛宇,等.游离包皮内板卷管尿道成形术矫治尿道下裂的近期观察.中国修复重建外科杂志,2016,7:866-870

[41] 管哲明,刘传阳,刘青,等.尿道板纵切卷管尿道成形术和横形带蒂岛状包皮皮瓣尿道成形术治疗小儿中后位尿道下裂的疗效比较.解放军医学院学报,2018,9:782-786

[42] 杜蕾,齐进春,薛文勇,等.舌黏膜镶嵌分期尿道成形术治疗多次手术失败的尿道下裂.临床小儿外科杂志,2018,8:581-584

[43] 曹永胜,彭博,刘项,等.加盖带蒂包皮瓣一期尿道成形术修复小儿尿道下裂.临床小儿外科杂志,2014,2:136-137

[44] 高江涛,王定占,景治安,等.小型号硅胶尿管在尿道下裂成形术中的应用研究.中国实用医刊,2017,5:35-37

[45] 李伟坚,李志雄,陈敛源,等.一期尿道成形术治疗小儿尿道下裂疗效观察.临床医学,2017,6:92-93

[46] 游万祥,王蔚,钱琦,等.Ⅱ期原位皮瓣尿道成型治疗阴茎阴囊型尿道下裂26例体会.岭南现代临床外科,2017,4:456-458

[47] 齐进春,张雅楠,甄鹤,等.Snodgrass尿道成形术治疗远端尿道下裂.河北医科大学学报,2016,8:908-910

[48] 冯照晗,周晓峰,刘乃波,等.尿道下裂成形术后尿瘘修补35例临床研究.临床泌尿外科杂志,2019,5:358-360

[49] 白东升,叶辉,邱颖.Duckett尿道成形术在中、重度尿道下裂修复中的应用.北京医学,2013,4:260-262

[50] 李晓东,许宁,薛学义,等.一期无管化尿道板纵行切开卷管尿道成形术治疗尿道下裂术后疼痛和并发症的观察.中国修复重建外科杂志,2014,12:1505-1508

[51] 江志勇,李学德,何庆鑫,等.尿道板纵切卷管尿道成形术结合下唇黏膜在小阴茎头型尿道下裂中的临床研究.中国男科学杂志,2015,10:40-44

[52] 李学德,江志勇,何庆鑫.唇黏膜耦合阴茎(阴囊)皮瓣治疗尿道下裂临床研究.中国性科学,2018,10:50-52

[53] 徐奥,李雪,曾莉,等.尿道下裂Duckett手术后吻合口狭窄的预防与治疗.临床小儿外科杂志,2019,2:147-150

[54] 王政,陈迪祥,等.儿童复杂近端型尿道下裂术后尿道狭窄的病理改变及治疗.解放军医学院学报,2017,11:1055-1058

[55] 肖元宏,刘贵麟,刘洲禄.Onlay岛状皮瓣尿道成形术治疗儿童尿道下裂适应证及并发症防治.解放军医学院学报,2016,11:1152-1154

[56] 刘国庆,王剑锋,张世林,等.Ⅱ期尿道自体培植术修复先天性尿道下裂.临床小儿外科杂志,2015,5:402-404

[57] 张根岭,景登攀,樊长河.尿道板切开卷管加多层覆盖治疗尿道下裂的研究.中国医药指南,2013,1:223-224

[58] 陈永生,李思熳,彭明栋,等.40例"前型"尿道下裂治疗研究.昆明医科大学学报,2014,2:12-14

[59] 王德娟,李科,黄文涛,等.离舌黏膜在儿童再次尿道下裂成形术中的应用.新医学,2016,4:242-245

[60] 高晓芸,徐迪,贺晓伟,等.尿道板纵切卷管尿道成形术在小儿尿道下裂的临床应用价值.福建医药杂志,2015,1:22-24

[61] 陈毅夫,祖建成,田稳,等.尿道板纵切卷管尿道成形术和包皮内板岛状皮瓣加盖尿道成形术治疗尿道下裂的临床疗效.临床泌尿外科杂志,2016,4:364-366

[62] Da-Chao Zheng, Hai-Jun Yao, Zhi-Kang Cai, et al. Two-stage urethroplasty is a better choice for proximal hypospadias with severe chordee after urethral plate transection:a single-center experience. Asian J Androl,2015,17(1):94-97

[63] Jennifer J Winston, Robert E Meyer, Michael E Emch. A geographic analysis of individual and environmental risk factors for hypospadias births Birth Defects Res A Clin Mol Teratol,2014,100(11):887-894

[64] Jorieke E. H. Bergman, Maria Loane, Martine Vrijheid,et al. Epidemiology of hypospadias in Europe:a registry-based study. World J Urol,2015,33(12):2159-2167

[65] Jeremy B. Myers, Jack W. McAninch,Bradley A. Erickson,et al. Treatment of Adults with Complications from Previous Hypospadias Surgery. J Urol,2012,188(2):459-463

[66] Tarun Dilip Javali,Amit Katti,and Harohalli K. Nagaraj. Management of recurrent anterior urethral strictures following buccal mucosal graft-urethroplasty:A single center experience. Urol Ann. 2016,8(1):31-35

[67] Sisir Botta，Gerald R. Cunha，Laurence S. Baskin. Do endocrine disruptors cause hypospadias? Transl Androl Urol,2014, 3(4):330-339

[68] William Appeadu-Mensah，Afua Adwo Jectey Hesse，Hope Glover-Addy，et al. Complications of hypospadias surgery:Experience in a tertiary hospital of a developing country. Afr J Paediatr Surg,2015,12(4):211-216

[69] Elmoghazy H. Use of bipedicled dorsal penile flap with Z release incision:a new option in redo hypospadias surgery. Urology,2017,106:188-192

[70] Schlomer BJ. Correction of residual ventral penile curvature after division of the urethral plate in the first stage of a 2-Stage proximal hypospadias repair. Curr Urol Rep,2017,18(2):13

[71] Garnier S，Maillet O，Cereda B，et al. Late surgical correction of hypospadias increases the risk of complications:a series of 501 consecutive patients. BJU Int,2017,119(6):942-947

[72] Hadidi AT. History of hypospadias:Lost in translation. J Pediatr Surg,2017,52(2):211-217

[73] Alizadeh F，Shirani S. Outcomes of patients with glanular hypospadias or dorsal hood deformity with mild chordee ttreated by modified firlit's technique. Urol J,2016,13(6):2908-2910

[74] Snodgrass WT，Bush NC. Management of urethral strictures after hypospadias repair. Urol Clin North Am,2017,44(1):105-111

[75] Chen Y，Sun L，Geng H，et al. Placental pathology and hypospadias. Pediatr Res,2017,81(3):489-495

[76] Rahimi M，Ghanbari M，Fazeli Z，et al. Association of SRD5A2 gene mutations with risk of hypospadias in the Iranian population. J Endocrinol Invest,2017,40(4):391-396

[77] Boudaoud N，Pons M，B0uche Pillon Persyn MA，et al. Hypospadias. Ann Chir Plast Esthet, 2016, 61(5):439-449

[78] Rathod K，Loyal J，More B，et al. Modified PATIO repair for urethrocutaneous fistula post-hypospadias repair:operative technique and outcomes. Pediatr Surg Int,2017,33(1):109-112

[79] Elmoghazy H，Hussein MM，Mohamed E，et al. A novel technique for repair of mid-penile hypospadias using a preputial skin flap:results of 110 patients. Int Urol Nephrol,2016,48(12):1943-1949

[80] Mitsukawa N，Kubota Y，Akita S，et al. Urethroplasty using diverticular tissue for hypospadias. Low Urin Tract Symptoms,2016,8(3):191-193

[81] Krishnan A，Chagani S，Rohl AJ. Preoperative testosterone therapy prior to surgical correction of hypospadias:a review of the literature. Cureus,2016,8(7):e677

[82] Kanematsu A，Higuchi Y，Tanaka S，et al. Multivariate analysis of the factors associated with sexual intercourse，Marriage，and Paternity of Hypospadias Patients. J Sex Med,2016,13(10):1488-1495

[83] Kendigelen P，Tutucu AC，Emre S，et al. Pudendal versus caudal block in children undergoing hypospadias surgery:A Randomized Controlled Trial. Reg Anesth Pain Med,2016,41(5):610-615

[84] El-Ghoneimi A. Commentary to "Hypospadias:Are we as good as we think when we correct proximal hypospadias?". J Pediatr Urol,2016,12(4):197

[85] Faasse MA，Johnson EK，Bowen DK，et al. Is glans penis width a risk factor for complications after hypospadias repair? J Pediatr Urol,2016,12(4):202.e1-e5

[86] Hueber PA，Salgado Diaz M，Chaussy Y，et al. Long-term functional outcomes after penoscrotal hypospadias repair:A retrospective comparative study of proximal TIP，Onlay，and Duckett. J Pediatr Urol,2016,12(4):198. e1-e6

[87] Canning DA. Re:long-term functional outcomes of distal hypospadias repair:a single center retrospective comparative study of tIPs，Mathieu and MAGPI. J Urol,2016,195(4Pt1):1107-1109

[88] Long CJ，Canning DA. Hypospadias:Are we as good as we think when we correct proximalhypospadias? J Pediatr Urol,2016,12(4):196. e1-e5

[89] Straub J，Karl A，Tritschler S，et al. Management of hypospadias. MMW Fortschr Med,2016,158(7):62-63

[90] Alizadeh F，Fakoor A，Haghdani S. A comparison between tourniquet application and epinephrine injection for hemostasis during hypospadias surgery:The effect on bleeding and postoperative outcome. J Pediatr Urol,2016,12(3):160. e1-e5

[91] Wikinson DJ，Green PA，Beglinger S，et al. Hypospadias surgery in England:Higher volume centres have lower complication rates. J Pediatr Urol,2017,13(5):481. e1-481. e6

[92] Idiodi-Thomas HO，Ademuyiwa AO，Elebute，et

AL. Factors influencing waiting time in hypospadias repair surgery. Niger Postgrad Med J,2016,23(1): 21-24

[93] Wang YS,Pang KK,Tam YH. Hypospadias surgery in children:improved service model of enhanced recovery pathway and dedicated surgical team. Hong Kong Med J,2018,24(3):238-244

[94] Pfisternuller KL,Manoharan S,Desai D,et al. Two-stage hypospadias repair with a free graft for severe primary and revision hypospadias:A single surgeon's experience with long-term follow-up. J Pediatr Urol,2017,13(1):35. e1-35. e7

第**31**章 阴茎阴囊转位矫正术
(correction of penoscrotal transposition)

第一节 完全性阴茎阴囊转位矫正术
（correction of complete penoscrotal transposition）

完全性阴茎阴囊转位，阴茎位于阴囊与肛门之间，极为罕见，多未合并尿道下裂，故只做阴茎阴囊转位矫正，即达到纠正完全性阴茎阴囊转位的目的。可考虑采用隧道复位法，手术后可达到较满意的外观。

【原理】

将阴茎从会阴部经阴囊底部隧道到达耻骨联合下缘，使阴茎转移到阴囊的前面，达到完全矫正完全性阴茎阴囊转位畸形。

【适应证】

完全性阴茎阴囊转位者。

【禁忌证】

1. 合并肝肾功能明显异常和严重功能不全、营养不良、体质虚弱，不能耐受手术者。

2. 合并全身出血性疾病未纠正者。

3. 合并严重糖尿病未能控制者。

4. 合并有尿路感染、阴囊皮肤有急性炎症或溃疡未控制者。

【优点】

方法简便可行。

【缺点】

阴茎显露部分会缩短。

【麻醉与体位】

麻醉多选硬膜外麻醉，婴儿可用全麻。患者多取截石位。

【手术要点】

1955 年 Mcllvoy 等报道在阴茎根部做一环形切口，离开肛管解剖阴茎，纠正阴茎下曲。再在阴囊前与腹壁交界处做一横切口，经该切口通过阴囊底部与阴茎根部做一隧道，将阴茎通过此隧道从阴囊前面的切口引出，在把阴茎远端的皮肤与阴囊前面的切口缝合固定，缝合会阴部切口，经尿道留置适当大小双腔气囊导尿管引流尿液。

（陈在贤 王 郁）

第二节 部分性阴茎阴囊转位矫正术
（correction of partial penile scrotal transposition）

部分性阴茎阴囊转位较常见，根据是否合并尿道下裂，分为未合并尿道下裂的部分性阴茎阴囊转位及合并尿道下裂的部分性阴茎阴囊转位畸形两大类。其手术矫形方法各异，应根据是否合并尿道下裂而选择不同的矫正方法。未合并尿道下裂者的畸形矫正术，仅矫正阴茎阴囊转位畸形即可，手术较简单，仅一次手术便可成功，效果较好。合并尿道下裂的部分性阴茎阴囊转位，除了要矫正阴茎阴囊转位畸形到正常位置外，还要重建尿道，手术较复杂，难度大，往往需多次手术才能获得较好的效果。

【适应证】

部分性阴茎阴囊转位者;或部分性阴茎阴囊转位合并尿道下裂者。

【禁忌证】

同完全性阴茎阴囊转位。

【麻醉与体位】

麻醉多选硬膜外麻醉,婴儿可用全麻。患者多取截石位。

【术式简介】

1. 未合并尿道下裂的阴茎阴囊转位的矫正术 1975 年 Flocks 和 Culp 等报道如下两种术式,即为 Flocks-Culp 法。将阴茎从阴囊中部移到耻骨联合下缘,将阴茎根部背侧的阴囊皮肤转移到阴茎之前,以达到矫正部分性阴茎阴囊转位畸形。方法简便易行,手术多能一次成功,并发症较少。

(1)经阴茎根部背侧隧道矫正部分性阴茎阴囊转位术:在阴茎前阴囊与腹壁交界处做一横切口,其正中向下延续到阴茎根部,并环绕根部做一环形切口,游离根部,分离两侧阴囊皮瓣,将阴茎上移到正常位置,两侧阴囊皮瓣移到阴茎腹侧根部缝合。同年又有报道在阴茎根部做一环形切口,在阴茎根部前阴囊与腹壁交界处做一横切口,两切口间做一皮下隧道(图 31-1A),将阴茎通过此皮下隧道从前面横切口引出,缝合两切口(图 31-1B)。

(2)转移阴茎背侧皮瓣矫正部分性阴茎阴囊转位术:沿阴囊上部阴囊与腹壁皮肤交界处做一横弧形切口,其正中向下延续到阴茎根部并围绕其根部做一环形切口(图 31-2A),游离阴茎根部,分离两侧阴囊皮瓣,将阴茎上移到正常的部位,左右阴囊皮瓣转移到阴茎腹侧根部分两层缝合(图 31-2B)。

2. 合并尿道下裂的阴茎阴囊转位矫正术 部分性阴茎阴囊转位合并尿道下裂及其他畸形者,畸形复杂而严重,除了要矫正阴茎阴囊转位及其他畸形外,还要重建尿道。重建尿道与单纯尿道下裂做尿道成形术一样,手术方法多而复杂,在多数情况下,可供成形尿道的理想材料有限,要重建一个接近正常的尿道很难,加上会阴部手术感染率高,因而影响手术效果。通过一次手术要

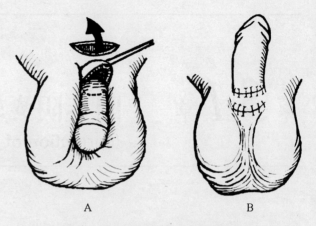

图 31-1 经阴茎根部背侧隧道矫正术

A. 阴囊腹壁横弧形切口及阴茎根部环形切口,两切口间做一皮下隧道;B. 阴茎通过皮下隧道从横切口引出后缝合两切口

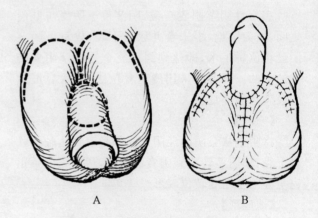

图 31-2 转移阴茎背侧皮瓣矫正术

A. 做阴囊横弧形切口与阴茎根部环形切口;B. 阴茎上移后阴囊两侧皮瓣转移到阴茎腹侧缝合

解决全部问题并获得满意效果非常困难。一次手术成功率较低,往往需要多次手术才能达到较满意的效果。

部分性阴茎阴囊转位合并尿道下裂及其他畸形者,要在矫正阴茎阴囊转位及其他畸形基础上,重建尿道。即将阴茎前移到耻骨联合下缘,将阴囊后移到阴茎之后,达到矫正部分性阴茎阴囊转位,并纠正阴茎下曲及其他畸形,后成形尿道。

只矫正阴茎阴囊转位畸形,目前为止报道的大致有以下 4 种。

(1)U 形切口法部分性阴茎阴囊转位矫正术:郭应禄等报道,在阴囊做 U 形切口,其下缘通

过阴茎头下方,其上缘切口达阴囊上缘(图 31-3A),充分游离阴茎后用掀起的阴囊皮片将阴茎包绕,并将阴囊上缘的切口缝合于阴茎之后(图 31-3B)。

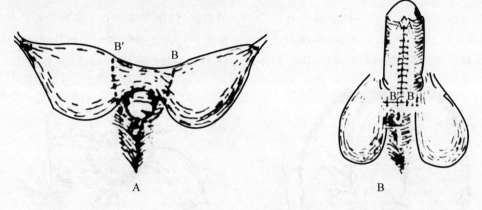

图 31-3　U 形切口法

A. 将阴囊向外上方拉开,虚线表示切口;B. 缝合方法 AA′缝于阴茎头,BB′缝于阴茎根部后方,缝合后阴囊移于阴茎后方

(2)M 形阴囊切口法部分性阴茎阴囊转位矫正术:丁崇标(1998)介绍,患者取截石位,牵引展开阴囊皮肤,围绕阴茎根部做菱形切口,在阴茎腹侧游离并切除纤维索带组织,使弯曲阴茎得以完全矫正伸直。同时使下裂之尿道口适当下移。然后在菱形切口的两侧角,向两外侧做∧形切口,使整个切口呈 M 形,并将两侧移位之阴囊皮肤尽量包括在 M 形切口范围内。再在阴茎背侧做适当长度之直切口,长度按阴茎周径一半而定(图 31-4A)。充分游离切口周围皮下组织,彻底止血后,将 A 点上移与 A′点缝合;B 点与 B′点自两侧牵引向下,对合缝于阴茎腹侧会阴部(图 31-4B)。尿道下裂取一侧阴囊斜行皮瓣转移至阴茎腹侧尿道成形术(图 31-4C),经尿道插入 Foley 导尿管作支架,耻骨上膀胱造口。该方法适用于所有阴茎阴囊转位的畸形矫治。此矫形术可按情况附加必要的切口。对并发尿道下裂者,可按阴茎发育及阴囊皮肤情况,在行阴囊矫治同时行尿道下裂成形术,一次手术治疗。

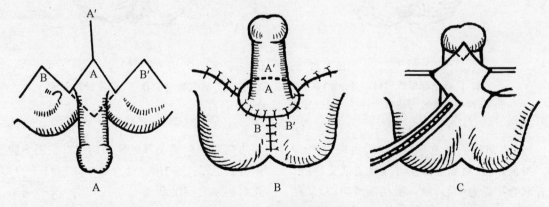

图 31-4　M 形阴囊切口法

A. 阴囊 M 形切口范围;B. 将 A 点上移与 A′点缝合(阴茎背侧),B 点与 B′点牵向阴茎腹侧缝合;C. 阴囊斜行带蒂皮瓣成形尿道

1951 年 Camphell 报道在阴茎前正中做一纵行切口,将阴茎上移到正常部位后缝合阴茎腹侧阴囊切口。

(3)Glean-Anderson 法部分性阴茎阴囊转位矫正术:Glean-Anderson(1973)报道,在阴囊上部做一横弧形切口,切口的中点向下延续,围绕阴茎根部及两侧,并在其腹侧根部会合(图 31-5A)、游离阴囊两侧皮瓣和阴茎(图 31-5B),切除阴茎腹侧连同皮肤的纤维索带组织,尿道外口退缩到适当位置,使阴茎伸直并上移到正常的部位,将两侧横弧形切口下缘阴囊皮瓣转移到阴茎腹侧(图 31-5C),分两层间断缝合切口(图 31-5D)。

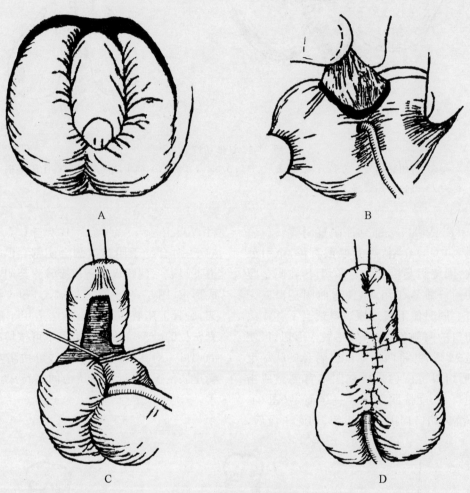

图 31-5　Glean-Anderson 法
A. 阴囊上部横弧形切口;B. 切口延续到阴茎根两侧并在其腹侧会合;C. 切除纤维索带
组织,两侧阴囊皮瓣转移到阴茎腹侧会合;D. 缝合切口

(4)切除部分阴囊皮肤法:此法由陈在贤等(1983)报道,先在阴囊上部接近腹壁皮肤交界处,以耻骨联合下缘为中心,做一横括弧形切口,又在以阴茎背侧根部为中心做另一横弧形切口,两切口的长度应等于阴茎根部的周长,然后将两横弧形切口的两端点分别相连做左右两条切口,并继续向下,与阴茎体平行达阴茎腹侧,使形成一转移皮瓣,其宽度也正好等于阴茎体的周长。再沿阴茎腹侧阴茎阴囊交界处使两侧切口在阴茎腹侧尿道外口远端 2～3mm 处会合(如图 31-6A),两横弧形切口之间的阴囊壁组织切除(图 31-6B)。沿切口游离阴茎两侧皮瓣,在阴茎白膜表面彻底切除其短缩的纤维索带组织、尿道外口退缩到适当部位,使阴茎完全伸直,并能上移到耻骨联合下缘正常阴茎的部位(图 31-6C),再将阴茎两侧的阴囊皮瓣转向阴茎腹侧,与阴茎远端皮肤一起缝合

以覆盖阴茎腹侧创面（图 31-6D），将阴囊横括弧形切口的上缘皮瓣围绕阴茎根部，转向其腹侧会合（图 31-6E），这样阴囊切口的其余皮肤均转移到阴茎腹侧以下。缝合阴茎根部周围的皮肤及其腹侧阴囊皮瓣（图 31-6F）。保留 Foley 导尿管引流尿液。

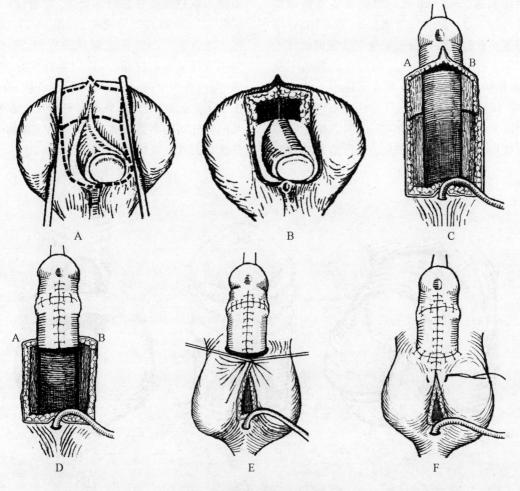

图 31-6　切除部分阴囊皮肤法

A. 分开两侧阴囊，虚线表示切口；B. 切除两弧形切口间的阴囊壁；C. 沿切口游离阴茎，切除其纤维索带组织使阴茎伸直；D. 阴茎两侧阴囊皮瓣转向腹侧缝合；E. 将横括弧形切口上缘皮瓣围绕阴茎根部转向其腹侧会合；F. 缝合阴茎根部及其腹侧阴囊切口

3. 一期阴茎阴囊转位矫正与带蒂皮管尿道成形术　陈在贤等在 1983 年矫正阴茎阴囊转位畸形的基础上，在行阴茎阴囊转位矫正的同时，以带蒂皮管阴茎头隧道法一期成形尿道。效果满意。合并尿道下裂的部分性阴茎阴囊转位患者，过去多采用分期手术，即先纠正阴茎阴囊及其合并畸形，术后半年，让局部瘢痕软化后，第二期做尿道成形术，如尿道成形术后并发尿瘘或尿道狭窄等，相隔半年后第三期手术处理尿道成形术后的并发症。这样从畸形矫正到尿道成形成功，患者需经受多次住院，多次麻醉，多次手术，经历较长时间的痛苦及经济负担。如在阴茎阴囊转位矫正术的同时行尿道成形术，一期手术可减少手术次数，缩短病程，减少患者痛苦及经费。

（1）原理：在矫正阴茎阴囊转位及其他合并畸形的同时，以阴囊纵隔带蒂皮瓣，做成带蒂皮管，经阴茎头隧道成形尿道。手术医师应根据畸形的类型、自己掌握的手术技巧及经验来选择。

（2）优点：因首次手术，组织无瘢痕，解剖层次清楚，易于手术操作，手术成功率较高。并发症少，缩短病程，患者痛苦减少。

（3）缺点：手术难度较大，手术技术要求较高。

(4)手术要点:如图 31-7A 所示,在阴囊上部接近腹壁皮肤交界处,以耻骨联合为中心做一横括弧行切口,其长度约等于 1/2 阴茎根部周长;在尿道口远侧缘 2～3mm 处起围绕阴茎背侧根部做环形切口。分离耻骨联合横括弧,游离阴茎(应保留阴茎皮肤的血供),彻底切除阴茎腹侧的纤维索带组织,使阴茎完全伸直。两切口之间做一皮下隧道,使阴茎通过阴茎背侧皮下隧道上移至耻骨联合下缘正常阴茎的部位。在阴茎腹侧皮肤切缘白膜表面解剖分离皮下隧道,达阴茎头正常尿道开口处切口而出(图 31-7B)。以尿道外口为中心,向会阴做与阴囊纵隔线平行的带蒂皮瓣,其长度以阴茎伸直后从尿道外口到阴茎头的长度,其宽度应根据患者年龄大小而定(图 31-7C)。经尿道插入双腔气囊导尿管入膀胱,带蒂皮瓣围绕导尿管,以 5-0 薇乔线缝成皮管(图 31-7D),通过阴茎头隧道引出阴茎头成形尿道外口(图 31-7E)。将阴茎过多的包皮绷直,以阴茎腹侧缺少皮缘为准,与冠状沟平行,横行切开阴茎皮肤,在其背侧正中阴茎远端的皮肤,纵行切开分成左右两瓣,使其能转移到阴茎腹侧缝合,覆盖阴茎腹侧的创面,并缝合阴囊皮肤切口(图 31-7F)。

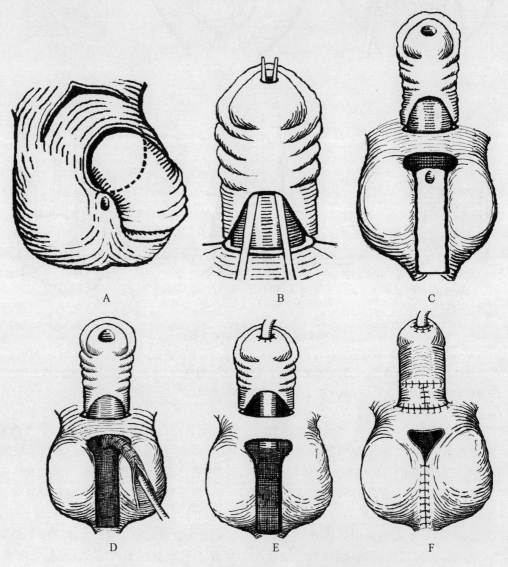

A   B   C

D   E   F

图 31-7   一期阴茎阴囊转位矫正与带蒂皮管尿道成形术

A. 阴茎阴囊皮肤切口;B. 做阴茎腹侧皮下隧道;C. 以尿道口为中心做阴囊正中皮瓣;D. 缝合带蒂皮管;E. 皮管经皮下隧道引出成形尿道外口;F. 转移阴茎背侧皮肤覆盖腹侧创面并缝合阴茎阴囊皮肤切口

【术后处理】

术后伤口内无渗液后拔出引流物,手术区适度加压包扎,以防止血肿形成。用抗生素防治感染。保持导尿管通畅,以免尿液浸湿敷料或创口。术后12～14d拆线。尿道导尿管4周后拔出排尿。如有尿瘘,术后半年左右,局部组织瘢痕软化后行尿瘘修补术;如有尿道狭窄者,应适当做尿道扩张,坚持半年以上。

【评析与选择】

阴茎阴囊转位及其合并畸形较复杂因而手术矫治,长期以来形成了各式各样的手术方法。未合并尿道下裂的阴茎阴囊转位畸形矫正术,只需矫正阴茎阴囊转位到正常位置即可,手术较简单,一般一次手术便可成功,效果较好;现有多种术式,各有其优缺点。对合并尿道下裂的部分性阴茎阴囊转位畸形,除了要矫正阴茎阴囊转位及其他畸形外,还要重建尿道,手术较复杂,难度大。在多数情况下可供利用的再造尿道的材料有限,加上会阴部手术感染率高,往往需多次手术才能获得较好的效果。因此,术者应根据阴茎阴囊转位及其合并畸形的类型及其严重程度,采用相应的最适合,并发症最少,成功率最高的术式。

但至今还无一种术式能满意地矫治所有畸形。而畸形矫正及尿道成形完全成功,往往先后需多次手术经历较长时间,其效果也各异。

(陈在贤 王 郁)

参 考 文 献

[1] 陈在贤,屠业骏.阴茎阴囊转位及其治疗.国外医学泌尿系统分册,1982,2(6):24

[2] 陈在贤,等.部分性阴茎阴囊转位.中华泌尿外科杂志,1983,4(5):304

[3] 李旭良,等.一期手术治疗有阴茎阴囊转位的尿道下裂.中华泌尿外科杂志,1992,13:58

[4] 邱晓峰,闫廷雄.部分性阴茎阴囊转位的手术治疗(附8例报告).宁夏医学院学报,2000,22(3):214

[5] 许建业.49例不完全性阴茎阴囊转位的诊治.宁夏医学杂志,2000,22(6):355

[6] 罗洪,江晓海,杨长庆,等.阴茎阴囊转位3例报告.中华男科杂志,2000,6(3):201-202

[7] 陈小华,魏孝钰.会阴型尿道下裂伴阴茎阴囊转位及阴囊分裂的手术修复.江西医药,2002,37(6):410-411

[8] 陆文奇,谭志忠,王红.阴茎根部阴囊两侧翼上方开窗术治疗阴茎阴囊转位.广西医科大学学报,2001,18(6):862

[9] 杨槐,何恢绪,李清荣,等.尿道下裂合并阴茎阴囊转位肉膜蒂皮瓣一期矫治(附38例报告).中国男科学杂志,2003,17(4):250-252

[10] 陈小林,廖耀武.阴茎阴囊转位手术治疗体会.中华现代外科学杂志,2005,2(6):547

[11] 刘继红,章咏裳.阴茎阴囊转位矫形术-M形阴囊切口矫形术//梅骅,章咏裳.泌尿外科手术学.2版.北京:人民卫生出版社,1996:613-614

[12] 陈在贤,赵栩,黄捷.阴茎阴囊转位矫形术//陈在贤.实用男科学.北京:人民军医出版社.2版,2015:

647-652

[13] 罗琦.张艳英.阴茎阴囊转位伴隐匿性阴茎5例.临床医学,2007,27(11):72-73

[14] 于满,王凤阁.完全性阴茎阴囊转位一例报告.中华泌尿外科杂志,2011,32(5):329

[15] 孟庆娅,张富义,徐国栋,等.改良Glenn-Anderson术式治疗阴茎阴囊转位.天津医药,2010,38(4):333-334

[16] 邢茂青,刘强,鞠海珍,等.对称性双手多指和双足多趾畸形合并尿道下裂及阴茎阴囊转位一例.中华小儿外科杂志,2013,34(7):559

[17] 周平,熊华丽,黄云.先天性阴茎阴囊转位并会阴型尿道下裂二例手术治疗.健康必读,2011,5:93

[18] 汤梁峰,阮双岁,王翔.尿道下裂伴阴茎阴囊转位的诊治(附83例报告).中华男科学杂志,2011,17(2):143-145

[19] 唐耘熳,王学军,毛宇,等.M形皮瓣法矫治尿道下裂术后残留阴茎阴囊转位44例效果分析.实用医院临床杂志,2016,4:44-45

[20] 郭秀全,王养民,张惠芳,等.阴茎阴囊转位合并尿道下裂分期手术修复(附43例报道).现代生物医学进展,2014,14(1):140-142

[21] 张斌,毕允力,陆良生,等.分期Duplay术治疗合并阴茎阴囊转位的重度尿道下裂.临床小儿外科杂志,2016,15(5):443-446

[22] 唐勇,李养群,杨喆,等.阴茎阴囊转位的整形外科治疗.中华整形外科杂志,2016,32(5):351-353

[23] 张晓忠,魏辉,黄英,等.小儿阴茎阴囊转位合并尿

道下裂手术修复 9 例报道. 亚太传统医药,2010,6(3):61-63

[24] 吴汉,朱再生,吴海啸,等. 改良 Koyanagi 术一期修复伴有阴茎阴囊转位的重度尿道下裂. 中国男科学杂志,2010,24(4):33-35

[25] 顾胜利,罗雪松,胡良武. Koyanagi 术修复近端型尿道下裂合并阴茎阴囊转位. 中华整形外科杂志,2011,27(4):269-272

[26] 张晓忠,邬绍文,杨青山,等. Ⅰ 期手术治疗阴茎阴囊转位、尿道下裂合双侧腹股沟斜疝 1 例报告. 中华男科学杂志,2012,18(6):562-564

[27] 张格云,李婧. 常规超声联合三维超声诊断胎儿阴茎阴囊转位的临床价值. 中国产前诊断杂志(电子版),2014,4:27-30

[28] Ivan Somoza, Maria G, Palacios, et al. Complete penoscrotal transposition:A three-stage procedure. Indian J Urol,2012,28(4):450-452

[29] Anjan Kumar Dhua. Prepenile Scrotum-An Extreme Form of Penoscrotal Transposition. J Neonatal Surg,2013,2(4):49

[30] Manjunath K,Venkatesh M. M-plasty for correction of incomplete penoscrotal transposition. World J Plast Surg,2014,3(2):138-141

[31] Saleh A. Correction of incomplete penoscrotal transposition by a modified Glenn-Anderson technique. Afr J Paediatr Surg. 2010,7:181-184

[32] Abudusaimi A,Tang LF,Ruan SS,Wang X,et al. Surgical correction of penoscrotal transposition with hypospadias:experience with 83 cases. Zhonghua Nan Ke Xue. 2011,17(2):143-145

[33] AZ Pietrucha, BJ Pietrucha, I Bzukala, et al. Autonomic function and presence of vaso-vagal syncope in young adults in long term follow-up after correction of d-transposition of great arteries by Senning atrial switch. European Heart Journal, 2013,34(1):2139

[34] V Niels,S Keld,M Eva,et al. Long-Term Outcome of Mustard/Senning Correction for Transposition of the Great Arteries in Sweden and Denmark. Circulation,2015,132(8):633-638

[35] Somoza I,Palacios MG,Mendez R,et al. Complete penoscrotal transposition:A three-stage procedure. Indian J Urol,2012,28(4):450-452

[36] MA Fahmy,AA El Shennawy. AM Edress. Spectrum of penoscrotal positional anomalies in children. International Journal of Surgery,2014,12(9):983-988

第**32**章 男性尿道上裂手术
(surgical management of male epispadias)

男性尿道上裂是尿道海绵体及尿道开口的位置在发育过程中发生了变异,异位开口到阴茎背侧的不同部位,是一种极少见的先天性畸形,其发生率为 1/118 000,约 90% 合并有膀胱外翻。治疗手段主要是手术。

【治疗原则】

任何类型男性尿道上裂均需手术治疗。治疗的目的是纠正尿失禁、阴茎上曲、成形尿道,达到站立排尿,促进性生活。尿道上裂术前应制订严密方案,分期或一期修复。不伴有尿失禁的尿道上裂可考虑一期阴茎畸形矫正及尿道成形;伴有尿失禁的尿道上裂以分期手术为宜,第一期先行膀胱颈及后尿道重建术并同时行阴茎伸直延长术,第二期再行阴茎部尿道成形术,可提高手术成功率。对于发育不良的阴茎短小患者,可于术前予以睾酮或 HCG 等治疗以促进其发育。手术方式的选择应根据临床分型来决定。

1. 阴茎头型 阴茎头型尿道上裂无尿失禁,只需做矫正阴茎上曲及尿道成形术。

2. 阴茎型 阴茎型尿道上裂无尿失禁者,只需做矫正阴茎上曲及尿道成形术。伴有尿失禁者,还应加做抗尿失禁手术。

3. 阴茎耻骨联合下型 阴茎耻骨联合下型合并膀胱外翻者应做阴茎伸直延长、抗尿失禁、尿道成形术,并修复膀胱及腹壁缺损。有尿失禁者或合并膀胱外翻者手术十分复杂而困难,失败高,效果多不满意。膀胱外翻的手术治疗原则是,闭合腹壁和膀胱前壁;膀胱颈部重建修复尿道以控制排尿,保护肾功能;以及外生殖器的重建。需要时行骶髂部截骨术。

合并膀胱外翻的尿道上裂矫治术,可分期进行,也可一期完成。分期手术应全面设计,每期手术必须保持连续性,前期手术应为后期手术打下基础,否则,易致手术失败。对合并膀胱外翻的尿道上裂,无法恢复正常排尿功能者,患者条件有限,可考虑行外翻膀胱切除,修补腹壁缺损,施行尿流改道术如回肠膀胱术等。

尿道成形可采取一期成形及分期成形。一期成形即在矫正阴茎畸形的同时行尿道成形;分期成形即先行控制尿失禁及阴茎伸直延长术,6 个月后第二期行尿道成形。所有术式均须先游离尿道黏膜板及部分尿道,充分利用尿道板做成黏膜管,在黏膜管不够长时采用阴茎带蒂皮瓣或膀胱黏膜延伸尿道。

【手术时机选择】

男性尿道上裂患者手术时机,推荐在 3 岁以后进行,以 4-5 岁为宜,原因如下。

1. 3 岁以后发育较好,有适当容量和肌肉的膀胱,男孩青春期的发育有利于尿的控制。

2. 3 岁以前多有自然遗尿现象,难以区分及确定尿失禁的原因及程度,膀胱颈重建后疗效难以观察。3 岁以后仅有不完全性尿失禁者,可先行盆底肌肉锻炼及排尿训练,效果不明显者,再考虑手术治疗。尿失禁者膀胱颈后尿道十分宽大,膀胱颈不能关闭,可用膀胱镜检查及尿流动力学检查,判断尿失禁及其程度,以此选择手术方式。

3. 如阴茎发育不良者,应推迟手术或经内分泌治疗,待阴茎发育后再手术。术前先使用绒毛膜促性腺激素,促进阴茎的发育,为手术创造更好的条件。

【术前准备】

1. 染色体检查 术前应行染色体检查,确定为男性后才施行整形手术。

2.膀胱镜检查　术前膀胱镜检查对判断尿失禁有一定帮助，尿失禁者膀胱颈后尿道十分宽大，膀胱颈不能关闭者，可选择膀胱颈重建术。

3.睾酮或 HCG 应用　对于发育不良的阴茎短小患者，可于术前予以睾酮或 HCG 等治疗以促进其发育。

4.防治感染　清洁阴茎、阴囊皮肤。伴有尿失禁者，尿液浸润会阴皮肤，应清洁会阴部皮肤，

伴有感染者需要使用抗生素控制感染后方可手术。

5.灌肠　完全型及复杂型尿道上裂由于术中涉及肠道，故术前应清洁灌肠。

6.家属知情　完全型及复杂型尿道上裂矫治术，要获得较满意的效果相当困难。任何一种抗尿失禁手术都没有百分之百的成功效果，必须让患儿家属知情。

第一节　阴茎上曲矫正及尿道成形术
（correction of phallanastrophe and urethroplasty）

【适应证】

适用于各种类型的男性尿道上裂者，做阴茎伸直及尿道成形术。手术年龄选择以 3－6 岁为宜。阴茎发育不良者，应推迟手术或经内分泌治疗，待阴茎发育后再手术为宜。

【禁忌证】

1.患有严重尿路感染，肾功能严重受损者。

2.合并心脏发育不良不能耐受手术者。

3.营养不良、体质虚弱，不能耐受手术者。

【麻醉与体位】

幼儿采用全麻，少儿或成人可选用硬脊膜外麻醉。取平卧位。

【术式简介】

矫治尿道上裂的手术方法很多，本文主要综合介绍 4 种具有代表性的矫治尿道上裂的尿道成形术。

1.改良 Cantwell 尿道成形术（正位尿道成形术）　1895 年 Cantwell 首次行完全型尿道上裂尿道成形术，将尿道上裂阴茎背侧的尿道板黏膜及尿道海绵体完全游离，将尿道黏膜缝合成管状，尿道移位到阴茎海绵体腹侧（图 32-1）。尿道板从阴茎体上完全游离后弹性好，尿道转移到阴茎海绵体的腹侧，从前列腺到阴茎头尿道板的长度足够，毫无张力，但易产生尿道板皮瓣缺血坏死形成尿瘘。为了预防因完全游离尿道黏膜引起尿道黏膜缺血坏死，1918 年 Young 改良了 Cantwell 术式，采用完全游离右侧阴茎海绵体上的尿道板皮瓣，

保留左侧阴茎海绵体上的尿道板皮瓣，保证了成形尿道皮管的血供，并将成形尿道移到阴茎腹侧，接近正常阴茎解剖结构。

（1）切取阴茎尿道板皮瓣如图 32-2A、B 所示。

（2）完全游离右侧阴茎海绵体上的尿道板皮瓣，保留左侧阴茎海绵体上的尿道板皮瓣（图 32-2C）。

（3）矫正阴茎上曲（见阴茎伸直尿道成形术）后，经尿道口插入双腔气囊导尿管，将分离的裂隙部尿道板皮瓣围绕导尿管缝合成尿道（图 32-2D）。

（4）将左侧阴茎海绵体向逆时针方向旋转，右侧阴茎海绵体以顺时针方向向右前向内转移，与对侧阴茎海绵体背侧缝合（图 32-2E）。这种不对称缝合致使两侧阴茎海绵体呈前后位，而造成阴茎头 90° 左右扭转。向阴茎头腹侧顶端做隧道，开口到阴茎头腹侧，将成形尿道皮管经此隧道，成形尿道外口，成形阴茎头，用两侧的菱形或采用 Z 字形缝合瓣覆盖背部的创面。保留尿道导尿管引流尿液者，可不做膀胱造口术。

2.阴茎伸直尿道成形术

（1）在阴茎背侧，近端绕过尿道开口上缘，远端达阴茎头，两侧沿尿道黏膜与皮肤交界处做一倒 U 形切口达白膜，向上做与此相连的纵切口达耻骨联合（图 32-3A）。

（2）在阴茎筋膜下分离，显露尿道及两阴茎海绵体，锐性切除阴茎背侧的纤维索带组织达耻骨联合（图 32-3B）。

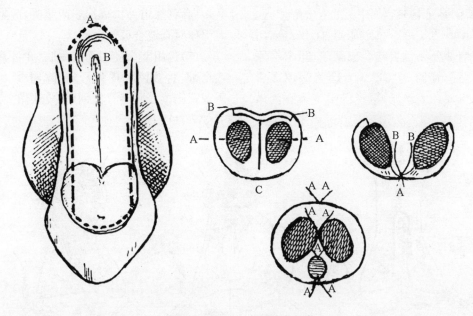

图 32-1 Cantwell 尿道成形术

将阴茎背侧尿道板黏膜及尿道海绵体完全游离,皮瓣缝成管状,转移到阴茎海绵体腹侧成形尿道

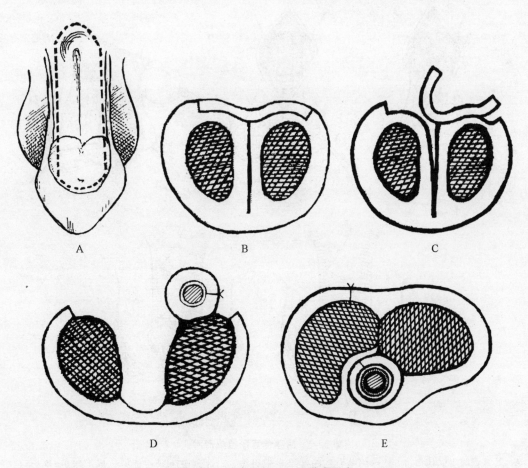

图 32-2 改良 Cantwell 尿道成形术

A. 切取阴茎尿道板皮瓣背面观;B. 切取阴茎尿道板皮瓣横断观;C. 游离右侧阴茎海绵体上的尿道板皮瓣;D. 缝合尿道皮管;E. 旋转左右阴茎海绵体并缝合

（3）切断阴茎悬韧带，使阴茎完全松解伸直。可选择如下两种方法之一成形尿道：①仅游离阴茎裂隙部两侧部分尿道板缝合成新尿道，末端原位开口于阴茎头背侧（图 32-3C）；②将裂隙部尿道板完全游离缝合成新尿道，经向阴茎头腹侧做隧道（图 32-3D）。

（4）将尿道外口成形于阴茎头，适当修剪阴茎海绵体对合缝合（图 32-3E）。

（5）近阴茎头横切阴茎皮肤，并将其游离到阴茎根部，将腹侧包皮纵行切开（图 32-3F）转移到阴茎背侧覆盖阴茎背侧创面，皮肤做 Z 形缝合（图32-3G、H）。

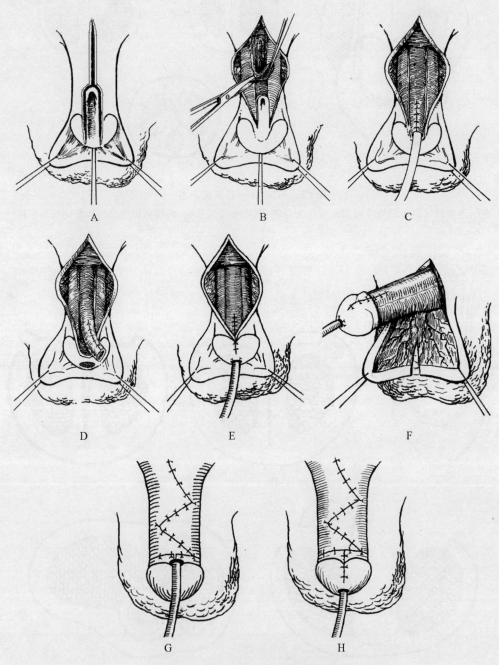

图 32-3　阴茎伸直尿道成形术

A. 阴茎背侧皮肤切口；B. 切除阴茎背侧的纤维索带组织；C. 部分游离尿道板原位成形尿道；D. 完全游离尿道板缝合成新尿道向阴茎头腹侧做隧道；E. 修剪阴茎头海绵体对合缝合；F. 游离阴茎腹侧皮肤纵行切开；G. Z 字形缝合阴茎背侧皮肤尿道于阴茎头背侧开口；H. Z 字形缝合阴茎背侧皮肤，尿道于阴茎头开口

3. 阴茎伸直延长尿道成形术

(1)在阴茎背侧沿尿道裂隙部,近端绕过尿道开口上缘,远端达阴茎头,两侧沿尿道黏膜与皮肤交界处做切口达白膜,纵切向上,切口达耻骨联合上(图 32-4A)。

(2)在阴茎筋膜下分离,显露尿道及两阴茎海绵体,锐性切除阴茎背侧的纤维索带组织达耻骨联合,切断阴茎悬韧带,使阴茎完全松解伸直。从阴茎海绵体游离尿道皮瓣(图 32-4B)。

(3)将尿道海绵体与阴茎海绵体分离,达阴茎海绵体两侧分叉处。经尿道留置 12～14F 双腔气囊导尿管,围绕导尿管将尿道皮瓣缝成新尿道,从耻骨支上锐性分离两侧阴茎海绵体脚,使其部分游离而下垂延长(图 32-4C)。

(4)在两侧阴茎海绵体会合处做至阴茎腹侧根部隧道,将成形的尿道经此隧道阴茎根部腹侧成形尿道外口(图 32-4D)。

(5)两侧阴茎海绵体及阴茎头对合缝合,切取阴茎腹侧皮肤,转移到阴茎背侧,Z 字形缝合(图 32-4E)。

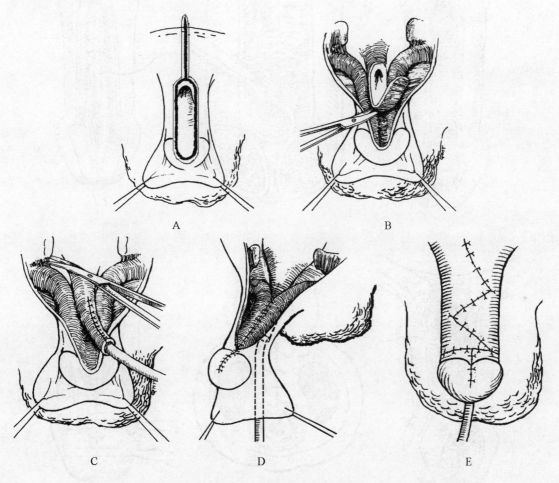

图 32-4　阴茎伸直延长尿道成形术
A. 阴茎背侧皮肤切口;B. 从阴茎海绵体游离尿道皮瓣;C. 缝成尿道皮管分离阴茎脚;D. 尿道转移至
阴茎腹侧缝合两侧阴茎海绵体及阴茎头;E. 阴茎腹侧皮肤转移到阴茎背侧,Z 字形缝合

4. 单纯尿道成形术　尿道上裂阴茎头裂开合并各种畸形者,先行控制尿失禁及阴茎伸直延长术。伤口愈合,炎症控制 6 个月,局部瘢痕软化后行尿道成形。下面介绍应用较广泛的尿道沟黏膜条尿道成形术。

(1)做尿道皮瓣:根根患者年龄大小,沿阴茎背侧尿道槽沟两侧纵行切取皮肤黏膜瓣,其宽度以能松松包绕 12～14F 导尿管为宜,切口上方绕过尿道口,下方直达阴茎头尖(图 32-5A)。

(2)游离黏膜皮肤瓣:沿切口向内稍稍游离

皮肤及黏膜,形成黏膜皮肤条。游离的平面应在阴茎海绵体白膜表面,游离程度以黏膜皮肤边缘上翻对边缝合无张力为宜(图 32-5B)。

(3)尿道成形:自尿道外口插入 12～14F 导尿管,将皮肤黏膜条上翻包绕导尿管,用 5-0 薇乔线间断对边缝合,形成一皮肤黏膜管,形成新尿道(图 32-5C)。

(4)缝合两侧阴茎海绵体:将已分离出来的两侧阴茎海绵体于新尿道的背侧用 4-0 薇乔线逐层间断缝合覆盖尿道(图 32-5D),使重建的新尿道位于阴茎海绵体的腹侧(图 32-5E)。

(5)关闭切口:用 4-0 薇乔线间断缝合皮肤,如张力较大,可行阴茎两侧纵行减张切口,或用 1-0 丝线行减张缝合,阴茎头裂口减张缝合(图 32-5F)。

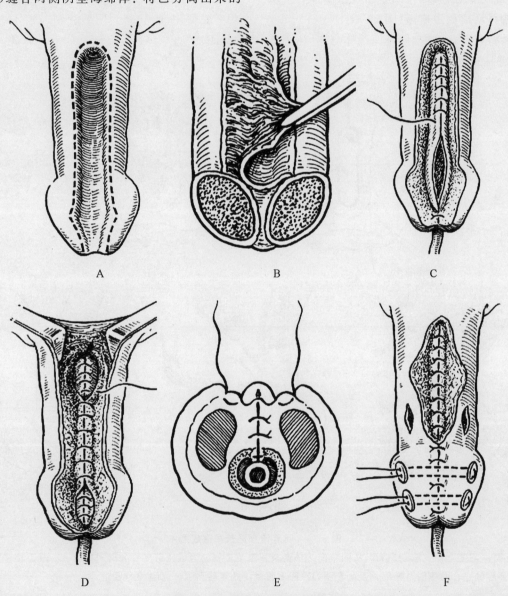

A   B   C

D   E   F

图 32-5　尿道上裂单纯尿道成形术

A. 做尿道皮瓣切口;B. 游离黏膜皮肤瓣;C. 缝合成形尿道;D、E. 缝合两侧阴茎海绵体;F. 缝合阴茎头皮肤关闭切口

【注意要点】

1. 根除导致阴茎背曲的三因素：彻底切除闭合部尿道背侧至耻骨联合间的纤维条索。切断阴茎悬韧带。在分离的两个阴茎体互相靠近的背部中线行海绵体短缩的白膜造口，来延长阴茎。尽量把阴茎根部两侧海绵体合拢缝合，以使阴茎完全伸直。

2. 要充分游离尿道与两侧阴茎海绵体，达到尿道能转移到阴茎腹侧，使两侧阴茎海绵体能合拢分两层缝合为宜。

3. 男性尿道上裂的阴茎头血供则只靠本侧阴茎背动脉供血，一旦阴茎背动脉被损伤或缝扎，就很难避免该侧阴茎头血供障碍，有导致阴茎坏死的可能。

4. 正位尿道成形术是将阴茎背侧的尿道转移到阴茎海绵体腹侧，达到恢复尿道的正常解剖位置。

5. 单纯尿道成形术：阴茎皮肤黏膜条的宽度，以能松松包绕 12～14F 导尿管为宜。边缘游离以能对边缝合无张力即可，不能过多游离，以免影响血供导致皮肤黏膜条坏死，缝合阴茎海绵体时避免过度压迫重建的尿道，以防术后排尿不畅。

【意外事件】

1. 阴茎伸直及尿道成形术中，损伤阴茎背血管及神经，导致阴茎头缺血坏死或萎缩。

2. 尿道缺血坏死：在游离尿道的过程中，未保持尿道的血供，术后发生尿道缺血坏死。

【术后处理】

同第 30 章第一节未合并阴茎下曲的尿道下裂尿道成形术的术后处理。

【评析】

1. 阴茎背侧尿道成形术 1984 年 Lepor 等改良 Young 术式保留尿道在阴茎体背侧，并采用 Thiersch-Duplay 术式，从前列腺到阴茎头尿道板形成连续的尿道管道成形尿道。将尿道上裂阴茎背侧的尿道板黏膜部分游离，缝合成管，成形的尿道保留在阴茎背侧原来的位置。该方法简便易行，但成形尿道在阴茎背侧，不符合正常解剖结构。也可采取其他术式，游离尿道皮瓣，将尿道成形到阴茎腹侧。

2. 矫正阴茎上曲 根除导致阴茎背曲的三因素：彻底切除闭合部尿道背侧至耻骨联合间的纤维条索；切断阴茎悬韧带；在分离的两个阴茎体互相靠近的背部中线行海绵体造口，来延长阴茎。

（陈在贤 鲁栋梁）

第二节 膀胱颈重建术（bladder neck reconstruction）

完全型尿道上裂和复杂型尿道上裂，伴有膀胱外翻、耻骨分离、阴茎短小、阴茎背曲及尿失禁者，需要重建其宽大而松弛的后尿道和膀胱颈，以增强其括约肌功能。膀胱颈及后尿道重建术是治疗尿失禁的主要手段，其方法很多。本文仅综合介绍如下几种具有代表性的术式。任何一种抗尿失禁手术都没有百分之百的成功把握，必须让患儿及其家属知情。

【适应证】

1. 阴茎型男性尿道上裂合并尿失禁者。

2. 阴茎耻骨型尿道上裂者。

3. 尿道上裂合并膀胱外翻者。

【禁忌证】

1. 患有严重尿路感染、肾功能严重受损者。

2. 合并心脏发育不良不能耐受手术者。

3. 营养不良、体质虚弱，不能耐受手术者。

【术前准备】

术前进行膀胱镜检查及尿动力学检查可了解尿失禁膀胱颈及后尿道情况，尿失禁者膀胱颈后尿道十分宽大，膀胱颈不能关闭者，据此选择手术方式。

【术式简介】

1. Young-Dees-Leadbetter 手术 Young-Dees 膀胱颈部重建术适用于尿道上裂伴有尿失禁者；或不完全性尿失禁经锻炼盆底肌肉和训练排尿后无效者。

根据 Laplace 动物实验结果得出膀胱颈尿流动力学定律：尿道阻力与尿道长度和尿道壁张力成正比，与尿道内腔的直径成反比，认为成形肌管长度与控制排尿有关。因此 1964 年由 Leadbetter 首先报道，利用膀胱三角区做成 3.5～5.0cm 长的膀胱肌肉管道来控制排尿，是矫治男性尿道上裂伴有尿失禁的经典的膀胱颈重建手术。Leadbetter 原法为了增加后尿道的长度而向上移植输尿管开口,但经术后膀胱尿道造影和膀胱镜检查发现膀胱容量缩小,然后重新认识到控制排尿不仅取决于肌管的长度,还有膀胱三角区肌肉形成的新膀胱颈起括约肌的作用。根据膀胱颈三角区肌肉管道、患者年龄调整后尿道延长的长度和内径,一般 5 岁以下后尿道延长 1.5～2.5cm,内径相当于 6～8F 导尿管直径大小;5 岁以上 2.5～3.0cm,内径相当于 8～12F 导尿管直径大小。术中根据"箍管感"适当调整新建尿道肌管的松紧度;不作输尿管移植既简化了手术操作,又能够克服 Leadbetter 原法容易导致术后膀胱容量缩小的缺点。Leadbetter 膀胱颈部重建术是利用膀胱三角区组织来构造新的膀胱颈及后尿道的经

典术式,较 Young-Dees 术复杂,但形成的膀胱颈及后尿道比 Young-Dees 手术强而有力。效果较为肯定。因此段膀胱壁及三角区组织所含的肌肉与正常的尿道括约肌的肌肉本质上是相同的,所以取材构造瓣管实际上就是重建正常的尿道内括约肌机制。

手术要点如下。

(1)做下腹正中切口,显露并打开膀胱,显露膀胱三角,沿尿道内口两侧向上切开膀胱黏膜,达双侧输尿管口下方,根据患者年龄调整后尿道延长的长度和内径,一般 5 岁以下后尿道延长 1.5～2.5cm,内径相当于 6～8F;5 岁以上 2.5～3.0cm,内径相当于 8～14F,做膀胱颈三角区肌肉管道,切除两侧三角形膀胱黏膜(图 32-6A)。

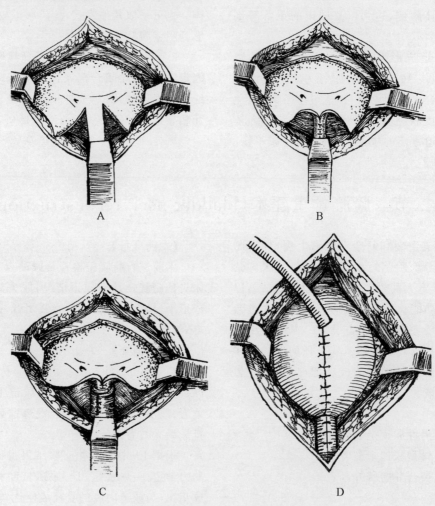

图 32-6　Young-Dees-Leadbetter 手术

A. 切除两侧三角形膀胱黏膜;B. 缝合保留的膀胱黏膜成管状;C. 切开两侧膀胱肌层在黏膜管前双重缝合;D. 关闭膀胱并做膀胱造瘘

（2）保留黏膜宽为 1cm 左右，缝合保留的膀胱黏膜成管状与尿道内口相连接（图 32-6B）。

（3）切开两侧膀胱肌层，在黏膜管前双重缝合（图 32-6C）。

（4）保留尿道支架管 10～14F 双腔气囊导尿管，关闭膀胱并做膀胱造口（图 32-6D）。

2. 膀胱颈成管术（Tanagho-Flock 术）　Tanagho-Flock 术是利用近膀胱颈的膀胱前壁组织来建立新的膀胱颈及后尿道机制。此术适用于尿道上裂伴有尿失禁者，特别适用于不能利用三角区组织构造肌管的男性，尤其是成年男性有前列腺存在者。

（1）膀胱瓣管膀胱颈重建术

①设计膀胱瓣：经尿道插入 16F 双腔气囊导尿管入膀胱，注入 200ml 左右等渗盐水使膀胱充盈，然后做下腹纵切口，逐一切开进入显示膀胱，借助膀胱尿道内双腔气囊导尿管帮助定位。解剖显示膀胱尿道连接部。在膀胱前壁设计长度为 5cm，宽度以能包绕导尿管为准的膀胱瓣，膀胱瓣远侧边恰在膀胱颈尿道口水平，在膀胱瓣的四角缝 4 针牵引（图 32-7A）。

②横向切开膀胱颈前壁：紧贴两远侧缝线下方，用电刀横向切开膀胱颈前壁全层，取出气囊导尿管于膀胱外（图 32-7B）。

③横断膀胱颈：明确膀胱三角区和输尿管开口位置后，继续于膀胱内用电刀向两侧延长。男性应切至露出精囊及输精管，使膀胱底部可充分上移约 2.5cm（图 32-7C）。

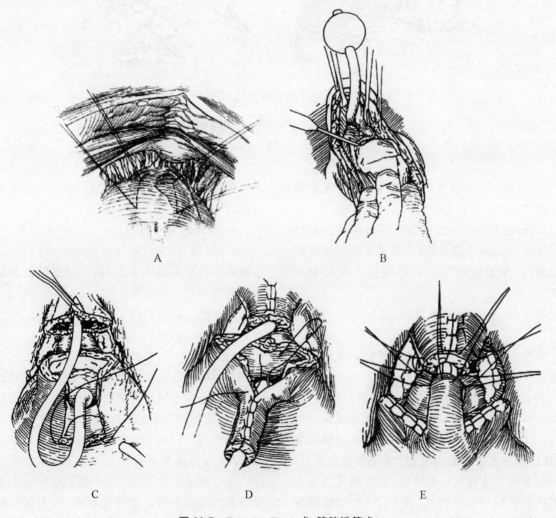

图 32-7　Tanagho-Flock 术：膀胱瓣管术

A. 设计膀胱瓣；B. 横向切开膀胱颈前壁；C. 横断膀胱颈，做膀胱瓣及楔形切开膀胱颈；D. 缝膀胱管及缩小膀胱颈口；E. 膀胱瓣肌管与后尿道吻合

④做膀胱瓣及楔形切开膀胱颈:从两远侧缝线分别向近侧缝线平行切开膀胱前壁,上翻膀胱瓣。从膀胱颈前列腺前面楔形切下一块组织(图32-7C),膀胱顶部戳口插入膀胱造口管。

⑤缝膀胱瓣管及缩小膀胱颈口:将膀胱瓣包绕已置入之气囊导尿管,用3-0薇乔线全层缝合成管状备用。用3-0薇乔线横行缝合楔形切缘缩小颈口,将瓣的基部与膀胱三角区的尖部缝合,然后横行缝合两侧剩余的膀胱壁(图32-7D)。

⑥膀胱瓣肌管与后尿道吻合:用3-0薇乔线将膀胱瓣肌管与后尿道断端间断吻合(图32-7E)。完成吻合男性患者可在膀胱前壁近管处用2-0薇乔线缝2针,从低位腹直肌鞘穿出,打结后可起到上提膀胱、减轻吻合口张力的作用。

(2)膀胱螺旋管膀胱颈重建术为另一种方法:切取一横向膀胱瓣(图32-8A),缝成螺旋管状(图32-8B),与尿道吻合。

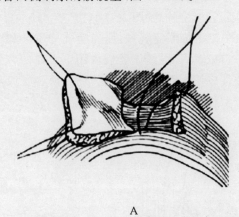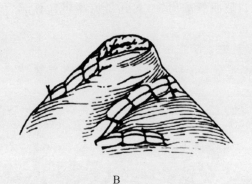

A   B

图 32-8　Tanagho-Flock 术:膀胱螺旋管术

A. 切取一横向膀胱瓣;B. 缝成螺旋管状与尿道吻合

(3)膀胱颈括约肌成形术:特别适用于不能利用三角区组织构造肌管的男性。

①原理:通过将膀胱颈及后尿道薄弱的前壁做倒V形切除纵行缝合,缩小前列腺部尿道及膀胱颈部,以增加膀胱颈括约肌的张力来控制尿失禁。

②优点:此法较简便易行,矫形得当则疗效较好。

③缺点:矫形不好,则效果不好,矫形过正影响排尿。

④手术要点:从耻骨上腹正中切口进入,显露膀胱前壁,将膀胱颈、后尿道前壁及侧壁充分游离,向下达到尿生殖膈。在膀胱前壁正中纵行切开,切口延长至后尿道。尿道全长上裂的患者,膀胱颈前壁缺乏括约肌。将膀胱、膀胱颈及后尿道薄弱的前壁做三角形切口(图32-9A),切除膀胱颈前壁的三角形切口内的三角形组织(图32-9B),用2-0薇乔线将切口纵行缝合,缩小前列腺部尿道及膀胱颈部(图32-9C),形成膀胱颈括约肌。

3. **膀胱颈外紧缩术**

(1)原理:在膀胱颈外将外括约肌缝合,以缩小前列腺部尿道及膀胱颈部,以增加膀胱颈括约肌的张力来控制尿失禁。

(2)优点:此法较简便易行,疗效较好。

(3)缺点:仍有一定的并发症。

(4)手术要点:在膀胱颈部外充分游离尿道前壁和两侧(图32-10A),用气囊导尿管测试膀胱颈的位置。采取在尿道近端两旁用2-0薇乔线缝两针,将外括约肌缝合(图32-10B),以增加膀胱括约肌的张力来控制尿失禁。缩紧缝合尿道和膀胱颈部以后,再测量尿道长度,计算较术前增加长度。缝合尿道要松紧适度,到能插入10~14F导尿管有箍管感为准。操作要轻柔,尿道保留尿管引流尿液者,可不做膀胱造口术。耻骨后间隙置橡皮引流管,缝合腹壁切口。

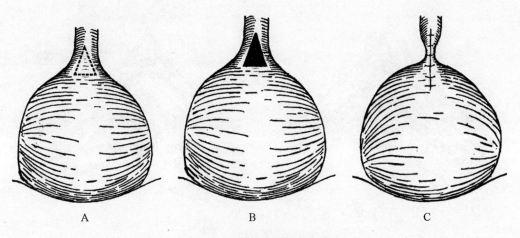

图 32-9　膀胱颈括约肌成形术
A. 在膀胱颈前壁做三角形切口;B. 切除膀胱颈前壁三角形组织;C. 将切口纵行缝合

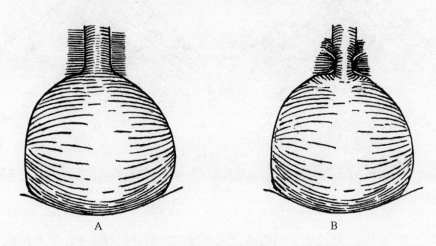

图 32-10　膀胱颈外紧缩术
A. 在膀胱颈外游离尿道前壁和两侧;B. 尿道近端两旁深缝扎两针

4. 膀胱颈内缩小术　主要适用于:①尿道上裂手术后的完全性尿失禁者;②由各种原因导致尿道括约肌严重损伤,难以恢复的完全性尿失禁患者;③部分伴有尿失禁的神经性膀胱患者,无逼尿肌反射亢进者。

(1)原理:缩小尿道内口,增加尿道阻力来达到储尿,尿道阻力大于膀胱内压,以控制尿液。

(2)优点:方法简便易行,有一定效果。

(3)缺点:有一定并发症,膀胱颈后唇切除组织多少难以掌握。

(4)手术要点:经耻骨上切开膀胱,显露尿道内口,分别经两侧输尿管口插入输尿管导管,避免损伤或被缝扎。在膀胱颈后唇,于尿道内口处做一 V 字切口(图 32-11A),楔形切除颈口组织(图

32-11B),其组织切除的多少应根据颈口的大小而定,切除后,用 2-0 薇乔线间断纵行缝合膀胱颈部楔形切口,缩小尿道内口(图 32-11C),以置入 14F导尿管不过紧为宜。过小可引起术后排尿障碍,反之尿失禁不能控制。留置气囊导尿管者(图 32-11D),可不做耻骨上膀胱造口。

【注意要点】

1. 整复膀胱颈括约肌及后尿道时,应注意重建的后尿道不宜过粗过短,以免术后尿失禁纠正不彻底。整复前尿道时,应注意阴茎皮肤不宜张力过大,以免出现伤口部分或全部裂开致使手术失败。膀胱颈裁剪得当是手术成功的关键。首先应注意充分游离膀胱颈和后尿道前侧壁,直达膜部尿道。如后尿道扩张不严重,做膀胱颈及后尿

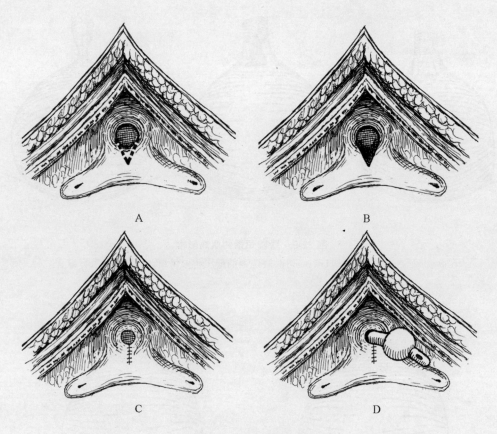

图 32-11　膀胱颈内缩小术

A. 在膀胱颈后唇做 V 形切口；B. 楔形切除颈口组织；C. 缝合膀胱颈切口缩小尿道内口；D. 置入 14F 导尿管

道薄弱前壁的 V 形切除即可。不论做何种裁剪，均需注意：①防止输尿管口的损伤；②裁剪后保留的膀胱颈、后尿道后壁肌条的宽度能包绕 12～14F 导尿管为宜；③形成的新膀胱颈及后尿道的长度应达 6～8cm。

2. Young-Dees-Leadbetter 抗尿失禁手术，原法输尿管口上移抗反流，它可导致膀胱容量缩小，如膀胱容量不大建议不做输尿管上移手术。

3. 若尿道缩紧术后抗尿失禁效果不佳时，可选择锻炼括约肌和药物治疗的方法，再无效可于年龄较大时择期做其他抗尿失禁手术，如 Young-Dees-Leadbetter 手术等。

4. 尿道保留尿管引流尿液，可不做膀胱造口术。

【术后处理】

1. 保持耻骨上膀胱造口管通畅。

2. 应用抗生素预防感染。

3. 尿道支架管于术后第 10 日拔除；排尿通畅后，拔除膀胱造口管。

（陈在贤　鲁栋梁）

第三节　膀胱外翻修复术（bladder exstrophy repair）

膀胱外翻（bladder exstrophy）表现为下腹壁肌和膀胱前壁的完全缺损，膀胱后壁外翻及其黏膜与腹壁皮肤相连，从腹壁上可见外翻的膀胱黏膜及喷尿的输尿管口。脐位置低，常于外翻膀胱黏膜上缘形成瘢痕。分离的耻骨之间三角形筋膜缺损，由外翻膀胱占据。下腹壁、会阴和大腿内侧皮肤受尿液浸渍而潮红、发炎、糜烂，尿臊味很浓。膀胱黏膜由于长期慢性炎症和机械性刺激，常发生溃烂、变性,甚至恶变。常伴上尿路感染和肾积水。因骨盆发育异常,耻骨联合分离,两侧股骨外旋,患儿可有摇摆步态。

不论男女,多伴尿道上裂和外生殖器畸形。在男性,阴茎短而扁阔向上翘,尿道背侧缺如,形成一浅沟。阴囊小,有时对裂,约 40% 病例合并隐睾。女性除有尿道上裂外,伴阴蒂对裂,小阴唇远离,露出阴道,多有阴道口狭窄。膀胱外翻多伴发其他畸形,如肛门、直肠畸形、脊柱裂、蹄铁形肾、隐睾、腹股沟斜疝等。如不治疗,2/3 病例于20 岁前死于肾积水及尿路感染。

由于膀胱外翻纤维化和膀胱长期暴露而有水肿及慢性炎症,故应于生后 72h 内做单纯膀胱内翻缝合,否则会因膀胱长期失用,即使膀胱缝合后排尿功能仍难恢复。输尿管开口长期暴露,还会造成反流。生后第 2 年做膀胱修复术。手术可分期或一期完成,包括髂骨截骨术,Leadbetter 膀胱颈缩紧,尿道延长,膀胱内翻缝合术及尿道上裂成形术。

如能于生后 72h 以内将膀胱内翻缝合,修复腹壁最好,以期以后能有合适的膀胱容量及控制排尿。如耻骨联合分离过宽,再加髂骨截骨术,则第一期手术宜推迟 7~10d。

Lepor 及 Jeffs(1983)报道 20 例经功能性修复后,19 例能控制排尿。

对暴露的膀胱黏膜的处理主要是保护膀胱黏膜防止损伤,预防黏膜水肿,否则闭合膀胱时会更加困难,为此可用硅化橡胶膜或塑料膜覆盖,尽量防止尿液等刺激。

术后须随诊上尿路有无反流、梗阻及尿排空情况。

如膀胱小,或手术时小儿年龄大,术后仍不能控制排尿,无法做尿路修复时,须考虑行膀胱扩大术或可控性尿路改道术。

男性尿道上裂合并膀胱外翻者,可将膀胱外翻修复与尿道上裂矫治,髂骨截断一期或分期进行。

【适应证】

1. 膀胱壁质地柔软,无纤维化、瘢痕及斑块,有一定弹性,膀胱壁能够向内翻转缝合成腔,并有一定容量者。

2. 手术者年龄,一般以 1.5-3 岁较为宜。

超过年龄者条件具备也可行功能性修复手术。

3. 心、肺、肝、肾功能良好,一般情况较好,能耐受较大手术者。

【禁忌证】

1. 膀胱黏膜不光滑,发生恶性变者,膀胱内翻缝合后只留下一个膀胱三角,膀胱容量过小者,感染未能控制者。膀胱壁僵硬,纤维化,弹性差,不能内翻成具有一定容量的膀胱腔者。

2. 严重肾积水、肾功能不全、难以控制的肾盂肾炎者。

3. 合并其他严重先天性畸形,严重营养不良、贫血、体质衰弱,不能耐受手术者。

4. 膀胱壁有癌变。

【术前准备】

1. 改善全身状况,控制泌尿系感染。

2. 消除膀胱外翻周围的尿性皮炎,每天局部清洗 2~3 次,拭干后涂以 20% 氧化锌油膏,勤换尿湿纱布。有明显感染者局部用抗生素软膏。

【麻醉和体位】

全身麻醉。取仰卧位。

【手术要点】

1. 膀胱颈重建:多采用 Young-Dees-Leadbetter 抗尿失禁手术,并对合两侧尿道外括约肌纤维条带,于膀胱颈前缝合。如有输尿管反流者,输尿管抗反流手术可与膀胱外翻修复同期进行。

2. 矫治尿道上裂畸形:同前述方法。

3. 修复膀胱

(1)沿膀胱黏膜与皮肤交界处做切口(图 32-12A)。

(2)从一侧低位开始切开皮肤、皮下,于膀胱肌层与腹直肌前鞘连接处切开(图 32-12B)。

(3)钝性分离达盆腔腹膜外显露耻骨,分离出止于耻骨的肌纤维条带,紧靠耻骨剪断此肌纤维条带(图 32-12C)。

(4)向上游离将膀胱顶部与腹膜分开(图 32-12D)。

(5)以同法游离膀胱左侧壁。

(6)离断左侧止于耻骨尿道外括约肌纤维索带,充分游离膀胱周围,显露膀胱三角区,沿后尿道两侧向膀胱三角区,保留黏膜宽 1cm 左右,达双输尿管开口下缘平面,切除两侧三角形膀胱黏膜(图 32-12E)。

（7）10～14F 双腔气囊导尿管，用 3-0 薇乔线间断缝合保留的膀胱黏膜成管状与尿道内口相连接（图 32-12F）。

（8）切开两侧膀胱肌层，用 3-0 薇乔线围绕黏膜管双重缝合成形尿道肌肉管道（图 32-12G），要达到导尿管有箍管的感觉。

（9）用 2-0 薇乔线关闭缝合膀胱达到内翻膀胱无张力缝合，并做膀胱造口（图 32-12H）。

（10）依次缝合皮下组织及皮肤，必要时加用减张缝合。

4. 耻骨牵拉固定：对合耻骨可减低伤口张力并有助于日后控制排尿。耻骨分离较小者，可行耻骨牵拉固定术，在成形尿道前双重缝合尿道外括约肌纤维索带，用巾钳使两耻骨支合

拢，膀胱颈及后尿道复位固定于耻骨后（图 32-12I），在耻骨前缝合耻骨上韧带及纤维软骨组织，保持两耻骨固定在一起，缝合切口，去除巾钳（图 32-12J）。

5. 修补腹壁缺损，对腹壁缺损过大缝合困难者，可用两侧腹直肌前鞘向下翻转交叉缝合，或用两侧腹直肌外侧做纵行减张切口缝合。或用作疝修补用的补片方法修补腹壁缺损。

6. 髂骨截断术：耻骨分离较大者，可行髂骨截断术。髂骨截断术常采用如下两种途径。

（1）髂嵴上缘弧形切口（图 32-12K），切开少许臀部肌肉，从髂骨背侧剥离臀肌暴露，损伤较轻，但显露不好，操作不方便，如有出血等紧急情况，处理十分困难。

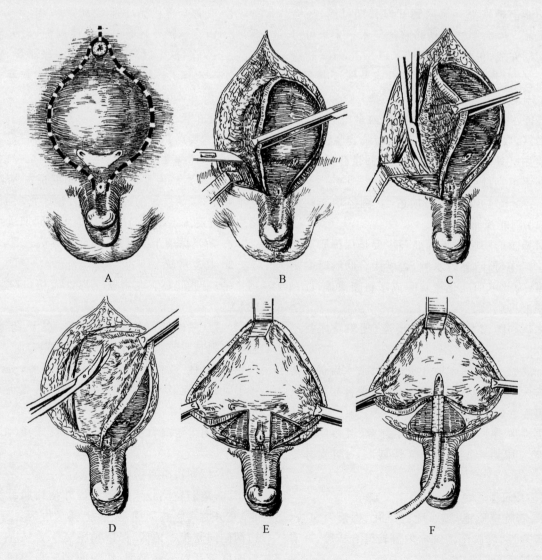

A　　　　　B　　　　　C

D　　　　　E　　　　　F

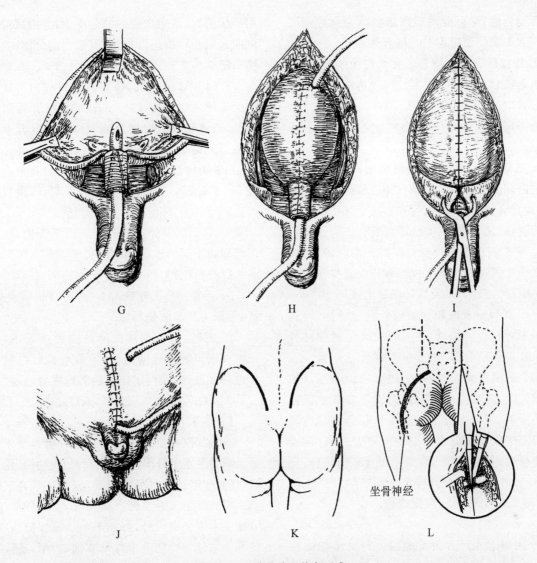

图 32-12　膀胱外翻修复手术

A. 沿膀胱黏膜与皮肤交界处做切口；B. 膀胱肌层与腹直肌前鞘连接处切开；C. 紧靠耻骨剪断止于耻骨的肌纤维条带；D. 向上游离将膀胱顶部与腹膜分开；E. 切除两侧三角形膀胱黏膜；F. 缝合保留的膀胱黏膜成管状；G. 切开两侧膀胱肌层，在黏膜管前双重缝合；H. 关闭缝合膀胱并做膀胱造口；I. 耻骨对合固定；J. 耻骨牵拉固定；K. 髂嵴上缘弧形切口；L. 骶髂关节外垂直切口

（2）骶髂关节外垂直切口，切开全层臀部肌肉，直达髂骨，操作方便，但臀部肌肉损伤较多。较为常用。取俯卧位，在骶髂关节外侧约 2cm 处纵行切开皮肤，上至髂嵴上 3～4cm，下达坐骨大切迹上方 3～4cm（图 32-12L）。切开臀部肌肉，显露髂骨背侧面。距骶髂关节外侧 2cm，纵行切开剥离髂骨骨膜，绕过髂嵴，剥离骨盆面骨膜或紧靠盆面向下分离。在髂骨背侧用手指探及坐骨大切迹，用骨膜剥离器在髂骨盆面保护，同时用骨刀从髂嵴开始向坐骨大切迹方向凿开髂骨全层。注

意切勿损伤坐骨神经和臀上血管神经。断骨骨面用骨蜡止血。切骨时应向外侧调整骨刀方向，避开骶骨，由于骶髂关节面的盆面关节线较背面关节线靠外，故髂骨切线不宜距骶髂关节背面关节线太近。缝合臀肌、皮下组织、皮肤。对侧以同样方法行髂骨截断术。石膏固定骨盆，也可采用 Bryant 牵引固定。

【注意要点】

1. 避免损伤腹膜及输尿管　将膀胱壁从两侧腹直肌鞘及肌腹深面分离。在膀胱后外侧及顶

部与腹膜分离,尽可能勿损伤腹膜及两侧输尿管下段。如不慎损伤时应及时缝合修补。

2. 膀胱颈管缝合松紧适度 膀胱颈重建时,膀胱颈延长管道松紧要适度。过松达不到控制尿失禁的目的;达紧会导致排尿困难。膀胱颈重建时应适当延长后尿道长度,对防止术后尿失禁至关重要。

3. 膀胱缝合无张力 膀胱壁游离应彻底,否则膀胱内翻缝合会发生困难。如膀胱虽经彻底游离,内翻缝合仍有困难时,可在膀胱顶部正中纵行切开膀胱壁,向下翻转,膀胱即可缝合。

4. 避免损伤血管神经 在髂骨截断术中,应避免损伤坐骨神经和臀上神经血管束。损伤邻近血管易引起大出血,以及髂骨断面出血。

5. 加固腹前壁缺损 如耻骨联合缺损,可将腹直肌于近耻骨处切断,并同时交叉与另侧耻骨腹直肌连接点缝合,以填补耻骨联合处缺损。如耻骨联合分离距离较宽,用上述方法仍不足以填充缺损处时,还可将两侧阴囊肉膜切取带蒂保留血供的皮瓣,翻向上方填充于耻骨联合处。将两腹直肌向中线拉拢缝合。如由于张力过大,不能拉拢缝合时,可于两侧切取带蒂腹直肌鞘转移,交叉缝合,或在腹直肌两旁行腹外斜肌腱膜减张切口,将腹直肌移向中线,拉拢缝合。

【术后处理】

1. 因很多术后并发症的发生与局部感染有关,故术后应选用广谱、有效的抗生素防治感染。

2. 保持耻骨上膀胱造口管通畅。

3. 12岁以上患者术后如有阴茎勃起,给予适量镇静药及雌激素。

4. 术后最好每天更换敷料,每次更换敷料时用碘伏消毒,清除尿道口的分泌物,并沿尿道由近侧向远侧轻轻挤压,以清除尿道内的分泌物,防止伤口感染。

5. 术后14d左右,伤口愈合良好时拆线。术后尿道导尿管保留15~30d,排导尿管排尿通畅后,才拔除膀胱造口管。如创口感染愈合不良或部分裂开时则暂不排尿。经常清除尿道的分泌物,并做物理治疗,较小的瘘口常可自行愈合。如经3~4周的积极治疗,瘘孔仍不愈合,则拔除膀胱造口管,6个月后再修补尿道瘘。

6. 对于阴茎伸长术人工尿道下裂患者,半年后行尿道下裂二期成形术。

【疗效评价】

1. 治愈:阴茎外观和尿道外口位置基本正常;无尿失禁和尿瘘形成。

2. 好转:阴茎和尿道外口位置接近正常;有尿瘘或尿失禁。远期随访,年龄增长后控制排尿有进一步改善,故判定排尿功能应在青春期以后。

3. 对控制排尿不满意者,不宜过早再次手术。

【评析】

合并膀胱外翻者还应行膀胱外翻修复术。尿道上裂的手术十分困难,有尿失禁及合并膀胱外翻者,修复尿道括约肌更加困难,失败率较高。手术效果不甚理想。手术可一期完成,也可分期进行。分期手术应全面设计,每期手术必须保持连续性,前期手术应为后期手术打下基础,否则,易致手术失败。现多偏向于一次完成所有矫形手术程序,术后半年后,第二期处理其并发症,这样可缩短病程,减少患者的痛苦及费用。若无法实施,可考虑切除外翻膀胱,修补腹壁,施行尿流改道术。

(陈在贤 鲁栋梁)

参 考 文 献

[1] 陈在贤,赵栩,黄捷.男性尿道上裂手术//陈在贤.实用男科学. 2版.北京:人民军医出版社,2015:641-646

[2] 李养群,潘焕丽,唐勇,等.阴茎型尿道上裂的解剖学修复.中华整形外科杂志,2011,27(6):424-426

[3] 王凯,刘守卫,刘春明,等.重复尿道合并尿道上裂畸形手术治疗1例报告.中国男科学杂志,2013,12:62-64

[4] 威力江·赛买提,拜合提亚·阿扎提,等.婴幼儿膀胱外翻尿道上裂综合征的一期手术修复治疗及疗效分析.新疆医科大学学报,2014,11:1477-1479

[5] 威力江·赛买提,拜合提亚·阿扎提,木拉提·热夏提,等.改良Cantwell-Ransley方法修复尿道上裂37例报告.中华泌尿外科杂志,2015,36(4):307-309

[6] 毕允力,陆良生,钟海军.Kelly手术一期修复膀胱外翻及尿道上裂.临床小儿外科杂志,2015(6):550-551

[7] 木拉提·热夏提,威力江·赛买提,拜合提亚·阿

扎提,等. MainzⅡ手术治疗青少年膀胱外翻 13 例报告. 中华泌尿外科杂志,2011,32(3):203-205

[8] 曾少华,曾健文,曾鹏,等. 尿道上裂术后尿瘘二次修补术 1 例,现代诊断与治疗,2017,4:761-762

[9] 田翠芸,张秀华,邵丽. 完全性膀胱外翻患儿围手术期的护理. 新疆医学,2015,7:974-975

[10] P Cho,M Cendron. The surgical management of male epispadias in the new millennium. Current Urology Reports,2014,15(12):47

[11] Anthony J. Schaeffer,Gayane Yenokan,et al. Health Related Quality of Life in Adolescents with Bladder Exstrophy-Epispadias as Measured by the Child Health Questionnaire-Child Form 87. J Urol,2012,188(5):1924-1929

[12] Enrico Valerio,MD,Valentina Vanzo,MD,Patrizia Zaramella,MD,et al. Exstrophy - Epispadias Complex in a Newborn:Case Report and Review of the Literature. AJP Rep,2015,5(2):183-187

[13] JP Gearhart,C Sciortino,J Ben-Chaim,et al. The Cantwell-Ransley Epispadias Repair In Exstrophy/Epispadias. Springer US,2015:133-138

[14] SN Kureel,A Gupta,CS Singh,et al. A novel skin management scheme in surgery of epispadias undergoing Cantwell-Ransley repair a technique to improve the aesthetics and minimize complications. Urology,2013,82(6):1400-1404

[15] Wei Xiong,Ran Peng,Liang Zhu,et al. Bladder exstrophy-epispadias complex with adenocarcinoma in an adult patient:A case report. Exp Ther Med,2015,10(6):2194-2196

[16] DA Canning. Re:a novel skin management scheme in surgery of epispadias undergoing cantwell-ransley repair a technique to improve the aesthetics and minimize complications. Journal of Urology,2014,192(3):926

[17] Venkat Shankar Raman,Minu Baipai,and Abid Ali. Bladder exstrophy-epispadias complex and the role of methylenetetrahydrofolate reductase C677T polymorphism:A case control study. J Indian Assoc Pediatr Surg,2016,21(1):28-32

[18] SM Hosseini,M Zarenezhad,S Falahi,et al. Role of bulking agents jn bladder exstrophy-epispadias complexes. African Journal of Paediatric Surgery,2013,10(1):5-8

[19] Archika Gupta,Shiv Narain Kureel,Ashish Wakhlu,et al. Bladder exstrophy:Comparison of anatomical bladder neck repair with innervation preserving sphincteroplasty versus Young-Dees-Leadbetter bladder neck reconstruction. J Indian Assoc Pediatr Surg,2013,18(2):69-73

[20] Jay Simhan,Daniel Ramirez,Steven J. Hudak,et al. Bladder neck contracture. Transl Androl Urol,2014,3(2):214-220

[21] Mohammad Hossein lzadpanahi,Ramin Honarmand,Mohammad Hataf Khorrami,et al. A comparison of bladder neck preservation and bladder neck reconstruction for urinary incontinence after radical retro pubic prostatectomy. J Res Med Sci,2014,19(12):1140-1144

[22] Emanuela Altobelli,Alfredo M. Bove,Federico Sergi,et al. Bilateral Ureteral Tapering and Secondary Ureteroneocystostomy for Late Stenosis in a Patient with Bladder Extrophy. Curr Urol,2013,6(4):212-215

[23] Dr Alshahid A. Abbak,ABOS and Dr Khalid I. Khoshhal,FRCS Ed,et al. Steel minus Salter(SMS) osteotomy in recurrent bladder exstrophy repair:a case report. Int J Health Sci(Qassim),2012,6(2):240-244

[24] Anthony J. Schaeffer,MD,Andrew A. Stec,MD,Nima Baradaran,MD,et al. Preservation of renal function in the modern staged repair of classic bladder exstrophy. J Pediatr Urol,2013,9(2):169-173

[25] Csaba Siffel,Adolfo Correa,Emmanulle Amar,et al. Bladder exstrophy:an epidemiologic study from the international clearinghouse for birth defects surveillance and research,and an overview of the literature. Am J Med Genet C Semin Med Genet,2011,15(4):321-332

[26] Santosh B. Kurbet,Gowda P. Prashanth,Mahantesh V. Patil,et al. A retrospective analysis of early experience with modified complete primary repair of exstrophy bladder(CPRE) in neonates and children. Indian J Plast Surg,2013,46(3):549-554

[27] Veereshwar Bhatnagar. Bladder exstrophy:An overview of the surgical management. J Indian Assoc Pediatr Surg,2011,16(3):81-87

[28] KD Suson,PD Sponseller,JP Gearhart. Bony abnormalities in classic bladder exstrophy:The urologist's perspective. Journal of Pediatric Urology,2013,9(2):112-122

[29] AA Stec,A Tekes,G Ertan,et al. Evaluation of Pel-

vic Floor Muscular Redistribution After primary closure of classic mladder exstrophy by 3-dimensional magnetic resonance imaging. Journal of Urology,2012,188(4):1535-1542

[30] A Tekes,G Ertan,M Solaiyappan,et al. 2D and 3D MRI features of classic bladder exstrophy. Clinical Radiology,2014,69(5):223-229

[31] HD Carlo,E Massanyi,B Shah,et al. MP22-08 Intraoperative MRI-guided navigation of the pelvic floor during clasdic bladder exstrophy and cloacal exstrophy closure-cutting edge technology for surgical skill education. Journal of Urology,2015,193(4):244

[32] M Kenawey,JG Wright,S Hopyan,et al. Can neonatal pelvic osteotomies permanently change pelvic shape in patients with exstrophy? Understanding late rediastasis. Journal of Bone & Joint Surgery,2014,96(16):137

[33] DA Canning. Re:Safety and efficacy of staged pelvic osteotomies in the modern treatment of cloacal exstrophy. Journal of Urology,2016,195(5):1576

[34] RV Vliet,LA Roelofs,R Rassoulikirchmeier,et al. Clinical outcome of cloacal exstrophy,current status,and a change in surgical management. European Journal of Pediatric Surgery,2014,25(1):87-93

[35] Y Hayashi,K Mizuno,Y Moritoki,et al. Can spongioplasty prevent fistula formation and correct penile curvature in TIP urrthroplasty for hypospadias? Urology,2013,81(6):1330-1335

[36] Bar-Yosef Y,Binyamini J,Sofer M,et al. Role of routine cystoscopy and cystography in exstrophy-epispadias complex. J Pediatr Urol,2016,12(2):117. 1-4

[37] Valerio E,Vanzo V,Zaramella P. et al. Exstrophy-epispadias complex in a newborn: case report and review of the literature. AJP Rp, 2015, 5 (2): 183-187

[38] Dy GW,Willihnganz-Lawson KH,Shnorhavorian M,et al. Successful pregnancy in patients with exstrophy-epispadias complex: A University of Washington experience. J Pediatr Urol,2015,11(4):213. 1-6

[39] Kouame BD,Kouame GS,Sounkere M,et al. Aesthetic,urological, orthopaedic and functional outcomes in complex bladder xstrophy-epispadias's management. Afr J Paediatr Surg,2015,12(1):56-60

[40] Cho P,Cendron M. The surgical management of male epispadias in the new millennium. Curr Urol Rep,2014,15(12):472

[41] Bertin KD,Serge HY,Moufidath S,et al. Complex bladder-exstrophy-epispadias management: causes of failure of initial bladder closure. Afr J Paediatr Surg,2014,11(4):334-340

[42] Friedlanter DA,Lue KM,Michaud JE. Repair of vesicocutaneous and urethrocutaneous fistulae with rectus muscle flap in a bladder exstrophy patient. Urol Case Rep,2017,19(13):42-44

[43] Borer JG,Vasquez E,Canning DA. Short-term outcomes of the multi-institutional bladder exstrophy consortium: Successes and complications in the first two years of collaboration. J Pediatr Urol,2017,13(3):275

[44] Hanna MK,Bassiouny I. Challenges in salvaging urinary continence following failed bladder exstrophyrepair in a developing country. J Pediatr Urol,2017,13(3):270

[45] Giron AM,Mello MF,Carvalho PA,One-staged reconstruction of bladder exstrophy in male patients: long-term follow-up outcomes. Int Braz J Urol,2017,43(1):155-162

[46] Canning DA. Re: ureteral reimplantation before bladder neck reconstruction in modern staged repair of exstrophy patients: indications and outcomes. J Urol,2016,196(5):1546-1548

[47] Canning DA. Re:a critical appraisal of continence in bladder exstrophy: long-term outcomes of the complete primary repair. J Urol, 2017, 197 (3Pt1): 818-819

[48] Cervellione RM. Commentary to A critical appraisal of continence in bladder exstrophy:Long-term outcomes of the complete primary repair. J Pediatr Urol,2016,12(4):206

[49] Scott Ellison J. Response to commentary re A critical appraisal of continence in bladder exstrophy: Long-term outcomes of the complete primary repair. J Pediatr Urol,2016,12(5):314

[50] Kertai MA,Rosch WH,Brandl R,et al. Morphological and functional hip long-term results after exstrophy repair. Eur J Pediatr Surp,2016,26(6):508-513

[51] Jayman J Tourchi A,Shabaninia M,et al. The surgical management of bladder polyps in the setting of exstrophy epispadias complex. Urology,2017,109:171-174

[52] Cendron M,Cho PS,Pennison M,et al. Anatomic findings associated with epispadias in boys: Implica-

tions for surgical management and urinary continence. J Pediatr Urol,2018,14(1):42-46

[53] Faure A,Hery G,Mille E,et al. Long-term efficacy of young-dees bladder neck reconstruction: role of the associated bladder neck injection for the treatment of children with urinary incontinence. Urology,2017,108:166-170

[54] Kasprenski M,Benz K,Jayman J,et al. Combined bladder neck reconstruction and continent stoma creation as a suitable alternative for continence in bladder exstrophy: a preliminary report. Urology,2018,119:133-136

[55] Roth E,Goetz J,Kryger J,et al. Postoperative immobilization and pain management after repair of bladder exstrophy. Curr Urol Rep,2017,18(3):19

[56] Chua ME,Ming JM,Fermandez N,et al. Modified staged repair of bladder exstrophy: a strategy to prevent penile ischemia while maintaining advantage of the complete primary repair of bladder exstrophy. J Pediatr Urol,2019,15(1):63. e1-63. e7

第 *33* 章　阴茎和阴囊损伤手术
(operation for damage of penis and scrotum)

阴茎阴囊损伤是泌尿男科较常见的急诊之一,包括阴茎阴囊皮肤的损伤缺失、阴茎的损伤缺失,诊断较容易。伤后应根据受伤的轻重程度进行相应的急诊救治。如未能及时有效治疗,会导致严重后果。

第一节　阴茎皮肤缺损手术
(surgery for penile skin defect)

阴茎皮肤大片或全部缺损常见的原因是外伤。致伤原因常为工农业机械上的齿轮、皮带等卷带装置导致外阴部皮肤撕脱。阴茎皮肤的广泛撕脱,常常是一种如脱手套式的损伤,一般在阴茎 Buck 筋膜表面的疏松网状层发生组织分离,不累及深层的海绵体、尿道,其特点是从阴茎阴囊交界到冠状沟的阴茎干的环状皮肤剥脱。外伤所致皮肤缺损,常伴有阴囊皮肤的缺损,严重者阴茎体及阴囊内容物也受到损伤。另外,炎症、过敏、化学或电烧伤及病变如象皮肿切除、包皮环切术切除皮肤过多等也可能引起阴茎皮肤缺损。不管是上述哪种原因所致的阴茎皮肤缺损,都可致阴茎勃起不全、勃起疼痛,应该尽快修补。外伤者必须彻底清洗,除尽异物,剪除失活的组织,并仔细检查尿道及阴囊内容物有无损伤。根据阴茎皮肤缺损的范围及部位,选择阴茎包皮皮瓣、阴茎皮肤瓣、游离中厚皮片、脐周或髂腹部带蒂皮瓣、阴囊带蒂转移皮瓣或阴囊皮肤埋藏阴茎修复术。

【适应证】

仅阴茎皮肤缺损者。

【禁忌证】

局部及全身感染未控制者;患者全身情况差不能耐受手术者。

【术前准备】

1. 纠正全身情况。

2. 术前禁食水,清洁灌肠,腹部、会阴部和大腿内侧备皮。

3. 应用抗生素和破伤风抗毒素。患者在 8h 内前来就诊,创面应反复冲洗,清除创面黏附的污物、布片等,并用浸有消毒剂的纱布覆盖,准备急诊手术。

4. 若患者就诊时间较晚,创面已有感染,或来院时坏死皮肤尚未完全脱落须先清创,应加强抗感染治疗,经数日待创面清洁或肉芽组织健康后再行二期手术。

5. 化学或电烧伤时,部分阴茎皮肤水肿明显,色泽苍白或变黑,不能鉴别皮肤是否有生命力,可暂时保留残存的皮肤,裸露的创面不完全覆盖,待坏死区域分界清晰后,再清除坏死皮肤进行植皮。

6. 阴茎和阴囊皮肤完全撕脱时,不宜用此脱下的皮肤覆盖创面而应弃去,避免这些皮肤坏死而行再次手术切除。

【麻醉与体位】

多采用硬膜外麻醉或全麻。取截石位或仰卧位,下肢稍分开。

【术式简介】

1. 游离中厚皮片修复术

(1)清创修整:彻底清创,保留缺损近侧所有存活的组织,边缘修剪整齐,存留的皮肤能与移植皮片缝合(图 33-1A)。

(2)取皮片:缝合大腿内侧及腹股沟真皮层较薄的部位为首选供皮区。根据阴茎皮肤缺损的范围,在大腿内侧切取大小(4~6)cm×(6~10)cm,厚 0.04~0.05cm 的中厚皮片二块;如大腿内侧亦被损伤时,宜另选供皮区(包括腹股沟或上肢前臂),皮片上可戳多个小孔待用。

(3)安放导尿管:在阴茎头缝一丝线做牵引,并安放导尿管。

(4)植皮:将皮片包绕阴茎闭合全部创面,皮片的左右两缘宜在阴茎背侧中线上做锯齿状相对缝合,以免术后瘢痕挛缩,然后分别在阴茎根部及冠状沟部用 3-0 丝线做间断缝合,留长缝线作敷料加压包扎用(图 33-1B)。

(5)包扎:在阴茎周围植皮面上盖一层细网油纱布,外加适量软性纱布敷料包裹加压,然后将留置的长缝线相对交叉结扎,使移植的皮片得到良好的固定(图 33-1C)。最后剪掉阴茎头牵引线,保留导尿管。

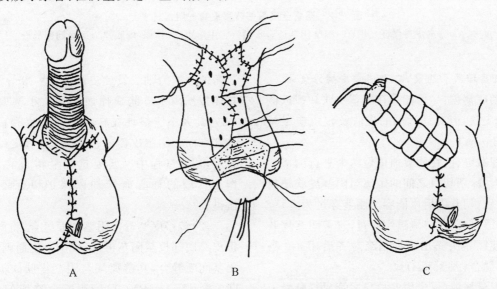

图 33-1　游离中厚皮片修复术

A. 留少量皮肤与移植皮片缝合;B. 缝合后留长缝线作敷料加压包扎用;C. 使移植的皮片得到良好的固定

2. 阴囊全层带蒂转移皮瓣一期修复术

(1)转移倒 U 形皮瓣:清创后,根据阴茎皮肤缺损面积的大小,在阴囊前壁设计单蒂皮瓣,其大小应估计在转移后能包裹和覆盖阴茎全部创面。根据皮瓣蒂部的方向分为两种方式。皮瓣蒂部朝下。在阴囊设计一倒 U 形切口,皮瓣沿皮肤与肉膜之间分离,注意保证皮瓣的血供(图 33-2A)。

(2)皮瓣包裹阴茎缝合:将游离的带蒂皮瓣底部拉至阴茎根部,阴囊的肉膜缝合固定。皮瓣两侧的皮缘自阴茎腹侧向背侧包绕,并在背侧中部会合,用 3-0 薇乔线间断缝合皮瓣矫形后的创缘(图 33-2B)。皮瓣蒂部斜行朝上。

(3)转移斜 U 形切皮瓣:在阴囊设计一斜行向上 U 形切口。切口底边在阴茎阴囊交界处。皮瓣沿皮肤与肉膜之间分离,注意保护皮瓣的血供。将游离的带蒂皮瓣向上翻转,用 3-0 丝线将皮瓣边缘与阴茎皮肤缺损边缘间断缝合(图 33-2C)。

(4)阴囊上遗留的创面:向内侧稍做潜行游离后直接拉拢缝合。阴囊下部放置引流物。

(5)加压包扎:阴囊转移皮瓣处用数层敷料稍加压包扎,并安放导尿管引流尿液。

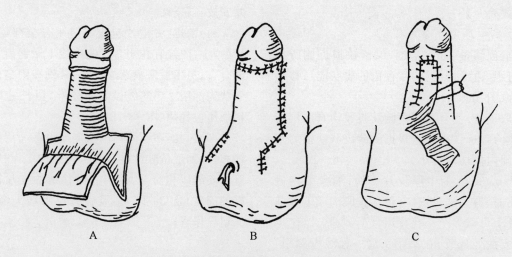

图 33-2　阴囊全层带蒂转移皮瓣一期修复术

A. 分离皮瓣保证血供；B. 围绕阴茎缝合皮瓣；C. 皮瓣边缘与阴茎皮肤缺损边缘间断缝合

3. 阴茎埋藏于阴囊，二期阴囊皮瓣修复术

（1）彻底清创：尽可能保存阴茎皮肤缺损近侧有活力的皮肤，但对其远侧的皮肤及包皮应尽量保留（图 33-3A）。

（2）埋藏缝合：在阴囊前壁做两个平行的横切口，深及肉膜，两切口之间的距离与阴茎皮肤缺损的长度一致，切开以后以能容纳阴茎穿过为宜，分离形成隧道，使阴茎自隧道中穿过，遮盖阴茎皮肤缺损处，使阴茎头露出。将创缘对齐后用 4-0 微乔线间断缝合（图 33-3B）。

（3）引流尿液：尿道内安放导尿管或行耻骨上造口引流尿液。

（4）游离成形阴茎：术后 4 周左右，待愈合良好后，在阴囊上阴茎的两侧各做皮瓣切口（图 33-3C），估计皮瓣大小应能包绕和覆盖提起后的阴茎创面，分别缝合皮瓣会合的创缘。阴囊上遗留的皮肤缺损稍做游离后直接缝合（图 33-3D）。

（5）加压包扎：对阴囊植皮处稍加压包扎。安放导尿管引流尿液。

4. 脐旁或髂腹部带蒂皮瓣修复术

（1）做转移带血管蒂皮瓣：清创后，根据皮瓣血供的不同可以设计不同形式的皮瓣，如髂腹股沟皮瓣（由旋髂浅血管供血）、下腹部皮瓣（由腹壁浅血管供血）及脐旁皮瓣（由腹壁下血管供血）等。

以脐旁皮瓣为例设计皮瓣：以脐旁较粗而向上外侧走行的皮动脉为轴心血管，从脐至肩胛骨下角的连线为轴线设计皮瓣，可达 30cm×20cm，具体根据阴茎皮肤缺损面积的大小选取（图 33-4A），其大小应估计在转移后能包裹和覆盖阴茎全部创面。图中皮瓣 a 包裹阴茎体，皮瓣 b 作为蒂瓣，切取过程中一定要选用最粗大的 1～2 支作为皮瓣的轴心血管加以保护以保证皮瓣的血供。

（2）转移皮瓣覆盖阴茎创面缝合：将游离的带蒂皮瓣底部拉至阴茎根部，皮瓣 a 皮面朝外，包绕阴茎间断缝合，其游离端与阴茎皮肤缺损边缘间断缝合（图 33-4B）。脐旁腹壁上遗留的创面，向内侧稍做潜行游离后直接拉拢缝合。稍加压包扎，安放导尿管引流尿液。

5. 转移左侧腹带蒂皮瓣修复术　该法是刘川等（2015）设计用于外伤致阴茎皮肤全部撕脱及阴囊皮肤部分缺失的损伤患者（见彩图 33-5A）。创面清创止血后，在左侧腹设计朝向阴茎的带蒂皮瓣（见彩图 33-5B），切取全厚层带血供的皮瓣（见彩图 33-5C），游离翻转到接近耻骨处（见彩图 33-5D），保留皮瓣下缘带蒂皮瓣连接，皮瓣上缘切到耻骨处创口缘，游离转移带蒂皮瓣，围绕阴茎缝合覆盖阴茎创面（见彩图 33-5E）；阴囊皮肤修整与阴茎根部皮瓣缘缝合覆盖阴囊内容物（见彩图 33-5F），伤口内留置引流橡皮片，游离取皮瓣后的两边切口皮肤，逐一缝合（见彩图 33-5G），缝毕结束手术（见彩图 33-5H）。

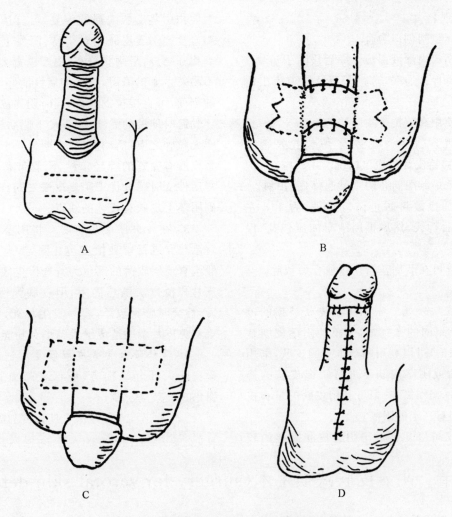

图 33-3　阴茎埋藏于阴囊，二期阴囊皮瓣修复术

A. 将伤后阴茎皮肤修剪整齐；B. 使阴茎皮肤缺损部分包埋于阴囊皮下；C. 阴茎的两侧各做皮瓣切口；D. 游离阴囊部皮瓣覆盖阴茎腹侧创面

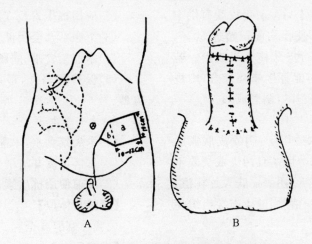

图 33-4　脐旁或髂腹部带蒂皮瓣修复术

A. 根据阴茎皮肤缺损大小取皮瓣；B. 带蒂皮瓣围绕阴茎皮肤缺损缝合

【术后处理】

1. 卧床休息到创口愈合。

2. 术后伤口内渗液引流干净后拔除引流物。

3. 导尿管保持通畅,防止尿液经尿道流出浸湿敷料污染创口。

4. 术后使用有效抗生素防治感染。

5. 随时观察阴茎头血供,了解包扎是否过紧;严密观察移植皮片的血供情况。

6. 口服己烯雌酚防止阴茎勃起疼痛、出血。

7. 术后勤换敷料防止伤口感染,为 14d 左右,伤口愈合后拆线,然后再用纱布加压包扎,保持 2～3 周。

8. 导尿管可在 2 周左右伤口愈合后拔除。

【评析】

1. 阴茎皮肤修复　根据阴茎皮肤缺损的范围及部位选择不同的术式,对于单纯阴茎皮肤缺损范围较局限的,可以利用阴茎本身的皮肤,采用阴茎包皮皮瓣或阴茎皮肤瓣进行缺损皮肤的修复,此方法手术操作简单,但可利用皮肤的量和皮瓣的活动范围有一定的限制。

2. 阴囊皮瓣修复　对于阴囊皮肤完整的较大面积阴茎皮肤缺损的修复,可首选采用阴囊皮瓣修复。阴囊皮肤相对丰富,阴囊上血管各交通支相互吻合,呈网状分布,皮瓣越宽大,血供丰富,不易发生血供障碍,皮肤伸展性能好,切取皮瓣后的创面,可直接拉拢缝合,同时阴囊皮肤可满足阴茎勃起时伸展的需要;阴囊皮下脂肪极少,术后皮瓣无臃肿之虞,活动度好,无明显畸形。其中因带蒂皮瓣有完好的神经末梢,阴囊带蒂皮瓣一期修复后性交时感觉优于阴囊皮瓣二期修复。但转移到阴茎上皮肤有长毛的缺点。

3. 游离中厚皮片修复　将阴茎体作为一个解剖单元进行单独植皮包扎固定,大腿内侧及腹股沟真皮层较薄的部位为首选供皮区。游离中厚皮片移植方法虽然简单,但皮肤弹性差,感觉迟钝,性交时感觉较差,容易发生坏死,而且术后仍难避免皮片牵缩造成继发畸形和功能障碍。

4. 转移带血管蒂皮瓣修复　适用于阴茎阴囊皮肤大部分缺损者,应保证带血管蒂皮瓣的血供。

(方针强　张良甫　陈在贤)

第二节　阴囊皮肤缺损手术(surgery for scrotal skin defect)

阴囊皮肤缺损最常见于撕脱伤后,如齿轮、皮带绞伤或战伤,致阴囊皮肤全部或大部分脱落。其次,化学或电烧伤等原因也可能造成阴囊皮肤大片坏疽缺损。另外,阴囊皮肤缺损还包括阴囊象皮肿及阴囊的肿瘤切除术后。阴囊皮肤血供丰富,具有较大的伸缩性,即使损伤面积超过 50%,亦可直接修补缝合,无须行皮肤移植或成形。若阴囊皮肤缺损面积过大不能直接修补缝合,则视情况采取带蒂皮瓣、游离皮片行阴囊成形。

【适应证】

阴囊皮肤缺损成形术适用于:阴囊皮肤撕脱伤至阴囊皮肤全部或大部分脱落且污染或绞碎不能利用,而睾丸、精索完好者;阴囊皮肤大片坏疽,皮肤广泛缺损,于坏死组织清除、健康肉芽组织生长后。

【禁忌证】

局部及全身感染未控制者;患者全身情况差不能耐受手术者。

【术前准备】

1. 急诊手术

(1)根据受伤情况补充液体和失血,纠正休克后。

(2)应用抗生素及 TAT。

(3)下腹部及会阴部大腿内侧皮肤备皮。

(4)术前禁食水、灌肠。

(5)保护好睾丸,最好用生理盐水纱垫予以包裹。

2. 择期手术

(1)术晨禁食水,术前 1d 晚和术晨灌肠。

(2)术区备皮并清洗会阴部。

(3)术前使用抗生素 2～3d。

【麻醉与体位】

硬膜外麻醉或全麻。取截石位。

【术式简介】

1. 带蒂皮瓣阴囊皮肤缺损成形术　于大腿内侧接近阴囊创口处做一蒂部在大腿外侧或下腹

部的 U 形皮瓣,皮瓣大小根据创面大小而定,取全厚层皮并应含有浅筋膜。将皮瓣向内旋转,上下端分别缝合于阴茎根部和会阴部创缘,于对侧大腿内侧做同样皮瓣(图 33-6A),并行同样处理。两侧皮瓣尾端在中线处会合并缝合,缝闭两侧股部取皮创面(图 33-6B)。3 周后创口均已愈合则可将蒂部离断,完成阴囊成形并将股部留下的部分创面缝闭。也可采用 McDougal 创用的方法,先将两睾丸置于大腿内侧适宜区域的皮下。会阴部皮肤缺损处,取游离中厚皮片移植(图 33-6C)。6 周后切取阴囊成形皮瓣(图 33-6D),两侧皮瓣连同埋藏的睾丸一并向中线旋转后同上缝合阴囊(图 33-6E)。阴囊下部放置引流物。留置导尿管引流尿液。

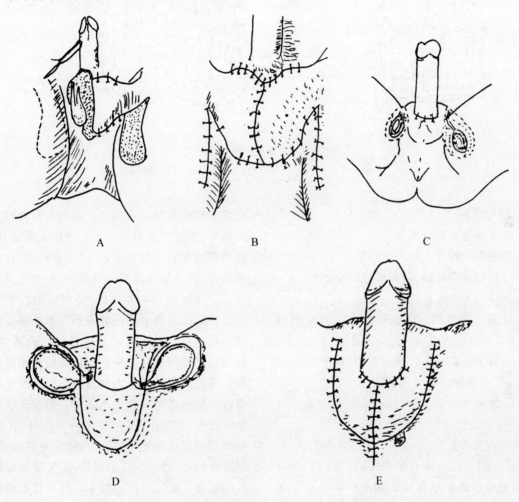

图 33-6　带蒂皮瓣阴囊皮肤缺损成形术

A. 大腿内侧做皮瓣;B. 缝闭两侧股部取皮创面;C. 取游离中厚皮片移植;D. 6 周后切取阴囊成形皮瓣;E. 缝合成形阴囊

2. 游离皮片阴囊成形术　建议用全厚层网眼状游离皮片成形阴囊,适用于受伤后 18h 以内且创面较清洁者,可切取大腿内侧皮片,应足够大小。先将适当大小的网眼皮片与会阴部创缘缝合(图 33-7A)。然后将皮片下端向上转起包裹睾丸并与前面阴茎下方的创缘缝合,包裹睾丸的皮片两侧亦予缝闭,中间相当阴囊中缝处缝合数针使形成两个隔开的阴囊(图 33-7B)。阴囊下部放置引流物。留置导尿管引流尿液。

【注意事项】

术中检查睾丸及精索,若有损伤同时做相应处理。两睾丸置于大腿内侧皮下的位置应略偏后侧和不对称平面,避免术后运动时两睾丸互相摩擦受损,睾丸置于皮下时不要使精索扭曲。

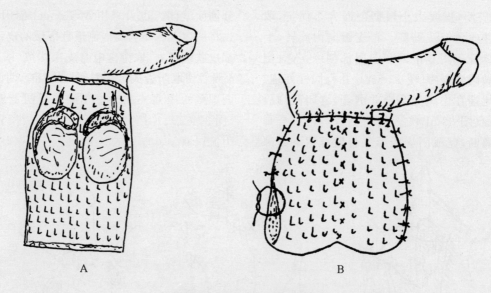

图 33-7　游离皮片阴囊成形术

A. 网眼皮片与会阴部创缘缝合；B. 形成两个隔开的阴囊

【术后处理】

1. 卧床休息到创口愈合。

2. 使用恰当的抗生素防治感染。

3. 导尿管保持通畅，防止尿液污染创口。

4. 伤口内无渗液后拔除引流物。

5. 口服己烯雌酚，防止阴茎勃起影响创口愈合。

6. 术后 14d 左右伤口愈合后拆线，包扎伤口防止感染。并拔除保留导尿管。

7. 需将阴囊托起 5 个月以上，以免阴囊水肿下垂。

【评析与选择】

阴囊皮肤一旦造成大面积缺损，就应当尽可能修复，避免形成瘢痕挛缩和功能障碍。对于阴囊皮肤的修复，不外乎应用皮片移植和皮瓣移植两种修复方法。对于部分阴囊皮肤缺损和全阴囊皮肤缺损的修复术式的选择无本质差别，仅在于皮片或皮瓣的大小。根据病情的需要，有时需要皮片和皮瓣移植结合进行。游离皮片移植方法虽然简单，但是修复效果并不十分让人满意，因为即使严格遵循整形外科原则，避免直线切口，但皮肤弹性差，容易发生坏死，术后仍难免避免皮片挛缩造成继发畸形和功能障碍，特别是阴囊上的皮片移植后期挛缩更会使阴囊变形并影响睾丸生育功能。根据显微外科及修复重建外科的基本原则，缺损组织的修复与以缺损部位相同或相似的组织最为理想。因此阴囊大面积缺损应用附近薄的皮瓣组织应该是比较理想的材料。阴囊皮肤缺损在条件许可的情况下应以皮瓣修复为佳，尤其是在缺损部位附近有正常皮肤时，所取皮瓣要薄，不能过于臃肿，阴囊皮肤应当松软，要保障睾丸相对较低的温度才能正常产生精子。所修复的皮瓣最好为轴型皮瓣，由于轴型皮瓣血供丰富，不易发生血供障碍，血管相对恒定，旋转弧度大，修复面积广，效果良好。

（方针强　张良甫）

第三节　阴茎离断再植手术（replantation of amputated penis）

阴茎离断为严重的阴茎损伤，导致阴茎完全断裂，常因机器铰伤、切割伤、勃起状态下撞击伤、动物咬伤、电击伤等所致。如不及时处理，不但将影响阴茎外观，还将导致排尿障碍和性功能障碍，给患者带来严重的身体、精神创伤，造成终身痛苦。因此一旦出现阴茎离断伤者，应及时行阴茎再植术来救治，可提高手术成功率，尤其是应用显微外科技术再植，吻合阴茎背动脉、静脉、神经、尿道及阴茎海绵体,使之迅速恢复离断阴茎的血液循环、尿道连续性,以及维持排尿功能及性功能。

【适应证】

1. 离断阴茎体缺血时间　过去认为伤后 6h 为再植的"临界点",但由于显微外科技术的发展,保存方法的改进,人们认识水平的提高,再植时间已远远超过以前所认为的时间,目前通常认为阴茎再植术的手术适应证为:①阴茎完全离断在 12h 之内,创面污染不严重,离断组织无严重挫伤;②不完全离断不超过 24h,远端血供良好,无明显坏死倾向;③阴茎完全离断后,断段早期置于 0~4℃ 生理盐水或平衡盐液冷藏保存条件下,再造手术可延长至 48h。

2. 全身情况　阴茎损伤多伴有会阴部损伤,腹壁和腹腔内器官损伤及骨盆骨折,这种情况下常伴有严重的出血性休克,危及生命。经抢救抗休克,待生命体征稳定后再行离断阴茎再植术。

3. 局部条件

(1)供区条件:若离断阴茎体形态完整,断面上的阴茎背血管神经和海绵体动脉也没有严重挫伤者。

(2)受区条件:受区条件包括皮肤、受区血管和阴茎背神经没有受到严重创伤者。如果受区阴茎背血管或海绵体动脉和阴茎背神经有缺损时可选用邻近或远位血管转移替代(腹壁下血管),而神经缺损可行神经移植术者。

【禁忌证】

1. 阴茎断段缺血时间超过上述时限。需指出的是在环境温度大于 45℃ 情况下,缺血时间超过 2h 再植手术成功率均极小,术前应慎重考虑。

2. 离断的阴茎段严重挫伤、污染,皮肤和海绵体残缺不全,不具备再植的条件。

3. 患者合并有其他脏器损伤,伤势严重,危及患者生命,应先挽救生命,待病情平稳后再行阴茎再植。

4. 患者存在不能耐受麻醉、手术的其他慢性疾病者。

【术前准备】

1. 全身情况准备　阴茎离断后,患者因阴茎残端大出血、疼痛和恐惧,可出现休克,需使用止痛、镇静药,必要时需立即输血,经抢救抗休克,待生命体征稳定后再行离断阴茎再植术。

2. 离断阴茎处理　离断阴茎段经清洗消毒后,用抗生素生理盐水浸泡冲洗,再用含肝素的生理盐水冲洗阴茎背动脉、海绵体中央动脉及阴茎海绵体,随即置于冷水或 4℃ 冰箱中保存。

3. 预防破伤风　注射破伤风抗毒素预防破伤风。

4. 防止血栓形成　快速输入 250ml 低分子右旋糖酐,以防止血管吻合口血栓形成,离断组织内毛细血管循环。如患者同时有其他出血倾向时应慎用此药。

5. 特殊准备　准备手术显微镜及显微手术器械、微血管吻合器械及血管吻合线。

【麻醉与体位】

连续硬膜外麻醉或全麻。采取仰卧位。

【手术要点】

1. 离体段阴茎的处理　将离体阴茎用碘伏液浸泡消毒后,浸泡于加有肝素和抗生素的 4℃ 等渗盐水中,用含 0.1% 的肝素冷盐水肾脏保存液反复冲洗阴茎断面,同时轻轻挤压海绵体内积血。在手术显微镜下,解剖出阴茎背动脉、背深静脉、背浅静脉和背神经,并游离残端尿道 1cm 左右。用含 0.1% 的肝素冷盐水肾脏保存液反复冲洗阴茎远端的背动脉、深动脉和阴茎海绵体,直至静脉内流出清澈液为止。最后,行阴茎断面修整,除去坏死和不规则的组织,然后将离体段阴茎放入冰乳酸林格溶液或生理盐水中保存备用(见彩图 33-8A)。

2. 在体残端阴茎的处理　若发现离断阴茎仍有部分组织相连,应尽量保存,有可能存在少量血供,有利于离断阴茎远段的存活,切忌切断。

麻醉后,用碘伏常规消毒铺单,用肝素等渗盐水反复冲洗在体阴茎残端创面,轻轻挤压海绵体内积血。如在体阴茎残端较长,于阴茎根部放置止血带阻断血流,若残端过短无法上止血带时,则在手术显微镜下,用无损伤钳钳夹阴茎背动脉控制出血,解剖出阴茎背动脉、背深静脉、背浅静脉及背神经,游离出残端尿道 1cm 左右,将残端创面修剪整齐(见彩图 33-8B、C、D)。

3. 尿道吻合　根据尿道直径大小选择一根适当大小双腔气囊尿管,经离体段尿道外口插入,通过在体段尿道断端进入膀胱,作为尿道吻合支架,以便于吻合,并引流膀胱内尿液,吻合口两端修剪整齐,用 3-0 薇乔线间断全层端端吻合尿道(见彩图 33-8E)。

4. 阴茎海绵体吻合　细丝线间断缝合海绵体中隔,在放大 10 倍的手术显微镜下用 10-0 无损伤血管吻合线将阴茎海绵体内的阴茎深动脉两定点或三定点吻合,间断缝合 4～6 针。最后(如吻合困难,也可以不吻合),再用细丝线间断缝合阴茎海绵体白膜。

5. 血管神经吻合　顺序为阴茎背静脉、包皮静脉、阴茎背动脉和阴茎背神经。在 10 倍手术显微镜下,用 9-0 或 10-0 无损伤血管吻合线分别缝合阴茎背浅和背深静脉;10-0 无损伤血管吻合线吻合左右的阴茎背动脉,血管吻合 4～8 针已足够。用 10-0 无损伤血管吻合线吻合左右两侧阴茎背神经,阴茎背神经呈网状分布,吻合时只要外膜对端整齐,每束吻合 2 针已够,吻合数量至少 6～7 束神经才能保证术后再植阴茎有良好的感觉功能(见彩图 33-8F)。

6. 开放血流　松解阴茎根部止血带,或开放近端阴茎背动脉的无损伤阻断钳,即见吻合口远端动脉搏动,吻合后的静脉充盈,远段阴茎和阴茎头立即恢复正常血色。若血管吻合处渗血,可轻轻压迫止血,其余出血点予以结扎。

7. 缝合皮肤　伤口内留置一橡皮引流条,逐层间断缝合阴茎筋膜及皮肤伤口(见彩图 33-8G)。在内用碘伏纱布,外用消毒纱布适当加压包扎结束手术。

8. 耻骨上膀胱造瘘　引流膀胱尿液(以防万一经尿道双腔气囊导尿管引流不好,吻合口漏尿)。

【术后处理】

阴茎离断再植术后的处理目的是保持血管吻合口畅通,防止血管痉挛造成吻合口和微循环内血栓形成。

1. 术后卧床休息,在床上活动,防止深静脉血栓形成。

2. 使用广谱抗生素防治感染。

3. 留置导尿管保持通畅。防止导尿管堵塞尿从尿道流出浸湿敷料导致伤口感染。每天更换敷料。

4. 术后观察:术后 2h 再植阴茎冠状沟皮色红润,阴茎头或皮肤存在明显的毛细血管反应,毛细血管反应时间不小于 1s,皮温在 30～36℃,扪之海绵体有弹性,晚间还能见到再植海绵体勃起。以上情况均属正常。如果皮温低于 29℃,毛细血管反应缓慢,皮色灰暗,海绵体弹性差,应引起重视,必要时需手术探查。以后每日均要密切观察阴茎头颜色,测量远端阴茎腹侧、背侧及阴茎头表面温度,以明确再植后阴茎远端的血供情况。

5. 常规抗凝治疗,预防血栓形成

(1)肝素,按每次 100U/kg 计算,加入补液中滴注,每 4 小时 1 次。控制凝血时间在 20～30min,凝血酶原在正常值的 1 倍左右,必要时用鱼精蛋白中和。

(2)低分子右旋糖酐每天 1000ml 静脉滴注。

(3)国产尿激酶,每天 6 万～10 万 U 加入 5％葡萄糖液中滴注 1～2 周。

(4)口服阿司匹林或双嘧达莫和丹参能扩张小动脉。当患者有其他创伤同时存在或有出血倾向时抗凝药物应慎重。

6. 局部处理:室内温度控制在 20℃ 以上,温度过低会造成吻合血管痉挛形成吻合口血栓。除此之外,还需用拷灯或红外线对再植体适当加温,使再植体体表温度达到 30～31℃ 以上。上述处理需持续 5d,有利于离断的阴茎段的血供恢复,以后视情况而定。

7. 如阴茎移植成功,术后 14d 左右拆线,2 周后拔除导尿管,3 周后夹闭耻骨上膀胱造口管,试行排尿,若排尿通畅再拔除造瘘管。

8. 阴茎离断再植术后不需服用雌激素,任其阴茎勃起。这对防止血管吻合口痉挛和血栓形成起到事半功倍的效果。

【评析】

1. 离断阴茎体转运中的保存方法　从组织离断缺血到恢复动脉血供的期间如何保存离断组织,这直接影响到再植成功率。在显微外科技术尚未普及前应将这类患者转运到具有相当显微外科基础的医院进行救治。转运患者过程中应将离体组织清洗后用生理盐水纱布包裹放在密闭塑料袋内,再将该袋置入冰水混合液容器中。这样可减少离体组织热缺血时间,为再植术赢得宝贵的时间。特别在炎热的季节用这种方法保存和转运离体组织是行之有效的。

2. 阴茎再植成功与否取决于阴茎缺血时间、

损伤程度、再植后血供恢复情况　在早期的文献中，离断的阴茎只吻合尿道、海绵体，不处理神经、血管，也有成功的报道，但成功率低，易出现阴茎头、阴茎皮肤坏死等并发症，这种方法通常认为仅适用于婴幼儿及不具备显微外科条件的医疗单位。在显微外科条件下，成功吻合阴茎血管，使阴茎远端组织恢复良好血液供应和静脉回流，可以明显提高再植成功率，减少术后并发症。阴茎血供非常丰富，阴茎的动脉血供来自阴部内动脉，分为阴茎背动脉和阴茎深动脉，二者之间有吻合支。阴茎背动脉走行于阴茎海绵体背侧沟内 Buck 筋膜和白膜之间，分出 4~5 条螺旋动脉，进入海绵体，并发出分支营养阴茎头和包皮。阴茎深动脉贯穿于阴茎海绵体，向前直达海绵体顶端，向后达阴茎脚。阴茎静脉主要有 3 条，包括阴茎背浅静脉、阴茎背深静脉和阴茎海绵体静脉。阴茎背浅静脉位于皮下和 Buck 筋膜之间，引流包皮及阴茎皮肤血液回流至阴部外静脉。阴茎背深静脉位于两侧阴茎动脉的中央，经阴茎悬韧带下方穿过尿生殖膈，汇入前列腺静脉丛。阴茎海绵体静脉收集阴茎海绵体的血液回流，并有螺旋静脉与阴茎背深静脉相互吻合。这一解剖基础说明即使只吻合一条动、静脉亦可保证阴茎有足够的血供，保障再植手术的成功。当缺血时间过长，离断的阴茎体毁损、严重污染，或被沥青、机油、强酸、强碱等化学试剂侵蚀而不具备再植手术条件时，可选择阴茎断端修复术。即将阴茎残端修剪整齐，保证尿道海绵体较阴茎海绵体长出 1cm，利用此残端重塑阴茎头和尿道口。

3. 再植失败后的处理　阴茎离断再植失败后的处理主要是残端的覆盖和阴茎缺损的再造。再植是否成活，术后 1 周即可获得结果，如果发生坏死应尽早清创，切除坏死组织，残端创面在条件允许下一期行阴囊纵隔岛状皮瓣覆盖和尿道口再造。如果残端皮肤组织充足可用皮肤覆盖修复创面。

（贾维胜　张艮甫　陈在贤）

第四节　阴茎缺损阴茎再造术
（reconstruction of penis for penile defect）

阴茎是男性重要的泌尿生殖器官。各种原因，如外伤、肿瘤、感染、先天性畸形等因素导致阴茎部分或全部缺失后（见彩图 33-9），患者不能站立排尿，无法完成正常的性生活，严重影响患者的社会生活和家庭幸福，必将对患者造成严重的精神伤害。阴茎重建，恢复正常排尿和性生活能力是这些患者的强烈要求。

阴茎包括阴茎体、尿道和支持组织 3 个部分，是一个"管中有管"的器官。阴茎再造是一个比较复杂的整形外科手术。阴茎再造术始于 20 世纪 30 年代，但时至今日仍是泌尿、整形外科领域中极具有挑战性的手术之一。理想的再造阴茎标准是：①再造阴茎有良好的外形和足够的长度；②再造阴茎尿道通畅，能完成站立排尿；③有良好的感觉功能，阴茎支撑物坚韧，软硬适度，可屈曲伸直，并有勃起能力，可在女方的协作下，插入阴道进行性交及生育；④手术操作简单，趋于一期完成，供区无明显形态和功能损害。阴茎再造术的术式较多，常用手术方法包括：双皮管阴茎再造术、前臂游离皮瓣阴茎再造术、腹壁股肋皮瓣阴茎再造术、下腹部正中皮瓣法阴茎再造术等。术者应根据患者的具体情况、手术条件及自己对各种术式掌握情况，酌情选择适宜的术式。

【适应证】

1. 外伤或感染导致的阴茎全部或大部分缺失。

2. 阴茎癌，阴茎全切术后 2 年以上无复发者。

3. 先天性阴茎缺失或阴茎严重发育不良者。

4. 两性畸形，患者及家属要求社会性别为男性者。

【禁忌证】

1. 供区皮肤存在炎症、瘢痕未软化等异常情况。

2. 供区血液循环障碍，术后可能造成供区形态、功能障碍者。

3. 晚期阴茎恶性肿瘤，手术切除后有复发、转移可能者。

4. 老年患者，全身情况差，或有严重动脉硬化不能耐受手术者。

【术前准备】

1. 术前应用彩色多普勒探测供区血管情况,以排除血管解剖变异和病变。并标记出血管走行。

2. 选择前臂作为供区时术前应进行 Allen 试验检测前臂尺动脉和桡动脉之间的侧支循环。

3. 进行前臂区、季肋部、腹股沟区和耻骨区皮肤准备。术前对供区皮肤及会阴部皮肤连续清洗 3d。

4. 术前应用抗生素 3d,以预防感染。

【麻醉与体位】

选用连续性硬膜外麻醉或全麻,行前臂皮瓣阴茎再造时可选用臂丛麻醉加连续性硬膜外麻醉。仰卧位。

【术式简介】

1. 双皮管阴茎再造术　早期常用的一种阴茎再造手术方法,分 4 期完成,手术方法简单,不需吻合血管,再造阴茎形态功能良好。缺点是费时较长,给患者造成较大的精神和经济负担,再造

阴茎感觉欠佳。

(1)皮管设计和制备(第一期):在一侧的侧腹壁做两条斜行的平行切口,长 17～20cm,两切口间距 8.5cm,在另一侧腹壁靠近腹股沟处也做两条斜行的平行切口,长 12～14cm,两切口间距 4.5cm(图 33-10A),切口深达皮下组织;游离成左右两条大小不等的带蒂皮瓣,并分别制成一大一小两条皮管。在两皮管下方缝合手术切口(图 33-10B)。两皮管的下端均应靠近耻骨联合,以便于转移。

(2)皮管转移(第二期):应于第一期手术后 3～4 周进行。在阴茎根部靠近残端尿道口的上缘做一切口,切断大皮管的上端,将其向下翻转至阴茎根部位置,并与该处切口创面缝合。同法,在位于残端尿道口的下方做一切口,切断小皮管的上端,将其向下翻转并与尿道口下方的切口创面缝合(图 33-10C)。皮管的缝合线处应放于侧面,而不应在阴茎腹侧正中线上;两皮管转移时,应尽量靠近残端尿道口,以利于成形尿道的定位。

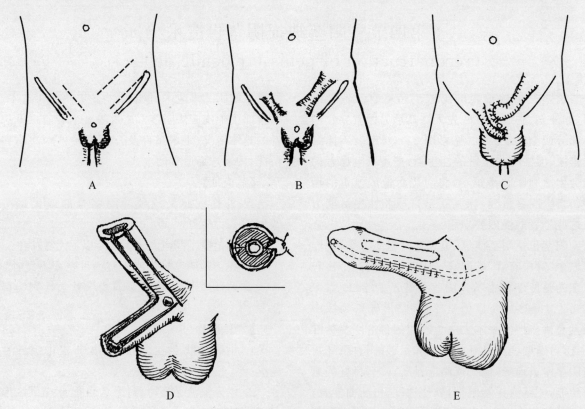

图 33-10　双皮管阴茎再造术

A. 做双下腹斜行皮瓣切口;B. 做成双下腹斜行皮管;C. 将双下腹皮管转移到残端尿道口;D. 将两皮管分别制作成尿道和阴茎;E. 支撑物置入及成形阴茎头

（3）阴茎体和尿道成形（第三期）：应于第二期手术后4～8周，在皮管夹压训练确定有充分血供后进行。先做耻骨上膀胱造口，使尿流暂时改道。切断大小皮管的下端，将两皮管靠拢，在大、小皮管的对合面上，从尿道口开始各做两条平行切口，直达皮管的游离端，每一皮管两平行切口之间的宽度为20号Foley导尿管的1/2周长。将切口边缘两侧略作分离，并剪除过多的皮下组织，将相对的切口内侧边缘3-0薇乔线做真皮层的缝合，即形成尿道，最后将大小皮管的外侧缘相对缝合形成阴茎（图33-10D）。再造尿道口与原尿道口的吻合口应宽大，以免术后发生狭窄。

（4）完全再造（第四期）：可在第三期术后3～4周进行。手术目的是阴茎头成形和支撑物置入。支持物可为软骨、骨、硅胶棒等。在修复再造阴茎末端做阴茎头成形时，可在阴茎背部及两侧，距末端约4cm处做2/4环状切口，并削除宽约0.5cm的表层皮肤，游离远端创缘，重叠于切除表皮部的创面上进行缝合。也可在阴茎体远端两侧各切除1～1.5cm V形皮肤，缝合后呈圆锥形酷似阴茎头（图33-10E）。

2. 前臂游离皮瓣阴茎再造术　前臂游离皮瓣阴茎再造术是程氏阴茎再造术，是1997年被美国整形外科协会命名的一种手术方法。该术式是目前常用的一种一期阴茎再造手术方法。其主要特点是利用前臂以桡动脉及其皮下分支为轴心的游离皮瓣，一部分做尿道，另一部分做阴茎体的再造阴茎。

将切取的前臂带血管蒂的游离皮瓣，与阴茎残端，在手术显微镜下，分别通过微血管吻合、感觉神经吻合及尿道吻合，使再造阴茎建立正常血供。这样再造阴茎后不但外形逼真、有感觉功能，而且还有良好的性功能。但手术要求高，需要有良好的整形外科及显微外科知识和技能的医师进行手术。

（1）优点：①一次性完成再造手术；②前臂皮肤具有皮下脂肪少、弹性好、血管条件好、皮瓣面积大等优点，为一次完成阴茎再造提供了良好的条件；③可采用前臂皮神经和受区感觉神经吻接，使再造阴茎感觉功能得到一定恢复。

（2）缺点：①皮瓣需破坏前臂一条重要血管，使手部血供受到一定的影响；②游离皮瓣需与受区行血管、神经吻合，手术操作复杂；③前臂需行中厚皮片修复，影响其外观。

（3）手术方式

①经典术式：手术可分两个手术小组同时进行，一组取前臂皮瓣，另一组取大腿中厚皮片，准备受区、游离腹股沟血管及耻骨上膀胱穿刺造口。

A. 皮瓣设计：在一侧前臂腕上方桡侧面画出皮瓣的轮廓，长11～12cm，宽14～15cm。桡侧较大的一块为A面，以此面建造阴茎，内含桡动、静脉和头静脉。中间一条1cm宽切除表皮和真皮的为B面，作为尿道与阴茎形成的缝接部。尺侧4cm宽的较小一块为C面，内含桡动脉分支及贵要静脉，以此建造新尿道（图33-11A）。

B. 皮瓣制备：在止血带控制下，由前臂远端向近心端进行解剖。按设计线切开皮肤及皮下组织，直达深筋膜和肌膜之间，钝性分离。皮瓣的血管蒂应包括桡动静脉、头静脉及贵要静脉，前臂外侧皮神经也应包括在蒂中，并向上游离至10cm的长度。在皮瓣A与C交界处，切除1cm宽的表皮和真皮，造成创面，切除皮肤时注意勿损伤真皮下血管网（图33-11B）。皮瓣全部分离后，暂不切断、结扎血管蒂，随即进行尿道、阴茎体形成和支撑物置入，待受区准备完毕，再断血管蒂，以缩短缺血时间。

C. 肋软骨的截取：在右侧肋缘做斜切口，暴露第8～9肋软骨联合部。截取长10cm，宽1.5cm左右，尽可能较直的第8或第9肋软骨一条，备用。如软骨较弯，无法形成直条时，可将克氏针插入软骨中，以保持软骨成直条状。

D. 阴茎成形：将4cm宽的皮瓣C皮面朝里，包绕16F硅胶管卷成管状，用5-0薇乔线缝合真皮层形成尿道，继而将皮瓣A皮面朝外，包绕尿道，其间植入自体肋软骨（也可用硅胶假体）（图33-11C），细丝线于皮肤创缘缝合形成阴茎，并按阴茎头及尿道口的形状将末端进行适当的塑形，待受区准备好后离断血管蒂移植至受区（图33-11D）。

E. 受区准备：耻骨上膀胱造口。以残端尿道为中心做环形切口，形成直径约4cm的创面，解剖残端海绵体和阴茎背神经。在腹股沟动脉搏动处，纵行切开皮肤，显露大隐静脉属支，股动脉和股深动脉等，选择理想的吻合血管，并从此切口做皮下隧道通向尿道口创面,作为血管蒂通道。

　　F.吻合血管:完成再造,切断前臂血管蒂,将已形成的阴茎体移至原阴茎根部受区,血管蒂自隧道穿出,桡动脉与股动脉或其分支行端端或端侧吻合,桡静脉、头静脉及贵要静脉分别与大隐静脉或其属支吻合。前臂外侧皮神经与阴茎背神经吻合。原尿道开口与再造尿道近端以5-0薇乔线间断缝合,吻合时可将尿道剪成斜面,以防止尿道吻合口狭窄。血管吻合完毕后,观察5min,确定再造阴茎血供正常后再缝合所有创面。软骨一端固定于耻骨联合部软组织,阴茎体根部与受区创面缝合(图33-11E)。取大腿中厚皮片,覆盖前臂创面。

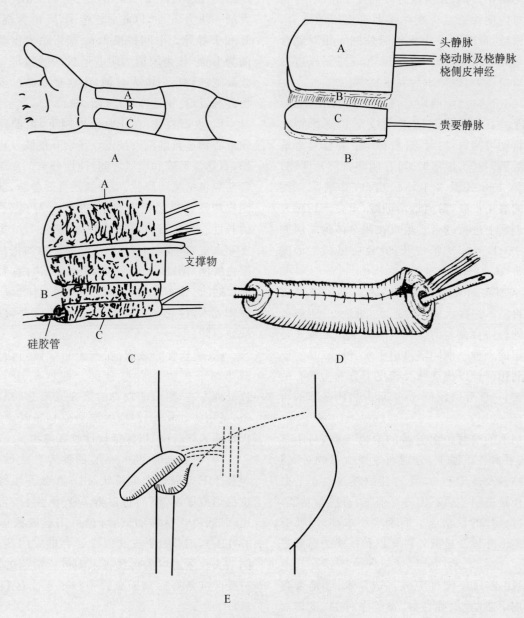

图 33-11　前臂游离皮瓣阴茎再造术

A. 在左前臂设计阴茎及尿道皮瓣;B. 切取带血管蒂的阴茎及尿道皮瓣;C. 将皮瓣制作尿道和阴茎;D. 做成尿道和阴茎后离断血管蒂;E. 阴茎移植血管吻合

②改良 Biemer 术式

A. 皮瓣设计：与经典术式有所不同，Biemer 设计的皮瓣是以尺动脉及其并行静脉为中心，中间部分形成尿道，两侧皮瓣用来重建阴茎体。尿道皮瓣的前方可设计一个椭圆形的皮瓣，以此形成阴茎头，可取得较美观的阴茎外形。

B. 皮瓣制备：按设计线切开皮肤、皮下组织直达深筋膜和肌膜之间，在此间隙由下向上分离，注意勿损伤尺动脉到皮瓣的分支。切断皮瓣远端的尺动脉及并行静脉，将皮瓣掀起。

C. 阴茎成形：将设计的中央尿道部分切开，直至皮下组织，皮面向内包绕尿管缝合，重建尿道。将尿道两侧切开的皮缘闭合，使形成的尿道包埋其内，作为重建阴茎的腹侧。将皮瓣两侧缘对合，作为再造阴茎的背侧，同时将支撑物包埋入新建的阴茎体内。将重建尿道远端椭圆形的皮瓣向背侧翻卷，并将其与皮瓣缘相对合，使其成为重建的阴茎头。

D. 受区准备、血管吻合、完成再造的其他过程同经典术式。

3. 腹壁股肋皮瓣阴茎再造术　腹壁股肋皮瓣是一种带蒂岛状皮瓣，能够一期完成阴茎再造手术。此手术的优点是：手术过程简单，不需行血管吻合，更利于广泛推广应用；供皮区隐蔽，无术后功能障碍，患者易于接受。

(1)尿流临时改道：行耻骨上膀胱造口，暂时引流尿液。

(2)肋软骨的截取：在右侧肋缘做斜切口，暴露第 8～9 肋软骨联合部。截取长 10cm，宽 1.5cm 左右，尽可能较直的第 8 或第 9 肋软骨一条，备用。如软骨较弯，无法形成直条时，可将克氏针插入软骨中，以保持软骨成直条状。

(3)皮瓣设计：超声多普勒探测并标记出腹壁浅和旋髂浅动脉的走行，皮瓣设计应在血管分布的范围内，包括蒂部、尿道部、阴茎体部和去上皮部。在左下腹，腹股沟韧带下方，以股动脉搏动处为起点，垂直向上，设计一乒乓球拍样皮瓣，球拍柄部为蒂，长 10cm，宽 3.5～4.0cm，内含轴形血管。板部为皮瓣，皮瓣外侧部分供作尿道部，长 12～14cm，宽 3.0～4.0cm。皮瓣内侧部分供作阴茎体，长 12～14cm，宽 10～12cm。在尿道部皮瓣与阴茎体皮瓣间有 1cm 宽的去上皮部区域(图

33-12A)。

(4)皮瓣制备：按皮瓣设计线切开皮肤，直达腹外斜肌表面。再次证实腹壁血管良好后才可按皮瓣设计线切取皮瓣，并去除上皮部的上皮组织。在处理皮瓣蒂部时注意血管分布，防止损伤。当皮瓣从腹部游离而仅有皮肤蒂及广泛筋膜蒂部相连时，应仔细检查皮瓣血管，证实血供良好后进行阴茎成形。

(5)阴茎成形：将尿道皮瓣内翻缝合，卷成尿道。植入肋软骨，将阴茎皮瓣部分外翻卷在再造尿道外面，完成阴茎体的成形(图 33-12B)。

(6)完成再造：在皮瓣蒂部的内侧方切开皮肤、皮下组织，其大小应适合皮瓣蒂部安放。将预制的阴茎体带蒂转移到会阴部。以 5-0 薇乔线皮内缝合吻合尿道，2-0 薇乔线将肋软骨近端固定于海绵体残端或耻骨联合部软组织，4-0 薇乔线缝合阴茎体根部与受区皮下组织及皮肤。腹部皮瓣供区用中厚游离皮片移植封闭创面(图 33-12C)。

4. 下腹部正中皮瓣法阴茎再造术　下腹部正中皮瓣法阴茎再造术是利用蒂位于耻骨联合部的下腹部正中皮瓣作为重建阴茎的阴茎体，利用阴囊纵隔皮瓣再造尿道的一期阴茎再造术。该方法的主要优点是：阴茎体皮瓣由双侧腹壁浅动脉供养，血供良好，皮瓣内包含髂腹下神经的前皮支，再造阴茎具有较好的感觉功能。

(1)皮瓣的设计：在阴茎根部尿道外口上方，以腹白线为轴线，设计一长 11～15cm，宽 8～11cm，蒂位于耻骨联合部的单蒂皮瓣，皮瓣内包含双侧腹壁浅动、静脉和髂腹下神经的前皮支。于阴囊纵隔部设计一长 10cm，宽 3cm 的尿道皮瓣，尿道外口应包含在近端皮瓣内。

(2)皮瓣制备：按设计线切开下腹部正中皮瓣上缘及两侧缘的皮肤、皮下组织，直达腹直肌前鞘浅面，由上向下分离，掀起皮瓣至耻骨联合部。从尿道外口插入双腔气囊导尿管，沿设计线切开阴囊纵隔皮瓣，并向尿道外口一侧掀起，形成以尿道外口部为蒂的单蒂皮肤筋膜瓣，皮瓣应包含一定厚度的筋膜及阴囊前动、静脉和神经。

(3)阴茎成形：以导尿管为支架，将阴囊纵隔皮瓣皮面朝里间断缝合，形成尿道。在再造尿道蒂部的下腹部正中皮瓣上，分离皮下组织，形成一

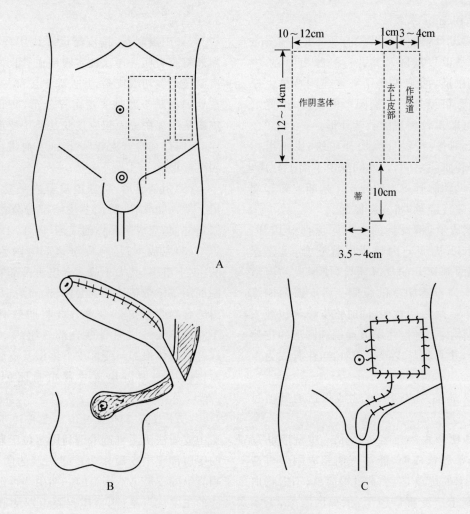

图 33-12　腹壁股肋皮瓣阴茎再造术
A. 设计切取腹壁带血管蒂皮瓣；B. 完成阴茎体的成形；C. 完成阴茎再造

条可通过再造尿道的孔隙。将下腹部正中皮瓣向下翻转，把再造尿道通过孔隙带出，置于翻转的下腹部正中皮瓣的肉面上。切取自体肋软骨，经雕刻后置于再造尿道皮瓣的肉面上，并用下腹壁正中皮瓣的皮下组织缝合数针包埋。下腹部皮瓣两侧缘在背侧相对缝合包绕尿道和肋软骨形成阴茎体。再造尿道和阴茎体远端塑形，形成新尿道外口和阴茎头。下腹部正中皮瓣供区以大腿内侧中厚皮片移植闭合创面。

【注意要点】

1. 由于静止状态下的阴茎背动脉十分细小，按常规方法吻合容易失败，故采用四定点支撑法吻合这种 0.2～0.3mm 的血管。所谓四定点支撑法是将 11-0 尼龙线缝针穿进将要吻合的血管两端，钩住两端，但不出针，作为支架支撑住血管

口。这样按照四定点的方法将另 3 根缝针依次按等分缝入血管壁。当 4 根缝针完全钩住两端被吻合血管时，可清楚地看到血管对合的情况，直到满意后才逐一出针打结。当打第 1 个缝结时，其他 3 个支撑的缝针支撑在管腔口协助正确地对合血管壁。用这种方法可以提高吻合微血管的通畅率。

2. 尿道内留置带有侧孔的支架管，它既可进行尿道冲洗又可引流尿道内分泌物。

3. 术中可在尿道吻合口的腹侧剪成斜口，防止术后尿道狭窄。

【意外事件】

1. 皮瓣血管束的损伤　皮瓣血管束的损伤多因术者操作失误或血管的解剖变异所致。预防措施除术前应用彩色多普勒探测血管走行，了解

有无血管变异外,更重要的是术中仔细解剖,谨慎操作,减少不必要的损伤。

2. 吻合血管的栓塞　防止吻合血管发生栓塞,术中应注意血管吻合操作,避免损伤血管内膜,减少对血管不必要的刺激,预防血管痉挛,必要时局部使用抗凝血药物,术后可给予抗凝、扩血管治疗。

【术后处理】

1. 术后卧床休息 10d 左右,保持室温在 27～30℃。

2. 使用广谱抗生素防治感染。

3. 术后早期使用抗凝药物,如低分子右旋糖酐 500ml 静脉滴注,每日 2 次;再加适量的双嘧达莫或阿司匹林口服。

4. 每日观察阴茎颜色,测量阴茎腹侧、背侧表面温度,必要时可采用彩色多普勒测定血流通畅情况,以明确再造阴茎血供。

5. 术后 2 周拆线,耻骨上转流尿液,尿道支架保留 2 周,拔除支架后如排尿通畅,再考虑拔除膀胱造口管。

【评析】

阴茎再造术经过 80 多年的发展,从皮管法发展到吻合血管神经的游离皮瓣法和带血管蒂的岛状皮瓣法,手术方法不断得到改进和完善,人们对再造阴茎的感觉功能、外形,以及满足性生活需求的程度越来越加重视,但到目前为止尚没有一种方法能够满足人们所有的需要。皮管法曾经一度是阴茎再造术的主流,但该术式要分期进行,在治疗过程中,任何一个步骤或环节的失误,都将导致整个治疗计划的失败,已经逐渐被人们放弃。皮瓣法得到了越来越多的应用。在皮瓣的设计中首先要考虑的是再造阴茎体的血供。良好的血液循环,是提高阴茎再造术成功率的关键,理想的阴茎再造是再造的阴茎体和尿道均有独立的动脉血供和静脉回流,以保障再造阴茎体的每一部分均有良好的血供。再造阴茎感觉功能的恢复程度是评价手术成功与否的另一个重要指标,带感觉神经的岛状皮瓣法阴茎再造术可取得触觉、痛觉完全恢复的效果。再造阴茎体支撑物的选择同样是阴茎再造术面临的一个困惑,自体软骨、骨组织相容性好,容易取材,但存在对供区的损伤,且远期有变形、折断或吸收的可能。组织相容性好,实用方便,能够受患者主观意识控制的人工阴茎假体将是未来发展的方向。

(贾维胜　张良甫　陈在贤)

参 考 文 献

[1] 陈伟,柴青芬,阴海霞.高频彩色多普勒超声诊断男性生殖器闭合性损伤 39 例分析.中国男科学杂志,2016,30(5):57-60

[2] 周殿阁.男性外生殖器外伤的急救.中国社区医师,2013(37):26-27

[3] 王忠,姚海军,郑大超,等.男性外生殖器修复与重建.中华男科学杂志,2015,21(7):579-586

[4] 张荣鹏,刘宇.过敏性紫癜导致男性儿童生殖器损伤的研究进展.临床小儿外科杂志,2014,13(1):68-70

[5] 李勇.阴囊双蒂皮瓣在修复阴茎皮肤缺损中的应用.齐齐哈尔医学院学,2012(19):2627

[6] 李鹰,王磊,孙家明,等.阴囊前动脉轴型皮瓣修复阴茎皮肤缺损的应用体会.中国美容医学,2011,20(3):370-371

[7] 姜凯,焦鸿生,丁小珩,等.屈志刚双侧髂腹股沟皮瓣带蒂转移修复阴囊和阴茎皮肤撕脱伤二例.中华显微外科杂志,2013,36(3):283-284

[8] 杨明勇,周传德,房林.阴茎再造新术式探讨.中国美容医学,2012,21(3):355-357

[9] 文卫军,陈棉智,石宇强,等.阴茎离断再植术及术后并发症的防治.现代泌尿外科杂志,2011,16(3):278-279

[10] 郭小文,玉铂,王毅.阴茎离断再植成功 1 例报告.中国男科学杂志,2011,25(5):45-46

[11] 季汉初,竹伟金,黄向华,等.阴茎完全离断再植术 1 例报告并文献复习.中华男科学杂志,2012,18(9):849-850

[12] 李贵忠,满立波,何峰,等.国人阴茎离断再植 Meta 分析.中华男科学杂志,2013,19(8):722-726

[13] 张海峰,张春影,付宜鸣,等.阴茎、阴囊及睾丸完全离断再植成功 1 例报告.中华男科学杂志,2003,9(6):473-474

[14] 薛兵建,刘立强,殷竹鸣,等.皮瓣复合肌肉功能性

阴茎再造术的临床前研究. 中华整形外科杂志，2016，32(5)：354-358

[15] 李贵忠，何峰，黄广林，等. 阴茎完全离断再植二例报告并文献复习. 中华泌尿外科杂志，2012，33(8)：618-621

[16] 赵永斌，张利朝. 阴茎缺损的治疗进展. 中华男科学杂志，2011，17(10)：930-934

[17] 吴志强，梁健升，姚干. 小儿阴茎皮肤大面积缺损的治疗. 广东医学，2015，10：1587-1588

[18] 于清. 阴茎阴囊皮肤缺损修复方法的进展. 内蒙古医科大学学报，2016，38(3)：251-254

[19] 于清，于希军. 多点加压法修复阴茎阴囊皮肤缺损的体会. 内蒙古医科大学学报，2016，5：468-470

[20] 杜文秀，卓宏，曾俊. 阴茎癌根治中厚皮片自体移植术的手术配合. 局解手术学杂志，2014，1：104-110

[21] 刘坤崇，石兵，李开运，等. 阴茎折断的诊断及处理. 海南医学，2012，8：63-66

[22] 李勇. 阴囊双蒂皮瓣在修复阴茎皮肤缺损中的应用. 齐齐哈尔医学院学报，2012，19：2627-2627

[23] 罗福敏，梁泰生，黄建东，等. 阴茎离断伤的临床治疗与分析. 医学理论与实践，2013，19：2596-2597

[24] 吕嘉，王海龙. 阴茎完全离断显微再植的急诊手术治疗. 中国性科学，2017，26(1)：24-26

[25] 赵骥腾，陈佳. 阴囊撕裂合并睾丸脱位的治疗方法分析研究. 浙江创伤外科，2015，6：1162-1163

[26] Li GZ，Man LB，He F，et al. Replantation of amputated penis in Chinese men：a meta-analysis. Zhonghua Nan Ke Xue，2013，19(8)：722-726

[27] Salehipour M，Ariafar A. Successful replantation of amputated penile shaft following industrial injury. Int J Occup Environ Med，2010，1(4)：198-200

[28] Giulio Garaffa，Vincenzo Gentile，Gabriele Antonini，et al. Penile reconstruction in the male. Arab J Urol，2013，11(3)：267-271

[29] Enzo Palminteri，Fernando Fusco，Elisa Berdondini，et al. Aesthetic neo-glans reconstruction after penis-sparing surgery for benign，premalignant or malignant penile lesions. Arab J Urol，2019(2)：115-120

[30] Christopher J. Salgado，Harvey Chim，Jennifer C. Tang，B. S，et al. Penile Reconstruction. Semin Plast Surg，2011，25(3)：221-228

[31] Gautam Biswas，MS，MCh，DNB. Technical considerations and outcomes in penile replantation. Semin Plast Surg，2013，27(4)：205-210

[32] Fernando，Facio，Jr，Luis C. Spessoto，Pedro Arruda，et al. penile replantation after five hours of warm ischemia. Urol Case Rep，2015，3(3)：77-79

[33] Omar Riyach，Aziz El Majdoub，Mohammed Fadl Tazi，et al. Successful replantation of an amputated penis：a case report and review of the literature. J Med Case Rep，2014，8：125

[34] Hamdy Aboutaleb. Reconstruction of an amputated glans penis with a buccal mucosal graft：case report of a novel technique. Korean J Urol，2014，55(12)：841-843

[35] AM Ghilan，MA Ghafour，WA Al-Asbahi，et al. Gunshot wound injuries to the male external genitalia. Saudi Medical Journal，2010，31(9)：1005-1010

[36] CG Ofoha，SI Shu'Aibu，IC Akpayak，et al. Male external genital injuries：pattern of presentation and management at the jos university teaching hospital. Iosr Journal of Dental & Medical Sciences，2014，13(10)：67-72

[37] N Callens，P Hoebeke. Phalloplasty：A panacea for 46，XY disorder of sex development conditions with penile deficiency? Endocrine Development，2014，27：222-233

[38] I Ignjatović，P Kovacević，N Medojević，et al. Reconstruction of the penile skin loss due to"radical" circumcision with a full thickness skin graft. Vojnosanit Pregl，2010，67(7)：593-595

[39] GZ Li，LB Man，F He，et al. Replantation of amputated penis in Chinese men：a meta-analysis. National Journal of Andrology，2013，19(8)：722-726

[40] Wang RH，Cao C，Mei WM，et al. 3-Dimensional model reconstruction of penis and surrounding tissue. Zhonghua Zheng Xing Wai Ke Za Za Zhi，2012，28(4)：274-277

[41] Oh JS，Do NV，Clouser M，et al. Effectiveness of the combat pelvic protection system in the prevention of genitaland urinary tract injuries：An observational study. J Trauma Acute Care Surg，2015，79(4 Suppl 2)：S193-196

[42] Bjurlin MA，Kim DY，Zhao LC，et al. Clinical characteristics and surgical outcomes of penetrating external genitalinjuries. J Trauma Acute Care Surg，2013，74(3)：839-844

[43] Lisieux Eyer de Jesus，Samuel Dekermacher，and Kleber M. Severe forms of concealed penis without hypospadias：Surgical strategies. Indian J Urol，2015，31(4)：344-348

[44] Garg S，Date SV，Gupta，et al. Successful microsur-

gical replantation of an amputated penis. Indian J Plast Surg,2016,49(1):99-105

[45] Riyach O,E Majdoub A,Tazi MF,et al. Successful replantation of an amputated penis:a case report and review of the literature. J Med Case Rep, 2014, 8:125

[46] Khorshidi AA. Replantation of amputated penile shaft. Int J Occup Environ Med,2011,2(1):58

[47] Guo L,Zhang M,Zeng,J,et al. Utilities of scrotal flap for reconstruction of penile skin defects after severe burn injury. Int Urol Nephrol,2017,49(9):1593-1603

[48] Riyach O,EI Majdoub A,Tazi NF,et al. Successful replantation of an amputated penis:a case report and review of the literature. J Med Case Rep,2014 Apr 9;8;125

[49] Liu Y,Xiao B,Liu P,et al. [Opportune time and method of reconstruction of penile defects caused by devastating electrical burn]. Zhonghua Shao Shang Za Zhi,2014,30(5):394-399

[50] Fakin R,Zjmmernaqnn S,Jindanak S,et al. Reconstruction of Penile Shaft Defects Following Silicone Injection by Bipedicled Anterior Scrotal Flap. J Urol,2017,197(4):1166-1170

第34章 男性尿道损伤手术
(male urethral injury surgery)

男性尿道损伤是男性最常见的损伤之一,尿道损伤约占泌尿生殖道损伤的5%。和平时期,闭合性损伤最多见,开放性损伤较少见。男性尿道为一肌肉黏膜管道,全长约20cm,分为前后两段,以尿生殖膈为界。前尿道为海绵体部,包括阴茎头部、阴茎部和球部,长约15cm。后尿道包括膜部和前列腺部,长约5cm。男性尿道因解剖上的特点,故易遭受损伤。最常见的是骑跨球部尿道损伤及骨盆骨折后尿道损伤。尿道损伤分开放性和闭合性两大类。开放性尿道损伤,较少见,多有合并其他系统严重损伤,伤情严重而复杂,处理难度较大。闭合性尿道损伤,最多见,也合并其他系统损伤,伤后多存在患者排尿困难或尿潴留,以及损伤失血性休克,病情危重,应及时救治。

根据受伤的部位、严重程度、合并伤及并发症来选择救治方案。特别是后尿道损伤,因损伤部位处于尿生殖膈以上,耻骨联合之后,且伴有骨盆骨折,病情危重,处置十分复杂及困难,并发症多;早期处理是否得当,直接影响日后治疗及其疗效。

1. 输液抗感染、纠正休克:根据开放性或闭合性损伤尿道损伤,受伤的部位、严重程度,有无合并伤,受伤到就诊时的时间长短及有无并发症等情况,应视患者全身情况,如有休克者,应先纠正休克。

2. 引流尿液解除尿潴留,尿道断端复通,恢复尿道的连续性。尿道损伤后排尿困难或尿潴留者,先经尿道试行插入导尿管,看导尿管是否能通过尿道损伤的部位进入膀胱,处理如下。

(1)保留导尿管:如导尿管通过损伤的部位插入膀胱,说明尿道损伤部位未完全断裂,如血肿和尿外渗不严重,则保留导尿管支撑尿道及引流尿液,抗感染及对症治疗,等待损伤愈合。前尿道或球部尿道损伤者,保留导尿2周左右,后尿道损伤者,保留导尿3周左右。如拔导尿管后排尿通畅,以后根据排尿通畅情况要坚持定期行尿道扩张半年以上。

(2)急诊手术

①开放性前后尿道损伤者,应立即手术探查。

②闭合性前后尿道损伤,如试插导尿管,不能通过尿道损伤部位进入膀胱者,说明尿道损伤较严重,损伤部位几乎完全断裂,应立即手术探查。

(3)手术方法的选择:根据受伤的部位、严重程度、有无合并伤及并发症来选择治疗方案。

①单纯性膀胱造口术:多适用于后尿道损伤,损伤部位尿道几乎完全断裂者,如合并直肠创伤者,做膀胱造口的同时,做乙状结肠造口,二期修复尿道。

②尿道腔内尿道会师术:适用于前后尿道损伤。

③尿道对端吻合术:多适用于球部尿道损伤,少数情况下用于后尿道损伤。

第一节　耻骨上膀胱造口术(suprapubic cystostomy)

耻骨上膀胱造口术,是经耻骨上经皮穿刺或切开进入膀胱,放置导尿管成膀胱造口管引流尿液,解除尿潴留的手术方法。特别适用于尿道损伤后,不能耐受尿道修复,病情危重的患者,解除尿潴留,为待病情好转后行尿道修复术创造条件。膀胱造口术患者取平卧位,不会加重骨盆骨折断端移位、血管、神经及尿道等的损伤导致大出血的危险。对于那些创伤严重,设备条件差,或有严重合并伤的患者较为适宜。

【适应证】

除尿道损伤后尿潴留的问题。

1. 复合性前后尿道损伤后尿潴留,尿道连续性破坏,无法经尿道插入导尿管,并合并有如下情况者,宜先行膀胱造口术。

(1)骨盆骨折后尿道损伤,出血及尿外渗严重,合并休克,不能耐受做尿道修复术者。

(2)合并腹内脏器及其他重要部位的严重损伤,有休克危及生命者。

(3)前尿道损伤就诊较晚,继发感染的危重患者。

(4)前后尿道损伤后,在设备条件较差的基层医院无法做尿道修复术者。

(5)后尿道损伤合并直肠破裂者。

(6)尿道有严重感染者。

2. 尿路梗阻,如尿道狭窄,引起严重肾功能损害者。

3. 复杂性尿道手术后,为确保尿道手术成功者。

4. 后尿道损伤行尿道会师术者。

5. 膀胱部分切除、膀胱憩室,以及膀胱损伤修补术后者。

【禁忌证】

休克未纠正,处于病危状态的患者。

【术前准备】

1. 术前控制泌尿系感染。改善全身情况,如出血、休克、水电解质平衡失调等。

2. 前腹部、腹股沟及外阴部剃毛,用肥皂水及温水清洗,用5%碘伏消毒。

【术式简介】

1. 耻骨上膀胱穿刺造口术

(1)优点:耻骨上膀胱穿刺造口术,患者取平卧位,不会加重骨盆骨折断端移位、血管、神经及尿道等的损伤导致大出血的危险,手术简单、安全、损伤轻、并发症少。

(2)缺点:耻骨上膀胱穿刺造口术,不能清除膀胱内血凝物,不能清除耻骨后尿外渗、渗血,引

流管较小,易被堵塞引流不畅。

(3)麻醉与体位:膀胱穿刺造口可在局麻下进行,取平卧位。

(4)穿刺器械:膀胱穿刺造口有如下两种比较适用的器械。

①膀胱穿刺套针:膀胱穿刺套针如图34-1所示,为不锈钢所制。此穿刺套针分穿刺针鞘及穿刺针芯。

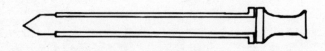

图 34-1　膀胱穿刺套针

②膀胱穿刺套件:如彩图34-2所示。

(5)手术要点

①膀胱穿刺套针膀胱腔穿刺造口:在B超监测下,确定膀胱已充盈,确定经皮穿刺点,一般位于耻骨联合正中上方一横指处,做约1cm长的皮肤纵切口达腹直肌前鞘内,将穿刺针对准膀胱腔穿刺进入,有落空感时提示已进入膀胱腔(图34-3A),拔出套针芯,见尿液流出,立即用相应大小的双腔气囊导尿管从套针腔插入膀胱(图34-3B),退出套针,气囊内注入10ml左右生理盐水固定(图34-3C),将膀胱造口管接上集尿袋结束手术。

②膀胱穿刺套件膀胱腔穿刺造口:确定穿刺点、穿刺进入膀胱及固定气囊导尿管的方法同膀胱穿刺套针膀胱腔穿刺造口,只是穿刺套件容易撕开取出,更简便可行。

(6)注意要点

①严格无菌操作,防止感染发生。

②应在超声监视定位下进行,必须确定膀胱已充盈,穿刺点切忌过高,不能盲目穿刺,否则有可能穿入腹腔内,损伤肠管。穿刺过低穿入耻骨后,如损伤耻骨后静脉丛,可导致大出血。

③防止膀胱内尿液流出膀胱空虚,导尿管未能插入膀胱内时,穿刺针滑出膀胱外,再次穿入膀胱内非常困难,并会加重损伤,此种情况应改为开放性膀胱造口术。

④若膀胱内充满血块时,应放弃穿刺,改行耻骨上膀胱造口术。

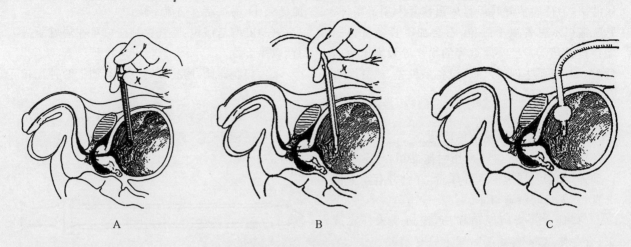

图 34-3　耻骨上膀胱穿刺造口术

A. 膀胱造口套针经耻骨上穿入膀胱；B. 拔出穿刺针芯，插入气囊导尿管；C. 拔出穿刺针鞘，气囊内注入约 10ml 生理盐水固定

⑤如为心血管功能不全急性尿潴留患者行膀胱造口时，膀胱内尿液应缓慢放出。迅速排空膀胱，有导致休克的可能。

2. 开放性耻骨上膀胱造口术

（1）优点：开放性耻骨上膀胱造口术，在造口的同时清除膀胱内凝血块，清除及引流耻骨后膀胱外尿外渗及血肿，减少局部刺激、感染的机会，手术较简单、安全、并发症较耻骨上穿刺膀胱造口术少。膀胱造口管管腔较粗，引流通畅。

（2）缺点：开放性耻骨上膀胱造口术较耻骨上穿刺膀胱造口术损伤为重。

（3）麻醉与体位：在硬膜外麻醉或全麻下进行。取平卧位。

（4）手术要点：让膀胱充盈后，行耻骨上下腹正中小切口，逐层进入，显露膀胱前壁（图 34-4A），先穿刺膀胱，抽到尿液则为膀胱，然后切开膀胱，探查膀胱腔内情况后（图 34-4B），插入一 20F 或 22F 双腔气囊导尿管，或罩状导尿管于膀胱内。用 2-0 薇乔缝线做全肌层缝合膀胱切口（图 34-4C），气囊内注水 10～20ml 生理盐水固定导尿管或造口管（图 34-4D），缝合切口结束手术。

（5）注意要点：除与膀胱造口术手术注意要点相同外，还应注意术中不要分离探查耻骨后间隙，以免导致大出血。膀胱壁上的动脉出血应结扎，以免回缩再出血。分离腹膜反折时，应避免分破，以防尿液漏入腹腔。一旦分破腹膜，应立即缝合。在膀胱空虚、挛缩、破裂时应防止将腹膜当作膀胱而误切入腹腔。导尿管应从膀胱前壁高位引出，以免术后刺激膀胱颈及三角区，引起膀胱痉挛。

【术后处理】

1. 术后用适当抗生素防治感染。

2. 多饮水增加尿液自身冲洗膀胱，保持导尿管或造口管引流通畅。如尿液引流不畅，是否造口管堵塞，适当调整造口管位置，或用生理盐水冲洗，疏通造口管。

3. 集尿袋一定要低于膀胱水平，以防止尿液回流膀胱造成感染。每 7d 内更换集尿袋。

4. 保持造瘘口清洁干燥，勤换敷料以防感染。

5. 造口管应每月更换，以防继发感染和结石形成。

【评析】

耻骨上膀胱穿刺造口术是一种微创手术，在 B 超监护下操作比较安全，可减少手术并发症。开放性耻骨上膀胱造口术，虽然损伤较耻骨上膀胱穿刺造口术重，如操作规范，可同时处理膀胱内及耻骨后血肿及外渗，手术比较安全，并发症较少。

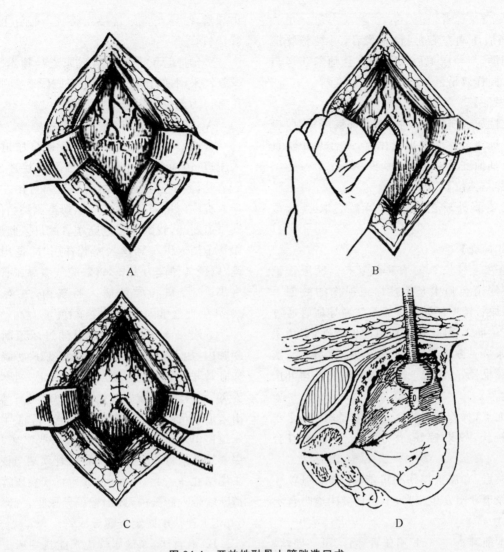

图 34-4　开放性耻骨上膀胱造口术

A. 耻骨上切口显露膀胱；B. 切开膀胱探查；C. 置入导尿管缝合膀胱切口；D. 导尿管气囊内注水固定

（陈在贤　汤召兵　朱积川）

第二节　尿道损伤尿道会师术
（urethral realignment for urethral injuries）

目前尿道损伤后行尿道会师术是早期手术治疗前尿道损伤较好的方法。可达到恢复尿道解剖复位及压迫止血的目的。如能一次手术成功，可缩短病程，减轻患者的痛苦及经济负担。尿道会师牵引术分尿道腔内会师术及膀胱切开尿道会师术。尿道会师牵引术，应在伤员无休克或休克已纠正后进行。此手术方法简单易行，损伤较轻，效果较好，并发症较少。

【适应证】

1. 闭合性前、后尿道损伤，伤后排尿困难以致尿潴留，导尿管在损伤部位受阻未能插入膀胱者。

2. 前、后尿道损伤后可采用膀胱截石位，尿道断端移位不明显，血肿及尿外渗较轻，休克及感染控制,病情平稳者。

3. 伤后 1 周左右,病情平稳者,可经膀胱造口单孔辅助,与经尿道腔镜下尿道会师术获得与一期手术同样效果。

【禁忌证】

开放性尿道损伤者。血肿、尿外渗严重,尿道完全断开远离者。严重出血休克,或合并膀胱直肠损伤及其他脏器损伤者。

【麻醉与体位】

多用硬膜外麻醉或全身麻醉。取膀胱截石位。

【术式简介】

1. 输尿管镜经尿道尿道会师术　输尿管镜下经尿道尿道会师术是治疗尿道损伤的微创手术。在输尿管镜下经尿道将双腔气囊导尿管通过损伤的部位插入膀胱,恢复尿道的连续性,支撑尿道,引流尿液。方法简单,创伤轻,并发症较少,恢复较快、效果较好,一般急性后尿道损伤者均可选择该术式。

(1)优点:操作较简便,创伤较轻,并发症较少,恢复较快,效果较好,优于传统开放尿道会师术。

(2)缺点:有加重损伤的可能,尿道缺损较长者,术后尿道狭窄发生率高,不如直接尿道吻合术的效果好。

(3)术前准备:4～5F 输尿管导管、斑马导丝、膀胱穿刺造口针、灌注泵(或输液瓶)、生理盐水等。冷光源及腔镜显示系统。

(4)手术要点

①输尿管镜下经尿道球部尿道会师术:可选用输尿管镜,先做尿道检查到尿道损伤部位,找到尿道断端近端口,用斑马导丝经尿道断端近端口插入膀胱内,输尿管镜沿斑马导丝越过尿道断端进入膀胱,探查膀胱有无破裂,留置斑马导丝,退出输尿管镜。将导尿管顶端已切一小口的三腔气囊导尿管在此斑马导丝的引导下,插入膀胱内,气囊注水 10～20ml,抽出导丝,连接引流袋。如寻找尿道断端困难,可增加水泵压力,便于寻找。如仍找不到尿道近端断端,可于耻骨上膀胱穿刺,输尿管镜经穿刺套管进入膀胱,找到尿道内口,经输尿管镜由内口向尿道插入斑马导丝,输尿管镜再经尿道外口进到尿道断端寻找导丝,取异物钳拉

出导丝,沿导丝将尿管推入膀胱。耻骨上留置膀胱造口管。

②输尿管镜下经尿道后尿道会师术:选用输尿管镜采用逆行法及顺行法完成尿道会师。以输尿管镜为例进行后尿道会师术。

A. 逆行法

方法一:将 0°或 30°输尿管镜自尿道外口插入尿道,边冲水边进入,将出血及血块冲出,使视野清楚,逐步进入尿道损伤部位。可用左手示指伸入直肠内抬高前列腺尿道,拇指紧贴会阴部,观察尿道断端,找到尿道近断端管腔进入膀胱,经输尿管镜插入斑马导丝入膀胱作引导,退出输尿管镜,以斑马导丝为引导,将双腔气囊导尿管顶端切一小孔,经斑马导丝插入膀胱内,气囊内注入 30ml 生理盐水固定气囊导尿管。

方法二:输尿管镜直视下通过尿道断端进入膀胱内,盐水充盈膀胱。助手将 18F 膀胱穿刺器在耻骨联合上方刺入膀胱,取出针芯,自套鞘内插入斑马导丝。经输尿管镜用异物钳将斑马导丝拉出尿道口,插入 10F 橡胶导尿管内,将导尿管自尿道口引入膀胱,拉出造瘘口外,取出斑马导丝,用 7 号丝线将 20F 三腔气囊尿管顶端与橡胶导尿头端结扎在一起,涂润滑油后,将气囊尿管通过尿道断端带入膀胱内,拔出橡胶导尿管,气囊内注入 30ml 生理盐水固定气囊导尿管。

B. 顺行法:如输尿管镜未能找到尿道损伤近断端尿道腔,未能进入膀胱者,补液待膀胱充盈后,按常规在耻骨联合上方,用 18F 膀胱穿刺针行膀胱穿刺,进入膀胱后,取出针芯,通过此外鞘将输尿管镜插入膀胱内,找到尿道内口,向尿道断端插入斑马导丝后退镜。如已做膀胱造口者先用生理盐水灌注充盈膀胱后,快速拔出造瘘管,用输尿管镜从造瘘口插入膀胱内,找到尿道内口,向尿道断端插入斑马导丝后退镜。再经尿道置入输尿管镜,直视下到达尿道断端,见斑马导丝后,用异物钳将其拖出尿道口。以斑马导丝为引导,将双腔气囊导尿管插入膀胱内,气囊内注入 30ml 生理盐水固定气囊导尿管。

2. 经膀胱和尿道会师术　骨盆骨折后尿道损伤后排尿困难并尿潴留,出血及尿外渗,或合并其他脏器外伤,病情危重者,不能耐受尿道吻合术者,又无内镜条件的基层医院,可行经耻骨上膀胱

切开做尿道会师术。经耻骨上膀胱切开,用金属尿道探杆经尿道及经膀胱颈内会师,将气囊导尿管经尿道通过损伤部位插入膀胱,支撑牵引尿道并引流尿液,恢复尿道的连续性。术后牵引使尿道两断端靠近,可减少尿道狭窄的发生率。做下腹部正中切口进入膀胱,吸尽其内尿液,可选择如下两种会师方法之一进行会师。

(1)优点

①尿道会师恢复损伤尿道的连续性,牵拉尿道有利于膀胱下降,压迫止血,挤出尿道损伤处积血,避免了前列腺与膀胱向上移位,缩小尿道断端间的距离,使尿道达到解剖复位,可减少术后尿道狭窄率及再次手术率。

②手术取平卧位,不加重骨折移位和血管神经损伤,能减少耻骨后出血,手术操作简单,时间短,损伤轻,并发症较少,恢复快,效果较好。

(2)缺点:尿道会师有加重尿道损伤的可能,如果手术后不能排尿,会使以后手术更加困难。

(3)手术要点

①尿道探杆会师法:经尿道外口及经膀胱颈内后尿道各插入一 22F 或 24F 金属尿道探杆,使两探杆尖端在后尿道损伤部相接触后(图 34-5),将经尿道的尿道探杆顺经膀胱颈内后尿道的金属尿道探杆,通过损伤部位插入膀胱内。将一 20F 普通导尿管开口端紧套在该尿道探杆尖端上,退出尿道探杆,将该导尿管拖出尿道口,去除尿道探杆,将一 18 或 20F 双腔气囊导尿管尖端紧插入该导尿管开口腔内,双腔气囊导尿由此导尿管引导,被拖入膀胱内。气囊内注入 30ml 生理盐水固定导尿管。

②示指引导会师法:以左手示指从膀胱颈部插入前列腺部尿道向下推压复位,右手持金属尿道探杆从尿道外口插入到尿道损伤部位,使与示指尖接触(图 34-6A),金属尿道探杆尖顺示指引导进入膀胱(图 34-6B),将一 20F 普通导尿管开口端紧套在该尿道探杆尖端上(图 34-6C),退出尿道探杆,将该导尿管拖出尿道口,去除尿道探杆,将一 18～20 F 双腔气囊导尿管尖端紧插入该导尿管开口腔内(图 34-6D),双腔气囊导尿由此导尿管引导,被拖入膀胱内。气囊内注入 30ml 生理盐水固定导尿管,并留置耻骨上膀胱造口管(图 34-6E)。并行耻骨上膀胱造口后行尿道

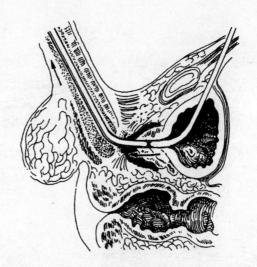

图 34-5 两金属尿道探杆在后尿道会合引导探杆进入膀胱

牵引。

如前列腺部尿道完全断开,膀胱上移较多,可用粗长直针穿粗尼龙线,在膀胱颈后唇后进针,经前列腺从会阴穿出,线的另一端,针距为 1cm 左右,以同法从会阴穿出(图 34-6F),在小纱布垫上结扎(图 34-6G),以助牵引、固定和止血,术后 2 周拆去缝线。但有学者认为此法会使前列腺横轴错合、旋转错合,导致尿道狭窄。

【意外事件】

损伤直肠致直肠穿孔,损伤耻骨后静脉丛致大出血。

【术中注意】

1. 手术时不强求完全清除耻骨后血肿 所以术中应小心分离腹膜反折,减少耻骨后间隙分离,以能进入膀胱行会师术为目的,不探查分离耻骨后间隙,能减少耻骨后出血,更可避免损伤勃起神经。

2. 留置导尿管 一般选择 18～20F 硅胶气囊导尿管为宜。如过细,少量的尿液流到尿道创口处,引起局部炎症反应,影响创口愈合;导尿管过粗则可压迫尿道黏膜造成缺血坏死。

【术后处理】

1. 保持导尿管引流通畅,伤口内无渗液后拔除引流管。

2. 使用有效抗生素防治感染。

3. 尿道会师术后将气囊导尿管重力牵引,沿尿道方向牵引气囊导尿管,借牵引力使尿道两断端对合。牵引力应适当,如牵引力过轻,不能使尿

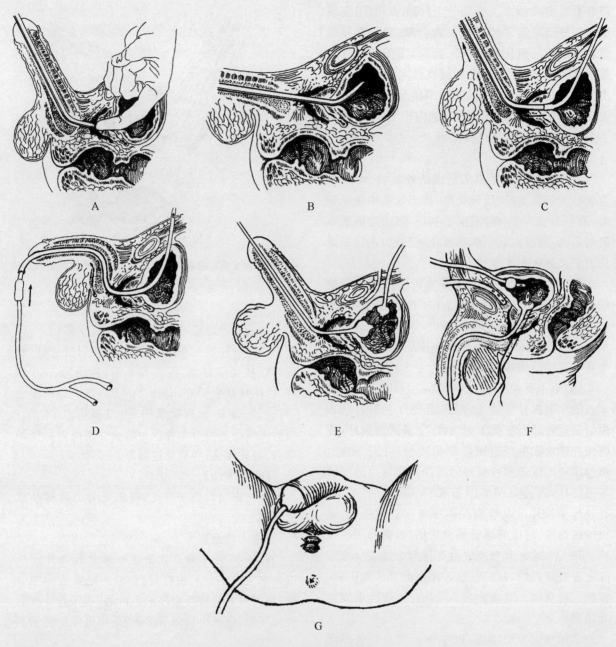

图 34-6　示指引导会师法

A. 示指在膀胱颈后尿道引导尿道探杆；B. 尿道探杆进入膀胱；C. 将导尿管套在探杆头上引出；D. 将气囊导尿管与尿管吻接拖入膀胱；E. 做膀胱造口及气囊导尿管牵引；F. 经膀胱颈后唇缝至会阴牵引线；G. 牵引线在会阴打结

道两断端靠近，形成瘢痕狭窄；如牵引力过重，引起尿道括约肌压迫性坏死，导致尿失禁。牵引角度需与躯干呈 45°，牵引重量开始为 0.5～1kg，3d 后改为 0.25kg，再维持 3～4d 后停止。

4. 保留导尿管留置时间：一般球部尿道损伤者，保留导尿管 2～3 周；后尿道损伤者，保留导尿管 3～4 周。如拔导尿管后排尿通畅，以后根据排

尿通畅情况酌情定期行尿道扩张，坚持半年以上。如排尿困难或不能排尿者，应保留膀胱造口管，等待下次尿道修复术。

【评析与选择】

输尿管镜技术应用于男性尿道损伤临床诊治中的效果显著，有利于减少术中出血量，降低手术创伤，减少并发症的发生，安全性良好，值得临床

广泛应用以及推广。

1. 经尿道腔内会师术 尿道损伤腔内会师术与开放性手术相比,具有手术时间短、操作简便、损伤轻、并发症少、疗效相似的特点,尤其适合于球部尿道部分断裂的患者。内镜下经尿道将气囊导尿管置入膀胱,支撑尿道,引流尿液,恢复尿道的连续性,可使部分患者免除开放手术,可作为后尿道损伤首选方法。但术后尿道狭窄仍是其主要并发症,需定期尿道扩张,否则有再次手术的可能。

后尿道损伤腔内会师术应根据病情慎重选择。伤后1周内可经膀胱造口孔辅助,与经尿道腔镜下尿道会师术,可获得与一期手术同样效果。

2. 经膀胱尿道会师术 经膀胱切开尿道会师术有成功的可能,但此会师术为盲目操作,有加重后尿道损伤,造成假道的可能,术后如不能排尿,会使以后手术更加困难。Webster(1983)综合了19所医院538例骨盆骨折后尿道损伤,301例行急症尿道会师术,术后尿道狭窄率为69%,勃起功能障碍发生率为44%,尿失禁率为20%。237例行耻骨上膀胱造口,3~6个月后做尿道修复术,其勃起功能障碍发生率为11.6%,尿失禁率为17%。后者并发症明显减少,可见两种处理

的效果有明显差异。急症患者行后尿道会师术有加重尿道损伤及出血,使原来尿道部分断裂变为完全断裂的可能。因此,后尿道损伤的治疗,首选耻骨上膀胱造口术,3~6个月后再行尿道修复术。

3. 导尿管牵引 尿道会师术后导尿管重力牵引力要适中,如牵引力过轻,不能使尿道两断端靠近,形成瘢痕狭窄;如牵引力过重,引起尿道压迫性坏死,导致尿失禁。

4. 尿管留置时间 尿道会师术后留置导尿管对支撑损伤的尿道、恢复尿道的连续性,预防尿道狭窄十分重要。术后导尿管留置时间的长短,将直接影响尿道狭窄的发生率和狭窄程度,过早拔除导尿管,尿道狭窄的发生率较高。在严格控制感染情况下,导尿管以留置时间较长为宜,创伤严重者可留置6~12周。有学者认为导尿管留置6个月左右效果更好。

5. 尿道扩张 拔导尿管后应根据排尿通畅情况,酌情定期行尿道扩张,以防尿道再狭窄。尿道狭窄较重者,应每周扩张1次,坚持半年以上。如排尿困难或不能排尿者,应保留膀胱造口管,等待3~6个月以后,行尿道修复术。

(陈在贤 汤召兵 朱积川)

第三节 尿道损伤尿道吻合手术
(urethral anastomosis for urethral trauma)

前、后尿道损伤伤后排尿困难以致尿潴留,并伴有广泛血肿及尿外渗,导尿管在尿道损伤部位受阻不能插入膀胱者,待休克纠正后,可行开放尿道吻合术。尿道吻合术分球部尿道吻合术及后尿道吻合术,其效果满意,特别是球部尿道损伤者,将损伤的尿道两断端吻合,以恢复尿道的连续性。

一、球部尿道吻合术(anastomosis of the bulbous ruptured urethra)

【适应证】

1. 球部尿道损伤后排尿困难尿潴留,局部有广泛血肿及尿外渗,导尿管在损伤部位受阻不能插入膀胱者。

2. 球部尿道完全断裂,缺损较长腔内会师术失败者。

3. 开放性球部尿道损伤者。

【禁忌证】

尿道损伤后严重出血休克未纠正者。

【优点】

将损伤的尿道两断端吻合,对位准确,并发症少,效果良好。

【缺点】

手术损伤较重,住院时间较长。

【术前准备】

纠正休克。

【麻醉与体位】

多采用硬膜外麻醉,合并休克者可选用全麻。取截石位。

【手术要点】

做会阴弧形切口(图34-7A),直达会阴浅筋

膜,于中线纵行切开会阴深筋膜及球海绵体肌,将尿道海绵体沿阴茎筋膜下分离,找到尿道损伤部位,清除血肿,显露尿道海绵体裂口(图 34-7B)。将尿道海绵体沿阴茎筋膜下分离,修整创缘,切除无生机的组织。将尿道远端用剪刀沿白膜表面与阴茎海绵体锐性适当游离,以使尿道两断端靠拢,以吻合后无张力为准(图 34-7C)。经尿道口插入一 20F 双腔气囊导尿管,并经近断端插入膀胱内

(图 34-7D),囊内注入消毒盐水 10～15ml,固定导尿管。用 2-0 薇乔缝线,距两断端缘各约0.3cm 逐一全层 6 针左右缝合,完成尿道对端吻合(图 34-7E)。外用 1-0 丝线间断缝合尿道海绵体白膜加固。如遇尿道海绵体出血甚多时,可做全层褥式缝合。伤口内留置引流管引流后,逐层缝合会阴部切口。经尿道留置双腔气囊导尿管者,可不行耻骨上膀胱造瘘术。

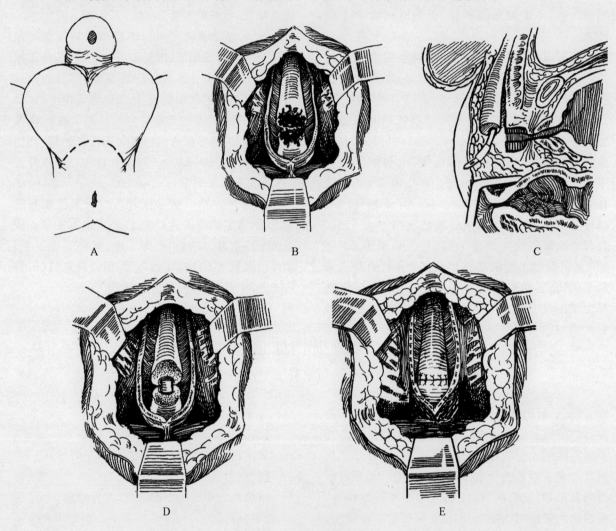

图 34-7　球部尿道吻合术

　　A. 做会阴部弧形切口;B. 球部尿道损伤切开后;C. 修剪无生机的组织,远段尿道游离后;D. 将气囊导尿管通过近断端插入膀胱;E. 将尿道两端间断吻合

【术后处理】

同后尿道吻合术。

【评析】

　　球部尿道损伤,合并伤较少,伤情多偏轻,病情较平稳,需要手术者,多采用急诊球部尿道吻合

术,效果均较满意。球部尿道损伤急诊手术,过去称为球部尿道修补术,少数医师误认为只需行尿道破口修补,结果手术失败。球部尿道损伤往往受伤部位尿道海绵体几乎完全被压碎,只剩下比较坚韧的外周的 Buck 筋膜相连,或 Buck 筋膜部

分破裂,如只作 Buck 筋膜破口修补,术后会产生严重瘢痕狭窄,导致手术失败。因此球部尿道损伤后应做球部尿道吻合术,并将球部尿道损伤的两断端的已压碎了的无生机的海绵体组织剪去,将两端正常的尿道海绵体适当游离后做对端吻合,这样可获得满意的效果,多不需要做尿道扩张。

二、后尿道吻合术（anastomosis of the posterior urethra）

Young(1929)首先介绍会阴径路一期后尿道端端缝合术。在伤员一般情况允许,骨盆环稳定,医院设备条件、医师的经验和技术条件具备可施行该术式。手术将损伤的尿道两断端吻合,以恢复尿道的连续性,使能通过尿道正常排尿。因骨盆骨折截石位困难,后改为耻骨后径路。经耻骨上途径一期断裂尿道修复术,由于后尿道断裂多伴骨盆骨折,如行修复术,要清除血肿、碎骨片,有可能导致更严重出血。少数人主张行急诊后尿道吻合术,效果较好。但多数人不主张急诊做后尿道吻合术,因出血多而难以控制,有发生生命危险的可能。

【适应证】

排尿困难,导尿管在损伤部位受阻不能插入膀胱者,能耐受手术者。

【禁忌证】

1. 后尿道损伤伤后出血多,休克未纠正,不能耐受尿道修复术者。

2. 合并直肠损伤或其他脏器损伤者。

【优点】

一期尿道修补或吻合术,清除血肿及尿外渗,早期修复尿道损伤,恢复尿道的连续性,避免后期复杂的尿道狭窄及骨盆畸形造成的高难度手术,可缩短病程,减轻患者的痛苦。

【缺点】

1. 手术取截石位可加重骨盆骨折。

2. 术中有导致严重大出血危及生命的可能。

3. 术中有损伤勃起神经,加重术后 ED 的发生率。

4. 有损伤尿道括约肌导致术后尿失禁的可能。

【麻醉与体位】

可采用硬膜外麻醉或全麻。取过度截石位。

【术前准备】

有休克者先给纠正,作输血准备,应用抗生素防治感染,确定有无合并伤。

【手术要点】

做耻骨上纵切口进入,清除耻骨后间隙血肿及尿外渗,显露并切开膀胱,吸出尿液。做会阴部倒弧形切口,切开各层显露尿道。逐一解剖分离找到后尿道两断端,将尿道远端沿白膜表面与阴茎海绵体做适当锐性游离,剪去无生机的组织（图 34-8A）,修剪整齐后,以使其能与尿道近断端靠拢,吻合后无张力为准。经尿道插入一 20F 双腔气囊导尿管,用一 24F 尿道探杆经膀胱颈插入后尿道,显露后尿道近断口引导尿管（图 34-8B）,顺探杆将气囊导尿管插入膀胱（图 34-8C）,气囊内注入约 15ml 生理盐水固定导尿管,用 2-0 可吸收缝合线间断对端缝合 6 针左右（图 34-8D）,外周用 1-0 丝线间断缝合加强,缝合尿道球肌,放置引流物,逐层缝合切口,可行耻骨上膀胱造口。

【术中注意】

分离时勿损伤直肠及血管神经。术中应彻底止血。防止造成假道。

【术后处理】

1. 保持引流尿液的管道通畅。会阴部伤口内渗液引流干净后,拔出引流物。

2. 术后低渣饮食,防止大便污染伤口。

3. 应用抗生素防治感染,尿道口以碘伏定期消毒,以防留置导尿管期间并发尿道炎继发急性附睾炎。

4. 术后 2～3 周后拔除保留导尿管排尿,如排尿通畅,可拔除耻骨上膀胱造口管。如拔除耻骨上膀胱造口管后,耻骨上膀胱造瘘口漏尿,经尿道留置保留导尿管 1 周以上,让耻骨上膀胱造瘘口愈合后拔除保留导尿管。为预防术后尿道狭窄,术后可行定期尿道扩张,间隔时间根据排尿通畅情况而定,最短每周 1 次,一般需坚持扩张半年以上,待尿道瘢痕软化后,排尿通畅稳定后再观察随访。

【评析】

后尿道损伤的处理是尿道损伤中的难题之一,早期处理是否得当,直接影响疗效及日后治疗。早期处理主要有急诊后尿道吻合术、尿道会

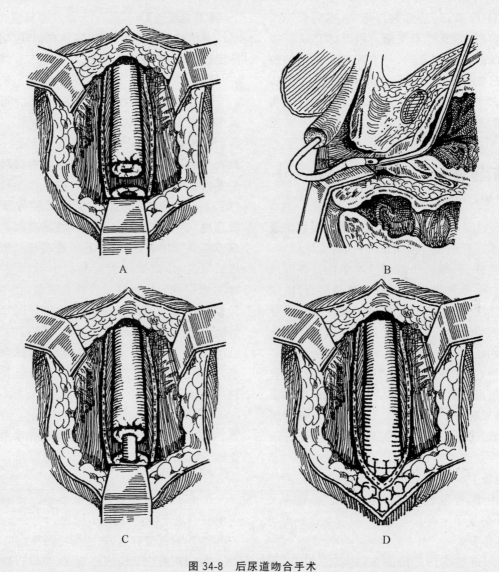

图 34-8 后尿道吻合手术

A. 在后尿道损伤部位游离远段尿道；B. 经后尿道探杆引导导尿管入膀胱；C. 导尿管进入膀胱后；D. 行后尿道间断吻合

师牵引术及单纯膀胱造口术等。急诊后尿道吻合术，术后效果较好；但术中出血较多，有加重骨盆骨折出血，以至于造成难以控制的大出血加重休克的可能，且有术中加重损伤及盆腔出血的危险，已很少使用。术后勃起功能障碍发生率高达50%～60%，尿失禁发生率高达20%～30%。多数学者认为患者受伤早期多伴有创伤失血性休克，此时手术会增加死亡率；故对于伤情严重，有休克的患者，行单纯膀胱造口术，半年后再行尿道修补术，是一种较为安全、稳妥的方法。对病情稳定者，采用尿道会师牵引术，可获得一定成功率，但有一定并发症，成功后需坚持行尿道扩张，如手术不成功，会使以后治疗更加困难。

（陈在贤 汤召兵 朱积川）

参 考 文 献

[1] 崔刚,徐文华.输尿管镜下尿道会师术治疗尿道损伤的临床研究.泰山医学院学报,2015(7):778-779

[2] 朱森.经尿道输尿管镜下尿道会师术在尿道损伤治疗中的临床应用.中国保健营养,2015,25(13):

118-119

[3] 金晓武,凡金虎,吴峰,等.输尿管镜与开放尿道会师术治疗尿道损伤临床对比研究.临床泌尿外科杂志,2016,3:281-282

[4] 杨建昌.输尿管镜下尿道会师术在尿道损伤治疗中的临床研究分析.中国社区医师,2016,32(1):54

[5] 蒋建武.输尿管镜下尿道置管术治疗前尿道损伤的临床效果观察.现代诊断与治疗,2016,27(14):2707-2709

[6] 陈朝晖.输尿管镜下尿道置管术治疗前尿道损伤的临床分析.当代医学,2015,25:21-22

[7] 田稳.儿童尿道损伤的临床诊断与治疗.医疗装备,2016,1:95-96

[8] 刘俭昌.输尿管镜尿道会师手术在尿道断裂治疗中的重大意义.医药卫生(引文版),2015,12:37

[9] 郑元振,张云,陈从其,等.男性前尿道断裂32例手术体会.黑龙江医药,2016,6:1193-1194

[10] 李锋,王飞.双窥镜下尿道会师术治疗男性尿道损伤的临床价值.海南医学,2017,9:1418-1420

[11] 孙万科,吴全刚,屈卫星.输尿管镜技术应用于男性尿道损伤临床诊治中的效果分析.医药卫生(文摘版),2016,25:13

[12] 刘雷,陈楚义,李坚伟,等.男性尿道损伤行腔镜与开放性手术治疗48例临床疗效分析.中国伤残医学,2014,14:106-107

[13] 朱永锋.输尿管镜辅助下尿道会师术治疗男性尿道损伤的疗效分析.浙江创伤外科,2016,2:351-352

[14] 张楷乐,张羽萌,葛阳,等.骨盆骨折尿道损伤和重建手术效果的影响因素.现代泌尿外科杂志,2016,1:20-23

[15] 潘来辉.输尿管镜下尿道会师术治疗急性尿道损伤的疗效和安全性.医学综述,2017,3:594-597

[16] 薛竞东,谢弘.骨盆骨折所致后尿道损伤患者勃起功能障碍的治疗进展.临床泌尿外科杂志,2016,1:92-95

[17] 李天乙,刘星,陈进军,等.73例儿童尿道损伤的临床诊断与治疗分析.重庆医学,2014,26:3422-3423

[18] 石松山,赵先诚,周兵,等.医源性尿道损伤的原因及防治探讨.浙江临床医学,2014,10:1633-1634

[19] 姜隽,姜睿,刘军祥,等.39例男性性行为相关损伤的临床回顾性研究(英文).泸州医学院学报,2015,1:41-44

[20] 南锡浩,田河,邸彦橙,等.输尿管镜经尿道和经皮耻骨上膀胱微创技术治疗尿道损伤疗效研究.中国性医学,2016,12:38-41

[21] 张龙泳,鸦杏鹏,刘云松,等.骨盆骨折伴后尿道损伤86例.中外医疗,2014,5:58-59

[22] 周理林,潘楚灶,龚国毅,等.定时开放耻骨上膀胱造瘘与清洁间歇导尿治疗男性高位脊髓损伤伴神经源性下尿路功能障碍的疗效比较.吉林医学,2019,3:535-537

[23] 邓志文.微创膀胱造瘘术与耻骨上膀胱造瘘术治疗急性尿潴留的疗效对比.临床合理用药杂志,2016,21:114-115

[24] 顾韬.经尿道前列腺电切术联合耻骨上膀胱造瘘治疗良性前列腺增生的安全性影响观察.医学食疗与健康,2017,11:28-29

[25] 王晓男,王尧,王伟华.输尿管镜下输尿管会师术治疗医源性输尿管损伤的临床效果分析.中国医药指南,2014,13:35

[26] 王江.用输尿管镜建立双通道治疗后尿道完全断裂的临床疗效.中国社区医师,1015,29:40

[27] 周仕军,杨顺芬.输尿管镜技术在县级医院泌尿外科临床治疗中的应用价值研究.世界最新医学信息文摘,2019,21:71

[28] 肖应山.输尿管镜直视下尿道会师术26例临床应用效果观察.世界最新医学信息文摘,2016,92:162-163

[29] 吕清东,王蒙.经尿道输尿管镜下尿道会师术治疗闭合性尿道损伤.世界最新医学信息文摘(电子版),2017,57:83

[30] 韩聪祥,许伟杰,李伟.带外鞘引流腔镜下尿道会师术治疗尿道断裂(附21例报告).中华男科学杂志,2016,7:613-616

[31] 郝海峰,闫富平,赵玉宝.输尿管镜下尿道会师术治疗男性尿道球部损伤临床分析.基层医学论坛,2015,8:S1:5-6

[32] Issam S. Al-Azzawi and Mamdouh M. Koraitim. Urethral and penile war injuries:The experience from civil violence in Iraq. Arab J Urol, 2014, 12(2):149-154

[33] Rajkumar Mathur, Lukesh A. Patil, and Fareed Khan. Evaluating efficacy of various operative procedures done in anterior urethral stricture using urethral stricture score. Urol Ann,2016,8(1):42-45

[34] Trachta J,Moravek J,Kriz J,et al. Pediatric bulbar and posterior urethral injuries:operative outcomes and long-term follow-up. Eur J Pediatr Surg,2016,26(1):86-90

[35] Ei-Assmy A,Harraz AM,Benhassan M,et al. Erectile dysfunction post-perineal anastomotic urethroplasty for traumatic urethral injuries:analysis of in-

cidence and possibility of recovery. Int Urol Nephrol,2015,47(5):797-802

[36] Y Zhou,GH Li,JJ Yan,et al. Combination of the ureteral dilation catheter and balloon catheter under the ureteroscope in the treatment of male urethral stricturel. Zhonghua nan ke xue = National journal of andro,2016,22(1):42

[37] B Taslakian. Suprapubic Cystostomy. Aktuelle Urologie,2016,37(4):303-314

[38] C Han,J Li,X Lin et al. A new technique for immediate endoscopic realignment of post-traumatic bulbar urethral rupture. International Journal of Clinical & Experiment,2015,8(8):13653

[39] Atallah S,Mabardy A,Volpato AP,et al. Surgery beyond the visible light spectrum:theoretical and applied methods for localization of the male during transanal total mesorectal excision. Tech Coloproctol,2017,21(6):413-424

[40] Libo M,Gui-Zhong L. Mucinous adenocarcinoma of the suprapubic cystostomy tract without bladder involvement. Urol J,2017,14(4):4048-4051

[41] Long Q,Yu Z,Lin G,et al. Value of suprapubic cystostomy in bipolar transurethral resection of the prostate for benign prostatic hyperplasia below 80 gram. Nan Fang Yi Ke Da XSue Xue Bao,2016,36(1):131-134

[42] Firmanto R,Irdam GA,Wahyudi I. Early realignment versus delayed urethroplasty in management of pelvic fracture urethral injury:a meta-analysis. Acta Med Indones,2016,48(2):99-105

[43] Huang G,Man L,Li G,et al. Modified primary urethral realignment under flexible urethroscope. J Invest Surg,2017,30(1):13-18

[44] Rios E,Martinez-Pineiro L. Words of wisdom. re: primary endoscopic realignment of urethral disruption injuries-a double-edged sword. Eur Urol,2016,69(3):536-537

[45] Johnsen NV,Dmochowski RR,Mock S,et al. Primary endoscopic realignment of urethral disruption injuries-a double-edged sword? J Urol,2015,194(4):1022-1026

[46] Arora R,John NT,Kumar S. Vesicourethral fistula after retrograde primary endoscopic realignment in posterior urethral injury. Urology,2015,85(1):e1-2

[47] Tausch TJ,Morey AF. The case against primary endoscopic realignment of pelvic fracture urethralinju-

ries. Arab J Urol,2015,13(1):13-16

[48] Engel O,Boehm K,Rink M,et al. Infra-and supradiaphragmatic urethral injuries. Acute treatment. Urologe A,2016,55(4):475-478

[49] Engel O,Reiss P,Ludwig T,et al. Late consequences of urethral injuries. Reconstruction options. Urologe A,2016,55(4):479-483

[50] Gomez RG,Campos RA,Velarde LG. Reconstruction of pelvic fracture urethral injuries with sparing of the bulbar arteries. Urology,2016,88:207-212

[51] Osman N,Mangera A,Inman RD,et al. Delayed repair of pelvic fracture urethral injuries:Preoperative decision-making. Arab J Urol,2015,13(3):217-220

[52] Tausch TJ,Morey AF,Scott JF,et al. Unintended negative consequences of primary endoscopic realignment for men with pelvic fracture urethral injuries. J Urol,2014,192(6):1720-1724

[53] Barbagli G,Sansalone S,Romano G,et al. The spectrum of pelvic fracture urethral injuries and posterior urethroplasty in an Italian high-volume centre, from 1980 to 2013. Arab J Urol,2015,13(1):32-36

[54] Barrett K,Braga LH,Farrokhyar E,et al. Primary realignment vs suprapubic cystostomy for the management of pelvic racture-associated urethral injuries:a systematic review and meta-analysis. Urology,2014,83(4):924-929

[55] Stein DM,Santucoi RAPro:Pro:endoscopic realignment for pelvic fracture urethral injuries. Transl Androl Urol,2015,4(1):72-78

[56] Lee MS,Kim SH,Kim BS,et al. The efficacy of primary interventional urethral realignment for the treatment of traumatic urethral injuries. J Vasc Intery Radiol,2016,27(2):226-231

[57] Wong NC,Allard CB,Dason S,et al. Management of pelvic fracture-associated urethral injuries:A survey of Canadian urologists. Can Urol Assoc J,2017,11(3-4):E74-E78

[58] Guo RQ,Meng YS,Yu W,et al. Suprapubic cystostomy versus nonsuprapubic cystostomy during monopolar transurethral resection of prostate:a propensity score-matched analysis. Asian J Androl,2018,20(1):62-68

[59] Moncrief T,Gor R,Goldfarb RA,et al. Urethral rest with suprapubic cystostomy for obliterative or nearly obliterative urethral strictures:urethrographic changes and implications for management. J Urol,

2018,199(5):1289-1295

[60] Elshout PJ, Veskimae E, Maclennan S, et al. Outcomes of early endoscopic realignment versus suprapubic cystostomy and delayed urethroplasty for pelvic fracture-related posterior urethral injuries: a systematic review. Eur Urol Focus,2017,3(6):545-553

[61] Dong HJ, Lu Y, Zhang NZ, et al. Clinical evaluation of the multifunctional suprapubic catheter in patients requiring permanent suprapubic cystostomy: A prospective randomised trial in a single centre. J Clin Nurs,2019,28(13-14):2499-2505

[62] Sharma A, Agarwal S, Shama D, et al. Spin-top-like encrustation of suprapubic cystostomy catheter: when proper counselling is all that it takes. BMJ Case Rep,2018,14:2018

[63] Horiguchi A, Shinchi N, Masunaga A, et al. Primary Realignment for Pelvic Fracture Urethral Injury Is Associated With Prolonged Time to Urethroplasty and Increased Stenosis Complexity. Urology,2017, 108:184-189

[64] Moses RA, Selph JP, Voelzke BB, et al. An American Association for the Surgery of Trauma(AAST) prospective multi-center research protocol: outcomes of urethral realignment versus suprapubic cystostomy after pelvic fracture urethral injury. Transl Androl Urol,2018,7(4):512-520

第**35**章 男性尿道狭窄手术
(male urethral stricture surgery)

男性尿道狭窄是泌尿外科的常见病之一。狭窄近端之尿道扩张,因尿液潴留并发感染而致反复尿路感染、尿道周围脓肿、尿道瘘、前列腺炎和附睾炎。继而因梗阻而引起肾盂输尿管积水,导致肾功能严重损害。

器质性尿道狭窄分先天性尿道狭窄和后天性尿道狭窄。先天性尿道狭窄极少见,主要是后天性尿道狭窄,可分成损伤性、医源性、炎症性、腐蚀性等,其中又以损伤性及医源性尿道狭窄(手术后并发症)最多见。手术并发尿道狭窄,如尿道下裂尿道成形术、开放性前列腺摘除术、经尿道前列腺切除术(TURP)等术后均可并发尿道狭窄。

治疗尿道狭窄至今仍是相当复杂而困难的问题,其疗效与尿道狭窄长度、狭窄部位、既往手术史、合并症及选择术式等因素相关。轻度尿道狭窄排尿困难不严重者可观察随访。尿道狭窄排尿困难严重者,应根据尿道狭窄的部位、长度及严重程度选择如下相应的治疗方案。

1. 尿道狭窄尿道扩张术。
2. 尿道狭窄尿道内切开术。
3. 尿道狭窄内切开瘢痕切除术。
4. 尿道狭窄瘢痕切除吻合术。
5. 尿道狭窄切开成形术。
6. 膀胱造口术。

第一节 尿道狭窄尿道扩张术
(urethral dilatation for urethral stricture)

通过尿道造影,明确尿道狭窄的部位和程度。对轻、中度前后尿道狭窄者,可行尿道扩张术,大部分患者均可获得较好的效果,达到排尿通畅的目的。

【原理】

用特制扩张器械,由小到大将狭窄的尿道管腔逐渐扩大,以解除尿道狭窄,达到排尿通畅的目的。

【适应证】

1. 各种原因所致的轻、中度尿道狭窄,尿道炎症已控制者。

2. 尿道狭窄手术后、膀胱颈挛缩术后,为了防止术后尿道瘢痕组织收缩导致尿道再狭窄者。

【禁忌证】

1. 尿道闭塞者。

2. 长段严重尿道狭窄者。

3. 尿道狭窄合并感染者。

4. 疑有尿道肿瘤者。

5. 凝血功能障碍未纠正者。

6. 糖尿病未控制者。

【优点】

此法简便易行,对中、轻度尿道狭窄者效果较好。

【缺点】

严重尿道狭窄或尿道闭塞或炎症期者不适宜。尿道扩张有导致尿道损伤的可能。

【术式简介】

1. 尿道狭窄金属尿道探子扩张术

(1)特殊器械:金属尿道探子(图 35-1),其大

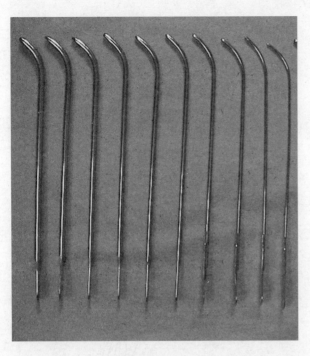

图 35-1　男性金属尿道扩张器(金属尿道探子)

小以法国制 F 表示,其号数与直径之比为 3:1,最大号数为 26F,最小号数为 8F。

(2)扩张要点:局部常规消毒,一般术者站在病员左侧,以右手拇、示、中三指持金属尿道探子柄,探子涂上消毒液状石蜡,左手扶持患者的阴茎头,使其向上拉直,将探子徐徐插入尿道口(图 35-2A),此时探子与患者腹壁平行,继续将探子送入尿道内(图 35-2B),使其尖端滑入至球部尿道后(图 35-2C),左手松开阴茎,右手将尿道探子轻轻向后尿道方向推进(图 35-2D),然后转交左手下压金属尿道探子,使其尖端通过后尿道进入膀胱(图 35-2E、F)。

(3)金属尿道探子进入膀胱的指征

①金属尿道探子能与体轴平行。

②金属尿道探子尖端可在膀胱内左右摆动。

③金属尿道探子可前后抽动。

(4)扩张技巧

①尿道扩张不用麻醉,因麻醉无痛情况下患者无感觉,有可能导致尿道损伤,形成假道。

②扩张操作要轻柔,应顺尿道弯曲方向缓慢进入,通过尿道有阻力时,切忌用暴力,强行将探子向前推进,可导致尿道或直肠损伤,形成假道,加重尿道狭窄。

③减轻尿道损伤,扩张尿道出血表示扩张时损伤尿道,损伤后会加重尿道狭窄。

④选择尿道探子大小应适当,若不合适可导致尿道损伤,反而会加重尿道狭窄。

⑤后尿道狭窄扩张困难者,可以左手示指插入肛门内,触到探子尖作引导,避免损伤。

⑥扩张前应多饮水,让膀胱充盈,以便尿道扩张后立即排尿冲洗尿道,如有少许出血应将其冲洗干净,以防形成血块阻塞尿道导致排尿困难。

⑦根据患者排尿粗细情况、最大尿流率、尿道狭窄程度,选择适当大小的金属尿道探子进行扩张。如不知上述依据,首次试探扩张时,建议首选 18F 金属尿道探子为宜,因过大者不能通过尿道狭窄处,过小易造成尿道损伤。如能通过尿道狭窄处进入膀胱者,根据其松紧情况,在此基础上,选择尿道探子大小及进程速度,如通过狭窄处较松,则下次选择偏大 1 号扩张;逐步增大扩张号数。如 18F 金属尿道探子不能通过尿道狭窄处者,则应逐步选择较小号进行探测,到能通过尿道狭窄处进入膀胱为止,确定此号金属尿道探子进行扩张,坚持扩张数次,当其狭窄处稳定后,再选择大 1 号继续扩张,以此循序渐进,扩张到 24F 后,持续扩张一段时间。到尿道不再变小,排尿通畅稳定后,观察随访。身材高大者可扩张到 26F。

(5)扩张间隔时间:应根据尿道狭窄的严重程度而定,一般尿道狭窄程度越重扩张的间隔时间越短,狭窄程度越轻扩张的间隔时间越长,但最短时间不少于 7d,因尿道扩张后组织充血水肿,组织反应消退一般需要 1 周左右,一般 1~2 周 1 次。如扩张到 24F 后,可逐步延长间隔时间,到稳定为止。

2. 尿道狭窄导尿管持续扩张法　适用于无条件坚持频繁的尿道扩张,排尿不畅,经适当金属尿道扩张器扩张到能插入 16~18F 导尿管者。

(1)手术要点:留置硅胶双腔气囊导尿管持续引流尿液及持续扩张尿道,并适当抗感染治疗,每 15~30d 更换导尿管 1 次,持续半年以上,到尿道瘢痕软化为止,可达到解除尿道狭窄排尿的目的,但拔除导尿管后,应根据排尿情况,适当行尿道扩张,到排尿通畅稳定为止。

(2)优点:保留导尿管,解除了排尿困难,支撑持续扩张尿道,效果较好。

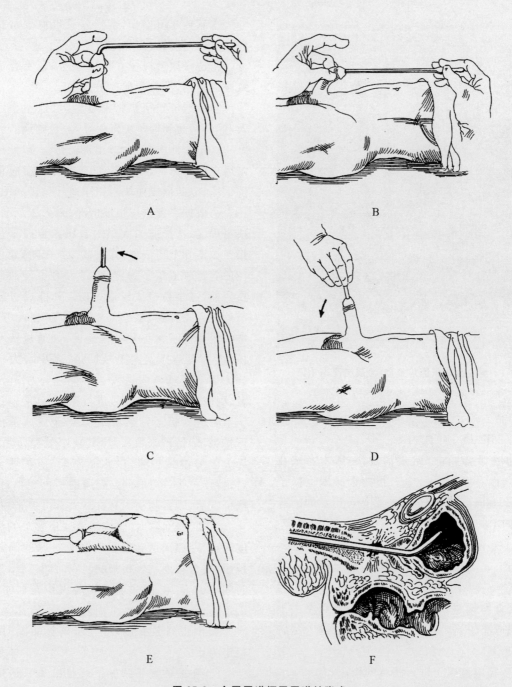

图 35-2 金属尿道探子尿道扩张术

A. 金属尿道探子尖端插入尿道口内;B. 金属尿道探子插入尿道内;C. 金属尿道探子抵达球部尿道;D. 下压金属尿道探子;E. 使尿道探子与体轴平行;F. 使其尖端通过后尿道进入膀胱

(3)缺点:保留导尿管给生活及工作带来不便,有导致尿道炎,并发附睾炎的可能。

3. 尿道狭窄直视下丝状探子扩张术 适用于尿道狭窄严重,排尿困难,金属尿道探子尿道扩张困难者。

(1)特殊器械:丝状探子尿道扩张器如彩图35-3 所示。其前段为由小到大的橡胶丝状结构,其后与金属扩张探子以螺旋相连接。

(2)手术要点:在输尿管镜直视下找到尿道狭窄孔,丝状探子通过狭窄处插入膀胱,取出输尿管镜后,丝状探子尾端连接与之配套的金属探子进一步扩张尿道。每周 1 次,坚持半年以上,治愈率为 62.5%～88.24%。

(3)优点:此法操作较简便,安全,可缓解排尿困难症状。

(4)缺点:需较长期依赖频繁尿道扩张才能维持排尿。现此类尿道狭窄者,也可选择尿道内切开治疗。

4. 尿道狭窄 D-J 管持续尿道扩张术　适用于尿道狭窄严重,排尿困难,金属尿道探子尿道扩张困难者。D-J 管递进式留置持续扩张术治疗尿道狭窄。

(1)特殊器械:D-J 管或双 J 管。

(2)手术要点

①在输尿管镜直视下观察尿道狭窄处,寻找到真道,置入斑马导丝通过尿道狭窄段进入膀胱。

②退镜后沿斑马导丝置入 D-J 管(或双 J 管)一端进入膀胱内,另一端在尿道口外,退出斑马导丝,男用尿袋收集尿液,1～2 周后,更换递增型号的 D-J 管及尿袋,直至能放置 3 根 8F 的 D-J 管并带管 6～8 周。拔导尿管后排尿。并坚持用金属尿道探子继续尿道扩张半年以上,到排尿通畅为止。

③优点:方法较简便易行,创伤轻,疗效确切,且能自洁尿道,可反复操作。

④缺点:需男用尿袋收集尿液,影响生活质量。

5. 尿道狭窄高压柱状水囊扩张导管扩张术　适用于尿道狭窄严重,排尿困难,金属尿道探子尿道扩张困难者。

(1)特殊器械:输尿管镜、斑马导丝、高压水囊扩张导管(见彩图 35-4)、巴德肾造口水囊扩张导管及 18～22F 双腔或三腔硅胶气囊导尿管等。

(2)手术要点

①在输尿管镜直视下观察尿道狭窄处,寻找到真尿道,置入斑马导丝通过尿道狭窄段进入膀胱。

②退镜后沿导丝置入高压水囊扩张导管。

③输尿管镜直视下定位水囊扩张到 24～30F。扩张力达 25atm 左右,持续时间 5min 左右。

④退出水囊,输尿管镜观察扩张情况。

⑤置入 18～20F 双腔或三腔气囊导尿管,支撑尿道及引流尿液。

⑥术后留置导尿管 4～8 周,拔除导尿管并复查尿流率,并坚持用金属尿道探子继续尿道扩张半年以上,到排尿通畅为止。

(3)优点:方法较简便易行,创伤轻,并发症少,恢复快,疗效确切,可反复进行。

(4)缺点:术后留置导尿管时间较长,纤维瘢痕性尿道狭窄者,效果较差,术后仍需定期做尿道扩张,以保持疗效。

6. 尿道狭窄筋膜扩张器扩张术　适用于尿道狭窄严重,排尿困难,金属尿道探子尿道扩张困难者。输尿管镜联合筋膜扩张器适用于男性轻中度前尿道狭窄。

(1)特殊器械:输尿管镜、斑马导丝(或输尿管导管)、筋膜扩张器(见彩图 35-5)、14～22F 双腔硅胶气囊导尿管等。

(2)扩张要点

①在输尿管镜直视下观察尿道狭窄处,寻找到真道,插入斑马导丝(或输尿管导管)通过尿道狭窄段进入膀胱(见彩图 35-6A)。

②退镜后沿导丝插入筋膜扩张器导管,从 8F 开始逐一扩大到 22F(见彩图 35-6B)。

③退出筋膜扩张器导管,输尿管镜观察扩张效果。

④18F 或 20F 双腔硅胶气囊导尿管尖端加一小孔,经此小孔套在导丝或斑马导丝上,顺此将导尿管通过尿道狭窄处进入膀胱,支撑尿道引流尿液。

⑤术后留置导尿管 4～8 周,拔导尿管后观察排尿情况,并复查尿流率。并坚持用金属尿道探子继续尿道扩张半年以上,到排尿通畅为止。

(3)优点:操作简单、安全、有效,并发症较少,患者痛苦小、成功率高并可重复进行。对中、轻度尿道狭窄者效果较好。

(4)缺点:严重尿道狭窄或尿道闭塞或炎症期者不适宜。

7. 尿道狭窄 S 形尿道扩张器扩张术

(1)特殊器械:库克 S 形尿道扩张器(见彩图 35-7)为 8F、10F、12F、14F、16F、18F 和 20F 共 7 个。用于扩张男性尿道狭窄及膀胱颈挛缩。弯曲设计易于置入并能减少创伤。扩张器的曲线与男性尿道的生理弯曲相符。S形尿道扩张器有 AQ 涂层,这是一种亲水性聚合物超薄涂层,能吸附并保存液体,使扩张器表面的摩擦阻力降低,保持表面光滑。

(2)输尿管镜、斑马导丝、18F 及 20F 双腔或三腔硅胶气囊导尿管等。

(3)手术要点

①在输尿管镜直视下观察尿道狭窄处,寻找到真道,置入斑马导丝通过尿道狭窄段进入膀胱。

②退镜后,S形尿道扩张器在导丝引导下,从 8F 到 20F 逐一扩张尿道。

③S形尿道扩张器扩张后,输尿管镜观察扩张狭窄处的情况。

④置入 18F 双腔或三腔硅胶气囊导尿管,在导尿管尖端加一小孔,经此小孔套在导丝或斑马导丝上,顺此将导尿管通过尿道狭窄处进入膀胱,支撑尿道引流尿液。

⑤术后留置导尿管 4 周左右,拔除导尿管排尿通畅者,应坚持用金属尿道探子继续尿道扩张半年以上,到排尿通畅稳为止。

(4)优点:S形尿道扩张器扩张后尿道狭窄,方法简便易行,安全、有效,对中、轻度尿道狭窄者效果较好。

(5)缺点:严重尿道狭窄或尿道闭塞或炎症期者不适宜。

【术后处理】

每次扩张尿道前最好让膀胱部分充盈,扩张尿道后让患者立即排尿一次,观察排尿是否通畅;排尿可将尿道扩张摩擦可能导致尿道轻微损伤所致的少许血迹冲洗干净,以免形成血凝块堵塞尿

道,导致排尿困难,排尿通畅者可离院随访。术后 3d 左右因扩张后局部组织充血水肿,排尿不畅可能加重。

假道影响排尿,给患者带来痛苦。需再次手术纠正。一般多经会阴和膀胱联合途径。经会阴显露尿道狭窄部位,于假道与真尿道处切断,然后用金属尿道探子经膀胱探到膀胱颈,插入真尿道确定真尿道的近端,再将尿道远断端与真尿道行尿道对端吻合术,恢复真尿道的解剖连续性。其假道即可自行瘢痕化而闭锁。已有上皮化的假道可将其搔刮后可自愈。

尿道狭窄行尿道扩张时,不宜用过细的尖头尿道探子,遇有阻力时不要用暴力强行扩入,可避免产生假道。后尿道损伤在行尿道会师术中,应准确找到近断端尿道腔,如经尿道无法确定近断端尿道腔时,可经膀胱用金属尿道探子探到膀胱颈,顺此插入真尿道腔以确定真尿道的近断端尿道腔行尿道会师,可避免产生假道。

【评析】

尿道狭窄做尿道扩张,要严格掌握尿道扩张的适应证及禁忌证。用金属尿道探子做尿道扩张,无直视引导盲目进行,凭医者经验及感觉进行,切忌在麻醉下进行,这不但不能获得良好的效果,反而导致尿道损伤,且有损伤直肠及形成假道的可能。不宜在 1 周内多次扩张,一般最短间隔时间为 1 周左右;尿道扩张应坚持半年以上,待瘢痕组织软化不再收缩使管腔缩小,排尿通畅稳定后为止。用输尿管镜在直视下,先置入斑马导丝等做引导行尿道扩张,相对较安全。

(陈在贤 尹志康 刘朝东)

第二节 尿道狭窄尿道内切开术
(transurethra internal urethrotomy for urethral stricture)

尿道内切开术是用尿道内切开镜,在直视下经尿道内切开(direct vision internal urethrotomy, DVIU)尿道瘢痕组织,治疗尿道狭窄或闭锁的微创手术。简便易行,组织创伤轻,可重复进行,成功率高,已成为治疗尿道狭窄者的首选方法。

【原理】

用尿道镜经尿道直视下冷刀切开狭窄处瘢痕组织,留置导尿管持续支撑扩张狭窄部位尿道,引

流尿液,以解除尿道狭窄,从而达到能从尿道排尿的目的。

【特殊器械设备】

尿道内切开镜、电切镜配套设备、或等离子电切镜配套设备、硬性输尿管镜、钬激光设备、冷光源及显示系统设备等。

【适应证】

1. 尿道狭窄及闭锁长度<1cm 者,尿道狭窄

最长应＜2cm。Sachse（1974）报道，尿道狭窄段长度＜1cm 者，用尿道内切开术成功率为 71%，而尿道狭窄长度＞1cm 者成功率仅为 18%。

2. 后尿道闭锁长度＜1cm 者。

3. 尿道狭窄尿道扩张失败或尿道扩张效果不满意者。

4. 多次尿道吻合术后排尿困难者。

【禁忌证】

1. 后尿道闭锁合并尿道直肠瘘者。

2. 凝血功能障碍，如血友病者。

3. 全身情况差不能耐受手术者。

4. 尿道狭窄长度＞3cm，尿道闭锁长度＞2cm 者。合并两个或两个以上假道形成者。

5. 尿路感染未控制者。

6. 球部及后尿道狭窄合并髋关节病变不能取截石位者。

【优点】

在直视下进行，损伤轻，出血少，恢复快，简单安全，并发症少，成功率较高；可反复施行；对性功能影响较小。

【缺点】

长段严重尿道狭窄或闭塞者不适宜。

【术前准备】

1. 术前做尿道膀胱造影，了解尿道狭窄或闭塞的部位、长度及程度。

2. 控制尿路感染。

3. 术前应做肠道准备，清洁灌肠。

【麻醉与体位】

多采用硬膜外麻醉，取截石位。

【术式简介】

1. *尿道狭窄尿道内瘢痕切开术*　1972 年 Saches 等首先报道使用冷刀切开技术治疗尿道狭窄，近年来，随着腔内设备的完善和技术的发展，该技术的应用日趋广泛，操作越来越规范。现尿道内瘢痕冷刀切开术分尿道狭窄切开术和尿道闭锁切通术。

（1）尿道狭窄冷刀内切开术：用 24F 金属尿道探子探查尿道，了解尿道狭窄的部位及程度，置入 20F 尿道内切镜，配备弧状冷刀，直插狭窄处，持续冲洗，保持视野清楚，从其狭窄孔插入 4F 输尿管导管，在窥视下将导管插过狭窄处进入膀胱作为切开引导标志管。由于尿道狭窄几乎均为环状，故一般主张在狭窄环上方做多点放射状切开。前尿道狭窄者选择 5 点及 7 点处切开；后尿道狭窄者则选择 12 点、3 点及 9 点处放射状切开。后尿道狭窄用弧形冷刀常规先切开狭窄处 12 点，再切开 3 点及 9 点位，边切边进镜，最后将切开镜插入膀胱。对于前列腺术后尿道内口的膀胱颈部狭窄，可在 12、6 点处切开，但主要以 6 点为主，狭窄切开后尿道镜进入膀胱，退镜时保留 4F 输尿管导管，将 18F 或 20F 三腔气囊导尿管，尖端剪去少许达管腔，经此孔套入 4F 输尿管导管尾段，顺输尿管导管引导，将导尿管经尿道狭窄段进入膀胱后，拔出输尿管导管，气囊内注水 10～20ml 固定，支撑尿道、引流尿液及冲洗膀胱。

（2）后尿道闭锁尿道内切通术：对于后尿道闭锁，无法插入标志管作引导者，采用逆行和顺行切开是手术成功的关键。只适用于后尿道闭锁者。

①强光下后尿道闭锁切通术：采用带有冷光源的弧形吸引器杆，经耻骨上膀胱切口放入后尿道直达闭锁尿道的近侧端，在强光的透照下，术者左手示指在患者直肠内作引导，右手操作尿道镜，用冷刀以尿道闭合处尿道开始，逐一切开闭锁尿道的瘢痕组织，将弧形吸引器杆经膀胱切口取出。术者左手示指经切开的膀胱伸入后尿道，右手持 20F 金属尿道探子经尿道外口进入通过切开的闭锁处尿道顺左手示指进入膀胱，用 18F 普通导尿管紧套在金属尿道探子尖端上，退出金属尿道探子将导尿管拖出尿道口外，将 16～20F 三腔气囊导尿管尖端插入普通导尿管腔内并缝扎固定，顺普通导尿管被拖入膀胱内，气囊内注水固定，支撑尿道及引流尿液。

②Evrim 探子后尿道闭锁切通术：采用 Evrim 探子如图 35-8 所示，探子上有一 1.5mm 直径的槽，其中有一根可向尖端滑动推出的探针。

后尿道闭锁切通方法：Evrim 探子经膀胱颈进入尿道狭窄或闭塞的近端，尿道内切开镜经尿

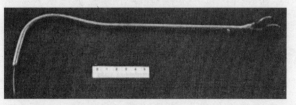

图 35-8　Evrim 探子

道达尿道狭窄或闭塞的远端(图 35-9A);推进 Evrim 探子内的探针通过狭窄或闭塞段与尿道内切开镜会合(图 35-9B);在 Evrim 探子针的引导下,用尿道内切开刀切通尿道狭窄或闭塞的瘢痕

(图 35-9C),尿道镜通过切通的通道进入膀胱,以后步骤同后尿道闭锁内切通术,将 16～20F 三腔气囊导尿管插入膀胱内保留。

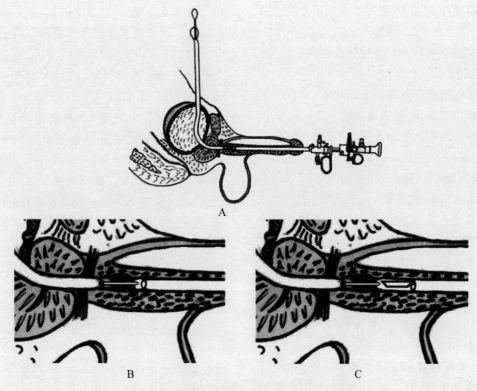

图 35-9 采用 Evrim 探子行后尿道闭锁切通术

A. Evrim 探子经膀胱颈进入尿道狭窄或闭塞的近端,尿道内切开镜经尿道达尿道狭窄或闭塞的远端;B. 推进 Evrim 探子内的探针通过狭窄或闭塞段与尿道内切开镜会合;C. 在 Evrim 探子针的引导下,用尿道内切开刀切通尿道狭窄或闭塞的瘢痕

2. 尿道狭窄尿道内切开加瘢痕切除术　单纯冷刀内切开尿道狭窄,虽然具有操作简单、损伤轻、效果确切的优点,但术后尿狭窄处的瘢痕组织阻碍排尿通畅,术后瘢痕组织收缩使管腔变小,会逐渐出现再排尿困难。因此为了减少尿道狭窄处瘢痕组织影响排尿通畅,在尿道狭窄内切开后,将局部阻挡尿道腔的瘢痕组织切除,可提高尿道内切开后的效果。庞自力等(2003)报道对 128 例尿道狭窄,以单纯直视下尿道内切开术后治愈率为51.9%,内镜直视下尿道内瘢痕切开加瘢痕电切术后治愈率为 87.5%。可见尿道狭窄尿道内瘢痕切开加瘢痕切除术的方法明显提高尿道狭窄的疗效,减少其复发率。尿道狭窄内切开后瘢痕切除,可采用电切镜、等离子电切镜及激光等切除局部瘢痕组织,使管腔通畅。

(1)尿道狭窄内切开后瘢痕电切术:后尿道瘢痕切开或切通后,经尿道镜留置 4F 输尿管导管进入膀胱内,退出尿道镜,换 24F 或 26F 电切镜经尿道进入尿道狭窄处,如电切镜能通过切开的尿道狭窄处,进入膀胱,然后将切镜退到尿道狭窄瘢痕处,逐一电切阻挡尿道腔的瘢痕组织,边切边止血,切到管腔正常大小为止。如电切镜不能通过切开的尿道狭窄处,可经尿道插入 4F 输尿管导管经切开的尿道进入膀胱做引导,然后用电切镜顺输尿管导管,逐一切除堵塞尿道腔的瘢痕组织,边切边止血,进入膀胱,满意后退镜,将 18F 或 20F 三腔气囊导尿管经尿道插入膀胱内固定。

(2)尿道狭窄内切开瘢痕等离子切除术:后尿道瘢痕切开或切通后,加用经尿道等离子双极柱状电极汽化切割后尿道狭窄瘢痕组织,其操作方

法与经尿道电切相同。其出血少,手术视野较清晰,创面较整齐,低温切割热损伤较轻,是治疗后尿道狭窄较好的方法之一。手术一次成功率可达91.7%。尿流率可达18~25 ml/s。

(3)尿道狭窄内切开瘢痕钬激光切除术:应用尿道镜冷刀尿道内狭窄瘢痕切开后,用输尿管镜100W钬激光逐一切除尿道狭窄瘢痕组织,扩大狭窄处尿道管腔,满意后退镜,将18F或20F三腔气囊导尿管经尿道插入膀胱内固定。瘢痕钬激光切除术具有损伤小,恢复快,安全有效等优点,是治疗男性尿道狭窄的一种有效的方法之一。应用尿道镜冷刀尿道内狭窄瘢痕切开后,激光尿道狭窄瘢痕切除,手术成功率可达89%左右。术后行尿道扩张术,最大尿流率可达18ml/s,1年满意率达86.4%,2年满意率达63.6%。但尿道狭窄复发率可达11%左右。

3. 尿道狭窄内切开镍钛记忆合金网状支架支撑扩张术 由于镍钛记忆合金支架在低温0℃时,可任意铸形缩小,当在37℃体温时镍钛记忆合金网状支架很快恢复复原形,因此特性,将镍钛记忆合金网状支架用于支撑扩张狭窄的尿道,达到治疗尿道狭窄的目的。尿道狭窄内切开或内扩开后,在尿道瘢痕狭窄段留置镍钛记忆合金网状支架支撑扩张狭窄的尿道。陈勇等(2005)报道用镍钛合金螺旋记忆支架置入术治疗了35例儿童尿道狭窄,其中尿道下裂术后前尿道狭窄22例,成功18例,带管观察3例,1例好转。外伤性后尿道狭窄9例,成功2例,带管观察6例,1例无效。医源性尿道狭窄4例,后尿道狭窄1例成功,前尿道狭窄2例成功,1例带管观察。认为镍钛记忆合金支架置入术治疗尿道狭窄是一种创伤小、疗效好的方法。

(1)手术要点:尿道狭窄在麻醉下经尿道瘢痕内切开后,测量狭窄段长度,选择适当长度的镍钛记忆合金网状支架,在低温0℃时,将钛记忆合金网状支架铸形缩小,装入置入器内,置入器经尿道插入尿道狭窄处,将网状支架置于尿道狭窄段,在37℃体温时镍钛记忆合金网状支架恢复原形,支撑扩张狭窄的尿道,可立即通畅排尿。

(2)优点:术后不需放置导尿管,避免了留置导尿管给患者带来的不便。对狭窄部位起到扩张、支撑、止血作用,使排尿通畅,可减少尿道炎及

并发附睾炎的并发症。

(3)缺点:将镍钛记忆合金网状支架准确安放在尿道狭窄部位很困难,放置部位要准确;否则,起不到支撑狭窄段尿道及正常排尿的作用。

【术后处理】

1. 术后使用抗生素防治感染。

2. 术后应通过三腔气囊导尿管适当持续膀胱冲洗,防止血凝块堵塞导尿管,到冲出液清亮为止,保持导尿管引流通畅。

3. 保留导尿管,术后3~4周拔出,排尿前先夹管待膀胱充盈后才拔除尿道导尿管,以便观察排尿状况,并冲洗尿道分泌物,减轻拔管后排尿痛。

4. 有耻骨上膀胱造口管者,当排尿通畅后,才拔除耻骨上膀胱造口管,否则应保留。

5. 术后拔导尿管后能排尿者,应坚持扩张半年以上,以防尿道再狭窄。

【评析】

1. 尿道狭窄尿道内切开与开放手术比较 文献报道治疗尿道狭窄或闭锁,尿道内切开术与开放性手术成功率分别为89.4%及92.7%,两者效果接近。尿道狭窄或闭锁内切开加瘢痕切除术治疗后尿道狭窄或闭锁,其方法较简单,创伤较轻,并发症较少,安全有效,但术后要坚持较长期尿道扩张,不然尿道又会再狭窄。开放性尿道狭窄瘢痕切除尿道端端准确吻合,术后排尿较通畅,效果好,术后尿道再狭窄的发生率低,一般不需长期严格要求尿道扩张;但手术较复杂,损伤较重。

2. 对尿道狭窄尿道内切开术的评价 尿道内切开术的效果与狭窄长度有关,狭窄长度<2cm复发率低,>2cm复发率高。高冰等(2003)报道296例尿道狭窄内切开术,其中1次手术成功率为73.3%;2次手术成功率为40.5%,3次手术成功率为25.53%。总成功率为88.2%,总失败率为11.8%。其中26例改行镍钛记忆合金螺旋支架置入治疗,9例行开放手术。认为治疗尿道狭窄行尿道内切开术应争取首次成功,重复手术价值有限,病程>1年者不宜行重复尿道内切开术。说明治疗尿道狭窄及闭锁是一个较复杂而疑难的问题,要严格掌握其手术适应证及禁忌证。术后尿道扩张是预防尿道再狭窄的重要手段。单纯尿道内切开瘢痕切除术后,瘢痕会逐渐挛缩使

管腔缩小,影响排尿通畅,以致再次狭窄,因此术后应坚持较长尿道扩张,至少半年以上。

3. 留置导尿管大小及时间　尿道内狭窄瘢痕切开后,留置导尿管,除引流尿液外,还支撑尿道起持续扩张作用,留置导尿管大小对手术成功有一定影响。如留置尿管过粗,压迫尿道,尿道内分泌物不易流出,增加尿道化脓感染及瘢痕的再形成,加重术后尿道狭窄导致手术失败。导尿管一般选用 18～20F 硅胶气囊导尿管为宜。术后导尿管留置时间各家报道不一。有学者认为手术效果主要不取决于导尿管留置时间长短,而取决于病变部位、瘢痕长度、尿路有无炎症、有无假道、

憩室及手术技巧等。导尿管留置时间过长可并发尿道炎,并可并发急性附睾炎。有学者主张导尿管留置时间要视尿道狭窄长度而定,狭窄段长度<0.5cm 者留导尿管 3～5d 即可,狭窄段长且多处切开则需 5～21d。有学者认为,一般切开后的尿道瘢痕管腔黏膜生长一圈,需 6 周左右,故导尿管应留置 6 周以上;如术后留置导尿管时间过短,瘢痕管腔再狭窄,需再次切开及尿道扩张。编者认为导尿管一般至少应留置 4 周左右;少数严重长段尿道狭窄者,可留置导尿管 3～6 个月;较长期留置者,应每半个月至 1 个月更换一次导尿管。

(陈在贤　尹志康　刘朝东)

第三节　尿道狭窄瘢痕切除吻合术

(urethral anastomosis after resection of urethral stricture scar)

球部和后尿道狭窄或闭塞经尿道扩张或尿道内切开不能解除尿道梗阻者,为了尽快使尿道复通,达到能经尿道排尿,可采取开放性尿道狭窄瘢痕切除尿道吻合术。

【适应证】

1. 球部尿道及后尿道狭窄或闭塞,尿道内切开术失败,不能经尿道排尿,或耻骨上膀胱造口术者。

2. 后尿道损伤合并直肠损伤后形成的后尿道狭窄及尿道直肠瘘,先行耻骨上膀胱造口及乙状结肠造口术后 6 个月左右,局部瘢痕软化者。

【禁忌证】

1. 凝血功能障碍者,如血友病者。

2. 尿道及会阴部感染未控制者。

3. 严重长段前尿道狭窄,狭窄长度>5cm 者。

4. 髋关节病变不能取截石位者。

5. 患者一般情况差,不能耐受手术者。

【术前准备】

1. 准备外阴及会阴皮肤。

2. 后尿道吻合者,术前要做肠道准备及术前灌肠。

【麻醉与体位】

多采用硬膜外麻醉,取截石位。

【术式简介】

1. 球部尿道狭窄瘢痕切除吻合术　球部尿道狭窄如尿道扩张及尿道内切开未成功,不能缓解排尿困难者,行开放手术,将球部尿道狭窄的瘢

痕组织切除并端端吻合,以达到排尿通畅的目的。瘢痕切除后,准确端端吻合,效果最好,术后排尿通畅者,可不扩尿道。

手术要点:在会阴部做纵行或弧形切口(图 35-10A),弧形切口显露较好,逐层切开分离显露球部尿道,将其游离 5～6cm,包括瘢痕狭窄段尿道(图 35-10B),用金属尿道探子自尿道外口插入到狭窄受阻处。确定狭窄的部位,靠近狭窄处切断远端尿道,切除狭窄段尿道(图 35-10C)。逐一修剪除瘢痕到近、远两端正常尿道腔为止,经尿道插 20F 双腔气囊导尿管经两断端进入膀胱,以 2-0 薇乔线间断 6 针吻合(图 35-10D)。气囊导尿管气囊注水固定作支撑及引流尿液(图 35-10E),外周肌层用 1-0 丝线间断缝合加强。放置橡皮片引流条,逐层缝合会阴部切口。

2. 后尿道狭窄瘢痕切除吻合术　后尿道狭窄或闭塞,尿道内切开失败,或合并尿道直肠瘘者,可行开放性后尿道瘢痕切除吻合术。后尿道狭窄或闭塞因位置深,手术范围深而狭小,显露不好,操作十分困难。很难达到准确吻合,因此效果不满意。常用的开放手术方法有经会阴后尿道弯圆针吻合术、经膀胱会阴后尿道套入术、经会阴后尿道弯钩针吻合术、经膀胱会阴后尿道直针吻合术、耻骨切开后尿道吻合术及后尿道狭窄伴尿道直肠瘘手术等。后尿道瘢痕切除后,将远端尿道吻合在后尿道断端上,达到能自行排尿的目的。

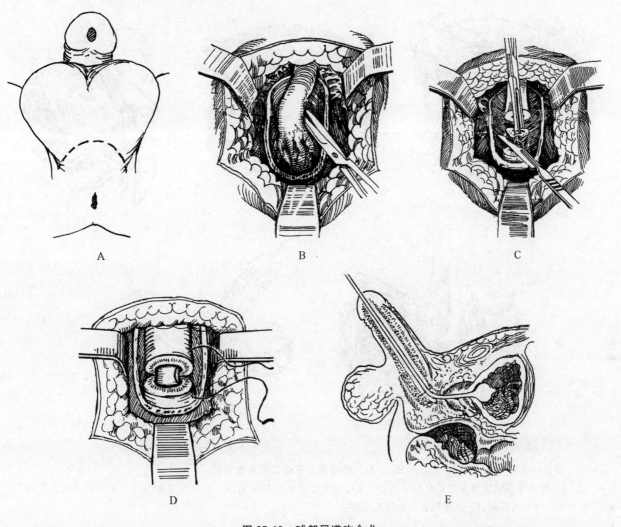

图 35-10　球部尿道吻合术

　　A. 做会阴部弧形切口；B. 游离瘢痕狭窄段尿道；C. 切除狭窄段尿道；D. 进入气囊导尿管后吻合尿道；E. 气囊导尿管支撑尿道及引流尿液

　　(1)经会阴后尿道狭窄瘢痕切除弯圆针吻合术：Webster 报道自 1981－1989 年经会阴尿道成形术。经会阴弯圆针吻合法，以后文献报道其手术成功率为 36.4%～72.7%。

　　①手术要点：在会阴部做弧形切口，逐层切开分离显露球部尿道和后尿道，解剖分离球部尿道至膜部狭窄段尿道(图 35-11A)，用金属尿道探子自尿道外口插入到狭窄受阻处。确定狭窄的部位，靠近狭窄处剪断远端尿道(图 35-11B)。用金属尿道探子插入膀胱，经膀胱颈部进入后尿道狭窄部近端作引导，对准尿道探子尖端，切开狭窄处瘢痕组织(图 35-11C)。露出探子尖端后，进一步切除狭窄处瘢痕组织，至能

容入一示指尖为准。进一步游离球部尿道，到能与后尿道吻合无张力为止。用小弯圆针带 2-0 薇乔线，将两断端间断缝合 6 针左右(图 35-11D)，经尿道插 20F 双腔气囊导尿管经两断端进入膀胱后打结完成后尿道吻合。外周肌层用 1-0 丝线间断缝合加强。放置橡皮片引流条，逐层缝合会阴部切口。导尿管气囊内注水固定作支撑及引流尿液，自膀胱切口放入导尿管作膀胱造口(图 35-11E)。

　　②优点：经会阴后尿道狭窄瘢痕切除弯圆针再吻合术，不需特殊器械，方法简便，组织损伤轻。

　　③缺点：尿道吻合多吻合在瘢痕尿道上，手术失败率高，效果不满意。

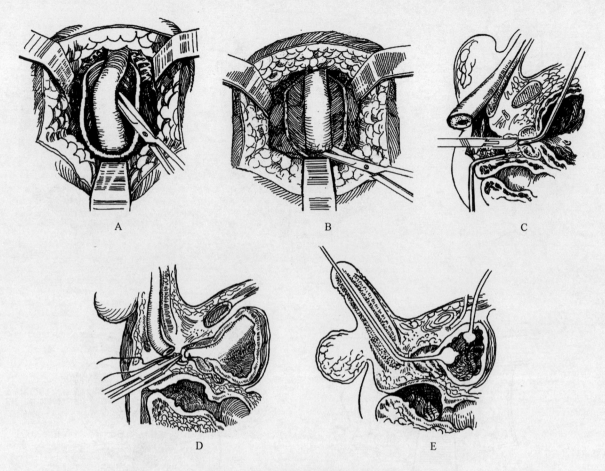

图 35-11　经会阴后尿道弯圆针吻合术
A. 游离球部尿道至膜部狭窄段尿道；B. 靠近狭窄处剪断远端尿道；C. 对准探子尖端切开狭窄处瘢痕；D. 用小弯圆针缝合两断端；E. 留置气囊导尿管及膀胱造口

　　(2)经膀胱和会阴后尿道瘢痕切除尿道套入吻合术：Solovor(1932)首创穿通套入法治疗外伤性后尿道狭窄。Badenoch(1950)报道后尿道狭窄＜1.5cm者，经会阴游离出一段球部尿道，至狭窄处切断，将闭塞的后尿道切开、扩张，远端尿道固定处引出 4 针丝线分别固定于腹壁，使前尿道套至后尿道。以后经改进完善应用于临床，其手术成功率为 50%～90%。尿道膜部狭窄合并尿道直肠瘘，治疗较困难。应先行耻骨上膀胱造口及乙状结肠造口，术后半年待局部瘢痕软化后施行手术，手术成功可能性较大。

　　①手术要点：会阴切口、解剖分离显露、后尿道瘢痕，切除步骤同经会阴后尿道弯圆针吻合术。后尿道瘢痕切除后，适当游离远断端尿道，经尿道置入 20F 导尿管并穿出断端，距导尿管头 5～6cm 处用 3-0 薇乔线环绕数圈并缝在导尿管上，将远端尿道断端用 2-0 薇乔线或丝线缝合 4 针固定于导尿管可吸收缝线线圈上(图 35-12A)；用双股 7 号丝线缝过导尿管头，并与经膀胱后尿道插出的导尿管尖端缝在一起，经近端尿道拉入膀胱内(图 35-12B)，并将 7 号牵引丝线引出腹壁切口外牵引导尿管；将远端尿道靠拢近端尿道切口，固定牵引于腹壁皮外，用丝线将远端尿道海绵体与近端周围组织缝合数针，以减少两断端张力。行耻骨上膀胱造口及缝合切口(图 35-12C)。

　　②优点：尿道套入术治疗后尿道狭窄或闭锁方法较简单，并发症较少，效果较好。

　　③缺点：尿道套入牵引力不易掌握，牵引拖入不够，对位不良，效果不好，导致狭窄或闭塞；尿道套入过多，形成膀胱出口活瓣，影响排尿、射精障碍及不育。

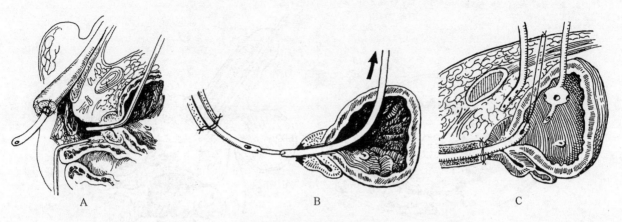

图 35-12 后尿道套入术

A. 远断端尿道固定在导尿管上;B. 牵引线顺膀胱内导尿拉出腹壁切口外;C. 导尿管牵引线腹壁外固定并置膀胱造口管

(3)经会阴后尿道瘢痕切除弯钩针吻合术:损伤性后尿道狭窄或闭塞,因骨盆骨折畸形愈合,后尿道位置深,手术范围深而狭小,显露不好,操作十分困难。用常规方法很难达到准确吻合,因此效果不满意。陈在贤等(1997)设计报道,用自制弯钩针经会阴行后尿道吻合,治疗难治性后尿道狭窄或闭塞,100%获得成功。仅在会阴手术,借助弯钩针能达到后尿道对端准确吻合,恢复尿道通畅性。

①特制器械:弯钩针由不锈钢制成,分针柄及针尖两部分。其外弧侧缘距针尖 1.5mm 处起制成一 1.5mm×0.5mm 大小梯形缺口。

②手术要点:会阴切口、解剖分离显露、后尿道瘢痕切除步骤同经会阴后尿道弯圆针吻合术。彻底切除后尿道狭窄或闭塞瘢痕组织到正常尿道

管腔。瘢痕切除到能容纳一示指尖为止。游离球部尿道断端至与近端尿道断端接触无张力为止。将弯钩针针尖从近端尿道断端外缘向外斜行刺入约 0.5cm 后 180°转向尿道腔再继续穿刺出尿道腔,显示针尖缺口。助手用小弯血管钳夹住 2-0 薇乔线套于针尖缺口内,抓住薇乔线的两端稍拉紧(图 35-13A),退出弯钩针,薇乔线即随此穿刺孔道被钩出,将尿道腔端的薇乔线由腔内向腔外缝于对应的远断端尿道上(图 35-13B),按此法间断缝合 6~8 针,经尿道插入一 18~20F 双腔气囊导尿管入膀胱,吻合缝线打结后,外周 1-0 丝线间断缝合加强(图 35-13C)。导尿管气囊内注水固定,支撑尿道并引流尿液(图 35-13D)。伤口内留置引流物后缝合切口。术后 4 周左右拔导尿管排尿。

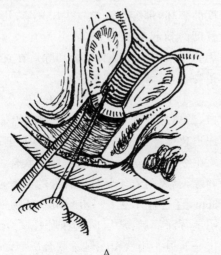

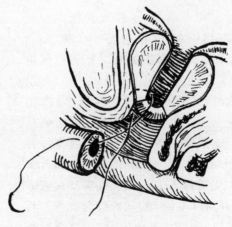

A

B

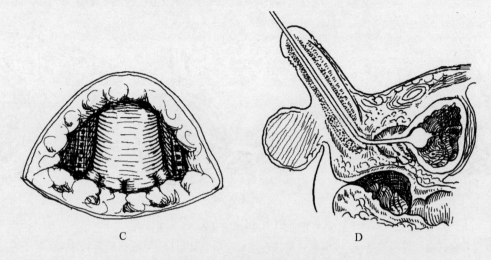

图 35-13　后尿道弯钩针吻合术

A. 弯钩针穿入近端尿道腔钩可吸收缝线；B. 缝线被钩出后将尿道腔端的缝线缝于远断端尿道上；

C. 插入导尿管后打结完成尿道吻合；D. 气囊内注水固定导尿管支撑尿道并引流尿液

③优点：后尿道吻合是在深而狭小的手术视野内进行，借助其特制弯钩针，能将两尿道断端准确吻合，不需切开膀胱。方法简便易行，组织损伤轻，效果好。并发症少。

④缺点：需特制器械才能完成手术。

（4）经膀胱会阴后尿道瘢痕切除直针吻合术：经膀胱及会阴切开途径用直针行后尿道对端吻合。

①特殊器械：特制直针。

②手术要点：行耻骨上膀胱切开，探查膀胱及后尿道。会阴部行弧形切口，彻底切除后尿道狭窄或闭塞瘢痕组织到两端正常尿道腔。切除后尿道瘢痕组织后能容纳一示指尖，游离球部尿道断端至与前列腺段尿道断端接触无张力为止。经耻骨上切开膀胱，手伸入膀胱内扪到膀胱颈后尿道，用长直针（用克氏针自制）穿上可吸收缝线，从会阴前列腺尖断端穿入后尿道腔，用示指触及长直针尖（图 35-14A、B），并引入膀胱内，抽出针尖孔中的可吸收缝合线（图 35-14C），退去直针，用弯血管钳夹持该端线从后尿道腔送回会阴（图 35-14D），将该线穿缝针与球部尿道断端全层缝合（图 35-14E），如此缝合 4～6 针，经尿道插入 18F 双腔气囊导尿管入膀胱，打结后外周以 1-0 丝线间断缝合加强。行耻骨上膀胱造口，分别放置引流物后，缝合耻骨

上及会阴部切口。

③优点：经膀胱及会阴切开途径用直针行后尿道对端吻合，效果较好。

④缺点：经膀胱及会阴途径损伤重，操作较复杂而困难。需特制器械才能完成手术。

（5）后尿道狭窄耻骨切开后瘢痕切除尿道吻合术：Pierce（1962）报道 1 例切除耻骨径路对损伤性后尿道狭窄行耻骨下部分或全切除，切除尿道瘢痕，球部尿道与前列腺尿道黏膜对黏膜无张力端端吻合。文献报道其手术成功率为 42％～97％。经耻骨会阴部手术，损伤较重，出血较多，易感染，手术位置较深，仍显露不满意，尿生殖膈前半部被切开或切除，尿道外括约肌遭到不同程度的破坏，部分患者常发生尿失禁，几乎都有不同程度的勃起功能障碍等，并发症较多，现较少采用。本术式为将耻骨联合切除后在直视下行后尿道吻合，以解除后尿道梗阻。

①手术要点：取截石体位，做会阴部弧形切口，游离球部尿道，达阴茎两侧海绵体分开处，在尿道狭窄部远端切断尿道。做跨耻骨联合的下腹正中纵切口，切开各层显示耻骨联合，分离耻骨后间隙，剥离附着于耻骨联合处的肌肉，至两侧各约 3cm，直达耻骨弓下。切断阴茎悬韧带，结扎切断阴茎背深静脉，从后向前在耻骨联合下解剖分离出一通道。用线锯在耻骨联合两侧锯断切除一块

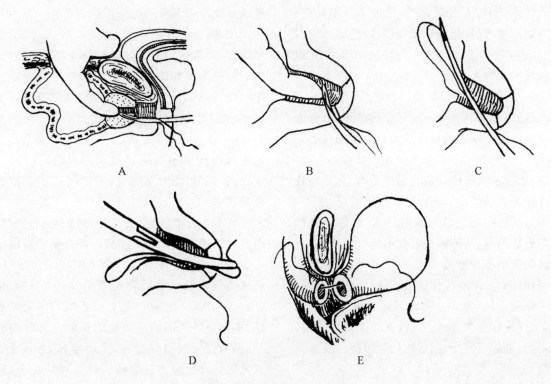

图 35-14　后尿道直针吻合术
A. 长直针穿线以穿入后尿道腔；B. 手指引导长直针入膀胱；C. 抽出针尖孔中的可吸收缝合线；D.
用弯血管钳夹持该端线从后尿道腔送回会阴；E. 将该线穿针缝于远断端尿道壁上

梯形耻骨（图 35-15A），用骨蜡填塞骨断端止血，显示后尿道。切开膀胱，用金属探杆从膀胱内探入前列腺尿道，确定后尿道狭窄或闭塞长度范围，仔细解剖切除后尿道瘢痕，到前列腺正常尿道腔处（图 35-15B），以尿道经两断端插入 18F 或 20F 双腔气囊导尿管入膀胱，支撑尿道并引流尿液。

将游离球部尿道断端与前列腺尿道断端，用 2-0 薇乔线间断全层缝合尿道两端（图 35-15C），间断缝合 6 针左右打结，吻合口前壁用 1-0 丝线间断缝合加强后，缝合膀胱切口，留置 28F 膀胱造口管。将切除的耻骨复回原位固定，前列腺间隙置引流管。逐层缝合切口结束手术。

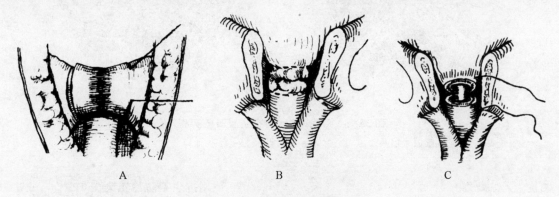

图 35-15　经耻骨后尿道吻合术
A. 用线锯切除耻骨联合；B. 显露后尿道狭窄部位，切除狭窄段尿道；C. 经尿道插入导尿管后行尿道对端吻合

②优点：切除耻骨联合后，增加了手术视野；能彻底切除瘢痕组织、瘘管及死腔；能达到黏膜对黏膜端端吻合，吻合口无张力；可适用于 3cm 以上的后尿道狭窄者，效果较好。

③缺点：损伤较重，手术位置较深，仍显露不满意，尿道外括约肌遭到不同程度的破坏，部分患者常发生尿失禁及不同程度的勃起功能障碍等并发症。

（6）后尿道狭窄伴尿道直肠瘘手术：后尿道狭窄合并尿道直肠瘘者，修复手术非常困难。应在耻骨上膀胱造口及乙状结肠造口术后，尿道直肠瘘局部炎症控制，局部瘢痕软化后施行，一般要在尿道直肠瘘局部炎症控制半年以上手术，手术成功可能性较大。术前应作肠道准备，清洁灌肠。

①原理：经耻骨或会阴将后尿道狭窄段瘢痕切除后，行后尿道吻合或会阴膀胱会阴口，修补直肠瘘，二期尿道成形，以解除后尿道梗阻及尿道直肠瘘。

②手术方式选择

A. 经耻骨修补法：在切除瘘管及瘢痕组织后，显露正常直肠壁，用丝线横行修补直肠瘘孔，并做尿道球部与前列腺部尿道吻合。

B. 经会阴分期手术：若瘘孔较大、周围瘢痕组织多，血液供给不足，修补瘘孔后常遭失败。先做后尿道瘢痕切除，用带蒂阴囊皮瓣与后尿道断端吻合，膀胱会阴造口，同时阴囊皮瓣覆盖尿道直肠瘘，半年后再做尿道成形术。

C. 经会阴一期手术：在切除尿道狭窄部瘢痕组织和瘘孔周围的瘢痕组织后，修补直肠瘘孔。尿道两端尽可能对端吻合，留置尿道 18F 双腔气囊导尿管。

③手术要点：经会阴弧形切口、解剖显露后尿道及后尿道瘢痕切除等步骤与经会阴后尿道吻合术的步骤相同。分离至后尿道瘢痕及瘘道时，于后尿道与直肠间将后尿道瘢痕及瘘道一起切除（图 35-16A），彻底切除后尿道瘢痕到正常尿道管腔，将直瘘口周围的瘢痕组织切除。直肠创面用 2-0 薇乔线间断内翻缝合，关闭瘘口，外用 1-0 丝线肌层缝合加强。然后做后尿道对端吻合，尿道内留置导尿管及耻骨上膀胱造口管（图 35-16B），伤口内放置引流条后，逐层缝合切口。

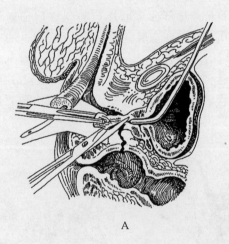 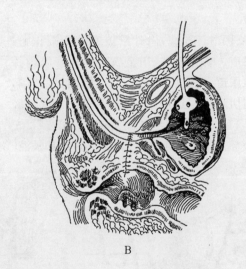

A   B

图 35-16 后尿道狭窄伴尿道直肠瘘手术
A. 切除后尿道瘢痕及瘘道；B. 留置导尿管及耻骨上膀胱造口管

④优点：效果较好。

⑤缺点：手术较复杂而困难，有一定的并发症。

【术后处理】

1. 伤口内渗液引流干尽后拔除引流物。

2. 使用抗生素防治感染。

3. 会阴部伤口，每天用碘伏消毒，勤换敷料。

4. 防止大便污染会阴部伤口。

5. 保持导尿管及（或）膀胱造口管引流通畅，避免尿液打湿敷料。

6. 导尿管术后 3 周左右拔出,拔导尿管后如排尿通畅,可拔除耻骨上膀胱造口管,否则应保留。

【评析】

后尿道狭窄闭锁不能做内切开术者,可做后尿道瘢痕切除吻合术,手术难度大,失败率较高。上述各种术式比较,各有优缺点。其中经会阴后尿道瘢痕切除弯钩针吻合术较好,后尿道吻合是在深而狭小的手术视野内进行,借助其特制弯钩针,能将两尿道断端准确吻合,不需切开膀胱。方法简便易行,组织损伤轻,效果好,并发症少。

（陈在贤　尹志康　刘朝东）

第四节　尿道狭窄切开成形术
（urethretomy and urethroplasty of the urethral stricture）

尿道外口段严重狭窄,复杂性前后尿道狭窄,反复多次手术失败后,尿道长段狭窄缺损,不能用尿道扩张、尿道内切开及尿道再吻合治疗者,可选择尿道切开术。将狭窄段尿道切开,做两端尿道造口术,形成人工尿道下裂;半年后待局部瘢痕组织软化后做二期尿道成形术。二期尿道成形可选用邻近阴茎、包皮、会阴及阴囊等带蒂皮瓣,如上述皮肤取材困难者,可选用膀胱或口腔黏膜;如尿道狭窄段＞10cm者,尤其在膀胱黏膜取材有困难时可选用结肠黏膜等成形尿道及全层皮移植尿道成形术等。

【适应证】

1. 先天性和后天性尿道外口舟状窝段狭窄排尿困难者。

2. 严重尿道炎症后尿道长段狭窄者。如狭窄长度＞5～10cm者,或多次尿道手术失败,造成长段尿道瘢痕狭窄缺损,无法做尿道端端吻合者。

3. 反复多次手术失败的后尿道长段缺损闭塞者。

【禁忌证】

1. 凝血功能障碍未纠正者。

2. 尿路及外阴炎症未控制者。

3. 糖尿病未控制者。

4. 患者一般情况差,不能耐受手术者。

【原理】

将狭窄段尿道纵切开达管腔,使狭窄段尿道敞开,近端造口做成人工尿道下裂,使排尿通畅;6个月后再行尿道成形术。

【优点】

方法较简便,立即解除尿道梗阻。

【缺点】

人工尿道下裂,需二期做尿道成形术,病程较长。

【麻醉与体位】

尿道外口狭窄者,可在局麻下进行。其他部位狭窄者,多用硬膜外麻醉。根据狭窄部位,阴茎阴囊段尿道狭窄者取仰卧位,会阴及后尿道狭窄者取膀胱截石位。

【术式简介】

1. 尿道外口狭窄切开术　适用于尿道外口段尿道严重狭窄,排尿十分困难,影响生活者。

手术要点:尿道外口狭窄,用剪刀一叶伸入尿道口内剪开腹侧的尿道至舟状窝正常尿道腔为止(图 35-17A),或在槽状探针的引导下将狭窄的尿道外口切开至正常管腔(图 35-17B),用 1-0 丝线将尿道黏膜与阴茎头皮肤缘做环行间断缝合(图 35-17C)。

2. 阴茎段尿道狭窄切开成形术　适用于阴茎段尿道长段狭窄,经各种手术失败,狭窄及缺损处长 5～10cm 甚或以上,严重排尿困难,或已做耻骨上膀胱造口者。两端正常管腔尿道均开口。

(1)手术要点:经尿道口插入 22F 或 24F 金属尿道探子,确定尿道狭窄部位,于尿道狭窄部位做纵切口,逐一切开各层,达尿道狭窄段管腔,切到两端正常尿道管腔处为止,狭窄段尿道彻底切开,尿道黏膜和皮肤可用 4-0 微乔线间断全层缝合,经近端开口插入 18～20F 双腔气囊导尿管引流尿液。形成人工尿道下裂(图 35-18A)。半年后局部瘢痕组织软化后行尿道成形术。

(2)尿道成形术:围绕远近瘘口外缘 2～3mm处做皮瓣切口(图 35-18B),其宽度成年人约2cm。部分游离皮瓣边缘,使其能内翻缝成管道

为止,插 18F 双气囊导尿管入膀胱支撑尿道及引流尿液,包绕导尿管将皮瓣内翻,以 5-0 薇乔线缝

合成形尿道(图 35-18C)。游离阴茎两侧皮肤缝合切口(图 35-18D)。

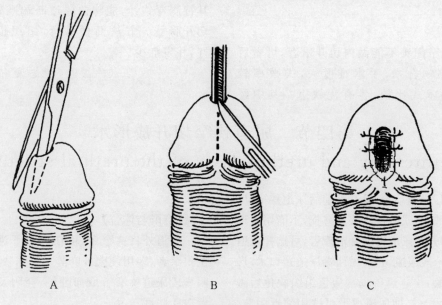

图 35-17 尿道外口狭窄切开术

A. 剪开狭窄段尿道外口;B. 切开狭窄段尿道外口;C. 环形缝合尿道外口

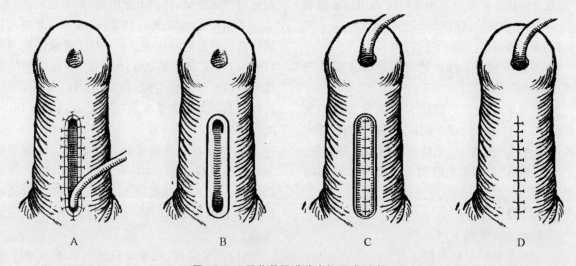

图 35-18 阴茎段尿道狭窄切开成形术

A. 阴茎段尿道狭窄切开术;B. 围绕远近端瘘口做阴茎皮瓣切口;C. 游离皮瓣边缘,插入导尿管后内翻缝合;D. 游离阴茎两侧皮肤缝合切口

3. 阴囊段尿道狭窄切开成形术 阴囊段尿道狭窄切开成形术适用于阴囊段长段尿道严重狭窄,多次手术失败,严重排尿困难,或已做耻骨上膀胱造口者。

手术要点:经尿道口插入 22F 或 24F 金属尿道探子,确定尿道狭窄部位,将狭窄段尿道做纵行

切开到近端正常大小管腔为止(图 35-19A),然后将尿道黏膜与皮肤切缘做间断缝合(图 35-19B)。

术后半年左右,待局部瘢痕软化后做尿道成形术。围绕远近端瘘口外缘 2～3mm 处做皮瓣切口(图 35-19C),其宽度成年人约 2cm。部分游离皮瓣边缘,使其能内翻缝成管道为止,插 18F

双气囊导尿管入膀胱支撑尿道及引流尿液,包绕导尿管将皮瓣内翻,以 5-0 薇乔缝线缝合成形尿道(图 35-19D)。游离两侧阴囊皮肤,缝合切口(图 35-19E)。

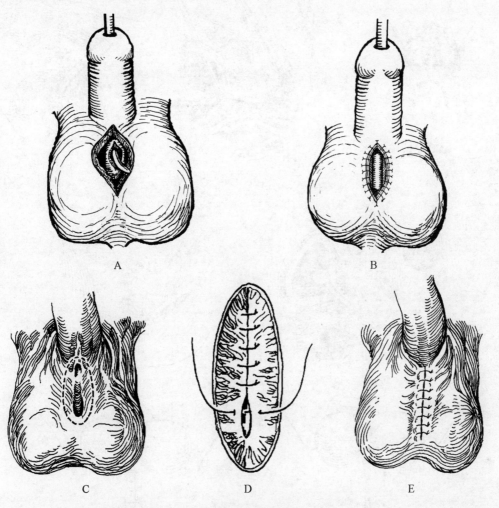

图 35-19　阴囊段尿道狭窄切开成形术
A. 狭窄段尿道做纵行切开;B. 将尿道黏膜与皮肤切缘做间断缝合;C 围绕远近端瘘口做阴囊正中皮瓣切口;D. 缝合成形尿道;E. 游离两侧阴囊皮肤缝合切口

4. 后尿道狭窄切开造口及尿道成形术　后尿道狭窄切开造口及尿道成形术适用于后尿长段严重狭窄或闭塞,多次手术失败,严重排尿困难,或已做耻骨上膀胱造口者。

手术要点:在会阴部做弧形切口(图 35-20A),逐层切开,分离显露球部尿道和后尿道,解剖分离球部尿道至膜部狭窄段尿道,用金属尿道探子自尿道外口插入到狭窄受阻处。确定狭窄的部位,靠近狭窄处剪断远端尿道。用金属尿道探子插入膀胱,经膀胱颈部进入后尿道狭窄部近端作引导,对准尿道探子尖端,切开狭窄处瘢痕组织。露出探子尖端后,进一步切除狭窄处瘢疤组织,至能容入一示指尖为准(图 35-20B)。将球部尿道断端会阴造口,将弧形切口皮瓣围绕导尿管缝成皮管(图 35-20C),双腔气囊导尿插入膀胱腔后与后尿道断端吻合(图 35-20D),分层缝合会阴切口(图 35-20E)。术后半年左右,待局部瘢痕软化后行尿道成形术。围绕远近瘘口外缘 2~3mm 处做皮瓣切口(图 35-20F),其宽度成年人 2~2.4cm。部分游离皮瓣边缘,使其能内翻缝成管道为止,经瘘道插入 18F 双气囊导尿管入膀胱支撑尿道及引流尿液,围绕导尿管将皮瓣内翻,以 5-0 薇乔线缝合成形尿道。游离会阴两侧阴囊皮肤缝合切口(图 35-20G)。

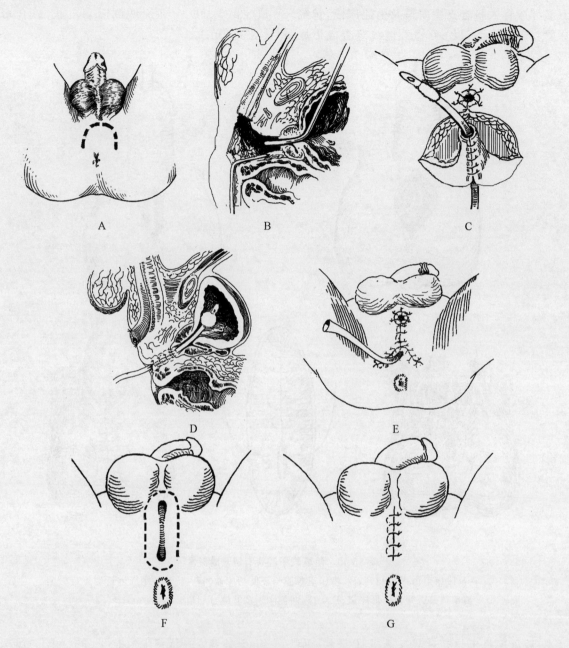

图 35-20 后尿道狭窄切开造口及尿道成形术

A. 做会阴弧形切口;B. 切除后尿道瘢痕组织;C. 尿道远端造口,会阴皮瓣绕导尿管缝成皮管;D. 皮管与后尿道吻合;E. 导尿管插入膀胱作支撑及引流尿液 ;F. 围绕远近端瘘口做阴茎皮瓣切口;G. 成形尿道后缝合会阴切口

【术后处理】

参见本章第三节。

【评析】

徐月敏等(2012)总结了国内 8 个医疗中心收治的 3455 例男性尿道狭窄患者的资料,结果发现外伤和医源性损伤是尿道狭窄的常见原因,近年逐渐增多;尿道狭窄治疗方法主要是腔内微创手术和开放性尿道成形。2007－2009 年经腔内手术比例显著下降,而开放性尿道成形手术比例显著上升。男性尿道狭窄行尿道扩张及尿道内切开术无效者,可行开放性尿道修复术,开放性尿道修复术方法较多,现将常用方法进行比较。

1. 过去有尿道会师扩张法,方法虽简单,但成功率仅 38% 左右。

2. 经会阴弯圆针吻合法,不易达到准确对端吻合,成功率为 36.4%～72.7%,术后多再次狭窄或闭塞发生率高。

3. 尿道套入法,经会阴膀胱手术,成功率为 50%～90%;其牵引拖入力度不易掌握,套入不够,对位不良,导致狭窄或闭塞,套入过多产生瓣膜梗阻、射精障碍及不育。

4. 耻骨切开后尿道吻合术,损伤较重,出血较多,易感染,手术位置较深,仍显露不满意,成功率为 42%～97%;尿生殖膈前半部被切开或切除,尿道外括约肌遭到不同程度的破坏,部分患者常发生尿失禁,几乎都有不同程度的勃起功能障碍等,并发症较多,现较少采用。

5. 经膀胱会阴后尿道直针吻合术,损伤重,操作较复杂而困难,需特制器械。

6. 弯钩针后尿道吻合术,用特制的弯钩针经会阴行后尿道吻合,治疗难治性后尿道狭窄或闭塞,方法简便易行,损伤轻,效果好,成功率几乎可达 100%。需特制器械。

7. 尿道狭窄并直肠瘘者,应选用开放性手术治疗,其中尿道套入术是治疗后尿道狭窄合并直肠瘘者可靠的术式。

8. 长段尿道缺损者,采用代用物行尿道成形术,目前趋向于带蒂皮瓣,尤其带血管蒂皮瓣,如包皮皮瓣、阴茎皮瓣、阴囊皮瓣、鞘膜等。可行显微外科尿道成形手术。

张征(2016)报道,不同手术方法治疗男性外伤性尿道狭窄的多中心临床研究结果显示:尿道狭窄长度在 2～4cm 患者复发率高;围术期存在感染的患者复发率高;尿道端端吻合术式的复发率最低;尿道狭窄长度、围术期感染、首次治疗时的手术方式都是影响患者预后、复发的因素。外伤导致的尿道狭窄长度、患者是否存在尿路感染、伤后首次治疗方式都是影响治疗成败的主要因素;尿道端端吻合术在本病中的治疗效果更为理想。

(陈在贤 尹志康 刘朝东)

第五节 膀胱造口术(cystostomy)

1. 暂时性膀胱造口术 如尿道狭窄合并局部感染,形成脓肿,穿破形成尿瘘者,应先做耻骨上膀胱造口,待局部炎症控制愈合组织软化后(一般半年左右),行尿道狭窄修复术。如因慢性尿潴留致肾功能不良者须先行膀胱造口,引流尿液,待肾功能恢复后,再行尿道狭窄修复术。

2. 永久性膀胱造瘘术 严重后尿道狭窄或闭塞,经反复多次手术失败,无法恢复经尿道排尿者,可做永久性耻骨上膀胱造瘘术,以解除不能排尿之痛苦及因尿路梗阻对肾功能的损害。

(陈在贤 尹志康 刘朝东)

参 考 文 献

[1] 赵文革,刘彪,孙健,等.改良克氏针在后尿道狭窄手术治疗中的应用.航空航天医学杂志,2015,3:309-310

[2] 郭建桥,赵康乐,高静娟.不同手术对男性尿道狭窄手术患者术后勃起功能的影响.河南医学研究,2016,25(7):1190-1191

[3] 刘建刚,李坚勇,谭卫,等.等离子柱状电极联合环状电极治疗男性尿道狭窄 20 例.四川医学,2016,2:214-216

[4] 高江涛,景治安,毛长青.输尿管镜下等离子柱状电极联合筋膜扩张器治疗尿道狭窄的临床研究.中国卫生标准管理,2015,14:14-16

[5] 赵钰,胡冀生,张鹏.硬性输尿管镜联合等离子柱状电极对尿道狭窄患者的影响.中国内镜杂志,2016,22(1):49-52

[6] 马大东,徐火松,古凤莲.尿道拖入术及尿道吻合术治疗外伤性后尿道狭窄的临床分析.农垦医学,2016,38(4):325-327

[7] 哈木拉提·吐送,阿布都热扎克·木塔力甫,王文光,等.经会阴尿道端端吻合术治疗后尿道狭窄 112 例临床分析.国际泌尿系统杂志,2015,35(5):693-696

[8] 徐汉新,吴兆春,黄海.腔镜下单纯冷刀内切开与联合钬激光治疗男性后尿道狭窄的疗效观察.岭南现

代临床外科,2015,15(5):610-613

[9] 孙福祥,齐炳辉,王洪福,等.PW 鞘辅助钬激光输尿管镜在男性尿道狭窄患者中的应用.海南医学,2016,27(23):3862-3864

[10] 曹振学.经尿道输尿管镜钬激光治疗男性尿道狭窄的临床效果.河南外科学杂志,2016,22(4):97-98

[11] 杨天才.输尿管镜钬激光治疗男性单纯性尿道狭窄的临床疗效和安全性分析.国际医药卫生导报,2016,22(16):2447-2449

[12] 查仕方,陈克俭,唐巍.尿道内切开联合曲安奈德治疗尿道狭窄效果分析.中国现代药物应用,2015,9(13):182-183

[13] 张征.不同手术方法治疗男性外伤性尿道狭窄的多中心临床研究.医药卫生(全文版),2016,9:20

[14] 陈建,潘峰,周共庆.尿道内切开术治疗长段外伤性球尿道狭窄的有效性分析.浙江创伤外科,2015,20(5):881-882

[15] 徐月敏,谢弘,钱麟,等.不离断尿道海绵体的尿道端端吻合术治疗后尿道狭窄的疗效观察.中华泌尿外科杂志,2015,36(12):914-916

[16] 徐月敏,谢弘,冯超,等.一期尿道成形治疗前后尿道同时狭窄的术式选择.中华泌尿外科杂志,2016,37(1):43-47

[17] 刘炜,胡森,童占表,等.经会阴后尿道端端吻合术治疗创伤性后尿道狭窄 29 例分析.青海医药杂志,2015,12:10-11

[18] 莫俊峰,刘川.男性尿道狭窄成像的应用进展.医药卫生(全文版),2017,1:321-322

[19] 李程,严景元,刘利权.内腔镜治疗尿道狭窄或尿道闭锁(附 42 例报告).医药,2015,16:242

[20] 雷普,王贵荣.S-弯曲形尿道扩张器联合膀胱镜在成年男性复杂性尿道狭窄治疗中的应用.医药卫生(全文版),2016,2:248

[21] 丁茂,粘烨琦,刘浪沙,等.湖南省单中心男性尿道狭窄病因及治疗策略变化的回顾性研究.临床泌尿外科杂志,2017,1:11-15

[22] 刘磊,刘树森.筋膜扩张器联合钬激光与传统冷刀治疗男性尿道狭窄疗效比较.新乡医学院学报,2016,6:530-533

[23] 闫拥军,李晓光,车新平,等.棒状水囊扩张导管治疗男性尿道狭窄的临床疗效.微创泌尿外科杂志,2016,4:246-248

[24] 吴国伟.冷刀尿道内切开联合双极等离子电切治疗尿道狭窄的临床效果观察.慢性病学杂志,2015,6:699-700

[25] 陈巨新,袁建华,曾吉祥,等.男性尿道狭窄长度的测量方法比较(附 31 例报告).湖北科技学院学报:医学版,2016,4:324-326

[26] 郭倚天,许斌,陈明.尿道成形术在男性尿道狭窄中的应用及疗效.中华男科学杂志,2016,12:1135-1139

[27] 祝兴旺,李永智,刘屹立.输尿管镜 RevoLix $2\mu m$ 激光内切开术联合球囊扩张导管治疗复发性尿道狭窄.中国激光医学杂志,2017,1:17-20

[28] 周毅,李恭会,阎家骏,等.输尿管扩张导管联合球囊扩张导管处理尿道狭窄的临床体会.中华男科学杂志,2016,1:42-45

[29] 傅强,周术奎,张炯,等.医源性尿道狭窄诊断与治疗的单中心临床研究.临床泌尿外科杂志,2017,1:7-10

[30] Shi-cheng YU, Hai-yang WU, Wei WANG, 等.高压球囊扩张治疗男性前尿道狭窄:单中心的临床经验.浙江大学学报:B卷英文版,2016,9:722-727

[31] 李小鑫,朱建,李建明,等.输尿管镜联合筋膜扩张器治疗男性前尿道狭窄的效果分析.南通大学学报:医学版,2016,4:351-352

[32] 雍江.小儿尿道狭窄应用小儿尿道膀胱镜扩张的疗效分析.临床医学工程,2015,11:1410-1411

[33] 岗忠慧.尿道狭窄患者尿道扩张术治疗分析.世界最新医学信息文摘(电子版),2015,35:117-117

[34] 何昊阳,李立宇,陶志兴,等.复杂器质性尿道狭窄行尿道扩张并发直肠损伤 8 例分析.中外医学研究,2016,29:11-13

[35] 王建伟,满立波,黄广林,等.经会阴三步法手术策略治疗单纯性男性骨盆骨折后尿道离断.北京大学学报:医学版,2018(4):617-620

[36] 贾江华,齐进军,杜蕾,等.69 例尿道下裂后尿道狭窄的治疗经验分析.临床小儿外科杂志,2019,6:514-517

[37] 张帆.创伤性后尿道狭窄或闭锁手术失败原因分析.浙江创伤外科,2017,1:167-168

[38] 王学军,唐耘嫚,毛宇.尿道下裂术后尿道狭窄的再手术方法及疗效分析.中国修复重建外科杂志,2019,2:223-226

[39] 陈彩芳,曾铭施,薛睿智,等.男性尿道狭窄病因与治疗方式.中南大学学报:医学版,2018,5:520-527

[40] 何建光,程伟,范郁会,等.尿管镜、斑马导丝、筋膜扩张器在医源性尿道损伤狭窄治疗中的应用.临床泌尿外科杂志,2017,2:549-550

[41] G Ishii, T Naruoka, K Kasai, et al. High pressure balloon dilation for vesicourethral anastomotic strictures after radical prostatectomy. BMC Urology,

2015,15(1):1-5

［42］ Tuo Deng, Banghua Liao, Deyi Luo, et al. Management for the anterior combined with posterior urethral stricture: a 9-year single centre experience. Int J Clin Exp Med, 2015, 8(3):3912-3923

［43］ Thomas G. Smith, III. Current management of urethral stricture disease. Indian J Urol, 2016, 32(1): 27-33

［44］ Matthias D. Hofer and Chris M. Gonzalez. Management of radiation-induced urethral strictures. Transl Androl Urol, 2015, 4(1):66-71

［45］ Wansong Cai, Zhiyuan Chen, Liping Wen, et al. Bipolar plasma vaporization using plasma-cutting and plasma-loop electrodes versus cold-knife transurethral incision for the treatment of posterior urethral stricture: a prospective, randomized study. Clinics (Sao Paulo), 2016, 71(1):1-4

［46］ Ahmed M. Harraz, Ahmed El-Assmy, Osama Mahmoud, et al. Is there a way to predict failure after direct vision internal urethrotomy for single and short bulbar urethral strictures? Arab J Urol, 2015, 13 (4):277-281

［47］ Steven J. Hudak. Use of overlapping buccal mucosa graft urethroplasty for complex anterior urethral strictures. Transl Androl Urol, 2015, 4(1):16-21

［48］ Stephen D. Marshall, Valary T. Raup, and Steven B. Brande. Dorsal inlay buccal mucosal graft(Asopa) urethroplasty for anterior urethral strictureTransl Androl Urol, 2015, 4(1):10-15

［49］ Tarun Dilip Javali, Amit Katti, and Harohalli K. Nagaraj. Management of recurrent anterior urethral strictures following buccal mucosal graft-urethroplasty: A single center experience. Urol Ann, 2016, 8 (1):31-35

［50］ So Young Chun, Bum Soo Kim, Se Yun Kwon, et al. Urethroplasty using autologous urethral tissue-embedded acellular porcine bladder submucosa matrix grafts for the management of long-segment urethral stricture in a rabbit model. J Korean Med Sci, 2015, 30(3):301-307

［51］ E Palminteri, S Maruccia, E Berdondini, et al. Male urethral strictures: a national survey among urologists in Italy. Urology, 2014, 83(2):477-484

［52］ Ali L, Shahzad M, Orakzai N, et al. Efficacy of mitomycin C in reducing recurrence of anterior urethral stricture after internal opticalurethrotomy. Korean J

Urol, 2015, 56(9):650-655

［53］ Harraz AM, El-Assmy A, Mahmoud O, et al. Is there a way to predict failure after direct vision internal urethrotomy for single and short bulbar urethral strictures? Arab J Urol, 2015, 13(4):277-281

［54］ Gross MS, Broghammer JA, Kaufman MR, et al. Urethral stricture outcomes after artificial urinary sphincter cuff erosion: results from a multicenter retrospective analysis. Urology, 2017, 104:198-203

［55］ Yu SC, Wu HY, Wang W, et al. High-pressure balloon dilation for male anterior urethral stricture: single-center experience. J Zhejiang Univ Sci B, 2016, 17(9):722-727

［56］ Zhou Y, Li GH, Yan JJ, et al. Combination of the ureteral dilation catheter and balloon catheter under the ureteroscope in the treatment of male urethral stricture. Zhonghua Nan Ke Xue, 2016 , 22(1): 42-45

［57］ Rosenbaum CM, Engel O, Fisch M, et al. Urethral stricture after radiation therapy. Urologe A, 2017, 56 (3):306-312

［58］ Temeltas G, Ucer O, Yuksel MB, et al. The long-term results of temporary urethral stent placement for the treatment of recurrent bulbarurethral stricture disease? Int Braz J Urol, 2016, 42(2):351-355

［59］ Akkoc A, Aydin C, Kartalmıs M, et al. Use and outcomes of amplatz renal dilator for treatment of urethral strictures. Int Braz J Urol, 2016, 42(2): 356-364

［60］ Redón-Gálvez L, Molina-Escudero R, Álvarez-Ardura M, et al. Predictors of urethral stricture recurrence after endoscopic urethrotomy. Actas Urol Esp, 2016, 40(8):529-533

［61］ Thomas G. Smith, III. Current management of urethral stricture disease. Indian J Urol, 2016, 32(1): 27-33

［62］ Gokhan Temeltas, Oktay Ucer, Mehmet Bilgehan Yuksel, et al. The long-term results of temporary urethral stent placement for the treatment of recurrent bulbar urethral stricture disease. Int Braz J Urol, 2016, 42(2):351-355

［63］ Biswal DK, Ghosh B, Bera MK, et al. A randomized clinical trial comparing intracorpus spongiosum block versus intraurethral lignocaine in visual internal urethrotomy for short segment anterior urethral strictures. Urol Ann, 2016, 8(3):317-324

［64］ Liaqat Ali，Muhammad Shahzad，Nasir Orakzai，et al. Efficacy of mitomycin C in reducing recurrence of anterior urethral stricture after internal optical urethrotomy. Korean J Urol，2015，56（9）：650-655

［65］ Horiguchi A. Substitution urethroplasty using oral mucosa graft for male anterior urethral stricture disease：Current topics and reviews. Int J Urol，2017，24（7）：493-503

［66］ Marshall SD，Raup VT，Brandes SB. Dorsal inlay buccal mucosal graft（Asopa）urethroplasty for anterior urethral stricture. Transl Androl Urol，2015，4（1）：10-15

［67］ Xue JD，Xie H，Fu Q，et al. Single-Staged improved tubularized preputial/penile skin flap urethroplasty for obliterated anterior urethral stricture：long-term results. Urol Int，2016，96（2）：231-237

［68］ Cavalcanti AG，Fiedler G. Substitution urethroplasty or anastomotic urethroplasty for bulbar urethra strictures? Or endoscopic urethrotomy? Opinion：Endoscopic Urethrotomy. Int Braz J Urol，2015，41（4）：619-622

［69］ Siegel JA，Morey AF. Substitution urethroplasty or anastomotic urethroplasty for bulbar urethra strictures? Or endoscopic urethrotomy? Opinion：Anastomotic Urethroplasty. Int Braz J Urol，2015，41（4）：615-618

［70］ Zaid UB，Lavien G，Peterson AC. Management of the recurrent male urethral stricture. Curr Urol Rep，2016，17（4）：33

［71］ Xie TP，Huang XB，Xu QQ，et al. Balloon dilation by B ultrasound monitoring for treatment of urethral stricture：5 case reports. Beijing Da Xue Xue Bao，2014，46（4）：657-658

［72］ Vyas JB，Ganpule AP，Muthu V，et al. Balloon dilatation for male urethral strictures "revisited". Urol Ann，2013，5（4）：245-248

［73］ Cakiroglu B，Sinanoglu O，Arda EOutcome of buccal mucosa urethroplasty in the management of urethral strictures. Arch Ital Urol Androl，2017，89（2）：139-142

［74］ Brown ET，Mock S，Dmochowski R，et al. Direct visual internal urethrotomy for isolated，post-urethroplasty strictures：a retrospective analysis. Ther Adv Urol，2017，9（2）：39-44

［75］ Anderson KM，Blakely SA，O'Donnell C，et al. IPrimary non-transecting bulbar urethroplasty long-term success rates are similar to transectingurethroplasty. Int Urol Nephrol，2017，49（1）：83-88

［76］ Nikolavsky D，Abouelleil M，Daneshvar M. Transurethral ventral buccal mucosa graft inlay urethroplasty for reconstruction of fossa navicularis and distal urethral strictures：surgical technique and preliminary results. Int Urol Nephrol，2016，48（11）：1823-1829

［77］ Sáez-Barranquero F，Herrera-Imbroda B，urethroplasty in bulbar urethral stricture. 13 years experience in a department of urology. Arch Esp Urol，2016，69（1）：24-31

［78］ Browne BM，Vanni AJ. Management of urethral stricture and bladder neck contracture following primary and salvage treatment of prostate cancer. Curr Urol Rep，2017，18（10）：76

［79］ Chapman D，Kinnaird A，Rourke K. Independent predictors of stricture recurrence following urethroplasty for isolated bulbar urethral strictures. J Urol，2017，198（5）：1107-1112

［80］ Hoy NY，Chapman DW，Dean N，et al. Incidence and predictors of complications due to urethral stricture in patients awaiting urethroplasty. J Urol，2018，199（3）：754-759

［81］ Aldaqadossi HA，Shaker H，Kotb Y，et al. Penile fasciocutaneous flap urethroplasty for the reconstruction of pediatric long anterior urethral stricture. J Pediatr，2018，14（6）：555. e1-555

［82］ Pariser JJ，Cohn JA，Gottlieb LJ，et al. Buccal mucosal graft urethroplasty for the treatment of urethral stricture in the neophallus. Urology，2015，85（4）：927-931

第**36**章　前列腺增生手术
(surgery for benign prostatic hyperplasia)

良性前列腺增生(benign prostatic hyperplasia,BPH)也称前列腺增生症,是老年男性最常见疾病之一。BPH 是前列腺组织细胞增多,使腺体体积增大压迫尿道,使尿道狭窄,引起膀胱出口梗阻,出现排尿困难,严重者尿潴留,如梗阻时间过长,可导致肾功能损害,以致尿毒症危及生命。男性自 35 岁以上起前列腺可有不同程度的增生,50岁以后开始出现临床症状。其发病率随年龄增加而增高。一般 50 岁时约为 50%,80 岁时可高达80%～89%。BPH 如能及时诊断,得到及时有效的治疗,可完全治愈。如未及时有效的治疗,可导致严重不良后果。

BPH 梗阻较轻患者,可采用药物治疗。梗阻较重,药物治疗无效者,可根据患者的年龄、全身状况及并存的疾病等,选择合适的手术治疗,以减轻及解除患者的痛苦。手术治疗方法有多种,各有优缺点,效果各异,对治疗方法的选择,应以方法简便易行、安全、有效、痛苦小、并发症少、经济、易被患者接受为准。

第一节　经尿道柱(棒)状水囊前列腺扩开术
(transurethral columnar ballon dilation of prostate,TUCBDP)

1987 年美国 Castaneda 应用球囊扩张治疗前列腺增生(症)5 例,由于操作简单,创伤轻,在国内外一度开展,但由于该扩张法效果不确定,出血多,远期效果不佳,已弃用。我国北大医院名誉院长、中国工程院院士、著名泌尿外科专家郭应禄院士团队,从 2006 年开始致力于研究"经尿道柱状水囊前列腺扩开术",是用柱状高压气囊有效的钝性扩张开前列腺体、膜部尿道、膀胱颈部,扩开外科包膜,腺体移向两侧,包膜扩开后降低了尿道压力和阻力,从而达到排尿通畅的目的,成为一种安全、有效、简便、微创治疗良性前列腺增生的新方法。获得国家发明专利,是具有我国自主知识产权的新技术。棒状水囊前列腺扩裂导管产品由北京优尼康通公司生产,获得北京食药监局正式批准。2015 年开始正式在国内推广,目前开展超过千例,近期效果良好,并开始在国际上推广。

【原理】

人体前列腺的包膜完整,增生的前列腺对不同位置的包膜压力不同,包膜在 12 点处最为薄弱,在一定压力的扩张作用下最容易扩裂。该技术是通过柱状高压水囊有效扩开前列腺腺体、膜部尿道、膀胱颈部,扩裂开外科包膜,腺体周围的脂肪等组织填充裂开部位,形成组织垫,狭窄尿道变得宽大,降低尿道压力和阻力,有效改善排尿困难症状。达到排尿通畅的目的;突破了膜部尿道不能扩张的这一禁区,是前列腺增生治疗的一种新技术。

【优点】

1. 经尿道柱(棒)状水囊前列腺扩开术属微创手术,尤其适合于老年前列腺增生,不能耐受前列腺电切等手术的患者。

2. 方法简便,手术时间短,组织损伤轻,术后恢复快,并发症少,可明显改善排尿困难,减少残余尿,安全有效。费用低。

3. 保留了前列腺的分泌功能、生殖功能及性功能等。

4. 克服了前列腺术后逆行射精的并发症。

【缺点】

1. 手术过程非直视下操作,凭感觉扩裂前列腺,需要一定的临床经验。

2. 疗效不如前列腺切除术后效果好。术后留置导尿管时间较电切时间长。

3. 仍有术后并发症,术后出血及尿失禁发生率较高。

【适应证】

1. 需做前列腺手术才能解除排尿困难或尿潴留的老年前列腺增生患者,因身体虚弱或合并心脑血管等疾病,手术麻醉风险较高,不能耐受前列腺电切等手术的前列腺增生患者。

2. 要求保留前列腺愿望的前列腺增生患者。

【禁忌证】

1. 合并严重高血压及或心力衰竭未控制者、急性心肌梗死者,半年内因脑血管意外发生偏瘫等,不能耐受经尿道柱状水囊前列腺扩开术者。

2. 合并严重支气管哮喘、肺气肿、肺部感染及肺功能显著减退者。

3. 合并肝功能明显异常和严重功能不全者。

4. 合并全身出血性疾病未纠正者。

5. 合并严重糖尿病未能控制者。

6. 合并急性泌尿生殖系统感染、尿道炎未控制者。

7. 合并尿道狭窄无法手术的患者。

8. 合并急性泌尿感染、急性前列腺炎患者。

9. 突入膀胱内的前列腺中叶明显增生患者。

10. 合并精神障碍不能配合手术者。

11. 前列腺癌患者。

【术前准备】

同经尿道前列腺切除术的术前准备。

【麻醉与体位】

一般采用硬膜外麻醉,必要时全麻。患者采用截石位。

【特殊器械】

柱(棒)状水囊导管,配备压力表、金属内芯。导管主体为四腔,分为导尿腔、冲洗腔和内外两个高压水囊腔。高压水囊分 A 囊及 B 囊,B 囊在 A 囊内(图 36-1A)。柱(棒)状水囊导管具有定位、扩裂、止血、导尿、冲洗多种功能,用环氧乙烷灭菌,一次性使用。

【手术要点】

1. 膀胱镜检 麻醉后,经尿道做膀胱尿道镜检,了解膀胱内情况、前列腺的形态大小及后尿道的长度等。退镜前膀胱内灌注冲洗液 300～400ml 待下一步手术。

2. 导管插入 柱状水囊导管外涂水性润滑剂后经尿道插入,见有尿液从导管口溢出时证实已插入膀胱。

3. 定位导管 术者左手扶持导管,右手示指直肠指诊,在前列腺尖部触到柱状水囊尾端的定位突后,将导管向外拉 1.0～1.5cm,将柱状水囊导管调到前列腺及膜部尿道的位置(图 36-1B)后,固定导管。

4. 内囊(B 囊)内注水 助手连接压力泵到内囊冲压接头,然后向内囊注入生理盐水,使压力达到 0.15MPa 时应该在前列腺尖部摸到初始囊型,如触摸不到,则需向内或向外调整导管,直至前列腺尖部可触膨胀水囊为止,目的是让内囊跨过外括约肌,注意不要用力过大,防止把内囊拉到球部尿道。助手继续向内囊内注入生理盐水,当压力表压力超过 0.2MPa 时会有突然压力下降(减压)的感觉,提示外科包膜已破开,继续灌水到压力表达 0.3MPa 为止维持(图 36-1C),关闭 B 囊充水压接头。

5. 外囊(A 囊)内注水 助手把压力泵接入外囊(A 囊)充压接头,迅速向外囊内灌水,使气压达 0.3MPa 为止(图 36-1D),此时膜部已向前方裂开,两侧叶腺向前方张开,腺体周围的脂肪等组织填充裂开部位,形成组织垫,狭窄尿道变得宽大(图 36-1E);导尿管向膀胱内进入 2cm 左右,肛门指检已扣不到气囊导尿管,提示气囊已越过括约肌进入后尿道(图 36-1F),此时固定导尿管,导尿管接集尿袋,做膀胱持续冲洗。回病房,将气囊内内压维持在 0.1MPa 左右,持续压迫至少 6h。

注意:向外囊注水时注意一定要牵住扩裂导管,防止扩裂导管向膀胱滑入,整个注水过程一定都要始终向外牵拉扩裂导管。

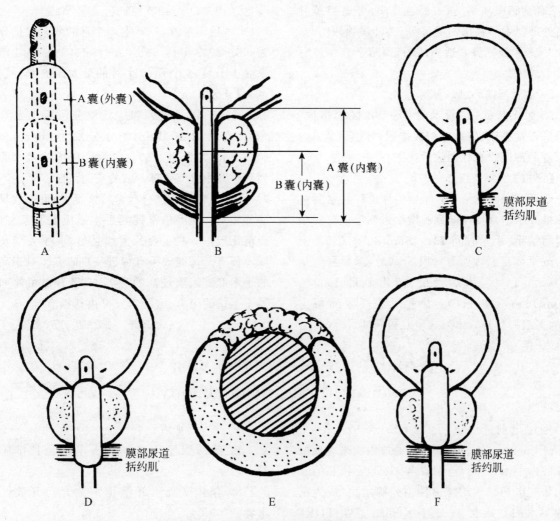

图 36-1　经尿道柱(棒)状水囊前列腺扩开术

A. 柱(棒)状水囊导管 AB 两囊结构;B. 柱(棒)状水囊导管放置在前列腺及膜部尿道的部位;C. 内囊(B囊)内注水裂开外科包膜及膜部尿道;D. 外囊(A囊)内注水裂开膜部为两侧叶腺体,E. 腺体周围的脂肪等组织填充裂开部位;F. 气囊已越过括约肌进入后尿道

6. 改良措施

(1)向外囊内灌水,使气压达 0.3MPa 后,维持压力 5min 左右(此期间压力下降需补压到0.3MPa)后,双囊放水,将内、外囊水全部放掉,拔出扩裂导管。

(2)做膀胱尿道镜检,经尿道插入电切镜观察扩开后腺体情况,如扩开效果明显,有出血明显的患者可用电切镜电凝止血后。经尿道置入 20F 或 22F 三腔气囊导尿管,气囊内注水 30ml 左右,在尿道外口系扎纱布条于尿管上牵拉压前列腺(术后 6h 左右解除),持续膀胱冲洗,结束手术。

(3)如扩开效果不明显可重复 2～5 步骤,到满意为止。

【术后处理】

1. 术后用抗生素防治感染。

2. 术后气囊内维持 1 个大气压压迫至少 6h。减压后仍需持续冲洗,保持引流通畅。

3. 术后持续冲洗膀胱,到冲出液清亮为止,一般要 1～3d 出血才停止。

4. 如气囊减压后,冲出液血色又加重,气囊内又重新注水到 1～3 个大气牵引压迫止血。并加快冲洗,到出血为止。如上述处理出血不停止,应行经尿道电灼止血或开放手术止血。

5. 镇静止痛,术后麻醉消失后,由于气囊压迫,患者常感胀痛不适,或膀胱痉挛,可适当镇静止痛处理。术后根据情况可 5~10d 拔除尿管。

6. 术后鼓励患者适当活动,预防下肢深静脉血栓形成。

7. 术后严防心、肺、脑等意外。

8. 如无特殊,一般术后 7~10d 拔管排尿。一般可正常排尿,如不能正常排尿,继续带管 5~10d,待局部组织水肿消除后拔除。

【评析】

余扬(2016)总结了 141 例经尿道柱状水囊前列腺扩开术治疗良性前列腺增生近期疗效与安全性观察结果:手术时间 13~45min,平均(15.9±7.7)min,术后常规留置导尿 5~7d。术后尿失禁 7.8%(11/141)。术后大出血(出血量 1000~2000ml)3.5%(5/141)。拔管后急性尿潴留占 10.64%(15/141)。术后 3 个月尿滴沥、排尿费力 7.1%(10/141)。术后前尿道狭窄占 1.4%(2/141),术后 1 个月、3 个月、6 个月的残余尿量分别为(48±29.3)ml、(56±38.3)ml、(53±36.1)ml。术后 1 个月、3 个月、6 个月的最大尿流率分别为(23.7±8.5)ml/s、(24.1±8.5)ml/s、(25.6±8.5)ml/s。国际前列腺症状评分术后 1 个月、3 个月、6 个月的 IPSS 评分分别为(6±4.6)、(4.8±4.3)、(3±2.8)。显示经尿道柱状水囊前列腺扩开术具有总体疗效肯定,操作简单,手术耗时短,创伤轻,出血量少,术后恢复快,近期效果较好等优点。应严格掌握其手术适应证及禁忌证,规范化操作。其主要并发症是出血、尿失禁及排尿不畅等。远期效果有待进一步研究。对于高龄的手术麻醉风险较高的患者,或者有保留前列腺器官愿望的患者,这一术式可供选择。

（何云锋　张　尧　陈在贤）

第二节　经尿道前列腺切除术
（transurethral prostatectomy）

经尿道前列腺电切术(transurethral resection of the prostate,TURP)是通过内镜来完成的特殊腔内手术。1834—1887 年 Guthde 和 Bottini 开始研究电切技术治疗良性前列腺增生,成为前列腺手术的金标准,1995 年 Kdplan 等在 TURP 基础上,改进并创建了经尿道前列腺汽化切割术(transurethral vaporization of the prostatie,TVP)。到 2000 年,等离子体切割电极由双极双环改变成双极单环,明显提高了电切及止血的效果,达到与 TURP 同样的效果,现已逐步在推广应用。

【原理】

经尿道将增生的前列腺组织逐块切除,以解除因前列腺增生、体积增大导致的后尿道梗阻,达到排尿通畅的目的。

【适应证】

1. 排尿梗阻症状明显,反复急性尿滞留者。

2. 排尿困难,药物治疗效果不好、身体状况能耐受手术者。

3. 残余尿量>50ml,尿流率<10ml/s 者。

4. 并发膀胱结石、憩室、腹壁疝、痔等。

5. 反复发作尿路感染不易控制者。

6. 并发出血者。

7. 前列腺癌失去根治手术机会且排尿困难者。

8. 合并膀胱颈纤维化不适合行开放性手术者。

9. 国际前列腺症状评分(international prostate symptom score,I-PSS),I-PSS>20 分者(I-PSS 评分是 BPH 患者下尿路症状严重程度的主观反映,将表格中的 7 个选择问题答案的分数累加得到 IPSS 总分为 0~35 分,如果计分在:0~7 分为轻度症状,8~19 分为中度症状,20~35 分为重度症状)。

10. 生活质量指数(quality of life,QOL)评分,QOL>4 者(QOL 代表前列腺增生患者因排尿症状如夜尿增多、尿频、尿急、排尿困难、小便滴沥,甚或尿失禁等而影响生活质量,评分 0~6 分。该问题答案:0—非常好,1—好,2—多数满意,3—满意和不满意各半,4—多数不满意,5—不愉快,6—很痛苦)。

【禁忌证】

前列腺增生手术的相对禁忌证如下。

1. 合并严重高血压及(或)心力衰竭未控制

者、急性心肌梗死者,半年内因脑血管意外发生偏瘫者。

2. 合并严重支气管哮喘、肺气肿、肺部感染及肺功能显著减退者。

3. 合并肝功能明显异常和严重功能不全者。

4. 合并全身出血性疾病者。

5. 合并严重糖尿病未能控制者。

6. 合并精神障碍不能配合手术者。

7. 合并急性泌尿生殖系感染、尿道炎未控制者。

8. 合并尿道狭窄者。

9. 合并巨大膀胱憩室或较大多发膀胱结石需开放手术一并处理者。

10. 合并髋关节强直,不能取截石位者,或巨大不可复性疝,影响手术操作者。

【术前准备】

1. 合并尿路感染应用抗生素治疗,控制感染。

2. 前列腺增生合并高血压、心肺功能不全者,应先予以治疗,使病情稳定。

3. 合并糖尿病病情控制后。

4. 合并尿道狭窄应行尿道扩张治疗,或行尿道内切开后,或行尿道狭窄处切开后。

5. 余尿量过多继发双肾积水、肾功能损害者,宜先留置导尿管引流尿液,待肾功能改善后。

6. 心动过缓,阿托品试验阴性,术前应安装临时起搏器。

【麻醉与体位】

一般均采用硬膜外麻醉,喉罩全麻醉及气管插管全麻醉,最好尽量避免气管插管全麻醉,因这可导致肺部感染严重并发症。取截石卧位。

【术式简介】

经尿道前列腺切除术是微创手术,现较常用的有经尿道前列腺电除术、经尿道前列腺汽化切割术、经尿道双极汽化等离子切割术及经尿道前列腺剜除切除术 4 种。

1. 经尿道前列腺电切术 (transurethral resection of the prostate,TURP)

(1)优点:TURP 属腔道微创手术,其特点电切功率不太高,切割组织较精细而准确,不易误伤邻近组织,安全,组织损伤轻,术后恢复快,效果好。对不能耐受开放前列腺切除术的高危患者,

经过充分准备,也可承受 TURP 手术。对失去根治机会的前列腺癌患者,前列腺体积偏小,合并膀胱颈纤维化者也适合行 TURP。

(2)缺点

有一定的并发症,技术要求较高,手术效果与并发症多与手术者的操作技术有关。

(3)特殊准备

①配套设备:电切镜(镜鞘、闭孔器、内镜、电切环、操作件),Ellik 冲洗器,冷光源及光纤束,高频电发生器,摄像仪及摄像头,显示屏等。调试其性能良好。

②膀胱冲洗液:采用非导电非溶血接近等渗无菌液,常用者有 5% 葡萄糖溶液、5% 甘露醇、1.5% 的甘氨酸、4%~5% 甘氨酸溶液、3.3% 的山梨醇等,其中 5% 葡萄糖溶液最常用。由于每种冲洗液有自己的优点和缺点,故要根据患者的具体情况选用。如糖尿病患者,术前血糖已控制,电切时间短(限在 1h 内),也可使用,因一般在正常情况下,冲洗液在短期内吸收很少,对糖尿病患者影响不大。但应避免发生 TURP 综合征。

③膀胱冲洗类型

A. 膀胱穿刺套管回流持速冲洗式:术中经尿道置入 24F 间断式冲洗电切镜入膀胱内,放入冲洗液,将膀胱快速充盈后,行耻骨上膀胱穿刺入膀胱内,置入 18~22F 双腔气囊导尿管,电切时行膀胱持速冲洗的排水管道。其优点是可用 24F 间断式冲洗电切镜,适合于尿道腔偏小及初学者。手术野显示较清楚,可缩短电切时间。缺点是有一定穿刺损伤,穿刺孔道如经腹腔而过,冲洗液有外溢到腹腔的可能。但电切时仍需定时取出工作件,排空膀胱内冲洗液,以防排液通道被堵塞,使膀胱内压过高,产生并发症。

B. 膀胱间断冲洗式:采用间断冲洗的 24F 电镜做前列腺电切,其优点是可用 24F 间断式冲洗电切镜,容易通过尿道,适合于尿道腔偏小者,间断排空膀胱,不易导致膀胱内高压,并发症少。但手术野常显示欠清楚,影响电切速度,由于要定时间断排出膀胱内冲洗液,手术时间较长。

C. 膀胱回流持速冲洗式:采用持速冲洗 26F 电切镜,其优点是电切时膀胱持速冲洗,手术野较清楚,不易误伤邻近组织,电切较顺利,手术时间可缩短。尿道偏小者难以进入,并可致尿道损伤

后狭窄可能,并有前者类似并发症。但电切时仍
需定时取出工作件排空膀胱内冲洗液,以防排液
通道被堵塞,使膀胱内压过高,产生并发症。

(4)电切要点

①认清解剖标记:电切镜进入膀胱后,连接冲
洗液及出水导管,接好光纤及电源线,观察膀胱内
有无小梁、憩室、肿瘤、结石或其他病变,要认清解
剖标记,双输尿管口与前列腺的关系,前列腺中叶
大小,有无向膀胱内突出,两侧叶增生程度,电切
镜对准6点位,缓慢后退,观察精阜位置,膀胱颈
至精阜的距离,以便对手术作出充分的估计。

②电切方法:TURP 切割方法较多,切割顺
序及方法应根据前列腺的形态大小、患者的情况
及术者习惯而定。常用方法如下。

A. Alcock 电切法:从3点和9点处起切一
条沟(图36-2),显露内括约肌及包膜,切断供应中
叶的血供,把腺体分成几部分,以中叶、侧叶及背
部顺序逐一分段切除。操作简单。

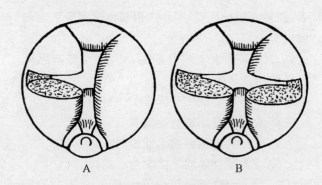

图 36-2 Alcock 电切法
A. 先在9点处切一条沟;B. 后在3点处切一条沟

B. Barnes 电切法:从右上开始切割(图 36-
3A),从上往下切(图 36-3B),将右侧叶完全切除
后,从左上叶开始切割(图 36-3C),从上往下切割
(图 36-3D),将左侧叶切割完后,切割中叶(图 36-
3E、F),最后切割前叶(图 36-3G)。此法易于掌
握,若术中发生意外情况,可随时停止手术。

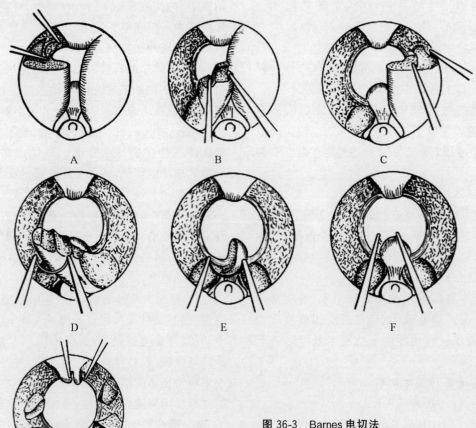

图 36-3 Barnes 电切法
A. 从右上开始切割;B. 从上往下切割;C. 从左上叶开始切割;D.
从上往下切割;E. 开始切中叶;F. 逐一切割中叶;G. 最后切前叶

C. Nesbit 电切法：前列腺包膜是切除前列腺的良好界限，而截石位 12 点处包膜比较平坦，因此从 12 点开始切割（图 36-4A），此处仅有少量组织连接两侧叶，容易显露内括约肌及前列腺包膜确定标志。前两个步骤自 11-7 点依次切除前列腺右侧叶之腺体（图 36-4B）。每次切割必须全长且直达前列腺包膜，完善止血就能保持良好的视野，将右侧切割完（图 36-4C）后，将电切镜转回 12 点处，同法依次切除 1 点到 5 点处之腺体（图 36-4D），最后割中叶，先清除前列腺窝底，连同中叶一并切除。切除时注意，每切一刀必须直达前列腺靠近包膜，且互相紧挨。

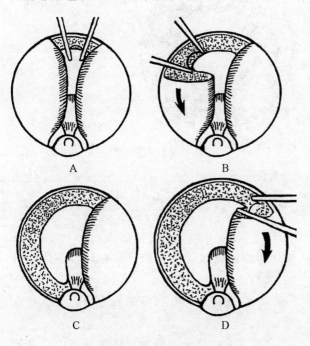

图 36-4　Nesbit 电切法

A. 先从 12 点开始切割；B. 从 11 到 7 点切割右侧叶；C. 右侧叶已切割；D. 从 1 点到 5 点切割左侧叶

D. 中叶起始电切法：前列腺中叶多增大，部分患者并突入膀胱内，影响膀胱内结构及病变的观察，对此多数术者喜欢先切中叶，后切左右侧叶。先从 6 点中叶开始切割（图 36-5A），切至精阜近端，深度达膀胱颈白色、环形的纤维，前列腺包膜纤维为止（图 36-5B），止血后，分别从切缘开始，由下向上逐一切割左右叶增生的前列腺组织，从 5 点切割到 1 点（图 36-5C），又从 7 点切割到 11 点（图 36-5D）分别电切左、右侧叶；最后切割 11 点至 1 点处增生的前列腺组织（图 36-5E）。再

处理前列腺尖部。

E. 分段电切法：前列腺增生体积较大者可分段电切，分近膀胱颈段、中段及近精阜段，切另一段之前应彻底止血。再按近侧部、中部及尖部法逐一切除。

F. 前列腺尖部电切法：切除过少梗阻未彻底解除，切除过多伤及外括约肌。切除尖部组织时应仔细，要认清精阜，切到精阜并将两侧组织切除，但切缘不得超过精阜，因精阜远端即是外括约肌。此时将电切镜置于精阜处，转 180°观察切缘是否越过此水平，否则会损伤尿道外括约肌，一旦损伤可致尿失禁。环绕尿道环状组织小部分损伤尚不致造成尿失禁。

③止血：术中出血使视野不清，影响电切顺利进行，并使病情不平稳。一般电切时边切割边止血。如见动脉喷射状出血时，迅速找到出血点立即用电切环压住出血点电凝止血（图 36-6），不但可减少出血量，还能减少电切中误损邻近组织，缩短手术时间。常用如下方法止血。

A. 切下第一刀后可见数个出血点，出血点如在切割范围内就不必止血，而采用连续切割法直达呈环状纤维的前列腺外科包膜，再电凝止血。一般出血，排空膀胱后加大冲水速度，使视野清晰，将电切镜接近电切部位寻找出血点，小的出血点直接电凝止血。大血管出血，可先电凝血管两侧，然后电凝血管，或前后移动切割环，使切割环将血流分为两股，压低切割环，暂时压住血管，凝固断端。

B. 出血点位于尚未切除组织内无法发现者，先切掉该组织，发现出血点止血。

C. 创面形成血凝块者，将血凝块刮去后见出血点应止血。

D. 静脉窦或穿孔所致的大出血，无法电凝止血者，需立即中止电切术，用气囊压迫止血，如无效，则应立即开放手术止血。

④冲出组织碎片：用 Ellik 冲洗器冲洗，冲出膀胱内切除的组织碎片（见彩图 36-7）送病检。

⑤结束前检查处理：电切完毕前要做一次术野检查，观察腺体是否完全切除，止血是否彻底，膀胱内有无残存组织及血块等。

A. 检查增生腺体是否切净。只切开一条通道解除梗阻，能够排尿即可，是不正确的。切除不

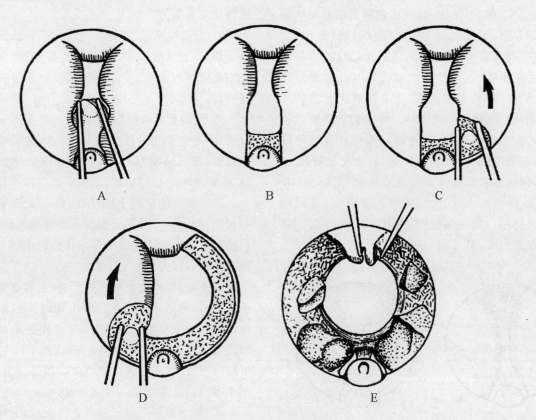

图 36-5　中叶起始电切法

A. 先切割中叶；B. 中叶已切割；C. 由下向上逐一切割左侧叶；D. 由下向上逐一切割右侧叶；
E. 最后切割 11 点到 1 点部位

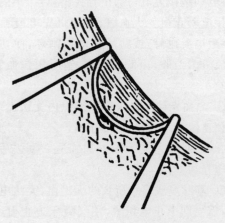

图 36-6　电切环压住出血点电凝止血

彻底，残留组织易引起感染、出血、排尿不畅，或排尿困难或很快复发。术中应切除全部增生的腺体，上缘从膀胱颈开始，下缘至精阜，四周至前列腺的外科包膜。检查增生的前列腺组织是否切尽，当膀胱充盈时，前列腺窝随之扩大，未切净的组织内镜下易被忽略，应在排空膀胱后，观察有无未切净的前列腺增生组织。如有残存腺体应补切，修整创面。

B. 彻底止血。有明显活动性出血要彻底电凝止血。

C. 清除碎块及血凝块。清除膀胱内残存组织碎块及血凝块。

D. 观察前列腺尖部。拔电切镜同时要注意观察前列腺尖部、精阜及外括约肌。此时从尿道球部向里窥视，尖端朝外的锥形腔隙。

⑥留置气囊导尿管：取出电切镜，经尿道留置三腔气囊导尿管，持续膀胱冲洗。如冲出液血色较浓，提示有不同程度出血，手稍牵拉尿管使气囊压迫止血，牵引重量为 125~250g。

2. 经尿道前列腺汽化切割术（transurethral vaporisation of prostate，TVP）　1995 年 Kdplan 等在 TURP 基础上进行改进，创建了经尿道前列腺汽化切割术。因并发症较多，现应用较少。

（1）优点：TVP 属腔道微创手术，止血效果较好。

(2)缺点：电切时高频电输出功能高达300W，易造成邻近组织损伤，切割不甚精细，并发症多于TURP。

(3)术前特殊准备：同TURP。

(4)手术要点：手术操作与TURP相同。用铲状电极进行前列腺汽化切割，将增生的前列腺组织逐块切除。

3. 经尿道双极等离子前列腺电切术(transurethral plasmakinetic resection of prostate，TUKRP)　1998年英国Gyrus公司将一种全新的等离子技术用于前列腺切除术，由于它由一工作电极和一回路电极组成，用生理盐水做灌洗液为工作介质，故又称为经尿道双极汽化等离子切割术(transurethral bipolar vaporisation of prostate，TBVP)，电极为双极双环，由于止血效果不满意，影响了其临床应用。经不断改进与创新，到2000年，等离子切割电极由双极双环改变成双极单环，工作极位于电极的前端，回路极也是电极结构中的一部分，位于电极的后端，工作极和回路极之间有绝缘的陶瓷体隔开，单极最大输出功率：纯切300W、混切200W、电凝200W，通过周围导电的生理盐水形成一个精简的局部回路，应用高度集中在电极工作端的等离子动态能量对组织进行汽化，产生40～70℃的低温切割，边切边凝，明显提高了电切及止血的效果，达到与TURP同样的效果，现已逐步在推广应用。

(1)优点：等离子双极汽化电切使用生理盐水做灌洗液，可避免或减少水中毒(TURP综合征)的发生。双极回路的动态等离子电切术，无需负极板，组织无电流通过，低温切割(组织表面温度仅40～70℃)，极有限的热穿透，对周围组织损伤少，减少了尿道膀胱刺激症状。经尿道双极等离子前列腺电切术的闭孔神经反射极轻微，适合于膀胱肿瘤电切术。

(2)缺点：有TURP相类似的并发症。止血效果仍不如TURP，当电切到接近闭孔神经处时仍有发生闭孔神经反射的可能。作者先后发现1例闭孔神经反射，导致膀胱穿破裂；因此在靠近闭孔神处电切时仍需小心，避免发生闭孔神经反射的不良事件。

(3)特殊器械

①双极等离子前列腺电切术系统：双极单环电切镜镜鞘、闭孔器、内镜、双极单环(见彩图36-8A)、操作件、冲洗器、冷光源及光纤束、双极单环电切高频电发生器、摄像仪、摄像头及显示屏系统等。

②双极单环等离子电切镜双极单环两极连接(见彩图36-8B)。

③膀胱冲洗类型：膀胱回流持速冲洗式，同TURP。

(4)膀胱冲洗液：采用生理盐水。

(5)术前特殊准备：冲洗液使用生理盐水。备相应的器械及配套仪器。

(6)手术要点：手术操作与TURP相同。

4. 经尿道前列腺剜除术(transurethral enucleative resection of prostate，TUERP)　开放性前列腺切除术能在外科包膜内将增生腺体完全摘除，效果好，但止血较困难。近10年来国内外学者探索了经尿道前列腺剜除术，以达到既能将增生腺体完全切除，又能直接止血的微创两大优点。至今有经尿道用钬激光、2μm激光、电切镜及等离子体等行前列腺剜除术。

(1)经尿道钬激光前列腺剜除切除术：目前主要是钬激光(Ho：YAG)，2003年TanAH等报道了经尿道钬激光前列腺剜除术。当其波长为2140nm时，钬激光的光能被组织吸收后转化为热能，利用钬激光在腺体组织内极短的时间内因高温而凝固、炭化及汽化，从而达到切割前列腺的目的。随着大功率100W钬激光和前列腺组织粉碎器研制成功，手术可在前列腺5点和7点位切出两条标志沟，沿着增生的前列腺与外科包膜之间分块切除前列腺的两侧叶和中叶，应用经尿道组织粉碎器将已切除的前列腺组织块粉碎后吸出。钬激光和TURP治疗BPH比较，其效果、并发症等方面无明显差别；但手术时间长，创面不整齐不平滑，外科包膜不易识别，其穿孔、尿失禁及病死率等偏高。现已较少应用。

钬激光前列腺剜除术与2μm激光前列腺剜除术，适合于体积较大的单纯性前列腺增生患者。不适合前列腺增生合并膀胱颈挛缩(纤维化)，增生腺体与包膜的界面粘连无法分离者及失去根治机会的前列腺癌患者。

(2)经尿道电切镜前列腺剜除切除术：2007

年 HiraokaY 等报道了经尿道前列腺剜除术，2008 年 Iwamoto K 介绍用电切镜将增生的前列腺体分块剜除后，用组织粉碎器粉碎剜除的前列腺组织的方法，切除增生的前列腺。唐汇龙等（2008）介绍采用电切镜的电切环沿精阜上方横向切开尿道黏膜并向深部推切，找到前列腺外科包膜与增生腺体的间隙；用电切镜鞘沿包膜钝性剥离腺体，边剥离边止血，中叶较易推至膀胱颈口处。顺时针向左、逆时针向右分别剥离两侧叶至 12 点处。前列腺较大时可先将剥离的中叶切除，边剥离边切割两侧叶。止血彻底后，用 Ellick 冲洗器，冲出切除的组织碎块，插入 18～22F 三腔气囊尿管于膀胱内，稍牵引压迫膀胱颈口压迫止血。

（3）经尿道等离子体前列腺剜除切除术：2008 年卞军、刘春晓等报道应用等离子体前列腺剜除术的研究。等离子体切割系统，切割功率 140～160W。凝固功率 60～80W。采用分叶剥离后切除法进行切除。以中叶增生为主者，则先于 5 及 7 点处切标志沟达包膜，然后在 12 点处切标志沟达包膜，再用电切环在前列腺尖部末端，即精阜近端，在 5 及 7 点之间，沿增生腺体边缘做环状黏膜切开，用电切镜鞘于前列腺外科包膜层内分别将三叶腺体剥离剜除至膀胱颈处后，逐一切除。若两侧叶增生为主，则先在 6 点及 12 点处做标志沟，然后沿增生腺体前缘做环状黏膜切开，将 12 点和 6 点标志沟相连，用推切技术分别将两侧叶剥离剜除至膀胱颈处，再逐一切除。吸出组织碎块，置入三腔导尿管，膀胱持续冲洗。

【注意要点】

1. 防止置镜损伤　26F 电切镜鞘直径较粗，经尿道插入时要轻巧，避免粗暴操作引起尿道及膀胱等损伤。多发生后尿道损伤、膀胱颈穿孔。

2. 防止电切损伤　电切镜进入膀胱后要认清解剖标记，找到尿道内口及精阜，观测两者之间的距离及前列腺的形态大小，三叶增生情况。确定切割的起点和终点。手术野近侧与膀胱交界的内括约肌为环形肌纤维，切除过深可造成三角区穿孔，在侧方则可将膀胱前列腺连接处切穿。前列腺包膜的纤维呈网状排列，表面结构较均匀，进入组织越深，相互交织的纤维越明显，再深则变稀疏，要穿破时，则通过零散的纤维束之间可看到发

亮的脂肪组织。外括约肌位于精阜远端，主要由平滑肌纤维组成，为一相当长度的肌性管道，较韧，对静电刺激可有反应。只要术野清楚，不切越精阜，一般不致损伤。

【术后处理】

1. 术后持续膀胱冲洗，保持管道通畅；观察冲出液血色程度变化，防止术后继发性出血，以便及时发现、及时处理。膀胱冲出液清亮，便可停止冲洗。

2. 术后观察血压、脉搏、呼吸变化至平稳。

3. 术后使用抗生素防治感染。

4. 鼓励患者尽早活动，防止下肢深静脉血栓形成。一般术后第 1 天膀胱冲出液清亮，便可停止冲洗，下床活动。

5. 如无特殊，一般术后 3d 左右，便可拔管排尿，排尿通畅便可出院。

6. 出院后仍有不同程度的血尿及尿路感染，需适当应用抗菌药物控制感染，待尿常规检查正常为止。

7. 如合并膀胱颈挛缩或尿道狭窄者，待炎症控制后，根据情况行尿道扩张，持续半年以上。

【评析】

1. 经尿道前列腺电切术（TURP）　TURP 已是国际公认的，应用最广，安全、有效、痛苦小的一种微创手术，是治疗 BPH 的"金标准"。TURP 术中将增生的前列腺体由内向外逐块切除，其腔隙逐渐扩大，操作简便、易行、快速；术中可根据患者病情变化随时终止手术。其手术效果及并发症与术者的手术技巧、切除增生的前列腺腺体的彻底程度及患者耐受情况等有直接关系。如患者情况许可，术者技术熟练，能快速、准确无误地在外科包膜内，将增生的前列腺腺组织彻底切除，又不损伤邻近组织，其术后效果与开放性前列腺切除术一样好，术后最大尿流率可达 40ml/s 左右，无残余尿，并发症少，远期效果好。

2. 经尿道前列腺汽化切割术（TUVRP）　TUVRP 高频电输出功能高达 300W 左右，铲状电极切割增生的前列腺腺体，切割速度较快；凝固止血效果较好，但切割精确性较差，易损伤邻近组织，并发症多于 TURP。现已极少应用。

3. 经尿道等离子体前列腺切除术（TURIS-PVP）　TURIS-PVP 由双极改进为单极等离子

体电极后,术中切割及止血效果有增强,现电切及止血已达到 TURP 相同的效果,由于用生理盐水作为工作介质,可减少水中毒(TURP 综合征)的发生。双极回路的动态等离子电切术,无需负极板,组织无电流通过,闭孔神经反射轻微,特别适合膀胱癌的电切;可避免或明显减轻电切时因发生闭孔神经反射损伤闭孔动脉引起大出血的严重并发症,因此 PBVP 现已逐步在推广应用。现PBVP 与 TURP 电切前列腺增生,效果相当。

4. 经尿道前列腺剜除术(TUERP)　前列腺切除采用钬激光、$2\mu m$ 激光、等离子体及普通电切镜等经尿道前列腺剜除切除手术,是将开放性前列腺切除在外科包膜内剜除增生的前列腺体及经尿道前列腺切除术相结合的原理,先在增生腺体与外科包膜之间分离游离增生腺体,再将腺体逐块切除。其目的是将增生腺体外科包膜内彻底切除,以提高术后效果及减少术后复发率,其效果

与 TURP 相似。只适用于单纯前列腺增生患者,对重度大体积前列腺增生者分离较困难,不适合前列腺增生合并膀胱颈挛缩(纤维化)及失去根治机会的前列腺癌患者。因其技术要求高,寻找增生腺体与外科包膜之间隙困难而不容易掌握,操作中如分离平面不对,加重损伤及出血,以致损伤前列腺周围静脉丛、膀胱颈穿孔、直肠损伤等较严重并发症可能,术后尿失禁发生率较高。剜除术不能完全取代电切术,现还难推广应用,有待进一步研究。

5. 其他　现经尿道前列腺切除术是前列腺切除的微创手术,明显优于开放性前列腺切除术,现几乎替代了开放性前列腺切除术。经尿道前列腺切除术的效果、并发症多少与其严重程度与选择的术式有关,与手术医师的手术技巧亦有关。

(陈在贤　胡强达)

第三节　经尿道前列腺剜除联合耻骨上经膀胱前列腺粉碎术
(transurethral enucleation of the prostate and suprapubic prostate crushing operation)

近多年来采用经尿道前列腺剜除联合耻骨上经膀胱前列腺粉碎术治疗巨大前列腺增生(症),是经尿道及经膀胱两途径来切除较大体积的新技术,是经尿道用激光、电切镜、等离子体等将增生的腺体剜除。

【原理】

经尿道将增生的前列腺剜除,经膀胱将剜除的增生的前列腺组织粉碎取出,逐块切除,以解除因前列腺增生体积增大导致的后尿道梗阻,达到排尿通畅的目的。

【适应证】

与经尿道前列腺切除术的适应证相同:该术式适应于重度增大的前列腺增生患者。

【禁忌证】

同经尿道前列腺切除术。

【优点】

增生的前列腺剜除后前列腺窝内出血,电灼止血比开放手术止血方便而容易,剜除的腺体粉碎快速取出比电切快,出血较少,并发症较少,效果较好。

【缺点】

经耻骨上膀胱切开粉碎剜除的前列腺增生腺体,要做耻骨上膀胱造口加重组织损伤,术后恢复时间较长。

【术前准备】

同经尿道前列腺切除术。

【麻醉与体位】

一般均采用硬膜外麻醉,必要时全身麻醉。取截石卧位。

【手术要点】

1. 经耻骨上小切口进入膀胱。

2. 经尿道用激光,或电切镜,或等离子电切镜,将增生的大体积前列腺从外科包膜内逐一分离,边分离边止血,最后将腺体剜除推入膀胱内。

3. 经耻骨上膀胱切口内取出剜除的前列腺组织。

4. 尿道留置 20F 或 22F 双腔或三腔气囊导尿管,耻骨上留置膀胱造口管,结束手术。

【术后处理】

同经尿道前列腺切除术后的术后处理。只是

术后膀胱冲洗出血停止后,先拔除耻骨上膀胱造口管,待耻骨上膀胱造瘘口愈合不漏尿时,最后拔除尿道导尿管排尿。

【评析】

经尿道用激光、电切镜、等离子体等将增生的腺体剜除,经耻骨上膀胱将前列腺粉碎取出,经尿道便于止血,该法治疗巨大前列腺增生症,切实可行,效果好,并发症较少,是前列腺增生一种供选择的新手术方法。但经耻骨上膀胱切开粉碎剜除的前列腺增生腺体,要做耻骨上膀胱造口加重组织损伤,手术较复杂,术后恢复时间较长。有待进一步研究。

(陈在贤　胡强达)

第四节　开放性前列腺切除术(open prostatectomy)

开放性前列腺切除术是采取开放式手术方法将引起尿道梗阻的增生的前列腺体从外科包膜内完整摘除,以解除因前列腺增生体积增大导致的后尿道梗阻,达到排尿完全通畅的目的,效果最好。但损伤较重,止血较困难,出血较多,术后恢复较慢,住院时间较长。随着经尿道前列腺切除的多种微创手术的不断改进和创新,具有比开放性前列腺切除术如组织损伤轻、出血较少、术后恢复快、住院时间短等优点,现已广泛应用。因此,开放性前列腺切除术现已大幅度减少,已逐步被经尿道前列腺切除微创手术所替代。现无上述条件的医院仍做开放性前列腺切除术,对开展经尿道前列腺切除术有禁忌证或出现并发症时,需用开放性前列腺切除术来补救,因此开放性前列腺切除术是开展经尿道前列腺切除术的后盾。

【适应证】

与经尿道前列腺切除术的一般适应证相同。随着经尿道前列腺切除术治疗 BPH 的腔内技术开展与应用,特别是 TURP 的逐渐广泛开展与应用以来,应用开放性前列腺切除术已大幅度减少,其适应证明显缩小。

1. 髋关节病变不能取膀胱截石位者。

2. 有尿道狭窄,电切镜不能通过尿道进入膀胱者。

3. 经尿道前列腺切除术中出现难以控制的大出血、前列腺包膜或膀胱穿孔等并发症者等。经膀胱前列腺切除术可同时处理膀胱内病变,如结石、憩室、肿瘤等。

4. 无经尿道前列腺切除术条件的医院。

【禁忌证】

与经尿道前列腺切除术的禁忌证相同。

【术前准备】

掌握好手术指征,术前常规灌肠。

【麻醉与体位】

一般均采用硬膜外麻醉,不能行硬膜外麻醉者可用全身麻醉。取平卧位。

【术式简介】

前列腺切除术的重要问题是止血问题。因此一些术式均是针对如何控制出血而设计的。开放性前列腺切除术有经膀胱、经耻骨后及经会阴等3种途径。目前有代表性的开放性前列腺切除术如下。

1. 耻骨上经膀胱前列腺切除术　该法是1972 年由中山医学院第一附属医院介绍。前列腺切除术的重要问题是止血。减少术中及术后出血有 4 个要点:挖出快,缝合迅速确实,术中持续压迫腺窝止血,紧密缝合膀胱颈。本术式是针对这些要点而设计的,以后又加以改进。实践证明应用此方法施行前列腺切除术,操作简单,节省时间,出血较少,术中很少需要输血。

(1)优点:前列腺挖出快,膀胱颈缝合迅速确实,术后出血局限在前列腺窝内,膀胱腔内出血较少,止血效果较好。

(2)缺点:该术式由于紧密缝合膀胱颈,术后排尿不畅、膀胱颈挛缩者的发生率较高。

(3)手术要点

①前列腺摘除:做脐耻间纵切口,体形肥胖者可用下腹部弧形切口。切开膀胱后探查前列腺增大的情况,输尿管口,有无合并膀胱憩室和结石等。前列腺两侧叶增生者,用示指伸入后尿道,于前列腺两叶间,压向前包膜,使尿道黏膜裂开,从此裂口向两侧分离,即可将前列腺从"外科包膜"内剥出(见彩图 36-9A),若不能用上

边方法剥离或当前列腺较大,甚靠近输尿管口时,则于前列腺凸入膀胱最明显处,常为前列腺中叶,用小圆刀弧形切开膀胱黏膜,达前列腺体(见彩图 36-9B),用示指自此分离平面伸入外科包膜内,先剥离后缘(见彩图 36-9C、D),再转向右侧(见彩图 36-9E),然后剥离左侧(见彩图 36-9F)。剥离前列腺时,指尖应紧贴腺体,当腺体被剥离后,于紧接其尖端处用拇指和示指捏断尿道(见彩图 36-9G),切勿使用暴力,以免撕裂尿道膜部。如尿道比较坚韧,则牵开腺体,显露清楚后,用弯剪将尿道剪断(见彩图 36-9H),将

增生的前列腺体完整摘除(见彩图 36-9I)。

②膀胱颈 8 字形缝扎止血:取出腺体后迅速将纱布块塞在前列腺窝内,持续压迫 5～10min 行止血后。如果后唇过长,应行楔形切除(图 36-10A)、在 4 点和 8 点处见前列腺动脉到喷血,可缝扎止血(图 36-10B),若找不到出血点,则以鼠齿钳于 4 点、8 点处钳住膀胱颈部,以 2-0 号薇乔线做 8 字形缝合或连续交锁缝合及荷包缝合,缝线应穿过肌层深部和"外科包膜"。附近的出血点应贯穿结扎。合并有输尿管间嵴肥大,应同时做楔形切除。

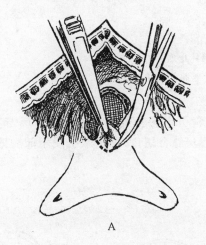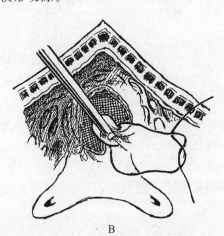

图 36-10　膀胱颈 8 字形缝扎止血
A. 后唇做楔形剪除;B. 8 字形缝扎止血

③膀胱颈荷包缝扎止血:用 2-0 薇乔线于膀胱颈后唇做半荷包缝合,再用同样的线从膀胱颈上方向下缝合,达荷包缝线处(图 36-11A)。去除前列腺窝的纱布块,经尿道插入 18～22F 双腔气囊导尿管,收紧结扎荷包缝线,把膀胱颈紧束于导尿管周围(图 36-11B)。膀胱前间隙留置引管,逐层缝合腹壁切口结束手术。

2. 经膀胱荷包悬吊法前列腺切除术　此法由陈在贤等(1979)设计实施,已经积累了万余例手术病例。

(1)优点:该法具有简便、快速、安全、有效、并发症少等优点。术中及术后出血少,一般不需输血,荷包薇乔线拆除后膀胱颈无缝线异物,组织反应轻,排尿非常通畅,并发症极少。

(2)缺点:如荷包悬吊线未能拔出,又未将气囊导尿管拖入膀胱内扩大膀胱颈者,有膀胱颈挛

缩的可能。

(3)手术要点

①切口探查:同耻骨上经膀胱前列腺切除术。

②前列腺摘除:同耻骨上经膀胱前列腺切除术。

③膀胱颈荷包缝合外固定:检查膀胱颈创缘,除非有活动性动脉喷血,需用 3-0 薇乔线 8 字形缝扎止血外,一般用 1 号或 1-0 薇乔线,从耻骨后膀胱颈外 12 点处进针,从膀胱颈创缘正常黏膜 0.3～0.5cm 处穿出,然后在膀胱内做荷包缝合一圈,至膀胱颈 12 点处缝出膀胱外,首尾两线交叉从耻骨上缘缝出皮外。经尿道插入 18～22F 双腔气囊导尿管,导尿管尖端孔在膀胱腔内(图 36-12A),通过此孔穿一根 7 号丝线,其线两端合并打结引出切口外作牵引,导尿管气囊置于前列腺窝内,收紧荷包缝线,使膀胱颈缩小紧束气囊导尿

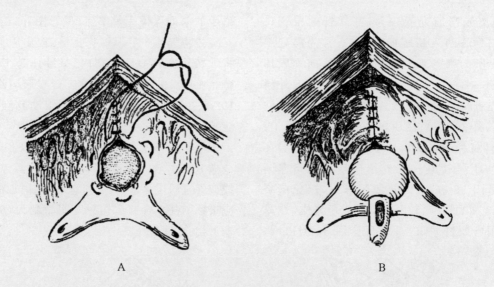

图 36-11 膀胱颈荷包缝扎止血

A. 膀胱颈荷包缝扎止血；B. 留置双腔气囊导尿管

管,气囊内注入生理盐水 20～30ml,见膀胱颈无明显出血后在皮外压一小纱垫打结(图 36-12B)。以 2-0 薇乔线连续缝合膀胱切口,留置 28F 硅胶开花导尿管做耻骨上膀胱造口,牵引线随同开花导尿管引出膀胱及切口外。耻骨后留置一引流管,逐层缝合切口,固定牵引线于前胸壁上,包扎结束手术。

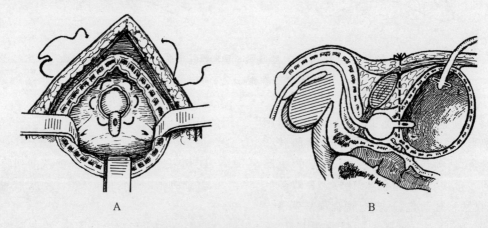

图 36-12 经膀胱荷包悬吊法前列腺切除术

A. 做膀胱颈荷包缝线；B. 膀胱颈荷包缝线耻骨上皮外收紧打结

3. 膀胱外耻骨上前列腺切除术 由 Van Stockum(1909)首先报道此手术。

(1)优点:能充分显露前列腺部和膀胱颈,可在直视下摘除增生的前列腺,避免损伤远端括约肌,膀胱不受损伤。

(2)缺点:术野深入耻骨后,尤其肥胖者,显露及操作均较困难而复杂,并发症较多。不能同时处理膀胱内病变,如憩室和较大的膀胱结石。不适宜于凸入膀胱内的中叶增生患者。

(3)手术要点:下腹部正中切口进入,钝性分离耻骨后间隙,显露前列腺前壁。做纵行或横形切口切开前列腺包膜。横形切口切开前,在前列腺包膜用 7 号丝线横行缝扎 3～5 针,又在前列腺包膜与膀胱颈平行缝扎 3～5 针,其间距约 1cm (图 36-13A),在两排缝扎线间横行切开前列腺包膜(图 36-13B)。切口大小根据腺体大小而定,一

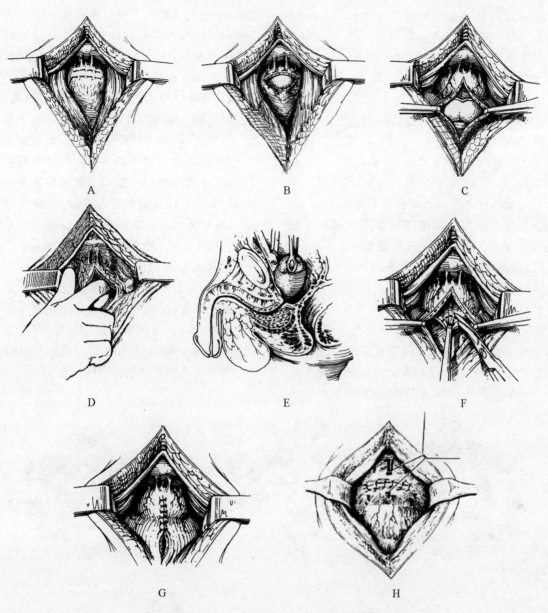

图 36-13　膀胱外耻骨上前列腺切除术

　　A. 前列腺前壁包膜做两排缝扎线；B. 在两排缝扎线间切开前列腺包膜；C. 纵行切开前列腺包膜；D. 示指伸入前列腺包膜内分离腺体；E. 用剪刀剪断前列腺尿道部；F. 膀胱颈后唇行楔形剪除；G. 纵行缝合前列腺前壁和膀胱颈的切缘；H. 横行缝合前列腺前壁和膀胱颈的切缘

般切开约 2/3 的前列腺包膜，必要时膀胱颈的纵切口可向上延长，以便摘出前列腺腺体。将包膜全层纵行切开后（图 36-13C），用手指分开包膜和腺体间的间隙，并向侧边纵深钝性分离，分离到腺体后面（图 36-13D）。用指尖将前列腺尿道部捏断，必要时可用剪刀剪断（图 36-13E）。将腺体向上翻转，紧贴腺体分离膀胱颈部，粘连较紧的可以剪开。腺窝用纱布填塞压迫后，如有活动性出血，

用 2-0 薇乔线缝扎止血。膀胱颈后唇高起者，行楔形剪除（图 36-13F），切缘用 2-0 薇乔线间断缝合。未见明显出血后，经尿道留置一 20F 双腔气囊导尿管入膀胱腔内，向囊内注水固定。用 2-0 薇乔线间断缝合前列腺前壁和膀胱颈的切缘（图 36-13G、H），外面再用 1 号丝线间断缝合加强。以利术后冲洗膀胱。耻骨后间隙放置一引流管，分层缝合切口。

4.耻骨后保留尿道前列腺切除术(Madigan手术) Madigan(1970)首先报道此手术,Madigan术适用于前列腺两侧叶增生患者,不适用于纤维增生型和中叶增生凸入膀胱 3cm 以上者。经耻骨后途径切开前列腺包膜,在尿道外分离、切除增生的前列腺。由于保留膀胱颈和尿道的完整性,术后不需冲洗,尿液不会外漏,前列腺窝积血不会流入膀胱内,发生尿道狭窄、尿失禁等并发症明显下降,并可保存顺行射精。

(1)优点:可在直视下摘除增生的前列腺,避免损伤远端括约肌。保留前列腺段尿道和膀胱颈,从而保存了局部解剖生理的完整性。

(2)缺点:缺点及并发症同耻骨后前列腺切除术。前列腺摘除或 TURP 术后及前列腺癌患者等为禁忌证。

(3)手术要点:置 20F 双腔气囊导尿管,下腹部正中切口进入耻骨后,显露膀胱前间隙及前列腺前壁,从膀胱颈部与前列腺交界部外侧缝扎供应前列腺的动静脉,勿缝扎过深,以防伤及神经血管束,影响阴茎勃起。横行两排缝扎来自阴茎背静脉的前列腺被膜的静脉丛(图 36-14A),在两排缝扎线之间,横行切开前列腺被膜,显露腺体(图 36-14B),用弯血管钳分离腺体与被膜之间的间隙后,以手指在此平面分离,分别分离前列腺两侧、后面及尖部。沿两侧叶中线切开腺组织达尿道黏膜,边切边触扣保留导尿管的尿道,认清尿道黏膜后,用弯组织剪或手术刀在腺体与尿道黏膜下锐性解剖,分别将两侧叶腺瘤从尿道黏膜外锐性剥离(图 36-14C),到前列腺叶尖部;尿道外分别剪断,又将腺体从后被膜完全剥离,于尿道后正中切断前列腺左右叶,保留尿道黏膜,腺体完全与尿道分离被取出后缝合前列腺被膜(图 36-14D)。彻底止血后,耻骨后置橡皮管引流管,留置 20F 三腔气囊导尿管(图 36-14E),逐层缝合切口。

改良 Madigan 保留尿道前列腺切除术,适用于中叶突入膀胱内<3cm 者,可顺利经耻骨后切除。在切除两侧叶时连同中叶一起切除。

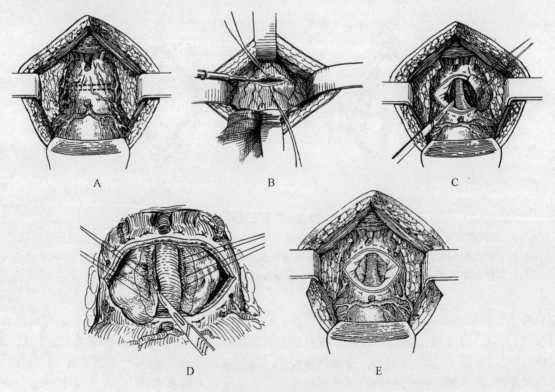

图 36-14 耻骨后保留尿道前列腺切除术

A. 横行缝扎两排前列腺被膜血管以控制出血;B. 在两缝线间横行切开前列腺被膜;C. 纵行切开前列腺达尿道黏膜后解剖分离;D. 离断前列腺尖,两侧叶分别切除;E. 增生的前列腺切除后保留尿道导尿管

5. 前列腺联合部切开术 前列腺联合部切开术是由 Shafik(1985)首先报道,为耻骨后前列腺联合部切开尿道减压术,较前列腺摘除术简单、安全,并发症少。适应于两侧叶增生者。经耻骨后切开前列腺联合部,降低前列腺部尿道的张力,达到解除尿流阻塞的目的。

(1)优点:本术式操作简单,时间短,对患者打击小,近期效果在 90% 左右(远期效果尚需观察),术后并发症少。

(2)缺点:该手术位置较深,显露不好,有损伤耻骨后静脉丛及阴茎背静脉引起大出血;损伤尿道外括约肌导致尿失禁;损伤尿道黏膜坏死,形成尿瘘的可能。效果不甚满意。现国内外较少采用。

(3)手术要点:经尿道插入 20F 双腔气囊导尿管作尿道标志,耻骨上纵行切口进入,于耻骨后显露膀胱及前列腺,在前列腺表面纵行切开前列腺联合部,向膀胱内注入 100～200ml 生理盐水,使其稍充盈,距前列腺边缘 1.5cm 切开膀胱肌层达黏膜(图 36-15A),排空膀胱,沿此间隙向下,仔细充分分离切开达尿道黏膜(图 36-15B、C),在尿道黏膜与前列腺联合部之间分离切开达前列腺尖部(图 36-15D),让前列腺段尿道黏膜膨出(图 36-15E),前列腺两切缘用 4-0 薇乔线缝合,尽量外翻缝于前列腺两侧筋膜上,使尿道黏膜向外膨出(图 36-15F)。缝合前列腺联合部切缘,保留尿道内双腔气囊导尿管引流膀胱内尿液,耻骨后放置引流管,逐层缝合切口结束手术。

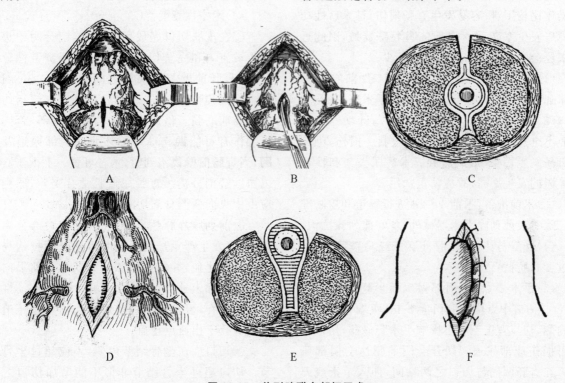

图 36-15 前列腺联合部切开术

A. 膀胱颈部纵行切开达膀胱黏膜;B. 切开前列腺联合部达尿道黏膜;C. 切开前列腺联合部达尿道黏膜;D. 在两者之间分离切开达前列腺尖部;E. 尿道黏膜膨出;F. 缝合前列腺联合部切缘

(4)术中注意要点

①防止术中出血:剥离前列腺时应避免损伤耻骨后静脉丛及阴茎背静脉,预防出血的有效措施为预先缝扎该静脉,对切开的前列腺联合部要严密缝扎。

②避免损伤膀胱尿道黏膜:有时膀胱黏膜与肌层之间及尿道黏膜与联合部之间可因炎症而粘连,分离困难,易将黏膜剥破。因黏膜剥破后增加了尿瘘的机会,故分离时要仔细,一旦剥破,应立即用 2-0 薇乔线严密缝合。

③避免损伤尿道外括约肌,否则会导致尿失禁。

④若尿道膨出良好,可仅放置普通导尿管;反之则放置 Foley 导尿管,并向囊内注入适量液体,起扩张作用。气囊压力不可过高,否则将导致尿道黏膜坏死,形成尿瘘。

6. 经会阴前列腺切除术 经会阴前列腺切除术是在会阴做膀胱结石摘除术的基础上发展起来的手术,直到 1903 年 Young 首次采取会阴部倒置 Y 形切口,设计并改良了经会阴显露前列腺的前列腺牵引器等器械,使得此种手术能在直视下进行并得到大力提倡。经会阴切口,直肠前在直视下,在前列腺外科包膜内潜行剥离摘除前列腺,切除术创伤轻,对身体影响小,术后死亡率低,特别适合全身情况差的老年患者。但由于会阴部解剖较复杂,手术切口较小,显露差,不易止血,手术操作比较困难,容易发生直肠损伤,且术后性功能障碍发生率高,手术需要一些特殊器械,因此近年来经会阴前列腺切除术应用较少。

(1)优点:经会阴前列腺切除,切口距前列腺近,局部血管少,切口位置低,便于引流,手术较方便。

(2)缺点:但因其体位要求较严,肺功能和心功能不全及髋关节强直者均受限制。损伤直肠,伤口易发生污染,形成脓肿。术后尿失禁和性功能障碍的发生率高,故应慎重选用。

(3)术前准备:术前 1～2d 进行肠道和皮肤准备。除一般前列腺手术器械外,备好前列腺拉钩。

(4)麻醉与体位:硬膜外麻醉或马鞍区麻醉。取过度膀胱截石位。

(5)手术要点:会阴部做倒弧形切口(图 36-16A)。切口中点位于肛门上 3cm,两端在坐骨结节内侧,切口弯度不够可影响手术野显露,切口过高可损伤球部尿道。切开会阴筋膜达会阴部肌肉。在直肠两侧与切口之两端间,伸入示指或刀柄,向侧上方进入。上为会阴横肌,后为肛提肌之区域,显露坐骨直肠窝。注意不要超过会阴横肌向前,以防损伤尿道外括约肌。显露坐骨直肠窝后,用组织钳拉紧皮片,即可见到紧张的中央腱,将其横行切断(图 36-16B),其中有几支小动脉切断后应结扎,切断后使直肠与球部尿道分开。沿直肠前面向上推开结缔组织,可见肛提肌的侧缘,拉开两侧肛提肌,显示直肠尿道肌,将其切断(图 36-16C)。直肠尿道肌切断后,向后推开直肠,从前列腺尖下方 1.0cm 的两层 Denonvillier 筋膜融合处旁,横行切开 Denonvillier 筋膜后层,可见有光泽的前层 Denonvillier 筋膜。将直肠分开到精囊上端。显露前列腺尖部及膜部尿道,如增生的前列腺较大,可部分切断肛提肌(图 36-16D)以增加前列腺的显露。在膜部尿道或前列腺实部做 1cm 纵切口,插入直形 Lowsley 前列腺牵引器牵拉前列腺,在外科包膜上做一倒 V 形切口(图 36-16E),通过此切口,在外科包膜和前列腺之间进行分离,摘除增生的前列腺体(图 36-16F)。前列腺窝如有出血点,用可吸收缝线缝扎止血(图 36-16G)。插入 20F 双腔气导尿管入膀胱内,气囊注水固定,将膀胱颈与尿道用 2-0 薇乔线间断吻合(图 36-16H)后,缝合前列腺包膜(图 36-16I),放置引流片后,分层缝合切口。

(6)术中注意要点

①在皮肤切口完成后,必须确定会阴中央腱是否被游离和完全切断,可在直肠旁窝钝性分离后,于直肠前壁与中央腱之间做长约 2cm 的隧道,然后切断中央腱。手术者即可见肛门括约肌及直肠前筋膜。借此可进入前列腺尖部,否则盲目操作有可能误伤球海绵体肌或膜部尿道及直肠,当直肠前壁找不到时,术者可置一手指于直肠内协助解剖分离。直肠尿道肌常有变异,原则上应由中央向两侧分离切断。

②前列腺静脉丛出血:在前列腺尖部分离操作时,可发生严重出血。此时可用窄深拉钩局部牵拉加压止血;并将前列腺从膀胱颈部前沿向两侧剥离摘除上述静脉,出血可止。如果搏动性出血持续存在,可在膀胱颈前缘用止血纱布压迫止血或缝扎于出血点止血。

③切口应在坐骨结节内侧,不应超过坐骨结节。切口超过坐骨结节非但不能增加切口之显露,且可带来术后疼痛。分离坐骨直肠窝时不要超过会阴深横肌,以防损伤尿道外括约肌。在分离 Denonvillier 筋膜时注意勿伤直肠。

【术后处理】

1. 使用抗生素防治感染。

2. 用生理盐水持续冲洗膀胱,以防血块堵塞导尿管,保持导尿管引流通畅,待冲出液清亮后停止。

3. 术后渗液引流干净后拔除。

4. 伤口勤消毒、更换敷料防止伤口感染。

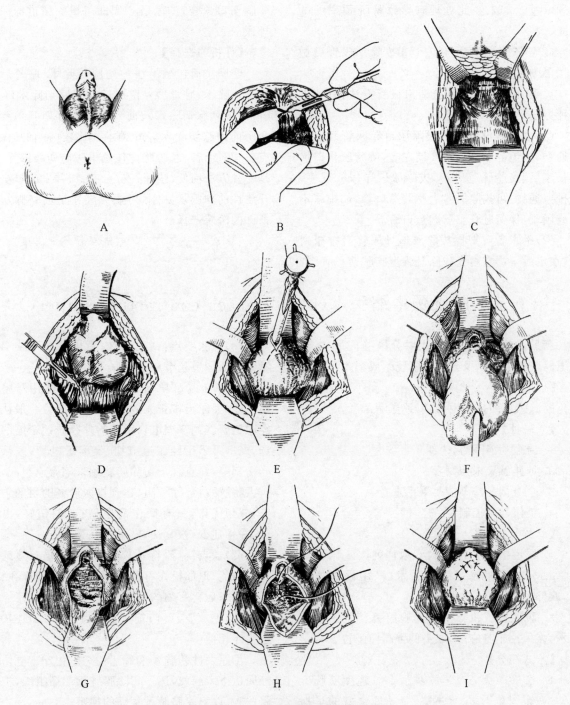

图 36-16　经会阴前列腺切除术

A. 做会阴弧形切口；B. 切断会阴中心腱；C. 切断直肠尿道肌；D 插入前列腺直形牵引器后在外科包膜上做一倒 V 形切口；E. 摘除前列腺；F. 前列腺摘除后前腺窝止血；G. 上为尿道口下为膀胱颈口；H. 留置导尿管后缝合膀胱颈与尿道；I. 缝合前列腺包膜切口

5. 经膀胱荷包悬吊法前列腺切除术者，荷包缝线于术后第 1 天拔出。术后第 2 天牵拉气囊导尿管的牵引线将气囊导尿管的气囊从前列腺窝拖入膀胱内以扩大膀胱颈口。注意在拔荷包悬吊线时应匀速用力，防止拔断。如万一拔断，可牵拉系在双腔气囊导管尖端孔内的牵引线，逐步将留置在前列腺窝内的气囊拖入膀胱腔内，以使荷包缝线松开，松开膀胱颈，薇乔线吸收后，不会导致膀胱颈挛缩。如未经此处理有导致膀胱颈挛缩的可能。

6. 导尿管在术后 10~14d 拔除。拔管后做 1~2 次尿道扩张。

7. 尿道导尿管及膀胱造口拔管方法：有如下两种方法。

(1)手术者没有把握拔除尿道导尿管后能排尿通畅，尿道导尿管保留 2 周左右，待膀胱伤口愈合长牢后，夹膀胱造口管，拔除尿道导尿管观察，如排尿通畅，可拔除耻骨上膀胱造口管，如排尿不畅或困难，保留耻骨上膀胱造口管。

(2)手术者有把握拔除尿道导尿管后排尿通畅，在术后 1 周左右先拔除耻骨上膀胱造口管，待膀胱伤口愈合，约术后 2 周即可拔除尿道导尿管排尿。

【评析与选择】

经膀胱荷包悬吊法前列腺切除术、耻骨后前列腺切除术、耻骨后保留尿道前列腺切除术（Madigan 前列腺切除术）、前列腺联合部切开术及经会阴前列腺切除术等 6 种术式比较，各有其优缺点。相对而言，经膀胱荷包悬吊法前列腺切除术，是一种方法简便、快速、安全、有效、并发症最少的开放性前列腺切除术，可供无经尿道前列腺切除条件的医院选择。

（陈在贤　尹志康）

第五节　膀胱颈挛缩手术(bladder neck contracture surgery)

膀胱颈挛缩手术治疗主要分尿道扩张术、经尿道膀胱颈电切术及开放性膀胱颈成形术等。

【适应证】

膀胱颈挛缩排尿困难，以致尿潴留者。

【禁忌证】

1. 凝血功能障碍，未纠正者。

2. 尿路感染未控制者。

3. 全身情况差不能耐受手术者。

4. 糖尿病未控制者。

【麻醉与体位】

1. 尿道扩张术不用麻醉，取仰卧位。

2. 开放性膀胱颈挛缩手术，多用硬腹外麻醉，取仰卧位。

3. 腹腔镜或机器人辅助腹腔镜膀胱颈挛缩手术，多采用全身麻醉，取头低臀高仰卧位。

【术式简介】

1. 经尿道膀胱颈挛缩扩张术　轻度膀胱颈挛缩，残余尿量不多、无感染、肾功能良好的早期患者，可采用金属尿道扩张器，经尿道进行扩张，由小到大将挛缩的膀胱颈逐渐扩大，以解除排尿困难，达到排尿通畅的目的。如有效，要坚持半年以上。

(1)优点：此法简便易行，对中、轻度膀胱颈挛缩者有效。

(2)缺点：要较长时间坚持扩尿道，严重膀胱颈挛缩者效果不好。

(3)扩张要点：详见第 35 章男性尿道狭窄手术第一节尿道狭窄尿道扩张术。

2. 经尿道膀胱颈挛缩电切术　适用于膀胱颈挛缩，经尿道扩张无效，梗阻严重者。一般认为经尿道膀胱颈挛缩电切术是治疗膀胱颈挛缩的首选方法，可采用经尿道电切、等离子电切，或钬激光切割等，在直视下切除膀胱颈挛缩瘢痕组织，以扩大膀胱颈，解除梗阻，达到排尿通畅的目的。

(1)优点：具有操作简便易行，创伤轻，出血少，并发症少，恢复快，效果较好等优点。

(2)缺点：需要特殊仪器设备，并要有熟练的操作技能，但如操作不慎，亦可引起出血、穿孔、尿失禁及术后再挛缩的可能。

(3)手术要点：与前列腺增生后行 TURP 操作程序相似。

①原发性膀胱颈挛缩者：多采用 26F 电切镜经尿道进入膀胱，逐一切除膀胱颈挛缩组织，扩大膀胱颈，以解除膀胱颈挛缩的梗阻。

②继发膀胱颈挛缩者：挛缩的膀胱颈口均偏小，小者仅约为 1mm 小孔，导尿管或电切镜均不能通过挛缩的膀胱颈口进入膀胱者，对此种情况，可先用冷刀(Colling 刀)切开挛缩的膀胱颈口，或用电切镜的电切环对准挛缩的膀胱颈口切开，使电切镜进入膀胱后，逐一切除狭窄的瘢痕环状组织，使膀胱颈扩大到足够大，以解除膀胱颈挛缩的梗阻。

③注意要点:电切要将抬高的后唇切平整,使后尿道与三角区处于同一平面,彻底消除"门槛"现象。其具体操作、注意要点及其并发症防治,请参见尿道狭窄的尿道内切开术及前列腺电切除术。女性膀胱颈挛缩者,电切膀胱颈后唇时应注意防止切穿阴道,产生膀胱颈阴道瘘的严重并发症。

3. 经耻骨上膀胱颈楔形切除术　将黏膜下质地坚韧的纤维组织行楔形切除,扩大膀胱颈口,以解除膀胱颈的梗阻,使排尿通畅。

(1)优点:方法简便易行,可解除膀胱颈部梗阻,同时可了解膀胱内病变及处理。

(2)缺点:膀胱颈纤维组织无法彻底切除,术后有可能膀胱颈挛缩复发。

(3)手术要点:经耻骨上切开膀胱后,将缩窄的膀胱颈,抬高的后唇用鼠齿钳抓住提起,用剪刀做楔形剪除(图 36-17A),将黏膜下质地坚韧的纤维组织做楔形充分切除,让膀胱颈敞开扩大。然后用 3-0 薇乔线横行缝合,插入导尿管引流尿液(图 36-17B)。

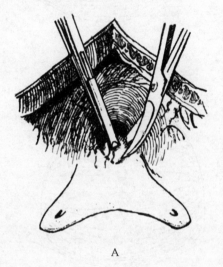 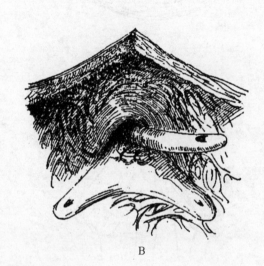

图 36-17　膀胱颈楔形切除术
A. 膀胱颈后唇做楔形剪除;B. 横行缝合后置入导尿管

4. 膀胱颈挛缩 Y-V 成形术

(1)开放性膀胱颈挛缩 Y-V 成形:Y-V 成形术是膀胱颈挛缩在尿道扩张及内切术后排尿困难不缓解者,手术在膀胱颈瘢痕组织软化后,经耻骨后在膀胱颈外,做 Y 形切开,V 形缝合,以扩大膀胱颈部,解除梗阻,使排尿通畅。

①优点:对扩大膀胱颈部,解除膀胱颈部梗阻,效果较好。

②缺点:在耻骨后显露膀胱颈部,位置深,操作较困难,组织损伤较重,术后恢复较慢。

③手术要点:在耻骨后显露游离膀胱颈前壁,从膀胱颈远侧约 1cm 处的前列腺(男),或尿道(女)的前壁起做一倒 Y 形切口(图 36-18A),各臂上 2～3cm,交角位于膀胱颈上方,显露膀胱颈腔及尿道腔,游离倒 Y 形膀胱尿道瓣(图 36-18B),将膀胱颈三角形膀胱壁瓣与尿道远端的切口角对应,用 3-0 薇乔线 4 针缝合(图 36-18C),使倒 Y 形切口缝合后呈倒 V 形,以扩大膀胱颈(图 36-18D)。

(2)腹腔镜膀胱颈挛缩 Y-V 成形术:开放性膀胱颈挛缩 Y-V 成形术,因在耻骨后显露膀胱颈部,位置深,视野不清楚,操作十分困难,组织损伤较重,并发症多。而腹腔镜膀胱颈挛缩 Y-V 成形术,克服了开放性膀胱颈挛缩 Y-V 成形术的缺点,腹腔镜能在狭小空间内操作,视野清晰,操作精细准确,组织损伤轻,并发症少。

①优点:腹腔镜膀胱颈挛缩 Y-V 成形术,适用于需要腔内缝合及在狭小空间内操作,视野清晰,手术操作精细,组织损伤轻,出血少,并发症少,术后恢复快。

②缺点:需用腹腔镜系统特殊仪器设备,需腹腔镜技术,费用较高。

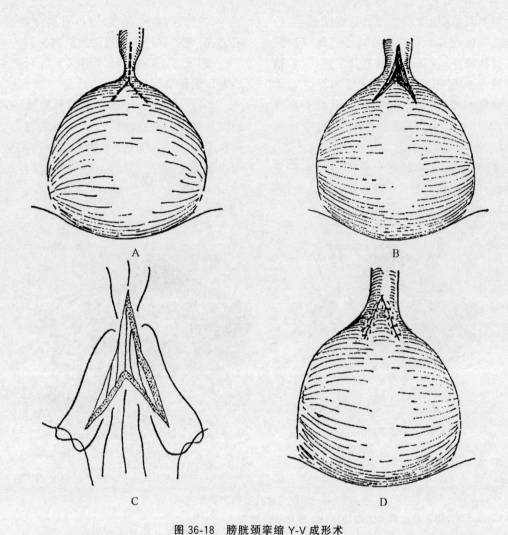

图 36-18　膀胱颈挛缩 Y-V 成形术

A. 膀胱颈前壁做倒 Y 形切开；B. 倒 Y 形切开后游离肌壁瓣；C. 倒 Y 形切开，倒 V 形
缝合；D. 倒 V 形缝合后

③手术要点：麻醉后常规消毒，铺无菌单，经尿道留置适当大小双腔气囊导尿管，引流尿液，使膀胱空虚。患者头低位，建立气腹及套管插入，Trocar 插入后，操作腹腔镜，在耻骨后用超声刀打开盆腔前壁腹膜，在耻骨后逐一显露游离膀胱前壁，到膀胱颈，从膀胱颈远侧约 1cm 处的前列腺（男），或尿道（女）的前壁起做一倒 Y 形切口，各臂上 2～3cm，交角位于膀胱颈上方，显露膀胱颈腔及尿道腔，游离倒 Y 形膀胱尿道瓣，将膀胱颈三角形膀胱壁瓣与尿道远端的切口角对应 4 针缝合，使倒 Y 形切口缝合后呈倒 V 形，以扩大膀胱颈。满意后退镜，盆腔内留置引流管，经尿道留置三腔气囊导尿管（必要时术后持续膀胱冲洗），缝合各穿刺导管切口，固定引流管，结束手术。

（3）机器人辅助腹腔镜膀胱颈挛缩 Y-V 成形术：da Vinci 机器人辅助腹腔镜膀胱颈挛缩 Y-V 成形术，比腹腔镜膀胱颈挛缩 Y-V 成形术尤其适用于需要腔内缝合及在狭小空间内操作。

①优点：机器人辅助腹腔镜膀胱颈挛缩 Y-V 成形术，在狭小空间内操作，视野更清晰，操作更精细，组织损伤更轻，并发症更少，术后恢复快等优点，是膀胱颈挛缩 Y-V 成形术有效的微创手术。

②缺点：需机器人及腹腔镜辅系统特殊仪器设备，术中准备时间较长，需要有机器人辅助腹腔镜操作的技术。费用较昂贵。

③手术要点：麻醉常规消毒，铺无菌单，经尿道留置适当大小双腔气囊导尿管，引流尿液，使膀

胱空虚。患者头低位,建立气腹及套管插入,Trocar 插入后,安置连接机器人。手术操作顺序及过程与腹腔镜膀胱颈挛缩 Y-V 成形术相似。

【评析】

1. 复发率　膀胱颈纤维化挛缩组织与周围组织无明显边界,手术无法将膀胱颈的纤维化组织完全切尽,剩余的纤维组织又会收缩导致膀胱颈再挛缩,因此膀胱颈挛缩术后复发率很高。预防膀胱颈再挛缩,术后应坚持尿道扩张半年以上,到瘢痕组织软化不再收缩,排尿通畅稳定为止。

2. 膀胱颈挛缩 Y-V 成形术　腹腔镜及(或)机器人辅助腹腔镜膀胱颈挛缩 Y-V 成形术,明显优于开放性膀胱颈挛缩 Y-V 成形术。

（陈在贤　高　飞）

参 考 文 献

[1] 邱承俊,敖劲松,汪波,等.经尿道前列腺电切术和经尿道等离子前列腺剜除术对前列腺增生患者性功能的影响研究.中国性科学,2016,5:17-20

[2] 田新涛.分析经尿道双极等离子前列腺电切术和前列腺剜除术治疗良性前列腺增生的疗效.国际医药卫生导报,2016,2:165-167

[3] 韦炳阳,李生华.经尿道双极等离子前列腺电切术治疗良性前列腺增生症的临床效果.中国性科学,2018,6:14-16

[4] 郝炜,云志中,马可为.双极等离子前列腺剜除术与电切术治疗前列腺增生症的随机对照研究.临床和实验医学杂志,2017,4:388-390

[5] 曹贵华,杜建平,黄贵闽,等.针状电极三点内切开治疗前列腺电切术后膀胱颈挛缩.中国微创外科杂志,2018,10:950-951

[6] 杨峻峰,肖民辉,余闫宏,等.经尿道前列腺电切术后膀胱颈挛缩的原因及防治.云南医药,2017,5:477-478

[7] 杨文杰.经尿道前列腺电切术后膀胱颈挛缩的影响因素.临床医学,2015,1:110-111

[8] 陈谅秋,朱君.经尿道膀胱颈电切术治疗女性膀胱颈梗阻的效果观察.医药卫生(文摘版),2016,3:44

[9] 陈尚国,柯钦智.经尿道膀胱颈 V 型切开治疗女性膀胱颈部梗阻 32 例临床诊治体会.医药卫生(文摘版),2016,8:280

[10] 方永刚,高填元,马新建,等.TUIBN 和 TURBN 治疗膀胱颈挛缩的比较研究.承德医学院学报,2017,1:26-28

[11] 汪正伟,王炜,熊英.经尿道绿激光治疗膀胱颈挛缩(附 23 例报道).中国医药指南,2016,11:92-93

[12] 张家华,季惠翔,包国华,等.经尿道保留尿道前壁前列腺剜除术的前瞻性随机双盲对照研究.第三军医大学学报,2016,38(3):297-301

[13] 董慧萍,徐土珍,朱铮,等.6 例良性前列腺增生症患者经尿道棒状水囊前列腺扩开术后护理经验.浙江医学,2016,38(18):1543-1544

[14] 张年.经尿道手术治疗前列腺增生症合并膀胱结石的效果分析.临床医学研究与实践,2016,1(7):18

[15] 康继业.经尿道手术治疗前列腺增生症合并膀胱结石的效果观察.中国医药指南,2016,14(13):44-45

[16] 陈忠.叶章群.激光在良性前列腺增生症手术中的应用.临床泌尿外科杂志,2015(9):767-771

[17] 岳永俊,刘尚莹.经尿道前列腺钬激光剜除术与经尿道前列腺汽化电切术治疗良性前列腺增生的疗效比较.临床研究,2016,24(6):83-84

[18] 马明,龚彬彬,杨小荣,等.经尿道等离子剜除术与经尿道等离子切除术治疗良性前列腺增生的 Meta 分析.中国老年学杂志,2017,37(1):144-147

[19] 曾杨军,胡万里,程龙,等.经尿道前列腺等离子双极电切术和电切术治疗良性前列腺增生对性功能影响的 Meta 分析.临床外科杂志,2016,24(5):386-389

[20] 吴涛,沈洪,冷国雄,等.老年经尿道等离子前列腺切除术患者术后发生尿路感染的危险因素.中国老年学,2015(10):2773-2774

[21] 林乐,朱伟,黄超,等.TURP 术中膀胱爆炸伤(附 11 例报告).中国实用医药,2016(7):262-263

[22] 赵宏,赵振东,谢锡滨,等.TURP 术中联合耻骨上膀胱造瘘引流管末端放置高度的安全性分析(附 60 例报告).实用中西医结合临床,2016,16(3):46-48

[23] 向乾虎.经尿道前列腺电切及膀胱结石碎石术中膀胱内气体爆炸一例.华西医学,2016(2):396

[24] 姚雷,安康,刘鹏.经尿道双极等离子剜除联合耻骨上小切口治疗高危高龄前列腺增生合并膀胱结石患者的临床疗效.中国药物经济学,2016,11(8):104-106

[25] 徐啊白,罗福,邹志辉,等.刨削器在经尿道双极等离子体前列腺解剖性剜除术中的临床应用.南方医科大学学报,2016,36(8):1100-1104

[26] 刘加升.带定位囊的前列腺扩开导管的研制与应

用.中国现代手术学杂志,2015(1):78-79

[27] 朱明德,董焱鑫,杨军昌,等.整体剜除联合耻骨上穿刺旋切治疗大体积(>80ml)前列腺增生症.中国微创外科杂志,2016,16(4):297-300

[28] 尉永太,张雁钢,米磊,等.经尿道等离子剜除术联合耻骨上小切口治疗大体积前列腺增生症临床分析.长治医学院学报,2016,30(2):125-126

[29] 张继伟,夏溟.小体积良性前列腺增生引起膀胱出口梗阻的手术治疗.中华男科学杂志,2016,22(4):339-342

[30] 刘加升.带定位囊的前列腺扩开导管的研制与应用.中国现代手术学杂志,2015(1):78-79

[31] 付镇益,段立新.经尿道前列腺电切术治疗良性前列腺增生症常见并发症总结.蛇志,2016,28(2):221-222

[32] 王新.分析经尿道双极等离子前列腺电切术和前列腺剜除术治疗良性前列腺增生的疗效.国际医药卫生导报,2016,22(2):82-83

[33] 陈胜昔,孙墨勇.探讨经尿道前列腺电切除术后并发症的原因及临床分析.医药前沿,2014,(10):266

[34] 熊有志.经尿道前列腺等离子电切术后并发症的临床分析.中国医药指南,2016,14(20):135-136

[35] 于春来.开放性前列腺手术治疗良性前列腺增生的临床效果.母婴世界,2016,8(7):71

[36] 王萍.开放性前列腺手术治疗良性前列腺增生的临床治疗效果.医药卫生:文摘版,2017,1:44

[37] 刘磊.开放性前列腺手术治疗良性前列腺增生的临床效果观察.中国继续医学教育,2016,8(26):128-129

[38] 刘磊.开放性前列腺手术治疗良性前列腺增生的临床效果观察.世界最新医学信息文摘:连续型电子期刊,2016,16:45-46

[39] 朱明德,董焱鑫,高晓康,等.经尿道腔内整体剜除联合手术刨削器治疗良性前列腺增生28例分析.中华男科学杂志,2016,22(11):1050-1052

[40] 张征.良性前列腺增生术后复发再次经尿道前列腺切除术的临床分析.医药,2016,26:21

[41] 杜燕.经尿道前列腺等离子双极电切术治疗前列腺增生的效果.医药,2016,26:241

[42] 李南南,王志余,张文涛,等.良性前列腺增生再次经尿道前列腺切除术116例临床分析.医药,2016,22:273

[43] 王健.经尿道双极等离子前列腺剜除术与经尿道双极等离子电切术治疗前列腺增生的比较.医药,2016,19:235

[44] 黄敏志,黄裕清,余志强,等.经尿道前列腺等离子双极电切与经尿道前列腺汽化电切术治疗大体积前列腺增生的疗效比较及术后尿道狭窄的原因分析与防治体会.中国实用医药,2018,23:13-16

[45] 黄晨,徐煌宇,梁健,等.前列腺电切术后尿道狭窄原因分析及治疗.岭南现代临床外科,2017,6:640-644

[46] 程子扬.经尿道前列腺等离子电切术治疗良性前列腺增生症的临床效果及安全性探讨.中外医学研究,2017,3:88-89

[47] 李宏.柱状水囊前列腺扩开导管治疗前列腺增生体会.浙江创伤外科,2018,5:904-905

[48] 王充,刘贤奎,苗晓林,等.电切镜测量辅助柱状水囊前列腺扩裂术治疗高龄高危前列腺增生.中国医科大学学报,2017,10:952-954

[49] EJ Yang,H Li,XB Sun,et al. Bipolar versus monopolar transurethral resection of the prostate for benign prostatic hyperplasia:safe in patients with high surgical risk. Scientific Reports,2016,6:21494

[50] Kaplan SA. Re:greenlight high-performance system (hps)120-W laser vaporization versus transurethral-resection of the prostate for the treatment of benign prostatic hyperplasia:a meta-analysis of the published results of randomized controlled trials. J Urol,2017,198(1):182-184

[51] Suzuki Y,Toyama Y,Nakayama S,et al. Treatment results of transurethral resection of the prostate by non-Japanese board-certified urologists for benign prostate hyperplasia:analysis by resection volume. J Nippon Med Sch,2017,84(2):73-78

[52] Tan GH,Shah SA,Ali NM,et al. Urethral strictures after bipolar transurethral resection of prostate may be linked to slowresection rate. Investig Clin Urol,2017,58(3):186-191

[53] Sokhal AK,Sinha RJ,Purkait B,et al. Transurethral resection of prostate in benign prostatic enlargement with underactive bladder:A retrospective outcome analysis. Urol Ann,2017,9(2):131-135

[54] Vacchiano G,Rocca A,Compagna R,et al. Transurethral resection of the prostate,bladder explosion and hyponatremic encephalopathy:a rare case report of malpractice. Open Med(Wars),2017,12:50-57

[55] Wu G,Hong Z,Li C,et al. A comparative study of diode laser and plasmakinetic in transurethral enucleation of the prostatefor treating large volume benign prostatic hyperplasia:a randomized clinical trial with 12-month follow-up. Lasers Med Sci,2016,31

(4):599-604

[56] Yu Y,Lou G,Shen C,et al. Technical aspects of transurethral plasmakinetic enucleation and resection of the prostate for benign prostatic hyperplasia. Minim Invasive Ther Allied Technol,2017,26(1):44-50

[57] CP Reiss,CM Rosenbaum,A Becker,P Schriefer,TA Ludwig. The T-pilasty a modified YV-plasty for highly recurrent biadder neck contracture after trabsurethral surgery for benign hyperplasia of the prostate clinic. Worid Journal of Urology, 2016, 34(10):1437

[58] T Huang,JY Yong,J Qi,et al. Analysis of risk factors leading to postoperative urethral stricture and bladder neck contracture following transurethral resection of prostate:International Brazilian Journal of Urology,2016,42(2):302-311

[59] Bang SL,Yallappa S,Dalal F,et al. Post prostatectomy vesicourethral stenosis or bladder neck contracture with concomitanturinary incontinence:our experience and recommendations. Curr Urol,2017,10(1):32-39

[60] Kaynar M,Gul M,Kucur M,et al. Necessity of routine histopathological evaluation subsequent to bladder neck contractureresection. Minerva Urol Nefrol,2017,69(2):133-143

[61] Cindolo L,Marchioni M,Emiliani E,et al. Bladder neck contracture after surgery for benign prostatic obstruction. Cent European J Urol, 2016, 69(4):353-357

[62] Pfalzgraf D,Siegel FP,Kriegmair MC,et al. Bladder neck contracture after radical prostatectomy:what is the reality of care? J Endourol,2017,31(1):50-56

[63] Hu B,Song Z,Lin H,et al. A comparison of incidences of bladder neck contracture of 80-versus 180-W GreenLight laser photoselective vaporization of benign prostatic hyperplasia. Lasers Med Sci,2016,31(8):1573-1581

[64] Tao H,Jiang YY,Jun Q,et al. Analysis of risk factors leading to postoperative urethral stricture and bladder neck contracturefollowing transurethral resection of prostate. Int Braz J Urol,2016,42(2):302-311

[65] Reiss CP,Rosenbaum CM,Becker A,et al. The T-plasty:a modified YV-plasty for highly recurrent bladder neck contracture after transurethral surgery for benign hyperplasia of the prostate:clinical outcome and patient satisfaction. World J Urol,2016,34(10):1437-1442

[66] Shieh L,Sachin Yallappa,Fatima Dalal,et al. Post prostatectomy vesicourethral stenosis or bladder neck contracture with concomitant urinary incontinence:our experience and recommendations. Curr Urol,2017,10(1):32-39

[67] Kim EH,Larson JA,Andriole GL. Management of Benign Prostatic Hyperplasia. Annu Rev Med,2016,67:137-151

[58] Marra G,Sturch P,Oderda M,et al. Systematic review of lower urinary tract symptoms/benign prostatic hyperplasia surgical treatments on men's ejaculatory function:Time for a bespoke approach? Int J Urol,2016,23(1):22-35

[69] Gury L,Robert G,Bensadoun H. Where do we stand with benign prostatic hyperplasia day-case surgery:A laser effect? Prog Urol,2018,28(10):509-514

[70] Tan GH,Shah SA,Ali NM,et al. Urethral strictures after bipolar transurethral resection of prostate may be linked to slow resection rate. Investig Clin Urol,2017,58(3):186-189

[71] Ray AF,Powell J,Speakman MJ,et al. Efficacy and safety of prostate artery embolization for benign prostatic hyperplasia:an observational study and propensity-matched comparison with transurethral resection of the prostate(the UK-ROPE study). BJU Int,2018,122(2):270-282

[72] Lin YH,Hou CP,Chen TH,et al. Transurethral resection of the prostate provides more favorable clinical outcomes compared with conservative medical treatment in patients with urinary retention caused by benign prostatic obstruction. BMC Geriatr,2018,18(1):15

[73] Kasicisvanathan V,Hussain M. Aquablation versus transurethral resection of the prostate:1 year United States-cohort outcomes. Can J Urol, 2018, 25(3):9317-9322

[74] Zang YC,Deng XX,Yang DR,et al. Photoselective vaporization of the prostate with GreenLight 120-W laser versus transurethral resection of the prostate for benign prostatic hyperplasia:a systematic review with meta-analysis of randomized controlled trials. lasers Med Sci,2016,31(2):235-240

[75] Chang Y,chang J,Wang H. Transurethral balloon

dilatation of the Prostate and Transurethral Plasmakinetic resection of the Prostate in the treatment of Prostatic Hyperplasia. Pak J Med Sci, 2018, 34 (3):736-739

[76] Deng Z, Sun M, Zhu Y, et al. Thulium laser vapoResection of the prostate versus traditional transurethral resection of the prostate or transurethral plasmakinetic resection of prostate for benign prostatic obstruction: a systematic review and meta-analysis. World J Urol, 2018, 36(9):1355-1364

[77] Cindolo L, Marchioni M, Emiliani E, et al. Bladder neck contracture after surgery for benign prostatic obstruction. Minerva Urol Nefrol, 2017, 69 (2):133-143

[78] Primiceri G, Castellan P, Marchioni M, et al. Bladder neck contracture after endoscopic surgery for benign prostatic obstruction: Incidence, Treatment, and Outcomes. Cur Urol Rep, 2017, 18(10):79

[79] Grechenkov A, Sukhanov R, Bezrukov E, et al. Risk factors for urethral stricture and/or bladder neck contracture after monopolar transurethral resection of the prostate for benign prostatic hyperplasia. Urologia, 2018, 85(4):150-157

[80] Granieri MA, Weinberg AC, Sun JUY, et al. Robotic Y-V Plasty for recalcitrant bladder neck contracture. Urology, 2018, 117:163-165

第37章 阴茎硬结症和阴茎阴囊象皮肿手术

(surgery for the Peyronie disease and penile scrotal elephantiasis)

第一节 阴茎硬结症手术

（surgery for the Peyronie disease）

因阴茎明显弯曲、性交困难或无能、勃起功能正常的阴茎硬结症（又称 Peyronie 症或 penile induration 症）患者，经过半年至 1 年非手术治疗无效者，可采取手术治疗。

现常用的有阴茎白膜折叠术、阴茎白膜补片矫正术及阴茎假体植入术等。手术有可能损伤阴茎海绵体组织，术后可能出现勃起功能障碍、阴茎弯曲加重、硬结复发等可能，因此应严格掌握手术适应证及禁忌证。手术技巧非常重要，术者一定要操作熟练。

【适应证】

阴茎硬结症病情稳定，阴茎严重弯曲超过 1 年以上，且弯曲角度＞30°（见彩图 37-1），导致性交困难者。

【禁忌证】

阴茎硬结症合并如下疾病者应列为禁忌证。

1. 内科疾病：如患者有充血性心力衰竭，肾功能不全，肝硬化、肝功能异常等。

2. 精神类疾病：或严重精神抑郁症患者，有可疑精神性阳痿或未明确诊断者。

3. 传染病：患有传染病、流行病期间，如结核活动期、各型肝炎活动期，各种流行病发病期者。

4. 内分泌疾病：甲状腺功能亢进症，肾上腺功能亢进症者。

5. 糖尿病未控制者。

6. 急性或慢性器质性脑病：如脑卒中、脑出血、蛛网膜下腔出血、脑肿瘤、原发性或继发性癫痫等患者。

7. 严重性格障碍：心理障碍者。

8. 严重婚姻问题者，阴茎感觉迟钝者。

9. 手术动机不明确或术后期望值过高者。

【术前准备】

1. 术前 1d 开始预防性应用广谱抗生素，预防伤口感染。

2. 术前严格术区备皮。由于会阴部组织汗腺多，皮肤潮湿，有利于细菌繁殖生长，加之阴囊褶皱密集且邻近肛门，容易被肠道细菌污染。术前 3d 每晚用肥皂水反复清洁外阴，术前 1d 备皮，备皮时避免刮伤皮肤，剃毛后可用碘伏消毒外生殖器及会阴部，预防术后伤口感染。

【麻醉与体位】

一般多采用硬膜外麻醉，取仰卧位。

【术式简介】

阴茎硬结症手术主要有缩短阴茎弯曲对侧白膜矫正术、阴茎海绵体硬结切除白膜补片矫正术及阴茎假体植入术等。

常用 Nesbit 法（通过弯曲对侧，白膜椭圆形或梭形切除并缝合矫形弯曲）及阴茎白膜折叠术。

手术前应告知患者手术目的是矫正阴茎弯曲,但会使阴茎轻微缩短,并有影响阴茎勃起功能及性交活动的可能。

1. 缩短阴茎弯曲对侧白膜矫正术

(1)Nesbit 术:Nesbit 于 1965 年首先报道,采用横行切除阴茎弯曲对侧椭圆形白膜,横行缝合来矫正阴茎弯曲。Pryor(1979)将 Nesbit 手术用于阴茎海绵体硬结症的治疗,报道了 1977—1992 年共 359 例患者行此手术,295 例(82%)患者获得了良好的疗效,能顺利性交。此手术的主要缺点是阴茎部分缩短,但实际大部分不影响性交。Lemberger、Yachia 报道了 Nesbit 术式的改进方法,包括不做白膜切除的直接折叠缝合和纵切横缝法,许多文献称用纵切横缝方法疗效较好,满意率在 7%～95%。

①阴茎背侧白膜横行切除横缝阴茎弯曲矫正术:经典切口常选包皮环切口,将皮肤和皮下组织及 Colles 筋膜分离至阴茎根部,暴露阴茎白膜。在阴茎根部置止血带防止静脉回流,于一侧海绵体注入生理盐水(40～80ml)使阴茎勃起。显露在弯曲最明显处(成角处)的凸面白膜切除长 0.5cm,宽 1.0cm 卵圆形白膜一块,用 4-0 聚丙烯线,或 4 号丝线,横行间断缝合白膜切口(图 37-2)。又行人工勃起,观察矫正效果,若不满意,可如此多处做白膜切除缝合,到阴茎完全矫直为止。矫正满意后细针细线缝合 Buck 筋膜及复原并缝合皮肤,阴茎稍加压包扎,必要时选用尼龙网眼纱包扎。留置导尿管。

②阴茎腹侧白膜横行切除横缝阴茎弯曲矫正术:阴茎向背侧弯曲者,常选包皮环切口,将皮肤

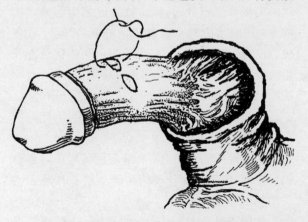

图 37-2　腹曲者切除双背侧椭圆形白膜横缝

和皮下组织及 Colles 筋膜分离至阴茎根部,显露阴茎白膜。打开 Buck 筋膜,分离并牵开尿道海绵体,显露在双侧阴茎海绵体腹侧弯曲最明显处的凸面,切除长 0.5cm,宽 1.0cm 梭形白膜各一块(图 37-3A),然后分别横行缝合,到阴茎完全矫直为止(图 37-3B)。矫正满意后细针细线缝合 Buck 筋膜及复原并缝合皮肤,阴茎稍加压包扎,必要时选用尼龙网眼纱包扎。留置导尿管。

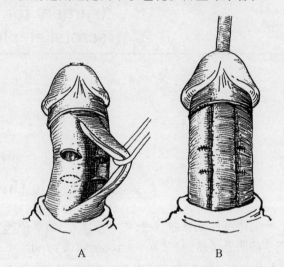

A   B

图 37-3　阴茎腹侧白膜横行切除横缝阴茎弯曲矫正术
　　A. 背曲者切除双腹侧梭形白膜;B. 双腹侧梭形白膜切口横缝合

(2)Nesbit 改良术:Nesbit 于 1965 年首先报道,采用横行切除阴茎弯曲对侧椭圆形白膜,横行缝合来矫正阴茎弯曲。Lemberger、Yachia 改良了 Nesbit 术式方法,不做白膜切除,直接折叠缝合阴茎白膜或纵切白膜横缝,来矫正阴茎硬结症的阴茎弯曲。许多文献称用纵切横缝方法疗效好,满意率在 38%～95%。

①折叠缝合阴茎白膜阴茎弯曲矫正术:常选包皮环切口,将皮肤和皮下组织及 Colles 筋膜分离至阴茎根部,显露阴茎白膜。阴茎腹侧弯曲者,在阴茎背侧两侧海绵体白膜,用 1-0 Dexion 线连续纵行缝合 2～3 针后收紧结扎,折叠白膜,使阴茎变直(图 37-4A)。阴茎背侧弯曲者,在阴茎腹侧两侧海绵体白膜,用 1-0 Dexion 线连续纵行缝合 2～3 针后收紧打结,折叠白膜,使阴茎变直(图 37-4B)。应以纠正下曲满意为度。留置导尿管。用 4-0 薇乔线缝合阴茎皮肤切口,结束手术。

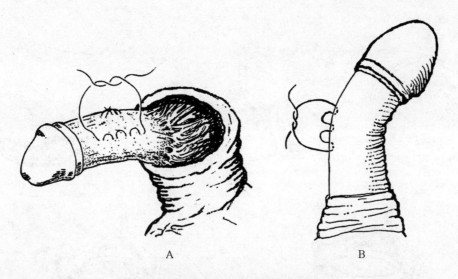

图 37-4　折叠缝合阴茎白膜阴茎弯曲矫正术
A. 腹曲者阴茎背侧白膜缝扎折叠缝合矫正术；B. 背曲者阴茎腹侧白膜折叠缝合矫正术

②纵切横缝白膜阴茎弯曲矫正术：常选包皮环切口，将皮肤和皮下组织及 Colles 筋膜分离至阴茎根部，显露阴茎白膜。在阴茎弯曲对侧，纵行切开阴茎海绵体白膜约 1cm，用 1-0 Dexion 线间断横行缝合，根据阴茎弯曲的程度，做一个或多个纵切横缝，到完全矫正阴茎弯曲为止，留置导尿管。用 4-0 薇乔线缝合阴茎皮肤切口，结束手术。

2. 阴茎海绵体硬结切除白膜补片矫正术　阴茎硬结症局部病变增厚显著者，可采用切除局部硬结组织，用移植物修补切除后的缺损白膜。硬结斑块切除曾经是治疗阴茎硬结症的标准方法，但阴茎硬结斑块的病理范围常常超越斑块，由于斑块切除易导致硬结斑块复发及勃起功能障碍，目前国际上主张行斑块切开移植物补片方法治疗阴茎硬结症。在阴茎勃起状态最大弯曲处切开斑块，用生物材料修补缺损区。多用皮肤、静脉、筋膜或睾丸鞘膜修补缺损，以延长弯曲侧。Glebard 和 Hayden 1991 年建立此项手术。Leu 等报道他们给 112 例阴茎硬结症患者移植大隐静脉，95% 的患者成功伸直，其中 13% 勃起功能降低。优点是操作简单，损伤轻，效果较好，并发症较少。缺点是有并发症及复发的可能。

补片种类：①自体补片，包皮内板、真皮、静脉、硬脑膜、睾丸鞘膜、颊黏膜（弹性好，不挛缩）及颞肌筋膜等；②合成材料补片，Gortex、硅胶、涤纶（聚酯和多聚四氟乙烯）等；③尸体来源补片，Tu-toplast（人心包）、真皮、筋膜、牛心包或猪小肠黏膜下层等；④动物来源补片，SIS（猪小肠）、ntexen（猪真皮）等。

矫正方法见下文所述

(1)阴茎海绵体背侧硬结切除睾丸鞘膜修补术：自体睾丸鞘膜移植术治疗阴茎硬结症造成的勃起畸形是一种安全、简便、经济、有效的手术方式，然而需要进一步大样本研究来证实。

手术要点：取冠状沟下环切切口，于阴茎白膜表面将阴茎皮肤及筋膜随之脱套至阴茎根部，切开 Buck 筋膜，游离阴茎背侧的血管神经束，牵开，显露斑块及周围的白膜，把神经血管束剥离充分，尽量避免损伤神经、血管。在阴茎根部置止血带防止静脉回流，于一侧海绵体注入生理盐水（40～80ml）产生人工勃起，明确阴茎弯曲程度和范围。阴茎背侧硬结（图 37-5A），仔细解剖分离将其整块切除（图 37-5B）。选择睾丸鞘膜作修补，做一侧阴囊切口，将睾丸显露于阴囊切口外，切取足够大小的睾丸鞘膜（图 37-5C）。将切取的睾丸鞘膜修整后，定点缝合在阴茎白膜缺损的边缘（图 37-5D），并将其缝合固定（图 37-5E）。留置导尿管。用 4-0 薇乔线缝合 Buck 筋膜及皮肤后，稍加压包扎。

(2)阴茎硬结斑块切开大隐静脉修补术：由于大隐静脉内侧有内皮细胞，故比一般的补片效果更好。

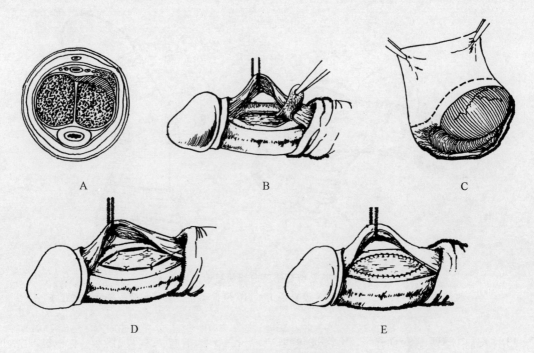

图 37-5   硬结斑块切除鞘膜修补法

A. 阴茎背左侧海绵体硬结;B. 阴茎背左侧海绵体硬结切除;C. 切取睾丸鞘膜;D. 将切取的睾
丸鞘膜覆盖阴茎白膜缺损;E. 将睾丸鞘膜缝合固定

手术要点:显露斑块及周围的白膜方法同睾丸鞘膜修补法的切口显露。切开 Buck 筋,游离阴茎背侧的血管神经束,牵开,在硬结斑块中间横断切开,两侧各做一纵行切口,形成 H 形切口(图37-6A),深达白膜全层至海绵体表面,分离切开的白膜斑块组织,白膜两边做横切(图 37-6B),使阴茎完全伸直。做腿部切口,切取一段大隐静脉,纵行剖开管腔,呈瓦片状。血管内壁覆盖白膜缺损创面,边缘用 4-0 prolene 线间断缝合固定。如

白膜缺损面积较大,可切取多段静脉,剖开后用 4-0 prolene 线连续缝合成较大的补片,然后将补片缝于阴茎白膜切缘固定,以修补白膜缺损(图 37-6C)。阴茎弯曲完全纠正后,彻底止血。满意后,复位阴茎皮肤,用 4-0 薇乔线缝合阴茎皮肤切口,留置导尿管,稍加压包扎结束手术。

(3)阴茎腹侧硬结切除白膜补片术:阴茎腹侧硬结切除白膜补片术,适用于阴茎海绵体腹侧硬结症,呈严重阴茎下曲畸形,影响性交者。

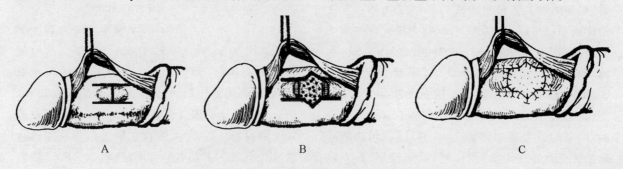

图 37-6   阴茎硬结斑块切开大隐静脉修补术

A. 做硬结斑块中间横断切开,两侧各做一纵行切口,形成 H 形切口;B. 白膜两边做横切,使阴茎完全伸直;C. 用补片缝于阴茎白膜切缘固定,以修补白膜缺损

手术要点:在阴茎根部置止血带防止静脉回流,显露斑块及周围的白膜方法同睾丸鞘膜修补法的切口显露。游离血管神经束,分离并牵开尿道海绵体,显露在双侧阴茎海绵体腹侧硬结,于一侧海绵体注入生理盐水(40～80ml)产生人工勃起,明确阴茎弯曲程度和范围(图 37-7A)。仔细

解剖分离,将其整块切除,使阴茎完全矫直。选择适当大小补片,缝合在阴茎白膜缺损的边缘(图 37-7B),缝合固定后人工阴茎勃起阴茎完全伸直(图 37-7C),去除止血带,彻底止血,满意后,复位阴茎皮肤,用 4-0 薇乔线缝合阴茎皮肤切口,留置导尿管,稍加压包扎结束手术。

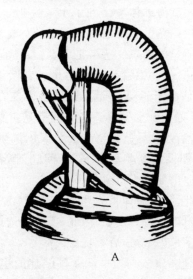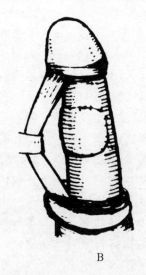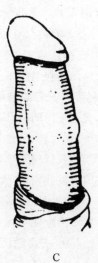

A　　　　　　　　　B　　　　　　C

图 37-7　阴茎腹侧硬结切除白膜补片术
A. 阴茎皮肤被去套,急性人工阴茎勃起后,显示阴茎弯曲的程度,游离血管神经束及尿道海绵体;B. 彻底切除阴茎腹侧的硬结,使阴茎伸直,白膜缺损创面,选择适当大小补片,缝合在阴茎白膜缺损的边缘;C. 人工阴茎勃起见阴茎完全呈伸直状态

3. 阴茎假体植入术　阴茎硬结症伴勃起功能障碍者,在矫正阴茎弯曲畸形的同时,可做阴茎假体植入术。

Bruskewitz 和 Raz(1980)报道硬结切除后在阴茎海绵体内植入阴茎假体,但有 10% 的患者效果较差,需要手术切除硬结和矫正阴茎弯曲。大多数轻、中度弯曲患者,嵌入阴茎假体可以伸直阴茎而不需要行另外的手术,但严重弯曲畸形的患者,植入假体前阴茎斑块处白膜必须做网状切开,使阴茎达到完全伸直的程度。阴茎假体分单件套阴茎假体植入及三件套阴茎假体植入术。

(1)优点:使阴茎硬结切除后增粗变直变硬,以达到能性交的目的,解决 ED 患者的痛苦。

(2)缺点
①矫正不全和复发。
②感觉丧失或持续疼痛。
③勃起功能障碍。
④移植物膨出。

⑤凹陷或老化变形。

⑥可能出现补片部位的纤维化,再度形成一些硬结。

⑦还有可能出现补片部位感染、脓肿等。白膜切开后海绵体易出血,有并发阴茎感觉异常及 ED 的可能。但本病手术效果不佳,手术可引起新生瘢痕,术后病变易复发。

(3)手术要点:请参见第 24 章男性性功能障碍手术中第一节 ED 阴茎假体手术。

(4)术中注意要点:操作细致,术中应避开阴茎背侧血管及神经束,避免尿道损伤。止血要彻底,否则术后可能发生继发出血。阴茎术后适当加压包扎,松紧适度,过紧影响阴茎血供可能发生缺血坏死,过松可能发生继发出血。

(5)术后处理
①术后随时观察阴茎的颜色变化及局部血液循环情况。阴茎抬起,可减轻阴茎水肿,避免阴茎下垂对阴茎根部切口的压迫。防止尿液污染切

口,导尿时或拔导尿管前应用碘伏消毒尿道口及会阴,可预防泌尿系感染。

②用抗生素防治感染,可选用青霉素、庆大霉素、丁胺卡那霉素、妥布霉素等。

③留置导尿管7~8d。

④应用女性激素防止阴茎勃起。

⑤4d拆网眼纱,7d拆线。

⑥术后6~8周内禁止性生活。

【评析与选择】

1. 疗效　阴茎硬结症多见于成年人,因斑块可引起阴茎勃起疼痛及弯曲畸形而引起性生活困难,但发展缓慢,无恶变倾向;现尚无十分满意的治疗方法。非手术疗法需时较长,患者难以坚持,疗效不确切。手术较复杂,只能纠正部分患者的弯曲畸形,改善性生活,但有并发症,有导致ED可能。

2. 易导致ED　目前国际上主张行斑块切开移植物补片方法治疗阴茎硬结症。在阴茎勃起状态最大弯曲处切开或切除斑块,用生物材料修补缺损区。Glebard和Hayden 1991年建议此项手术。Leu等报道他们给112例阴茎硬结症患者移植大隐静脉,95%的患者成功伸直,其中13%的有性交能力的患者抱怨勃起功能降低。补片手术结果统计:98%阴茎变直,95%成功完成性交,70%达到完全独立搏起,30%有一定程度ED,需要药物辅助搏起。由于斑块切除易导致ED,手术技巧非常重要,术者一定要操作熟练。

3. 阴茎假体植入术　虽然很多患者得益于外科手术植入假体疗法,但毕竟这类手术是一种不可逆转的改变。当将这些假体植入时,勃起组织——阴茎海绵体遭受到了永久性损害,也有患者会发生阴茎的机械性损伤,还有少数患者对于勃起的质量不满意。感染是手术植入失败的主要原因,而且一些专家认为术后患者断断续续的疼痛也多是由于感染引起。如果感染能在早期控制,多能防止手术失败。多数感染是由葡萄球菌引起的,治疗这种感染至少需要服用抗生素10~12周。如果抗生素无效,感染无法控制者应考虑将假体取出促进伤口愈合。

因此,阴茎假体植入手术较复杂,价格昂贵,术后可出现某些并发症,因此,要严格选择手术适应证。手术失败,预后不良。

4. 术后复发问题　阴茎硬结症的病因不清,非手术疗法疗效不确切,手术也只能纠正部分患者的弯曲畸形,且术后容易复发。

(肖明朝　陈在贤)

第二节　阴茎阴囊象皮肿切除成形术
(resection and scrotoplasty of elephantiasis of penis and scrotum)

【适应证】

1. 丝虫性阴囊象皮肿,阴囊明显增大妨碍日常工作和生活者(见彩图37-8)。

2. 慢性炎症或双侧腹股沟淋巴结切除术后所致阴囊象皮肿。

【禁忌证】

1. 合并严重高血压及(或)心力衰竭未控制者、急性心肌梗死者,半年内因脑血管意外发生偏瘫者。

2. 合并严重支气管哮喘、肺气肿、肺部感染及肺功能显著减退者。

3. 合并肝功能明显异常和严重功能不全者。

4. 合并全身出血性疾病者。

5. 合并严重糖尿病未能控制者。

6. 合并阴囊皮肤有急性炎症或溃疡未控制者。

【术前准备】

1. 术前1d剃除阴毛,用肥皂水彻底清洗会阴部。如需植皮者,需清洗下腹部及大腿内侧皮肤,并做好供皮区准备。

2. 术前灌肠。

【麻醉与体位】

一般采用硬膜外麻醉,取膀胱截石位。

【手术要点】

1. 阴囊切口:根据阴囊象皮肿的大小、范围,保留边缘接近正常的阴囊皮肤,切除有病变的阴囊皮肤,一般上靠近阴茎根部,下至近会阴,两侧靠近大腿内侧的阴囊做切口(见彩图37-9A)。

2. 切除象皮肿组织:沿切口切开阴囊皮肤及肉膜,直达睾丸鞘膜,两侧皮瓣做潜行分离,沿精索及睾丸表面仔细分离并将其保留,将病变阴囊组织整块切除(见彩图37-9B)。

3. 阴囊成形:仔细结扎出血点及淋巴管,松解剩下的较正常的四周的阴囊组织,以Y形间断缝合两侧残留的阴囊的肉膜和皮肤,形成新的阴囊,切口内留置橡皮引流条引流(见彩图37-9C)。

4. 阴囊象皮肿切除成形术前(见彩图37-9D),切除成形术后(见彩图37-9E)。留置导尿管。

【意外事件】

阴囊象皮肿往往使阴囊内容物粘连不清,术中可能损伤睾丸、副睾及精索。

【术后处理】

1. 应用抗菌药物防治感染。

2. 进流质或半流质食,并给用控制大便的药物,以防止过早大便污染伤口。

3. 术后伤口内渗液引流干净后拔引流条,14d左右伤口愈合后拆线。伤口拆线后拔保留导尿管。

【评析】

手术治疗阴茎阴囊象皮肿,应广泛乃至全部切除阴茎阴囊病变组织后成形阴囊。也可采用两侧腹部带蒂皮瓣重建阴囊,预后好,但应在完全治愈丝虫病之后进行,否则有复发可能。象皮肿组织切除不彻底可导致术后复发,对复发患者可再次手术。

(陈在贤 黄 捷 刘继红)

参 考 文 献

[1] 肖凡,杨帆.斑块磨削和改良Nesbit技术治疗阴茎硬结症患者的护理.护理学杂志,2013,28(4):23-24
[2] 陈福鼎,玄绪军,许可慰,等.单纯性阴茎弯曲畸形手术治疗的选择及体会.山东大学学报:医学版,2014,52(10):86-89
[3] 周德明,郑航,王辉.阴茎硬结症切除术中应用睾丸鞘膜补片修补阴茎白膜缺损8例临床分析.医学新知杂志,2014(5):338
[4] 何宗海,卢一平.牵引疗法在Peynonie病治疗中的应用现状及展望.中华男科学杂志,2014,20(1):78-82
[5] 王亚民,宋乐彬,张嘉宜,等.自体睾丸鞘膜移植治疗阴茎硬结症.中华男科学杂志,2016,7:617-620
[6] 钟光俊,潘晖,等.斑块切除加对侧白膜折叠术治疗阴茎硬结症.长江大学学报自然科学版(下旬),2016,10:28-29
[7] 朱霁银,姜睿.体外冲击波治疗勃起功能障碍及阴茎硬结症的研究进展中华男科学杂志,2014,9:846-849
[8] 刘毅东,叶惟靖,李铮,等.白膜整形术治疗阴茎弯曲的术式选择和效果分析.中华医学杂志,2011,14:990-992
[9] 王东文,王璟琦.阴茎硬结症的病因.人人健康,2013,17:48
[10] 庄建林,李颖,蔡黎.双下肢、阴囊象皮肿患者1例.中国血吸虫病防治杂志,2012,24(4):499-500
[11] 欧阳海,谭艳,谢胜,等.外生殖器巨大尖锐湿疣并发阴囊象皮肿1例报告.中国性科学,2014(10):45-46
[12] 张晓忠,杨青山,贺飞,等.先天性阴茎、阴囊象皮肿的临床特征(附1例报告).中华男科学杂志,2012,18(8):761-763
[13] 李志刚,臧光辉,郝林,等.斑块切除加自体睾丸鞘膜移植术治疗阴茎硬结症.中华男科学杂志,2018,1:55-58
[14] 林浩成,张海涛,姜辉.溶组织羧菌胶原酶治疗阴茎硬结症:一种新的微创有效的治疗方法.中华男科学杂志,2017,9:771-775
[15] Kadioglu A,Kucukdurmaz F,Sanli O. Current status of the surgical management of Peyronie's disease. Nat Rev Urol,2011,8:95-106
[16] Shaeer O. Trans-corporal incision of Peyronie's plaques. J Sex Med,2011,8:589-593
[17] Djinovic R. Penile corporoplasty in Peyronie's disease:which technique,which graft. Curr Opin Urol,2011,21:470-477
[18] Serefoglu EC,Hellstrom WJ. Treatment of Peyronie's disease:2012 update. Curr Urol Rep,2011,12:444-452
[19] Miroslav L Djordjevic and Vladimir Kojovic. Penile prosthesis implantation and tunica albuginea incision without grafting in the treatment of Peyronie's diseO Kayes,NCrisp,and J McLoughlin. Artificial erection in Peyronie's disease surgery. Ann R Coll

Surg Engl,2011,93(6):486-487

[20] Levine LA,Larsen SM. Surgery for Peyronie's disease. Asian J Androl,2013,15(1):27-34

[21] Salvatore Sansalone,Giulio Garaffa,Rados Djinovic, et al. Long-term results of the surgical treatment of Peyronie's disease with Egydio's technique:a European multicentre study. Asian J Androl, 2011, 13 (6):842-845

[22] Hatzichristodoulou G. Conservative therapy of Peyronie's disease-update 2015. Urologe A, 2015, 54 (5):641-647

[23] Fabiani A,Fioretti F,Filosa A,Patch bulging after plaque incision and grafting procedure for Peyronie's disease. Surgical repair with a collagen fleece. Arch Ital Urol Androl,2015,87(2):173-174

[24] Garaffa G,Kuehhas FE,De Luca F,et al. Long-Term Results of Reconstructive Surgery for Peyronie's Disease. Sex Med Rev,2015,3(2):113-121

[25] Levine LA,Larsen SM. Surgical correction of persistent Peyronie's disease following collagenase clostridium histolyticum treatment. J Sex Med,2015,12 (1):259-264

[26] Yafi FA,Hatzichristodoulou G,Wang J,et al. Outcomes of surgical management of men with Peyronie's disease with hourglass deformity. Urology, 2016,91:119-123

[27] Liu B,Li Q,Cheng G,et al. Surgical treatment of Peyronie's disease with autologous tunica vaginalis of testis. BMC Urol,2016,16:1

[28] Yafi FA,Hatzichristodoulou G,Knoedler CJ,et al. Comparative analysis of tunical plication vs. intralesional injection therapy for Ventralpeyronie's disease. J Sex Med,2015,12(12):2492-2498

[29] Oberlin DT,Liu JS,Hofer MD,et al. An analysis of case logs from American urologists in the treatment of Peyronie's disease. Urology,2016,87:205-209

[30] Paulis G,Paulis A,Romano G,et al. Rationale of combination therapy with antioxidants in medical management of Peyronie's disease:results of clinical application. Res Rep Urol,2017,9:129-139

[31] Favilla V,Russo GI,Zucchi A,et al. Evaluation of intralesional injection of hyaluronic acid compared with verapamil in Peyronie's disease: preliminary results from a prospective,double-blinded,randomized study. Andrology,2017,5(4):771-775

[32] Shindel AW,Sweet G,Thieu W,et al. Prevalence of Peyronie's disease-like symptoms in men presenting with dupuytren contractures. Sex Med,2017,5(3): e135-e141

[33] Shimpi RK,Jain RJ. Role of extracorporeal shock wave therapy in management of Peyronie's disease: A preliminary report. Urol Ann,2016,8(4):409-417

[34] Fabiani A,Servi L,Fioretti F,Maurelli V,et al. Buccal mucosa is a promising graft in Peyronie's disease surgery. Our experience and a brief literature review on autologous grafting materials. Arch Ital Urol Androl,2016,88(2):115-121

[35] Cosentino M,Kanashiro A. Vives A,Surgical treatment of Peyronie's disease with small intestinal submucosa graft patch. Int J Impot Res, 2016, 28 (3):106-109

[36] Molina-Escudero R, Álvarez-Ardura M, Redón-Gálvez L, et al. Cavernoplasty with oral mucosa graft for the surgical treatment of Peyronie's disease. Actas Urol Esp,2016,40(5):328-332

[37] de Freitas Miranda A,Lopes Cançado Machado B. Penile prosthesis implant with bi-triangular excision and graft for surgical therapy of Peyronie's disease: A case report. Arch Ital Urol Androl,2016,87(4): 337-338

[38] Safarinejad MR. Re: surgical treatment of erectile dysfunction and Peyronie's disease using malleable prosthesis. Urol J,2015,23(6):2434-2435

[39] Wilson S. Editorial Comment on "adjuvant maneuvers for residual curvature correction during penile prosthesis implantation in men with Peyronie's disease". J Sex Med,2015,17:455

[40] Rolle L,Falcone M,Ceruti C,et al. A prospective multicentric international study on the surgical outcomes and patients' satisfaction rates of the sliding technique for end-stage Peyronie's disease with severe shortening of the penis and erectile dysfunction. BJU Int,2016,117(5):814-820

[41] Seftel AD. Re:Sexual Function and Quality of Life before and after Penile Prosthesis Implantation following Radial Forearm Flap Phalloplasty. J Urol, 2017,198(3):467

[42] Anaissie J,Yafi FA. A review of surgical strategies for penile prosthesis implantation in patients with Peyronie's disease. Transl Androl Urol,2016,5(3): 342-350

[43] Berookhim BM, Karpman E, Carrion R. Adjuvant

maneuvers for residual curvature correction during penile prosthesis implantation in men with Peyronie's disease. J Sex Med,2015,12(17):449-454

[44] Dellis A. Papatsoris AStem cell therapy for the treatment of Peyronie's disease. Expert Opin Biol Ther,2017,17(4):407-413

[45] Sayedahmed K,Rosenhammer B,Spachmann PJ,et al. Bicentric prospective evaluation of corporoplasty with porcine small intestinal submucosa(SIS)in patients with severe Peyronie's disease. World J Urol, 2017,35(7):1119-1124

[46] Joice GA,Burnett AL. Nonsurgical interventions for Peyronie's disease:update as of 2016. World J Mens Health,2016,34(2):65-72

[47] Yafi FA,Hatzichristodoulou G,DeLay KJ,et al. Review of management options for patients with atypical Peyronie's disease. Sex Med Rev,2017,5(2): 211-221

[48] Silva-Garretón A,Santillán D,Chávez D,et al. Satisfaction of patients with Peyronie's disease after plaque surgery and bovine pericardium graft. Actas Urol Esp,2017,41(2):103-108

[49] Aliperti LA,Mehta A. Peyronie's disease:intralesional therapy and surgical intervention. Curr Urol Rep,2016,17(9):60

[50] Hatzichristodoulou G. Grafting techniques for Peyronie's disease. Transl Androl Urol,2016,5(3): 334-341

[51] Brahima Kirakova,Barnabe Zango,Abdoul Karim Pare. Reconstructive surgery for giant penoscrotal elephantiasis:about one case. Basic Clin Angrol, 2014,24:16

[52] Kossoko H,Allah CK,Kadio MR,Yeo S,et al. Two cases of penoscrotal elephantiasis treated by Ouzilleau's surgical procedure. Ann Chir Plast Esthet, 2011,56(3):265-268

[53] Zacharakis E,Dudderidge T,Zacharakis E,et al. Surgical repair of idiopathic scrotal elephantiasis. South Med J,2008,101(2):208-210

[54] Nathan Judge,Ali Kilic. Elephantiasis nostras verrucosa. excision with full-thickness skin grafting of the penis,scrotum,and perineal area. J Dermatol Case Rep,2016,13:10(2):32-34

[55] Mrahima Kirakoya,Bamabe Zango,Abdoul Karim Pare,et al. Reconstructive surgery for giant penoscrotal elephantiasis:about one case. Published online,2014:17

[56] A Karim Ahmed,C Rory Goodwin,Nancy Abu-Bonsrah,et al. A rare case of metastatic extramammary Paget disease of the spine and review of the literature. J clin Neurosci,2017,45:161-165

[57] Kirakoya B,Zango B,Pare AK,et al. Reconstructive surgery for giant penoscrotal elephantiasis:about one case. Basic Clin Androl,2014,17(24):16

[58] Meng F,Pu Y,Chen Z,et al. Comparison of wide local excision and radical excision for Paget's disease involving the penis and scrotum. Zhongguo Xiu Fu Chong Jian Wai Ke Za Zhi,2017,31(6):714-717

[59] Qi Y,Hu J,Sun C,Zhang J,et al. Extramammary Paget's disease:analysis of 17 Chinese cases. Indian J Dermatol Venereol Leprol,2014,80(2):129-133

[60] Lee GC,Kunitake H,Stafford C,et al. High risk of proximal and local neoplasms in 2206 patients with anogenital extramammary Paget's disease. Dis Colon Rectum,2019,62(11):1283-1293

第38章 阴茎和阴囊肿瘤手术
(surgery for tumor of penis and scrotum)

第一节 阴茎癌手术(penile cancer surgery)

一、阴茎部分切除术(partial penectomy)

对于阴茎部分良性肿瘤或癌前病变,阴茎黏膜白斑、血管肿瘤、乳头状瘤、Paget病、Queyrat增殖性红斑和巨型尖锐湿疣,病变局限,病变组织活检不是阴茎癌者,应采取局部病变电灼、激光、手术局部切除,不需行阴茎部分切除术。

阴茎癌多为鳞状上皮癌,发生于阴茎头、冠状沟及包皮,呈乳头状、菜花状或溃疡型,可表浅亦可浸润,处于 T_1、T_2 期之间,可行阴茎部分切除术,术后应有 3cm 的阴茎长度使其具有站立排尿和性交的生理功能。

【适应证】

1. 阴茎癌病变局限于阴茎头或冠状沟 T_1、T_2 期的肿瘤,距瘤体切除后残留阴茎不宜短于 3cm 者。

2. 阴茎外伤,远端阴茎基本离体,无条件施行阴茎再植者。

【禁忌证】

1. 阴茎癌侵犯较广及 T_2、T_3 期的肿瘤,距肿瘤 2cm 切除,使正常阴茎不能保留 3cm 者。

2. 合并严重心、肺、肝、肾及其他脏器功能障碍,高血压危象、心脏病心功能失代偿期、肺源性心脏病、肺气肿等不能耐受手术者。

3. 合并凝血功能紊乱未纠正者。

4. 合并糖尿病未控制者。

【术前准备】

1. 术前使用广谱抗生素控制感染。

2. 可疑阴茎癌或腹股沟淋巴结肿大的患者,应行瘤体组织及肿大淋巴结的术前活检证实为阴茎癌。

3. 术前外阴清洗后用碘伏液消毒。

4. 向患者及家属告知手术必要性和主要合并症。

【麻醉与体位】

一般用硬膜外麻醉,取仰卧位。

【手术要点】

手术区域常规消毒铺巾后,用消毒的避孕套或橡胶手套包裹阴茎头,用粗线或橡皮筋扎紧,防止肿瘤细胞脱落种植及肿瘤合并感染污染伤口;在阴茎根部扎一止血带控制术中出血,在距肿瘤近端 2cm 处环行切开阴茎皮肤达浅筋膜,分别分离切断结扎阴茎背浅静脉、背深静脉及背动脉(图 38-1A)。在此切口平面横断海绵体(图 38-1B),游离部分尿道海绵体,在距阴茎海绵体断端 1~1.5cm 处横断尿道(图 38-1C),注意保护尿道残端血供,防止术后尿道坏死狭窄。纵行间断缝合阴茎断端,缝合应穿过两侧阴茎海绵体白膜、海绵体及中膈,才能达到满意止血,放开止血带,如断端无出血,纵行间断缝合阴茎断端皮肤,尿道断端上下劈开(图 38-1D),翻成瓣状与皮肤无张力缝合,重建尿道外口,留置双腔气囊尿管引流尿液(图 38-1E)。

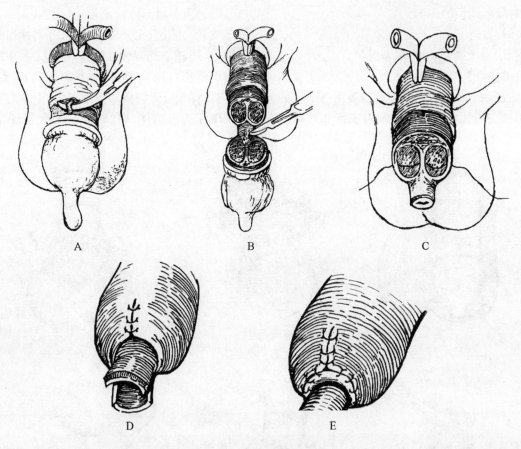

图 38-1　阴茎部分切除术

A. 包裹阴茎头上止血带,横切阴茎;B. 横行切断阴茎海绵体;C. 游离切断尿道;D. 缝合阴茎断端,尿道对裂为上下两瓣;E. 成形尿道口留置导尿管

【术后处理】

1. 使用雌激素,预防阴茎勃起造成张力过大导致出血或渗血,影响创面愈合。

2. 术后镇静止痛,留置导尿管 1~2 周。

3. 应用抗生素防治感染。

4. 必要时术后定期行尿道扩张,预防尿道口狭窄。

二、阴茎全切除术(total penectomy)

阴茎癌瘤大,分期高,T_2 以上,分化差,应行阴茎全切术。将阴茎海绵体从阴茎脚处切除,尿道游离,尿道开口重建于会阴,术后不能站立排尿。如果肿瘤已侵犯阴囊,应将阴囊及内容物全部切除。

【适应证】

1. 肿瘤范围大,T_2 期以上的肿瘤,侵犯阴茎海绵体或阴茎干,术后残留阴茎不足 3cm。

2. 晚期阴茎癌患者,为消除病灶带来的并发症如尿道狭窄、恶臭、疼痛等。

【禁忌证】

1. 阴茎癌已广泛转移者;全身情况差不能耐受手术者。

2. 合并严重心、肺、肝、肾及其他脏器功能障碍,高血压危象、心脏病心功能失代偿期、肺源性心脏病、肺气肿等不能耐受手术者。

3. 合并凝血功能紊乱未纠正者。

4. 合并糖尿病未控制者。

【术前准备】

1. 应用抗生素控制局部感染。

2. 术前备皮,外阴及会阴部清洗后,用碘伏液消毒。

3. 术前晚和术晨灌肠。

4. 术前 2d 进少渣流食。

5. 向患者或家属说明手术的范围、并发症、预后和对患者生活的影响。

【麻醉与体位】

一般选用硬膜外麻醉,取截石位。

【手术要点】

用消毒的避孕套或橡胶手套包裹阴茎远端肿瘤,并用橡皮筋扎紧防止肿瘤细胞脱落和污染伤口。围绕阴茎根部做梭形切口(图 38-2A)。切开阴茎皮肤及筋膜,充分游离阴茎,分离并切断阴茎悬韧带,切断结扎背侧血管(图 38-2B),在阴茎腹侧将阴囊切口向中线延长,显露尿道海绵体(图38-2C),将尿道海绵体部分游离,在距肿瘤约 2cm处切断尿道海绵体(图38-2D),必须保证留足一

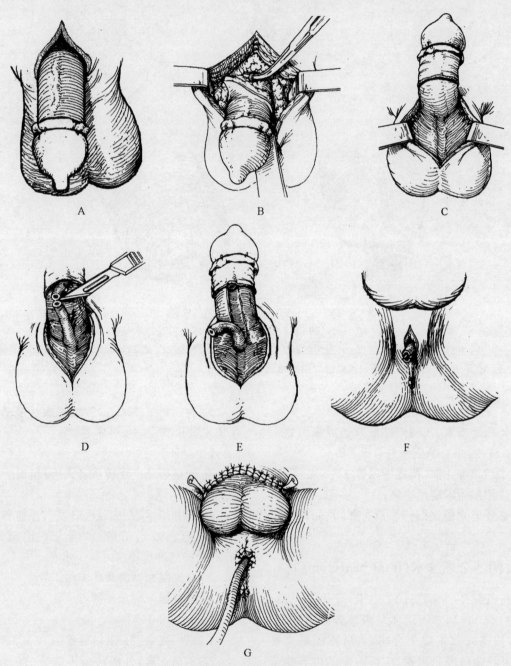

图 38-2　阴茎全切除术

A. 围绕阴茎根部做梭形切口;B. 切断结扎背侧血管;C. 显露尿道海绵体;D. 距肿瘤约 2cm 处切断尿道海绵体;E. 进一步游离尿道海绵体达尿道球部;F. 将尿道断端从会阴切口引出劈开;G. 成形尿道口留置导尿管,缝合阴囊切口

定长度的尿道,以便能行会阴部造口。从阴茎海绵体白膜表面游离尿道海绵体达尿道球部(图 38-2E)。在背侧游离两侧阴茎海绵体脚到近耻骨支部切断,断端做间断或褥式缝合。在阴囊下方会阴部做一卵圆形皮肤切口,将尿道断端从此切口引出,外露 1cm 以上,并劈开尿道成两半(图 38-2F),留置导尿管,将尿道海绵体外层与皮下组织间断缝合并固定,尿道瓣与皮肤缝合形成向外凸出的乳头状尿道外口,充分止血后,留置橡皮引流条,横行缝合切口,经尿道留置适当大小的双腔气囊导尿管(图 38-2G)。对于阴囊松弛者可行阴囊成形术,防止术后影响排尿。

【术中注意要点】

1. 仔细缝扎阴茎海绵体脚断端,止血彻底,防止术后出血。

2. 术中游离尿道要保留足够长度,避免术后尿道回缩狭窄。

3. 尿道会阴部重建,首先要保证游离尿道的长度要够,另外造口的部位和尿道要直,不能成角。否则排尿不够通畅。

4. 阴茎根部切口,向上延长 4～5cm,以使阴囊尽量上提缝合,必要时可以裁减一部分阴囊皮肤。使缝合好的阴囊在会阴部尿道口上方为佳。排尿时不会喷洒在阴囊上,避免造成阴囊潮湿,诱发感染或湿疹。

5. 术后大便容易污染会阴部,使尿道口感染。手术前后流食及术前清洁灌肠为佳,延迟术后排便时间,避免过早排便污染会阴部尿道造口。

【术后处理】

1. 会阴部加压包扎,托起阴囊。

2. 无渣半流食 3d。

3. 抗感染治疗。

4. 术后 2～3d 拔除引流片,1～2 周拔除尿管。

三、腹股沟淋巴结清除术 (inguinal lymphadenectomy)

Fegen(1969 年)及 Ffaley(1989 年)等主张每例阴茎癌患者应常规做预防性淋巴结清扫术,这可早期根除亚临床型淋巴转移,从而提高已有转移患者的生存率。Grabstald(1981 年)及 Johnson(1984 年)等认为每例阴茎癌患者不必常规行

淋巴结清除术。Edwards(1968 年)及 DekerIlion(1973 年)等建议对增大淋巴结,甚至临床表现正常淋巴结经皮穿刺活检或切除病理检查证实为局部淋巴结转移者,才行髂腹股沟淋巴结清除术。淋巴结转移可能是一侧,也可能是双侧,如证实仅为单侧者,应只做单侧转移侧淋巴结清除术;如证实为双侧淋巴结转移者,才做双侧淋巴结清除术;如未证实髂腹股沟淋巴结转移者,应观察随访,不应对阴茎癌患者,不管是不是存在淋巴结转移,均常规做双侧淋巴结清除术。有较多文献报道术前未证实是淋巴结转移者,做双侧淋巴结清除术后,病理检查结果多为阴性。髂腹股沟淋巴结清除术后均有众多并发症,特别是淋巴结清除术后远期严重并发症下肢象皮肿,严重影响患者生活质量。

腹股沟淋巴结清除范围:腹股沟淋巴结清除术上缘于脐与髂前上棘平面,下达股三角顶端,外界由髂前上棘内向下至缝匠肌内侧缘,内界在腹股沟韧带上前正中线旁 3cm,腹股沟韧带下阔筋膜内缘,清除腹股沟区及股管内所有淋巴脂肪组织,股管内淋巴结证实有转移者需施行髂窝淋巴结组织清除术。

髂淋巴结清除范围:经典范围包括腹主动脉分叉以下盆筋膜、髂总动脉和髂外血管鞘及其周围淋巴脂肪组织。有学者主张手术清除范围不宜过大,仅包括双侧腹股沟区及股管内所有淋巴脂肪组织,认为与广泛性手术效果比较无明显差别,且合并症明显减少。股管内淋巴结证实有转移才需行髂淋巴结清除术。

虽然髂腹股沟淋巴结清除术有一定的并发症,但早期施行此手术可提高患者生存率。

传统开放腹股沟淋巴清扫术由于腹股沟区切口大,切除皮下组织多,创伤大,术后易发生腹股沟区皮肤缺血坏死或淋巴瘘,造成切口长期愈合不良,严重影响患者术后的恢复。有时甚至延误患者的后续治疗,从而降低疗效。2003 年,Bishoff 等首先在尸体上进行腹腔镜下腹股沟淋巴清扫术,认为技术上可行。Machado 等于 2005 年首次在活体成功施行腹腔镜下腹股沟淋巴结清扫术。此后,腹腔镜下腹股沟淋巴结清扫术在国内外陆续开展起来。其后国内外有关腹腔镜下腹股沟淋巴结清扫术的报道逐渐增多,均发现腹腔镜下腹股沟淋巴结清扫术能达到与开放手术相同的

效果,而由于切除腹股沟淋巴结在皮下空间进行,腹股沟区皮肤无伤口,创伤小,不易发生皮肤切口愈合不良,能有效避免开放手术后最常见的腹股沟区皮肤坏死、切口长期愈合不良的问题。近期有应用机器人清扫腹股沟淋巴的报道,很大程度上进一步减少了术后并发症,提高了患者生活质量,效果良好。

【适应证】

1. 腹股沟淋巴结清除术:阴茎癌腹股沟淋巴结活检证实有癌肿转移,B超及CT等检查未发现髂窝淋巴结增大及盆内淋巴结增大者。如证实单侧淋巴结转移者,仅做转移侧淋巴结清除术。

2. 髂腹股沟淋巴结清除术:阴茎癌腹股沟淋巴结活检证实有癌肿转移,B超及CT等检查发现髂窝淋巴结增大,而无盆内淋巴结增大者。或腹股沟淋巴结清除术发现髂窝淋巴结增大者。

3. 阴茎癌肿瘤浸润广泛,腹股沟或髂窝增大的淋巴结,并且无盆内及腹主动脉旁淋巴结增大,阴茎癌肿瘤切除后,连续抗炎4周以上,腹股沟淋巴结不见缩小者;或活检虽为阴性,但不能坚持长期随访者。可根据所在部位增大的淋巴结,行腹股沟淋巴结或髂腹股沟淋巴结清除术。

4. 腹股沟淋巴结增大、质硬、固定,伴有癌肿转移到其他部位征象者,特别是浸润性阴茎癌T_2、T_3期以上,即使行淋巴结活体组织检查结果为阴性,也应行髂腹股沟淋巴清除术。

5. 如腹股沟淋巴结小而软,且活动,仅行阴茎切除,手术后随访。随访期间淋巴结逐渐缩小,则为炎症,可继续随访。如随访期间淋巴结逐渐增大,应再次手术行髂腹股沟淋巴清除术,如随访困难又高度怀疑转移,虽然淋巴结活检阴性,也应考虑行髂腹股沟淋巴清除术为妥。

【禁忌证】

1. 阴茎癌腹膜后淋巴结广泛转移或晚期有其他器官远处转移者。

2. 晚期阴茎癌患者,髂腹股沟淋巴结转移相互融合,压迫血管,或已侵犯静脉壁使静脉回流障碍,引起下肢水肿者。

3. 阴茎癌合并严重心、肺功能障碍无法耐受麻醉及手术者。

4. 合并糖尿病未纠正者。

5. 阴茎癌合并严重出血倾向性疾病或血液凝固障碍性疾病者。

6. 手术区域大腿及腹股沟区皮肤有严重皮肤病者。

【术前准备】

1. 如淋巴结清除术与阴茎部分或全切除术同时进行。

(1)术前使用广谱抗生素控制感染。以除外炎症性淋巴结增大。

(2)可疑阴茎癌或腹股沟淋巴结增大的患者,应行瘤体组织及增大淋巴结的术前活检证实为阴茎癌及淋巴结转移。

(3)术前用碘液湿敷,或浸泡阴茎及肿瘤病变,尽量控制局部感染。

2. 如阴茎部分或全阴茎切除术后伤口已愈合,二期行腹股沟淋巴结清除术,则同一般术前准备,术前备血600ml左右。

【麻醉与体位】

多采用硬膜外麻醉,必要时全麻。如阴茎部分或全阴茎切除术后取仰卧位。如淋巴结清除术与阴茎部分或全切除术同时进行者取截石位。

【术式简介】

1. 开放性腹股沟淋巴结清除术

(1)切口分离:髂腹股沟淋巴清除术的切口有两侧腹股沟弧形切口、两侧腹股沟直切口、下腹部弧形切口、下腹部弧形切口加两侧腹股沟直切口等。采用较多的是两侧腹股沟弧形切口,此切口较简便,显露较好,皮瓣坏死的机会较少。此切口上起髂前上棘上方3cm及内侧2cm,向下与腹股沟韧带平行,经腹股沟韧带中点垂直向下达腹股沟韧带下6~7cm至股三角部位(图38-3A);沿切口线切开皮肤及浅筋膜,紧贴皮下用手术刀分离皮肤与皮下脂肪。皮下分离的范围:上起髂前上棘连线水平,下至股三角下缘平面,外侧达缝匠肌内侧,内侧抵内收肌。

(2)腹股沟淋巴结清除:从髂前上棘连线水平,经腹壁肌肉表面,向下分离皮下脂肪、筋膜及淋巴等组织达腹股沟韧带以下(图38-3B)。向下沿阔筋膜表面分离达股三角内缘(图38-3C),在股三角内下方切开股血管鞘,分离脂肪和淋巴组织,显露股动脉、股静脉、股神经、大隐静脉及其分支。仅保留精索、股血管、神经及其分支和裸露的肌肉,将一侧腹股沟部全部皮下脂肪、筋膜、浅深组淋巴组织整块切除(图 38-3D)。

　　(3)髂淋巴结清除:按虚线切开腹壁肌肉、腹股沟韧带、阔筋膜(图 38-3E)。在髂前上棘内侧 2cm 处起分别切开腹外斜肌、腹内斜肌及腹横肌,

切断腹股沟韧带及阔筋膜起始部,切开腹横筋膜,显露出盆腔内腹膜后间隙,沿股血管向上游离,以显露髂总血管分叉处(图 38-3F),沿髂腰肌内侧剥离髂血管周围的脂肪及淋巴组织。分别切开髂

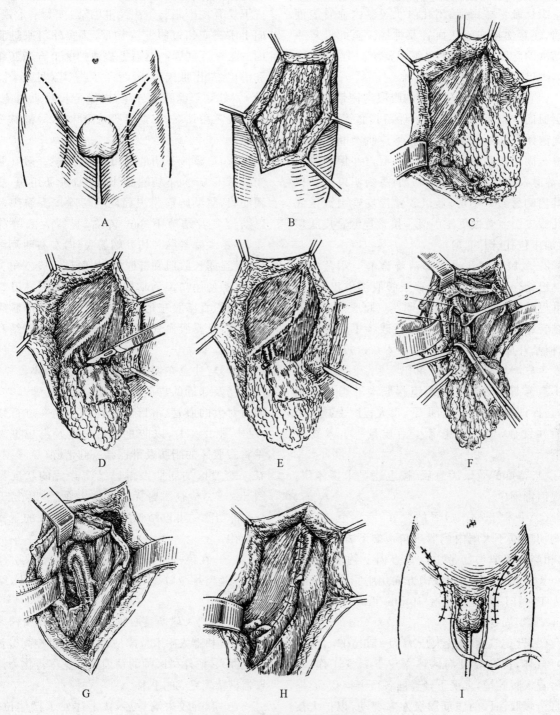

图 38-3　髂腹股沟淋巴结清除术

A. 两侧腹股沟弧形切口;B. 游离皮瓣;C. 清除腹壁表面的脂肪及淋巴等组织;D. 向下完成腹股沟淋巴清除;E. 按虚线切开腹壁肌肉、腹股沟韧带、阔筋膜;F. 清除髂血管周围的脂肪及淋巴组织;G. 完成髂淋巴结清除;H. 缝合腹股沟韧带;I. 放置引流管,缝合双侧腹股沟切口

外动脉、静脉鞘,清除血管间及血管肌肉间的脂肪淋巴组织。继续向下剥离至髂外动静脉下端内侧的腹股沟韧带下方,清除该部的脂肪淋巴组织。向前外侧牵开髂外静脉,将该髂窝内的脂肪和淋巴组织从耻骨梳韧带、闭孔内肌及髂内血管表面剥离,注意勿损伤闭孔血管及神经。至此已将一侧髂窝的脂肪、筋膜和淋巴组织整块剥离切除,完成髂淋巴清除(图 38-3G)。

(4)缝合切口:缝合切断的腹股沟韧带和腹壁各层肌肉。游离缝匠肌上段,保留其血管神经,于肌肉起始处切断后移向内侧,将该肌肉断端用丝线缝合固定于腹股沟韧带上,以覆盖并保护股动脉、静脉及神经(图 38-3H)。于两侧切口最低位或其内侧另做一小切口,以放置橡皮管引流条或多孔橡皮引流管做负压引流。按常规缝合皮肤切口,加压包扎(图 38-3I)。

2. 腹腔镜腹股沟淋巴结清除术 阴茎癌发生淋巴结转移一般首先转移至腹股沟淋巴结,开放淋巴结清扫术已成为治疗阴茎癌腹股沟区域淋巴结转移的金标准,很大程度上改善了患者的预后,但是开放腹股沟淋巴结清扫术切口较大,术后易发生皮瓣坏死、淋巴漏、淋巴囊肿、延迟愈合甚至不愈合等并发症。腹腔镜腹股沟淋巴结清扫术,在保证手术效果的前提下,很大程度上减少了术后并发症,提高了患者生活质量。手术要点如下。

(1)待麻醉效果满意后,按上述要求摆体位,常规消毒铺巾。

(2)手术 Trocar 放置的位置:第 1 个 Trocar 穿刺切口位于大腿内侧股三角顶端下方 5～8cm 处,相当于腹股沟韧带中点垂直向下约 10cm 处做一长 1cm 切口,朝腹股沟方向用手指在皮下建立人工工作腔并置入直径 10mm Trocar(见彩图 38-4A),牢固缝合固定。

(3)设定气腹机最大压力为 15mmHg,注入 CO_2 气体,拟在腹股沟区建立皮下充气工作腔。然后置入腹腔镜,直视下轻轻向各个方向摆动,向上直至腹股沟区的浅筋膜层左右摆动,以扩大皮下工作空间。

(4)皮下充气工作腔建立后,将气腹机最大压力下调为 10mmHg,以在保证视野清楚显露的前提下防止发生广泛性皮下气肿。

(5)在髂前上棘及外环这两点垂直向下,距腹股沟韧带平面以下 3～4cm 处,分别置入 2 个 5mm Trocar(见彩图 38-4B)。此即工作通道。

(6)左手持分离钳,右手持超声刀,贴皮肤真皮下切开皮下脂肪组织及淋巴结,扩大手术视野。向上游离应超过腹股沟韧带,达腹外斜肌腱膜表面的腹壁浅筋膜。然后上提清扫的上方脂肪组织和淋巴结沿肌肉层表面向下分离(见彩图 38-4C)。外侧至缝匠肌外缘,内侧至长收肌内侧,下界为股三角顶端,解剖出股动静脉、大隐静脉及其分支。

(7)显露股三角的常用操作方法:一般在腹股沟韧带下方,向下切除股外侧表面脂肪组织,显露阔筋膜,紧贴阔筋膜表面向下切除皮下组织及淋巴结至耻骨结节下 3cm 左右,显露大隐静脉裂孔,显示大隐静脉。切开阔筋膜,向左右两侧继续分离,显露长收肌和缝匠肌,从而显示股三角。

(8)使用超声刀切除大隐静脉周围淋巴结和脂肪组织直至股三角顶部离断。在大隐静脉裂孔处分离,显露股血管鞘,切除其表面的淋巴结和脂肪组织。

(9)应注意在切除分离皮下组织及淋巴结时,不要伤及邻近的皮肤、大血管、大淋巴管及神经,同时对大的血管、淋巴管应使用生物夹进行钳夹(见彩图 38-4D),以防止术后出血及淋巴漏。逐一将腹股区的脂肪及淋巴结一起清除(见彩图 38-4E),腹股区的脂肪及淋巴结清除后的状况见彩图 38-4F。检查术野无活动性出血后,退出 Trocar,将切除的淋巴结和脂肪组织由扩大的观察通道取出。

(10)在第一个穿刺通道处,置入 1 根引流管引流,缝合各切口,术野弹力绷带加压包扎,结束手术。

3. 机器人辅助腹腔镜腹股沟淋巴结清除术 Da Vinci 机器人手术系统是通过一个可控高级灵巧的机器人,把外科医师的精细手术操作转化为用精密器械精确完成的手术。

(1)麻醉效果满意后,按上述要求摆体位,常规消毒铺巾。

(2)第 1 个 Trocar 穿刺切口位于大腿内侧股三角顶端下方 5～8cm 处,相当于腹股沟韧带中点垂直向下约 10cm 处做一长 1cm 切口,朝腹股沟方向用手指在皮下建立人工工作腔并置入直径 10mm Trocar,牢固缝合固定。

（3）设定气腹机最大压力为 15mmHg,注入 CO_2 气体,拟在腹股沟区建立皮下充气工作腔。然后置入腹腔镜,直视下轻轻向各个方向摆动,向上直至腹股沟区的浅筋膜层左右摆动,以扩大皮下工作空间。

（4）皮下充气工作腔建立后,将气腹机最大压力下调为 10mmHg,以在保证视野清楚显露的前提下防止发生广泛性皮下气肿。

（5）在髂前上棘及外环这两点垂直向下,距腹股沟韧带平面以下 3～4cm 处,分别置入 2 个 5mm Trocar。此即工作通道。

（6）机器人手的安装,将机器人持镜手与相应套管连接,插入双孔内镜。另外两个机器人手与相应套管连接。

（7）显露股三角的常用操作方法:一般在腹股沟韧带下方,向下切除股外侧表面脂肪组织,显露阔筋膜,紧贴阔筋膜表面向下切除皮下组织及淋巴结至耻骨结节下 3cm 左右,显露大隐静脉裂孔,显示大隐静脉。切开阔筋膜,向左右两侧继续分离,显露长收肌和缝匠肌,从而显示股三角。

（8）使用超声刀切除大隐静脉周围淋巴结和脂肪组织直至股三角顶部离断。在大隐静脉裂孔处分离,显露股血管鞘,切除其表面的淋巴结和脂肪组织。

（9）应注意在切除分离皮下组织及淋巴结时,不要伤及邻近的皮肤、大血管、大淋巴管及神经,同时对大的血管、淋巴管应使用生物夹进行钳夹,以防止术后出血及淋巴漏。术毕检查术野无活动性出血后,退出 Trocar,将切除的淋巴结和脂肪组织由扩大的观察通道取出。

（10）在第一个穿刺通道处,置入 1 根 18F 或 20F 的引流管,避免堵塞,保证术后引流。缝合各切口。以同法做对侧腹股沟淋巴结清扫术。结束手术。

【注意要点】

1. 术前用记号笔在皮肤表面画出手术范围,上界至腹股沟韧带上方 3cm,外侧至阔筋膜,内侧至内收肌,下方至股三角顶端,保证淋巴结清扫的彻底性。术中可以通过手指对表面的皮肤界限进行间断按压以协助定位,保证清扫范围。清扫

Scarper 筋膜深方至筋膜表面的淋巴脂肪组织。

2. 建立操作空间、置入穿刺套管时注气压力为 14 mmHg,随后将注气压力调至 12 mmHg,以减少皮下气肿发生的可能性。术前患者下肢穿弹力袜,胸部加压包扎,防止皮下气肿形成。

3. 建立操作空间时,在 Scarper 筋膜层进行分离扩张,把脂肪全部分离下来,而不是悬于操作视野的上方。这样既保证了操作视野及空间,降低了手术难度,有利于手术的顺利进行,也保证了皮瓣血供,减少术后发生皮肤坏死的可能。

4. 增大的淋巴结可能合成块状粘连较紧密,操作时应注意按正确平面分离,注意保护重要的血管和神经,如不慎会引起大出血。手术创面大,出血、渗血较多,术中止血要彻底,操作要仔细。

5. 在内侧分离时注意不要损伤精索。如淋巴结有明显转移或周围组织有癌肿侵犯,可切除部分皮肤。

6. 阴茎癌合并有下肢静脉曲张,深静脉有阻塞,回流不好,术中忌行大隐静脉结扎。

7. 与大血管粘连紧密,分离困难,可放弃手术,改用其他治疗,防止大出血造成严重后果。

8. 术中行腹股沟淋巴结快速病理检查,如发现肿瘤转移,有学者主张同期行盆腔淋巴结清扫。

9. 术后 1 周内嘱患者尽量减少下床活动,腹股沟给予弹力绷带加压,减少皮瓣漂浮的可能性。

10. 术后根据病理结果决定是否需要进行后续放化疗。

11. 术前给予抗炎治疗 2 周以除外炎症性淋巴结增大。

12. 淋巴结组织应结扎,少用电凝,防止术后淋巴漏。

【术后处理】

1. 使用抗生素防治感染。

2. 伤口弹力绷带加压包扎,每次换药后都应重新加压包扎,一般持续负压吸引 3～7d。

3. 术后引流管接负压吸引,既可以保证引流,同时也可以减少皮瓣漂浮的可能性,促进愈合。

4. 引流管应连接负压吸引装置,一般至伤口无渗液方可拔除。

5. 术后 24h 开始进食并开始床上适当活动。卧床 2 周左右,穿弹性连裤袜,双下肢抬高,活动

关节,减轻下肢水肿。

6. 术后应注意检查皮片血供情况及下肢血供、下肢水肿情况,观察切口皮肤有无坏死。若有皮肤坏死,面积较大,待肉芽组织生长健康时,可考虑游离植皮。术后 7～10d 可出院。

7. 开放性腹股沟淋巴结清除术后 2 周左右拆除切口缝线,但要注意避免伤口裂开。

【评析】

腹腔镜腹股沟淋巴结清扫术与传统开放手术相比,不仅可以获得相同的临床疗效,而且具有创伤小、术后恢复快、皮瓣坏死率低、住院时间短的优势,是值得推广的一种淋巴结清扫术式。

四、盆腔淋巴结清除术(pelvic lymph-adenectomy)

自从 1886 年,Johns Hopkins 医学院的 Halstead 提出原发肿瘤是通过淋巴系统转移至局部淋巴结以来,局部淋巴结清扫术被视为外科根治性手术的一部分。阴茎癌等肿瘤在转移至髂腹股沟淋巴结后,进一步转移盆腔淋巴结。对有盆腔淋巴结转移者,做髂腹股沟淋清除术后,还需进一步做盆腔淋巴结清除术。盆腔淋巴结清除的范围包括骨盆外侧壁,内侧至腹膜,后壁保留生殖股神经及闭孔神经,远侧至股骨。一般来说生殖泌尿系肿瘤最初多转移至邻近髂总动脉分叉处的淋巴结,有时前列腺癌更早侵及闭孔神经。盆腔淋巴结清除术的范围应包括髂血管外淋巴结、髂血管内淋巴结、闭孔淋巴结,偶尔涉及骶前淋巴结和主动脉旁淋巴结。扩大盆腔淋巴结清扫范围包括有腹主动脉分叉和髂总血管周围,生殖股神经内侧,旋髂静脉、闭孔、髂内、骶前淋巴组织。

传统的盆腔淋巴结清除术是开放性盆腔淋巴结清除术,损伤重,出血较多,并发症多。1991年,Schuesslor 等首先报道了腹腔镜下盆腔淋巴结清扫术。与传统开放手术相比,腹腔镜手术提高了盆腔淋巴结清扫术的效果,减少了淋巴结遗漏率,更为重要的是大大减少了手术创伤,降低了并发症的发生率,患者术后恢复快。近期已开展机器人辅助下盆腔淋巴结清除术。因此,腹腔镜下盆腔淋巴结清扫术现在已经成为前列腺癌、膀胱癌、近端尿道癌、阴茎癌等怀疑有盆腔淋巴结转移患者的最佳治疗方式。

【适应证】

阴茎癌做髂腹股沟淋巴结清除术后,经 B超、CT、MRI 证实有盆内淋巴结转移,无腹膜后淋巴结广泛转移或晚期有其他器官远处转移者。

【禁忌证】

同髂腹股沟及盆腔淋巴结清除术的禁忌证。

【麻醉与体位】

硬膜外麻醉或全麻,取平卧位。

【术式简介】

1. 开放性盆腔淋巴结清除术 做右下腹斜切口,从髂前上棘沿腹股沟韧带上方 3cm 处做切口,切开腹外斜肌腱膜,腹内斜肌及腹横筋膜。整个手术在腹膜外进行。将腹膜和输尿管推向内侧,显露髂总动脉分叉处,以此处开始由上至下清扫髂窝。在显露髂总动脉分叉处切断并结扎淋巴链,向下沿髂外动脉、静脉分离,清除周围脂肪及淋巴组织(图 38-5A),对髂内淋巴组织可在髂外静脉下方清扫(图 38-5B),并结扎。清除闭孔部位的淋巴组织(图 38-5C)时,注意闭孔静脉的保护,该处出血常难控制,切断腹壁下动静脉。

用相同方法清除对侧盆腔淋巴结。创口放置引流管,逐层关闭。

2. 腹腔镜盆腔淋巴结清除术

(1)待麻醉效果满意后,平卧位,常规消毒铺巾。

(2)于脐上缘或下缘切开 1cm 长皮肤切口,逐层分离皮下组织、肌层,向上提拉腹壁组织,小心插入气腹针入腹腔,注入 CO_2 气体,腹腔压力达 12mmHg 时,由该切口置入 10mm Trocar,插入腹腔镜,确认穿刺通道是否成功,并检查有无肠管及血管损伤。若患者有大型腹腔手术史或腹腔手术并发腹腔内容物损伤及广泛肠粘连、肠梗阻病史者,禁忌采用此术式。若为中小型腹腔手术史,为确保脐部穿刺通道建立安全无损伤,提倡开放手术建立该通道。最后选择 12mm Trocar 由右侧麦氏点及 5mm Trocar 由左边的反麦氏点穿刺置入腹腔,成为两个工作套管。

(3)将患者体位调整至 20°头低足高位,并适当向手术对侧倾斜。若两侧术区有肠管形成的粘连带,应先游离以便充分显露术野及便于手术操作。在助手的帮助下,打开髂血管处腹膜及血管鞘,于髂血管分叉处开始分别分离髂外动、静脉,

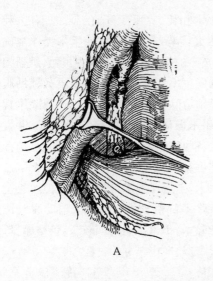
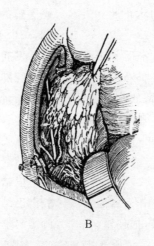
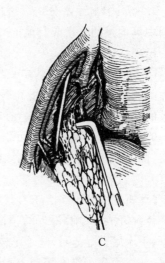

图 38-5　盆腔淋巴结清除术

A. 分离切除髂血管外淋巴组织；B. 分离切除髂血管内淋巴组织；C. 分离切除闭孔部位的淋巴组织

外侧至同侧生殖股神经内侧，然后清除其周围淋巴结及脂肪组织，注意不要伤及血管。

（4）顺着髂外静脉及骨盆向下游离至闭孔，可显露闭孔神经。闭孔神经是此处手术的重要标记，一般在闭孔神经周围有闭孔动脉及静脉，解剖位置变异大，注意不要伤及。在助手帮助下，清除闭孔处淋巴结及脂肪组织。

（5）在髂血管分叉处，找到髂内动脉及静脉，打开血管鞘，在助手的帮助下，清除其周围的淋巴结和脂肪组织，注意不要伤及血管。

（6）在分离髂外、髂内及闭孔淋巴结时，必须打开血管鞘，才便于游离淋巴结及脂肪组织。因紧贴大血管，因此务必小心不要伤及血管。对于小的血管分支应使用生物夹牢固结扎切断，对较大淋巴管也应使用生物夹牢固结扎，防止术后发生淋巴漏。

（7）用相同方法处理另一侧盆腔淋巴结。术后于盆腔低位置放置一根引流管引流，检查术野无活动性出血，退镜，缝合切口，结束手术。

3. 机器人辅助腹腔镜下盆腔淋巴结清除术

术前放置输尿管支架，采用达芬奇机器人手术系统，常规建立气腹，于脐右上方 45°约 10 cm 处放置机器人腹腔镜镜头，平脐右侧腋前线处放置第一机械臂，于脐左上方 45°约 10cm 处放置第 2 机械臂，机械臂孔与镜头孔呈等腰三角形，镜头孔处为等腰三角形顶点。患者左侧腋前线平髂前上棘上方 5cm 处建立助手操作孔，同时该操作孔连接气腹机（见彩图 38-6A）。以输尿管支架为指示，鉴别输尿管与膀胱的解剖关系，参照腹腔镜下盆腔淋巴结切除术的常规清除盆腔淋巴结，盆腔淋巴结切除后的状况见彩图 38-6B。

【注意要点】

1. 增大淋巴结（炎症或癌肿转移），可能与血管粘连较紧，粗暴操作可引起大出血，而在深部的盲目钳夹出血点更可导致难以处理的大血管损伤，故应按正确平面分离。遇血管损伤大出血不要慌乱，先压迫止血，准备好血源、心耳钳、血管缝合针线。

2. 手术创面较大，渗血和出血较多，手术操作要仔细，止血要彻底。如解剖熟悉，分离平面准确，可明显减少出血。

3. 脂肪和淋巴组织切除后要仔细结扎，以免术后形成淋巴漏。

【术后处理】

1. 术后第 1～2 天常有淋巴液渗出，应保证引流管通畅，直至每 8 小时的引流液量少于 25ml，才考虑分步退出和取出引流管。

2. 使用抗生素，防治感染。

3. 术后早期如发生盆腔积液或脓肿、淋巴囊肿，可引起盆腔部位不适，偶有导致闭孔神经麻痹者，应打开切口下方分离，使引流物能进入盆腔和髂窝，以清除积存的淋巴液。

4. 髂外静脉手术分离后可能发生静脉栓塞，可用中等剂量的肝素或其他抗凝药物防止此并发症的出现。

5. 由于盆腔淋巴结的广泛结扎，术后常出现外阴部的广泛水肿，常需垫高臀部。如外阴部和下肢的严重水肿持续不消退，有时需行放疗。

6. 术中损伤闭孔神经可引起单侧下肢内收障碍，除非神经完全被切断，通常可于短期内恢复。

【评析】

传统开放性盆腔淋巴结清除术，由于盆腔位置深，手术术野显露不好，手术较困难，损伤重，出血多，并发症多。腹腔镜腹盆腔淋巴结清除术与传统开放手术相比，克服了开放手术的不足，利用腹腔镜的放大优势，视野清晰，使手术操作准确精细，减少不必要的损伤，降低了术中出血、脏器损伤等并发症的发生率，术后恢复快。机器人辅助腹腔镜盆腔淋巴结清除术，比腹腔镜淋巴结清除术视野更清晰，使手术操作更准确精细，损伤更轻，并发症更少。有具备腹腔镜及机器人系统的医院，选择腹腔镜盆腔淋巴结清除术和机器人辅助腹腔镜盆腔淋巴结清除术，是最佳手术治疗方案。但腹腔镜盆腔淋巴结清除术价格较贵。机器人辅助腹腔镜盆腔淋巴结清除术，手术准备时间较长，价格昂贵，医师需要学习掌握、操作熟练的过程。

（蒲　军　杜　虎　王德林　石　涛　陈在贤）

第二节　阴茎阴囊 Paget 病手术
（operation for Paget disease of penis and scrotum）

阴茎阴囊 Paget 病，又被称为阴茎阴囊湿疹样癌或阴囊炎性癌。1874 年 James Paget 首先报道了 15 例乳房 Paget 病。1889 年 Croker 首先报道了 1 例经病理证实的阴囊 Paget 病。Paget 病主要发生在大汗腺分布的部位，如阴茎、阴囊、阴阜、阴唇，此外还有会阴、腹股沟、肛周、腋下、腘窝、眼睑等。近年来阴茎阴囊 Paget 病发生呈上升趋势。阴囊 Paget 病是一种容易转移的特殊类型的皮肤癌，预后不良，以手术治疗为主。尽早诊治可提高该病疗效的关键。

一、部分阴茎阴囊皮肤切除成形术
(partial resection of penis and scrotum skin and penoscrotal plasty)

【适应证】

病检证实为阴囊 Paget 病，病变范围较局限，阴茎皮肤部分受累，病变切除后，剩余部分正常阴囊可拉拢缝合覆盖切除创面者。

【禁忌证】

阴囊皮肤急性炎症者。腹股沟淋巴结转移压迫血管发生下肢水肿，或已有血行转移，全身情况较差，不能耐受手术者。

【原理】

当病变范围较局限，将病变组织切除后，充分利用剩余的正常阴囊皮肤拉拢缝合以覆盖阴囊创面。阴囊皮肤具有较大的伸缩性，即使阴囊皮肤缺损 50% 以上，也能拉拢修补缝合覆盖缺损创面，如拉拢缝合张力时，将阴囊皮瓣边缘向周围松解以降低其张力。阴茎皮肤部分切除缺损者，可用转移阴囊皮瓣覆盖。

【优点】

方法简便易行，效果好，并发症少。

【缺点】

术后阴囊皮肤有肿瘤复发的可能。

【术前准备】

术前 3～5d 用抗生素抗感染治疗，并用碘伏湿敷阴囊。因阴囊 Paget 病病变几乎均合并有感染，术前控制感染可减少术后感染，并有助于术中判断切除病变的范围。

【麻醉与体位】

多采用持续硬膜外麻醉或全身麻醉。根据病变部位及范围大小，选择仰卧位或截石位。

【手术要点】

1. 阴茎阴囊 Paget 病变范围较小较局限者　在阴茎阴囊壁距肿瘤病变边缘正常皮肤 2cm 左右处做切口（见彩图 38-7A），切除深度达深筋膜，彻底切除病变组织（见彩图 36-7B）。病变切除后阴茎阴囊皮肤缺失创面，松解游离阴茎阴囊创面邻近的皮肤切取带蒂阴囊皮瓣,向上转移与阴茎及阴囊上边切缘的皮肤缝合,覆盖阴茎及阴囊的创面(见彩图 38-7C)。

2. 阴茎阴囊 Paget 病变范围较广者　阴茎阴囊 Paget 病变(见彩图 38-8A),在距肿瘤病变周围边缘 2cm 左右的正常阴茎阴囊做切口,将阴茎阴囊受累的病变的皮肤组织、深筋膜等组织全部彻底切除(见彩图 38-8B),如深层精索睾丸等组织受侵犯,应将精索睾丸一并切除。阴茎阴囊病变组织切除后,阴茎阴囊缺损创面,松解游离剩余的阴囊组织,制作带蒂阴囊皮瓣,向上转移,缝合覆盖阴囊创面,成形阴囊(见彩图 38-8C)。阴茎及阴茎根部阴囊创面,切取大腿内侧游离皮瓣包裹阴茎及阴茎根部创面缝合。覆盖阴茎阴囊部分创面(见彩图 38-8D)。成形后的阴茎阴囊皮瓣稍加压包扎。

二、全阴囊切除成形术 (resection and scrotoplasty of total scrotum)

【适应证】

阴囊 Paget 病病变范围广泛,累及全阴囊者。

【禁忌证】

同部分阴茎阴囊皮肤切除成形术。

【原理】

阴囊病变行全阴囊切除后,用大腿内侧带蒂转移皮瓣成形阴囊覆盖其创面。

【优点】

可以将病变的阴囊组织广泛、彻底切除,肿瘤复发的机会较少。

【缺点】

阴囊完全切除后,需用双大腿内侧带蒂转移皮瓣成形阴囊,手术复杂,创伤大,术后出血、感染、皮瓣缺血坏死等并发症较多。

【术前准备】

同部分阴茎阴囊皮肤切除成形术的术前准备。

【手术要点】

围绕肿瘤,距肿瘤边缘约 2cm 的正常皮肤做切口(图 38-9A),深度达深筋膜,逐步解剖游离,将阴囊病变组织整块切除(图 38-9B),创面彻底止血。从接近阴囊创缘处切取大腿内侧带蒂的 U 形皮瓣(图 38-9C),皮瓣大小根据创面大小而定,取全厚层皮瓣并应含有浅筋膜,皮瓣基底部靠近腹股沟,为保证皮瓣血供、基底部要有足够宽度,将皮瓣向内旋转,上端缝合于阴囊皮肤创缘、下端缝合于会阴部创缘、两侧皮瓣在中部靠拢对齐缝合,形成新的阴囊,包绕睾丸精索(图 38-9D)。缝合大腿内侧切口,皮瓣蒂部相对创缘则不缝合,从此间隙向阴囊腔内放置橡皮引流。皮瓣蒂部创面用凡士林油纱覆盖(图 38-9E)。术后 4～6 周待伤口愈合,成形阴囊存活后,切断皮瓣蒂部,缝合切口(图 38-9F)。

【注意事项】

1. 肿瘤病变切除范围,应达到肉眼所见肿瘤病变周围正常皮肤 2cm 以外的正常阴囊壁全层,切除深度均达深筋膜,包括表皮、真皮直到睾丸鞘膜壁层,深层组织受侵犯者应将睾丸精索一并切除。手术中肿瘤边界有时较难肉眼分辨清楚时,可在术中将切缘多处标记后送冷冻活检,若发现肿瘤细胞累及切缘者,则需相应扩大手术切除范围。

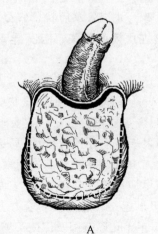
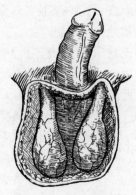
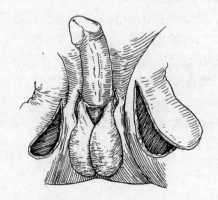

A　　　　　　　　　B　　　　　　　　　C

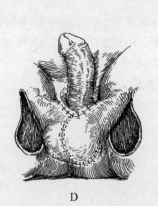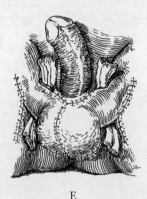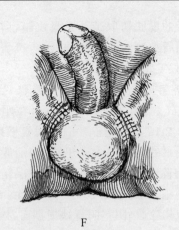

图 38-9　全阴囊切除成形术

A. 距肿瘤边缘约 2cm 的正常皮肤做切口；B. 将全阴囊病变组织整块切除后；C. 切取大腿内侧带蒂 U 形皮瓣；D. 两侧皮瓣在中部靠拢对齐缝合成形阴囊；E. 缝合大腿内侧切口；F. 切断皮瓣蒂部，缝合切口

2. 阴囊病变切除后，如有剩余的阴囊皮肤，应充分利用，因阴囊皮肤有较大的伸缩性，可直接拉拢缝合覆盖创面。如拉拢缝合有张力时，将皮瓣边缘向周围松解以降低其张力。

3. 阴囊及阴茎皮肤均有病变，肿瘤病变切除后，如有剩余的阴囊皮肤，可转移阴囊皮瓣覆盖阴茎创面。

4. 病变范围较大的肿瘤切除范围较大、且残留阴囊皮肤缺乏者，则可予以皮瓣修复和游离移植皮肤覆盖创面。皮瓣修复的方法包括随意性皮瓣和岛状皮瓣两种，可根据术中情况选择。多采用游离植皮法覆盖创面，其供皮区一般为：大腿外侧部、胸侧壁、背部等。取薄型中厚皮片植皮，厚度为 0.4～0.5mm。

5. 腹股沟淋巴结增大者常规取活检。有活检阳性者行淋巴结清除术。

6. 皮瓣修复创面中，采用随意性皮瓣以附近位置为佳，其转移时张力小，易成活，且色泽与病灶处相近，感觉功能相同；皮瓣的长度比例不应该超过 2:1，防止皮瓣端坏死。在局部无可转移的随意皮瓣的情况下，可采用带血管蒂的岛状皮瓣，此皮瓣易成活，转移度大，可修复大面积的皮肤缺损。

三、腹股沟淋巴结清除术（inguinal lymphadenectomy）

【适应证】

腹股沟淋巴结活检证实为腹股沟淋巴结转移者，则行腹股沟淋巴结清除术。

【禁忌证】

阴囊皮肤急性炎症者。腹股沟淋巴结转移压迫血管发生下肢水肿，或已有血行转移，全身情况较差，不能耐受手术者。

【原理】

经腹股沟清除癌肿转移的淋巴结。

【术前准备】

腹股沟淋巴结清除术时间宜在原发病灶切除后 2～3 周进行，可减少术后伤口感染。

【手术要点】

参见本章第一节三、阴茎癌开放性腹股沟淋巴结清除术的手术要点。

【术后处理】

术后护理在整个手术恢复过程中特别重要，由于病灶位于阴囊、会阴部，术后特别容易感染，护理不当则会出现皮瓣的感染、坏死、导致手术失败。

【评析】

阴囊 Paget 病是一种特殊类型的皮肤湿疹样癌，易被误诊为阴囊皮肤慢性湿疹或皮炎而延误诊治。凡病变局限于表皮者预后较佳，局部即使复发而再次手术，5 年生存率仍较高。阴囊 Paget 病的预后取决于早期诊治及临床分期；主要与病变浸润深度、有无淋巴结转移及是否合并其他脏器癌肿有关；除了手术切除范围及深度不够外，可能与在切除范围以外存在同一病因的潜在癌变细胞,即所谓"跳跃"现象有关。因此对首次术后患者应严密随访,复发病例可及早再次手术切除以提高生存率。

(陈在贤 黄 捷 刘继红)

第三节 阴茎阴囊血管瘤手术
(surgery for hemangioma of penis and scrotum)

对于阴茎阴囊局限性的血管瘤做手术切除,效果理想。较大或估计较深的血管瘤,如经术前静脉造影、超声及磁共振检查,充分了解病灶的分布和血流动力学情况,准确估算失血量并确定补充方法后,手术根治有可能。

【适应证】

1. 阴茎皮肤皮下及阴囊的血管瘤。
2. 较局限的阴茎头的海绵状血管瘤。
3. 阴茎阴囊血管瘤非手术治疗无效者。

【禁忌证】

1. 合并严重心、肺、肝、肾及其他脏器功能障碍,高血压危象、心脏病心功能失代偿期、肺源性心脏病、肺气肿等不能耐受手术者。
2. 合并凝血功能紊乱未纠正者。
3. 合并糖尿病未控制者。

【特殊准备】

术前行阴茎海绵体造影,了解血管瘤与阴茎海绵体是否相通。

【麻醉与体位】

持续硬膜外麻醉或局麻。平卧位,阴囊病变范围大者取截石位。

【术式简介】

1. 阴茎头海绵状血管瘤切除术 阴茎头海绵状血管瘤(见彩图38-10A),阴茎根部局部麻醉,用橡皮筋阻断阴茎血供,距血管瘤边缘约0.5cm切口,彻底切除血管瘤组织,用4-0或3-0薇乔线间断全层缝合切口止血,无出血后,保留导尿管(见彩图38-10B),伤口加压包扎。注意避免形成尿道外口狭窄。

2. 阴囊血管瘤切除术 麻醉后,用手捏住阴囊血管瘤根部阻止减少出血,沿血管瘤边缘0.3~0.5cm正常阴囊皮肤做切口,切口深达血管瘤的基底部(图38-11A、B),压迫阻断血供,鼠齿钳抓住提起血管瘤组织,边切边全层缝合,以减少出血(图38-11C),血管瘤切完就缝合,止血完毕。

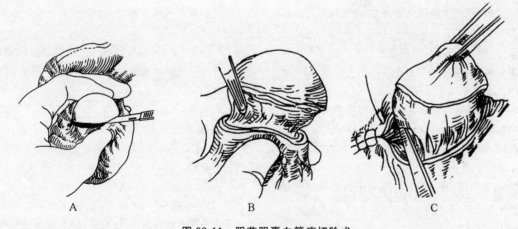

图38-11 阴茎阴囊血管瘤切除术

A.沿肿瘤边缘做切口;B.切口深达血管瘤的基底部;C.边切边缝合

【术后处理】

1. 应用抗菌药物防治感染。
2. 术后10d拆线。
3. 阴茎手术者,术后应用雌性激素或镇静药物。

【评析】

1. 对于局限性的阴茎阴囊海绵状血管瘤可以安全切除者,效果较理想。术中应仔细止血和尽量完整切除,防止术后出血和复发。对一些范围很大、部位较深的阴囊海绵状血管瘤,也可考虑部分或大部分切除,待术后再结合其他治疗,也能得到比较满意的结果。创面过大者,可以采用植皮或皮瓣修复。

2. 单纯切除可能导致大出血者,为减少术中出血,海绵状血管瘤瘤体巨大范围广泛者可先行非手术方法使瘤体缩小后再行手术。故在术前应进行必要的准备,再行手术治疗。

(陈　刚　唐　伟　陈在贤)

参 考 文 献

[1] 成少平,马鑫,郭刚,等.同期腹腔镜下双侧腹股沟淋巴结清扫术在阴茎癌手术中的应用.临床肿瘤学杂志,2015(2):164-167

[2] 杨超,丁永学,孔垂泽.保留阴茎头手术治疗阴茎癌手术前后勃起功能的调查与分析.中国男科学杂志,2015(1):32-34

[3] 万祥,张克,姚海军,等.无远处转移晚期阴茎癌的手术治疗.中华男科学杂志,2017,2:147-151

[4] 李琦,胡敏霞.阴茎部分切除术结合阴茎延长术治疗早期阴茎癌.中国医师进修杂志,2016,2:122-124

[5] 吴宏飞,林建中,廖凯,等.保留阴茎海绵体手术治疗多发浅表性阴茎头部阴茎癌1例报告.中华男科学杂志,2017,1:93-95

[6] 吴进锋,李涛,张延榕,等.阴茎疣状癌13例诊治分析.福建医药杂志,2016,5:23-26

[7] 雷振伟,陈建文,王翰锋,等.阴茎癌149例临床分析.微创泌尿外科杂志,2016,1:44-48

[8] 徐海飞,王小林,陈红健.阴茎癌保留大隐静脉及属支的腹股沟淋巴结清扫疗效观察.交通医学,2015,6:614-616

[9] 王飞,王为服,王忠尧.阴茎头重建术治疗早期阴茎癌-阴茎部分切除+大腿内侧薄层皮片移植.中华男科学杂志,2016,22(1):28-31

[10] 刘南,李元,罗宏,等.33例阴茎癌的外科治疗分析.临床泌尿外科杂志,2014(12):1097-1100

[11] 贾光旭.80例阴茎癌诊治体会.内蒙古中医药,2014,10:50-51

[12] 白遵光,王昭辉,代睿欣,等.腔镜下腹股沟淋巴结清扫术术式标准化初探与实践.现代泌尿外科杂志,2015,11:790-793

[13] 杨牧.探讨外阴癌采用腹腔镜下腹股沟淋巴结切除术治疗的效果.医药卫生(文摘版),2016,2:73

[14] 耿熹洁,吴敏,周芳.8例腹腔镜下腹股沟淋巴结清扫术手术配合报告.当代护士:综合版(上旬刊),2016,5:66-67

[15] 邱新凯,燕东亮,梅延辉,等.腹腔镜与开放阴茎癌腹股沟淋巴结清扫术疗效比较.中国男科学杂志,

2016,9:39-43

[16] 殷艳,韦业平,黄燕,等.腹腔镜下腹股沟淋巴结清扫术在外阴癌手术治疗中的应用(附6例分析).广西医科大学学报,2015,6:966-968

[17] 师文强,魏金星,张雪培,等.腹腔镜与开放性腹股沟淋巴结清扫术的临床比较及分析.临床泌尿外科杂志,2014,12:1094-1096

[18] 肖民辉,于振铎,齐书武,等.同期单孔腹腔镜下改良预防性双侧腹股沟淋巴结清扫术在阴茎癌手术中的应用.云南医药,2017,2:137-140

[19] 何叶叠.cN0期阴茎癌患者腹股沟淋巴结清扫的研究进展.中国当代医药,2019,22:27-30

[20] 于鹏,张家伟,苏容万,等.阴茎癌患者行腹腔镜腹股沟淋巴结清扫术的临床观察.中国临床医生杂志,2019,2:213-215

[21] 张兴保,邱学德.阴茎癌治疗的研究进展.医学综述,2019,18:3617-3621

[22] 李栋,刘建民,杯帅.阴茎癌腹腔镜下腹股沟淋巴清扫两种不同入路疗效比较.中国现代医药杂志,2018,12:9-13

[23] 朱晓东,王剑虹,郑安,等.阴茎疣状癌的诊断及治疗(附6例报告).临床泌尿外科杂志,2018,8:659-661

[24] 鲍正清,方冬,岳才博,等.原发性阴茎阴囊Paget病22例临床分析.北京大学学报:医学版,2016,48(4):638-642

[25] 张亚龙.阴囊Paget病合并鳞状上皮乳头状瘤1例报告.医药卫生(引文版),2017,2:236

[26] 闫宏山,崔光怀,于俊凤,等.阴囊及阴茎Paget病的整形手术切除及VSD覆盖治疗.滨州医学院学报,2016,3:221-223

[27] 孟凡军,蒲怡,陈志兴,等.阴茎阴囊Paget病局部扩大切除术与根治性切除术的比较研究.中国修复重建外科杂志,2017,6:714-717

[28] 徐杨,陈力博,林英英,等.阴囊Paget病诊治分析.华西医学,2014,9:1674-1677

[29] 许筱云,邵宁,乔迪,等.阴茎Paget病的手术治疗及

随访(附 10 例报告).中华男科学杂志,2014,1:
54-58

[30] 石丽君,高宇,曹爱华.乳房外 Paget 病 16 例临床病
理分析.临床与实验病理学杂志,2017,1:93-95

[31] 郑亮,张良,陈娜.阴囊皮瓣修复乳房外 Paget 病术
后创面一例.实用皮肤病学杂志,2019,1:48-49

[32] 李春香,沈翔.超声诊断阴囊蔓状血管瘤 1 例.临床
超声医学杂志,2014,16(01):40

[33] 蔡熹,赵新美,周锋盛,等.超声诊断婴儿阴囊毛细
血管瘤 1 例.医学影像学杂志,2016,26(3):379

[34] Prasad SM,Shalhav AL. Comparative effectiveness
of minimally invasive versus open lymphadenectomy
in urological cancers. Curr Opin Urol,2013,23(1):
57-64

[35] Dimitri Barski,Evangelos Georgas,Holger Gerullis,
et al. Metastatic penile carcinoma-an update on the
current diagnosis and treatment options. Cent Euro-
pean J Urol,2014,67(2):126-132

[36] Ga Won Yim,Sang Wun Kim,Eun Ji Nam,et al.
Perioperative complications of robot-assisted laparo-
scopic surgery using three robotic arms at a single
institution. Yonsei Med J,2015,56(2):474-481

[37] N. Kathiresan,Anand Raja,Krishna Kumar Ram-
achandran,et al. Role of dynamic sentinel node biop-
sy in carcinoma penis with or without palpable
nodes. Indian J Urol,2016,32(1):57-60

[38] Carlo Luigi Augusto Negro,Matteo Paradiso,Ales-
sandro Rocca,et al. Implantation of AMS 700 LGX
penile prosthesis preserves penile length without the
need for penile lengthening procedures. Asian J An-
drol,2016, 8(1):114-117

[39] Mossanen M,Holt S,Gore JL,et al. 15 Years of pe-
nile cancer management in the United States:An a-
nalysis of the use of partial penectomy for localized
disease and chemotherapy in the metastatic setting.
Urol Oncol,2016,34(12):530. e1-530. e7

[40] Sansalone S,Silvani M,Leonardi R,et al. Sexual out-
comes after partial penectomy for penile cancer:re-
sults from a multi-institutional study. Asian J An-
drol,2017,19(1):57-61

[41] Akbulut F,Kucuktopcu O,Sonmezay E,et al. Partial
penectomy after debridement of a Fournier's gan-
grene progressing with an isolated penile necrosis.
Ulus Travma Acil Cerrahi Derg,2014,20 (5):
385-388

[42] Sosnowski R,Kulpa M,Kosowicz M,et al. Quality

of life in penile carcinoma patients-post-total penec-
tomy. Cent European J Urol,2016,69(2):204-211

[43] Roman Sosnowski,Marta Kulpa,Mariola Kosowicz,
et al. Quality of life in penile carcinoma patients-
post-total penectomy. Cent European J Urol,2016,
69(2):204-211

[44] Cui Y,Chen H,Liu L,et al. Saphenous vein sparing
during laparoscopic bilateral inguinal lymphadenec-
tomy for penile carcinoma patients. Int Urol Neph-
rol,2016,48(3):363-366

[45] Astigueta JC,Abad-Licham M,Silva E,et al. Endo-
scopic inguinal lymphadenectomy in penile cancer:
case report and literature review. Ecancermedical-
science,2015,9:576

[46] Xiujun Liao,Weiming Mao,and A'A'Li. Linb. Peri-
anal Paget's disease Co-associated with anorectal
adenocarcinoma:primary or secondary disease. Case
Rep Gastroenterol,2014,8(2):186-192

[47] FS Pinheiro,AD Rothner,M Moodley,et al. Massive
soft tissue neurofibroma (elephantiasis neuromato-
sa):case report and review of literature. Journal of
Child Neurology,2015,30(11):1537-1543

[48] G Ponti,G Pellacani,D Martorana,et al. Giant ele-
phantiasis neuromatosa in the setting of neurofibro-
matosis type 1:A case report. Oncology Letters,
2016,11(6):3709

[49] D Rao,H Zhu,K Yu,et al. Two cases of Paget's
disease of scrotum in biological brothers. Therapeu-
tics & Clinical Risk Management,2014,11:885-887

[50] Y Inaba,N Mikita,F Furukawa,et al. A case of
Paget's disease with verruciform xanthoma of the
scrotum. Skin Cancer,2015,29(3):270-274

[51] YM Chang, KF Hsu, SC Chang. Extra-mammary
Paget's disease of the scrotum and penis:a case re-
port. Acta Chirurgica Belgica, 2016, 109 (109):
808-810

[52] S Stojanović,N Vućković,P Jeremić,et al. Extra-
mammary Paget's disease in the pubic region:a case
report. Serbian Journal of Dermatology & Venereol-
ogy,2014,5(4):171-176

[53] Junlian Liu,Wei Chen,Jinlian Zhou,et al. Psoriasis
with extramammary paget disease in a male:a case
report. Int J Clin Exp Pathol,2015, 8(7):8642-8644

[54] Dapang Pao,Haibo Zhu,Kaiyuan Yu,et al. Two ca-
ses of Paget's disease of scrotum in biological
brothers. Ther Clin Risk Manag,2015,11:885-887

［55］ Soumya Mondal，Deepak Kumar Biswal，and Dilip Kumar Pal. Cavernous hemangioma of the glans penis. Urol Ann，2015，7(3)：399-401

［56］ Patoulias I，Farmakis K，Kaselas C，et al. Ulcerated scrotal hemangioma in an 18-month-old male patient：a case report and review of the literature. Case Rep Urol，2016，9236719

［57］ Mutgi KA，Swick. BLMultifocal epithelioid hemangioma of the penis：a diagnostic and therapeutic challenge. J Cutan Pathol，2015，42(5)：303-307

［58］ Burnett AL. Penile preserving and reconstructive surgery in the management of penile cancer. Nat Rev Urol，2016，13(5)：249-257

［59］ Sohn M，Dietrich M，Wirthmann A，et al. Reconstructive surgery in penile cancer. Urolode A，2018，57(4)：428-434

［60］ Loughlin KR. Penile cancer sparing surgery：The balance between oncological cure and functional preservation. Urol Oncol，2018，36(4)：153-155

［61］ Kamel MH，Tao J，Su J，et al. Survival outcomes of organ sparing surgery，partial penectomy，and total penectomy in pathological T1/T2 penile cancer：Report from the National Cancer Data Base. Urol Oncol，2018，36(2)：82. e7-82. e15

［62］ Sosnowski R，Kulpa M，Kosowicz M，et al. Quality of life in penile carcinoma patients-post-total penectomy. Cent European J Urol，2016，69(2)：204-211

［63］ Williams CR，Chavda K. En bloc robot-assisted laparoscopic partial cystectomy，urachal resection，and pelvic lymphadenectomy for urachal adenocarcinoma. Rev Urol，2015，17(1)：46-49

［64］ Gucer F，Misirlioglu S，Ceydeli N，et al. Robot-assisted laparoscopic transperitoneal infrarenal lymphadenectomy in patients with locally advanced cervical cancer by single docking：Do we need a backup procedure?. J Robot Surg，2018，12(1)：49-58

［65］ Autorino R，Zargar H，Akca O，et al. Robot-assisted laparoendoscopic single-site inguinal lymphadenectomy：initial investigation in a cadaver model. Minerva Urol Nefrol，2016，68(3)：311-314

［66］ Sotelo R，Cabrera M，Carmona O，et al. Robotic bilateral inguinal lymphadenectomy in penile cancer，development of a technique without robot repositioning：a case report. Ecancermedicalscience，2013，26(7)：356

［67］ Menderes G，Clark M，Tower A，et al. External iliac vein injury and repair during robotic-assisted pelvic lymphadenectomy. J Minim Invasive Gynecol，2015，22(5)：718

［68］ Dossett LA，Castner NB，Pow-Sang JM，et al. Robotic-assisted transperitoneal pelvic lymphadenectomy for metastatic melanoma：early outcomes compared with open pelvic lymphadenectomy. J Am Coll Surg，2016，222(4)：702-709

［69］ Albisinni S，Aoun F，Le Dinh D，et al. Comparing conventional laparoscopic to robotic-assisted extended pelvic lymph node dissection in men with intermediate and high-risk prostate cancer：a matched-pair analysis. Minerva Urol Nefrol，2017，69(1)：101-107

第39章 睾丸肿瘤手术
(surgery of testicular tumor)

睾丸肿瘤是 15—35 岁男青年最常见的恶性肿瘤,在青壮年恶性肿瘤死亡率中占重要地位。全部睾丸肿瘤均易发生淋巴转移,大多数血行转移在淋巴转移之后。睾丸肿瘤做睾丸切除是为明确诊断,确诊后根据睾丸肿瘤的病理性质和分期做进一步治疗,如做腹膜后淋巴结清除术、放疗及化疗。20 世纪 70 年代后由于联合化疗的应用,睾丸肿瘤的病死率从 50%降至 10%左右,生存率从 60%～65%到 20 世纪 90 年代的 90%以上,使其预后发生了根本性的变化。

第一节 根治性睾丸切除术(radical orchiectomy)

凡睾丸内实性占位性病变,临床诊断睾丸肿瘤者,应做根治性睾丸切除术,其目是确诊睾丸肿瘤及其肿瘤类型。睾丸肿瘤是生殖细胞瘤或非生殖细胞肿瘤,生殖细胞瘤是精原细胞瘤或是非精原细胞瘤,为睾丸肿瘤进一步选择治疗方案提供依据。

【适应证】

凡临床诊断睾丸肿瘤,为明确诊断,并明确睾丸肿瘤的病理类型者,应做根治性睾丸切除术。

【禁忌证】

1. 合并凝血功能紊乱未纠正者。

2. 合并糖尿病未控制者。

3. 伴有严重心、肺、肝、肾疾病不能耐受手术者。

【麻醉与体位】

使用局部麻醉或硬膜外麻醉。体位取平卧位。

【手术要点】

以左侧手术为例。临床诊断为左侧睾丸肿瘤,行左侧根治性睾丸切除术。先做左腹股沟切口(图 39-1A),切开各层显示游离左精索。向上游离至内环处切断(图 39-1B),其近端结扎。如睾丸肿瘤体积较大,可适当向阴囊延长切口,使阴囊内容物在无挤压的情况下拉出切口之外,将睾丸解剖完全游离(图 39-1C),止血完善后,用 1%～2%氮芥生理盐水溶液浸泡切口创面 5min。放引流物后,逐层缝合切口(图 39-1D)。

【注意要点】

1. 睾丸肿瘤患者要尽可能高位切断精索结扎,并防止精索断端结扎线结脱落,缩入腹肌内,导致大出血。如果一旦发生,可立即在内环部切开少许腹内斜肌,一般均可找到断端出血点予以钳夹妥善止血。为了防止上述情况发生,可于精索近端夹两把止血钳后切断,结扎后再缝扎。

2. 术中对睾丸肿瘤尽量做到不挤压,以防瘤细胞转移。术中应先阻断精索血供,防止肿瘤扩散,在手术时尽可能先结扎精索血管及输精管;应尽可能地高位切除精索。不要经阴囊探查、手术或穿刺,以免癌细胞侵及阴囊、随阴囊淋巴转移。

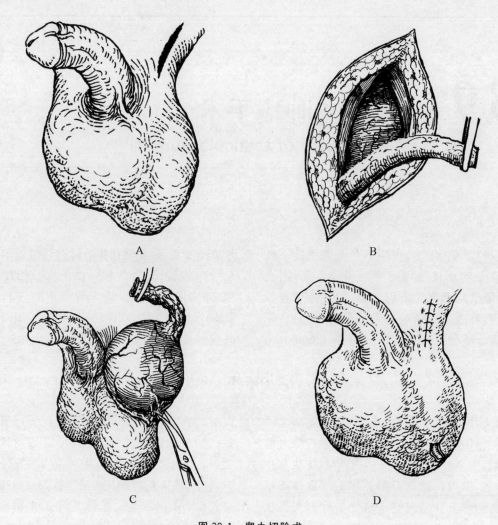

图 39-1　睾丸切除术

A. 做左腹股沟切口；B. 近内环处切断精索；C. 将睾丸提出阴囊内游离切除；D. 缝合切口

（陈在贤　王　郁）

第二节　腹膜后淋巴结清除术
（retroperitoneal lymphadenectomy）

　　腹膜后淋巴结清除术（RPLND）主要是对非精原细胞瘤的手术治疗。因非精原细胞瘤主要经淋巴转移，其转移部位多在腹膜后淋巴结，且非精原细胞瘤对放射线不敏感，应做腹膜后淋巴结清除术，Ⅰ、Ⅱ期病例可以得到治愈的机会，因此行腹膜后淋巴结清除术显得非常重要。Roberts（1901）首先使用腹膜后淋巴结和精索血管的切除术。Jamisom 和 Dobson（1910）用染料注射法证实睾丸淋巴引流范围，上界在肾蒂上

1～2cm，侧缘两肾及输尿管内缘，下至腹主动脉分叉及髂血管上 1/3 处。Hinman，Lewis 等（1914）应用经腰腹斜切口进行单侧腹膜后淋巴结清除术。Gooper 等（1950）用胸腹联合切口腹膜后淋巴结清除术，清除较彻底。Mallis 和 Patton（1958）评述了经腹正中切口进行双侧腹膜后淋巴结清除术。Rayl（1974）对睾丸肿瘤腹膜后淋巴结转移途径和范围进行系统探索，发现在腹主动脉和下腔静脉间，肾蒂水平下的淋巴结

可直接来自睾丸精索淋巴引流,从此处肿瘤可向四处扩散。

【解剖基础】

睾丸淋巴回流沿精索淋巴管达腹膜后,沿腰大肌上行,于第 4 腰椎水平处跨过输尿管处分支向上和向内达腹主动脉、下腔静脉和肾蒂等淋巴结。睾丸肿瘤淋巴转移首先到达肾蒂淋巴结,腹主动脉及下腔静脉前、旁、间的淋巴结。左右两侧淋巴管相互交通,这些淋巴管被肿瘤堵塞可发生沿侧支或逆行淋巴播散,到达主动脉、腔静脉后及肾静脉上方等处的淋巴结,并可向对侧腰淋巴链转移,逆行转移至交感淋巴链。

【适应证】

1. 确诊为非精原细胞瘤:如睾丸胚胎癌、畸胎瘤、畸胎癌,以及精原细胞瘤合并畸胎瘤、畸胎癌者。肺部、膈肌或内脏无转移,腹部和盆腔 CT 检查示淋巴结无阳性发现者。对 I 期患者通过腹腔镜下 RPLND 技术发现有 22%～30% 的患者有腹膜后淋巴结转移。

2. 非精原细胞瘤转移肿瘤直径＜5cm 者。如果肿瘤体积过大,＞5cm 者可先行化疗,待淋巴结缩小后＜5cm 者。

3. 其他恶性肿瘤腹膜后淋巴结转移者。

【禁忌证】

1. Ⅲ期非精原细胞瘤已膈上淋巴结转移,以及血行转移者。腹膜后淋巴结转移已广泛包裹腹主动脉、下腔静脉及肠系膜淋巴结,切除非常困难者。

2. 合并凝血功能紊乱未纠正者。

3. 合并糖尿病未控制者。

4. 伴有严重心、肺、肝、肾疾病不能耐受手术者。

5. 已有转移、淋巴结明显增大、有化疗史的患者都被视为腹腔镜下 RPLND 术的禁忌证,特别是化疗后能引起腹膜后大血管周围出现增厚变硬的瘢痕组织,增加了腹腔镜下 RPLND 术的难度,严重并发症发生较多。

【术前准备】

1. 手术时间:在根治性睾丸切除术的同时,或术后 2 周后进行。

2. 经过化疗后的患者,应做排泄性尿路造影以了解是否因增大淋巴结而导致患侧尿路梗阻及肾功能异常。提醒患者术后有可能会发生不射精。

3. 肠道准备:术前 3d 口服甲硝唑 0.2g,每日 3 次,左氧氟沙星 0.5g,每日 1 次。术前 1d 流质饮食、术前晚上清洁灌肠、术晨灌肠一次。术前置胃管。

4. 备血 900～1200ml,氮芥 40mg。

5. 有条件者做腹膜后淋巴结造影以便于淋巴结清除,术中摄片了解是否有淋巴结遗留。

【麻醉与体位】

全身麻醉。仰卧位。

【术式简介】

1. 开放性腹膜后淋巴结清除术　根据睾丸淋巴回流沿精索淋巴管达腹膜后,沿腰大肌上行,于第 4 腰椎水平处跨过输尿管处分支向上和向内达腹主动脉、下腔静脉和肾蒂等淋巴结的特点,传统的腹膜后淋巴结清除术清除的范围应包括:上界到双侧肾蒂上 2cm 及肾蒂,经腹主动脉和下腔静脉周围至髂血管交叉和同侧髂血管上 1/3 部分,两侧到双侧输尿管和精索,和同侧肾周围筋膜内所有的淋巴结、脂肪及结缔组织。

传统睾丸肿瘤的淋巴结清除范围如下。①右侧:应由肾蒂平面以上 2cm 平面起,沿下腔静脉到腹主动脉分叉处,切除所有的脂肪、结缔组织与淋巴组织,同时也切除腹主动脉与下腔静脉之间的淋巴结及腹主动脉前的淋巴结,再由腹主动脉分叉处向右、向下切除髂淋巴结,与内环精索结扎处会合,将其残端一并切除(图 39-2A)。②左侧:沿腹主动脉自肾蒂上 2cm 向下解剖直至腹主动脉分叉处,切除所有的脂肪、结缔组织与淋巴组织,同时也切除腹主动脉与下腔静脉之间的淋巴结,再由腹主动脉分叉处向左、向下沿髂血管解剖,切除髂淋巴结达左侧内环处,将精索结扎残端一并切除(图 39-2B)。

一侧睾丸肿瘤早期有 15%～30% 可出现对侧腹膜后淋巴结转移,因此有人主张行一期双侧腹膜后淋巴结清除术。左、右两侧睾丸引流范围有一定区别,且右侧向左侧的交通支较多,故清扫的范围亦应不同,清扫范围右侧大于左侧。

(1)右侧腹膜后淋巴结清除术:麻醉后留置胃管及导尿管,使胃及膀胱空虚。一般做右侧腹直肌旁正中切口,上自肋缘,下至耻骨联合上缘,如

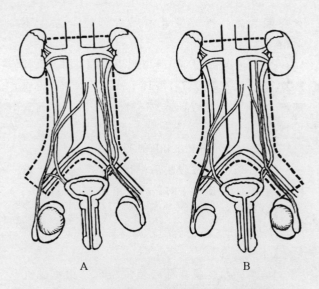

图 39-2　传统腹膜后淋巴结清除术清除范围

A. 右侧腹膜后淋巴结清除范围;B. 左侧腹膜后淋巴
结清除范围

欲双侧清扫,且拟处理肾门以上乃至纵隔后的淋巴结,身体肥胖者,可采取胸腹联合切口。切开各层进入腹腔,沿结肠肝曲升结肠旁下至盲肠下方,并沿小肠系膜根部向左上达十二指肠悬韧带(Treitz 韧带)切开后腹膜(图 39-3A)。向左上方将升结肠及小肠系膜完全游离,将升结肠连同小肠及其系膜一起翻向前上方,装进塑料袋内,置于患者胸前。注意避免损伤肠壁及其供应血管。

　　显露右肾上腺、右肾、肾蒂血管、输尿管、主动脉和下腔静脉。应先确认腹膜后自主神经并予以保护,在清扫过程中小心保护肠系膜上动脉干。从肾蒂上 2~3cm 处起自上而下,将右侧肾周筋膜、肾蒂周围淋巴结脂肪组织,逐一解剖剥离。保存输尿管血供,游离输尿管并向外侧牵开,沿精索血管(切断结扎右侧精索血管)向下达腹股沟内环处范围内的淋巴结脂肪组织彻底清除。内侧解剖肾蒂、主动脉及下腔静脉,将大血管前、间的淋巴及脂肪组织由上向下逐步剥离,分离至肠系膜下动脉的左结肠动脉分支处,再向下分离至右侧髂总血管、髂外血管上 1/3 处,以及对侧髂血管分叉处,较大的淋巴干应结扎,在膀胱后方切断输精管。必要时结扎切断腰动脉和腰静脉。将上述范围内的脂肪及淋巴组织整块切除(图 39-3B)。如需要高位游离,辨认出肠系膜上动脉的起始处避免压迫,认清输尿管、肾血管和胰腺,确定淋巴结

清扫的安全范围。用 1‰~2‰氮芥生理盐水溶液浸泡创面 5min。用细丝线缝合后腹膜及胃结肠韧带。有渗液者可放置多孔橡皮引流管,于腹膜外经右下腹小切口引出,缝合腹壁切口结束手术。

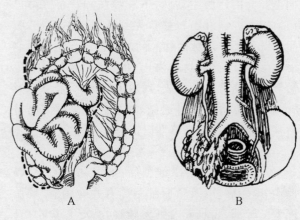

图 39-3　右侧腹膜后淋巴结清除术

A. 右侧后腹膜切口;B. 右侧腹膜后淋巴结整块清除

　　(2)左侧腹膜后淋巴结清除术(LRPLND):做左侧腹直肌旁正中切口,上自肋缘下至耻骨联合上缘,切开腹膜进入腹腔。沿降结肠、乙状结肠外侧腹膜返折部切开后腹膜,沿左侧的横结肠边缘切开胃结肠韧带(图 39-4A),将横结肠、降结肠及乙状结肠推向右侧,显露左侧肾和肾周围组织。尽可能保留肠系膜下动脉,若该动脉被增大的淋巴结包绕,则于主干近腹主动脉处将其切断,使能更彻底地显露及清除病变组织。于胰腺体、尾部后方做钝性分离,必要时切除脾并分离脾胃韧带,将胰腺向上内方牵开,即可显露肾蒂、腹主动脉及下腔静脉。在肠系膜下动脉右侧切开后腹膜,注意勿损伤肠系膜血管,如已切断肠系膜下动脉,则于左结肠动脉的近侧再行切除。将一段肠系膜下动脉及其周围的淋巴结一并切除。于结肠系膜及腹膜后做钝性游离即可显露腹主动脉、下腔静脉及肾血管。清除淋巴结与右侧腹膜后淋巴结清除术的操作方法相同,于肾周筋膜内将精索血管、肾静脉和腹主动脉范围内的脂肪组织清除,相应位置的淋巴结整块切除(图 39-4B)。

　　(3)保留神经腹膜后淋巴结清除术:交感神经干和交感神经节位于脊柱的侧前方,沿主动脉和腔静脉发出数个神经丛。腹腔神经丛位于第 12

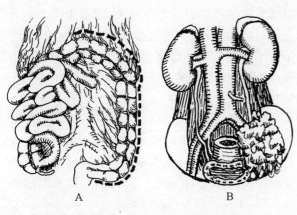

图 39-4　左侧腹膜后淋巴结清除术
A. 左侧后腹膜切口；B. 左侧腹膜后淋巴结整块清除

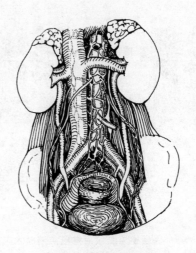

图 39-5　射精交感神经

胸椎的下缘，在肾上腺和腹腔动脉之间与两个腹腔神经节汇合。每个神经节的上方与内脏大神经相连，并向下附着于发自第 12 胸椎的内脏小神经，如主动脉肾神经节，该神经节发出肾神经丛，后者位于肾动脉起始平面。腹下神经上丛位于腹主动脉分叉处，它与其上方的肠系膜下丛相连，并与下方的双腹下神经下丛（盆丛）相连，其中包括腹下神经节。腹下神经上下丛之间的丛状神经，被称为腹下丛，向前穿过主动脉分叉处最易受伤。

　　射精是由交感神经支配的精囊、前列腺和输精管协同收缩完成的生理活动。腹膜后交感神经起自靠近椎体外侧的腰肌表面的交感神经干，右侧神经位于下腔静脉后方中线处，左侧则位于主动脉后外侧。在骶前常有两侧交感神经链交叉连接，但于第 5 腰椎水平上方则很少有交叉连接。分布男性生殖系的神经纤维是来自位于靠近第 12 胸椎和第 1-3 腰椎处的交感神经链的分支。此节段的神经链含有 2～6 个圆形或梭形，直径 1～10mm 的神经节。从腰链来的许多神经向内前方走行，组成覆盖主动脉的神经纤维网以及 3 个由神经纤维和神经节组成的神经丛。肠系膜上和肠系膜下神经丛位于主动脉前神经丛附近，腹下神经丛则位于主动脉分叉处。没有恒定组型的肠系膜内神经纤维与神经丛相连接。左、右腹下神经起自腹下神经丛，进入盆腔深部支配男性生殖道（图 39-5）。

　　传统经典的腹膜后淋巴结清除术（RPLND）需行两侧腹膜后根治性淋巴结清扫，从肾门上方清扫至两侧输尿管跨过髂总动脉分叉处，从一侧

输尿管清扫至对侧输尿管处，切断腰升动、静脉，游离腹主动脉和下腔静脉并将位于其后的包括淋巴和神经组织在内的所有腹膜后组织一并清除掉。手术损伤较大，损伤神经，并发症较多，术后主要并发症是射精功能的丧失，进而引起男性不育，其发生率接近 90%。

　　Weissbach 和 Boedefeld 等（1987）对非精原细胞瘤患者腹膜后淋巴结转移部位进行了精确的解剖定位研究，结果发现右侧睾丸肿瘤常转移至腹主动脉和下腔静脉之间区域的上方，左侧睾丸肿瘤常转移至腹主动脉旁边和前方的区域。因此，右侧睾丸肿瘤的清除范围是上从肾血管到下右髂总血管分叉处的外侧，右从输尿管内侧缘到主动脉前方，中下到肠系腹下动脉的范围（图 39-6A）。左侧睾丸肿瘤的清除范围是上从肾血管到左髂总血管分叉处的外侧，从左输尿管内缘到腔静脉前方，中下到肠系腹下动脉的范围（图 39-6B）。两侧腹腔镜下 RPLND 术均需清扫至髂总血管分叉处。

　　因此不必像经典传统的 RPLND 那样进行腹膜后大范围淋巴结清扫，只需在相对较小的范围内进行即可，可达到同样的清扫转移淋巴结的效果。缩小了清扫范围，保留了交感神经，可使 88%～100% 的 RPLND 患者保留了术后射精功能。

　　（4）改良腹膜后淋巴结清除术：Bredael 和 Richie 等改良 RPLND，其术后复发率和 5 年生存率与传统 RPLND 无明显差异性。改良的

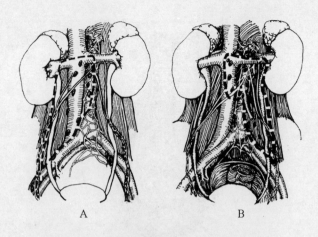

图39-6　保留神经腹膜后淋巴结清除术范围
A. 右侧睾丸肿瘤腹膜后淋巴结清除的范围；B. 左侧
睾丸肿瘤腹膜后淋巴结的清除范围

RPLND 主要用于早期肿瘤患者，包括Ⅰ期和ⅡA期。ⅡA期以上其对侧淋巴结转移的可能性大。Flocks 指出有 35％ 的患者肿瘤可扩散至对侧，须做广泛的淋巴清除。改良的 RPLND 可用胸腹联合切口或剑突至耻骨上腹部切口，其范围：左侧肿瘤上至肠系膜上动脉以下，左沿左肾门输尿管向下至髂总动脉分叉以下 3～4cm，右沿下腔静脉中线向下至肠系膜下动脉水平。右侧肿瘤者其右侧沿主动脉中线向下至肠系膜下动脉水平。这样大多数患者可保留射精功能，手术效果和复发率均未受影响。

手术要点：按照保留神经腹膜后淋巴结清除术的手术范围，参见传统腹膜后淋巴结清除术手术要点进行清扫。对Ⅰ期非精原生殖细胞瘤患者，淋巴结清扫过程中，在不影响手术效果的前提下保留患者的腹膜后自主神经，术中应先识别并分离这些神经予以保护，以维持患者的性功能。

2. 腹腔镜腹膜后淋巴结清扫术　开放性RPLND 是一创伤很大的手术，睾丸肿瘤腹腔镜腹膜后淋巴结清扫术，通过电视腹腔镜下对术区的放大成像，可清楚看到交感神经链并保留住髂总动脉分叉处的交感神经丛，避免了向远侧解剖分离过多，从而保留了术后正常的射精功能。可显著减少手术创伤，术后恢复快，可达到与开放手术相同的治疗效果。

腹腔镜腹膜后淋巴结清扫紧靠大血管操作，手术难度及风险较大，技术要求高，实际操作前须熟练掌握各种腹腔镜操作技术，需要先在动物身上进行操作训练，才能减少手术并发症的发生。适应于Ⅰ期睾丸非精原细胞瘤者，血清甲胎蛋白和绒毛膜促性腺激素等及 X 线胸片和 CT 等影像学检查均正常者。化疗后腹膜后残留转移瘤灶直径＜5cm 者。

（1）腹腔镜清除范围：腹腔镜腹膜后淋巴结清扫术与开放性保留神经腹膜后淋巴结清除术的清除范围相同，将睾丸淋巴引流范围内的淋巴结清除干净，不发生不射精的并发症。

（2）腹腔镜仪器：包括腹腔镜、光源、电视摄像机、监视器等。腹腔镜需要用 0°及 30°10mm 的镜头、抓钳、切割止血器械、腹腔镜剪刀、解剖刀、电烙器等，在腹腔镜操作过程中被用来切割组织。超声刀是另外一种理想的切割技术，使组织空泡形成，血凝固，切割。钛夹和 Hemo-Lock 是机械性夹闭和控制血管出血。缝合器械用以吻合组织。标本取出的器械，可以自制或购买商业性取标本袋。

（3）手术室的设置：手术室应该有足够大的空间来满足全体人员包括腹腔镜手术医师及麻醉科医师和仪器设备的需要。对于每一例腹腔镜病例都应该有相应的仪器、外科医师、助理护士、麻醉科医师及其他相关人员。在任何腹腔镜手术前都应该保证相应的仪器功能完好。分离托盘及剖腹手术设备也应该准备充分以应对任何并发症及各种原因引起的急诊剖腹探查手术。

（4）麻醉与体位：采用全身麻醉。将患者摆成一标准的完全侧卧位，手术台要能自由转动以使患者能呈仰卧位或侧卧位，患者先取平卧位。

（5）手术要点

①置管：麻醉诱导成功后，留置导尿管及胃管，使膀胱和胃空虚。

②气腹制备与 Trocar 植入：第一穿刺点位于脐下，脐下缘切口，用 Veress 针（气腹针）技术进入腹腔，适用于每个病例；也可以用开放式 Hasson 套管技术进入腹腔，适于有腹部外科手术史的患者。进入腹腔后用 CO_2 充气建立气腹，保持气腹压力为 12～15mmHg。经脐部置入直径 10mm 腹腔镜穿刺套管（Trocar），经该 Trocar 置入 30°观察镜，在该观察镜的监视下，分别在手术侧腹直肌旁脐上、下方距脐部约 10cm 处插入 2

个 Trocar,在腋前线平脐部插入一个 Trocar,所有 Trocar 直径均为 10mm。建立三个标准的操作孔道进行手术操作。Trocar 放置完毕后,转动手术床使患者成约 90°侧卧位。

A.右侧淋巴清除术:在腹腔镜镜下,沿升结肠旁沟用电剪切开后腹膜,向上至结肠肝曲,并向内侧切断肝结肠韧带,向下至回盲部下端,然后向内至腹股沟内环处,沿后腹膜将整个升结肠、结肠肝曲及十二指肠向内分离。其分离过程中并无大的血管,遇到小血管电凝后切断即可。直到显露出下腔静脉、腹主动脉,上方到左肾静脉跨过腹主动脉处,下方到髂血管分叉处及输尿管跨越髂血管处。此时整个需要行淋巴结清除的范围均被分离出。在右腹股沟内环处找到行睾丸根治性切除术后的残端精索,将精索内动、静脉分离出,然后连同附着在血管周围的脂肪组织一起分离,直到该血管在下腔静脉和腹主动脉的起始处,在该处上钛夹后切断。在该分离过程中,很容易找到输尿管,同时将输尿管和下腔静脉之间的淋巴组织分离清除。然后从肾静脉下方开始,从上向下分离下腔静脉表面、下腔静脉与腹主动脉之间及腹主动脉左侧表面的淋巴组织。此过程紧贴血管表面进行,分离腹主动脉表面时注意勿损伤肠系膜下动脉。分离到髂血管分叉处,此时淋巴组织已较多,用电剪仔细将其从血管表面电凝后切断,放入胶袋内取出行病理检查。检查手术创面无出血后,在结肠肝曲处和后腹膜缝合一针使结肠恢复到正常位置,根据情况需要时留置胶管引流。然后将患者转置平卧位,取出所有 Trocar,缝合伤口。也有学者认为游离开的结肠不必再缝合固定于原位,放置腹膜后引流管,术毕拔出胃管。

B.左侧淋巴清除术:与右侧手术大致相同,先沿降结肠旁沟切开后腹膜,上至结肠脾曲,向内侧切开脾结肠韧带,向下至乙状结肠和腹股沟内环处。将结肠向内分离,直到显露出腹主动脉,上至左肾血管,下至髂血管分叉处。在腹股沟内环处找到精索内血管,沿精索内静脉分离直到左肾静脉,用钛夹钳夹后切断,此时左输尿管可清楚显露,剥离左输尿管与腹主动脉之间及腹主动脉表面的淋巴组织。剥离腹主动脉侧面及下方的淋巴组织时,需注意腰动脉,将其用钛夹钳夹切断后再剥离淋巴组织为好。腹主动脉与腔静脉之间及腔

静脉表面的淋巴组织无需剥离。其余步骤与右侧手术相同。

3.机器人辅助腹腔镜腹膜后淋巴结清扫术

(1)机器人手术系统:Da Vinci 机器人手术系统是通过一个可控高级灵巧的机器人,把外科医师的精细手术操作转化为用精密器械精确完成的手术。它有两个握持手术器械的手臂和一个握持内镜的手臂。在操作台,手术医师依靠三维立体图像观察系统,通过移动双孔内镜,清楚观察整个手术视野。每一个操纵杆的拇指与示指控制器可以将医师手指的精细动作准确无误地传递给机器人手。机器人手有众多关节,操作灵活。双孔内镜一般为 0°或 30°,视野清晰。双电极钳和直角钩常用于解剖、分离,持针器用于缝合组织,解剖剪结合双极钳用于解剖分离。

(2)机器人安装:机器人手的安装关键是将机器人持镜手安置在患者的中线位置。可以在地面上画一条从患者臀部下 V 字形尖到脐部的连线,视为想象中子午线。机器人安置在这条线上。将机器人持镜手与相应套管连接,插入双孔内镜。另外两个机器人手与相应套管连接。

(3)麻醉与体位:采用全身麻醉。将患者摆成一标准的完全侧卧位,手术台要能自由转动以使患者能呈仰卧位或侧卧位,患者先取平卧位。

(4)腹腔镜清除范围:机器人辅助腹腔镜腹膜后淋巴结清扫术与开放性保留神经腹膜后淋巴清除术的清除范围相同,将睾丸淋巴引流范围内的淋巴结清除干净,不发生不射精的并发症。

(5)手术要点

①置管:麻醉诱导成功后,留置导尿管及胃管,使膀胱和胃空虚。

②手术通道:手术通道位置的选择与 Trocar 的插入为了降低损伤肠管的机会,通常使用开放式 Hassan 技术,先以 20mmHg 气压创造气腹。这一切口选在脐左旁位置。双孔内镜经此通道插入,在直视下插入其他 Trocar。两个直径 8 mm Da Vinci Trocar 安置在内镜套管两侧 4 横指下方腹直肌旁。一个直径 5mm 辅助 Trocar 安置在左边 Da Vinci Trocar 外侧腰部,用于左边助手在手术中牵拉组织。另一直径 5mm 辅助套管安置在右侧 Da Vinci Trocar 与内镜 Trocar 之间。另一直径 10mm 辅助 Trocar 安置在右侧 Da Vinci

Trocar外侧腰部。后两个辅助通道用于右边助手帮助主刀医师牵拉组织，显露手术视野，以及手术中吸引渗血、渗液和送递缝针。这时候，气压降为12 mmHg，以减少患者发生气体栓塞机会，方便观察手术中出血点和进行准确止血。Trocar放置完毕后，转动手术床使患者成约90°侧卧位。安置机器人。两个机器人手与相应套管连接。

③手术步骤：机器人辅助腹腔镜腹膜后淋巴结清扫术的手术步骤与腹腔镜腹膜后淋巴结清扫术手术步骤、方法相似。

【注意事项】

1. 在腹膜后大血管旁剥离淋巴结应谨慎轻巧，不应过度牵拉肾蒂血管，以免损伤大血管引起大出血。清除淋巴结应按解剖顺序，争取做整块切除。

2. 保留肠系膜下动脉，若该动脉被增大的淋巴结包绕，则于主干近腹主动脉处将其切断。

3. 保护性功能：对于Ⅰ期患者，淋巴结清扫过程中，在不影响手术效果的前提下保留患者的腹膜后自主神经，术中应先识别并分离这些神经，予以保护，以维持患者的性功能。

4. 当腹膜后肿块较大时，不应轻易认为无法切除而放弃手术，可从肿块下部打开下腔静脉鞘，仔细潜行分离结扎，使从下腔静脉壁上全部剥出。必要时，也可切除肾。输尿管损伤较少见，发现后应立即予以修复。

5. 研究已表明，非精原细胞瘤患者的转移灶总是位于腰血管前方，所以无需清扫腔静脉或腹主动脉后方的淋巴结。

6. 腹膜后创面用1%～2%氮芥生理盐水浸泡5min，以杀灭残存的癌细胞。

7. 阑尾切除属禁忌，因有引起感染的可能。

8. 淋巴结清扫过程中疑有淋巴管均应结扎，防止乳糜漏发生。

【术后处理】

1. 禁食及胃肠减压2～3d，补充液体以维持水电解质平衡。如肠蠕动恢复可进流质饮食。

2. 术后1～2d内注意血压、脉搏变化、每天尿量。卧床7～9d，在床上逐步增加活动，防止深静脉血栓形成。

3. 如腹膜后留置引流管，无液体引出时才可拔除。

4. 使用抗生素防治感染。

5. 如有淋巴结转移，于切口愈合后行放射治疗或化学治疗。

【评析】

1. 精原细胞瘤 精原细胞瘤睾丸切除术后，应根据肿瘤病理分期采取放疗和化疗。

(1)Ⅰ期精原细胞瘤：目前多数学者对Ⅰ期精原细胞瘤不主张观察随访，仍应进行常规放疗。经腹股沟睾丸切除术后加腹膜后放疗可以治愈约98%的Ⅰ期精原细胞瘤患者。对纵隔区域不主张常规预防性照射，因纵隔转移并不常见。仅有2%的患者发生膈上或全身性转移，复发后通常进行化疗。

(2)Ⅱ期、Ⅲ期精原细胞瘤：对精原细胞瘤＜5cm的腹膜后淋巴结转移者（ⅡA 或 ⅡB 期）同样可采取放疗，放疗后将近90%的患者可获得无复发生存率；而＞5cm的腹膜后淋巴结转移者，放疗后约有1/3会复发。对Ⅱ期病变建议进行化疗。晚期GCT的化疗对于Ⅱ期和Ⅲ期的GCT患者，每周期 $100～120mg/m^2$ 的顺铂加上依托泊苷的化疗方案可以获得70%～80%的治愈率，化疗中是否用博来霉素则需参考危险性评估的情况而定。单纯化疗可以使60%的患者获得完全缓解。

2. 非精原细胞瘤 对非精原细胞瘤患者，也是根据根治性睾丸切除术后肿瘤的病理分期来决定其具体治疗方案。

(1)Ⅰ期非精原细胞瘤：目前对睾丸切除术后的临床Ⅰ期非精原细胞瘤患者有两种标准辅助治疗方案，一种是RPLND术治疗，另一种是进行顺铂化疗并密切随访观察以防术后复发。这两种辅助治疗方案都能提高患者的术后生存率至接近100%。

RPLND：Ⅰ期非精原细胞肿瘤患者观察随诊，必须严格定期体格检查、X线胸片、淋巴造影、腹部CT和血清瘤标测定。由于上述检查均不能发现微小的淋巴结转移灶，而Ⅰ期非精原细胞瘤随访观察99%正常的患者，仍有33%会出现腹膜后淋巴结转移如原发睾丸肿瘤是 T_2-T_4 期或有血管及淋巴管的受累者，在这部分患者中约有50%是病理Ⅱ期患者，并注定会转移。10%～30%的临床Ⅰ期睾丸癌患者术后病检证实为Ⅱ期，对这类患者，部分学者仍主张通过RPLND确诊Ⅰ期非精原细胞瘤患者,有无腹膜后淋巴结转移的病理分期,使能早期发现患者的腹膜后淋巴结转移,并及时采取有效的辅助化疗,避免失去早期治疗的机会,RPLND 无疑能有效延长患者生存寿命。RPLND 后发生腹膜后复发概率低于 2%,其复发部位主要在腹部以外,尤其是肺部。RPLND 术后的腹膜后转移风险较低,这使得对睾丸癌患者的术后随访观察变得相对简单。血清标记物检测能预测有无转移可能,X 线胸片能发现有无肺部转移,而肺等部位较腹部更易出现转移。

(2)Ⅱ期非精原细胞瘤:对于有局限性同侧腹膜后淋巴结转移,淋巴结的最大径为 3cm 的患者,首选的治疗是进行改良的 RPLND。病变经 RPLND 完全切除的病理Ⅱ期患者,几乎都能获得治愈。按标准进行的 RPLND 的术后复发率非常低。根据病变的程度,术后可以选择随诊观察或 2 个周期的辅助性化疗。对"少量"转移(转移淋巴结 2cm 且受累淋巴结<6 个)的患者,倾向于采取观察的方法,因为复发的可能性不到 1/3。但对于"大量"转移(转移淋巴结>2cm 或受累淋巴结>6 个或有淋巴结外的侵犯)的患者,因复发率超过 50%,故应进行 2 个周期的辅助性化疗,可以治愈 98% 的患者。

3. 腹膜后淋巴结清除术 对于非精原细胞瘤患者而言,RPLND 术仍是可供选择的治疗方案,它能精确区分出Ⅰ期患者和Ⅱ期患者,从而明确哪些患者仅需术后随访监测,哪些患者需行术后系统化疗。经典的 RPLND 术的并发症发生率较高,射精功能丧失而引起的男性不育很常见。由于辅助化疗提高了治疗效果,学者们通过研究进一步完善了对腹膜后淋巴结转移的解剖定位认识,使得腹膜后淋巴结清除更有针对性,清除范围进一步缩小,从而既保证了诊断敏感性又保留了患者术后射精功能。保留神经腹膜后淋巴结清除术,避免损伤射精的交感神经,使将近 90% 的患者可以保存正常的射精功能。

4. 扩大的双侧腹膜后淋巴结清除术 有学者认为照常规法腹膜后淋巴结清除尚不彻底,可能仍有约 25% 的淋巴结残留在大血管后面,因而主张采用扩大的双侧腹膜后淋巴结清除术。除按上述方法清除外,采取结扎两侧腰动、静脉,使腹主动脉和下腔静脉完全游离,可提起腹主动脉和下腔静脉,将腹膜后区域内的淋巴结、脂肪组织全部清除,以达到完全清除的目的。但此术难度大、损伤重、出血较多、风险大,并发症较多。睾丸肿瘤腹膜后淋巴结转移主要位于肠系膜动脉根部水平以下的肾周围到大血管分叉水平之间的范围内,对该区域做彻底清除是提高手术疗效的关键。对大血管后方组织是否需要清除,意见尚不一致。

5. 术式比较 开放腹膜后淋巴结清除术手术时间相对较短,但组织损伤较重,失血量较多。腹腔镜腹膜后淋巴结清除术手术,视野开阔,显露清晰,手术操作损伤较轻,出血少,并发症少,术后胃肠功能恢复快,只是时间相对较长。机器人辅助腹腔镜腹膜后淋巴结清除术,与腹腔镜腹膜后淋巴结清除术比较,手术视野更加开阔,由于运用先进的双筒内镜和三维电视摄像观察系统,具有更大放大功能,观察角度及距离更接近操作部分,手术野的显露更充分、清晰,手术操作损伤极小,出血少,并发症较少,术后胃肠功能恢复快。但准备手术时间更长,价格较昂贵。腹腔镜腹膜后淋巴结清扫术及机器人辅助腔镜腹膜后淋巴结清扫术,是一种较为复杂和有一定风险的手术,手术时间较长,需要一定的手术经验和技巧。

6. 辅助化疗 由于仅接受 RPLND 术治疗的Ⅱ期患者的术后复发概率高达 30%~50%,所以应对通过上述方式诊断出的Ⅱ期患者进行辅助化疗。

【转归】

睾丸肿瘤自然病史短,近年用 5 年生存作为疗效标准。

1. 治愈 肿瘤切除,伤口愈合好,术后化疗、放疗,血液及淋巴无转移者。

2. 好转 已有肿瘤转移,肿瘤未切,或手术切除肿瘤,肿瘤切除不彻底,未行淋巴清除,化疗和放疗后,肿瘤缩小,症状、体征减轻者。

3. 未愈 肿瘤未切除,未行化疗和放疗,症状和体征无改善者。

目前,睾丸癌患者术后无瘤生存率在Ⅰ期(肿瘤局限于睾丸)接近 100%,在Ⅱ_a和Ⅱ_b期(腹膜后淋巴结转移)为 95% 以上,甚至Ⅱ_c期患者(肿瘤已在腹膜后形成转移瘤)或Ⅲ期患者(肺部或其他器官已有转移)的术后生存率也是 85% 左右。

(陈在贤 王 郁)

参 考 文 献

[1] 王宇,胡俊,王亮良,等.超声、肿瘤标志物结合术中快速病理对睾丸肿瘤手术方式选择的指导价值.现代泌尿生殖肿瘤杂志,2016,8(3):159-161

[2] 马坚,凡杰,彭景涛,等.睾丸肿瘤腹腔镜腹膜后淋巴结清扫术3例报道及文献复习.现代泌尿外科杂志,2014,19(9):584-588

[3] 姚浩宇,范应中,杜昆峰,等.小儿睾丸良性肿瘤的诊治方法及预后分析.中华泌尿外科杂志,2016,37(9):695-697

[4] 苏煌,刘边疆,宋宁宏,等.保留睾丸手术治疗良性睾丸肿瘤的临床应用.中华男科学杂志,2014,20(11):1020-1024

[5] 陈艳,屈彦超,张潍平,等.保留睾丸的肿瘤切除术治疗小儿良性睾丸肿瘤.临床小儿外科杂志,2012,11(2):97-99

[6] 余闫宏,肖民辉,李伟,等.后腹腔镜腹膜后淋巴结清扫术4例报道.重庆医学,2015(6):832-834

[7] 杨国强,陈光富,张旭,等.机器人辅助腹腔镜腹膜后淋巴结清扫术13例报告.临床泌尿外科杂志,2016(10):911-914

[8] 刘钦,邓侠兴,沈柏用,等.机器人辅助腹腔镜腹膜后肿瘤切除术的初步经验——附1例报告.中国微创外科杂志,2013,13(10):929-931

[9] 孟庆禹,罗国雄,彭城,等.腹腔镜手术与开放手术在腹膜后肿瘤切除中的对比研究(附57例病例报告).微创泌尿外科杂志,2016,5(3):137-140

[10] 何威,谢欣,钟山,等.机器人辅助腹腔镜手术650例的临床经验:来自上海瑞金医院的报告.临床泌尿外科杂志,2016,1:9-14

[11] 李兵兵,顾朝辉,贾占奎,等.腹腔镜腹膜后淋巴结清扫术治疗临床Ⅰ-Ⅱ期睾丸非精原细胞瘤的疗效观察.临床泌尿外科杂志,2015,9:801-803

[12] 肖龙,肖民辉,余闫宏,等.后腹腔镜腹膜后淋巴结清扫术17例报道.中华腔镜泌尿外科杂志(电子版),2019,2:76-79

[13] 李军.腹腔镜腹膜后淋巴结清扫术治疗临床Ⅰ-Ⅱ期睾丸非精原细胞瘤的疗效探究.世界最新医学信息文摘:电子版,2017,51:57

[14] 陈明,张力杰.许斌腹膜后淋巴结清扫在睾丸癌治疗中的应用.临床泌尿外科杂志,2018,12:937-940

[15] Kliesch S. Diagnostic assessment and primary treatment of testicular tumor. Urologe A,2004,43(12): 1494-1499

[16] Sandeep Singh Lubana,Navdeep Singh,Hon Cheung Chan,et al. Primary neuroendocrine tumor(carcinoid tumor)of the testis:a case report with review of literature. Am J Int J Clin Exp Pathol,2014, 7(4): 1771-1776

[17] Xue Han, Lihua Yu, Shuyun Yang, et al. Primary neuroendocrine tumor of the testis:a study of clinicopathological features. Case Rep,2015, 16:328-332

[18] Binwu Sheng, Yin-Ping Zhang, Huan-Huan Wei, et al. Primary adenomatoid tumor of the testis:report of a case and review of literature. Int J Clin Exp Pathol,2015, 8(5):5914-5918

[19] Stephen B, Tanner, Dan B. Morilla, and John D. Schaber. A case of adult granulosa cell tumor of the testis. Am J Case Rep,2014, 15:471-475

[20] Hajime Fujishima, Atsushi Sasaki, Yu Takeuchi, et al. Laparoscopic treatment for inguinal hernia combined with cryptorchidism:Totally extraperitoneal repair with orchiectomy under the same operative view. Int J Surg Case Rep,2015, 17:79-81

[21] Hekmat Hakiman, Vitaly Margulis, Payal Kapur, et al. Rapid progression of a germ cell tumor encasing the inferior vena cava and aorta following a radical orchiectomy. Rare Tumors,2013,5(2):79-82

[22] Kai Yao, Zai-Shang Li, Fang-Jian Zhou, et al. Anatomical retroperitoneoscopic retroperitoneal lymph node dissection for clinical stage I nonseminomatous germ cell tumors:Initial operative experience. Asian J Androl,2014,16(1):136-139

[23] Jonas Busch, Ahmed Magheli, Barbara Erber, et al. Laparoscopic and open postchemotherapy retroperitoneal lymph node dissection in patients with advanced testicular cancer-a single center analysis. BMC Urol,2012, 12:15

[24] Mir MC, Autorino R, Samarasekera D, et al. Robot-assisted laparoscopic retroperitoneal lymph node dissection for left clinical stage I non-seminomatous germ cell testicular cancer:focus on port placement and surgical technique. Int J Urol,2014,21:212-214

[25] Cheney SM, Andrews PE, Leibovich BC, Castle EP. Robot-assisted retroperitoneal lymph node dissec-

tion：technique and initial case series of 18 patients. BJU Int，2015，115：114-120

[26] Steiner H，Leonhartsberger N，Stoehr B，Peschel R，et al. Postchemotherapy laparoscopic retroperitoneal lymph node dissection for low-volume，stage Ⅱ，nonseminomatous germ cell tumor：first 100 patients. Eur Urol，2013，63：1013-1017

[27] Sang Hyub Lee，Dong Soo Kim，Sung Goo Chang，et al. Robot-assisted laparoscopic retroperitoneal lymph node dissection for stage Ⅲ b mixed germ cell testicular cancer after chemotherapy. Korean J Urol，2015，56(7)：540-544

[28] Joel H，Hillelsohn，I Brian D. Duty，Zhamshid Okhunov，et al. Laparoscopic retroperitoneal lymph node dissection for testicular cancer. Arab J Urol，2012，10(1)：66-73

[29] Prem Nath Dogra，Prabhjot Singh，A. K. Saini，et al. Robot assisted laparoscopic retroperitoneal lymph node dissection in testicular tumor. Urol Ann，2013，5(4)：223-226

[30] Nicholas G. Cos. Robot assisted laparoscopic retroperitoneal lymph node dissection in testicular tumor. Urol Ann，2013，5(4)：226-227

[31] Juan C Rodriguez-Sanjin，Marcos Gomez-Ruiz，Soledad Trugeda-Carrera，et al. Laparoscopic and robot-assisted laparoscopic digestive surgery：Present and future directions. World J Gastroenterol，2016，22(6)：1975-2004

[32] Cesar E. Ercole，Maria Carmen Mir，Ricardo Autorino，et al. Robot assisted laparoscopic retroperitoneal lymph node dissection in testicular tumor. Urol Ann，2014，6(1)：99

[33] S Stepanian，M Patel，J Porter. Robot-assisted laparoscopic retroperitoneal lymph node dissection for testicular cancer：evolution of the technique. European Urology，2016，70(4)：661-667

[34] SH Lee，DS Kim，SG Chang，et al. Robot-assisted laparoscopic retroperitoneal lymph node dissection for stage Ⅲ b mixed germ cell testicular cancer after chemotherapy. Korean Journal of Urology，2015，56(7)：540-544

[35] M Marshall，H Abdul-Muhsin，S Stroup，et al. MP23-09 robot-assisted laparoscopic retroperitoneal lymph node dissection for non-seminomatous test6icular cancer in the primary setting：a recrospective multi-institutional analysis. Journal of Urol-

ogy，2016，195(4)：e264-e265

[36] H Abdul-Muhsin，M Marshall，S Stroup，et al. MP81-16 perioperative and early oncological outcomes following robot assisted retroperitoneal lymph node dissection for testicular cancer：a multi-institutional study. Journal of Urology，2016，195(4)：e1059-e1059

[37] Lee SH，Kim DS，Chang SG，et al. Robot-assisted laparoscopic retroperitoneal lymph node dissection for stage Ⅲ b mixed germ cell testicular cancer after chemotherapy. Korean J Urol，2015，56(7)：540-544

[38] Lesly A，Dossett，MD，MPH，FACS，et al. Robotic-assisted trans-peritoneal pelvic lymphadenectomy for metastatic melanoma：early outcomes compared to open pelvic lymphadenectomy. J Am Coll Surg，2016，222(4)：702-709

[39] Glaser AP，Bowen DK，Lindgren BW，et al. Robot-assisted retroperitoneallymph node dissection(RARPLND) in the adolescent population. J Pediatr Urol，2017，13(2)：223-224

[40] Torricelli FC，Jardim D，Guglielmetti GB，et al. Robot - assistedlaparoscopic retroperitoneal lymph node dissection in testicular tumor. Int Braz J Urol，2017，43(1)：171

[41] Corona Montes VE，Pastore AL，Gausa L，et al. Robot assisted retroperitoneal lymph-node dissection after adjuvant therapy：different indications. Minerva Urol Nefrol，2017，69(2)：153-158

[42] Abdul-Muhsin HM，Lesperance JO，Fischer K，et al. Robot-assisted retroperitoneal lymph node dissection in testicular cancer. J Surg Oncol，2015，112(7)：736-740

[43] Crestani A，Esperto F，Rossanese M，et al. Andrological complications following retroperitoneal lymph node dissection for testicular cancer. Minerva Urol Nefrol，2017，69(3)：209-219

[44] Pearce SM，Golan S，Gorin MA，et al. Safety and early oncologic effectiveness of primary roboticretroperitoneal lymph node dissection for nonseminomatous germ cell testicular cancer. Eur Urol，2017，71(3)：476-482

[45] Clifford TG，Burg ML，Hu B，et al. Satisfaction with testicular prosthesis after radical orchiectomy. Urology，2018，114：128-132

[46] Vettertein MYY，Seisen T，Loppenberg B，et al. Resident involvement in radical inguinal orchiectomy for

testicular cancer does not adversely impact perioperative outcomes-a retrospective study. Urol Int，2017，98(4)：472-477

[47] Lusuardi L，Kunit T，Janetschek G. Minimally invasive retroperitoneal lymphadenectomy. J Endourol，2018，32(S1)：S97-S104

[48] Matsuoka A，Tate S，Nishikimi K，et al. Retroperitoneal lymphadenectomy for ovarian cancer with double inferior vena cava. Gynecol Oncol，2018，148

(3)：632-633

[49] Stepanian S，Patel M，Porter J. Robot-assisted laparoscopic retroperitoneal lymph node dissection for testicular cancer：evolution of the technique. Eur Urol，2016，70(4)：661-667

[50] Schwen ZR，Gupta M，Pierorazio PM. A Review of outcomes and technique for the robotic-assisted laparoscopic retroperitoneal lymph node dissection for testicular cancer. Adv Urol，2018：21460801

第40章 前列腺和精囊肿瘤手术
(surgery of prostate and seminal vesicle tumors)

前列腺癌、前列腺肉瘤及精囊肿瘤是男性泌尿生殖系统的不同性质的肿瘤,早期诊治非常重要。肿瘤局限未转移时,手术治疗是最好的方法,否则疗效差,预后不良。

第一节 前列腺穿刺活检术(prostate biopsy)

临床诊断前列腺癌主要依据前列腺特异抗原(prostate specifi cantigen,PSA)及前列腺穿刺活组织病理学检查来确诊。前列腺活组织检查的发展史,1905 年,Young 等首次记录了经会阴开放前列腺活检,但该方法损伤大且操作繁杂。1930年,Ferguson 完成了世界上首例经会阴前列腺穿刺活检。1942 年 Barringer 等推广应用了经会阴针刺活检术。1960 年,Franzen 等报道了经直肠穿刺吸引活检细胞学检查法,由 22G 的极细穿刺针穿刺吸引前列腺细胞,使损伤大为减小。1971年 Watanabe 首先将直肠超声(transrectal ultrasound,TRUS)应用到前列腺检查技术。1981年,Holm 等报道经 TRUS 引导下前列腺针刺活检技术,可确定活检部位,大大减少了出血等合并症。1988 年,Ragde 等使用活检枪,使操作更加安全可靠。1989 年 Hodge 等报道,不管经 TRUS发现是否怀疑有前列腺癌,只要经前列腺两侧叶中系统地采取 6 点穿刺取活组织病检,即可提高前列腺癌的发现率,从而提出了系统前列腺活检的概念。前列腺穿刺活检对于前列腺癌的早期诊断和治疗具有重要意义。随着影像学技术,三维直肠超声(3D-TRUS)、超声造影、弹性成像、计算机辅助超生检查法等新的超声影像技术,以及介入性超声的问世及其发展和应用和 CT、MRI 等影像学技术被应用于引导前列腺穿刺活检术,其准确性较单纯超声引导下前列腺穿刺都有进一步提高。为提高前列腺穿刺阳性率并减少漏诊率,人们对前列腺穿刺的途径、穿刺点的定位、穿刺针数及操作方式进行不断的研究与革新,同时伴随微创外科技术的进步,机器人辅助前列腺穿刺被应用于临床,其具有更高的稳定性和精确性。现前列腺穿刺活检已被公认为诊断前列腺癌的金标准。穿刺有可能引起肿瘤外周血扩散,但这还有待进一步研究证实。

【适应证】

尽管目前对前列腺穿刺活检的适应证尚无统一标准,但在临床实践中,仍有一些普遍认同的绝对适应证和尚存争议的相对适应证。参考 2014版《中国泌尿外科疾病诊断治疗指南》及文献推荐前列腺穿刺适应证如下。

1. 初次穿刺指征

(1) PSA > 10ng/ml,任何游离 PSA 与总 PSA 比值(f/tPSA)和 PSA 密度(PSAD)值者。年龄相关 PSA 升高,年龄相关的 PSA 在诊断前列腺癌方面可以提高较年轻男子的敏感性和老年男子的特异性。

tPSA 的参考值有随年龄增长的趋势:<50岁者 tPSA 一般 < 4.0ng/ml;50 - 55 岁为4.4ng/ml;60 - 69 岁为 6.8ng/ml;70 岁以上可达 7.7ng/ml。

tPSA 升高没有特异性,有的良性增生 tPSA也会升高,近 50% 良性前列腺增生 tPSA 水平的增高与前列腺癌难以鉴别；f-PSA 对前列腺癌的诊断意义更大。通常 fPSA/tPSA 比值<0.15，前列腺癌的可能性较大。

（2）直肠指检异常：直肠指检（digital rectal examination，DRE）发现前列腺结节，而 PSA 任何值者，是前列腺穿刺活检的绝对适应证。Richie 发现，直肠指检异常患者中前列腺癌的检出率为 18%，如发现硬性结节或大部分前列腺质地偏硬时，无论血清 PSA 如何，应尽快活检。

（3）B 超、CT、MRI 等检查异常：B 超、CT、MRI 等检查发现前列腺异常者，而 PSA 任何值者均是前列腺穿刺活检的指征之一。

（4）PSA 4～10ng/ml，对于 PSA 在 4～10ng/ml 而不具备其他的危险因素时是否需要活检仍有争议。在早期研究中，前列腺穿刺活检的指征不仅要 PSA 异常，而且要求直肠指检或经直肠超声有异常发现，并需结合患者年龄、游离 PSA 与总 PSA 比值、PSA 密度等进行综合考虑。从 1991 年开始，PSA 的水平可以单独作为其指征；1992 年报告 PSA 在 4～10ng/ml 而直肠指检正常的患者中前列腺癌检出率为 5.5%。最近数据显示 PSA 在 4～10ng/ml 者中前列腺癌的发现率为 20%～30%。因此血清 4～10ng/ml 是前列腺穿刺活检的指征之一。

（5）PSA 2.5～4.0ng/ml：为新近推荐的前列腺活检指征。有相当部分 PSA 在 2.5～4.0ng/ml 者有前列腺癌。Catalona 等观察了 PSA 值在 2.6～4.0ng/ml 332 例患者，发现 73 人（22%）为前列腺癌；而 Smith 等也报道了相似的结果，发现前列腺癌者为 27%；最初检查 PSA 水平在 2.5～4.0ng/ml 者，3 年和 5 年内前列腺癌的发现率分别为 13% 和 20%。所以有学者指出可以降低 PSA 值的诊断标准，以提高前列腺癌的早期发现率。因而，对于 PSA 为 2.5～4.0ng/ml 为前列腺穿刺活检的相对指征。包括前列腺癌家族史、年龄相关 PSA 值升高和 fPSA/tPSA<25% 者。

（6）发现转移癌，怀疑原发癌来自前列腺者。

（7）fPSA/tPSA<15%：tPSA（总 PSA）的参考值有随年龄增长的趋势，近 50% 良性前列腺增生 tPSA 水平的增高与前列腺癌难以鉴别；f-PSA（游离 PSA）对前列腺癌的诊断意义更大。前列腺癌患者的血清 fPSA 较低，通常 fPSA/tPSA<15% 时，诊断前列腺的准确度可达 88.6%。因此 fPSA/tPSA 可提示哪些人需要做活检，特别是再次活检。

总前列腺特异抗原（tPSA）：正常参考值应<4.57ng/ml（化学发光法）。

游离前列腺特异抗原（fPSA）：正常参考值应<0.65ng/ml（化学发光法）。

（8）PSA 密度（prostate specific antigen density，PSAD）>0.45：PSAD＝PSA（ng/ml）/前列腺体积（ml），PSAD 检测在前列腺活检中的价值并不比血清 PSA 优越，但当 PSA 在 4～20ng/ml 范围内时，PSAD 在前列腺活检中有意义；当 PSAD>0.45 时，应高度怀疑前列腺癌，应行前列腺穿刺活检；PSAD 在 0.15～0.45 时，需进行追踪观察，结合直肠指诊和直肠 B 超选择前列腺活检，避免前列腺癌漏诊。

（9）PSA 生成速率（prostate specific antigen velocity，PSAV）每年>0.75ng/ml：前列腺癌患者的血清 PSAV（PSA 生成速率）往往高于正常人群。Cartar 在 1992 年指出 PSAV 每年升高若超过 0.75ng/ml 预示前列腺癌。当血清 PSA 在短期内成倍升高时应考虑前列腺穿刺活检，避免前列腺癌漏诊。

2. 重复穿刺指征　初次前列腺穿刺结果阴性，在以下情况需要重复穿刺。

（1）PSAD>0.45 时，初次穿刺病理发现前列腺非典型性增生或高级别前列腺上皮内肿瘤形成（prostat intraepithelial neoplasia，PIN）者。最新资料显示初次活检发现前列腺上皮内瘤的患者，27%～79% 最终将发展成为前列腺癌。同样活检发现不典型增生的患者再次活检发现癌的危险性也很高。发现以上病变的患者再次活检时有 45%～49% 的阳性率。

（2）PSA 4～10ng/ml，初次前列腺穿刺结果阴性者，复查 f/tPSA 或 PSAD 值异常或直肠指检或影像学异常，结合患者年龄，还需要重复穿刺。

（3）PSA>10ng/ml，初次前列腺穿刺结果阴性者，任何 f/tPSA 和 PSAD 值；还需要重复穿刺。

3. 重复穿刺次数　对 2 次穿刺阴性结果，且符合重复穿刺指征情况者,推荐 2 次以上穿刺。有研究显示 3 次、4 次穿刺阳性率仅为 5% 及 3%,而且近一半是非临床意义的前列腺癌,因此 3 次以上穿刺应慎重。

4. 重复穿刺的时机　两次穿刺的间隔时间尚有争议,有人认为 3~12 个月。目前多数主张间隔时间为 1~3 个月。

5. 前列腺癌治疗后触诊异常或 PSA 升高　前列腺癌经有效治疗(前列腺根治性切除术、放疗、冷冻疗法等)后如触诊异常和(或)PSA 升高,需行活检来排除肿瘤局部复发。对前列腺癌根治术的患者需行吻合口活检,而对放疗或冷冻治疗的患者如有复发或持续癌肿存在的证据时,需行常规前列腺穿刺活检。

6. 经会阴穿刺适用于

(1)重复性穿刺。

(2)体积较大的前列腺,其腹侧及尖部部位取材受限。

(3)严重糖尿病患者一般不宜经直肠前列腺穿刺活检者。

(4)直肠癌接受 Mile 手术及溃疡性结肠炎并有前列腺穿刺指征的患者。

(5)直肠切除的患者:因直肠癌行直肠肛门切除后,PSA 值升高的患者,可经尿道超声引导下和经会阴超声引导下行前列腺穿刺活检。

【禁忌证】

1. 泌尿男性生殖系统急性感染(如合并急性前列腺炎)未控制者,或发热期有全身感染未控制者,或会阴肛门炎症者。

2. 糖尿病未控制者。

3. 凝血功能异常,有出血倾向者。

4. 严重心、肺、肝、肾及其他脏器功能障碍,高血压危象、心脏病心功能失代偿期、肺源性心脏病、肺气肿等不能耐受手术者。

【穿刺位点法】

前列腺穿刺活检,近年来有多种前列腺穿刺位点法被提出(图 40-1),以减少假阴性率,有如下穿刺位点法供选择。

1. 6 点穿刺法　是由 Hodge 在 1989 年最先介绍,为诊断前列腺癌,经直肠超声引导下 6 点前列腺穿刺活检术,现已成为世界性的诊断前列腺癌标准前列腺 6 点穿刺方法。是分别在前列腺两侧旁正中线的矢状面的基底部、中间部及尖部各穿刺 1 针,总共穿刺活检 6 针(图 40-1A)。但后来许多学者研究发现此方法漏诊率高达 15%~34%。这主要是由于穿刺点少和穿刺的区域占外周带比例小造成的,而 80% 的前列腺腺癌起源于外周带。近来,人们对 6 点系统穿刺法进行了一些改良,主要是增加了更侧方区域的穿刺。

2. 8 点穿刺法　是指在传统 6 点穿刺法的基础上,增加两侧叶外侧中部 2 点(图 40-1B)。

3. 10 点穿刺法　是指在传统 6 点穿刺法的基础上,增加左右两侧外周带各 2 点(图 40-1C)。Presti 对 483 例患者运用了 10 点系统活检法:有部分癌组织会出现在前列腺的中线上,肿瘤患者该处的肿瘤发现率为 96%。此法省略了中线上的穿刺点,因此此方法较其他的穿刺法有更高的假阴性率。

4. 11 点穿刺法　与上述方法类似(图 40-1D)。

5. 12 点穿刺法　是指在传统 6 点系统穿刺法的基础上,再分别于前列腺外侧外周带的底部、中部、尖部各穿刺 1 针,共 12 针(图 40-1E)。

6. 13 点穿刺法　前列腺分为外周区(PZ)、中央区(CZ)、移行区(TZ),移行区是前列腺增生好发部位,外周区为前列腺癌好发部位。前列腺癌 80% 发生在前列腺外周带,为多中心分布。1997 年 Eskew 等提出的经直肠超声引导 13 点前列腺系统穿刺活检术,即在传统 6 点系统穿刺法的基础上,增加前列腺中间部位间隔穿刺 3 点(图示 C 区),前列腺两侧旁正中线的远侧各间隔穿刺 2 点(图示 A、E 区),共 13 点(图 40-1F),即五区域前列腺穿刺法,弥补了传统 6 点穿刺法的缺陷,因 88% 的额外发现癌均发生在远侧方,都是由外周带组织构成,使假阴性的发生率下降了 35%。

7. 14 点穿刺法　取前列腺最大横截面,是指在传统 6 点系统穿刺法的基础上,增加左右叶外周带外侧各 1 点及左右移行区、尿道周围区各 1 点,中间区中央腺体左右各 1 点。

8. 18 点穿刺法　是指在 12 点穿刺法的基础上,增加中线两侧 6 点。

9. 21 点穿刺法　在 6 点的基础上,增加左右移行带各 3 点、外周带侧面左右各 3 点以及前列

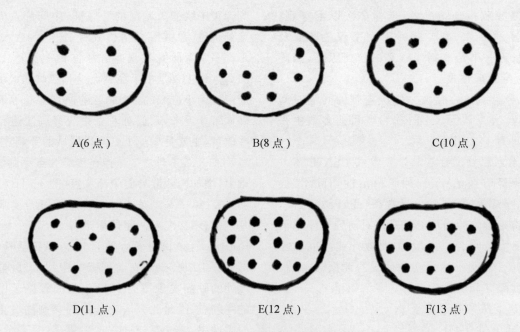

图 40-1　常用几种前列腺穿刺位点

腺正中部 3 点。

10. 24 针饱和穿刺法　将前列腺在直肠超声下分为基底面、中央面及尖部 3 个冠状层面,采用 18G 前列腺穿刺活检枪(BARD)进行活检操作。每个前列腺层面 8 针,共 24 针。其中 2,3,4,5 穿刺位点来自于前列腺移行区。两组所有穿刺组织长度均≥1cm。操作结束后抗生素预防感染 3d。

11. 饱和穿刺活检　对于穿刺点的位置和数目目前仍然存在争论,从 12～50 点不等。随着前列腺穿刺活检位点数目的增加,前列腺癌的筛检阳性率亦相应增加,而且能更精确地预测肿瘤 Gleason 评分情况。当穿刺位点大于 22 针后,前列腺癌的筛检阳性率便不再增加,2001 年 Stewart 认为将前列腺穿刺活检位点数量增至≥22 针,前列腺各部位组织均有相应的活检位点,即可称之为饱和穿刺活检。2006 年 Eichler 等研究发现,初次穿刺时多于 12 点的穿刺不但未提高前列腺癌的检出率,而且多于 18 点的穿刺可能会引起严重并发症。2009 年 Delongchamps 等的研究显示,超过 18 点的饱和穿刺法并不能提高前列腺癌的检出率。2010 年 Scattoni 等对 617 例患者进行 24 点前列腺系统穿刺,发现 10～16 针穿刺方案可获得最佳穿刺结果。因此,对初次穿刺,最少穿刺为 10 点,最多穿刺点不超过 18 点,体积＞

50ml 者,应以 14～18 点为宜。对于初次活检结果阴性而临床高度怀疑为前列腺癌而需重复活检者,可考虑行前列腺饱和穿刺活检。饱和 24 针系统穿刺需要静脉或椎管麻醉,需穿刺模板引导,大大延长了手术时间、增加了患者的手术风险,目前尚难在首次穿刺中广泛开展。

12. 移行区穿刺活检　Pelzer 报道单纯前列腺移行区肿瘤的发生率为 1.8%,建议对前列腺移行区组织不必常规进行活检筛查。而 McNeal 的研究表明,前列腺移行区肿瘤的发生率达 24%,应加强该部位组织的取材;在重复活检的患者中移行区恶性病变的比例升高 10%～13%。Keetch 和 Catalona 发现在再次活检时发现移行区有 10% 癌的检出率。在平均 PSA 为 32ng/ml、直肠指检无异常发现、临床征象可疑的患者中,Liu 等发现 53% 的癌组织发生在移行带,因此对于行再次活检的患者有必要将移行带包括在内。因此,对于那些 PSA 显著升高或上升很快的患者,可能是移行区活检的适应证。

13. 重复穿刺　TRUS 引导的经会阴前列腺穿刺多为重复穿刺,通常采取饱和性穿刺法,穿刺点数目多在 24 点以上。有人研究发现,穿刺病理为低级别前列腺上皮内瘤(prostatic intraepithelial neoplasia,PIN)、前列腺小腺泡不典型增生

(atypical small acinar proliferation of prostate, ASAP)者,有 47% 通过重复穿刺可确诊为癌。Igel 认为有以下高危因素者应进行重复穿刺:① PSA 速度,每年 > 0.75ng/ml;② PSA > 10ng/ml;③前一次穿刺病理提示 PIN、不典型增生或可疑癌者。

【术前准备】

由于前列腺穿刺活检术多经直肠,直肠损伤并发感染的机会较多见。经直肠穿刺者,术前肠道准备很重要。术前 3d 口服甲硝唑(0.2g,每日 3 次)、左氧氟沙星(0.5g,每日 1 次)、肌内注射维生素 K_1(10mg,每日 1 次),术前 1d 流质饮食、术前晚上清洁灌肠、术晨灌肠。用碘伏液 50～100ml 保留灌肠,进手术室前排出。

【麻醉与体位】

有些泌尿外科医师认为前列腺穿刺给患者带来的不适很轻微,无需麻醉。然而,据报道 65%～90% 经直肠超声引导下行前列腺穿刺活检的患者均抱怨经受了难以忍受的痛苦。Nash 在术前用 1% 的利多卡因在经直肠超声引导下进行前列腺周围神经阻滞麻醉;Issa 采用 2% 的利多卡因凝胶注入直肠内的方法进行局麻也有一定的疗效;近来的一项随机试验表明上述两种方法中前者优于后者。陈在贤等采用丁卡因胶浆 3 支注入直肠内,10min 后进行穿刺,效果较好。对于穿刺时间长的患者可以适当经静脉复合麻醉或硬膜外麻醉。

体位可根据患者健康状况和医师习惯,通常采取左侧卧位或右侧卧位,或采用截石位。

【术式简介】

1. 手指引导下经直肠前列腺穿刺活检术

(1)优点:经直肠手指引导下前列腺穿刺活检术不需特殊仪器设备,操作简便易行,费时短,现在国内缺乏贵重配套仪器设备的医院还广泛地在应用,对中期以后的前列腺癌的发现率较高。

(2)缺点:手指引导前列腺穿刺,凭主观感觉,每穿刺一针后,手指及穿刺针均要退出肛门外取标本,然后再重新进入定位穿刺下一针,后次穿刺不知道前次穿刺点的部位,较盲目,有重复穿在同一部位的可能。针尖易刺破手套,损伤较重,特别是早期前列腺癌存在定位误差较大,假阴性率较高。

(3)特殊器械:自动活检穿刺枪(一般角定取组织长度 1.75cm),18 号 Tru-cut 穿刺针(见彩图 40-2)。或直接使用弹簧支撑的活组织检查探针。

(4)操作简介

①麻醉,常规消毒后,经肛门灌入 5% 碘伏 60ml 左右,防止感染。直肠指检了解前列腺的形态大小,有无硬结,并确定穿刺点数目和位置。通常行 10 点或 12 点穿刺,在有硬结的部位可适当增加 1～2 个穿刺点。

②一般右手握活检穿刺枪,示指尖紧贴针尖引导进入肛门内,触摸到左侧叶或右侧叶前列腺后,左手按活检穿刺枪的弹射扳机,进行弹射穿刺获取前列腺组织后,退出活检穿刺枪,将所获取的组织,存放在盛有生理盐水的盘内,然后又以同样的方式反复做下一次穿刺。先穿刺完成一侧叶计划针数后,再穿刺另一侧叶,两侧叶穿刺完成后,肛门内前列腺穿刺处填塞碘伏纱布压迫止血,保留导尿管结束手术。标本送病检。

2. 引导器引导下经直肠前列腺穿刺活检术

(1)优点:不需特殊配套仪器设备,用引导器行前列腺定位并引导穿刺,方法简便易行,克服了手指引导下经直肠前列腺穿刺活检术的缺点,使前列腺穿刺定位准确,快速,几分钟便可完成,损伤轻,很适合无特殊配套仪器设备的医院应用。

(2)缺点:需两人配合施行穿刺。

(3)特殊器械

①自动活检穿刺枪:同手指引导下经直肠前列腺穿刺活检术。

②穿刺引导器,由陈在贤等(2011 年)设计制造(见彩图 40-3),长约 12cm 的硬质管状前列腺穿刺引导器,外径 0.6～0.7cm,内径 0.3～0.4cm。一端置入肛门内选择定位前列腺穿刺点,另一端在肛门外供自动活检穿刺枪插入穿刺。经多年临床应用,简化了经直肠前列腺穿刺活检术,明显优于手指引导下经直肠前列腺穿刺活检术。

(4)操作简介

①取右侧卧位,麻醉,常规消毒后,经肛门灌入 5% 碘伏液 60ml 左右,防止感染直肠。指检了解前列腺的形态大小,有无硬结。

②术者戴消毒手套,右手示指伸入肛门内,扪

摸前列腺的形态大小,有无硬结节,确定穿刺点位置,左手握住穿刺引导器,末端顺右示指插入肛门内到示指尖,由示指尖控制移动穿刺引导器末端,选择各个穿刺点,当一个穿刺点选定固定后,助手持自动活检穿刺枪,经穿刺引导器腔内插入,触到前列腺后,扣动穿刺枪扳机穿刺获取前列腺组织,退出穿刺针,将穿刺获得的前列腺组织,存放在盛生理盐水的盘内后,术者移动穿刺器末端到下一个穿刺点固定后,以同样的方法,逐一完成两侧叶各定点穿刺点的穿刺点后,退出穿刺引导器,肛门内前列腺穿刺处填塞一张碘伏纱布压迫止血,行保留导尿结束手术。标本送病检。

3. 超声引导经直肠前列腺穿刺活检术(TURS)

(1)优点:前列腺癌大多发生于前列腺的外周带区,对前列腺外周带区及前列腺结节穿刺时,徒手穿刺时通过主观感觉,无法触及小结节癌肿,相对来说较盲目,存在定位误差较大,所取到的外周组织较少,可能被漏诊。TURS穿刺弥补了这一缺点,可直观看到前列腺的外周带区及结节部位,定位准确,能直观穿刺位置、角度及深度,能随时观察到穿刺针的进路和到达所需取材部位,穿刺过程中穿刺针不会发生偏差,操作容易,无需反复调整方向,损伤也小,更适合多点取材,并且易发现癌前病变的前列腺上皮内瘤,能更好指导患者定期复查或重复前列腺穿刺,提高了前列腺癌穿刺活检的阳性率,减少并发症,可达到对前列腺癌早期诊断和治疗的目的。防止失去最佳治疗时间。

(2)缺点:需特殊的仪器设备,操作较复杂。

(3)特殊器械

①自动活检穿刺枪(一般角定取组织长度1.75cm),16~18 G Tru-cut自动活检穿刺枪。

②超声诊断仪。

③超声直肠探头:可选用直肠探头为10M平面及8M扇形扫描双切面穿刺架探头,与直肠平面成45°角进针取材。探头带有穿刺导引槽,超声探头配以专用穿刺架、穿刺针为16~18G。在探头左侧或右侧附加一个穿刺引导装置,即穿刺架。

(4)操作简介

①麻醉,常规消毒后,经肛门灌入5%碘伏40~60ml,防止感染,直肠指检了解前列腺的形

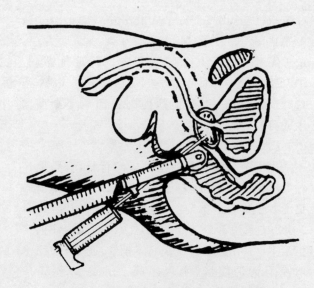

图40-4　超声引导经直肠前列腺穿刺活检术

态大小,有无硬结等情况。

②患者左侧卧位,将B超机探头及穿刺架安装完毕后,直肠探头经直肠置入前列腺表面。先观察斜冠状面、矢状面灰阶图像,了解前列腺大小、形态和内部结构,一般前列腺体积<35ml,采取10点穿刺法。前列腺体积每增加15ml,增加2个穿刺点。并根据临床的具体情况做适当的增减,对于硬结或超声可疑部位应适当增加穿刺点。选用横断面或斜冠状切面,在B超直视下选合适的穿刺位置,确定穿刺点后,通过穿刺架置入穿刺针(图40-4),逐一进行前列腺穿刺。在有结节或见低密度影处,再取1~2针穿刺。穿刺完毕后局部用纱布压迫止血,标本分别送检。

4. 超声引导下经会阴前列腺穿刺活检术

(1)优点:对前列腺组织的取材无盲区,不受前列腺体积的影响。体积较大的前列腺,其腹侧及尖部部位取材受限,往往有漏诊前列腺癌之虞。比较而言,经会阴前列腺穿刺活检术后感染发生的风险更小,临床主要适用于重复性穿刺。经会阴前列腺穿刺也适用于因直肠癌接受Mile手术及溃疡性结肠炎并有前列腺穿刺指征的患者。严重糖尿病患者一般不宜经直肠前列腺穿刺活检,因此可以选择经会阴前列腺穿刺。该法穿刺准确率高,较经直肠前列腺穿刺并发症较少且程度更轻,是一种诊断前列腺癌的理想方法。与经直肠径路前列腺穿刺活检相比,经会阴径路穿刺活检由于其相对"清洁"的操作径路,减少了直肠内细

菌的前列腺转移,理论上降低了穿刺后泌尿道感染发生概率。且经会阴径路穿刺操作后肉眼血尿及泌尿系感染的发生率明显低于经直肠穿刺组。

(2)缺点:需特殊的仪器设备,操作较复杂。尿潴留概率略高于经直肠径路者。

(3)特殊仪器

①16~18G Tru-cut 自动活检穿刺枪。应用18G 穿刺针经行标本取材,组织条长度可达22mm。18G 自动活检枪(Bard MC1820,穿刺槽长度 22mm)。

②超声诊断仪。

③超声直肠探头:用以探查显示前列腺的形态、大小、内部组织结构及确定穿刺部位,可选用三维直肠超声(3D-TRUS)探头进行实时 3D 超声显像及重建。超声探头频率为 4~8MHz。3D 超声是较易掌握、独立完成及不需要额外的材料就能进行的经直肠前列腺穿刺活检。它是唯一后期需要分析的超声图像,可以为前列腺术中做指导。除此之外,这种新型的软件需要 3D 图像数据和穿刺组织学数据相结合,这样更有利于靶向治疗。空间定位穿刺有助于随访患者的再次穿刺定位及PSA 升高患者的穿刺定位。

④也可选择用新近发展问世的超声造影、弹性成像、HistoScanning 等新的超声影像技术和介入性超声等,以及 CT、MRI 等影像学技术以显示前列腺协助穿刺。

⑤会阴前列腺穿刺支架及模板(美国 CMS公司)。

⑥穿刺架,无菌探头硅胶套。

(4)操作方法

①麻醉,会阴常规消毒后,直肠指检了解前列腺的形态大小,有无硬结等情况。将直肠超声探头探入直肠,同时会阴部安置穿刺定位器。

②可在三维直肠超声(3D-TRUS)引导下穿刺活检,经直肠超声获取前列腺冠状面图像,通过重建三个角度获得的数据而获取,穿刺针发出后停留于前列腺体内,并传输到工作中。穿刺针道表现为高回声,针道的近端和远端都能够清晰显示出来。测量前列腺体积,根据体积大小确定穿刺针数目。一般前列腺体积＜35ml,采取 10 点穿刺法。前列腺体积每增加15ml,增加 2 个穿刺点。并根据临床的具体情

况做适当的增减,对于硬结或超声可疑部位应适当增加穿刺点。应用 18G 穿刺针经行标本取材,组织条长度可达 22mm。确定穿刺点后,行直肠超声引导下经会阴前列腺穿刺,常见的穿刺法如下。

A. 经会阴穿刺法:该法采用扇形定位技术,此技术又分为经典扇形定位技术和改良扇形定位技术。经典扇形定位技术是指:根据超声定位,穿刺针经会阴反复进出穿刺,一针一点,此方法创伤相对较大。改良扇形定位技术(图 40-5),即是同心穿刺法,多针从同一径路进出,一般前列腺同一侧叶从一个皮肤穿刺点进出。因此此法简便快捷,创伤相对较小。

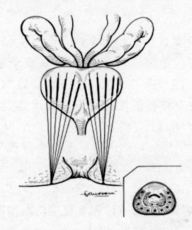

图 40-5　改良法经会阴前列腺穿刺示意图

B. 模板引导立体定向下经会阴前列腺穿刺活检法:将探头置入患者直肠观察前列腺形态,采用前列腺癌近距离放疗的模板定位装置,固定探头及模板,调整穿刺支架位置,在三维超声空间定位指导下通过会阴模板定位,行前列腺穿刺活检。该方法主要用于前列腺饱和性穿刺活检,但也可用于初次穿刺活检。12＋X 针穿刺组患者是在标准 12 针穿刺的基础上,对术前 MRI 及超声评估的可疑病变区域进行重复穿刺 X 针。获取标本分别放入标本瓶中,穿刺完毕。

C. 模板引导立体定向下机器人辅助经会阴前列腺穿刺活检法:首先经直肠三维超声空间定位并确定穿刺点位置和数目(图 40-6),经计算机处理得到 3D 前列腺穿刺图像(见彩图 40-7),然后采用前列腺癌近距离放疗的模板定位装置(见彩图 40-8),由 da Vinci 机器人辅助进

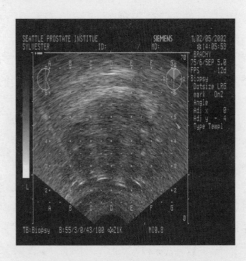

图 40-6　经直肠前列腺超声

行经会阴前列腺饱和性穿刺。由于机器人手术系统特有的准确性和稳定性,该法穿刺更精确,阳性率更高。适用于在初次经直肠超声引导下前列腺穿刺活检阴性而临床又高度怀疑前列腺癌需重复穿刺的患者。

穿刺完毕后局部用纱布压迫止血数分钟,标本分别送检。

【术后处理】

1. 穿刺后观察血尿和血便等出血情况,常规监测血压、脉搏、尿色、皮肤血色、血色素等变化,腹部症状及体征。

2. 穿刺后应用抗生素防治感染,观察有无寒战、高热感染征象。

3. 适当补液,一般穿刺后可正常饮食,多饮水。

4. 穿刺后当天卧床,在床上活动,24h 后无异常情况可下床活动,1 周内禁做剧烈活动。

5. 术后数小时内无明显血便,取出肛门内压迫纱布,尿色清亮可拔除导尿管自行排尿。

【评析】

各种前列腺穿刺活检术,各有其优缺点。

1. 手指引导下经直肠前列腺穿刺活检术,不需特殊仪器配合,方法简便易行,但有重复穿在一个部位的可能,在不具备上述特殊仪器条件的医院,还在广泛应用,但穿刺部位精确度不够高,前列腺穿刺病检阳性漏诊率偏高。

2. 引导器引导下经直肠前列腺穿刺活检术,引导器引导穿刺方法简单易行,不需特殊仪器配合,穿刺部位相对较准确,损伤较轻,穿刺病检阳性漏诊率偏低。在不具备特殊仪器条件的医院,是一种行之有效简便实用的方法。

3. 在超声引导下经直肠或会阴前列腺穿刺活检术,穿刺部位较准确,穿刺病检阳性较高。但需特殊的仪器设备,操作较复杂。

4. 前列腺穿刺活检术的并发症的多少及严重程度与前列腺穿刺活检术的方法、穿刺针数的多少及术前准备充分与否有关,一般随穿刺针数的增加,其并发症相对增加,术前准备不好,其并发症也相对增加。

（陈　刚　陈在贤）

第二节　前列腺癌根治术（radical prostatectomy）

通过整块切除前列腺,并包括包膜、精囊、输精管壶腹部、附近的筋膜和一部分膀胱颈,再重建膀胱颈并与尿道断端吻合,恢复排尿,以根除肿瘤、防止肿瘤复发和转移,达到治愈的目的。手术成功的标准为完全切除肿瘤,切除标本边缘无肿瘤,手术后血清 PSA 降为 0 ng/ml。

【适应证】

经前列腺穿刺病理检查证实为前列腺癌,ETC 骨扫描证实无骨转移,只有身体状况良好,没有严重的心肺疾病者,能耐受手术者,方可进行根治性前列腺切除术。具体指征如下。

1. 低危前列腺癌:临床分期 T_1-T_{2a}、Gleason 评分 2～6 分、PSA＜10ng/ml;适合做保留神经的前列腺癌根治术。

2. 中危前列腺癌:临床分期 T_{2b}-T_{2C} 或 Gleason 评分 7 分、PSA10～20ng/ml 者。

3. 小体积高危前列腺癌:临床分期 T_{3a} 或 Gleason 评分＞8 分、PSA＞20ng/ml 者。

4. 患者预期寿命≥10 年者。

5. 手术者年龄一般在 75 岁以下,但如一般情况较好,心、肺、脑、肝、肾未见明显异常,能耐受手术者,年龄可适当放宽。

【禁忌证】

1. 中、高危前列腺癌者（临床分期 T_{2b} 以上、Gleason 评分＞8 分、PSA＞10ng/ml）。

2. T_3 期以上的前列腺癌，若肿瘤可能侵犯神经血管束、膜部尿道、与附近组织固定、或超过精囊，预期寿命≤10 年者。

3. T_4 期前列腺癌，一旦出现盆腔淋巴结转移，出现骨转移和肺转移者。

4. 对于 75 岁以上或预期寿命小于 10 年的患者，一般情况差，不主张行根治性前列腺切除术。尽管手术没有硬性的年龄界限，但 70 岁以后随着年龄的增长，手术并发症及死亡率的发生率会大幅升高；一方面多数高龄患者死亡与癌症无关，另一方面，内分泌治疗和放射治疗多数可生存 5 年以上。

5. 合并严重心、肺、肝、肾及其他脏器功能障碍，高血压危象、心脏病心功能失代偿期、肺源性心脏病、肺气肿等不能耐受手术者。

6. 合并凝血功能紊乱未纠正者。

7. 合并糖尿病未控制者。

8. 既往有腹腔手术、盆腔手术、盆腔放疗史，肠梗阻、腹壁感染、泌尿系统感染、大量的腹腔积血、弥漫性腹膜炎、可疑恶性腹水等的前列腺癌患者。

9. 合并严重尿道狭窄者。

10. 对于并存疝或主动脉瘤的患者。

11. 体形过度肥胖，或前列腺体积巨大者，腹腔镜前列腺癌根治术难度大。

【手术时机】

前列腺癌一旦确诊，建议在前列腺穿刺后 1～4 周进行。避免因炎症反应造成直肠及周围组织损伤，同时手术中保留神经手术亦较容易，可能降低手术难度和减少并发症。

【术前准备】

1. 控制泌尿系统感染。

2. 有下尿路梗阻者术前保留导尿。

3. 有心肺并存疾病者，术前应给予相应治疗。

4. 备血 600～800ml。

5. 肠道准备：由于根治性前列腺切除术直肠损伤的机会较多见，术前肠道准备很重要。术前 3d 口服甲硝唑（0.2g，每日 3 次）、左氧氟沙星（0.5g，每日 1 次）、肌内注射维生素 K_1（10mg，每日 1 次），术前 1d 流质饮食、术前晚上清洁灌肠、术晨灌肠一次。用碘伏液 50～100ml 保留灌肠，进手术室前排出上述溶液。

【麻醉与体位】

一般采用全身麻醉。体位取仰卧位，骶部垫高使骨盆略倾斜，以便盆底显露较好，便于静脉出血的止血和膀胱尿道吻合。两下肢分开支架固定，便于助手检查直肠。肩部支架固定。

【术式简介】

1. 腹腔镜前列腺癌根治术　经腹腔镜前列腺癌根治术，经历了较长的发展过程。1805 年，Bozzini 发明了世界上第一台现代腹腔镜。1901 年，Kelling 首先应用腹腔镜检查小狗腹腔。1911 年，美国 Johns Hopkins 大学 Bernheim 直接观察人体腹膜腔。此后数十年，腹腔镜技术主要用于临床检查，并进行了大量腹腔镜技术、设备的改进和基础实验研究。直到 1987 年，被称为现代腹腔镜之父的德国妇科医生 Semn 发展并完善了腹腔镜技术及设备，使腹腔镜技术进入外科手术治疗领域。同年，法国 Mouret 完成了第一例腹腔镜胆囊切除术，除了 Cortesi 和其同事报道运用腹腔镜在儿科患者探查隐睾外，仅 Smith 报道用腹腔镜行异位肾脏取石术。这种情况在 1989－1990 年间有了很大的改变。首先，Schuessler 和其同事于 1989 年报道了用腹腔镜对前列腺癌患者行闭孔淋巴结切除进行临床分期。1990 年，Sanchez-de-Badajoz 和其同事施行了第一例腹腔镜精索静脉曲张切除术。1991 年由于组织钳夹技术及组织粉碎术的广泛实验研究，Clayman 和其同事做了第一例腹腔镜肾切除术。腹腔镜技术在泌尿外科迅速开展起来，很快就出现了腹腔镜淋巴结清扫术、精索静脉曲张结扎术、经腹及腹膜后良性及恶性肾肿瘤切除术、输尿管肾切除术、肾部分切除术、肾上腺切除术、肾囊肿去顶减压术、膀胱憩室切除术、腹膜后淋巴结切除术、睾丸切除术等。1995 年，Kavoussi 和其同事们施行了第一例腹腔镜供肾切除术。在接下来的 5 年间，该技术不断熟练，由于能够用腹腔镜在体内打结及缝合，腹腔镜技术也广泛应用于泌尿科的整形手术，包括输尿管再植手术、输尿管吻合术、肾盂成形术、膀胱颈悬吊术、睾丸下降固定术、经腹或腹膜外的膀胱部分或全切除术、肾固定术等。

1997年,Schuessler报道了世界上第一例腹腔镜前列腺癌根治切除术。在1999年,有更多的资料报道经腹腔镜膀胱前列腺根治性切除术。过去由于欧美国家前列腺癌发病率高,早期诊断率高,腹腔镜前列腺癌根治术已非常成熟,广泛应用于临床。目前在西方发达国家,越来越多地采用机器人腹腔镜根治性前列腺切除术。我国于21世纪初开始这一手术,目前主要在广东、北京、上海、重庆等大城市或发达地区的大型医院逐步广泛地施行。

(1)腹腔镜仪器:腹腔镜所用器械见彩图40-9。

①产生腹腔镜图像的4种组件:腹腔镜、光源、电视摄像机、监视器等。为了记录图像,需要录影带和图像打印机。

②抓钳:大多数抓钳是5mm大小,有单个或双个的,尖端的设计有钝圆的、尖的、直的、弯曲的及有角度的,表面锯齿状的用来操作光滑的组织。手柄的设计有锁定的和非锁定的,大多数非锁定的钳子像剪刀样,不同的设计有不同的用途。

③切割止血器械:腹腔镜剪刀、解剖刀、电烙器等,在腹腔镜操作过程中被用来切割组织。腹腔镜剪刀有一次性的和非一次性的。锯齿状的尖端用来切断筋膜,钩状的尖端用来切割缝线,弯曲的尖端用来解剖。也可用电刀或机械方法切割组织。腹腔镜解剖刀在腹腔镜根治性前列腺切除术中用来分离侧后韧带。

④电切组织的电极:电凝钩能够用来切割腹膜,电极铲用于钝性分离,特殊的电牵引钩用来分离组织。电极分单极和双极电凝。使用双极型器件止血最安全。

⑤超声刀是另外一种理想的切割技术,使组织空泡形成、血凝固、切割。

⑥钛夹和Hem-o-lok是机械性夹闭和控制血管出血。

⑦器械缝合及组织吻合:在腹腔镜手术中缝合及打结属于最困难的任务,要通过大量的实践来达到熟练的操作。通常使用持针器和带针缝线,进行缝合和打结。

⑧取出标本的器械:可以自制或购买商业性取标本袋。

(2)手术步骤与方法

①常规消毒铺巾,留置导尿管。

②手术入路:包括经腹腔或经腹膜外腹腔镜下前列腺癌根治术(ELRP)两种途径。腹膜外入路对肠道干扰较小。

A. 经腹膜外间隙途径腹膜外腔的建立:在脐下缘做长约4cm横切口,切开腹白线及腹直肌前鞘,在腹直肌下方用手指钝性将腹膜向两侧推移,在切口内放置自制气囊,在腹膜外间隙,注入300~400ml气体扩大间隙,切口置入10mm Trocar并缝合固定,腹腔镜监视下置入其他4个Trocar。

B. 经腹腔途径:经腹腔做观察镜Trocar切口,直视下打入5mm Trocar,观察镜进入腹腔,依次穿入其他4个Trocar。

以经腹腔前径腹腔镜前列腺癌根治术为例:

建立人工气腹(见彩图40-10)。制备与Trocar置入(图40-11):第一穿刺点位于脐下,脐下缘切口,以气腹针或开放方式常规制备气腹,保持压力在14mmHg左右,放置10mm Trocar及30°观察镜。脐下3cm处左腹直肌旁放置10mm Trocar,左髂前上棘上内侧2~3cm处放置5mm Trocar,供主刀医师操作使用。脐下3cm处右腹直肌旁放置5mm Trocar,右髂前上棘上内侧2~3cm处放置10mm Trocar,供助手医师操作使用。主刀站在患者的左侧,第一助手站在患者的右侧,第二助手站在主刀医师旁持镜。

③游离前列腺前表面:膀胱内注水150ml,在

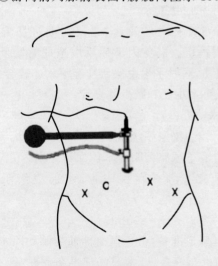

图40-11　5个穿刺位点

膀胱轮廓的外缘,以电凝钩并超声刀紧贴腹前壁切开腹膜及脐正中韧带,进入膀胱前间隙,分离切断脂肪组织,直至耻骨后间隙(图 40-12A)。小心分离前列腺前壁及两侧壁,显露阴茎背深血管束、耻骨前列腺韧带和两侧盆内筋膜,靠近盆侧壁切开盆内筋膜,沿前列腺两侧向前列腺尖部分离,直至与尿道交界处,分离过程中出血采用超声刀或双极电凝止血。靠近前列腺切断耻骨前列腺韧带筋膜,于前列腺尖部用 2-0 薇乔线水平贯穿缝扎阴茎背血管复合体(阴茎背深血管束)(图 40-12B)。

④游离前列腺后表面:用无损伤组织抓钳提起膀胱底部,超声刀打开底部的腹膜反折层,找到输精管,双极电凝电灼后横断输精管(图 40-12C)。牵拉近端输精管,在其外下方寻找精囊,电凝精囊动脉,游离精囊,基底部不做游离,提起双侧精囊及输精管,水平横行切开狄氏筋膜,在两层狄氏筋膜间游离出前列腺后表面与直肠(图 40-12D)。

⑤切断膀胱颈:在前列腺底部缝牵引线一针并上提,直视下辨别膀胱颈与前列腺交界处,单极电凝钩在膀胱颈与前列腺交界处切开膀胱前壁,紧贴前列腺削离膀胱颈,即可以见到已游离精囊及输精管残端(图 40-12E)。

⑥游离前列腺两侧后壁:钳夹双侧输精管及精囊向上方提起,用双极电凝或超声刀将其侧韧带横断,如止血效果欠佳,可上钛夹帮助止血。若需要保护性神经,应避免使用电凝或超声刀,使用剪刀紧贴前列腺侧表面仔细分离,勿损伤走行于前列腺后外侧的神经血管束。在前列腺外侧小心剪开覆盖神经血管束的薄层筋膜,使用双极电凝切断前列腺包膜动脉。将神经血管束从前列腺基底部游离到进入尿道后外侧的盆底肌处(图 40-12F)。

⑦分离前列腺尖部:在阴茎背深血管复合体下方,用电凝刀紧贴前列腺尖切开膜部尿道前壁,将尿管从切口拉出向上牵拉,以显露尿道侧壁和后壁,并予以切断。将前列腺向上轻轻牵拉,显露前列腺后方,紧贴前列腺游离,切断附着在前列腺尖部附近的直肠尿道肌,将前列腺完全游离切除(图 40-12G)。

⑧膀胱尿道吻合:用两根带圆头针 3-0 长约

6in 的可吸收缝线,尾端打结相连,做连续膀胱尿道缝合。先在膀胱颈 6 点做一针扣锁缝合,保证对合效果。再在 5、7 点缝合 2 针,收紧对合尿道断端与膀胱颈。经尿道将 20F 双腔气囊导尿管插入膀胱,继续连续缝合左侧 9、10、11 点和右侧 3、2、1 点,收紧缝线打结。注入 15ml 水充盈导尿管气囊后,用 150ml 生理盐水充盈膀胱,检查无漏液视为吻合满意(图 40-12H)。或用单针连续缝合膀胱颈和后尿道,重建尿道连续性。

⑨结束手术:经左下腹 5mm Trocar 置入负压引流管至直肠前间隙。拔除 10mm Trocar,适当延长切口,将前列腺、精囊及输精管残端一并经此口取出。拔除其他 Trocar 并依次缝合各切口。

2. 机器人辅助腹腔镜前列腺癌根治术 机器人辅助腹腔镜前列腺癌根治术(Robotic assisted laparoscopic radical prostatectomy,RLRP)发展史,美国亨利福特医院在 2001 年,施行了世界上首例机器人辅助腹腔镜前列腺癌根治术,此后,机器人辅助腹腔镜前列腺癌根治术迅速开展起来。新加坡中央医院从 2003 年 2 月 1 日开始,在短时间内,已经实行了近千例 RLRP 手术。2004 年,世界上大约施行了 8500 例 RLRP 手术,2005 年,上升到 18 000 例,具估计,RLRP 手术例数在 2007 年增加 35%。

Da Vinci 机器人手术系统是目前最为成熟和广泛使用的机器人外科手术系统。Da Vinci 机器人手术系统是通过一个可控高级灵巧的机器人,把外科医师的精细手术操作转化为用精密器械精确完成的手术。它有两个握持手术器械的手臂和一个握持内镜的手臂。在操作台,手术医师依靠三维立体图像观察系统,通过移动双孔内镜,清楚观察整个手术视野。每一个操纵杆的拇指与示指控制器可以将医生手指的精细动作准确无误地传递给机器人手中的手术器械。机器人手有众多关节,操作灵活,可以进行准确的膀胱尿道吻合手术。双孔内镜一般为 0°或 30°。双电极钳和直角钩是最常用的解剖、分离器械。在缝合组织时,改用持针器。解剖剪结合双电极钳在锐性分离前列腺的神经血管束时,十分方便。此技术近年相继在亚洲的日本、韩国、马来西亚、印度和我国香港、台湾、北京、上海、重庆等地区首先开展,现在中国各大城市大医院已逐步开展了此项新手术,现国

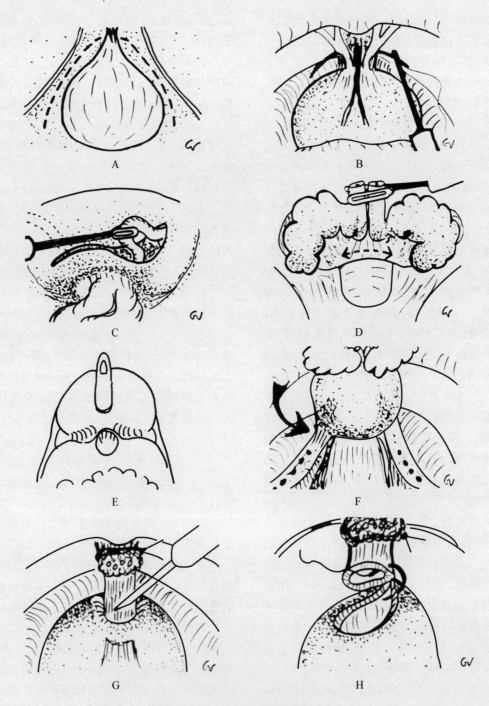

图 40-12　传统腹腔镜前列腺癌根治术

A. 切开前腹壁腹膜及脐正中韧带；B. 缝扎背侧静脉复合体；C. 游离、切断输精管；D. 分离前列腺后表面；E. 切断膀胱颈；F. 游离前列腺两侧后壁及韧带；G 切断前列腺尖与膜部尿道；H. 吻合膀胱颈尿道

内 Da Vinci 机器人系统已近 100 台。

（1）体位：静脉复合全身麻醉后，患者取仰卧位，呈反弓张状，伸展髂骨翼。双腿置截石位，便于机器人尽量靠近患者骨盆。用厚泡沫垫保护患

者的胸部、大腿和其他受压部位（见彩图 40-13）。

（2）机器人安装：机器人手的安装，关键是将机器人持镜手安置在患者的中线位置。可以在地面上画一条从患者臀部下 V 字形尖到脐部的连

线,视为想象中子午线。机器人安置在这条线上。将机器人持镜手与相应套管连接,插入双孔内镜。另外两个机器人手与相应套管连接。

(3)手术通道:套管的插入位置见图 40-14。手术通道位置的选择与 Trocar 的插入:为了降低损伤肠管的机会,通常使用开放式 Hassan 技术,先以 20mmHg 气压创造气腹。切口选在脐左旁位置。双孔内镜经此通道插入,在直视下插入其他 Trocar。两个直径 8 mm Da Vinci Trocar 安置在内镜套管两侧 4 横指下方腹直肌旁。一个直径 5mm 辅助 Trocar 安置在左边 Da Vinci Trocar 外侧腰部,用于左边助手在手术中牵拉组织。另一直径 5mm 辅助套管安置在右侧 Da Vinci Trocar 与内镜 Trocar 之间。另一直径 10mm 辅助 Trocar 安置在右侧 Da Vinci Trocar 外侧腰部。后两个辅助通道用于右边助手帮助主刀医师牵拉组织,显露手术视野,以及手术中吸引渗血、渗液和送递缝针。Trocar 插入后,安置机器人。这时气压降为 12 mmHg,以减少患者发生气体栓塞机会,方便观察手术中出血点和进行准确止血。

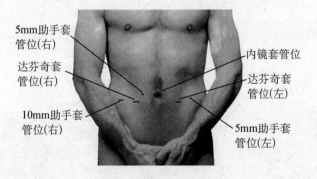

图 40-14　套管的插入位置

5mm助手套管位(右)
达芬奇套管位(右)
10mm助手套管位(右)
内镜套管位
达芬奇套管位(左)
5mm助手套管位(左)

(4)手术步骤与方法

①分离解剖前列腺前表面:使用 30°朝上双孔内镜。先在前腹膜做一个包括脐正中韧带和膀胱在内的倒 U 形切口,从脐正中韧带左侧开始,向上到达视野近端,再横行经过脐中线,向右下方延长,双侧达输精管水平(图 40-15A)。分离出耻骨后膀胱前(Retzius)间隙,再向两侧扩大到髂外血管。继续向后分离,显露前列腺和膀胱,可见类似开放前列腺根治切除术的手术标志。分离前列腺前表面的脂肪组织,显露耻骨前列腺韧带、阴茎背深静脉丛和前列腺的前表面(图 40-15B)。使用

机器人外科钩切断前列腺两侧的盆内筋膜,分离前列腺至盆底肌肉平面(图 40-15C)。

②沿盆内筋膜边缘:通常可以见到粗大的前列腺旁静脉,要避免损伤这些血管。进一步分离到前列腺尖部。盆底肌纤维在此发生弯曲、转向,插入耻骨支下表面。

③缝扎前列腺背侧静脉复合体:使用带缝针长 6cm 2-0 缝线,水平方向,从右向左,经静脉丛下方,从尿道前表面穿过,打结缝扎该血管丛(图 40-15D)。该缝线距前列腺尖部大约 1cm,不要把前列腺耻骨韧带缝合在内,并防止缝扎导尿管。另一缝扎点选在膀胱颈结合部远端前列腺表面,以便在切除精囊时向上牵拉组织。

④分离解剖切断膀胱颈:紧贴前列腺仔细削离膀胱颈,使膀胱颈的切口不要太大,有助于手术后控制尿液。右边助手应用吸引器显露膀胱颈前列腺连接部,协助横断膀胱颈。一旦膀胱颈与前列腺完全分离,膀胱颈后缘横断后,左边助手用抓钳上提导尿管尖端,向上牵拉前列腺,以方便精囊切除(图 40-15E)。

⑤切除输精管与精囊:沿着膀胱颈后表面,仔细地分离、显露精囊与输精管壶腹部(图 40-15F)。横断输精管后,放松前列腺牵引缝线,改用肠钳牵拉精囊,手术者沿此平面分离出前列腺后表面。

⑥分离解剖前列腺后表面:沿 Denonvillier 氏筋膜,分离前列腺与直肠间隙,见到黄色直肠周围脂肪(图 40-15G)。右边助手向下压直肠,左边助手向上牵拉前列腺,帮助手术医师分离解剖前列腺后表面,直到前列腺尖部。

⑦处理前列腺侧韧带:在解剖、分离过程中,两个助手分别用无损伤抓钳牵拉前列腺的两侧韧带,先上 Hem-o-lok 夹再切断韧带。若行保留血管神经束手术,分离出前列腺与神经血管束间隙。左边机器人手持双电极钳,右边机器人手持剪刀。紧贴前列腺侧面,边电凝边切除,迅速无损伤地分离出神经血管束(图 40-15H)。

⑧切断前列腺尖部:前列腺背侧静脉复合体横断后,前列腺即与尿道前表面分离。通常可以获得 2cm 长的尿道。横断尿道时,先退出导尿管。要完整切除前列腺后唇,避免残留前列腺组织(图 40-15I)。最后,标本移入标本袋内,放在左

侧结肠旁沟内,以便做膀胱尿道吻合术。

⑨膀胱尿道吻合术:用两根带圆头针长约6cm的薇乔线,尾端打结相连,做连续膀胱尿道缝合(图40-15J)。先在膀胱颈后壁做一针扣锁缝合,保证对合效果。再在4、6、8点缝合3针,收紧对合尿道断端与膀胱颈。经尿道将20F导尿管

插入膀胱,继续连续缝合左侧9、10、11点和右侧3、2、1点,收紧缝线后打结。注入15ml水充盈导尿管气囊,用生理盐水200ml冲洗膀胱,检查无漏液视为吻合满意。从左侧5mm套管插入引流管,用抓钳调整好位置。

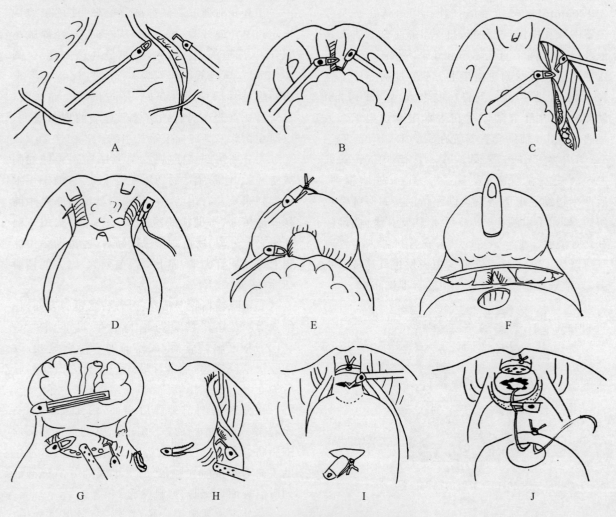

图40-15　机器人辅助腹腔镜前列腺癌根治术

⑩淋巴结清扫切除术:如果手术前患者PSA>10ng/ml,Gleason评分>6分,改用0°内镜做盆腔淋巴结清扫切除术。切除的范围包括脐正中韧带中线到睾丸血管侧面,髂外动脉中部边缘。清除包括髂外静脉中段前面的所有纤维、脂肪和淋巴组织,但不要损伤闭孔神经。

⑪取出标本,结束手术:扩大脐旁切口,将标本经此口取出。逐一缝合穿刺孔。

3.经耻骨后前列腺癌根治术　经耻骨后前

列腺癌根治术为开放性手术。20世纪50年代,Millin首先提出耻骨后根治性前列腺切除术手术径路,1983年经Walsh完善耻骨后根治性前列腺切除术,被国际上大多数泌尿外科医师采用,成为前列腺癌根治性切除术的主要术式。耻骨后根治性前列腺切除术在切除肿瘤外,还可同时切除受累的盆内淋巴结,手术相对比较安全,15年生存率可达86%~93%。对患者损伤较大,可能出血较多,如操作熟练、术中处理得当,失血量可很少。

膀胱尿道吻合位置较深，技术上较困难。由于腹腔镜下前列腺癌根治术的逐步广泛开展，此手术开展逐渐减少。手术要点如下。

（1）置入双腔气囊导尿管排空膀胱，并做术中标记和牵引。

（2）切口做脐耻间纵切口进入耻骨后。

（3）切断耻骨前列腺韧带：耻骨前列腺韧带之间有阴茎背静脉，韧带周围有前列腺静脉丛，这些静脉易撕伤造成难以控制的出血。阴茎背深静脉浅支走行于耻骨前列腺韧带之间，在前列腺和膀胱颈上方中央，切断耻骨前列腺韧带时，必须结扎该静脉，否则在切断尿道和附近组织时会发生严重的出血。切断并缝扎或结扎耻骨前列腺韧带（图 40-16A）后可沿前列腺的前面分离至前列腺尖，并可触及尿生殖的上层。

（4）切断膜部尿道（图 40-16B）：耻骨前列腺韧带切断后，用手触摸留置导尿管，辨认尿道，紧贴留置导尿管，用手指或弯血管钳游离前列腺部尿道与膜部尿道连接部，如癌肿离前列腺尖部有一定距离，则可留下远端前列腺包膜0.5cm。这一纽扣样组织便于与膀胱颈吻合，减少膜部尿道损伤和术后尿道狭窄的机会，因它含有肌肉和弹性纤维，因此还可增加术后尿控制能力。切开前列腺尖部尿道的前面 1/2，拉出并切断导尿管，拔去其远侧端导尿管。血管钳夹住气囊侧导尿管作牵引，然后用手指或弯血管钳垫在尿道后方，切断尿道的后半部分或前列腺尖部纽扣状包膜，前列腺尖部纽扣状包膜内的腺组织需清除干净。牵拉前列腺，部分膜部尿道能拉出尿生殖膈。

（5）游离前列腺和精囊：牵拉导尿管，抬高前列腺，切断部分直肠尿道肌和与直肠相连的纤维组织。剪开狄氏筋膜融合部，在狄氏筋膜前后层之间或直肠与狄氏筋膜后层之间解剖分离，游离出前列腺、精囊和输精管后表面，从输精管壶腹部切断并结扎（图 40-16C）。游离前列腺和精囊时，避免损伤直肠，必要时助手可用示指插入患者直肠内，引导术者游离，则更为安全。

（6）切断膀胱颈：如果前列腺癌未侵犯膀胱颈，应保留膀胱颈，紧贴前列腺上缘切开膀胱前壁（图 40-16D），向两侧、向下削离膀胱颈，将前列腺与膀胱颈分离，上提前列腺，将精囊前面与膀胱底部分离，可见前列腺侧后缘的神经血管束，注意保护神经，切断并缝扎血管止血。为防止误伤输尿管，可在切开膀胱前壁及两侧后，经双侧输尿管口插入输尿管导管加以保护。后壁的切断应在分膀胱和前列腺的筋膜中间平面，可用一手指紧贴膀胱壁一侧和对侧的血管钳穿过相会合。可用血管钳在三角区下面分离，从膀胱两侧向中间进行，找到正确的分离平面。亦可用手指从精囊后面抬高三角区，用剪刀或电刀分离，找到精囊表面的筋膜。精囊表面的平面找到以后，将前列腺向上方牵引，钝性分离膀胱底部，使其与精囊分开，即可显露前列腺后缘两侧的血管，用血管钳双重钳夹，切断后贯穿缝扎或双重结扎。游离输精管近中间部位并切断结扎，将前列腺、精囊和部分输精管整块完整取出。当癌肿侵犯膀胱颈，输尿管口未受累者，应切除受侵的膀胱颈病变组织，切除时应始终看清输尿管口，以防损伤。

（7）膀胱颈尿道吻合：从尿道插入气囊尿管，找到膜部尿道断端，并将气囊端送入膀胱内。以2-0 薇乔线吻合膀胱颈和尿道（图 40-16E）。一般上下左右各缝一针，患者放到水平位，膀胱颈和尿道靠拢后再打结，在吻合完毕后，注水充盈气囊。

有时膜部尿道与膀胱颈吻合十分困难，遇此情况，也可不行直接吻合，只有靠轻轻牵引气囊尿管使膀胱颈与尿道接近，术后患者取头高足低位，一般可取得良好效果。如果前列腺尖部留有一圈纽扣状包膜，则可进行满意的对端吻合。

如果膀胱颈切除一圈后，膀胱颈口过大，则可用薇乔线间断缝合缩小膀胱颈口至 1.5cm 左右，注意不要损伤输尿管口，尽量使新的膀胱颈和尿道在无张力的情况下接近并进行吻合。因三角区较固定，有时需游离膀胱顶部。另一种方法是缝闭原膀胱颈口，在膀胱颈上方开一新口，与尿道吻合（图 40-16E）。如果膀胱颈不能在无张力情况下与尿道吻合，则可裁剪膀胱壁并做成一管状瓣与尿道吻合。吻合后张力过大者，可用直针穿上4 号丝线穿过膀胱壁和尿生殖膈，缝线距吻合口1.0cm，以免损伤尿道外括约肌，穿出会阴皮肤，固定在小纱垫上。若膀胱颈口过大，在与膜部尿道吻合后，用 2-0 薇乔线缝合膀胱前壁切口（图40-16F）。

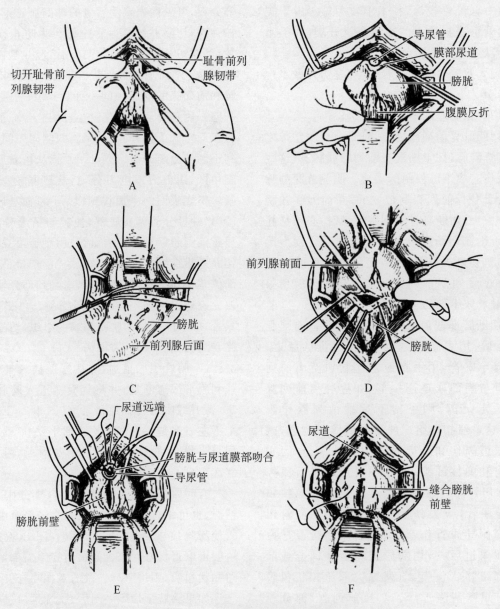

图 40-16   经耻骨后前列腺癌根治术

A. 分离切断耻骨前列腺韧带；B. 切断膜部尿道；C. 游离前列腺、精囊和输精管后表面；D. 紧贴前列腺切开膀胱前壁；E. 吻合膀胱颈与膜部尿道；F. 缝合膀胱前壁

（8）放置引流、缝合切口：膀胱两侧各置橡皮管引流条 1 根，戳创引出。伤口按层间断缝合。气囊导尿管妥善固定。

【注意要点】

1. 插入双侧输尿管导管以防损伤输尿管。

2. 切断耻骨前列腺韧带时，须先缝扎阴茎背侧静脉复合体后切断，可避免大出血。若发生大出血，应压迫止血，切忌盲目钳夹。

3. 要紧贴前列腺尖切断膜部尿道，避免损伤

尿道外括约肌发生尿失禁。

4. 前列腺尖部常含癌肿组织，手术中必须切除所有前列腺尖部组织，避免肿瘤组织残留。

5. 若遇到盆腔静脉丛出血，可填塞纱布控制盆腔静脉丛和其他血管的出血。去除填塞纱布后，钳夹、结扎或电凝明显的出血点。

6. 若发生直肠损伤，因手术前已严格准备肠道，可直接修补。

7. 若肿瘤没有侵犯到神经血管束，应保留性

神经。术中应紧贴前列腺分离,保留前列腺侧后韧带及狄氏筋膜后层,避免损伤性神经。

8. 术中探查有局部淋巴结转移者,应同时予以清除。

【意外事件】

1. 腔镜下耻骨后前列腺韧带缝扎或结扎不牢固导致静脉丛血管回缩,损伤盆腔静脉丛,产生难以控制的大出血,应改开放手术。

2. 损伤直肠导致肠瘘、尿道直肠瘘和腹腔感染。

3. 损伤尿道外括约肌,导致手术后尿失禁。

4. 损伤血管神经束,导致手术后阴茎勃起功能障碍。

5. 损伤或缝扎双输尿管口导致双肾积水、肾功能损害。

6. 由于患者均为老年人,手术中可突发心肺、脑血管意外,并发消化道应急性溃疡出血等危及生命。

【术后处理】

1. 术后 24h 监测生命体征,血氧浓度、血红蛋白、白蛋白、肝肾功能、血电解质是否正常,有异常者应及时纠正。

2. 使用抗生素,防治感染。

3. 术后保持引流管通畅;防止尿瘘发生。

4. 鼓励患者咳嗽、吐痰,防止肺部感染。

5. 术后鼓励患者床上下肢活动,防止深静脉血栓形成;防止压疮;警惕心脑血管疾病发生。

6. 术后 1~2d 恢复饮食,术后 2d 可下床活动。

7. 引流管待渗液引流干净后拔出。

8. 术后 5~7d 拔除导尿管。或术后 2~4 周拔除导尿管排尿。

【评析】

1. 机器人经腹腔镜下前列腺癌根治术与传统腹腔镜前列腺癌根治术比较　RALP 手术视野更加开阔,显露更清晰;由于运用先进的双筒内镜和三维电视摄像观察系统,具有更大放大功能,观察角度及距离更接近操作部分,手术野的显露更加充分、清晰,术中前列腺及其邻近解剖关系更加清晰可见。手术操作损伤极小,手术区域以外的部位不会受到不必要的操作干扰;采用电切、电凝及可吸收夹,没有纱布或手对组织的接触、没有缝线,手术部位的异物明显减少。对腹腔脏器干扰

小,术后胃肠功能恢复快,盆、腹腔粘连少。由于手术中创伤小,疼痛轻微,患者术后当天晚上或第二天早上即能起床活动,正常饮食,一般术后 2~3d 即可出院,1~2 周后可恢复工作。切口感染发病率低。

2. 机器人经腹腔镜下前列腺癌根治术与开放性前列腺根治术比较　RALP 术中多使用高频电刀先凝固止血再切割分离,或一边止血一边分离,整个手术过程出血明显减少。手术中失血量、输血率、手术后恢复正常饮食时间、住院时间和疼痛评分比开放性前列腺根治切除手术明显降低。开放性前列腺根治切除手术时间相对较短,但是术中失血量较多,输血率较高。RALP 的主要缺点是准备时间和切除时间比较长,手术医师没有触觉感。

3. 成功开展 RALP 的关键　需要建立一个配合默契、协调一致的手术小组,轮流在外科操作台进行手术和担任助手,同时注意训练年轻医生。为了最大限度地保证机器人及其外科器械的使用寿命,防止机器人出毛病,关键是将机器人持镜手安置在患者中线位置,保持手术器械的远端与患者臀部平行,使机器人手术器械在有限空间内具有最大的活动范围;在手术中,只能缓慢、轻柔地移动机器人手和内镜,绝对不能突然快速地移动这些器械;在钝性切开时,使用角钩的弯折处最安全,其次是尖部;在锐性分离前列腺的侧韧带时,使用解剖剪结合双电极钳;在分离解剖组织时,不要磨损机器人手术器械如解剖剪和双电极钳的尖部和体部,很容易断裂;在缝合时,必须改用持针器,不可使用暴力,以免缝针断裂;在电凝止血时,不要使内镜靠得太近,不要过分电凝产生大量烟雾,降低手术野的清晰度;在如耻骨后前列腺间隙平移机器人手过程中,始终保持机器人外科器械尖部在视野范围内,防止误伤血管导致大出血;同时不要使机器人手的电缆绷得太紧。

2009 年美国泌尿外科年会,报道前列腺癌改良机器人辅助前列腺癌根治术中术应注意以下事项:①在不缝拉膀胱的情况下切除膀胱颈;②保留骨盆内筋膜以免损伤神经;③在前列腺后方的切除中采用由内向外切除的方法;④用止血夹钳夹不要用烧灼钳夹来控制为前列腺根部和为前列腺

静脉窦、精囊提供血供的血管;⑤后路入路时要全面保护神经血管束,向顶部切除时要把它们推到一边;⑥前列腺尖端切除最小化,保护尿道周围的肌肉;⑦在不提前切断前列腺尖部的情况下,横断阴茎背深静脉复合体,以减少前列腺残端切缘阳性率并尽量保留更长的尿道。

4. 机器人经腹腔镜下前列腺癌根治术的缺点　①对大体积的前列腺在行机器人辅助腹腔镜下前列腺癌根治术时技术难度高;小体积前列腺由于其在盆腔内的位置较深,切除困难,因此其切缘阳性率反而较高。②由于设备复杂,手术前需要花费较多时间安装机器人手术系统,手术前准备时间长,需要固定手术医师、护士、技术人员,彼此配合好,熟悉手术过程。③缺乏触觉感:是该手术系统最大的缺陷。需要通过手术医师的扎实技术和丰富经验,以及助手的协助与配合。④手术中人工气腹给患者呼吸循环等生理功能带来较大干扰:高血压、心肺疾患患者,开放性前列腺根治术的安全性大于 Da Vinci 机器人腹腔镜手术。⑤Da Vinci 机器人手术系统价格昂贵:由于该手术系统在世界上仅由美国一家生产和销售,整套设备价值 100 万～150 万美元,配件更换和设备维护费用高,增加患者的费用和医疗成本,限制其普遍推广应用,短期内普及该技术有困难。

5. 开放性前列腺癌根治术　可在无腹腔镜及机器人辅助设备条件的单位应用。

6. 前列腺癌根治术成功的标准　完全切除肿瘤,切除标本边缘无肿瘤,手术后血清 PSA 降为 0ng/ml。

(王德林　郑晨三)

第三节　前列腺癌经尿道电切术
(transurethral resection of prostate cancer,TURPC)

经尿道晚期前列腺恶性肿瘤电切术,是治疗晚期前列腺癌及前列腺肉瘤的一种姑息手术疗法,目前对经尿道晚期前列腺恶性肿瘤电切术的利弊尚存争议。文献报道(Mc-Gowan)和作者的临床实践证实,此电切可促使部分患者癌细胞转移扩散,加速肿瘤进展,缩短存活期的可能。但已失去根治的晚期前列腺癌患者,排尿困难以致尿潴留,生活十分痛苦,并可因排尿困难或尿潴留导致双肾积水肾功能损害,同样缩短寿命;因此,对此晚期前列腺癌患者,如能耐受电切术者,仍可考虑做 TURPC;TURPC 不追求也无法完全切除前列腺癌肿组织,只需将引起梗阻的肿瘤组织部分切除,保持一排尿通道,便于排尿,便可解除排尿困难或尿潴留的痛苦,改善患者的生活质量,延长生命。但晚期前列腺癌患者,病情还在发展,前列腺癌病变组织不断在长大,仍可又逐渐阻塞尿道,出现排尿困难或尿潴留的可能。

【原理】

用电切镜经尿道尽量将前列腺癌组织逐块切除,以解除因肿瘤压迫导致的尿路梗阻,达到排尿通畅的目的。

【适应证】

1. 失去根治的晚期前列腺癌,排尿困难或尿潴留者。

2. Ⅱ期,瘤浸润到邻近组织。Ⅲ期,肿瘤扩散到邻近组织。Ⅳ期,远处转移的前列腺癌,排尿困难或尿潴留者。

【禁忌证】

1. 前列腺肉瘤合并严重心、肺、肝、肾、脑血管疾病,一般情况很差,身体衰竭,不能耐受手术者。

2. 前列腺肉瘤合并泌尿系统感染未控制者。

3. 凝血功能紊乱未纠正者。

4. 糖尿病未控制者。

5. 重尿道狭窄者。

【优点】

TURPC 为微创手术,安全、损伤小,术后恢复快,效果肯定。可以显著缓解梗阻症状,提高患者生活质量。对不能耐受根治性前列腺切除术的高危患者、对失去根治机会的前列腺癌患者为治疗的上策之选。

【缺点】

对绝大多数前列腺肿瘤无治愈作用,对部分患者可能促进肿瘤扩散和转移,加重病情,应予警惕。

【术前准备】

1. 合并尿路感染应用抗生素治疗,控制

感染。

2. 合并高血压、心肺功能不全者,应先予治疗,使病情稳定。

3. 合并糖尿病病情控制后。

4. 合并尿道狭窄应做尿道扩张治疗,或做尿道内切开后,或做尿道狭窄处切开后。

5. 残余尿量过多继发双肾积水、肾功能损害者,宜先留置导尿管引流尿液,待肾功能改善后。

6. 心动过缓,阿托品试验阴性,术前应安装临时起搏器。

【麻醉与体位】

有腰椎骨转移者,可选用喉罩静脉麻醉。采用截石体位。

【手术要点】

同前列腺癌电切术手术要点。但电切只能切个通道,让患者能自行排尿,以提高生活质量,延长寿命,由于肿瘤不断长大,术后一段时间,肿瘤组织又会逐渐长大,挤压阻塞尿道,逐渐又出现排尿困难或尿潴留。到时可用保留导尿,解决排尿困难或尿潴留。

【术后处理】

1. 术后持续膀胱冲洗,保持管道通畅;观察冲出液血色程度变化,防止术后继发性出血,以便及时发现、及时处理。膀胱冲出液清亮,便可停止冲洗。

2. 术后观察血压、脉搏、呼吸变化至平稳。

3. 术后使用抗生素防治感染。

4. 鼓励患者尽早下床活动,防止下肢深静脉血栓形成。一般术后第 1 天膀胱冲出液清亮,便可停止冲洗,下床活动。

5. 如无特殊,一般术后 3d 左右,便可拔管排尿,排尿通畅便可出院。

6. 出院后仍有不同程度的血尿及尿路感染,需适当应用抗菌药物控制感染,待尿常规检查正常为止。

(王德林　陈在贤)

第四节　前列腺肉瘤手术
(surgery for prostate carcinosarcoma)

前列腺肉瘤(prostate carcinosarcoma)是发生于前列腺较少见的一种侵袭性恶性肿瘤,发展长大十分迅速,当确诊时多属晚期,预后不良,确诊后大多数病例生存不超过一年。横纹肌肉瘤恶性程度极高,生长速度较快,出现症状平均存活 6.5 个月。平滑肌肉瘤及纤维肉瘤生长较慢,预后稍好,平均生存为 2～3 年。20 岁以下则为 2.5 年。婴幼儿前列腺肉瘤发展及转移较成年人迅速而广泛,从有症状开始到死亡,10 岁以下儿童平均为 3 个月,而成年人约为 1 年。因此前列腺肉瘤早期诊断非常重要,当肿瘤局限在前列腺包膜内未转移者,做前列腺肉瘤根治效果最好,否则疗效差,预后非常不好。

手术治疗原则如下。

1. 根治性前列腺切除术　当前列腺肉瘤局限于前列腺被膜内,尚未向外浸润时,应尽早手术治疗,行根治性前列腺切除术。

2. 前列腺肉瘤电切术　Ⅱ 期,肿瘤浸润到邻近组织;Ⅲ 期,肿瘤扩散到邻近组织;Ⅳ 期,远处转移的前列腺肉瘤患者,排尿困难或尿潴留,经尿道前列腺肉瘤电切术。但电切只能切一通道,让患者能自行排尿,以提高生活质量,延长生命。

3. 全盆腔脏器切除术　当肿瘤仅局部扩展到膀胱及直肠,尚无远处转移者,病灶局限于盆腔中央,更利于完全切除者,可采用全盆腔脏器切除术。全盆腔脏器切除术,属姑息性手术,要行粪尿双改道,损伤大,并发症多,只能延长患者生命。

4. 尿流改道术

(1)双输尿管皮肤造口术:当前列腺肉瘤长大压迫膀胱及双输尿口,双肾积水肾功能损害以致尿毒症时,只能做双输尿管皮肤造口术,以延长患者寿命。

(2)肾造口术:晚期前列腺肉瘤巨大,占据整个盆腔,引起双肾积水肾功能损害者,已失去上述手术治疗机会者,则可做肾造口术,缓解尿毒症,延长患者生命。

5. 大便改道术

(1)乙状结肠造口术:当前列腺肉瘤长大压迫

直肠,引起排便困难或肠梗阻者,失去做全盆腔脏器切除术者,可选择做乙状结肠造口术,以解除排便困难或肠梗阻,延长患者生命。

(2)横结肠造口术:当前列腺肉瘤长大占据整个盆腔,引起排便困难或肠梗阻者,失去做乙状结肠造口术者,为延长生命,可选择做横结肠造口术,以解除肠梗阻,以延长患者生命。

一、根治性前列腺肉瘤切除术(radical resection of prostate sarcoma)

【适应证】

仅局限于前列腺包膜内,尚未向外浸润的Ⅰ期前列腺肉瘤,能完全被切除者,早期做根治性前列腺切除术,疗效最佳。

【禁忌证】

1. Ⅱ期,肿瘤浸润到邻近组织;Ⅲ期,肿瘤扩散到邻近组织;Ⅳ期,远处转移的前列腺肉瘤患者。

2. 前列腺肉瘤合并严重心、肺、肝、肾、脑血管疾病,一般情况很差,身体衰竭,不能耐受手术者。

3. 肠梗阻、腹壁感染、泌尿系统感染、大量的腹腔积血、弥漫性腹膜炎、可疑恶性腹水等的前列腺肉瘤患者。

4. 未控制的腹膜炎者。

5. 既往有腹腔手术、盆腔手术、盆腔放疗史,盆、腹腔粘连不便做腹腔镜前列腺肉瘤根治术的患者。

6. 对于并存疝或主动脉瘤的患者,应慎做腹腔镜前列腺肉瘤根治术。

7. 凝血功能紊乱未纠正者。

8. 糖尿病未控制者。

9. 严重尿道狭窄者。

10. 体形过度肥胖,前列腺体积巨大者,手术难度大。

【术前准备】

(1)控制泌尿系统感染。

(2)有下尿路梗阻者术前保留导尿。

(3)有心肺并存疾病者,术前应给予相应治疗。

(4)备血600~800ml。

(5)术中有损伤肠道的可能,术前应作肠道准备:术前3d口服甲硝唑(0.2g,每日3次)、左氧氟沙星(500mg,每日1次),术前1d流质饮食、术前清洁灌肠。

【麻醉和体位】

采用全身麻醉。患者取20°~30°头低足高位。

【手术方法】

1. 开放性前列腺肉瘤根治术　同开放性前列腺癌根治术的手术要点。

2. 腹腔镜下前列腺肉瘤根治术　同腹腔镜前列腺癌根治术的手术要点。

3. 机器人辅助腹腔镜下前列腺肉瘤根治切除术　同机器人辅助腹腔镜前列腺癌根治术的手术要点。

【术后处理】

同腹腔镜下前列腺癌根治术及开放性根治性前列腺切除术术后处理。

二、前列腺肉瘤经尿道电切术(transurethral resection of prostate sarcoma)

【适应证】

Ⅱ期,肿瘤浸润到邻近组织;Ⅲ期,肿瘤扩散到邻近组织;Ⅳ期,远处转移的前列腺肉瘤患者,排尿困难或尿潴留者,可经尿道前列腺肉瘤电切术。

【禁忌证】

1. 前列腺肉瘤合并严重心、肺、肝、肾、脑血管疾病,一般情况很差,身体衰竭,不能耐受手术者。

2. 前列腺肉瘤合并泌尿系统感染未控制者。

3. 凝血功能紊乱未纠正者。

4. 糖尿病未控制者。

5. 重度尿道狭窄者。

【术前准备】

1. 合并尿路感染应用抗生素治疗,控制感染。

2. 合并高血压、心肺功能不全者,应先予治疗,使病情稳定。

3. 合并糖尿病病情控制后。

4. 合并尿道狭窄应做尿道扩张治疗,或做尿道内切开后,或做尿道狭窄处切开后。

5. 残余尿量过多继发双肾积水、肾功能损害者,宜先留置导尿管引流尿液,待肾功能改善后。

6. 心动过缓,阿托品试验阴性,术前应安装临时起搏器。

【麻醉与体位】

同前列腺癌电切术的麻醉与体位。

【手术要点】

同前列腺癌电切术手术要点。但电切只能切一通道,让患者能自行排尿,以提高生活质量,延长寿命。由于肿瘤不断长大,术后一段时间,肿瘤组织又会逐渐长大,挤压阻塞尿道,逐渐又出现排尿困难或尿潴留。到时可用保留导尿,解决排尿困难或尿潴留。

【术后处理】

同前列腺癌电切术手术后处理。

【评析】

对排尿困难或尿潴留的Ⅱ期,肿瘤浸润到邻近组织、Ⅲ期,肿瘤扩散到邻近组织及Ⅳ期,远处转移的前列腺肉瘤患者,电切只能暂时短期改善排尿困难及尿潴留。

（陈在贤　王　郁）

第五节　精囊肿瘤切除术
（seminal vesicle tumor resection）

精囊肿瘤的治疗应根据肿瘤的良性或恶性,恶性精囊肿瘤应根据其病程早晚,肿瘤细胞分化及恶性程度高低,是否侵犯到前列腺、膀胱及直肠,有无远处转移等情况,选择手术、放疗及药物治疗。

一、单纯精囊肿瘤切除术（simple seminal vesicle tumor resection）

精囊肿瘤早期,可行单纯肿瘤切除术,损伤轻,并发症少,效果好。

【适应证】

1. 较大精囊良性肿瘤,引起明显腰腹部疼痛者。

2. 早期局限于精囊内的、小的、高分化精囊癌,无远处转移者。

3. 顽固性慢性精囊炎伴严重血精,久治不愈者。

4. 精囊结核症状严重,久治不愈者。

【禁忌证】

1. 精囊恶性肿瘤已远处转移者。

2. 精囊癌合并严重心、肺、肝、肾、脑血管疾病,一般情况很差,身体衰竭,不能耐受手术者。

3. 未纠正的凝血功能紊乱者。

4. 肠梗阻、腹壁感染、大量的腹腔积血、弥漫性腹膜炎、可疑恶性腹水等精囊癌患者。

5. 糖尿病未控制者。

6. 任何感染未控制者。

7. 既往有腹腔手术、盆腔手术、盆腔放疗史,盆、腹腔粘连不便做经腹腔精囊肿瘤切除术者。

8. 对于并存疝或主动脉瘤的患者,应慎做腹腔镜精囊切除术者。

9. 体形过度肥胖,前列腺体积巨大者,手术难度大者。

【术前准备】

1. 精囊炎患者术前应先使用抗生素控制感染。

2. 精囊结核患者术前使用抗结核药物 2 周以上。

3. 术前肠道准备 3d,术前清洁灌肠。

4. 准备下腹及会阴皮肤。

【麻醉与体位】

硬膜外麻醉。取平卧位,臀部垫枕抬高。经会阴者取膀胱截石位。

【术式简介】

1. 开放性精囊肿瘤切除术　开放性单纯精囊肿瘤切除术,可选择横断膀胱精囊肿瘤切除术、经膀胱三角区正中切开精囊肿瘤切除术、经膀胱后精囊肿瘤切除术、经会阴精囊肿瘤切除术及经尾骨精囊肿瘤切除术 5 种方法。

（1）横断膀胱精囊肿瘤切除术

①优点:手术显露较好。

②缺点:经膀胱切除精囊肿瘤,组织损伤较重。

③手术要点:做下腹部正中切口,显露耻骨后膀胱前壁,距膀胱颈 2cm 处横行切开膀胱（图 40-17A）,两侧输尿管内插入输尿管导管,预防损伤输尿管。于输尿管口与膀胱颈之间横断膀胱,在膀胱后分离显露精囊（图 40-17B）,注意不要损伤双侧输尿管。找到输精管并将其结扎,在前列腺

基底部切断射精管(图 40-17C),将一侧精囊切除,如为双侧病变,以同法切除对侧精囊。仔细止血后,用 2-0 薇乔线间断或连续缝合膀胱后壁(图

40-17D),然后缝合膀胱前壁(图 40-17E)。经尿道留置双腔气囊导尿管。耻骨后间隙放置胸腔引流管,分层缝合腹壁切口结束手术。

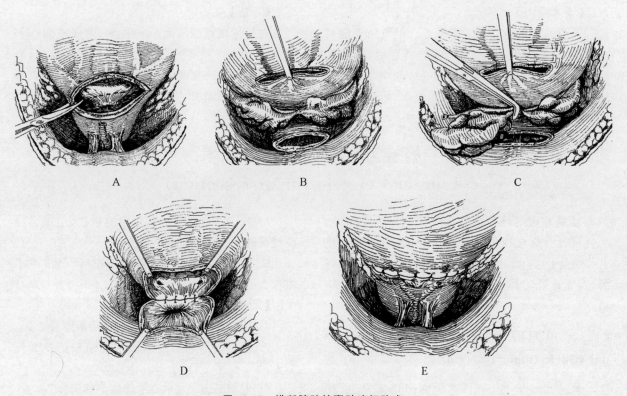

图 40-17 横断膀胱精囊肿瘤切除术

A. 横断膀胱;B. 在膀胱后解剖显露双侧精囊病变;C 结扎切断输精管,切断射精管,D. 缝合膀胱后壁;E 膀胱切口完全缝合

(2)经膀胱三角区正中切开精囊肿瘤切除术:如上述切开膀胱,两侧输尿管内插入输尿管导管,预防损伤输尿管。在三角区正中切开膀胱,延长切开膀胱颈(图 40-18A),于膀胱三角肌后将双侧输精管游离至精囊尖部(图 40-18B),将其切断结扎,沿输精管壶腹解剖游离至前列腺基部,向外侧精囊与前列腺筋腹间分离达上外侧血管蒂,将其切断结扎,游离双侧精囊,将其拉入膀胱腔内切断射精管,取出标本。彻底止血后,缝合膀胱。经尿道留置双腔气囊导尿管。耻骨后间隙放置胸腔引流管,分层缝合腹壁切口结束手术。

(3)经膀胱后精囊肿瘤切除术:此法适合于切除双侧较小的精囊肿瘤病变。

①优点:不切开膀胱,术后仅留置保留导尿管即可。

②缺点:手术野显露欠佳,手术较困难。

③手术要点:消毒铺巾后,经尿道留置双腔气囊导尿管,引流尿液使膀胱空虚。做下腹部正中切口。显露膀胱前壁,切断膀胱脐韧带,将腹膜与膀胱周围分离,将膀胱后底部沿前列腺筋膜分离(图 40-19A),直达前列腺尖部,在膀胱直肠间仔细锐性分离精囊(图 40-19B),注意避免损伤直肠,游离至前列腺基底部,向外侧分离切断结扎两侧射精管,将精囊肿瘤完全分离后切除(图 40-19C)。创面彻底止血后,放置胸腔引流管引流,逐层缝合腹壁切口结束手术。

(4)经会阴精囊肿瘤切除术:经会阴切除精囊病变组织。

①优点:手术损伤较轻。

②缺点:手术视野较小,显露较差,较大的肿瘤切除较困难。

③手术要点:消毒铺巾后,经尿道留置双腔气

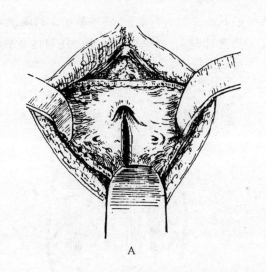
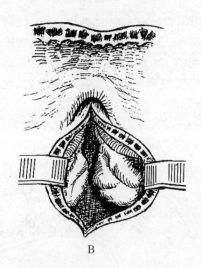

图 40-18　经膀胱三角区正中切开精囊肿瘤切除术

A. 三角区正中切开膀胱；B. 三角肌后游离显露双精囊

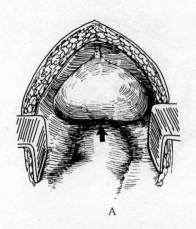
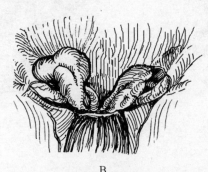
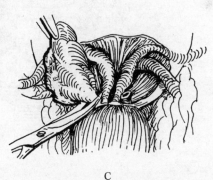

图 40-19　经膀胱后精囊肿瘤切除术

A. 将膀胱后底部沿前列腺筋膜分离；B. 于膀胱三角肌后将双侧输精管游离至精囊尖部；C. 切断结扎两侧射精管后切除精囊肿瘤

囊导尿管,引流尿液使膀胱空虚。做会阴部弧形切口。切开皮肤、皮下组织,钝性分离两侧坐骨直肠窝。将会阴中心腱分离切断(图 40-20A)。沿直肠前壁向上分离,推开筋膜及结缔组织后,显露直肠尿道肌,分离清楚后切断(图 40-20B),然后切开前列腺精囊筋膜后层,向上分离,牵开会阴深肌后,显露尿道、前列腺及精囊(图 40-20C),观察精囊病变性质。沿输精管壶腹部向上分离,切断结扎输精管。注意勿损伤输尿管。钝性分离精囊,沿前列腺后面将其切除(图 40-20D)。伤口用 2-0 薇乔线间断缝合。同样方法切除另侧精囊肿瘤。放置引流条后逐层缝合切口结束手术。

(5)经尾骨精囊肿瘤切除术:经切除尾骨途径切除精囊病变组织。

①优点:无法经耻骨上或会阴途径切除精囊肿瘤者,本法为切除精囊肿瘤切实可行的方法。

②缺点:切口损伤较重。显露不好,手术较困难。

③手术要点:消毒铺巾后,经尿道留置双腔气囊导尿管,引流尿液及使膀胱空虚。取俯卧抬高骨盆位。切口如图 40-21A 所示,上起自正中尾骨尖 10cm 处,向下至尾骨尖弧形向外,距肛门 3cm 处。沿尾骨外侧进入,游离前方的直肠,切除尾骨(图 40-21B)。分离直肠内前方,将直肠与内侧的

肛提肌及周围组织游离达前列腺,沿中线向上切开 Denonvilliers 筋膜后层,达上方的前列腺基底部(图 40-21C),切开后显示精囊及输精管壶腹(图 40-21D)。找到输精管将其切断结扎,在前列腺基底部切断射精管,将一侧精囊切除,如为双侧病变,以同法切除对侧精囊。伤口内放置引流条后逐层缝合切口结束手术。

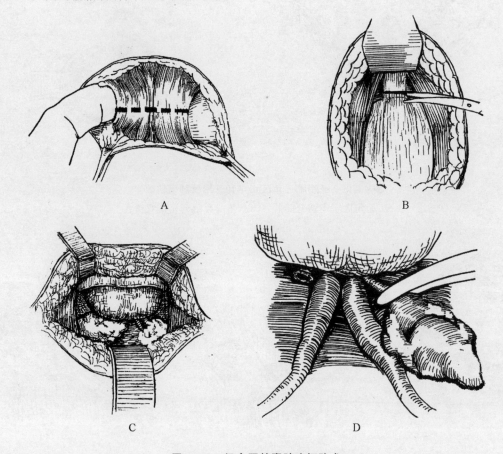

图 40-20　经会阴精囊肿瘤切除术
A. 分离切断中心腱;B. 切断直肠尿道肌;C. 显露前列腺及精囊;D. 切除精囊肿瘤

2. 腹腔镜精囊肿瘤切除术

(1)优点:腹腔镜精囊肿瘤切除术视野清晰,手术操作更精细,组织损伤轻,降低术中出血、脏器损伤等并发症的发生率。术后 3d 即恢复良好出院。是治疗精囊良性肿瘤的有效方法。

(2)缺点:需用腹腔镜系统特殊仪器设备,需腹腔镜手术技术,费用偏高。

(3)手术要点:麻醉常规消毒,铺无菌单,经尿道留置适当双腔气囊导尿管,引流尿液,使膀胱空虚。患者头低位,建立气腹及套管插入,Trocar 插入后,安置连接机器。操作用超声刀打开盆腔腹膜,解剖分离,游离显露左右侧下段输尿管,将其保护。分离膀胱至盆筋膜及前列腺两侧,于膀胱直肠窝切开盆底腹膜,游离显露膀胱左右后壁输精管,将其切断结扎。在膀胱后方找到精囊肿块(见彩图 40-22),用超声刀逐次切断肿块与周围粘连组织,供应血管及纤维索条,用 Hem-o-lok 或钛夹夹闭。将精囊肿块与直肠、前列腺及膀胱后壁游离完整切除。将切除标本置入标本袋内取出。退镜后,留置盆腔引流管,保留双腔气囊导尿管,伤口内放置胸腔引流管引流,固定引流管,缝合各穿刺导管小切口,结束手术。

3. 机器人辅助腹腔镜精囊肿瘤切除术

(1)优点:Da Vinci 机器人辅助腹腔镜手术,尤其适用于腔内缝合及在狭小空间内操作的手术,视野更清晰,操作更精细,组织损伤更轻,出血更少,更安全可行,并发症更少,术后恢复快,住院时间短等优点,是治疗精囊良性肿瘤有效微创

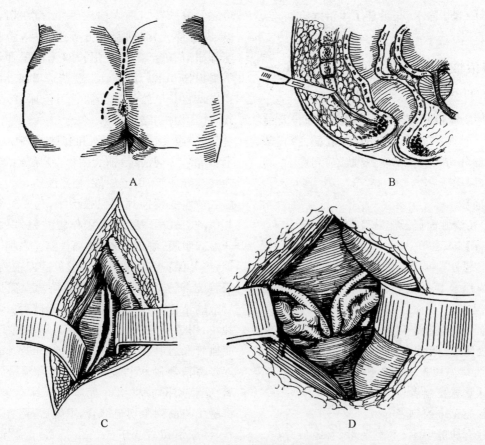

图 40-21　经尾骨精囊肿瘤切除术

A. 经尾骨精囊切除切口；B 切除尾骨；C. 切开 Denonvilliers 筋膜后层；D. 显示精囊及
输精管壶腹

手术。

（2）缺点：需用腹腔镜系统特殊仪器设备，术中准备时间较长，费用高。

（3）手术要点：麻醉，常规消毒，铺无菌单，经尿道留置适当双腔气囊导尿管，引流尿液，使膀胱空虚。参考本章第二节腹腔镜前列腺癌根治切除术，患者头低位，建立气腹及套管插入，Trocar 插入后，安置连接机器人。手术操作顺序及过程与腹腔镜精囊肿瘤切除术相似。

（4）术后处理

①保留导尿管：未经膀胱切开术者术后 3d 左右保留的导尿管便可拔除，膀胱切开术者术后保留导尿管 10～14d 拔除。

②引流管：保持腹腔引流管通畅，术后无液体流出后拔除。

③使用抗生素防治感染。

④术后进食，术后第 1 天如无不适，先喝水后如无不适，便可开始进食。

⑤术后要在床活动，防止深静脉血栓形成。术后 3d 做 B 超检查，如无血栓形成，便可下床活动。

【评析】

精囊位于盆腔深部，位于前列腺与直肠之间，精囊肿瘤开放切除术，手术术野显露不好，有多种途径手术方法，均十分困难，创伤大，容易损伤直肠、膀胱及输尿管等。腹腔镜精囊肿瘤切除术，恰好克服了开放手术的不足，利用腔镜的放大优势，视野清晰，使手术操作准确精细，减少不必要的损伤，降低了术中出血、脏器损伤等并发症的发生率。术后 3d 即恢复出院。机器人辅助腹腔镜精囊肿瘤切除术，比腹腔镜精囊肿瘤切除术视野更清晰，使手术操作更准确精细，损伤更轻，并发症更少。有具备腹腔镜及机器人的医院，精囊肿瘤切除术选择腹腔镜精囊肿瘤切除术和机器人辅助腹腔镜精囊肿瘤切除术,是最佳手术治疗方案,但价格较昂贵。

二、根治性精囊肿瘤切除术(radical resection of seminal vesicle tumor)

根治性精囊肿瘤切除术根据精囊肿瘤侵及前列腺、膀胱及直肠的范围大小,分为精囊、膀胱部分、前列腺部分切除术及精囊、膀胱、前列腺、直肠前壁切除术两类。

【适应证】

适应于精囊肿瘤侵及膀胱及前列腺者。

【禁忌证】

1. 精囊恶性肿瘤已远处转移者。

2. 精囊癌合并严重心、肺、肝、肾、脑血管疾病,一般情况很差,身体衰竭,不能耐受手术者。

3. 凝血功能紊乱未纠正者。

4. 肠梗阻、腹壁感染、大量的腹腔积血、弥漫性腹膜炎、可疑恶性腹水等精囊癌患者。

5. 糖尿病未控制者。

6. 任何感染未控制者。

7. 既往有腹腔手术、盆腔手术、盆腔放疗史,盆、腹腔粘连不便做腹腔下根治性精囊肿瘤切除术者。

8. 对于并存疝或主动脉瘤的患者,应慎做腹腔镜下精囊癌根治术。

【术前准备】

术前3d做肠道准备,术前清洁灌肠。准备下腹皮肤。

【麻醉与体位】

一般采用全身麻醉。体位取仰卧头低位,骶部垫高,盆底显露较好。

【术式简介】

1. 精囊切除和膀胱前列腺部分切除术　精囊肿瘤侵及膀胱及前列腺,范围较小而较局限,双侧输尿管及其开口和直肠未侵及者,行双精囊肿瘤、膀胱部分、前列腺部分切除术后,尿流不改道。术式分开放性、腹腔镜和机器人辅助腹腔镜等精囊、膀胱部分、前列腺部分切除术3种。

(1)开放性精囊切除和膀胱前列腺部分切除术:参照开放式单纯精囊肿瘤切除术的要点进行。手术入路,可选择经膀胱后,也可选择经膀胱入路,术中要保护双侧输尿管。选择经膀胱入路者,可先经输尿管口插入输尿管导管,在切除精囊肿瘤、膀胱部分、前列腺部分等组织后,膀胱与前列腺部尿道缝合时,便于保护双侧输尿管及其开口不受损伤。术后做耻骨上膀胱造口或经尿道留置18F或20F三腔气囊导尿管引流尿液,留置引流管,缝合切口,结束手术。

(2)腹腔镜精囊切除和膀胱前列腺部分切除术:麻醉,常规消毒,铺无菌单,经尿道留置适当双腔气囊导尿管,引流尿液,使膀胱空虚。参照本章第二节腹腔镜前列腺癌根治术,建立气腹及插入Trocar,Trocar插入后,操作腹腔镜,用超声刀打开盆腔腹膜,解剖分离,游离显露左右侧下段输尿管,将其保护。分离膀胱至盆筋膜及前列腺两侧,于膀胱直肠窝切开盆底腹膜,游离显露膀胱左右后壁输精管,切断,顺输精管在膀胱后方找到精囊肿块,用超声刀逐次切断肿块与周围组织粘连,供应血管及纤维索条,用Hem-o-lok或钛夹夹闭。逐步将精囊肿块与受累的前列腺及膀胱后壁游离,完整切除。将切除标本置入标本袋内取出。将膀胱与前列腺切口缝合,退镜后,留置盆腔引流管,经尿道留置18F或20F三腔气囊导尿管,术后引流尿液,必要时持续膀胱冲洗,缝合各穿刺切口,结束手术。

(3)机器人辅助腹腔镜精囊切除及膀胱前列腺部分切除术:麻醉,常规消毒,铺无菌单,经尿道留置适当双腔气囊导尿管,引流尿液,使膀胱空虚。参照本章第二节腹腔镜前列腺癌根治切除术,建立气腹及插入Trocar,Trocar插入后,安置连接机器人。操作机器人,用超声刀打开盆腔腹膜,解剖分离,游离显露左右侧下段输尿管,将其保护。分离膀胱至盆筋膜及前列腺两侧,于膀胱直肠窝切开盆底腹膜,游离显露膀胱左右后壁输精管。在膀胱后方找到精囊肿块,用超声刀逐次切断肿块与周围组织粘连,供应血管及纤维索条,用Hem-o-lok或钛夹夹闭。将精囊肿块与受累的前列腺及膀胱后壁游离,完整切除。将切除标本置入标本袋内取出。逐一将膀胱与前列腺切口吻合,退镜后,留置盆腔引流管,经尿道留置18F或20F三腔气囊导尿管,缝合各穿刺导管切口,结束手术。

2. 精囊膀胱前列腺全切直肠前壁切除术　精囊肿瘤侵及前列腺、膀胱及输尿管开口,侵及直肠前壁,范围较小而较局限者,行精囊、前列腺、膀胱全切加直肠前壁切除,盆腔内淋巴脂肪组织切除术后,直肠缺损部分进行缝合修补,可避免大便改道,只做单纯尿流改道术,如回肠膀胱术,或双输尿管腹壁皮肤造口术等。现术式分开放性、腹腔镜和机器人辅助腹腔镜等精囊、膀胱、前列腺、直肠前壁切除术 3 种。

(1)开放性精囊膀胱前列腺全切直肠前壁切除术:麻醉后,常规消毒铺无菌单,经尿道留置适当大双腔气囊导尿管,引流尿液,使膀胱空虚。下腹脐耻间做纵切口进入腹腔,显露精囊肿瘤与受累的膀胱、前列腺、直肠前壁,解剖分离,逐一整块切除并清除转移的盆内淋巴脂肪组织,缝合修补直肠切口,恢复直肠的连续性后,做回肠膀胱术,或双侧输尿管腹壁皮肤造口术。盆内留置胸腔引流管,缝合切口,结束手术。

(2)腹腔镜精囊膀胱前列腺全切直肠前壁切除术:麻醉后,常规消毒铺无菌单,经尿道留置适当双腔气囊导尿管,引流尿液,使膀胱空虚。参照本章第二节腹腔镜前列腺癌根治切除术,建立气腹及插入 Trocar,Trocar 插入后,操作腹腔镜逐一完整精囊膀胱前列腺全切及直肠前壁切除,并清除转移的盆内淋巴脂肪组织,缝合修补直肠切口,恢复直肠的连续性后,做单纯尿流改道术。盆内留置胸腔引流管,缝合切口,结束手术。

(3)机器人辅助腹腔镜精囊膀胱前列腺全切直肠前壁切除术:麻醉后,常规消毒铺无菌单,经尿道留置适当双腔气囊导尿管,引流尿液,使膀胱空虚。参照本章第二节腹腔镜前列腺癌根治切除术,建立气腹及插入 Trocar,Trocar 插入后,安置连接机器人。操作机器人,用超声刀打开盆腔腹膜,解剖分离,游离显露左右侧下段输尿管,游离

到靠近膀胱处切断,将其保护。分离膀胱至盆筋膜及前列腺两侧,于膀胱直肠窝切开盆底腹膜,游离显露膀胱左右后壁输精管,切断。顺输精管在膀胱后方找到精囊肿块,用超声刀逐次切断肿块与周围组织粘连,供应血管及纤维索条,用 Hem-o-lok 或钛夹夹闭。逐步将精囊肿块与受累的前列腺、膀胱及直肠前壁完整切除,并清除盆腔内淋巴脂肪组织。将切除标本置入标本袋内取出。做直肠前壁缺损修补以恢复直肠的连续性。然后参照本章第四节前列腺肉瘤尿流改道的方法,做单纯尿流改道术。盆内留置胸腔引流管,缝合切口,结束手术。

【术后处理】

同本章腹腔镜下前列腺癌根治切除术及开放性根治性前列腺切除术术后处理。

【评析】

腹腔镜精囊肿瘤根治性切除术,克服了开放性精囊肿瘤根治性切除术的不足,利用腔镜的放大优势,视野清晰,使手术操作准确精细,减少不必要的损伤,降低了术中出血、脏器损伤等并发症的发生率。术后恢复快,明显优于开放性根治性精囊肿瘤切除术,但要有腹腔镜设备,价格较贵。

机器人辅助腹腔镜精囊肿瘤根治性切除术,比腹腔镜精囊肿瘤根治性切除术视野更清晰,使手术操作更准确精细,损伤更轻,并发症更少,术后恢复快。精囊肿瘤选择腹腔镜精囊肿瘤切除术和机器人辅助腹腔镜精囊肿瘤切除术,是最佳手术治疗方案。但机器人辅助腹腔镜精囊肿瘤切除术,先要要有腹腔镜精囊肿瘤根治性切除术的基础,以及机器人设备,手术准备时间较长,价格更昂贵。

(陈在贤　王　郁)

第六节　全盆腔脏器切除术(total pelvic exenteration,TPE)

前列腺肉瘤、精囊肿瘤侵犯到前列腺、膀胱及直肠,无远处转移者,选择全盆脏器切除术,可延长患者生命。

全盆腔脏器切除术,是指切除盆腔肿瘤及盆腔全部受侵及的脏器的一种手术方式,包括盆腔肿块、膀胱、远侧输尿管、前列腺及精囊,远段乙状结肠与直肠、转移淋巴结、盆底腹膜、提肛肌及

外阴。对于女性还包括子宫、阴道等。该术式能在一定程度上提高晚期盆腔肿瘤患者的生存率。TPE 在 1948 年由 Brunshwig 首先报道,开始用于进展期及复发性子宫颈癌、子宫内膜癌的手术治疗。Appleby 于 1950 年施行于进展期直肠癌患者。早期 TPE 病死率有文献报道达 30%,但随着技术的改进,生存率、发病率及病死率均有

明显的改善,目前 TPE 病死率<5%。虽然术后并发症发生率仍达 50%,同时给患者生理及心理带来影响,但该术式对提高患者生存率及改善症状有重要意义。汤坚强(2014)报道,北大医院普通外科,自 1989 年行第 1 例 TPE 以来,每年完成 30 余例 TPE,至今已完成 200 余例 TPE 手术。

【适应证】

1. 前列腺肉瘤,肿瘤仅局部扩展到膀胱或直肠,病灶局限于盆腔中央,盆壁未受累,盆腔内还有手术操作的空间,便于完全切除,无肝、肺、骨等多发转移证据,无腹水的患者。

2. 精囊肿瘤侵犯膀胱、前列腺及直肠,侵犯范围较广泛,无远处转移者。

3. 盆腔内侵犯广泛的直肠癌、膀胱癌等,尤其是盆腔内复发的恶性肿瘤者。

4. 妇科晚期癌瘤侵犯膀胱、输尿管或直肠等盆腔器官,盆壁未受累,无盆腔外转移。患者全身情况好、心理素质好,能承受大的手术者。

5. 直肠癌侵犯前列腺、精囊及膀胱,无远处转移者。

【禁忌证】

1. 精囊肿瘤、前列腺肉瘤肿瘤远处转移、腰肌转移、腹腔骨盆承重部分破坏者。

2. 精囊肿瘤侵犯膀胱、前列腺及直肠,侵犯范围较广泛;巨大前列腺肉瘤,已占据大部分或整个盆腔,无手术操作的空间者。

3. 精囊肿瘤、前列腺肉瘤肿瘤与盆壁固定、坐骨神经分布区疼痛、下肢进行性水肿、盆壁大血管的侵犯者。

4. 合并严重心、肺、脑血管疾病,患者一般情况很差,身体衰竭,不能耐受该手术者。

5. 严重的盆腔粘连:多次手术如肠道手术、造成重要脏器或组织周围致密、广泛粘连,如输尿管、肠曲的粘连、肠梗阻,在分离粘连过程中造成重要脏器或组织的损伤者。

6. 糖尿病患者未控制者。

7. 凝血功能障碍未纠正者。

8. 任何感染性因素在术前未控制者。

9. 腹部疝或横膈疝:人工气腹的压力可将腹腔内容物压入疝孔,引起腹部疝的嵌顿。腹腔内容物经膈疝进入胸腔,可影响心肺功能者。

【术前准备】

1. 术前交流,前列腺肉瘤预后不良,术前患者要知道术后身体外貌和功能的改变,要粪尿改道。手术风险大,并发症多,术后肿瘤有复发及转移的可能,手术只能延长寿命。

2. 肠道准备,术前 3d 肠道准备;术前清洁灌肠后留置肛管,并灌入 100ml 左右碘伏保留 10～15min,防止感染。

3. 准备下腹及会阴皮肤。

4. 术前置胃管及肛管。

【麻醉与体位】

气管内插管全身麻醉。取截石位,该体位允许腹部及会阴部手术操作。头低仰卧位,用海绵垫将骶尾部垫高。

【术式简介】

1. 开放性全盆腔脏器切除术

(1)麻醉消毒后置保留导尿管排空膀胱。

(2)切口:中下腹正中绕脐切口。长度以能充分显露术野为度。分离膀胱前间隙及膀胱两侧,推开腹膜反折部,显露膀胱前壁直达前列腺。

(3)探查:中下腹正中绕脐切口切开,进入腹腔,探查肝、胆、胰、脾、胃肠有无转移病变,腹膜后和髂窝有无增大淋巴结。任何可疑病灶送冷冻切片,明确有无转移;有转移者,不宜手术。其次,探查膀胱、前列腺及直肠局部病灶,与周围组织的关系,有无切除的可能,如局部病灶未侵及盆壁,还有可操作的空间及活动度时,肝无转移,可决定做全盆脏器切除术。

(4)解剖游离膀胱及前列腺:从耻骨后,逐一分离膀胱前间隙及两侧,从两侧向膀胱后壁推开腹膜,钝性分离在膀胱后汇合,游离出膀胱顶部脐韧带,将其逐一切断,将膀胱后部腹膜剥离,当腹膜与膀胱壁粘连,疑有局部浸润时,应在距粘连部边缘 2cm 以上处环形剪开腹膜,使粘连部腹膜保留在膀胱壁上,留待一并切除。向下分离膀胱后壁下达膀胱直肠反折处,分别解剖游离左右输尿管,在靠近膀胱壁切断,在腹膜后游离一段待做造口。并逐一游离膀胱两侧韧带,到前列腺两侧,耻骨后静脉丛给缝扎止血,耻骨后进一步分离,将耻骨前列腺韧带分离、切断,结扎其间的阴茎背深静脉,到前列腺以至膜部尿道。解剖游离前列腺两侧及耻骨后膜部尿道为止。将尿道内导尿管拔出,尿道用长钳钳夹后切断,缝扎止血。

(5)解剖游离直肠

①分离乙状结肠:经腹在盆腔内剪开乙状结肠左侧系膜根部,再剪开乙状结肠右侧系膜根部,在终末支乙状结肠动脉分出的下方结扎切断直肠上动脉;也可以在肠系膜下动脉根部2cm处结扎切断。自肠系膜下动脉根部高度,在其左侧约2cm处可找到肠系膜下静脉清除其周围的结缔组织,在与肠系膜下动脉相同的高度结扎切断之。结扎直肠上动静脉,注意观察直肠上动脉分支与动脉网的情况,按供血情况选择乙状结肠造口的肠段。应在直视下紧贴直肠系膜背侧进行锐性分离,尽可能保留骶前神经丛,并注意勿损伤骶前静脉丛,特别忌用暴力进行钝性分离。分离切除左右髂总动脉前的脂肪淋巴组织。盆侧壁分离过程中主张先结扎髂内动脉,清扫肉眼见不到的(0.5cm以上)区域淋巴结。

②分离直肠:切开直肠旁盆侧腹膜,紧贴骶前凹向直肠方向钝性分离直肠后壁组织,直至骶尾骨处(肛提肌平面),使直肠后壁完全游离。分离到膜部尿道近肛门水平。分离时注意勿损伤骶前静脉丛,否则出血不易控制。

③切断直肠侧韧带:直肠后壁充分游离后将直肠向上、向一侧牵拉,显露一侧直肠侧韧带,均予钳夹、切断、残端缝扎,直至直肠几乎完全游离。

④切断乙状结肠:用两把有齿钳夹住乙状结肠直肠上部,在两钳之间切断,切断端用碘伏消毒,并用胶袋包扎两断端切口,防止粪便污染伤口。此时膀胱、前列腺及乙状结肠直肠已全部游离到盆底部。

(6)切除全膀胱及直肠:如肿瘤未侵及肛管,经肛管灌入碘伏液消毒直肠,保留5min后排尽,拔除肛管。在靠近肛管处横断,将整个膀胱、前列腺及其肿瘤、精囊、乙状结肠远端、全部直肠及其被侵及的肿瘤、肠系膜下动脉及其区域淋巴结、直肠系膜,即将全膀胱及直肠全部切除。断端彻底缝扎止血。如肿瘤累及肛管者,则应将肛管一起切除。

(7)粪尿改道选择:现有如下4种可供选择的粪尿改道方法。

①回肠代膀胱及乙状结肠左下腹造口术:如无肠梗阻,一般情况尚好者,可选择回肠代膀胱右

下腹造口,术后大小便好护理。回肠代膀胱是切取距回盲部10～15cm回肠段,长15～20cm完整血供的回肠,将双输尿管移植于该段回肠上,近心端缝合封闭,远端在右下腹壁造口,然后将切取回肠后的回肠两端吻合恢复肠道的连续性。乙状结肠左下腹造口(图40-23A、B)。手术较复杂,术后肠道并发症较多。如前列腺肉瘤病情危重,有肠梗阻者,影响做回肠代膀胱术。

②双输尿管皮肤造口及乙状结肠左下腹造口术:如病情较危重,伴肠梗阻者,可选择双输尿管皮肤造口,左侧造瘘口偏上左侧平脐,乙状结肠左下腹造瘘口偏下部位(图40-23C),便于用粘贴袋收集尿及粪便。手术方法较简便,损伤最轻,术后恢复较快,并发症最少。但术后护理较复杂。

③双输尿管皮肤造口及横结肠造口术:此术式,双输尿管皮肤造瘘口位于左右下腹部,横结肠造瘘口位于中上腹,则选择横结肠造口(图42-23D)。术后大小便好护理,手术方法较简便,损伤较轻,术后恢复较快,并发症较少。但横结肠造瘘口以下段结肠存在问题。

④乙状结肠代膀胱及乙状结肠左下腹造口术:损伤轻,术后恢复较快,并发症较少。但术中切取15～20cm带完整血供的一段乙状结肠,将双输尿管移植于该段肠上,近心端缝闭,远端在右下腹壁造口,乙状结肠左下腹造口。此法难度极大,乙状结肠的肠系膜长度多不够,使该段乙状结肠移到右下腹造口难度极大。此法很少应用。

(8)结束手术

①彻底止血:盆腔内渗血要完全制止,特别是前列腺两侧附近要注意。

②冲洗盆腔:用大量蒸馏水冲洗盆腔,可以看清有无小的出血,还可清除由于广泛淋巴管破坏而可能残留的癌细胞。

③留置引流管,经耻骨上及经肛门切口分别留置胸腔引流管,术后观察有无继发性出血,引尽盆腔内渗血及渗液,防止伤口感染。

④缝合切口,结束手术。

2.腹腔镜全盆腔脏器切除术　腹腔镜技术在最近几年进展非常迅速。腹腔镜的适应证已经被扩宽,在很多外科领域代替开腹手术已成为必然。腹腔镜微创手术意味着术中出血少、术后疼痛轻及住院时间短。手术要点如下。

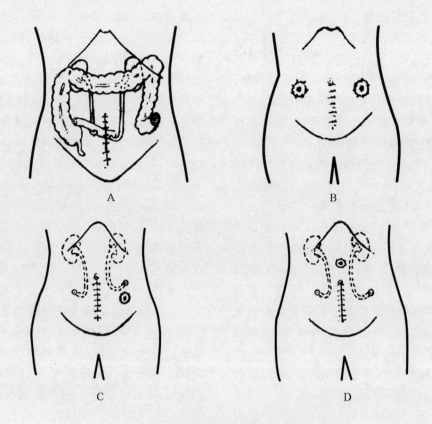

图 40-23   全盆腔脏器切除术后粪尿改道选择

A、B. 回肠代膀胱及乙状结肠左下腹造口术;C. 双输尿管皮肤造口及乙

状结肠左下腹造口术;D. 双输尿管皮肤造口及横结肠造口术

(1)静脉复合全身麻醉后,患者仰卧位,呈反弓张状,伸展髂骨翼。双腿置截石位,用厚泡沫垫保护患者的胸部、大腿和其他受压部位。保留导尿使膀胱空虚。

(2)在患者脐下与下腹部做长 0.5～2cm 的 5 个小切口,呈扇形展开。建立气腹,分别导入5mm、10mm Trocar 为操作通道。通过这些通道,手术步骤与开放性全盆腔脏器切除术相似。只是保留肛管及肛门,用闭合器闭合肛门后切除整个膀胱、前列腺及其肿瘤、精囊、乙状结肠远端、全部直肠及其被侵及的肿瘤、肠系膜下动脉及其区域淋巴结、直肠系膜、肛提肌、坐骨直肠窝内脂肪等组织等。

(3)粪尿改道的选择:同开放性全盆腔脏器切除术的粪尿改道的方法及选择。

3. 机器人辅助腹腔镜全盆脏器切除术　机器人技术的发展促进了微创外科技术在盆腔肿瘤治疗方面的应用。机器人在手术过程中为外科医

师提供了三维视觉系统提高了术中识别组织平面、血管、神经的能力。

(1)麻醉和体位:同腹腔镜下全盆腔脏器切除术的麻醉和体位。

(2)机器人手术系统:Da Vinci 机器人手术系统。

(3)机器人安装:同前列腺癌 Da Vinci 机器人手术系统机器人安装。

(4)手术通道:同前列腺癌 Da Vinci 机器人手术系统机器人手术通道。

(5)手术步骤:常规建立气腹,于脐右上方45°10cm 处放置机器人腹腔镜镜头,平脐右侧腋前线处放置第一机械臂,于脐左上方 45°10cm 处放置第 2 机械臂,机械臂孔与镜头孔呈等腰三角形,镜头孔处为等腰三角形顶点。患者左侧腋前线平髂前上棘上方 5cm 处建立助手操作孔,同时该操作孔连接气腹机。手术步骤和方法同腹腔镜全盆脏器切除术的手术步骤和方法(见彩图 40-24)。

【术中注意】

1. 注意术中出血　在处理两侧膀胱侧后韧带时一定要分次切断,并贯穿结扎,以防滑脱而出血。在游离前列腺两侧韧带及耻骨前列腺韧带时易致静脉丛出血,应做到边结扎、边切断。如遇出血、结扎止血困难时可用电凝止血。若仍不能控制出血时,可选用纱布填塞止血,并加速输血,以防出血性休克。然后,迅速切断后尿道、切除膀胱,以利于显露,予以止血,并可经尿道放入气囊导尿管,充气后牵引以压迫止血。

2. 放置支架管　膀胱全切后行尿流改道时,两输尿管内应放置支架管,以防输尿管吻合口处堵塞导致无尿。

【术后处理】

1. 监护室观察:该手术范围比较大,对患者的全身干扰也较大,尤其是年老者及合并有其他系统、器官疾病者,术后发生合并症的机会相对较多,多数患者术后需立即在监护室观察并对患者做全面的监护,如 BP、P、R、T 等。

2. 取半卧位,每 0.5h 应为患者翻身一次,按摩其腰和腿部,加强活动,防止深静脉血栓形成,3d 后 B 超检查无深静脉血栓形成时,可逐步下床活动。

3. 对合并有心肺功能障碍及明显贫血者,术后第 1 日应间断吸氧。

4. 术后应用抗生素防治感染。

5. 术后应足量补液,进食后逐渐减量,以保持水电解质的平衡及保持能量供应。

6. 术后 3d 内应给予甲氰米胍或雷尼替丁800mg/d,或奥美拉唑(洛赛克)20mg/d,预防应激性溃疡的发生。

7. 术后应持续胃肠减压,至造瘘口中有粪便或气体排出为止。先进流食,以后逐渐增加进食。

8. 术后引流管保持通畅,无渗液后拔除。

9. 术后 3～7d 后可开始用粘贴袋收集尿液及粪便。

【评析】

全盆腔联合脏器切除手术范围大,创伤性大,出血多,并发症严重,危险性高,需行粪尿双重改道,是目前外科领域难度最大、最复杂的手术。因而术前对患者需进行充分的术前评估,分析患者对手术的耐受程度及手术对改善患者生存的价值。

TPE 早期病死率有文献报道达 30%,但随着技术的改进,生存率、发病率及病死率均有明显的改善,目前 TPE 病死率<5%。虽然术后并发症发生率仍达 50%,同时给患者生理及心理带来影响,但该术式对提高患者生存率及改善症状有重要意义。

开放性 TPE,显露不好,手术困难,损伤大,并发症较多,腹腔镜及机器人辅助腹腔镜下TPE,显露好,视野清晰,创伤轻,出血少,并发症少,是全盆腔联合脏器切除手术首选方法。腹腔镜及机器人辅助技术的应用,使患者 5 年生存率达到 50%,为患者提供了治愈的机会,而不再仅仅是减轻临床症状。随着技术的进步,该术式的发病率及病死率虽较前有所下降,但仍未达到普及的程度,在减少创伤、并发症及提高生活质量方面,仍有待开展临床研究。

(陈在贤　王　郁)

第七节　膀胱造口术(gystostomy)

【适应证】

晚期前列腺癌尿潴留的患者。反复电切后很快又发梗阻,或反复保留导尿并发附睾,或插导尿管很困难者,为解除尿潴留,延长患者生命,膀胱造口术是一种姑息手术疗法。

【禁忌证】

同经尿道前列腺电切除术的禁忌证。

【术前准备】

同经尿道前列腺电切除术的术前准备。

【麻醉与体位】

根据患者的具体情况,可选用局部麻醉、硬膜外麻醉或静脉麻醉。采用仰卧位。

【术式与方法】

可选用膀胱穿刺造口术,或开放耻骨上膀胱造口术。

【术后处理】

1. 术后适当应用抗生素防治感染。

2. 多饮水增加尿液自身冲洗膀胱,保持导尿管或造口管引流通畅,如尿液引流不畅,是否造口管堵塞,适当调整造口管位置,或用生理盐水冲洗,疏通造口管。

3. 集尿袋一定要低于膀胱水平,以防止尿液回流膀胱造成感染。每7天内更换集尿袋。

4. 保持造瘘口清洁干燥,勤换敷料以防感染。

5. 造口管应每月更换,以防继发感染和结石形成。

(陈在贤　王　郁)

第八节　输尿管皮肤造口术(ureterocutaneostomy)

输尿管皮肤造口术是将输尿管靠近膀胱处切断引出,与腹壁切口造口的尿流改道术,一般均作为永久性尿流改道,用粘贴袋收集尿液,以解除上尿路梗阻,缓解肾积水肾功能损害,延长患者生命的手术方法。方法简便易行,损伤轻,恢复快,并发症较少,对不能耐受较大手术者,可选用此法。

【适应证】

1. 晚期前列腺癌或晚期前列肉瘤精囊肿瘤,失去上述各种手术治疗的机会,或术后肿瘤复发转移,肿瘤侵及双输尿管口,致双肾积水,肾功能损害以致尿毒症危及患者生命者。行双输尿管皮肤造口术,将尿液引出体外,缓解肾功能损害,延长生命。

2. 晚期前列腺癌行全盆腔脏器切除术后,双输尿管皮肤造口术,尿流改道者。

3. 晚期膀胱癌患者,一般情况差,在全膀胱切除术后,不能耐受肠代膀胱较长时间手术及避免肠代膀胱的并发症者。

4. 晚期膀胱癌患者,一般情况差,不能耐受全膀胱切除术,行单纯双输尿管皮肤造口者。

【禁忌证】

1. 肠梗阻、腹壁感染、大量的腹腔积血、弥漫性腹膜炎、可疑恶性腹水等。

2. 合并严重心、肺、肝、脑血管疾病,身体衰竭,不能耐受此手术者。

3. 有严重的代谢失调、高钾血症、代谢性酸中毒应予纠正者。

4. 凝血功能障碍未纠正者。

5. 高血压未纠正者。

6. 糖尿病未控制者。

7. 主动脉瘤的患者,有发生主动脉瘤破裂大出血的可能者。

8. 对于并存腹壁疝者,不适合做腹腔镜输尿管皮肤造口术者。

9. 疾病晚期或濒死状态者。

10. 未控制的腹膜炎者。

【术前准备】

1. 服用阿司匹林、华法林等药物者,需停药2～4周才可以进行手术。

2. 对于危重患者,应积极采取措施,改善患者全身情况,如纠正贫血、治疗败血症、尿毒症,纠正严重的代谢失调、高钾血症、代谢性酸中毒。以免心律失常或心脏停搏等。

3. 合并炎症,应用抗生素控制感染。

【麻醉与体位】

全身麻醉。体位多用仰卧位。

【术式简介】

1. 开放性输尿管皮肤造口术

(1)切口选择:可选择脐耻纵切口、或下腹横弧形切口,或双下腹直肌外侧缘弧形切口。如前列腺肉瘤做姑息性开放性输尿管皮肤造口术者,选择脐耻纵切口或双下腹直肌外侧缘弧形切口均可。

(2)切口及游离输尿管:选择脐耻间纵切口为例,做脐耻间纵行切口,长度根据显露需要可向上延长,逐层切开各层进入耻骨后膀胱前,在腹膜外分别向两侧解剖分离,沿膀胱两侧,分别找到左右输尿管,将游离到靠近膀胱入口处切断,将输尿管中下段向上游离,使输尿管游离的长度,足够腹壁皮肤造口处无张力为止。注意保存其血供。

(3)造口部位选择:造瘘口多选在脐与髂前上棘连线外1/3或1/2部位,使输尿管在膜膜外潜行路径尽量最短,输尿管长度向上外能到达造口部位成形造口,要求造瘘口部皮肤平坦便于粘贴收集尿液的粘贴袋。

(4)输尿管皮肤造口:在设计输尿管皮肤造口处,切除约1cm大小圆形皮肤及皮下组织,并切除约1cm的联合肌腱,横行切断膜壁肌肉(防止术后压迫输尿管导致梗阻)达腹膜外,在腹膜外分离一间隙,将游离的输尿管经腹膜外引出腹壁皮肤造口外。

(5)成形输尿管口:将输尿管在造口外露2～3cm,将输尿管外周管壁位于联合肌腱水平间断缝合6～8针固定在联合肌腱上,经输尿管口置入一单J管(单猪尾巴输尿导管)支撑输尿管并引流尿液,并防止瘘口狭窄梗阻。将输尿管末段纵行剪开1cm左右外翻,用4-0薇乔线将输尿管末段间缝在瘘口皮缘上,成形输尿管皮肤造口(图40-25)。固定单J管,伤口内留置胸腔引流管引流渗液,缝合切口,结束手术。

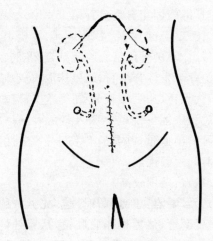

图 40-25　开放性输尿管皮肤造口术

2. 腹腔镜输尿管皮肤造口术　腹腔镜输尿管皮肤造口术是通过腹腔镜寻找解剖游离输尿管,到进入膀胱段处切断,将输尿管中下段向上游离,经双下腹壁皮肤造口,将尿液引出的解除尿路梗阻的手术方法。腹腔镜下输尿管皮肤造口术可经腹腔或经腹膜外两个途径,如经腹膜外途径两侧造口要分次做,如经腹腔途径,两侧造口可同时完成。

手术要点:麻醉后,仰卧位,常规消毒铺巾,经尿道留置一双腔气囊导尿引流尿液,使膀胱空虚,在脐上小切口,用 Veress 针穿刺入腹腔,接气腹机,注入 CO_2 气体,压力 1.6kPa,拔出气腹针,在脐上做切口,穿刺置入 10mm Trocar,置入腹腔镜观察腹腔内情况有无异常,在腹腔镜监视下,在脐与剑突之间,脐与髂前上棘外 1/3 处,分别做切口,分别置 10mm 及 5mm Trocar,剑突下 Tro-

car,置入腹腔镜窥镜,脐上及左下腹通道为操作孔,分别导入分离钳及超声刀,旋转手术台置患者为近右侧卧位,于降结肠旁沟,切开后腹膜(见彩图 40-26A),在左髂血管处找到左输尿管,向盆腔内解剖游离(见彩图 40-26B),显示左输尿管中下段,游离到在靠近膀胱处(见彩图 40-26C),上钛夹后剪断,断端经左下腹 1/3 穿刺孔引出腹壁外,做输尿管腹壁造口术(见彩图 40-26D),经输尿管造口置入一 7F 单J管入肾盂内,支撑输尿管引流尿液,防止或减少尿液由输尿管腹壁造口流出,打湿敷料,导致伤口感染。以同法做另一侧输尿管腹壁造口术。退镜后,放出腹腔内 CO_2 气体,留置引流管,缝合穿刺孔伤口,结束手术。

3. 机器人辅助腹腔镜输尿管皮肤造口术　手术要点:常规建立气腹,于脐右上方 45°10cm 处放置机器人腹腔镜镜头,平脐右侧腋前线处放置第一机械臂,于脐左上方 45°10cm 处放置第 2 机械臂,机械臂孔与镜头孔呈等腰三角形,镜头孔处为等腰三角形顶点。患者左侧腋前线平髂前上棘上方 5cm 处建立助手操作孔,同时该操作孔连接气腹机,与机器人各操作臂连接。手术步骤同腹腔镜输尿管皮肤造口术的手术步骤。

【注意要点】

1. 游离输尿管时,应尽量多带周围组织,防止输尿管远段缺血坏死,其长度要能够到达腹壁皮肤造口部位,便于造口。

2. 输尿管内留置输尿管单J管,从造口处引出,引流尿液,防止或减少尿液由输尿管腹壁造口流出,打湿敷料,导致伤口感染。

【术后处理】

1. 对合并有心肺功能障碍及明显贫血者,术后第 1 日应间断吸氧。

2. 使用抗生素防治感染。取半卧位,勤翻身,加强活动,防止深静脉血栓形成,3d 后 B 超检查无深静脉血栓形成时,可逐步下床活动。

3. 输尿管单J管接引流袋内,保持引流通畅,可减少尿液从输尿管造瘘口处流出,打湿敷料,减少伤口感染的机会。

4. 术后第 1 天便可进食,保持水电解质的平衡及保持能量供应。

5. 保持伤口内引流管通畅,到无引流液时拔除。

6. 双镜输尿管皮肤造口尿路梗阻解除术后，如出现多尿期，应检测电解质，防治低钾血症。

7. 术后 3～7d 后可开始用粘贴袋收集尿液。

（陈在贤　王　郁）

第九节　肾造口术（nephrostomy）

肾造口术是将肾造口管经肾实质置入肾盂内，将尿液引出体外的尿流改道术，以解除肾积水，肾功能损害的抢救措施。肾造口术按其手术术式分开放性肾造口术、腹腔镜肾造口术、机器人辅助腹腔镜肾造口术及经皮肾穿刺肾造口术 4 种。手术术式应根据具体病情及医院的条件来选择。

【适应证】

1. 晚期巨大前列腺肉瘤占据整个盆腔，引起双肾积水肾功能损害，已失去上述手术治疗机会，为缓解尿毒症，延长患者生命，可做肾造口术，以避免或减少血液透析者。

2. 晚期膀胱癌，晚期前列腺癌，或精囊肿瘤，腹膜后淋巴结广泛转移压迫两侧输尿管致双肾积水，肾功能严重损害，无法做输尿管皮肤造口术者。

【禁忌证】

同输尿管皮肤造口术的禁忌证。

【麻醉与体位】

经皮肾穿刺肾造口术选局部麻醉；开放性造口术可选硬膜外麻醉；腹腔镜及机器人辅助腹腔镜肾造口术选全身麻醉。体位多用侧卧位。

【术式简介】

1. 开放性肾造口术　开放性肾造口术是长期以来传统的肾造口方法，现多选择肾积水不重，肾盂扩张＜3cm，经皮肾穿刺造口术有困难，病肾能游离，一般情况尚好，能耐受开放性肾造口术者。

（1）优点：能保证肾造口 100％成功，可选放置较大的肾造口管，其管腔较大，不容易堵塞，引流较通畅，并发症较少而较轻。

（2）缺点：有一定难度，手术较复杂，切口损伤较大，出血相对较多。

（3）手术要点

切口：经第 11 肋间或第 12 肋缘下切口，切开各层进入肾周，切开肾周筋膜，分离显示肾。

插管引流：在皮质较薄的部位切开肾实质。

切口宜小，只要能通过一把止血钳，将开花状导尿管插入肾盂即可进行引流。

如果肾皮质比较厚，则可先在肾盂后面做一纵形切口，伸入一弯止血钳，从肾下极偏后侧向外穿出肾实质，夹住开花状导尿管（40-27A）将其引入肾盂内（40-27B）。

缝合：肾周留置一 22F 胸腔引流管后，逐层缝合切口，缝线固定肾造口管结束手术。

2. 腹膜后腹腔镜肾造口术　望其仲等（2013）报道 30 例采用后腹腔镜结合 28 例经皮肾造口术治疗多发性肾结石，结果均取石成功。

（1）优点：采用后腹腔镜结合经皮肾造口术，在穿刺过程中能够准确穿刺入肾盂，可有效降低穿刺位置的出血量，并具有创伤小、安全性高、术后恢复时间短等优点。

（2）缺点：费用较高。

（3）手术要点：患者取侧卧位，先做腹膜后间隙气腹，置套管，然后操作腹腔镜，从肾外侧缘准确穿入肾盂内，放置肾造口管，退腹腔镜后，皮外缝线固定肾造口管。

3. 机器人辅助腹膜后腹腔镜肾造口术

（1）优点：采用机器人辅助腹膜后腹腔镜肾造口术，与腹膜后腹腔镜肾造口术类似，术中视野更清楚，能够更准确穿刺入肾盂，可有效降低穿刺位置的出血量，并具有创伤小、安全性高、术后恢复过程短等优点。

（2）缺点：手术时间长，费用较昂贵。

（3）手术要点：患者取侧卧位，先做腹膜后间隙气腹，置套管，连接机器人系统，然后操作机器人显示肾后，从肾外侧缘准确穿入肾盂内，放置肾造口管，退腹腔镜后，皮外缝线固定肾造口管。

4. 经皮肾穿刺造口术（PCN）　1955 年 Goodwin 提出经皮肾盂造口术的方法，即 X 线定位盲穿 PCN 技术；1965 年 Bartley 提出 Seldinger 法 X 线透视定位 PCN 技术；1976 年 Pederson 提出超声引导下 PCN；1977 年 Haaga 提出 CT 定位

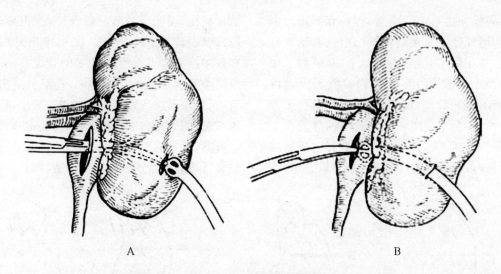

图 40-27　开放性肾造口术
A. 弯血管钳经肾盂内穿出夹住肾造口管；B. 将肾造口管拖入肾盂内造口

引导 PCN；1981 年 Pfister 提出 Trocameedle 技术、Segal 提出 Catheterneedle 技术；1983 年 HunterLawson 提出逆行径路穿刺法，Claymen 提出气囊一步扩张法。1992 年我国李逊与吴开俊等最早开展经皮肾微造口，1998 年吴开俊与李逊等提出多通道经皮肾穿刺造口术。随着一次次的技术革新和设备进步，这项技术越来越准确和安全。现广泛开展的是 B 超定位穿刺，方法简便、准确、安全可靠。肾穿刺造口术适用于积水重、肾皮质薄的病例，一般情况较差，不能耐受开放性肾造口术者。

（1）优点：在 B 超监测指导下（局麻）进行穿刺，方法较简便可行，穿刺顺利者损伤较轻，出血较少，并发症少。

（2）缺点：手术难度较大，不能保证穿刺肾造口 100% 成功。其引流效果因不能保证造口管的恰当位置而受影响，以及放置的肾造口管较小，其管腔也较小，引流管易堵塞，影响引流管的通畅，穿刺不顺利者并发症较多而且非常严重。

（3）穿刺点选择定位：一般选患侧第 12 肋缘下与腋后线交点处，为穿刺点入路置管，此处距肾最近，置管后，患者可平卧便于护理。在穿刺点部位，用 B 超探测出肾盂的形态大小及肾实质的厚度，选择肾盂距皮肤最近的部位，避开胸膜、肝、脾及肠道，确定进针方向，做好标记，作为穿刺点待穿刺。

（4）穿刺肾造口方法：常用有如下两种方法。

①肾造口穿刺针经皮肾造口术：消毒后局麻后用长针头在该点试行穿刺，抽出尿液后，于入针处皮肤做一小切口，切开皮肤、皮下组织 1～2cm，拔出长针头。用套管针沿长针头穿刺方向向肾盂穿刺，当套管针穿过肾实质后，有突然落空感时（图 40-28A），再将套管针向前推进 0.5～1cm，拔出针芯，见有尿液流出，用已准备好相应管径的引流管，自套管针管腔插入肾盂适当深度（图 40-28B），证实引流管在肾盂内，调节深度至引流通畅后，拔出套管针，缝合皮肤切口并妥善固定引流管。

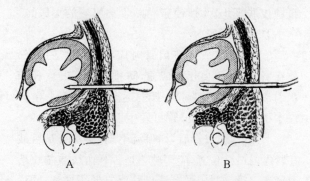

图 40-28　肾造口穿刺针经皮肾造口术
A. 肾穿刺套管针经皮肾穿刺进入肾盂内；B. 拔出针芯，插入留置肾造口管

②Seldinger 经皮肾造瘘置管术：Seldinger 经皮插管技术做肾穿刺造口，是肾造口穿刺针经皮

肾造口术同样方法选定穿刺点,在局麻下用刀尖刺破皮肤,用带针芯的穿刺针按拟定位置刺入直达肾盂内,拔出针芯,见有尿液流出为穿刺成功(图40-29A),将导丝由穿刺针管腔插入肾盂内(图40-29B),退出针鞘,留置导丝,用专用扩张器将造瘘口扩大(图40-29C),选用适当的导管作引流管,将导管套到导丝上,并沿着导丝经过皮肤直至插入肾盂内,待确定造口管进入肾盂后,造口管

有尿流出,说明已插入足够深度,拔出导丝,留置造口管引流(图40-29D)。若引流出的尿液中含有较多血液或引流物较稠,有可能堵塞造口管者,应用等渗盐水低压反复冲洗,直至引流出液体转清、无血块及脓块为止。在冲洗过程中,根据其引流情况,调节造口管的深浅度,防止造口管置于某一肾盏,使术后引流不畅,影响治疗效果。造口管位置适当后缝合皮肤并固定好造口管。

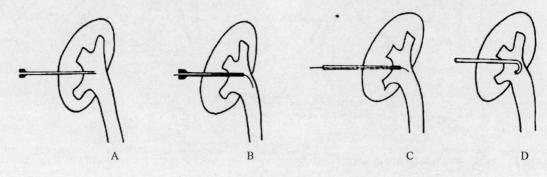

图 40-29　Seldinger 经皮肾造口置管术

A. 用带针芯的穿刺针按拟定位置刺入直达肾盂内;B. 将导丝由穿刺针管腔插入肾盂内;C. 用专用扩张器将造瘘口扩大;D. 拔出导丝留置造口管引流

【注意要点】

1. 输尿管皮肤造口者,应保证输尿管有否足够长度,便于做输尿管皮肤造口。游离输尿管时,应尽量多带其周围组织,以保证输尿管血液供应,避免输尿管远段缺血坏死。

2. 输尿管皮肤造口部位,应选择输尿管长度足够到达,造口后输尿管无张力的部位;造口部位腹壁皮肤平坦,术后便于粘贴收集尿液的集尿袋,粘贴紧密不漏尿。

3. 肾造口放置造口管时应将造口管的尖部放在肾盂内,不要扭曲成角,防止引流不畅。肾积水引流后,扩大的肾盏、肾盂逐渐回缩,原来在肾盏中引流良好的造口管可发生引流不畅。

4. 放置造口管后,如引流不畅,要检查是否放在肾盂内最佳位置,应调整。是否是血块或脓块堵塞肾造口管,如是,可经造口管反复低压冲洗,冲尽血块或蛋白样块状物,保持引流管通畅。如果是肾积脓者,切忌高压冲洗,以免炎症扩散致脓毒败血症。术中发现肾实质切口处渗血,可暂时压迫止血;

若出血不止,可用 2-0 薇乔线缝合止血。

【术后处理】

1. 固定好肾造口管,保持引流通畅。

2. 使用抗生素防治感染。

3. 观察肾造口引流尿液,如出现血尿并逐渐加重,造口管出现不通畅时,应立即行冲洗等处理。

4. 如出现尿量过多时,应做生化检查,防治低血钾。

5. 开放手术后 14d 左右伤口已愈合拆线。

【评析】

开放性肾造口术和经皮肾穿刺肾造口术比较,各有优缺点,均要严格掌握其适应证,熟练手术操作,不然会产生不同并发症。经皮肾穿刺肾造口术比开放性肾造口术简便易行,顺利者效果好,不顺利者并发症多而严重。应严格掌握手术的适应证与禁忌证。

(陈左贤　王　郁)

第十节　结肠造口术(Colostomy)

结肠造口术是解除直肠疾病梗阻的粪便改道的手术。结肠造口术可分为暂时性造口和永久性结肠造口术,按部位可分为横结肠造口术和乙状结肠造口术等。是全盆腔脏器切除时的粪便改道手术。

【适应证】

1. 乙状结肠造口术:前列腺肉瘤肿瘤或精囊肿瘤全盆腔脏器切除术者,大便改道多选择乙状结肠造口术。

2. 横结肠造口术:晚期前列腺肉瘤或精囊肿瘤,浸润压迫直肠,或几乎占据了整个盆腔,出现严重排便困难,以致肠梗阻,无法做乙状结肠造口者,选择横结肠造口术,以解除肠梗阻,延长患者生命。

【禁忌证】

同输尿管皮肤造口术的禁忌证。

【术前准备】

术前置胃管。

【麻醉与体位】

硬膜外麻醉或全麻。体位取仰卧位。

【术式简介】

1. 乙状结肠造口术　乙状结肠造口术有如下 3 种方法。

(1)开放性乙状结肠造口术

①切口:选择左下腹正中旁切口;或左下腹斜切口。一般多选择左下腹旁正中切口,上自脐上 2～4cm,下至耻骨联合,逐一切开各层进入腹腔。

②探查:触摸肝有无病变,腹主动脉前、肠系膜下血管和髂内血管附近淋巴结有无转移。

③分离切断乙状结肠:提起乙状结肠,显露乙状结肠与直肠,选择靠近直肠的乙状结肠,自肠壁侧至系膜根部解剖分离结肠系膜至肠壁,注意勿损伤肠系膜血管,结扎出血点,用两把长弯止血钳夹住后切断分离乙状结肠待做造口。

④封闭远端乙状结肠:远端乙状结肠内层用 1-0 号丝线做全层缝合,外层用细丝线做浆肌层间断缝合后送入盆腔内。

⑤做腹壁造口:在切口左侧,相当髂前上棘与脐孔连线的中、外 1/3 交界处,做一直径 2.5～3cm 的圆形切口,将相应大小的皮肤、皮下组织和腹外斜肌腱膜切除。切开腹内斜肌和腹横肌及腹膜以能伸入两指为度,待乙状结肠成形造口。

⑥乙状结肠引出造口径路,现有如下两种方法。

A. 经腹腔内法:是较常用的方法,将乙状结肠断端经腹腔自造瘘口引出造瘘口外 4～6cm 做造口。优点是操作较简便,但要封闭侧孔,消除了结肠旁沟间隙,否则术后有发生腹内疝的可能。

B. 经腹膜外法(Goligher 法):将近端乙状结肠通过腹膜后隧道,从造瘘口引出造瘘口外 4～6cm 做造口。优点是造口肠段经腹膜外引出,消除了结肠旁沟间隙,排除了术后小肠内疝的潜在危险。又因被覆的腹膜有一定保护作用,但操作较困难。

⑦成形造瘘口(图 40-30):做造口有如下两种方法。

A. 开放式瘘口法:肠梗阻严重者,目前结肠造口处多采用开放缝合法。即切除被有齿止血钳钳夹的结肠断端,用碘伏液消毒和止血后,将肠壁外周与造口缘腹膜及腹肌,用 1-0 薇乔线间断缝合固定,每针相隔 1cm 左右,以防造瘘口的回缩或防腹壁疝等并发症,将乙状结肠断端外露肠壁结肠袋纵行剪开约 2cm 后,外翻间断缝合于造口皮缘形成乳头状瘘口。将乙状结肠与腹壁侧孔,间断缝合封闭,以防术后内疝。

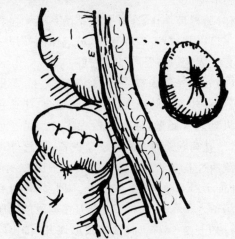

图 40-30　乙状结肠造口术:封闭远端乙状
结肠,乙状结肠引出造口

B. 闭合式口法:肠梗阻轻者,将肠壁外周与造口缘腹膜及腹肌用 1-0 薇乔线间断缝合固定,每针相隔 1cm,防止腹壁疝并发症,在皮缘间断缝合固定一周,保留钳夹固定血管钳,待术后 2～3d后开放排便。

⑧缝合切口:留置一胸腔引流管后,逐层缝合腹壁切口,结束手术。

(2)腹腔镜乙状结肠造口术:在腹腔镜全盆腔脏器切除的同时做乙状结肠造口。手术要点在腹腔下于乙状结肠与直肠交界处切断游离乙状结肠,远断端缝闭后,退镜后,将乙状结肠从左下腹壁切口造口,程序同开放性乙状结肠造口术的手术程序。

(3)机器人辅助腹腔镜乙状结肠造口术手术要点:用机器人辅助腹腔镜全盆腔脏器切除的同时做乙状结肠造口,手术要点同腹腔镜乙状结肠造口术的手术要点。

2. 横结肠造口术

(1)切口:在脐与剑突连线中点。做经右腹直肌切口或右腹横切口,长约 8cm,切断右腹直肌。进入腹腔。

(2)显露横结肠:将横结肠提出切口外。有时由于梗阻,结肠极为扩大。结肠系膜变短,肠襻比较固定,难以提出,遇此情况,可用连接吸引器的粗针头穿刺,吸取结肠内的气体及其部分内容物,使其瘪缩后提出。将确定外置部分的横结肠的大网膜分离,沿横结肠边缘剪开结扎出血点,随即将大网膜放回腹腔。

(3)放置玻璃棒:在外置横结肠系膜无血管区切一小口,用一短玻璃棒穿过,玻璃棒两端用一段胶管套住固定以防肠管缩回腹腔。

(4)处理外置肠襻:如结肠膨胀较重,需即时减压,可在外置结肠壁上做一荷包缝合,于荷包缝合中央处切开肠壁,插入 1 根橡皮管到结肠近端减压,结扎荷包缝线,固定好橡皮管,导管外端连接引流瓶(图 40-31),造瘘口部的周围用油纱布覆盖,外加干纱布垫包扎。如胀气不明显,也可暂不切开肠壁。待术后 2～3d 用电刀在肠段的结肠带上纵行切开 3～4cm,或做椭圆形切开,排出肠内容物。

(5)缝合腹壁切口:缝合腹壁切口。固定外置横结肠。

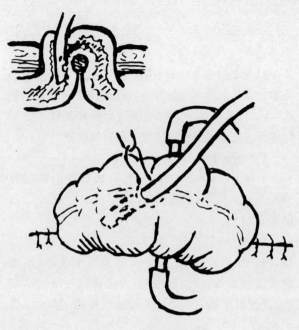

图 40-31　横结肠造口术

【注意要点】

1. 行肠腔减压时,需将横结肠多提出一些,要先缝好荷包缝线再穿刺抽液;缝合浆肌层与腹膜时,缝针不可穿透肠壁全层,以防肠内容物外溢污染腹腔。

2. 肠襻与腹膜缝合前,应辨别其近、远端,以防扭转,以免造成梗阻。

3. 腹壁切口缝合松紧要适当,过紧可影响造口肠襻的血液循环及引起排便不畅;过松可引起肠脱出腹壁,切口疝。

4. 在双腔横结肠造口术中,必须注意固定穿过结肠之玻璃棒,以防滑脱。

5. 单纯乙状结肠造口术中,应将输尿管仔细显露及保护,以免损伤。

6. 结扎肠系膜下动脉根部时,必须证实肠系膜下动脉在根部结扎后,造口处乙状结肠仍有足够的血液供应。在有疑问时,应以无损伤肠钳控制肠系膜下动脉的血流,随后观察造口部乙状结肠的肠壁小动脉有无搏动,再做决定。

【术后处理】

1. 胃肠减压,持续到肠鸣音恢复,造瘘口开放排气排便后停止禁食。

2. 禁食期间应静脉补液。

3. 使用抗生素防治感染。

4. 伤口内引流管,引流液引流干净后拔除。

5. 横结肠闭合式瘘口者,一般在术后 2～3d 切开肠壁开放排便,即可用粘贴袋或人工肛门袋收集大便。支撑肠段的玻璃管在术后 2 周拔除。不宜过早,以免外置肠段缩进腹腔。

6. 乙状结肠造口如采用闭式法,止血钳在术后 48h 去除。

7. 如采用肠壁与皮肤开放缝合法者,在术后 1 周内应每天观察造口肠壁的颜色,注意有无回缩、出血或坏死等情况。

8. 术后伤口基本愈合后应用粘贴式人造肛门袋收集大便。

9. 术后 2 周,人工肛门处应做手指检查,注意有无狭窄,如有狭窄倾向,则须定期用手指扩张。

10. 术后应鼓励患者双下肢活动,预防深静脉血栓形成。

【评析】

结肠造口虽然拯救了许多人的生命,但也给患者带来了某些并发症,严重影响着他们的生活质量。国外文献报道,结肠造口术后并发症发生率高达 21％～71％。国内文献报道为 16.3％～53.8％。屠世良等分析 1263 例结肠造口的临床资料,有 443 例(35.1％)出现 637 个造口并发症。主要为:造口局部坏死 2.4％,造口周围皮肤刺激 21.9％,造口回缩狭窄、造口黏膜脱垂 10.5％,造口旁疝 9.3％,其他如肠梗阻、造口出血等发生率为 1.3％。82.7％的并发症出现于术后 1 年内。年龄超过 60 岁的患者,其造口并发症的发生率明显升高。体形消瘦者造口脱垂和旁疝的发生率上升,体形肥胖者造口局部坏死、皮肤刺激和回缩狭窄的发生率增加。随着观察时间的增加,造口皮肤刺激并发症减少而造口脱垂和旁疝的发生率上升。表明结肠造口并发症有较高的发生率,与手术情形、患者年龄及体形有密切关系。

(陈在贤 王 郁)

参 考 文 献

[1] 刘朋勃.超声引导下前列腺穿刺活检术对诊断前列腺癌.科研,2017,6:201

[2] 黄宝义.前列腺穿刺活检联合血清前列腺特异抗原在前列腺癌诊断中的应用研究.医药卫生(文摘版),2016,17:221

[3] 张步林.经直肠超声引导前列腺穿刺活检研究进展.医药卫生(文摘版),2016,6:58-59

[4] 何汇海.观察腹腔镜前列腺癌根治治疗早期局限性前列腺癌的临床疗效.医药卫生(引文版),2016,2:215

[5] 佟双喜.腹腔镜下手术治疗早期局限性前列腺癌的疗效.中国城乡企业卫生,2017,3:111-112

[6] 梁朝朝,周骏,邰胜,等.达芬奇机器人辅助腹腔镜前列腺癌根治术 69 例报告.临床泌尿外科杂志,2016,1:23-25

[7] 周骏,梁朝朝,施浩强,等.达芬奇机器人辅助腹腔镜前列腺癌根治术.安徽医科大学学报,2015,7:1042-1044

[8] 沈志远,钱伟庆,盛璐,等.机器人辅助腹腔镜下根治性前列腺切除术与开放手术的对照研究.中华泌尿外科杂志,2015,36(8):600-603

[9] 施振凯,高旭,王海峰,等.机器人辅助筋膜内前列腺癌根治术对术后尿控影响的研究.中华腔镜泌尿外科杂志(电子版),2016,1:8-11

[10] 黄勇,罗俊航,莫承强,等.机器人辅助前列腺癌根治术和腹腔镜前列腺癌根治术的回顾性比较.中华腔镜泌尿外科杂志(电子版),2017,2:4-8

[11] 艾青,李宏召,马鑫,等.机器人辅助腹腔镜前列腺根治性切除术中尿控和性功能保留的关键手术技巧.微创泌尿外科杂志,2017,1:59-61

[12] 李利军,刘竞,马志伟.腹腔镜与机器人辅助腹腔镜前列腺癌根治术治疗前列腺癌的效果比较.广东医学,2017,4:563-566

[13] 曹成.开放手术与经腹腔镜前列腺癌根治术的临床疗效分析.中国继续医学教育,2016,16:110-111

[14] 朱再生.叶敏,施红旗,等.规范化扩大盆腔淋巴结清扫术在前列腺癌根治术中的应用.中华解剖与临床杂志,2017,1:52-57

[15] 姜帅,项卓仪,新剑明.机器人辅助腹腔镜腹膜外入路前列腺癌根治术后淋巴液渗漏防治策略探讨.上海医学,2019,3:174-177

[16] 姚旭东.局部晚期前列腺癌手术治疗策略及疗效.山东大学学报:医学版,2019,1:21-25

[17] 许传亮,常易凡,孙颖浩.寡转移前列腺癌手术治疗

的相关问题.临床泌尿外科杂志,2017,9:653-657

[18] 毛溧凯,关翰,关超.经腹腔与经腹膜外途径腹腔镜下前列腺癌根治术治疗局限性前列腺癌手术效果比较.中国现代医药杂志,2019,9:31-34

[19] 昊水清,徐冉,王荫槐.前列腺癌手术的再认识.现代泌尿生殖肿瘤杂志,2018,6:321-324

[20] 蔡成宽,韶云鹏,支运来,等.3D腹腔镜在前列腺癌手术中的应用效果及对患者尿流动力学的影响.中国医学前沿杂志(电子版),2018,5:35-38

[21] 郭宏骞,李笑弓,甘卫东,等.保留 Retzius 间隙的机器人辅助腹腔镜下根治性前列腺切除术治疗早期前列腺癌(附手术视频).中华男科学杂志,2017,1:34-38

[22] 缪志俊,孙玉峰,李峰,等.传统 2D 腹腔镜与 3D 腹腔镜下前列腺癌根治手术疗效比较.现代泌尿生殖肿瘤杂志,2018,2:94-97

[23] 谢家恩,陈舜琦,王明川,等.前列腺癌腹腔镜手术与经典手术的比较.检验医学与临床,2017,14:2103-2104

[24] 王东,刘竞,任尚青,等.机器人辅助腹腔镜前列腺癌根治术改良方法的近期疗效分析.临床泌尿外科杂志,2018,6:432-434

[25] 张飞飞,庄君龙,邱雪峰,等.加速康复外科与传统围手术期管理模式在机器人辅助腹腔镜前列腺癌根治术的临床疗效对比分析.中国肿瘤外科杂志,2019,3:178-182

[26] 禄靖元,张雪培.达芬奇机器人辅助腹腔镜前列腺癌根治术的治疗效果及对患者性功能及排尿功能的影响.中国实用医刊,2019,9:32-35

[27] 郭宏骞,庄君龙,邱雪峰,等.机器人辅助腹腔镜前列腺癌根治术精准化发展趋势.中国肿瘤外科杂志,2019,2:77-82

[28] 张雪培,范雅峰,杨锦建,等.改良膀胱尿道吻合法在机器人辅助腹腔镜前列腺癌根治术中的应用(附89例报告).临床泌尿外科杂志,2017,6:444-446

[29] 张泽键,王细生,彭乃雄,等.改良与传统输尿管皮肤造口术生命质量比较.中国医师进修杂志,2016,2:113-117

[30] 刘东举,董晓红,杨国志,等.全盆腔脏器联合切除术治疗盆部肿瘤 45 例分析.中国肿瘤外科杂志,2015,7(1):24-26

[31] 李立安,张唯一,马鑫,等.机器人辅助腹全盆腔廓清除术的初步经验——附一例报告.中国微创外科杂志,2015,15(4):347-354

[32] 毛全宗,李汉忠,肖河,等.成人前列腺肉瘤的手术方式探讨及疗效分析.中华泌尿外科杂志,2016,37(1):30-33

[33] 姚宝春,邓大溢,陈士洲,等.前列腺肉瘤 1 例报告及文献复习.临床医药实践,2015,(4):312

[34] 涂真,唐培金,邓显思.前列腺肉瘤的临床现状.临床泌尿外科杂志,2016,6:579-583

[35] 沈敏强,潘昊,王朔,等.前列腺肉瘤 26 例回顾性分析.中华男科学杂志,2018,11:983-986

[36] 谢国欧.腹腔镜治疗精囊腺肿瘤的临床效果.中国医学工程,2015(11):82

[37] 李波军,王明松,黄灶明,等.经尿道内镜治疗巨大精囊囊肿的临床分析(附 7 例报告).第三军医大学学报,2015,37(15):1585-1589

[38] 王哲,陈怀安,张潮,等.传统输尿管皮肤造口术及其改良术式对浸润性膀胱癌根治术后生活质量的影响.临床医药文献电子杂志,2016,3(45):8945-8946

[39] 刘彦荣,苏雪娟,刘金岭.前列腺肉瘤的 MRI 表现.中国中西医结合影像学杂志,2015,3:347-348

[40] 成建军,柯鑫文,张华俊,等.前列腺平滑肌肉瘤 1 例报告并文献复习.微创泌尿外科杂志,2015,1:48-50

[41] 何振,徐勇,张志宏.前列腺恶性间叶性软骨肉瘤 1 例并文献复习.山东医药,2015,8:77-79

[42] 刘佳,刘哲.输尿管皮肤造口术、回肠膀胱术治疗高龄膀胱癌的比较分析.现代中西医结合杂志,2015,36:4071-4073

[43] 沈立亮,郑俊,林春儿.微信健康教育对输尿管皮肤造口患者术后自我效能及生活质量的影响.现代实用医学,2017,1:128-130

[44] 张鸿毅,崔洁,高继学,等.膀胱镜下置管术及肾造瘘术处理宫颈癌所致肾积水的疗效和影响因素分析.临床泌尿外科杂志,2017,4:298-302

[45] 邓旺龙,陈善群,许良余,等.经皮肾造瘘术处理恶性肿瘤所致输尿管梗阻 16 例分析.浙江医学,2015,16:1394-1396

[46] 陈宇,田华,孙刚,等.B 超引导经皮肾造瘘术中并发肾静脉损伤 3 例临床分析.现代泌尿外科杂志,2015,3:169-172

[47] 刘龙清,李玉清.腹腔镜在乙状结肠造瘘术中的应用.临床医学工程,2016,9:1121-1142

[48] 李世红,刘雁军,夏乡,等.结肠造瘘术两种开放式术后恢复情况及并发症对比探讨.西南国防医药,2015,9:994-996

[49] 夏丹,来翀,王平,等.机器人辅助腔镜技术处理泌尿系统疾病:单中心 600 例报道.中华泌尿外科杂志,2016,37(6):403-406

[50] 何威,谢欣,钟山,等.机器人辅助腹腔镜手术 650 例

的临床经验:来自上海瑞金医院的报告.临床泌尿外科杂志,2016,1:9-14

[51] 时京,贾卓敏,王云鹏,等.应用 Da Vinci 机器人治疗精囊原发性恶性肿瘤的临床效果观察.临床泌尿外科杂志,2017(2):130-133

[52] Vesely S,Jarolim L,Schmidt M,et al. Stratification model based on early postprostatectomy prostate-specific antigenkinetics may help to reduce the risk of overtreatment in candidates for adjuvant radiotherapy. Scand J Urol,2017,24:1-6

[53] Geurts N,Lamb AD,Lawrentschuk N,et al. Prostate-specific membrane antigen radioguided surgery: a promising utility. BJU Int,2017,120(1):5-6

[54] Atalay HA,Canat L,Alkan I,et al. Prostate-specific antigen reduction after empiric antibiotic treatment does not rule out biopsy in patients with lower urinary tract symptoms:prospective,controlled,single-center study. Prostate Int,2017,5(2):59-64

[55] Seo WI,Kang PM,Yoon JH,et al. Correlation between postoperative prostate-specific antigen and biochemical recurrence in positive surgical margin patients:Single surgeon series. Prostate Int,2017,5(2):53-58

[56] Semerlian A,Tane Ja. Re:diagnostic accuracy of multi-parametric MRI and TRUS biopsy in prostate cancer(PROMIS):a paired validating confirmatory study. J Urol,2017,198(1):101-102

[57] Murray NP,Fuenteaba C,Reves E,et al. Comparison of two on-line risk calculators versus the detection of circulatingprostate cells for the detection of high risk prostate cancer at first biopsy. Jarch Esp Urol. 2017,70(5):503-512

[58] Simopoulos DN,Natarajan S,Jones TA,et al. Targeted prostate biopsy using 68gallium PSMA-PET/CT for image guidance. Urol Case Rep,2017,14:11-14

[59] Pavlovich CP. Extraperitoneal robot-assisted radical prostatectomy:indications,technique and outcomes. Curr Urol Rep,2017,18(6):42

[60] Vidmar R,Marcq G,Flamand V,et al. Salvage radical prostatectomy for recurrent prostate cancer. Morbidity,oncological and functional results. Prog Urol,2017,27(8-9):458-466

[61] Lee SH,Seo HJ,Lee NR,et al. Robot-assisted radical prostatectomy has lower biochemical recurrence thanlaparoscopic radical prostatectomy:Systematic review and meta-analysis. Investig Clin Urol,2017,58(3):152-163

[62] Liu Z,Li D,Chen Y. Endoscopic extraperitoneal radical prostatectomy after radical resection of pT1-pT2 rectal cancer:a report of thirty cases. Wideochir Inne Tecch Maloinwazyjne,2017,12(1):68-74

[63] Kusaba T,Osafune T,Nagasawa M,et al. Endoscopic shielding of rectourethral fistula After laparoscopic radical prostatectomy:report of a case. Nihon Hinyokika. Gakkai Zasshi,2016,107(1):39-43

[64] Tang KQ,Pang SY,Bao JM,et al. Three-dimensional versus two-dimensional imaging systems in laparoscopicradical prostatectomy for prostate cancer:a retrospective cohort study. Nan Fang Yi Ke Da Xue Xue Bao,2017,37(1):1-5

[65] Abbou CC,Hoznek A,Salomon L,et al. Laparoscopic radical prostatectomy with a remote controlled robot. J Urol,2017,197(2S):S210-S212

[66] Fu ZF,Duan XF,Yang XH,et al. Transrectal ultrasound-guided biopsy for prostate cancer:an update. Zhonghua Nan Ke Xue,2015,21(3):272-276

[67] Sharif-Afshar AR,Feng T,Koopman S,et al. Impact of post prostate biopsy hemorrhage on multiparametric magnetic resonance imaging. Can J Urol,2015,22(2):7698-7702

[68] Cormio L,Lucarelli G,Netti GS,et al. Post-void residual urinary volume is an independent predictor of biopsy results in men at risk for prostate cancer. Anticancer Res,2015,35(4):2175-2182

[69] Sohail SK,Sarfraz R,Imran M,et al. Power doppler ultrasonography guided and random prostate biopsy in prostate cancer diagnosisacomparative study. J Pak Med Assoc,2015,65(1):65-68

[70] Fu W,Yang Z,Xie Z,et al. Intravenous misplacement of the nephrostomy atheter following percutaneous nephrostolithotomy:two case reports and literature review. BMC Urol,2017,17(1):43

[71] Ou YC,Hung SC,Hwang LH,et al. Salvage Robotic-assisted laparoscopic radical prostatectomy:experience with 14 cases. Anticancer Res,2017,37(4):2045-2050

[72] Hikita K,Honda M,Kawamoto B,et al. Evaluation of incontinence after robot-assisted laparoscopic radical prostatectomy:using the international consultation on incontinence modular questionnaire short form and noting the number of safety pads needed by Japanese patients. Yonago Acta Med,2017,60

（1）：52-55

［73］ Long JA，Poinas G，Fiard G，et al. Robot assisted radical prostatectomy：What are the evidences at the time of a specific funding. Prog Urol，2017，27（3）：146-157

［74］ Kural AR，Obek C，Doganca T. Can we accomplish better oncological results with Robot-assisted radical prostatectomy. J Endourol，2017，31（S1）：S54-S58

［75］ Johnston WK 3rd，Linsell S，et al. Survey of abdominal access and associated morbidity for Robot-assisted radical prostatectomy：does palmer's point warrant further awareness and study? J Endourol，2017，31（3）：283-288

［76］ Sharmila Dudani，Ajav Malik，A S Sandhu，and N S Mani. Pseudohyperplastic variant of adenocarcinoma as a component of α-methyl-CoA-racemase（AMACR negative）arcinosarcoma of the prostate. Indian J Urol，2015，31（2）：136-138

［77］ Dudani S，Malik A，Sandhu AS，et al. Pseudohyperplastic variant of adenocarcinoma as a component of α-methyl-CoA-racemase（AMACR negative）carcinosarcoma of the prostate. Indian J Urol，2015，31（2）：136-138

［78］ Pirimoglu B，Vining DJ. CT imaging findings of metastatic spindle cell sarcoma of prostate：a case report and review of the literature. Eurasian J Med. 2015；47（2）：145-150

［79］ Hakan Ozturk. Findings. Primary spindle cell sarcoma of the prostate and ^{18}F-fluorodeoxyglucose-positron-emission tomography/computed tomography. Urol Ann，2015，7（1）：115-119

［80］ Watanabe M，Murakaml M，Qzawa Y，et al. The modified Altemeier procedure for a loop colostomy prolapse. Surg Today，2015，45（11）：1463-1466

［81］ Tewari SO，Getradman SI，Petre EN，et al. Safety and efficacy of percutaneous cecostomy/colostomy for treatment of large bowel obstruction in adults with cancer. J Vasc Interv Radiol，2015，26（2）：182-188

［82］ Bacalbasa N，Balescu I. Total pelvic exenteration for pelvic recurrence after advanced epithelial ovarian cancer-A case report and literature review. J Med Life，2015，8（3）：263-265

［83］ Kunlin Yang，Lin Cai，Lin Yao，et al. Laparoscopic total pelvic exenteration for pelvic malignancies：the technique and short-time outcome of 11 cases. World

J Surg Oncol，2015，13：301

［84］ Guo J，Yang WZ，Zhang Y，et al. Ultramini nephrostomy tract combined with flexible ureterorenoscopy for the treatment of multiple renal calculi in paediatric patients. Korean J Urol，2015，56（7）：519-524

［85］ Dauw CA，Faerber GJ，Hollingsworth JM 3rd，et al. Wire-reinforced ureteral stents to rescue fromnephrostomy tube in extrinsic ureteral obstruction. Can J Urol，2015，22（3）：7806-7810

［86］ He X，Xie D，Du C，et al. Improved nephrostomy tube can reduce percutaneous nephrolithotomy postoperative bleeding. Int J Clin Exp Med，2015，15；8（3）：4243-4249

［87］ Xiangfer He，Donghua Xie，Chengtian Du，et al. Improved nephrostomy tube can reduce percutaneous nephrolithotomy postoperative bleeding. Int J Clin Exp Med，2015，8（3）：4243-4249

［88］ Ravi Kumar Garg，Prema Menon，Katragadda Lakshmi Narasimha Rao，et al. Pyeloplasty for hydronephrosis：Issues of double J stent versus nephrostomy tube as drainage technique. J Indian Assoc Pediatr Surg，2015，20（1）：32-36

［89］ Oldan JD，Chin BB. FDG PET/CT imaging of prostate carcinosarcoma. Clin Nucl Med，2016，41（8）：629-631

［90］ Viers CD，Lele SM，Kirkpatrick T，et al. Carcinosarcoma of the tunica vaginalis following radiation therapy for localized prostate cancer. Urol Case Rep，2017，13：140-142

［91］ Uematsu D，Akiyama G，Sugihara T，et al. Transanal total pelvic exenteration：pushing the limits of transanal Total mesorectal excision with transanal pelvic exenteration. Dis Colon Rectum，2017，60（6）：647-648

［92］ Malakorn S，Sammour T，Pisters LL，et al. Robotic total pelvic exenteration. Dis Colon Rectum，2017，60（5）：555

［93］ Hayashi K，Kotake M，Kakiuchi D，et al. Laparoscopic total pelvic exenteration using transanal minimal invasive surgery technique with en bloc bilateral lymph node dissection for advanced rectal cancer. Surg Case Rep，2016，2（1）：74

［94］ Wright JD，Chatterjee S，Jones N，et al. National trends in total pelvic exenteration for gynecologic malignancies. Am J Obstet Gynecol，2016，215（3）：395-396

［95］ Rema P，Suchetha S，Alumed I. Primary Malignant Melanoma of Vagina Treated by Total Pelvic Exenteration. Indian J Surg，2016，78（1）：65

［96］ Zhang S，Gao F，Xue C，et al. The application of wrapping ureter by a pedicled gastrocolic omentum flap combined with an artificial external scaffold to prevent stoma stenosis in rabbit after ureterocutaneostomy. Int Urol Nephrol，2017，49（2）：255-261

［97］ Djuimo M，Aube M，Beland M，et al. Lumbar artery pseudoaneurysm：a complication of percutaneous nephrostomy. Urol Case rep，2017，26；13：66-68

［98］ Sugihara T，Ishikawa A，Takamoto T，et al. Three-dimensional volume rendering of entrapped malecot nephrostomyCatheter by granulation tissue. Urol Case Rep，2017，12：64-66

［99］ Stewart JK，Smith TP，Kim CY. Clinical implications of acute pelvicaliceal hematoma formation during percutaneous catheter nephrostomy insertion. Clim Imaging，2017，43：180-183

［100］ Vargas Cruz N，Reitzel RA，Rosenblatt J，et al. In vitro study of antimicrobial percutaneous nephrostomy catheters for prevention of renal infections. Antimicrob Agents Chemother，2017，61（6）：e02596-16

［101］ Pillai A，Mathew G，Nachimuthu S，et al. Ventriculo-ureteral shunt insertion using percutaneous nephrostomy：a novel minimally invasive option in a patient with chronic hydrocephalus complicated by multiple distal ventriculoperitoneal shunt failures. J Neurosurg，2017，17：1-5

［102］ Noureldin YA，Diab C，Valenti D，et al. Circle nephrostomy tube revisited. Can Urol Assoc J，2016，10（7-8）：E223-E228

［103］ Patil SR，Pawar PW，Savalia A，et al. Role of calculated glomerular filtration rate using percutaneous nephrostomycreatinine clearance in the era of radionuclide scintigraphy. Urol Ann，2017，9（1）：61-67

［104］ Barbieux J，Perotto O，Leroy J. Laparoscopic extraperitoneal，colostomy，（with video）. J Visc Surg，2017：S1878-7886（17）30026-7

［105］ Zhang JF，Wong FKY，Zheng MC. The preoperative reaction and decision-making process regarding colostomysurgery among Chinese rectal cancer patients. Eur J Oncol Nurs，2017，28：107-113

［106］ Aiba T，Uehana K，Tsukushi S，et al. Perineal alveolar soft part sarcoma treated by laparoscopy-assisted total pelvic exenterationcombined with pubic resection. Asian J Endosc Surg，2017，10（2）：198-201

［107］ Nikolaos Kathopoulis，Nikolaos Thomakos，Ioanna Mole，ey al. Anterior pelvic exenteration for exstrophic bladder adenocarcinoma：Case report and review. Int J Surg Case Rep，2016，25：13-15

［108］ Fu W，Yang Z，Xie Z，et al. Intravenous misplacement of thenephrostomy catheter following percutaneous nephrostolithotomy：two case reports and literature review. BMC Urol，2017，17（1）：43

［109］ Jamkar AV，Puntambekar SP，Kumar S，et al. Laparoscopic anterior exenteration with intracorporeal uretero-sigmoidostomy. J Minim Invasive Gynecol，2015，22（4）：538-539

［110］ Zhao Y，Han G，Huo M，et al. Application of three-stitch preventive transverse colostomy in anterior resection of low rectal cancer. Zhonghua Wei Ching Wai Ke Za Zi，2017，20（4）：439-442

［111］ Jonathan D. Gill，Selina Bhattarai，Chirag N. Patel. Yolk sac tumor of the seminal vesicles：A rare malignant causetale of hematospermia Urol Ann，2015，7（1）：107-108

［112］ R Campi，S Serni，MR Raspollini，et al. Robot-assisted laparoscopic vesiculectomy for large seminal vesicle cystadenoma：A case report and review of the literature. Clinical Genitourinary Cancer，2015，13（5）：e369-e373

［113］ AO Burak，M Panagiotis，Tilter，et al. Robot-assisted laparoscopic seminal vesicle cystadenoma excision. Journal of Endourology Case Reports，2015，1（1）：62-64

［114］ MF Mello，HS Andrade，V Srougi，et al. V3-10 Step-by-step laparoscopic vesiculectomy for hemopermia. Journal of Urology，2016，195（4）：e469

［115］ BR Winters，GN Mann，O Louie，et al. Robotic total pelvic exenteration with laparoscopic rectus flap：initial experience. Case Reports in Surgery，2015：835425

［116］ MJ Maurice，D Ramirez，CM Seager，et al. V4-04 Robotic total pelvic exenteration with intracorporeal sigmoid conduit and colostomy：first clinical report. Journal of Urology，2016，195（4）：e517-e518

［117］ Pilatz A，Ludecke G，Wagenlehner F. Prophylaxis of infectious complications following prostate biopsy. Urologe A，2017，56（6）：759-763

［118］ Vasavada SR，Dobbs RW，Kajdacsy-Balla AA，et al. Inflammation on prostate needle biopsy is associated with lower prostate cancer risk：a meta-analysis. J Urol，2018，199(5)：1174-1181

［119］ Ergun O，Capar E，Goger YE，et al. Can expressed prostatic secretions effect prostate biopsy decision of urologist? Int Braz J Urol，2019，45(2)：246-252

［120］ Abu-Ghanem Y，Erlich T，Eamon J，et al. Robot assisted laparoscopic radical prostatectomy：assistant's seniority has no influence on perioperative course. J Robot J Robot Surg，2017 11(3)：305-309

［121］ Koizumi A，Narita S，Nara T，et al. Incidence and location of positive surgical margin among open，laparoscopic and robot-assisted radical prostatectomy in prostate cancer patients：a single institutional analysis. Jpn J Clin Onrol，2018，48(8)：765-770

［122］ Ganzer R，Stolzenburg JU. Open versus robot-assisted radical prostatectomy. Urologe A，2017，56(1)：65-66

［123］ Uematsu Dematsu D，Akiyama G，Sugihana T，et al. Transanal total pelvic exenteration with sphincter-preserving surgery. Dis Colon Rectum，2018，61(5)：641

［124］ Bhamre R，Pokharkar A，Shinde R，et al. Laparoscopic total pelvic exenteration for locally advanced carcinoma of the rectum-a video vignette. Colorectal Dis，2018，20(2)：161-162

［125］ Kanao H，Aoki Y，Hisa T，et al. Total laparoscopic pelvic exenteration for a laterally recurrent cervical carcinoma with a vesicovaginal fistula that developed after concurrent chemoradiotherapy. Gynecol Oncol，2017，146(2)：438-439

［126］ Dumont F，Duchalais E，Joseph S，et al. Laparoscopic total pelvic exenteration via an extraperitoneal approach. Surg Oncol，2019，28：109

第41章 男性生育调节手术
(male fertility adjustment surgery)

第一节 男性绝育术(surgical male sterilization)

一、输精管结扎术(vasectomy)

输精管结扎术是结扎并切除一段输精管或仅结扎输精管,以阻断精子通道,达到不育目的的手术方法。近40年来,在国内外,尤其在我国做了很多创新性改进。输精管结扎术根据暴露提取输精管的方式不同而形成钳穿法、直视钳穿法、针头固定法、穿线法、针挑法等输精管结扎术,以及无口不断输精管结扎术如针穿法输精管结扎术等。

【适应证】

已婚男子自愿要求输精管结扎术且无禁忌证者。

【禁忌证】

1. 出血性疾病、精神性疾病、明显神经官能症及各种急慢性疾病者。

2. 男生殖系统炎症,如阴囊炎症、湿疹、淋巴水肿等未治愈者。

3. 腹股沟斜疝、鞘膜积液、严重的精索静脉曲张者。

【患者准备】

1. 解除思想上的各种疑虑,夫妻双方知情,签署同意书。

2. 做好全身体检及局部检查。查血、尿常规,出凝血时间,必要时做其他相关检查。

3. 对采用普鲁卡因麻醉者,术前应做皮试。

4. 外阴备皮及清洗。

【术式简介】

1. 直视钳穿法输精管结扎术

(1)特殊器械:皮外输精管固定钳(简称固定钳)、输精管分离钳(简称分离钳)。

(2)手术步骤

①皮外固定输精管:术者站在受术者右侧,局麻后,以三指法选择在阴囊中上1/3水平处。选择正中或两侧入路,将输精管捏于术者左手中指和拇指之间,中指上顶,示指下压,使输精管牢靠地固定于阴囊皮下表浅处,用固定钳在局麻处将输精管皮肤固定于钳圈内提起(图41-1A),使钳圈前方的皮肤绷紧、变薄,致使该处输精管突起。

②分离输精管:用分离钳的一叶,在钳圈前方输精管最突出处刺入输精管前壁,当刺到输精管组织时,常有一种脆性感;退出分离钳,闭合钳尖再由该刺孔插入后张开钳尖,使阴囊皮肤至输精管各层组织分开(图41-1B),裂口长度稍大于输精管直径的2倍,此时即可看到光裸的输精管。

③提出输精管:将套在拇指一叶的朝下的分离钳钳尖,刺入光裸的输精管前壁;以顺时针方向旋转180°使钳尖朝上,适当闭合钳尖夹住输精管前壁,放开固定钳,用该钳夹住略微提出的光裸输精管,去除分离钳,提出输精管。用分离钳紧靠提起的输精管折曲部下方穿过,然后与输精管呈平行方向缓缓张开钳尖,游离1~1.5cm输精管(图41-1C)。注意尽量避免损伤输精管动脉。

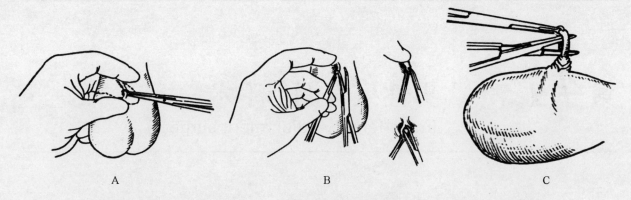

图 41-1　直视钳穿法输精管结扎术

A. 用皮外输精管固定钳皮外固定输精管；B. 用分离钳分离阴囊壁及输精管；C. 提出并游离输精管

④灌注精囊：用眼科剪尖端剪开精囊端的输精管前壁，插入 6 号钝针头，灌洗精囊，如 1％普鲁卡因或 0.01％醋酸苯汞等，每侧 5ml。

⑤结扎输精管：在输精管拟结扎处用输精管分离钳轻轻压榨后，用 1 号丝线结扎；剪去两扎间 1～1.5cm 长的输精管。暂保留精囊端的一根结扎线。

⑥分层隔离输精管：向下牵拉使两输精管残端回至精索，然后提出保留线，用分离钳夹住所带出的精索筋膜；将该筋膜与输精管精囊端后壁一并钳夹，1 号丝线结扎。

⑦输精管复位：放松保留线，检查无出血后，剪去多余线尾，将输精管复位于阴囊。

⑧以同法结扎对侧输精管。创面覆盖无菌纱布以胶布固定，或贴创可贴。

2. 钳穿法输精管结扎术

（1）特殊器械：分离钳、皮内输精管固定钳（简称内固定钳）及输精管提出钩等。

（2）手术步骤

①用紧闭的分离钳钳尖，自局麻处对流输精管穿刺分离阴囊壁（图 41-2A），徐徐张开钳尖，使裂口长度稍大于输精管直径的 2 倍。将紧闭的内固定钳放入分开的阴囊孔道，直达输精管，张开钳嘴，左手拇指和中指推挤输精管，使输精管套入圈内扣紧钳柄固定（图 41-2B）。

②左手起固定钳，钳嘴向上，示指将钳嘴前方的皮肤绷紧；右手用分离钳刺入分开输精管固定处输精管前壁外的组织，此时即可见到光裸的输精管。用输精管提出钩贯穿光裸的输精管前壁，松开内固定钳，将输精管提出约 1.5cm，然后用分离钳游离输精管按常规进行结扎。

3. 针头固定法输精管结扎术

（1）特殊器械：输精管小提钩，外形与输精管提出钩相仿，只是钩的外径为 0.2cm。

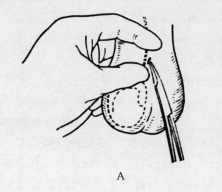
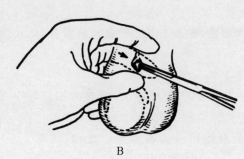

图 41-2　钳穿法输精管结扎术

A. 用分离钳对准输精管穿刺分离阴囊壁；B. 用皮内输精管固定钳抓住输精管提出阴囊皮外

（2）手术步骤：以拇示二指将右侧输精管游离并固定于皮下，将针头刺向输精管下方进行麻醉，边浸润边进针。当输精管位于针头上方时，用拇指（左侧用示指）将阴囊皮肤捻紧并向下推移，以示指尖向上顶针头，并同时将针头穿出对侧皮肤，输精管在皮肤与针头之间得以牢靠固定。用刀片一次纵行切开阴囊皮肤至输精管前壁各层，直达输精管腔。将输精管小提钩钩尖朝下，纵向插入管腔，旋转90°，钩住管壁，拔出针头，提出输精管（图41-3）。按常规进行结扎。

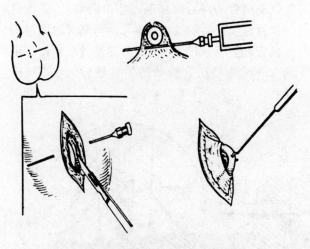

图41-3 针头固定法输精管结扎术

用注射针头经阴囊穿刺，将输精管固定于针杆上方，切开皮肤将输精管钩出阴囊切口外分离结扎

4. 穿线法输精管结扎术

（1）特殊器械：中号直圆针。

（2）手术步骤：左手拇示指将输精管单独固定在阴囊皮下表浅部位。在输精管被固定处的一侧进针，边推注麻药，边将针头通过输精管下方，直至穿透对侧皮肤。将带有丝线的直圆针插入麻醉针头孔内，使其随麻醉针头退出时引过圆针。将圆针由原针孔并在输精管上方穿回对侧，此时输精管则被套在该线之间（图41-4）。助手将线的两端提起，术者用蚊式钳扩大穿线孔眼，露出输精管被膜。用刀切开该被膜，在直视下用弯圆针挑起，提出光裸的输精管并予以结扎。

5. 针挑法输精管结扎术

（1）器械：两枚8号注射针头。

（2）手术步骤：左手拇示指将输精管单独固定在阴囊皮下，以尖刀直接刺到输精管，用蚊式钳游

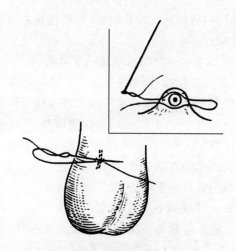

图41-4 穿线法输精管结扎术

用直圆针穿线穿刺阴囊套住固定输精管，切开阴囊挑出输精管分离结扎

离输精管。再用8号注射针头紧贴输精管下方刺入（针头斜面向下），固定输精管的手指同时做捻转和顶抬动作，配合挑出输精管，松开固定手指。纵行切开输精管被膜，以另一枚8号针头穿过输精管壁，挑出分离结扎（图41-5）。

6. 输精管不切断结扎术 此法于1982年由黄明孔等最先报道。手术步骤同钳穿法提取输精管，不同之处仅是输精管不切断，游离1.5cm输

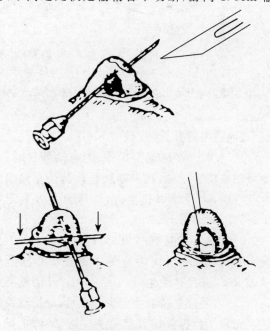

图41-5 针挑法输精管结扎术

用手固定输精管于阴囊皮下，切开阴囊用注射针头挑出输精管后进行结扎

精管,压榨后用丝线结扎两处,两结扎处之间再结扎第三处。

7. 阴茎根部背侧入路输精管结扎术

(1)特殊器械:同钳穿法。

(2)手术步骤:仅是左手两指将输精管移至阴茎根背侧中点并固定,做局部浸润麻醉,分离钳从局麻针眼穿入皮下,将孔眼扩大至 0.4～0.5cm,从皮肤开孔插入固定钳,圈住输精管提出皮外,提出钩钩出输精管进行结扎。

8. 针穿法输精管结扎术　此法于 1984 年由陈在贤创建并报告。结扎输精管无口不断,损伤轻,并发症少,其精子消失率及绝育有效率分别是94％及 97.1％。

(1)特殊器械:8 号注射针头、14 号缝纫机针及皮外输精管压榨钳等。

(2)手术步骤:输精管皮外固定后,用 14 号缝纫机针从输精管下方经阴囊壁穿过对侧,针尖孔穿上 1-0 丝线双折后,用 8 号注射针头的针尖孔与 14 号缝纫机针针尖吻接后,将缝纫机针推到对侧,两针尖落离后,将丝线拖过约一半后又重新吻接送到阴囊内输精管下方(图 41-6A),使两针吻接处稍后退脱开上抬,让输精管在两针尖隙间滑下去,两针尖在阴囊内输精管上方又重新吻接后(图 41-6B),将 14 号缝纫机针推向对侧穿出,这样缝纫机针针尖孔穿的丝线,经阴囊的同一孔道绕输精管一圈后又从原孔穿出阴囊外,抓住缝纫机针针尖孔的丝线在针尖孔处剪断成双股线套输精管,退去缝纫机针,用皮外输精管压榨钳在阴囊皮外压榨挫伤套线处的输精管(图 41-6C)后结扎。

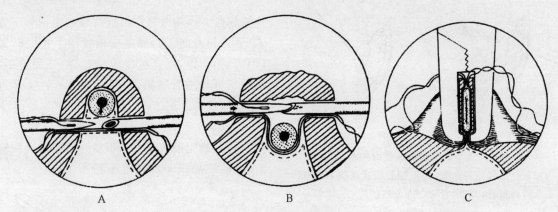

图 41-6　针穿法输精管结扎术

A. 用 14 号缝纫机针与 8 号注射针头配合穿刺阴囊带线于输精管下方两针尖分开让输精管下滑;B. 两针尖在阴囊内输精管上方重新吻接向对方推出;C. 输精管压榨钳在皮外压榨挫伤套线处的输精管后结扎

【注意事项】

1. 术中　严格无菌操作;游离输精管时,避免损伤输精管动脉,在未彻底止血前防止输精管中途滑脱,以免难以止血;结扎部位不宜距附睾太近。

2. 术后　术后观察 2h,局部无出血等异常情况后方可离去。1 周内避免体力劳动和剧烈运动,2 周内不宜有性生活。如术中未行精囊灌注杀精者,术后应坚持避孕至少 3 个月,经精液检查证实无精子后再停用其他避孕措施,以防止残余精子再孕。术后出现异常情况者应及时就诊。

【评析】

在输精管结扎术中,直视钳穿法因其简便易行、安全有效,已成为国内外普遍接受的输精管结扎法,钳穿法、针头固定法、不切断结扎法、穿线法、针挑法、针穿法等,是可供选用的输精管结扎法。

二、其他男性绝育技术(other methods of vas sterilization)

其他男性绝育技术主要包括附睾和输精管的绝育技术。附睾注射鱼肝油酸钠、水凝胶、精氨酸锌、硅橡胶铜粉等法,虽有一定效果,但附睾破坏较大,属不可复性。电凝、激光凝堵法、输精管粘堵法、输精管栓堵法、钽夹压迫法,都有一定效果,但均有不足之处,未能推广应用。现简介如下 3 种绝育法。

【适应证】

同输精管结扎术。

【禁忌证】

同输精管结扎术。

【患者准备】

同输精管结扎术。

【术式简介】

1. 输精管注射绝育术 输精管注射绝育法是向输精管内注射石炭酸-504粘堵剂以达到绝育的手术方法,称为输精管注射绝育法(简称粘堵法)。1971年起由李顺强、黄明孔等开始研究,1972年进入临床应用。报道精子消失率为94.94%,并发症为0.33%~1.46%。经全国多中心前瞻性研究,精子消失率为93.55%。是一种安全、有效的男性绝育法。

(1)特殊器械和药物:固定钳、输精管粘堵注射器、8号锐针头、6号钝针头、粘堵剂(25%石炭酸和75%α-氰基丙烯酸正丁酯的混合液)。

(2)手术步骤

①皮外固定输精管前的步骤同直视钳穿法。

②穿刺输精管:术者左手拇、示指指尖捏住钳尖处的输精管,右手指捏住8号锐针头,使针斜面与输精管纵轴一致,在捏住的输精管最突出部位,刺破阴囊皮肤及输精管前壁入管腔(图41-7)。拔出8号针头,立即用6号钝头针沿着已刺开的孔道顺势穿入管腔。

③输精管穿刺成功的判断

A. 穿入时有特别光滑感和针尖无阻力感,进退针可感到针杆在光滑的管道内滑动,扪摸针尖感觉两侧的组织厚度一致。

B. 精囊灌注试验:经6号钝针头注入5ml药液无阻力,局部无水肿,受术者有尿意感。

C. 输精管盲腔加压注气试验:助手用拇、示指卡紧针尖精囊端的输精管,术者左手拇指、示指紧紧捏住穿刺针入口处的输精管,右手用盛有4ml空气的注射器接在6号钝针头上,加压推至2ml刻度处,放松后空气自动退至原来刻度处。

④注入粘堵剂:用输精管阻断钳在针尖前方0.5cm处卡紧输精管,用粘堵注射器吸取输精管粘堵剂0.045ml,紧密接在针头上,同时卡紧进针孔眼处的输精管,针退出1cm,将粘堵剂全部注入到这段约2.5cm的盲腔内(实际注入药量为

0.025ml),待20s凝固后拔出针头。

⑤用同法注射左侧,穿刺针孔用创可贴或无菌纱布覆盖胶布固定。

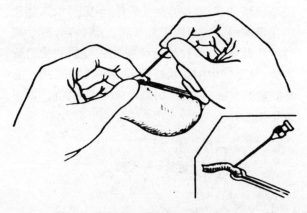

图41-7 穿刺输精管

(3)术中注意事项:严格遵守无菌操作。确保穿刺成功。经数次穿刺失败,应改为输精管结扎术。若见注射针有血液外溢,往往提示有活动性出血,应显露输精管予以处理。

(4)术后注意事项:同输精管结扎术。

2. 输精管经皮穿刺注射栓堵术 输精管经皮穿刺注射栓堵术(简称输精管栓堵术)是将胶状的栓堵剂注入输精管,快速凝固成栓子堵塞输精管,达到永久性避孕的目的。此法由赵生才创用,于1983年应用于临床,报道节育有效率为99%。经全国多中心前瞻性研究,精子消失率为88.80%。

(1)特殊器械和药物:特殊器械有固定钳、8号锐针头、6号钝针头、输精管栓堵注射器、阻断器、加压推注器。栓堵剂为医用聚氨基甲酸乙酯(medical polyurethane,MPU):MPU-A每支含预聚体聚氨基甲酸酯溶液1g,MPU-B每支含催化剂0.5ml。准确抽取MPU-B 0.3ml,加进MPU-A安瓿内,立即搅拌至少2min让其充分混合均匀。

(2)手术步骤

①上输精管阻断器前的步骤同输精管粘堵法。

②6号针抬起上输精管阻断器。拧紧阻断器的旋钮后轻轻退针,直至针尖退至环中部为止,捏住针座轻轻上下摇动,可见针尖在环内活动,此时再复查一下输精管是否仍在环中间。注入栓堵剂

时再用皮外固定钳环夹在阻断器环柄的根部,保证加压推注时栓堵剂不漏。

③加压注入栓堵剂:操作者先用栓堵注射器吸取栓堵剂0.6ml,接在6号针针座上,放入加压推注器槽内。左手固定加压推注器体部,右手旋转推注器旋钮,将栓堵剂缓慢注入控制的输精管腔内,可见环内组织缓缓凸起(图41-8)。推注完毕,拔除针头。待安瓿内剩余栓堵剂凝固时,即可取下阻断器。

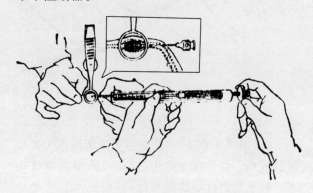

图41-8 加压注射栓堵剂进入输精管腔

(3)术中注意事项:准确配制栓堵剂,严格执行栓堵规定剂量,保证栓堵剂注入阻断环内的输精管腔内。推注速度需缓慢,太快时针管内压力过高,易造成注射器损坏。

(4)术后注意事项:受堵者术后需观察1h,局部无血肿方可离去。栓子完全凝固需24h,在此期间要防止局部受压。术后避免体力劳动,在6个月内仍应采取避孕,待精液检查精子为零时,方可解除避孕措施。

3.输精管电凝绝育术 输精管电凝绝育术是电凝一段输精管或输精管断端,形成瘢痕闭塞而达到绝育目的。操作较方便,并发症较少。但电流强度及通电时间不易掌握。王凤辉等报道204例,两年随访精子消失率为94%。常用的有显露输精管电凝术及穿刺输精管电凝绝育术两种。手术适应证同输精管结扎术。

(1)显露输精管电凝术

①特殊器械:皮外输精管固定钳、输精管分离钳及输精管电凝装置。

②手术步骤:分离提出输精管同直视钳穿法,提出输精管后剪除1cm,两断端用蚊式钳或输精管分离钳夹持,将电凝针插入断端管腔2mm,电凝2～4s。以残端变为褐色,距断端0.2～0.4cm之管腔轻度变白为度(图41-9)。检查无出血、无错误电凝后,输精管复位。同法施行对侧输精管电凝。包扎伤口。

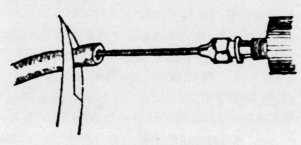

图41-9 输精管电凝绝育术

(2)穿刺输精管电凝绝育术

①特殊器械:电凝输精管装置、JCD-30型输精管节育电凝仪、6号硅胶绝缘针头、固定钳。

②手术步骤:仰卧,电极板安放在受术者臀部下面。用皮外输精管固定钳将输精管固定在阴囊前壁皮下最表浅处,固定钳柄朝向受术者下肢,抬起钳圈使输精管更突出。用8号锐针以近似垂直方向在输精管最突出处穿刺一小孔。沿8号锐针穿刺的小孔,将特制的电凝输精管针插入输精管远睾端腔内,用精囊灌注试验证实针在输精管腔内后,边退针边电凝,持续3～5s,电凝1～1.5cm输精管。若电凝处扪及约0.5cm结节,表明电凝成功。同法电凝对侧输精管。包扎伤口。

【评析】

输精管注射绝育法实现了注射不生育的愿望,效果较好,但其技术操作难度大,成本高,且不易复通。输精管栓堵方法与输精管注射绝育法类似,在取栓后复通率仍较低,此两法均已很少应用。输精管电凝绝育术的绝育效果不够满意,也未见大面积推广应用,有待进一步研究。

(黄明孔 陈在贤)

第二节 精道复通术(seminal canal recanalization)

精道梗阻导致不育,为了恢复生精及生育能力,需要做精道复通术。精道复通的方法较多,根据精道梗阻的部位不同而异。输精管梗阻者则行输精管-输精管吻合术;附睾部位梗阻者,则行输精管-附睾吻合术,或输精管-附睾管吻合术及附睾管-附睾管吻合术等。吻合术有肉眼下及手术显微镜下吻合术。前者不需要特殊仪器设备,操作较简单,但吻合不甚精确,成功率不高,但如有好的手术方法也能达到较好的效果。显微外科吻合术需要特殊仪器设备,吻合较精细准确,成功率较高。因此要根据具体条件来选择手术方法。20世纪70年代前,输精管复通皆用肉眼下吻合输精管,因此复精率较低,30%～60%,后来新的肉眼下输精管吻合术,方法简便易行,达到了较好的手术效果。随着显微外科技术在输精管复通术上的应用,手术技术的提高,近年来复精率已达83%～100%;复通后妻子的妊娠率也已从70年代初的31%～64%提高到目前的50%～81.7%,有个别报道甚至达90%者。

一、输精管吻合术(vasovasotomy)

输精管吻合术分肉眼下和手术显微镜下输精管吻合术两类。肉眼下输精管吻合术简便易行,手术时间较短,但复通率和复孕率均较低。显微镜下输精管吻合术,较复杂,复通率和复孕率较高。

【适应证】

1. 输精管绝育术后,因子女死亡或残疾、配偶死亡或离异而再婚,要求再生育者;或经久不愈的附睾淤积症、神经官能症或精神性性功能障碍者。

2. 外伤或手术意外损伤输精管需复通者。

3. 复杂性梗阻性无精子症,如单侧睾丸发育不良而对侧输精管缺如或多段梗阻,先天性输精管节段性闭塞或缺如、后天性输精管节段性炎性闭塞需复通者等,可采用显微输精管交叉吻合术。

【禁忌证】

1. 男性生殖系统炎症,如阴囊炎症、湿疹、淋巴水肿等未治愈者。

2. 糖尿病、高血压未控制者。

3. 凝血功能异常,有出血倾向者。

4. 腹股沟斜疝、鞘膜积液、严重的精索静脉曲张者。

【术前准备】

做好全身体检及局部检查。查血、尿常规,出凝血时间,必要时做其他相关检查。外阴备皮及清洗。

【麻醉与体位】

多用硬膜外麻醉。平卧位。

【术式简介】

1. 肉眼下输精管吻合术 在肉眼下,将梗阻的两端输精管对端吻合。陈在贤等(1994)报道缝外膜薇乔线支架减张输精管吻合术,并与外膜肌层支架法、全层不锈钢丝支架法、单纯全层缝合法等对照研究结果显示,其吻合术后的复精率和复孕率分别为90%和71.40%、82.10%和60.70%、33.30%和16.70%、27.30%和0%。在肉眼下行经管腔的准确吻合相当困难,吻合口对位不好,管壁损伤重(如单纯全层法),与外界相通的支架物易致感染(如全层不锈钢支架法),致使吻合口纤维瘢痕化狭窄或闭塞,因而效果不满意。外膜薇乔线支架减张法的特点是只缝输精管两端的外膜来达到吻合口两端外周在外膜内的整齐对合,缝合容易,无肌层缝合的损伤及不吸收缝线的异物反应;可吸收的薇乔线作支架并减张,促使了吻合口愈合后保持通畅,方法简便易行,效果满意。范洪志报道外膜肌层无支架法和外膜肌层支架输精管吻合术,其术后复精率分别为90%及80.77%,复孕率分别为79.23%及60.77%;可见前者优于后者。

(1)缝外膜肠线支架减张输精管吻合术:缝合输精管外膜及少许肌层使输精管两端外周对合整齐,可吸收薇乔线支架支撑吻合口,并减张使两端紧密接触便于愈合,愈合后使吻合口保持通畅。不需特殊仪器设备,在肉眼下施行,方法其吻合口管腔也相应对合,简便易行,容易掌握,效果很满意。

手术要点:用皮外输精管固定钳将输精管结节固定于阴囊前外侧皮下,在该处切开皮肤和肉膜,用分离钳分离其下的组织直达输精管结节,换用皮外输精管固定钳将结节提出切口外,靠近结节各游离 1cm 左右输精管,在远离结节的输精管外膜上缝牵引线,在靠近结节处切断两端输精管,酌情切除或旷置结节。向远睾端管腔插入钝针头,用约 5ml 生理盐水灌注通畅无阻力,近睾端管腔扩大并见有乳白色管内液溢出,则示输精管两端通畅,可用无菌毛细吸管吸取管内液涂片镜检,见有无精子,可预示吻合术后的效果。用 6 号半或 7 号针头作引导,将 5-0 薇乔线在距吻合断

面远近睾端各约 1cm 处的输精管壁引出作支架(图 41-10A)。用 5-0 带针尼龙线间断缝合输精管两端外膜(也可缝少许外膜浅肌层)6 针左右打结(图 41-10B),扎在薇乔线出输精管壁孔远端处各缝一针 5-0 带针尼龙线,与两端薇乔线收紧打结(图 41-10C),达到吻合口能准确而无张力的对合。将靠近输精管上下端的筋膜组织拉拢横行缝合,进一步减低输精管吻合口张力。检查无出血后将输精管放回阴囊内,放橡皮引流条引流,缝合阴囊皮肤切口结束手术。

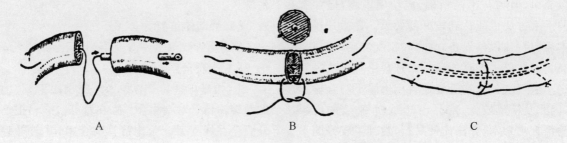

图 41-10 缝外膜浅肌层肠线支架减张输精管吻合术
A. 放置薇乔线支架;B. 缝输精管外膜浅肌层;C. 薇乔线两端减张缝合固定

(2)外肌层输精管吻合术:分外膜肌层无支架法和外膜肌层支架法输精管吻合术。不需要特殊的仪器设备,在肉眼下施行,方法简较便易行,效果较好。

①有支架外肌层法输精管吻合术:分离提出输精管结节后,了解输精管两端通畅性同缝外膜肠线支架减张法。以无针座的 7 号针头由远睾断端管腔插入 1～1.5cm,然后穿出输精管壁和阴囊壁,将尼龙线、不锈钢丝、塑料管或马尾等支撑物由针管引出阴囊外。以同法将同一根支撑物的另一端从近睾端输精管腔经阴囊壁引出。拉直支撑物使两断端靠拢,用 6-0 无损伤尼龙缝线行等距离外膜肌层缝合 4～6 针。其余步骤同缝外膜肠线支架减张输精管吻合术,游离切断输精管两端。

②无支架外肌层法输精管吻合术:分离提出输精管结节,游离切断输精管两端,了解输精管两端通畅性同前法。以弯蚊式止血钳夹住离断面 2cm 以远的远近睾端输精管周围组织,或以 1 号丝线缝过该处管周组织,对应牵拉,使两断端靠拢。以 6-0 或 7-0 无损伤缝合线行外膜肌层缝合 4～6 针吻合。余下步骤同前法。

(3)缝全层输精管吻合术:以缝合输精管全层

加支架吻合。不需特殊仪器设备,在肉眼下施行,方法简便易行。但手术成功率不高。

①缝全层支架输精管吻合术:分离提出输精管结节,游离切断输精管两端,了解输精管两端通畅性同缝外膜肠线支架减张法。以无针座的 7 号针头由远睾端管腔插入 1～1.5cm,然后穿出管壁和阴囊壁,将尼龙线、塑料管或马尾等支撑物由针杆腔引出阴囊外(图 41-11A)。以同法使同一支撑物从近睾端输精管和阴囊壁引出。拉直支撑物使两断端对合,用 5-0 或 6-0 尼龙线行等距离全层缝合 4～6 针(图 41-11B)。如有合适的吻合两端的输精管周围组织,可酌情缝合 2～3 针减张。检查无出血后放输精管回阴囊内。若止血可靠,一般可不置橡皮引流条。褥式缝合阴囊皮肤切口,支撑线宜垫以橡皮管打结固定。

②缝全层无支架输精管吻合术:分离提出输精管结节,游离切断输精管两端,了解输精管两端通畅性同缝外膜肠线支架减张法。以珠宝镊或显微镊插入管腔,用 6-0 无损伤缝合针线等距离全层缝合 4～6 针,一般缝好后再打结。吻合口两端的输精管周围组织缝合 2～3 针减张。检查无出血后放输精管回阴囊内,置橡皮引流条缝合阴囊皮肤切口。

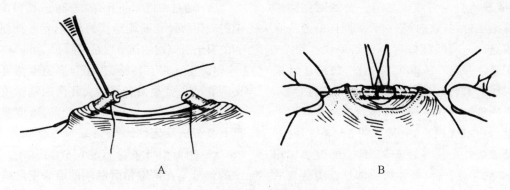

图 41-11　缝全层支架输精管吻合术
A. 穿针引出支撑物;B. 拉紧支撑物,缝合输精管

2. 显微外科输精管吻合术　1962 年首先将显微外科技术应用于输精管吻合,20 世纪 70 年代末期被广泛应用于临床。手术精细,对合整齐、吻合严密,不需放置支架,比常规输精管吻合术更确切可靠,其复通率及复孕率分别为 75%～100% 及 51%～85.9%。但其缺点是需较贵的显微外科手术设备和较高的显微外科手术技能,同时手术时间也较长。

(1)特殊仪器及器械:有 175mm 或 200mm 镜头的手术显微镜,按术者和助手是正视眼、近视眼或远视眼的需要调好目镜,同时调好瞳距。输精管对合钳或小血管夹对合器、显微镊、8-0 或 9-0 或 10-0 带针单丝尼龙线。

(2)手术要点:调试好手术显微镜。做阴囊切口,解剖分离提出输精管结节,游离切断两端输精管,缝牵引线,靠近结节处切断输精管,酌情切除或旷置结节。了解输精管两端通畅性同缝外膜肠线支架减张法。吻合处深部置一片有色硅胶膜作背景可增加手术的清晰度。在缝合时适当放大倍数(10～25 倍),打结时适当缩小倍数。吻合口应切至健康的输精管段才施行吻合。达到吻合口无张力。证实远近睾段输精管通畅性。

(3)手术要点

① 显微镜全层输精管吻合术

A. 经典的全层吻合法:将手术显微镜放大倍数调至 10～20 倍,将输精管两断端用输精管对合钳在距断面 3mm 处分别夹住远近端输精管,以 7-0 或 8-0 无损伤缝合针线等距离全层缝合 4～8 针,可先缝前后壁两针,然后再缝两侧壁。

B. 改良全层吻合法:改良全层吻合法现有 4 种,万启智介绍的三定点全层加肌层缝合法,黄明孔介绍的四定点全层加外膜肌层缝合法、Sharlip 介绍的六定点全层加肌层缝合法,以及四定点外膜肌层缝合法等。前三者每定点均是全层缝合,每定点之间间距均等,几定点全层缝合好后,把对合器适当靠拢,使输精管两端靠拢,将几定点缝线一打结,在两缝线间缝合外膜肌层 1～2 针加强,每针缝后随即打结。四定点外膜肌层缝合,只是缝外膜肌层,不通过管腔黏膜,均匀四定点外膜肌层缝合后分别打结,然后加强缝合外膜和浅肌层(图 41-12)。

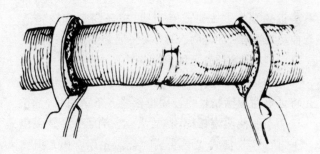

图 41-12　显微外科输精管全层吻合术:输精管对合钳四定点外膜肌层吻合

② 显微镜双层输精管吻合术

A. 显微镜先内后外双层输精管吻合术:用输精管对合钳或对合器夹住输精管两断端,所显露的每侧断端约长 0.3cm,以便缝合时能使断端适当弯曲有利于操作。在 10～16 倍手术显微镜下观察两端断面是否整齐,不整齐时则用直显微剪剪齐。适当靠拢两断端。将手术显微镜放大到 20～40 倍,用带针的 10-0 或 9-0 尼龙线缝助手侧

黏膜壁,缝好后打结剪线。在第一针的对侧两端黏膜壁缝第 2 针,打结剪线,然后以同样的缝法在前壁黏膜缝 2～3 针,缝好后再打结剪线。用 9-0或 8-0 线缝合前壁外膜和肌层 3 针,每缝 1 针随即打结剪线。翻转输精管钳或小血管夹对合器,用弯泪囊冲洗钝头针冲开尚未吻合的半口观看对侧黏膜缝合准确无误后,再缝黏膜 2～3 针,缝好后才打结剪线。黏膜共缝 6～8 针。外膜肌层用9-0 或 8-0 尼龙线缝合,每针缝后即打结剪线。共缝外膜肌层 8～12 针。除去输精管对合钳或小血管夹对合器,适当挤压附睾尾和输精管曲段,若吻合口无漏液,则冲洗后放回阴囊内。

B. 显微镜分侧双层输精管吻合术:以弯蚊式血管钳夹住两端输精管周组织或外膜,或以 1 号丝线将两端管周组织在距断面 1cm 以远各缝一针,对应牵引使两端靠拢。以 8-0 尼龙线缝外膜肌层,10-0 或 9-0 尼龙线缝黏膜层。在 20～40 倍手术显微镜下先在后壁缝一针外膜肌层,线尾留长用显微钳或线夹夹住暂不打结。自后壁缝黏膜3 针,缝好后再从中间一针起打结后剪线,随即将外膜肌层所缝好的针打结,再打第 2、第 3 针黏膜缝线线结,并随即剪去线尾,接着缝紧邻的后壁外膜肌层。然后缝前壁黏膜 3 针,打结后剪线,外膜肌层 4 针,如此便于准确缝合。剪去多余线尾,拆去近睾端的蚊式钳或牵引线,挤压附睾和输精管曲段无漏液,冲洗吻合区,除去远睾端的蚊式钳或牵引线,将输精管还纳到阴囊内。

C. 显微镜改良双层输精管吻合术:王建然等将远近两侧输精管的管周膜各缝一条牵引线,牵拉这两条线使两端靠拢,在放大 10 倍的手术显微镜下进行该改良式双层端端吻合。先用 7-0 无损伤尼龙线全层缝合后壁(6 点)1 针,在相距 180°用同样针线全层缝合前壁(12 点)1 针,均保留较长线头供牵引用。轻拉两处线头使输精管顺时针旋转45°,以 9-0 无损伤针线于侧壁 8 点和 10 点处黏膜层各缝 1 针(第 3、第 4 针),于 2 针均缝完后再逐一打结剪线,然后再将 8 点和 10 点处的外膜和肌层用 7-0 针线各缝 1 针,打结后剪去线尾。牵引第 1、2 针线逆时针旋转输精管 45°,以第 3、4 针相同的方法于另一侧壁 2 点和 4 点处用 9-0 针线缝第 5、6针,最后用 7-0 针线缝 2 点和 4 点处外膜及肌层。

③显微镜三层输精管吻合术

A. 通过一把中间开有 2～3mm 槽口的神经固定钳夹住预计切断输精管的部位,用一薄而极其锋利的刀子沿该钳的槽口以精确的 90°横断输精管。

B. 用一带有转轴、头端有避免输精管过度受夹圆孔的长臂显微合拢钳夹住两断端输精管予以固定,并露出一小段断端,使吻合时既便于缝合又具有良好的稳定性。

C. 用亚甲蓝液染蓝输精管黏膜环。用一精细的记号笔在两输精管断端的前后壁深肌层计划画出相对应的 6 个出针点,如此可防止由于两端管腔大小的差异在缝合后发生漏液。

D. 用一线双鱼钩型针的 10-0 单针线由内向外缝合前壁 3 针,自标记点出针(图 41-13)。3 针缝好后靠拢显微合拢钳打结。为密封黏膜口的裂隙,以 9-0 单针线在两黏膜缝线间做深肌层缝合,但不穿过黏膜。用 9-0 针线加浅肌层缝合。

E. 将显微合拢钳翻转 180°,以同法缝合。

F. 用 6-0 脯氨酸线缝输精管外膜及管周组织,前后壁缝好后除去显微合拢钳将输精管纳入阴囊内。

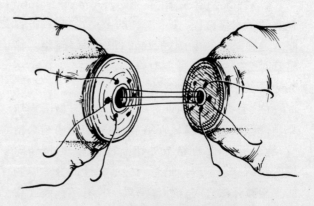

图 41-13   显微外科输精管三层吻合法

3. 腹腔镜输精管吻合术   国内司徒杰等(2012)报道,用腹腔镜输精管吻合术治疗双侧疝修补术后梗阻性无精症。25 岁男性无精症患者,儿童期双侧腹股沟斜疝修补史,初诊腹股沟段输精管梗阻,予以腹腔镜辅助将盆段输精管自内环处离断从外环下引出,与近端输精管端端吻合。术后 40d 复查精液常规,精液量 4.8ml,精子密度 1.6×10^{6}/ml,精子活率 d 级。腹腔镜辅助输精管吻合术具有旷置腹股沟段输精管、吻合张力小、不干扰腹股沟疝修补状况、近端输精管易寻找等特点,使手术简单化,不失为一种新的治疗方式。

4. 机器人辅助输精管吻合术 机器人辅助输精管吻合术国内外均有报道,国内高旭等(2014)报道,用机器人辅助输精管-输精管吻合术(RAVV)及机器人辅助输精管-附睾管吻合术(RAVE)2 例梗阻性无精子症患者,1 例为输精管结扎患者行 RAVV 术;1 例为双侧附睾梗阻患者行 RAVE 术。2 例患者均于术后 6 个月时在精液中发现精子,精子浓度分别为 2.0×10^6/ml、66.0×10^6/ml。RAVV 及 RAVE 具有吻合确切、视野清楚等优点,可作为治疗梗阻性无精子症的选择手术方式之一。

传统的输精管复通术需要借助手术显微镜来完成,而最近机器人辅助技术已被用于输精管复通术。一组 2011-2013 年间进行的机器人辅助输精管复通术和显微外科输精管复通术患者,并在术后 6 周进行精液分析。52 位需要做输精管复通术的患者中,27 位选择了显微外科输精管复通术,25 位选择机器人辅助输精管复通术。两组患者都需要进行输精管吻合术和输精管附睾管吻合术,其中还包括之前由其他医生实施输精管复通术但失败的患者。显微外科组和机器人辅助治疗组之间无明显统计学差异,复通率为 89% 及 92%,术后 6 周精子浓度为 28×10^6 和 26×10^6,活动精子总数为 229×10^6 和 30×10^6,平均手术时间为 141min 及 150min。在吻合时间上两者有显著统计学差异(64min 及 74min),然而随着机器人辅助手术技术的进一步开展,吻合时间将会进一步减少。因此,由显微外科输精管复通术到机器人辅助输精管复通术是可行的。

【术后处理】

1. 托起阴囊 7~10d,减小直立时睾丸下坠造成的吻合口张力,有利于吻合口愈合。

2. 应用抗菌药物防治感染。

3. 引流管待渗液引流干净后拔除。

4. 留置外置支架者,术后 2 周左右拔除。术后 2 周内避免性生活。术后 1、3、6、12 个月复查精液以了解复精及复孕情况。

二、输精管附睾吻合术(vasoepididymostomy)

输精管附睾吻合术是由于附睾尾或附睾体的附睾管梗阻或缺如,而近睾段附睾管及输精管均通畅要求生育者,跨过梗阻部位,将输精管与附睾吻合的手术。在无显微外科技术和设备条件的情况下,可施行常规的(传统的)输精管附睾吻合术。其复通率约 20%,复孕率更低。Berger 1997 年使用三角状三针套叠输精管附睾吻合术,显著优于传统的吻合法。Marmar 2000 年改良为横向两针套叠吻合术,但开口大小受到附睾管本身大小的限制。2001 年 Chan 等采用纵向两针套叠输精管附睾吻合术(LIVES),其法在附睾管上纵向缝合两针,然后在两针之间纵向切开附睾管,吻合线内进外出输精管壁,使附睾管套叠进入输精管腔,使吻合口的畅通更加有保障。

【适应证】

由于附睾尾或附睾体的附睾管梗阻或缺如,而近睾段附睾管及输精管均通畅要求恢复生育者。

【禁忌证】

同输精管吻合术。

【麻醉与体位】

多用硬膜外麻醉。平卧位。

【术前准备】

同输精管吻合术。

【术式简介】

1. 输精管附睾侧侧吻合术

(1)切口及探查:做阴囊前侧纵行切口。切开皮肤、肉膜、诸筋膜,直至睾丸鞘膜壁层,于壁层外钝性分离,将睾丸鞘膜连同阴囊内容物一起挤出切口外,切开睾丸鞘膜,显露睾丸、附睾、输精管,确认病变部位。探查附睾头部,是否有呈乳黄或乳白色膨大的附睾管。

(2)输精管注水试验:靠近附睾尾的精索内扪到输精管,分离约 2cm,用 6 号钝针头向精囊端输精管穿刺入管腔内,注射约 5ml 等渗盐水,如无阻力针尖处不肿胀,局麻患者还有尿意感,表示精囊端输精管通畅(图 41-14A)。

(3)切开附睾及输精管:在附睾病变阻塞部位的近睾段附睾,做纵切口切断附睾管,见到自附睾管溢液溢出为止,并涂片镜下观察有无精子存在,如无精子,将切口向附睾头部方向延长,收集液体做镜检,直到发现有精子为止。又于附睾纵切口对应部位的输精管向上做纵行切口，其长度与附睾体部头部纵行切口相当。将3-0尼龙线通过注射针头从输精管纵行切口上端插入管腔，再经管壁穿出，并引出皮肤之外做支架(图41-14B)。

(4)输精管附睾吻合：用8-0尼龙线行输精管附睾侧侧吻合。先缝合上下两端(图41-14C)，结扎后线尾做牵引，并将尼龙支撑线下端经吻合口从吻合口下角引出，再于输精管附睾吻合口之两侧做间断缝合(图41-14D)。

(5)缝合切口：切口彻底止血后，留置橡皮引流条，用5-0薇乔线缝合阴囊切口，将尼龙支撑线上下两线尾于皮肤外结扎固定。

(6)同法施行对侧手术。

2. 输精管附睾端侧吻合术　在靠近附睾病变部位切断输精管，将附睾端输精管结扎，远睾端纵斜行切开，以6-0或7-0带针尼龙线从角部开始将输精管外膜和浅肌层与附睾被膜逐一做间断端侧吻合(图41-15A)，输精管附睾端侧吻合完毕(图41-15B)。

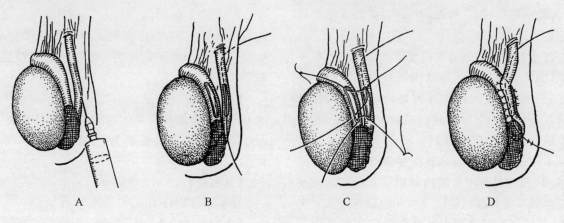

图 41-14　输精管附睾侧侧吻合术
A. 输精管注水试验；B. 附睾纵行输精管切开及留置支架线；C. 输精管附睾吻合先缝上下两端；D. 输精管附睾侧侧吻合

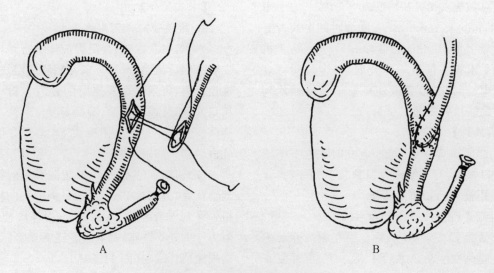

图 41-15　输精管附睾端侧吻合术
A. 输精管与附睾端侧吻合；B. 输精管与附睾端侧吻合完毕

【注意要点】

1. 附睾体部头部纵行切开,应从附睾尾部病变阻塞上方开始,逐次向上切开,直至溢出液体镜检发现精子。但吻合部位越低越好,以便有足够长的附睾管段使精子得以成熟。

2. 输精管附睾吻合,一般做侧侧吻合,也可做端侧吻合,如有膨大之附睾小管还可做端端吻合。

3. 手术应在手术放大镜或手术显微镜下施行。

【术后处理】

1. 将阴囊托起。

2. 术区需加以保护,以防切口及支撑物被污染。

3. 应用抗菌药物防治感染。

4. 如有输精管支撑物,术后 2 周左右拔除。

5. 术后 1 个月开始检查精液,大多数患者术后 1 个月开始出现精子,极少数乃至半年到 1 年才出现精子。

【评析】

输精管吻合术后 1 年,如多次检查精液未发现精子,则视为未成功,1 年后可考虑再次手术。复孕率达 10.53%。

三、显微输精管附睾管吻合术(microsurgical vasoepididymostomy)

显微输精管附睾管吻合术是跨过梗阻部位,将输精管与附睾管吻合的手术。研究结果显示,显微外科输精管附睾管吻合术,吻合口对合整齐、严密,手术成功率高。复精率及复孕率分别为 68%～85% 及 35%～56%,明显优于常规输精管附睾吻合术。需特殊的仪器设备及较高的显微外科手术技能,手术时间较长,价格昂贵。

【适应证】

同输精管附睾吻合术。

【禁忌证】

同输精管附睾吻合术。

【术前准备】

同常规输精管附睾吻合术。

【特殊仪器】

同显微外科输精管吻合术。

【术前准备】

同输精管吻合术。

【麻醉与体位】

多用硬膜外麻醉。平卧位。

【术式简介】

1. 显微输精管附睾管端端吻合术　切口探查及游离输精管和通水试验同常规输精管吻合术。从附睾梗阻部位近睾端开始逐一横切附睾,在 25～40 倍手术显微镜下,看清切断面,找到一根横切后有精液溢出的附睾管。用生理盐水或庆大霉素生理盐水冲洗术野。取附睾管溢液涂片镜下观察有无精子。若未查到精子,再往附睾头侧横切,直至找到精子为止。用 10-0 带针单针尼龙线对输精管黏膜和附睾管壁做间断缝合 4～6 针。第 1、2 针先缝附睾管后壁,缝针由外向内,再由内向外缝输精管黏膜后壁。两针缝好后打结,第 3、4 针缝合前壁时,缝针先由外向内缝输精管前壁黏膜,经腔内穿出,再由内向外缝合附睾管前壁(图 41-16),此两针或更多的针缝好后再逐一打结。用 9-0 或 8-0 带针单针尼龙线间断缝合输精管外膜、肌层和附睾被膜,共缝 8～12 针。

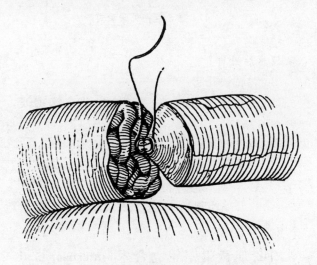

图 41-16　输精管黏膜与附睾管管壁缝合

2. 显微输精管附睾管端侧吻合术　切口、探查及游离输精管和通水试验同常规输精管吻合术。从附睾梗阻部位近睾端开始逐一横切附睾,直至找到精子为止等步骤同显微外科输精管附睾管端端吻合术。发现精子后,将输精管远睾端从壁层睾丸鞘膜顶端分一裂口带到吻合部位。在附睾被膜和输精管外膜之间用 7-0 或 6-0 带针单针尼龙线缝合 3～4 针固定。用 9-0 或 8-0 带针单针尼龙线先缝输精管外膜、浅肌层和附睾被膜 3 针，然后以 10-0 或 11-0 带针单针尼龙线缝输精管黏膜和附睾管后壁 3 针（图 41-17）。在附睾被膜和输精管外膜、肌层继续缝两针，以使输精管黏膜和附睾管后壁缝合的张力减少到最低限度。用 10-0 或 11-0 线缝附睾管和输精管黏膜前壁 2～3 针。外层共缝 8～12 针。引流及缝合同常规输精管附睾吻合术。

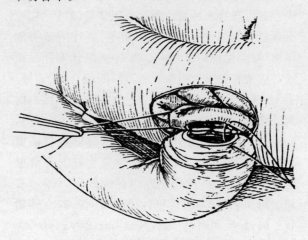

图 41-17　缝合后壁外膜和内层

【术后处理】

1. 将阴囊托起。

2. 术区需加以保护，以防切口及支撑物被污染。

3. 应用抗菌药物防治感染。

4. 如有输精管支撑物，术后 2 周左右拔除。

5. 术后 1 个月开始检查精液，大多数患者术后 1 个月开始出现精子，极少数乃至半年到 1 年才出现精子。

四、显微附睾管吻合术（microsurgical anastomosis of epididymal tubule）

显微附睾管吻合术是在手术显微镜下，跨过梗阻部位，将附睾管端端吻合的手术。随着显微外科技术的深入发展，近年来显微外科用于附睾管与附睾管之间的端端吻合。吻合口对合整齐、严密，手术成功率高。需特殊的仪器设备及较高的显微外科手术技能，手术时间较长，价格昂贵。手术步骤如下。

【适应证】

由于附睾体的附睾管梗阻或损伤者，而近睾段附睾管及输精管均通畅者。

【禁忌证】

附睾头部梗阻病变，合并睾丸病变者。

【术前准备】

同常规输精管附睾吻合术。

【特殊仪器】

同显微外科输精管吻合术。

【麻醉与体位】

多用硬膜外麻醉。平卧位。

【手术要点】

1. 切口、探查、游离切断输精管、远端通水试验及近睾端分泌物检查同常规输精管附睾吻合术。

2. 在手术显微镜下仔细检查附睾，判断梗阻的部位及其范围（图 41-18A），然后穿刺输精管，向精囊端注水证实通畅，近睾端注入染色液以显示附睾梗阻段的远端。

3. 从附睾梗阻部位纵行切开，逐步切除该部位的瘢痕。切除时仅涉及附睾管，不伤及附睾被膜。直到近输精管端附睾管腔中出现液体，接着有染液颜色及气泡出现时，表明已达到梗阻远端的附睾管。

4. 向近睾端切除瘢痕寻找近睾端附睾管。注意找到最靠近梗阻部位的管腔（图 41-18B），从管腔中收集乳白液送镜检，直到查见精子，最好有活动的精子。

5. 在 25～40 倍的手术显微镜下，用 11-0 或 12-0 带针单丝尼龙线全层缝合两端管壁 4 针（图 41-18C），再从输精管内注入染液，如吻合完好无渗漏，染液可通过吻合口进入近睾端附睾管。观察 5min 左右，附睾管内染液逐渐由乳白色的精液取代，证实吻合成功。

6. 间断缝合附睾被膜、壁层睾鞘膜、肉膜和皮肤，酌情置橡皮引流。

【术后处理】

1. 将阴囊托起。

2. 术区需加以保护，以防切口及支撑物被污染。

3. 应用抗菌药物防治感染。

4. 如有输精管支撑物，术后 2 周左右拔除。

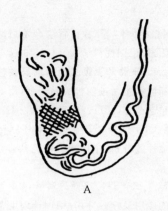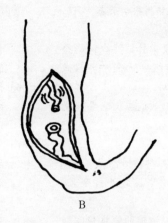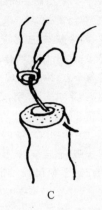

A   B   C

图 41-18　显微外科附睾管吻合术

A. 附睾体尾部梗阻示意；B. 找到附睾梗阻近远端的附睾管；C. 全层吻合

5. 术后 1 个月开始检查精液,大多数患者术后 1 个月开始出现精子,极少数乃至半年到 1 年才出现精子。

(陈在贤　黄明孔)

参 考 文 献

[1] 黄明孔,吴晓庆,安劭. 四定点全层加外膜肌层缝合法显微外科输精管吻合术. 中国临床医药研究,1998,7:260-262

[2] 黄明孔. 输精管经皮穿刺注射栓堵单人操作法. 四川医学,2002,23(10):1020-1021

[3] 朱川. 输精管结扎术后吻合复通术 68 例临床体会. 当代医学,2012,11:60

[4] 刘兴章,唐运革,刘晃,等. 输精管结扎术后并发症患者勃起功能障碍调查及相关因素分析. 广东医学,2012,1:95-96

[5] 陈在贤,谯体义. 缝外膜肠线支架减张输精管吻合术. 男性学杂志,1994,8(2):95-98

[6] 倪少义,姚晓涛,郑厚斌,等. 显微外科输精管吻合术治疗输精管结扎术术后附睾淤积症的探讨. 中国医药科学,2012,9:160

[7] 黄明孔,陈在贤. 输精管复通术//陈在贤. 实用男科学. 2 版. 北京:人民军医出版社,2015:475-484

[8] 彭靖,袁亦铭,宋卫东,等. 输精管结扎术后患者行显微镜下输精管复通术的疗效. 北京大学学报,2013,4:597-599

[9] 黄明孔,吴晓庆,付成善,等. 影响人显微外科输精管吻合术后复育的多因素研究. 生殖与避孕,1997,17(6):359-364

[10] 刘晃,唐立新,汤乐,等. 附睾输精管吻合术后男性生育力的临床评估. 山西医科大学学报,2014,45(3):220-223

[11] 苏宏伟,李向东,李凤岐,等. 显微镜下纵向套入式输精管附睾管吻合术治疗梗阻性无精子症. 中国医师进修杂志,2011,34(5):39-40

[12] 钱海宁,李朋,智二磊,等. 输精管附睾管显微吻合术术中附睾吻合部位的选择策略(附 56 例报告). 中华男科学杂志,2015,21(5):424-427

[13] 钱海宁,李朋,马猛,等. 梗阻性无精子症动物不同显微外科吻合技术的实验研究. 中国男科学杂志,2014(2):46-50

[14] 刘晃,唐立新,唐运革,等. 输精管吻合术后男性生育力的临床观察. 中国男科学杂志,2011,25(10):35-38

[15] 平萍,陈向锋,董业浩,等. 单针法输精管附睾管显微吻合术治疗梗阻性无精子症的疗效及影响因素分析. 中国男科学杂志,2012,26(5):36-39

[16] 李占琦,冯建明,马永图,等. 纵向两针套叠式输精管附睾吻合术治疗梗阻性无精症 7 例临床分析. 现代泌尿外科杂志,2012,17(3):310-312

[17] 赵亮,涂响安,陈羽,等. 单针缝线纵向两针套叠显微输精管附睾吻合术 17 例分析. 中华显微外科杂志,2013,36(3):281-283

[18] 张峰彬,梁忠炎,李乐军,等. 梗阻性无精子症的显

微外科治疗(附 76 例报告).中华男科学杂志,2015,
21(3):239-244

[19] 赵亮,涂响安,庄锦涛,等.改良单针缝线纵向套叠
显微输精管附睾吻合术后一年结果分析.中华显微
外科杂志,2016,39(2):135-137

[20] 赵亮,涂响安,陈羽,等.一种有效的纵向套叠显微
输精管附睾吻合术.中华腔镜泌尿外科杂志:电子
版,2016,10(4):53-55

[21] 赫志强,邱晓东,李永廉.显微外科输精管附睾吻合
治疗附睾梗阻性无精子症.中华显微外科杂志,
2014,37(2):195-196

[22] 司徒杰,张浩,方友强,等.腹腔镜辅助输精管吻合
术治疗双侧疝修补术后梗阻性无精症一例并文献
复习(附视频).中华腔镜泌尿外科杂志(电子版),
2012,6:36-37

[23] 邹肖敏.改良直视输精管吻合术 50 例报告.中国计
划生育和妇产科,2014,9:72-73

[24] 郭华,李新元,王瑞,等.无支架二层法输精管吻合
术治疗梗阻性无精症 43 例.郑州大学学报:医学版,
2013,4:564-566

[25] 李朋,张铁成,杨慎敏,等.40 例输精管道梗阻性无
精子症诊疗策略分析.生殖与避孕,2015,2:131-136

[26] 吴荣国,田向旗,谢俊芳.输精管结扎患者行改良输
精管吻合术 19 例分析.江西医药,2016,12:
1365-1366

[27] 黄健,江专新,覃云凌,等.局麻下阴囊探查术后输
精管附睾显微吻合术治疗附睾梗阻性无精子症.中
国男科学杂志,2015,10:58-60

[28] 白显佳.显微镜下输精管附睾吻合术治疗梗阻性无
精症的疗效分析.世界中医药,2016,6:2166-2167

[29] 高旭,宋瑞祥,王海峰,等.机器人辅助输精管吻合
术治疗梗阻性无精子症初步经验分析.中华男科学
杂志,2014,10:894-897

[30] 洪锴,赵连明,唐文豪,等.显微输精管交叉吻合术
治疗复杂性梗阻性无精子症.中国微创外科杂志,
2015,3:228-231

[31] 江专新,黄健,覃云凌,等.交叉输精管附睾显微吻
合术治疗复杂梗阻性无精子症.中华男科学杂志,
2016,4:373-375

[32] 王磊,刘智勇,朴曙光,等.医源性双侧输精管损伤
致无精子症的手术治疗经验总结.中华男科学杂
志,2016,7:626-629

[33] 李朋,谭广兴,黄煜华,等.梗阻性无精子症显微外
科重建策略分析.上海交通大学学报:医学版,2017,
3:420-422

[34] 刘瑞华,陶晓海,马毅敏,等.输精管结扎术后近期

附睾改变的超声观察.中国计划生育学杂志,2014,
2:118-120

[35] 胥王梅,陶国振,孙林,等.输精管吻合术后输精管
复通的影响因素.中国性科学,2013,2:13-16

[36] 鲁卫辉,江专新,陈锐,等.腹腔镜辅助显微输精管
吻合术治疗疝修补术后梗阻性无精子症(附 5 例报
道).中国男科学杂志,2017,3:39-42

[37] 王大川,许腾飞,王憬琦,等.显微外科手术治疗梗
阻性无精子症疗效分析.中国现代医药杂志,2018,
2:31-34

[38] 平萍,陈向锋,王鸿翔,等.显微外科技术在男性不
育症治疗中的应用及疗效分析.中国计划生育和妇
产科,2015,1:20-22

[39] 韦平.输精管吻合术手术的研究新进展.中国社区
医师,2019,5:9-11

[40] 莫晓彬.显微输精管附睾吻合术在男性不育症治疗
中的应用.微创医学,2016,2:263-265

[41] 苏鑫,王瑞,张卫星,等.纵向单针套叠显微镜下输
精管附睾管吻合术治疗梗阻性无精子症.中国医
刊,2014,11:38-41

[42] 姜碧,黄健初,莫晓彬.显微外科输精管附睾吻合治
疗附睾梗阻性无精子症分析.江西医药,2018,5:
438-440

[43] Dohle GR,Diener T,Kopa Z,et al. European associ-
ation of urology guidelines onvasectomy. Actas Urol
Esp,2012,36(5):276-281

[44] Elzanaty S,Dohle GR. Vasovasostomy and predic-
tors of vasal patency:A systema. tic review. Scand J
Urol Nephrol,2012,46(4):241-246

[45] Morley C,Rpgers A,Zaslau S. Post-vasectomy pain
syndrome: clinical features and treatment options.
Can J Urol,2012,19(2):6160-6164

[46] Peng J,Yuan YM,Zhang, ZC,et al. Factors affect-
ing the results of microsurgical vasoepididymosto-
my. Beijing Da Xue Xue Bao,2011,43(4):562-564

[47] Lindsey Herrel and Wayland Hsiao. Microsurgical
vasovasostomy. Asian J Androl,2013, 15(1):44-48

[48] Hyun Joon Moon,MD,PhD. A feasible ambulatory
mini-incision microsurgical vasovasostomy under lo-
cal anaesthesia using a specially designed double-
ringed clamp that simplifies surgery. Singapore Med
J,2015, 56(4):228-232

[49] Saad Elzanaty, Gert Dohle. Advances in Male Re-
productive Surgery:Robotic-Assisted Vasovasosto-
my. Curr Urol,2013, 6(3):113-117

[50] Yu Seob Shin,Sang Deuk Kim, Jong Kwan Park.

Preoperative factors influencing postoperative results after vasovasostomy. World J Mens Health, 2012, 30(3):177-182

[51] Xiang-An Tu, Liang Zhao, Liang-Yun Zhao, et al. Microsurgical vasovasostomy for the treatment of intractable chronic scrotal pain after vasectomy. Asian J Androl, 2013, 15(6):850-851

[52] Bingkun Li, Guoling Chen, Xiang Wang. Treatment of failed vasectomy reversal using a microsurgical two-layer anastomosis technique. Transl Androl Urol, 2013, 2(2):94-98

[53] Ahmet Gudeloglu, Jamin V. Brahmbhatt, Sijo J. Parekattil, MD. Robotic-assisted microsurgery for an elective microsurgical practice. Semin Plast Surg, 2014, 28(1):11-19

[54] Yan Zhang, Xiao Wu, Xiao-Jian Yang, et al. Vasal vessels preserving microsurgical vasoepididymostomy in cases of previous varicocelectomy: a case report and literature review. Asian J Androl, 2016, 18(1):154-156

[55] Hong-Tao Jiang, Qian Yuan, Yu Liu, et al. Multiple advanced surgical techniques to treat acquired seminal duct obstruction. Asian J Androl, 2014, 16(6):912-916

[56] Peter T Chan. The evolution and refinement of vasoepididymostomy techniques. Asian J Androl, 2013, 15(1):49-55

[57] Kai Hong, Lian-Ming Zhao, Shi-Xing Xu, et al. Multiple factors affecting surgical outcomes and patency rates in use of single-armed two-suture microsurgical vasoepididymostomy: a single surgeon's experience with 81 patients. Asian J Androl, 2016, 18(1):129-133

[58] Liang Zhao, Chun-Hua Deng, Xiang-Zhou Sun, et al. A modified single-armed technique for microsurgical vasoepididymostomy. Asian J Androl, 2013, 15(1):79-82

[59] Jing Peng, Zhichao Zhang, Yiming Yuan, et al. Pregnancy and live birth rates of microsurgical vasoepididymostomy for patients with obstructive azoospermia: analysis in a large sample. Transl Androl Urol, 2015, 4(1):AB074

[60] Ramasamy R, Mata DA, Jain L, et al. Microscopic visualization of intravasal spermatozoa is positively associated with patency after bilateral microsurgical vasovasostomy. Andrology, 2015, 3(3):532-535

[61] Moon HJ. A feasible ambulatory mini-incision microsurgical vasovasostomy under local anaesthesia using a specially designed double-ringed clamp that simplifies surgery. Singapore Med J, 2015, 56(4):228-223

[62] Herrel LA, Goodman M, Goldstein M, et al. Outcomes of microsurgical vasovasostomy for vasectomy reversal: a meta-analysis and systematic review. Urology, 2015, 85(4):819-825

[63] Ostrowski KA, Tadros NN, Polawich AS, et al. Factors and practice patterns that affect the decision for vasoepididymostomy. Can J Urol, 2017, 24(1):8651-8655

[64] Peng J, Zhang Z, Yuan Y, et al. Pregnancy and live birth rates after microsurgical vasoepididymostomy for azoospermic patients with epididymal obstruction. Hum Reprod, 2017, 32(2):284-289

[65] Chen XF, Chen B, Liu W, et al. Microsurgical vasopididymostomy for patients with infectious obstructive azoospermia: cause, outcome, and associated factors. Asian J Androl, 2016, 18(5):759-762

[66] Fuchs ME, Anderson RE, Ostrowski KA, et al. Preoperative risk factors associated with need for vasoepididymostomy at the time of vasectomy reversal. Andrology, 2016, 4(1):160-162

[67] Hakky TS, Coward RM, Smith RP, et al. Vasovasostomy: a step-by-step surgical technique video. Fertil Steril, 2014, 101(3):e14

[68] Trost L, Parekattil S, Wang J, et al. Intracorporeal robot-assisted microsurgical vasovasostomy for the treatment of bilateral vasal obstruction occurring following bilateral inguinal hernia repairs with mesh placement. J Urol, 2014, 191(4):1120-1125

[69] Hong K, Zhao LM, Xu SX, et al. Multiple factors affecting surgical outcomes and patency rates in use of single-armed two-suture microsurgical vasoepididymostomy: a single surgeon's experience with 81 patients. Asian J Androl, 2016, 18(1):129-133

[70] Qian HN, Li P, Zhi EL, et al. Selection of the sites or microsurgical vasoepididymostomy: A report of 56 cases of epididymal obstructive azoospermia. Zhonghua Nan Ke Xue, 2015, 21(5):424-427

[71] Safarinejad MR, Lashkari MH, Asgari SA, et al. Comparison of macroscopic one-layer over number 1 nylon suture vasovasostomy with the standard two-layer microsurgical procedure. Hum Feertil(camb),

2013,16(3):194-199

[72] Farber NJ,Flannigan R,Li P,et al. The Kinetics of sperm return and late failure following vasovasostomy or vasoepididymostomy：a systematic review. J Urol,2019,201(2):241-250

[73] Marshall MT,Doudt AD,Berger JH,et al. Robot-assisted vasovasostomy using a single layer anastomosis. J Robot Surg,2017,11(3):299-303

[74] Cadeddu JA. Re：Robot-assisted vasovasostomy using a single layer anastomosis. J Urol,2018,199 (6):1377-1378

[75] Kavoussi PK,Harlan C,Kavoussi KM,et al. Robot-assisted microsurgical vasovasostomy：the learning curve for a pure microsurgeon. J Robot Surg,2019, 13(3):501-504

[76] Yoon YE,Lee HH,Park SY,et al. The role of vaso-epididymostomy for treatment of obstructive azoospermia in the era of in vitro fertilization：a systematic review and meta-analysis. Asian J Androl, 2019(1)67-73

[77] Zhang Y,Wu X,Yang XJ,et al. Vasal vessels preserving microsurgical vasoepididymostomy in cases of previous varicocelectomy：a case report and litera-

ture review. Asian J Androl,2016,18(1):154-156

[78] Lyu kL,Zhuang JT,Li PS,et al. A novel experience of deferential vessel-sparing microsurgical vasoepididymostomy. Asian J Androl,2018,20(6):576-580

[79] Tang SX,Zhou HL,Ding TL,et al. Retrospective analysis of factors affecting patency rates and causes of failure in use of single-armed two-suture microsurgical vasoepididymostomy. Zhonghua Yi Xue Za Zhi,2018,98(46):3741-3745

[80] Herrel L,Hsiao W. Microsurgical vasovasostomy. Asian J Androl,2013,15(1):44-48

[81] Cosentino M,Peraza MF,Vives A,et al. Factors predicting success after microsurgical vasovasostomy. Int Urol Nephrol,2018,50(4):625-632

[82] Namekawa T,Imamoto T,Kato M,et al. Vasovasostomy and vasoepididymostomy：Review of the procedures,outcomes,and predictors of patency and pregnancy over the la. st decade. Reprod Med Biol,2018, 17(4):343-355

[83] Shimpi RK,Raval KV,Patel DN. Modification of microsurgical longitudinal intussusception technique of vaso-epididymal anastomosis：A single-center experience. Urol Ann,2019,11(4):374-379

第*42*章　无精子症手术
(azoospermia surgery)

第一节　睾丸活检术(testicular biopsy)

睾丸活检术是无精子症的一种常规检查方法,取睾丸组织以了解睾丸的生精功能,对指导下一步的治疗起着确定性的作用。睾丸活检是通过对睾丸曲细精管组织进行病理切片染色,通过显微镜对曲细精管生精功能的直接观察,了解睾丸的生精功能及生精障碍的程度,间质细胞的情况和睾丸合成类固醇激素的能力,为评估生育能力提供直接资料,为辅助生育提供诊疗依据,是诊断男性无精子症的一种重要手段。

【适应证】

睾丸活检以了解睾丸的生精功能。

1. 睾丸体积及激素水平测定正常的无精子症者。

2. 输精管不能扪及或附睾硬结等的无精子症者。了解两侧睾丸是否有精子发生。

3. 阻塞性无精子症者,了解两侧睾丸的生精功能,是否有精子发生。

4. 睾丸体积中度缩小的少精子症者。

【禁忌证】

1. 男性生殖系统炎症,如阴囊炎症、湿疹、淋巴水肿等未治愈者。

2. 糖尿病、高血压未控制者。

3. 凝血功能异常,有出血倾向者。

4. 腹股沟斜疝、鞘膜积液、严重的精索静脉曲张者。

【麻醉与体位】

局麻。患者取平卧位。

【术式简介】

睾丸活检的方法有手术切口活检术、穿刺活检术及快速睾丸活检术等,不论采取哪一种方法,取活检前均要用1%利多卡因做同侧精索阻滞麻醉。活检部位要避开附睾和精索血管。

1. 经皮睾丸细针活检术　用穿刺针经皮穿刺睾丸取睾丸组织活检,穿刺针由针管、针鞘和针芯组成。

(1)优点:无需缝合和拆线,术后恢复快,具有操作简便,创伤小。

(2)缺点:获得的组织较少,有可能达不到理想的准确诊断效果。

(3)手术要点:常规消毒,局部浸润麻醉后,用手固定接受检查的睾丸,使表面的阴囊皮肤绷紧,选择血管少的部位,用穿刺用的针管和针头,将穿刺针经阴囊皮肤穿刺刺入睾丸,抽出针芯,抽吸针管获得少许睾丸组织,然后拔出穿刺针,包扎穿刺部位,将睾丸组织送检。

2. 经皮睾丸活检枪睾丸活检术　使用活检枪进行快速睾丸活检。常用的活检枪由外切套管、带槽针芯和控制手柄组成。它是利用高速机械切割原理获取标本。

(1)优点:具有快速、可靠和操作方便。优于经皮睾丸细针活检的效果。

(2)缺点:由于睾丸的组织解剖结构与肝肾组织明显不同,其外面是结构坚韧的白膜,内部则是被睾丸纵隔分割的曲细精管。因此,应用活检枪所得到的睾丸组织不可能像肝肾活检那样为条状,而是有弹性的较松散组织。由于睾丸内部结构相对松散,切割的力量有一部分被分散,有可能达不到理想的切割效果。并且,在切割过程中产生一定的震动,会导致剧烈疼痛,甚至会发生休克。

(3)手术要点:常规消毒,局部浸润麻醉后;以左手拇示二指将睾丸固定于阴囊皮下,右手握睾丸活检枪(活检针)对准睾丸前内侧穿刺部位(见彩图42-1),分步骤快速取出睾丸内的曲细精管,然后将标本置于 Bouin 液(饱和苦味酸25ml,甲醛25ml,冰醋酸5ml)中固定送病理学检查。对做手术的部位适当压迫止血,无须缝合,术后包扎。

3. 开放睾丸活检术

(1)优点:获取的组织较多,可确保睾丸生精功能的准确诊断。

(2)缺点:组织损伤较重,并发症较多。

(3)手术要点:常规消毒后,用1%～2%利多卡因3～5ml 行精索神经封闭;在阴囊前壁做切开部位注射利多卡因1～2ml 局麻,用手固定接受检查的睾丸,使表面的阴囊皮肤绷紧,选择血管少的部位,做1～2cm 的切口,切口垂直通过皮肤、内膜及鞘膜,暴露睾丸白膜,用刀片在白膜上做0.3～0.5cm 切口,轻轻挤压睾丸,使睾丸实质暴露,沿白膜切下突出的组织(图42-2),约0.3cm 直径大小,立即放入已备好的 Bouin 液中固定(不可用福尔马林液固定),送病理做病理组织检查。白膜用3-0号丝线缝合。

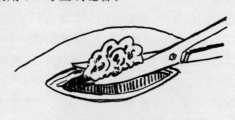
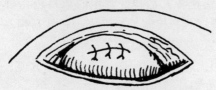

图42-2　睾丸活检术

【意外事件】
损伤睾丸血供导致睾丸萎缩。

【术后处理】
术后适当应用抗生素防治感染,手术活检术

者观察伤口出血。

【病理分析】

1. 生精功能正常　精子细胞及支持细胞无异常,管腔面有很多精子,曲细精管界膜及间质正常。

2. 生精功能低下　精子发生存在,但生精上皮变薄,各级生精细胞数量减少。

3. 生精停滞　精子发生停滞在某一细胞阶段,多见于精母细胞阶段,其次是精子细胞阶段,较少停滞于精原细胞阶段,而不能形成精子。

4. 生精细胞脱落及排列紊乱　未成熟的生精细胞、精母细胞和精子细胞等成团成团地脱落于曲细精管管腔内,阻塞管腔,排不出去。往往伴有生精细胞排列紊乱。

5. 唯支持细胞综合征　曲细精管内只有支持细胞,而缺乏任何生精细胞。管径缩小,界膜增厚,间质增生。这是一种先天性异常,无精子,无生育能力,但第二性征正常。

6. 混合性病变　曲细精管内可见各种不同类型和程度的生精障碍:生精停滞、生精细胞及精母细胞脱落紊乱;界膜增生或透明样变性等混合存在。

7. 未成熟型睾丸　成年人的睾丸发育状态仍停止在青春期前,曲细精管管径小,管腔尚未出现,也无精子生成。

8. 曲细精管变性　表现为曲细精管的界膜增厚,呈透明样变性,并向管腔及间质扩展,致管腔日益缩小,同时伴有不同程度的生精障碍。严重者小管内各种细胞均消失,仅余曲细精管皱缩的影子。

【评析】

1. 3种睾丸活检术比较　睾丸活检分经皮睾丸细针活检术、经皮睾丸活检枪睾丸活检术及开放睾丸活检术3种方法,各有利弊。前两种睾丸活检操作较简便,快速,对睾丸损伤小,不用缝合,并发症较少;但所取得的组织较少,影响诊断,特别是经皮睾丸细针活检术常需多次穿刺抽吸,且有相当高的假阳性和假阴性,这是因为针吸细胞学检查只能得到少数组织细胞,看不到组织的整体结构。开放睾丸活检术被认为是获取睾丸组织较多,有利于作出正确的病理诊断,是评价精子发生的金标准;但手术活检对睾丸损伤较大,伤口要缝合,可并发血肿、感染及精子肉芽肿的机会较多。一般行睾丸活检通常只做一侧。但有研究者发现在行双侧睾丸活检的患者中,28%的患者两侧睾丸检查结果不一致。因此,在条件许可的情况下,睾丸活检应尽可能双侧取样,从而避免误差。

2. 睾丸活检问题　在临床上,为了确诊睾丸的生精功能是否正常,常常需要进行睾丸活检;有学者认为睾丸活检是一项有创伤性检查,从免疫学角度看,精子属于隔绝抗原,担心睾丸活检会破坏睾丸中的曲细精管,以及因精子从曲细精管外泄,血睾屏障破坏则有可能导致抗自身精子的免疫反应,会导致不育。有学者认为这种担心并无必要。因每个睾丸有 300～1000 条曲细精管,其总长度可达 200～300m,而且曲细精管是通过几十条小管道与睾丸输出小管相连接的。因此切取或抽吸少量睾丸组织对整个曲细精管的结构及其输出管道影响不大。一般在睾丸活检后有极微弱或者不出现免疫反应,但如手术操作粗暴,睾丸组织损伤过重或术后并发感染,则有可能引起免疫反应。少数患者于取睾丸组织后短期内精子数量下降,4 个月左右可逐渐恢复。

(赵　栩　陈在贤)

第二节　输精管道造影术(sperm transport duct vasography)

精道疾病的传统影像学检查,经直肠超声(TRUS)、盆腔计算机 X 射线断层造影(CT)和磁共振成像(MRI)等检查是无创性的检查,具有无需麻醉、检查痛苦小、能明确精囊与射精管和前列腺的疾病及相互位置关系等优点,但由于输精管、输精管壶腹、精囊、射精管纤细、管腔狭小、弯曲、位置深在且组织特异性不强,很难分辨清楚,故价值有限。TRUS 检查有约 50%的假阳性率,MRI检查成本高,对较小病变分辨率差,假阴性率较高。现精道造影术是将造影剂注入精道内,清晰显示输精管、输精管壶腹部、精囊、射精管及附睾管等的形态结构有无异常。了解双侧输精管、输精管壶腹部、射精管、精囊及附睾管是否有梗阻、狭窄,有无先天性畸形、精囊囊肿、结石、慢性炎症、肿瘤或逆行射精等所致无精子症者的病因,病变部位、程度及范围。

【适应证】

无精子症的睾丸活检有生精能力(曲细精管内有精子存在)。性欲、性功能、第二性征发育、血中激素水平未见明显异常。精浆果糖低水平,pH呈酸性,其附睾、输精管触诊未见明显异常者。

【禁忌证】

1. 双侧慢性附睾炎者,双侧输精管绝育术后者。

2. 各种急性炎症未控制者。

3. 精索静脉曲张、精索鞘膜积液者,有凝血功能障碍者。

4. 糖尿病未控制者,以及其他疾病不能耐受手术者。

【造影方法】

输精管道造影的方法主要包括经皮穿刺输精管精囊造影术、切开阴囊输精管穿刺精囊造影术、经尿道逆行精囊造影术及超声引导下穿刺精囊造影术等。

1. 经皮穿刺输精管精囊造影术　1886 年Klotz 首先做射精管插管术,同时向精囊内注射2.5%硝酸银液,当时因技术困难,且于几周后发生附睾炎,随即废弃。1913 年 Belfield 首先在阴囊探查时用切断输精管的方法进行了输精管精囊造影术,并报道经输精管切口注射 Argyrol 治疗大肠埃希菌性精囊炎获得显著效果后,开始了经输精管注药治疗。1972 年李顺强等在探索用"粘堵"法行男性绝育过程中,首创经阴囊皮肤直接穿刺输精管,进行了输精管精囊造影。

(1)术前清洁灌肠和皮肤准备,做碘过敏试验并排空膀胱。受检前常规先摄一张 X 线平片,以排除前列腺、下尿路或盆腔内的结石或钙化阴影,以免与造影剂混淆。

(2)局麻后,用皮外固定钳将输精管连同绷紧的阴囊皮肤夹入固定圈内。使固定钳柄朝向受术者下肢端。

(3)助手将固定钳头向上抬顶,术者用左手拇、示指捏住固定钳头前方输精管两侧,右手持输精管穿刺针(8 号锐头针),在输精管最突出部之正中处,以近似垂直方向刺破输精管前壁,深约2mm,刺到输精管管腔时,常有一种"落空感"。穿刺时针头之斜面必须与输精管纵轴方向一致,否则有刺穿或切断输精管的可能。

(4)拔去8号针头,固定输精管的手指不动,立即将6号钝针头沿已刺开的孔道插入,当针头进入输精管前壁的孔时常有一种收紧感,稍用力则又出现刺空感,表示已进入管腔内,然后顺管向精囊方向进入2～3cm后固定。

(5)确定穿刺是否成功,除术者主观感觉外,可做精囊灌注试验来证实。

①术者用左手拇、示指轻轻捏住近皮下环处输精管,将盛有1%普鲁卡因5ml的注射器接在已插入的6号钝针座上,突然注入2～3ml,若针头在管腔内,捏住输精管的手指即有输精管突然膨胀、变硬和压力增高之冲击感,继续注入数毫升,受术者有尿意感,局部组织无水肿,提示穿刺成功。

②输精管盲端加压注射试验:助手用拇、示指捏紧近皮下环处输精管,术者用同法将针孔前方之输精管捏紧,回抽无血液后,注入2ml空气,数秒钟后放松推注的手指。如穿刺成功,注射器针芯因压力关系而自动回至原来的刻度;如精囊端输精管未捏紧,使生理盐水注入精道,受术者产生强烈尿意感,表示穿刺成功。反之,若穿刺失败,则针头周围有明显皮下积气征,且无尿意感。

(6)造影

①造影剂的用量:一般每侧注入3～5ml可使一侧精道全部充盈满意,剂量掌握甚为重要,造影剂注入过多,可造成阴影重叠,不足则输精管道充盈不佳易造成误诊。

②注射速度:每侧注药时间约为1.5min,以均匀速度缓慢注入。如速度太快或用力不匀,则精道内尚未完全充盈,即有部分造影剂进入膀胱,精囊往往显影不良。

③投照技术

A. 摄片时X线球管应向足的方向倾斜30°,这样可使精囊和射精管显影恰位于骨盆中,能提供最好的影像。也可采用右前或左前斜位拍片。

B. 先向一侧输精管注入造影剂后,立即摄片一张,随后用同法做另侧输精管穿刺注药并摄第二张片,一般在第二张片上能清晰显示双侧输精管道。也可采用透视下两侧同时注药一次摄片,显影也很满意。

C. 必要时术后24h和48h拍片复查。

2. 切开阴囊输精管穿刺精囊造影术 切开阴囊直视下经输精管针刺注射造影法:受检者取仰卧位于X线检查台上,常规消毒外生殖器皮肤,铺手术巾,局麻下切开阴囊外上部,提起精索。显露输精管固定,用注射针轻轻刺入输精管腔,当针头刺入管腔时有落空感,然后向腔内推进2～3cm,切勿用力过大,以免穿透管腔。缓慢注入少许生理盐水,如阻力不大,患者有尿意感,说明针头在管腔内。在透视或电视控制下向每侧输精管内,缓慢注入70%造影剂2ml,显示双侧输精管、输精管壶腹、精囊及射精管,充盈满足为止,立即摄片,满意后,可拔除针头,使输精管复位,缝合阴囊皮肤。

3. 经尿道逆行精囊造影术 用输尿管经尿道镜在精阜两旁找到射精管开口,将输尿管导管插入,在荧光屏或电视屏监视下注入造影剂,摄点片或在各个位置摄取相应的大片。一般先摄正位片,为避免精囊及射精管影与耻骨联合重叠,可使X线管中心线向足侧倾斜,也可在仰卧的情况下,做X线水平投造,以显示精囊位置与膀胱和直肠的关系。此法需特殊设备,操作难度大且成功率低,现已应用较少。

4. 超声引导下穿刺精囊造影术 直肠法穿刺成功率100%,会阴法穿刺成功率90.57%。直肠法与会阴法精囊穿刺均安全,但直肠法因不需麻醉、进针径路短、穿刺成功率高而更具优势。

(1)超声引导下经直肠穿刺精囊造影术:在充分的肠道准备后,在直肠超声引导下经直肠精囊穿刺,可获得纯粹的精囊液、囊肿液或进行组织活检,进一步通过细菌学、细胞学、组织病理学及造影检查可直接观察精囊细微结构改变,对明确精囊疾病的性质具有可靠的诊断价值。对顽固性血精的治疗也有一定帮助,并对血精性精囊炎可持续滴注有效抗生素。

(2)超声引导下经会阴穿刺精囊造影术:在直肠超声引导下经会阴精囊穿刺术,行精囊留置导管造影,并对血精性精囊炎可持续滴注有效抗生素。在直肠超声(TRUS)引导下经会阴精囊穿刺抽吸精囊液(SVF),进行细菌学检查并灌注敏感抗生素。

5. 输精管附睾造影术　输精管附睾造影术可了解附睾管梗阻是否存在,以及梗阻范围,确定影响生育的原因。凡男性不育经精液检查无精子,但睾丸活检有生精能力,输精管精囊造影无排出障碍者,均可做输精管附睾造影术。输精管穿刺方法与输精管精囊造影相同,仅是穿刺方向朝向附睾端。穿刺成功后向输精管腔内缓慢注入 76% 泛影葡胺 0.5ml,然后拍片,有时需再加注 0.5ml 以显示附睾管腔,造影后患者常感附睾、睾丸胀痛不适,应卧床休息,局部热敷,必要时口服镇静、止痛药物,短期内即可消退。

【影像异常分析】

1. 输精管道梗阻　精道造影可明确输精管道梗阻的部位及范围。如系射精管不通畅或完全阻塞,射精管常不显影,而壶腹部明显扩张。双侧输精管堵塞可明确定位输精管梗阻部位,常见的原因有输精管结核炎症后瘢痕形成、双侧腹股沟疝手术或阴囊部手术损伤、前列腺癌浸润输精管、先天性输精管部分缺损等。

2. 精囊疾病

(1)精囊结石:造影前先摄膀胱区平片,以除外精道以外的结石与(或)钙化,并与造影后的 X 线片对比。精囊造影受结石阻塞,造影剂通过障碍。输精管末端结石则造影剂注入困难,阻力大,受检者无尿意感觉。

(2)精囊结核:精囊结核造影显示精囊扭曲、扩张,形态萎缩,可见破坏影像,并有射精管逆流现象,射精管末端内腔变小。如有空洞形成,由于造影剂与干酪样物质混合,可见虫蚀样边缘。精囊破坏严重时,管腔可完全闭塞,患侧精囊无法显影。

(3)非特异性精囊炎:囊腔内若有炎性分泌物或出血,则显影不清,炎性分泌物的黏稠度直接与造影剂显示浓淡有关。此外,精囊边缘不规则,有的显示部分或全部精囊扩张,并有造影剂外溢现象,此系非特异性精囊炎特有表现。

(4)精囊囊肿精囊憩室:少见,造影可见精囊扩张,精囊与输精管末端分支复杂的正常结构消失,呈单一的囊状扩大,精囊的一部分或全部扩张。

3. 附睾慢性炎　由于附睾结核及淋病所引起的往往会出现附睾管不显影,甚至有相当一部分患者会因附睾管及阴囊部位输精管全堵塞而致造影失败。但大部分的附睾管堵塞是输精管端的附睾端显影良好,而是堵塞于附睾管与曲细精管交界处。

4. 邻近器官疾病

(1)前列腺炎时精囊可扩张或缩小,呈球形,充盈差。远端壶腹有憩室样改变,射精管多无改变。

(2)前列腺增生时,精囊及壶腹部均扩大,两侧对称并向上抬高,边缘光滑。射精管可较正常扩大数倍,且管腔延长,并向中线靠拢。正常时的凹面向内变成凹面向外。

(3)前列腺癌时射精管边缘不规则,可见缺损、变形、狭窄或突然截断等改变。严重者精囊与壶腹部变形,影像残缺不全或全部不显影,输精管残端呈僵硬的鼠尾样改变。

【评析】

1. 输精管穿刺精囊造影　为有创性检查,且难度较大,输精管穿刺对手术操作医师的技术要求特别高,方能一针穿刺进入输精管腔,因输精管是一个皮下游离的肌形管腔结构,管腔小,固定较为困难,直接穿刺输精管不是一件容易掌握的技术。穿刺失败率较高而且穿刺部位容易形成狭窄,造成继发性精道梗阻。为减少患者不必要的痛苦,必须慎重选择病例,事先做好全面检查,只有确认未生精上皮发育正常或确实需要排除解剖异常时才行此项检查。

2. 经尿道逆行插管造影术　用输尿管经尿道镜在精阜两旁找到射精管开口,将输尿管导管插入,在荧光屏或电视屏监视下注入造影剂,操作难度大且成功率低,已少用。

3. 超声精囊穿刺造影术　直肠法与会阴法精囊穿刺均安全,但术前应做充分的肠道准备,严防感染并发症发生。

(汤召兵　陈在贤)

第三节　经尿道精囊镜检术
（transurethral seminal vesiculoscopy）

1996年，Kubo等首先开展经尿道内镜下观察精囊。1996年Shi mada和Yoshida首先报道了精道疾病内镜检查。2002年，Yang等首次大规模使用腔镜进行腔内观察精囊，并总结经尿道、经射精管途径进行精囊疾病的诊断和治疗是安全与可行的。自2006年后，精囊镜检技术在国内陆续开始应用于临床，成为诊断、治疗输精管远睾段疾病、梗阻性无精子症和重度少弱精症的新方法。实践证明，精囊镜检技术具有创伤小，可以在腔内直视观察射精管、精囊腔及精阜病变，极大地提高诊断准确性。

经尿道精囊镜检，是用特制的精囊镜或小儿输尿管镜，经尿道逆行远睾段精道检查，观察射精管、精囊、输精管壶腹等。进行精囊镜检的临床价值如下。①有可疑病变不能确诊者，可抽吸内容物及取活组织做病理检查。②如为肿瘤可予以切除或电灼处理。③若发现精囊内有结石且结石较小者，可直接冲出或夹出，若结石较大者可行钬激光碎石并取出。④如顽固性血精患者往往在精囊里可发现血块或者呈暗紫色，如同果冻样的凝血块，精囊内有积血者，可用生理盐水进行反复冲洗，必要时钳夹取出。⑤如为精囊炎，精囊内有炎症者可行精囊内抗生素氯化钠溶液低压冲洗；最后注入庆大霉素、糜蛋白酶及地塞米松混合溶液10 ml左右保留，进行治疗。可留置管于精囊内，术后冲洗及注药治疗。⑥对于梗阻性无精症患者，若发现射精管开口狭窄或存在射精管囊肿者可用输尿管导管直接穿破囊肿或扩张狭窄处，必要时使用钬激光或等离子电切切开囊肿或狭窄处。⑦精囊囊肿患者可采用内镜下电切或激光去顶并冲洗。

【适应证】

1. 无精子症，怀疑有射精管梗阻、射精管囊肿及射精管其他病变者。

2. 怀疑有精囊结石、精囊淤积、顽固性精囊炎、精囊肿瘤及其他精囊疾病者。

3. 不明原因顽固性血精者。

4. 怀疑精阜及前列腺小囊病变者。

【禁忌证】

1. 泌尿男生殖系统急慢性炎症：如急慢性尿道炎、急性前列腺炎、急性附睾炎等未控制者。

2. 严重尿道狭窄，进镜困难者。

3. 有凝血功能严重障碍者。

4. 糖尿病未控制者。

5. 下肢、髋关节、骨盆畸形无法采取截石位者。

【术前准备】

术前需肠道准备，清洁灌肠。

【麻醉与体位】

采用持续硬膜外麻醉或全身静脉复合麻醉。患者取截石位，可根据需要调整体位，以便于显露术野。显示器系统位于患者侧方。

【特殊器械】

Wolf 4.5F/6.5F输尿管硬镜（即精囊镜）及其影像显示系统，3F输尿管导管或硬膜外导管等、斑马导丝、电切镜系统、钬激光碎石系统、泥鳅导丝、冲洗液系统等。

【术式简介】

1. 麻醉后，截石位，常规消毒铺巾。

2. 采用Wolf 4.5F/6.5F输尿管硬镜缓慢轻柔经尿道外口逆行进入后尿道，先进入膀胱，观察输尿管开口及膀胱内的情况，再退镜观察前列腺及精阜。

3. 检查精阜：找到精阜后，仔细观察精阜形态大小有无异常，将斑马导丝或F3输尿管导管插入前列腺小囊，轻度扩张后引导精囊镜进入，仔细检查前列腺小囊，明确有无炎症、结石及肿瘤等病变。

4. 检查射精管开口：观察前列腺小囊后，退精囊镜至小囊开口处，轻度冲水，于其外侧约4、5点或7、8点处位置寻找两侧射精管开口（图42-3），有时射精管开口较为隐蔽，应仔细寻找，必要时要借助3F输尿管导管或泥鳅导丝仔细试插寻找。找到开口后应观察射精管开口有无炎症、狭窄、结石及肿瘤等病变。

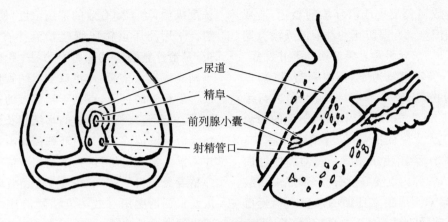

图 42-3　射精管开口

5. 检查精囊：对射精管开口狭窄进入困难者，可用 3F 输尿管导管或硬膜外导管进行扩张。如无异常，于射精管开口置入斑马导丝引导将输尿管镜进入射精管，在射精管外上方可见精囊腺开口，经此开口可将精囊镜进入精囊。在左右侧精囊内，仔细观察精囊内精囊液的性状及颜色，正常精囊为多房性囊样结构（蜂窝状结构），内有大量胶冻样乳白色精浆。

6. 检查输精管壶腹：在同侧精囊腺内上方寻找输精管壶腹开口，如无异常，经输精管壶腹开口，插入斑马导丝，在导丝引导下将输尿管镜插入输精管壶腹，观察输精管壶腹内有无炎症、狭窄、结石及肿瘤等病变。

7. 术毕检查创面有无出血，对于活动性出血可使用钬激光或电凝刀凝固止血。观察有无邻近直肠等器官损伤，确认无异常后，退出输尿管镜，放置 18F 双腔气囊导尿管于膀胱内留置导尿，结束手术。

【注意事项】

精囊镜检术时，因精道空间小，为减少手术并发症，在手术操作过程中，要注意动作轻柔、控制好冲洗液压力和速度，既要保证手术野清晰，又要防止冲洗液的外渗，避免对正常的精道、前列腺及直肠造成损伤。

【术后处理】

1. 术后抗感染治疗 1～3d，若出现感染迹象，还应延长使用时间。

2. 术后 8～12h 可进食并开始下床活动。

3. 保留导尿管 24h 后拔除。术后 3d 可出院。

4. 精囊内留置导管者，每天可用氯化钠溶液经输尿管导管冲洗精囊，最后注入庆大霉素、糜蛋白酶及地塞米松混合溶液 10 ml 左右保留。

5. 术后 1 周后可性交排精，血精及梗阻性无精症患者，术后 1 个月开始随访。观察精液量及精子出现的情况。6 个月后仍无精子出现，可酌情配合使用生精药物治疗或进一步诊治无精症的原因。

【评析】

经尿道精囊镜检术的难点是射精管开口的寻找，进镜困难或进镜失败率较高。由于射精管开口解剖位置变异较多，造成术中识别及进镜困难，找到射精管开口是该手术的关键步骤，特别是最初开展精囊镜技术诊疗，手术经验不足的医师更易发生。为了减少失败率及并发症，应注意以下几点。

1. 尽量避免无导丝（管）引导的直接入镜法，因该法容易造成射精管口及输精管道的破坏，加大进镜的难度，导致放弃的可能性增加。

2. 应选用 3F 输尿管导管或更细的硬膜外麻醉导管作引导，斑马导丝或泥鳅导丝因为前段较软而致插入困难，或容易形成假道。

3. 虽然也有应用 8.0F/9.8F 输尿管镜作精囊镜操作的报道，但是经临床证实，精囊镜型号不超过 6.0F/7.5F，能更轻松的操作，而且减少输精管道损伤的机会。

4. 由于精道空间小，在手术操作过程中，要注意动作轻柔、控制好冲洗液压力和速度，术中冲水压力要尽量降低，既要保证手术野清晰，也要防止压力过高造成精囊上皮或内环境的破坏,造成解剖结构识别困难。并要防止冲洗液的外渗。避免对正常的精道、前列腺及直肠的损伤等并发症。

5. 若术中确实进镜困难,不要强行进镜,以免造成更大损伤,应暂停手术,择期再次进行手术。可见,局部解剖知识的牢固掌握,熟练的精囊镜操作技巧,能大大降低精囊镜检查的失败率。

6. 精囊炎的治疗:由于精囊是一对高度迂曲的盲管状腺体,管腔内黏膜高度分支,形成许多皱襞,皱襞的基底部围成很多迂回的憩室。精囊血供来自膀胱下动脉的细小分支,血循环较差,当精囊发生炎性反应时,全身用药在精囊局部的药物浓度极低,达不到有效的杀菌浓度,使病变迁延不愈。采用经尿道输尿管镜精囊探查术治疗精囊炎,是治疗精囊炎的一种新方法,具有如下优点:①精囊镜进入精囊后,将双侧射精管扩张,消除或改善射精管的梗阻,有利于精囊液的排泄,改善引流;②可以直接将精囊内的小结石及感染、混浊的精囊液冲洗清除,使其内部细菌排出,同时可直接注入抗生素,并保留抗生素杀灭残留细菌,达到治疗精囊炎的目的;③可在直视下留置导管,术后引流及根据情况用有效浓度药物治疗,从而有利于感染的彻底治愈。

(蒲 军 朱朝辉 王 进 陈在贤)

第四节 经尿道射精管切开术
(transurethral resection of the ejaculatory duct)

经尿道射精管切开术(TURED),是治疗射精管梗阻(ejaculatory duct obstruction,EDO)性不育的一种最有效的新方法。经尿道射精管切开术复精后,可达到配偶自然受孕或将获得精子做试管婴儿的目的。可选用经尿道电切或等离子体切除设备,也可用冷刀或激光切开。术后复精率 47.82%～92.9%,妻子妊娠率 8.7%～42.9%。

【原理】

射精管口闭塞是造成梗阻性无精子症的原因之一,经尿道将射精管口切开以解除射精管闭塞,达到治疗梗阻性无精子症的目的。

【适应证】

经尿道射精管切开术适用于射精管梗阻所致的无精症,有生育要求者。射精管结石或囊肿病变,射精管梗阻,与精阜表面距离在 1.0～1.5cm 者。

【禁忌证】

除同经尿道精囊镜检术的禁忌证外,还包括射精管梗阻合并长段输精管梗阻者、附睾梗阻者,以及其他疾病不能耐受手术者。

【术前准备】

术前明确睾丸有生精功能。其他准备同经尿道精囊镜检术的术前准备。

【特殊器械】

电切镜或等离子电切镜及其显示系统。

【麻醉与体位】

多采用硬膜外麻醉或骶管内麻醉。取截石位。

【术式简介】

1. 常规手术区消毒、铺无菌巾。

2. 经尿道置入电切镜:建议直视下进镜,以避免盲插可能导致的尿道损伤,进镜中观察尿道、尿道括约肌、精阜、前列腺及膀胱情况。在尿道前列腺部尿道观察精阜的形态变化,精阜及其附近有无射精管开口。可经直肠(肛门)指检按摩精囊肿,观察有无精液溢出。

3. 射精管切开:如见膨大的精阜,未见射精管开口,标准的方法是逐一切除中线处的精阜。将电切镜退至精阜远端,伸出电切襻(见彩图 42-4A),自精阜近端侧面开始切除,因为射精管开口于精阜两侧。要短距离薄层切除,避免切除过深,以完全显露双侧射精管开口即可(见彩图 42-4B),双侧切开的射精管开口均有乳白色或暗褐色精浆流出为度,借助直肠内按摩前列腺、精囊腺,也可术中配合输精管穿刺注射亚甲蓝溶液来证实输精管和射精管的通畅(见彩图 42-4C)。射精管口电切术有时深至精囊水平。在此处切开时要小心保护膀胱颈、尿道括约肌和直肠。

4. 前列腺囊肿去顶:术中若发现中线部位的前列腺囊肿,需同时做前列腺囊肿去顶,以去除其对射精管的可能压迫,在精阜近侧中线上用电切环将囊腔顶部囊壁切除囊腔。可见囊肿腔及射精管开口处有乳白色或黄褐色的液体流出,如果已从造影的输精管注入亚甲蓝溶液,则可见到亚甲蓝溶液从尿道视野流出。

5. 止血:创面一般不需电凝止血,如确需止血,应离开切开的射精管开口,避免其黏膜上皮损伤,导致术后瘢痕收缩再梗阻。

6. 留置导尿管:术毕常规留置导尿管,为避免插管所致射精管口损伤,可经电切镜鞘放置一斑马导丝,气囊尿管尖端剪除少许,直到见管腔为止,退出镜鞘后沿导丝置入导尿管引流尿液。

再次提醒:术中避免过多电凝,术后应置导尿管,并适当使用抗生素做好消炎措施,以避免术后发生尿液反流、附睾炎、逆行射精等并发症。一般术后精子质量有所改善,可以让女方达到妊娠目的。

【注意事项】

1. 术中止血时尽量避免过多电凝以免引起术后射精管再次狭窄。

2. 射精管梗阻不育患者大多为年轻人,前列腺较小,切除时离直肠很近,操作要小心,尽量不要切得太深,以免引起尿道直肠瘘,最好以亚甲蓝流出处为标志引导电切。

3. 术后尿道内置双腔气囊导尿管,放入导尿管时不要盲插,可用导丝引导,以免导尿管插入已切开的囊腔或进入射精管内引起出血。

4. 了解病变部位及其与尿道前列腺部精阜、直肠及膀胱颈的距离,术中操作强调轻柔细致,仔细寻找扩张的中线或偏心性囊肿的囊壁。术中始终要注意尿道的外括约肌和膀胱颈组织(相当于尿道内括约肌)的解剖标志以避免对其损伤,也是保证手术安全性的要点。

【术后处理】

1. 保留双腔导尿管 24h,对于射精管或囊肿明显扩张的患者,导尿管停留时间应延长 1～7d,使创面收缩,减少尿液反流和感染。

2. 使用抗生素:适当应用抗生素,以避免术后逆行精道感染,如精囊炎、附睾炎等。

3. 术后 1 个月起定期检查精液常规,了解术后精液变化情况。

【评析】

以往经尿道射精管开口电切术被认为是治疗射精管梗阻的有效手段,但往往需要利用电切镜电切精阜。一方面术中需掌握电切的深度和范围,同时需观察手术创面有无精液流出,以确定是否将梗阻的射精管切开,对术者的经验及操作要求较高,手术具有一定的失败率。另一方面该手术可能因为术中电切产热等原因,造成射精管口、精囊,甚至直肠的损伤。因此,存在较大手术风险和盲目性。

1. 识别射精管是否切开的问题　射精管开口是否切开是本手术的关键点及难点,常采用以下方法验证射精管是否切开。

(1)射精管口电切术有时深至精囊水平。切开的射精管开口均有乳白色或暗褐色精浆流出为度。

(2)采用术中助手伸入示指挤压前列腺、精囊或囊肿,观察手术创面有无乳白色、黄褐色液或暗红色液体流出,以掌握电切深度和范围。

(3)术中配合输精管穿刺注射亚甲蓝溶液来证实输精管和射精管的通畅。但这些操作有增加创伤和手术时间,诱发感染的风险。

(4)对于囊肿或射精管明显扩张的患者,一旦切至适当平面,可见褐色或暗红色液体从囊内或明显扩张的射精管内涌出,而无须挤压。

2. 球囊扩张问题　只要能看到射精管,只需切除很少的精阜组织即可进行球囊扩张。将球囊导管直接插入射精管扩张至 4mm 左右。球囊扩张是否能代替 TURED 治疗射精管闭塞还需要长期随访观察。

3. 激光打孔的问题　有学者主张用激光打开射精管,但因为破坏了射精管黏膜的完整性,也不被接受。单独的冷刀切开也会出现再阻塞。

4. TURED 的效果问题　Jarow 通过复习近来文献发现,经尿道射精管电切术后有 25%～75% 的患者精液质量得到改善,11%～50% 的患者配偶成功受孕。另有报道经尿道射精管电切术后有 25%～92.9% 的患者精液质量得到改善,71.4% 的患者精液检查正常,11%～50% 的患者配偶成功受孕。疗效以继发性射精管梗阻最好。其中以中线囊肿效果最好。鉴于目前辅助生殖技术如 IVF 和 ICSI 的不断完善,为了提高妊娠成功率,建议冷冻保存适量的术中所抽取的精子供手术后妊娠失败时使用。

采用经尿道射精管切开术治疗射精管梗阻性无精子症，能有效改善患者的预后，方法简单、安全、有效。Deng CH等(2005)报道20例射精管梗阻性无精子症，行经尿道射精管切开术，术后随访到15例，精子质量改善者占67%，受孕率达20%。Yurdakul T等(2007)报道12例射精管梗阻性无精子症，术后随访复精率达91.67%，受孕率达41.6%。

（蒲　军　黄群联　朱朝辉　王　进）

第五节　人工精液贮囊术
（artificial sperm storage formation）

Schoysman(1974)提出用鞘膜做精液池，Kapur(1975)报告成功率为4%～22%。Silber(1987)用此法收集的精子行IVF 14例，结果10例受精，7例着床，6例形成胚胎，2例分娩，成功率为14.2%。Goldsten(1995)报道植入精液贮囊手术82例，其中45例实施双侧，37例实施单侧异质精液贮囊植入术。术后1个月至8年（平均3个月）吸出精子密度为$(0.5～160)\times10^6$/ml，精子前向运动率为10%～30%，精子正常形态率为5%～40%，行人工授精24例获孕4例，行IVF或配子输卵管内移植(gamete intrafallopain transfer, GIFT)18次获孕2例。大桥正和等(1998)用异质人工精液囊对膀胱全切术后3例取精行宫腔内人工授精(Intrauterine insemination, IUI)均成功。有学者认为，在不能做未成熟精母细胞体外培养或冻存之前，人工精液贮囊术较反复附睾管穿刺或睾丸取组织块来得适当而且实用。但随着ICSI的迅速开展，有逐渐取代人工精液贮囊术的趋势。

【适应证】

1. 生殖激素、染色体、睾丸活检生精功能等均正常者，附睾有成熟精子者。

2. 输精管、精囊先天性缺如引起的梗阻性无精子症。

3. 输精管及附睾尾部或体尾部因炎症阻塞，且炎症已完全控制者。

【禁忌证】

严禁外阴部及泌尿系感染期间行人工精液贮囊术。

【麻醉与体位】

多用硬膜外麻醉。多取平卧位。

【术式简介】

1. 大隐静脉精液贮囊成形术

(1)原理：取一段大隐静脉与切开的附睾管的附睾被膜吻合，远端结扎，使形成一贮精液囊，以便收集精子作辅助生育治疗。

(2)优点：方法简便易行。

(3)缺点：成功率不甚高。

(4)手术要点：做一侧阴囊横切口，直达睾丸鞘膜壁层，切开该层鞘膜，将睾丸、附睾提出切口之外探查。在附睾体部与尾部交界处斜行切断，附睾管溢出液常规涂片镜检查精子，仔细止血，不损伤小管。在踝部上方沿大隐静脉表面做一纵切口，切取3cm一段大隐静脉置于等渗盐水中冲洗浸泡后，将游离段大隐静脉一端剪成斜面，全层与附睾被膜之切缘用6-0缝线做间断吻合。吻合完毕后用等渗盐水冲洗囊腔，贯穿结扎其远端，即形成阴囊内精液贮囊（图42-5）。依次缝合鞘膜、阴囊皮肤，鞘膜腔内置橡皮引流条引流。

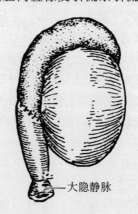

——大隐静脉

图42-5　阴囊内精液贮囊成形术

2. 睾丸鞘膜精液贮囊成形术

(1)原理：制作带血供的带蒂的睾丸鞘膜壁层鞘膜缝成囊状，与切开的附睾管的附睾被膜吻合成收集精液的贮精囊，以便获取精子作辅助生育治疗。

(2)优点：方法简便易行。

（3）缺点：成功率不甚高。

（4）手术要点：切开、探查、切断附睾、检查精子、缝合切口等同大隐静脉精液贮囊成形术。以 6-0 无损伤缝线于 10 倍手术显微镜下，将附睾管壁与附睾被膜呈放射状缝合 3～4 针。将睾丸鞘膜壁层前外侧切一带血管保存血供的带蒂鞘膜片，折合成囊状，长 40mm，宽 20mm，缝接于附睾管端，仔细止血，囊内留一硅胶细导管（直径 1mm，长 50mm），另一端置于皮外，作术后引流冲洗用。亦可不置硅胶管，将尔后预计经阴囊穿刺取精部位的人工精液囊壁与阴囊肉膜间断缝合 2 针，使之固定于阴囊皮下。有主张在带蒂睾丸鞘膜内侧面涂抹 5％福尔马林液，待干或吹干后缝合。

3. 人工硅胶贮精器植入术

（1）原理：用硅胶制成的呈帽状精液贮囊与切开的附睾管的附睾被膜吻合成收集精液的精液贮囊装置，以便获取精子作辅助生育治疗。

（2）优点：方法简便易行。

（3）缺点：成功率不甚高。

（4）手术要点：常用的异质精液贮囊呈帽状，大小 20mm×8mm×8mm，容积 1.24ml，由硅胶制成。顺皮纹做一侧阴囊横切口，直达睾丸鞘膜壁层，切开该层鞘膜，将睾丸、附睾提出切口之外探查。在附睾体部剪除附睾被膜 0.5～1cm 长，切开一处附睾管（楔形切开更好），注意勿损伤其他附睾小管，用 6-0 缝线将硅胶贮精器的边缘，使之密闭。贮精器内灌注少量 α-糜蛋白酶以减轻术后水肿（图 42-6）。可将硅胶贮精器之乳头经皮肤戳创引出，缝合鞘膜及阴囊皮肤。日本用聚羟硅氧人工精液贮囊置于膀胱全切术后不育患者耻骨上皮下，连接管位于阴囊。

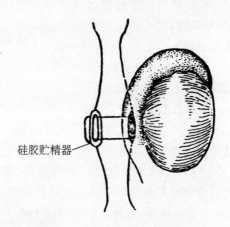

硅胶贮精器

图 42-6　人工硅胶贮精器植入术

【术后处理】

在配偶排卵期时，经皮触到精液贮囊后，穿刺抽取精液，直接或经微量 Percoll 法提取精子后行人工授精（AIH）。对置硅胶管者，术后每天用等渗盐水 2～3ml，加地塞米松 3～5mg 冲洗，5～7d 拔除。可直接穿刺或经皮扪摸穿刺硅胶贮精器抽取精液，但注意进针要浅，刺入异质体内抽吸到精液即可。作为精液贮囊的大隐静脉或睾丸鞘膜可发生纤维化，使贮存囊在短期内（数周至数月）消失，故应抓紧时间抽吸精液做人工授精或用作其他辅助生殖技术。

【评析】

人工精液贮囊技术是辅助生育的一种措施，在不能做未成熟精母细胞体外培养或冻存及 ICSI 之前，人工精液贮囊技术较反复附睾管穿刺或睾丸取组织来得方便且实用；但随着 ICSI 的迅速开展，人工精液贮囊技术逐渐地被 ICSI 所取代。

（鲁栋梁　陈在贤）

第六节　附睾取精术（epididymal sperm extraction）

梗阻性无精子症患者可行经皮附睾精子抽吸术（percutaneous epididymal sperm aspiration，PESA）和显微附睾精子吸取术（microsurgical epididymal sperm aspiration，MESA）技术，只要在附睾中能找到精子，利用单精子卵细胞浆内注射（intra cytoplasmic sperm injection，ICSI）技术就可获得高度有效的受精率，可使这些无精子症的男性患者获得自己的后代，而不需再借用别人的精子。

【适应证】

1. 梗阻性无精症　睾丸附睾体积、FSH、LH 及遗传学检测正常，考虑生精功能正常的患者，如先天性输精管缺如或闭锁，输精管结扎而未能复通者。

2. 不射精症　经药物或其他疗法治疗无效的不射精症者。

【禁忌证】

1. 急性生殖系统炎症或慢性炎症急性发作,阴囊皮肤感染未控制者。

2. 体检或 B 超检查附睾缺如者。

3. 存在严重遗传疾病者。

【术前准备】

1. 需行男性生殖器体检、血内分泌、染色体等检查,排除睾丸生精障碍及染色体异常疾病等。

2. 术前晚沐浴,将外生殖器清洗干净。

3. 术前 1 周禁用阿司匹林,以免引起伤口出血。

【特殊器械】

1. 21 号蝶形针,7 号注射针头,1～5ml 精子培养液,10ml 注射器。

2. 手术显微镜,显微手术器械。

3. 微量吸液管,精子培养皿或精子培养冷冻设备。

4. 光学显微镜,载玻片和盖玻片。

【麻醉与体位】

一般均采用 2% 利多卡因 5ml 行一侧精索阻滞麻醉,若行显微睾丸或附睾取精时,可选择硬膜外麻醉。患者取平卧位。

【术式简介】

1. 经皮附睾精子抽吸术

(1)原理:用穿刺的方法从附睾头体部抽出附睾液以获取精子。

(2)优点:不需显微手术器械,操作相对简单,创伤小,可反复应用。

(3)缺点:PESA 收获的附睾液很少,常被血细胞污染。用 PESA 取精时,有 10%～12% 的概率取不到精子,术后容易出现疼痛、血肿、感染等并发症,术后形成纤维化和粘连使以后的手术更为困难。所以,可能要切开睾丸取精或行经皮睾丸穿刺抽吸。

(4)手术要点

①7 号输液针经皮穿刺取精术:麻醉后,左手固定手术侧睾丸和附睾,右手握用 7 号输液头皮针连 10ml 注射器吸取精子培养液(HTF 液)0.3～0.5ml,经皮穿刺附睾(见彩图 42-7),由助手抽吸 10ml 注射器,反复抽吸,一边穿刺一边抽吸,直至针头端有淡黄浑浊附睾液体抽出。如果未见液体抽出,则改变头皮针方向多点穿刺,重复上述抽吸步骤。如果是诊断性穿刺,则只需将抽吸的附睾液涂片,显微镜下观察是否有精子即可;如果是行 ICSI 需要取精,则将抽吸的附睾液全部注入小培养皿,在倒置显微镜下寻找活动的精子,将抽吸的液体在 200g 离心 10min,取沉渣,寻找精子于取卵当天进行 ICSI。如无精子或无活动精子则行重复穿刺或行对侧附睾穿刺,如仍无精子,则考虑行睾丸取精术。

②21 号蝶形针经皮穿刺取精:麻醉后,首先将睾丸固定,用拇指和示指夹住附睾,将连接在 20ml 注射器上的 21 号蝶形针头插入附睾头,轻轻回吸,直至见到有液体进入蝶形针管(见彩图 42-8)。重复上述步骤直到获得足够数量精子。

2. 微创附睾精子收集术　麻醉后,在手术侧切开阴囊壁,将睾丸和附睾挤出切口外,左手拇示指固定显露附睾梗阻近端,切开附睾外膜(见彩图 42-9A),右手用 24 号针切断附睾管(见彩图 42-9B),附睾液从切断的附睾管内挤溢出(见彩图 42-9C),用 6cm 直径消毒盘接取溢出的附睾液,然后将获取的附睾液送培养及在显微镜下检查,找到相对良好的精子后冷冻保存供做试管婴儿。

3. 显微外科附睾精子吸取术(MESA)　MESA 是在手术显微镜下像开放式手术那样进行,分离出单个附睾管后进行显微抽吸精液的显微取精术。1985 年 Temple-Smith 等首次采用 MESA 取得附睾精子体外受精(IVF)获得妊娠。此后,许多中心采用 MESA 结合传统 IVF 治疗梗阻性无精症,妊娠率仅为 7%～10%。常规体外受精(IVF)技术治疗一些男子不育症如严重少精子症和弱精子症时,受精率和妊娠率非常低。1992 年自 Palermo 等报道了单精子卵细胞浆内注射(ICSI)技术及首例 ICSI 法试管婴儿的诞生以来,ICSI 技术为男性无精子症的治疗带来了福音。

(1)原理:在直视下寻找扩张的附睾管,穿刺或切开附睾管,用微量吸液管吸取附睾液获取精子。

(2)优点:在直视下寻找扩张的附睾管,位置准确,直接从附睾管中吸取精子,减少了附睾液被血细胞污染的机会,可确保吸取到大量的附睾精子,避免了 PESA 方法的盲目性,操作相对简单,术中止血确切,创伤小,术后出血并发症较少。

(3)缺点:手术时间较 PESA 方法长,且需要显微仪器设备,技术难度大,取精失败率较高,术后容易出现疼痛、血肿、感染等并发症,术后形成纤维化和粘连使以后的手术更为困难。

(4)手术要点

①显微附睾管穿刺取精术:显微穿刺针由硅胶管连接到一个抽吸装置上,它由一个 1ml 塑料结核菌素注射器和一个 10ml 玻璃注射器构成。显微穿刺针的尖端尺寸为 250～350μm,尖头在细砂轮上磨锐以利于刺入附睾管,其装置的组成包括 1 个 10ml 注射器、与其相连的 1 根短的医用硅胶管(4～6cm 长)和 1 个钝末端的微型吸管。多行两个小的阴囊横切口,打开睾丸鞘膜,在 16～25 倍手术显微镜下从附睾尾至头部检查,见到扩张的附睾小管表面打开附睾被膜,用连接到无菌医用硅胶管的硅化玻璃显微穿刺针穿入附睾管中(图 42-10),只要轻轻抽吸,附睾液就可进入微管,经过硅胶管后流入塑料注射器。连续行更近端的穿刺直到获得期望的精子质量。穿刺点用间断的 9-0 尼龙线缝合或烧灼,附睾膜用 6-0 聚丙烯线缝合。据 Cornnell 大学的经验,经验丰富的显微外科医师从梗阻性无精子症患者附睾吸取精子时,99% 以上可得到精子,即使患者阴囊原先已进行过多次操作并存在较大的瘢痕者。

②显微附睾管切开取精术:在 16～25 倍手术显微镜下,见到扩张的附睾小管后,用显微手术刀

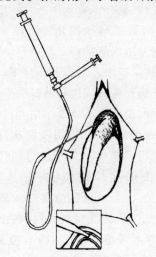

图 42-10　显微外科附睾精子吸取术

切开单个附睾管(见彩图 42-11A),用简单的微量吸管/毛细作用技术收集精子(见彩图 42-11B),吸取附睾液滴至载玻片上,加 HTF 液,盖上盖玻片后观察。如未获得任何精子,可在附睾更近端做切口,直至获得具活动力的精子。一旦发现具有活动力的精子,在其流出附睾小管附近放置一根干燥的微量吸液管(5μl;Drummond Scientific Co,Broomall)。如没有微量吸液管,可使用标准血细胞比容吸液管,借助毛细管作用,将精液吸到微量移液管中。附睾管刚切开时其流量最高。最初切开后,常可发现质量较好的精液。轻柔挤压睾丸和附睾,可增大切口处的流量,可获得 10～20μl 的附睾液体。取得的液体和 IVF 培养液(0.5～1.0ml)一起注入无菌容器。微量吸液管一经使用,即要丢弃。吸液管中的剩余液体将破坏毛细管作用。标准过程需 4～12 根微量吸液管。吸取物经超低温冻存。

【注意事项】

1. 在精子获取中不应使用由注射器产生的负压,因为这可能会破坏细嫩的附睾黏膜。

2. 正常男性生殖道中,刚离开睾丸的精子活率最小,使卵子受精的能力很差。精子在附睾转运过程中活率及受精能力得到增强。因此,在未梗阻的附睾中,高质量精子可在附睾末端找到。而精道梗阻或先天性输精管缺如的精子质量与正常时正好相反,高质量精子存在于附睾近端,末端的精子质量非常差。因睾丸在不断地产生精子,在附睾远端区域的精子被再吸收,其远端附睾管腔中充满吞噬衰老和降解精子的巨噬细胞,因此,附睾取精应从附睾的近睾端和睾丸中抽取,才能获得质量较高的活动精子。

【术后处理】

术后睾丸穿刺点部位压迫 0.5h 左右。

【评析与选择】

PESA 可成功获取精子,经单精子卵细胞浆内注射(ICSI)技术,使患者妻子生育健康子代。对于严重少精子症、弱精子症、畸形精子症和抗精子抗体强阳性患者,应用患者射出精液中的精子进行 ICSI 可获得 70%～75.1% 的受精率,与射出精子的 ICSI 受精率接近。PESA 配合精液低温保存,可多次用于 IVF 周期。PESA 收获的附睾液很少,常被血细胞污染,但此技术没有 ME-

SA可靠,而MESA直接从附睾管中吸取精子,减少了附睾液被血细胞污染的机会,血细胞的污染可直接影响IVF时精子的授精能力。对于同一个人,MESA取得的附睾精子的密度及活率要优于睾丸细针抽吸术(TFNA)或PercBiopsy,但MESA需要具备显微手术条件,要求医师具有显微外科手术技能。

迄今关于精子获取和ICSI方面发表文献中用得最多的是MESA技术。在Cornell大学进行

的MESA总次数已超过150次,99%以上可以从附睾取得精子。总之,MESA是梗阻性无精子症患者获得精子并随后冻存的最佳选择。PESA不需要具备显微手术的技能,具有创伤小、可重复进行和效果肯定等优点。

附睾取精术失败或非阻塞性无精子症者,可以采用睾丸取精术获取精子。

(平 萍 李 铮 陈在贤)

第七节 睾丸取精术(testicular sperm extraction)

睾丸取精术精子结合ICSI技术,以有效治疗男性无精子症。现有经皮睾丸穿刺取精术、睾丸切开取精术及显微睾丸切开取精术(MTESA)3种,是近几年来发展的新技术,具有操作简便、创伤轻、手术时间短、并发症少、对患者影响小的优点,现已在临床逐步推广应用。

【适应证】

1. 梗阻性或非梗阻性无精子症者。

2. 死精子症。因精液酸碱度等环境因素影响精子活力者。

3. 极度少精子症,高倍镜下仅见几条不动或缓慢运动、畸形率很高的精子,不足以或不能行ICSI者。

【禁忌证】

1. 急性生殖系统炎症或慢性炎症急性发作,阴囊皮肤感染未控制者。

2. 存在严重遗传疾病者。

【麻醉与体位】

可采用精索阻滞麻醉,也可采用硬膜外麻醉。取平卧位。

【术式简介】

1. 经皮睾丸穿刺和抽吸术 缺点:获得睾丸组织较少,阳性率偏低,睾丸损伤较重。

用1根与固定在Menghini注射器支架中的20ml注射器连接的21~23号针进行,局麻后术者左手固定术侧睾丸使穿刺点阴囊皮肤呈绷紧状态,顶向穿刺点并保持张力致操作结束,右手持睾丸细针抽吸器通过不同方向穿刺抽吸获得不同部位睾丸组织(见彩图42-12)以获取精子。穿刺所获得的睾丸组织碎块组织,立即进行精子培养

检查。

2. 改良式睾丸穿刺取精 该术式是在粗针穿刺针引导下定向挤出睾丸组织获取精子;阳性率较高,睾丸损伤较轻。因睾丸组织中的曲精小管是富有弹性较松散的组织,无论是粗针还是细针穿刺睾丸取精时,以针头的负压将睾丸组织取出较困难。有效地定向挤压可使曲精小管挤出穿引针孔以外,可获取较完整的睾丸组织,以致可以取出一段较长的曲精小管。

(1)麻醉后,术者双手拇、示、中三指配合固定术侧睾丸使穿刺点阴囊皮肤呈绷紧状态,由右手中指将睾丸顶向穿刺点并保持张力致操作结束。

(2)助手持普通20ml一次注射器配12号针头吸取HTF液0.3ml,沿睾丸小叶长轴方向刺入睾丸,穿刺时应偏离附睾并避开血管,穿过白膜时会有落空感,继续插入约1cm;回抽注射器并保持负压缓慢退出针头。术者双手拇、示、中三指配合向穿刺点方向适度挤压睾丸。当针头退出睾丸时,即可见睾丸组织从穿刺点被挤出;用输精管穿刺尖钳钳取并牵拉睾丸组织并尽量多的获取组织标本,然后送病理检查或送胚胎试验室备用。

(3)将获取组织标本放入小培养皿,在解剖显微镜下剪碎曲细精管,然后用吸管吹打均匀并吸入离心管,放培养箱中孵育一段时间让成熟活动精子游出,去除大块组织,将混悬液在1500rpm/min离心10min,取沉渣寻找成熟活动精子进行ICSI。如为诊断性穿刺,可将曲细精管撕碎后迅速置倒置显微镜下寻找有没有精子。如一次挤出的量不够,可反复穿刺2~3次。

(4)术后指压法皮下止血,穿刺点可用纱布覆

盖加压包扎,观察伤口出血情况及睾丸内是否有血肿形成。

3. 经皮睾丸活检枪取精术 参见本章第一节睾丸活检术。

4. 睾丸切开取精术

(1)优点:睾丸切开取精术是采用睾丸切开的方法获取曲细精管,可以获得较多的曲细精管组织,取精成功率高,操作简便、不需特殊仪器设备,对睾丸的损伤小,恢复快。

(2)缺点:可能影响睾丸血液充分供应,可能产生抗精子抗体、局部组织血肿、疼痛不适、短时性性功能障碍等,不宜多次切开取精。

(3)手术要点:局麻后,在睾丸表面血管较少的部位切开阴囊,显露睾丸白膜,在睾丸白膜上切开小口,轻轻挤压睾丸,部分曲细精管组织挤出切口之外,用小直剪切下组织,寻找精子,用于冷冻保存,行 ICSI 治疗。用 5-0 或 6-0 薇乔线逐层关闭白膜后,缝合切口。

5. 显微睾丸切开取精术(MTESA) 手术显微镜下睾丸切开取精术适用于两类患者,一种是通过常规的睾丸活检没有发现精子的非梗阻性无精子症患者,另一种是患者本身的睾丸体积较小、不适合行睾丸活检的非梗阻性无精子症患者。手术显微镜下睾丸切开取精术,是在手术显微镜下将睾丸从赤道平面切开,然后去寻找发育相对良好的"局部生精灶"。其最大的优势,一是将睾丸剖开,充分完全地暴露开,可以将整个睾丸都探索完全,不遗漏任何一个"局部生精灶";二是在手术显微镜放大的情况下,更有助于在手术过程中发现那些正常的"局部生精灶",是近年来随着显微外科技术的发展而出现的新技术。

(1)优点:在手术显微镜下切开睾丸,可确认白膜内无血管区,最大限度减少睾丸血供损害,取得相对无血的,较多的曲细精管小管,提高了精子的检出率。并发症较少。

(2)缺点:有一定损伤及并发症。

(3)术前特殊准备

①20ml 一次性注射器,12 号注射针头,输精管穿刺尖钳或蚊式钳,1～5ml 精子培养液,Bouin 液。

②手术显微镜,显微手术器械,倒置显微镜。

③微量吸液管,精子培养皿或精子培养冷冻设备。

(4)手术要点:麻醉后,在手术显微镜下,取阴囊横切口,切开各层显露睾丸,在睾丸表面无血管区沿睾丸长轴纵行切开白膜(见彩图 42-13A),广泛显露睾丸实质(见彩图 42-13B),在放大 25 倍下显示曲细精管,仅含 Sertoli 细胞的小管较细,较白,呈线样,精子发生活跃的小管管腔较粗大,曲细精管内包含有存活的精子,薄的管道包含有支持细胞(见彩图 42-13C),将获取的曲细精管组织置入精子培养基中培养,之后在立体显微镜下分离寻找精子,找到活动精子,并放入孵箱中备行 ICSI。

白膜切口用 6-0 尼龙缝线关闭。睾丸置入鞘膜内,缝合切口。

【注意事项】

1. 麻醉充分:穿刺和挤压睾丸会引起患者难以耐受的胀痛,因此局部麻醉应充分,以避免穿刺和挤压睾丸时的疼痛反应。

2. 睾丸取精术中,应固定术侧睾丸使穿刺点阴囊皮肤呈绷紧状态,以便睾丸取精术的穿刺和抽吸过程顺利完成。

3. 穿刺应避开阴囊、精索血管。

4. 睾丸穿刺针不应沿长轴穿过睾丸,以免损伤睾丸小叶结构。

5. 睾丸细针抽吸术需要对双侧睾丸进行系统的多次穿刺,每侧睾丸平均穿刺 15 次(10～20次)。整个穿刺过程要握紧睾丸,穿刺部位等距离分布,穿刺针头在睾丸内沿多个方向上下反复运动,直到淡黄色的液体抽出为止。

6. 切开睾丸内组织获取曲细精管时深度不超过 0.5cm,以免导致术后睾丸萎缩或坏死。

【术后处理】

术后留观 2h,当天避免剧烈活动,2 周内避免性生活。

【评析与选择】

睾丸取精术有两种方法:穿刺针吸取术(TESA)和睾丸组织切取术(TESE)。TESA 具有损伤较轻,但存在盲目穿刺获取精子效率低;而TESE 获取精子的成功率较高。

1. 睾丸穿刺取精术 睾丸穿刺活检技术以其微创、简单、快捷、痛苦小、恢复快、并发症少、安全、有效和患者易于接受的优点而得到快速普及,有研究表明睾丸穿刺取精术准确程度可达95%以上。但由于睾丸的曲细精管富有弹性,因此,在退针过程中由于组织的弹性及穿刺孔周围组织的摩擦阻力的作用,有一部分睾丸组织会发生回缩,影响了取出标本的数量和质量。睾丸取精术应尽可能获取足够数量和高质量的睾丸精子,供ICSI,并应尽可能减小对睾丸的损伤,而不影响睾丸的功能和以后的取精。

2. 睾丸切开取精术　睾丸切开取精术,是在睾丸的不同位置取2～3块睾丸组织标本,用于IVF的精子做ICSI治疗的可靠方法。非梗阻性无精子症的精子获取率可达60%。

Ezeh等研究多位点睾丸穿刺取精术与睾丸切开取精术的结果发现,在获得精子方面后者明显高于前者。Chan等回顾性分析了大量临床资料后发现,睾丸切开取精术对获得精子是更有效的方法,尤其目前外科显微技术的迅猛发展,完全可以将睾丸切开的并发症降到最小,认为尽管目前公认睾丸穿刺取精术可以取代睾丸切开取精术达到同样的诊断目的,但睾丸穿刺取精术,提取的正常精子数目少,反复抽吸会导致增多的并发症。

3. 显微睾丸切开取精术　采用显微睾丸切开取精术,是在手术显微镜下可辨认出睾丸上无血管的区域,挑选较粗的小管,有利于显著提高精子的检出率,可使非梗阻性无精症(NOA)患者只需切割最小量的睾丸组织就能得到足够数量的精子。尤其适用于生精功能严重受损的非梗阻性无精子症患者,甚至非嵌合型克氏症患者也可能通过从micro-TESE睾丸中找到精子从而获得生育的机会,这是micro-TESE最大的优点;另一方面,micro-TESE术中,仅切取少量曲细精管,可以最大限度地减少对血管和睾丸间质的损伤,有利于保护睾丸内分泌功能,这对睾丸内分泌功能本已受损的患者来说显得更有意义。对于至少有一个区域精子发生低下的患者来说,81%可取得精子;而成熟阻滞的患者中,42%可取得精子;唯支持细胞综合征的患者仅有24%可取得精子。Cornell大学临床研究发现,使用显微分离技术,精子发现率达50%。对这些找到精子的患者行IVF-ICSI治疗,其配偶妊娠率达50%。micro-TESE的缺点是需要显微手术设备,对医师的显微外科技术有较高要求。

4. Shufaro等动物实验研究结果发现睾丸经反复穿刺抽吸术后,睾丸中出现局部瘢痕或纤维化。多次TESE手术也可能会引起暂时的和永久的睾丸功能改变,包括睾丸萎缩和睾酮水平降低,因此,取精最好由熟悉睾丸解剖和生理的医师在手术显微镜下进行操作。经皮睾丸穿刺术侵害性比较低,但仍有发生出血、免疫反应等影响精子生成的可能;这些影响一般需要3～4个月才能恢复到手术前的情况,所以穿刺术后一般需要3～4个月才能行第2次穿刺行ICSI治疗。

5. 预防遗传性疾病　MESA、PESA、TESA和TESE等获取精子方法与ICSI联合应用,可以有效地治疗无精子症患者,使他们也可能获得自己生物学意义上的后代。但是,由于这些技术可能会使其后代患有父辈的遗传缺陷,故应该对接受治疗的患者进行遗传学咨询,必要时还需要对其早期胚胎进行植入前遗传学诊断(PGD),以提高健康婴儿的出生率,减少和预防遗传性疾病的出现。

(陈在贤　平　萍　李　铮)

参 考 文 献

[1] 王翰辉,何昌孝,鄢世兵,等.睾丸穿刺取精术对非梗阻性无精子症患者性功能影响的临床研究.中国性科学,2014,10:84-86

[2] 崔险峰,丁攀,张云山.非梗阻性无精子症患者的外科取精方法应用进展.山本医药,2015(43):98-100

[3] 孙捷,管湘霞,吴丽萍,等.显微外科技术在非梗阻性无精子症中的应用初探.江西医药,2015,9:912-913

[4] 熊国根,田二坡,姚文亮,等.MD-TESE手术对非梗阻性无精子症患者取精结局的应用研究.现代诊断与治疗,2015,11:2409-2411

[5] 涂响安,庄锦涛,赵亮,等.经尿道双极等离子射精管切开术和单极射精管切开术治疗射精管梗阻疗效比较.临床泌尿外科杂志,2015,7:638-640

[6] 邹义华,陈善群,陈晓峰.经尿道射精管切开术联合精囊镜技术治疗射精管梗阻性无精子症(附22例报

告).中国内镜杂志,2014,20(1):80-83

[7] 柳长坤,宋震,邓云飞,等.经尿道电切联合精囊镜射精管扩张术治疗苗勒管囊肿.中南大学学报,2015(06):670-673

[8] 高永涛,高恩江,于志勇,等.经尿道射精管口电切术治疗射精管梗阻性无精子症23例临床疗效分析.山西医药杂志,2014(23):2804-2806

[9] 吕绍勋,徐雪花.经尿道精囊镜去顶减压术治疗射精管囊肿临床疗效探讨.中外医疗,2014(29):63-65

[10] 陈勇辉,邹冰子,张丽英.经直肠超声在射精管梗阻性无精症所致男性不育症的诊断和治疗中的临床价值.医学影像学杂志,2015(5):865-866

[11] 谢珠红,钟爱英,高江美.经尿道精囊镜检技术诊治血精的手术配合.中国微创外科杂志,2014,14(3):287-288

[12] 刘杰,李循.顽固性血精患者经尿道精囊镜的临床诊治研究.中国性科学,2015,4:50-53

[13] 史校学,酒涛,王栋.精囊镜下治疗顽固性血精32例临症效果分析.河南医学研究,2014,23(5):76-77

[14] 崔志强,王永传,都靖,等.经尿道精囊镜联合非那雄胺治疗顽固性血精的效果观察.中华男科学杂志,2014,20(6):536-538

[15] 王宗绫.68例顽固性血精患者经尿道精囊镜诊治分析.吉林医学,2014,35(8):1689-1690

[16] 王磊,刘智勇,许传亮,等.经尿道精囊镜诊治顽固性或复发性血精162例临床资料分析.中华男科学杂志,2013,19(6):531-534

[17] 李虎,何祖强,董超雄,等.精囊镜联合电切镜治疗射精管梗阻性无精子症19例分析.中国性科学,2015,12:64-66

[18] 张治国,郝林,臧光辉,等.采用精道镜技术治疗射精管梗阻性无精子症和重症少精症.中国内镜杂志,2016,22(1):42-44

[19] 王进,曾汉青,范民,等.经尿道精囊镜技术在精囊疾病诊断治疗中的临床应用(附52例报告).临床泌尿外科杂志,2014,11:960-962

[20] 胡国栋,王秀,陈宏宇,等.经尿道精囊镜检查联合超声吸附和冲洗治疗血精症.中国医药指南,2014,31:36-37

[21] 孔文青.显微外科技术在治疗非梗阻性无精子症中的应用.医药卫生(引文版),2016,1:25

[22] 胡扬扬,王丽媛,宋搏天,等.不同睾丸活检术对睾丸功能及抗精子抗体的影响.中华男科学杂志,2017,7:620-625

[23] 谭志国,梁齐,孙健;睾丸定向挤捏穿刺取精术与开放式睾丸活检术应用体会.中国社区医生,2015,32:

116-117

[24] 邓李文,罗开玲,邓志华,等.经皮附睾穿刺取精术联合睾丸穿刺取精术在评估睾丸生精功能中的应用价值.广西医学,2017,3:299-301

[25] 于建红,柯昌兴,董彪,等.精囊镜检术在顽固性血精症诊治中的临床应用.外科(汉斯),2018,2:74-81

[26] 张冰,郝建国,朱华,等.经尿道精囊镜技术在精囊疾病诊疗中的应用及疗效观察.国际医药卫生导报,2018,2:231-233

[27] 杨学贞,蒋旭,王华,等.精囊镜诊治顽固性血精的临床价值.分子影像学杂志,2019,1:43-45

[28] 曹晓敏,刘丽,方祺,等.非梗阻性无精子症患者显微取精术联合单精子冷冻技术助孕1例报告.中国计划生育学杂志,2019,10:1408-1410

[29] 张迅,梁乡鸿,申树林,等.睾丸固定钳固定法在经皮附睾穿刺取精术中的应用价值.中华生殖与避孕,2017,4:304-307

[30] 谢强,谢小菲,刘淑慎,等.两种取精术式对卵胞浆内单精子注射结局的对比研究.中国医学创新,2018,14:141-144

[31] 张靖,刘贵华,赵鲁刚,等.显微取精术治疗非梗阻性无精子症的疗效分析(附196例报告).中华男科学杂志,2017,9:804-807

[32] 甘贤优,零潇宾,舒金辉,等.睾丸显微取精术联合卵胞浆内单精子显微注射治疗非梗阻性无精子症的临床效果.广西医学,2019,16:2055-2058

[33] 唐金鑫,宋乐彬,秦超.睾丸显微取精术在非梗阻性无精子症中的应用.中华男科学杂志.2016,8:730-734

[34] 孙建华,周梁,季兴哲,等.ICSI周期显微镜下睾丸切开取精术治疗非梗阻性无精子症的临床研究.生殖医学杂志,2019,2:129-13

[35] 侯高峰,吕金星.无精子症患者血清FSH、INHB、染色体核型对睾丸穿刺取精术成功率的影响.中国性科学,2019,1:30-32

[36] 毛加明,赵连明,洪锴,等.睾丸显微切开取精术在非嵌合型Klinefelter综合征患者中的临床应用及评价(附143例报告)中华男科学杂志,2017,12:1075-1079

[37] Andrew Leung,Jose Mira,and Wayland Hsiao. Updates on sperm retrieval techniques. Transl Androl Urol,2014,3(1):94-101

[38] Lee JY,Diaz RR,Choi YD,et al. Hybrid method of transurethral resection of ejaculatory ducts using holmium: yttriumaluminium garnet laser on complete ejaculatory duct obstruction. Yonsei Med J,

2013,54(4):1062-1065

[39] Mohammad Reza Moein,Mahmoud Reza Moein,Jalal Ghasemzadeh,et al. Evaluation of sperm retrieval rate with bilateral testicular sperm extraction in infertile patients with azoospermia. Iran J Reprod Med,2015,13(11):711-714

[40] Tatsuo Morita, Maiko Komatsubara, Tomohio Kameda, et al. A new simple technique of epididymal sperm collection for obstructive azoospermia. Asian J Androl,2016,18(1):149-150

[41] Liu C,Song Z,Dun Y,et al. Transurethral electrotomy combined with seminal vesiculoscopy ejaculatory duct dilatation in treating patients with Müllerian duct cyst. Zhong Nan Da Xue Xue Bao Yi Xue Bao,2015,40(6):670-673

[42] Liu B,Li J,Li P,et al. Transurethral seminal vesiculoscopy in the diagnosis and treatment of intractable seminal vesiculitis. J Int Med Res, 2014, 42(1):236-242

[43] Cui ZQ,Wang YC,Du J,et al. Transurethral seminal vesiculoscopy combined with finasteride for recurrent hematospermia. Zhonghua Nan Ke Xue,2014,20(6):536-538

[44] Shu-Xiong Zeng,Xin Lu,ZHen-Sheng Zhang,et al. The feasibility and experience of using seminal vesiculoscopy in the diagnosis of primary seminal vesicle tumors. Asian J Androl,2016,18(1):147-148

[45] CH Han,Q Liang,BZ Dong,et al. The Transurethral Seminal Vesiculoscopy in the Diagnosis and Treatment of the Seminal Vesicle Disease. Cell Biochemistry and Biophysics,2013,66(3):851-853

[46] Tang SX,Zhou HL,Ding YL. Effectiveness oftransurethral seminal vesiculoscopy in the treatment of persistent hematospermia,and oligoasthenozoospermia and azoospermia from ejaculatory duct obstruction. Zhonghua Yi Xue Za Zhi, 2016, 96(36):2872-2875

[47] Zhu XB,Zhang XS,Zhang SL,et al. 8,5/11,5F transurethral seminal vesiculoscopy in the diagnosis and treatment of refractory hematospermia. Zhonghua Nan Ke Xue,2016,22(3):225-228

[48] Abdel-Meguid TA. Can we reliably predict sperm recovery in semen of nonobstructive azoospermia men after varicocele repair? -answers are awaited. Transl Androl Urol,2017,6(2):317-319

[49] Miller N,Biron-Shental T,Pasternak Y,et al. Fertility outcomes after extended searches for ejaculated spermatozoa in men with virtualazoospermia. Fertil Steril,2017,107(6):1305-1311

[50] Binsaleh S,Alhajeri D,Madbouly K. Microdissection testicular sperm extraction in men with nonobstructive azoospermia:Experience of King Saud University Medical City, Riyadh, Saudi Arabia. Urol Ann,2017,9(2):136-140

[51] Uloko M,Bearrick E,Bodie J. Azoospermia in a Male with Klippel-Feil Anomaly. Urol Case Rep,2017,25(13):51-52

[52] Salehi P,Derakhshan-Horeh M, Nadeali Z, et al. Factors influencing sperm retrieval following testicular sperm extraction in nonobstructive azoospermia patients. Clin Exp Reprod Med,2017,44(1):22-27

[53] Schachter-Safrai N, Karavani G, Levitas E, et al. Does cryopreservation of sperm affect fertilization in nonobstructive azoospermia or cryptozoospermia? Fertil Steril,2017,107(5):1148-1152

[54] Verrill C,Yilmaz A,Srigley JR,et al. Reporting and staging of testicular germ cell tumors: the international society of urologicalPathology(ISUP)testicular cancer consultation conference recommendations. Am J Surg Pathol,2017,41(6):22-32

[55] Maryam Eghbali,Mohammad Reza Sadeghi,Niknam Lakpour,et al. Molecular analysis of testis biopsy and semen pellet as complementary methods with histopathological analysis of testis in non-obstructive azoospermia. J Assist Reprod Genet,2014,31(6):707-715

[56] Weng SP,Surrey MW,Danzer HC,et al. Chromosome abnormalities in embryos derived from microsurgical epididymal sperm aspiration and testicular sperm extraction. Taiwan J Obstet Gynecol,2014,53(2):202-205

[57] Althakafi SA,Mustafa OM,Seyam RM,et al. Serum testosterone levels and other determinants ofsperm retrieval in microdissectiontesticular sperm extraction. Transl Androl Urol,2017,6(2):282-287

[58] Trutsumi S,Kawahara T,Takeshima T,et al. Onco-testicular sperm extraction(onco-TESE)for bilateral testicular tumors: two case reports. J Med Case Rep,2017,11(1):139

[59] Ibrahim E. Editorial comment from Dr ibrahim to testicular sperm extraction for patients with spinal cord injury-related anejaculation:A single-center ex-

perience. Int J Urol,2016,23(12):1027-1029

[60] Iwahata T,Shin T,Shimomura Y,et al. Testicular sperm extraction for patients with spinal cord injury-related anejaculation:A single-center experience. Int J Urol,2016,23(12):1024-1027

[61] Shin T,Kobayashi T,Shimomura Y. Microdissection testicular sperm extraction in Japanese patients with persistent azoospermia after chemotherapy. Int J Clin Oncol,2016,21(6):1167-1171

[62] Niederberger C. Re:comparison of microdissection testicular sperm extraction,conventional testicular spermExtraction,and testicular sperm aspiration for nonobstructive azoospermia:a systematic review and meta-analysis. J Urol,2016,195(5):1564-1566

[63] Shiraishi K,Ishikawa T,Watanabe N,et al. Salvage hormonal therapy after failed microdissection testicular sperm extraction:A multi-institutional prospective study. Int J Urol,2016,23(6):496-500

[64] Alrabeeah K,Witmer J,Ruiz S,et al. Mini-incision-microdissection testicular sperm extraction:a useful technique for men with cryptozoospermia. Andrology,2016,4(2):284-289

[65] Bernie AM,Mata DA,Ramasamy R,et al. Comparison ofmicrodissection testicular sperm extraction,conventional testicular spermextraction,and testicular sperm aspiration for nonobstructive azoospermia:a systematic review and meta-analysis. Fertil Steril,2015,104(5):1099-1103

[66] Alrabeeah K,Doucet R,Boulet E,et al. Can the rapid identification of maturespermatozoa during microdissection testicular spermextraction guide operative planning? Andrology,2015,3(3):467-472

[67] Faure A,Bouty A,O'Brien N,et al. Testicular biopsy in prepubertal boys:a worthwhile minor surgical procedure? Nat Rev Urol,2016,13(3):141-150

[68] Niederberger C. Re:clinical,genetic,biochemical,and testicular biopsy findings among 1,213 men evaluated for infertility. J Urol,2017,198(3):468-470

[69] Mao JM,Liu DF,Zhao LM,et al. Effect of testicular puncture biopsy on the success rate of microdissection testicular sperm extraction for idiopathic non-obstructive azoospermia. Beijing Da Xue Xue Bao Yi Xue Bao,2018,50(4):613-616

[70] Hu JC,Chen CS. Transurethral seminal vesiculosco-py acts as a therapeutic investigation for intractable hemospermia:Step-by-step illustrations and single-surgeon experience. Int J Urol,2018,25(6):589-595

[71] Savio LF,Palmer J,Prakash NS,et al. Transurethral resection of ejaculatory ducts:a step-by-step guide. Fertil Steril,2017,107(6):e20

[72] Avellino FJ,Lipshultz LI,Sigman M,et al. Transurethral resection of the ejaculatory ducts:etiology of obstruction and surgical treatment options. Fertil Steril,2019,111(3):427-443

[73] Niederberger C. Re:Transurethral Resection of Ejaculatory Ducts:A Step-by-Step Guide. J Urol,2018,199(4):879

[74] Gibb Z,Ajtken RJ. The Impact of sperm metabolism during in vitro storage:the stallion as a model. Biomed Res Int,2016,2016:9380609

[75] Talwar P,Singh S. Chapter 7 human epididymal and testicular sperm cryopreservation. Methods Mol Biol,2017,1568:85-104

[76] Erdem E,Karacan M,Usta A,Arvas A,et al. Outcome of ICSI with motile testicular spermatozoa obtained through microscopically assisted testicular sperm extraction in relation to the ovarian response. J Gynecol Obstet Hum Reprod,2017,46(5):405-410

[77] Barroso LVS,Reges R,Corgueira JBG,et al. Impact of testicular sperm extraction and testicular sperm aspiration on gonadal function in an experimental rat model. Int Braz J Urol,2018,44(1):172-179

[78] Flannigan R,Bach PV,Schlegel PN. Microdissection testicular sperm extraction. Transl Androl Urol,2017,6(4):745-752

[79] Eken A,Gulec F. Microdissection testicular sperm extraction(micro-TESE):Predictive value of preoperative hormonal levels and pathology in non-obstructive azoospermia. Kaohsiung J Med Sci,2018,34(2):103-108

[80] Klami R,Mankonen H,Perheentupa A. Successful microdissection testicular sperm extraction for men with non-obstructive azoospermia. Reprod Biol,2018,18(2):137-142

[81] Flannigan RK,Schlegel PN. Microdissection testicular sperm extraction:preoperative patient optimization,surgical technique,and tissue processing. Fertil Steril,2019,111(3):420-426

彩　图

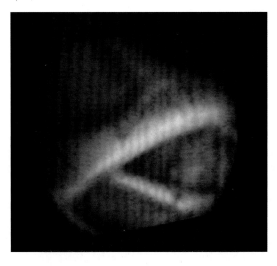

彩图 5-1　前列腺增生梗阻膀胱内小梁、小室结构形成
（正文 71 页）

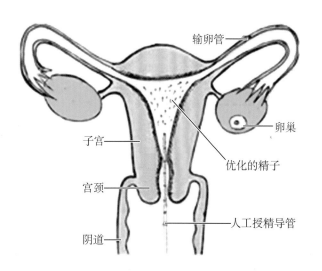

彩图 6-1　人工授精部位
（正文 113 页）

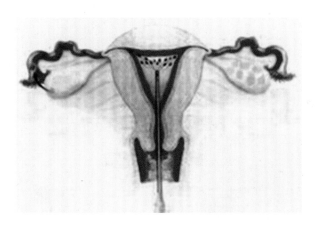

彩图 6-2　人工授精操作示意
（正文 114 页）

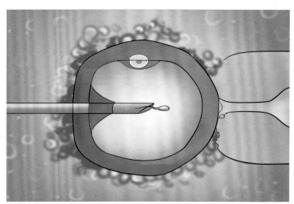

彩图 6-3　单精子卵细胞浆内注射胚胎移植示意
（正文 117 页）

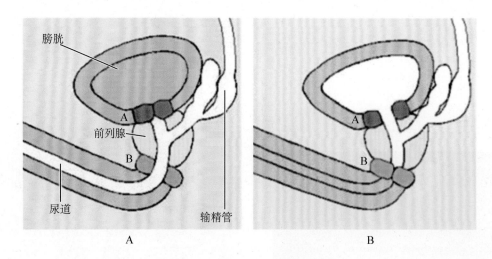

膀胱

前列腺

尿道

输精管

A   B

彩图 7-1　逆行射精机制(正文 146 页)

A. 正常者射精时膀胱颈关闭,尿道括约肌开放状,精液从尿道射出;B. 逆行射精者,膀胱颈敞开,尿道括约肌紧闭状,精液射入膀胱内

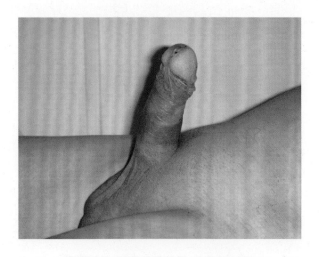

彩图 7-2　阴茎异常勃起(正文 156 页)

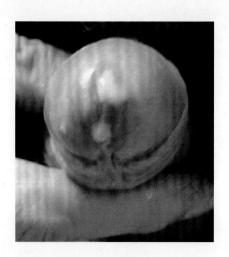

彩图 8-1　急性淋菌性尿道炎(正文 165 页)

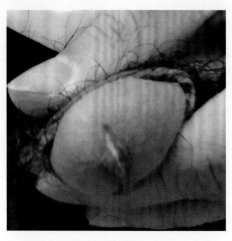

彩图 8-2　非淋菌性尿道炎(正文 170 页)

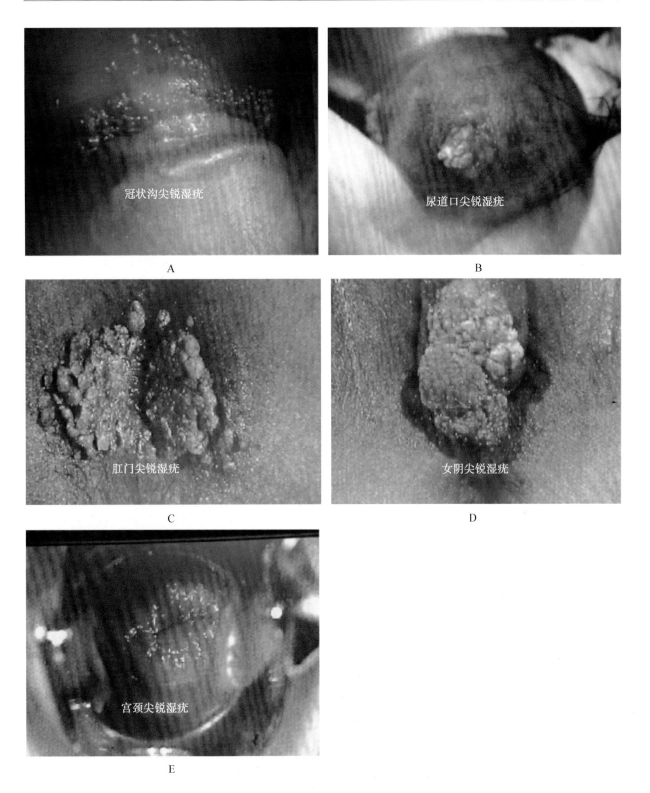

A　冠状沟尖锐湿疣

B　尿道口尖锐湿疣

C　肛门尖锐湿疣

D　女阴尖锐湿疣

E　宫颈尖锐湿疣

彩图 8-3　外生殖器尖锐湿疣好发部位

（正文 174 页）

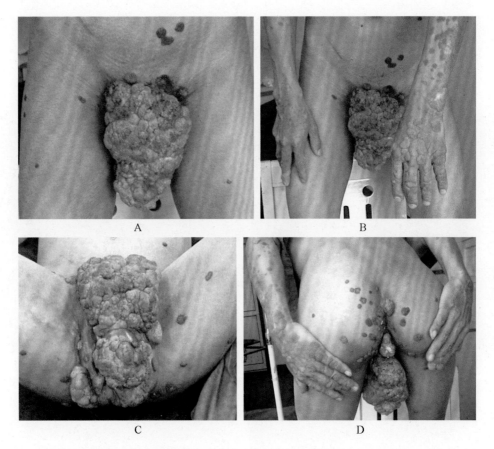

彩图 8-4　外生殖器巨大尖锐湿疣合并多处尖锐湿疣（正文 174 页）

A，B. 前面观；C. 截石位；D. 后面观。显示阴茎、阴囊、会阴、肛门及肛周多发巨大菜花型湿疣，合并下腹部、双大腿、臀部、双手及双前臂多处尖锐湿疣

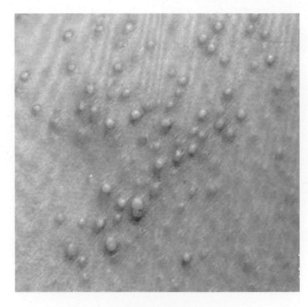

彩图 8-5　丘疹状尖锐湿疣（正文 174 页）

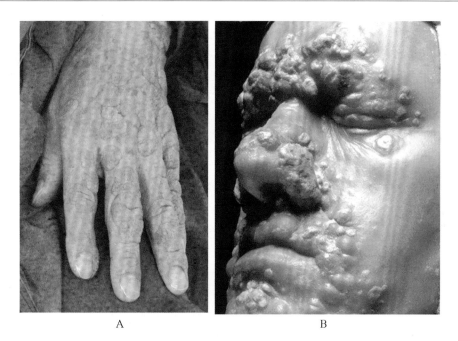

彩图 8-6　**扁平状尖锐湿疣**（正文 175 页）
A. 手多发扁平状尖锐湿疣；B. 面部多发扁平状尖锐湿疣

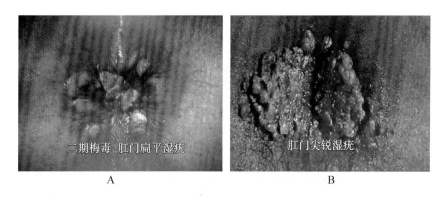

彩图 8-7　**二期梅毒与尖锐湿疣的鉴别诊断**（正文 175 页）

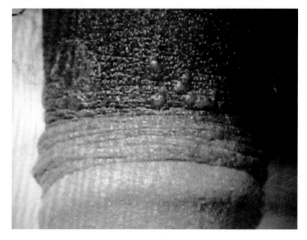

彩图 8-8　**阴茎疱疹**（正文 179 页）

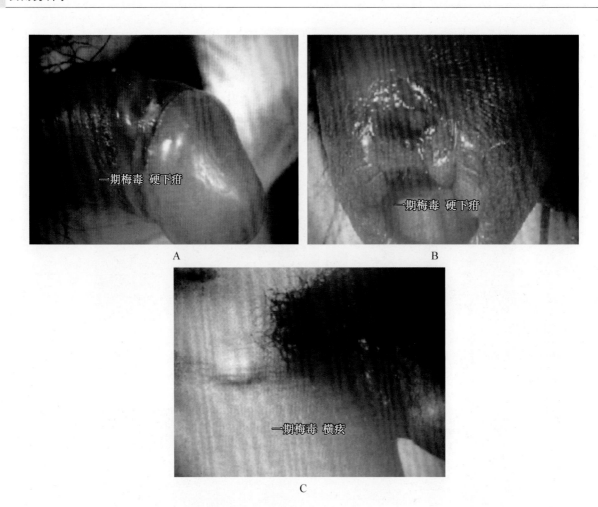

A　　　　　　　　　　　B

C

彩图 8-9　一期梅毒硬下疳（正文 183 页）

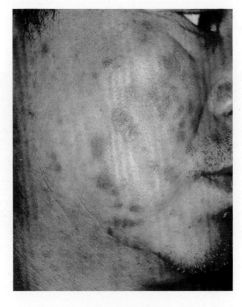

彩图 8-10　丘疹性梅毒疹（面部）（正文 183 页）

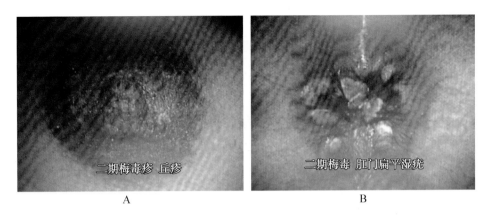

A　　　　　　　　　　　　　B

彩图 8-11　**二期梅毒**（正文 183 页）

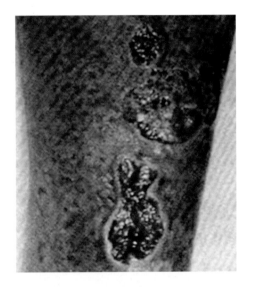

彩图 8-12　**梅毒性树胶肿**（正文 185 页）

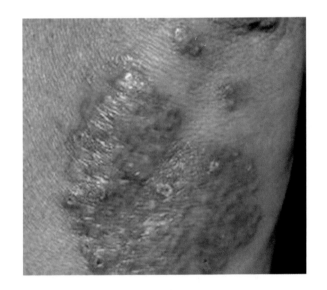

彩图 8-13　**腹股沟肉芽肿**（正文 194 页）

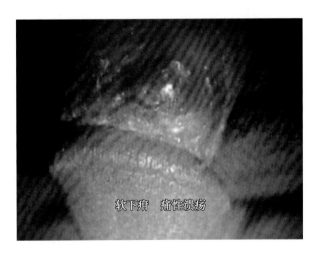

彩图 8-14　**阴茎软下疳痛性溃疡**（正文 197 页）

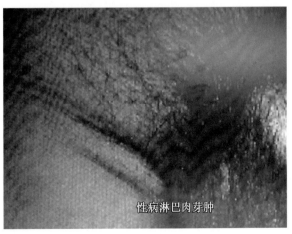

彩图 8-15　**腹股沟性病淋巴肉芽肿**（正文 200 页）

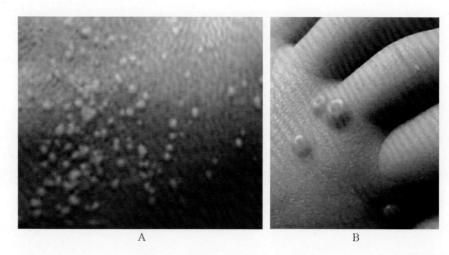

A B

彩图 8-16　传染性软疣(正文 216 页)
A. 躯干传染性软疣;B. 手传染性软疣

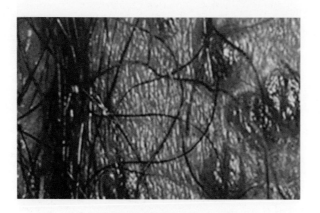

彩图 8-17　鲍恩样丘疹病(正文 220 页)

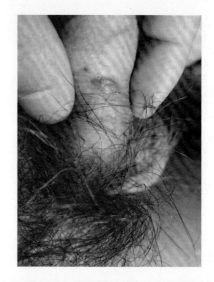

彩图 8-19　外生殖疣疮(正文 223 页)

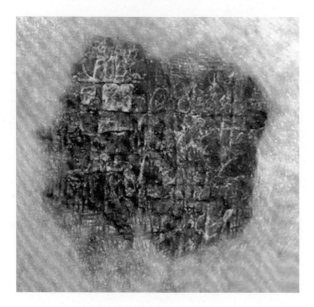

彩图 8-18　鲍恩病(正文 221 页)

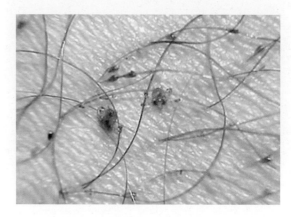

彩图 8-20　阴虱寄生于阴毛处(正文 224 页)

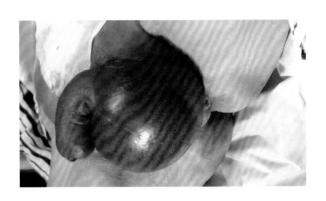

彩图 10-1　球部尿道损伤后出血及尿外渗,阴囊会阴阴
　　　　　茎下腹壁肿胀
（正文 243 页）

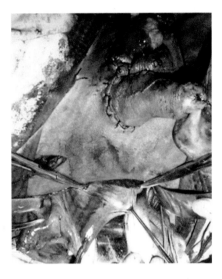

彩图 11-1　左侧是睾丸,右侧腹股沟处
　　　　　是子宫、输卵管及卵巢
（正文 254 页）

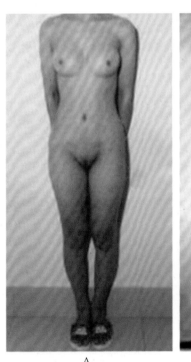
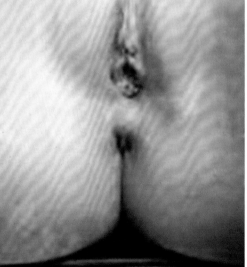

A　　　　　　　　　　　B

彩图 11-2　睾丸女性化综合征（正文 256 页）
A. 女性化体型；B. 外阴女性型

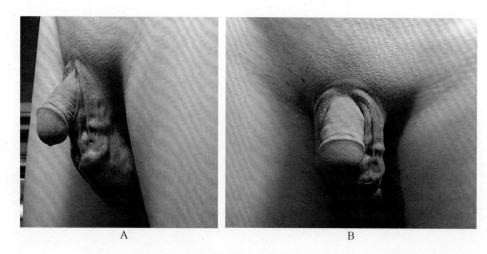

彩图 12-1　左侧精索静脉曲张（正文 263 页）

A. 侧斜面观；B. 正面观

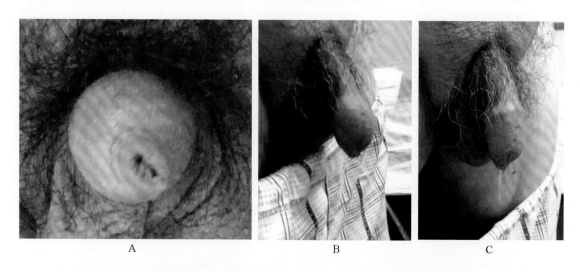

彩图 13-1　包茎（正文 269 页）

A. 包皮口狭小不能上翻露出阴茎头；B. 排尿时包皮鼓泡；C. 排尿后第二次排包皮内残存尿液

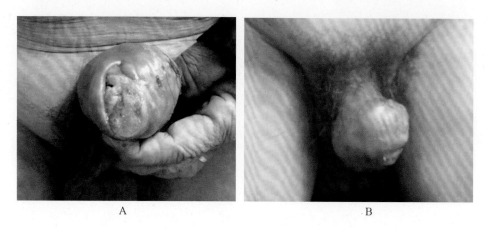

彩图 13-2　包茎并发阴茎癌（正文 270 页）

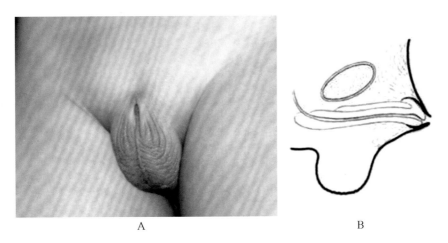

A   B

彩图 13-3　隐匿阴茎（正文 270 页）

A. 隐匿阴茎；B 隐匿阴茎示意

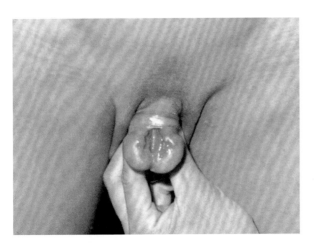

彩图 14-1　尿道上裂（正文 273 页）

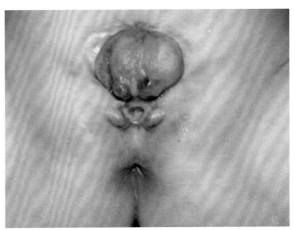

彩图 14-3　女性尿道上裂合并膀胱外翻（正文 273 页）

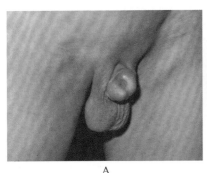

A

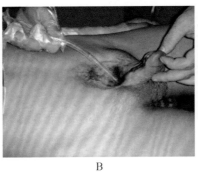

B

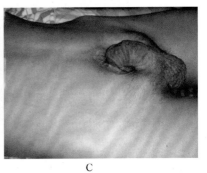

C

彩图 14-2　男性尿道上裂（正文 273 页）

A. 阴茎头型尿道上裂；B. 完全型尿道上裂、膀胱外翻及尿失禁；C 完全型尿道上裂伴阴茎上曲

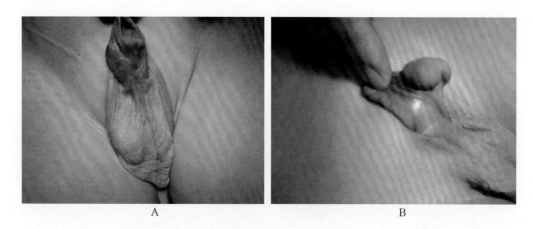

彩图 14-4　尿道下裂（正文 275 页）
A. 阴茎型尿道下裂伴阴茎下曲；B. 阴茎阴囊型尿道下裂伴阴茎下曲

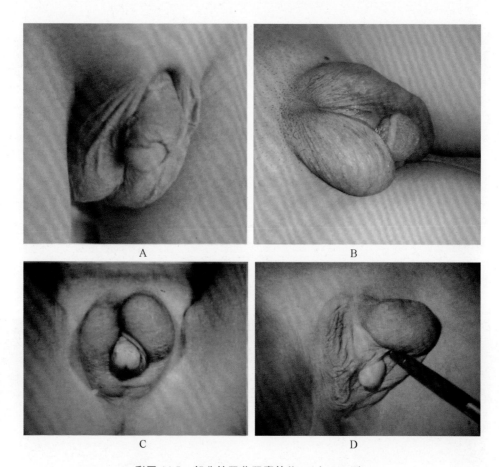

彩图 14-5　部分性阴茎阴囊转位（正文 276 页）
A. 轻度部分性阴茎阴囊转位伴阴茎下曲；B. 中度部分性阴茎阴囊转位；C. 重度部分性
阴茎阴囊转位合并阴囊对裂；D. 阴茎阴囊转位合并右侧隐睾

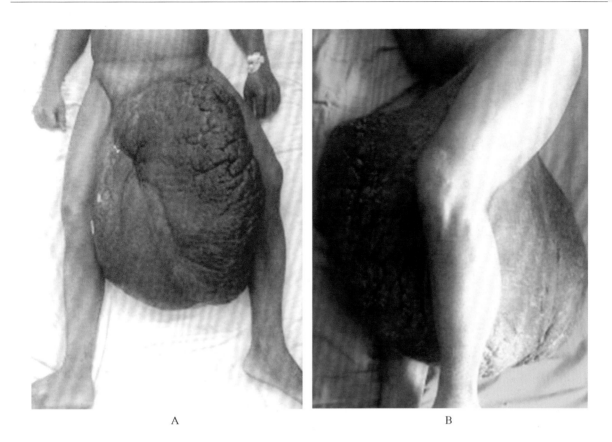

彩图 15-1　**阴茎阴囊象皮肿**（正文 280 页）

A. 阴茎阴囊象皮肿正面观；B 阴茎阴囊象皮肿侧面观

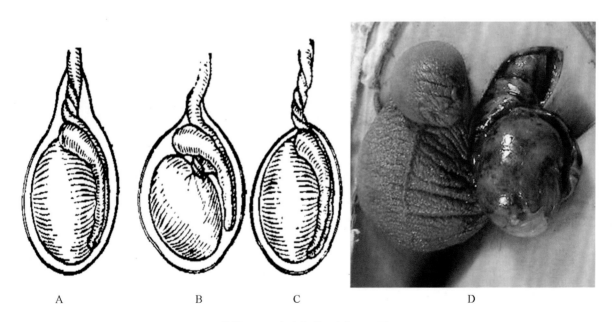

彩图 16-1　**睾丸扭转**（正文 288 页）

A. 鞘膜内睾丸扭转；B. 睾丸鞘膜外睾丸扭转；C. 鞘膜内睾丸与附睾之间扭转；D. 睾丸鞘膜内扭转

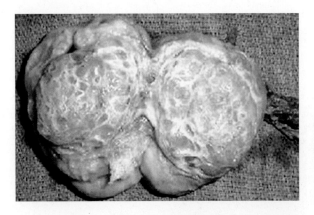

彩图 17-1　睾丸肿瘤

（正文 293 页）

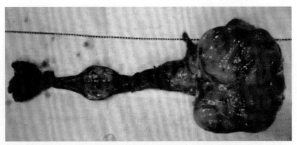

彩图 17-2　睾丸肿瘤精索及内环处淋巴结转移

（正文 294 页）

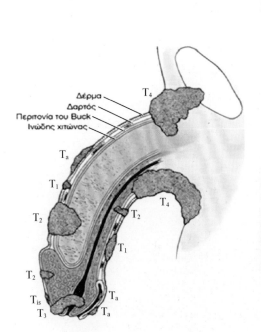

彩图 18-1　阴茎癌 T 分期示意

（正文 316 页）

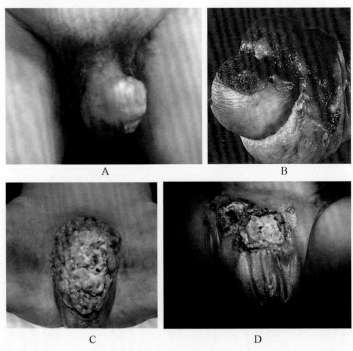

彩图 18-2　阴茎鳞状细胞癌（正文 317 页）

A. 早期包茎内阴茎癌；B. 早期阴茎溃疡型癌；C. 中期阴茎癌阴茎部分毁损；D. 晚期阴茎毁损累及阴囊耻骨前、腹股沟区及髂腹股盆腔淋巴转移

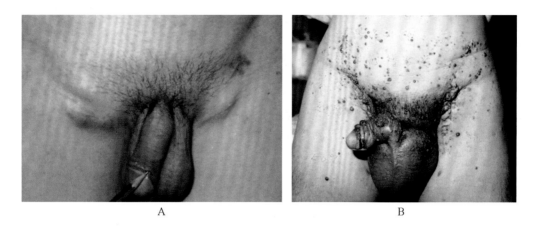

彩图 18-3　**阴茎原发黑色素瘤切除术后转移**（正文 322 页）
　　A. 术后 3 个月，出现侧腹股沟淋巴结肿大，铅笔尖指原肿瘤切除处；B. 双侧腹股沟淋巴结清除术后 3 个月黑色素瘤广泛扩散转移

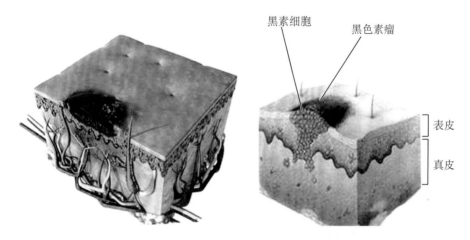

彩图 18-4　**侵袭深度及垂直厚度**（正文 322 页）

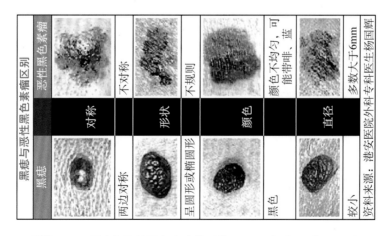

彩图 18-5　**黑痣与恶性黑色素瘤鉴别的 ABCDE 标准**（正文 323 页）

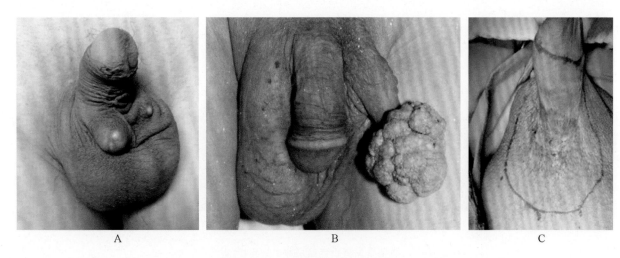

A　　　　　　　　B　　　　　　　　C

彩图 18-6　阴囊肿瘤（正文 325 页）

A. 阴囊皮脂腺囊肿；B. 阴囊鳞状细胞癌；C. 阴囊 Paget 病

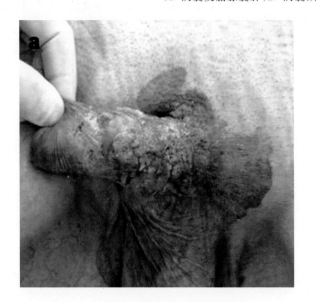

彩图 18-7　阴茎阴囊 Paget 病（正文 327 页）

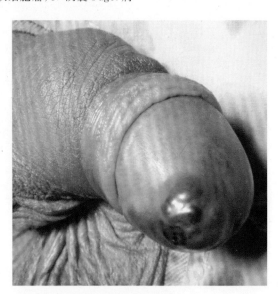

彩图 18-8　阴茎头海绵状血管瘤（正文 329 页）

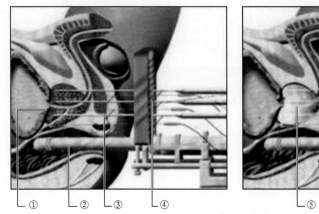

彩图 19-1　前列腺氩氦冷冻原理（正文 350 页）

1. 前列腺；2. 经直肠超声；3. 氩氦气体传输；4. 冷冻探头；5. 前列腺内冰球形成

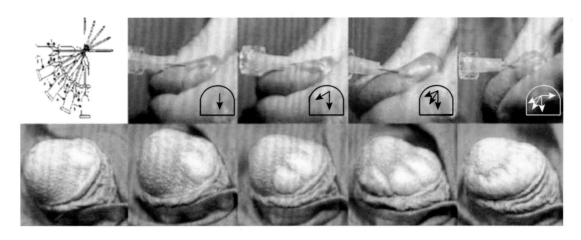

彩图 24-17　阴茎头填充增粗术:阴茎头扇形注射 HA 凝胶法(正文 529 页)

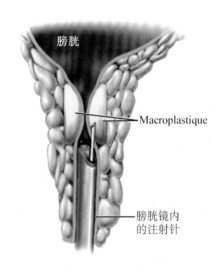

彩图 24-22　Macroplastique 膀胱颈内注射(正文 535 页)

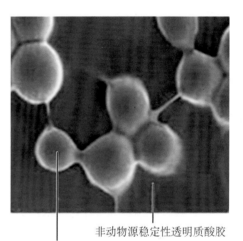

彩图 24-23　右旋糖酐包裹中心微球体(正文 535 页)

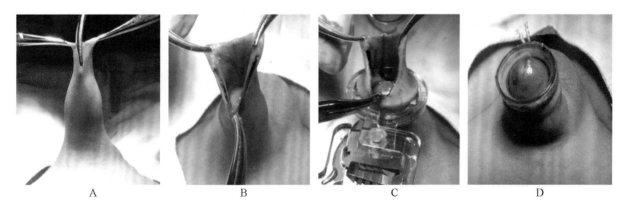

彩图 26-4　包皮环扎切除术(正文 558 页)

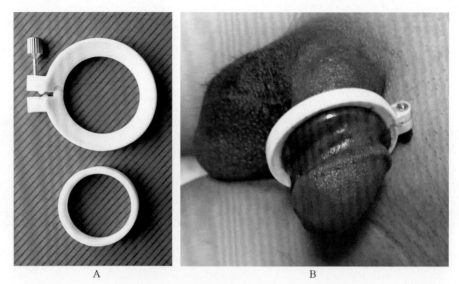

彩图 26-5　包皮环切套扎术（正文 558～559 页）

A. 一次性使用包皮环切套扎器；B. 包皮环切套扎术后

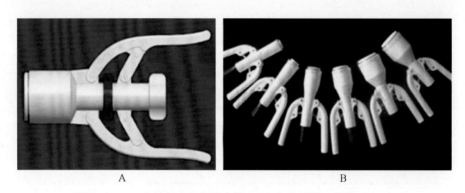

彩图 26-6　一次性包皮环切缝合器（可有多种型号）（正文 559 页）

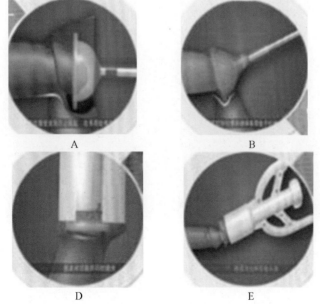

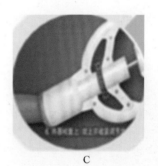

彩图 26-7　一次性包皮环切缝合术（正文 559 页）

A. 旋出调节旋钮，取出钟形阴茎头座；B. 将钟形阴茎座放入包皮内，钟罩罩在阴茎头上，钟沿位于冠状沟部位并与之相平，包皮适当固定在拉杆上；C. 拉杆插入环切器中心孔，旋紧调节旋钮到拉杆尾平面与调节旋钮后面相平，感觉松时还可旋紧些；D. 去除保险扣；E. 按下手柄，击发环切器

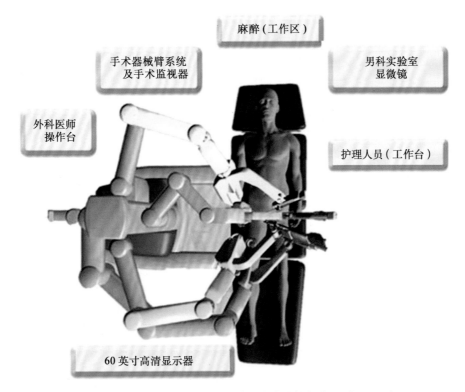

彩图 27-3 机器人辅助腹腔镜精索静脉曲张结扎术（正文 568 页）

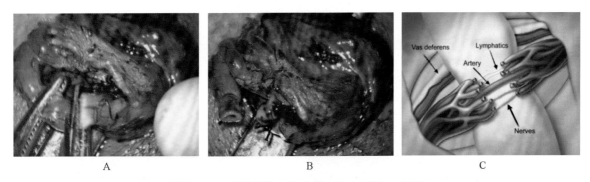

A   B   C

彩图 27-4 精索静脉曲张显微结扎术（正文 569 页）

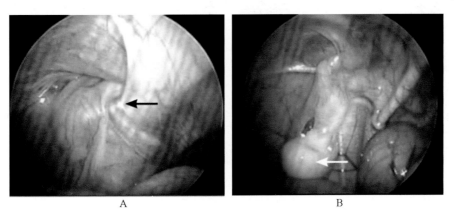

A   B

彩图 27-7 腹腔镜寻找隐睾（正文 576 页）

A. 内环口处发现精索血管（箭）；B. 顺精索血管找到隐睾（箭）

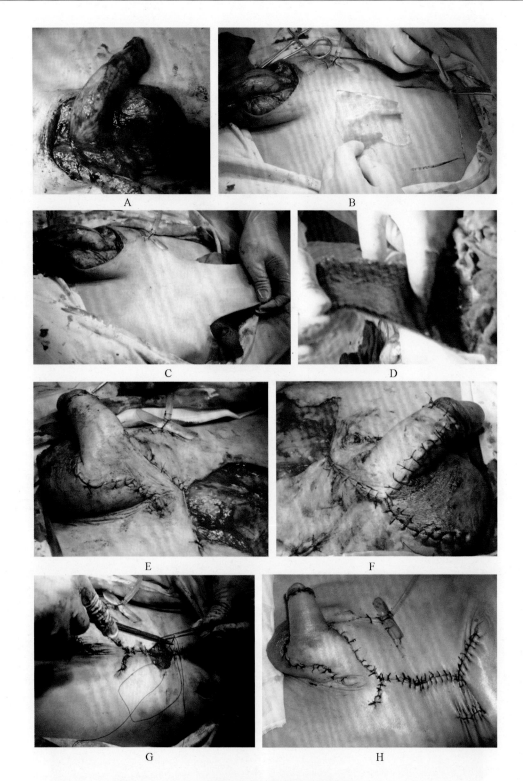

彩图 33-5　阴茎皮肤缺失左侧腹带蒂皮瓣修复术（正文 678 页）

A. 外伤致阴茎皮肤完全缺失及阴囊损伤；B. 设计左侧腹带蒂皮瓣；C. 切取腹部带蒂全厚层皮瓣；D. 皮瓣游离翻转到接近耻骨处；E. 保留皮瓣下缘带蒂皮瓣连接，游离转移带蒂皮瓣围绕阴茎缝合覆盖阴茎创面；F. 阴囊皮肤成形覆盖阴囊内容物；G. 游离取皮瓣后的两边切口皮肤，逐一缝合；H. 缝毕结束手术

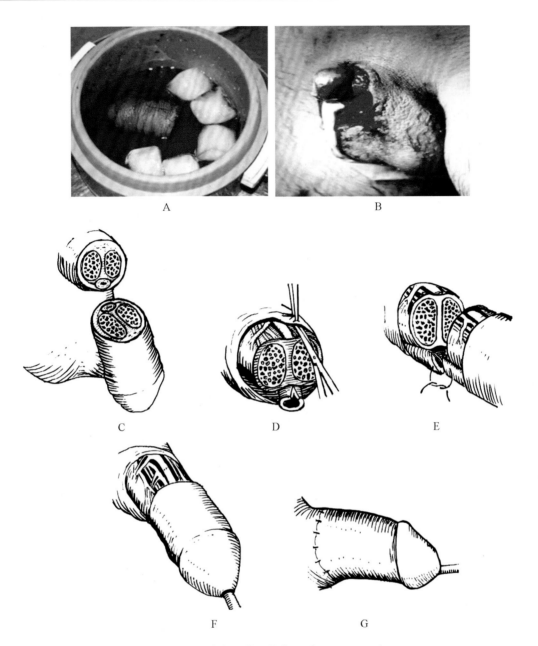

彩图 33-8　离断阴茎再植术(正文 683～684 页)

A. 离体段阴茎的处理；B、C、D. 在体残端阴茎的处理；E. 尿道吻合；F. 阴茎海绵体吻合；G. 缝合皮肤

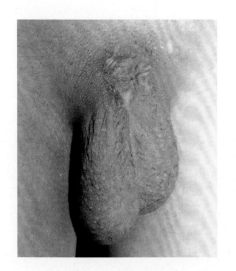

彩图 33-9　阴茎被切割愈合后
（正文 685 页）

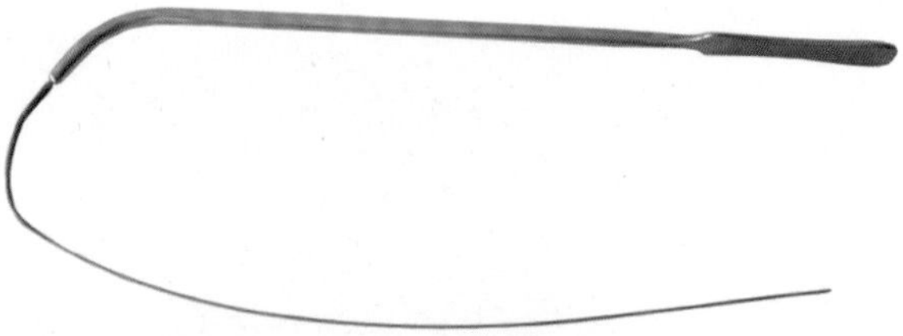

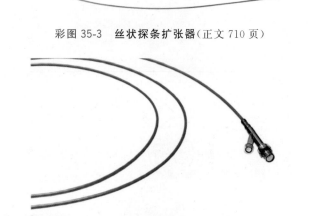

彩图 35-3　丝状探条扩张器（正文 710 页）

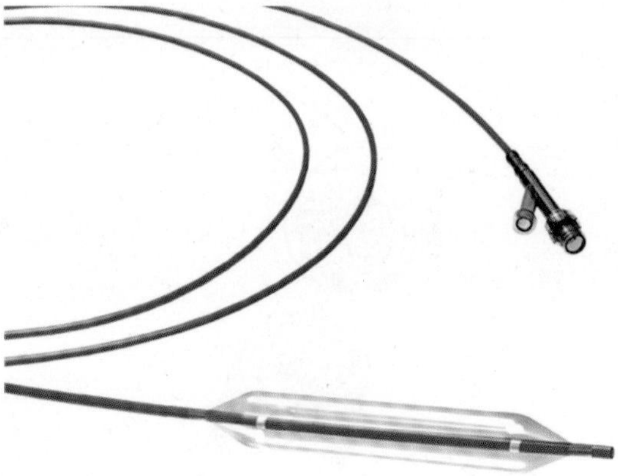

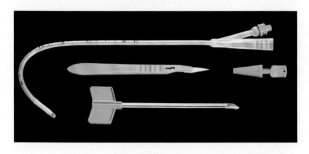

彩图 34-2　膀胱穿刺套件（正文 695 页）

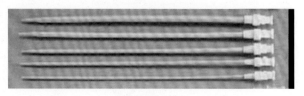

彩图 35-4　高压柱状水囊扩张导管（正文 711 页）

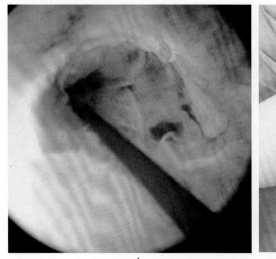

A

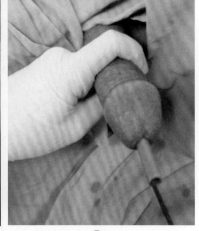

B

彩图 35-6　尿道狭窄筋膜扩张器扩张术（正文 711 页）

A. 在输尿管镜下置入斑马导丝或输尿管导管通过尿道狭窄段进入膀胱内；B. 退镜后沿导丝插入筋膜扩张器导管逐一扩张

彩图 35-5　筋膜扩张器导管（正文 711 页）

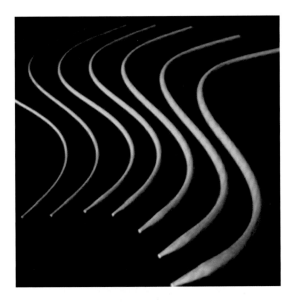

彩图 35-7　库克 S 形尿道扩张器套装
（正文 711 页）

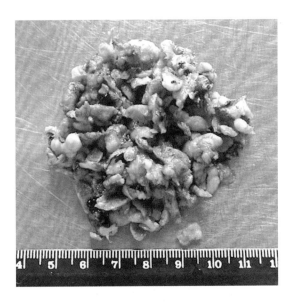

彩图 36-7　电切切除的前列腺组织
（正文 737 页）

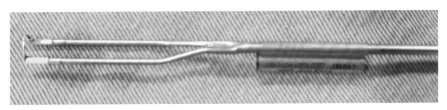

A

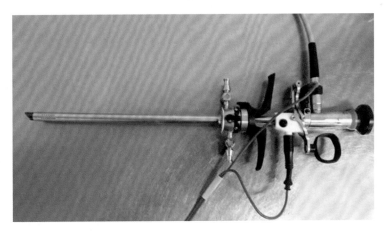

B

彩图 36-8　双极等离子前列腺电切术系统（正文 739 页）

A. 等离子切割电极由双极双环改变成双极单环；B. 双极单环等离子电切镜双极
单环两极连接

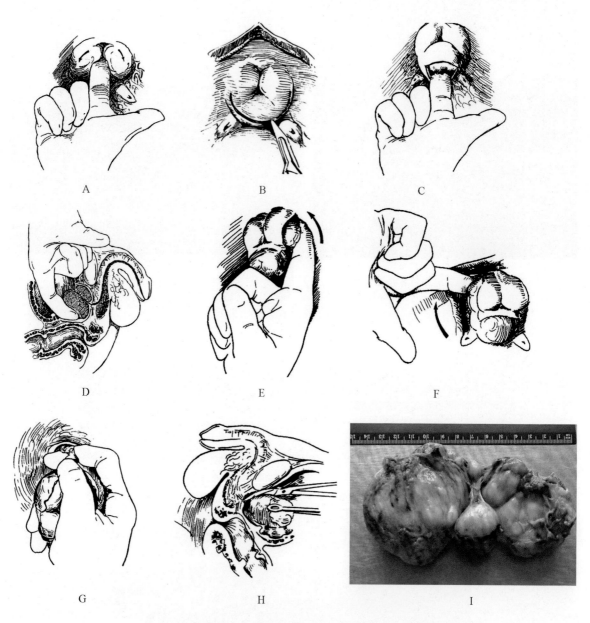

彩图 36-9 耻骨上经膀胱前列腺切除术（正文 742～743 页）

A. 示指压向前包膜入路分离增生的前列腺体；B. 做弧形切口入路分离前列腺体；C. 示指从切口伸入外科包膜后内分离；D. 示指伸入外科包膜后内分离；E. 外科包膜内向右分离；F. 外科包膜内向左分离；G. 捏断增生前列腺与尿道连接部；H. 用弯剪剪断增生前列腺与尿道连接部；I. 完整切除增生的前列腺

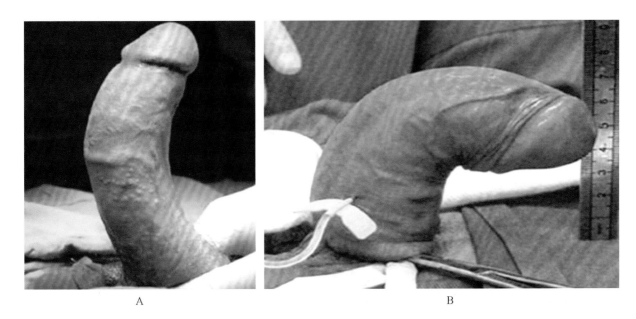

A　　　　　　　　　　　　　B

彩图 37-1　阴茎硬结症:阴茎弯曲需手术矫正(正文 757 页)

A. 阴茎弯曲近 45°;B. 阴茎弯曲达 90°

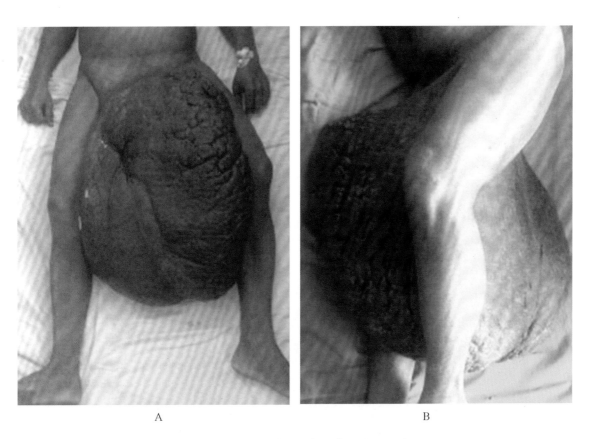

A　　　　　　　　　　　　　B

彩图 37-8　阴茎阴囊巨大象皮肿(正文 762 页)

A. 阴茎阴囊巨大象皮肿正面观;B. 阴茎阴囊巨大象皮肿侧面观

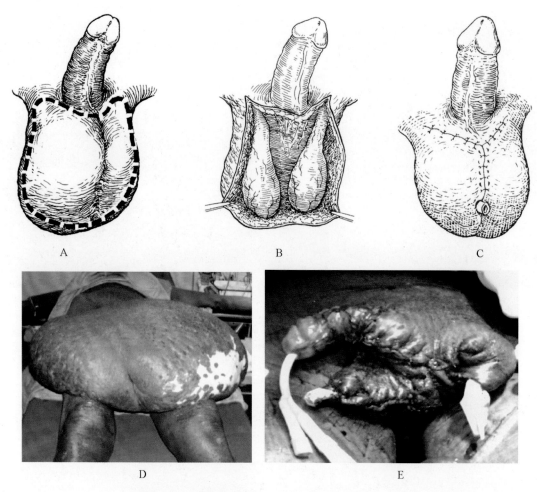

彩图 37-9　阴囊象皮肿切除成形术（正文 762～763 页）

A. 保留接近正常阴囊的切口；B. 将病变阴囊组织整块切除；C. 缝合阴囊切口覆盖创面；D. 阴囊象皮肿切除成形术前；E. 阴囊象皮肿切除成形术后

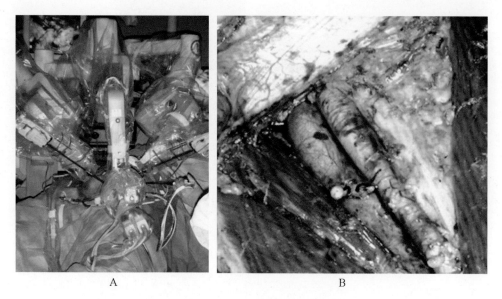

彩图 38-6　机器人辅助腹腔镜下盆腔淋巴结清除术（正文 775 页）

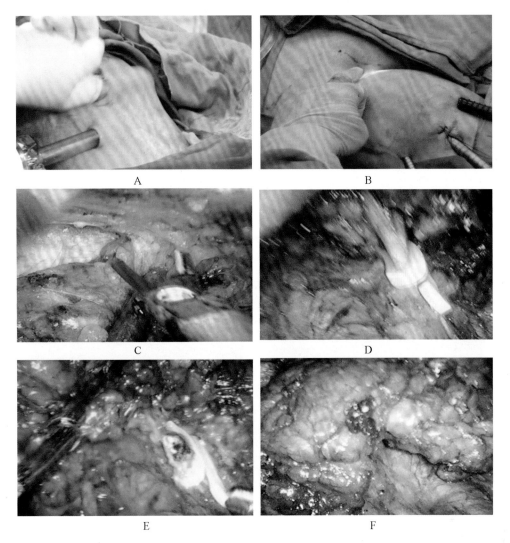

彩图 38-4　腹腔镜腹股沟淋巴结清除术（正文 772 页）

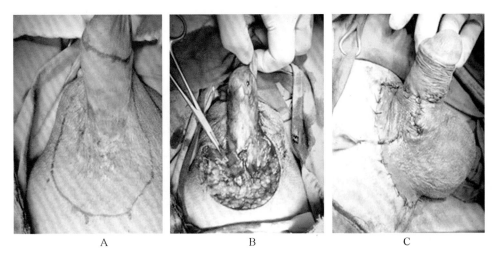

彩图 38-7　阴茎阴囊 Paget 病变范围较小较局限者切除成形术（正文 776 页）

A. 距肿瘤病变边缘 2cm 正常皮肤做切口；B. 切除病变组织后；C. 转移阴囊皮瓣，缝合覆盖创面成形阴茎阴囊

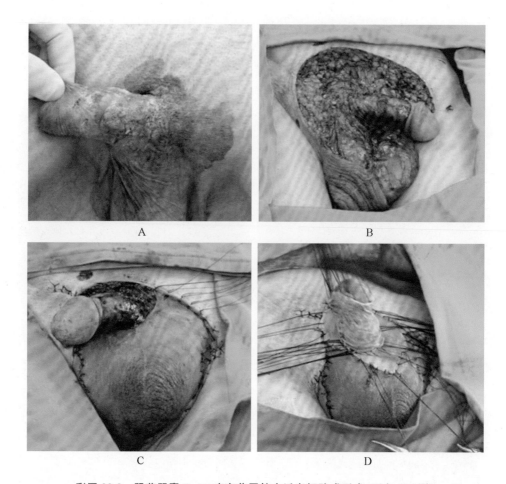

彩图 38-8　阴茎阴囊 Paget 病变范围较广泛者切除成形术（正文 777 页）

A. 阴茎阴囊 Paget 病变；B. 阴茎阴囊受累的病变全部切除后；C. 转移阴囊皮瓣向上成形阴囊；D. 游离皮瓣覆盖阴茎及部分阴囊创面

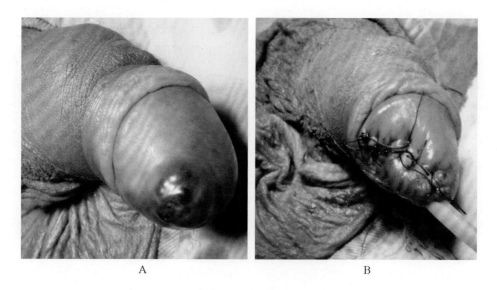

彩图 38-10　阴茎头海绵状血管瘤切除术（正文 779 页）

A. 阴茎头海绵状血管瘤；B. 阴茎头海绵状血管瘤切除缝合后

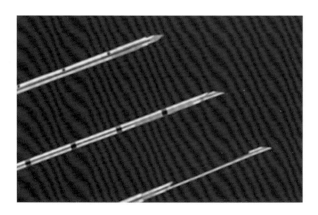

彩图 40-2　自动活检穿刺枪的穿刺针

（正文 799 页）

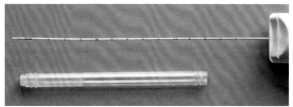

彩图 40-3　前列腺穿刺引导器及自动活检穿刺针

（正文 799 页）

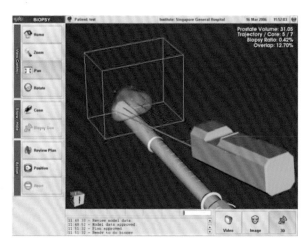

彩图 40-7　经计算机处理得到 3D 前列腺穿刺图像

（正文 801 页）

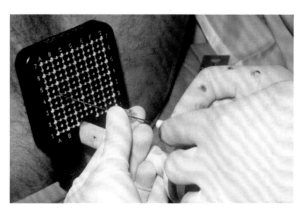

彩图 40-8　前列腺癌近距离放疗模板在三维超声定位下
精确穿刺（正文 801 页）

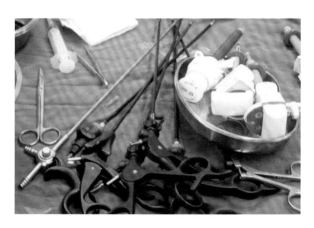

彩图 40-9　腹腔镜所用器械

（正文 804 页）

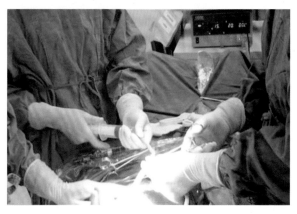

彩图 40-10　建立人工气腹

（正文 804 页）

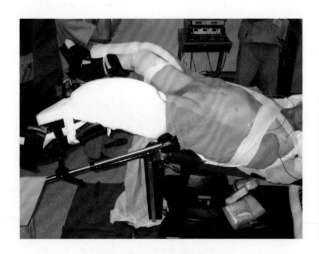

彩图 40-13 患者的体位

（正文 806 页）

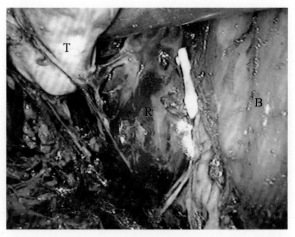

彩图 40-22 腹腔镜精囊肿瘤切除术（正文 818 页）

T. 精囊肿瘤；R. 紧邻直肠；B. 前列腺及膀胱（摘自：李学松. 腹腔镜治疗精囊肿瘤）

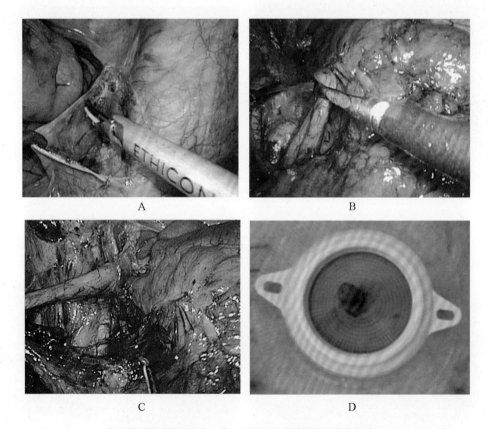

A

B

C

D

彩图 40-26 腹腔镜输尿管皮肤造口术（摘自杨庆输尿管皮肤造口术）（正文 827 页）

A. 沿腹膜层面游离输尿管；B. 沿盆腔血管表面游离输尿管（无损伤钳钳夹为输尿管）；C. 盆腔段输尿管游离；D. 输尿管皮肤造口术后

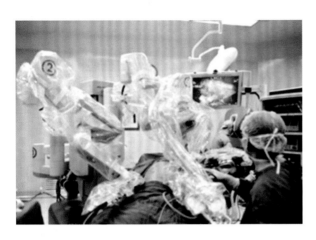

彩图 40-24　机器人辅助腹腔镜全盆脏器切除术（正文 824 页）

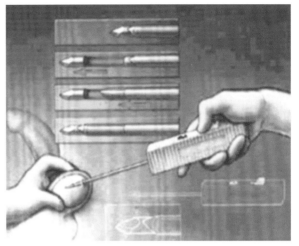

彩图 42-1　经皮睾丸活检（正文 858 页）

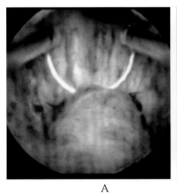

A　　　　　　　　　　　　B　　　　　　　　　　　　C

彩图 42-4　经尿道射精管切开术（正文 864 页）

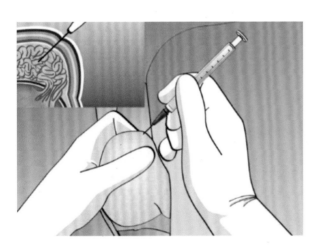

彩图 42-7　经皮附睾精子抽吸术：用拇指和示指固定附
　　　　　睾，用结核菌素注射器刺入附睾抽吸附睾液
　　　　　（正文 868 页）

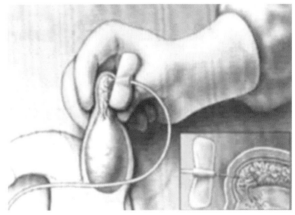

彩图 42-8　21 号蝶形针头经皮附睾取精抽吸术（正文 868 页）

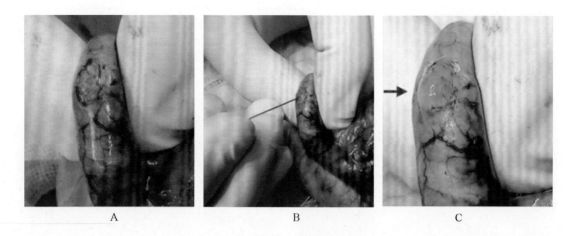

彩图 42-9　微创附睾精子收集法（正文 868 页）

A. 在靠近附睾梗阻部位的近端切开附睾被膜；B. 用 24 号注射针刺破附睾管；C. 挤出附睾液被，用消毒塑料盘接触附睾切口处收取附睾液

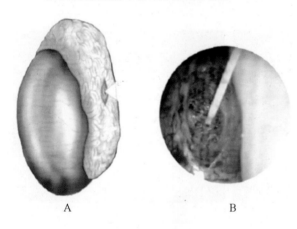

彩图 42-11　显微附睾管切开取精术（正文 869 页）

A. 睾丸和附睾显露后，扩张的附睾管被解剖切开；B. 吸取附睾液，在精子培养基中稀释，送实验室检查

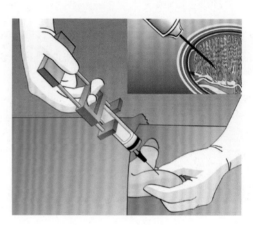

彩图 42-12　经皮睾丸穿刺取精术（正文 870 页）

装在 Cameco 支架（柄）的 20ml 的注射器针穿刺进入睾丸，保持负压，针尖端在睾丸内不同的部位移动抽取曲细精（生精的）管组织

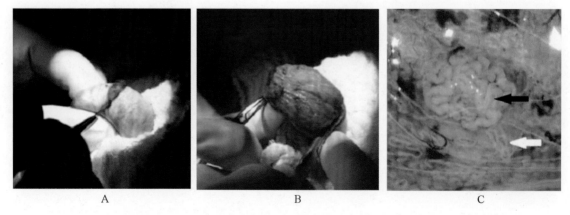

彩图 42-13　显微解剖睾丸精子收集（micro-TESE）（正文 871 页）

A. 在睾丸白膜无血管区做一个大切口；B 睾丸实质被广泛显露；C. 放大 25 倍下显示曲细精管（黑色箭头）内包含有存活的精子，而薄的管道包含有支持细胞（白色箭头），将由显微解剖获取的曲细精管组织置入精子培养基培养